HANDBUCH DER MIKROSKOPISCHEN ANATOMIE DES MENSCHEN

BEGRÜNDET VON

WILHELM v. MÖLLENDORFF

FORTGEFÜHRT VON

WOLFGANG BARGMANN

KIEL

SECHSTER BAND

BLUTGEFÄSS- UND LYMPHGEFÄSSAPPARAT INNERSEKRETORISCHE DRÜSEN

SECHSTER TEIL

DIE MILZ

ERGÄNZUNG ZU BAND VI/1

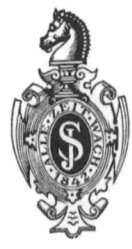

Springer-Verlag Berlin Heidelberg GmbH 1969

BLUTGEFÄSS-
UND LYMPHGEFÄSSAPPARAT
INNERSEKRETORISCHE DRÜSEN

SECHSTER TEIL

DIE MILZ

BEARBEITET VON

PROF. DR. MED.

FRIEDRICH TISCHENDORF

ANATOMISCHES INSTITUT DER UNIVERSITÄT ZU KÖLN

MIT 325 ZUM TEIL FARBIGEN ABBILDUNGEN

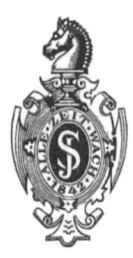

Springer-Verlag Berlin Heidelberg GmbH 1969

ISBN 978-3-662-30578-2   ISBN 978-3-662-30577-5 (eBook)
DOI 10.1007/978-3-662-30577-5

Library of Congress Catalog Card Number 55-37658.

Titel-Nr. 5293

Inhaltsverzeichnis

Einleitung

Der vorliegende Band bildet die Ergänzung des gleichnamigen Handbuchartikels von ADELE HARTMANN vom Jahre 1930. Damals befand sich die Splenologie — vom morphologischen Standpunkt aus gesehen — in einer gewissen Stagnation. Die mikroskopische Erforschung der Milz (vgl. LERNER, 1957; HERRLINGER, 1958a, b, 1967; MAHLENBREY, 1959; TISCHENDORF, 1969a) hatte mit WEIDENREICH (1901a, b, 1903) und MOLLIER (1909/11) einen vorläufigen Abschluß erreicht, und seit der Zusammenfassung von SOBOTTA (1914) war — von den Arbeiten HUECKs (1928ff.) und einiger anderer abgesehen — nichts wesentliches mehr hinzugekommen. Dagegen hatte die Experimentalphysiologie durch die Untersuchungen BARCROFTs (1925ff.) über die Blutspeicherfunktion der Milz einen nachhaltigen Auftrieb erhalten, der mittelbar auch die Morphologie beeinflussen sollte: Die Frage, inwieweit sich die an *Hund* und *Katze* gewonnenen Ergebnisse auch auf andere Species, besonders den *Menschen*, übertragen ließen, führte schließlich zur Lehre von den Milztypen (v. HERRATH, 1935ff.). Zu dieser neuen Betrachtungsweise trat eine neue Untersuchungstechnik: Die Lebendbeobachtung mit dem Quarzstabmikroskop (KNISELY, 1936ff.) brachte auch die Diskussion um die terminale Strombahn der Milz wieder in Gang. In dieser auf zweifache Art funktionell orientierten neuen Milzforschung dominierten zunächst die den Kreislauf betreffenden Gesichtspunkte. Zwar hatte schon HOEPKE (1933ff.) gezeigt, daß die Milz nicht nur als Zirkulations-, sondern auch als Stoffwechselorgan zu werten sei — und auch v. HERRATHs Typenformel trägt dem Rechnung — aber erst die in der Folgezeit in zunehmendem Maße auch auf die Milz angewandten modernen histophysiologischen Untersuchungsmethoden verhalfen diesem Gedanken endgültig zum Durchbruch[1]. Zugleich mit der (Ferment-)Histochemie, der Autoradiographie, der Immunelektrophorese und anderen Mitteln der Funktionsanalyse begann auch die Elektronenmikroskopie eine immer größere Rolle zu spielen, d.h. auch in der Milz verlagert sich der Schwerpunkt der eigentlichen Strukturanalyse immer mehr aus dem licht- in den elektronenmikroskopischen Bereich.

Wer heute — ein Menschenalter nach HARTMANN — als Morphologe vor die Aufgabe gestellt ist, das derzeitige Wissen über die Milz zusammenfassend darzustellen, sieht sich einer Flut verschiedenartigster Einzelbefunde gegenüber: Ergebnissen eines stürmisch sich ausweitenden Forschungsgebietes, in dem sich die Grenzen zwischen Morphologie und Physiologie zusehends verwischen. Es geht heute nicht mehr an, Bau und Funktion der Milz getrennt voneinander abzuhandeln. Wie überall in der Biologie bedarf es nicht nur einer engeren Zusammenarbeit von Morphologen und Physiologen, sondern auch einer neuen, synthetischen Betrachtungsweise. Wie erst unter Berücksichtigung der Funktion eine Organstruktur wirklich begriffen werden kann, so lassen sich umgekehrt die im Experiment gewonnenen Daten nur dann richtig interpretieren, wenn man den Organbau kennt. Hier der experimentellen Milzforschung eine vergleichend-anatomische Grundlage zu geben, ist ein wesentliches Ziel dieses Handbuchartikels. Die ver-

---

[1] Erstmalig in größerem Rahmen dargestellt werden die Stoffwechselfunktionen der Milz (vgl. KÜHNAU, 1967) in der erst nach Abschluß dieses Handbuchartikels bekannt gewordenen „Splénologie" von LUCIE ARVY (1965, Tab., Lit.).

gleichende Anatomie bzw. Histologie nimmt aber auch deshalb in den folgenden
Kapiteln einen so breiten Raum ein, weil Bau und Leistung der *menschlichen* Milz
nur aus ihrer Phylogenese heraus zu verstehen sind. Weitere wichtige Aufschlüsse
in dieser Richtung liefert — unter Einbeziehung der Teratogenese, der Regeneration, Trans- und Explantation — die Ontogenese. Eine funktionelle Betrachtungsweise auf genetischer Basis ist also der Grundtenor dieses Beitrages.

Daß in einem Handbuch der normalen mikroskopischen Anatomie auch pathologische und makroskopische Fakten zur Sprache kommen, mag auf den ersten
Blick befremden. Das gleiche, unentbehrliche Auskunftsmittel aber, das die pathologische Physiologie für die normale darstellt, bedeutet auch die pathologische
für die normale Anatomie. Auf die makroskopische Anatomie wiederum kann
nicht verzichtet werden, sollen die von der mikroskopischen Anatomie erhobenen
Befunde nicht isoliert bleiben. Die von der Milztypen-Lehre aufgedeckte Beziehung zwischen quantitativem Verhalten des Gesamtorgans und seinem feineren
Bau einerseits, seiner Leistung andererseits macht eine Trennung in mikro- und
makroskopische Anatomie vollends unmöglich.

Diese Überlegungen bestimmten die Stoffauswahl und -gliederung des vorliegenden Beitrages: Dem eigentlichen Thema — mikroskopische Anatomie, Ge-
fäß- und Nervenversorgung — wurden die Ontogenese, die vergleichende makro-
skopisch-topographische Anatomie und das quantitative Verhalten der Milz als
Ganzes vorangestellt. Da sich der Hartmannsche Beitrag im wesentlichen deskrip-
tiv mit der mikroskopischen Struktur der Milz und ihrer Gefäße beschäftigt,
mußte jedes Kapitel von Grund auf neu geschrieben und die Literatur, wenigstens
in den wichtigeren Fragen, über das Jahr 1930 hinaus zurückverfolgt werden.
Das Ganze ist somit weniger ein Ergänzungsbeitrag als vielmehr der Versuch,
den schon aus methodischen Gründen immer mehr auseinanderstrebenden Zweigen
der zu einer Spezialdisziplin herangewachsenen Splenologie eine möglichst breite
Ausgangsbasis zu geben.

Definition der Milz

„Istud porro viscus usus sui gratia,
plane litigiosum est: Quot capita,
tot sensus: Nemine idem sentiente,
ne videatur accessio alterius."
CHARLES DRELINCOURT: De lienosis,
Leyden 1711.
(Zit. nach HERRLINGER, 1958b, 1967)

Hervorgegangen aus einer Mesenchymwucherung im dorsalen Mesenterium
bzw. Mesogastrium, verkörpert die Milz[1] die umfangreichste geschlossene Ansammlung „aktiven Mesenchyms" im erwachsenen Organismus. Ihrem Gewebs-
charakter nach gehört die Milz zu den lymphoretikulären Organen; im Gegensatz
zu den gewöhnlichen, weißen Lymphknoten ist sie jedoch nicht in die Lymph-,
sondern in die Blutbahn eingeschaltet. Von den echten roten (Blut-)Lymphknoten
wiederum, mit denen zusammen sie die Gruppe der Hämolymphorgane bildet,
unterscheidet sie sich durch die besondere Anordnung und den eigentümlichen
Bau ihrer feineren Gefäße.

Der Bauplan der Milz (Abb. 1) ist in großen Zügen von ihrer Schnittfläche
abzulesen: Eine derbe, serosabekleidete Kapsel treibt ins Organinnere septen-

---

[1] Im 8. Jahrhundert „das (oberdeutsch: der) miltzi", von germanisch melt (angelsächs.,
dän. und holl. milt; schwed. mjelte; ital. milza; span. und portugies. melsa oder bazo) =
weich, zugleich erweichend, schmelzend, im übertragenen Sinne verdauend; σπλήν (splen),
lien; engl. spleen; altfranz. espleen, neufranz. vulg. mou (mollis = weich), wissensch. rate =
span. Honigfladen (vgl. VOLKMANN, 1951; TISCHENDORF, 1956a, 1969a; HERRLINGER, 1958b).

artige Balken vor, die zum Teil Gefäße führen. Das eigentliche Parenchym stellt eine weiche Masse dar, die Milzpulpa, die in der Regel schon mit bloßem Auge zwei Anteile — weiße und rote Pulpa — erkennen läßt. Das lymphatische Gewebe tritt disseminiert in Form periarterieller Lymphscheiden und -follikel auf, die als weiße Pulpa in das übrige, gefäß- und bluterfüllte Organgewebe, die rote Pulpa,

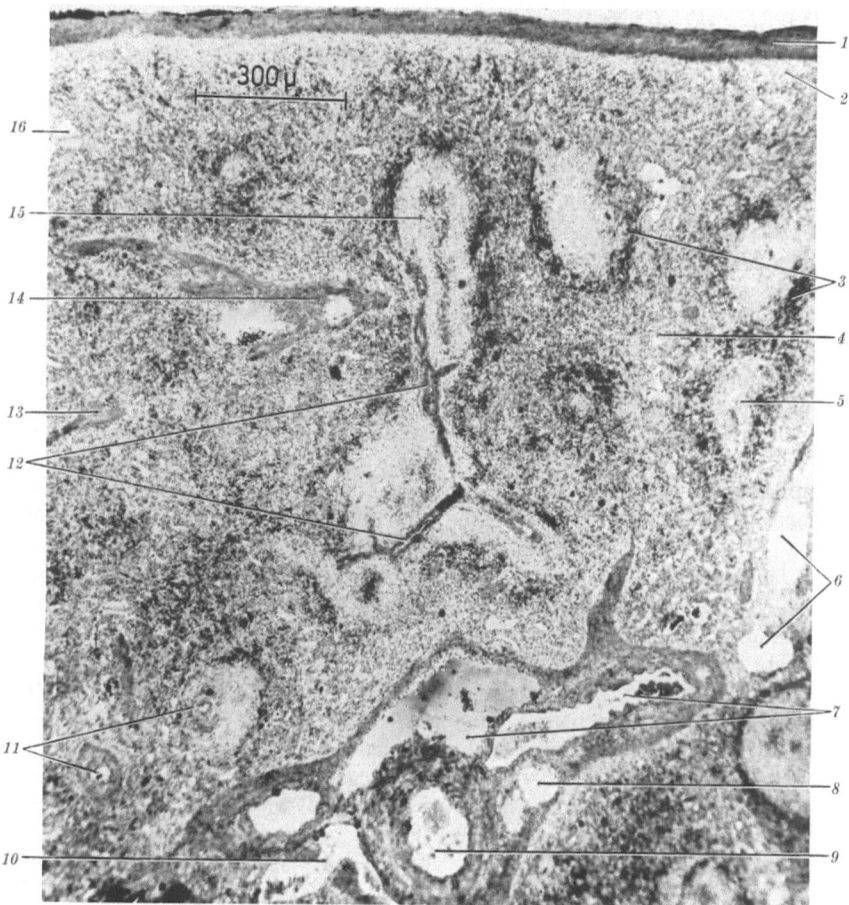

Abb. 1. Milz, *Mensch* (Bouin, Paraffin 8 μ, Azan). Mikrophoto: *1* Kapsel; *2, 3, 4* subcapsuläre, perifollikuläre und interfollikuläre Zone der roten Pulpa; *5* Malpighisches Körperchen der weißen Pulpa, quer; *6* große Pulpavene; *7* Balkenvene; *8* Balkenlymphgefäß; *9* Balkenarterie; *10* Mündung von Pulpa- in Balkenvene; *11* Lymphscheiden- bzw. Follikelarterien, quer; *12* Follikelarterien, längs; *13* kleiner Balken; *14* Venenbalken; *15* Malpighisches Körperchen der weißen Pulpa, längs; *16* kleine Pulpavene. Nach TISCHENDORF (1958c)

eingelagert sind. Die gemeinsame Grundlage der beiden Pulpaanteile bildet das in den Binnenräumen des Kapsel-Balkengerüstes ausgespannte, schwammähnliche Pulpareticulum.

Die heutige Gepflogenheit, die Milz zu den Kreislauforganen zu rechnen, gründet sich auf ihre schon seit längerem bekannten grobanatomischen und -funktionellen Beziehungen zum Blutgefäßsystem. Sie entspricht aber auch der erst in neuerer Zeit gewonnenen Erkenntnis, daß der Bau der Milz wie bei keinem anderen Organ bis in die letzten Details von den Gefäßen bestimmt wird, ja daß

diese in der roten Pulpa geradezu das Organparenchym selbst ausmachen. Der
lymphatische Grundcharakter der Milz beruht auf der gesetzmäßigen Verknüpfung ihrer mittleren und kleineren Arterien mit bestimmten Mesenchymderivaten.
Der eigentümliche, sonst nirgends im Organismus vorkommende Wandbau der
terminalen Strombahn stempelt die Milz darüber hinaus zu einem besonderen,
maßgeblichen Bestandteil des reticulo-endothelialen Systems und liefert zugleich
die Erklärung für eine Reihe weiterer Funktionen.

Die Milz gilt als wichtigste Produktionsstätte für lymphocytäre, monocytäre
und reticulo-endotheliale Elemente. Die Granulopoese tritt bei *Säuger* und *Mensch*
sehr zurück, und auch die Erythropoese beschränkt sich — im Gegensatz zu den
Anamniern — für gewöhnlich auf die Embryonalzeit. Später beteiligt sich die
Milz an der Blutmauserung, indem sie als Hilfsorgan der Leber in den Erythrocytenabbau und damit in den Eisenstoffwechsel (und andere Stoffwechselprozesse)
eingeschaltet wird. Im Zusammenhang damit betätigt sie sich als Blutfilter und
-speicher, beeinflußt sie die Blutgerinnung sowie die celluläre und chemische
Zusammensetzung des Blutes, bildet sie Antikörper und antiblastische Stoffe.
Von den Organkorrelationen der Milz rangieren die zum hämatopoetischen
System, vor allem zum roten Knochenmark, an erster Stelle. Aber auch zu vielen
anderen Organen, nicht zuletzt zu den inkretorischen Drüsen, bestehen mannigfache Wechselbeziehungen. Selbst humoral und nervös gesteuert, gibt die Milz
an die Zirkulation Wirkstoffe ab, die — ohne den Rang echter Hormone zu besitzen — allenthalben in das neuro-humorale Geschehen eingreifen.

Dem überaus komplexen Bau der Milz entspricht also eine nicht minder
komplexe Organleistung. Da indessen die einzelnen Komponenten des Milzgewebes — bis auf die terminale Strombahn — nichts Organspezifisches darstellen,
werden nach Ausfall der Säugermilz ihre Aufgaben nach dem Prinzip der Dezentra-
lisierung von den übrigen Anteilen des lymphoretikulären und reticulo-endothelialen Apparates weitgehend mit übernommen. Obwohl die Milz bei den Säugern
die höchste Stufe ihrer Entwicklung erreicht, ist sie doch für sie nicht unersetz-
lich wie für die meisten Nichtsäuger. Aus einem ursprünglich lebensnotwendigen
hämatopoetischen Organ wurde beim *Menschen* ein nur noch bedingt lebenswichtiges Organ, genauer: ein dem humoralen System zugeordnetes, hochdiffe-
renziertes Regulationszentrum — eine „strategische Reserve" sozusagen, deren
Bedeutung für den Gesamtorganismus erst bei außergewöhnlichen Belastungen
voll in Erscheinung tritt.

Entwicklung der Milz

A. Normale Entwicklung
(Morpho- und Histogenese, embryonale Blutbildung)

I. Nichtsäuger

Histogenese und Topographie der Vertebratenmilz (Abhängigkeit vom Cölom) veranlaßten HAUSMANN (1932, 1933) einen „Anschluß nach unten" — zu den Avertebraten — zu suchen. Schon das Axialorgan der *Echinodermen* nähere sich nach Lage und Bau der Milz, noch nahe- liegender sei der Vergleich mit dem Herzkörper mancher *Anneliden:* „Auf die Homologie wäre wohl schon früher geachtet worden, wenn nicht die unglückliche Bezeichnung des Dorsal- gefäßes als Herz und ... des darin liegenden Gebildes als Herzkörper von einem Vergleich abgelenkt hätten. Sonst stimmt ... alles, die Lagerung an der dorsalen Darmlinie, die Ein- lagerung in das dorsale Mesenterium, der histologische Aufbau, die primären ... Leistungen, ja sogar der Streit über die Genese, wobei die Annahme einer entodermalen Herkunft gegen- über der mesodermalen ... unterlag." Eine interessante Hypothese, die meines Wissens nie ernstlich überprüft wurde.

Cyclostomen. Als Vorläufer der Milz der höheren Vertebraten gilt das den Blutgefäßen zugeordnete lymphoide Gewebe in der Spiralfalte des Darmes der Cyclostomen (MAWAS, 1922; JORDAN und SPEIDEL, 1929c, d, 1930b; HART- MANN, 1930; JACOBSHAGEN, 1931; RAUNICH, 1949; MARINELLI und STRENGER, 1954, 1956; MURATA, 1959a, b; vgl. S. 257). Über seine ersten Entwicklungs- stadien und seine weitere Ausbildung sind wir nach wie vor ungenügend orientiert.

Selachier. Die Morphogenese der Selachiermilz wurde schon 1890 „in muster- gültiger und erschöpfender Weise" (MAXIMOW) von LAGUESSE bearbeitet. Mit ihrer Histogenese befaßte sich — vom Standpunkt der embryonalen Blutbildung aus — vor allem MAXIMOW (1923b: *Scyllium canicula, Acanthias vulgaris, Raja punctata*). Wie LAGUESSE für *Acanthias*, so verneint auch MAXIMOW für *Scyllium* eine Anteilnahme des Cölomepithels an der Bildung des Milzgewebes. Schon bei *Scyllium*embryonen von 25 mm Länge setzt sich das cylindrisch erhöhte, basal- wärts vacuolisierte Cölomepithel der Milzanlage scharf gegen ihr von sinusoiden Capillaren durchzogenes Mesenchym ab. Erst relativ spät isolieren sich aus diesem die ersten großen Lymphocyten. Das Endothel der Sinusoide wird retikulär, die durch die Gefäßwandlücken aus dem strömenden Blut in die Mesenchymmaschen gelangten Erythrocyten verfallen zum Teil der Phagocytose. Die Weiterdifferen- zierung der extravasculär aus dem gewucherten Mesenchym gebildeten großen Lymphocyten liefert vorübergehend große Mengen von Spezialgranulocyten, welche die in den Maschen des Milzreticulums befindlichen Erythrocyten größten- teils wieder verdrängen. Bald jedoch differenzieren sich die aus den Lympho- cytenmitosen hervorgehenden Zellgenerationen zu sekundären Erythroblasten und Erythrocyten sowie gewöhnlichen und (bei *Scyllium*) acidophil granulierten Thromboblasten und -cyten. Diese Umbildung zum definitiven, erythro- und thrombopoetischen Organ tritt bei *Raja* und *Acanthias* erheblich später ein als bei *Scyllium*. Über die weitere Gewebsdifferenzierung, besonders das Auftreten der beim erwachsenen Tier vorhandenen periarteriellen Lymphocytenansamm- lungen und „arteriellen Endkörper" kann MAXIMOW „keine positiven Angaben" machen, da ihm für *Scyllium* und *Raja* keine Embryonen über 80 bzw. 74 mm Länge zur Verfügung standen. Bezüglich der lymphoiden Scheiden vermutet er,

„daß sie einfach durch die mit der Zeit einsetzende Produktion kleiner Lymphocyten aus großen an der Arterienadventitia entstehen." — *Alopias vulpes* besitzt
eine so eng mit der Pankreasanlage verbundene Milzanlage, „... that at places
it is impossible to ascertain which is a pancreatic and which is a splenic vessel
in uninjected specimens" (HEMMETER, 1926).

Dipnoer. Bei *Ceratodus* und *Protopterus* ist das milzähnliche lymphoide
Gewebe in der Tela submucosa und Tunica intermuscularis des Darmes lokalisiert,
liegt also wie bei den *Myxinoiden* noch innerhalb der Darmwand selbst (bei
Ammocoetes nimmt es die Subserosa der von der Spiralfalte gebildeten Außen-
furche des Mitteldarms ein). Ontogenetisch entsteht das Milzgewebe von *Ceratodus*
wie das von *Petromyzon* aus der mesenchymalen Hülle der V. subintestinalis.
Damit ist von vornherein die für die Milz charakteristische enge Beziehung des
lymphoiden Reticulums zu Capillar- und Venenwänden gegeben (JACOBSHAGEN,
1929). Die *Lungenfisch*milz grenzt sich erst spät gegen ihre Umgebung ab; bei
2 Monate alten *Protopterus*embryonen ist noch keine Milzkapsel angelegt (JORDAN
und SPEIDEL, 1931).

Ganoiden. Auch bei den Ganoiden entwickelt sich die Milz aus dem peri-
intestinalen Mesenchym im Bereich der V. subintestinalis. In ausgewachsenem
Zustand liegt das Organ, durch ein Omentum isoliert, außerhalb des Darmes.
Bei *Amia calva* erscheint die erste Milzanlage bei 7,5 mm langen Larven. In der
Morphogenese unterscheidet BRUINE (1937) drei Stadien: das des langen Mes-
enchymlagers, das der keulen- und das der hakenförmigen Milz. Im Verlauf der
Histogenese sondert sich das Mesenchym (vgl. KLEMPERER, 1938) in Angio- und
Hämocytoblasten, Reticulumzellen und daraus entstandene Ellipsoide. Glatte
Muskulatur entwickelt sich nur in den Wandungen der größeren Gefäße; gefäß-
freie Trabekel werden nicht gebildet. Auf der dünn bleibenden Milzkapsel erhält
sich ein Überzug von Cölomepithel. Die Milzpulpa gliedert sich gemäß der Differenzierung der freien Elemente in Lymphoid und Myeloid. Die Milz von *Amia
calva* ist zeitlebens ein Organ der Blutbildung und -zerstörung und speichert alle
Arten von Blutzellen.

Teleosteer. Unter den Teleosteern ist die Verknüpfung der Milzanlage mit
der V. subintestinalis besonders augenfällig bei den *Salmoniden*. LÉON (1932) sah
bei 28—32 Tage alten, 10—12 mm langen Larven von *Trutta fario*, *Salmo irideus*
und *S. salar* die ersten Milzbildungszellen als größere, rundkernige Elemente aus
Mitosen des Venenendothels hervorgehen. Die Endothelwucherung buchtet sich
in die Lichtung der V. subintestinalis vor und setzt sich nach außen scharf gegen
ihren Serosaüberzug ab. Bei 20 mm langen *Forellen*embryonen ist diese an der
linken Seite des Mitteldarmes entlangziehende Milzanlage bereits 5 mm dick. Ihr
cranialer Teil löst sich bald danach von der Vene, der caudale hält die Verbindung
aufrecht. Die inzwischen entstandene V. pancreatico-lienalis leitet das Milzblut
in die V. subintestinalis ab, mit der die Milz nach vollzogener Ablösung schließlich nur noch am caudalen Pol in einem nach cranial offenen Winkel zusammenhängt. Verdoppelung der V. subintestinalis (in 2—3% aller Fälle) führt folgerichtig auch zur Verdoppelung der Milz. In die endotheliale Milzanlage schieben
sich später Zellen aus dem periintestinalen Mesenchym ein; aus ihnen gehen vornehmlich freie Elemente hervor. Mit Abschluß der Histogenese ist aus der anfänglichen Endothel-Mesenchymwucherung ein typisches lymphoretikuläres
Organ entstanden. Die Reticulummaschen enthalten neben sich rasch teilenden
Zellen mit intensiv tingiertem Kern und acidophilem Plasma zahlreiche Makrophagen; zwischen den Trabekeln finden sich bluterfüllte Sinusoide.

Die schon bei den *Salmoniden* vorhandene enge Nachbarschaft von Milz und
Pankreas (vgl. WEIDENREICH, 1933) wird bei anderen Teleosteern noch ausge-

sprochener (YOFFEY, 1929; MURATA, 1959b; HAIDER, 1966), dennoch besteht auch hier kein Zweifel an der mesodermalen Herkunft der Milz. Bei *Cyprinus carpio* (SMALLWOOD und DERRICKSON, 1933) findet sich die erste Milzanlage bei 5 mm langen Embryonen als Mesenchymverdichtung in der dorsalen Darmwand. Ihre äußere Lage bildet später mit dem Cölomepithel die Milzkapsel; eine Verbindung zum Darmepithel besteht nicht. Die anfangs asymmetrisch rechts angeordnete Milzanlage gelangt im 5,5 mm-Stadium mit der Darmdrehung nach links. Bei 9 mm langen Keimlingen wird sie durch die sich rasch vergrößernde Leber weiter nach dorsal verlagert und im 12 mm-Stadium völlig von Leber und Pankreas umwachsen. Unterdessen entstehen in den Zwischenräumen des Trabekelsystems als lymphoider Anteil des Milzparenchyms um die kleineren Milzarterien herum die Malpighischen Körperchen und als myeloider Anteil die sinusreiche rote Pulpa. Mit Abschluß der Histogenese, bei Keimlingen von 41 mm Länge, hat die *Karpfen*milz ihren typischen, konzentrischen Aufbau erhalten: unter der das Organ allseitig gegen die Pankreas-Leber abgrenzenden Kapsel eine schalenförmige Zone roter Pulpa und im Inneren eine geschlossene Ansammlung weißer Pulpa.

Gymnophionen. Daß die Gymnophionenmilz erst spät angelegt wird, führt MARCUS (1932/33, 1935) darauf zurück, daß sie als hämatopoetisches Organ die Nachfolge des Dottersackes antritt. Zu diesem Zeitpunkt ist von den beiden Dottervenen nur noch die linke vorhanden. Die Milz entsteht demgemäß im dorsalen Mesenterium links, in unmittelbarer Nachbarschaft des Pankreas. Ihr Bildungsmaterial sind Mesenchymzellen, die sowohl aus dem über der Milzanlage cylindrisch erhöhten Cölomepithel als auch dem darunter befindlichen Darmepithel hervorgehen. Die sich u.a. in der asymmetrischen Anlage der Milz ausdrückende Asymmetrie im Wirbeltierkörper beruht nach MARCUS auf der mit der Entstehung der Herzschleife verbundenen Torsion des Herzrohres, derzufolge sich der Recessus cardiaco-entericus der Bursa omentalis von rechts her zwischen Herz und Darm einschiebt.

Nach WEILACHER (1933: *Siphonops indistinctus, Hypogeophis rostratus*) stammt die Gymnophionenmilz aus vier Quellen: 1. aus einer vor allem in den unteren Darmabschnitten deutlichen, linksseitigen Verdickung des Cölomepithels. 2. aus eingewanderten Mesenchymzellen, die sowohl vom Cölomepithel als auch vom Entoderm herrühren können. Die letzteren übernehmen nach Wegfall des Dottersackes dessen hämatopoetische Funktion. 3. aus einer dorsalen Anastomose der linken Dottervene zur Leber-Pfortader. Dieser Arcus venosus lienalis liefert das venöse Wundernetz der Milzsinus. 4. aus der A. lienalis, die ein primäres, geschlossenes Malpighisches Körperchen mit arteriellen Gefäßen als Zentrum des Blutabbaues liefert. Anfangs überwiegt die Blutbildung, später die -Zerstörung. Ein Milz-Pfortaderkreislauf liegt bei der Gymnophionenmilz insofern vor, als sie nicht nur mit der Leberpfortader verbunden ist, sondern auch aus der V. mesenterica über den caudalen Milzpol venöse Zuflüsse erhält. Neben der mächtigen V. mesenterica entsteht später die viel kleinere V. lienalis. Die die Milz verlassenden Gefäße ziehen entweder zum Darm oder gemeinsam mit Pankreasgefäßen zur Leber. Die muskelkräftigen Endäste der A. lienalis kommunizieren direkt oder unter Vermittlung gefensterter Billrothscher Gefäßstrecken mit den Sinus. Phylogenetisch sieht WEILACHER in der Milz ein ursprünglich vom Entoderm stammendes blutbildendes Organ, in dem später vom Arteriensystem aus als Stätte der Blutzerstörung der Malpighische Körper aufgebaut wird. Damit geht die Blutbildung an andere entodermale Organe wie Leber und Pankreas über; die Milz beschränkt sich auf die Produktion von Rundzellen und transportiert die Zerfallsprodukte des Blutes (Eisen) zur Leber. Auf die Frage der Keimblattzugehörigkeit der Milz wird später, bei der Histogenese der Säugetier- und *Menschen*milz, zurückzukommen sein.

Amphibien. Wie bei anderen Urodelen (vgl. DAIBER, 1907) entsteht auch bei *Megalobatrachus japonicus* die Milz links der Mediane in der dorsalen Magenwand (NAKAJIMA, 1929 a). Sie wird hier bei 19 mm langen Embryonen als spindelförmiger Wulst sichtbar, der sich caudalwärts aus dem Mesogastrium dorsale ins Mesenterium dorsale vorschiebt. Bei 20 mm langen Embryonen mißt die ins linke Cölom vorspringende Milzanlage 0,24×0,12×0,4mm. Ihre Grundlage ist eine autochthone Mesenchymverdichtung, zu der weder das darunter befindliche Entoderm noch das darüber gelegene, nicht erhöhte Cölomepithel beitragen. Sie ist anfangs gefäßfrei und besteht aus fixen retikulären sowie freien Elementen, die sich nach Kernform, -größe und Chromatinreichtum deutlich voneinander unterscheiden. Mit Endothel ausgekleidete kleine Lichtungen im dorsalen, mittleren und basalen Teil des Milzhügels verbinden sich ventro-caudal mit den Magengefäßen, dorso-cranial mit der V. mesenterica. Auf dem 30 mm-Stadium setzt die histologische Differenzierung ein: Die sich mitotisch teilenden freien Zellen in den mit zarten Fibrillen versteiften Reticulummaschen liefern zahlreiche Lymphocyten, Erythrocyten und eosinophile Leukocyten; etwas später erscheinen auch Pigmentzellen. MIKI (1963) beschreibt bei 30, 33, 35, 38, 54 und 86 Tage alten, mit Berlinerblau injizierten Larven von *Megalobatrachus japonicus* vier Entwicklungsstufen der Milzgefäße: I. Die aus Mesenchym bestehende Milzanlage bedeckt den dorso-mesogastrialen Verästelungsbereich der 3. (A. mesogastrica) der vier gleichzeitig mit ihr erscheinenden Magenarterien dicht an der großen Kurvatur. II. Vom Netz der A. mesogastrica sich abhebende Gefäßschlingen bilden sich zu Begleitvenen derselben (Vv. mesogastricae) um. III. Diese sekundären Venen gliedern sich in zuführende Milzpfortadern, Sinusoide und eine abführende Milzvene (Abb. 2). Zugleich wird die Milz in den Magenast der Leberpfortadern eingeschaltet. IV. Anstelle der Milzpfortadern übernehmen Äste der A. mesogastrica die Blutzufuhr zu den Sinusoiden, die zugleich als Milzsinus in das endgültige Gefäßsystem der Milz übernommen werden. Der sich beim *Neunauge* fast lebenslänglich hinziehende splenovasale Metamorphosengang (Stadium I—II) läuft beim *Riesensalamander* sehr rasch ab. Ihm folgen Organisationsstufen (III, IV), die den weiteren Evolutionsweg zur Säugermilz andeuten. Bei *Hynobius fuscus* entwickelt sich die Milz ebenfalls im Bereich der Magenrückwand, links vom Ansatz des Mesogastrium dorsale. Die erste Anlage erscheint nach NAKAJIMA (1929 b) im 10—11 mm-Stadium. Das Entoderm ist an der spindelförmigen Mesenchymverdichtung nicht beteiligt; auch das zugehörige Cölomepithel zeigt lediglich eine vorübergehende Verdickung. Der an das Pankreas grenzende caudale Pol der Anlage gruppiert sich im Mesenterium dorsale um die V. mesenterica. Bei 13 mm langen Embryonen beginnt sich die Milz vom Magen zu lösen. Zu den vom 16 mm-Stadium ab in den Reticulummaschen vorhandenen Lympho- und Erythrocyten treten nach der Metamorphose, bei 41 mm langen Jungtieren, außer Erythroblasten und Eosinophilen noch Phagocyten und Pigmentzellen. Um kleinere Arterien angeordnete Lymphocyten bilden gelegentlich typische Follikel.

Auch bei *Pleurodeles Waltlii* erscheint die erste Milzanlage ziemlich spät, bei Embryonen von 11—12 mm Länge (HARTMANN, 1933). Inwieweit außer dem Mesenchym des Mesogastrium dorsale auch dessen Serosaüberzug noch Material zur Milzanlage beisteuert, war lange strittig. Das Entoderm ist jedenfalls, entgegen älteren Ansichten, nicht daran beteiligt. HARTMANN schließt dies u.a. daraus, daß im Zeitpunkt der Milzentstehung die Differenzierung der Magenwand schon weit fortgeschritten ist. Die erste, streifenförmige Verdickung des Cölom

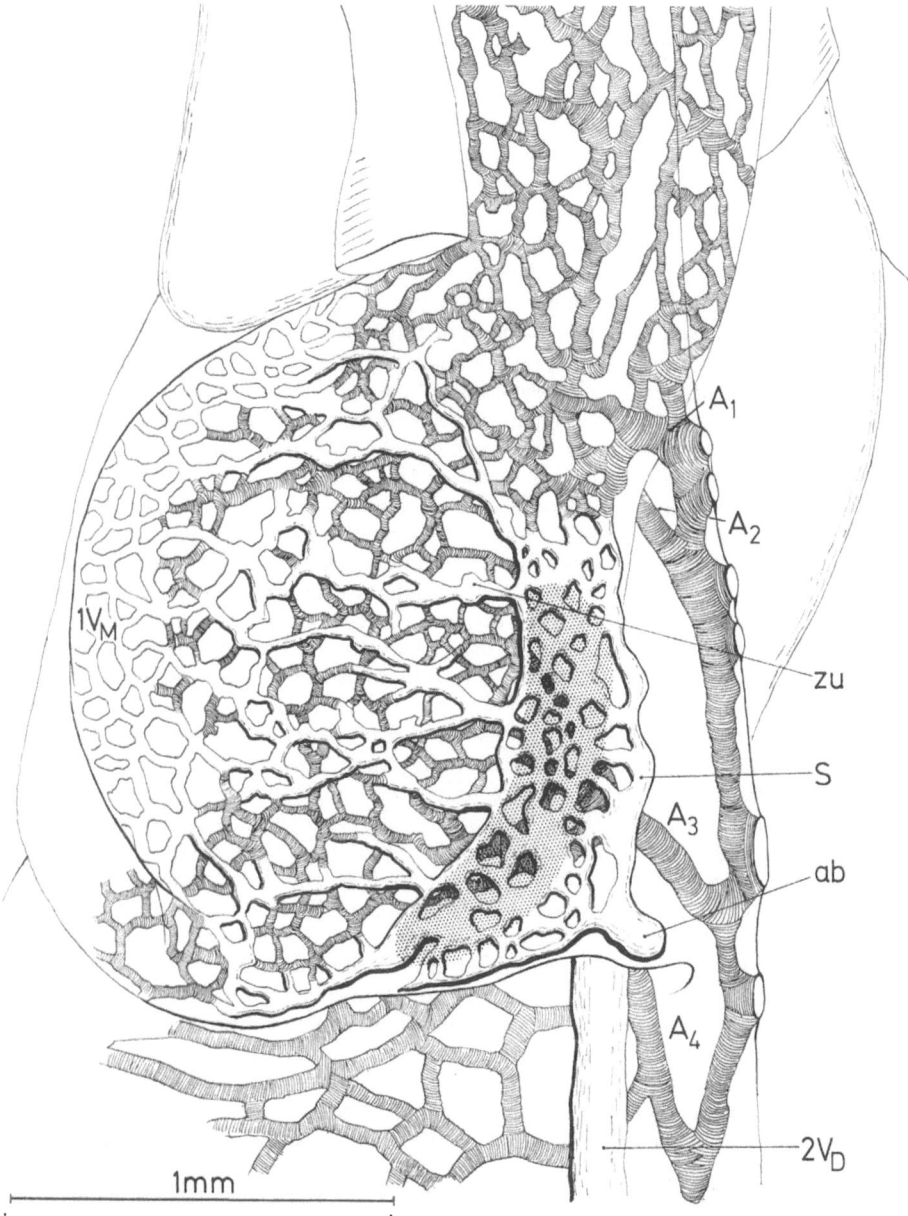

Abb. 2. Mit Berlinerblau injizierter Vorderdarm einer 54 Tage alten Larve von *Megaloba-trachus japonicus* (Material: Prof. Dr. R. URA, Sendai); Ansicht von links oben. Milz (punk-tiert) eingeschaltet in die stark entwickelten sekundären Magenvenen, die den Hauptast (A_3) der Magenarterien (A_{1-4}) begleiten. *zu* zuführende Venenäste (Milzpfortadern), *S* Sinusoid (Milzsinus), *ab* abführender Venenstamm (Milzvene), *1 V_M* primäre Magenvenen, *2 V_D* sekundäre Darmvenen. Original (neu beschriftet) von Prof. Dr. S. MIKI, Tokio [Acta anat. nippon. **38** (1963), Abb. 4]

epithels findet sich in einer Länge von 0,13 mm linksseitig im distalen Meso-gastrium über einem kleinen, aus der Aorta gespeisten Gefäß. Das verdichtete kubische Epithel formiert hier ein anfangs einschichtiges, später mehrreihiges

Syncytium, dessen Kerne eine auffällige Größenvariation, aber keine gehäuften Mitosen zeigen. Der Mesothelstreifen verschmilzt mit den darunter liegenden Mesenchymzellen zu einem länglichen Knötchen, um sich später als einschichtiges Serosaepithel wieder vom Milzparenchym zu lösen. Mit fortschreitendem Wachstum schnürt sich die Milz von der Magenwand mehr und mehr ab. Das Mesogastrium dorsale reißt ein, und die hinter dem Magen gelegene Cölomtasche (Recessus retro-ventricularis) wird auch von links zugänglich. Die Vascularisation der Milzanlage erfolgt von dem schlingenförmig in sie einbezogenen basalen Gefäß aus, dessen Lichtung mit den Mesenchymlücken Verbindung aufnimmt. Frühzeitig werden die endgültigen Gefäße erkennbar: 3—4 in den cranialen Milzpol eintretende und ein am caudalen Pol austretendes. Die arteriellen Capillaren kommunizieren über das Reticulum mit den Venenwurzeln. Durch Umbau des Reticulums kommt es beim erwachsenen Tier zu einer Umwandlung dieser „offenen" Blutbahn in eine „geschlossene", d.h. eine unmittelbare Capillarverbindung von Arterien und Venen. Eine Verallgemeinerung dieses Prinzips erscheint HARTMANN allerdings nicht angebracht. Die sich durch Verschiebungen in den Kerngrößen ankündigende histologische Differenzierung (vgl. KLEMPERER, 1938) der mesenchymalen Milzanlage in Reticulum- und Blutstammzellen erfolgt beim *Rippenmolch* relativ spät. Zu den im Larvenstadium gebildeten argyrophilen und kollagenen Fasern treten nach der Metamorphose noch elastische. Zur Bildung typischer Milztrabekel kommt es nicht; lediglich in der Kapsel und längs der größeren Gefäße entwickeln sich stärkere Fasergeflechte. Die Arterien erhalten weder glatte Muskulatur noch eine Elastica interna. Ihre mit hohem Endothel ausgekleideten Endäste umhüllen sich mit zellreichen, von dichten Fibrillennetzen durchsetzten elliptischen Polstern, den Schweigger-Seidelschen Hülsen. Zarte Endothelrohre bilden die Pulpavenen. Vor der Metamorphose sieht man in den Reticulummaschen außer Erythrocyten auch verschiedene basophile — aus dem Blut stammende oder an Ort und Stelle entstandene — Elemente. Das Schwergewicht der Blutbildung liegt auf der Erythropoese; sie beginnt noch vor der Metamorphose und hält zeitlebens an. Die Granulopoese tritt dagegen sehr zurück. Schon vor der Metamorphose kommt es zur Erythrophagocytose und Hämosiderinablagerung. Das erste Auftreten von Megakaryocyten fällt mit dem Beginn der Blutbildung zusammen. Die lymphoiden Zellen werden zum Teil zu Hämo- bzw. Erythroblasten umgebildet, zum Teil als kleine Lymphocyten an den Kreislauf abgegeben. Eine typische Follikelbildung bleibt aus; auch ist die weiße Pulpa bei *Pleurodeles* ebensowenig wie bei *Ambystoma* und anderen Urodelen (vgl. DUSTIN, 1938a) ein rein lymphoides Gewebe.

Bei 12 mm langen *Axolotl*-Larven mit weit fortgeschrittener Differenzierung von Leber und Magen und durchgängigem Enddarm sah HARTMANN (1926) „noch keine Spur einer Milzanlage". Sie fehlt auch bei Anuren-Larven des gleichen Entwicklungsstadiums. Erst bei älteren *Kaulquappen* mit typisch spiralig angeordnetem Darm findet sich um ein caudal der Pankreasanlage aus der Aorta entspringendes Gefäß im Mesenterium dorsale eine Mesenchymansammlung, die HARTMANN wegen ihrer intensiven hämatopoetischen Zellproliferation für die erste Anlage der Milz hält [bei der Metamorphose des *Frosches* wird die Hämatopoese von der Niere in die Milz verlagert (HOLLYFIELD, 1966)]. Neuere Daten über die Milzentwicklung bei den anuren Amphibien liegen nicht vor (über das ältere Schrifttum s. GAUPP, 1904).

Sauropsiden. Die Entwicklung der Reptilienmilz geht nach EVANS (1934: *Gymnodactylus kotschyi*) wie bei den urodelen Amphibien vom Cölomepithel der Magenanlage aus. Der Gesamtvorgang läßt sich in 4 Abschnitte (Abb. 3) unterteilen: Die erste Milzanlage findet sich bei *Gecko*embryonen, die dem Stadium 22 von PETERs Normentafeln für *Lacerta agilis* entsprechen, als dunkler gefärbte, basalwärts scharf abgesetzte Zellplatte im dorsalen Splanchnopleuraüberzug des primordialen Magens. Ein genetischer Zusammenhang mit dem unmittelbar benachbarten dorsalen Pankreas besteht nicht. Im weiteren Verlauf kommt es unter anhaltender mitotischer Teilung des Cölomepithels zu einer

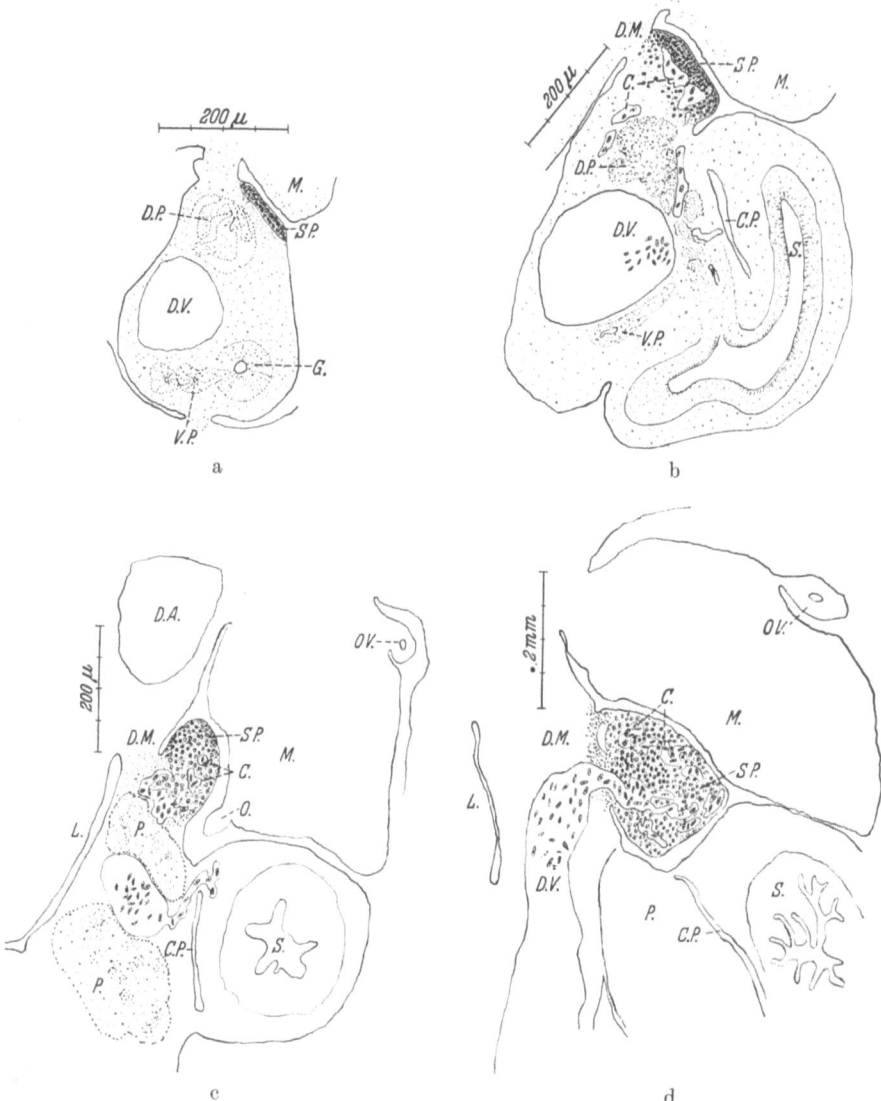

Abb. 3 a—d. *Gymnodactylus kotschyi*, Milzentwicklung (Camera lucida-Zeichungen). Nach EVANS (1934). a Stadium 22: I. Phase. *SP.* Milz, *D.P.* dorsales Pankreas, *V. P.* ventrales Pankreas, *G.* Darmrohr, *D.V.* Ductus venosus, *M.* Mesonephros. — b Stadium 25: II. Phase. *C.* Capillaren, *S.* Magen, *C.P.* Cölomtasche; übrige Abkürzungen wie zuvor. — c Stadium 31: III. Phase. *O.* Ovarium, *OV.* Ovidukt, *D.A.* dorsale Aorta, *L.* Leber, *P.* einheitlich gewordenes Pankreas; übrige Abkürzungen wie zuvor. — d Stadium 34: IV. Phase, Zustand der Milz kurz vor dem Ausschlüpfen. Die Milzvene ergießt ihr Blut direkt in den Ductus venosus. Abkürzungen wie zuvor

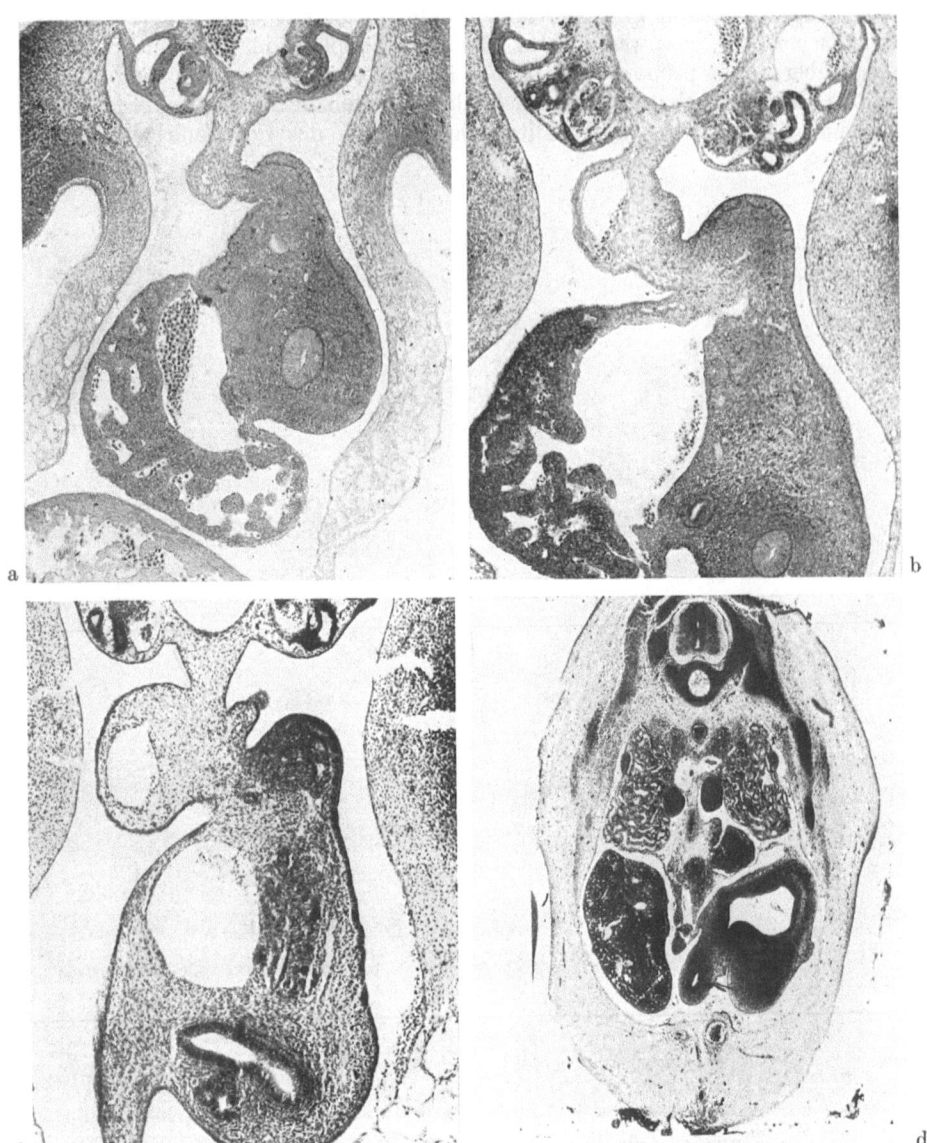

Abb. 4a—d

Abb. 4a—h. Milzentwicklung beim *Hühnchen* (Stadienbezeichnung nach HAMBURGER-HAMILTON). Original von Prof. Dr. L. E. DE LANNEY und Dr. J. D. EBERT, Crawfordsville/Indiana und Washington [Contrib. Embryol. Carnegie Instn. **37** (1962), Plate 1, 2], auf $^2/_3$ verkl. a Stadium 22 ($3^1/_2$ Tage): Erste Milzanlage dorsal vom dorsalen Pankreas. $100\times$. — b Stadium 24 (4 Tage): Erhöhte Milzleiste. $100\times$. — c Stadium 25 ($4^1/_2$ Tage): Milzmesenchym von venösen, mit dem Pfortaderkreislauf in Verbindung stehenden Capillaren durchsetzt. $100\times$. — d Stadium 29 (6 Tage): Verschiebung der Milz nach links-seitlich (Übersicht). $15\times$. — e Ausschnitt aus d. $100\times$. — f Stadium 30 ($6^1/_2$ Tage): Milzsinus mit dunkelkernigen Erythrocyten (rechts im Bild). $400\times$. — g Stadium 37 (11 Tage): In Differenzierung begriffene Milzarterie. $600\times$. — h Stadium 41 (15 Tage): Juxta-vasculäre Anordnung der Milz-Granulocyten. $600\times$

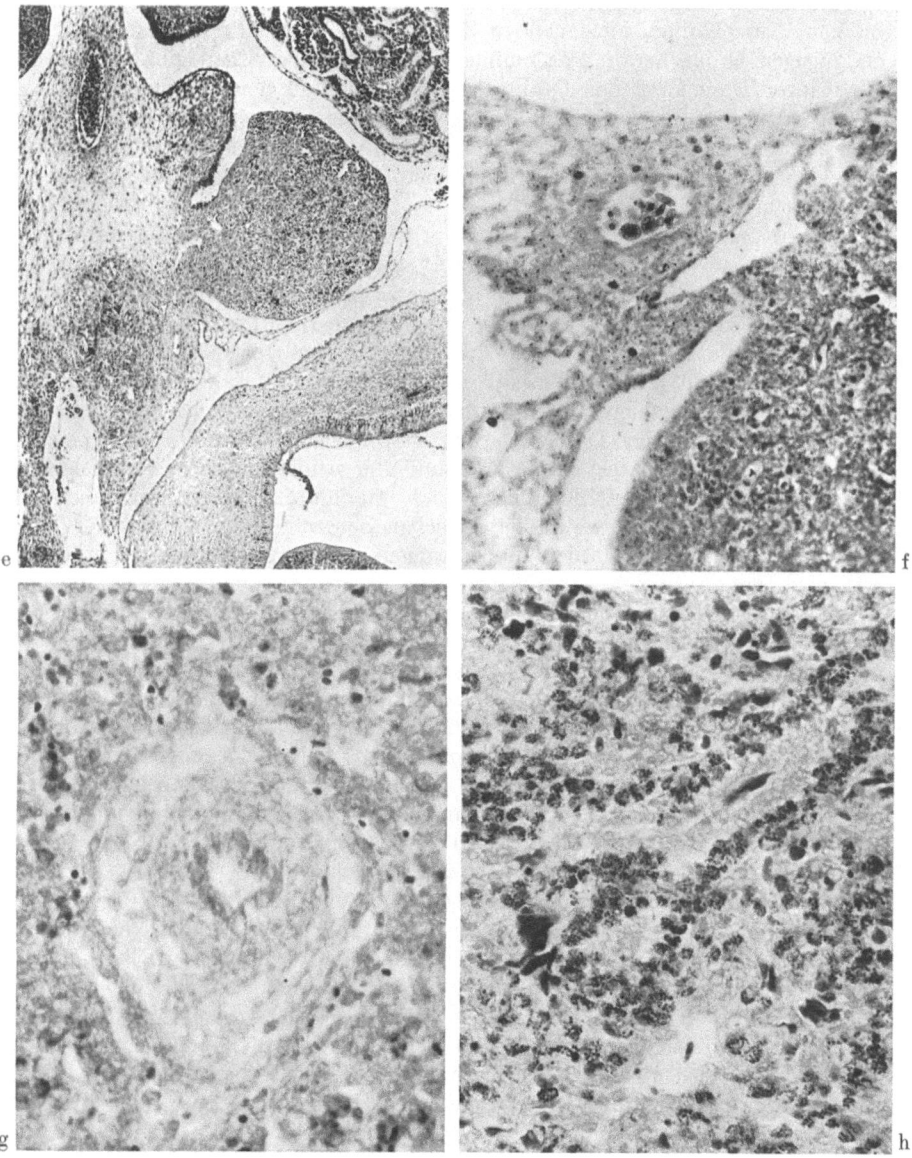

Abb. 4e—h

raschen Verdickung der Milzplatte, die ziegelsteinartig in die linke Leibeshöhle
vorragt. Zugleich treten die ersten arteriellen Capillaren auf, an deren Bildung
auch das periventriculäre Mesenchym unter der mesothelialen Milzanlage teilnimmt. Der Anschluß an das Arteriensystem erfolgt durch einen am cranialen
Pol der Milz eintretenden und sie in mehreren Windungen caudalwärts durchziehenden Ast der Aorta dorsalis. Der Abfluß führt über das Pancreas dorsale
in den Ductus venosus. Im folgenden 3. Stadium bleibt die Blutstromrichtung
dieselbe, und die Milz wandelt sich zu einem Ovoid mit weitverzweigtem, einheitlichen Capillarsystem um. Durch Abschnürung vom Magen erhält sie ihr

eigenes Mesenterium und kommt dicht vor die Keimdrüse zu liegen. In der sich bis zum Ausschlüpfen hinziehenden Schlußphase wächst die *Gecko*milz zu ihrer endgültigen Größe heran. Das nunmehr birnenförmige Organ gibt sein venöses Blut unter Umgehung der Pankreasgefäße direkt an den Ductus venosus ab. Dorsal, nahe der Milzarterie, sind die Capillaren enger als ventral, nahe der -Vene; hier entstehen auch kleine Sinusoide. Die Pulpazellen zwischen den Capillaren sind klein und plasmaarm. Die weitere histologische Differenzierung erfolgt erst postembryonal.

Die Entwicklung der Vogelmilz wurde bei mehreren Species untersucht. Beim *Hühnchen* (DE LANNEY und EBERT, 1962) (Abb. 4) wird die dorsal vom Duodenum und dorsalen Pankreas gelegene primordiale Milzanlage zwischen 4. und 8. Tag (Stadium 22—34 nach HAMBURGER-HAMILTON) von venösen Gefäßen (über die Beziehungen der Milzanlage zu den gastrointestinalen Venen s. MIKI, 1965) und Sinus durchsetzt und verschiebt sich währenddessen auf die linke Seite des dorsalen Mesenteriums. Die 2. Phase, 8.—13. Tag (Stadium 35—39), besteht in der Differenzierung verschiedener Granulocytentypen, die 3. (Stadium 39 und später) in der Trennung von weißer und roter Pulpa und der Ausdifferenzierung der Milzfollikel. Nach BUCCIOLINI (1964) entstehen die Arterien der *Hühner*milz sekundär zwischen den vor ihnen gebildeten Venen. Die Granulocyten reifen in den Pulpasträngen rund um die Sinus aus, in die sie erst nach geraumer Zeit in größerer Zahl übertreten [eng korreliert mit der Granulocytendifferenzierung ist die Lysosomenproduktion (KIMMEL, 1967a)]. Die Erythrocyten entwickeln sich zunächst in der Nähe des Endothels, später im Lumen der Sinus. Sobald die Erythropoese auf das rote Knochenmark übergeht, erscheinen um die Arteriolen die ersten, noch von Granulocyten umgebenen Milzfollikel. Bei *Columba domestica* erscheint die erste Anlage bei 31—32tägigen Embryonen von 5,5 mm Länge als cranial zugespitzter, caudal abgerundeter Längswulst an der linken Seitenfläche des Mesenterium dorsale. Zugrunde liegt auch hier eine Wucherung der Splanchnopleura. Das sich lebhaft teilende Cölomepithel weist bis zu 3 Kernreihen auf (TOMIOKA, 1933).

Die spätembryonale Blutbildung geht nach SANDREUTER (1951) bei *Gallus gallus* und *Sturnus vulgaris* in Leber, Milz und Knochenmark vor sich. Die kristalloid-granulierten Leukocyten der Vögel sind genetisch den Neutrophilen, die amorph-granulierten den Eosinophilen der Säuger vergleichbar. Beim *Leghorn* übernimmt nach Rückbildung des Dottersackes das Knochenmark allein dessen erythropoetische Funktion, beim *Star* beteiligen sich daran auch Milz und Leber [über die hepato-lienale Übergangsphase vgl. LE DOUARIN (1966), über die „sekundären Blutbildungsorgane" der Amnioten im allgemeinen SLONIMSKI (1937)]. Diese zusätzliche Leistung der blutbildenden Organe im präjuvenilen Stadium ist für die Nesthocker genau so charakteristisch wie etwa der Ohrverschluß. Die resultierende transitorische Erythrocytose und Hämoglobinzunahme klingt nach dem Flüggewerden wieder ab. Weitere Aufschlüsse über das erythropoetische System der Sauropsiden erbrachten vergleichende Untersuchungen an Dottersack, Milz, Leber und Knochenmark von Nestflüchtern (*Lacerta muralis, Gallus domesticus, Anas platyrhynchos, Larus ridibundus*) und -hockern (*Melopsittacus undulatus, Columba livia, Apus melba, Passer montanus, P. domesticus, Sturnus vulgaris, Turdus merula, T. philomelos, Hirundo rustica*) vom 1. Embryonal- bis 10. Postembryonaltag (SCHMEKEL, 1962): Die Befunde bei *Lacerta* bestätigen die Angabe von DANTSCHAKOFF (1916), daß den Reptilien (*Tropidonotus natrix*) eine hepato-splenale Erythropoese abgeht. Die Milzerythropoese ist bei den Nestflüchtern praktisch bedeutungslos; am schwächsten ausgeprägt ist sie — neben der *Eidechse* — bei *Ente* und *Huhn*, etwas stärker bei *Gans* und *Möve*. Bei den

Nesthockern gewinnt sie wenigstens zeitweise Einfluß auf die allgemeine Hämopoese, variiert jedoch außerordentlich in ihrem Ausmaß. Bei manchen Tieren kommt es in den Sinusoiden der roten Pulpa unter Auftreten zahlreicher Mitosen zu intensiver lokaler Erythropoese, bei anderen gleichaltrigen Vertretern derselben Species finden sich stattdessen in den größeren Sinus verschiedene, in die Milz eingespülte und hier nachgereifte Entwicklungsstadien der roten Blutkörperchen. Das beim *Star* am 3. Postembryonaltag zu beobachtende Maximum unreifer roter Blutzellen im Körperblut (SANDREUTER, 1951) fällt nach SCHMEKEL mit dem Einsetzen der Milzerythropoese zusammen. Die Milz ist demnach weder für Nestflüchter noch für -hocker ein erythropoetisch entscheidendes Organ, die stärker entwickelte Milzerythropoese der Nesthocker könnte jedoch für deren Evolution positiven Selektionswert besitzen. Bei *Vanellus vanellus* (Abb. 5) ist

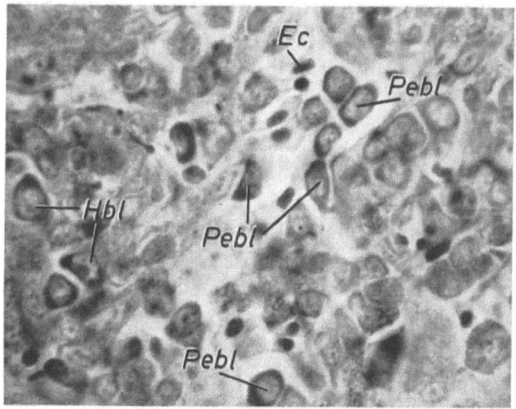

Abb. 5. *Vanellus*, Schlüpftag (May-Grünwald-Giemsa; Vergr. 1296fach). Milzsinus mit Proerythroblastentetrade (*Pebl*), drei weiteren Proerythroblasten und links im Bild Hämoblasten (*Hbl*). Original von Dr. L. SCHMEKEL, Basel [Rev. suiss. Zool. **70** (1963), Abb. 19]

die embryonale Milzerythropoese besser ausgebildet als bei *Uria aalge aalge Pont.*, wo ihr überhaupt keine praktische Bedeutung zukommt; rote und weiße Pulpa sind am 15. Embryonaltag deutlich differenziert (SCHMEKEL, 1963).

Bei experimenteller Prüfung des Reaktionsvermögens des RES bei 5, 7, 14 und 18 Tage alten *Hühner*embryonen und eben geschlüpften *Kücken* zeigte sich, daß die Vogelmilz schon auf relativ frühen Entwicklungsstadien zur Phagocytose und reaktiven Entzündung befähigt ist. Die ersten Lympho- und Histiocyten sowie die für die Einkapselung von Fremdkörpern verantwortlichen Spezialleukocyten und Fibroblasten erscheinen zwischen dem 7. und 10. Bebrütungstag (DONDUA, 1956). Ähnliche Beobachtungen machte KENT (1961) an 3—19 Tage alten *Hühner*embryonen bezüglich der besonders in Milz und Leber stattfindenden Phagocytose i.v. verabreichter Thorotrast- und Silberlösungen. Bei Injektion P[32]-markierter Coli- und Salmonellenstämme in die Allantoisvenen lebensfähiger *Hühner*embryonen nimmt die Coli-Clearance mit der Menge der reticulo-endothelialen Organe (Leber, Milz) bzw. dem Alter des Embryos zu, während die Salmonellen-Clearance konstant niedrig bleibt (KARTHIGASU und JENKIN, 1963).

Injektionen von 0,05—1,5 mg Androsteron, Androstan-3:17-dion, Testosteron-cyclopentylpropionat, Methyl-Androsten-diol und Testosteron am 5. Bebrütungstag sowie von 0,1—6 mg 19-Nortestoron am 5.—17. Tag in die Eiweißhülle des *Hühner*eies haben lt. Befund am 19. Bebrütungstag keinen signifikanten Einfluß auf Entwicklungsgrad und Gewicht von Milz und Thymus (ASPINALL, MEYER und APPASWAMI RAO, 1961; APPASWAMI RAO, ASPINALL und MEYER, 1962). Über den Einfluß von Dicumarol auf die embryonale *Hühner-*milz s. GOLDSTEIN und CAMERON (1948). — In *Hühner*eiern, die mit $9^1/_2$ Bebrütungs-tagen Ca^{45} (1 μC) injiziert erhielten, erreicht die Aktivität der Milz (pro mg Trockengewicht) am 11. Tag den höchsten Wert (133 counts/min) unter allen inneren Organen und fällt danach bis zum Ausschlüpfen besonders stark (auf 18 count/min) ab. Der Calciumbedarf für die am 15. Bebrütungstag beginnende 2. Phase der Skeletentwicklung wird offenbar aus den Vorräten der inneren Organe, in erster Linie der Milz, gedeckt [FRANCESCHINI und RANDACCIO, 1961; vgl. die Beobachtungen von ROSSI und VENTURA (1949) über den hemmenden Einfluß der Splenektomie auf die Knochenentwicklung bei jungen *Ratten*].

Angaben über die Entwicklung der Schweigger-Seidelschen Capil-larhülsen der Nichtsäugermilz [Selachier, Dipnoer, Polypteridier, Teleosteer, Gymnophionen, Urodelen, Anuren und Sauropsiden (Chelonia, Crocodilia, Lacer-tilia, Ophidia, Aves)] finden sich bei DUSTIN (1938a).

II. Säugetiere

In der Frühentwicklung der Säugermilz spielt nach HOLYOKE (1936) das primitive Mesothel als Mesenchymlieferant eine wichtige Rolle. Die definitive Milzanlage erscheint bei den verschiedenen Säugerarten (vgl. ALFEJEW, 1926) mit großer zeitlicher Konstanz in dem gleichen Embryonalstadium. Vor ihrem Auftreten steht bei *Sus domestica* das 3—4reihige Cölomepithel noch allenthalben in Verbindung mit der mesenchymalen Unterlage. Den in rechtem Winkel zur Splanchnopleura orientierten Teilungsfiguren nach gibt zu diesem Zeitpunkt das Cölomepithel noch laufend Zellen an das periintestinale Mesenchym ab, nicht nur an der linken Seitenfläche des Mesogastrium dorsale, sondern auch an vielen anderen Stellen des dorsalen Mesenteriums. Erst allmählich, bei *Schweine-*embryonen von 7,5—8 mm Länge, wandelt sich das Mesothel zu einem ein-schichtigen, kubisch-prismatischen Epithel um und grenzt sich durch eine Basal-membran gegen die Unterlage ab. Nur über der Milz behält es noch lange seinen primitiven Charakter; die Zellkerne sind hier blaß wie bei Mesenchymzellen und enthalten meist 2 Kernkörperchen. Die eigentliche Milzanlage wird bei 10—12 mm langen *Schweine*embryonen inmitten einer linksseitigen Anschwellung des Meso-gastrium dorsale noch vor Beendigung der Magendrehung sichtbar. Die basophile, vor allem im Zentrum des Milzhügels stark kondensierte Mesenchymmasse geht an dessen Rändern kontinuierlich ins Cölomepithel über. Bei 12 mm langen *Schweine*embryonen beginnt die Ablösung, die im 14—15 mm-Stadium mit der Ausbildung der Basalmembran abgeschlossen wird. Sie tritt im Präparat um so deutlicher hervor, als zugleich die Farbintensität des basalen, kernfreien Teils der Cölomepithelzellen nachläßt. Vom rechten Blatt des Mesogastrium bzw. Mesenterium dorsale ist die Milzanlage durch eine schmale Zone lockeren Mes-enchyms getrennt; in ihr erscheinen später die ersten Milzgefäße. Indem das heranwachsende Organ (vgl. ANDERSEN, 1929: Entwicklung der Magengegend bei 6,2—35 mm langen *Schweine*embryonen; s. auch PATTEN, 1948, Fig. 101) diesen Bezirk nach cranial und caudal umgreift, entsteht hier der Milzhilus. Die Milz-anlage steht beim *Schwein* von Anfang an in engster Beziehung zum Pancreas dorsale. KADLETZ (1936) fand demgemäß beim erwachsenen *Schwein* Milz und Pankreas häufig unmittelbar aneinanderstoßend und unter 500 Tieren 15mal völlig miteinander verschmolzen. Jedoch müsse eine derart hochgradige An-näherung der beiden Organe nicht immer ontogenetisch bedingt sein, sondern könne auch postnatal durch „eigenartige Schrumpfformen der zwischen beiden gelegenen Bindegewebsplatte des Omentum majus" (?) zustande kommen. Beim *Rind* (WINQVIST, 1954) findet sich die erste Milzanlage als Mesenchymverdichtung im dorsalen Mesogastrium bei 12—13 mm langen Embryonen, die erste Andeutung einer submesothelialen Milzkapsel im 13 cm-Stadium. Die weiße Pulpa erscheint zuerst bei Embryonen von 9,8 cm Länge, und mit 11,5 cm nimmt das restliche Parenchym den Charakter der roten Pulpa an. Das Trabekelgerüst ist noch im 18 cm-Stadium sehr zart. Ein Gefäßnetz in Form primitiver Arterien und Venen sowie zahlreicher Capillaren wird schon bei 5 cm langen Embryonen in der Milzanlage sichtbar (eingehende Angaben über die Frühstadien der Hämopoese).

v. HERRATH (1958) vermutet nicht nur für die erste Anlage (s. Entwicklung der *menschlichen* Milz), sondern auch für die Herkunft und Differenzierung des Gefäßsystems der Milz erhebliche Artabweichungen. Die Milz der Nichtsäuger unterscheide sich typologisch und demgemäß auch ontogenetisch von der der Säuger. Hier gäbe es wahrscheinlich „verschiedene Pfortadertypen, denen jeweils eine besonders differenzierte Milz entspricht". Um das in allen Details richtig beurteilen zu können, bedarf es allerdings — wie auch v. HERRATH betont — einer ungleich breiteren Vergleichsbasis, als wir sie heute besitzen.

Die Entwicklung des Milzkreislaufs studierte LEWIS (1956) an Injektionspräparaten der fetalen *Kaninchen*milz (Abb. 6). Die Zirkulation geht von den frühesten Stadien an in Mesenchymspalten vor sich, aus denen später Arterien, Venen und Sinusoide werden. LEWIS tritt demgemäß für einen a priori „offenen" Milzkreislauf ein. Bei älteren Feten bilden die Arterien Schleifen und Arkaden, deren Äste radiär die Pulpa versorgen; d. h. das Blut verteilt sich unter allseitig gleichem Druck über das Milzparenchym. Die *Ratten*milz (HOLYOKE, LATTA und McLEAN, 1966) besteht am 16. Trächtigkeitstag aus einem Maschenwerk mesenchymaler oder frühretikulärer Zellen mit Tendenz zur Kollagenbildung. Am 17. Tag entsteht durch Verbindung der Mesenchymspalten mit den zu- und abführenden Gefäßen der Milzanlage ein zunächst „offener" Kreislauf, und am 20. Tag beginnen sich besonders weite Spalten unter Zusammenschluß der begrenzenden Reticulumzellen zu Sinus auszubilden. Das kollabierte Zwischengewebe entspricht den späteren Pulpasträngen. Die Differenzierung der Gefäßendothelien erfolgt am 21. pränatalen, die der Basalmembranen am 4. postnatalen Tag. DUSTIN (1938a) streift kurz die Entstehung der Schweigger-Seidelschen Capillarhülsen bei Insectivoren, Chiropteren, Carnivoren, Suiden, Ruminantiern, Equiden und Primaten. Bei ausgetragenen *Rinder*feten lassen sich nach BAUM und KIHARA (1929) in der Milzkapsel bereits Lymphgefäße nachweisen.

Die ersten Muskelzellen treten in der *Schaf*smilz bei 10,5 mm langen Embryonen auf (DREBINGER, 1955). Sie liegen in Strängen zusammen, die allmählich zu Trabekeln heranwachsen. Erst gegen Ende der Embryonalzeit erscheint in der Umgebung der Pulpavenen die für die *Schaf*smilz charakteristische Pulpamuskulatur. Das Bild der fetalen *Schaf*smilz wird bestimmt von der Hämatopoese (vgl. GOODALL, 1908). Die Erythrocytenspeicherfunktion entwickelt sich erst postfetal mit der Entfaltung der roten Pulpa und der Verstärkung des Kapsel-Balkensystems, über dessen postnatale Ausdifferenzierung bei *Rind, Pferd, Schwein, Schaf, Ziege, Hund, Katze, Meerschweinchen, Ratte* und *Maus* sich bei REISSNER (1929) einige Notizen finden. Auch nach SALLER (1931) zieht sich der Ausbau des Kapsel-Balkensystems der Milz bei der *weißen Hausmaus* bis ins spätere Lebensalter hin. Schon in den ersten beiden Lebenswochen aber macht sich eine Verstärkung des Kapsel-Balkengerüstes durch neugebildete kollagene Fibrillen bemerkbar. Gefäßbalken sind in der Neugeborenenmilz noch sehr spärlich.

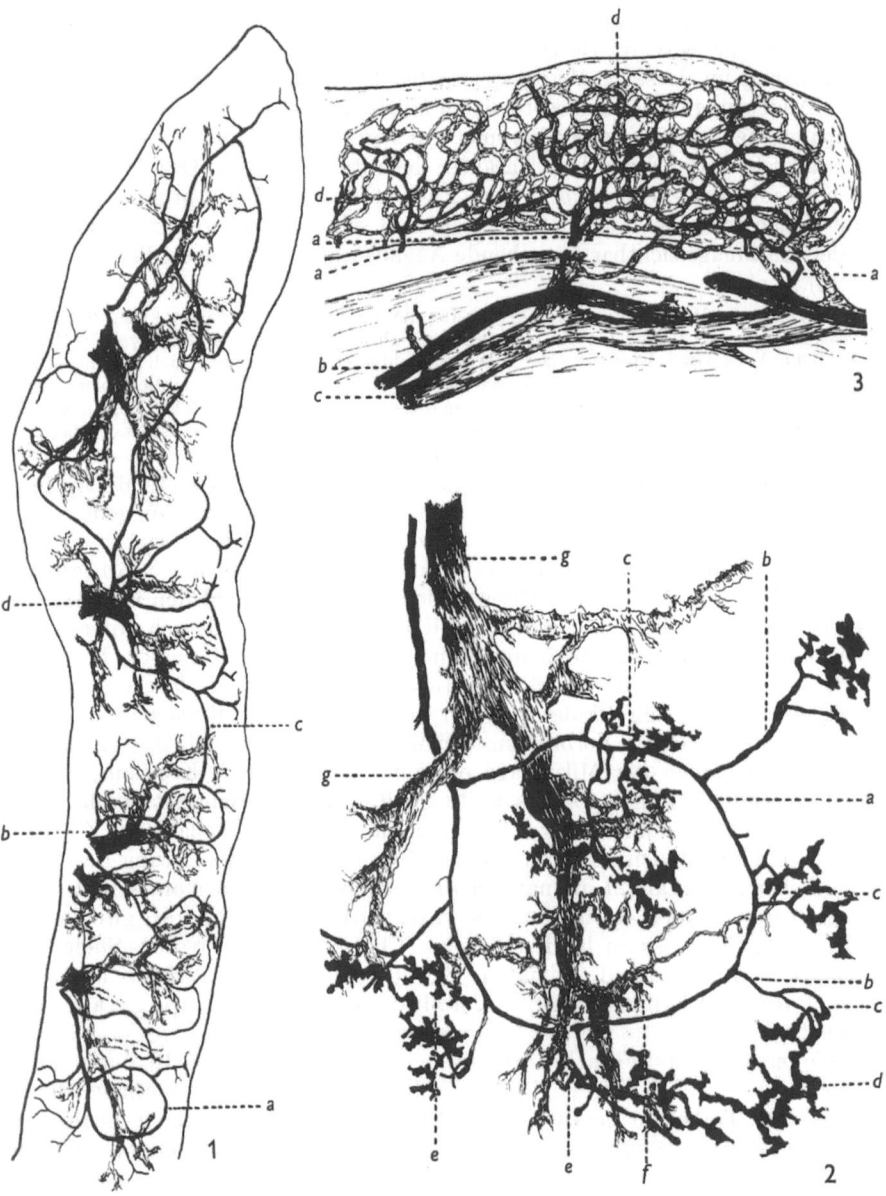

Abb. 6. Injektionspräparate (Monastral Fast Blue) der embryonalen *Kaninchen*milz (Camera lucida-Zeichnungen). Original von Prof. Dr. O. J. LEWIS, London [J. Anat. (Lond.) **90** (1956), Fig. 1, 2, 3]. 1. 27 Tage alter *Kaninchen*embryo: *a* arterielle Schleife; *b* am Hilus eintretender Arterienzweig; *c* Anastomose zwischen zwei arteriellen Schleifen; *d* am Hilus austretende Vene. Die kleineren Arterien- und Venenäste sind der Übersichtlichkeit wegen weggelassen. — 2. vergrößerte Wiedergabe der arteriellen Schleife (*a*) aus Fig. 1: *a, b* arterielle Schleife und ihre Äste; *c* Arterienäste, die sich in Pulparäume *d* öffnen; *e* Pulparäume, die sich in Sinusoide *f* öffnen; *g* Sammelvene. — 3. 21 Tage alter *Kaninchen*embryo: *a* reihenweise in den Hilus eintretende, von Venenzweigen begleitete Arterienzweige; *b* Milzarterie; *c* Milzvene; *d* primordialer Plexus

Im Gegensatz zu anderen Organen konnte HOLMGREN (1940) im Stützgerüst der fetalen *Meerschweinchen*milz keine chromotrope Substanz [von LISON (1953) den Mucoproteiden gleichgestellt] nachweisen. GRAUMANN (1952) fand bei *Mäuse*feten vom 16.—17. Tag (13,5 mm Länge) erstmalig PAS-positive Substanz im Milzreticulum. Abgesehen vom Glykogen ist die Bedeutung von Polysaccharidverbindungen für die Morpho- und Histogenese noch weitgehend unbekannt.

Die rote Pulpa der *Mäuse*milz enthält im Gegensatz zur *Katzen*milz (ROTHERMEL, 1930) von der Geburt an reichlich Megakaryocyten. Die weiße Pulpa ist anfangs sehr zellarm, reichert sich aber schon in den ersten Lebenstagen mit Lymphocyten an (SALLER, 1931). Die fetale Erythro- und Granulopoese wird in der *Mäuse*milz zeitlebens, mit charakteristischen Altersverschiebungen (ERMAKOVA, 1960), beibehalten (vgl. CARLSSON und GYLLENSTEN, 1958), ebenso in der Insectivoren- und Chiropterenmilz [nach MOREL und SOULIE (1904) beim *Virginischen Murmeltier, Gestreiften Backenhörnchen, Igel, Maulwurf* und bei der *Fledermaus*] sowie bestimmten Carnivorenmilzen [nach KLEMPERER (1938) bei *Tiger, Fuchs, Brasilianischem Wildhund* und *Seehund*]. Nach BORGHESE (1959) bedingt bei der *Maus* die homozygote Kombination des W-Gens unter anderem eine das erythro- und leukopoetische Gewebe gleichermaßen betreffende Hypoplasie des hämatopoetischen Systems. Die in der embryonalen *Mäuse*-Milz am 14. Trächtigkeitstag einsetzende Hämatopoese betrifft in erster Linie die Erythro-, später auch die Leukopoese. Gegenüber normalen Embryonen hinkt die Erythropoese mit fortschreitender Entwicklungsdauer bei anämischen WW-*Mäuse*embryonen immer stärker nach (Abb. 7). Das Wesen der Störung sieht BORGHESE weniger in einer Beeinträchtigung der proliferativen Phase der Erythropoese als in einer verlangsamten Zellreifung. Reife Plasmazellen sind nach CARLSSON und GYLLENSTEN (1958) in der Milz des neugeborenen *Meerschweinchens* noch nicht vorhanden, erscheinen aber kurz danach in der weißen Pulpa und vermehren sich rapid während des ersten Lebensmonats; in der roten Pulpa ist ihre Zahl von Anfang an niedrig. In der embryonalen *Kaninchen*milz tritt nach SCHERMER (1958b; vgl. NAEGELI, l.c.) mit Erlöschen der Blutbildungsfunktion des Dottersackes zunächst eine Generation von Megaloblasten und -cyten auf, die später von kleineren Normoblasten und -cyten abgelöst wird. Im 0,7—0,8 cm-Stadium sieht man nur Megaloblasten und -cyten, bei 1,4—15 cm langen Embryonen die ersten Normoblasten und im 10 cm-Stadium keine Megaloblasten und -cyten mehr. Auch bei *Walen* läuft die embryonale Blutbildung in verschiedenen Phasen ab. Sie erfolgt beim *Finn-* und *Blauwal* (KNOLL, 1940) in Leber, Thymus und Milz. Die Sonderstellung der *Wale* äußert sich bei der embryonalen Blutbildung (Allgemeines bei BLOOM, 1938b) in dem Überwiegen der eosinophilen Granulocyten über die neutro- und basophilen.

Der Eisennachweis (Turnbullblau) fällt in der Milz VII—IX Monate alter *Rinder*feten negativ aus (MÜLLER, 1940; vgl. BERTAGNI, 1940); erst mit der Geschlechtsreife, im Alter von 6—9 Monaten, kommt es zu stärkerer Ablagerung von Eisenpigment. Daß beim *Rinder*feten die Leber das eisenreichste Organ ist (vgl. KRÜGER; zit. nach BOECKER, 1928), beruht darauf, daß sie während der intrauterinen Entwicklung allein die Aufgabe der Erythrocytenzerstörung wahrnimmt, die später auf die Milz mit übergeht. Auch die *Ratten*milz (McFADDEN, 1966) zeigt erst mit Rückgang der Milz-Erythropoese und Einsetzen der -Erythrophagocytose, 50—60 Tage nach der Geburt, eine positive Eisen- (Berlinerblau-) Reaktion.

Nach PRINDULL (1966), der an Präparaten von KÖBBERLING (1965) cytologisch und autoradiographisch (H³-Thymidin) die Entwicklung der *Mäuse*milz studierte, besteht die Milzanlage am 13. Trächtigkeitstag nur aus Mesenchymzellen. Die gegen Ende der Embryonalzeit die ganze rote Pulpa beherrschende

Granulopoese wird abgelöst von einer Lymphopoese, die am 4. Tag nach der Geburt ihr Maximum erreicht und sich danach auf die subcapsuläre Zone zurückzieht. Gleich den lymphatischen Elementen der roten Pulpa stammen auch die der weißen — der am 15. Trächtigkeitstag entstehenden perivasculären Scheiden und der ihnen in großem Abstand, am Ende der 1. Lebenswoche, folgen-

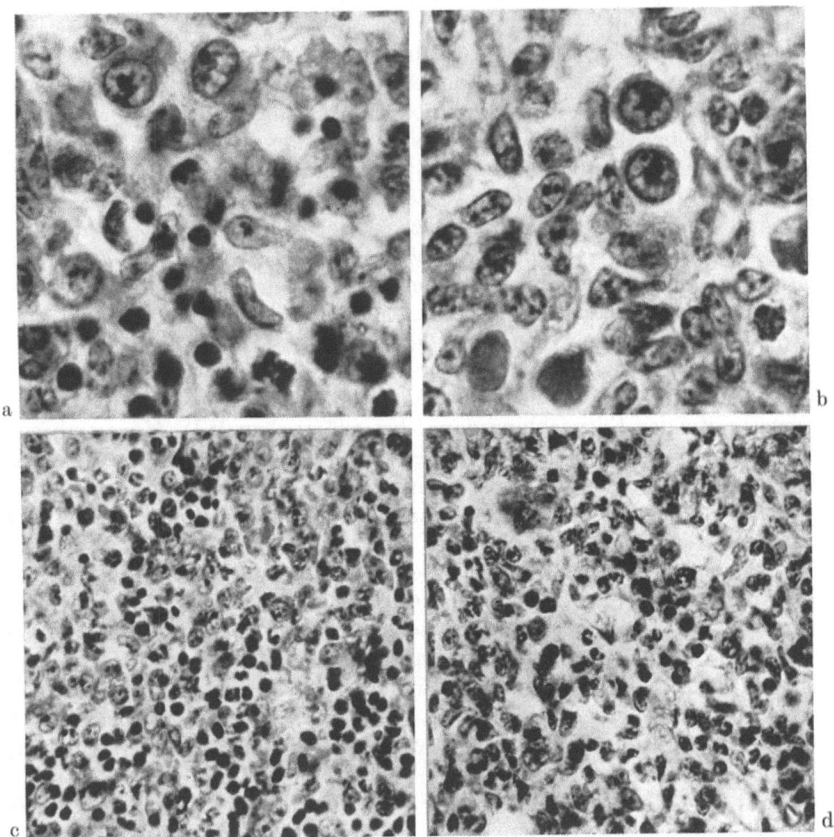

Abb. 7a—d. Milzen normaler und anämischer *Mäuse*embryonen. Original von Prof. Dr. E. BORGHESE, Napoli [Acta anat. (Basel) **36** (1959), Fig. 7, 8, 9, 10]. a 15 Tage alter normaler *Mäuse*embryo: oben zwei basophile Erythroblasten, unten zahlreiche eosinophile Erythroblasten mit pyknotischen Kernen. 975×. — b 15 Tage alter anämischer *Mäuse*embryo desselben Wurfes wie a: zwei basophile Erythroblasten. 975×. — c 18 Tage alter normaler *Mäuse*embryo: reichliche, diffuse Erythro- und Leukopoese in allen Stadien. 445×. — d 18 Tage alter anämischer *Mäuse*embryo: erheblich schwächere Hämopoese als bei Tier c desselben Wurfes. 445×

den Follikel — anfangs höchstwahrscheinlich aus der Thymusrinde. Jedenfalls sprechen Markierungsindex und -grad (,,labelling index`` bzw. ,,degree of labelling``) für eine Einwanderung an anderer Stelle produzierter Zellen. Die rote Pulpa stellt nur eine zusätzliche Lymphocytenquelle dar; denn ihr Markierungsgrad geht in demselben Maße zurück, wie der Markierungsindex der weißen Pulpa ansteigt. Die pränatale und frühe postnatale Milz ist offensichtlich ein ,,nachgeordnetes lymphatisches Organ``; als allgemeiner ,,Schrittmacher des lymphatischen Systems`` [MILLER, 1964, 1967; MILLER und DUKOR, 1964; YOFFEY, 1964a, b; METCALF und BRUMBY, 1966; vgl. HARRIS und FORD, 1964; MURRAY und Woods, 1964; Weiss, 1964, Lit.; Adner, Sherman und Dameshek, 1965; Friedman, 1965; Köbberling, 1965 (S. 277)] fungiert der Thymus[1]. Keimzentren (und größere Mengen tingibler Körperchen) erscheinen auch in der *Mäuse*milz erst postnatal, von Tier zu Tier stark variierend, während der ersten Lebenswochen.

Beim sehr unreif geborenen *Opossum* beginnt die Lymphopoese im Thymus 5, in den Lymphknoten 10 und in der Milz erst 25 Tage nach der Geburt (Kalmutz, 1962). Nach Block (1964: Milzhämopoese beim 1, 2, 3, 4, 5, 6, 7, 8, 10—12, 13—16, 17—22, 23—32, 33—45, 45—65, 65—100 Tage alten *Opossum*) entpricht die Milz des neugeborenen *Opossum* (*Didelphys virginiana*) im Entwicklungsstand der eines *Schweine*embryos von 7 mm (vgl. Thiel und Downey, 1921), eines *Rinder*embryos von 12—13 mm (vgl. Winqvist, 1954), eines *Meerschweinchen*embryos von 25 Tagen (Wayt, 1963; zit. nach Block) bzw. eines *menschlichen* Embryos von 8—12 Wochen (vgl. Maximow, 1927; Knoll, 1929, 1948, 1950, 1957b; Ono, 1930; Bloom, 1938a, b). Die *Opossum*milz ist primär ein myeloides und nur sekundär ein lymphoides Organ; die Myelopoese hält, wie auch bei vielen Eutheriern, das ganze Leben über an. Auch beim *Opossum* entsteht zugleich mit dem myeloiden Gewebe ein feines Netz sinusoider Gefäße in der Milzpulpa. Lymphatisches Gewebe tritt erst beim 18 Tage alten *Opossum* auf, entsprechend einem *Schweine*embryo von 17 cm, einem *Rinder*embryo von 13 mm, einem *Meerschweinchen*embryo von 11 mm bzw. einem *menschlichen* Embryo von V Monaten. Das lymphatische Gewebe der Milz entsteht aus dem gleichen periarteriellen Mesenchym, das bei jüngeren Tieren Sitz einer lebhaften Granulopoese ist. Die Lymphocyten in der Milz zeigen einen anderen Entwicklungsgang als die im Thymus. Mit 10—12 Tagen thymektomierte und 2—3 Wochen später getötete *Opossum*-Junge zeigen gegenüber normalen Kontrolltieren eine vergrößerte Milz mit persistierender Erythro- und Myelopoese bei fehlender Lymphopoese bzw. weißer Pulpa. Der Thymus beeinflußt also (cellulär oder humoral) maßgeblich die Entwicklung des lymphatischen Gewebes, und zwar direkt oder indirekt, durch Hemmung des myeloischen Gewebes (Miller, Block, Rowland jr. und Kind, 1965).

Törö (1958) beobachtete bei *Ratten*stämmen, die mehrere Generationen hindurch splenektomiert wurden, eine angeborene regressive Veränderung der Milz in Form einer myeloiden Umwandlung der weißen Pulpa. Der in der Phylo- und Ontogenese später erworbene lymphoide Charakter der Milzpulpa erweist sich somit auch hier — wie gegenüber Blutgiften, anämischen und leukämischen Zuständen — labiler als der ursprüngliche myeloide Charakter [die normale *Ratten*milz besteht vom 17. pränatalen bis zum 4. postnatalen Tag im wesentlichen aus erythropoetisch tätiger roter Pulpa, die weiße formiert sich erst am 2. Lebenstag (Holyoke, Latta und McLean, 1966); über die fetale und neonatale (Milz-)Hämopoese der *Ratte* s. auch Lucarelli, Porcellini, Carnevalli, Ferrari, Rizzoli, Howard, Stohlman und Butturini, 1966, Lit.]. Die gleichzeitige Zunahme der elastischen Fasern wird als regressives Symptom, daneben als Kompensation des Verlustes an glatter Muskulatur gedeutet. Törö schließt aus seinen Experimenten auf funktionelle Zusammenhänge zwischen Milz und Gonaden und nimmt gleich Sacharov (1928, 1930: Splenektomie an *Mäusen*)

---

[1] Unter bestimmten Umständen scheint umgekehrt die Milz als Lymphocytenquelle zu fungieren bzw. die Entwicklung der anderen lymphatischen Organe zu beeinflussen: Beim *Hühner*embryo werden diese Organe nach einer Strahlenschädigung nicht von Thymuszellen, sondern von Zellen aus der Milz, dem Dottersack, Knochenmark und Blut wiederbesiedelt (Moore und Owen, 1967), und bei der neugeborenen C_3H/Bi-*Maus* verursacht die Splenektomie eine deutliche Verminderung der kleinen Lymphocyten in Thymus und Lymphknoten (Kalpaktsoglu, Yunis und Good, 1968).

einen Einfluß der Milz auf die Erbmasse an. Eine Nachprüfung dieser Befunde steht noch aus; sie sind aber sicher nicht im Sinne einer „Vererbung erworbener Eigenschaften" innerhalb weniger Generationen aufzufassen. Weitere Versuche in dieser Richtung könnten jedoch manches zu einer besseren Kenntnis der Organkorrelationen der Milz beitragen [vgl. die Untersuchungen von BERGEL und FLAUM (1931) über die Funktion der fetalen Milz bei splenektomierten *Ratten* sowie die von SCAPATICCI (1938) über den Einfluß der Thym- und Splenektomie auf die Entwicklung des *Kaninchens*][1].

Über den Fermentgehalt der pränatalen Säugermilz ist bislang nur wenig bekannt (vgl. S. 433 ff.). Alkalische Phosphatase ist beim *Kaninchen* vom 25. Trächtigkeitstag an in den die späteren Lymphscheiden- und Follikelarterien umgebenden Mesenchymzellen nachweisbar. Hier treten am 27. Tag die ersten kleinen und mittleren Lymphocyten auf, die sich bis zur Geburt unter laufender Zunahme der Phosphataseaktivität als weiße Pulpa in die phosphatasenegativen Stränge der roten Pulpa vorschieben. Die rasche Vermehrung der vom 4. post-natalen Tag an deutlicher in Erscheinung tretenden Lymphoblasten läßt am 10. Tag das typische Bild der Milzfollikel entstehen und mit ihnen das endgültige Fermentmuster, das sich jedoch vom pränatalen nur unwesentlich unterscheidet (HOSTETLER und ACKERMAN, 1966; vgl. SHINDA, 1965: *Ratte*). Die sehr geringe Cholinesteraseaktivität der fetalen Säugermilz (*Maulwurf, Ratte, Meerschwein-chen, Kaninchen, Katze, Schwein, Rind, Schaf*) beschränkt sich auf die Gefäß-begleitnerven (ARVY, 1963a, 1964a, f). Das Lactatdehydrogenasemuster der *Schweine*milz macht im Laufe der Entwicklung erhebliche Veränderungen durch (FIELDHOUSE und MASTERS, 1966).

Das pränatale Wachstum der *Hunde*milz (betr. *Schweine*milz s. SAJONSKI, SMOLLICH und SUCKOW, 1965) ist nach LATIMER (1952, 1965) anfangs langsam und unregelmäßig und wird erst bei Embryonen von 140 mm bzw. 100 g lebhafter. Annäherungsformeln erlauben eine ungefähre Voraussage der Gewichtszunahme der Milz; die (bei 211 Feten und Neugeborenen) gefundenen Werte werden zu Körper-gewicht und -größe in Beziehung gesetzt. Wie beim Pankreas nimmt auch bei der Milz das Relativgewicht während des Fetallebens stetig zu, während es bei Rückenmark, Gehirn, Nebennieren und Hoden ebenso deutlich abnimmt. Das mittlere Geburtsgewicht der *Hunde*milz beträgt 0,282% des Körpergewichts [*Schwein* 0,17%, *Mensch* 0,431%, *Katze* 2,25%; das Relativgewicht der fetalen *Katzen*milz ist von vornherein hoch und steigt im Vergleich zu dem der *mensch-lichen* Milz bis zur Geburt nur geringfügig an (LATIMER, 1948). Das Relativ-gewicht der *Rinder*milz dagegen sinkt im letzten Drittel der pränatalen Ent-wicklung ab und nimmt postnatal wieder zu (v. GIERKE, 1932a)]. Die Milz sehr junger *Hunde*embryonen beschreibt LATIMER als dünn und durchscheinend. Bei 14—16 g schweren Feten erscheint in der Milzlängsachse eine sanguinolente Färbung; dieser dunklere zentrale Teil unterscheidet sich bis zu einem Körper-gewicht von 38 g deutlich von den noch weitgehend blutleeren, blasseren Rand-partien. Danach wird die Milz im Ganzen dunkler und verliert schließlich völlig ihre anfängliche Transparenz.

Die Folgen einer Röntgenbestrahlung auf das pränatale Wachstum (vgl. FRITZ-NIGGLI, 1960; ZOLLINGER, 1960) der Säugermilz lassen Versuche von HOSHI (1928) an neugeborenen *Kaninchen* vermuten: Nach einer Bestrahlung von über 30 min verschwindet der Thymus gänzlich; die Thyreoidea wird geringfügig, das Ovar schwer geschädigt. Die Milz dagegen vergrößert sich um etwa 33% (vgl.

---

[1] Intrauterin decapitierte 22 Tage alte *Kaninchen*feten zeigen 7 Tage später eine — durch Injektion von Depot-ACTH vermeidbare, d.h. durch den Ausfall der adrenocorticotropen Wirkung der Hypophyse bedingte — Milzhypertrophie (BEARN, 1967).

SPEAR, 1958; ZOLLINGER, 1960). Neugeborene Affen (*Macaca mulatta*), deren Muttertiere am 60. bzw. 80. Trächtigkeitstag eine Bestrahlung von 300 bzw. 200 R (kalkulierte Dosis im Feten 230 bzw. 155 R) erhielten, sind durchweg untergewichtig und haben, besonders bei der höheren Strahlendosis, erheblich kleinere und leichtere Milzen als normale Tiere (RUGH, DUHAMEL, SKAREDOFF und SOMOGYI, 1966). Auch eine Corticosteroid- (ANGERVALL und LUNDIN, 1964) oder Adrenalin- (WIER, 1965) Behandlung des Muttertieres in bestimmten kritischen Phasen der Gravidität beeinflußt das Wachstum der fetalen Milz.

III. Mensch

Daß die Angaben über den Zeitpunkt der ersten Milzanlage beim *Menschen* auseinandergehen, erklärt sich aus der großen Variationsbreite der *menschlichen* Frühentwicklung. IVEMARCK (1955), der die Milzanlage bei 9—12 mm langen, 30—36 Tage alten *menschlichen* Embryonen erscheinen sah, weist auf das zeitliche Zusammentreffen mit der Septierung der Herzostien hin. Mißbildungen der Milz (S. 39ff.) sind daher häufig kombiniert mit solchen des Herzens (vgl. u.a. PUTSCHAR, 1934a; BAUMANN, 1954).

HARTMANN (1930) konnte bei einem *menschlichen* Embryo von 3 mm Länge noch keine Milzanlage nachweisen, jedoch eine reichliche Abgabe von periintestinalem Mesenchym durch die Splanchnopleura. Inwieweit das Cölomepithel später noch aktiv am Organaufbau teilnimmt, ist nach HARTMANN von untergeordneter Bedeutung, da es ohnehin das mesenchymale Bildungsmaterial für die Milz stellt. Bei einem Embryo von 15 mm Länge sitzt die Milzanlage schon breitbasig als 0,7 × 0,4 mm messendes, dreikantiges Gebilde links dem Mesogastrium dorsale auf. Die späteren Milzpole hängen noch untrennbar mit der mesenchymalen Unterlage zusammen, der Mittelteil grenzt sich bereits durch dichter stehende, plattere Zellen dagegen ab. Die Milzanlage selbst stellt sich als kernreiches, von zahlreichen Capillaren und vereinzelten Erythrocyten durchsetztes Syncytium (vgl. ALFEJEW, 1926) dar. Die strukturellen Unterschiede zwischen Mesenchym- und Cölomepithel-Kernen sind vorerst unerheblich; an vielen Stellen steuert der kubisch-cylindrische Epithelüberzug der Milzanlage Zellen zu dieser bei. Im 24 mm-Stadium setzt die Abschnürung vom Mesogastrium ein, zugleich legt sich das flacher gewordene Oberflächenepithel in unregelmäßige Falten. Die Milzgefäße sind auch beim 37,5 mm langen Embryo noch überwiegend capillärer Natur, nur die spätere Milzarterie zeigt schon eine deutliche Wandverdickung. Beim Verstreichen der Oberflächenspalten wird das Cölomepithel streckenweise ins Organparenchym einbezogen; die basalwärts vacuolisierten Cölomepithelzellen stehen aber auch sonst noch an vielen Stellen in Verbindung mit dem darunterliegenden Mesenchym. Dieses nimmt allmählich retikulären Charakter an; in den noch engen Reticulumspalten sind neben wenigen kernhaltigen Erythrocyten auch schon vereinzelte Histiocyten anzutreffen. Im 46 mm-Stadium lockert sich das Reticulum stärker auf. Seine Kerne zeigen zwar noch das feine Chromatinnetz und die 1—2 Nucleolen der Mesenchymzellkerne, sind aber nicht mehr so groß wie diese. Die Gefäßendothelien stehen mit den Reticulumzellen in protoplasmatischer Verbindung. Als erste Ansätze eines Balkengerüstes erscheinen Fibroblasten, und unter dem niedriger gewordenen Peritonealepithel verdichtet sich das zarte Gitterfasernetz des Milzreticulums zu einer geschlossenen Basalmembran. In den vergrößerten Gefäßlichtungen und Reticulummaschen sieht man zahlreiche rote Blutkörperchen und ihre oft noch im Megaloblasten-Stadium befindlichen Vorstufen. Es handelt sich überwiegend um in die Milzanlage eingeschwemmte Elemente, die Milzhämatopoese selbst kommt eben erst in Gang.

An autochthonen freien Zellen finden sich vor allem große Lymphocyten, daneben einzelne große, stark basophile Hämogonien. Die weitere cytologische Differenzierung (vgl. KLEMPERER, 1938) schreitet nur langsam fort. Bei 90 mm langen Embryonen ist das Milzreticulum vollgestopft mit kernlosen und kernhaltigen Erythrocyten. Lymphoide Zellen sind noch immer nur spärlich vertreten; sie liegen hin und wieder in kleineren Gruppen beisammen.

Nach ONO (1930) besteht beim *Menschen* die Milzanlage zu Beginn der 5. Embryonalwoche aus einer Anhäufung rundlicher Mesenchymzellen ohne Beteiligung von Gefäßen. Über dem aus dem dorsalen Magengekröse nach links vorspringenden Milzhügel ist das Cölomepithel höher als über den anderen Mesogastriumpartien. Zwischen Cölomepithel und mesenchymaler Milzanlage findet sich ein Spalt, über den hinweg beide Anteile durch Protoplasmafortsätze zusammenhängen. ONO hält diesen Spalt, den andere Autoren ebenfalls abbilden, zwar nicht für ein Kunstprodukt, möchte sich aber auch nicht auf eine bestimmte Deutung festlegen.

BERGEL und GUT (1934) suchten an mehr als 60 Embryonen von 2,2—180 mm Länge zu klären, inwieweit das Cölomepithel beim *Menschen* an der Bildung des Milzparenchyms teilnimmt. Bei Embryonen von 2,2—7 mm gr. L. findet sich noch keine Milzanlage. In der ganzen Cölomwand ist weder ein cytologischer Unterschied zwischen dem Mesothel und dem darunter gelegenen Mesenchym noch eine die beiden trennende Basalmembran nachweisbar. Die erste Milzanlage tritt bei Embryonen von 7—11 mm gr. L. als Mesenchymansammlung im Mesogastrium dorsale auf. Unterdessen hat im 5—7 mm-Stadium die Oberfläche der Cölomwand Epithelcharakter angenommen, und ab 8 mm Länge grenzt eine Basalmembran das über der Milzanlage mehrreihig gewordene Cölomepithel gegen deren Mesenchym ab. Damit ist schon frühzeitig eine Abwanderung von Cölomepithelzellen in das Mesenchym unterbunden. Auch ist die Mitoserate im Cölomepithel zu gering, um die eine solche Zellabgabe ermöglichende -Produktion wahrscheinlich zu machen. In späteren Stadien kommt es zu mehr oder minder tiefen Einstülpungen des Cölomepithels. Da indessen stets eine kontinuierliche Basalmembran vorhanden ist, können auch an diesen Stellen keine Cölomepithelzellen mehr ins Milzmesenchym einbezogen werden. Die gegenteilige Behauptung von HARTMANN (1930) sehen BERGEL und GUT schon durch die Uniformität der Zellen des Milzmesenchyms widerlegt, die nicht zu erwarten wäre, wenn ein Teil von ihnen später noch aus dem Cölomepithel hervorginge. Bei Embryonen von 50 mm Sch. St. L. werden im Azanpräparat unmittelbar unter der Basalmembran die ersten Fibrillen sichtbar (vgl. NAKANO, 1940). Damit ist die Bildung der Milzkapsel eingeleitet, die im 85 mm-Stadium durch Fibro- und Myoblasten weiter vorangetrieben wird. Bei Embryonen von 100—120 mm Sch. St. L. erscheinen unter der nun deutlich strukturierten Kapsel die ersten, radiär zu ihr angeordneten Balken. Das Cölomepithel hat sich inzwischen in einschichtiges Plattenepithel umgewandelt. BERGEL und GUT kommen zu dem Schluß, daß sich das Cölomepithel nicht an der Bildung des eigentlichen Milzgewebes beteiligt. Das diesem zugrunde liegende Mesenchym werde zwar von der visceralen Seitenplatte bereitgestellt; zu dem Zeitpunkt, wo man von einer Milzanlage sprechen könne, sei das Cölomepithel aber schon durch eine Basalmembran vom Mesenchym getrennt. Die von HARTMANN u. a. vertretene Meinung, das Milzparenchym entstehe aus dem Cölomepithel, beruht nach BERGEL und GUT auf methodischen Fehlern (vgl. hierzu S. 31 ff.).

HOLYOKE (1936) sah bei 3 mm langen *menschlichen* Embryonen noch keine Milzanlage, jedoch eine ausgedehnte Abwanderung von Cölomepithelzellen in die Tiefe der Darmwand. Dieser Mesenchymnachschub ist bis zum 6 mm-Stadium sehr lebhaft; die weitere Entwicklung verläuft ähnlich wie bei der *Schweine*milz: Auch beim *Menschen* entsteht die definitive Milzanlage noch vor Beendigung der Magendrehung als Mesenchymverdichtung innerhalb einer nach links gerichteten präformierten Anschwellung des Mesogastrium dorsale. Bei 8—9 mm langen Embryonen hängt die Milzanlage noch allenthalben mit ihrem Mesothelüberzug zusammen, die endgültige Abgrenzung des Peritonealepithels gegen das Milzparenchym vollzieht sich jedoch beim *Menschen* erheblich früher als beim *Schwein*. Die anfangs in mehreren Etagen übereinanderliegenden hochprismatischen Cölomepithelzellen flachen sich ab und ordnen sich zu einem einschichtigen kubischen Epithel an. Dieses isoliert sich schon bei 10—12 mm langen Embryonen durch eine Basalmembran gegen das Milzmesenchym, das sich vom 13 mm-Stadium ab deutlicher vom umgebenden Mesenterialgewebe abhebt. Die erste Andeutung eines Milzhilus entsteht bei *menschlichen* Embryonen von 15—16 mm Länge dadurch, daß die dem rechten Blatt des Mesogastrium dorsale anliegenden größeren Gefäße in die Basis der Milzanlage einbezogen werden.

Nach eigenen (unveröffentlichten) Untersuchungen an 34 Embryonen von 5—25 mm Länge stellt sich die Frühentwicklung der *menschlichen* Milz folgendermaßen dar (Abb. 8—12): Im 5 mm-Stadium ist noch keine Milzanlage vorhanden. Sie erscheint erst bei Embryonen von 6—7 mm gr.L., während sich gleichzeitig im Gefolge der Magendrehung der Recessus retroventricularis ausbildet (vgl. BROMAN, 1904, Lit., 1911, 1938), als flache Auftreibung des Mesogastrium dorsale vor dem linken Wolffschen Gang. Über der zunächst noch unbedeutenden Mesenchymverdichtung wird das Cölomepithel mehrreihig, und seine Zellen schieben sich streckenweise dicht gestaffelt in die Tiefe. Die Mitoserate ist dabei nicht höher als an anderen Stellen der Cölomwand. Die gesamte, an ihrer Mesenchymkondensation und Epithelverdickung kenntliche Anlage reicht ventral bis zur großen Kurvatur des Magens, dorsal bis zum Pancreas dorsale. Im Stadium von 7 mm Sch.St.L. (Tafel XII/XIII, Tabelle 25/28 der Keibelschen Normentafeln) erscheinen an der oberen und hinteren Grenze der Mesenchymverdichtungszone die ersten größeren Gefäßlichtungen; die Vascularisierung geht also in zwei Stockwerken vor sich. Inzwischen schiebt sich der Recessus retroventricularis unter das mittlere Drittel des flach-dreikantigen, vor der Keimdrüse leicht eingebuchteten Milzhügels vor. Im Cölomepithel bemerkt man — wie im darunter gelegenen Milzmesenchym auch — hin und wieder Teilungsfiguren, meist solche des Mono- oder Dispirems. Die Cölomepithelzellen hellen sich basalwärts vacuolär auf, die Basalmembran ist im Entstehen begriffen. Im 10 mm-Stadium wölbt sich die Kuppe des Milzhügels stärker nach links vor; an seiner Oberfläche erscheinen keilförmige Incisuren, dazwischen knospenartige Vorsprünge. Die von der Magenvorderfläche um die große Kurvatur herumziehende Basalmembran ist bis in die Höhe der Urniere schon gut ausgebildet, wird im Bereich der Milzanlage undeutlich und lückenhaft und bekommt erst knapp vor der Mesenterialwurzel wieder ihr normales Aussehen. Bei Embryonen vom Alter der Normentafeln XIII/XIV, Tabelle 28/32, hat der Recessus retroventricularis den Milzhügel fast ganz unterminiert. Die höchste Erhebung der asymmetrischen Anlage liegt am medialen Rand der Urnierenfalte, d.h. ihre Oberflächenkontur entspricht genau der Konfiguration der rückwärtigen Leibeswand. Das cylindrisch erhöhte, mehrreihige Cölomepithel setzt etwas medial vom Wolffschen Gang ein und reicht nach lateral bis dicht unter die Milzkuppe. Die hier pallisadenartig zusammengedrängten Cölomepithelkerne unterscheiden sich durch ihre hochovoidstäbchenähnliche Form und ihre dunklere Färbung deutlich von den darunter befindlichen polygonalen Mesenchymkernen. Die Basalmembran ist markanter geworden, aber noch keineswegs lückenlos. In den Mesenchymspalten erscheinen

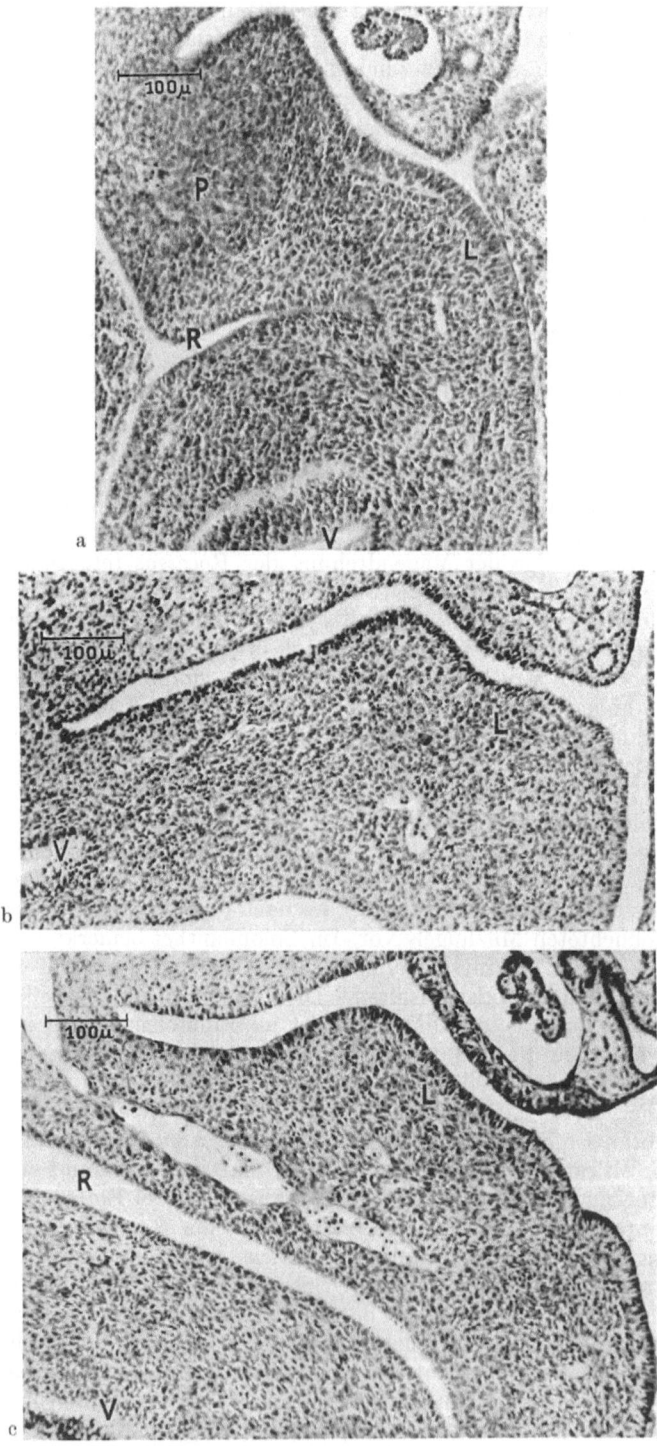

Abb. 8a—c

hin und wieder rote Blutkörperchen bzw. ihre Vorstufen, daneben vereinzelte freie Zellen mit großem, blassen Rundkern und indifferentem Plasma sowie eigentümliche mehrkernige, eosinophile Plasmakomplexe. Im folgenden wird der Milzhügel zweigipflig. Die Mesenchymverdichtung ist unter dem lateralen Nebengipfel ausgeprägter als unter dem medialen Hauptgipfel; hier ist auch noch keine völlig durchgehende Basalmembran vorhanden. Die ganze Oberfläche der Milzanlage erhält durch zahlreiche unregelmäßige Falten und Krypten ein zerklüftetes Aussehen. Bei Embryonen von rund 10 mm N.St.L. (Normentafel XV/XVI, Tabelle 34/39) kommt es zu einer spitzwinkligen Überkreuzung der die Milzanlage versorgenden Arterien und Venen. Die von Anfang an stärker ausgebildeten oberflächlichen Gefäße ziehen schräg über die tieferen hinweg nach ventral zur Mesenterialvene, während die tieferen über die Radix mesenterica nach dorsal mit der Aorta in Verbindung stehen. Die aus dem Mesogastrium dorsale zum Milzhügel aufsteigenden Arterien streben baumartig verzweigt dessen höheren Lagen zu; ihre Endäste treffen im Milzmesenchym auf die Wurzeln der tangential zur Oberfläche verlaufenden Venen. Unterdessen hat sich das Pankreas um die Mesenterialvene herum bis unter die Mitte der Milzanlage vorgeschoben; diese Stelle wird später zum Milzhilus. Bei Embryonen von 11—12 mm gr.L. hat die zweigipflige Milzanlage ihre höchste Erhebung medial der Urniere, nach lateral folgt auf einen flachen Sattel genau vor dem Wolffschen Gang ein unregelmäßig gerundeter, niedriger Buckel. Hier ist unter dem deutlich erhöhten und verdichteten Cölomepithel die Basalmembran noch nicht vollständig. Die gesamte Oberfläche der Milzanlage erscheint durch zahlreiche Incisuren säge- oder mauerzinnenartig aufgelockert. Die zum Teil tief einschneidenden Cölomepithel-Krypten hängen jedoch nur noch stellenweise im Bereiche des lateralen Nebenhöckers mit dem Milzparenchym zusammen. Im 13—14 mm-Stadium (Normentafel XX/XXI, Tabelle 61/64) verdichtet sich das Mesenchym an der Peripherie der Milzanlage, so daß sich diese schärfer gegen das lockere embryonale Bindegewebe des Mesogastrium dorsale absetzt. Unter der Basalmembran tauchen immer mehr Fibroblasten mit tangential gestellten, spindelförmigen Kernen auf. Gegen die Magenvorderwand hin geht das erhöhte Cölomepithel in flaches Peritonealepithel über. Die Vascularisierung nimmt weiter zu; die Gefäßlumina führen alle Elemente des embryonalen Blutes, während die noch engen Reticulumspalten nur wenig freie Zellen enthalten. Mit 15—18 mm Sch.St.L. hat der Recessus retroventricularis unter der Milz hindurch die große Kurvatur erreicht und damit die Bildung des Lig. gastrolienale eingeleitet. Die histologische Differenzierung der Magenwand ist zu diesem Zeitpunkt schon weit fortgeschritten. Der in die Rinne zwischen Keimdrüse und Urniere vordringende rückwärtige Höcker des Milzhügels fällt nach medial steil ab. Nach lateral schließt sich ein Plateau an, das vor dem Wolffschen Gang in einer kleinen Zacke endet, auf die leicht gewellt der Abfall zur großen Kurvatur folgt. Ab 18 mm Sch.St.L. liegt das Schwergewicht der Mesenchymverdichtung vor dem Wolffschen Gang, und die dreikantige Milzplatte hebt sich langsam von der Unterlage ab. Die Mesenchymverdichtung beginnt etwas medial der Keimdrüse, erstreckt sich in flachem, dorsal-konvexen Bogen parallel zum Recessus retroventricularis bis zur großen Kurvatur des Magens und endet in

Abb. 8a—c. Frühentwicklung der *menschlichen* Milz (*L* Milzanlage, *P* Pankreasanlage, *R* Recessus retroventricularis, *V* Magenlichtung bzw. -wand; nähere Erklärung im Text): a Embryo von 6 mm Sch.St.L. (Homo Nürnberger IV, 19. II. 52/Anat. Inst. d. Univ. Köln; Susa, Paraffin 10 μ, Benda-van Gieson; Pl. 5-I-4). — b Embryo von 10 mm N.St.L. (Homo Frauenklinik, 5. VI. 53/Anat. Inst. d. Univ. Köln; Susa, Paraffin 10 μ, Benda-van Gieson; Pl. 20-VI-3). — c Embryo von 10 mm N.St.L. (Homo Diedlein II, 7.VII. 48/Anat. Inst. d. Univ. Köln; Formol, Paraffin 10 μ, Heidenhain-van-Gieson; Pl. 28-II-4). Original d. Verf.

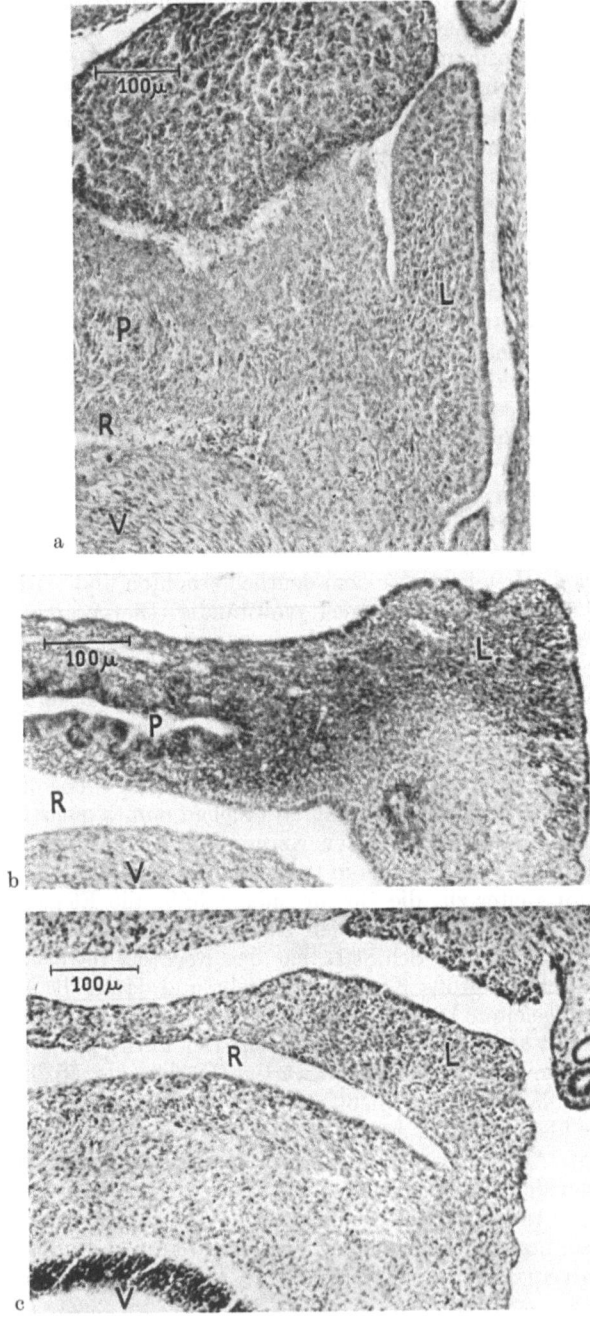

Abb. 9a—c. Frühentwicklung der *menschlichen* Milz (*L* Milzanlage, *P* Pankreasanlage, *R* Recessus retroventricularis, *V* Magenlichtung bzw. -wand; nähere Erklärung im Text): a Embryo von 11 mm N.St.L. (Homo Frauenklinik, 24. VI. 52/Anat. Inst. d. Univ. Köln; Susa, Paraffin 10 μ, Benda-Chromotrop; Pl. 37-IV-4). — b Embryo von 11 mm N.St.L. (Homo Stockhausen, 14. I. 53/Anat. Inst. d. Univ. Köln; Formol, Paraffin 10 μ, Benda-Eosin; Pl. 18-III-24). — c Embryo von 12,4 mm N.St.L. (Homo Leven, 20. V. 48/Anat. Inst. Univ. Köln; Formol, Paraffin 10 μ, Heidenhain-van Gieson; Pl. 56-I-2). Original d. Verf.

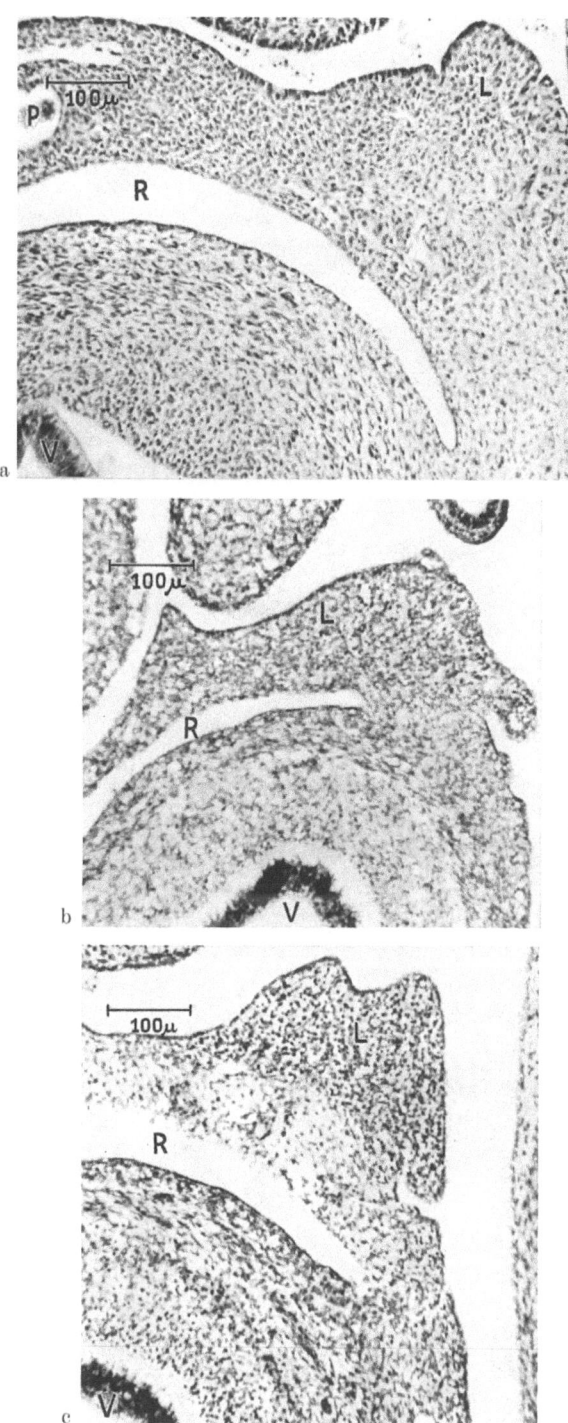

Abb. 10a—c. Frühentwicklung der *menschlichen* Milz (*L* Milzanlage, *P* Pankreasanlage, *R* Recessus retroventricularis, *V* Magenlichtung bzw. -wand; nähere Erklärung im Text): a Embryo von 13 mm Sch.St.L. (Homo Meiser-Hohenlind, 8. XI. 52/Anat. Inst. d. Univ. Köln; Formol-Alkohol, Paraffin 10 μ, Benda-Chromotrop; Pl. 40-I-2). — b Embryo von 16 mm Sch.St.L. (Homo Leven, 7. IV. 47/Anat. Inst. d. Univ. Köln; Formol, Paraffin 10 μ, Benda-Eosin; Pl. 27-IV-1). — c Derselbe Embryo (Pl. 28-II-3). Original d. Verf.

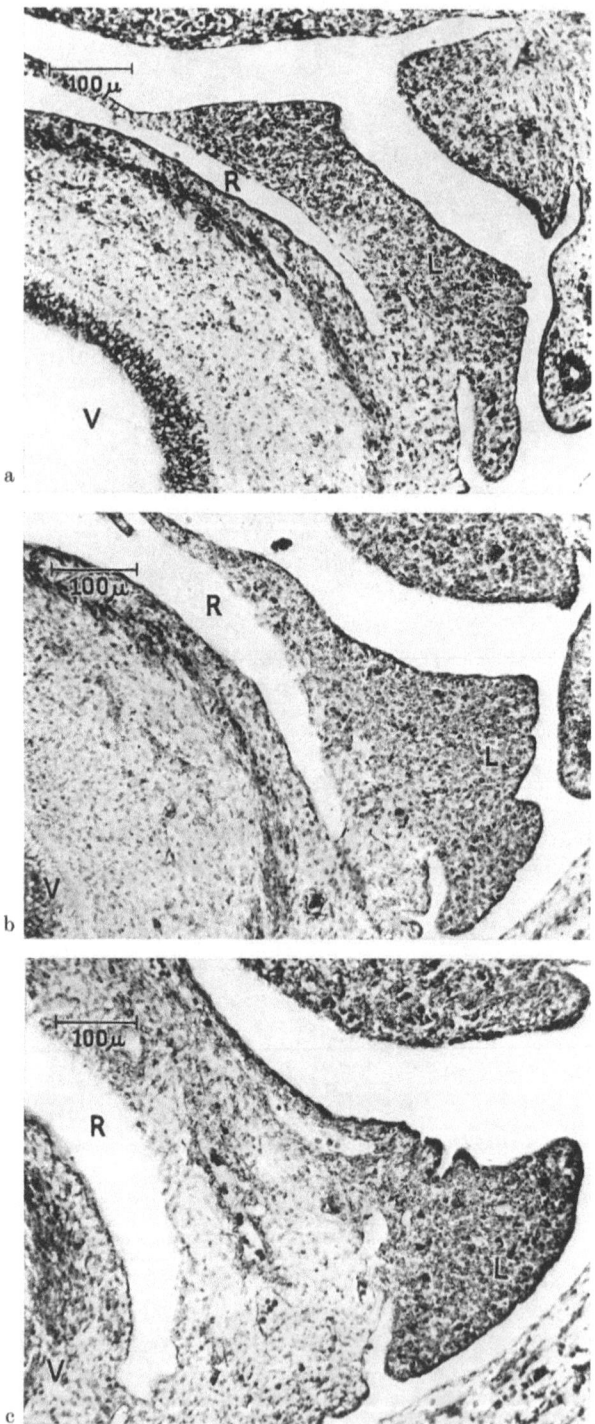

Abb. 11a—c. Frühentwicklung der *menschlichen* Milz (*L* Milzanlage, *R* Recessus retroventricularis, *V* Magenlichtung bzw. -wand; nähere Erklärung im Text): a Embryo von 18 mm Sch.St.L. (Homo Leven, 8. IV.47/Anat. Inst. d. Univ. Köln; Formol, Paraffin 10 μ, Kernecht-rot-Mallory; Pl. 57-III-3). — b Derselbe Embryo (Pl. 58-I-3). — c Derselbe Embryo (Pl. 59-I-2). Original d. Verf.

Höhe des blinden Endes des Recessus. Das an der Magenvorderwand kubische, von der großen Kurvatur ab cylindrische Cölomepithel zeigt eine streckenweise hochgradige basale Vacuolisierung. Sie verschwindet vor der Keimdrüse, um medial von ihr erneut aufzutreten; radixwärts flacht sich das Cölomepithel dann zum typischen Serosaepithel ab. Die Basalmembran ist nunmehr überall deutlich auszumachen. Die Oberfläche der 2—3gipfligen Milzplatte (vgl. FISCHEL, 1929) folgt zwar in ihrer Gesamtkontur nach wie vor derjenigen der Leibeshöhlenrückwand, ist aber in diesem wie auch in den folgenden Stadien durch immer neu auftretende und wieder verstreichende Incisuren im einzelnen sehr variabel. Bei Embryonen von 21—23 mm Länge (vgl. BROMAN, 1911, Fig. 275) rückt der Schwerpunkt der ganzen Anlage mehr nach ventro-lateral, und ihr seitlicher Höcker schiebt sich zungenähnlich über die Unterlage hinweg ins linke Cölom vor. In den von zarten Fibrillen versteiften, engen Maschenräumen des Milzreticulums treten, wie in den Gefäßlichtungen, in zunehmendem Maße Blutstammzellen auf, daneben auch schon histiocytäre Elemente. Lymphoide Zellen vom Typ der großen Lymphocyten sind vorerst nur spärlich vertreten. Mit diesem Stadium ist die Frühentwicklung der *menschlichen* Milz im großen und ganzen abgeschlossen; es folgt die schrittweise Ausdifferenzierung ihrer typischen Bauelemente.

v. HERRATH (1958) bemerkt zur Frühentwicklung der Milz, die Zahl der Untersuchungen sei, in einen größeren vergleichenden Rahmen gestellt, „zu gering, um die Frage einer generellen Beteiligung des Darmendothels, des Cölomepithels, des Mesenchyms an der Milzanlage zu entscheiden." Meines Erachtens kann jedoch so viel gesagt werden: Ein „Derivat des Entoderms" im landläufigen Sinne ist die Milz ontogenetisch sicher nicht. Die alte Annahme (Lit. bei HARTMANN, 1930; BERGEL und GUT, 1934; PUTSCHAR, 1934a), die Milz entstehe unmittelbar (v. KUPFFER) oder über Vermittlung von Pankreasknospen (VOIT) aus dem embryonalen Darmrohr, hat sich nicht bestätigt. Eine andere Frage ist es, inwieweit das über der Milzanlage deutlich erhöhte Cölomepithel des Mesogastrium dorsale (vgl. STARCK, 1955) für die Milzentwicklung verantwortlich zu machen ist. HARTMANN (1930) meint, da für die Lieferung der Mesenchymhülle um das epitheliale Darmrohr ausschließlich das Cölomepithel in Betracht komme (Verweis auf TOLDT, TONKOFF, KOLLMANN), sei es auch indirekt wichtig für die Bereitstellung des Materials der Milzanlage; „ob es sich später noch aktiv am Aufbau der Anlage beteiligt oder nicht, gewinnt von diesem Gesichtspunkt aus nur mehr eine nebensächliche Bedeutung." Diese Einstellung wird, trotz der von BERGEL und GUT (1934) daran geübten Kritik, am ehesten dem wirklichen Sachverhalt gerecht. In der Tat ist die Splanchnopleura anfangs nur eine einfache, epithelähnliche Lamelle, dann kommt es zur Mesenchymproduktion, und schließlich setzt sich die oberste Zellage als Peritonealepithel gegen das embryonale Bindegewebe ab. Leider wird der Begriff „Cölomepithel" meist doppelsinnig sowohl für die Splanchnopleura, d.h. den visceralen Mesoblasten, als auch für das definitive Peritonealepithel gebraucht, das nicht mehr die Multipotenz des primitiven Mesothels (BRANDENBURG, 1953) und seine Fähigkeit zur Mesenchymbildung besitzt. Ein gut Teil der Widersprüche — besser: Mißverständnisse — beruht darauf, daß nicht exakt zwischen primitivem (primärem) und definitivem (sekundärem) Cölomepithel unterschieden wird. Zudem grenzt sich das spätere Peritonealepithel nach meinen Befunden keineswegs über der ganzen Milzanlage gleichzeitig durch eine Basalmembran gegen die Unterlage ab. Die Mesenchymlieferung sistiert demgemäß auch nicht schlagartig, sondern kommt erst dann völlig zum Erliegen, wenn die Isolierung vollständig geworden und das restliche primäre Cölomepithel in sekundäres überführt ist. Das ist — von Beobachtungs-

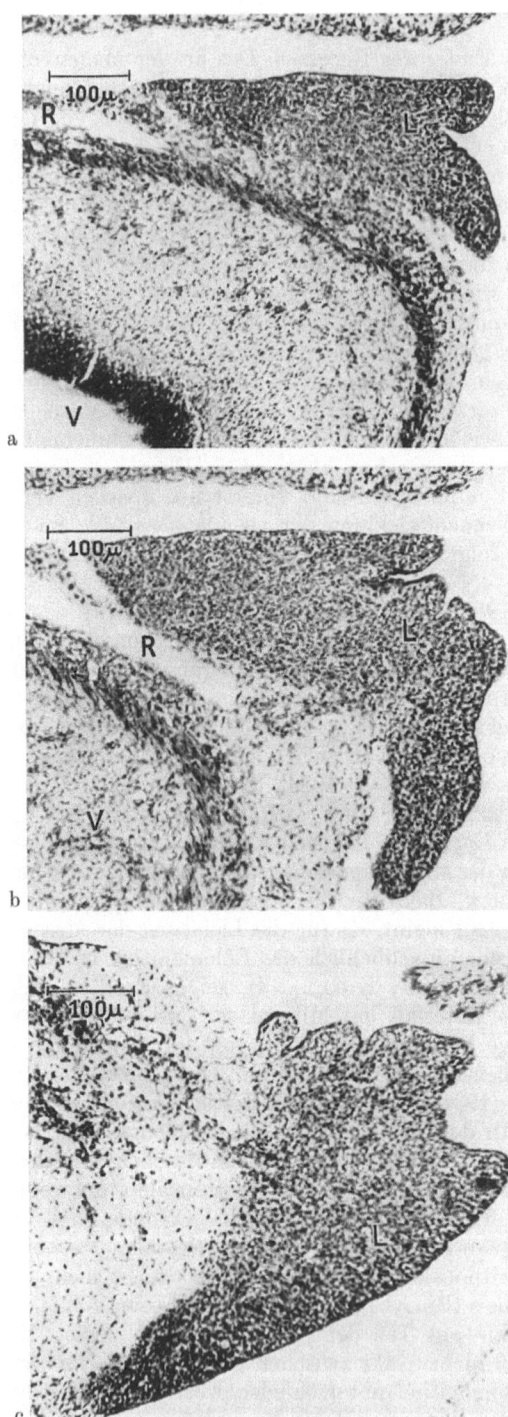

Abb. 12a—c. Frühentwicklung der *menschlichen* Milz (*L* Milzanlage, *R* Recessus retroventricularis, *V* Magenlichtung bzw. -wand; nähere Erklärung im Text): a Embryo von 21 mm Sch.St.L. (Homo Leven, 2. X. 49/Anat. Inst. d. Univ. Köln; Formol, Paraffin 10 μ, Borax-carmin-Mallory; Pl. 73-IV-4). — b Derselbe Embryo (Pl. 74-III-2). — c Derselbe Embryo (Pl. 75-II-3). Original d. Verf.

fehlern usw. abgesehen — der tiefere Grund, warum die Angaben über den Ab-
schlußtermin der Mesenchymbildung seitens des (primären) Cölomepithels so
auseinandergehen.

Der Zeitpunkt der Bereitstellung des Materials für die Anlage dürfte — hierin
stimme ich v. HERRATH (1958) bei — nicht nur von Individuum zu Individuum,

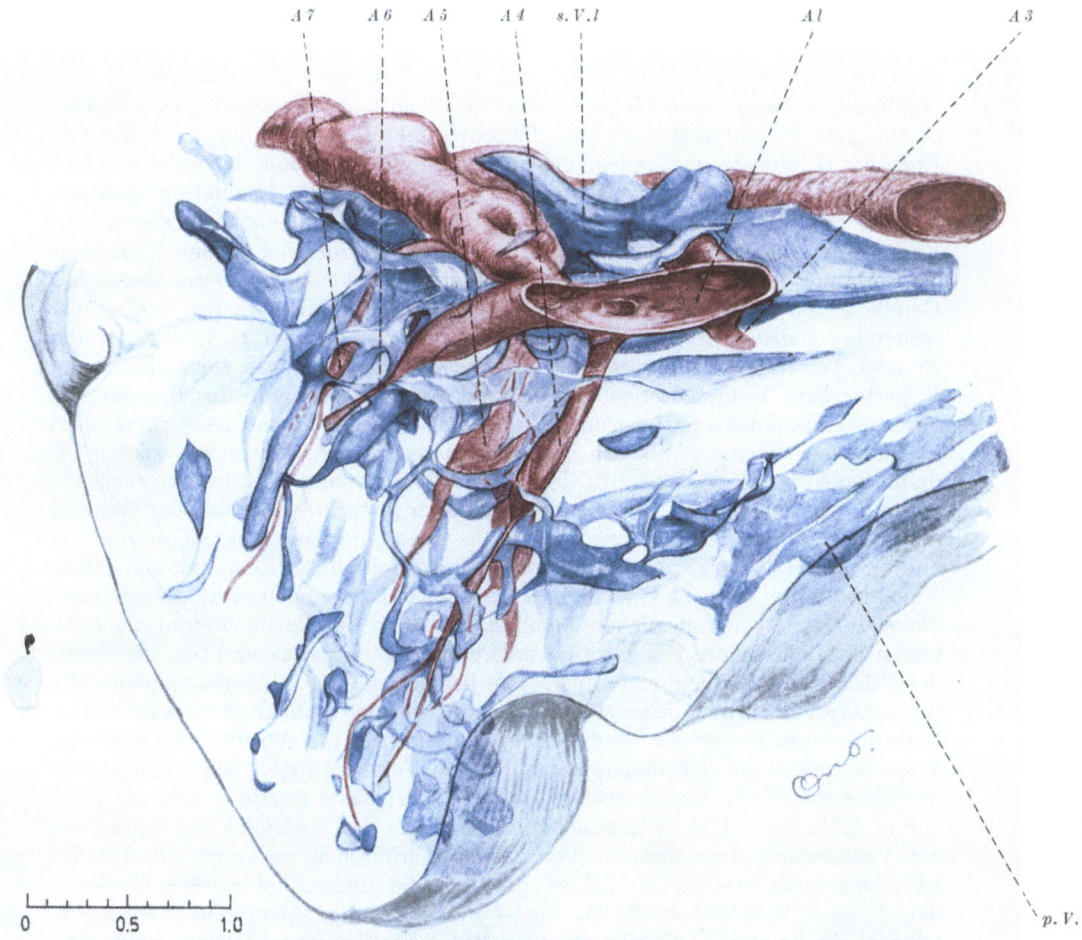

Abb. 13. Rekonstruktionsbild der Milzanlage und des Gefäßsystems eines *menschlichen*
Embryos von 1,5 cm N.St.L. Aufsicht von cranial (267fache Vergr.): *p.V.l.* Plexus der primären Milzvene, parallel zur Kapsel senkrecht gegen die Arterie wachsend; *s.V.l.* Venae
comitantes; *A.l.* Arteria lienalis, am Hilus abgeschnitten; *A 3—A 7* ihre Äste. Nach ONO (1930)

sondern erst recht von Art zu Art wechseln. Es ist denkbar, daß in bestimmten
Fällen auch das primitive Darmrohr bis zur Ausbildung einer Basalmembran
unter dem Darmepithel durch Lieferung mesenchymaler Elemente zur Milzanlage
beiträgt. Seit wir wissen, daß Mesenchym nicht nur aus dem Mesoderm, sondern
u.a. auch aus der Neuralleiste oder der prächordalen Platte entsteht, ist der
Begriff ohnehin aus einem genetischen zu einem histologisch-funktionellen geworden (vgl. STARCK, 1955). Die Milz könnte also auf dem Wege über das periintestinale Mesenchym sehr wohl auch entodermale Zuschüsse erhalten. Dessen

ungeachtet bleibt die Splanchnopleura der Hauptlieferant ihres Ausgangs-
materials, d.h. im Sprachgebrauch der klassischen Keimblattlehre wäre die Milz
unter die „Derivate des Mesoderms" einzureihen.

Das Gefäßsystem der Milz macht nach BARTA (1926:Injektionspräparate
von 16 6—50 cm langen *menschlichen* und 20 3—30 cm langen *Rinder*-Embryonen)
4 Entwicklungsstadien durch: 1. ein geschlossenes Capillarnetz, 2. ampullenförmige arterielle Auftreibungen, 3. deren Komunikation mit dem Reticulum,
4. teils „blinde" und teils „freie" Endigung der Arterien im Reticulum. Die
genauere Entstehung des Gefäßsystems der *menschlichen* Milz untersuchte ONO
(1930) an 52 Embryonen im Alter von 5 Wochen bis zu X Monaten bzw. 0,8 bis
51 cm gr.L. Er unterscheidet zwei Perioden der Milzentwicklung: ein bis zum
Ende des II. Monats reichendes Vorbereitungsstadium, in dem der Milzhügel und
die Hauptgefäße angelegt werden, und ein anschließendes Umbildungsstadium,
in dem sich die charakteristischen Organstrukturen herausdifferenzieren. Bei
Embryonen von 0,8 cm N.St.L. wird innerhalb der mesenchymalen Milzanlage
als Vorläufer der Capillaren ein feines Spaltennetz sichtbar; die ersten deutlichen
Gefäße treten bei einer N.St.L. von 1,13—1,5 cm auf. Das venöse System der
frühembryonalen Milz zerfällt in selbständige, primäre und in Begleitung der
Arterien verlaufende, sekundäre Venen. Die primäre V. lienalis zieht als Ast der
V. portae bzw. V. mesenterica dorso-caudal der A. lienalis und des Pankreas im
Mesogastrium dorsale entlang und bildet im Milzhügel einen ausgedehnten, ober-
flächennahen Plexus (Abb. 13). Die sekundären Venen, aus denen später die
definitive V. lienalis hervorgeht, dringen als Begleitvenen mit den Arterienästen
gegen die Milzoberfläche vor. Sie kreuzen dabei in rechtem Winkel die Wurzeln
der primären Vene. Beide venösen Plexus anastomosieren ausgedehnt miteinander; eine besonders starke Anastomose liegt dicht unter dem späteren Hilus.
Eine Zirkulation ist nach ONO in diesem frühen Stadium noch nicht anzunehmen,
vielmehr dürften sich die Venen als blind endigende Capillarbuchten in das Milzmesenchym einsenken. Die Arterienversorgung (vgl. COLELLA und SODARO, 1964)
der Milzanlage besteht in einer aus der A. lienalis und der A. gastro-epiploica sin.
(vgl. DÄTWYLER, 1967) gespeisten Arkade; insgesamt bleibt die arterielle Vascularisation stark hinter der venösen zurück. Begegnen die Arterien der primären
Vene, so gabeln sie sich und reiten auf deren Verzweigungen. Die unvermittelt
in dünne Capillaren übergehenden letzten Arterienäste scheinen sich im Reticulum zu verlieren. Das Milzparenchym ist zu dieser Zeit noch ganz undifferenziert.
Die Venenwände sind einfache, dünne Endothelröhrchen, und auch die Arterien
haben nur zarte Mesenchymscheiden; die Gefäßlichtungen sind fast leer. Zwischen
dem II. und IV. Monat macht die venöse Plexusbildung bedeutende Fortschritte.
Obwohl die arteriellen Capillaren noch keine Erythrocyten führen, trifft man
diese schon in großer Zahl in den Venen an; sie müssen also an Ort und Stelle
entstanden sein. Die die Mesenchymzellen umspinnenden zarten Reticulumfasern
[zur Fibrillogenese in der embryonalen Milz s. ZAMBONI und WESTIN, 1964
(S. 238)] verdichten sich um die Mitte des III. Monats unter dem platt gewordenen
Cölomepithel zur Anlage der Milzkapsel, und radiär zu ihr gruppieren sich Fibroblasten zu primitiven Balken. Unter rascher Größenzunahme der Milz wird im
IV. und V. Monat das Gefäßsystem weiter ausgebaut (vgl. COLELLA und SODARO,
1964). Die Hilusarterien gabeln sich in mehrere Äste; die Venen bilden neue,
sinusöse Capillarplexus, die jedoch nur teilweise von Endothel ausgekleidet sind.
Die Milzpulpa gliedert sich in angioarchitektonische Einheiten (Mallsche Läppchen), in deren Achse jweils eine zentrale Arterie verläuft und deren Peripherie
lacunäre Hohlräume einnehmen. In diesen aus erweiterten Reticulumspalten
hervorgegangenen Lacunen erscheinen in zunehmender Menge Normo- und

Myeloblasten als Anzeichen lokaler Blutbildung; später treten auch Pigmentzellen auf. Indem die Lacunen mit den Venencapillaren kommunizieren, werden
sie zu Sinus. Zwischen der Entwicklung der Venensinus und der Milz-Hämato-
poese bestehen somit deutliche zeitliche Zusammenhänge. Die myeloische Blutbildung in der Milz erreicht im 18 cm-Stadium Anfang des V. Monats ihren Höhepunkt und geht mit Abschluß der Sinusentwicklung rasch wieder zurück. Offenbar löst sich bei der lacunären Auflockerung des zunächst sehr engporigen Mesenchyms ein Teil der Zellen als Hämatoblasten ab, während ein anderer das
spätere Sinusendothel bildet; dieses stellt folgerichtig keine geschlossene Gefäßwand dar. Die arteriellen Capillaren, die aus einer plötzlichen büschelförmigen
Aufteilung der Arterienendäste hervorgehen, sind anfangs wie diese selbst in
ganzer Länge von einem besonderen, großzelligen Mesenchymmantel umschlossen.
Später beschränkt sich diese Hülsenbildung (vgl. DUSTIN, 1938a; IMAI, 1940a)
auf die präcapillare Strecke der Arteriolen und den präterminalen Abschnitt der
Capillaren. Aus Tuscheinjektionen folgert ONO, daß zwischen die Capillarendigungen und die mit den Venen in Verbindung stehenden Sinus der roten
Pulpa von Anfang an Reticulum eingeschaltet sei (und bleibe), d.h. nach ihm
ist „eine geschlossene Blutbahn ... in keinem Entwicklungsstadium nachzuweisen".

Besonders eingehend behandelt ONO die Entwicklung und Vascularisation der weißen Pulpa (vgl. JÄGER, 1929, Lit.; s. S. 539ff.): Zu Beginn des
V. Monats (bei Feten von 18 cm Standhöhe) erscheint eine lymphatische Scheide
um jene Arterienabschnitte, die sich im Stadium des hülsenähnlichen Baues
durch besondere Wanddurchlässigkeit (Tuscheaustritte) auszeichneten. Mitte des
V. Monats legen sich in den Astwinkeln dieser Arterien die ersten Malpighischen
Körperchen als unscharf begrenzte, zwerchsack- oder kaffeebohnenähnliche Zell-
haufen an. Sie bestehen hauptsächlich aus Lymphocyten, weniger aus Lymphoblasten, in einem Netz von Reticulumfasern und -zellen. Die zu Beginn des
VII. Monats in ihnen auftretenden feinen Spalten hängen mit der Bildung der
arteriellen Innennetze der Malpighischen Körperchen zusammen. Die Außen-
netze entwickeln sich ebenfalls im VII. Monat aus den bogenförmig oder rückläufig
die Malpighischen Körperchen umgreifenden Hof- und Hülsenarterien, die den
Follikelarterien entstammen (Abb. 14). Die Mitte des VII. Monats deutlich werdenden Innennetze werden jeweils aus einer Capillare der Follikelarterie gespeist,
deren varicös erweitertes Ende im IX. Monat zahlreiche, dünne Capillaren radiär
nach allen Seiten an das Malpighische Körperchen abgibt. Ein aus dem Körperchen austretender, besonders dicker Capillarast entspricht dem zweiten Schenkel
der arteriellen Gefäßschlinge des späteren Follikel-Blütestadiums. Nach GHIGI
(1932a, b) besitzen die kleinen Milzarteriën schon beim Neugeborenen mehr oder
weniger gut ausgebildete Lymphscheiden.

Nach LONGHITANO (1929a, b; vgl. MIYAZAKI, 1940) machen die Lymphfollikel
der *menschlichen* Milz gleich denen des Magen-Darmkanals zwischen der 14. und
22. Fetalwoche drei verschiedene Entwicklungsstufen durch. Spätestens im
VI. Monat sind die Malpighischen Körperchen bis auf die noch fehlenden Sekundärknötchen morphologisch und funktionell vollentwickelt und im ganzen Querschnitt lymphopoetisch tätig. Auf die postfetale Weiterentwicklung der Malpighischen Körperchen und die Anpassung ihrer Vascularisation (JÄGER, 1929;
vgl. IMAI, 1940) an die verschiedenen Altersstadien wird bei Besprechung der
weißen Milzpulpa zurückzukommen sein (über die Entwicklung der Lymphknoten vgl. WISCHNEWEZKAJA, 1932). Bei asphyktischen Neugeborenen enthalten
die Milzfollikel nur wenig Lymphocyten und in ihrer Randzone öfter Mastzellen
(LEWIN, 1929).

KNOLL (1929, 1948, 1950) läßt im Gegensatz zu ONO die Milzblutbildung (vgl. KLEMPERER, 1938) im wesentlichen extravasculär vor sich gehen. Sie setzt erst Anfang des III. Monats ein, zu einer Zeit also, in der die Leber bereits eine lebhafte Hämatopoese unterhält. Mit Beginn des IV. Monats finden sich auch in der Milz zahlreiche Erythroblasten aller Entwicklungsstufen; sie stellen zeitweise bis zu 21 % aller kernhaltigen Zellen. In diesem Stadium ist die Milz der Leber in der Erythropoese ebenbürtig. Als Ausdruck der lebhaften Erythrocytenproduktion treten in beiden Organen gehäuft Amitosen auf. Granulocyten machen in

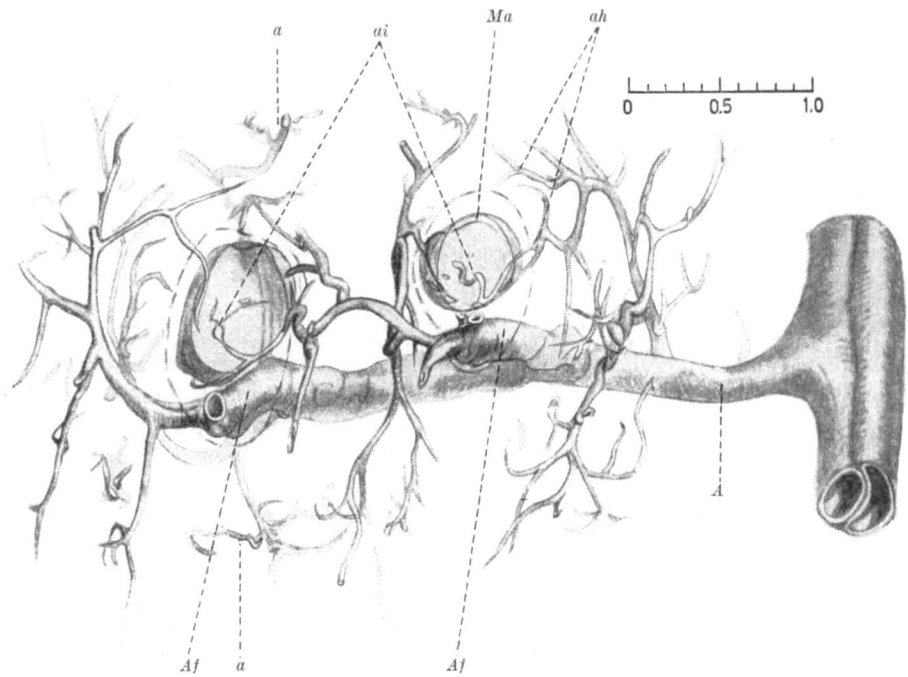

Abb. 14. Arterienast mit zwei Malpighischen Körperchen aus der Milz eines *menschlichen* Embryos von 38 cm Sch.F.L. Arterielles Außennetz, Beginn der Innennetzbildung. Rekonstruktionsbild (260fache Vergr. Die Lymphscheide ist fortgelassen, ihre Ausdehnung um die Malpighischen Körperchen punktiert): *A* Zentralarterie; *Af* Follikelarterie; *a* Hülsenarterie; *ah* Hofarterie; *Ma* Malpighisches Körperchen; *ai* primitives Innennetz. Nach ONO (1930)

der Milz etwa 1 %, in der Leber 2 % der hier gebildeten Blutzellen aus. In der Nähe der Blutbildungsherde der Milz finden sich häufig Saxersche Wanderzellen, d. h. Blutmonocyten mit meist negativer Oxydasereaktion. Während die erythromyelopoetische Tätigkeit der Leber in allen Entwicklungsstadien beträchtlich ist, geht die der Milz bereits Ende des VI. Monats wieder zurück und wird vom Knochenmark übernommen. Die Blutzellherde in der Milz (vgl. HITTMAIR, 1957 b) sind beim *Menschen* ebenso gebaut wie in der Leber; die Intensität der Blutbildung wechselt jedoch von Individuum zu Individuum [besonders stark ist sie nach ARAKAWA, SUGI und KUSAMA (1959) bei diabetischer Embryopathie]. „Wenn man daran denkt, daß bei Amphibien (*Frosch*) gerade die Milz den größten Anteil an der Blutbildung hat, ist man geneigt, auch hier einen ... Rückschlag in eine phylogenetisch frühere Zeit zu sehen" [KNOLL, 1957b, vgl. 1957a; s. auch die Angaben von BERTELSEN (1938a, b), AMANO, HAGIO und KYO (1939), YAMADA, IWAO und OCHIAI (1939), FRUHLING, ROGER und JOBARD (1949a, b), MUNK PLUM

(1949), SEELEMANN (1954), WARNINGHOFF (1954), WARNINGHOFF und HAUSMANN (1955) über die Erythro- und Granulopoese der fetalen *menschlichen* Milz].

Die Milz von Frühgeburten, aber auch von ausgetragenen (asphyktischen) Neugeborenen enthält nach LEWIN (1929) normalerweise weder Megakaryocyten noch Plasmazellen (vgl. BRÖTZ, 1910; OKAMOTO, 1929; PERLA und MARMORSTON, 1935), jedoch in wechselnder Zahl Erythrocyten bzw. ihre Vorstufen und fast immer auch Granulocyten, besonders eosinophile. Auch KRAUSS-ZAKI (1964) beobachtete bei abortierten Feten eine auffällige Vermehrung der Eosinophilen. Die Granulopoese beginnt nach ihr Ende des II. Monats in Milz und Leber und geht vom III. Monat an zunehmend auf das Knochenmark über. Eosinophile treten erstmals im III. Monat in der Leber, vereinzelt auch im Knochenmark, und Ende des V. Monats auch in den übrigen Organen und im Blut auf [Zusammensetzung des normalen Säuglingsblutes s. bei KÜNZER (1957), Vererbung von Blutkrankheiten bei GÄNSSLEN und WIEDEMANN (1957) sowie ALDER (1957)]. Bei infektiös-toxischen Prozessen sind lt. LEWIN (1929) die vergrößerten Lymphfollikel der Neugeborenenmilz durchsetzt von Leukocyten, die Lymphocytenkerne karyorhektisch degeneriert. Gleichzeitig isolieren sich die Sinusendothelien zu Rundzellen, und auch die Reticulumzellen bilden Makrophagen. Vom VIII. Monat (vgl. ONO, 1930) an findet sich Hämosiderin in Form gröberer und feinerer Granula, seltener als diffuse Durchtränkung vor allem in den Reticulumzellen, daneben im Sinusendothel und ausnahmsweise im periarteriellen Gewebe (BOECKER, 1928) und in der Kapsel (zur Frage der fetalen Blutbildung und Siderose s. auch LANGLEY, 1951).

Der Eisengehalt der fetalen Milz beträgt nach LUBARSCH (1927) 0,025 bis 0,12 g; die Neugeborenenmilz ist in der Regel hämosiderinfrei. LESNE, ZIZINE und BRISKAS (1936) geben den durchschnittlichen Eisen- und Kupfergehalt pro kg Milzgewebe für Feten vom IV.—VI. Monat mit 0,227 g Fe/8 mg Cu und vom VII.—VIII. Monat mit 0,16 g Fe/5 mg Cu, für gewöhnliche Totgeburten mit 0,235 g Fe/10 mg Cu, für luetische mit 0,245 g Fe/11,5 mg Cu und für einige Stunden alte Neugeborene mit 0,23 g Fe/5,7 mg Cu an. Eine besonders große Milz- und Leber-Kupferreserve haben gegen Ende der Gravidität totgeborene und luetische Kinder. Nach GERLACH (1934) sinken die anfangs leicht erhöhten Kupferwerte der fetalen Milz nach dem V. Monat wieder ab.

Mastzellen treten in der Milz später auf als in vielen anderen Organen. HJELMMAN (1952) sah sie schon im III. Monat im Auge, der Cutis und Subcutis sowie im Herzen und den großen Gefäßen. Im IV., nach KNOLL (1957b) im V. Monat erscheinen sie nacheinander in Lunge, Darm und Milz (vgl. HOLMGREN, 1947). LEWIN (1929) hält das Vorkommen von Mastzellen sogar in der Milz reifer Neugeborener für keinen normalen Befund (zur allgemeinen Cytologie der normalen Neugeborenenmilz vgl. LUBARSCH, 1927; HARTMANN, 1930; NAEGELI, 1938).

Der Gehalt der frühembryonalen *menschlichen* Milz an alkalischer Phosphatase ist gegenüber den meisten anderen Organen, besonders denen des Nerven-, Respirations- und Urogenitalsystems recht erheblich (ROSSI, PESCETTO und REALE, 1951) und sinkt auch in den späteren Entwicklungsmonaten nicht wesentlich ab. Das kommt daher, daß unter den primitiven Geweben das Mesenchym die höchsten Phosphatasewerte aufweist. Die Milz gehört damit zu den Organen, deren Differenzierung und Wachstum unter maßgeblicher Mitwirkung der alkalischen Phosphatase vor sich gehen.

Das Milzwachstum als solches verläuft periodisch. Nach BENKERT (1936) erfolgen zwischen der 7. und 13. Embryonalwoche zwei jähe Wachstumsschübe. Die absolute Milzlänge steigt währenddessen von 0,5 auf 5,5 mm, die -Breite von weniger als 1,3 auf 5,1 mm an. Länge und Breite lassen sich nach der Jacobshagenschen Cölomindexformel zur jeweiligen Cölomlänge in Beziehung setzen. Die ermittelten Werte zeigen, daß sich die Milz im Laufe der Entwicklung abwechselnd relativ vergrößert und verkleinert. Um über die Gesetzmäßigkeit dieser Periodizität zu urteilen, ist der untersuchte Zeitabschnitt allerdings zu kurz. Mit Ausnahme eines Zwischenstadiums bei 2,5 mm Länge, in dem das Organ nach Form und Lage vorübergehend der *Katzen*milz ähnelt, behauptet die *menschliche* Milz von Anfang an ihre spätere definitive Lage an der großen Kurvatur des Magens (vgl. BROMAN, 1938). Nach älteren Literaturangaben (WETZEL, 1938a) vergrößert sich die Milz vom III.—VIII. Fetalmonat um das 20fache, vom VIII.—X. Monat nochmals um das 4fache. Das relative Milzgewicht erhöht sich von durchschnittlich 1:533 im VII. Monat auf 1:343 im X. Monat. Nach JAKOBS (1934) schwankt das relative Milzgewicht beim Neugeborenen zwischen 1:512 und 1:273. Daß die Milz, ähnlich dem Thymus und im Gegensatz zu den meisten anderen Organen, im letzten Drittel der intrauterinen Entwicklung rascher als der Gesamtkörper wächst (vgl. MOON, 1928), führt WETZEL auf ihre — in dieser Zeit freilich schon wieder abflauende — hämatopoetische Tätigkeit sowie den Aufbau eines gleich nach der Geburt einsatzbereiten Abwehrapparates zurück. Nach RÖSSLE und ROULET (1932) variiert das Milzgewicht bei reifen Neugeborenen unabhängig von Geschlecht, Körpergröße usw. in ebenso weiten Grenzen wie bei Feten (vgl. ZANGEMEISTER, 1911), lt. HERMANN (1914) zwischen 4 und 27 g. STRICKER (1911) veranschlagt die Durchschnittsgröße der Milz eines 3000 g schweren Neugeborenen auf $5 \times 3 \times 1$ cm. Eine Milzlänge über 6 cm rechtfertigt den Verdacht auf konnatale Syphilis oder andere intrauterine Infektionskrankheiten; bei der fetalen Erythroblastose kann die Neugeborenenmilz über 100 g wiegen, auch beim angeborenen hämolytischen Ikterus ist sie erheblich vergrößert (vgl. FISCHER, 1936). Die bei über drei Viertel aller Neugeborenen nachweisbare Milzschwellung hängt nach ÅKERRÉN (1939, 1941) mit dem unmittelbar nach der Geburt einsetzenden Abbau der fetalen Erythrocytose zusammen. Die spodogene Milzschwellung erreicht am 2.—4. Tag ihren Höhepunkt, um sich dann allmählich zu normalisieren.

Die Form der fetalen Milz ändert sich nach den Untersuchungen von KUROSU (1944), NAGAMITSU (1953), SUZUKI (1955) sowie KAWARADA, OHTA und MURAI (1960) an *japanischen* Fetenmilzen von Monat zu Monat. Die individuelle Milzform ist zwar angeboren, wird aber von den umgebenden Organen beeinflußt. KUDO (1922) findet die fetale Milz meist tetraederförmig und nur selten spindelförmig mit zugespitzter Extremitas anterior. Die Milzincisuren (vgl. KIKKAWA, 1966a, Lit.) entwickeln sich nach KUDO erst im III. Monat, und ihre Zahl bleibt vom IV. Monat bis zum Erwachsenenalter konstant, während sie nach KAWA-RADA, OHTA und MURAI von Fetalmonat zu Fetalmonat zunimmt.

MARTIN (1951; vgl. FALLER und MARTIN, 1961) rekonstruierte beim *menschlichen Neugeborenen* das für die Form und innere Gliederung des Organs ausschlaggebende Bindegewebsgerüst der Milz. Die sich erst sekundär mit der Kapsel verbindenden Gefäßbalken sind offenbar auch mechanisch ziemlich selbständig. Die Trabekelform wird von der Venenverzweigung bestimmt, eine spannungstrajektorielle Anordnung des Balkensystems existiert nicht. Die weitgehend getrennt von den Venen verlaufenden Arterien (über die grobe Vascularisation der fetalen Milz vgl. MASSARI DE MARZO und AMBROSI, 1957) durchsetzen zentral die Milzlobuli, die beim Neugeborenen noch deutlicher zu erkennen sind als später. Schon die Neugeborenenmilz besitzt eine durch ein tangentiales Trabekelnetz deutlich abgegrenzte Zona subcapsularis. Die im VIII.—X. Monat vorausgegangene Kapsel- und Trabekelverdickung, die den Bindegewebsanteil der Milz von 1,97 auf 3,37% ansteigen läßt, beruht nach HELLMAN (1926) auf einer echten Vermehrung der kollagenen Faserbündel (über die postnatale Entwicklung des Kapsel-Balkensystems s. außer HELLMAN auch GHIGI, 1932a, b; WETZEL, 1938a; PIERANGELI, 1953). Für die allmähliche Entfaltung des Trabekelsystems der embryonalen Milz vom Hilus bis zu den feinsten subcapsulären Verzweigungen macht BENEKE (1937; vgl. HARTMANN, 1930) generell den Arterienpuls verantwortlich, der von der Kapsel aufgefangen und elastisch zurückgeworfen werde. Die von der Kapsel ausgehenden Trabekel schützen sie nach BENEKE vor einer Überdehnung (über den Spaltlinienverlauf in der Milzkapsel von Embryonen ab 12 cm Sch.St.L. und Neugeborenen s. SCHREIBER, 1938), und die immer weiter gehende Zerlegung der arteriellen Strombahn sorgt für einen Ausgleich der Flüssigkeitsspannungen in der zugleich funktionell durchkonstruierten und ständig ummodellierten Milzpulpa.

KÜNKEL, SCHNIEWIND und THOMSEN (1959) ermittelten die Verteilung von Radiostrontium in den Organen eines operativ gewonnenen *menschlichen* Embryos von 15 Wochen, der durch geeignete Maßnahmen noch $2^1/_2$ Std, davon 70 min in Kontakt mit Sr^{90}, extra uterum am Leben erhalten wurde. Im Gegensatz zu Gehirn und Leber und vor allem zum Skelet fand sich in Milz und Lunge eine nur geringe Radioaktivität.

B. Entwicklungsstörungen

Von den Nebenmilzen abgesehen spielen die Entwicklungsstörungen der Milz (Lit. bei LUBARSCH, 1927; PUTSCHAR, 1934a, vgl. b; ROTTER und BÜNGELER, 1955; TISCHENDORF, 1956a) keine nennenswerte Rolle, obwohl die kardiovasculären Mißbildungen, mit denen sie meist kombiniert sind (FRITZSCHE, 1959; u. a.), zahlenmäßig an erster Stelle stehen (IVY, 1957; BUURMAN, LANGENDÖRFER, NOACK und WITT, 1958; WINTER und PÄTZ, 1958; NAGY, BAZSO und LAMPÉ, 1961; SZABO und DOBRÖSSY, 1962). Im folgenden ist nur von der Milzaplasie, der angeborenen Hypo- und Hyperplasie sowie den überzähligen Milzen die Rede.

I. Angeborene Alienie (Milzaplasie)

Der angeborene Milzmangel ist beim *Menschen* sehr selten (PUTSCHAR und MANION, 1956a, Lit.; vgl. BARGE und OIJEN, 1932; PETERMAN, 1932; KREUENHOF, 1934; PANA, 1934; MORGENSTERN, 1938; POLHEMUS und SCHAFER, 1952; BOGGS und REED, 1953; KINTNER, 1953; BAUMANN, 1954; PUTSCHAR, 1954; WILLI und GASSER, 1955; NIHOYANNOPOULOS, ZANNOS, OECONOMOU, MAVROU und STATEROU, 1956; BRANDT und LIEBOW, 1958; GILBERT, NISHIMURA und WEDUM, 1958; SCHÖNFELD und FRISCHMAN, 1958; TERSLEV, 1958; MUIR, 1959; JIMENEZ und RAINER, 1961; HICKLIN und TÖNDURY, 1962; DEVI und MORE, 1966; PAVLICA, 1967; ALBERT, FOWLER, GLASS und SHU-KUEN YU, 1968); eine echte Aplasie [Agenesie (ORTH)] liegt nur bei Fehlen der Milzgefäße vor. Sie geht meist mit Situs inversus sowie Herz- und Gefäßmißbildungen einher [CREMER, 1963; NEIMANN, PERNOT, VERT und WORMS, 1966: „Ivemarck-Syndrom" (1955)]; für einen Kausalkonnex zwischen Herz- und Milzdifferenzierung spricht auch der Entwicklungsstillstand der Milz nach Cardiektomie (KEMP und QUINN, 1954: *Ambystoma*-Larven). Als Entstehungszeit der *menschlichen* Alienie (Asplenie) gilt die 2.—5. Embryonalwoche (PUTSCHAR, 1934a; IVEMARCK, 1955; TOWERS und MIDDLETON, 1956; GIBSON und MAGAFEE, 1961; ROGERS, 1964). Eine kompensatorische Hyperplasie des lymphoretikulären und reticulo-endothelialen Systems wird in der Regel vermißt (PUTSCHAR, 1934a, b; PERLA und MARMORSTON, 1935), wie auch bei Splenektomie die milzverwandten Gewebe den Ausfall ohne merkliche Dauerhypertrophie zu ersetzen pflegen (HIRSCHFELD und MÜHSAM, 1930; vgl. dagegen FISHER, 1931; INTROZZI, 1957)[1]. Demgemäß bleibt auch die Milzaplasie

---

[1] Der erworbene Milzmangel bewirkt beim *Rhesusaffen* (HAMAZAKI und HAYAKAWA, 1928; FUKAI, 1939), der wie der *Mensch* keine echten Hämolymphknoten besitzt, ähnlich wie bei der blutlymphknotenarmen *Ratte* (PERLA, 1934; ANDREASEN und GOTTLIEB, 1946; MEDZIHRADSKY, 1958; BRAITHWAITE, 1964) eine vorübergehende Proliferation der Eingeweidelymphknoten, Sternzellen und des Knochenmarks. *Maus* (DOMAGK und KIKUTH, 1933/34), *Meerschweinchen* (HANKE, 1933a, b), *Kaninchen* (PERAZZO, 1937; YUKOV, 1958), *Rind, Schaf* und *Ziege* (DE KOCK, 1929) reagieren mit einer Hypertrophie der Hämolymphknoten (BINET, 1926b, 1927) bzw. deren Neubildung in der Leber (PERLA und MARMORSTON, 1935; vgl. dagegen MRŠEVIĆ und STEFANOVIĆ, 1968), *Hund* (BRANDSBURG, 1927) und *Katze* (KARSNER, AMIRAL und BOCK, 1914) mit einer „Splenisation" der Milchflecken (HAMAZAKI und AIBARA, 1928a—d; SLUDSKAYA, 1965b) und einer Umwandlung der gewöhnlichen, weißen Lymphknoten in rote. Der angeborene Milzmangel macht auch beim Tier (BENECKE, 1933: *Ratte;* SEARLE, 1959: *Maus*) so gut wie keine Erscheinungen.

klinisch symptomlos, nur die Erythrocyten enthalten zu über 10% Heinzsche Körperchen (McFadzean und Davis, 1947; Bilger und Tetzner, 1953; Aguilar, Stephens und Crane, 1956; Putschar und Manion, 1956a; Fadell, Corbett und Carrasco, 1957).

II. Angeborene Hypo- und Hyperplasie der Milz

Die echte Milzhypoplasie (Putschar, 1934a) infolge prä- oder postnataler Wachstumshemmung (Lubarsch, 1927) ist noch seltener als die Aplasie und wie diese mit Herz-Gefäßmißbildungen und Situs inversus kombiniert (Bogliolo, 1934; Ivemarck, 1955; Nakamura, 1959). Eine allgemeine Unterentwicklung der lymphatischen Organe — thymoprive Hypoplasie — verursacht (bei neugeborenen und jugendlichen *Mäusen*) die Thymektomie (Miller, 1964, 1967; Miller und Dukor, 1964; Friedman, 1965; Metcalf und Brumby, 1966; Leuchards, Morgan, Davies und Wallis, 1967; u.a.). Gegen eine akzidentelle bzw. senile (Fischer, 1936; Rotter und Büngeler, 1955; Hamperl, 1957) Rückbildung sprechen eine gleichmäßig-normale Milzstruktur sowie eine normale Größe der bei konsumierenden Erkrankungen am stärksten betroffenen Organe (Hirschfeld und Mühsam, 1930; Ceelen, 1939). Bei den meisten extrem kleinen Milzen (z.B. Baba, 1934; Hort, 1962) handelt es sich nicht um primäre Hypoplasie, sondern (kryptogene) sekundäre Atrophie.

Eine angeborene Hyperplasie im Sinne primärer, nicht pathologisch bedingter Wachstumssteigerung scheint es nicht zu geben (Fischer, 1936), wenn auch bei Anencephalen gelegentlich auffallend große Milzen vorkommen (Putschar, 1934a; Nakamura, 1959).

III. Überzählige Milzen

Die in dieser Kategorie vereinigten Mißbildungen sind z.T. nur höhere Grade des Lien lobatus (S. 109) und mit diesem, wie auch untereinander, durch fließende Übergänge verbunden.

Die Doppelmilz, d.h. die Zerlegung des Organs in zwei etwa gleichgroße Teilmilzen, ist bei manchen Tieren (Schmidt-Nielsen, 1939: *Trutta fario, Salmo Val.;* Lloyd, 1928: *Rana temporaria;* Kossmag, 1934; Putschar, 1934a; Steger, 1939: *Kaninchen, Hund, Katze, Schwein, Schaf, Rind, Pferd;* Schabadasch, 1935: *Ichneumon*) häufiger als beim Menschen (Lubarsch, 1927). Bei Doppelmonstren kann eine Verdoppelung des Magens auch eine solche der Milz bewirken (Putschar, 1934a; s. auch Gruber, 1931; Krause und Tillmann, 1937: *Rind;* Haug und Leonhardt, 1955; Schmitz, 1959; Delmotte, 1960; Mörike, 1966: *Mensch*). Die Kombination von Doppel- und Nebenmilz (Pan, 1925/26; Freese, 1936) leitet über zu den multiplen Milzen: höchstens 10 über die Milzgegend verstreuten, getrennt aus der A. lienalis versorgten, ungleich großen Einzelmilzen. Sie sind wie die Doppelmilzen sowohl intra- wie extraomental gelegen und meist mit übergeordneten Störungen (Ivemarck, 1955) — Situs inversus, Herz- und Gefäßmißbildungen (Pernkopf, 1928; Gruber, 1931; Putschar, 1934a; Carl, 1935; Brandt und Liebow, 1958) — gekoppelt. Zugrunde liegt ein Getrenntbleiben der 2—3 primären Milzhöcker (Pernkopf, 1924; Fischel, 1929), bei mehr als 3 Teilmilzen eine Kombination dieser Hemmung mit zusätzlichen Milzanlagen. Bei sehr zahlreichen (z.B. Albrecht, 1896: 400!), über den ganzen Bauchraum verstreuten Teilmilzen wird eine frühzeitige Zersprengung der Milzanlage durch ein intrauterines Trauma angenommen (Helwig, 1929; Putschar, 1934a; Ruppanner, 1943).

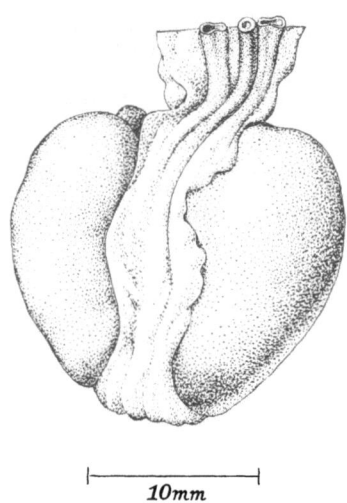

10mm

Abb. 15. Nebenmilz von einem 8jährigen *Knaben;* Hilusansicht mit Gefäßstiel. Nach einem Original von Jutta Köhler (vgl. Tischendorf, 1965) umgezeichnet von A. Tschinkel, Köln

Die weitaus häufigste Entwicklungsstörung der Milz sind die Nebenmilzen (vgl. Tischendorf, 1965, 1968, Lit.): akzessorische „kleine Milzen bei vorhandener, ungefähr normal großer Hauptmilz" (Putschar). Sie sind auch bei Tieren hinlänglich bekannt [Bolton, 1926: *Hexanchus griseus;* Zwillenberg, 1964: *Salmo gairdneri, S. trutta;* Wiedersheim,

1879; WEILACHER, 1933: *Siphonops, Ichtyophis, Hypogeophis;* CLARA, 1928; SÉLYMOSY, 1939; GLICK und SATO, 1965: verschiedene Vögel; v. HABERER, 1901: *Igel, Maulwurf;* SOBOTTA, 1914; ZWILLENBERG, 1959: *Delphin;* HELLNER und KALLIUS, 1929; LAUDA und REZEK, 1931: *Ratte, Kaninchen;* PUTSCHAR, 1934a: *Fuchs, Rhesusaffe;* STEGER, 1939a, b: *Meerschweinchen,*

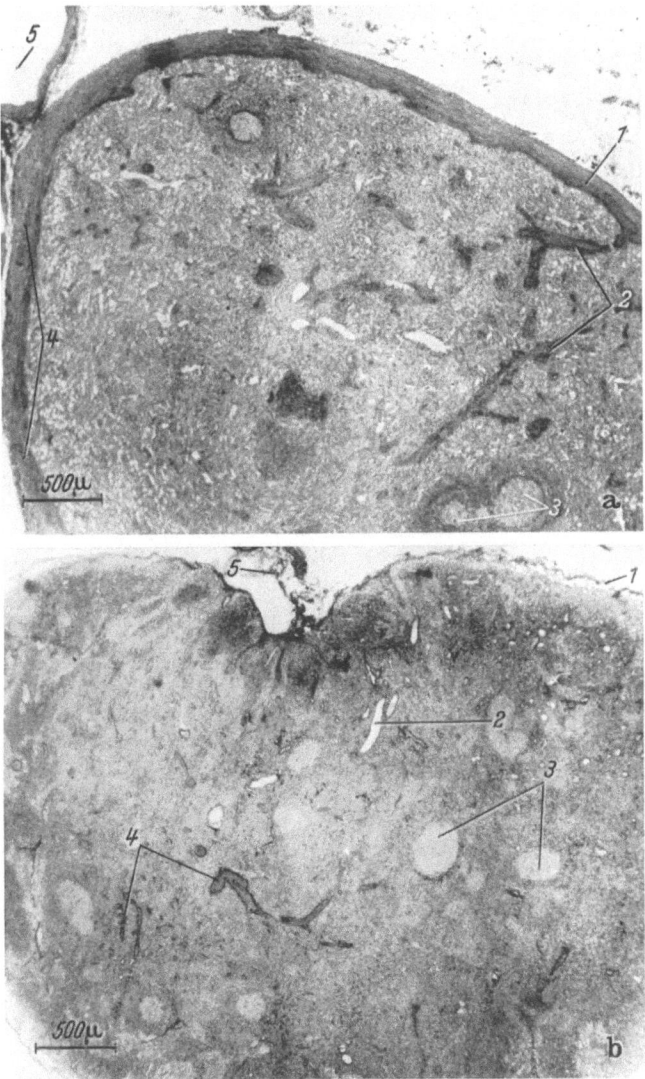

Abb. 16a u. b. Zwei Nebenmilzen eines 8jährigen *Knaben* (Formol-Alkohol-Bouin, Celloidin-Paraffin nach BACSICH 7,5 µ); Mikrophotos. a kleinkastaniengroße (vgl. Abb. 15) Nebenmilz (Goldner-Färbung): *1* Kapsel, *2* Trabekel, *3* Malpighisches Doppelkörperchen, *4* Hilusseptum, *5* Hilusvene. — b kleinerbsengroße Nebenmilz (Azan-Färbung): *1* Kapsel, *2* hilusnahe Vene, *3* Lymphfollikel, *4* große und kleine Pulpavenen, *5* Gefäßstiel. Nach TISCHENDORF (1965)

Hund (vgl. v. HERRATH, 1937), *Katze, Schwein* (vgl. SCHÖNBERG, 1926; KUHNE, 1937; TISCHENDORF, 1948b), *Rind, Schaf* (vgl. LIMOUSIN und BOUFFANAIS, 1927), *Ziege, Pferd* (vgl. CURSON, 1930); STARCK, 1960: *Gorilla*]. Die Angaben über die Häufigkeit beim *Menschen* schwanken (ältere Lit. bei PUTSCHAR, 1934a): ADAMI und NICHOLLS: 11%; JOLLY (*Kinder*): 25%; WETZEL (1938a): 33—10% im 1.—12. Lebensmonat, 4% im 2.—10. Jahr; DINA (1948a): 7%; HALPERT und ALDEN (1964; vgl. HALPERT und EATON, 1951, 1954; HALPERT und Györkey, 1957, 1959): über 10%; Nakano (1933: *Ainu*männer): 60%. Meist treten die Nebenmilzen in der Ein-, seltener der Mehrzahl (2—3) auf. Finden sich außer einer normalen Hauptmilz „sehr zahlreiche Milzen an so gut wie allen Stellen des Bauchfells", so handelt es sich nur ausnahmsweise um eine intrauterine „Keimversprengung" (Schilling; vgl. Carl,

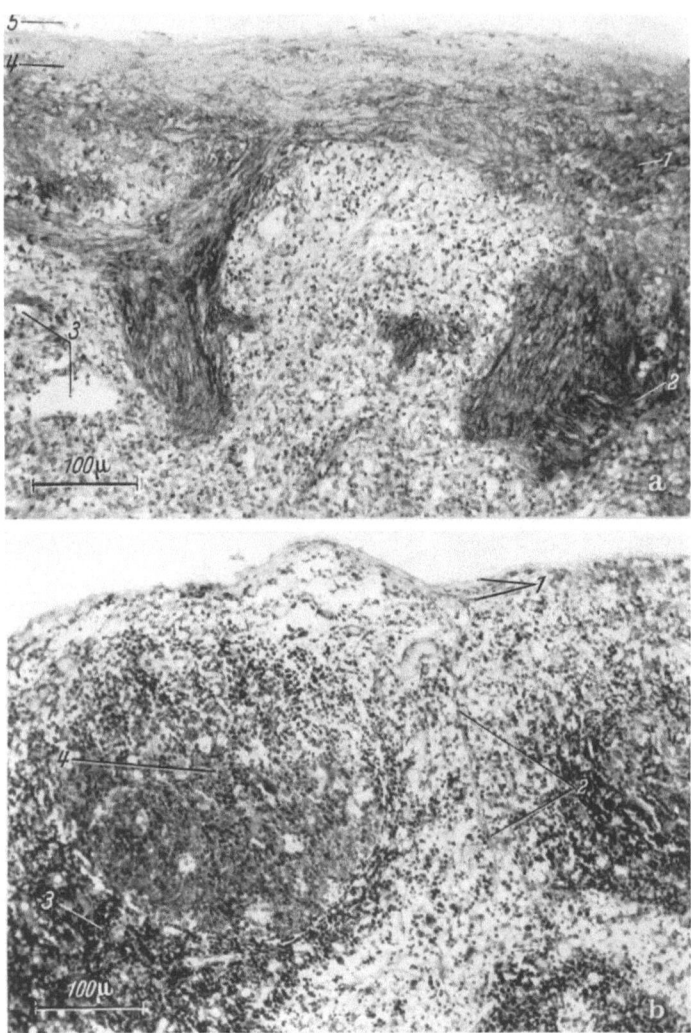

Abb. 17a u. b. Ausschnitte aus zwei Nebenmilzen eines 8jährigen *Knaben* (Formol-Alkohol. Celloidin-Paraffin nach Bacsich 7,5 μ, Resorcinfuchsin-Trichrom nach Masson-Goldner). Mikrophotos. a kleinkastaniengroße Nebenmilz: *1* Kapselinnenzone, *2* Trabekel, *3* Pulpavene im Übergang in Balkenvene, *4* Kapselaußenzone, *5* Abrißlinie der Subserosa. — b erbsengroße Nebenmilz: *1* zweischichtige Kapsel, *2* Bindegewebsseptum, *3* Follikelschale, *4* Follikelzentrum. Nach Tischendorf (1965)

1935), in der Regel aber um postnatale Autotransplantate (S. 68ff.): „angeheilte und durch Regeneration vergrößerte traumatisch versprengte Milzteile" (Putschar). Eine solche „Splenosis" (Buchbinder und Lipkoff, 1939) — mit bis zu 400 Milzknötchen (Storsteen und Remine, 1953) — gibt es nicht nur beim *Menschen* (Shaw und Shafi, 1937; Naegeli, 1938; Hamrick und Bush, 1942; Ruppanner, 1942, 1943; Waugh, 1946; Stobie, 1947; Trossero, 1949; Sampaio, 1950; Hartmann, 1953; Garamella und Hay, 1954; Fuss, 1955; McCann, 1956; Skinner und Hurteau, 1957; Cotlar und Cerise, 1959; Halpert und

GYÖRKEY, 1959; STREICHER, 1959, 1961; SEIFERT, 1960; SZABO, 1961; TISCHENDORF, 1968), sondern u. a. auch beim *Hund* (YOSHIDA und HAYAKAWA, 1927; JARMAI ,1933/34; LI, GARVEN und MOLE, 1929) und *Pferd* (BÜRGER, 1936). Besonders gut entwickeln sich die experimentell reproduzierbaren (v. STUBENRAUCH, 1912: *Hund*) „Splenoide" in der Nähe von Milchflecken und nach Splenektomie (HAMAZAKI und HAYAKAWA, 1927, 1929a, b; HAMAZAKI und AIBARA, 1928a—d: *Ratte*). Eine den Milzverlust kompensierende Neubildung von Nebenmilzen — aus Milchflecken oder „schlummernden Milzanlagen" (FALTIN, 1911) — kommt nicht vor (KREUTER, 1920; PUTSCHAR, 1934a: *Ratte, Rhesusaffe*), wohl aber — entgegen LUBARSCH (1927) — eine vikariierende Hypertrophie bereits vorhandener Nebenmilzen (MORRISON, LEDERER und FRADKIN, 1928; HIRSCHFELD und MÜHSAM, 1930; DAMESHEK und MILLER, 1946; THOREK, GRADMAN und WELCH, 1948; EVANS, SPINNER, PICCOLO, SWIRSKY, WHITE und KIESEWETTER, 1953; MUSTARD und CHANDLER, 1953). Nach CARL (1935; vgl. v. HABERER, 1901; PUTSCHAR, 1934a; HACKL, 1959; MURATA, 1959a; STREICHER, 1959, 1961) sind die Nebenmilzen, deren höhere Grade häufig mit Situs inversus, Herz- und anderen Mißbildungen einhergehen (JENCKEL, 1934), z. T. „embryologisch-ontogenetisch" (Persistenz frühembryonaler Incisuren, Loslösung von Teilen der Milzanlage), z. T. „atavistisch-phylogenetisch" (Rückgriff auf die splenogenen Potenzen des Gesamtmesenteriums) bedingt.

Nebenmilzen finden sich zwar überall im Bauchraum (DINA, 1948a), vornehmlich aber in der Nähe der Hauptmilz: als Lienes accessorii entlang der Vasa lienalia im Pankreasschwanz[1] und am Milzhilus, als Lienes succenturiati unmittelbar an den meist stärker gekerbten Milzrändern (v. HABERER, 1901; LUBARSCH, 1927; BEAVER, 1933; FASSRAINER, 1934; NAEGELI, 1934; PUTSCHAR, 1934a; PAUL, 1937; SCHNELL, 1948; HALPERT und EATON, 1951; LOEB jr., SEAMAN und MOORE, 1952; ROTTER und BÜNGELER, 1955; HALPERT und GYÖRKEY, 1957, 1959; HAMPERL, 1957; HACKL, 1959; HALPERT und ALDEN, 1964; TISCHENDORF, 1965, 1968). Gewissermaßen eine intralienale Nebenmilz stellt das Orthsche Splenom dar[2]. Die sog. Nebenmilzen im Inguinalkanal, Scrotum usw. (PUTSCHAR, 1934a; FRASSON, 1942; KADLIC, 1943; v. HOCHSTETTER, 1951, 1953; BENNET-JONES und HILL, 1952; KEIZUR, 1952; CARP, SUGARMAN und SINGER, 1953; GELIN, 1954; DI MARIA und SALLUSTO, 1958; MANIERI, 1961; LYNCH und KAREIM, 1962) sind lediglich Sonderformen des Lien caudatus (FRITZSCHE, 1956), einer streckenweise fibrös entarteten strangförmigen Verbindung der Milz mit Rudimenten der Urniere [„gonadal-splenic-fusion" (PUTSCHAR und MANION, 1956b)]. Sie entsteht, oft mit Skeletmißbildungen gekoppelt, in der 5.—8. Embryonalwoche und bevorzugt das männliche Geschlecht (WILTSCHKE, 1929; PUTSCHAR, 1934a; Vos, 1957; PERRUCHIO, SOUTOUL, MOLLARET und DEJUSSIEU, 1958; ALMENOFF, 1966).

Dicht der Hauptmilz anliegende Nebenmilzen sind auch an deren Kreislauf angeschlossen, weiter entfernte besitzen einen eigenen Gefäßstiel (Abb. 15) oder beziehen ihre Gefäße konzentrisch aus der Umgebung. Kleinste, höchstens linsengroße Nebenmilzen bestehen nur aus blutreicher Pulpa. Mit zunehmender Größe erscheinen zunächst atypische Lymphareale, dann Trabekel, so daß das Bild schließlich bis auf den höheren Elasticagehalt der Kapsel, den dem niedrigeren Differenzierungsgrad entsprechenden (v. HERRATH, 1958) Follikelreichtum (SCHOENBERG, 1926; u.a.) und die oft verfrühte fibröse Rückbildung weitgehend dem der Hauptmilz gleicht (Abb. 16 u. 17). Die geweblichen Reaktionen und pathologischen Veränderungen von Haupt- und Nebenmilz(en) (LUBARSCH, 1927; HIRSCHFELD und MÜHSAM, 1930; CEELEN, 1931; NAEGELI, 1934; PUTSCHAR, 1934a; HALPERT und EATON, 1954; ROTTER und BÜNGELER, 1955; STREICHER, 1961) können zwar graduell und zeitlich differieren, verlaufen aber — entgegen TESTA (1936) — stets gleichsinnig (TISCHENDORF, 1965).

---

[1] Auch die Verlagerung ortsfremden Gewebes in die Milz [Heterotopie (ROTTER und BÜNGELER, 1955, Lit.)] betrifft ganz überwiegend das Pankreas [LUBARSCH, 1927; WEIDENREICH, 1933; PUTSCHAR, 1934a: *Mensch* (vgl. HALPERT und EATON, 1954), *Katze;* SCHÖNBERG, 1926; KADLETZ, 1936: *Schwein;* CLARA, 1928; YOFFEY, 1929; SCATIZZI, 1930a, b; BARGMANN, 1939, 1941; MURATA, 1959b; HAIDER, 1966: Nichtsäuger], gelegentlich auch Leber (WEBER, 1929) und Nebenniere.

[2] Außer dem alle Milzbestandteile enthaltenden, solitären Splen(aden)om [Hamartoblastoma splenis in splene (BURMEISTER, 1939)] gibt es noch multiple Fibrosplenome (MESIMY, 1935; HABAN, 1936; GUCCIONE, 1931) sowie trabekelfreie, nur aus weißer oder roter Pulpa bestehende — folliculäre (z.B. RAVENNA, 1929: *Hund*) oder pulpäre (SCHULZ, 1937; MUSOTTO, 1938; HERTEL, 1956; HAMPERL, 1957) — knotige Hamartien. Über dysontogenetische Geschwülste und Cysten der Milz s. Fußnote 1, S. 389.

C. Experimentelles
I. Milzregeneration
1. Nichtsäuger

Fische. Die Regeneration der Teleosteermilz wurde von WUNDER (1953) bei *Cyprinus carpio* untersucht (Abb. 18). Bei einem dreisömmrigen, ein Jahr zuvor splenektomierten *Karpfen* fand sich ein aus einem größeren und zwei kleineren Lappen bestehendes Regenerat. Da die langgestreckte, stellenweise verbreiterte *Karpfen*milz (vgl. MISLIN, 1941: *Lachs*milz) „versprengte Punkte oder Läppchen" aufweist, können bei der Splenektomie „winzig kleine, mit bloßem Auge nicht sichtbare Stückchen von Milzgewebe" zurückbleiben, von denen die Regeneration ausgeht. Strenggenommen handelt es sich also bei den von WUNDER erzielten Regeneraten um einen weitgehenden Gewebsersatz nach hochgradiger partieller Milzexcision.

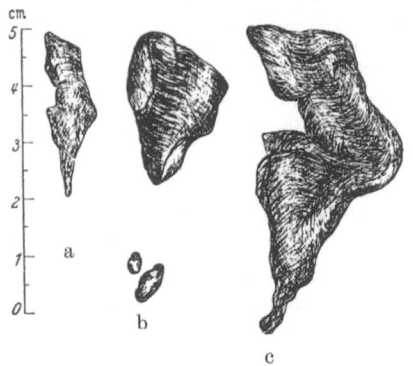

Abb. 18a—c. Regeneration der Milz bei *Cyprinus carpio*. Nach WUNDER (1953). a Milz eines zweisömmrigen *Karpfens*, die aus dem Körper entfernt wurde. — b Die regenerierte Milz bei diesem Fisch im 3. Lebensjahr. — c Normale Milz eines nicht operierten dreisömmrigen *Karpfens*

Amphibien. Eine Regeneration nach totaler Splenektomie, ohne Mitwirkung zurückgelassener Organreste, glaubte DAIBER (1907) für die Amphibienmilz nachgewiesen zu haben. Die von ihm bei *Ambystoma mexicanum* beobachteten, stark gelappten Regenerate entstanden immer an typischer Stelle der Magenwand, wuchsen aber nie zur Größe einer normalen Milz heran. WITUSCHINSKI (1928) dagegen fand beim *Axolotl* innerhalb 5 Tagen bis 7 Monaten nach Splenektomie keinerlei Anzeichen für eine Milzregeneration, dafür aber eine Übernahme der hämatopoetischen Funktion der Milz durch die Sternzellen der Leber und die Endothelien der Herztrabekel. Außer Erythrocyten wurden dabei in geringerem Umfang auch Granulocyten gebildet; sie differenzierten sich auf dem üblichen oder einem abgekürzten Wege aus Hämocytoblasten zu Erythronormoblasten und -cyten bzw. Promyelo- und Myelocyten. Auch HEBERLEIN (1930) sah nach vollständiger Entfernung der *Axolotl*milz niemals eine Regeneration. Nach teilweiser Excision erfolgt der Ersatz wie bei der Leber durch kompensatorische Hypertrophie und -plasie der unverletzten Teile und regenerative Wucherung der verletzten. Selbst unbedeutende Gewebsreste vermögen den Organverlust weitgehend regenerativ auszugleichen. Zu dichtes Narbengewebe im Verein mit räumlicher Einengung des Milzbetts unterdrückt den Regenerationsprozeß. Daß *Ambystoma mexicanum* die Totalexstirpation der Milz erträgt, beruht auf der Übernahme ihrer Blutbildungsfunktion durch andere Organe. Auch bei *Salamandra maculosa* und *Triton cristatus* kommt es nach totaler Splenektomie zu keiner Regeneration (SCHÖNBAUER und STERNBERG, 1924). MESTRAL (zit. nach SCHÖNBAUER und STERNBERG) sah bei 2 von 10 entmilzten *Kammolchen* lediglich kleine, knötchenförmige Regenerate am Milzstumpf, aber nie an anderen Stellen der Leibeshöhle. JOLLY und LIEURE (1929) fanden bei *Kammolchen* 3—5 Monate nach Milzexstirpation in 15—20% der Fälle an der V. gastro-splenica, mitunter auch weiter davon entfernt, Milzregenerate. Ein Zusammenhang zwischen der Regeneration in loco und der nach der Splenektomie vorgenommenen Autotransplantation der excidierten Milzteile war nicht nachweisbar; auch wenn die Transplantate nicht angingen, kam es gelegentlich zu einem Milzersatz von erhaltenen Organresten aus. Nach OHUYE (1927, 1932) verschlimmert sich die bei *Diemyctylus pyrrhogaster* nach totaler Splenektomie auftretende Anämie laufend bis zum 4.—6. Tage, aber binnen 14—16 Tage ist das Blutbild wieder annähernd normal. Diese Rückkehr zur Norm beruht indessen nicht auf einer Milzregeneration — eine solche sah OHUYE nur zweimal von versehentlich zurückgelassenen Organresten ausgehen — sondern auf dem Eintreten anderer hämatopoetischer Organe für die ausgefallene Milz. Von 100 *Salamandern* (*Triturus viridescens*), die JORDAN und SPEIDEL (1928a, 1930a; vgl. JORDAN, 1938a) splenektomierten, überlebten 90 den Eingriff, bei dem keinerlei Gewebsreste oder akzessorische Milzen zurückblieben, bis zu 7 Monaten. Zu einer Regeneration der Milz kam es nie; ihre erythro- und thrombopoetische Funktion ging auf die allgemeine Blutbahn, daneben auf Herz und Leber über. Auch beim *Frosch*, bei dem nach Ausfall der Milz Knochenmark und Niere hämatopoetisch für sie einspringen, sahen JORDAN und SPEIDEL (1925) nach totaler Milzexstirpation keine Anzeichen einer Regeneration. KURIYAMA (1931) dagegen beobachtete bei 2 cm langen *Kröten*larven (*Bufo Bufo japonicus*) nach angeblich totaler Milzexstirpation in 30% der Fälle eine Regeneration. Im Gegensatz zu der um 10—50% größeren, normalen frühembryonalen Milz enthielt das Regenerat Blutzellen. Inwieweit es sich um einen echten Organersatz oder nur um eine Regeneration auf der Basis kleinster Gewebsreste gehandelt hat, läßt sich nachträglich nicht mehr feststellen. Soviel ist jedenfalls sicher, daß postembryonal bei Anamniern nach totaler Splenektomie keine Milzregeneration erfolgt.

Sauropsiden. Ebenso verhält es sich — den wenigen darüber vorliegenden Untersuchungen nach zu urteilen — bei den Sauropsiden. Bei der *Krötenechse* (*Phrynosoma solare*) kommt es nach totaler Entmilzung ebenfalls zu keiner Regeneration. Das Darmperitoneum bleibt völlig reaktionslos, das subperitoneale Mesenchym der Leberkapsel übernimmt die erythropoetische Funktion der Milz (JORDAN und SPEIDEL, 1928b). Auch bei der *Brieftaube* läßt sich 15—210 Tage nach totaler Splenektomie keine Regeneration der Milz nachweisen (TORYÛ, 1931). Einen vollständigen Ersatz nekrotischer Milzpartien nach lokaler Kauterisation oder umschriebener Infarzierung bei Infektion mit Vogelmalaria beobachteten BLOOM und TALIAFERRO (1938) beim *Kanarienvogel*. Zuerst erscheinen dabei in der unmittelbaren Umgebung der Nekrosen aus Lympho-, Mono- und Reticulocyten hervorgegangene Makrophagen. Ihnen folgt ein Granulationsgewebe, das sich von der Peripherie her mit Lymphocyten anreichert. Zum Teil an Ort und Stelle entstanden, bilden diese zusammen mit eingesproßten Capillaren die neue weiße Pulpa. Auch die Sinus der wieder gebildeten roten Pulpa leiten sich von jugendlichen Gefäßen des anfänglichen Granulationsgewebes ab.

2. Säugetiere

PUTSCHAR (1934a, ältere Lit.) stellt fest, daß bei Säugern zwar eine Regeneration von Milzgewebe aus zurückgelassenen Organresten mehrfach beobachtet wurde, eine Regeneration nach totaler Splenektomie aber als widerlegt gelten muß. Allerdings beziehen sich die Befunde fast ausschließlich auf Haus- bzw. Laboratoriumssäuger. Bei der *weißen Maus* (WINTER, 1932; HOLZ, 1954) tritt nach totaler Splenektomie ebensowenig eine Regeneration der Milz ein wie bei der *Ratte* (PEYRANI, 1866; SCHÖNBAUER und STERNBERG, 1924; HAMAZAKI und AIBARA, 1928b; MACKAY und SCOTT POLLAND, 1931; PUTSCHAR, 1931; PERLA, 1936a, b, c; CERIOTTI, 1941; TURNER und HALL, 1943; ANDREASEN und GOTTLIEB, 1947; ROSSI und VENTURA, 1949; PALMER, EICHWALD, CARTWRIGHT und

Wintrobe, 1953; Koslowski, Marggraf und Piper, 1955; Berglund, 1956; Fukutani, 1959). Bei der Regeneration der teilresezierten *Mäuse*milz (bzw. Repopulation des lymphatischen Gewebes) spielen die Blutlymphocyten eine maßgebliche Rolle (Kharlova, 1967). Eine Regeneration der *Ratten*milz nach partieller Resektion beschrieben MacKay und Scott Polland (1931), Crone und Itzhaki (1965) u.a.; bei hypophysektomierten *Ratten* kommt es erst nach Gabe von Vorderlappenemulsion zur Milzregeneration (Perla, 1936b). Eine totale Milzexstirpation schließt auch beim *Hamster* (*Cricetus cricetus* L.; Raths, 1957) und beim *Meerschweinchen* (*Cavia cobaya;* Capelli, 1929; Gordon und Kleinberg, 1937; Butturini, 1941; Andreasen und Gottlieb, 1947) eine Regeneration des Organs aus. Capelli (1926a, b; 1929) sah kleinere operative Defekte der *Meerschweinchen-* und *Kaninchen*milz lediglich die zur Vernarbung führende Wundheilung durchmachen. Zu einer Milz-Gesamtreaktion und -Regeneration kam es nur bei tiefergehenden Keilexcisionen. Das in die Läsion verlagerte Netz wies in keinem Fall Milzgewebsregenerate auf. Die im Hinblick auf den Lymphbahnmangel erstaunlich gute Heilungstendenz der (*Kaninchen-*)Milz (Ligatur der V. lienalis und/oder Quetschung) ist der Verwachsung mit dem Netz und den regen Selbstreinigungsprozessen innerhalb des Organs zuzuschreiben (Nishioka, 1935). MacKey und Scott Polland (1931) vermißten beim *Kaninchen* nach Resektion einer Milzhälfte die nach diesem Eingriff bei der *Ratte* stets zu beobachtende kompensatorische Hypertrophie der anderen Hälfte. Die Ursache dieser abweichenden Reaktion suchen sie in der artlich verschiedenen Größe und Bedeutung der *Kaninchen-* und *Ratten*milz. Auch beim *Kaninchen* ist nach totaler Splenektomie nicht mit einer Regeneration der Milz zu rechnen (Ceresole, 1895; Marine und Manley, 1920; Schönbauer und Sternberg, 1924; Capelli, 1926a, b; Putschar, 1931; Pennati, 1932; Quinto, 1932; Gasparini, 1933; Karasawa, 1954a, b, c). Über die Regenerationsfähigkeit der *Hunde*milz sind die älteren Autoren (s. Putschar, 1934a) geteilter Meinung. Während ihr die einen jegliche Regenerationsfähigkeit absprechen, halten die anderen (z.B. Laudenbach, 1895) einen völligen Organersatz nach totaler Splenektomie oder von einem kleinen Milzstumpf aus für möglich. Die neueren Untersucher (Capelli, 1926a, b, 1929; Brandsburg, 1927; Quinto, 1932; Foà, 1935; Pelloja, 1941; Constant und Phillips, 1954) jedoch sind sich darin einig, daß die Milz auch beim *Hund* nach totaler Splenektomie nicht regeneriert. Auch nach Ligatur der Vasa lienalia (Ricci, 1910; vgl. Braithwaite, 1964: *Ratte*) erfolgt keine Restitutio ad integrum: Nach der Unterbindung magern die *Hunde* vorübergehend ab. Die zunächst stark angeschwollene Milz wird laufend kleiner, ihr Parenchym verfällt weitgehend der Nekrose. Das Netz hüllt die Milz ein und verlötet mit der Bauchwand; die Mesenteriallymphknoten sind leicht vergrößert. Nach Aufsaugung der nekrotischen Milzpartien kommt es zur Vernarbung; das Netz erhält allmählich wieder sein normales Aussehen. Die Gefahr, daß das nekrotisierende Milzgewebe nicht völlig resorbiert wird, läßt Hirschfeld und Mühsam (1930) die Unterbindung der Milzgefäße beim *Menschen* als nicht ratsam erscheinen. Bei Keilwunden der *Hunde*milz sah Capelli (1926a, b) wie bei der *Meerschweinchen-* und *Kaninchen*milz lebhafte Regeneration von Milzgewebe und Ausbleiben gröberer bindegewebiger Narben. Beim *Rhesusaffen* (Kreuter, 1920) bleibt nach totaler Splenektomie jegliche Regeneration aus, nach partieller finden sich am Milzstumpf nur unbedeutende, knötchenförmige Regenerate.

Nach Bloom und Taliaferro (1938) regenerieren *Säuger-* und *Menschen*milz im Gegensatz zur Vogelmilz nach partieller Resektion und Infarzierung ebensowenig wie nach totaler Exstirpation. In dieser allgemeinen Formulierung läßt sich das schwerlich behaupten. Warum nach teilweiser Abtragung der *Säuger*milz manchmal eine Regeneration eintritt, manchmal nicht, ist allerdings noch unklar. Eine maßgebliche Rolle spielt sicher die Species des Versuchstieres, ferner Rasse, Geschlecht, Alter, körperliche Verfassung usw. Auch ist es keineswegs gleichgültig, welchen Umfang und welche Ätiologie (Excision, Kauterisation, Infarkt usw.) ein Substanzverlust der Milz hat. Zu kleine Organdefekte lösen offenbar keinen echten Regenerationsprozeß aus, zu große machen ihn — im Sinne der Arndt-Schulzschen Regel — unmöglich; das Stimulationsoptimum des Gewebswachstums dürfte bei den verschiedenen Tierklassen, -ordnungen und -arten sehr differieren. Die im Einzelfall erzielten Versuchsergebnisse lassen sich also nicht ohne weiteres verallgemeinern. Nach POLEZHAEV (1958) ist die allgemeine Regenerationskapazität bei *Säuger* und *Mensch* größer, als bisher angenommen; sie läßt sich durch geeignete Maßnahmen weiter steigern.

3. Mensch

Die älteren Auffassungen über Umfang und Ablauf der Milzregeneration beim *Menschen* sind bei LUBARSCH (1927), CATSARAS (1928) und PUTSCHAR (1934a) aufgeführt. Eine partielle Regeneration beobachtete CATSARAS bei der durch Einklemmung im Douglas nekrotisch gewordenen Wandermilz einer 48jährigen, malariakranken Multipara. Die blutdurchtränkte Milzkapsel zeigte multiple, bis walnußgroße Wucherungen der subcapsulären Pulpabezirke, die ihre Gefäßversorgung kollateral über Peritonealverwachsungen der Organoberfläche bezogen. Die von einer stark elastischen Kapsel umschlossenen Regenerate enthielten ansehnliche Milzfollikel mit Zentren, aber keine Follikel- oder Pinselarterien. Die Sinus waren z.T. dilatiert und mit Erythro- und Lymphocyten gefüllt, z.T. aber auch — im Gegensatz zur normalen Milz — völlig kollabiert. McCALLUM (1902) sah bei Amyloidose der Milz gelegentlich eine Neubildung Malpighischer Körperchen. Eigentlicher Ersatz zugrundegegangenen Milzgewebes scheint beim *Menschen* nicht vorzukommen; wenigstens sieht man „bei größeren Zerstörungen von Milzgewebe, etwa bei Infarkten" nichts von regeneratorischen Wucherungen (FISCHER, 1936). Nach MacDONALD (1934) kann ein bei der Milzexstirpation zurückgebliebener Stumpf durch kompensatorische Hypertrophie den Anschein einer echten Regeneration erwecken; das wirklich radikal entfernte Organ regeneriert nicht (vgl. BLOOM und TALIAFERRO, 1938). Auch beim *Menschen* tritt also nach totaler Splenektomie keine Regeneration auf, während nach partieller Resektion (vgl. VOLKMANN, 1923) unter Umständen mit einer beschränkten Regeneration oder wenigstens Hypertrophie des Milzrestes gerechnet werden kann.

II. Milztransplantation
1. Nichtsäuger

Milztransplantationen an Nichtsäugern (vgl. LARGIADÈR, 1966, Lit.) wurden bei Urodelen, Anuren und Vögeln ausgeführt. Bei *Triton cristatus* gelang JOLLY und LIEURE (1928, 1929) die freie autoplastische Verpflanzung von Milzteilen in 61% der Fälle, die der ganzen Milz in 48%, wobei Transplantate in die Bauchhöhle in $1^{1}/_{2}$—4 Monaten angingen. Bei geglückter Transplantation nahmen die überpflanzten Organe an ihrer Oberfläche Verbindung zu den Magen-, Milz- oder Mesenterialgefäßen auf und enthielten außer normaler weißer auch rote Pulpa mit Erythroblasten-Teilungsstadien. Wurde das autotransplantierte Organ von vornherein an den Magen oder die Haut fixiert, so stieg die Erfolgsquote auf 100%. Eine freie homoplastische Übertragung der Milz führte bei 11% der Ver-

suchstiere zu einem positiven Resultat, eine Homotransplantation mit Anheftung
an den Magen bei 40%. Die Heterotransplantation der ganzen Milz gelang auch
bei Fixation an den Magen des splenektomierten Wirtstieres nur in jedem 6. Falle.
Die partielle oder totale Autotransplantation der *Triton*milz hat also erheblich
größere Erfolgschancen als die Homo- oder gar Heterotransplantation (über die
allgemeinen genetischen und immunbiologischen Aspekte der Transplantation
s. OWEN, 1959). Bei *Triton alpestris* blieb die Injektion von Milzpulpabrei ins
Abdomen wirkungslos. Ein Zusammenhang zwischen dem Ausgang eines Trans-
plantationsversuches und der Regeneration eines bei der Entmilzung des Wirtstieres zurückgelassenen Organstumpfes besteht nach JOLLY und LIEURE nicht.
RAUNICH (1948) überpflanzte bei erwachsenen *Kammolchen* Milzgewebe homoplastisch in die vordere Augenkammer. Dabei kam es gelegentlich zur Auswanderung sich aktiv vermehrender freier Elemente, die makrophagocytär die Linse
zerstörten. In anderen Fällen wurde das Transplantat eingekapselt und unter
Abnahme des Zellgehalts bindegewebig umgewandelt. In die Vorderkammer eines
linsenlosen Auges verpflanzte Milzteile lösten einen phagocytären Abbau der
Retina aus, wobei das Transplantat selbst völlig verschwand. Je nach dem Grad
der Zerstörung kam es später zu einer mehr oder weniger weitgehenden Restitu-
tion von Retina und Linse. In die vordere Augenkammer von *Erdkröten*larven
(*Bufo vulgaris*) eingebrachte Milzhomotransplantate werden innerhalb Monatsfrist allmählich aufgesaugt (KURIYAMA, 1930). Die Reaktion des Wirtstieres auf
die Transplantation normalen Milzgewebes in den dorsalen Lymphsack oder die
vordere Extremität studierten BALLS und RUBEN (1964) bei *Xenopus laevis*.
SQUADRONI und WOLSKY (1962) konnten bei *Triturus viridescens* die Überlebensdauer von Haut(homo)transplantaten erheblich verlängern, indem sie gleichzeitig Milz desselben Spenders in toto implantierten oder als Zellsuspension injizierten.

Auf die Chorion-Allantois-Membran von *Hühner*embryonen transplantiertes
Milzgewebe erwachsener *Hühner* und *Enten* bewahrt nach SANDSTROM (1932)
seine typische Struktur und geht auch bei gleichzeitiger Verpflanzung von
Nierengewebe gut an. Eine Heterotransplantation von Milzgewebe führt beim
Wirtstier zu einer deutlichen, vor allem auf vermehrter Granulopoese beruhenden
Milzvergrößerung. Die Transplantation erwachsener *Hühner*milz stellt keinen
allgemeinen Entwicklungsreiz für den *Hühner*embryo dar. EBERT (1951; vgl.
DE LANNEY und EBERT, 1962, Tab., Lit.) übertrug verschiedene Organgewebe
ins Allantoischorion 9tägiger *Hühner*embryonen und bestimmte durch Wägung
am 17. Inkubationstag den stimulierenden Einfluß auf das Wachstum der Wirtsmilz. Dabei wirkte *Hühner*milz erheblich stärker als andere Organe. Daß außer
dieser Organ- auch eine Klassenspezifität besteht, geht daraus hervor, daß
Transplantate von *Mäuse*milz keinerlei Reaktion auslösten. Wirkungslos war
auch Milzgewebe, das von noch nicht 14 Tage bebrüteten *Hühner*embryonen
stammte. Solches von älteren Embryonen, bis 49 Tage alten *Kücken* und erwachsenen Tieren zeigte dagegen einen proportional dem Alter des Spenders an-
steigenden Stimulationseffekt (zum Problem der ,,tissue-incompatibility" während
der Embryogenese s. VJAZOV, 1958). Die von intensiver Granulocyten- [und
entsprechender Lysosomen- (KIMMEL, 1967a, b)] Produktion begleitete Vergrößerung der Wirtsmilz ist nach EBERT nicht bloß Hypertrophie, sondern auch
Hyperplasie (vgl. CURY und BODELET, 1966). Mittels Mikropräcipitations- und
Absorptionsreaktionen ließen sich in salzhaltigen Milz-, Herz- und Gehirn-
extrakten erwachsener *Hühner* organspezifische Antigene nachweisen. Sie fanden
sich auch in Extrakten 9—12 und 18 Tage alter *Hühner*embryonen, und zwar
je ein Antigen für jedes Organ, in Milzextrakten zwei; das erste Antigen tritt am

9., das zweite am 18. Inkubationstag auf. Außerdem gibt es noch gemeinsame Antigene für Milz und Gehirn sowie Herz und Gehirn. Daß der von transplantiertem Milzgewebe auf die Wirtsmilz ausgeübte Wachstumsreiz in seiner Stärke dem Alter des Spenders entspricht, hängt wahrscheinlich mit der fortschreitenden ontogenetischen Differenzierung bzw. Produktion spezifischer Milzantigene zusammen. Nach FENNEL (1966) ist die durch Transplantation adulten homologen Milz-, Thymus- oder Bursagewebes ins Allantoischorion mehr oder weniger stark vergrößerte Milz des Wirtstieres entweder histologisch normal oder von Zerfallscysten durchsetzt, die gleich den sie begleitenden multinucleären Riesenzellen eine intensive Reaktion auf Dehydrogenase und saure Phosphatase geben. Daß Milz und Leber ganz ähnliche, Thymus und Bursa Fabricii dagegen keine „graft

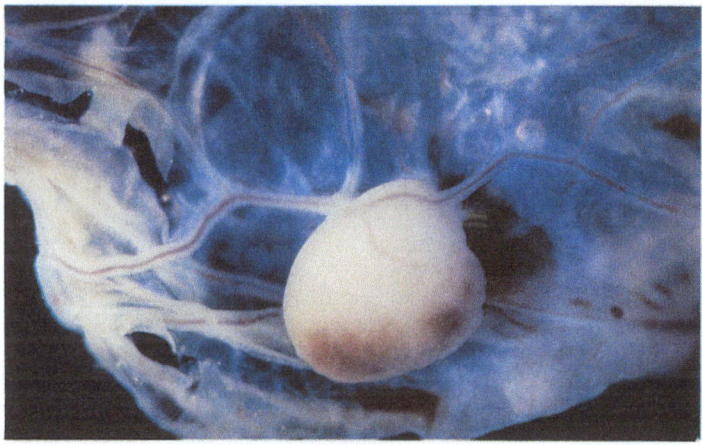

Abb. 19. Chorion-Allantois-Membran eines *Hühner*embryos, von der Allantoisseite gesehen. Das gut vascularisierte weiße Knötchen ist die in die Membran implantierte Hälfte einer 17 Tage alten embryonalen *Hühner*milz. 5×. Original von Prof. Dr. L. E. DE LANNEY und Dr. J. D. EBERT, Crawfordsville/Indiana und Washington [Contrib. Embryol. Carnegie Inst. **37** (1962), Plate 10, Fig. 45]

versus host"-Reaktion geben, beweist deren Organ- und Funktionsspezifität (SETO, 1966). Weitere Arbeiten von EBERT (1954, 1962; vgl. DE LANNEY und EBERT, 1962, Tab., Lit.) (Abb. 19 u. 20) befassen sich vom Standpunkt der Milztransplantation aus mit der Hypothese von WEISS u. Mitarb. (1941—1953; zit. bei EBERT), wonach in die Area vasculosa jüngerer *Hühner*embryonen transplantierte oder injizierte embryonale Gewebe als „building blocks" oder „templets" das Wachstum der korrespondierenden Wirtsorgane stimulieren. EBERT bestätigt, daß die Transplantation von *Hühner*-Milzgewebe ins Allantoischorion von *Hühner*embryonen eine deutliche Größenzunahme der Wirtsmilz auslöst. Diese Reaktion ist klassen- und auch organspezifisch, letzteres allerdings nur bis zu einem gewissen Grade; denn auch Thymus- und Lebergewebe haben einen schwachen Effekt auf die Wirtsmilz. Ganz allgemein spielt nach HELLER (1960a) das Reticulo-Endothel, nach CONGDON und GOODMAN (1961) das lymphatische Gewebe, bei allen „host defence mechanisms" eine wichtige Rolle. Die mit dem 14. Bebrütungstage des Spenders einsetzende, bis zum Erwachsenenstadium stetig zunehmende Wirkung der Milztransplantation geht dem Erscheinen von drei milzspezifischen Antigenen parallel. Die homologen Organgewebe erfahren währenddessen einen signifikanten Anstieg ihres Eiweißgehalts, „probably transferred

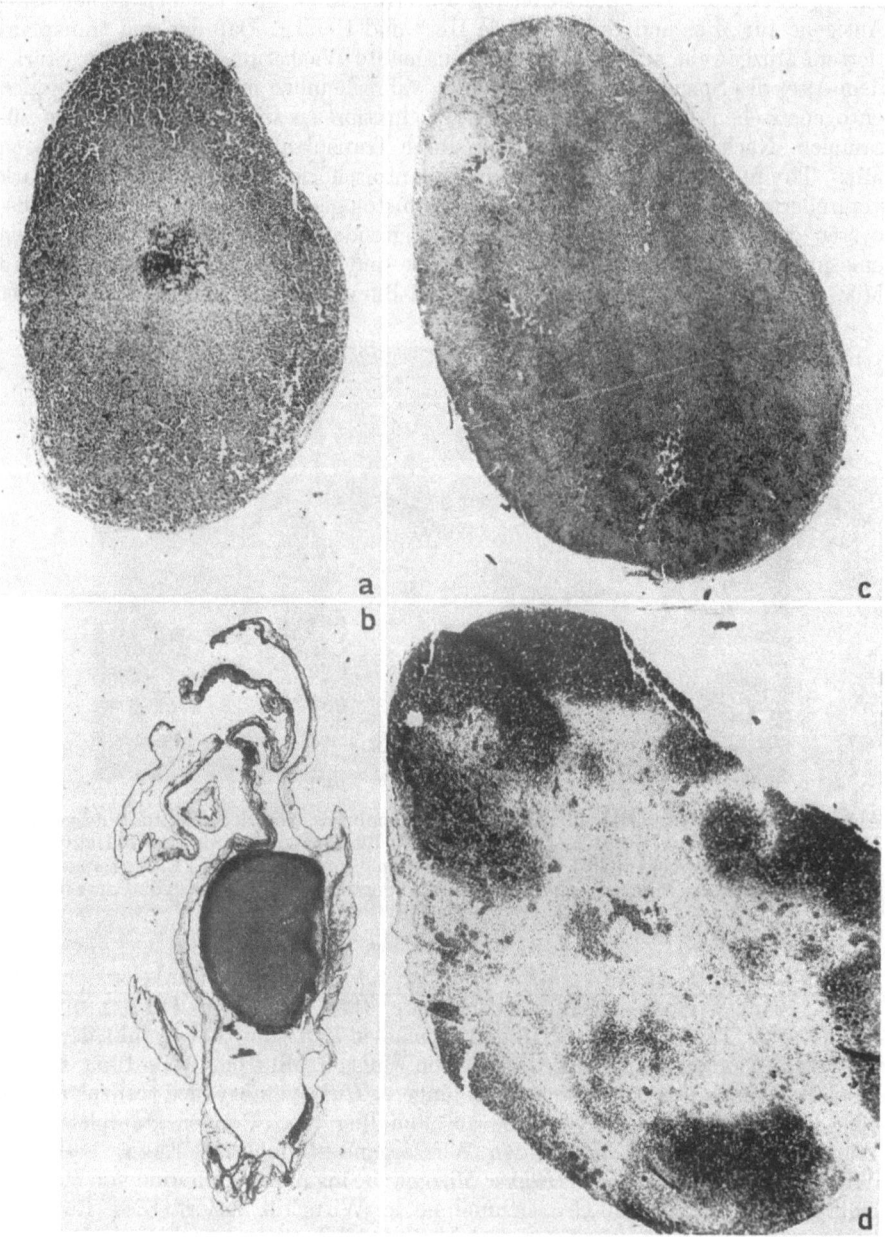

Abb. 20a—h. Transplantation adulter *Hühner*milzen auf die Chorion-Allantois-Membran von *Hühner*embryonen. Originale (e—h auf $^6/_7$ verkl.) von Prof. Dr. L. E. DE LANNEY und Dr. J. D. EBERT, Crawfordsville, Indiana und Washington [Contr. Embryol. Carneg. Instn **37** (1962), 24—31]. a 12 Tage alte embryonale Milz mit nekrotischem Zentrum, 5 Tage nach Implantation einer adulten Milz.Himes-Moriber-Dreifachfärbung, 40×. — b Adulte Milz an der Oberfläche der Chorion-Allantois-Membran, die in unmittelbarer Nähe des Implantats eine schwache Reaktion zeigt. Hämatoxylin-Eosin, 10×. — c 13 Tage alte embryonale Milz mit entfärbter randnaher nekrotischer Region, 6 Tage nach Implantation einer adulten Milz. — d 13 Tage alte embryonale Milz, 6 Tage nach Implantation einer adulten Milz. Bei Färbung mit Toluidinblau (pH 4) zeigen einige noch hämocytoblastenhaltige Bezirke eine charakteristische, an die

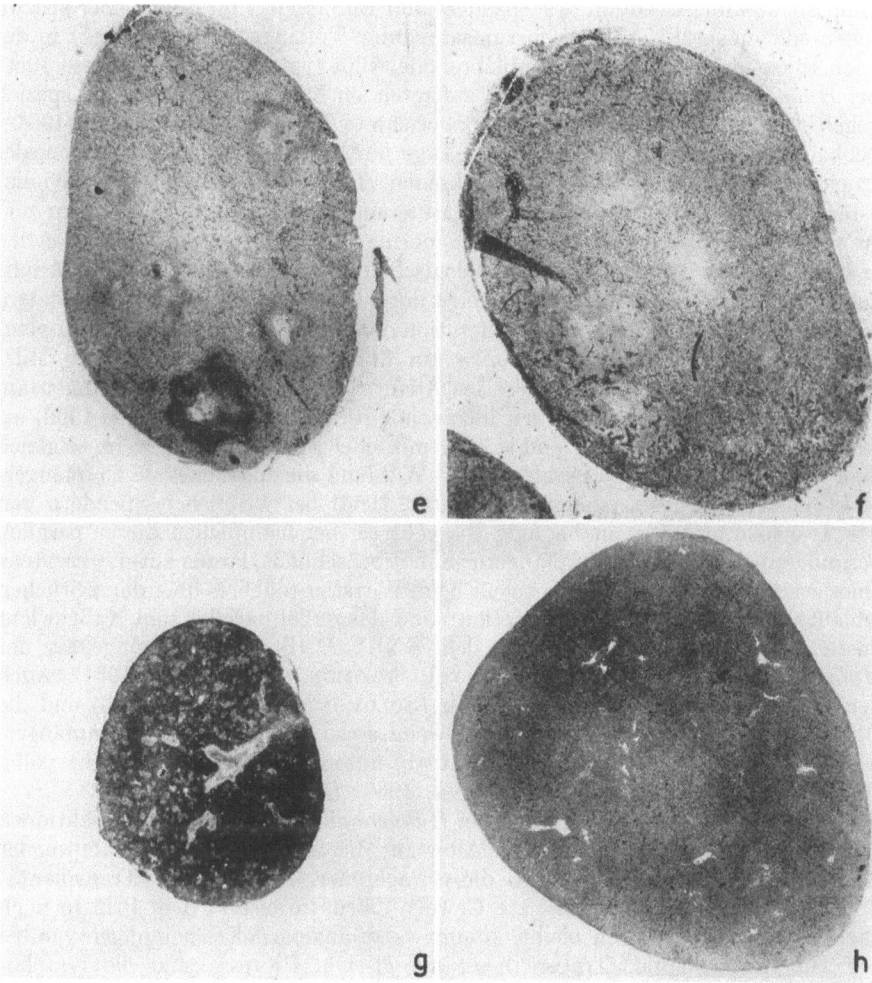

Anwesenheit von Ribonucleinsäuren gebundene Basophilie, während die nekrotischen Bezirke ungefärbt sind. — e 15 Tage alte embryonale Milz mit zahlreichen nekrotischen Herden, 8 Tage nach Implantation einer adulten Milz. Himes-Moriber-Dreifachfärbung, 25×. — f Ein anderer Schnitt derselben Milz wie in e. Toluidinblau (pH 4), 25×. — g Normale, 17 Tage alte embryonale Milz; Querschnitt zur Demonstration der Arterien. Weiße und rote Pulpa deutlich zu unterscheiden. Hämatoxylin-Eosin, 20×. — h 17 Tage alte embryonale Milz, 8 Tage nach Implantation einer adulten Milz. Im Vergleich zur normalen Kontrollmilz (g) deutlich vergrößert; Arterien wenig hervortretend, einige Sinus, keine deutliche Trennung von weißer und roter Pulpa, keine nekrotischen Bezirke. Hämatoxylin-Eosin, 20×

from the graft to the corresponding host organ in the form of protein molecules", wie sich mit radioaktiv markierten Proteinen zeigen ließ. Der wachstumsstimulierende Effekt älterer Gewebe steht nach EBERT nicht in Widerspruch damit, daß bei bestimmten Organsystemen gelegentlich auch Entwicklungshemmungen durch übertragene Teile oder Aufschwemmungen älterer Organe beobachtet wurden. Auch nach TITOVA (1961) beeinflussen Milzstückchen von 4—10 Tage lang bebrüteten *Hühner*embryonen und *Kücken*, die auf die Chorionmembran anderer *Hühner*embryonen verpflanzt werden, deren Organe in Abhängigkeit vom Entwicklungsstadium des Spenders und Empfängers im Sinne einer spezifischen oder unspezifischen Wachstumsanregung. TERASAKI (1959) erblickt in der nach Injektion von homologem Milzbrei oder Blut (vgl. PAYNE und JAFFE, 1960) bei *Hühner*embryonen oder *Kücken* auftretenden Milzvergrößerung eine speziell gegen die Lymphocyten des Spenders gerichtete Immunreaktion. ARVY (1964c) beobachtete in der Milz und Leber 2 Tage alter *Kücken* nach intraperitonealer Injektion eines Milzbreies von erwachsenen *Hühnern* knötchenförmige, cholinesterasenegative Wucherungen. Nach MUN und BURNS (1964) sowie SETO und ALBRIGHT (1965) beruht jedoch die enorme Vergrößerung der embryonalen *Hühner*milz nach Applikation immunologisch kompetenter, allogenetischer Adultzellen nicht auf einem Überhandnehmen der adulten Zellen in der Milz, sondern auf einer durch sie induzierten Proliferation der embryonalen Milzzellen. Implantiert man *White Leghorn*-Embryonen am 8. Bebrütungstage macerierte Milzstückchen homologer adulter Tiere ins Allantoischorion oder injiziert ihnen am 15. Tage entsprechende Milzzellen intravenös (SOLOMON, 1960, 1961a, 1962), so reagiert das Wirtstier früher und stärker mit einer Splenomegalie, wenn es gleich dem Spender weiblichen Geschlechts ist. Während die splenomegale Empfängerreaktion (vgl. LEMMEL, BÖHM und NOUZA, 1966) bei weiblichen Spendern von der Transplantatgröße unabhängig ist, geht sie bei männlichen dieser parallel, besonders bei weiblichen Empfängern. SOLOMON schließt daraus auf die Existenz eines geschlechtsgebundenen Antigens beim Wirtstier (näheres über den zeitlichen Ablauf der ,,graft versus host reaction'' und das dabei parallel zum Naßgewicht ansteigende Trockengewicht bzw. den RNS-, DNS- und Proteingehalt der *Hühnchen*milz bei SOLOMON, 1961b; vgl. SOLOMON und TUCKER, 1961). Auch der Vascularisierungsgrad der Wirtsmilz (SOLOMON und TUCKER, 1963) und die Blutgruppe (JAFFE und DERMID, 1962) beeinflussen die splenomegale Empfängerreaktion. Thalidomid schwächt sie zwar ab, unterdrückt sie jedoch nicht völlig (FIELD, GIBBS, TUCKER und HELLMANN, 1966: *Hühnchen, Ratte*).

Nach GAILLARD (1955) nehmen bei *Hühner*embryonen die Abwehrreaktionen gegen Homotransplantate mit dem Alter zu; die Antigenaktivität embryonaler Gewebe ist erheblich geringer als die erwachsener. Bei ,,echten'' Transplantationen, bei denen das überpflanzte Gewebe ,,strukturell und dem Prinzip nach auch funktionell'' erhalten bleibt, kommt es zu analogen Erscheinungen wie bei der Tuberkulinallergie. Träger dieser allergischen Prozesse sind die lymphocytären Elemente (vgl. DOGO und GIRARDI, 1959; TERASAKI, 1959).

Mit hitzeinaktiviertem Paratyphus B oder Brucella suis inkubiertes Milzgewebe erwachsener *Hühner* erzeugt 5—9 Tage nach intraperitonealer Übertragung auf junge *Kücken* Antikörpertiter von 8—128 (TRNKA, 1958). *Hühner*embryonen, denen Milzgewebe von immunisierten erwachsenen *Hühnern* transplantiert wurde, entwickeln eine hohe Widerstandsfähigkeit gegen Salmonella typhi murium (RANSOM, BLIZNAKOV, PASTERNAK und HELLER, 1962).

Der Erfolg jeder Transplantation hängt davon ab, inwieweit es gelingt, Implantate mit möglichst schwacher Antigenaktivität zu verwenden und die immunbiologischen Abwehrreaktionen des Empfängers auf ein Mindestmaß zu beschränken. CSABA und ISKUM (1958b) konnten auf *Albinomäuse* und *-ratten* übertragenes Milzgewebe von *Tritonen* und *Hühnern* längere Zeit am Leben erhalten und zur Organbildung bringen, ein Beweis für ,,die Wichtigkeit der Assimilations-Adaptationsfaktoren'' für das weitere Schicksal von Heterotransplantaten.

2. Säugetiere

Milztransplantationsversuche an Säugern (vgl. LARGIADÈR, 1966, Lit., 1967) wurden besonders bei *Nagetieren, Hunden* und *Rhesusaffen* angestellt. Dazu treten die an verschiedenen Säugern gemachten Beobachtungen über traumatisch entstandene, als Autotransplantate aufzufassende Nebenmilzen. Nach KNAUER (1919)

und PUTSCHAR (1934a); s. dort auch LÜDKE, SOPER) gelingt die freie Überpflanzung
von Milzteilen nur am selben Tier, Hetero- und Homotransplantate gehen bald
zugrunde. Dem steht entgegen, daß CSABA und ISKUM (1958b) bei *Mäusen* und
Ratten zwar Milztransplantate von anderen Säugerarten regelmäßig absterben,
solche von Sauropsiden und Urodelen jedoch überleben und sich sogar weiterentwickeln sahen (Abb. 21). Heterotransplantationen zwischen Angehörigen
weiter entfernter Tierklassen sind demnach unter Umständen erfolgversprechen-
der als innerhalb ein und derselben Tierklasse vorgenommene. Schwächt man

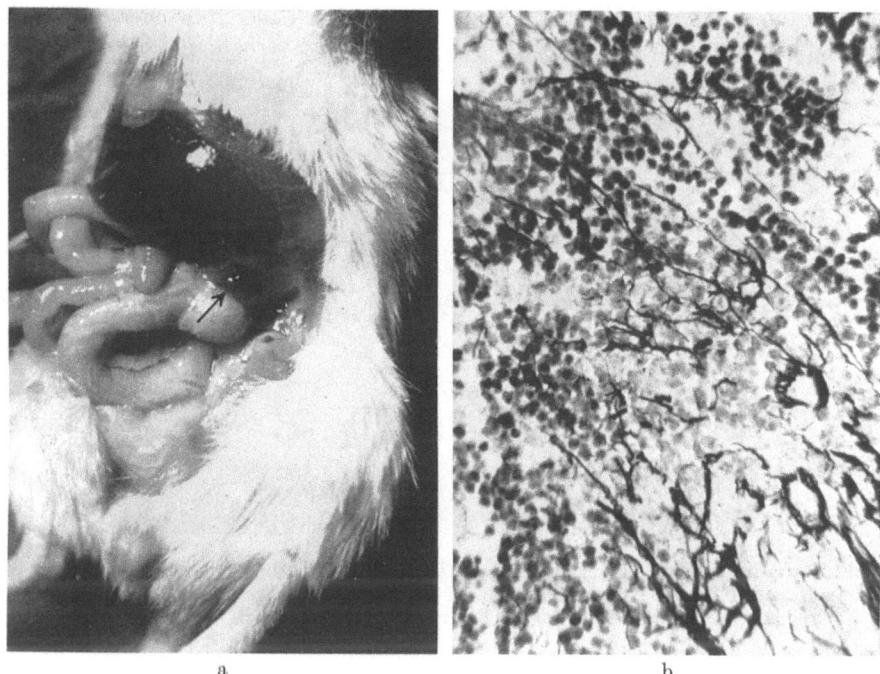

a   b

Abb. 21a u. b. Transplantation von Amphibien(*Triturus cristatus*)–Milzgewebe auf die
Maus. Original von Dozent Dr. G. CSABA, Budapest [CSABA und ISKUM, Acta biol. 8 (1958),
Fig. 4, 5]. a Implantiertes *Molch*-Milzgewebe unterhalb der Leber der *Maus*. Die Farbe des
einen Monat alten Implantats beweist seine Lebensfähigkeit, die umgebenden Gewebe zeigen
keine Reaktion. — b Argyrophiles Netzwerk der nach einem Monat aus dem implantierten
Molch-Milzgewebe hervorgegangenen neuen Milz (Gömöri-Imprägnation, 200×)

durch geeignete Maßnahmen die Antigenaktivität der Implantate (über die Anti-
gensysteme bei der *Maus* vgl. HOECKER und PIZARRO, 1961, Tab.) bzw. die
Abwehrreaktion der Wirtstiere ab (GAILLARD, 1955), dann können auch Milz-
heterotransplantate zwischen Säugern zu positiven Resultaten führen. So übertrug CSABA (1957) mit dem Anti-Antiorganserum-Verfahren *Hunde*milzen auf
Albinomäuse. Bei den mit Immunseren vorbehandelten *Mäusen* gelang die Transplantation in 70% der Fälle (Abb. 22), bei den Kontrolltieren gingen die überpflanzten *Hunde*milzstückchen sämtlich zugrunde. Auch eine vorherige Adaptation der Implantate in der Gewebekultur (CHLOPIN, 1925a; CSABA und HEGYI,
1958; vgl. CARREL und EBELING, 1922, 1923) begünstigt den Erfolg der Heterotransplantation. Bei *Albinoratten* und *-mäusen* führt die reziproke Heterotransplantation der Milz in jedem zweiten Fall zum Erfolg, wenn das zu überpflanzende
Organstückchen zuvor in vitro auf Organserum gehalten wurde. CSABA und

ISKUM (1958a) sehen in diesen Experimenten eine Bestätigung ihrer Dreiphasen-theorie der Heterotransplantation. Isologe subcutane Milzimplantate erlangen, besonders wenn sie von neugeborenen Tieren stammen, bei splenektomierten *Mäusen* einen 2—5mal größeren Umfang als bei scheinoperierten Kontrollen. Isologe Thymusimplantate dagegen wachsen gleich gut bei entmilzten und schein-operierten Tieren (METCALF, 1963).

In die vordere Augenkammer erwachsener *Mäuse* verpflanzte Milzfragmente 14—17 Tage alter *Mäuse*embryonen differenzieren sich rasch zu lymphoidem Gewebe; eine vorherige Bestrahlung der Wirtstiere mit 850 r verhindert diese Entwicklung (AUERBACH, 1962). 30 min in vitro in Sauerstoff- oder Stickstoff-atmosphäre gehaltenes Milzgewebe von C57-*Mäusen* verhält sich bei der Trans-

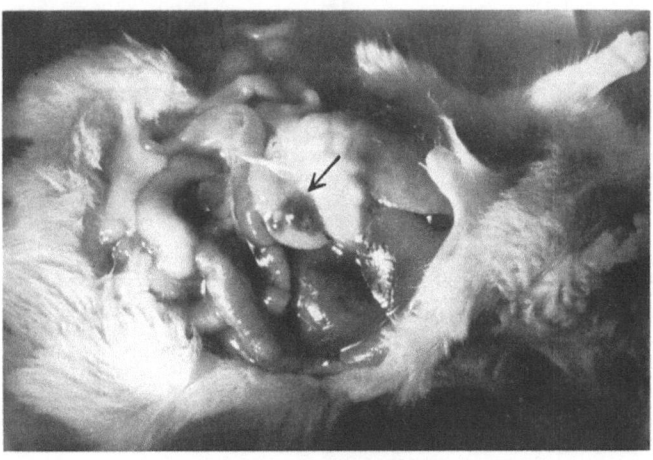

Abb. 22. In die Bauchhöhle der mit Anti-Antiorgan-Serum vorbehandelten *Maus* transplan-tiertes *Hunde*-Milzgewebe, nach 2 Monaten auf das 8fache der Ausgangsgröße herangewachsen. Original von Dozent Dr. G. CSABA, Budapest [Acta biol. Acad. Sci. hung. 8 (1957), Fig. 3]

plantation auf homologe Wirtstiere wie unbehandeltes Impfgewebe. Unter nor-malen atmosphärischen Bedingungen in vitro mit 20000 r bestrahltes Milzgewebe erholt sich unter anfänglicher zentraler Nekrose nach der Transplantation lang-sam von dem Strahleninsult , während in sauerstoffgesättigter Ringerlösung bestrahltes Impfgewebe nach 20 Tagen einer Sklerosierung verfällt. Besonders rasch erholt sich dagegen in stickstoffgesättigter Lösung bestrahltes Milzgewebe (Booz, 1957). 15—29 Monate lang in vitro kultivierte Milzzellen von C$_3$H-*Mäusen* verursachen bei subcutaner Überimpfung auf normale C$_3$H- oder hybride *Mäuse* (10^6—10^7 Zellen pro Tier) nach einer Latenzzeit von 4—36 Wochen in 55 von 72 Fällen Tumoren (CASTOR, 1964).

Die Rückwirkungen der Organtransplantation auf den Wirtsorga-nismus, besonders die konsekutive Amyloidose, studierte CRUZ (1931), indem er in die Bauchhöhle von *Mäusen* Milz-, Leber-, Nieren-, Herz- oder Lungen-stückchen von anderen Säugern einführte und die überlebenden Versuchstiere nach 30 Tagen tötete. Die Heterotransplantation von *Pferde-*, *Schweine-* und *Rinder*milz führte binnen kurzem zum Tode der Empfänger. Dagegen waren 5 *Mäuse*, denen man *Ratten*material implantiert hatte, nach einem Monat noch am Leben. Zum selben Zeitpunkt lebten von 52 *Mäusen*, die arteigenes Gewebe erhalten hatten, noch 43, und von 45 *Mäusen*, deren Implantate von *Kaninchen* stammten, noch 31. Die Implantation von Milz-, Nieren- und Herzgewebe verursachte beim Empfänger eine schwächere Amyloidose als die von Lebergewebe; auffallend gering war der Amyloidbefall bei der Überpflanzung von Lungengewebe. Die Amyloidose betraf hauptsächlich die Milz, daneben auch Leber und Niere. Mäuse, denen man Kaninchenorgane implantiert hatte, waren nur in 6,4% der Fälle amyloidotisch, mit arteigenem Material behandelte dagegen in 32,5%. Arteigenes Eiweiß verursacht demnach eine stärkere Amyloidablagerung als artfremdes. Cruz nimmt an, daß bei der Entstehung von Amyloid nach Implantation arteigener Organstückchen „die Resorption arteigenen Eiweißes die Ursache für die Amyloidentstehung abgibt, daß aber auch körperfremdes Eiweiß die Bausteine für das Amyloid liefern kann".

Eine Reihe weiterer Autoren befaßte sich mit dem Einfluß der Transplantation auf gewisse, dem Reticulo-Endothel zugeschriebene humorale Funktionen der (Mäuse-)Milz. Verpflanzt man das Organ in die Muskulatur desselben Tieres, so verlieren Chemotherapeutica weitgehend ihre Wirksamkeit (Meerson, 1931/32). Nach Tinozzi (1931, 1932) verzögert die intraperitoneale Homo- oder Heterotransplantation von Mäuse- und Rattenmilzen bei splenektomierten Mäusen und Ratten deutlich das Wachstum von Impftumoren (vgl. Brüda, 1928, 1929a, b, 1931). Eine simultane Tuscheblockade des reticulo-endothelialen Systems (Erdmann, 1931) hebt diese antiblastische Wirkung der Milzüberpflanzung auf. Die Transplantate selbst werden in jedem Falle spätestens nach 5 Wochen völlig resorbiert. Foley (1952a, b) implantierte Mäusen des Jax-C₃H-Stammes Milzgewebe von Inzucht-Mäusestämmen in die Subcutis und impfte sie 4—7 Tage danach mit Gardner-Lymphosarkom. Bei einem Teil der vorbehandelten Tiere ging der Tumor nicht an oder bildete sich bald wieder zurück, und es bestand eine Immunität gegen spätere Impfungen. Dies war nicht der Fall, wenn die Impfung zugleich mit der Milztransplantation oder innerhalb der nächsten 2—4 Tage erfolgte. Milzgewebe von verschiedenen Mäusestämmen besaß eine unterschiedliche immunisierende Wirkung. Während sich Embryonalhaut-, Mamma-, Herz- und Skeletmuskelgewebe als wirkungslos erwiesen, hatte die Transplantation von Lymphknoten- und Thymusgewebe einen ähnlichen antiblastischen Effekt wie die von Milzgewebe (vgl. Radzikhovskaja, 1958: Kaninchen). Walter und Müller (1952) sahen bei der Albinomaus die Transplantation von Milzgewebe die Innenkörperbildung der Erythrocyten begünstigen. Den gleichen Erfolg erzielten sie mit Milzextrakten. Weibchen des C57BL/6-Mäusestammes stoßen Hauttransplantate von männlichen Tieren desselben Stammes regelmäßig binnen kurzem wieder ab. Injiziert man ihnen jedoch im Neugeborenenstadium eine Milzsuspension von erwachsenen männlichen Tieren und führt, wenn sie voll ausgewachsen sind, die gleiche Hautüberpflanzung durch, so sind die Homotransplantate noch nach 60 Tagen völlig intakt (Billingham und Silvers, 1958, 1962). Ähnlich protektiv wie Milzsuspensionen wirken aus Milz, Thymus, Leber und Testes gewonnene Histone (Gillissen und Seifert, 1968). Bei intraperitonealer Injektion von 50000—1000000 Milzzellen von A/Heston-Mäusen in C57BL/6-Mäuse und 4 Tage später vorgenommener Überpflanzung 1 cm² großer Hautstückchen desselben Spenders auf die vorbehandelten Wirte verhält sich deren Sekundärreaktion auf die Hauttransplantate intensitätsmäßig linear zum Logarithmus der Dosis der applizierten Milzzellen (Mann, Corson und Dammin, 1959). Die bei adulten A-Mäusen durch Bestrahlung mit 350—500 r und Injektion von Milzzellen gleichgeschlechtlicher CBA- oder (CBA × A) F₁-Mäuse induzierte Reaktionslosigkeit gegen Hautstücke desselben Spendertyps beruht offenbar auf einer spezifisch zentralen Hemmung. Vorherige Splenektomie verhindert nicht nur das Auftreten einer Immuntoleranz, sondern bewirkt vielmehr eine Sensibilisierung gegen die injizierten Spenderzellen und die späteren Hautimplantate (MICHI und WOODRUFF, 1962; über Splenektomie und Immunsuppression s. KROHN, 1953; KOUNTZ und COHN, 1962; VEITH, LUCK und MURRAY, 1965; WHEELER, WHITE und CAINE, 1965; DOLEJŠKOVÁ und NOUZA, 1967; u.a.).

Überträgt man Milzzellen gegen Schafs- oder Menschenerythrocyten hyperimmunisierter A- und C57Bl-*Mäuse* auf iso-, homologe oder F_1-hybride Wirtstiere, so beweist deren ansteigender Hämagglutinintiter bzw. eine Sekundärreaktion nach Zugabe einer kritischen Erythrocytenmenge das Überleben der offenbar besonders empfindlichen antikörperbildenden Milzzellen. In genetisch „verträglichen" (C57Bl×A) F_1-immunen Wirten erhalten sich intraperitoneale Transplantate nur 2 Wochen, solche von isoimmunen (C57 Bl gegen A) Spendern gehen noch früher, Milzhomotransplantate bei A und C57-*Mäusen* schon nach 3 Tagen zugrunde. Transplantate von A-Spendern überleben bis zu 5 Wochen, während solche von isoimmunen A-Spendern die F_1-Wirte nach 3—4 Wochen abtöten. Ist die genetische Resistenz der transplantierten Zellen gegenüber fortgesetzter antigenischer Stimulation hoch (A), so tötet das Implantat den Wirt, ist sie niedrig (C57 Bl), dann geht es zugrunde (BOYSE, 1959). Bei subletal (400 r) oder letal (770 r) bestrahlten Mischlings*mäusen* führt eine einmalige intraperitoneale Injektion einer Milz-Lymphknoten-Zellsuspension in einem hohen Prozentsatz unter Gewichtsverlust zum Tode. Milz, Lymphknoten und Leber zeigen bei dieser von FISCUS, MORRIS, SESSION und TRENTIN (1962) als „graft versus host reaction" (vgl. PORTER, 1960; PORTER, CHAPUIS und FREEMAN, 1962: *Kaninchen*) gedeuteten „homologous disease" ähnliche Gewebsveränderungen, wie sie homologe Transplantate auslösen. Unbestrahlte F_1-Mischlinge reagieren auf die gleiche Injektion nur bis zum Alter von 21 Tagen wie die vorbestrahlten (Todesquote bis 75%), 30 Tage alte sind schon weniger empfindlich und über 60 Tage alte ganz unempfindlich. Intraperitoneale Injektionen einer Milz-Lymphknoten-Zellsuspension eines Geschwistertieres sind wirkungslos. Die Auswirkungen der durch intravenöse Injektion homologer adulter Milzzellen bei neugeborenen *Mäusen* und *Ratten* ausgelösten „runt disease" („homologous disease") auf Thymus, Milz und Lymphknoten untersuchten WEISS und AISENBERG (1965)[1]: In den periarteriellen Lymphscheiden der Milz treten vielfach an die Stelle der Lymphocyten große und kleine Plasmazellen, die auch in großen Mengen die Marginalzone und die rote Pulpa bevölkern. Ein erheblicher Teil der kleinen Plasmazellen ist geschädigt und verfällt gleich den in größerem Umfang als in den Lymphknoten zugrundegehenden Lymphocyten der Phagocytose durch die besonders in der roten Pulpa reichlich vorhandenen Makrophagen. Im Zusammenhang mit der vermehrten Erythrophagocytose findet sich in der Marginalzone und der roten Pulpa auch eine gesteigerte Erythropoese. Bei hybriden *Mäusen* stimuliert auch eine Übertragung elterlicher Milzzellen (BAIN, 1965) deutlich die Milz-Erythropoese (vgl. S. 355ff.). COMSA (1964) bringt die „graft versus host reactions" („runt disease" und „secondary disease") mit einer Wirkung des Thymus auf die sog. trophische Funktion der Lymphocyten in Verbindung.

Daß eine Injektion von Zellsuspensionen aus Milz und Knochenmark die tödliche Wirkung einer Ganzkörperbestrahlung aufhebt (vgl. u.a. FORD, ILBERY und LOUTIT, 1957; NOWELL, COLE, ROAN und HABERMEYER, 1957; BACQ und ALEXANDER, 1958; THOM und HÜBNER, 1959; HÜBNER, 1960; STRASSNER, 1961), führen die meisten Autoren auf einen in der Suspension enthaltenen

---

[1] Vg. die Untersuchungen von NAKIĆ und KAŠTELAN (1967) bzw. NAKIĆ, KAŠTELAN, MIKUŠKA und BUNAREVIĆ (1967) über das Verteilungsmuster der Spenderzellen in den lymphatischen Organen kurz nach der Geburt mit isologen Milzzellen gespritzter *Mäuse* sowie das Verhältnis proliferierender Spender- und Wirtszellen bei der „runt disease".

„Factor X" zurück, der die Regeneration der strahlengeschädigten Gewebe fördert. Demgegenüber sollen nach BARNES und LOUTIT (1954; zit. bei MITCHISON, 1956) die injizierten Zellen das bestrahlte Gewebe besiedeln und zeitweilig seine Funktion übernehmen. Zum Beweis dessen injizierte MITCHISON (1956) Milzzellen eines einem bestimmten Impfsarkom gegenüber resistenten Mäusestammes (A) einem nichtresistenten (CBA). Betrahlte CBA-Wirtstiere wurden durch die Injektion für 51 Tage, unbestrahlte nur für 4—7 Tage sarkomresistent. Überträgt man weiterhin Milzzellen von 14 Tage zuvor gegen Salmonella typhi immunisierten A-Mäusen auf unbehandelte, bestrahlte oder gegen A-Gewebe immunisierte CBA-Mäuse, so zeigen nur Gruppe 1 und 2 nach der Injektion Salmonella-Antikörperreaktionen, Gruppe 3 nicht. MITCHISON schließt daraus, daß injizierte Milzzellen tatsächlich in bestrahltes, in geringerem Maße auch in unbestrahltes Wirtsgewebe eingebaut werden und sich dort vermehren (für Knochenmarkzellen nachgewiesen durch NOWELL, COLE, ROAN und HABERMEYER, 1957); d.h. es geht nicht die Tumorresistenz bzw. Salmonella-Immunität als solche auf den Wirt über, sondern die transplantierten Zellen selbst sind Träger der Antikörper (vgl. BARNES und TUFFREY, 1966). Werden sie — wie in Gruppe 3 der zweiten Versuchsreihe — durch vorherige Sensibilisierung des Wirtes am Wachstum gehindert, so bleiben auch die Antikörperreaktionen aus. Die nachträgliche intraperitoneale Überpflanzung junger Mäusemilzen auf erwachsene Mäuse gewährt diesen wohl einen gewissen Schutz gegen Co^{60}-γ-, nicht aber gegen Neutronenbestrahlung (VOGEL, CLARK, JORDAN, BINK und BARHORST, 1957). Letal ganzkörperbestrahlte Mäuse bestimmter Zuchtstämme überleben länger, wenn sie fetale Milz-, Leber- oder Knochenmarksuspensionen erhalten (SIMMONS, JACOBSON, MARKS und GASTON, 1959). Die unterschiedliche Lebensdauer hängt von der Toleranz der Wirte gegenüber den transplantierten Zellen ab und ist bei embryonalem Material größer als bei adultem [ILBERY, 1960; vgl. die Untersuchungen von PORTER (1960), PORTER, CHAPUIS und FREEMAN (1962), NOUZA und LENGEROVA (1965), WEISS und AISENBERG (1965) über „secondary disease" und „runt disease" bei semiletal bestrahlten Kaninchen, Ratten und Mäusen]. Die erythropoetische Aktivität der regenerierenden Milz mit isologen Zellsuspensionen gespritzter subletal bestrahlter Mäuse, richtet sich nach dem Alter des Rezipienten und ist bei Kolonien aus Knochenmarkzellen größer als bei solchen aus Milzzellen (O'KUNEWICK, SPENCER, GLANCY, HERRICK und HENNESSY, 1967; vgl. SCHOFIELD und COLE, 1968; s. auch S. 96ff.).

Die meisten Milztransplantationen wurden an Ratten vorgenommen. Autotransplantate von Milzgewebe in das Rattenomentum gehen am besten in der Nähe von Milchflecken an. Diese geben unter Größenabnahme laufend Histiocyten an das Transplantat ab, das im übrigen bis auf seine Reticulo-Endothelien der Nekrose verfällt. Die Entwicklung der Transplantate zu „Splenoiden" wird durch Splenektomie erheblich beschleunigt (HAMAZAKI und AIBARA, 1928a). Bei der durch v. STUBENRAUCH (1912, 1919) inaugurierten freien Übertragung von Milzpulpabrei in die Bauchhöhle beobachteten HAMAZAKI und AIBARA (1928b, c, d; HAMAZAKI und HAYAKAWA, 1929a, b) vom Umfang des Transplantats unabhängige humorale Rückwirkungen auf das reticulo-endotheliale System: Durch Autotransplantation gewaschenen, blutfreien Pulpabreies in die Bauchhöhle entmilzter Ratten wird die sonst im Gefolge einer Splenektomie auftretende kompensatorische Wucherung der v. Kupfferschen Sternzellen der Leber (vgl. PASCHKIS, 1926a, b; PERLA und MARMORSTON, 1935) vollkommen unterdrückt. Das gleiche gilt von der Hämosiderin-Frühreaktion in Leber und Niere entmilzter Tiere, während die -Spätreaktion von der Transplantation unbeeinflußt bleibt.

In ähnlicher Weise läßt sich bei der *Ratte* auch der für gewöhnlich die Splenektomie begleitende Leukocytenanstieg (vgl. HEILMEYER, 1955a) durch Transplantation eines kleinen Milzstückchens in die Bauchdecken verhüten (PALMER, KEMP, CARTWRIGHT und WINTROBE, 1951; vgl. KRESTOW, 1960). Die Reimplantation der Milz verhindert ferner das Auftreten von Jolly-Körperchen bei der splenektomierten *Ratte* (vgl. S. 354) und macht zugleich die Leptocytose, nicht jedoch die Resistenzminderung der Erythrocyten, wieder rückgängig (RIEBER, SHIELDS, CONRAD und CROSBY, 1967).

Die Entstehung „milzähnlicher Bildungen" in der Bauchhöhle nach freier Autotransplantation ist nach v. STUBENRAUCH (1912, 1919; vgl. MOVITZ, 1967) auf fünffachem Wege denkbar: 1. durch Vergrößerung von Milzresten bei unvollständiger Splenektomie, 2. durch Vergrößerung echter Nebenmilzen, 3. durch Anheilen der Transplantate, 4. durch Vergrößerung von Lymph- und Hämolymphknoten, 5. durch Neubildung von „Splenoiden" aus dem Peritonealmesenchym. Die in Fragen der Milzregeneration und -transplantation bestehende Unklarheit rührt „zum großen Teil daher, daß man bei intraperitonealer Verpflanzung die eben erwähnten Möglichkeiten nicht mit genügender Sicherheit trennen kann" (PUTSCHAR, 1934a). In der Tat ist bei Einverleibung zahlreicher kleiner Milzpartikel kaum zu sagen, ob die vorgefundenen Knötchen angeheilte Transplantate oder durch Aktivierung schlummernder Potenzen des Peritoneums (v. STUBENRAUCH) entstandene „Splenoide" darstellen. PUTSCHAR (1931, 1934a) selbst wählte für seine Transplantationsexperimente *Ratten*, weil sie nur selten Nebenmilzen besitzen. 24 splenektomierte halbjährige Tiere erhielten je 3—4, etwa 3×5 mm große Milzstückchen intraperitoneal und subcutan implantiert. Die Transplantation war bei 10 von 12 *Ratten*, die 5 Monate nach der Operation getötet wurden, erfolgreich. Bei einigen länger überlebenden Tieren fanden sich sogar noch ein Jahr nach der Transplantation im Bauchraum wie auch in der Subcutis gut erhaltene angeheilte Milzstückchen. Die aufgefundenen Regenerate ließen sich nach Zahl und Bau einwandfrei von den transplantierten Milzstückchen ableiten und gegen etwaige Nebenmilzen und Hämolymphdrüsen abgrenzen. Spontan aus den Milchflecken des Omentums (HAMAZAKI und AIBARA, HAMAZAKI und HAYAKAWA) bzw. aus dem Peritonealmesenchym (v. STUBENRAUCH) entstandene „Splenoide" traten bei den Versuchen von PUTSCHAR ebensowenig auf wie eine Regeneration der total exstirpierten Milz. Die in die Bauchhöhle verpflanzten Milzstückchen waren am Omentum, Mesenterium oder auch am Nebenhodenfettkörper angewachsen und ähnelten gestaltlich oft Nebenmilzen; die versorgenden Gefäße waren auffällig weit. Bei von einem Tag bis 5 Monate gestaffelter histologischer Untersuchung zeigte das Transplantat zunächst eine zentrale Nekrose, die später bindegewebig vernarbte. Die anschließende Vascularisationsphase war nach 24 Tagen beendet; die von allen Seiten her dem Transplantat zustrebenden neuen Gefäße führten diesem Lymphocyten und Megakaryocyten zu (vgl. METCALF und WAKONIG-VAARTAJA, 1964: „Host-cell repopulation of spleen grafts"). Mit der Umwandlung der lymphatischen Gefäßscheiden zu Follikeln nahm das anfangs weitgehend entdifferenzierte Transplantat wieder milzartigen Charakter an. Die neuentstandene rote Pulpa setzte sich aus dünnwandigen Sinusoiden mit dazwischen gelagerten retikulären Elementen, Megakaryocyten und Siderocyten zusammen. Nach 4—5 Monaten fanden sich in der Hälfte der Fälle wieder typische Milzfollikel, und als Endergebnis resultierte im Verein mit der zentralen Vernarbung und der geänderten Gefäßversorgung ein „knotiger Umbau" der erhaltenen und regenerierten Milzteile. Die abschließende Feststellung PUTSCHARs (1934a), durch KREUTERs und seine eigenen Versuche dürfe die Deutung multipler milzartiger Bildungen längere Zeit nach traumatischer

Milzzertrümmerung als angeheilte Autotransplantate (BENEKE-OLTMANNS) für gesichert gelten, besteht auch heute noch zu Recht.

Zu ähnlichen Ergebnissen wie PUTSCHAR kam PERLA (1936a; vgl. PERLA und MARMORSTON, 1935): In Bauchwandtaschen der *Ratte* autotransplantierte Milzstückchen sterben ohne stärkere entzündliche Reaktion der Umgebung bis auf kleine Randpartien rasch ab. Die überlebenden Reticulumzellen beginnen am 3. Tag in das nekrotische Zentrum des Transplantats einzuwuchern, wo sie sich teilweise sinusähnlich anordnen. Am 4. Tag erscheinen in den Reticulummaschen lymphoide Elemente, und am 6. sind bereits zwei Drittel des Transplantats durch ein Gewebe ersetzt, das zwischen dem 12. und 21. Tag durch Auftreten eines Kapsel-Balkengerüstes zunehmend den charakteristischen Bau der Milz annimmt [vgl. STREICHERs (1961) Abbildungen subcutaner Milztransplantate der *Ratte* vom 6. und 8. Tag] (Abb. 23). Die Bildungspotenzen der Reticulum- (besser: Mesenchym-)Zellen sind somit auch in der erwachsenen Milz noch beträchtlich. In einer weiteren Arbeit befaßt sich PERLA (1936b) mit dem stimulierenden Einfluß von Hypophysenvorderlappen-Extrakten auf Wachstum und Regeneration transplantierten Milzgewebes und deren Hemmung durch Hypophysektomie. — Die subcutane Homotransplantation von Milzgewebe gelang LIFSHITZ (1937) bei 14 von insgesamt 16 splenektomierten *Ratten*. Nach 4 Monaten waren die Transplantate durch rostbraune Knötchen aus neugebildetem Milzgewebe ersetzt. Die sonst bei *Ratten* nach Splenektomie zu beobachtende neutrophile Leukocytose blieb aus, wenn den Tieren zuvor eine andere *Ratten*milz in die Bauchhaut implantiert wurde.

Bei *Ratten*, denen MEDZIHRADSKY (1953, 1956a, b, 1958) die dekapsulierte Milz unter Schonung ihrer Gefäßversorgung in die Subcutis der vorderen Leibeswand transplantierte, enthielten nach einiger Zeit die Achsel- und Leistenlymphknoten der linken Seite in ihren Sinus zahlreiche Erythrocyten (Abb. 24). Voraussetzung war, daß sich zwischen Milzoberfläche und Wirtsgewebe genügend Gefäßanastomosen gebildet hatten. Ebenso wie diese im Gefolge einer Milztransplantation entstandenen roten Lymphknoten stellen nach MEDZIHRADSKY auch die regulären Blutlymphknoten dorsal vom Pankreas keine Organe sui generis, sondern lediglich modifizierte weiße Lymphknoten dar (zum Problem der Hämolymphknoten bei Tier und *Mensch* vgl. WEIDENREICH, 1901a, 1905; HELLY, 1903c; SCHUMACHER, 1912; JORDAN, 1927, 1934; MACMILLAN, 1928; OELLER, 1928; HAUSMANN, 1932, 1933; HISAO, 1932; CARERE-COMES, 1938a, c; WELLER, 1938; SELYE und SCHENKER, 1939; SELYE und VIRGILIO, 1939; IMAI, 1940b; LA FAUCI, 1940; PICICHÈ, 1940; ERENCIN, 1950/51; YUKOV, 1958; GRAU und BOESNECK, 1959; u.a.).

KNAKE (1952, 1953a, b, c, 1955a, b) implantierte 62 homo- und heterozygoten männlichen *Ratten* kleine Milzstücke in das peritestikuläre Fettgewebe. Die histologische Kontrolle nach 8—380 Tagen ergab, daß Autotransplantate bei voll erhaltener Milzstruktur binnen Jahresfrist ihr Ausgangsvolumen um das Mehrfache überschreiten. Ebenso verhalten sich Homotransplantate von Wurfgeschwistern homozygoter Stämme, während solche von heterozygoten *Ratten* — und erst recht Milztransplantate von *Maus* auf *Ratte* (KNAKE, 1955a, b) — bald narbig schrumpfen. Das Ergebnis einer Homotransplantation hängt also weitgehend vom Verwandtschaftsgrad der Partner ab. Je weiter sich Spender und Empfänger genetisch voneinander entfernen, um so rascher verliert das Transplantat infolge Obliteration seiner eigenen und degenerativer Veränderung der Gefäße des Empfängers seinen Organcharakter und wandelt sich in zellarmes kollagenes Narbengewebe um (Abb. 25—27). Die Obliteration der Transplantatgefäße läßt sich verhüten, wenn man den Spendertieren 0,4—0,9 mg Histamin, über 4—31 Tage verteilt, subcutan verabfolgt und die Gewebsverpflanzung 2—15 Tage nach der letzten Injektion vornimmt. Derart vorbehandelte Homotransplantate zeigen anfänglich nicht nur eine bessere Durchblutung, sondern auch eine Größenzunahme; ihr argyrophiles Gerüst und die Gliederung in weiße

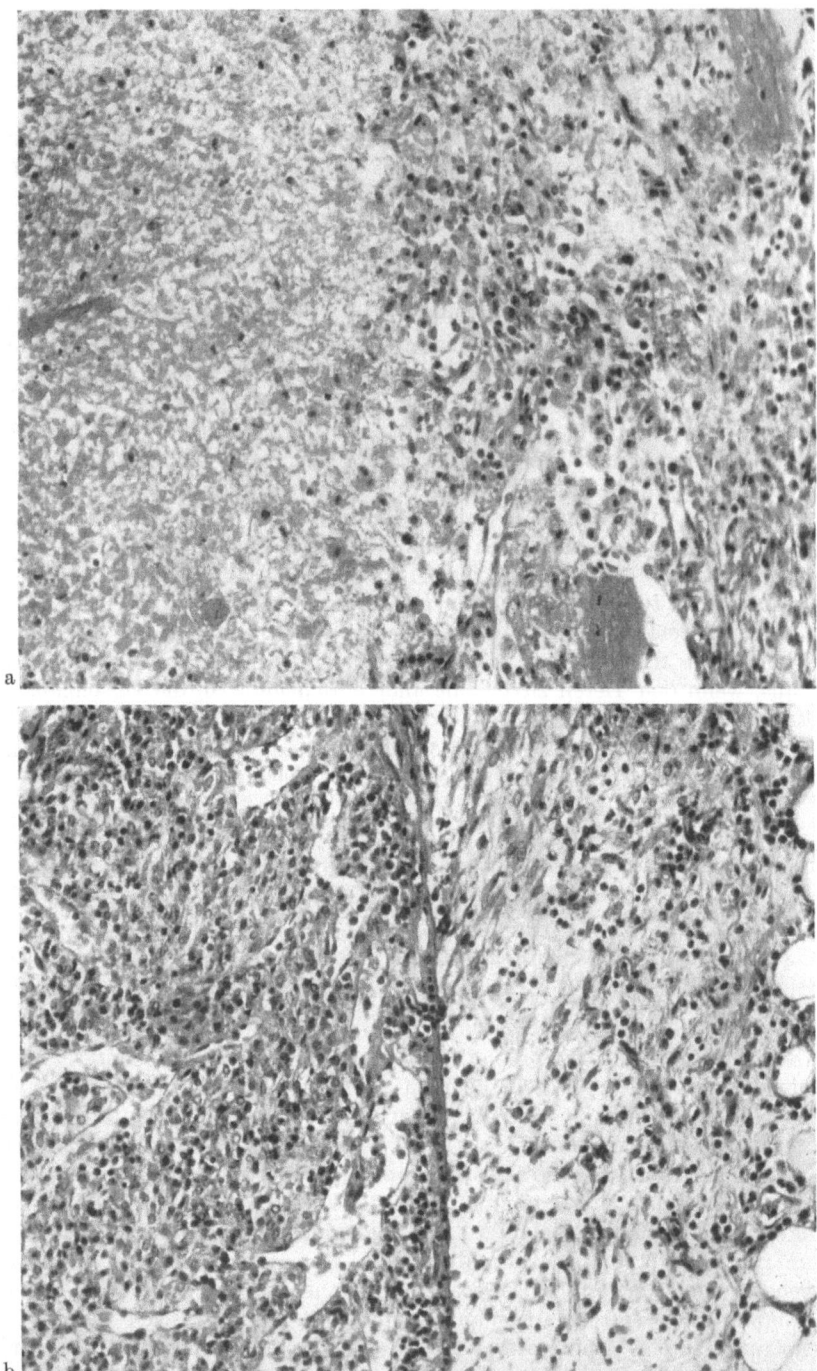

Abb. 23 a u. b. Subcutane Milztransplantate bei der *Ratte*. Nach STREICHER (1961). a 6. Tag: Links die nekrotische Milz, rechts oben und unten ein Teil der Kapsel gerade eben sichtbar. In die Kapsellücke wandern großkernige monocytäre Elemente und Fibroblasten ein. Der übrige subcapsuläre Raum ist nekrotisch. Epicapsulär ein zellreiches undifferenziertes Bindegewebe. — b 8. Tag: Ebenso wie bei a ist epicapsulär rechts eine starke Bindegewebsinfiltration zu erkennen. Subcapsulär (linke Bildhälfte) sieht man z.T. nekrotische Bezirke, in denen aber bereits frische retikuläre Elemente gewuchert sind. Große sinusähnliche Gefäße sind vorhanden und reichlich mit Blut gefüllt

und rote Pulpa bleiben zunächst gut erhalten. Aber auch sie werden schließlich zellärmer und kollagenreicher, d.h. die Entdifferenzierung wird durch die mit der Histaminvorbehandlung erzielte schnelle Revascularisierung nur verzögert, aber nicht gänzlich unterbunden. KNAKE vermutet, daß bei Autotransplantationen

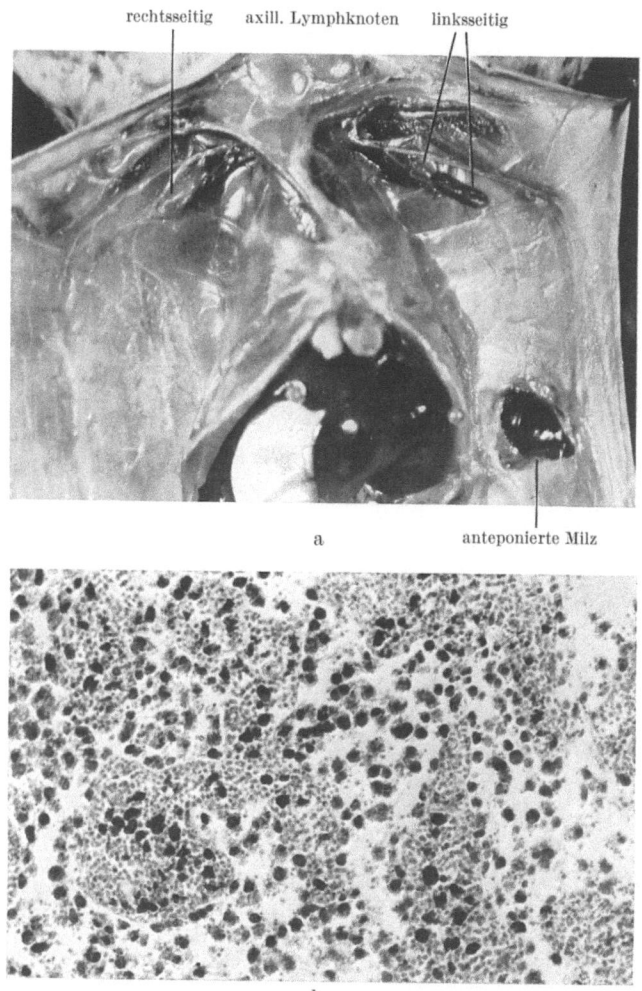

Abb. 24a u. b. „Positive" (d.h. rote, erythrocytenhaltige) linksseitige Axillarlymphknoten nach subcutaner Milzautotransplantation bei der *Ratte*. Original von Dr. J. MEDZIHRADSKY, Bratislava [Z. mikr.-anat. Forsch. **64** (1958), Abb. 10, 12]. a Makrophoto (Zeiss-Tessar 4, 5), b Mikrophoto (Hämatoxylin-Eosin; Obj. Zeiss-Apochromat 24 mm, Ok. Leitz-Periplan 10×)

(vgl. BAYME, 1960) und bei Homotransplantationen zwischen homozygoten Partnern durch den Kontakt zwischen Donator- und Rezipientengewebe gleichfalls Histamin gebildet wird. Sie diskutiert die Existenz an den Gefäßwänden angreifender „Gewebsverträglichkeitsgene" und entwickelt daraus eine Immunitätshypothese der Transplantation körperfremder normaler Gewebe (s. auch CSABA, 1957; CSABA und ISKUM, 1957, 1958a, b; fluorescenzmikroskopischer Nachweis des Antirattenmilz-Antikörpers s. POETSCHKE, 1960; vgl. MAYERSBACH, 1958). Neuere Erfahrungen mit Gewebe- und Organverpflanzungen (z. B.

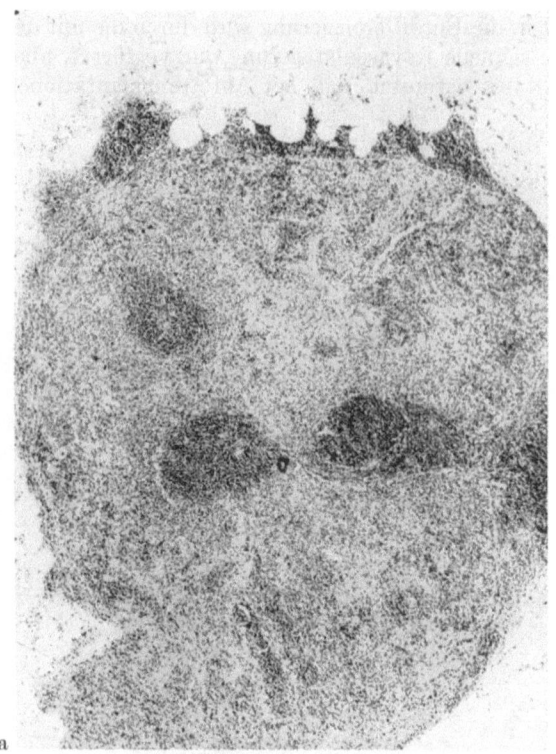

a

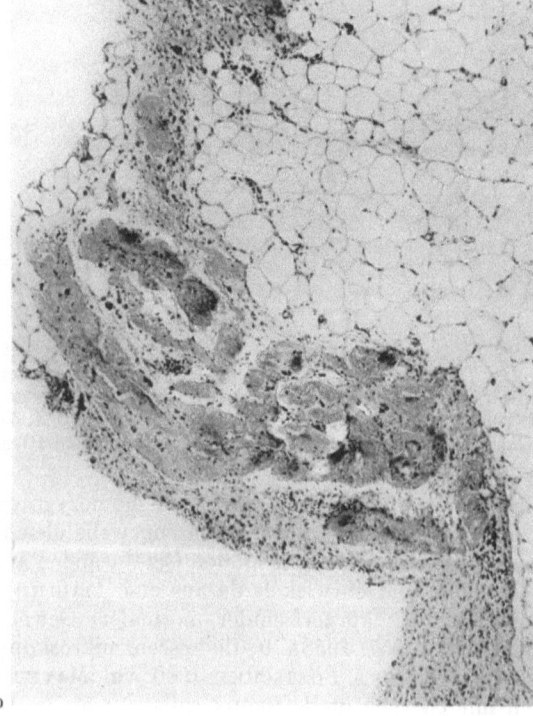

b

Abb. 25a u. b. Milztransplantate
bei der *Ratte* (Carnoy, Hämatoxylin-Eosin). Nach KNAKE
(1953c). a 342 Tage altes Autotransplantat: Aufbau aus roter
und weißer Pulpa erhalten, beide
zellreich. — b 113 Tage altes
Transplantat zwischen nichtver-
wandten Tieren: Milzstruktur
nicht erhalten; grobfaseriges, sehr
zellarmes kollagenes Gewebe

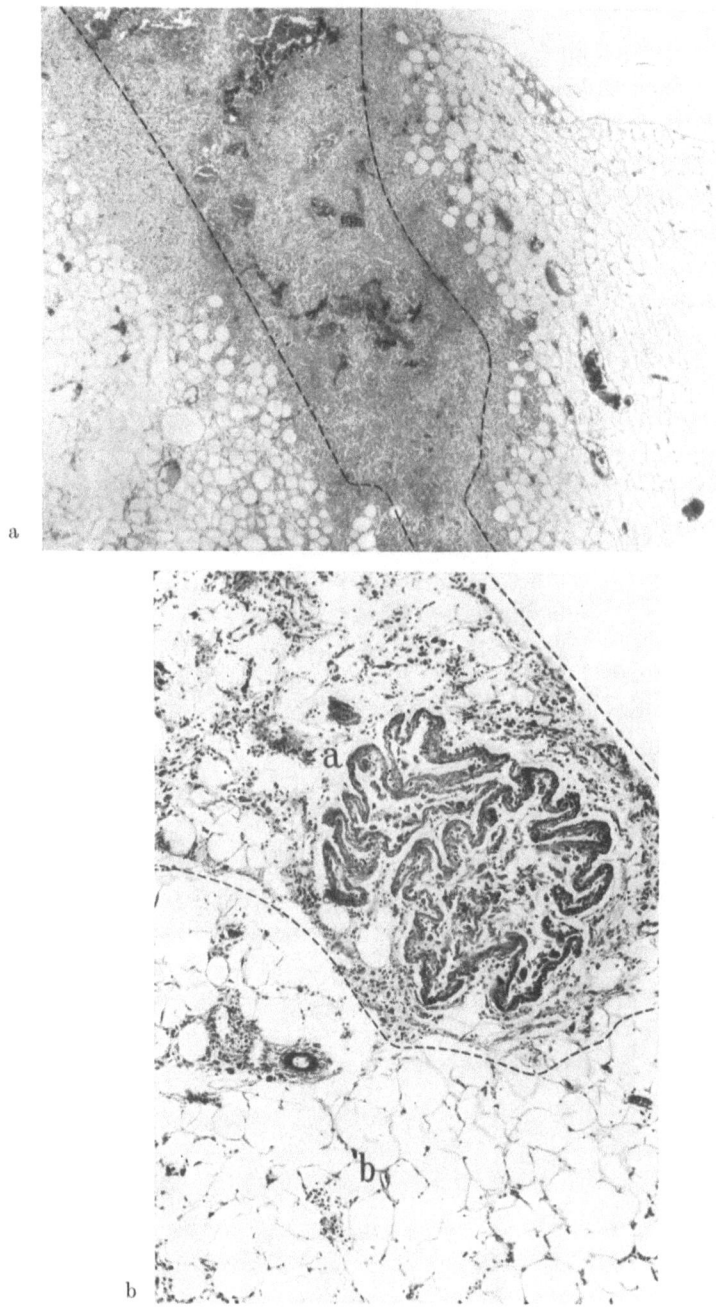

Abb. 26a u. b. Milztransplantate von *Maus* auf *Ratte*. Nach Knake (1955 b). a 3 Tage alte Transplantat (Formol, Hämatoxylin-Eosin; 40×): Tuscheinjektion (von der Bauchaorta aus) stellenweise erfolgreich, z.T. durch die ganze Breite des Transplantats. Starke Auswanderung freier Zellen, die am Rande des Transplantats im (besser mit Gefäßen versorgten) Bett liegengeblieben sind. Die punktierte Linie gibt die ungefähre Grenze zwischen Transplantat und Zellsaum an. — b 4 Monate altes Transplantat (Formol, Orcein-Kernechtrot; 90×): Die Verstärkung der kollagenen Bänder durch elastische Fasern zeichnet sich deutlich ab. Zwischen den kollagen-elastischen Partien nur stark reduzierte Häufchen aus freien Zellen. Daneben freie Zellen ohne kollagen-elastisches Stützgerüst. Auch im Transplantatbett (Fettgewebe) kleine Rundzellhäufchen, besonders in der Nähe der mit Tusche injizierten Gefäßchen. Die punktierte Linie grenzt das Transplantat (a) gegen das Transplantatbett (b) ab

BUCK, 1963: „first-" und „second-set grafts" von Milz, Hoden, Ovarien und Darm neugeborener *Albinoratten* unter die Nierenkapsel erwachsener) haben bestätigt, daß die Frage der Transplantabilität in erster Linie ein immunbiologi-

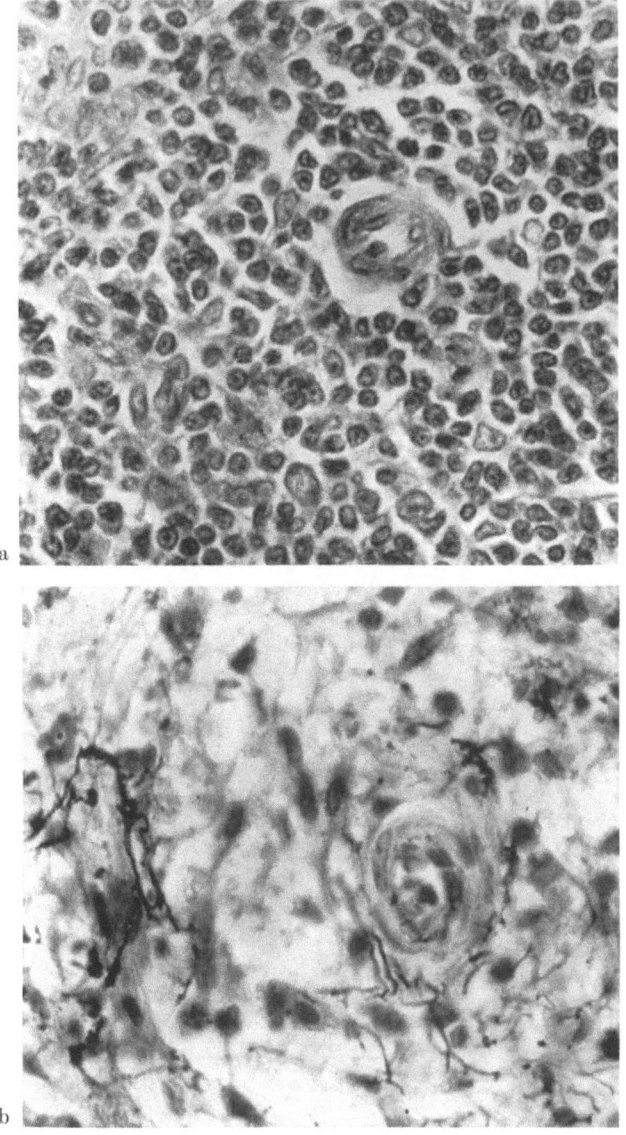

Abb. 27a u. b. Milztransplantate bei der *Ratte*. Nach KNAKE (1955b). a 120 Tage altes Autotransplantat: Malpighisches Körperchen mit intakter „Zentral"-Arterie (Carnoy, Hämat-oxylin-Eosin; Vergr. 810×). — b 3 Tage altes Transplantat von *Maus* auf *Ratte:* Kleine Arterie mit degenerierter Media, zerbrochener und zerbröckelter Elastica; Endothel z.T. geschwollen, z.T. abgeschilfert (Formol, Orcein-Kernechtrot; Vergr. 800×)

sches Problem ist (SEIFERT, 1960; vgl. MEDAWAR, 1958; DOGO und GIRARDI, 1959; NOVIKOV, 1965). Nach v. HERRATH (1958) ist die „bei der Milz im Gegen-satz zu anderen Organen stets erfolgreiche Homotransplantation" (vgl. dagegen

KNAKE, 1952ff.; u.a.) der „Ursprünglichkeit des Milzparenchyms zuzuschreiben, bei dem die Fibrillen enger mit den Zellen verbunden bleiben als anderswo."

Auf Infektionen, z.B. Bartonella muris, reagieren Milzautotransplantate der *Ratte* genauso wie die normale Milz (PERLA und MARMORSTON-GOTTESMAN, 1930a, b).

Beim *Meerschweinchen* gelang es CAPELLI (1926 a, b) nicht, auf dem in eine Keilexcision der Milz verlagerten Netz autoplastische Wucherungen von Pulpagewebe zu erzielen. SILBERBERG (1935) implantierte 24 *Meerschweinchen* 4×4 mm in der Fläche messende Stücke von *Meerschweinchen*milz in eine subcutane Bauchwandtasche. Während Autotransplantate binnen 16—21 Tagen mit vollständig erhaltener bzw. wiederhergestellter Milzstruktur gut angingen, war das Resultat bei Syngenesio- und Homotransplantaten durchweg unbefriedigend. SILBERBERG führt die mit der Trans- und Explantation hämatopoetischer Organe gemachten Erfahrungen auf einen Verlust ihres Gewebsdifferentials zurück, das weniger deutlich ausgeprägt sei als bei Epithel- und Bindegewebe.

Zweizeitige Milztransplantationen zwischen Bauchmuskulatur und -fascie gelangen EHRHARDT (1897) beim *Kaninchen*. Nach MANLEY und MARINE (1917; MARINE und MANLEY, 1916/17, 1920) bleiben frei in die Bauchfascie junger *Kaninchen* übertragene Milzautotransplantate 3 Jahre — wie PUTSCHAR (1934a) vermutet, also wohl dauernd — erhalten und reagieren auf interkurrente Pneumonien wie eine normale Milz. Die hochgradige Hyperämie der Milz bei Sepsis erfolgt unabhängig von der Innervation des Organs durch direkte toxische Beeinflussung der Gefäß- und Trabekelmuskulatur. Homotransplantate sind zwar manchmal nach 7—16 Tagen eingeheilt, gehen aber trotz geringen initialen Wachstums spätestens nach 30 Tagen wieder zugrunde (vgl. LILES, 1926; s. auch die *Kaninchen*-Parabioseversuche von WEINBERG, ESTRIN und VASQUEZ, 1959). Ähnlich wie MANLEY und MARINE studierte auch CALDER (1939) an laufend entnommenen Proben von Autotransplantaten das regenerative Wachstum der *Kaninchen*milz.

Um die Entwicklungspotenzen des embryonalen Milzgewebes zu prüfen, verpflanzte HOLYOKE (1940) nach der Methode von WATERMANN (1933) Teile der Milz, des dorsalen Mesogastriums, des Pankreas und der großen Magenkurvatur von *Kaninchen*embryonen des 12. Tages bis Neugeborenenstadiums in die Bursa omentalis erwachsener *Kaninchen*. Die Transplantate gingen nach 7—13 Tagen an; ihre Revascularisierung durch weite, angiomatöse Gefäße erfolgte vornehmlich vom Rezipienten her. Im übrigen reagierte das Wirtsgewebe unterschiedlich: mit einer Wucherung, die das Implantat wallartig einhegte, oder mit der Bildung einer manchmal mehrere Millimeter starken Bindegewebskapsel, die es bis auf die Gefäßverbindungen wie einen Fremdkörper gegen das Wirtsgewebe abschloß. Zu einer Zerstörung und Wiederausstoßung nach anfänglicher Revascularisierung kam es häufig bei Transplantaten von älteren Feten; die Demarkierung vollzogen in loco gebildete Eosinophile, Lympho-, Mono-, Histiocyten und Makrophagen des Rezipienten. Auch mucoide Degeneration und Verkalkung des Transplantats- und Wirtsgewebes wurden beobachtet. Vor dem 17. Tag der Embryonalentwicklung verpflanzte Milzstückchen bildeten die gleichen Mesenchym- und Blutbildungszellen wie das dorsale Mesogastrium als solches oder die in situ belassene frühembryonale Milz, jedoch ohne deren spätere organotypische Anordnung. Nach dem 17. Tag entnommene Transplantate dagegen entwickelten sich zu regelrechtem Milzgewebe, d.h. erst von diesem Zeitpunkt an ist offenbar beim *Kaninchen* die Milzanlage bis in alle Details organogenetisch determiniert. Während die fetale *Kaninchen*milz nach HOLYOKE normalerweise keine Granulopoese ausübt, entstanden in den Transplantaten u.a. reichlich Eosinophile.

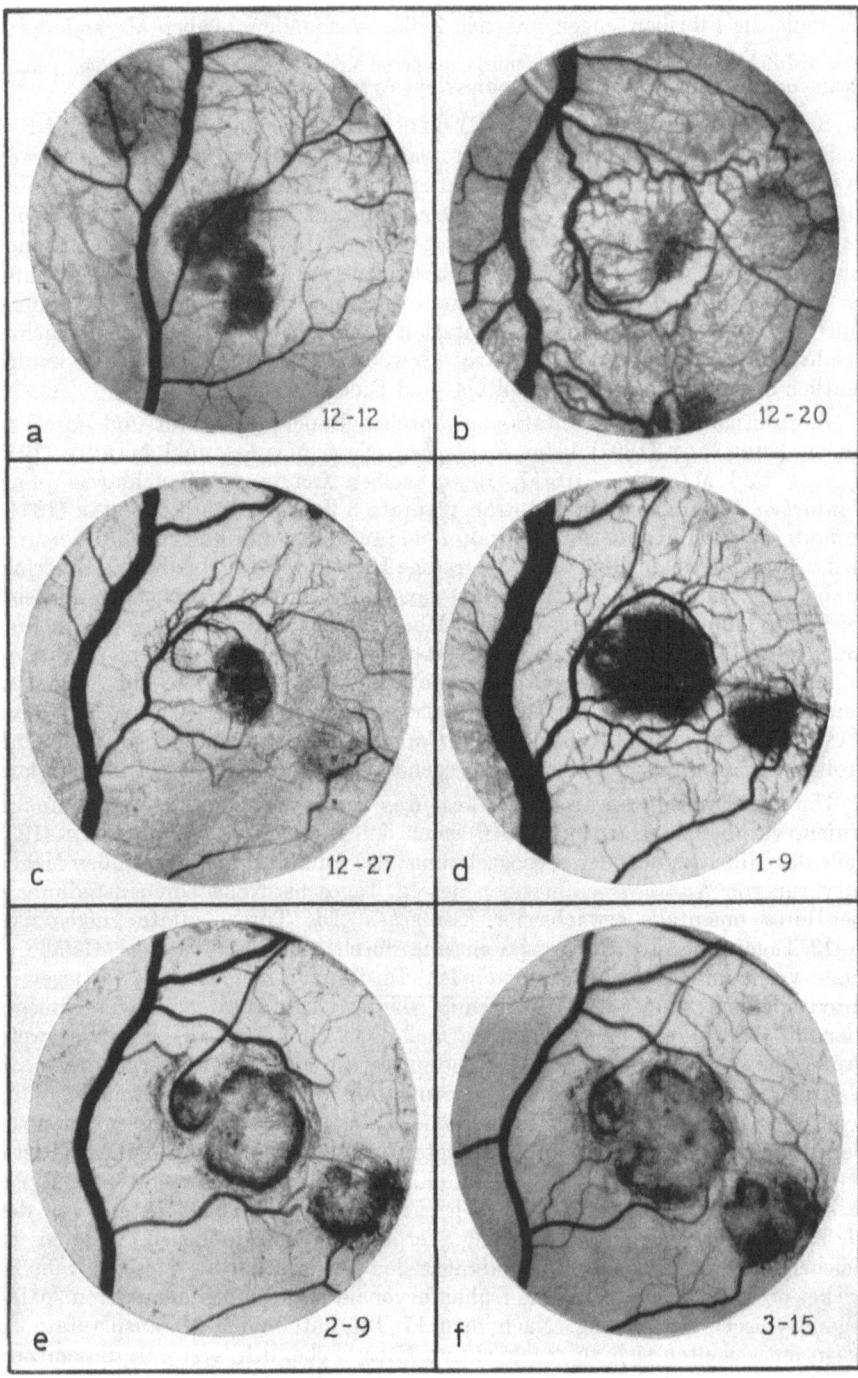

Abb. 28a—f. Milz-Autotransplantat vom *Kaninchen*, 3 Monate lang (Datum jeweils in der rechten unteren Bildecke) in der Clarkschen Kammer beobachtet (Vergr. 14×): a unmittelbar nach der Transplantation; zwischen c und d starke Größenzunahme des Transplantats. Die schwarzen Flecken in d sind größtenteils nichtzirkulierendes Blut. Nach WILLIAMS (1950)

WILLIAMS (1950) implantierte *Kaninchen* Teile der Milz in die Subcutis des Ohrlöffels und verfolgte in der Clarkschen Kammer (zur Technik s. WILLIAMS und ROBERTS, 1950; CLARK, 1954; CURRI und TISCHENDORF, 1954; WILLIAMS, 1954; TISCHENDORF, 1960a) mehrere Monate hindurch die Entwicklung und Vascularisierung der Autotransplantate (Abb. 28). Während isolierte Milzfollikel und -balken die Transplantation nicht überstanden, gingen größere Milzstückchen besonders bei entmilzten Tieren gut an; bei normalen reagierten sie auf eine nachträgliche Splenektomie mit beträchtlicher Wachstumssteigerung. 2—3 zusammen mit ihren Begleitvenen in das Transplantat einsprossende Arterien erreichten nach 36 Std dessen Mitte und verzweigten sich von dort aus nach allen Seiten. Nach weiteren 12 Std kam der Kreislauf wieder in Gang, $1^1/_2$—2 Monate später hatten Transplantat und Gefäße ihr endgültiges Aussehen erreicht. Die radiären Äste der zentralen Arterien gingen im äußeren Drittel des Transplantats abrupt in weite, nicht selten blind endende Lacunen über, die ihren Inhalt über enge Durchlässe von der Art der Malpighischen Stigmata rhythmisch in die Venen entleerten. Diese Venenkommunikationen persistierten mehrere Wochen und wurden dann durch andere ersetzt. Mit steigendem arteriellen Zufluß verlagerte sich der venöse Abfluß auf weiter peripher gelegene, mit typischem Sinusendothel ausgekleidete starrwandige Gefäße von 15—25 µ Durchmesser. Sie waren zeitweise plasmatisch, dann wieder corpusculär durchströmt oder mit stagnierenden Erythrocyten angefüllt, ohne jedoch einen regelmäßig alternierenden, cyclischen Sinusrhythmus wie die normale Milz aufzuweisen. Von WILLIAMS (1961) wurden weiter kleine Stückchen *Kaninchen*milz in Trypsin- (zur Entfernung der Lymphocyten und anderer freier Zellen), Magnesiumsalz- oder Tyrode-Lösung verschieden lange inkubiert, in steriler Tyrodelösung ausgewaschen und in Clarksche Kammern („tantalum and mica chambers" nach WILLIAMS und ROBERTS, 1950) des *Kaninchen*ohrs autotransplantiert. Alle 13 angesetzten Transplantate überlebten; 10 von ihnen wurden — ungeachtet der unterschiedlichen Vorbehandlung — in der für Milztransplantate typischen Weise revascularisiert. Die Veränderungen des Gefäßbildes wurden 15 Monate hindurch (beim selben Tier) verfolgt: In den Frühstadien der Revascularisation differenzieren sich im Zentrum der Transplantate Arteriolen, in der Peripherie Sinus und Venen. Diese Anordnung kann beibehalten oder auch so geändert werden, daß sich später Arteriolen und Venen gegenüberliegen. Die Arteriolen neigen in ihrer Aufzweigung zur Läppchenbildung. Die Wandzellen der meist mit Blut, manchmal auch nur mit Plasma gefüllten Sinus zeichnen sich durch besondere Affinität zu Tusche aus. Die Sinus stehen einerseits mit den endständig oder seitlich einmündenden feinsten, muskelfreien Arterienzweigen, andererseits mit den Venen — aber auch untereinander — in Verbindung und wechseln innerhalb kurzer Zeiträume Aussehen und Anordnung, sind also offenbar keine stationären Bildungen. Wenn Struktur und Verhalten der Autotransplantate ein getreues Spiegelbild der normalen Milz darstellen, so enthält sie keine Elemente, die nicht zu irgendeiner Zeit in direktem Kontakt mit dem Blut stehen, als freie Zellen in es übergehen oder phagocytär auf das Blut einwirken. Der Kreislauf in den Milztransplantaten „is not closed in the sense that all vessels are lined by common endothelium" (Definition des „common and special endothelium" bei ALTSCHUL, 1954; vgl. CLARK und CLARK, 1935) „forming a more or less fixed pattern ... and it is not open in the sense that there are places where blood is extraendothelial if endothelium is defined as the cells lining blood-carrying channels" (WILLIAMS).

STERZL und RYCHLIKOWA (1958) implantierten jungen *Kaninchen* intraperitoneal mit Paratyphus B-Antigen inkubierte oder von entsprechend vorbehandelten *Kaninchen* stam-

mende Milzgewebskulturen, um die Bedingungen der Antikörperbildung zu prüfen. WYTTEN-
BACH (1960) verabreichte zum gleichen Zwecke neugeborenen *Kaninchen* 7—9 Tage lang Homogenate von Milz und Leber erwachsener *Hühnchen* mit einem Proteingehalt von 10—100 mg.

Subcutane Auto- (HÉDON, 1899) und Retransplantationen der ganzen
Milz mit Gefäßnaht (CARREL, 1910) sind mehrfach beim *Hund* durchgeführt
worden. BARCROFT (1930) studierte an der in die Subcutis verlagerten *Hunde*milz
ihre Volumänderungen unter verschiedenen Bedingungen. In der Mitte der
Gravidität z.B. war die Milz erheblich kleiner als sonst und auffällig blaß. Der
Tiefstand lag etwa 4 Tage ante partum; 20 Tage post partum war wieder die
normale Milzgröße und -farbe erreicht. Zu einer vorübergehenden Milzschrumpfung kam es auch während der Brunst. — GRUENAGEL (1962) transplantierte
Hunden noch an den Milzgefäßen hängende, decapsulierte Milzstückchen derart
intersegmental in die Lunge, daß nach der Einheilung das Milzblut röntgenologisch nachweisbar in die Lungenvene abfloß. Nach transdiaphragmaler Verlagerung der *Hunde*milz in die Brusthöhle (GRUENAGEL, 1961) entwickelten sich
binnen $1^1/_2$—6 Monaten Anastomosen zwischen den Gefäßen des Milzhilus und
denen der Pleura mediastinalis, diaphragmatica und costalis bzw. der Brustwand.

SCHÖNBAUER und STERNBERG (1924) konnten freie Autotransplantate
von Milzpulpa beim *Hund* zwar zur Einheilung bringen, aber nicht dauernd
erhalten. Nach EGGERS (s. HIRSCHFELD und MÜHSAM, 1930) zeigen derartige,
am Netz angewachsene Autotransplantate (vgl. BRANDSBURG, 1927) in etwa
den normalen Milzbau, enthalten jedoch öfters Riesenzellen und Nekrosen. Die
von EGGERS schon in Erwägung gezogene autoplastische Entstehung von
Nebenmilzen wird durch eine Beobachtung von YOSHIDA und HAYAKAWA (1927)
erhärtet: Bei einem durch Laparatomie milzverletzten *Hund* war das ganze Netz
übersät mit rotbraunen Knötchen; die Milz selbst wies nur noch eine unbedeutende
Narbe auf. Die kleineren der am Omentum angeheilten Pulpaautotransplantate
enthielten im Gegensatz zu den größeren weder Follikel noch Sidero- oder Megakaryocyten. Einen richtigen Hilus besaß keines der Autotransplantate, die
Arterien traten vielmehr von allen Seiten an die von Capillaren sowie vereinzelten
Lympho- und Siderocyten durchsetzte, dünne Kapsel heran. Bei den größeren
Knötchen zog sich unmittelbar unter der Kapsel, von der einige gefäßfreie Septen
abzweigten, eine Lage verschieden weiter Sinus hin. Das intersinuöse Reticulum
enthielt vor allem hämosiderotisch pigmentierte Histiocyten, das des Knötcheninneren zusätzlich neutro- und eosinophile Granulocyten und Riesenzellen. Die
Zentren der häufig von einer verdichteten Reticulumkapsel umgebenen Follikel
wiesen zahlreiche tingible Körperchen als Zeichen gesteigerter Karyorhexis auf.
Wie YOSHIDA und HAYAKAWA faßt auch JÁRMAI (1933/34) gewisse akzessorische
Milzen beim *Hund* aufgrund experimenteller Erfahrungen als traumatisch
bedingte Autotransplantate, d.h. als regenerative Wucherungen am Peritoneum angeheilter Milzfragmente auf. Ob es sich bei den von ZAMBECCARI
(1680) 4 Monate nach einer Splenektomie beim *Hund* beobachteten „numerous
newly formed nodules isolated or collected in groups, yellow in colour and resem-
bling lymphatic glands" (PERLA und MARMORSTON, 1935) um echte Autotransplantate oder nur um hypertrophierte Milchflecken gehandelt hat, ist schwer zu
entscheiden; wahrscheinlicher ist das erstere. POZZAN (1935a) erblickt in seiner
Technik der intraperitonealen Homotransplantation der Milz insofern einen Fort-
schritt, als derartige Transplantate beim *Hund* noch nach 12 Tagen Milzgewebe
enthielten und erst nach 15 Tagen gänzlich fibrös degeneriert waren. Rückwirkungen auf das Körperwachstum sind, wie sich bei 3 zum normalen Termin
geworfenen Welpen zeigte, von einer solchen Transplantation nicht zu erwarten. —
In die Perikardialhöhle des *Hundes* verpflanztes Milzgewebe geht auf dem Epi-

und Perikard gut an und läßt die beiden Blätter des Herzbeutels an den betreffenden Stellen sich brückenartig miteinander verbinden (GARAMELLA und HAY, 1954; vgl. MOVITZ, 1967).

Hunde, denen man Milzsuspensionen mit Ziegen-Erythrocyten vorbehandelter anderer *Hunde* intravenös injiziert, entwickeln spezifische Hämolysine gegen Ziegen-Erythrocyten (LUCKHARDT, 1910).

KREUTER (1920) strich bei *Rhesusaffen* nach Herausnahme der Milz die Pulpa in der Bauchhöhle aus. Einige Wochen später waren Darmserosa, Netz und parietales Bauchfell übersät mit stecknadelkopf- bis linsengroßen, rotbraunen Knötchen aus Milzgewebe. Die Autotransplantate waren also nicht nur erhalten geblieben, sondern hatten sich auch regenerativ vergrößert. KREUTER widerlegte damit die Auffassung v. STUBENRAUCHs (1912, 1919), der zwar die Anheilung von Milzpartikelchen am Peritoneum nach totaler Splenektomie nicht bestritt, aber annahm, sie gingen binnen kurzem zugrunde und an ihre Stelle träten vikariierend aus dem Peritonealmesenchym entstandene „Splenoide".

Wenn STREICHER (1961) die Aufgabe der experimentellen Milztransplantation darin erblickt, „zu klären, ob bestimmte Funktionen der Milz an das Organ an Ort und Stelle, oder an das Milzgewebe als solches gebunden sind", so erfaßt diese Zielsetzung nur einen kleinen Ausschnitt aus der Gesamtproblematik der Milztransplantation.

3. Mensch

Da es sich bei der *menschlichen* Milz, wie der Säugermilz überhaupt, um kein unbedingt lebenswichtiges Organ handelt, sind eigentliche Milztransplantationen — als Substitutionstherapie (vgl. WOODRUFF und NOLAN, 1961: intravenöse Reinjektion autologen Milzgewebes bei splenektomierten Tumorpatienten) — beim *Menschen* bisher kaum vorgenommen worden (vgl. LARGIADÈR, 1967). Dagegen hängt auch hier die Frage der Autotransplantation von Milzgewebe (TISCHEN-DORF, 1968, Lit.) eng mit gewissen, oft schon anamnestisch verdächtigen (HALPERT und GYÖRKEY, 1959) Fällen von akzessorischer Milz (vgl. HACKL, 1959) zusammen. KREUTER (1920) erklärt das Auftreten milzähnlicher Knötchen nach Milzverletzungen damit, daß mit der Blutung aus dem Organ Gewebsfetzen ausgeschwemmt und an beliebiger Stelle implantiert werden; sie sind keine Hemmungsbildungen oder atavistischen Merkmale und auch keine „Ersatzorgane" im Sinne v. STUBENRAUCHs. HIRSCHFELD und MÜHSAM (1930) belegen an Hand der Beobachtungen von BENEKE, EGGERS, FALTIN u. a. die allgemeine Gültigkeit dieser Feststellungen KREUTERs und fassen gleich PUTSCHAR (1931, 1934a) bestimmte Arten von überzähliger Milz beim *Menschen* als t r a u m a t i s c h e n t s t a n d e n e A u t o t r a n s p l a n tate auf. Sie scheinen zwar auch angeboren, vermutlich ausgelöst durch intraabdominelle Milzschädigungen (HELWIG, 1929), vorzukommen, sind aber in der Regel auf postnatale stumpfe Bauchwandkontusionen oder andere Traumen — mit oder ohne klinisch nachweisbare Milzbeteiligung — zurückzuführen. Hierher gehören die von LI, GARVEN und MOLE (1929), CARL (1935), SHAW und SHAFI (1937), BUCHBINDER und LIPKOFF (1939), RUPPANNER (1942, 1943), TROSSERO (1949), SAMPAIO (1950), STORSTEEN und REMINE (1953), WISE (1953), MCCANN (1956), COTLAR und CERISE (1959, Tab.), SZABO (1961), TISCHENDORF (1968) u. a. mitgeteilten Fälle (Abb. 29). MOESCHLIN (1956) weist in diesem Zusammenhang auf die schon von HIRSCHFELD und MÜHSAM erkannte Gefahr der unbeabsichtigten Autotransplantation von Pulpagewebe bei der operativen Entfernung einer rupturierten Milz hin (über Milzruptur s. CORTESI, 1951; JENKINS und COPENHAVER, 1952; ATAMIAN, MCFARLAND und BLAKE, 1953; KIRK und HAYNES, 1953; KOWALLEK, 1953; PEREZ-PINA, HARTNEY und ZIMMERMANN, 1953; HERTEL,

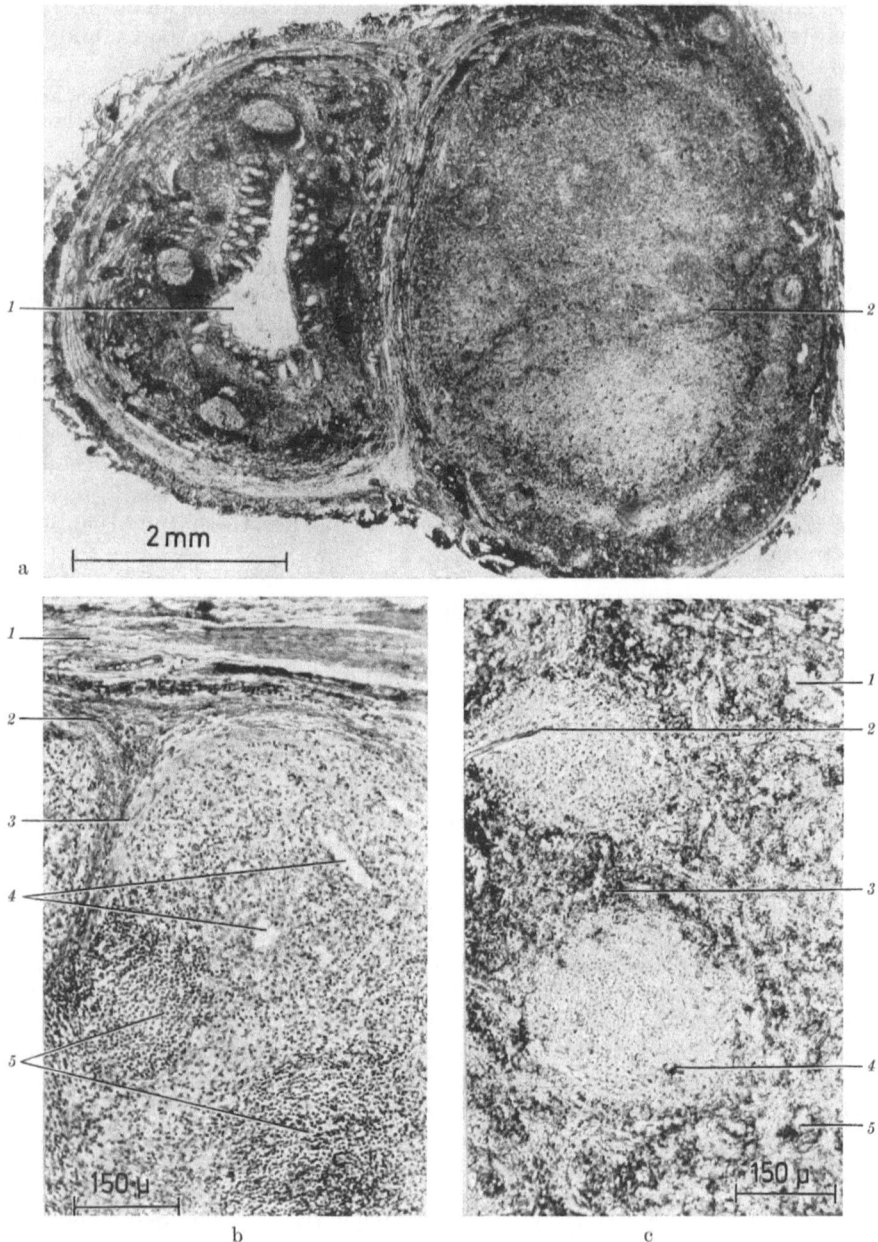

Abb. 29a—c. Milz-Autotransplantat (traumatisch bedingte Nebenmilz) an der Appendix vermiformis eines 16jährigen *Jungen,* 7 Jahre nach einer wegen Milzruptur vorgenommenen Splenektomie (Formol-Alkohol, Paraffin; Material: Prof. Dr. A. GOEBEL, Köln-Merheim). Mikrophotos. a (Hämatoxylin-Resorcinfuchsin-van Gieson nach HORNOWSKY) Übersicht: *1* Spitze des Wurmfortsatzes, *2* Transplantat (Nebenmilz). — b (Trichrom nach MASSON-GOLD-NER) Basale Partie der Nebenmilz: *1* Transplantatbett (Wurmfortsatzwand); *2, 3* Kapsel und Trabekel; *4* Sinus der roten Pulpa; *5* Follikel der weißen Pulpa. — c (Gitterfaserimprägna-tion nach GÖMÖRI) Inneres der Nebenmilz: *1, 5* Sinus der roten Pulpa; *2, 4* längs- und quer-getroffene Follikelarterien der weißen Pulpa; *3* Knötchenrandzone. Original d. Verf.
(vgl. TISCHENDORF, 1968)

1956; JAKOB und WEBER, 1958; KORALEWSKI, 1958; STREICHER, 1961; GIESELER und WILHELM, 1962, 1963; GIESELER, 1965, Lit.; u.a.). Nach MEYTHALER und SÖLLA (1959) sollten bei einer Splenektomie auch nicht kleinste Organreste zurückgelassen werden, da dadurch der Erfolg der Milzexstirpation zweifelhaft und außerdem eine Splenose des Bauchfells (s. auch NAEGELI, 1938; STOBIE, 1947; HARTMANN, 1953; GARAMELLA und HAY, 1954; FUSS, 1955; SEIFERT, 1960; vgl. S. 42) heraufbeschworen werde.

Ein besonders interessanter Fall von traumatisch entstandener Nebenmilz wird von SKINNER und HURTEAU (1957) berichtet: Ein 29jähriger Mann wurde 1949 wegen einer Milz- und Zwerchfellruptur splenektomiert. 1955 wurde röntgenologisch im linken oberen Brustraum ein „Tumor" festgestellt und wegen Verdachtes auf Bronchialcarcinom exstirpiert. Es fanden sich 6 kleine, mit der Pleura verwachsene Geschwülste. Histologisch handelte es sich um Regenerate von Milzgewebe, das bei der 6 Jahre zuvor erlittenen Verletzung in den Brustraum versprengt worden war; wie bei tierexperimentellen Milzgewebsverpflanzungen überwog auch hier anteilmäßig die rote Pulpa.

Angehen und Weiterentwicklung derartiger traumatisch bedingter Milzautotransplantate dürften auch beim *Menschen* maßgeblich vom Alter (GAILLARD, 1955) des Betroffenen abhängen.

III. Parabiose

Die parabiontische Vereinigung von Tieren derselben Species ist eine erweiterte Homoioplastik (MEDAWAR, 1958; SEIFERT, 1960); die Heteroparabiose scheitert bei *Säugern* immer (vgl. EICHWALD, LUSTGRAAF und STRAINER, 1959: „parabiotic incompatibility"). Meist wird nach SAUERBRUCH-HEYDE nach der Hautnaht eine Muskel- oder Muskelbauchfellnaht vorgenommen. Bei der letzteren (Coelioanastomose) ist die Überlebensdauer — infolge rapider Resorption eines für einen der Partner tödlichen Antigens (WEINBERG, ESTRIN und VASQUEZ, 1959) — ähnlich kurz wie bei der Parabiose durch operative Gefäßanastomosen nach ENDERLEN, HOTZ und FLÖRCKEN. Durch Muskelbrücken jungvereinigte gleichgeschlechtliche Geschwistertiere (*Ratten, Hamster*) lassen sich über Monate am Leben erhalten (McCAY, POPE, LUNSFORD, SPERLING und SAMBHAVAPHOL, 1957), aber auch hier geht die anfängliche Harmonie der Parabionten schließlich verloren. Nach Untersuchungen mit radioaktiv markierten Erythrocyten (BURKHARDT, 1960; zit. nach STREICHER, 1961), Lympho- und Monocyten (BOND, FLIEDNER, CRONKITE, RUBINI, BRECHER und SCHORK, 1959b) kommt es auch bei nur muskulär vereinigten Tieren zu einem weitgehenden Blutaustausch. Der mit Marker-Chromosomen (*Maus*) nachweisbare Zellaustausch zwischen den Parabionten ist in Milz und Lymphknoten am größten, geringer im Thymus und am kleinsten im Knochenmark (HARRIS, FORD, BARNES und EVANS, 1964; vgl. KHARLOVA, 1967).

In der Milzforschung bedient man sich der Parabiose, um aus der Kompensation der Milzmangelsymptome des einen, zuvor spelektomierten Partners durch den milzhaltigen anderen Aufschluß über die humoralen Wirkungen der Milz zu gewinnen. LAUDA [1925, 1926, 1933, 1955; LAUDA und v. HAAM, 1927; LAUDA und FLAUM, 1930a, Lit., b; BERGEL und FLAUM, FLAUM und LAUDA, FLAUM und SCHLESINGER (zit. nach LAUDA, 1955); vgl. PERLA und MARMORSTON, 1935; HEILMEYER, 1955a, b, c; TEMPKA, 1957] ging bei seinen Parabioseversuchen davon aus, daß die latente Bartonellenanämie, mit der die meisten *Ratten* [nach McNAUGHT, WOODS und SCOTT (1935) auch manche *Hunde*] behaftet sind, nach der Splenektomie rasch einen tödlichen Verlauf nimmt (vgl. MEYER, BORCHARDT und KIKUTH, 1927; NOGUCHI, 1927; PLAUT, 1928; SORINA, 1929; BERGEL und FLAUM, 1931; PERLA und MARMORSTON, 1932a, b, c; ROTH, 1932; RORDORF, 1933; LAWKOWICZ, 1939; COHRS und SCHULZ, 1958; SCHERMER, 1958b; WIGAND, 1958; LUMB, 1960). Dieser Ausgang — der mit der auffälligen Armut der *Ratte* an anderweitigem splenoiden Gewebe, d.h. Hämolymphknoten (MACMILLAN, 1928) zusammenhängt — läßt sich durch Koppelung des entmilzten Tieres mit einem normalen verhüten, dessen Milz den Schutz des milzlosen Parabionten mit übernimmt (vgl. DOMENICO und ANDREOTTI, 1959). Splenektomiert man auch das zweite Tier, so gehen beide an Bartonellenanämie zugrunde (vgl. SAUERBRUCH und

KNAKE, 1934). Der entmilzte Partner weist in Parabiose mit einem normalen auch keine Jolly-Körperchen auf, wie sie sonst nach Splenektomien regelmäßig auftreten (vgl. FLAUM, 1931 a). Erst nach Entmilzung der zweiten *Ratte* kommt es bei beiden Partnern zur Ausschwemmung von Jolly-Körperchen. Die humorale Verbindung der Parabionten normalisiert also auch bei dem splenektomierten Partner den Entkernungsmechanismus der Erythrocyten. LAUDA u. Mitarb. konnten in ihren Parabioseversuchen aber nicht nur einen humoralen Infektionsschutz (FLAUM und LAUDA, 1931) und eine Regulierung der Erythrocytenreifung seitens der Milz nachweisen, sondern auch eine Beeinflussung des Kohlenhydratstoffwechsels durch einen insulinähnlich wirkenden Milzfaktor.

Die Parabioseversuche von BRÜDA (1928, 1929a, b, 1931; vgl. FISCHER, 1937; KONIECZNA-MARCZYNSKA, 1961), BRÜDA und BRÜDA sowie BRÜDA und PFEIFFER

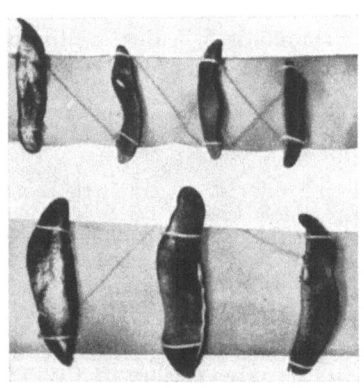

(zit. bei LAUDA, 1955) ergaben, daß eine splenektomierte *Ratte* schon durch kurzfristige Parabiose mit einer normalen deren Tumorschutz mit erwirbt, daß also von der Milz „in die Blut- und Lymphbahn ein Stoff abgesondert wird, der das Haften der Impfgeschwülste verhindert" [vgl. die Beobachtungen von RIGLER, (1956), RIGLER und ROSENKRANZ (1957, 1958a, b), ROSENKRANZ und RIGLER (1958), RIGLER, ROSENKRANZ und BOUVIER (1960) über den hemmenden Einfluß der Milz auf das Deciduom der *Ratte*].

Den an einem großen Tiermaterial durchgeführten Untersuchungen von PALMER, KEMP, CARTWRIGHT und WINTROBE (1951) sowie PALMER und MA (zit. bei TEMPKA, 1957) zufolge hat die Milz auch einen humoralen Einfluß auf die Lympho- und Granulocytenzahl (außer-

Abb. 30. Kompensatorische Splenomegalie bei der *Ratte* nach Entmilzung des einen Parabionten. Nach LAUDA (1955). Obere Reihe: Kontrollen; untere Reihe: Hypersplenische Riesenmilzen

dem auf die Thrombo- und Erythrocytenzahl) des Blutes. Bei *Albinoratten* kommt es nämlich nach der Splenektomie regelmäßig zu einer Leukocytose. Diese ist sicher milzspezifisch, da die bloße Resektion des Omentums oder einer Niere eine wesentlich geringere Leukocytose verursacht. Der Effekt bleibt aus, wenn man dem Tier wenigstens $^1/_{10}$ seiner Milz beläßt bzw. ihm ein Milzstück entsprechender Größe in die Bauchdecken transplantiert oder das entmilzte Tier in Parabiose mit einem normalen bringt. Erst wenn beide Partner splenektomiert sind, erfolgt der für die milzlose *Ratte* typische Leukocytenanstieg (über hämatologische Veränderungen bei parabiontischen und splenektomierten *Mäusen* vgl. KELUS, KONIECZNA-MARCZYNSKA und SKOWRON-CENDRZAK, 1958).

Nach Entmilzung des einen Parabionten entwickelt sich regelmäßig beim anderen eine hochgradige Splenomegalie; und zwar wird die Milz bis zu zwei Drittel länger und $4^1/_2$mal schwerer als die normaler Kontrolltiere (Abb. 30). Nach LAUDA (1955, Abb. 1) handelt es sich dabei nicht einfach um spodogen-infektiöse Milztumoren im Gefolge der Bartonellenanämie, sondern um echte (kompensatorische) Hypersplenien mit entsprechend gesteigerter Wirkstoffproduktion.

Ließen bereits die nach Splenektomie beobachteten Ausfallssymptome gewisse humoral wirksame splenogene Stoffe vermuten (für den *Menschen* vgl. u.a. MAYO, 1926a, b; WATANABE, 1930; YAMAMOTO, 1930; BREMER, 1933; MAC DONALD, 1934; ASK-UPMARK, 1935, 1936; WIEDEN, 1935; BLASIUS, 1940; LATTEN,

1941; Singer, Miller und Dameshek, 1941; Bücherl und Schwab, 1951; Hänsch, 1951; Kunz, 1953; Focke, 1954; Hittmair, 1955, 1956; Schulten, 1955; Tempka, 1957; Gorlitzer v. Mundy, 1958; Begemann und Gehle, 1959; MacPherson, 1959; Saslaw, Bouroncle, Wall und Doan, 1959; Streicher, 1959, 1961, Lit.; Parhofer, Tauber und Keyssler, 1960; s. auch S. 470), so ist der positive Beleg für ihre Existenz durch die Transplantations- und Parabioseexperimente erbracht. Es kann heute kein Zweifel mehr sein, daß die Milz humoral in die Tätigkeit des roten Knochenmarks (Heilmeyer, 1955a, b c), die Infektions- und Tumorabwehr (vgl. Arvy, 1965, Lit.), den Stoffwechselhaushalt, den Metabolismus verschiedener Hormone (vgl. Arvy, 1965, Lit.) und das vegetative Geschehen eingreift (Lit. bei Rosenkranz, 1961; Kaiser und Rindt, 1965). Die Hormonnatur der auf dem Blutwege übertragenen Stoffe bzw. eine „innere Sekretion der Milz" (vgl. Manoukine, 1930; Sacharov, 1930; Godard, Palios und Coudounis, 1932; Schilling, 1932; Schliephake, 1932; Vercellana, 1940; Arvy, 1965, Lit.; u.v.a.) wird durch die Parabioseversuche freilich nicht bewiesen. Diese Frage wird erst dann „sicher entschieden sein, wenn ... das Milzhormon in Substanz dargestellt und mit ihm spezifische Wirkungen erzielt wurden. Die bisher gefundenen ... ‚Milzhormone' waren sämtlich ungereinigte Milzextrakte, deren Hormonnatur nie bewiesen wurde" (Lauda, 1955; vgl. 1932). Zu den eigentlichen Inkretdrüsen (vgl. die engere und weitere Fassung des Begriffes durch Cl. Bernard und Brown-Séquard) ist die Milz schon deswegen nicht zu rechnen (vgl. Kühnau, 1965/67; s. auch S. 471), weil ihr Verlust — wenigstens bei *Säuger* und *Mensch* — in der Regel gut vertragen, d.h. ein Großteil ihrer Aufgaben offensichtlich vom übrigen lymphoretikulären und reticulo-endothelialen System übernommen wird. Dessenungeachtet ist die Milz das „Abwehr- und Regulationsorgan par excellence" (Schliephake, 1955a, 1964).

IV. Explantation der Milz als Ganzes (Organkultur)

Ein Übergangsstadium zur völligen Explantation der Milz stellt das von Brüll und Roesch (1933) angegebene Verfahren zur direkten Messung des venösen Abflusses der *Hunde*milz dar, bei dem das denervierte Organ in den Cervicalkreislauf eingeschaltet wird (vgl. Barac, 1967). Bei der künstlich durchströmten Milz (vgl. v. Skramlik, 1926) läßt sich der genaue quantitative und zeitliche Ablauf der Volumenschwankungen plethysmographisch mit der Apparatur von Guillery und Petersen (1933; vgl. Mertens, 1935; Grindlay, Herrick und Mann, 1939) registrieren.

Bock [1932; vgl. die Beobachtungen von Jeney (1934) an überlebenden blutbildenden Organen] konnte in der an ein Starlingsches Herz-Lungenpräparat (vgl. Bauer, 1938b) angeschlossenen isolierten *Hunde*milz den Kreislauf bis zu 3 Std aufrecht erhalten. Dabei schwillt die Milz mitunter bis zum 5—6fachen des Ausgangsvolumens an, ihr Abfluß gerät ins Stocken, und das venöse Angebot an das Herz sinkt steil ab. Nach 3stündiger Durchströmung kommt es regelmäßig zu einem Lungenödem, vielfach auch zum Auftreten nicht thrombotisch, d.h. wohl spastisch bedingter Milzinfarkte. Die entnommenen Blutproben (Abb. 31) zeigen infolge zunehmender Anreicherung des in dem geschlossenen System kreisenden Blutes mit Milzlymphoblasten eine stetig ansteigende Linksverschiebung der Lymphocyten (von 1,01 auf 1,08), ohne daß die Lymphopoese in den Milzknötchen selbst beschleunigt wäre. Die Ausschwemmungsbedingungen der Plasmazellen ließen sich nicht näher klären. Daß sich die Linksverschiebungskurve des roten Blutbildes nach einer initialen Depression auf einen Mittelwert einspielt, führt Bock darauf zurück, daß die normalerweise im Knochenmark entkernten Normoblasten diesen Prozeß nunmehr in der Milz durchmachen. Die überlebende Milz retiniert aber nicht nur gewisse Erythrocytenstadien (vgl. EMERSON, SHEN, HAM und CASTLE, 1947; RAABE, 1958), sondern auch gelöstes Hämoglobin; da sie reichlich Siderocyten, aber nur wenig Erythrophagen enthält, geht der Erythrocytenabbau offenbar vorwiegend humoral vor sich (vgl. FIESSINGER und BENARD, 1934; JENEY, 1934; TOMODA, TETSUO, TAKI und MASUDA, 1951). Auch fördert sie anscheinend die Ausreifung der Granulocyten, da deren Linksverschiebungskurve im Durchströmungsblut erheblich stärker absinkt als in stehen gelassenem Vergleichsblut. Aus dem laufenden Rückgang der Leukocyten-Linksverschiebung

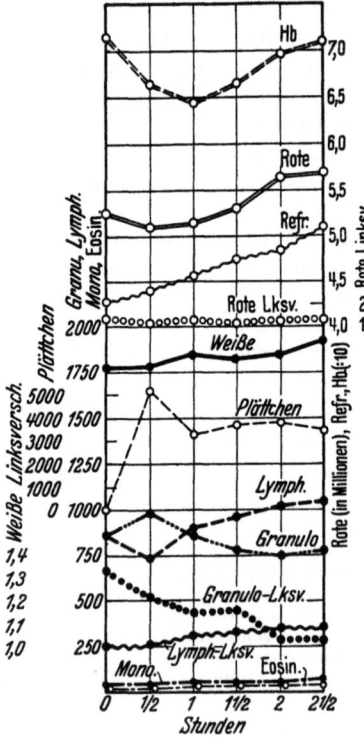

Abb. 31. Durchschnittswerte aus 11 Durchblutungsversuchen mit der isolierten überlebenden *Hunde*milz (Normalversuche ohne medikamentöse oder andere Beeinflussung). Nach BOCK (1932). Der erste Kurvenpunkt stellt die Verhältnisse im Ausgangsreservoirblut dar; der zweite entspricht dem Ergebnis einer halbstündigen Mischung zwischen Reservoir- und Milzblut; erst von da ab besteht die Möglichkeit, evtl. Zellneubildung in der Milz zu beurteilen. In den folgenden 2 Std steigen die roten Blutkörperchen von 5,1 auf 5,7 Millionen, das Hämoglobin von 66,5% auf 71%, die Refraktion von 4,4 auf 5,1%. Die rote Linksverschiebung ändert sich kaum; sie steigt zwar von 1,22 auf 1,37, ist aber im Ausgangsblut mit 1,42 höher als jemals wieder im Versuchsverlauf. Die weißen Blutkörperchen steigen von 1800 auf 1925 im Kubikmillimeter; die Granulocyten fallen von 975 auf 775, während die *Lymphocyten von 750 auf 1050 steigen unter Erhebung der lymphatischen Linksverschiebung von 1,01 auf 1,08.* Die Monocyten steigen von 39 auf 60 im Kubikmillimeter. Während im Ausgangsblut *Blutplättchen* und Knochenmarksriesenzellen völlig fehlen, finden sich *nach $^{1}/_{2}$ Std 5100 Blutplättchen pro Kubikmillimeter Blut* aus der Milz; später schwanken die Werte um 3500 Thrombocyten pro Kubikmillimeter Blut

folgert BOCK überdies, daß die normale *Hunde*milz nicht an der Granulopoese beteiligt sei; wogegen einzuwenden wäre, daß „das geringe Ausmaß einer normalerweise bestehenden Milz-Granulopoese einen so weitgehenden Schluß in dem gegebenen experimentellen Zusammenhang kaum gestattet" (v. HERRATH, 1958). Im Gegensatz zu dem defibrinierten Ausgangsblut enthält das Durchströmungsblut bei entsprechend hohen Gerinnungswerten regelmäßig große Mengen intakter Thrombocyten, davon etwa 50% Groß- und Riesenformen; die Milzthrombocyten unterscheiden sich von den Knochenmarksthrombocyten durch ihre größere Resistenz. Die im Durchströmungsblut auftretenden Blutplättchen werden nach BOCK größtenteils nicht von der Milz selbst gebildet, wohl aber hier gestapelt und unter Entleerung des Milzspeichers an das Blut abgegeben. — Im Gegensatz zum *Hund* ergab die Kontrolle des Durchströmungs(Milzvenen-)blutes bei der *Ratte* keinen Anhalt für eine Speicherfunktion der Milz (DORNFEST, PILIERO und KATZ, 1967: Epinephrinversuche).

SODA (1937a, b, c) untersuchte an der $2^{1}/_{2}$ Std mit defibriniertem Blut durchströmten isolierten *Hunde*milz die Stickstoffbilanz: Bei unverändertem Kreatin-

und Kreatiningehalt des Durchströmungsblutes nimmt der Ammoniak-N zu, der Harnstoff-N eher ab, während Harnsäure- und Amino-N (sowohl Mono- wie Diaminosäuren) parallel ansteigen. Auch der Gehalt an freien und gebundenen Purinen und der Phosphorspiegel sind erhöht. Da dieser Effekt bei der Durchströmung anderer Organe ausbleibt, dürfte er mit dem Erythrocytenzerfall in der Milz zusammenhängen. In der Tat nimmt bei der mehrmals durchströmten überlebenden *Katzen*milz (REBENSBURG, 1935) die Zahl der roten Blutkörperchen im Durchströmungsblut — besonders bei höheren Temperaturen und bei der die Erythrocytenmembran stärker als Urethan schädigenden Äthernarkose — proportional der Verweildauer in der Milz ebenso ab wie ihre osmotische Resistenz. Da der Hämoglobingehalt nicht im gleichen Maße zurückgeht wie die Erythrocytenzahl, so steigt — besonders bei künstlicher venöser Stauung (vgl. SCHULZ, 1935) — der Färbeindex etwas an. REBENSBURG schließt daraus auf eine aktive Schädigung des Depotblutes durch das Milzreticulum (vgl. BERGENHEM und FÅHRAEUS, 1936) unter Mitwirkung des O_2-Mangels bzw. der CO_2-Anhäufung in den Speicherräumen. Nach SACHAROV (1930) produziert die künstlich durchströmte isolierte Milz auch eine lympholytische Substanz. Die durchspülte isolierte *Schweine*milz reagiert auf Röntgenbestrahlung mit einer etwa 4stündigen Ausschwemmung schwer geschädigter Lymphocyten und Reticulumzellen und einer 6—10 Std entsprechend vermehrten Aminosäureausscheidung (BELLUCCI, 1938). — KLINGE (1926, 1927) demonstrierte an der isolierten Milz mit Pferdeserum vorbehandelter *Kaninchen* nach Durchströmung mit pferdeserumhaltiger (1:500) Kochsalzlösung eine besonders die Follikelzentren betreffende allergische Reaktion, FROHLICH (1963) an der künstlich durchströmten *Hunde*milz die Wirkung des Salmonella-Endotoxins. Daß das Reticulo-Endothel der Milz wie das der Leber Globuline synthetisiert, geht aus der laufenden Aktivitätszunahme mit C^{14}-Lysin markierten O_2-haltigen Blutes hervor, das $4\frac{1}{2}$ Std lang durch eine isolierte *Ratten*milz geleitet wurde (ESPINOSA, 1959).

LEE (1935) studierte an isolierten, künstlich durchströmten Säugermilzen den Einfluß verschiedener lyophiler Kolloide auf die Metallspeicherung der reticuloendothelialen Pulpaelemente. Die Menge des aufgenommenen Kollargols geht zurück, wenn die Durchströmungsflüssigkeit mit Gelatine, Blutserum oder Eiweiß angereichert wird. Nach ROBINSONs (1928a) Durchströmungsversuchen an isolierten *Hunde*-, *Katzen*- und *Schafs*milzen hängt die Filterwirkung des Organs gegenüber Tusche, Carmin, sauren und basischen Farbstoffen sowie kolloidalem Kupfer, Platin und Silber nicht von der Porengröße und Lebensfrische der Pulpazellen, sondern von ihrer elektrischen Ladung und der der suspendierten Teilchen ab.

Aus der in toto explantierten embryonalen *Hühner*milz lassen sich die gleichen Zelltypen gewinnen wie aus dem Organ in situ. Im Gegensatz zur Gewebekultur tritt bei der Organkultur keine Entdifferenzierung ein, und die so gewachsenen Zellen unterscheiden sich von den Kontrollen nur durch ihre größere Variabilität (DOLLANDER, CURY und VAUTRIN, 1961). Halbierte oder mehrmals zerkleinerte embryonale *Hühner*milzen bewahren ihre Struktur länger als im ganzen explantierte (BUCCIOLINI, 1965).

Mit der von CARREL und LINDBERGH [1935, 1938; vgl. E. u. E. WOLFF (zit. nach THOMAS, 1965, Lit.); PETROVIC und HEUSNER, 1961, 1963; u.a.] entwickelten Technik der in vitro-Kultivierung ganzer Säugerorgane konnte BAUER (1938a, b, 1939a, b) die Milzen von *Meerschweinchen*, *Kaninchen* und *Katzen* unter konstanter, pulsierender Durchströmung bis zu 5 Tagen außerhalb des Körpers am Leben erhalten. Als „wichtige vitale Reaktion" des explantierten Organgewebes auf die veränderten Milieubedingungen in der Organkammer der Lindbergh-Pumpe tritt ein initiales Ödem auf, dessen Intensität bei verschiedenen

Nährlösungen bzw. Durchströmungsflüssigkeiten variiert. Es erreicht in der Regel bereits am 1. Tag sein Maximum und bildet sich nach dem 3. Tag wieder zurück. In vitro durchströmte Lymphknoten zeigen ähnlich wie in loco befindliche eine vitale Trypanblauspeicherung sowie eine Einwanderung kleiner Lymphocyten in durch Kieselgurinjektion gesetzte nekrotische Herde. Die Kern-Plasmastrukturen bleiben unter der Durchströmung ebenso intakt wie die gröberen histologischen Baumerkmale des Organs. BAUER stellt der entwicklungsmechanischen Aufgabe der Gewebezüchtung die „erhaltungsmechanische" der Organexplantation gegenüber, deren Aufgabe es u. a. sei, die zur Erhaltung der Organstruktur und -funktion erforderlichen Stoffe und den Einfluß der Innervation auf die Trophik der Organe zu ermitteln. Auf diesem Wege müsse es in Zusammenarbeit mit der Gewebezüchtung gelingen, den Wechselbeziehungen zwischen Zelle bzw. Organgewebe und umgebendem Milieu, d.h. Gewebe- und Blutflüssigkeit, näherzukommen.

Die Kultivierung größerer Milzstücke von neugeborenen *Ratten* in einem einfachen synthetischen Medium oder Luft gelingt nur unvollkommen. Alle hämopoetischen Zellen, die Lymphocyten eingeschlossen, sterben binnen 3 Tagen ab, nur die Reticulumzellen überleben länger (TROWELL, 1959). Dagegen lassen sich in toto explantierte *Mäuse*milzen in einem laufend mit Sauerstoff angereicherten, halbsynthetischen Kulturmedium bis zu 30 Tage unter Erhaltung der typischen Organstrukturen am Leben erhalten (PETROVIC und HEUSNER, 1963, 1964; PETROVIC, PORTE und HEUSNER, 1964). In vitro kultivierte *Ratten-* und *Meerschweinchen*milzen halten sich am besten bei Perfusion mit serumfreiem NCTC 109; nach einigen Stunden sind zwar die reifen Lymphocyten weitgehend verschwunden, aber nach 24 Std kommt es zu einer Regeneration mittels neugebildeter, aktiver Keimzentren (MALININ, PERRY und BELL, 1965) — ein schlagender Beweis für die lymphopoetische Funktion der Flemmingschen Zentren (vgl. S. 332).

V. Explantation von Milzgewebe (Gewebekultur)

Nach CSABA und HEGYI (1958; vgl. ERDMANN, 1921, 1926; BISCEGLIE und JUHÁSZ-SCHÄFER, 1928; FISCHER, 1930; CRACIUN, 1931; HERZOG, 1931, 1933, 1957; EPHRUSSI, 1932; LEVI, 1934; BAUER, 1939a, b, 1954; BUCHER, 1940; MAY, 1956; WILLMER, 1965; u.a.), die in über 3000 Gewebekulturen das Verhalten phylo- und ontogenetisch verschieden weit entwickelter Zellformationen in auto-, homo- und heterologen Medien (vgl. CARREL und EBELING, 1922, 1923) studierten, ist „nicht jedes Gewebe in jedwedem Lebensalter" für eine Trans- oder Explantation geeignet. Auf artfremden, heterologen Nährböden nimmt die Trans- bzw. Explantabilität in autologen Kulturmedien gut angehender Gewebe stark ab. Die Heterologität der Nährbodensera richtet sich weniger nach der Entfernung der jeweiligen Trans- oder Explantationspartner in der Tierreihe, als nach der tatsächlichen chemischen Zusammensetzung des betreffenden Nährbodens [über den Einfluß des NaCl-, KCl-, CaCl$_2$-, MgCl$_2$- und NaHCO$_3$-Gehaltes des Nährmediums und dessen sonstige Zusammensetzung auf das Wachstum von (*Hühner-*)Milzgewebe s. ODA und KAMON (1927) bzw. MARKERT (1955), über die optimale NaCl-Konzentration für das Überleben der Lymphocyten in vitro s. TROWELL (1963)]. Dasjenige Gewebe, das die artfremde Nahrung am besten verwertet, übersteht eine Überpflanzung am leichtesten.

Unter den zahlreichen, von CSABA und HEGYI (1958) daraufhin geprüften Organgeweben eignet sich für Trans- und Explantationen am besten das Milzgewebe (vgl. BLOOM, 1938c). Aus Milz, Lymphknoten oder anderen Organen stammende reife Bindegewebszellen wachsen in vitro langsamer als embryonale, d.h. Mesenchymzellen sensu strictu, und besitzen auch nicht mehr deren Plastizität (LEWIS und LEWIS, 1925). Sie zeigen in der Kultur spindelförmige Zelleiber, deren spärliche Ausläufer ein lockeres Netzwerk bilden. Aus Skeletmuskulatur oder Schilddrüse isolierte Fibroblasten vermehren sich erheblich rascher als solche aus Herz, Aorta, Nachniere und Ovar. Die Fibroblasten der Milz nehmen in dieser Beziehung, ebenso wie die der Lunge und Magenmuskulatur, des Knochens und Knorpels, eine Mittelstellung ein (PARKER, 1929, 1931). Ausdruck der Modulation der Mesenchym- bzw. Reticulumzelle zum Fibroblasten ist die Faserbildung (SCHALLOCK, 1955; vgl. S. 237); schnell wachsende Kulturen bilden mehr Fasern als langsam wachsende (BOFILL-DEULOFEU, 1932).

Die in Kulturen der verschiedensten Organgewebe auftretende Verfettung (SZANTROCH, 1932) betrifft auch bei der Milz in erster Linie die Fibrocyten (HASZLER, 1933/34). Die Ursachen der Verfettung sind in einer Veranlagung der Zellen selbst sowie in dem zugleich die Riesenzellbildung (LAMBERT, 1912a, b; HERZOG, 1931; LEVI, 1934) begünstigenden Sauerstoffmangel der Kulturen (BARTA, 1925) zu suchen. Degenerative Prozesse scheinen dabei nur unerheblich mitzusprechen (Näheres über reversible katabiotische Zellveränderungen in vitro bei LEVI, 1923a). Eine Fettsynthese aus Kohlenhydraten konnte HASZLER nicht nachweisen. Obwohl die Fibrocyten Fett aus dem Kulturmedium entnehmen, besteht zwischen dem Grade der Verfettung und dem der phagocytären Aktivität (vgl. LOEWENTHAL und MISCH, 1929; u.a.) keine direkte Beziehung.

Nach LEVI (1934, Lit.; s. auch VERATTI, 1919, 1933) wandern in den mit der üblichen Technik durchgeführten Kulturen (vgl. BRAUS, 1922; STRANGEWAYS, 1924; u.a.) die verschiedenen Zellarten der Milz in einer bestimmten Reihenfolge aus: zuerst Blutelemente (Granulo-, Mono- und vor allem Lymphocyten), danach aus Reticulumzellen hervorgegangene „freie Zellen mit histiocytärem Charakter" und schließlich „aus den retikulären Stromazellen und wahrscheinlich auch aus den Sinusendothelien" stammende fibroblastenähnliche Elemente. In frisch angesetzten Kulturen beginnt die Auswanderung (LEVI, 1923b) dieser spindelförmigen Zellen nach 50—60stündiger Bebrütung und ist anfangs sehr spärlich. Nach 3—4 Passagen sinkt die Zahl der übrigen freien Elemente rasch ab; nach 1—2 weiteren Umsetzungen überwiegen immer mehr die Fibroblasten („Reinigung der Kultur" nach ERDMANN). Erst nach 8 Passagen (FISCHER und DOLSCHANSKY, 1929) liegt eine reine Bindegewebskultur vor, die theoretisch unendlich weiter gezüchtet werden kann. Nach FISCHER (zit. bei LEVI, 1934) „kann nur ein ganz geübtes Auge eine solche Kultur aufgrund sehr kleiner Unterschiede in Form und Verhalten der Zellen von einer anderen Bindegewebskultur (z.B. einer Herzfibroblastenkultur) unterscheiden". Das Umsetzen der Milzkulturen ist insofern schwierig, als die zu Beginn auswandernden Leukocyten das Plasma verflüssigen. Durch Änderungen im Kulturmilieu, in der Temperatur usw. lassen sich jedoch bestimmte Zellarten im Explantat zugunsten anderer unterdrücken. So bringt reichlicher Zusatz von Embryonalextrakt (CARREL und EBELING, 1921; FISCHER und DOLSCHANSKY, 1929) oder Konservierung der zu explantierenden Milzstückchen bei niedriger Temperatur (BUCCIANTE, 1933) die für die Plasmaverflüssigung verantwortlichen Leuko- und Histiocyten rasch zum Absterben, und das Bild der Kultur ändert sich entsprechend. Entfernt man dagegen sofort nach Verschwinden der Blutelemente, noch vor dem Auswachsen der Reticulumzellen und Fibroblasten, das Mutterstück, so erhält man eine Monocytenreinkultur (MEYER, 1928a, b). Milz- (vgl. LATTA und JOHNSON, 1934) und Lymphknotenextrakt begünstigt das Überleben der Megakaryocyten (TORRIOLI und PUDDU, 1934; TORRIOLI und GALEAZZI, 1935a, b) und wirkt überdies bactericid (KOMATSU, 1931).

Eine einfache Technik zur quantitativen Bestimmung der aus einem in vitro gezüchteten reticulo-endothelialen Zellverband auswandernden Makrophagen (vgl. BENNETT, 1966) und sonstigen freien Zellen haben CUNNINGHAM und TUPIN (1958; vgl. BÖRNER, 1932) angegeben; für kurzfristige Experimente sind die erhaltenen Resultate mit genügender Konstanz reproduzierbar. Um die speziell in Milzgewebskulturen entstehenden freien Zellen, wie Lympho- und Plasmocyten, von den Reticulumzellen zu trennen, bedienen sich DOMZ, REAUME und HOAG (1960) eines besonderen „fallout"-Verfahrens. Zur genaueren Registrierung der Zellbewegungen in vitro (vgl. GAILLARD, 1936), bei denen HERZOG (1933, 1957) in seiner „Bewegungsmorphologie" funktionelle, lokomotorische und agonale unterscheidet, wurde im übrigen schon frühzeitig die Mikrokinematographie (COMANDON, LEVADITI und MUTERMILCH, 1913; vgl. u.a. HERZOG, 1931; ROBINEAUX, PINET und KOURILSKY, 1962; TÖRÖ, 1964) herangezogen, neuerdings kombiniert mit der Phasenkontrastmethode (GONZÁLEZ, NÚNEZ und PULIDO, 1956; RONDANELLI, GORINI, STROSSELLI und MONESI, 1958; RONDANELLI, GORINI, PECORARI und FIORI, 1959).

1. Nichtsäuger

An explantiertem Milzgewebe von *Petromyzon fluviatilis* (PFEIFFER, 1935) ließ sich zeigen, daß Reticulumzellen und auswandernde kleine Lymphocyten auf Veränderungen in der Oberflächenspannung der Kulturen mit charakteristischen Deformationen reagieren. Bei *Teleosteern* sah CHLOPIN (1925a, b) in Milzgewebskulturen die gleichen Übergangsformen zwischen Lymphocyten und Makrophagen, wie sie auch anderweitig von MAXIMOW (1922, 1923a, 1926, 1927, 1928, 1932; vgl. BLOOM, 1926; BERGEL, 1929; u.a.) beschrieben wurden. Systematische Explantationsversuche mit Milzgewebe von *Petromyzon fluviatilis, Carassius carassius, Siredon pisciformis, Rana temporaria, Lacerta vivipara* und *Gallus*

domesticus veranlaßten CHLOPIN (1925b, c) zu folgenden Feststellungen: 1. Milzgewebe von *Cyclostomen, Teleosteern, Urodelen, Anuren, Reptilien* und *Vögeln*
läßt sich auf verdünntem Kaninchenplasma unter deutlichen Wachstums-
und Zellvermehrungserscheinungen mindestens einen Monat lang am Leben erhalten. 2. Reticulumzellen, Lymphocyten und „Fibroblasten-Desmocyten"
stimmen bei allen Wirbeltieren im großen und ganzen überein. 3. Das Bindegewebe der Vertebratenmilz enthält Elemente, die den embryonalen Mesenchymzellen noch sehr nahe stehen, nämlich Lympho- und Reticulocyten samt ihren
fixen amöboiden Abarten, wie ruhenden Wanderzellen, Polyblasten usw. Ungeachtet ihrer Strukturunterschiede besitzen Reticulumzellen und Lymphocyten
dieselben Entwicklungspotenzen; sie gehen einerseits reversibel ineinander über
und liefern andererseits weiter differenzierte Zellformen. Reticulumzellen und
Lymphocyten stellen daher nur verschiedene funktionelle Modifikationen derselben polyvalenten embryonalen Zellart dar. 4. Die fixen Bindegewebszellen, die
Fibroblasten oder „Desmocyten", sind die Endglieder eines durch fortschreitende
Differenzierung aus indifferenten Reticulumzellen hervorgegangenen Zell-
stammes, dem der der „Amöbocyten" und ihrer Abkömmlinge (Granulo-, Erythrocyten usw.) gegenüber zu stellen ist. Bei den *Teleosteern* stehen die Desmocyten den Reticulumzellen noch sehr nahe; aber auch bei *höheren Vertebraten*, bei
denen die Differenzierung der Desmocyten weiter fortgeschritten ist, muß noch
mit der Existenz weniger differenzierter, primitiver Elemente (vgl. BAUER, 1934;
MAXIMOW, 1926) gerechnet werden. 5. Das Bindegewebe sämtlicher Vertebraten
ist nach demselben morphologischen Grundprinzip gebaut, das nur in seinen
Einzelheiten von Fall zu Fall variiert. — Normal einsetzende Mitosen hämatopoetischer Zellen in Milzgewebskulturen von *Molge vulgaris* können, wie RONDA-
NELLI, GORINI, PECORARI und FIORI (1959) mittels Phasenkontrast-Mikrokinematographie zeigten, durch Ausbleiben oder nachträglichen Schwund der Äqua-
torialfurche doppelkernige Elemente liefern.

    Explantationsversuche mit in hypertonischen Lösungen oder an der Luft ent-
wässerten Milzstückchen von *Ambystoma mexicanum* und *Rana temporaria*
(MOROSOW, 1931) ergaben, daß erwachsenes Gewebe einen Wasserverlust
besser vertragen kann als embryonales. Schon mäßig getrocknetes Milzgewebe
liefert bei der Explantation nur noch eine Reinkultur von Fibroblasten; bei der
*Axolotl*milz geht nach einer Verweildauer von über 55 min in hypertonischem
Milieu überhaupt keine Kultur mehr an. — Röntgenbestrahlte Milzgewebs-
explantate von *Ambystoma mexicanum* (WENDROWSKY, 1933) erfahren eine deutliche Wachstumshemmung. Eine monochromatische Bestrahlung mit den
Kα-Linien des Silbers und Molybdäns setzt die Wachstumsdichte stärker herab
als eine gemischte Bestrahlung; dafür ist bei dieser das Flächenwachstum mehr
betroffen. Nach GASSOUL (1927) intensiviert eine Röntgenbestrahlung den
Lebenscyclus in vitro gezüchteter Milzzellen von *Rana temporaria*. Während
weiche Strahlen lediglich Protoplasmareaktionen hervorrufen, treten bei harten
Strahlen die ersten sichtbaren Wirkungen im Kern auf, erst höhere Dosen führen
zu Veränderungen im Plasma (zur allgemeinen Strahlenbiologie und -pathologie
vgl. SPEAR, 1958; FRITZ-NIGGLI, 1960; ZOLLINGER, 1960; COTTIER, 1961; u.a.).

    SÜMEGI und CSABA (1931) sowie v. BALOGH (1931) sahen explantiertes Milz-
gewebe von *Frosch* und *Huhn* aus gelöstem Hämoglobin und in Spuren auch aus
äußerlich intakten Erythrocyten des Mutterstückes Gallenfarbstoff bilden
(vgl. RIOCH, 1924). Die in den mit Hämoglobin beschickten Kulturen nach
einiger Zeit auftretenden goldgelben Kristalle erwiesen sich mikrochemisch und
spektroskopisch als Hämatoidin bzw. extrahepatisches Bilirubin. Zu niedrige
(Eisschrank) oder zu hohe (56° C) Temperaturen verhinderten die Bilirubin-

bildung. In vitro gezüchtetes und mit hämolysiertem Frosch- oder Hühnerblut versetztes *Frosch*- oder *Hühner*milzgewebe (SÜMEGI, CSABA und v. BALOGH, 1934) produzierte in den ersten 3 Tagen kein Bilirubin. Die direkte Diazoreaktion (Mikromodifikation der van Berghschen Probe) fiel stets negativ aus, die indirekte wurde am 4. Tag schwach, am 5. deutlich positiv.

Die mit *Hühner*milzkulturen erzielten Resultate sind nach LEVI (1934) „ziemlich übereinstimmend": Aus explantiertem Milzgewebe 7 Tage alter *Hühner*embryonen wandern von Anfang an Mesenchymzellen und kleine, größtenteils ungranulierte Blutzellen aus (LEWIS und LEWIS, 1925). In Milzexplantaten 15—18tägiger *Hühner*embryonen und erwachsener Tiere kommt es nach wenigen Stunden zu einer ausgiebigen Emigration von Granulo-, Mono- und vor allem Lymphocyten. Die Granulocyten, bei denen sich rundlich- und oval-granulierte unterscheiden lassen, führen gleich den Lymphocyten lebhafte amöboide Bewegungen aus (RIOCH, 1923; vgl. COMANDON, LEVADITI und MUTERMILCH, 1913; LEWIS und WEBSTER, 1921). Sowohl die Blutelemente als auch die nach deren frühzeitiger Rückbildung erscheinenden Histiocyten wandern stets frei aus und bilden nie zusammenhängende Membranen. Nach den ersten Passagen werden die Histiocyten unter Volumenzunahme zu Makrophagen; sie enthalten große Fetttropfen und speichern in steigendem Maße Vitalfarbstoffe (vgl. LEVI und BUCCIANTE, 1928, 1929). Wann die ersten Fibroblasten erscheinen, hängt nach LEVI neben einer Reihe anderer Faktoren (vgl. BUCCIANTE, 1933) maßgeblich vom Alter des Tieres ab, von dem das Explantat stammt.

Milzgewebe von erwachsenen *Hühnern* wächst in der Kultur nicht nur langsamer als solches von Embryonen, sondern zeigt auch eine weniger intensive Auswanderung von Mesenchymzellen und Fibroblasten (FAZZARI, 1926). Unterschiedlich strukturiert sind in e r w a c h s e n e n u n d e m b r y o n a l e n M i l z g e w e b s k u l t u r e n vom *Hühnchen* auch die sich unter Umständen zu retikulären Elementen weiter entwickelnden Endothelzellen, während die intensiv phagocytierenden Reticulumzellen nicht wesentlich differieren. Granulo- und Monocyten überleben länger als die sich rascher bewegenden und anfangs auch amitotisch vermehrenden Lymphocyten; embryonale Lymphoblasten entwickeln sich jedoch im Explantat weiter. Das organotypische Wachstum der in vitro gezüchteten *Hühner*milz besteht nach FREIFELD und GINSBURG (1930) in der Bildung eines retikulären Syncytiums, dessen Kerne in den Netzknotenpunkten angehäuft sind. Dieses mesenchymale Grundgewebe liefert in der Folgezeit Makrophagen und Lymphoblasten; letztere differenzieren sich weiter zu Lymphocyten. Zwischen 8. und 18. Tag findet sich stellenweise Erythrophagie und Hämosiderinablagerung in den Reticulumzellen.

Zeitrafferaufnahmen an explantiertem embryonalen *Hühner*milzgewebe zeigen nach HUZELLA (1931a) in den ersten Passagen mannigfaltige und überaus rasche Gestalts- und Ortsänderungen der einzelnen Elemente. Dabei wechseln Teilungsvorgänge mit den verschiedensten Funktions- und Bewegungsstadien (vgl. HERZOG, 1933, 1957). Aus Zellbild und -topographie fixierter Gewebekulturen cytogenetische Schlüsse ziehen zu wollen, ist daher abwegig. Monocytenreinkulturen mit späterer Umwandlung in Fibroblasten lassen sich auch aus dem strömenden Blut züchten. Daß bei der Differenzierung der Mesenchymzellen zu sessilen oder freien Pulpaelementen auch mechanische Faktoren eine Rolle spielen, geht schon daraus hervor, daß Blutmonocyten sowohl in vivo als auch in vitro durch in die Blutbahn bzw. Kultur eingebrachte Kollodiumröhrchen dazu veranlaßt werden können, sich zu Endothelien umzuwandeln. HUZELLA erkennt infolgedessen auch keinen Unterschied zwischen Endothelzellen im engeren Sinne und sog. Uferzellen des Milzreticulums an; der in der lebenden Milz durch alternierende Weiter- und Engerstellung der Pulpa-

maschen hervorgerufene Spannungswechsel im Reticulum zieht einen reziproken
Austausch zwischen fixen, retikulären und freien, monocytären Elementen nach
sich. Die Beziehungen zwischen Blut- und Bindegewebszellen in der
Milzkultur lassen sich damit auf einen gemeinsamen, auch für andere retikuläre
Gewebe gültigen Nenner bringen. Voraussetzung für den Zusammenschluß freier
Rundzellen zu einem retikulären Verband — und damit für ein histioides Wachs-
tum — ist die an eine vermehrte Bildung von Intercellularsubstanz geknüpfte Ent-
wicklung eines Gitterfasergerüstes: Silberfibrillen erscheinen in der embryonalen
*Hühner*milzkultur zuerst in den filiformen oder lamellären Fortsätzen der aus-
wandernden Zellen, die sich danach mit zarten, von argyrophilen Fasern durchsetzten und in solche auslaufenden Membranen umhüllen. Als erstes, zum weiteren
Wachstum unentbehrliches Stützgerüst dient den auswandernden Zellen das
Fibringerinnsel, das sie mit ihrem Sekret überziehen und spannen. Dieses primäre
Gerüst wird allmählich bis zur Grenze der Zellinvasion durch Gitterfasern und
später teilweise auch durch kollagene Fasern ersetzt (HUZELLA, 1929a, b, 1931a, b;
vgl. YAMASAKI, 1931; BOFILL-DEULOFEU, 1932).

Für die Frage der Thrombocytenentstehung in Milzkulturen besonders
aufschlußreich sind die Arbeiten von FISCHER und DOLSCHANSKY (1929) sowie
von DELORENZI (1933, 1935). FISCHER und DOLSCHANSKY sahen in Milzkulturen
14 Tage alter *Hühner*embryonen, sobald sie nach der 8. Passage eine Reinkultur
von Stromazellen bzw. Fibroblasten darstellten, periodisch oft zu Tausenden
eigentümlich polymorphe, sich lebhaft bewegende „kleine Zellen" auftreten. Sie
waren nie größer als der Kern einer Stromazelle, manchmal sogar noch kleiner als
dessen Nucleolus. Das im ganzen schwach basophile, zart acidophil granulierte Protoplasma umschloß einen häufig in Form einzelner Körnchen über die ganze Zelle verstreuten Kern; gelegentlich fehlte dieser auch völlig. Bei Körpertemperatur war
unter dem Mikroskop oft stundenlang eine „Symbiose" dieser meist in kleineren
Gruppen zusammenliegenden Gebilde mit den Milzstromazellen zu beobachten, gegen deren gleichartig strukturiertes Protoplasma sie sich durch einen hellen Hof ab-
grenzten. Dabei liegt keine Phagocytose vor, vielmehr dringen die fraglichen Elemente aktiv in die Milzstromazellen ein, um sie nach einiger Zeit wieder zu verlassen.
Da die „kleinen Zellen" nicht die Fähigkeit der Autoreproduktion besitzen und auch
keine Blut- oder Extraktzellen darstellen, halten sie FISCHER und DOLSCHANSKY
im Sinne einer mit Kernfragmentation einhergehenden Ranvierschen Klasma-
tose für kernhaltige Bruchstücke, d.h. abgeschnürte Knospen bzw. Pseudopodien
von Milzstromazellen. Nach DELORENZI (1933, 1935; vgl. LEVI, 1934) treten die
von FISCHER und DOLSCHANSKY beobachteten Gebilde regelmäßig und in großer
Zahl in Milz-, aber auch anderen Organkulturen 3—19tägiger *Hühner*embryonen
auf. Sie erscheinen — entgegen FISCHER und DOLSCHANSKY — schon in den ersten
Passagen und können unter Umständen aus älteren, nur noch Fibroblasten enthaltenden Kulturen wieder verschwunden sein. Es gibt 2 Varianten: Die 1. außerordentlich kleine und lebhaft amöboid bewegliche, granulierte Form entspricht
den „kleinen Zellen" von FISCHER und DOLSCHANSKY und wandert wie diese
aktiv in die Milzstromazellen ein und später wieder aus ihnen aus. Wirts- und Gast-
zelle weisen dabei stets gemeinsame Züge auf; verliert die eine ihre Granula, so
wird auch die andere transparent. Die seltenere 2. spindelähnliche Form ist un-
granuliert und fast unbeweglich. Die zahlreichen Übergangsstadien beruhen
darauf, daß sich der spindelförmige, hyaline Typ jederzeit in den amöboiden,
granulären umwandeln kann, der wohl als Anpassung an die in vitro-Züchtung
aufzufassen ist. Für DELORENZI steht außer Zweifel, daß diese Zellen den im
Blute des *Huhns* kreisenden Thrombocyten entsprechen. LEVI (1934) selbst
„konnte sich von der Identität zwischen der in den Kulturen vorkommenden

spindelförmigen Abart und den Thrombocyten der frischen und fixierten Blut-
präparate überzeugen. Das vollständige Ausbleiben dieser Elemente in Kulturen
von Säugergeweben steht mit der Deutung von DELORENZI ganz in Einklang".
In Bestätigung der Angaben von MAXIMOW und DANTSCHAKOFF sah DELORENZI
in der lebenden *Hühner*milzkultur die spindelige Ruheform der Thrombocyten
aus kleinsten, in den Capillaren und Pulpamaschen des Mutterstückes erhaltenen
Lymphocyten hervorgehen. Da diese nicht lange überleben und die Thrombocyten
sich nicht aus sich selbst vermehren, ist es nur folgerichtig, daß sie nach mehr-
maligem Umsetzen der Kulturen wieder verschwinden. ,,Die Unhaltbarkeit der
Annahme von FISCHER und DOLSCHANSKY, daß diese Elemente aus Fibroblasten
stammen" (LEVI) scheint damit bewiesen.

Das Auftreten von Riesenzellen in embryonalen *Hühner*milzkulturen wird
verschiedentlich erwähnt. LEVI (1934) sah nach mehreren Passagen an dem vom
Mutterstück abgelösten Deckglas eine große Menge abgeplatteter Makrophagen
und Riesenzellen haften (vgl. LAMBERT, 1912a). Der Durchmesser der Riesenzellen betrug maximal 150 μ, ihr in Kernnähe sich intensiv färbendes Protoplasma wies zahlreiche Fetttropfen auf. Die Randzone ähnelte im Eisenhämat-
oxylinpräparat in ihrer fibrillären Struktur häufig der Zellperipherie der in der
Milz und anderen Organen in vivo vorkommenden Megakaryocyten. Mannigfache
Übergänge zwischen Riesenzellen und Makrophagen bestimmen LEVI zu der
Annahme, daß erstere durch Amitose aus letzteren hervorgehen. Auch HERZOG
(1931, 1933, 1957) leitet die mehrkernigen Riesenzellen nicht von hypertrophierten Lymphocyten, sondern von Makrophagen ab.

Zahlreiche Arbeiten befassen sich mit der Beeinflussung des Wachstums
und der Phagocytose- bzw. Speichertätigkeit von explantiertem *Hühner*-
milzgewebe. In vitro gezüchtetes embryonales und erwachsenes *Hühner*milzgewebe besitzt eine beträchtliche Resistenz gegenüber Röntgenstrahlen; sie
beeinflussen weder die Zellstruktur noch das Gewebswachstum (ROFFO, 1927a, b).
Gegenüber toxischen Anilindosen sind Gewebekulturen mit histotypischem
Wachstum — wie Milzkulturen — widerstandsfähiger als der Gesamtorganismus.
Nichttoxische Anilindosen erzeugen auch bei Kulturen, die bis zu 20mal umgesetzt
wurden, keine Atypie oder Acceleration des Wachstums (FREIFELD und GINS-
BURG, 1930). Setzt man explantiertem embryonalen *Hühner*milzgewebe Arsensäure oder Kohlenteer zu, so kommt es zu einer beschleunigten Umwandlung der
Fibroblasten zu Fibrocyten; die [durch Benzpyren und Dibenzanthracen geför-
derte (LABRIONOW, IVACHENTZOVA und TCHERTKOVA, 1938)] Bildung freier Elemente sistiert, das Gesamtwachstum wird rascher (OKAMOTO und KIKITSU, 1930).
Auch OKADA (1935) stellte an Explantaten embryonaler *Hühner*milz eine wachstumsstimulierende Wirkung in schwacher Konzentration verabreichter 3- und
5wertiger Arsenverbindungen (Atoxyl und Neosalvarsan) fest. Bei hohen Dosen
von arseniksaurem Natron und Atoxyl erfolgt jedoch eine Wachstumshemmung.
Eine solche wird auch ausgelöst durch die üblichen Narkotica (TAKEGUTI, 1937b).
In vitro wachstumsanregend auf embryonales *Hühner*milzgewebe wirken dagegen
kleine Dosen von Adrenalin und Ephedrin; bei letzterem hält der Effekt länger
an (FUEJAMA, 1939; zit. bei v. HERRATH, 1958). Auch durch Heparin (FISCHER,
1936), Hirudin (TAKEGUTI, 1937a) und zahlreiche andere Stoffe läßt sich das
Wachstum embryonaler *Hühner*milzkulturen dosisgemäß beeinflussen. Ein Maß
für die Wachstumsintensität der verschiedenen Zellelemente ist ihre mit Hilfe
von Tritium-Thymidin u.ä. zu ermittelnde synthetische Aktivität (CURY und
GOTLIEB, 1963; WEBER, 1967).

Mit Tusche oder Trypanblau versetzte Milz- und Bindegewebskulturen von
*Hühner*embryonen reagieren nach SMYTH (1916) völlig gleichartig; bei Tierkohle

werden hauptsächlich die kleineren Partikel phagocytiert. In mehrkernigen Zell-
komplexen mit starker Speicherung entstehen nach zweimaligem Umsetzen von
Tusche umrandete Vacuolen. Schon einmal mit Erythrocyten angereicherte
Kulturen phagocytieren nach der nächsten Passage neu zugesetzte rote Blutkörperchen intensiver als zuvor. Die Phagocytosefähigkeit gegenüber Froscherythrocyten steigt an, wenn man die Fibroblasten durch eine die Oberflächenspannung beeinflussende Vorbehandlung mit Tusche, Teer oder Trypanblau zu
epithelartigem Wachstum veranlaßt. Das eigentliche Wesen der Phagocytose
erblickt SMYTH — gleich vielen anderen Autoren (vgl. NEUFELD und LÖWENTHAL,
1929; JANCSÓ, 1955b; GÖZSY und KÁTÓ, 1957; TÖRÖ, 1961) — in einem mit
Änderungen der Oberflächenaktivität einhergehenden Wechselspiel der phagocytierenden Elemente und der phagocytierten Substrate. Der Phagocytoseindex
einer Kultur (vgl. LÖWENTHAL und MISCH, 1929) ist indirekt proportional ihrer
Wachstumsgeschwindigkeit (vgl. GAILLARD, 1931, 1935); je langsamer das Wachstum der Fibroblasten, um so größer ihre Neigung, sich in Makrophagen zu verwandeln. Nach MUHLETHALER (1952a, b) handelt es sich bei den phagocytierenden
Zellen der *Hühner*milzkulturen nicht um Fibroblasten, sondern um Histiocyten;
denn die nach den Histiocyten aus dem Mutterstück auswandernden Fibroblasten wandeln sich im Gegensatz zu ihren Vorgängern nicht in Makrophagen
um. Die gleiche Beobachtung machte MEYER (1928a, b) an mit Lithiumcarmin
versetzten Milzkulturen, während HERZOG (1931) in schon 14 Tage lang gezüchtetem Milzgewebe die Fibroblasten sich mit zugesetztem Glimmerstaub
beladen sah und daher ihre Verwandlung in echte Makrophagen für möglich hält.
Die Histiocyten speichern nach MUHLETHALER bei schwacher Farbstoffkonzentra-
tion elektiv Trypanblau; allerdings nur dann — hier stimmt der Verfasser mit
SMYTH überein — wenn die Kulturen nicht zu rasch (z.B. durch Überdosierung
von Embryonalextrakt) gewachsen sind.

POMERAT und ORR (1949) fanden im Blutserum vieler Kaninchen und Hunde einen Stoff,
der in Milzkulturen von 18tägigen *Kücken* die myeloischen Elemente zerstört und die Makrophagenbildung begünstigt. Der Faktor ist thermolabil und wird durch Aceton und $^1/_3$-gesättigte
Ammoniumsulfatlösung ausgefällt; bei Hunden scheint er an im Blut befindliche Filarien
(vgl. REICHENOW, 1957) gebunden zu sein.

VERATTI (1933) sah in Milzexplantaten mit Lithiumcarmin (vgl. KIYONO,
1914b) injizierter *Hühnchen* zahlreiche kleinkernige, mit Carminkörnchen beladene Rundzellen auswandern, die er mit den Bizozzeroschen „Splenocyten"
identifiziert; nach LEVI (1934) handelt es sich augenscheinlich um Makrophagen.
Besonders eingehende Angaben über die Aufnahme saurer Vitalfarbstoffe
(Isamin-, Pyrrhol- und Trypanblau usw.) durch die in *Hühner*milzkulturen auftretenden Makrophagen finden sich bei LEVI und BUCCIANTE (1928, 1929):
Isaminblau schädigt die Zellen am wenigsten. Die von Reticulumzellen abstammenden Makrophagen sind „oft äußerst in die Länge gezogen, andere Male mehr
zusammengezogen mit unregelmäßigen Einkerbungen an der Oberfläche" (LEVI,
1934). Schon die ersten, in das Randgerinnsel auswandernden Histiocyten enthalten große, mit Isaminblau gefärbte Granula, die lediglich das Cytozentrum
und die Zellperipherie frei lassen. Sie stellen kein Reaktionsprodukt der Zelle auf
den Farbstoff dar, sondern entsprechen den Granula, die in schon weiter entwickelten Kulturen auf Zusatz von Neutralrot beobachtet werden. Im Osmium-
säure-Eisenhämatoxylinpräparat weisen auch die aus ungefärbten *Hühner*milzkulturen auswandernden Histiocyten reichlich körnige und vacuoläre Einschlüsse
auf, die nach Lichtbrechung, Form und Anordnung den Isaminblaugranula
ähneln. Nach 2—3 Passagen entstehen aus diesen Histiocyten große, rundliche
oder ovoide Makrophagen, deren grobe Granula aus konfluierenden feineren oder

auch aus phagocytiertem Material bestehen [bezüglich der Unterschiede zwischen den durch Übergangsformen verbundenen, beweglichen histiocytären Abkömmlingen des Milzreticulums und den mit den Ranvierschen Klasmatocyten identischen „ruhenden Wanderzellen" MAXIMOWs vgl. EPHRUSSI (1932) und LEVI (1934)].

2. Säugetiere

CSABA und ISKUM (1958a) hielten Milzgewebe von *Albinomäusen* und *Ratten*, bevor sie es in deren Bauchhöhle heterotransplantierten, zuvor einige Zeit auf Rezipientenserum. Diese Adaptation in der Gewebekultur sicherte in 50% der Fälle das Angehen der Heterotransplantate. — Milzfragmente von 14—17 Tage alten *Mäuse*embryonen nehmen in „filterwell"-Kulturen nur dann lymphoiden Charakter an, wenn sie zusammen mit Thymusgewebe gezüchtet werden. Dieses wiederum bewahrt in Gegenwart von Milzgewebe mehr als 5 Wochen seine lymphoide Organisation, die es sonst nach 2—3wöchiger in vitro-Kultur einbüßt. Daß eine Kombination von Thymus- mit anderweitigem Mesenchymgewebe keine analoge Wirkung hat, spricht für die Spezifität dieses Milz-Thymus-Synergismus (AUERBACH, 1962). Mischkulturen von Milz- und Thymusgewebe leukämieinfizierter *Mäuse* (vgl. SINKOVICS, BERTIN und HOWE, 1965; STANSLY und SCHIOP, 1967) zeigen eine deutlich gesteigerte Erythropoese (SOULE, ALBERT, WOLF und STANSLY, 1965). In der Einzelkultur sind bei normalen, ausgewachsenen männlichen *Mäusen* 62% der Milz- und 18% der Thymuszellen erythropoetisch tätig (ALBERT, WOLF, PRYJMA und MOORE, 1966).

Milzkulturen (vorwiegend weiße Pulpa) von normalen, malaria (Pl. berghei)-infizierten und -immunen Swiss-*Mäusen* wachsen am raschesten bei Verwendung frisch infizierter, am langsamsten bei Verwendung immuner Tiere. Im Gegensatz zu normalen Tieren (vgl. YAMANE und NAKANO, 1967: Milzkulturen von C_3H-*Mäusen*) zeigt bei infizierten und immunen Tieren die aus dem Explantat aussprossende Epitheloidmembran deutliche Zell- und Kerngrößendifferenzen sowie bleibende Veränderungen im DNS-Muster (vgl. DUTTON, 1965). Zugabe von Blut zur Kultur intensiviert bei normalen (Abb. 32) und infizierten, nicht dagegen bei immunen *Mäusen* die Proliferation der in 4 Typen auftretenden Makrophagen (vgl. BENNETT, 1966), die bei normalen und infizierten Tieren in weitaus stärkerem Maße zugesetzte normale und parasitierte Erythrocyten phagocytieren als bei immunen (MUNGYEROVÁ und JERUSALEM, 1966, 1968; JERUSALEM und MUNGYEROVÁ, 1967).

YAMAGUCHI (1930) beobachtete in explantiertem Milzgewebe neugeborener *Ratten* eine Degeneration der Granulo- und Agranulocyten, die danach von Reticulumzellen phagocytiert und durch die Erdmannsche Reinigung zum Verschwinden gebracht werden. Die gleich den Monocyten grob granulierten (ERDMANN, EISNER und LASER, 1926) Reticulumzellen wandern frühzeitig in das umgebende Medium aus und betätigen sich hier wie im Mutterstück. Bei allgemein rundlich-platter Form neigen sie im Fibringerinnsel und am Gewebsrand zur Pseudopodienbildung und hypertrophieren bei Berührung mit dem Deckglas nicht selten zu Megakaryocyten (zur Megakaryocytenreifung in organotypischen Kulturen der *Mäuse*milz vgl. PETROVIC, PORTE und HEUSNER, 1964). Eine Umwandlung von Reticulumzellen in Fibrocyten konnte YAMAGUCHI nicht nachweisen [nach HULLIGER (1956) bilden sich sowohl Reticulumzellen wie Blutmonocyten zu Fibrocyten um]. Hat sich die Kultur am 6. Tag gereinigt, so besteht sie nur noch aus Reticulum- und Mesenchymzellen, die das Mutterstück kapselartig einhüllen, danach in die Wachstumszone vordringen und an der oberen und unteren Grenzschicht membranöse, gelegentlich syncytiale Verbände bilden.

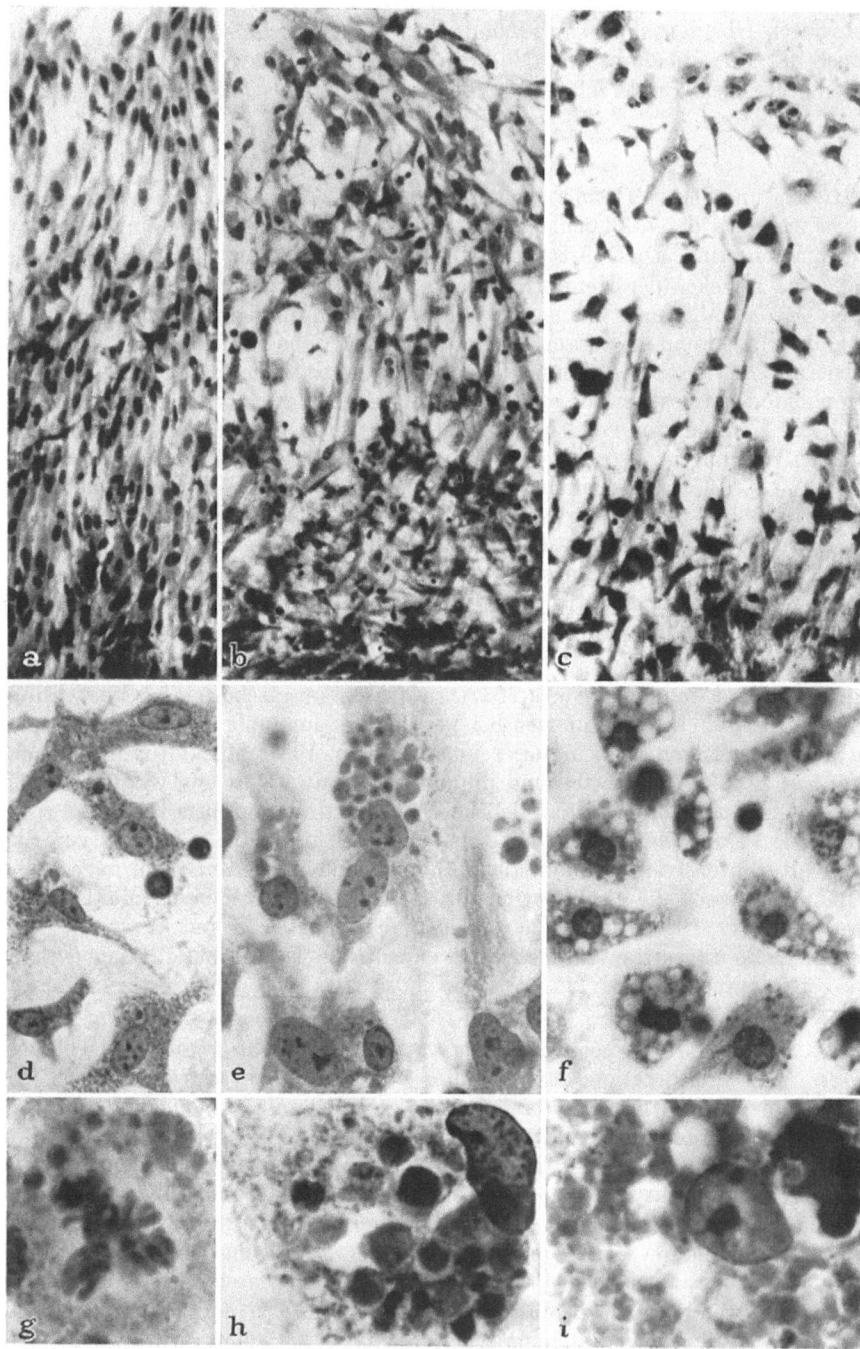

Abb. 32a—i. Verhalten der Milzkulturen von normalen *Mäusen* nach Zugabe von Blut.
a Unbehandelte Kontrolle zum Vergleich. Fortgeschrittene Spontandissoziation der Epitheloidmembran (9. Züchtungstag). — b 42 Std nach Zugabe von normalem Blut (*n.B.*). Starke Dis-
soziation der Epitheloidmembran. Große abgerundete Makrophagen am Rand des Mutterstückes. — c 42 Std nach Zugabe von parasitiertem Blut (*p.B.*). Auflösung der Epitheloid-

Knochenmarks- und Milzextrakt wirkt auf die Mesenchym- und Reticulumzellen stärker wachstumsfördernd als auf die Lympho- und Granulocyten. Nach LATTA und JOHNSON (1934) reagieren auch explantierte Mesenteriallymphknoten von *Albinoratten*, die in reinem Blutplasma keine Aktivierungs- oder Differenzierungserscheinungen zeigen, auf frischen, vor allem aber autolysierten Milzextrakt mit deutlicher Wachstumssteigerung, die sich in einer Hypertrophie der Lymphocyten sowie dem Auftreten von Monocyten, Makrophagen und eosinophil granulierten Elementen ausdrückt. Der Milzextrakt (vgl. TORRIOLI und GALEAZZI 1935a, b) wird in der Wirkung nur noch übertroffen von Embryonalextrakt. LLOMBART (1931) erblickt aufgrund von Milzexplantationen an neugeborenen *Ratten* die histo-physiologischen Charakteristica des Milzgewebes in der Bildung von Bindegewebs- und Endothelzellen sowie deren Umwandlung in Makrophagen und bestimmte Blutelemente. Mit Embryonalextrakt angesetzte Kulturen zeigen eine Beschleunigung der Wachstums- und Differenzierungsprozesse. Knochenmarksextrakt bewirkt eine rasche Zunahme der Makrophagen, Milzextrakt eine solche der Bindegewebszellen. Splenotrat läßt diesen typischen Effekt des Milzorganextraktes vermissen, auch eine gereinigte, nur noch Nucleinsäuren und Lipide enthaltende Nucleoproteinfraktion aus Milzgewebe ist „nonstimulatory in tissue cultures" (KUTSKY, 1959).

Mit Flexner-Jobling-Carcinomextrakt erzielte LLOMBART (1931) eine starke Vermehrung der Endothelien und Eosinophilen, während ERDMANN (1920, 1931) danach eine intensive Emigration von Reticulumzellen und eine überstürzte Umwandlung derselben zu Megakaryocyten und Makrophagen sah. BRÜDA (1928, 1929a, b, 1931) konnte bei gemeinsamer Kultivierung von *Ratten*milz- und Tumorgewebe sowie bei Explantation von Tumorgewebe in Plasma splenektomierter Tiere eine deutliche Hemmung des Geschwulstwachstums feststellen. Nach TEICHMANN (1964a, b, 1965a, b) werden in Diffusionskammern mit Milz- oder Lymphknotengewebe tumorresistenter Wistar-*Ratten* zusammengezüchtete Walker-Carcinom- oder Jensen-Sarkomzellen binnen kurzem aufgrund immunologischer Prozesse zerstört. Milz- und Lymphknotengewebe normaler *Ratten* zeigt nach längerer Einwirkung den gleichen Effekt; er bleibt jedoch aus, wenn man die Tiere mit Chemotherapeutica (Endoxan, Trenimon) vorbehandelt. Die Milz wirkt demnach nicht nur in vivo (vgl. S. 390), sondern auch in vitro retardierend auf das Tumorwachstum.

Nach W. v. MÖLLENDORFF (1932) laufen in *Ratten*milzgewebe, das auf Tumorplasma (Flexner-Jobling-Carcinom, Jensen-Rattensarkom) explantiert wurde, die Auswanderungs- und Differenzierungsprozesse in rascherem Tempo ab als in normalen Kulturen. Durch Ausstoßen zahlreicher großer Rundzellen und schon am 1. Tag im Randschleier einsetzende Wucherung polymorphkerniger neutro- und eosinophiler Granulocyten kommt es zu vorzeitiger Erschöpfung und Degeneration des Mutterstücks; besonders rasch sterben die kleinen Lymphocyten ab.

---

membran, restliche Zellen stark abgerundet, z.T. deutlich geschädigt. Sternförmige Makrophagen weit ausgewandert, große abgerundete Makrophagen nur in Nähe des Mutterstückes (a—c, Orig.-Vergr. 100:1). — d *n.B.*, 42 Std. Speichernde sternförmige Makrophagen. — e *p.B.*, 19 Std. Makrophagen mit inkorporierten Erythrocyten im äußeren Teil des Randschleiers. — f *n.B.*, 42 Std. Gruppe von Erythrocyten phagocytierenden Makrophagen in lytischer Zone (d—f, Orig.-Vergr. 420:1). — g *p.B.*, 19 Std. Tripolare Mitose eines kleinen abgerundeten Makrophagen, der fein- bis grobgranuläres Material gespeichert hat. — h *p.B.*, 19 Std. Makrophage mit inkorporierten, pyknotischen Erythrocyten. Beginnender Zerfall des Cytoplasmas. — i *n.B.*, 72 Std. Großer Makrophage aus lytischer Zone. Phagocytierte Erythrocyten werden aufgelöst. Starke Ansammlung von rot gefärbten Granula zwischen den Verdauungsvacuolen (g—i, Orig.-Vergr. 1000:1). Nach MUNGYEROVÁ und JERUSALEM (1966)

Die ihnen nach Größe und Kernstruktur gleichenden eosinophilen Granulocyten vermehren sich bis zum 5. Tag derartig, daß die kleinen Rundzellen beinahe ausnahmslos eosinophil granuliert sind. Unter Umständen können auch die aus dem Mutterstück sich lösenden kleineren retikulären Elemente, statt sich zu Lymphocyten umzubilden, myeloische Granula entwickeln. v. MÖLLENDORFF erblickt in der durch den Tumorextrakt oder andere Zellgifte ausgelösten eosinophilen Granulation ein typisch regressives Merkmal. — Einen wachstumsfördernden

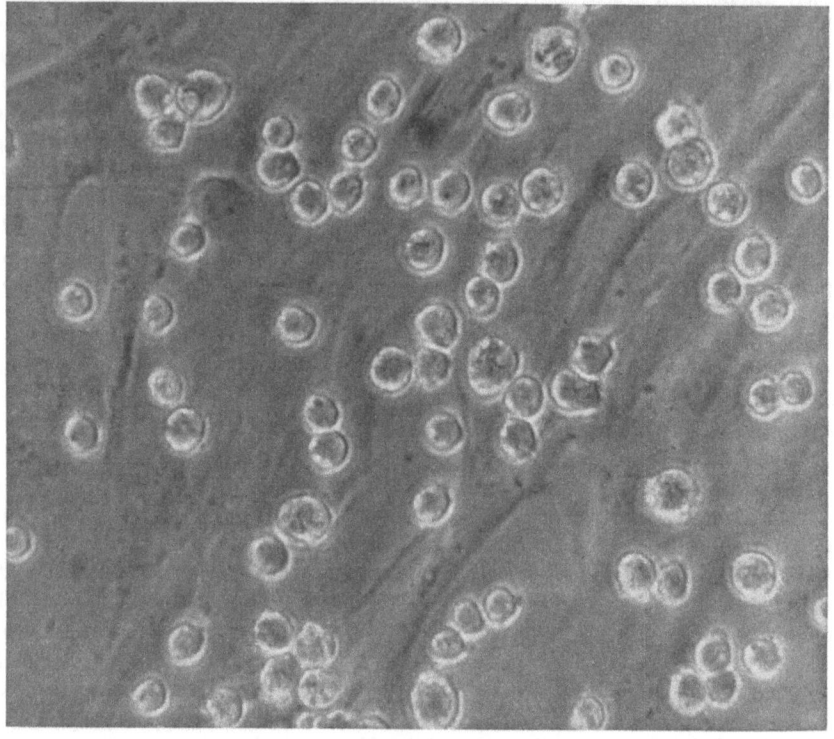

Abb. 33. 220 Tage alte *Ratten*milzkultur (Phasenkontrast; Vergr. 360×): Die Reticulumzellen bilden im Hintergrund ein Maschenwerk. Die Plasmazellen sind rund und größer als Lymphocyten, haben eine rauhe Oberfläche und inhomogenes Cytoplasma. Original von Prof. Dr. H. L. IOACHIM, New York [Exp. Cell Res. **38** (1965), Fig. 1]

Einfluß auf embryonale Milzgewebskulturen konnte PALUMBI (1940) für das Vitamin E nachweisen. Während das Wachstum in Plasma hypovitaminotischer *Ratten* gezüchteten Milzgewebes merklich unter der Norm lag, zeigten mit Plasma hypervitaminotischer Tiere angesetzte Kulturen beschleunigtes Wachstum und erhöhtes Speicherungsvermögen der Histiocyten gegenüber Trypanblau (über die Wirkung von Vitaminen, Hormonen und Carcinogenen auf Gewebekulturen im allgemeinen vgl. LASNITZKI, 1958).

Milz- und Lymphknotenkulturen von *Ratten* verschiedenen Alters reagieren auf einmaligen Zusatz gespaltenen, PAS-positiven Heparins im Vergleich zu Thymuskulturen mit minimaler Bildung metachromatischer Mastzellen. Im Gegensatz zu Thymus (und Leber) kommen offenbar Milz und Lymphknoten nicht ernstlich für die Heparinsynthese in Betracht (CSABA, TÖRÖ und KAPA, 1960a, b). In Milz-, Lymphknoten- und Thymuskulturen von immunisierten oder röntgenbestrahlten *Ratten* auf normalen und heparinisierten Nährböden (CSABA,

Törö und Mold, 1962) werden Mastzellen in erster Linie von Thymus-, in zweiter von Lymphknoten-, aber nie von Milzgewebe gebildet, Plasmazellen dagegen hauptsächlich von Milz- und nur bedarfsweise von Lymphknotengewebe. Das sog. lymphatische System besteht somit aus morphologisch gleich-, funktionell jedoch verschiedenartigen Organen (s. auch Meyer, 1964, Lit.): Der Thymus spielt vor allem bei Störungen der Gewebskorrelation durch Bildung saurer Mucopolysaccharide und Mastzellen eine Rolle, die Milz dagegen bei Immunisierungsprozessen durch Produktion von Antikörpern und Plasmazellen. — Plasmazellen entstehen nicht nur in „long term cultures" (Ioachim, 1965) von adultem Milzgewebe (*Hühnchen, Maus, Ratte, Kaninchen, Mensch*), sondern auch in solchen von fetalem, das ja normalerweise noch keine derartigen Elemente aufweist (Abb. 33).

In *Ratten*milzkulturen, die mit „komplettem" Salmonella typhi murium- und Kaninchenantigen versetzt wurden, zeigen die Lymphocyten in Untersuchungen mit fluorescierenden Immunsera (Coons und Kaplan) dieselbe Aktivität gegen Antigene wie in vivo. Sie resorbieren die Bakterien- und Fremdeiweiß-Antigene und halten sie bis zum Zelluntergang zurück (Avetikyan und Karasik, 1961). Milzhomogenate von sensibilisierten und unsensibilisierten Tieren haben in vitro die gleichen lymphocytolytischen Eigenschaften (Rosenau und Moon, 1962).

Im Gegensatz zu Knochenmark zeigt explantierte *Ratten*milz in der Diffusionskammer keinerlei Anzeichen von Knochenbildung (Rosin, Freiberg und Zajicek, 1963).

Die Zellfolge in Explantaten adulter *Meerschweinchen*milzen vergleicht Börner (1932) mit der bei der Resorption und Organisation von körperfremdem Material (vgl. Herzog, 1915; Bauer, 1939b): Den anfänglich vorherrschenden, amöboid beweglichen kleineren und mittleren Lymphocyten folgen schon nach 5 Std größere Lymphocyten und polymorphkernige Leukocyten. Die nach 16 Std erscheinenden, sich mitotisch teilenden Reticulumzellen weisen Pigmentkörnchen und mit Neutralrot färbbare Granula auf. Auch in den — gleich den übrigen Leukocyten bald zugrunde gehenden — pseudoeosinophilen Granulocyten finden sich gelegentlich Mitosen. Eine Granulopoese, wie sie Chlopin (1925b) bei explantierten Nichtsäugermilzen sah, erfolgt nach Börner bei der in vitro gezüchteten *Meerschweinchen*milz weder direkt noch indirekt. Wie die Granulocyten, so verschwinden auch die Lymphocyten früher oder später aus den Kulturen; eine Umwandlung der kleinen Lymphocyten zu phagocytierenden Reticulumzellen tritt nicht auf. Nach der 3. Passage kommt es in Zusammenhang mit einer Plasmanachgerinnung zu einem mitotisch bedingten örtlichen Auswachsen retikulärer Zellverbände und einer Umbildung der in langen Ketten aus den Sinusendothelien aussprossenden Amöbocyten zu retikulären Elementen. Die polyblastischen Zellformen des Randschleiers stammen hauptsächlich von großen, sich mitotisch teilenden Lymphocyten der Mutterstücksfollikel ab. Die Endothelzellen der kleineren Gefäße (bezüglich der cytogenetischen und funktionellen Bedeutung der Gefäßwandzellen und der Bildung von Blutgefäßen in Lymphgewebskulturen vgl. Herzog, 1923; Hohenadel und Trautmann, 1953), besonders der Milzsinus, bilden an der Oberfläche des Mutterstückes ausgedehnte, gelegentlich mehrschichtige Endothelwucherungen, aus denen in länger nicht umgesetzten Kulturen zahlreiche amöboide Phagocyten frei werden. Die Peroxydasereaktion dieser Endothelmakrophagen nimmt proportional der Menge phagocytierter Granulocytenüberbleibsel zu, ohne daß sie genetisch etwas mit Granulocyten zu tun hätten. Die von Bindegewebselementen der Gefäßscheiden und Milzbalken gebildeten großen Spindelzellen, denen von der 4. Passage ab die Organisation des nekrotisch gewordenen Mutterstückszentrums obliegt, gleichen völlig den aus Endothelwucherungen hervorgegangenen.

Nach HERZOG (1957; vgl. SCHOPPER, 1934) wandern in Deckglaskulturen von *Meerschweinchen*milzen schon kurz nach der Explantation reichlich gelappt-kernige, in geringerem Maße auch stab- und kompaktkernige pseudoeosinophile Granulocyten aus dem Mutterstück aus. Sie übertreffen anfangs die zugleich mit ihnen ausgeschwemmten oder aktiv ausgewanderten Lymphocyten an Schnellig-keit der Ausbreitung im Wachstumshof. Schon nach 5—6 Std aber sind rings um das Mutterstück auch viele Lymphocyten und vereinzelte, sich mitotisch teilende Lymphoblasten anzutreffen. Sie werden nach 15—16 Std abgelöst von den sich langsamer fortbewegenden Makrophagen. Die auch in der Folgezeit stellenweise immer wieder auftretende Lymphocytenauswanderung beruht auf Neubildungs-herden im Mutterstück, erlischt aber im Gegensatz zu anderen lymphatischen Organen — wie Lymphknoten oder Thymus — bei der *Meerschweinchen*milz nach der 2. und 3. Passage. Alle diese, z.T. schon in der 1. Passage ausgewanderten Lymphocyten sterben binnen kurzem ab. Eine maßgebliche Rolle spielen dabei die inzwischen immer zahlreicher gewordenen Makrophagen, deren Hauptaufgabe HERZOG in der Beseitigung unbrauchbar gewordener bzw. nicht mehr gebrauchter Lymphocyten sieht. Zum Teil spielt sich das Absterben der Lymphocyten auch in den sog. Restlumina von Blut- und Lymphgefäßen (HERZOG und SCHOPPER, 1931) ab. Noch bevor am 2. oder 3. Tage die Fibroblasten auswachsen, werden auf diese Weise Wachstumshof und Mutterstück der Kultur von Lymphocyten gereinigt; dies geschieht bei der Milz früher als bei Lymphknoten und Thymus. Später kann es jedoch in den Neubildungsherden der Mutterstücke erneut zum Auftreten lymphocytärer Formen mit größeren, chromatinreichen Kernen kommen (vgl. GRUNDMANN, 1958c). Das gelegentliche Vorkommen von Übergangsformen zwischen Lymphocyten und Fibroblasten streitet HERZOG zwar nicht ab, miß-billigt jedoch die „von MAXIMOW, STIEVE u.a. gezogenen Schlüsse hinsichtlich der Entwicklungsfähigkeit der Lymphocyten". Auch CHISTOVA (1959) sah in *menschlichen* Lymphgewebskulturen keine Umbildung der Lymphocyten zu Fibrocyten. Zur Frage der Entstehung von Makrophagen aus Fibroblasten [SEE-MANN (1930, 1931) und TANNENBERG (1931) contra W. V. MÖLLENDORFF (1931)] gibt HERZOG zu bedenken, daß BÖRNER (1932) einen Übergang von Fibroblasten in Makrophagen durch die gleichmäßige Aufnahme feiner Glimmerpartikelchen in die Zellen einer 14 Tage alten, aus *Meerschweinchen*milz gezüchteten reinen Fibroblastenkultur nachwies. Nach GROOP und HUPE (1959) sind Fibroblasten und Makrophagen in vitro trotz mancher gemeinsamer Eigenschaften vonein-ander zu trennen (vgl. RICHTER, 1958; LENNERT, 1961).

Die in Milzkulturen junger *Meerschweinchen* auftretenden kleinen Lympho-cyten gleichen in Zeitrafferaufnahmen (HERZOG, 1931; SCHOPPER, 1934) nach Bewegungsablauf, Form und weiterem Schicksal völlig den Thymocyten. KNOTH, TAUPITZ und ZIMMERMANN (1955) wiesen mit der Esakischen Silberimprägnation an Milzkulturen erwachsener *Meerschweinchen* nach, daß die Kontraktilität der aussprossenden Zellen nicht an die Anwesenheit von Nerven gebunden ist. Das gleiche gilt für Herz- und Skeletanlagen vom *Meerschweinchen* sowie Granu-lationsgewebe vom *Menschen*. Die Formänderungen der Zellen und Gewebe haben also autonomen Charakter.

Milzkulturen von *Meerschweinchen*, die 1 Tag vor der Explantation 1 cm³ 5%iger Tuschelösung intrakardial erhielten (SINGER und HODER, 1929), zeigen ein ganz normales Wachstum. Die Fibroblasten enthalten Tuschegranula; in der Wachstumszone bemerkt man neben weniger speichernden, dreieckigen Pulpa-zellen massiv mit Tusche beladene Makrophagen, deren Exoplasmasaum lebhaft unduliert. Wie Tusche, so tut auch intravital verabreichtes Trypanblau der Ver-mehrung und Beweglichkeit der Zellen keinen Abbruch. Einen ungünstigen Einfluß hat dagegen Lithiumcarmin. Während es im Mutterstück hochgradig ge-speichert wird, enthalten die Zellen im Randschleier selten mehr als 4 Carmin-körnchen; d. h. es wachsen nur solche Zellen weiter aus, die nicht zu intensiv ge-speichert haben. Injiziert man den Tieren vor der Milzexplantation Elektragrol, Kollargol, Trypaflavin, Rivanol oder Argochrom, so findet überhaupt kein Wachstum mehr statt. — Eine 5—6monatige Einwirkung von Kieselsäure (65 γ/ml) läßt die Milzkulturen unbeeinflußt (KNAKE und PETER, 1960). — In Milzkulturen von *Meerschweinchen*, die 3 Tage vor der Explantation eine Röntgen-bestrahlung erhielten (HASZLER und FARAGÓ, 1935), zeigen die Fibroblasten, Makrophagen und Megakaryocyten dasselbe Verhalten wie in nicht-bestrahlten Kulturen. In der 1. Passage beherrschen Makrophagen das Bild, erst in späteren Passagen erscheinen in geringerem Umfang auch Lymphocyten, die aus erhaltenen Milzfollikeln hervorgehen. Die polymorphkernigen Leukocyten bilden sich ge-legentlich zu makrophagenähnlichen Elementen um. Mit 800 r bestrahlte Fibro-blastenkulturen (DICKSON, PAUL und DAVIDSON, 1958) zeigen zwar eine Mitose-hemmung, aber einen unveränderten Gesamtgehalt an Ribonucleinsäure, Pro-teinen, Lipiden und säurelöslichen Nucleotiden.

Setzt man Milzkulturen vom *Meerschweinchen* laufend geringe Mengen Tetanustoxin zu, so wirkt eine nach 6 Passagen verabreichte Letaldosis dieses Stoffes nur noch wachstums-hemmend (TOYODA, 1931). Einem mit Rinderserumalbumin oder -globulin immunisierten *Meerschweinchen* entnommenes Milzgewebe erzielt in der Kultur einen der zwischen Antigen-gabe und Explantation verstrichenen Zeit proportionalen Antikörpertiter (McKENNA und STEVENS, 1957). Bei Milzgewebskulturen mit Tuberkulin sensibilisierter *Meerschweinchen* verursacht ein Zusatz von Tuberkulin oder anderen Bakterientoxinen noch in Konzentra-tionen, die bei gewöhnlichen Fibroblastenkulturen unwirksam sind, eine deutliche Wachs-tumshemmung (TUNCMAN und PACKALÉN, 1959).

Die Beobachtungen von v. BALOGH (1931), SÜMEGI und CSABA (1931) sowie SÜMEGI, CSABA und v. BALOGH (1934) über Bilirubinbildung in Milzgewebs-kulturen vom *Hühnchen* gelten mit gewissen Abweichungen auch für das *Meer-schweinchen*.

MAXIMOW (1922, 1923a) züchtete Milz- und Lymphknotengewebe eben aus-gewachsener *Kaninchen* in auto- oder homologem Serum. In den Explantaten, deren Entwicklung sich durch Knochenmarksextrakt stark beschleunigen ließ, waren frühzeitig 3 distinkte Zellarten — Fibroblasten, Reticulumzellen und Lymphocyten — zu unterscheiden: Den Fibroblasten geht, verglichen mit den in mobilem Zustand als typische Polyblasten kolloidale Farbstoffe, Trypanblau und Lithiumcarmin speichernden Reticulumzellen die Fähigkeit zum „echten Amöbois-mus" ab. Beide Zellarten entstehen in vitro unter dem Einfluß des Explantations-reizes aus dem faserbildenden retikulären Stroma. Nach Zugrundegehen der anderen Kulturelemente bleiben die Fibroblasten nach 3—5 Passagen in Rein-kultur übrig; sie stellen nicht nur eine besonders widerstandsfähige, sondern auch eine „endgültig, irreversibel differenzierte" Zellart dar. Die mit höherer prospek-tiver Potenz begabten Reticulumzellen werden im Mutterstück zu pigment- und fettbeladenen, epitheloiden Makrophagen, die besonders bei Zusatz von Knochen-marksextrakt oft „riesige Dimensionen" annehmen. In dem das Explantat im hängenden Tropfen umgebenden Flüssigkeitshof entsteht eine Reinkultur stark wuchernder Reticulumzellen, die z. T. fibrocytenähnlich an der Glas- oder Ge-websoberfläche haften, z. T. als „energische Nephrophagocyten" frei herum-kriechen und mitunter zu Fremdkörperriesenzellen [vom Langhansschen Typ (TAKASHIMA, 1929)] konfluieren. Die am weitesten ins Randgerinnsel auswan-dernden Reticulumzellen können längere Zeit als isolierte, amöboide Polyblasten überleben. Die sich in gewöhnlichen Kulturen mehr passiv verhaltenden Lympho-cyten reagieren auf Knochenmarksextrakt mit erheblicher, allerdings auf das

Gewebe zwischen den Fibroblasten beschränkter Vermehrung. Die kleinen Lymphocyten können zu großen heranwachsen, die ihrerseits durch Teilung wieder kleinere produzieren. Viele Lymphocyten differenzieren sich zu Plasmazellen [,,Immunoblasten" bzw. ,,Immunocyten" (DAMESHEK, 1963; HANNOUN und BUSSARD, 1966)], andere zu großen, intensiv phagocytierenden bzw. speichernden amöboiden Polyblasten. Diese gleichen im Mutterstück, wie in der umgebenden Flüssigkeit (vgl. HANNOUN und BUSSARD, 1966), völlig den aus Reticulumzellen hervorgegangenen Makrophagen. Ausnahmsweise entstehen auch in der Neubildungszone große Lymphocyten unmittelbar aus wuchernden Reticulumzellen. MAXIMOW schließt aus diesen Beobachtungen auf enge genetische Beziehungen zwischen retikulären und lymphocytären Elementen.

SHIOMI (1925) prüfte die Befunde MAXIMOWs unter besonderer Berücksichtigung der Granulopoese an Lymphknoten-Plasmakulturen nach, denen Nebennieren-, Knochenmarks- oder Milzextrakte als Wachstumsstimulantien zugesetzt wurden. KIMURA und MURAKAMI (1935) sahen Lymphknoten- und Milzexplantate vom *Kaninchen* in Lymphe erheblich rascher wachsen als in Blutplasma. Nach BARTA (1931) beeinflussen bereits geringe pH-Verschiebungen des Kulturmediums die Proliferation in vitro gezüchteter erwachsener Gewebe so weitgehend, daß schon nach 2 Tagen erhebliche Wachstumsunterschiede nachweisbar werden. Das pH-Optimum für die Fibroblastenproliferation liegt in Milzexplantaten erwachsener *Kaninchen* bei 7,8—8,0. Eine Alkalisierung des Kulturmediums bis zu einem pH von 9,5 schränkt die Fibroblastenbildung nur geringfügig ein, während sie schon ein pH von 7,2 völlig zum Erliegen bringt. JENEY (1933) wies an Milz- und Knochenmarkskulturen vom *Kaninchen* nach, daß Leberextrakt die Bildung der ,,primitiven großen Leukocyten" begünstigt, während alkoholischer Milzextrakt, Bilirubin- und Ferrosalzlösungen bei der Differenzierung der Megalo- und Normoblasten eine ,,wichtige, vielleicht spezifische Rolle" spielen. Die abschließende Reifung der Erythrocyten bedarf wahrscheinlich noch eines besonderen auslösenden Faktors. GOLDSTEIN und GALLAGHER (1959) beobachteten an in vitro gezüchtetem *Kaninchen*milzgewebe in den ersten 2—5 Tagen eine rapide Auswanderung fibroblastenähnlicher Elemente. Zusatz von Hefeextrakt vergrößerte die Wachstumsrate der Zellen und verkürzte die gewöhnlich 8—10 Wochen nach der Explantation eintretende Stillstandsperiode. Obwohl das Milzgewebe unter genau denselben Bedingungen explantiert und weitergezüchtet wurde wie die zum Vergleich herangezogenen Samenkanälchen- und Leberstückchen ergaben sich doch, bei einer Züchtungsdauer von 1—4 Jahren, beträchtliche Unterschiede in der Wachstumsform und -geschwindigkeit sowie der speziellen Zellmorphologie der einzelnen Kulturen. — Auf homologem Serum urämischer Tiere zeigen *Kaninchen*-Milzgewebskulturen die gleiche Wachstumsgeschwindigkeit, Lymphocyten- und Makrophagenproduktion wie auf Serum normaler Tiere (SHARP und SMIDDY, 1962). — SHARP und BURWELL (1962) benutzen die Wachstumsgeschwindigkeit von Milz-Lymphknoten-Gemeinschaftskulturen als Indikator für die Homotransplantationssensitivität des *Kaninchens*, indem sie das Lymphgewebe einmal einem normalen, das andere Mal einem Tier entnehmen, das zuvor von dem das Milzgewebe liefernden Tier ein Hauttransplantat erhalten hat.

CUNNINGHAM, SABIN und DOAN (1924, 1925; vgl. SABIN, DOAN und CUNNINGHAM, 1925) verfolgten mit Hilfe von Supravitalfärbungen an in vitro gezüchteten Milzpunktaten normaler sowie chronischen Reizen ausgesetzter oder tuberkulöser *Kaninchen* die Entwicklung der Monocyten. Die Ergebnisse deckten sich mit den am experimentell gereizten Omentum und an der Leber tuberkulöser Tiere gewonnenen. Die Lymphocyten entstehen im Lymphknoten aus den gleichen primitiven Zellen wie in Knochenmark und Milz: „there are two fixed-tissue stemcells from which all the blood-cells arise. From endothelium the red blood-cells and the clasmatocytes are formed, and from the reticular cell there is formed a primitive stem-cell which in turn gives rise to the polymorphonuclear leucocytes, the monocytes, and the lymphocytes" (SABIN, DOAN und CUNNINGHAM; vgl. S. 294 ff.).

LEMMEL und LÖWENSTEDT (1926) untersuchten an *Kaninchen*milzkulturen die Reaktion der Reticulumzellen auf Tuscheblockade. In Bestätigung der von SINGER und HODER (1929) an explantierter *Meerschweinchen*milz erhobenen Befunde ergab sich, daß mit chinesischer Tusche überladene Reticulumzellen keineswegs langsamer, sondern eher schneller wandern als die entsprechenden Elemente in den Kontrollkulturen. Nach WALLBACH (1931 a) dauert die Trypanblauspeicherung in der explantierten *Kaninchen*milz genau so lange wie in der normalen. Der zeitliche Ablauf der Farbstoffablagerung ist für die Differentialdiagnose der verschiedenen Zelltypen nur bedingt verwertbar, da nicht alle zu einer bestimmten Zellart gehörigen Elemente den Farbstoff annehmen. Eine Diffusfärbung (WALLBACH, 1931 b) ist bei den im allgemeinen körnig färbenden sauren Vitalfarbstoffen durchaus nicht immer ein Kriterium des Zelluntergangs. So gehen gewisse Funktionsstadien mit einer diffusen Trypanblaufärbung des Cytoplasmas einher. Das gilt besonders für Milzkulturen von *Kaninchen*, die zuvor Thorium X erhielten (zur allgemeinen Radio-Histologie und -Histopathologie vgl. SPEAR, 1958; FRITZ-NIGGLI, 1959, 1960; ZOLLINGER, 1960; COTTIER, 1961). Umgekehrt zeigt nicht jede absterbende Zelle eine diffuse Protoplasmafärbung; diese betrifft nur bestimmte Formen oder Stadien der Nekrobiose. Bei benzolbehandelten Milzkulturen geben auch die normalerweise den Kern untingiert lassenden sauren Vitalfarbstoffe eine Kernfärbung. Nach WALLBACH handelt es sich auch bei diesen Zellen keineswegs um absterbende Elemente.

GIESCHEN (1932) beobachtete im Randschleier von Milzexplantaten erwachsener *Kaninchen* neben vielen Erythro-, Lympho- und Plasmocyten eine wechselnde Anzahl spezialgranulierter und eosinophiler Myelo- und Leukocyten sowie freier „Milzhistiocyten". Mit Ausnahme der rasch zugrunde gehenden polymorphkernigen Leukocyten und unreifen Eosinophilen pflanzen sie sich eine Zeitlang mitotisch fort, wobei spezialgekörnte Myelocyten zu polymorphkernigen Granulocyten ausreifen können. Bereits nach 2 Tagen jedoch beginnen auch diese Granulocyten, kurz danach die Lymphocyten, abzusterben und sind nach der 3. Passage ganz verschwunden. 28—30 Std nach Ansetzen der Kultur erscheinen zahlreiche amöboide, hämosiderotisch pigmentierte Reticulumzellen, welche die „massenhaft vorhandenen Trümmer kleiner Rundzellen" phagocytieren. Sie schwellen dabei zu großen, unbeweglichen Makrophagen an, die sich abrunden oder am Deckglas nahe dem Mutterstück zu ausgedehnten, kernreichen Syncytien zusammenschließen. Bei den nach 30—35 Std im Mutterstück auftretenden fibrocytenähnlichen Zellen mit ihren groben Einschlüssen handelt es sich teils um fibrocytär umgewandelte Makrophagen, teils um „echte Fibrocyten". Für ihre Unterscheidung von ausgebreiteten Reticulumzellen gibt nach GIESCHEN der Pigmentgehalt „entgegen der Meinung von MAXIMOW keinen Hinweis, da Pigment sowohl in Fibrocyten, wie auch in Phagocyten vorkommt". Nach zweimaligem Umsetzen bestehen die Kulturen nur noch aus Fibrocyten und pigmentführenden Makrophagen, deren Menge sich nach der der pigmentierten Zellreste im Mutterstück richtet. Dieses gibt schon während des 1. Tages verschiedentlich Phagocyten ab, erst zu Beginn des 2. Tages aber nimmt die Loslösung von Phago- und Fibrocyten aus dem Milzgerüst, später auch aus den Sinus, größeren Umfang an; sie geht einher mit gehäuften Mitosen in den Reticulum- bzw. Sinusendothelzellen. Erst wenn Reticulum und Sinus sich schon lange aufgelöst haben, schalten sich die übrigen Gefäße und in geringem Maße auch die Milzbalken in die Fibrocytenbildung ein. Auf Trypanblau-Plasmanähr-böden kommt es unter Diffusfärbung des Cytoplasmas, nicht selten auch der Kerne, zu einer erheblich rascheren Degeneration der Granulo- und Lymphocyten als in farbstofffreien Kulturen. Amöboide Bewegung und mitotische Teilungen sind nur ausnahmsweise zu beobachten, auch das Fibrocytenwachstum ist deutlich gehemmt. Die Reticulumzellen werden zu großen, unbeweglichen, mit Trypanblau überladenen runden Makrophagen, die im wesentlichen im Mutterstück verbleiben und keine flächenhaften Syncytien formieren. Der Farbstoff ist in den Makrophagen stets an phagocytiertes Material gebunden; soweit dieses nicht schon vorher Trypanblau aufgenommen hat, wird es später intracellulär nachgefärbt.

M. v. MÖLLENDORFF (1931, 1932) und W. v. MÖLLENDORFF (1931, 1932, 1936) kommen anhand vitalgefärbter Bindegewebs- und Milzkulturen vom *Kaninchen* zu der Überzeugung, daß auch im reifen Bindegewebe die einzelnen Zelltypen noch weitgehend ineinander überführbar sind und nur funktionelle Varianten derselben Stammform darstellen. Mit $1/_8$%iger Trypanblaulösung versetzte Fibro-cytenkulturen vom erwachsenen *Kaninchen* zeigen nicht nur gesteigertes Wachs-tum, sondern auch vermehrten Histiocytengehalt. Das wichtigste Charakteristicum der sich nicht selten amitotisch teilenden Histiocyten ist neben der betonten Basophilie des Endoplasmas die undulierende Exoplasmamembran; Form und Verteilung der Mitochondrien und Farbstoffgranula hängen vom Kontraktions-zustand der Zelle ab. M.v. MÖLLENDORFF (1932) führt die bei intensiver Trypan-blauspeicherung auftretende Neigung zu Zellabrundung, Riesenzellbildung und epithelartigem Wachstum auf Änderungen in der Adhäsionsfähigkeit der Fibro-cyten zurück. Dasselbe Material, das normalerweise nur Tusche bzw. kleinste Kohleteilchen aufnimmt, phagocytiert bei veränderter Viscosität unter Ent-stehung von Riesenzellen auch größere Partikel, wie Lykopodiumsamen oder Froscherythrocyten; epithelartig wachsende Fibrocyten können pro Zelle bis zu 10 Erythrocyten aufnehmen und verdauen. Die Verfasserin schließt daraus, daß die Fibrocyten durch jede krankhafte Schädigung in Makrophagen umgewandelt werden können. Nach MUHLETHALER (1952a) dagegen bilden sich in trypanblau-gefärbten *Kaninchen*milzkulturen immer nur die Histiocyten, nicht die Fibrocyten, in Makrophagen um. Die Ansicht M. und W. v. MÖLLENDORFFs, daß sich die Fibrocyten als noch nicht voll ausdifferenzierte Formen unter Umständen zu Makrophagen und anderen freien Zellen weiterentwickeln, ist von Anfang an auf Widerspruch gestoßen (vgl. HERZOG, 1957; RICHTER, 1958; LENNERT, 1961); heute wird die Fähigkeit zur Makrophagen- und Rundzellbildung im all-gemeinen nur den undifferenzierteren Vertretern des reticulo-endothelialen Systems bzw. den pericapillären mesenchymalen Keimlagern des erwachsenen Organismus zuerkannt. — Neutralrot wirkt nach W. v. MÖLLENDORFF (1936) schon in Konzentrationen mitoseschädigend, die an vegetativen Zellen keinerlei kritische Veränderungen hervorrufen. Ist die Teilungsfähigkeit der Fibrocyten ernstlich gefährdet, so erscheinen um die das Neutralrot bindenden präformierten Granula gefärbte Vacuolen. Durch quellende Salze (KCSN, KJ, KBr, KCL usw.) oder durch Rohrzucker in den Zellen erzeugte und mit Neutralrot tingierte Vacuolen können „als Modelle zur Veranschaulichung des für basische Farb-stoffe typischen Färbemechanismus" dienen.

Die maßgeblichen Faktoren der Erythrophagocytose in vitro — und jeder Phagocytose überhaupt — sind nach WRIGHT u. Mitarb. die Makrophagen, das umgebende Medium und die phagocytierten Elemente. BRANDT, BASS, DODD und WRIGHT (1952) setzten auf homologem Serum gezüchteten *Kaninchen*milz-Makrophagen verschiedene Erythrocytensuspensionen und Testsera zu und stellten nach 20 min Inkubation fest: Normale Kaninchenerythrocyten werden nur in Gegenwart von spezifischem Immunserum, aber nicht von homo- oder heterologem Serum phagocytiert. Mit Trypsin angedaute Kaninchenerythrocyten werden von Makrophagenkulturen normaler Tiere ohne weiteres phagocytiert. Trypsinvorbehandlung führt auch menschliche Erythrocyten, die für gewöhnlich in Anwesenheit von Kaninchenserum nicht phagocytiert werden, der Phagocytose zu. Normales menschliches Serum hat einen hemmenden Einfluß auf die Phagocytose trypsinbehandelter Erythrocyten vom Menschen und Kaninchen. Der Hemmungsfaktor verliert auch durch längeres Lagern nicht an Wirksamkeit, läßt sich aber durch halbstündiges Erhitzen auf 56°, durch Absorption mittels Kaninchenmilz und durch Auswaschen entfernen. Die Phagocytose von Kaninchenerythrocyten in Gegenwart von Hyperimmunserum steht in Korrelation zum jeweiligen Agglutinintiter. Obwohl „rabbit anti-human serum" und „human anti-A serum" Agglutination hervorrufen, begünstigen sie nicht die Phagocytose normaler menschlicher Erythrocyten. WRIGHT, DODD, BRANDT, ELLIOTT und BASS (1953) bestimmten die Phagocytosefähigkeit der in Milzgewebskulturen junger Kaninchen auftretenden Makrophagen gegenüber menschlichen Erythrocyten. An 59 gesunden und 293 an hämolytischer Anämie sowie malignen und infektiösen Prozessen leidenden Individuen zeigte sich der Phagocytoseindex (d. h. die Prozentzahl von Makrophagen, die nach halbstündiger Inkubation Erythrocyten aufgenommen haben) bei bestimmten Erkrankungen signifikant erhöht. In 40%igem Kaninchenserum aufgeschwemmte Erythrocyten vom Menschen, Kaninchen oder Hühnchen werden nach MABRY, WALLACE, DODD und WRIGHT (1954) von 3—5 Tage alten Kaninchenmilzkulturen erst nach Behandlung mit Trypsin, spezifischen Hetero- und Isohämagglutininen oder gewissen Virusarten, z. B. dem „Newcastle disease"-Virus, in nennenswertem Maße phagocytiert. Verschiedene Organe — darunter die Milz — bilden in vitro Hämolysine, deren Wirkung durch antihämolytische Gewebsfaktoren gehemmt wird (MAEGRAITH, FINDAY und MARTIN, 1943; PONDER, 1944; beide zit. nach v. HERRATH, 1958).

GONZÁLEZ, NÚNEZ und PULIDO (1956) wiesen mittels Phasenkontrast-Mikrokinematographie in 1—21 Tage alten „roller tube"-Kulturen von Kaninchenmilzgewebe nach Zusatz von 1%igem Pferdeserum einen beträchtlichen Anstieg der Pinocytose (vgl. STAUBESAND, 1960; BARGMANN, 1964; BUCHER, 1965; u.a.) seitens der Histiocyten nach. In gewöhnlichen oder mit menschlichem Serum versetzten Kulturen sind diese Reaktionen weniger deutlich. GONZÁLEZ, NÚNEZ und PULIDO empfehlen die Methode ihrer Spezifität wegen für immunbiologische Untersuchungen.

Explantiertes Milzgewebe mit Typhusvaccine behandelter Kaninchen produziert in Gegenwart von Sauerstoff noch nach 3 Tagen Antikörper (MOUNTAIN, 1955). Bei Zusatz von Natriumcyanid oder Fehlen gewisser Aminosäuren sistiert die Antikörperbildung. Milzgewebe mit Paratyphus B immunisierter Kaninchen bildet in natürlichen oder synthetischen Medien nur in 2 von 17 Kulturen Antikörper (STERZL, 1957; STERZL und RYCHLIKOVA, 1958). FAGRAEUS (1948a, b), KEUNING und VAN DER SLIKKE (1950), MOESCHLIN und DEMIRAL (1952), THORBECKE und KEUNING (1953), THORBECKE (1954), STEVENS und MCKENNA (1957) sowie IOACHIM (1965) bringen die Antikörperproduktion in vitro mit der Plasmazellentwicklung in den Kulturen in Zusammenhang; von den Lymphocyten bilden nur die jüngsten Stadien Antikörper. Nach subcutaner und intravenöser Immunisierung zeigt von allen untersuchten Organteilen die rote Milzpulpa die stärkste Antikörpersynthese (THORBECKE). DOMZ, REAUME und LAMB (1961; vgl. DOMZ, REAUME und HOAG, 1960) stellten in Milzgewebsexplantaten von Kaninchen, die ein Antigen (menschliches γ-Globulin, Typhusvaccine, T_2-

Bakteriophagen) erhalten hatten, 2 Formen der Plasmocytenbildung fest:
1. homoplastische Differenzierung innerhalb homogener Gruppen identischer
Zellen, entsprechend den „Plasmazellinseln" von THIERY, die in vivo eingeleitet
und in vitro zum Abschluß gebracht wird. 2. Aufnahme von Lymphocytenfrag-
menten, entstanden durch Zell- und Gewebeschädigung, durch Makrophagen.
Die letztere Form, die offenbar die Wiedergewinnung der Desoxyribonucleinsäure
der aufgelösten Lymphocyten bezweckt, fand sich nahezu in allen Kulturen, die
erstere nur in solchen mit deutlicher Antikörperproduktion. Die beobachteten
Mechanismen sind nicht artspezifisch für das *Kaninchen*, sondern gelten auch für
Rind und *Mensch*. — Der Prozentsatz der in Milzgewebskulturen vom *Kaninchen*
durch Antitoxin(Diphtherie, Tetanus)-wirkung produzierten „plasmocytiform
or hydropic cells" vergrößert sich, wenn man den Tieren vor der Explantation das
entsprechende Toxin injiziert (GONZÁLEZ-GUZMÁN, 1961). — RICHARDSON und
HOLT (1962) studierten an Milzzellkulturen vom *Rind* mit Hilfe fluoreszierender
Antisera die Vermehrung von Brucella abortus in den großen, mittleren und
kleinen Lymphocyten.

STICKL und HAGER (1958) untersuchten an durch Sensibilisierung zur Antikörperbildung angeregten *Kaninchen*milzkulturen den Einfluß verschiedener
Antibiotica auf die Antikörperproduktion. Die Fähigkeit des Milzgewebes,
auch in vitro spezifische Agglutinine zu bilden, erleidet durch direkte Einwirkung
von Penicillin und Tetracyclin keine Einbuße. Der Zusatz von Penicillin läßt in
den Milzkulturen vermehrt „entzündungsfördernde Reizstoffe" entstehen, der
von Tetracyclin in der verwendeten Dosierung nicht.

In Milzgewebskulturen von *Kaninchen*, die 2 Tage vor der Explantation ein
Antigen erhielten, steigt während der ersten 24 Std die Antikörpersynthese rasch
an. Sie läßt sich unterdrücken durch 5-Bromuracil-Desoxyribosid, dessen Wirkung
wiederum durch Thymidin aufgehoben wird. Die Inkorporation radioaktiver
Aminosäuren in das Zelleiweiß und der Einbau radioaktiven Phosphors in die
Phosphatfraktionen mit Ausnahme der Desoxyribonucleinsäure bleiben von der
inhibierenden Wirkung des 5-Bromuracil-Desoxyribosids verschont (DUTTON,
DUTTON und VAUGHAN, 1960).

Röntgenbestrahlung verursacht bei in vitro gezüchtetem *Kaninchen*milzgewebe eine beträchtliche Vitalitätsabnahme der Blutzellen. Mit steigender Dosis
verstärkt sich der Effekt; er bleibt aber minimal [nach ROFFO (1927 c) sollten
Röntgenstrahlen auf Milzgewebskulturen selbst in größter Dosis keinen Einfluß
haben], wenn die Explantation in den ersten Stunden nach der Betrahlung erfolgt.
Lymphocyten sind, ihrem Verhalten in der anschließenden Kultur nach, stärker
radiosensitiv als neutrophile Granulocyten. Werden die Kulturen auf dem Höhepunkt des Bestrahlungseffektes angelegt, so beginnt das Fibroblastenwachstum
früher als in den Kontrollen (GUBIN, 1960).

3. Mensch

Das allgemeine Verhalten des *menschlichen* Mesenchyms bei Züchtung in vitro
erörtert CHLOPIN (1931a, b) in seinen Untersuchungen über Gewebekulturen in
artfremdem Blutplasma. MEIER, POSERN und WEITZMANN (1937) berichten über
die Explantation der blutbildenden Organe des erwachsenen *Menschen;* CHISTOVA
(1959) über Lymphgewebskulturen. Das Wachstum amyloidotischen *menschlichen*
Milzgewebes ist gegenüber normalem erheblich verlangsamt (FARKAS, 1935). Bei
4° C in vitro aufbewahrte *menschliche* Milzzellen überleben auch bei Zusatz
AB-Rhesus-positiven Humanserums nur 24 Std. Ultrarapide Tiefkühlung mit
flüssigem Stickstoff (−196° C) zerstört sie fast völlig, während sie nach stufen-

weisem Einfrieren auf zunächst −40° C in Gegenwart von 15 Vol.-% AB-Rhesus-positiven Serums und 5—15% Dimethylsulfoxyd bis zu 48 Std in flüssigem Stickstoff lebens- und explantationsfähig bleiben (SYMES und RIDDELL, 1966).

STIEVE (1939a, b, c) legte von der Milz 22—56 Jahre alter *Menschen* 20—40 min p.m. Flaschen- und Deckglaskulturen an; die in einer Kantenlänge von 1—2 mm excidierten Milzstückchen wuchsen nur langsam, ließen sich schlecht umsetzen und äußerstenfalls 34 Tage am Leben erhalten. Unmittelbar nach der Explantation erfolgt eine massive Ausschwemmung schnell absterbender roter Blutkörperchen. Auch die kleineren Formen der gleichzeitig passiv ausgeschwemmten, bald auch aktiv auswandernden Lymphocyten gehen binnen kurzem zugrunde. In dem nach 1—2 Tagen etwa 1—1,5 mm breiten Randschleier fehlen Megakaryocyten gänzlich; baso- und eosinophile Granulocyten sind selten, neutrophile Granulocyten in mäßiger Menge vertreten. Die vielen, unter zunehmender Schrumpfung und Lappung schon in den ersten 48 Std absterbenden kleinen Lymphocyten werden von Makrophagen oder Fibrocyten beseitigt. Die großen und wahrscheinlich auch die mittleren Lymphocyten wandeln sich über Histiocyten in Makrophagen (vgl. CHISTOVA, 1959) oder in spindel- und sternförmige Elemente um; die Makrophagen enthalten in ihrem breiteren Cytoplasmasaum mitunter feine, gelbliche Pigmentgranula. Besonders in Kulturen mit geringerer initialer Erythrocytenausschwemmung und Lymphocytenemigration erscheinen in großen Mengen radiär zur Kulturlängsachse ausgerichtete, bis zu 300 μ lange und 10 μ dicke Zellen. Diese fibrocytenähnlichen Elemente stammen nach STIEVE hauptsächlich aus den Sinusendothel- und Reticulumzellen des Mutterstücks, z.T. auch aus den Histiocyten des Randschleiers, mit denen sie durch zahlreiche Übergangsformen verbunden sind. Das innerhalb 8—12 Tagen deutlich werdende Fibrocytennetz weist nach dem 12. Tag neben amitotischen Erscheinungen die ersten Mitosen auf. Die in manchen Kulturen bis zuletzt aus dem zusehends seinen Zusammenhalt verlierenden Mutterstück auswandernden Fibrocyten bilden gelegentlich an der Peripherie des Randschleiers umfangreiche Syncytien und breiten sich flächenhaft unter dem Deckglas und an der Oberfläche des Nährmediums aus; stellenweiser Kernzerfall deutet auf absterbende Zellareale. In Kulturen, in denen das Mutterstück unter Verfettung und Karyorhexis zugrunde geht, bleibt die Bildung von Fibrocyten ganz aus. Alle in *menschlichen* Milzgewebskulturen auftretenden Zellen stammen nach STIEVE letztlich von Reticulumzellen ab.

RONDANELLI, GORINI, STROSSELLI und MONESI (1958) studierten an *menschlichen* (sowie *Hühnchen-* und *Mäuse-*)Milzkulturen mittels Phasenkontrast-Mikrokinematographie das Verhalten verschiedener Zelltypen: Normoblasten, Splenocyten, Fibroblasten, Makrophagen, Zellen der Leukocytenlager, embryonale Mesoblasten und Megaloblasten. Zelldifferenzierung und -reifung gehen einher mit Verlangsamung der Zellteilung und Abnahme der die Telophase begleitenden amöboiden Erscheinungen. BAIN und GAULD (1964) benutzten Milzgewebskulturen von 19—20 Wochen alten *Feten* sowie von *Kindern* bis zu einem Jahr zur Demonstration der Chromosomen.

VI. Implantation anderer Organe bzw. Organgewebe in die Milz

Seit STILLING (1903) erwachsenen *Kaninchen* Uterusgewebe in die Milz implantierte, gilt diese als besonders geeigneter Nährboden für Transplantate. v. KÜGELGEN (1942), dem bei der weißen *Ratte* die homoplastische Verpflanzung einer bereits pulsierenden embryonalen Herzanlage in die Milz gelang, spricht von einer „Gewebszüchtung im Verbande des Organismus" und stellt die Frage, ob vielleicht „die günstigen Lebensbedingungen, die die Milz nach unserem Befund, nach STILLINGs Ergebnissen und ... zahlreichen ... von GOERTTLER ausgeführten Transplantationen verschiedenen Geweben bietet, durch die Art und Menge der Blutversorgung zustande kommen, oder in der besonderen stofflichen Eigenart der Milz begründet sind". — Hierzu sei daran erinnert, daß auch bei in vitro gezüchteten Geweben der Zusatz von Milzextrakt eine starke Wachstumsbeschleunigung auslöst und daß diese nur noch von Embryonalextrakt übertroffen wird (z. B. LATTA und JOHNSON, 1934). Daß die Milz allein schon durch ihren Blutreichtum den denkbar günstigsten Nährboden für Transplantate abgibt, liegt auf der Hand. Im übrigen gelten für die Implantation fremder Organe bzw. Gewebe in die Milz dieselben immunbiologischen Prinzipien (CSABA, 1957; CSABA und ISKUM, 1957, 1958a, b; CSABA und HEGYI, 1958) wie für jede andere Trans- oder Explantation.

Das am häufigsten in die Milz verpflanzte Organ ist das Ovar (vgl. ROY, GREENBLATT und MAHESHI, 1964; KAWASHIMA, 1965; YAZAKI, 1966; u.a.). BISKIND und KORDAN (1949) analysierten an dem in die Rattenmilz transplantierten Eierstock die Auswirkungen der Gravidität, während WENNER und HOFMANN (1950) das Verhalten derartiger Implantate bei jugendlichen Meerschweinchen untersuchten. DESAIVE (1953, 1954) ovariektomierte junge Kaninchen und implantierte ihnen die Ovarien in die Milz. Die Autotransplantate gingen in 84% der Fälle gut an, aber ein Teil entartete blastomatös. Ähnliche Erfahrungen machte KULLANDER (1956) mit kastrierten weiblichen Ratten, denen er zum Studium der Ovarialhormonproduktion Eierstocksgewebe in die Milz autotransplantiert hatte. Auch LACOUR und GUERIN (1954) beobachteten nach der Verpflanzung von Ovarien, Testikeln und Schilddrüsen in die Milz kastrierter bzw. thyreoidektomierter Ratten in einem nicht geringen Prozentsatz die Entwicklung von Tumoren (vgl. GARDNER, 1955). Kastrations- bzw. Thyreoidektomie-Zellen traten nur in der Hypophyse von Tumortieren auf, nicht dagegen von solchen, bei denen sich die Autotransplantate gut enwickelten. Bei Ratten mit Follikel- und Luteinzelltumoren des überpflanzten Ovars kam es zu einer beträchtlichen Vermehrung des basophilen Elemente des Hypophysenvorderlappens. — Wie die intrasplenische Transplantation von Ovarialgewebe führt auch die von Hypophysen- oder Brustdrüsengewebe bei kastrierten Ratten beiderlei Geschlechts häufig zur Entstehung von Tumoren (KULLANDER, 1965).

Auch andere Organe wurden in die Milz transplantiert, so bei kastrierten Mäusen der Hoden (LI, PFEIFFER und GARDNER, 1947). RUSSEL, MURRAY, SMALL und SILVERS (1956) studierten die Weiterentwicklung und -differenzierung der Gonaden 12—16tägiger Mäuseembryonen und neugeborener Mäuse nach Homotransplantation in die Milz erwachsener Kastraten. SILVERS (1957) suchte die für die Melanoblastendifferenzierung maßgeblichen Erbfaktoren zu eruieren, indem er Dermatome 8—13 Tage alter Mäuseembryonen in die Milz erwachsener Mäuse verschiedener Genotypen überpflanzte. JESSOP (1958) bediente sich des Verfahrens der Transplantation in die Milz, um bei Ratten die Voraussetzungen für Überleben und Regeneration tiefgekühlter Hautstückchen zu ermitteln; KIMURA (1958) benutzte es, um an anämisch gemachten Kaninchen das Verhalten überpflanzter Knochenmarkzellen bei Sauerstoffmangel zu studieren. BIOLATO (1935) und FUNAKOSHI (1941) transplantierten Lymphknoten bzw. periphere Nerven in die Milz. LEJEUNE-LEDANT, ALBERT und GHYS (1959) prüften am Hund das Verhalten intrasplenischer Schilddrüsentransplantate mittels J131-Aufnahme. Während größere Transplantate schon nach wenigen Monaten verschwunden sind, gehen dünnere Organscheibchen gut an. Der Erfolg der Transplantation hängt weitgehend davon ab, bis zu welchem Grade das Wirtstier thyreoidektomiert wurde.

In die Milz inoculierte oder injizierte Kulturen von neoplastischem Gewebe ergeben expansiv und destruktiv wachsende Tumoren, die die doppelte Größe des Kontrolltumors im Peritoneum erreichen können (ROFFO und ENCINA, 1926). Das verträgt sich schlecht mit der (keineswegs unbegründeten) Vorstellung einer antiblastischen Funktion der Milz (vgl. S. 390), wie sie u. a. durch ihr refraktäres Verhalten gegenüber Tumorheterotransplantaten beim Hühnerembryo (MENKES und SANDOR, 1965) nahegelegt wird.

Thymektomierte Mäuse, denen Thymusgewebe implantiert wurde, enthalten zwar in ihren Lymphknoten zahlreiche eingewanderte Lymphocyten, aber nur 1 von 900 Mitosen der weißen Milzpulpa bezieht sich auf einen vom Transplantat stammenden Lymphocyten (HARRIS und FORD, 1963; MILLER, 1963a, b). Ihre Zahl erhöht sich, wenn man durch Allergeninjektionen das verpflanzte Thymusgewebe zu intensiver Zellteilung veranlaßt (DAVIES, LEUCHARS, WALLIS und KOLLER, 1966).

Injiziert man total bestrahlten CBA/H-Mäusen Milz- oder Knochenmarkzellen von Ratten oder anderen Mäusestämmen, so besiedeln diese die Milz und die anderen blutbildenden Organe (vgl. OSOGOE und OMURA, 1950: Kaninchen; MUNAKATA, 1966: Maus; über den „killing effect" von Blut-Knochenmarkgemischen beim bestrahlten Kaninchen s. PORTER, CHAPUIS und FREEMAN, 1962). Bei Bestrahlung mit 575 r werden die Ratten- und heterologen Mäusezellen [oder auch menschlichen Zellen (PONS und PETRAKIS, 1965)] nach einigen Monaten durch arteigene Zellen ersetzt, bei 950 r bleiben sie unbegrenzt lange erhalten (FORD, ILBERY und LOUTIT, 1957; über die Verhütung des Spättodes betrahlter Mäuse durch Injektion von hämatopoetischem Gewebe homologer Spender s. auch BACQ und ALEXANDER, 1958; COLE, 1959). Letal bestrahlte Mäuse überleben, wenn man ihnen in der Gewebekultur

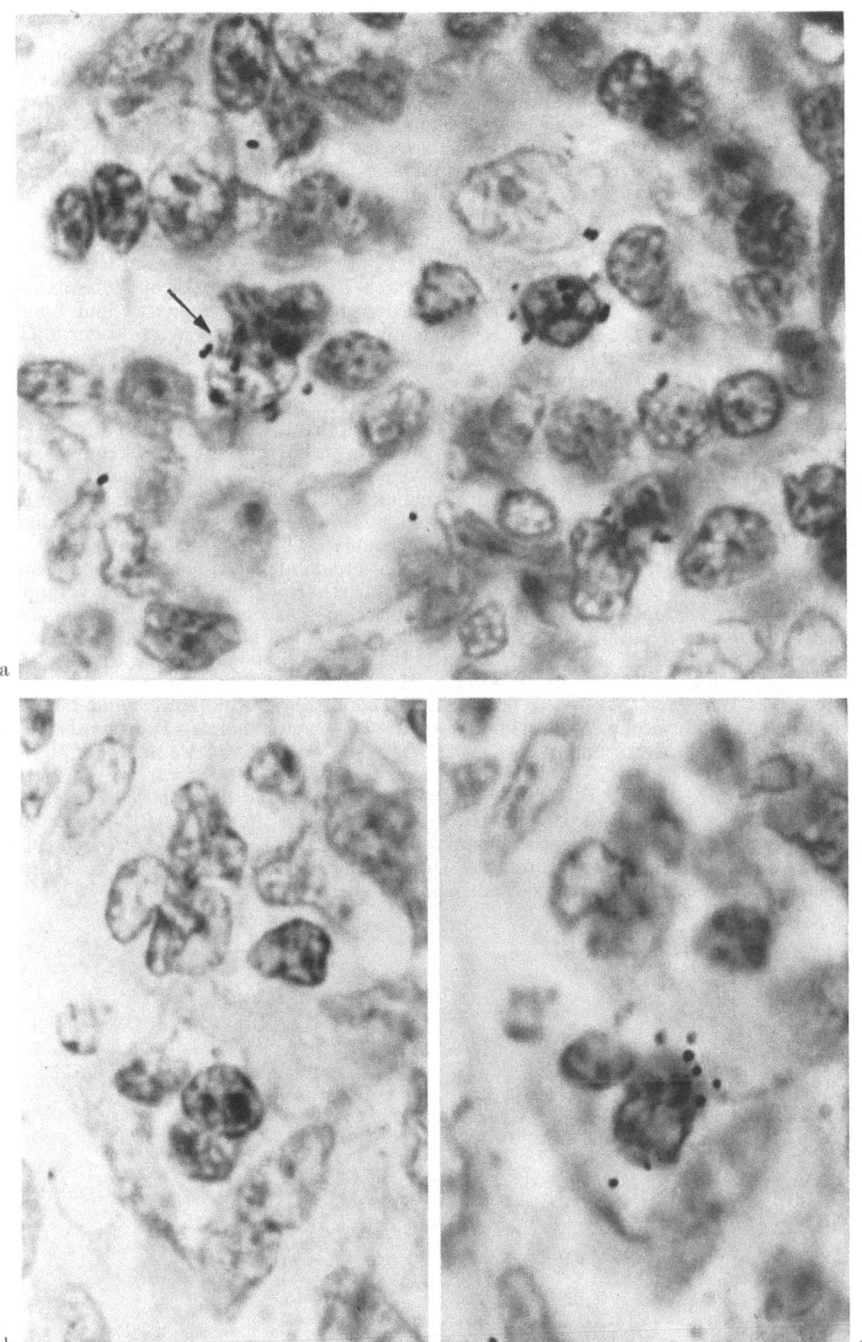

Abb. 34a—c. a Autoradiographie (113 Tage exponiert; 2000fach vergr.) der Milz einer *Ratte*, die 2 Tage zuvor im Anschluß an eine Bestrahlung von 400 r 8 × 10⁷ H³-Thymidin-markierte Thymuszellen i.v. injiziert bekam. Rechts ein Lymphocyt, links (Pfeil) eine dem Kern nach als Reticulumzelle anzusprechende Zelle. — b, c Autoradiographie (42 Tage exponiert; 2000fach vergr.) der Milz einer *Ratte*, die 8 Tage zuvor eine Bestrahlung von 600 r und am folgenden Tag 1,6 × 10⁷ H³-Thymidin-markierte Thymuszellen i.v. injiziert bekam. In b ist auf den Kern einer lymphoiden Zelle, in c auf deren Silbergranula eingestellt. Original von Prof. Dr. R. G. Murray und Dr. A. Murray, Bloomington/Indiana [Anat. Rec. **150** (1964), Fig. 3, 4]

gehaltene *Mäuse*-Milzzellen injiziert. Explantierte Milzzellen der überlebenden Tiere bewahren in gleicher Weise weitere *Mäuse* vor dem Strahlentod; die Überlebensrate wird mit jeder Kultivierungsgeneration größer (MOHIT und SATO, 1967). 70 mg i.v. oder 350 mg i.p. injiziertes *Ratten*knochenmark verleiht röntgenbestrahlten (810 r) *Mäusen* einen 65%igen Schutz gegen den akuten Strahlentod. Die histologische Kontrolle ergibt in Milz und Knochenmark, nicht aber im Thymus, Nester (phosphatasepositiver) *Ratten*knochenmarkzellen, die bei intravenöser Applikation nach 2 Wochen das ganze Organ besiedelt haben; bei intraperitonealer Injektion beginnt die Besiedlung (vgl. BARNES und LOUTIT, 1954; zit. bei MITCHISON, 1956) erst am 9. Tage. Bei isologem *Mäuse*knochenmark genügen schon 5 mg i.v., um einen 70%igen Schutz zu erreichen [NOWELL, COLE, ROAN und HABERMEYER, 1957; vgl. die Besiedlung der Milz von Parabiose*ratten* durch i.v. injizierte H³-Thymidin-markierte Lympho- und Monoblasten (BOND, FLIEDNER, CRONKITE, RUBINI, BRECHER und SCHORK, 1959a, b), den Nachweis i.v. injizierter H³-Thymidin-markierter Thymocyten in der Milz bestrahlter *Ratten* (MURRAY und MURRAY, 1964) (Abb. 34) und die „Carminzellen"-Injektionsversuche am *Kaninchen* (HAMAZAKI und WATANABE, 1930)].

SIMINOVITCH, MCCULLOCH und TILL (1963; vgl. TILL und MCCULLOCH, 1961; BECKER, MCCULLOCH und TILL, 1963; LEWIS und TROBAUGH, 1964; TILL, MCCULLOCH und SIMINOVITCH, 1964; GIDÁLI und FEHÉR, 1967) benutzten die „spleen colony method", um das Verhalten eines Differenzierungssystems (nämlich der injizierten Knochenmarkzellen) in einer starke und konstante Reize ausübenden Umgebung (nämlich der hochgradig bestrahlten *Maus*) zu studieren. In der Milz 3—9 Monate alter *Mäuse*, die 4 Std nach einer tödlichen Strahlendosis eine geringe Menge isologer Knochenmarkzellen i.v. erhielten (CURRY und TRENTIN, 1967), finden sich ganz überwiegend erythroide, daneben neutrophile und megakaryocytäre, mitunter auch eosinophile und undifferenzierte Kolonien. Mit der Zeit vergrößern sich die anfangs nur in einer Richtung differenzierten „discrete nodules of hemopoietic tissue" und schlagen 2 oder 3 neue Differenzierungsrichtungen ein, d. h. es entstehen zunehmend gemischte Kolonien. Als koloniebildende Einheit fungiert jeweils eine einzelne pluripotente Stammzelle (vgl. FOWLER, WU, TILL, MCCULLOCH und SIMINOVITCH, 1967; JURASKOVA, 1967; WU, TILL, SIMINOVITCH und MCCULLOCH, 1967; VIROLAINEN und DEFENDI, 1968), deren Differenzierung sowohl von lokalen wie allgemeinhumoralen Faktoren bestimmt wird (vgl. CURRY, TRENTIN und WOLF, 1967; NIEWISCH, VOGEL und MATIOLI, 1967; WOLF und TRENTIN, 1968).

Eine im Gefolge der Zellübertragung auftretende Hepato- und Splenomegalie (vgl. S. 52) gilt als Ausdruck einer Reaktion lymphoider Zellen eines immunologisch kompetenten Spenders gegen einen immunologisch kompatiblen Wirt; über die Altersabhängigkeit der splenomegalen Empfängerreaktion (und des Unvermögens homozygoter H2^b-*Mäuse*, in verträglichen F$_1$-Bastarden permanente Transplantate auszubilden) s. NOUZA (1967).

Vergleichende makroskopisch-topographische Anatomie der Milz

A. Nichtsäuger

Cyclostomata: MAWAS (1922), SCHIMKEWITSCH (1922), KRAUSE (1923), JORDAN und SPEIDEL (1929c, d, 1930b), JACOBSHAGEN (1931), KOMOCKI (1932), PERLA und MARMORSTON (1935), SCHABADASCH (1935), RAUNICH (1949), MARINELLI und STRENGER (1954, 1956), MURATA (1959a), KANESADA (1956): *Ammocoetes, Petromyzon fluviatilis, P. marinus, Entosphenus japonicus, Myxine glutinosa.*

Selachii: HEMMETER (1926: *Alopias vulpes*), HARTMANN (1930: *Galeus canis, Raja clavata, Trygon pastinaca*), GLASER [1933: *Pristiurus catulus, Scyllium catulus* (vgl. WIEDERSHEIM, 1909)], SCHABADASCH [1935: *Squalus acanthias* (vgl. MARINELLI und STRENGER, 1959; GANS und PARSONS, 1964), *Raja batis*], BARGMANN (1941: *Carcharias glaucus*), LOERBROKS [1953: *Scyllium canicula* (vgl. GASTAUD, 1954)], SCHLARB [1953: *Torpedo ocellata* (vgl. KRAUSE, 1923), *T. marmorata*], MURATA (1959a: *Mustelus manazo, Dasybatus akajei*).

Dipnoi: SCHABADASCH [1935: *Protopterus* (vgl. WIEDERSHEIM, 1909; JORDAN und SPEIDEL, 1929b, 1931), *Ceratodus* (vgl. JACOBSHAGEN, 1929), *Lepidosiren*].

Ganoidei: WIEDERSHEIM (1909: *Lepidosteus osseus*), ROBESON [1932: *Amia calva* (vgl. BRUINE, 1937)].

Teleostei: COCQUIO (1929: *Anguilla*), HARTMANN (1930: *Pleuronectes, Agonus cataphractus, Trigla gurnardus, Zoarces viviparus, Callionymus lyra, Centronotus gunellus, Motella mustela, Labrus rupestris, Soleus vulgaris, Leuciscus cephalus*), GLASER (1933: *Anarrhichas lupus*), POTTER und MEDLEN (1935: *Gambusia patruelis, Ictalurus punctatus*), SCHABADASCH [1935: *Esox lucius* (vgl. KRAUSE, 1923)], MISLIN [1941: *Salmo salar* (vgl. MIESCHER, 1881)], MURATA (1959a, b: *Carassius auratus, C. carassius, Lateolabrax japonicus, Mugil cephalus, Parasilurus asotus, Odontobutis obscurus*), ZWILLENBERG [1964: *Salmo gairdneri, S. trutta* (vgl. SCHMIDT-NIELSEN und SCHMIDT-NIELSEN, 1939a, b)], HAIDER (1966: *Perca fluviatilis, Leuciscus idus, Carassius carassius, Cyprinus carpio, Salmo gairdneri, Tinca tinca*).

Amphibia: KLAATSCH [1892: *Proteus* (vgl. WIEDERSHEIM, 1909), *Siren lacertina, Menobranchus, Cryptobranchus, Siredon, Salamandra, Pleurodeles, Triton, Ichthyophis, Rana, Bufo*], HARTMANN [1926, 1933: *Ambystoma mexicanum* (vgl. MALYSCHEW, 1932), *Pleurodeles, Triton taeniatus, T. cristatus* (vgl. HARZ, 1934), *Salamandra atra, S. maculosa* (vgl. JORDAN, 1931; DUSTIN, 1938a), *Rana esculenta* (vgl. GAUPP, 1904; WIEDERSHEIM, 1909; KRAUSE, 1923; TISCHTSCHENKO, 1931; SCHABADASCH, 1935)], NAKAJIMA (1929a, b: *Megalobatrachus japonicus, Hynobius fuscus*), DAWSON (1930, 1932a: *Necturus maculosus*), OHUYE (1932: *Diemyctylus pyrrhogaster*), WEILACHER [1933: *Siphonops indistinctus, S. annulatus* (vgl. WIEDERSHEIM, 1909), *Ichthyophis, Hypogeophis* (vgl. MARCUS, 1932/33), *Coecilia lumbricoides*], CHATTERJEE (1936: *Uraeotyphlus menoni*), STERBA (1950: *Xenopus laevis*), MURATA (1959a: *Bufo vulgaris japonicus*).

Reptilia: KLAATSCH (1892: *Hatteria punctata, Lacerta agilis, L. muralis, Platydactylus gecko, Testudo graeca, Chelonia viridis, Sphargis coriaca, Gymnopus japonicus, Champsa lucius, Alligator mississipiensis*), HARTMANN [1930: *Lacerta pityensis, L. agilis* (vgl. KRAUSE, 1923), *Tropidonotus natrix* (vgl. SCHABADASCH, 1935), *Coronella, Boa constrictor, B. cenchris, Emys europaea, Testudo graeca* (vgl. DUSTIN, 1938a), *Chrysemis elegans*], SCHABADASCH (1935: *Agama caucasica*), DUSTIN (1938a: *Clemmys leprosa*), DÜNZEN [1939: *Lacerta muralis, L. viridis* (vgl. SCHLARB, 1953)], FERNER (1940: *Basiliscus americanus*), MURATA (1959a: *Clemmys japonica, Elaphe quadrivirgata, Eumeces latiscutatus*).

Aves: MAGNAN und DE LA RIBOISIÈRE [1911: 84 verschiedene Vogelarten (weitere ältere Lit. bei HARTMANN, 1930)], KRAUSE [1923: *Columba livia domestica* (vgl. DUSTIN, 1938a; KÖHLER, 1958a)], KOBLIHA (1930: *Gallus domesticus*), SCHABADASCH [1935: *Circus rufus, Anser domesticus* (vgl. DUSTIN, 1937, 1938a), *Turdus viscivorus, Fringilla spinas, F. carduelis* (vgl. KÖHLER, 1958a), *Passer domesticus* (vgl. v. SKRAMLIK, 1927; RIDDLE, 1928; TIRONI, 1937), *Corvus frugilegus, Larus cachinans*], SÉLYMOSY (1936: *Picus martius, Dendrocopus major, D. minor, D. numidicus, D. leuconotus, Gecinus viridis, G. canus*), KÖHLER (1958a: *Serinus canaria, Calopsittacus novaehollandiae, Melopsittacus undulatus*).

Die Akranier (*Branchiostoma lanceolatum*) besitzen weder rote Blutkörperchen noch eine Milz. Bei den niedersten Kranioten, den *Cyclostomen*, enthält die Spiralfalte des Mitteldarmes ein den submucösen Gefäßen zugeordnetes lymphoides Gewebe, das nach Bau und Leistung Milz und Knochenmark der höheren Vertebraten entspricht. Als selbständiges, noch gelapptes oder schon einheitliches Organ tritt die Milz zuerst bei den *Selachiern* auf. Wie für die Fische (*Selachier, Dipnoer, Ganoiden* und *Teleosteer*) gilt auch für die übrigen Nichtsäuger (MURATA, 1959a) „an elongated spleen extending the entire length of the gut ... as the ancestral form, and the variations of the shape and position of this organ ... are explained on ... the assumption that the entire dorsal mesentery retains phylogenetically a development potentiality for forming splenic tissue, but an arrest of development either at the caudal or at the cranial portion ... usually takes place". Die Amphibienmilz (vgl. SCHABADASCH, 1935; MURATA, 1959a) liegt bei den *Perennibranchiaten* noch langgestreckt der Darmwand an, bei den *Urodelen* und *Anuren* erfährt sie eine Reduktion vom Schwanz- bzw. Kopfende her, d.h. die zungenförmige *Urodelen*milz findet sich wie bei höheren Vertebraten in der Nähe des Magens, die bohnen- bis kugelförmige *Anuren*milz in der des Enddarmes. Die Reptilienmilz läßt KLAATSCH (1892) „vom Urzustand ... durch gleichmäßige Reduktion ... am proximalen und distalen Ende" einerseits zu den *Rhynchocephalen*, andererseits zu den *Crocodiliern* gelangen. „Eine andere Reihe führt zu den *Sauriern*", bei denen die Milz bis auf „ein kleines Stück ihres proximalen Endes" reduziert ist, „eine dritte ... zu den *Cheloniern*, wo eine Enddarm-Milz mit auffallender *Anuren*ähnlichkeit angetroffen wird". Auch MURATA (1959a) vergleicht den Gegensatz zwischen *Cheloniern* und *Ophidiern* mit dem zwischen *Urodelen* und *Anuren:* „the spleen of the *tortoise* ... lies in relation to the caudal part of the midgut, whilst the spleen of the *snake* ... is situated cranially near the stomach. In the *lizard* ... the position of the spleen resembles that of the *snake*, though situated somewhat more caudally." Nach HARTMANN (1926, 1930, Lit.) freilich können die phylogenetischen Schlüsse KLAATSCHs (vgl. SOBOTTA, 1914; KLEMPERER, 1938; OSOGOE, 1954; KANESADA, 1956; MURATA, 1959a) auf eine verschiedene Reduktion der Amphibien- und Reptilienmilz aus einem gemeinsamen Urzustand „nur durch genaueste Verfolgung der primitiven Gefäßanlagen und ihrer Umbildung und Beziehung zur Milz bestätigt werden, nicht aber durch die Beschreibung der definitiven Verhältnisse". — Auf den nächsthöheren Stufen der Evolution, „from Aves to Mammalia the spleen lies in the dorsal Mesogastrium as a tongue- or bean-shaped organ and there is little variation in the position of the organ" (MURATA, 1959a).

B. Säugetiere

Bei den Mammaliern (Taxonomie nach WEBER, 1928; vgl. WALKER, 1964) erreicht die Milz den Höhepunkt ihrer Entwicklung (vgl. SOBOTTA, 1914; SCHABADASCH, 1935; KLEMPERER, 1938). Die — in hohem Maße erbliche (SNELL, 1935: *Maus;* STRANDSKOV, 1937; NACHTSHEIM, 1958: *Meerschweinchen*) — Form der Säugermilz variiert beträchtlich, während ihre Lage zumindest bei den höheren Mammaliern ziemlich konstant ist (vgl. TISCHENDORF, 1956a). Nach KLAATSCH (1892; vgl. BROMAN, 1904) besitzt die Säugermilz ursprünglich Lagebeziehungen zu allen drei Darmabschnitten und bildet drei, dem Vorder-, Mittel- und Enddarm zugeordnete Lappen, später wird die Form „mehr konzentriert auf Kosten der freien Enden der Lappen". Die Gliederung in einen Lobus anterior, medius und posterior läßt sich zwar im Prinzip durch die ganze Säugerreihe verfolgen, verliert aber schon bei den Marsupialiern an Deutlichkeit (CARL, 1935).

Die Größe der Säugermilz „depends upon habit and diet. In granivores and
herbivores the spleen is relatively small, in carnivores large" (KLEMPERER, 1938;
vgl. MAGNAN, 1913; SOBOTTA, 1914; PERLA und MARMORSTON, 1935). Die Außenfarbe hängt im wesentlichen von der Blutfülle des Organs und der Dicke der
Kapsel ab; die Oberfläche der gut gefüllten Milz fühlt sich glatt, die der kontrahierten runzelig-granuliert an. Die Konsistenz ist „dick-breiig bzw. einem Moor-
boden vergleichbar" (STEGER, 1939a, b) und wie die Farbe der Schnittfläche in
erster Linie durch den Blutgehalt der Milzpulpa bedingt.

I. Monotremata

Die Milz von *Echidna* (vgl. KLAATSCH, 1892) und *Ornithorhynchus* ähnelt nach
SCHABADASCH (1935; Verweis auf GRAY, 1854; SOBOTTA, 1914; SCHIMKEWITSCH,
1922) noch weitgehend der Reptilienmilz. Sie liegt im Mesenterium dorsale und
besitzt drei, dem Magen, Mittel- und Enddarm entsprechende Lappen. BASIR
(1931/32) lokalisiert das in einen Körper sowie einen dorsolateralen und ventralen
Abschnitt gegliederte, Y-förmige Organ entlang der großen Kurvatur des Magens
im Omentum majus.

II. Marsupialia

Die mit Ausnahme der Milz des *Opossum* sehr kleine Marsupialiermilz liegt als
langgestrecktes, plattes Gebilde dem aboralen Teil der großen Magenkurvatur
an und zeigt meist ein gespaltenes, z. T. bis ins große Netz reichendes Caudalende
(SOBOTTA, 1914; SCHABADASCH, 1935; vgl. KLAATSCH, 1892: *Phascogale, Dasyurus,
Perameles, Didelphys, Phalangista, Phascolomys, Halmaturus*).

III. Insectivora

Die Insectivoren (vgl. KLAATSCH, 1892; *Sorex, Erinaceus, Talpa*) haben eine
[bis zu 11 cm (DUSTIN, 1938a)] lange, schmale, stark gekrümmte Milz mit betonter Randkerbung. Beim *Igel* übersteigt ihre Länge nicht unbeträchtlich die des
Magens, bei der *Blindmaus* bleibt sie etwas darunter (SCHABADASCH, 1935, Abb. 10
und 11). Die *Igel*milz (*Erinaceus europaeus*) hat einen dreieckigen Querschnitt,
eine tiefe Hilusfurche mit 3—4 Gefäßeintrittsstellen und mißt bei neugeborenen
Tieren etwa $2 \times 0,5$ cm, bei erwachsenen 7×2 cm (HOEPKE, 1933; vgl. COHRS
und SCHULZ, 1958). Die Milz von *Tupaja* (s. a. unter Primates) ist erheblich kleiner
als die von *Sorex* (GRAY, 1854; zit. nach SOBOTTA, 1914).

IV. Chiroptera, V. Dermoptera,
VI. Pholidota

Über die Chiropteren-, Galeopitheciden- und Manidenmilz liegen aus neuerer
Zeit keine Angaben vor.

VII. Xenarthra

Die Milz der Xenarthren (*Bradypodiden, Myrmecophagiden, Dasypodiden*)
liegt wie bei den Maniden in der Nähe des Magens und ist bei dem fleischfressenden
Hartgürteltier (vgl. KLAATSCH, 1892: *Dasypus novemcinctus*) und *Ameisenbär*
(*Myrmecophaga tridactyla*) wesentlich größer und stärker gelappt als bei dem
pflanzenfressenden *Faultier;* bei den carnivoren Formen reicht ihr in einen vorderen und hinteren Zipfel gespaltenes Caudalende bis ins große Netz (SOBOTTA,
1914; SCHABADASCH, 1935). CLAUSSEN (1968) bringt die Lappung und Dreieck-

form der Milz der Edentaten (*Myrmecophaga tridactyla, Tamandua tamandua, Choloepus hoffmanni, Chaetophractus villosus, Euphractus sexcinctus, Zaedius pichi, Cabassous lugubris*) mit ihrer niedrigen systematischen Stellung in Verbindung. Beim *Faultier* mit seiner einzig dastehenden Körperhaltung erfolgt postembryonal eine hochgradige Rechtsdrehung der Leber und Ventralverschiebung des Magens, durch die die kleine, dreieckige Milz an die rechte Seite des Pylorus zu liegen kommt (DE BURLET; zit. nach WEBER, 1928; vgl. LOCCHI, 1928: *Bradypus tridactylus*).

VIII. Rodentia

Die Rodentier (vgl. KLAATSCH, 1892: *Mus decumanus, M. arvalis, M. musculus, Myoxus glis, Sciurus, Hydrochoerus capybara, Cavia cobaya, Lepus cuniculus*[1]) besitzen mit Ausnahme des *Murmeltieres* (*Arctomys*) eine ziemlich lange, dünne und schmale Milz (SCHABADASCH, 1935, Abb. 14—16).

Die Milz der erwachsenen *Weißen Ratte* (*Mus rattus*) hat nach HERRLINGER (1938) eine Länge von 3—5 cm und einen dreieckigen Querschnitt von $8,5 \times 5 \times 5$ mm. COHRS und SCHULZ (1958; vgl. FLAUM, 1931b; JAFFÉ, 1931; PERLA, 1936a, b, c; KINDRED, 1938; FARRIS und GRIFFITH, 1949; GROSS, 1951; HAGEMANN, 1960; ARVY, 1964g) geben die Maße der *Ratten*milz nach MARTIN (1923) mit $3,5—4,5 \times 0,8—1,0 \times 0,5—0,6$ cm, ihr Gewicht mit 1 g an. Der caudale Milzrand ist scharf und leicht gewellt, der craniale und dorsale abgestumpft; der zugespitzte untere Milzpol wird bei Eröffnung der Bauchhöhle sichtbar. — Die Lage der *Mäuse*milz (*Mus musculus*) ist die gleiche wie bei der *Ratte*, die Farbe rotbraun, das Gewicht etwa 0,2 g (COHRS und SCHULZ, 1958; vgl. SEELIGER, 1961). Die Durchschnittsmaße betragen $1,5 \times 0,3 \times 0,2$ cm (MARTIN, 1923), die Mindestmaße beim ausgewachsenen Tier $0,7 \times 0,55 \times 0,3$ cm (JAFFÉ, 1931). Neugeborene und erwachsene *Mäuse* haben dieselbe Milzform: lang und schmal mit dreieckigem Querschnitt (SALLER, 1931).

Wie die *Ratten-* und *Mäuse*milz (HAGEMANN, 1960) liegt auch die *Meerschweinchen*milz (*Cavia cobaya*) dorsal der großen Magenkurvatur an. Die Form ist die einer „plattgedrückten Scheibe" von dreieckigem Querschnitt, bei formolfixiertem Material oft die eines Rechtecks mit abgerundeten Ecken (STEGER, 1939a, Abb. 9). Bei einem mittleren Längenbreitenindex von 3,3:2 mißt die Milz des erwachsenen *Meerschweinchens* nach MARTIN (1923) $2,5—3 \times 0,8—1 \times 0,3—0,4$ cm, nach STEGER (1939a) $3,1 \times 1,8 \times 0,23$ cm; das Gewicht beträgt im Mittel 0,5 g (JAFFÉ, STEGER). Die Farbe ist rotbraun (COHRS und SCHULZ, 1958), die Konsistenz leberähnlich; auf der Schnittfläche heben sich Trabekel und Malpighische Körperchen nur undeutlich ab (STEGER). — Beim *Syrischen Goldhamster* (*Mesocricetus auratus*) liegt die mit ihrer Längsachse dorso-ventral orientierte Milz lateral und caudal vom Vor- und Drüsenmagen, die verjüngten Enden sind nach caudal bzw. cranial umgebogen. Die Durchschnittsgröße beträgt $30 \times 4 \times 2$ mm (HOFFMANN, 1952; vgl. SCHWARZE und MICHEL, 1957, Abb. 1 und 7).

Die dunkel-blaurote, verhältnismäßig kleine *Kaninchen*milz [Maße nach KRAUSE, 1923: $4—5 \times 1—1,5$ cm; nach MARTIN, 1923: $5 \times 1 \times 0,3$ cm (vgl. HOSHI, 1928; HAMMAR, 1932; LATIMER und SAWIN, 1957); Gewicht nach STEGER, 1939a: beim *wilden Kaninchen* im Mittel 0,99 g, beim *zahmen* 0,65 g — nach SCHABADASCH, 1935: 0,8 g] verbreitert sich von der schmalen Basis aus gegen den Apex zu; formolfixiert ist sie von „nahezu gleichbleibender Breite". Die Milzlänge entspricht, bei einer Breite von 0,8—1,3 cm, etwa der Magenlänge. Dorsales

---

[1] Mit Rücksicht auf die bisherigen Gepflogenheiten in dem umfangreichen Schrifttum über die *Kaninchen*milz wird die heute zusammen mit den Leporidae und Ochotonidae zu den Lagomorpha (WALKER, 1964) gerechnete Species in diesem Handbucharticle noch bei den Rodentia abgehandelt.

und ventrales Ende sind stumpfwinklig, die Ränder bis auf den abgestumpften Margo cranialis scharf und fein gekerbt (STEGER, 1939a, Abb. 8; TISCHENDORF, 1956c). Die Konsistenz ist geringer als die der Leber; auf der Schnittfläche sind mit bloßem Auge die Follikel zu erkennen. Die *Kaninchen*milz liegt je nach Magenfüllung mehr oder weniger latero-caudal der großen Magenkurvatur und läßt sich von einem etwa 6 cm langen Schnitt im linken 10. Intercostalraum aus freilegen (MARTIN, 1923; vgl. SOBOTTA, 1914; JAFFÉ, 1931).

Über makroskopisch-pathologische Veränderungen der Milz bei Rodentiern und anderen Laboratoriums(säuge)tieren s. COHRS und SCHULZ (1958, Tab., Lit.).

IX. Carnivora

Im Gegensatz zu den Rodentiern besitzen die Carnivoren — *Hund* (GRÄVEN-STEIN, 1938; ZIETZSCHMANN, 1939; u. a.), *Katze, Löwe, Tiger, Leopard* usw. — gleich *Cetaceen* (VEIT, 1934), *Hippopotamiden* (TISCHENDORF, 1958a), *Affen, Halbaffen* und *Mensch* (BÖKER, 1934; PAULO, 1947; LORD und GOUREVITCH, 1965) ein besonderes „Omentum lienale".

Bei den fissipeden, terrestrischen Carnivoren (vgl. KLAATSCH, 1892: *Felis domestica, F. leo, F. leopardus, Viverra, Putorius, Mustela, Meles, Lycaon, Canis domesticus, C. lupus, Nasua, Ursus*) hat die Milz in der Regel eine gedrungenere Form als bei den Rodentieren. Die Organmitte zeigt eine leichte Einschnürung, die Längsachse einen Knick; Margo obtusus und acutus sind deutlich zu unterscheiden. — Bei den Plantigraden ist die Milz kleiner als bei den Feliden. Beim gewöhnlichen *Bär* ist sie länglich, beim *Nasenbär* kurz-rhombisch; ZWILLENBERG (1958) gibt bei einem 41jährigen *Kragenbär* ihre Maße mit 30 × 7 × 2 cm, ihr Gewicht mit 255 g an. — Der *Otter* hat häufig eine am Caudalende gespaltene, *Ichneumon* fast regelmäßig eine doppelte Milz (SOBOTTA, 1914; SCHABADASCH, 1935). — Beim *Frettchen* (*Mustela putoricus furo*) mißt die annähernd rechteckige, auf dem Querschnitt dreikantige Milz 45 × 18 × 8 mm. Beim *Nerz* (*Mustela lutreola*) hat sie, bei einer Größe von 4,3 × 1,2 × 0,5 cm und einem Gewicht von 1,2 g, etwa die gleiche Form wie beim *Frettchen*, ist aber in der Mitte etwas eingezogen (COHRS und SCHULZ, 1958). — Die *Katzen*milz (*Felis domestica*) ist am Apex stark verbreitert und in cranialer, caudaler oder ventraler Richtung abgeknickt; die gewellten Ränder tragen kleine Kerben (STEGER, 1939a, Abb. 7 und 12b; vgl. SCHABADASCH, 1935, Abb. 13; TISCHENDORF, 1956a, c; SCHUMMER und NICKEL, 1960). Das Gewicht beträgt 5,46—31,9, im Mittel 11,12 g (STEGER; vgl. BARCROFT, 1925, 1929/30; v. HERRATH, 1941a). Bei einer $3^1/_2$jährigen *Löwin* (*Felis leo*) sah ZWILLENBERG (1958) eine 18 × 8 × 1,5 cm große und 3,04 kg schwere Milz.

Die gleich der *Katzen*milz durch ihre exponierte Lage leicht palpable und vulnerable *Hunde*milz (*Canis familiaris*) zieht, je nach Magenfüllung mehr oder weniger schräg, vom letzten Brust- oder 1. Lendenwirbel dorsal zur 7.—10. Rippensymphyse ventral. Der dorsale Pol verbirgt sich zwischen Magen, linker Niere und Zwerchfell, der ventrale tritt unterhalb des linken Rippenbogens zutage (ELLENBERGER und BAUM, 1932, Abb. 695, 697; STEGER, 1939a, b; SCHUMMER und NICKEL, 1960, Abb. 172—174 und 186). Die Form der *Hunde*milz ist zungenähnlich, mit breitem, meist nach ventrocranial abgeknicktem Ventralende und eingeschnürtem Mittelteil; die Ränder zeigen Kerben, die Flächen Schlitze oder Furchen (ELLENBERGER und BAUM, 1932, Abb. 707—709; SCHABADASCH, 1935, Abb. 12; STEGER, 1939a, Abb. 6 und 12a; SCHUMMER und NICKEL, 1960, Abb. 263). Der Hilus ähnelt wie bei der *Katze* dem der *Schweine*milz, tritt aber nicht so kammartig hervor (DOLGO-SABUROFF, 1929). Die zahlreichen individuellen

Formvarianten (STEGER) der *Hunde*milz sind in erster Linie erbbedingt (v. HER-
RATH, 1939c, 1958). Entsprechend den „extremen Größendifferenzen der Hunde-
rassen (z. B. Bernhardiner und King Charles)" (STEGER), schwankt die Milzlänge bei einem Längenbreitenindex von 3,5—4,5:1 (TISCHENDORF, 1953, 1956a,
c) zwischen 9,7 und 24,3 cm, das Gewicht bei einem Mittel von 40,159 g (vgl.
v. HERRATH, 1937, 1939c, 1941a: 43,3 g bei durchschnittlich 26,21 kg schweren
Deutschen Schäferhunden) zwischen 8 und 147 g (MINTZLAFF, 1909; vgl. HOUSSAY
und LASCANO-GONZALEZ, 1935). Die Außenfarbe der *Hunde*milz ist „bleifarben"
oder „blaurot-schiefergrau", die Farbe der Schnittfläche „braunrot bis schwarz-
braun", die Konsistenz „weich und druckelastisch" (STEGER). — Die *Fuchs*milz
(*Vulpes vulgaris*) ähnelt nach Lage, Form und Größe der *Hunde*milz (SCHABA-
DASCH, 1935).

Von den pinnipeden, aquatilen Carnivoren liegen für *Phoca vitulina*,
Ph. vitulina richardi und *Ph. hispida* makroskopische Daten über die Milz vor
(QUIRING, 1950; zit. nach ZWILLENBERG, 1959). Laut GRAY (1854; zit nach
SOBOTTA, 1914) liegt die Pinnipediermilz als großes, dehnbares Organ (vgl. BRON,
MURDAUGH JR., MILLEN, LENTHALL, RASKIN und ROBIN, 1966: *Phoca vitulina*)
am linken Umfang des Magens.

X. Cetacea

Angaben über die *Mystacoceten*milz finden sich in der älteren Literatur u. a. bei
BEAUREGARD und BOULART [1895: *Blauwal (Balaenoptera musculus)*]. HEGGEN-
HAUGEN (1932; vgl. OHÉ, 1951) beschreibt bei einem 20 m langen, 25 t schweren
Finnwal (Balaenoptera physalus) die Milz als dreieckige, 30 cm lange und 10 cm
dicke Platte mit abgerundeten Rändern. Nach ZWILLENBERG (1958, 1960) ist
die *Furchenwal*milz ein „relativ sehr kleines" Organ von einigen Dezimetern Länge
und 2—10 kg Gewicht, die *Odontoceten*milz rundlich-oval, ungeteilt und glatt.
Beim *Braunfisch (Phocaena phocaena*; vgl. RETTERER und NEUVILLE, 1916, 1936;
NEUVILLE, 1928) ist die dorsolateral dem ersten Magenabschnitt anliegende
Hauptmilz regelmäßig von einer Anzahl (3—17) stecknadelkopf- bis bohnengroßer,
im Mesenterium verstreuter Nebenmilzen begleitet (ZWILLENBERG, 1959, Abb. 1,
Tab.). Laut SCHABADASCH (1935; vgl. SOBOTTA, 1914) haben „die *echten Wal-
fische* ... eine kompakte Milz, die *Delphine* außer einer umfangreichen Milz eine
Reihe kleinerer accessorischer Organe".

XI. Subungulata

Neuere Daten über die *Hyracoiden-* und *Sirenen*milz fehlen; nach SCHABA-
DASCH (1935) handelt es sich bei letzterer um ein „einfaches, ungelapptes Organ".
Bei den *Proboscidiern* bestätigt TISCHENDORF (1953, Abb. 1, Lit.) für *Elephas
indicus* die von früheren Untersuchern für *Elephas africanus* angegebene Lage der
Milz längs der großen Kurvatur des Magens. Das von einer 17jährigen, 1900 kg
schweren *Elefanten*kuh stammende, bandförmige Organ war an den Rändern ein-
gekerbt und an den Enden unterschiedlich zugespitzt. Der Längenbreitenindex
betrug bei einer Länge von 118 cm und einer Breite von 17 cm 7:1 (*Rind* 4:1,
Schwein 6,5—7,5:1), die Dicke 3 cm, das Gewicht (fixiert) 3,85 kg. Im Querschnitt
ähnelte das Organ weniger der *Schweine-* als der *Pferde*milz; in die annähernd
median fast über die ganze Länge der Facies visceralis verlaufende Hilusleiste
traten in kurzen Abständen mehr als 30 Arterien- und Nervenäste ein. KOHIRA
(1960b) gibt für eine 7—8jährige, 1500 kg schwere *Elefanten*kuh (*Elephas indicus*)
die Milzgröße mit 86,5 × 17,5 × 3,5 cm, das Gewicht mit 2 kg an und vergleicht
das Organ der Form nach mit der *Rinder*milz.

XII. Artiodactyla

Von den Nonruminantia liegen sowohl über die *Suiden-* wie die *Hippopotamiden*milz genauere Angaben vor. Die den Längsdurchmesser des Magens um das $1^1/_2$fache übertreffende, zungenförmige *Schweine*milz (*Sus scrofa domestica*) — nicht selten an der Extremitas superior oder im ganzen gespalten (STEGER, 1939a, b, Lit.) — vergleicht SCHABADASCH (1935; s. auch KLAATSCH, 1892; ELLENBERGER und BAUM, 1932, Abb. 618, 623, 691; SCHUMMER und NICKEL, 1960, Abb. 264) gestaltlich mit der *Hunde-* und *Katzen*milz. Die Länge beträgt 24—54 cm, die Breite 3,5—12,5 cm, der Längenbreitenindex 6,7:1 (STEGER, 1939a, Abb. 5; vgl. TISCHENDORF, 1956a, b: 6,5—7,5:1). Das Gewicht bewegt sich nach ZIMMERL, BRUNI, MANNU, PRECIOSU und CARADONNA (1930) um 200 g, nach STEGER zwischen 90 und 335 g. Da sich das Organ auf die lange Hilusleiste hin kammartig verdickt, erscheint es auf dem Querschnitt dreieckig (TISCHENDORF, 1948, 1956a, b). Die Konsistenz ist schlaff, die Außenfarbe hellrötlich, bei Luftzutritt nachdunkelnd; die Schnittfläche läßt mit bloßem Auge die Malpighischen Körperchen erkennen (STEGER, 1938, 1939a, b). Die infolge ihrer nur lockeren Befestigung am Magen und der Einschaltung ins Omentum majus zur Torsion neigende (STEGER) *Schweine*milz liegt fast vertikal zwischen Magen, Leber und Niere in der linken Regio hypochondriaca und überragt beckenwärts auch bei starker Blutfüllung nur wenig die letzte Rippe (ELLENBERGER und BAUM, SCHUMMER und NICKEL).

Bezüglich der Hippopotamidenmilz (*Hippopotamus amphibius*) berichtet TISCHENDORF (1958a, Abb. 1—4, Lit.) über die eines 14jährigen, 1400 kg schweren weiblichen und die eines neugeborenen, 37 kg schweren männlichen *Nilpferdes*. Bei letzterem war das Lig. gastrolienale der im linken Hypochondrium dem großen, mehrteiligen Magen anliegenden Milz prall gefüllt mit braunem Fettgewebe. Dieser, eine erheblich breitere Milz vortäuschende „gastrolienale Fettkörper" scheint zumindest für Jungtiere typisch zu sein, da ihn schon die alten Autoren erwähnen. In ihrer Form erinnert die *Flußpferd*milz an eine etwas gedrungene *Schweine*milz: eine Zunge mit leicht ausladender Extremitas vertebralis und sich allmählich verschmälernder Extremitas ventralis sowie charakteristischem Margo obtusus und acutus. Das neugeborene Tier zeigte das gleiche Dreikantprofil wie die *Schweine*milz, das erwachsene dagegen eine völlig eingeebnete Hilusleiste. Bei ersterem war das Organ 14 cm lang und maximal 3,5 cm breit, bei letzterem 50 cm lang und 10 cm breit, d. h. der Längenbreitenindex der *Nilpferd*milz bleibt mit 4—5:1 merklich hinter dem der *Schweine*milz (6,5—7,5:1) zurück. Bei einer Maximaldicke von 1,6 bzw. 2,3 cm wog das Organ beim neugeborenen Tier 65 g, beim erwachsenen 2000 g.

Unter den Ruminantia ist über die *Tylopoden*milz nur wenig bekannt: ZWILLENBERG (1958) sah bei einem 20jährigen *Kamel* (*Camelus dromedarius*) eine $90 \times 18 \times 3,5$ cm große, 1,7 kg schwere Milz. Auch über die *Cerviden*milz liegen — im Gegensatz zur *Boviden*milz — aus neuerer Zeit kaum makroskopische Angaben vor (ältere Lit. bei KLAATSCH, 1892).

Die annähernd dorsoventral über dem linken Pansensack angeordnete *Rinder*milz (*Bos taurus*) steht nicht in Verbindung mit dem Omentum majus, wohl aber mit Zwerchfell und Pansen und ist demgemäß nur beschränkt eigenbeweglich (ELLENBERGER und BAUM, 1932; SCHABADASCH, 1935; STEGER, 1938, 1939a, b; SCHUMMER und NICKEL, 1960). Während sie nach ELLENBERGER und BAUM beckenwärts nicht über die Zwerchfellanheftung hinausragt, kann ihr proximales Ende bei sog. Formalin*kühen* (STEGER) caudal vom Costalanschluß des Zwerchfells und ihr Caudalrand jenseits desselben im 12. Intercostalraum liegen [über

die Milztopographie beim *Moschusochsen* (*Ovibos moschatus*) s. SACK und BAL-
LANTYNE, 1965]. Die Milzpunktion (vgl. POPESCU, 1937) erfolgt am besten „bei
forcierter Exspiration ... linksseitig ... zwischen 11. und 12. Rippe ... im
proximalen Drittel der Rippenlänge" (STEGER). Die Form der *Rinder*milz ist die
eines platten, ziemlich gleichmäßig breiten Längsovals mit dünnen, abgerundeten
Enden; der nur 2—3 cm lange Hilus befindet sich im dorsalen Viertel der Facies
visceralis nahe dem Margo anterior (ELLENBERGER und BAUM, 1932, Abb. 617,
622, 679; STEGER, 1939a, Abb. 2; VEREBY, 1943, Abb. 13; SCHUMMER und
NICKEL, 1960, Abb. 265). Das 2—3 cm dicke Organ wird 40—50 cm lang und
10—15 cm breit; der Längenbreitenindex ist etwa 4:1 (TISCHENDORF, 1956a, c).
Das mittlere Milzgewicht beträgt nach v. GIERKE (1932a, b) bei *männlichen*
Rindern 869 g, bei *weiblichen* 663,9 g, nach SCHNEIDER (1904; zit. nach STEGER)
bei *weiblichen Jungrindern* 744 g, *Kühen* 789 g, *Bullen* 875 g und *Ochsen* 1155 g,
nach SCHMALTZ (1895; zit. nach ELLENBERGER und BAUM) bei 200 kg schweren
Rindern 500—750 g, bei über 250 kg schweren 1000 g (weitere Maß- und Gewichtsangaben bei PADBERG, 1955). Die Außenfarbe der *Kalbs*milz ist rotbraun
bis blaurot. Bei *Bullen* und *Mastochsen* ist die Milz braunrot und ziemlich fest;
die hanfkorngroßen Follikel treten auf der Schnittfläche deutlich hervor. Bei
Kühen ist die Konsistenz geringer, die Farbe graublau (STEGER; Verweis auf
v. OSTERTAG, 1922).

    Bei *Schaf* (*Ovis aries*) und *Ziege* (*Capra hircus*) liegt die Milz zwischen linkem
Pansensack und Zwerchfell, mit dem sie bei ersterem breiter verwachsen ist als
bei letzterer. Bei sog. Formalin*schafen* erstreckt sie sich vom Hinterrand der
9. Rippe, handbreit distal vom Angulus costae, bis zur Mitte des letzten Inter-
costalraumes (STEGER, 1939a, b; vgl. SCHUMMER und NICKEL, 1960). Bei der
*Schaf*milz (über Nebenmilzen s. LIMOUSIN und BOUFFANAIS, 1927) handelt es sich
meist um eine plumpe, stumpf-dreieckige (STEGER: fünfeckige) oder ovale Scheibe
mit stark gewölbten Flächen, bei der *Ziegen*milz um ein trapezförmiges (STEGER:
viereckiges) Gebilde mit charakteristischem Margo acutus und obtusus (ELLEN-
BERGER und BAUM, 1932, Abb. 680; SCHABADASCH, 1935; TISCHENDORF, 1956a, c).
Der kurze Hilus liegt beim *Schaf* in der Nähe des Angulus anterior (VEREBY,
1943, Abb. 2), bei der *Ziege* am Angulus superior der Milz (SCHUMMER und NICKEL,
1960, Abb. 266). STEGER nennt für die *Schaf*milz eine mittlere Länge von 10,6 cm
und eine Breite von 7,75 cm, entsprechend einem Längenbreitenindex von 4:3
(v. SKRAMLIK, 1926: 12,0 × 10,0 cm bzw. 6:5). Das Gewicht der *Schaf*milz beträgt nach ihm 46—133 g (nach v. SKRAMLIK, 1926: 100—150 g; nach älteren
Angaben: 50—160, durchschnittlich 93 g), das der *Ziegen*milz im Mittel 71,7 g.
Die in frischem Zustande rotbraune Farbe der *Schaf*milz dunkelt beim Eintrocknen nach, die der *Ziegen*milz ist graurötlich; auf der Schnittfläche sind die
Follikel mit bloßem Auge sichtbar. Die Konsistenz beider Milzen ist „weich und
elastisch" (STEGER).

XIII. Perissodactyla

    Über die *Tapiriden*- und *Rhinocerotiden*milz liegen aus neuerer Zeit keine An-
gaben vor, umsomehr über die *Equiden*milz.

    Die *Pferde*milz (*Equus caballus*) durchzieht in cranioventraler Richtung schräg
das linke Hypochondrium. Das breite Caput schiebt sich dergestalt zwischen
linke Niere und Bauchwand ein, daß die dorsocaudale Organecke an den Unter-
rand der letzten linken Rippe zu liegen kommt. Die nach ventrocranial gekehrte,
dünne Cauda folgt zwischen 9. und 11. Intercostalraum dem Zwerchfell-, Magen-
und Colonstand. Das Organ hat die Form einer dreieckigen, sensenartig gekrümmten Platte mit konvexem, beckenseitigen Margo obtusus und konkavem, brust-

seitigen Margo acutus. Ränder und Flächen zeigen nicht selten Einschnitte, das Lig. gastrolienale enthält häufig Nebenmilzen. Die nahe dem brustseitigen Rand in ganzer Länge die Facies visceralis durchziehende Hilusrinne unterteilt diese in eine kleinere Facies gastrica und eine größere Facies intestinalis mit einer Impressio renalis (MARTIN, 1923; ELLENBERGER und BAUM, 1932, Abb. 616, 621, 637, 648; SCHABADASCH, 1935; STEGER, 1939a, Abb. 1; TISCHENDORF, 1956a, c; SCHUMMER und NICKEL, 1960, Abb. 267). Der Längenbreitenindex der *Pferde*milz liegt bei 3,5—4:1 (TISCHENDORF). ELLENBERGER und BAUM geben die Organlänge mit 40—55 cm, die Breite mit 17—25 cm, das Gewicht mit 500—1500 g an. Nach STEGER beträgt die mittlere Länge 52 cm (40—67 cm), die Breite 22 cm (17 bis 33 cm), die Dicke 3,1 cm (2—6 cm) und das Gewicht 950—1680 g. BRANDENSTEIN (1923) fand erhebliche Größenunterschiede bei *Voll-* (Durchschnittsmaß 60 × 30 × 2—6 cm, -gewicht 2023 g) und *Kaltblütern* (Durchschnittsmaß 45 × 21 × 2—3 cm, -gewicht 1000 g), HARTWIG (1949, Tab.) bei 20 *Pferden* Milzlängen von 36—55 cm, -breiten von 17—36 cm, -dicken von 2—5,5 cm (Durchschnittsmaß 47,9 × 17,9 × 4,4 cm, -gewicht 1172,5 g). v. HERRATH (1937, Tab.) ermittelte bei 97 *Pferden* im Alter von 3—23 Jahren absolute Milzgewichte zwischen 857 und 1452 g (bis 450 kg Körpergewicht im Mittel 1,073 kg, bis 550 kg 1,279 kg, bis 600 kg 1,405 kg). Die beim frischen Organ je nach Blutgehalt blaugraue bis rot-violette Außenfarbe geht beim Eintrocknen in ein Rotbraun über; auf der Schnitt-fläche sind mit bloßem Auge die Trabekel, nicht aber die Follikel sichtbar (STE-GER). Die Konsistenz der *Pferde*milz wird mit „weich und nachgiebig, aber nicht bröcklig zerreißbar" (SISSON), „schlaff" (v. OSTERTAG) oder „breiartig" (ZIMMERL, BRUNI, MANNU, PREZIOSU und CARDONNA; sämtlich zit. nach STEGER 1939a) be-schrieben. Die letzte Angabe bezieht sich schwerlich auf ein gesundes Organ; vielmehr zeigen alle Milzen je nach Ausbildung des Kapsel-Balkensystems eine mehr oder minder große Zähigkeit, und je stärker sich die Pulpa mit Blut an-schoppt, um so zerfließlicher wird sie (HARTWIG, 1949).

XIV. Tubulidentata

Das *Erdferkel* (*Orycteropus capensis*) hat nach SCHABADASCH (1935; vgl. SOBOTTA, 1914) eine ähnlich, aber nicht so markant gegabelte Milz wie gewisse Xenarthren (*Dasypus novemcinctus*, *Myrmecophaga tridactyla*).

XV. Primates

Lage- und Formverhältnisse der Primatenmilz sind von STARCK (1956, 1960, Tab., Lit., Hinweis auf KLAATSCH, 1892; SPERINO, 1897; POLLACK, 1933; v. KROGH, 1936; STRAUS, 1936; KOCH, 1937; STEILBRINK, 1939; MÖLLER, 1941; WILLNER, 1941; ELFTMAN und ATKIN-SON, 1950; KLEINSCHMIDT, 1951; HILL, 1952, 1953, 1955; STEINER, 1954; COHRS und SCHULZ, 1958) eingehend behandelt worden; auf diese Darstellung sei verwiesen.

Laut SCHABADASCH (1935) haben die *Prosimier* „nach GRAY eine hufeisen-förmige Milz, die mit ihrer Öffnung zur linken Niere gerichtet ist (*Lemuridae*)". Die Milz der *Simier* (z. B. *Macacus rhesus*) nähert sich in Form, Konsistenz und Farbe der des *Menschen*, ist aber noch bei den *Anthropoiden* etwas länger als diese.

STARCK (1960; vgl. TISCHENDORF, 1956a, Lit.) ordnet die zahlreichen Form-varianten der Primatenmilz in folgende Evolutionsreihe: Die lange, schmale *Prosimier*milz schließt sich eng an die Insectivorenmilz an; *Tupaja* kann auch hinsichtlich der Milzform als „Modell des anzestralen Primatentyps" gelten. Spezialisierungen äußern sich in rechtwinkliger Abknickung des Organs bei *Lemuriden*, Verkürzung bei *Nycticebus* und *Euoticus* usw. Eine vermittelnde

Stellung zwischen *Halbaffen-* und *Catarrhinen*milz nimmt die *Platyrrhinen*milz ein. Während *Alouatta* und *Lagothrix* den ursprünglichen Typ der Westaffenmilz verkörpern, erweist sich *Cebus* durch ein gespaltenes ventrales Milzende als spezialisierte Form. Einen eigenen Milztyp haben die *Callithriciden* entwickelt, der ungeachtet der äußeren Ähnlichkeit nicht an den der *Prosimier* anzuschließen, sondern — wie die ganze Tiergruppe — von spezialisierten *Ceboiden* abzuleiten ist. Die einheitlich geformte *Catarrhinen*milz ist durch ein zugespitztes Dorsal- und ein verbreitertes Ventralende, extrem ausgebildet bei den *Colobiden*, gekennzeichnet. Die *Hylobatiden*milz leitet bereits zur *Pongiden*milz über, deren Umriß sich unter Verbreiterung des dorsalen Pols der ovalen Form der *menschlichen* Milz mit ihrem ebenfalls noch leicht betonten Dorsalende nähert. Die Milzformen der drei rezenten *Pongiden*gattungen, besonders die des *Gorilla* (KLEINSCHMIDT fand bei einem $10^{1}/_{2}$jährigen männlichen Tier eine $18 \times 7 \times 3$ cm große, 165 g schwere Milz), weichen signifikant voneinander ab. STARCK kommt zu dem Schluß, daß „auch in Hinblick auf die groben Formverhältnisse der Milz gruppenspezifische Faktoren (Wachstumsgesetzmäßigkeiten) bestimmend sind und gegenüber funktionellen Einflüssen (Lokomotionstyp) weit überwiegen" — was auch bei der Beurteilung des artverschiedenen feineren Baues der Säugermilz (v. HERRATH) nicht außer acht gelassen werden sollte.

C. Mensch

I. Form, Farbe, Konsistenz und Größe der normalen Milz

Man unterscheidet an der Milz, die beim *Erwachsenen* (Abb. 35) gewöhnlich als „etwa faustgroßer Körper von der Form einer Kaffeebohne" (HIRSCHFELD und MÜHSAM, 1930; vgl. KLAATSCH, 1892; SOBOTTA, 1914) beschrieben wird, zwei Pole: Extremitas posterior (superior, cranialis, vertebralis; Caput) und anterior (inferior, caudalis, ventralis; Cauda, Apex), zwei Ränder: Margo inferior (posterior, dorsalis; obtusus) und superior (anterior, ventralis; acutus, crenatus) sowie zwei Flächen: Facies diaphragmatica (dorsolateralis, parietalis) und visceralis (ventromedialis). Letztere weist, als Funktion der Lage und Nachbarschaftsbeziehungen der Milz (BRAUS, 1924), bei Fixation in situ variable Eindrücke auf — Facies (Impressio) pancreatica, gastrica, renalis und colica — und trägt die Hilusrinne oder -leiste mit den Gefäßen und Nerven (zur chirurgischen Anatomie des Milzhilus s. u. a. VOLKMANN, 1923; SSOSON-JAROSCHEWITSCH, 1927; WEINERT, 1927; HENSCHEN, 1928a, b; v. STUBENRAUCH, 1928; SHIMOYAMA, 1950; HEYN, 1955; PATEL, 1955; STREICHER, 1959, 1961; WILLENEGGER, 1964).

Die Form der Milz (vgl. CORNING, 1942; LEWIS, 1942; TESTUT und LATARJET, 1949; KOPSCH, 1955; ELZE, 1956; HAMILTON, 1958; SPANNER, 1961; SIEGLBAUER, 1963; GOERTTLER, 1964) ist beim *Neugeborenen* noch wenig charakteristisch und beim *Kind* meist die eines niedrigen Tetraeders (HAFFERL, 1953). Diese, auf die *Catarrhinen*milz zurückgehende (KLAATSCH, 1892; v. KROGH, 1936) dreieckige Grundform der *menschlichen* Milz (vgl. v. HERRATH, 1954, Fig. 2 und 3; TISCHENDORF, 1958c, Abb. 1) findet sich nach SALMON und DOR (1933) auch noch bei 36% der *Erwachsenen;* bei 48% ist das Organ viereckig, bei 10% bzw. 6% ovoid oder rhomboid. 50% der Milzen sind kuchen-, 25% keulenähnlich und 25% Übergangsformen. Eine Facies colica ist nur ausnahmsweise vorhanden, Facies gastrica und renalis gehen meist ineinander über; jede 2. Milz trägt im oberen Teil der Facies visceralis ein Tuberculum supra-retrohilare. Das Querschnittsprofil des Hilus ist in 60% der Fälle geradlinig, in 36% V-förmig und in 4% rechtwinklig. SAVINOVA (1963a) unterscheidet tri- und rectangulare, rundliche und länglichovale Milzen. Nach KIKKAWA (1957, 1961, 1965d, 1966a, b, Lit., Tab.) ist

von den bei *Japanern* und (Mittel-) *Europäern* vorkommenden 5 Milztypen — dreieckig, rundlich, viereckig, spindelförmig, uncharakteristisch — der dreieckige
Typ am häufigsten, der uncharakteristische (abnorme) am seltensten. Organform
(vgl. Kudo, 1922) und -gewicht (vgl. Oka, 1941) stehen, abgesehen von den in
der Regel kleineren abnorm gestalteten Milzen, in keinem bindenden Verhältnis.
Die beim *Japaner* häufiger als beim *Europäer* auftretenden Milzincisuren (vgl.
Hasebe, 1914) sind beim rundlichen Typ am seltensten. Beim dreieckigen Haupt-
typ ist der Dorsoinferiorwinkel (vgl. Nagamitsu, 1953; Suzuki, 1955) meist

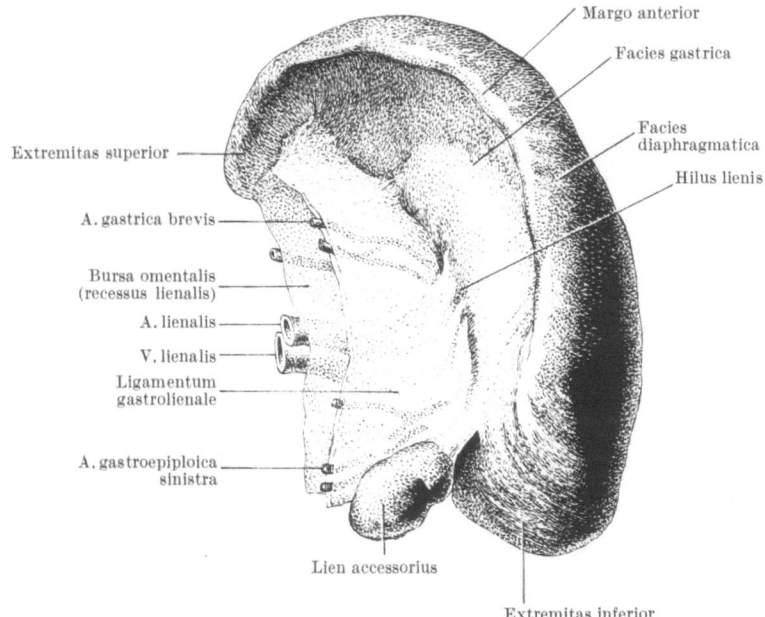

Abb. 35. Milz, *Mensch*, von ventromedial. Umzeichnung (A. Tschinkel, Köln) nach W.
Spalteholz, Handatlas und Lehrbuch der Anatomie des Menschen, 15. Aufl. von R. Spanner
(1954), aus Tischendorf [Wiss. Beibl. z. Mat. Med. Nordmark, Nr. **31** (1958), Abb. 1; im
Original farbig]

stumpf (80—120°), der Ventral- und Dorsalwinkel sind überwiegend spitz (60—
100°). Zwischen Milzincisuren und -gewicht besteht kein Zusammenhang. Der
Margo superior trägt fast immer mehrere kleine und mittelgroße Einschnitte,
der Margo inferior in nahezu der Hälfte der Fälle eine, seltener zwei, meist kleinere
Kerben. — Daß die Milz beim *Neugeborenen* in der Regel stärker gefurcht ist als
beim *Erwachsenen*, spricht ebenso wie die außerordentliche Variabilität der Milzincisuren für deren retrospektiven Charakter (Westenhöfer, 1923; vgl. Michels,
1942; Dina, 1948a, b). Vom Lien crenatus führt eine laufende Reihe zum Lien
lobatus und zu den überzähligen Milzen (S. 40ff.).

Farbe, Konsistenz und Größe der Milz hängen wie bei kaum einem
anderen Organ von der Durchblutung ab (v. Skramlik, 1927); der Leichenbefund
erlaubt daher nur sehr bedingte Rückschlüsse auf das Verhalten in vivo. Die
Farbe spielt, je nach Kapseldicke von einem mehr oder minder intensiven Grauton
überlagert, vom Purpurrot bis ins Blauviolett; bei älteren Individuen mischt sich
ein bräunliches Pulpaeigenkolorit bei. Die Farbe der *Neugeborenen*milz ist „schön
rot" (Fleury, 1892), die der *kindlichen* „kirsch- bis weinhefenrot" (Vallée,

1892) bzw. „kirschrot mit einem Stich ins Bläuliche" (GUNDOBIN, 1912). Beim *Erwachsenen* ist die Milz von „teigiger, bald weicherer, bald härterer Beschaffenheit" (HIRSCHFELD und MÜHSAM, 1930), im allgemeinen aber von geringerer Konsistenz als beim *Kind* (FLEURY, VALLÉE).

Milzgröße und -gewicht variieren schon beim *Neugeborenen* unabhängig von der Körpergröße in weiten Grenzen und werden außer vom Blutgehalt auch von (verborgenen) Infektionen und agonalen bzw. postmortalen Veränderungen beeinflußt. Da das Organ bei rascher Verblutung noch relativ große Blutmengen retinieren kann, sind selbst Verblutungsmilzen nicht ohne weiteres vergleichbar (RÖSSLE, 1928). Die von RÖSSLE und ROULET (1932) für die *menschliche* Milz ermittelten Normwerte decken sich mit denen von LUBARSCH (1927). Weitere Maß- und Gewichtsangaben für die *embryonale* Milz finden sich bei JAKOBS (1934) und BENKERT (1936), für die *kindliche* bei JAKOBS sowie WETZEL (1938a; Verweis auf BENEKE, 1878; VALLÉE, 1892; STRICKER, 1911; GUNDOBIN, 1912), für die *erwachsene* bei VIERORDT (1906; Lit., Tab.), SOBOTTA (1914, Lit.), HELLMAN (1926), BOYD (1933), KRUMBHAAR und LIPPINCOTT (1939), v. HERRATH (1958, Lit., Tab.) und HORT (1962). HARTWIG (1930) und AHRONHEIM (1937) geben das Gewicht der „normalen" *Erwachsenen*milz im Mittel mit 169 bzw. 177,5 g, HUECK (1928) mit 100—300 g und BORGER (1932; zit. nach CREMER und FÜHR, 1953) mit 150—380 g an. HEGGLIN (1934; vgl. SPRINGORUM, 1933, Tab.) nennt als Durchschnittsmaß $11 \times 7 \times 3$ cm.

II. Leichenveränderungen

Außer einer gewissen Kontraktion kommt es an der Leichenmilz sehr bald auch zu kadaverösen Veränderungen (FISCHER, 1936; über postmortale Veränderungen der Lymphknoten s. LENNERT, 1961). Im Vordergrund steht eine bereits 1 Std p.m. einsetzende autolytische Erweichung. Sie verläuft bei verschiedenen Erkrankungen unterschiedlich schnell und ist makroskopisch oft schwer von einer schon intra vitam eingetretenen, septischen Erweichung abzugrenzen; für letztere spricht besonders eine stärkere Milzschwellung. Da die postmortale Autolyse u.a. vom Leukocytengehalt der Milz abhängt, ist sie bei septischen Zuständen stark beschleunigt. Dagegen pflegt es bei hochgradig atrophischen bzw. fibrös indurierten Organen ebensowenig zur kadaverösen Erweichung zu kommen wie bei der *Neugeborenen-* und *Säuglings*milz. Entgegen HUECK (1930) erklärt LUBARSCH (1927) auch das Milzödem für eine typische Leichenerscheinung.

Die purpurrote Milzfarbe geht infolge Veränderung des Blutfarbstoffes bei der Leiche um so mehr verloren, „je reichlicher die Blutmenge ist, welche im Moment des Todes und postmortal in der Milz festgehalten wird und je schneller die Fäulnis einsetzt" (BRAUS, 1924). Geht das Organ in Fäulnis über, so zerfließt sein Parenchym zusehends; die Farbe wird schmutzig-schwarzrot, dunkel- bis schwarzgrün oder blauschwarz. Eine grün- oder blauschwarze Verfärbung tritt vor allem da auf, wo die Milz dem Magen-Darmkanal anliegt und ihr freigewordenes Bluteisen mit dessen Schwefelwasserstoff Eisensulfid bildet (FISCHER, 1936).

III. Lage der Milz

Die Milz liegt, durch die Bursa omentalis vom Magen getrennt, im linken Hypochondrium. Der craniale Pol blickt zur Wirbelsäule, der caudale berührt eine vom Sternovlaviculargelenk zur Spitze der 11. Rippe gezogene Linie; die Längsachse deckt etwa die 10., die Querachse die 9.—11. Rippe. Den Boden der Milznische bildet das Lig. phrenicocolicum. Die Milz wird zwar vom Lungensog mitgetragen, liegt aber dem Diaphragma nur lose an und ist auch durch ihre Bauchfellduplikaturen (Lig. gastro-, pancreatico- und phrenicolienale) und Gefäße nur im Groben fixiert. Ihre definitive Lage hängt außer vom Zwerchfellstand von der Blutfüllung, den Nachbarorganen und der Körperhaltung ab und variiert dementsprechend stark; Wandermilzen (Splen mobilis) bevorzugen das weibliche Geschlecht [Gravidität (z.B. RUMMEL, 1929)]¹. Beim gesunden *Erwachsenen* ist die Milz in der Regel nicht palpabel, beim *Kind* fühlt man sie nicht selten unterhalb des Rippenbogens. Röntgenologisch ist sie oft schon auf weichen Leeraufnahmen sichtbar, andernfalls durch Aufblähung des Colons und Magens bzw. Pneumo- und Retropneumoperitoneum darzustellen. Die Thorotrast-Lienographie ist wegen des damit verbundenen Strahlenschadens (S. 399) seit längerem wieder verlassen; neuerdings bedient man sich zur Objektivierung der Milzgröße und -lage in steigendem Maße der Scintigraphie (S. 121). Die zur Splenoportographie (S. 482) und Milzbiopsie (S. 159) erforderliche Milzpunktion (ANACKER, 1959a, Lit.; STREICHER, 1961; BERGSTRAND, 1964) erfolgt bei nicht vergrößertem Organ im 9. oder 10. Intercostalraum in der Axillarlinie.

---

¹ Bei den Anomalien der Milzlage (PUTSCHAR, 1934a; FISCHER, 1936; ROTTER und BÜNGELER, 1955) läßt sich nicht scharf zwischen angeborenen und erworbenen unterscheiden. Bei a priori tiefer stehender Milz resultiert eine zum Lien mobilis disponierende abnorme Beweglichkeit (TOLDT; vgl. HOEGLUND, 1933). Die rein ontogenetisch bedingten Milzdysto-pien sind stets Teilsymptom einer tiefer greifenden Störung: Intrathorakalverlagerung bei konnatalen Zwerchfelldefekten (BAUER, 1947/48; HAUG und LEONHARDT, 1955; TURUNEN und LATINEN, 1959), Eventerierung bei angeborenen Bauchbrüchen (POLITZER und STOCKIN-GER, 1953; POCZEKAJ und HEJDUK, 1966), Rechtsverlagerung bei Situs inversus (DANILJAK, 1930; HOMMA, 1934; SACHODNIK, 1934; GREENBERG, 1957; TAKEUCHI, SAKO, SASAKI, TANINO und SATO, 1963), Retroperitonealposition (LABBOK, 1933) usw.

Quantitatives Verhalten der Milz als Ganzes

A. Milzvolumen

Normwerte für Volumen und Gewicht der Milz sind besonders schwierig festzulegen, da außer dem stark schwankenden Blutgehalt, agonalen und postmortalen Veränderungen sowie versteckten Infekten (RÖSSLE und ROULET, 1932) zahlreiche schwer objektivierbare Faktoren in Rechnung zu stellen sind. In noch höherem Maße als bei den meisten anderen Organen haben daher bei der Milz alle Zahlenangaben einen relativen Charakter. „Absolute" Daten, ohne Berücksichtigung der Begleitumstände, besitzen lediglich kasuistisches Interesse.

Ein Problem für sich ist die Objektivierung der Milzform anhand der Milzmaße. Da „derart unregelmäßige Gebilde wie die Milz sich in ihrer komplexen Form nicht durch einfache Längenbreitenindices erfassen lassen" (STARCK, 1960), hat v. KROGH (1936), um die Gestalt der *Primaten*milz genauer definieren zu können, eine Dickenindex-Formel entwickelt,

Tabelle 1. *Linienmaße der menschlichen Milz nach* STRICKER (1911) *mit Berechnung eines Ersatzvolumens.* (Aus WETZEL, 1938a)

	Anzahl der Fälle	Ersatz- volumen	Länge	Breite	Dicke
Neugeboren	174	15 ($>$ 3000)	5	3	1
Neugeboren	141	10 ($<$ 3000)	4	$2^1/_2$	1
1. Monat	45 (24)[a]	4,5	5,03 (6,0)	3,0 (3,0)	0,3 (1,0)
2. Monat	32 (22)	23,3	5,6 (6,4)	3,2 (3,3)	1,3 (1,5)
3. Monat	29 (30)	24,5	5,8 (6,8)	3,2 (3,8)	1,3 (1,6)
4. Monat	20 (13)	26,2	6,1 (6,4)	3,3 (3,5)	1,3 (1,5)
5. Monat	15 (12)	35,1	6,0 (6,8)	3,6 (3,5)	1,6 (1,7)
6. Monat	9 (14)	38,6	6,3 (7,0)	3,6 (3,9)	1,7 (1,8)
7. Monat	4 (6)	41,6	6,6 (7,6)	4,2 (4,6)	1,5 (1,9)
8. Monat	6 (4)	37,1	6,5 (7,7)	3,8 (4,2)	1,5 (1,4)
9. Monat	4 (5)	42,4	6,8 (7,3)	3,9 (4,7)	1,6 (1,7)
10. Monat	5	41,7	7,0	3,5	1,7
11. Monat[b]	4	65,5	7,8	4,2	2,0
2. Jahr[b]	44	42,8	6,8	3,7	1,7
3. Jahr	30	50,2	7,2	4,1	1,7
4. Jahr	29	65,4	7,6	4,3	2,0
5. Jahr	24	85,8	8,3	4,7	2,2
6. Jahr	21	89,5	8,3	4,9	2,2
7. Jahr	14	120,5	8,1	4,8	3,1
8. Jahr	16	87,9	8,3	5,3	2,0
9. Jahr	10	115,0	9,2	5,0	2,5
10. Jahr	15	117,4	9,2	5,8	2,2
11. Jahr	15	121,6	9,7	5,7	2,2
12. Jahr	8	152,5	10,7	6,2	2,3
13. Jahr	8	176,4	10,6	6,4	2,6
14. Jahr	10	179,0	10,2	6,5	2,7
15. Jahr	8	177,4	11,2	6,6	2,4
16. Jahr	12	179,2	11,2	6,4	2,5
17. Jahr	7	257,5	11,7	7,1	3,1
18. Jahr	14	256,0	12,7	7,2	2,8
19. Jahr	17	244,5	12,3	7,1	2,8
20. Jahr	15	232,6	11,8	7,3	2,7
21. Jahr	32	276,0	12,2	7,8	2,9

[a] Die Zahlen in Klammern bedeuten Darmkatarrh als Todesursache, die ohne Klammern Krankheiten der Luftwege.

[b] 12 Monate sind als 2. Jahr gerechnet.

mit der sich die verschiedenen Formtypen gut charakterisieren lassen. Jedoch hat das Verfahren keine breitere Anwendung gefunden, so daß eine allgemein anerkannte Berechnungsgrundlage für die quantitative Definition der Milz- bzw. Organform schlechthin noch aussteht. Die Milzform ist ungeachtet ihrer großen Variabilität offenbar typologisch gegeben (v. KROGH, 1936) und durch äußere Einflüsse (Temperatur, körperliche Betätigung usw.) wenig oder gar nicht beeinflußbar (v. HERRATH, 1955, Abb. 1; STARCK, 1960). Der konstitutionsanatomisch (CASTALDI und VANUCCI; zit. bei BRAY, 1932, 1933; vgl. IM OBERSTEG, 1952) für die *menschliche* Milz ermittelte metrische Variabilitätsindex ist erheblich größer als der der Leber. Auch zeigt die Milz im Gegensatz zu anderen Organen (Niere, Uterus usw.) keine konstante Korrelation zu den Abmessungen bzw. zur Oberflächengröße des zugehörigen Körpersegmentes (BRAY, 1932). Die postmortalen Milzvolumina ausgewachsener männlicher *Mäuse* verschiedener Würfe schwanken zwischen 2,3 und 8,9 cm^3/1000 g Körpergewicht; die Milzgröße wird also „sicher auch durch konstitutionelle Faktoren" bestimmt (TIETZE, 1926).

Die meisten quantitativen Angaben über die Milz betreffen Maß und Gewicht, und es ist immer wieder versucht worden, beide zueinander in Beziehung zu setzen (z. B. GIERKE, 1932b). Nicht minder schwierig ist es, das absolute Volumen der Milz aus ihren Abmessungen zu ermitteln. WETZEL (1938a, Lit., Tabelle über das quantitative Verhalten der *menschlichen* Milz vom 1.—21. Lebensjahr) hat deshalb zur Beurteilung der relativen Volumenverhältnisse aus den linearen Maßangaben durch einfache Multiplikation der drei Raummaße von STRICKER (1911) sog. Ersatz(Vergleichs- oder Äquivalent-)volumina berechnet, die sich für die Milz des *Neugeborenen* bis zu der des (21jährigen) *Erwachsenen* zwischen 4,5 und 276 cm^3 bewegen (Tabelle 1). Zu welch irrigen Ergebnissen jedoch ganz allgemein Volumenberechnungen aus Größenangaben führen können, hat AHRONHEIM (1937) an plastischen Organnachbildungen demonstriert. Die Bestimmung des absoluten Volumens der Leichenmilz erfolgt daher meist auf dem direkten Wege der Wasserverdrängungsmethode (BENEKE, 1878; zit. bei GUILLERY und PERTERSEN, 1933).

HEGGLIN (1934, Tab.) ermittelte auf diese Weise bei 168 gesunden *Menschen* verschiedener Altersstufen das Volumen von Milz, Leber, Herz und Nieren und bezog es auf das Gewicht und die linearen Maße der Organe; Volumen und Gewicht sind für die Größenbestimmung gleichwertig. Die Festsetzung von „Normal"volumina begegnet den gleichen Schwierigkeiten wie die von „Normal"gewichten; Hauptfehlerquelle bei allen quantitativen Erhebungen an der Milz ist ihr wechselnder Blut- bzw. Flüssigkeitsgehalt (vgl. LUDWIG, 1931; TISLOWITZ, 1934a, b, 1935; HELMKE, 1935).

DENTICI (1935), dessen Material allerdings nur 60 Fälle umfaßt, leugnet — im Gegensatz zu anderen Autoren — Geschlechtsunterschiede im Milzvolumen (und -gewicht), findet jedoch bis zum 45. Lebensjahr konstante Beziehungen zwischen Milzvolumen und lichter Weite der Milzarterie. Nach diesem Zeitpunkt sinken Milzvolumen und -gewicht rasch ab, während das Kaliber der Milzarterie nur geringfügig zurückgeht.

Tabelle 2. *Volumina der menschlichen Milz in den einzelnen Lebensaltern.* (Nach F. W. BENEKE, 1878; aus WETZEL, 1938a)

Alter	Gefundenes Volumen cm^3	Auf 100 cm Körperlänge berechnetes Volumen cm^3	Annäherndes Normalmaß für das Volumen cm^3	Alter
0—11 Tage	10— 15	20,6— 29,0	12— 13	0—11 Tage
11 Tage bis 3 Monate	16— 42	31,6— 72,4	16— 18	am Schluß des 3. Mon.
3 Monate bis 1 Jahr	12— 81	22,4—112,5	22— 24	1. Jahr
1—2 Jahre	20— 63	28,5— 85,1	28— 30	2. Jahr
2—3 Jahre	24— 57	27,6— 67,0	38— 40	3. Jahr
3—7 Jahre	34— 97	39,0— 98,5	50— 54	4. Jahr
7—14 Jahre	34—137	29,7—116,1	60— 64	6. Jahr
14—21 Jahre	55—224	37,7—134,6	70— 72	7. Jahr
Reifes Alter (gesund)	113—202	66,8—125,4	110—115	13.—14. Jahr
			150—160	nach vollendeter Pubertät
			170—180	Im reifen Alter (gesund)

Das Milzvolumen steigt nach DENTICI (vgl. Tabelle 4 bei v. HERRATH, 1958) von 9,66 cm^3 (Geburt bis 6. Monat), über 23,00 (6. Monat bis 2. Jahr), 38,50 (2.—6. Jahr), 61,16 (6.—10. Jahr), 85,50 (10.—15. Jahr), 152,60 (15.—25. Jahr) auf 170,80 cm^3 (25.—45. Jahr).

BENEKE (zit. bei WETZEL, 1938a; Tabelle LVIII) gelangt schon 1878 zu ganz ähnlichen
Werten, wobei er dem gefundenen Milzvolumen das auf 100 cm Körperlänge berechnete
Volumen und das „annähernde Normalmaß für das Volumen" gegenüberstellt (Tabelle 2).
Das letzte beträgt im Alter von 0—11 Tagen 12—13, Ende des 3. Monats 16—18, mit 1 Jahr
22—24, mit 2 Jahren 23—30, mit 3 Jahren 38—40, mit 4 Jahren 50—54, mit 6 Jahren 60—64,
mit 7 Jahren 70—72, mit 13—14 Jahren 110—115, nach vollendeter Pubertät 150—160 und im
reifen Alter 170—180 cm³. Nach SCHAEFFER und ARNOVLJEVIC (s. WETZEL, 1938a, Tabelle
LIV C) bewegen sich die Milzvolumina menschlicher Feten vom VI.—X. Monat zwischen 0,25—2,0
und 6,5 bis 10,0 cm³. Einen ungefähren Anhalt für den Volumenzuwachs der menschlichen Milz
vom Neugeborenen bis zum Erwachsenen vermitteln die Maßangaben von STRICKER (1911; vgl.
Tabelle LXII bei WETZEL, 1938a). Danach mißt die Milz beim 3000 g schweren Neonatus
ziemlich konstant $5 \times 3 \times 1,7$ cm (nach GÜNTZ, 1827: $4 \times 1,8 \times 1,4$ cm; nach ARNOVLJEVIC:
$5,1 \times 2,5$ cm; zit bei WETZEL, 1938a) und beim 1jährigen Kinde bereits $7,8 \times 4,2 \times 2$ cm.
In den folgenden Jahren geht die Milzgröße merkwürdigerweise (vgl. die Diskussion bei
WETZEL, 1938a) wieder zurück; im 2. Jahr werden $6,8 \times 3,7 \times 1,7$ cm, im 3. $7,2 \times 4,1 \times 1,7$
und im 4. $7,6 \times 3,2 \times 2$ cm gemessen. Im 5. Jahr sind es $8,3 \times 4,7 \times 2,2$, im 8. $8,3 \times 5,2 \times 2$,
im 12. $10,7 \times 6,2 \times 2,3$ und im 16. $11,2 \times 6,4 \times 2,5$ cm. Vom 18. Jahr an ($12,7 \times 7,2 \times 2,8$ cm)
vergrößert sich nach STRICKER die Milz nicht mehr nennenswert. Die Maßangaben für die
Erwachsenenmilz (vgl. SPRINGORUM, 1933, Tab.) schwanken schon in der älteren Literatur
(zit. bei SOBOTTA, 1914) beträchtlich: $12—14 \times 8—10 \times 3—4$ cm nach HENLE, $12 \times 7,5 \times 3$ cm
nach LUSCHKA, $13 \times 8 \times 3—3,5$ cm nach TESTUT und $10—12 \times 6—8 \times 3—4$ cm nach RAUBER-
KOPSCH. TESTUT betont mit Recht, daß der starke Volumenwechsel der Milz nur Mittelwerte
anzugeben gestattet.

Die alle quantitativen Bestimmungen beeinträchtigende wechselnde Blutfüllung der
Leichenmilz wurde von GIESE (1935) näher analysiert, der bei den blutreichen Milzen zwischen chronischen und akuten Stauungsmilzen, bei den blutarmen Milzen zwischen solchen
mit gleichmäßiger und ungleichmäßiger Blutverteilung unterscheidet. Gleichmäßig blutleere
Milzen finden sich beim Verblutungstod (vgl. DOMENICI, 1935; DUESBERG und SCHROEDER,
1942), im ganzen blutarme Milzen mit disseminierten kleinen Blutansammlungen bei Peritonitis, endogenen Intoxikationen, cerebralem Tod und Erstickung. Im Gegensatz zur Erstickungsmilz des Erwachsenen entspricht die des Neugeborenen und Kleinkindes der gleichmäßig gefüllten Milz bei Kreislaufversagen; nach REUTER (zit. bei STRICKER, 1911) tritt beim
Erstickungstod des Neugeborenen weder eine Milzkontraktion noch eine -anämie ein. Nach
GUILLERY (1935; vgl. GUILLERY und PETERSEN, 1935, 1937) wird bei Tod an Herz- und
Gefäßlähmung das anfängliche Bild der venösen Hyperämie häufig von dem der arteriellen
überlagert.

Intra vitam hängt das Milzvolumen bei ungehindertem arteriellen Zufluß und erschlafftem Organ weitgehend vom arteriellen Druck ab (vgl. HOFMANN, 1951); der intraabdominelle Druck spielt keine wesentliche Rolle. Bei vermindertem arteriellen Angebot
dagegen wird je nach Höhe des intraabdominellen Druckes die Milz — sofern sie sich nicht
aktiv kontrahiert (NEUBERT, 1922) — unter Mitwirkung ihres elastischen Gewebes (REISS-
NER, 1929; HARTMANN, 1930) passiv ausgepreßt oder sie schoppt sich umgekehrt mit Pfort-
aderblut an. „Durch einen venösen Rückfluß und . . ein venöses Pendel zwischen Leber und
Milz" (HENSCHEN, 1928a, b: „hepatolienales Blutpendel") erklärt auch v. HERRATH (1941c,
1947; vgl. NITSCHE, 1929; NAEGELI, 1930; KUHNE, 1937; GUILLERY, 1938; DE SOUSA und
CELESTINO DA COSTA, 1957) die viel diskutierte Vergrößerung der Milz nach Nahrungsaufnahme. Die im Hungerzustand geschrumpfte, jedoch nicht aktiv kontrahierte Mäusemilz
z. B. erfährt durch die Nahrungsaufnahme eine der Hälfte des Ausgangsgewichtes entsprechende Volumenzunahme (MACKENZIE, WHIPPLE und WINTERSTEINER, 1940, 1941).
COLOMBI (1933) verneint einen Einfluß des arteriellen Druckes auf das Milzvolumen, spricht
aber der venösen Abflußstauung eine maßgebliche Rolle zu. Nach LUBARSCH (1927) hingegen
erreicht die bei passiver (Stauungs-) Hyperämie auftretende Milzvergrößerung nie das Ausmaß der bei aktiver Hyperämie zu beobachtenden. SCHABADASCH (1935; vgl. GORJAJEW,
1932) erblickt in der Milz in Parallele zur Leber — dem venösen Ventil — das mit dem Splanchnicusgebiet verknüpfte arterielle Ventil der Bauchhöhle[1].

----

[1] „Wenn die Milz des Menschen auch keine Speichermilz wie bei den Carnivoren darstellt,
so erfüllt sie" nach SCHNEIDER (1967; vgl. JANSEN, 1967; WANNAGAT, 1967, Lit.) „doch wichtige protektive Funktionen im Kreislauf": . . . Ihr arterielles Gefäßnetz „weist eine ausgesprochene Autoregulation auf, d. h. daß durch Änderung des myogenen Tonus der Gefäße die
Durchblutung in einem weiten Bereich des arteriellen Drucks konstant gehalten wird. Eine
Folge dieser Autoregulation ist die, daß mit steigendem Pfortaderdruck die Durchblutung
abnimmt und so die Milz bei Pfortaderstauung über lange Zeit keine Stauungserscheinung
und vor allem kein Ödem aufweist. Tritt dann schließlich Sauerstoffmangel hinzu, dann wird
die Autoregulation abgeschwächt und fast plötzlich kommt es zur Ausbildung einer Stauungsmilz."

Um den störenden Einfluß der wechselnden Blutfüllung auszuschalten und brauchbarere Vergleichswerte zu erhalten, wird die Milzvolumen- (und -gewichts-)Bestimmung meist an ausgebluteten Organen vorgenommen. Dabei ist zu berücksichtigen, daß die Milz eine posthämorrhagische Schwellung (RÖSSLE, 1928; vgl. GRECO, 1940) aufweisen oder auch gerade bei besonders schneller Verblutung verhältnismäßig blutreich bleiben kann (RÖSSLE, 1928; RÖSSLE und ROULET, 1932; vgl. OSTEN, 1959). Übrigens ist auch der Einfluß von Bluttransfusionen auf das Milzvolumen nicht mit Sicherheit vorauszusagen (VOLLMER und SEREBRIJSKI, 1926; JONKIN, 1936).

Den durchschnittlichen Blutgehalt der *menschlichen* Milz bestimmte HARTWIG (1930), indem er das herausgenommene, gemessene und gewogene Organ von der A. lienalis aus mit Wasser in $1^{1}/_{2}$—6 Std völlig leerspülte (zur Milzspülung vgl. v. HERRATH, 1935a; TISCHENDORF, 1948) und nach Unterbinden der Gefäße erneut maß und wog. Aus dem Hämoglobingehalt (Autenrieth-Königsberger-Methode) der Spülflüssigkeit und des Herzblutes sowie der Menge der Spülflüssigkeit errechnet sich der Blutgehalt der „normalen" Leichenmilz (Tod durch Gewalteinwirkung) nach der Haueisenschen Formel zu 52 cm³, d. h. 32 % bei Annahme eines durchschnittlichen Milzgewichtes von 169 g. Da sich die Milz nach dem Tode um $^{1}/_{3}$—$^{1}/_{2}$ verkleinert, liegt der vitale Blutgehalt beträchtlich höher — etwa bei 200 cm³ —, wie Spülungsversuche bei 180 mm Hg Druck ergaben. Bei anämischen Milzen sinkt der Blutgehalt; bei reinen Stauungsmilzen (Durchschnittsgewicht 249 g) steigt er auf 116 cm³ (49%), bei chronischen Stauungs- und Infektionsmilzen (322 g) auf 121 cm³ (37%). HUECK (1928) beziffert die mittlere Kapazität der *menschlichen* Milz mit 250 cm³; nach JAUS (1936) schwankt der Blutgehalt im Leben zwischen 50 und 200 cm³. Die Ausdehnungsfähigkeit des Organs — nach HUECK (vgl. HENSCHEN und REISSINGER, 1928) maximal das 3fache, nach FALLER (1945, 1946a) das 2fache des Totvolumens — ist mit 20—30 Jahren am größten und nimmt mit steigendem Alter wieder ab. Nach ARINCI (1961), der in eigenen Versuchen die Größe der normalen (125—150 g) und der maximal gestauten (1150—1300 g) *Schweine*milz bestimmte, speichert die normale *menschliche* Milz bis zu $^{1}/_{10}$ der Gesamtblutmenge, d. h. etwa 500 cm³. Eine 100—150 g schwere *Hammel*milz faßt vergleichsweise 250—300 cm³ Blut (v. SKRAMLIK, 1927).

Während beim *Hund* Milzvolumen und -gewicht proportional dem Blutverlust abnehmen (GREEF, KOCH, PLEWA und THAUER, 1954), ist die bei *Kaninchen, Meerschweinchen* und *Maus* (SCHOLDERER und v. LUDÀNY, 1932; v. LUDÀNY und VERZAR, 1933; STROTMANN, 1933; MACKENZIE, WHIPPLE und WINTERSTEINER, 1941; WEBSTER und LILJEGREN, 1955) nach einem größeren Aderlaß (vgl. MÜLLER, 1928; JONKIN, 1936; JUILER, 1937; KOCH, GREEF und PLEWA, 1953/54; OSTEN, 1959) eintretende, verhältnismäßig geringfügige Milzverkleinerung (v. HERRATH, 1958) nach SHEN (1928) weniger anämisch als ischämisch bedingt; dementsprechend schwillt auch die *Kaninchen*milz bei venöser Stauung oder chronischer Lähmung (v. WOLFF, 1933, 1935) nicht so stark an, wie die *Hunde*- oder *Katzen*milz (STEUDEMANN, 1915). Auf Adrenalin verkleinert sich die *Hunde*milz um 45%, die *Kaninchen*milz dagegen nur um 13% (BAUMANN und SCHILLING, 1932; vgl. VOLICER und VESIN, 1932; SCHOLDERER und v. LUDÀNY, 1932; v. LUDÀNY und VERZÀR, 1933). Viele gleiche und ähnliche differierende Aussagen rühren an das Problem der Milztypen — d. h. der durch v. HERRATH (1935a, 1958; vgl. TISCHENDORF, 1956a, d) als Speicher- und Abwehr(Stoffwechsel)-milz charakterisierten beiden extremen Formen der Säugermilz und an die endo- und exogene Beeinflussung des a priori artlich verschieden großen Milzblutdepots.

KRZYWANEK (1929a, b; vgl. SCHEUNERT und KRZYWANEK, 1926, 1927a, b, 1928) errechnet aus der Milzgröße das jeweilige Erythrocytenfassungsvermögen (vgl. u. a. ABDERHALDEN und ROSKE, 1927; LAUDA und v. HAAM, 1931a, 1932a, b; FLAUM und SCHLESINGER, 1933; NORDLANDER, 1942; CHEVALLIER, FIEHRER und GEOFFROY, 1959a, b; RUHENSTROTH-BAUER, 1959; Bestimmung des Erythrocytengehaltes in vivo nach DELORME, 1953). Angaben über die Blutreserven der *Haustiere*, besonders des *Pferdes*, finden sich bei OPPERMANN (1938, 1947; vgl. PAHL, 1930/31; KRZYWANEK und BERGE, 1933; RITTER, 1936; OPPERMANN, MEYER und LÖWE, 1937; RÖTTEN, 1938; WOLF, 1938; FRIELINGHAUS, 1941; POMMER, 1941; RÖTTGEN, 1944; HARTWIG, 1947). Während McROBERT (1928) aus der starken Größenabnahme der *Ratten*milz (über die *Mäuse*milz s. MACKENZIE, WHIPPLE und WINTERSTEINER, 1941) nach ausgiebiger Körperbewegung auf eine entsprechend hohe Depotfunktion schließt (vgl. SCHERMER, 1958b), schätzt sie LINTZEL (1930) aufgrund vergleichender Blutfarbstoffbestimmungen im Milz- und Körperblut nur gering ein. MERTENS (1935; vgl. CRELL, 1938), der ebenfalls eine Blutspeicherfunktion der Milz (vgl. JAUS, 1936) maß, führt die Depotentleerung nicht auf einen Entstauungsmechanismus, sondern auf einen unter Mitwirkung der glatten Organmuskulatur erfolgenden vermehrten Blutabfluß aus der V. lienalis zurück.

Eine kritische Übersicht über Instrumentarium und Methodik der Volumetrie, Onkometrie sowie Messung des Milzzu- und -abflusses (vgl. NISIMARU und STEGGERDA, 1932; MERTENS, 1935; GRINDLAY, HERRICK und BALDES, 1939; GRINDLAY, HERRICK und MANN, 1939) geben GUILLERY und PETERSEN (1933) anläßlich der Beschreibung einer Apparatur zur simultanen plethysmographischen Kontrolle von zeitlichem Ablauf und Ausmaß der Volumen-schwankungen künstlich durchströmter Milzen (vgl. v. SKRAMLIK, 1922, 1926; MALAMANI, 1939; TAKEDA, 1958; BAUEREISEN, 1963; BARAC, 1967; DORNFEST, PILIERO und KATZ, 1967). Weitere Angaben zur graphischen Registrierung des Milzvolumens machen CHIANCONE (1935) sowie PALITZ und MORSE (1936), zur Splenomanometrie AUVERT (1950) sowie CACCIARI, PISI und CAVALLI (1957); ein elektrometrisches Verfahren zur quantitativen Aufzeichnung der Speicherungs- und Entspeicherungsvorgänge in der Milz entwickelten KOCH und THAUER (1954).

Die beste Methode, das volumenmäßige Verhalten der Milz beim lebenden Tier zu studieren, ist ihre unmittelbare Beobachtung durch ein in die Bauchwand einge-setztes Fenster bzw. ihre operative Vorlagerung (BARCROFT und STEPHENS, 1927; vgl. BARCROFT, 1925, 1926a, b, c, 1929, 1929/30; BARCROFT und FLOREY, 1928, 1929; DAVIS, 1937). Unsicherer und noch unphysiologischer ist die röntgenologische Darstellung des an den Rändern mit Metallklammern markierten Organs (LAUDA, 1933; HAUSNER, ESSEX und MANN, 1938). Die extraabdominell verlagerte Milz ist nach BARCROFT nicht schmerzempfindlich und reagiert bei intakten Nervenverbindungen wie in situ. Die *Hunde*- und *Katzen*milz (BARCROFT und STEPHENS, 1928a, b; BARCROFT, 1930; GRINDLAY, HERRICK und BALDES, 1939; GRIND-LAY, HERRICK und MANN, 1939; vgl. THÖRNER, 1930, 1936, 1937; REIN, 1933; TAKENOUTI, 1940) verkleinert sich unter körperlicher Beanspruchung auf $^1/_3$—$^1/_2$ ihres Ausgangsvolumens (über das Volumen der Carnivorenmilz s. auch BOUISSET, BUGNARD und SOULA, 1930; BAER, 1938); das dabei ausgepreßte Blutquantum erreicht 20% der zirkulierenden Gesamt-menge. Bei läufigen oder graviden *Hündinnen* ist die Reaktion schwächer; gegen Ende der Gravidität wird die zuvor aktiv hyperämische (BARCROFT, 1930) Milz durch Blutabgabe wieder kleiner [vgl. SLEETH und VAN LIERE, 1939 (*Meerschweinchen*), DAVIS, BEER und COOK,

Tabelle 3. *Milzgewicht von Katzen bei Ruhe und Bewegung (in g)*.
(Nach BARCROFT aus v. SKRAMLIK, 1927)

Versuchstier	Ruhe	Nach Bewegung	Die Schrumpfung beträgt
1 a	26,4	13,7	12,7
1 b	24,1	7,1	17,0
2	19,8	9,9	9,9

1961 (*Maus*)]. Eine 25 g wiegende *Katzen*milz vermag bei erhöhter Muskeltätigkeit unter ent-sprechender Volumenabnahme bis zu 17 g gewöhnliches oder eingedicktes Blut auszupressen (Tabelle 3), beim narkotisierten Tier hat schon die Reizung eines einzigen Muskels einen Anstieg des peripheren Hämatokriten zur Folge (REIN, 1933); im Verblutungstod sinkt das Gewicht der sich extrem verkleinernden, ganz abblassenden Milz auf $^1/_6$ des ursprünglichen (BARCROFT, 1925, 1926a; vgl. CRUICKSHANK, 1926) (Abb. 36). Nach OBERNIEDERMAYER (1926) faßt die *Hunde*milz bis $^1/_5$ der Gesamtblutmenge, nach LAUDA (1933) im Mittel 150 (54 bis 300) cm³; SCHEUNERT und KRZYWANEK (1927a, b) lassen die *Katzen*milz 10—12%, die *Hunde*milz 10—15% (die *Pferde*milz einen noch höheren Prozentsatz) des Gesamtblutes speichern. Die entnervte *Hunde*- und *Katzen*milz (vgl. VIALE und SONCINI, 1928; HENSCHEN und HOWALD, 1929; ROERSCH, 1933; SUGIMURA, 1939; GRINDLAY, HERRICK und BALDES, 1939) reagiert sowohl auf körperliche Arbeit wie auf Senkung der Außentemperatur mit energischer Kontraktion, auf Temperaturerhöhung dagegen — die normalerweise eine Milz-verkleinerung bewirkt (PARIN und TSCHERNIGOWSKI, 1936; vgl. POLOSSUCHIN, 1939; THAUER, 1939) — mit leichter Vergrößerung (BARCROFT und ELLIOT, 1936; vgl. BARCROFT und POOLE, 1927). Eine mit Kochsalzlösung von 60° C durchströmte *Hunde*milz verdoppelt ihr Volumen (LUBARSCH, 1927). SASYBIN (1934a, b; vgl. TSCHERNIGOWSKI und KELLMAN, 1940) macht für den wechselnden Blutgehalt der Milz weniger die absolute als die relative Außentemperatur, d. h. kurzfristige Temperaturschwankungen verantwortlich. In der Wärme-kammer (38—60° C) zeigen *Hunde* und *Katzen* eine Vermehrung der zirkulierenden Blutmenge um das 1—1¹/₂fache und eine entsprechende Milzverkleinerung, andererseits bewirkt auch eine Erniedrigung der Außentemperatur eine Entspeicherung der Milz (KNISELY, 1936b; MACKEN-ZIE, WHIPPLE und WINTERSTEINER, 1941; WENDT, 1944; PECK und HOERR, 1951a, b). Bei der *Maus* bewirkt die Kältestarre eine so hochgradige Milzkontraktion, daß das angeschnittene Organ nicht mehr blutet (HENNING, 1927; über weitere Temperaturversuche an *Tier* und *Mensch* s. u. a. ROGERS und LACKEY, 1928; WISLICKI, 1930; BINET und RUBINSTEIN, 1933; GRINDLAY, HERRICK und MANN, 1939; MÖLLHOFF-MYLIUS, 1957). Nach EPPINGER (1928, 1930) steigt die zirkulierende Blutmenge nach Temperaturänderung viel stärker an als nach Arbeit.

Diesen kurzfristigen, reversiblen arbeits- und temperaturbedingten Volumenschwankungen der Milz stehen langfristige Größenänderungen gegenüber (z. B. HETT, 1923/24; ROMEIS, 1923; CAILLET und SIMONDS, 1929), die beim Relativgewicht der Milz zur Sprache kommen. Das gleiche gilt für das Verhalten der Milz bei akutem (REIN, MERTENS und BÜCHERL, 1949; REIN 1950; vgl. SCHOLDERER und v. LUDÀNY, 1932; SINDONI und ARAGONA, 1932a, b; v. LUDÀNY und VERZÀR, 1933; TSCHERNIGOWSKI, 1940a, b, c; MACKENZIE, WHIPPLE und WINTERSTEINER, 1941) und chronischem (ROSIN, 1928; GABATHULER, 1929; v. LIERE, 1936; TAKAHASHI, 1939a, b, 1940; SAATHOFF, 1951) Sauerstoffmangel, akuten und chronischen Infekten (z. B. SITSEN, 1927; GOHRBANDT, 1929; KELLERT, 1931; REINER und CHAO, 1932; v. WOLFF, 1933; HU, 1934; LINDGREN, 1935; PERLA und MARMORSTON, 1935, Lit.; v. HERRATH, 1935d; EWERBECK, 1947a, b) — gekennzeichnet durch ein Parallelgehen von Milz-

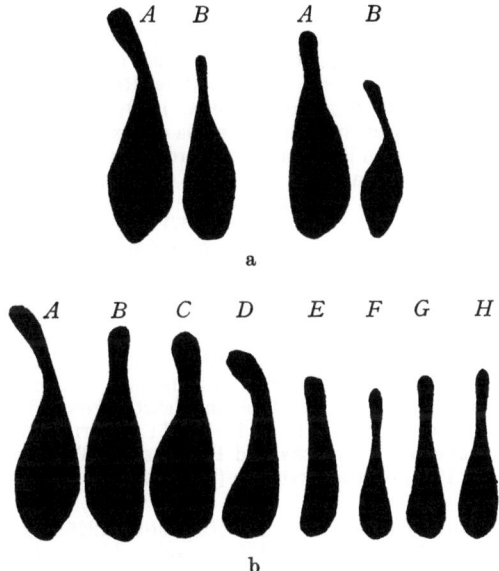

Abb. 36a u. b. Rekonstruierte Milzoberflächen von *Katzen*. Nach BARCROFT aus v. SKRAMLIK (1927). a Milz zweier Vergleichstiere vor (*A*) und nach (*B*) körperlicher Beanspruchung. — b Milz eines anderen Tieres normal (*A*), normal eine Woche später (*B*), unter Urethan (*C*), nach Blutentziehung (*D*, *E*, *F*), nach dem Tode (*G*) und am folgenden Tage (*H*)

volumen und Serumantikörpertiter (BJORNEBOE und GORMSEN, 1943; vgl. RICH, 1935) — usw.

Zu noch einschneidenderen Volumenänderungen der Milz als bei Säugern kommt es — ungeachtet des allgemeinen geringeren Speichervermögens der Nichtsäugermilz (SCHABADASCH, 1935) — bei manchen Nichtsäugern. So kann sich nach GOLEFF (1937) das Organ bei *Rana temporaria* und *R. esculenta* in der Gefangenschaft infolge Anämie von ursprünglich Erbsen- auf Stecknadelkopfgröße verkleinern. Auch der Wassergehalt der Luft beeinflußt stark das Volumen der *Frosch*milz, die „insofern als Erythrocytenspeicher zu werten sein dürfte" (v. HERRATH, 1958). Bei der *Bach-* und *Regenbogenforelle* entsteht unter Sauerstoffmangel bei gesunden Tieren eine höckerige, d. h. nach vorangehender starker Blutfüllung sich rasch entleerende Milz; bei kranken oder geschwächten Tieren bleibt das Organ glatt. Mit Thyroxin und Phentolamin ergeben sich große, blutreiche Milzen, mit Adrenalin und Noradrenalin kleine, blutarme. Auch Cardiazol und Coffein bewirken eine Entleerung des Organs. Nach Serotonin verkleinert sich die Milz, ohne sich jedoch stark zu entleeren. Auch Fluorhydrocortison, Hydrocortisonsuccinat und Pituitrin machen eine Milzverkleinerung. Reserpin und Atropin lassen die *Forellen*milz unbeeinflußt (ZWILLENBERG, 1964). Die Speicherfähigkeit der Vogel-, insbesondere der *Hühner*milz ist umstritten; ARVY (1964f) spricht ihr unter Berufung auf STURKIE (1942; vgl. dagegen FEHLINGS, 1936; LENSING, 1940) eine der Säugermilz vergleichbare „élasticité splénique" ab.

Die Frage der kurzfristigen Größen- bzw. Volumenänderungen der Säugermilz (Lit. bei BARCROFT, 1926ff.; EPPINGER, 1928, 1930; BINET, 1930; BENHAMOU, 1933; LAUDA, 1933; TRIPOLI, 1934; KNISELY, 1936a, b; MACKENZIE, WHIPPLE und WINTERSTEINER, 1914;

v. HERRATH, 1947, 1958; PECK und HOERR, 1951a, b; TISCHENDORF, 1956a, 1958c) ist nicht zu trennen von der der Milzkontraktionen [vgl. v. SKRAMLIK, 1927, Lit.: zusammenfassende Darstellung der Milzphysiologie anhand des (hier aus Raummangel nur sporadisch zitierten) älteren Schrifttums]. Kontraktilität und Gefäßtonus der Milz sind wechselseitige Indices, d. h. die Depotfunktion des Organs hängt weitgehend von der Dehnbarkeit seiner Gefäße ab (PALGOVA und KRICHEVSKAYA, 1967). Die Milz beantwortet jede Veränderung der Blutzufuhr und -nachfrage mit einer entsprechenden Volumenschwankung. Bei den kleineren, muskelschwachen Milzen geschieht dies mehr passiv (peristolisch) durch Dehnung und Wiederzusammenschnurren der Kapsel-Balkenelastica und des Pulpareticulums (FALLER, 1946a, b; v. HERRATH, 1958), bei den größeren, muskelstarken auch aktiv (peristaltisch) durch Dilatation und Kontraktion der Muscularis (FICK, 1859; wie die übrigen, nicht im Literaturverzeichnis aufgeführten älteren Autoren zit. nach TISCHENDORF, 1956a). Man kann demnach von einer Art „Windkessel" oder „Pendelventil" (HENSCHEN, 1928a, b) bei beiden Milzformen sprechen, von einem „Motor", „elastischen Herzen" (ROTTER und BÜNGELER, 1955), „Hilfspumpwerk" (ROY, 1882; GUILLERY, 1938) für den Pfortaderkreislauf oder einem „großen zentralen Blutdepot" bzw. „kontraktilen Reservoir" (BINET, 1926a; SPADOLINI, 1928, 1930; BOUISSET, BUGNARD und SOULA, 1930; GORJAJEW, 1932; STEINMANN, 1938) aber nur bei ausgesprochenen Speichermilzen. Da die Experimentalbefunde der Literatur fast ausschließlich an der letzteren Form erhoben wurden, ist ihre Übertragung auf beliebige andere Species — besonders den *Menschen* (z. B. EWERBECK, 1947a, b, 1949, 1953) — nicht ohne weiteres zulässig. Allgemeingültige Feststellungen (vgl. u. a. REIN und SCHNEIDER, 1960; SCHNEIDER, 1967; WANNAGAT, 1967) sind lediglich, daß die Milz im Kreislauf die Rolle eines „Nebenweges" bzw. einer „abgeschiedenen Bucht" (Verhalten bei CO-Vergiftung u. ä.; vgl. BARCROFT und BARCROFT, 1923; BARCROFT, HARRIES, ORAHOVATS und WEISS, 1925; BARCROFT, MURRAY, ORAHOVATS, SANDS und WEISS, 1925) mit stark verlangsamter Strömung (STEWART, 1921; BROUHA, 1924; BARCROFT, 1926a, 1938) spielt, daß ihr Volumen in Ruhe größer ist als in tätigem bzw. erschöpftem Zustand (BIELING und ISAAK, 1921; BARCROFT, 1925; BINET, 1926a, 1930; McROBERT, 1928; COOK und ROSE, 1930) oder im Hunger (MACKENZIE, WHIPPLE und WINTERSTEINER, 1941), d. h. — wie schon die Woroninsche Staudruckspülung lehrt (WORONIN, 1898; v. SKRAMLIK, 1922, 1926; v. HERRATH, 1935a; TISCHENDORF, 1948, 1951; HARTING, 1952) — weitgehend von extralienalen Faktoren abhängt (GUILLERY und PETERSEN, 1937), und daß sich die herausgenommene (GUILLERY, 1938) oder absterbende (HENLE, 1852) Milz stufenweise verkleinert (HOU und LIM, 1931).

Rhythmische Volumenschwankungen (BARCROFT, 1925; GRINDLAY, HERRICK und BALDES, 1939; LIPPAY, MITCHELL und IRVIN, 1953; u. a.)[1] sind bei der künstlich durchströmten isolierten Milz auf alternierende Enger- und Weiterstellung der feinsten Gefäße, bei dem in situ befindlichen Organ auf die systolisch-diastolischen und Traube-Heringschen Wellen (SCHAEFER und MOORE, 1896; STRASSER und WOLF, 1905) sowie den respiratorischen Druckwechsel im Abdomen zurückzuführen. Zu diesen geringfügigen, heteronomen Größenänderungen treten bei der typischen Speichermilz (*Hund, Katze* usw.) gröbere, autonome (WAGNER, 1849; STINSTAR, 1854), die man als Systole und Diastole der Milz bezeichnet hat (ROY, 1882). Diese kräftigen, alle 25—80 sec. ablaufenden (vgl. MACKENZIE, WHIPPLE und WINTERSTEINER, 1941) Spontankontraktionen (Abb. 37) sind durch die verschiedensten hämodynamischen, thermischen, humoralen (bzw. pharmakologischen) und nervösen Reize beeinflußbar. So beantwortet die *Katzen*milz einen plötzlichen Blutdruckanstieg mit einer initialen Dehnung und anschließenden rhythmischen Zusammenziehungen; auf Blutdruckabfall reagiert sie mit einer nachhaltigen Kontraktion. Injektion von Hämoglobinlösungen steigert die Amplitude der Volumenschwankungen (über Bluttransfusionen und Milzvolumen s. VOLLMER und SEREBRIJSKI, 1926). Besonders energische Kontraktionen werden u. a. durch Ephedrin (LIVERANI, 1931; FINI, 1938), Benzedrin (PINKSTON und PINKSTON, 1939), Ephetonin (JONATA und FONTANA, 1941), Strychnin, Hexeton (HOFMANN, 1951), Pituitrin (DE BOER und CARROL, 1924), Arterenol und Epimin (SCHÜMANN, 1949), Adrenalin und Noradrenalin (vgl. u. a. BACQ, 1933; MERTENS, 1935; SCHULZ, 1935; TISCHENDORF, 1938; DONATELLI und MARTINETTI, 1940; JONATA und FONTANA, 1941; AHLQUIST, TAYLOR, RAWSON und SYDOW, 1954; MEESMANN und SCHMIER, 1955, 1956a, b; TAKEDA, 1958; BOLLER und DEIMER, 1960) bzw. Nebennieren- (SAKAKIBARA, 1926; v. HAAM und THATCHER, 1931),

---

[1] Nach SCHNEIDER (1967) zeigt die (*menschliche*) Milz „noch deutlicher als andere Organe mit Autoregulation . . . eine Rhythmizität der Durchströmung, die durch nervöse oder hormonale Einflüsse variiert werden kann, aber nicht nervös ausgelöst ist. Das führt zu rhythmischen Schwankungen des Volumens und ‚Gewebsdrucks', was jedoch nicht mit einer Speicherfunktion verwechselt werden darf. Mit dem Verlust der Autoregulation geht auch die Rhythmizität verloren . . . möglicherweise eine der Ursachen für das Auftreten einer Milzvenenthrombose . . ." (vgl. Fußnote [1], S. 114).

Sympathicus- (vgl. ANGELESCO und CHAUCHARD, 1932; BRAUNER, BRÜCKE und KAINDL, 1950; GREENWAY, LAWSON und STARK, 1968) oder auch Labyrinthreizung (BOZZI und CIURLO, 1936), HCl oder Sekretin (FERGUSON, IVY und GREENGARD, 1936; FRANCK und GRANDPIERRE, 1937), Chinin (SUBAKOWA-BOROSDINA, 1939) und Kohlenmonoxyd ausgelöst. Auf Einwirkung verschiedener Organ-, besonders Milzlipoidextrakte kontrahiert sich die Milz noch stärker als auf Cholesteringaben (BOUISSET und SOULA, 1929). *Katzen-* und *Kaninchen*milz (vgl. WENDT, 1944) reagieren nach SCHLAG (1961) als typologisch verschieden gebaute Organe auf die differentesten Reize [Adrenalin, Noradrenalin, Acetylcholin (vgl. LEONARDO, 1939; TSCHERNIGOWSKI, 1940c) Östronsulfat, Thyroxin] zwar gleichsinnig, aber verschiedengradig. *Hunde-* (Abb. 38) und *Rattenmilzen* kontrahieren sich kräftiger als *Kaninchen-* und *Meerschweinchen*milzen (v. HAAM, TRIPOLI und LEHMANN, 1932; vgl. ERKOÇAK, 1958). Das an den Trabekeln angreifende Adrenalin bewirkt eine je nach Art (*Katze, Hund, Meerschweinchen, Kaninchen*) 2—5mal stärkere Milzkontraktion als das mehr gefäßwirksame Arterenol, nach dem sich das Organ rascher wieder

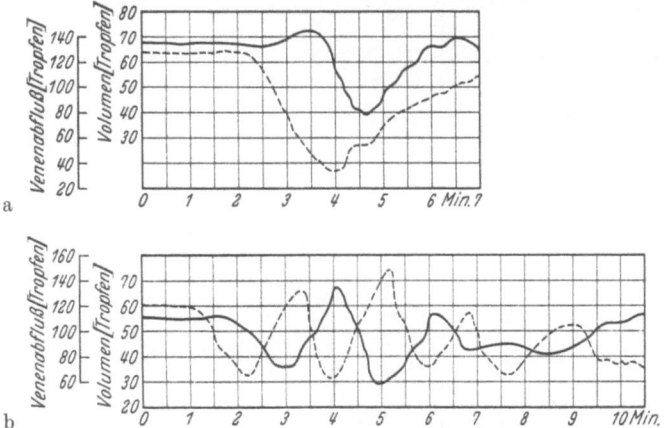

Abb. 37a u. b. Autonome Milzkontraktionen bei der *Katze*. Nach GUILLERY (1937). ———— Venenabfluß, ----------- Volumen; arterieller Druck im abgebildeten Versuchsabschnitt dauernd unverändert. a Autonome einzelne Kontraktion. — b Rhythmische spontane, autonome Kontraktionen nach vorhergegangener Druckänderung

auffüllt als nach Adrenalin (HOLTZ, BACHMANN, ENGELHARDT und GREEFT, 1952). Acetylcholin (DE BOER und CARROL, 1924; FERGUSON, IVY und GREENGARD, 1936; MALAMANI, 1939; DONATELLI und MARTINETTI, 1940; SCHÜMANN, 1949; TAKEDA, 1958; vgl. dagegen TOURNADE und SARREOUDY, 1937) und Chloroform heben die Kontraktilität der Milz vorübergehend auf. Äther beeinflußt — im Gegensatz zu der die *Hunde*milz zur Kontraktion bringenden Morphin-Chloroform-Narkose (KIENLE und MALAMANI, 1941) — die Milzgröße nicht (ABDERHALDEN und ROSKE, 1927; MÜLLER, 1928; NAEGELI und v. SCANZONI, 1930; LAUDA und v. HAAM, 1931a, 1932a, b; RICHTER, 1953; vgl. GRINDLAY, HERRICK und MANN, 1939). Die angebliche Verkleinerung der *Hunde*milz durch Pernocton (LAUDA, 1933) konnte nicht bestätigt werden (HERBST, 1960). Urethan wirkt dilatierend [über die Wirkung kombinierter Narkotica (und der Herzbeuteltamponade) auf die *Hunde*milz s. HAUSNER, ESSEX und MANN, 1938; vgl. HENSCHEN und REISSINGER, 1928; MERTENS, 1935; ANTAL und SCHLEINZER, 1942a], ebenso Östronsulfat (DE BOER und CARROL, 1924; MALAMANI, 1939; DONATELLI und MARTINETTI, 1940; SCHÜMANN, 1949; Thyroxin (KALLÓS, 1933; MACCO, 1946; SCHLAG, 1961) und Kaliumcyanid (HOFMANN, 1951). Hypophysektomie verlangsamt beim *Hund* den Kontraktionsrhythmus der Milz (HOUSSAY und LASCANO-GONZALEZ, 1935); LAUDA (1933) betrachtet die Hormonwirkung auf die Milz als wechselnd und unbestimmt. Urease i.v. ruft bei der *Katze* eine 4—10fache, adrenalinresistente Milzvergrößerung hervor (MELLANBY und SUFFOLK, 1939). DOMENJOZ und FLEISCH (1940) fanden in Bestätigung der Angaben von HENSCHEN und REISSINGER (1928) für Adrenalin, Corbasil, Sympatol, Veritol, Thyramin, Pervitin, Ephedrin und Histamin eine in dieser Reihenfolge nachlassende Wirkung auf das Milzvolumen; unterschwellige Dosen rufen nur leichte rhythmische Volumenschwankungen (Pendelkontraktionen) hervor. Histamin [als „Gewebshormon" wie Acetylcholin in der Milz selbst nachweisbar (DALE und DUDLEY, 1929/30; GOLLWITZER-MEIER und KRÜGER, 1934)] bewirkt auf dem Wege einer primären Blutdrucksenkung sekundär eine Zusammenziehung der Milz (FERGUSON, IVY und GREENGARD, 1936; GUILLERY und PETERSEN, 1937;

TSCHERNIGOWSKI, 1940c; KALLEY und WILTNER, 1955; TAKEDA. 1958; über den anaphylaktischen Schock s. KRAFKA, McCREA und VOGT, 1929/30; TISCHENDORF, 1938, 1939; KATSUYAMA, 1940); ähnliches gilt für Curare (COOK und OLMSTED, 1930; BARCROFT, KHANNA und

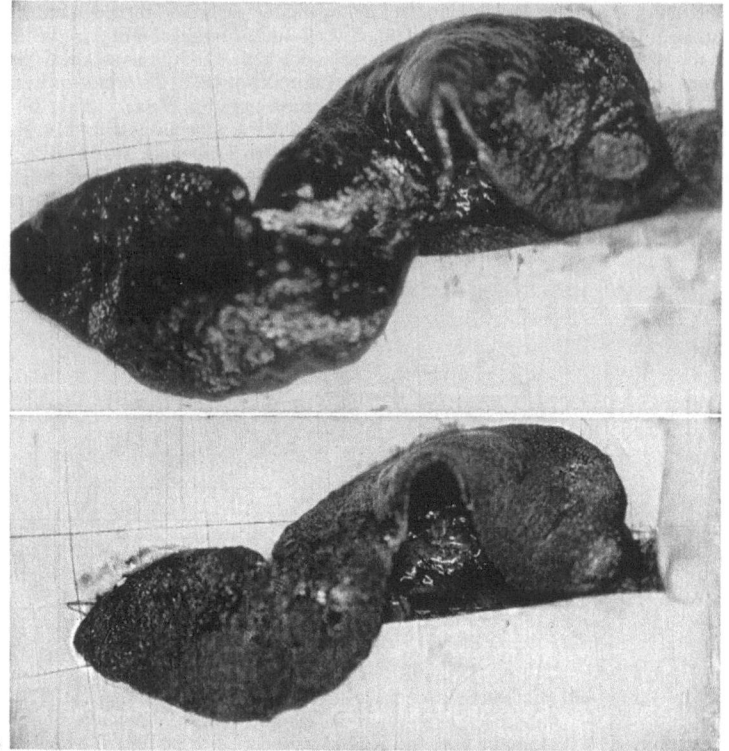

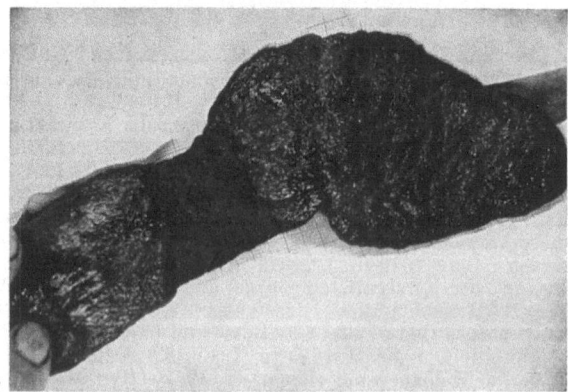

Abb. 38a u. b. Die Milz als Depotorgan beim *Hund*. Nach REIN und SCHNEIDER (1960).
a Durch eine kleine Bauchwunde vorgelagerte Milz eines 15 kg schweren Tieres vor (oben)
und nach (unten) intravenöser Gabe von 0,001 mg Adrenalin. — b Streng umschriebene
Schrumpfung des Organs bei elektrischer Reizung eines Nervenastes am Milzhilus

NISIMARU, 1932; BARCROFT und NISIMARU, 1932). Auch i.v. verabreichte Galle, Natriumtauro-
und -glykocholat verursachen über eine durch initiale Blutdrucksenkung ausgelöste reflektorische Sympathicusreizung eine Milzverkleinerung (v. LUDÀNY, 1935/36). Eine auf Reizung
des Ureters erfolgende Volumenabnahme der *Hunde*milz ist durch verschiedene Drogen

(Yohimbim, Atropin, Cocain, Eserin) in hemmendem oder förderndem Sinn beeinflußbar (BARIÉTY und KOHLER, 1938). Sauerstoffmangelatmung (6% O_2 in N_2) bewirkt beim *Hund* (betr. *Katze* vgl. COOK und OLMSTED, 1930) in Morphin-Urethan- und Morphin-Chloralose-Narkose eine Entspeicherung und Volumenabnahme der Milz (über die Mitwirkung des Carotissinus s. URIEVA und SHICK, 1940). Eine blutdrucksteigernde Kohlensäurebeatmung setzt zwar [ähnlich wie die fraktionierte Verabreichung größerer Vasopressindosen (GOLDMAN, 1966: *Ratte*)] die Durchblutung der Milz herab, verursacht aber keine eigentliche Entspeicherung. Größere, blutdrucksenkende Kohlensäuregaben (vgl. TSCHERNIGOWSKI, 1940a, b; BILLINGS und BROWN jr., 1955) führen dagegen zu einer gewaltigen Volumenabnahme des Organs. Künstliche Hyperventilation hat infolge des CO_2-Verlustes einen ähnlichen Effekt wie akuter O_2-Mangel; durch Rückatmung erzeugte Asphyxie bewirkt trotz steigenden Blutdruckes — wie beim Tauchvorgang der pinnipeden, aquatilen Carnivoren (BRON, MURDAUGH jr., MILLEN, LENTHALL, RASKIN und ROBIN, 1966: *Phoca vitulina*) — eine hochgradige Entspeicherung bzw. Volumenabnahme der Milz (ANTAL und SCHLEINZER, 1942a).

Bei normalen, erwachsenen *Hunden* ist eine gleichmäßige Verteilung i.v. verabreichter Cr_{51}-markierter Erythrocyten im Blut nach etwa 30 min erreicht, bei splenektomierten Tieren dagegen schon nach 10 min (HUGGINS, SMITH und DEAVERS, 1966).

Die altersmäßige Entwicklung der humoralen und nervösen Regulationen des Milzvolumens hat POLOSSUCHIN (1936, 1937a, b, 1938, 1939) beim *Hund* untersucht; inwieweit seine Feststellungen auf den *Menschen* zu übertragen sind — z.B. als „vorläufige Erklärung ... für die von GIESE beobachteten unterschiedlichen Befunde bei der Erstickungsmilz des *Erwachsenen* einerseits, des *Neugeborenen* und *Kleinkindes* andererseits" (v. HERRATH, 1958) — muß offenbleiben. Während jedenfalls die typische Speichermilz [*Hund, Katze, Pferd* (HARTWIG, 1947, 1949) usw.] durch aktive Kontraktion (MERTENS, 1935) innerhalb kürzester Frist ihr Volumen radikal verringert und erhebliche Blutmengen in den Kreislauf ausschüttet, wird das verhältnismäßig geringfügige Depot (LINTZEL, 1930; vgl. GORECZKY und HETHELYI, 1943) der Abwehrmilz [*Mensch, Affe, Kaninchen, Maus* usw. (HARTWIG, 1947)] im Bedarfsfall durch einen vorwiegend passiven Entstauungsmechanismus — wie bei der Leber (MERTENS, 1935; TISCHENDORF, 1939) — entleert.

Beim *Menschen* läßt sich die Milzgröße im Leben, wenn man von der (Probe-)Laparotomie und Laparoskopie (vgl. SCHMIDT, 1951; MÜLLER, 1963; MÜLLER und HENNING, 1967a, b) absieht, mit den gewöhnlichen klinischen Mitteln nur ungenau bestimmen; über die palpatorische und perkutorische Feststellung der Milzgröße s. ZAMKIN (1926), WEIGNER (1928/29), HIRSCHFELD und MÜHSAM (1930), CREMER (1948), McNICHOLL (1957), WACHS (1957), STREICHER (1961). Von den röntgenologischen Methoden kommt die Kontrastdarstellung der Milz mit Thoriumdioxyd (OKA, 1929; RADT, 1929, 1930; BAUMANN und SCHILLING, 1931, 1932; ANDERS und LEITNER, 1932; CAVALLARO und SGROI, 1932; KADRNKA und MARTIN, 1932; KÖNIG und WEBER, 1932; REIMERS, 1932; VARA-LOPEZ und THORBECK, 1932; ERICKSEN und RIGLER, 1933; YATER und OTELL, 1933; TRIPOLI, 1934; YATER und COE, 1943; BIRKNER, 1949; u.a.) ihrer Gefährlichkeit wegen als Routineverfahren für den *Menschen* nicht in Frage, auch ist „eine kleine und sehr bewegliche Milz wie das des *Kaninchens* und gelegentlich auch die des *Menschen* so kaum hinreichend" zu erfassen (v. HERRATH, 1958). Als Methode der Wahl gilt heute die relativ einfache, komplikationsarme perkutane Splenoportographie mit wasserlöslichen organischen Kontrastmitteln (s. S. 482). Noch bequemer und ungefährlicher ist die neuerdings angewandte Scintigraphie (mittels Cr^{51}- oder Hg^{197}-markierter, wärmealterierter Erythrocyten), die bereits geringe Größenänderungen der Milz nachzuweisen gestattet (FISCHER, 1963, 1967, Lit.; FISCHER und WOLF, 1963a, b, c; DUESBERG und FISCHER, 1964; vgl. HENNIG, FRANKE und WOLLER, 1965; PFISTERER, FREY, TARTAROGLU und STICH, 1965; SCHWARTZ, 1965; SCHWARTZ, KNOLL und HAMANN, 1965; TARTAROGLU, FREY, TSIRIMBAS und STICH, 1965; HENNIG, FRANKE, WOLLER und KNOLL, 1966; HERMANN und CUSTER, 1966; OEFF, 1968, Lit.).

BENHAMOU und MARCHIONI (1929) beobachteten unter dem Röntgenschirm (vgl. NAEGELI und v. SCANZONI, 1930, 1931, 1932; HEIDENBLUT, 1960) die Adrenalinreaktion (vgl. RADOSAVLJEVIČ und SEKULIČ, 1930; SCHULZ, 1935; WRIGHT, DOAN, BOURONCLE und ZOLLINGER, 1951) der normalen *menschlichen* Milz: 5—20 min nach i.v. Gabe von 1 mg Suprarenin kommt es zu einer zunehmenden Kontraktion, die etwa 25—30 min anhält und danach langsam wieder zurückgeht; nach weiteren $1^1/_2$—2 Std ist das Ausgangsvolumen wieder erreicht. YANG und CHANG (1930; vgl. YANG, 1928) prüften die Adrenalinbeeinflussung der zirkulierenden Blutmenge bei Personen mit normaler oder vergrößerter Milz sowie nach Splenektomie. MILLER und RHOADS (1933) schließen aus dem Einfluß der Milzkontraktion auf den Zellgehalt des Blutes, daß die Milz außer roten Blutkörperchen (z.B. ISTOMANOWA und CHUDOROSCHEWA, 1930; SIMOES-RAPOSO und FEVEREIRO, 1930; TESTONI, 1933b; STEPHENS, 1938, 1939b; BÖHMER, 1939; BLASIUS, 1940) auch größere Mengen weißer und Blutplättchen stapelt (vgl. HERRLINGER, 1947; u.a.). Die Kontraktionsfähigkeit der Malariamilz studierten PAGNITZ, COSTE und ESCALIER (zit. bei SCHINZ, BAENSCH, FRIEDL und

UEHLINGER, 1952). Die normale *menschliche* Milz reagiert noch einige Zeit nach dem Tode auf vasoconstrictorische Mittel, nicht dagegen die Milz an akuten Infekten Gestorbener (SCHKAWERA, 1923). Auch bei primärer Anämie reagiert die Milz nicht auf Adrenalin (GREPPI, 1928). SCHIFFER (1935) führt die Zunahme der zirkulierenden Blutmenge (Kongorotprobe) bei körperlicher Belastung, die bei Schwangeren je nach Körpergewicht 150—350 cm³ ausmacht, maßgeblich auf die Kontraktion der (in der Gravidität hyperämisch vergrößerten) Milz zurück. — Über die allgemeine diagnostische Bedeutung der funktionellen Milzuntersuchung s. STRANSKY (1950; vgl. WANNAGAT, 1967, Lit.).

B. Milzgewicht
I. Milz- und Körpergewicht
(Abhängigkeit des Milzgewichtes von Species, Rasse und Konstitution)

Die meisten quantitativen Untersuchungen an der Milz befassen sich mit dem Organgewicht. AHRONHEIM (1937) gibt Gewichtsangaben vor anderen quantitativen Aussagen deshalb den Vorzug, weil Volumenwerte, sofern sie aus Größenmaßen ermittelt sind, leicht zu falschen Ergebnissen führen. Auch die von v. GIERKE (1932b) für das Milzgewicht aufgestellte Berechnungsformel — Milzgewicht in g = halbes Produkt von Länge, Breite und Dicke in cm — liefert bestenfalls grobe Annäherungswerte. Um einigermaßen brauchbare Vergleichszahlen zu erhalten, muß man das Milzgewicht unter gleichen Kautelen wie das -Volumen bestimmen und überdies zu Körpergewicht, Rasse (z.B. BRANDENSTEIN, 1923; HARTWIG, 1949), Konstitutions- bzw. Körperbautyp (SCHEUNERT und KRZYWANEK, 1927a; HAMMAR, 1932; IM OBERSTEG, 1952; u.a.), Geschlecht und Lebensalter (HELLMAN, 1926; KRUMBHAAR und LIPPINCOTT, 1939; REINHARDT, 1946; u.a.) sowie zahlreichen anderen Faktoren (BROWN, PEARCE und VAN ALLEN, 1925b, 1926; HOLMGREN, 1938; WEBSTER und LILJEGREN, 1949, 1955; GEBAUER, 1958; u.a.) in Beziehung setzen. Die absoluten Milzgewichte zeigen eine große individuelle Variabilität (SEELIGER, 1960; vgl. u.a. JACKSON, 1915; SALLER, 1931)[1]; verglichen mit der Leber hat die Milz einen auffällig hohen Variabilitätsindex (CASTALDI und VANUCCI; zit. bei BRAY, 1932). Beim *Menschen* ist die Korrelation zwischen Milzgewicht einerseits und Sagittal- sowie Frontaldurchmesser des zugehörigen Körpersegmentes andererseits enger als die Beziehung zum Vertikaldurchmesser; dasselbe gilt für Leber und Herz, bei der Lunge ist es umgekehrt. Im allgemeinen variieren die Organgewichte gleichsinnig mit den Maßen der entsprechenden Körpersegmente, nur die Milz weicht öfter davon ab (BRAY, 1932, 1933). Ein Verfahren zur Bestimmung der Wahrscheinlichkeitsgrenzen ,,normaler" (vgl. SITSEN, 1932; JAKOBS, 1934) Organgewichtsschwankungen hat BOYD (1935) angegeben.

Das Relativgewicht der Milz errechnet SALLER (1931) nach der Formel: Milzgewicht × 10000 zu Körpergewicht (gebräuchlicher ist es, das Milzgewicht im Zähler des Bruches nur mit 1000 zu multiplizieren); weitere methodische Angaben zur Ermittlung des relativen Milzgewichtes und anderer Koeffizienten bei HELLMAN (1926), HAMMAR (1932), JAKOBS (1934), HOLMGREN (1938), STEGER (1939a, b), HARTWIG (1949), FRICK (1957a, b), SEELIGER (1960) u.a. Die in der Literatur angeführten Relativgewichte sind meist nicht ohne weiteres miteinander vergleichbar, da sie — abgesehen von groben Unstimmigkeiten im Alter, Geschlecht usw. — häufig von unterschiedlichen Voraussetzungen (Funktionszustand, Tages- und Jahreszeit, Todesart usw.) ausgehen. Zwar ist es ,,stillschweigende Übereinkunft, Maß- und Gewichtsvergleiche wegen des sonst unwägbaren Anteiles des Blutes am Milzgewicht an ausgebluteten Organen durchzuführen" (v. HERRATH, 1958), was aber nicht bedeutet, daß

---

[1] Bei quantitativen Untersuchungen an Laboratoriumstieren (Rodentia, besonders *Maus*), ist zu beachten, daß hier das Gewicht der Milz in noch höherem Maße von der erythropoetischen Tätigkeit der roten Pulpa abhängt als bei vielen anderen Species: ,,Despite the heterogeneity of the tissues in the spleen splenic weights provided meaningful data in the present experiments (effects of starvation and refeeding on erythropoiesis in *mice*) and confirm the findings of others that under certain experimental conditions splenic weight and splenic erythropoiesis are well correlated (RAPP and CHRISTIAN, 1963; POPP et al., 1965). Among the precautions taken to minimize wide variations in spleen weight were (1) use of animals of the same age and weight, (2) use of pathogen-free *mice* (FRUHMAN, 1966a), (3) use of singly-housed *mice* to prevent skin wounds from fighting (RAPP and CHRISTIAN, 1963; BRASSARD, 1965), and (4) use of males because of changes in splenic weights of females during the oestrus cycle (FRUHMAN, 1966b). It is becoming increasingly evident that fluctuations in splenic weight are not capricious and often represent the response of a highly sensitive organ to specific hemopoietic stimuli" (FRUHMAN, 1966c, Lit.; vgl. THIESEN, 1966; s. auch S. 355ff.).

die so erhaltenen Postmortalgewichte — die den Lebendgewichten „nicht annähernd" (v. HERRATH) entsprechen — in jedem Falle eine verläßliche Vergleichsbasis abgeben. Zu dieser Annahme war nämlich HOLMGREN (1938) durch die Beobachtung gekommen, daß sich das Gewicht bestimmter großer und kleiner Milzen nach dem Tode im gleichen Prozentsatz verringert. v. HERRATH (1958) wendet dagegen unter Verweis auf WEBSTER und LILJEGREN (1949), die das Milzgewicht verbluteter *Meerschweinchen* unverändert fanden, ein, daß die Verblutung das Gewicht der Stoffwechselmilz offensichtlich weniger senkt als das der Speichermilz (Tabelle 4); ein Gesichtspunkt, der beim quantitativen Vergleich von Säugermilzen nicht außer acht gelassen werden darf. — Neben dem wechselnden Blutgehalt spielt bei den von allen Untersuchern bestätigten starken Gewichtsschwankungen der Milz auch der Bindegewebsgehalt eine nicht unwesentliche Rolle, der je nach der Reaktion des Organs auf bestimmte krankhafte Zustände sehr verschieden sein kann (HELLMAN, 1926; v. HERRATH, 1938a, b; GORDON, HOLDER und FEITELBERG, 1948; SCHUMACHER, WOLFF und JUTZI, 1965b).

Nichtsäuger. Das relative Milzgewicht der Nichtsäuger schwankt in weiten Grenzen, bleibt aber im allgemeinen beträchtlich hinter dem der Säuger zurück. GRAY [1854; zit. bei SCHABADASCH (1935) und MURATA (1959a); s. auch PERLA und MARMORSTON, 1935] beziffert es für die Fische im Mittel auf $1/_{2121} = 0,047\%$ (*Aal* $1/_{1638}$, *Hering* $1/_{3258}$), MURATA (1959a) für den Selachier *Mustelus manazo* auf 2,647—4,000 (2,966± 0,1855)%, für die Teleosteer *Lateolabrax japonicus* und *Mugil cephalus* auf 0,050—0,135 (0,089±0,0094)% bzw. 0,117—0,344 (0,214±0,0161)%; SCHMIDT-NIELSEN und SCHMIDT-NIELSEN (1939a) berechnen es bei der verhältnismäßig großen Forellenmilz (Juli/August) mit dem Körpergewicht zunehmend auf 0,03—0,86% (vgl. ZWILLENBERG, 1964). Für die Amphibien nennt GRAY $1/_{1476} = 0,068\%$ (zit. nach MURATA, 1959a); $1/_{1492}$ zit. nach PERLA und MARMORSTON, 1935) als relatives Milzgewicht, für die Urodelen HEBERLEIN (1930) $1/_{150}$ beim *Axolotl*, MURATA (1959a) 0.116—0,277 (0,173±0,0254)% bei *Megalobatrachus japonicus* und 0,161—0,833 (0,495±0,0561)% bei *Triturus pyrrhogaster;* Angaben über *Triton vulgaris* und *T. cristatus carnifex* bei HARZ (1934), über *Ambystoma tigrinum* bei LATIMER, ROOFE und FENG (1961). Für die Anuren beträgt das relative Milzgewicht nach MURATA (1959a) 0,020—0,133 (0,071±0,0045)% bei *Rana nigromaculata* und 0,020—0,146 (0,047±0,113)% bei *Rana catesbyana.* Für die Sauropsiden gibt MURATA (1959a) folgende Zahlen an: *Geoclemys reevesi* (Reptilia/Chelonia) 0,095— 0,216 (0,139±0,0116)%, *Elaphe quadrivirgata* (Reptilia/Ophidia) 0,023—0,106 (0,049± 0,0149)%, *Gallus domesticus* (Aves/Galliformes) 0,083—0,150 (0,120±0,118)%, *Passer montanus saturatus* (Aves/Fringillidae) 0,051—0,481 (0,155±0,0509)%. Nach GRAY stellt sich das relative Milzgewicht bei den Schlangen auf $1/_{1150} = 0,087\%$ [zit. nach MURATA; — $1/_{1150}$ zit. nach SOBOTTA, 1914; PERLA und MARMORSTON, 1935; SCHABADASCH, 1935 (was nach eigenen Schätzungen eher stimmen dürfte)] und bei den Vögeln auf $1/_{2838} = 0,035\%$ (*Kormoran* $1/_{553}$, *Papageitaucher* $1/_{5040}$), nach KOBLIHA (1930) beim *Huhn* auf $1/_{890}$ [nach NORTON und WOLFE (1949) auf 0,21%]; von den *Spechten* hat *Dendrocopus* eine etwas größere und schwerere Milz als *Gecinus* (SÉLYMOSY, 1936). Im allgemeinen haben große Vögel ein geringeres relatives Milzgewicht als kleine. Es beträgt (auf kg Körpergewicht berechnet) bei: *Rhea americana* (10555 g) — 0,1, *Aquila chrysaëtos* (3712 g) — 0,3, *Leptopilus crumeniferus* (6120 g) — 0,07, *Ciconia ciconia* (3438 g) — 0,3, *Pelecanus rufescens* (3334 g) — 0,7, *Spheniscus demersus* (2944 g) — 0,4, *Tetrao urogallus* (4140 g) — 0,7, *Bubo bubo* (1938 g) — 0,41, *Larus marinus* (1752 g) — 0,4, *Lyrurus tetrix* (1335 g) — 0,7, *Upupa epops* (70 g) — 1,1, *Apus apus* (48 g) — 2,0, *Calidris minuta* (28 g) — 2,1, *Amadina fasciata* (18,5 g) — 5,1, *Erithacus rubecula* (15 g) — 2,3, *Troglodytes troglodytes* (9,9 g) — 1,4, *Certhia familiaris* (9,1 g) — 3,0, *Phylloscopus trochilus* (7,3 g) — 1,8 (MAGNAN und DE LA RIBOISIÈRE, 1911; vgl. GROEBBELS, 1932).

LEPEHNE (1914), der die Milz in erster Linie als Teil des makrophagocytären bzw. reticuloendothelialen Systems sieht, macht auf die indirekte Proportionalität zwischen der Größe des Organs und der Menge der v. Kupfferschen Sternzellen aufmerksam. Vögel (*Gans, Ente, Taube*) haben meist eine sehr kleine Milz, dafür aber ein gut entwickeltes, intensiv am Blutabbau beteiligtes Sternzellsystem; bei den Säugern ist es umgekehrt. LEPEHNE betrachtet die v. Kupfferschen Sternzellen als „splenic tissue within the liver", und die kompensatorische Hypertrophie dieses Zellsystems (wie auch der Hämolymphknoten) nach Exstirpation der Säugermilz (vgl. SIMON, 1857; ZESAS, 1883; WARTHIN, 1902; KRUMBHAAR und MUSSER, 1923; DE KOCK, 1929; DOMAGK und KIKUTH, 1933/34; PERAZZO, 1937; u.v.a.) spricht durchaus für diese Auffassung. Das räumen auch PERLA und MARMORSTON (1935) ein, die sich ebenfalls von der Splenektomie wichtige Aufschlüsse über die Bedeutung der Milz für den Organismus versprechen, dabei jedoch zu bedenken geben, daß sich die Rolle der Milz keineswegs in der

Tabelle 4. *Schrumpfung der Katzenmilz bei Blutentzug.* (Nach v. SKRAMLIK, 1927)

Blutentzug in cm³	Errechnetes Milzgewicht in g
0	24,3
10	14,5
37	7,8
61	4,1

Phagocytose bzw. Stoffspeicherung erschöpft. Dessenungeachtet verdient der von LEPEHNE aufgezeigte Gesichtspunkt bei der Bewertung des artverschiedenen Relativgewichtes der Milz erheblich größere Beachtung als bisher.

Säugetiere. Bei den Säugern erreicht die Milz auch im Relativgewicht ihren höchsten Entwicklungsstand (vgl. TISCHENDORF, 1956a). Im Beginn, bei den Monotremen, bleibt allerdings das relative Gewicht „selbst hinter dem der meisten Vögel noch erheblich zurück" (SOBOTTA, 1914). Auch die Didelphier- bzw. Marsupialiermilz ist, gemessen an dem von GRAY (1854; zit. bei SOBOTTA, 1914) auf $^1/_{277}$ des Körpergewichts veranschlagten durchschnittlichen Relativgewicht der Säugermilz, noch ziemlich klein und liegt beim *Känguruh* mit $^1/_{716}$ [maximales Relativgewicht der Säugermilz: $^1/_{87}$ (*Fledermaus*)] noch unter dem relativen Milzgewicht mancher Vögel. Eine nennenswerte Größe erreicht die Beuteltiermilz nach GRAY nur beim *Opossum*. Von den Monodelphiern ist das relative Milzgewicht nächst dem *Menschen* am besten bei den Rodentiern bekannt. Von den Insectivoren hat *Sorex* — was ich bestätigen kann — eine auffallend große Milz (GRAY, 1854). Für *Erinaceus* wird ein Milzgewicht von 6,1 g/kg Körpergewicht angegeben (MAGNAN, 1913). Die relativen Milzgewichte der Edentaten (*Myrmecophaga tridactyla, Tamandua tamandua, Choloepus hoffmanni, Chaetophractus villosus, Euphractus sexcinctus, Zaedius pichi, Cabassous lugubris*) bewegen sich nach CLAUSSEN (1968) „im selben Größenbereich" wie die der anderen Sänger; die inner- und zwischenartlichen Gewichtsunterschiede demonstrieren „deutlich, welchen Volumenschwankungen diese Milzen ausgesetzt" sind.

Bei den Rodentia variiert das Milzgewicht der *Hausmaus* innerhalb des gleichen Wurfes weniger als bei verschiedenen Würfen (TIETZE, 1926; SALLER, 1931), muß also konstitutionell bedingt sein. Auch liegt — ein Beweis für die Bedeutung des Rassenfaktors — das Milzgewicht bei der *weißen Maus* wesentlich höher als bei der *grauen*. Nach ROTHE (1934) schwankt der Index (Organgewicht × 1000 zu Gesamtgewicht) bei der *grauen Maus* zwischen 3,18 und 3,63, bei der *weißen* zwischen 4,20 und 6,79; vgl. die Untersuchungen von SEELIGER (1961; Tab.), CLASS (1961) und NORD (1963, Tab.) über das Milzgewicht der *Albino-* bzw. *Hausmaus* mittels der Allometrieformel. KLEMMT (1960, Tab.) findet bei der *Waldmaus* (*Apodemus sylvaticus;* 241 Expl.) „keinerlei eindeutige Beziehungen" zwischen Milz- und Körpergewicht. SANTISTEBAN (1960) weist auf die große Variabilität des Milzgewichtes (vgl. FRUHMAN, 1966c, Lit.: s. Fußnote [1], S. 122) bei CBA-*Mäusen* hin. Bei 40—100 Tage alten CAL-A-*Mäusen* (RANKIN, 1966, Tab.) liegt das Durchschnittsgewicht des gesamten wägbaren lymphatischen Gewebes bei 119,07 mg/100 g Körpergewicht, das Relativgewicht von Milz, Thymus und Pancreas Aselli über 200 mg/100 g, das aller übrigen lymphatischen Organe unter 50 mg/100 g. Bei leukämischen *Mäusen* erhöht sich das Gesamtgewicht des lymphatischen Gewebes unter gleichzeitiger Änderung des Verteilungsmusters auf das 5fache des Normalen. — WEBSTER und LILJEGREN (1955) machen Angaben über den Einfluß der Todesart (Äther oder andere Anaesthetica, Verblutung) und des Zeitpunktes der Sektion auf das postmortale Relativgewicht der Milz bei der *White swiss mouse*.

Bei erwachsenen, verschieden stark ausgebluteten *Ratten* beträgt das relative Milzgewicht 0,3—0,5% (HAMRE und MILLER, 1935; vgl. MAGNAN, 1913; GROSS, 1951). Nach JACKSON (1913/14, 1915; vgl. HATAI, 1913) zeigt die *Ratten*milz gewichtsmäßig eine besonders große individuelle Variabilität (vgl. HOEPKE und FLUHR, 1955) und eine gewisse Unabhängigkeit vom Körpergewicht, bedeutsam für ihre Klassifizierung als Erythrocytenspeicher (v. HERRATH, 1958; s. auch S. 136). Die häufigen Milzvergrößerungen bei der *Ratte* beruhen meist auf Bartonelleninfektionen (vgl. LAUDA, 1926). Auch MACKAY und SCOTT POLLAND (1931) schreiben der *Ratten*milz mit ihrem hohen Relativgewicht eine größere funktionelle Bedeutung zu als der vergleichsweise kleinen *Kaninchen*milz. Nach PERLA (1936a, b) beträgt das relative Milzgewicht der *Albinoratte* bei lange Zeit rein gezüchteten Stämmen 0,37%, nach WETZEL, WOLLSCHITT, RUSKA und OESTERREICHER (1935; zit. nach CREMER und FÜHR, 1953) 0,32%; weitere quantitative Angaben über die *Ratten*milz bei BORGER (1932; zit. nach CREMER und FÜHR, 1953), JACKSON (1936), HOLMGREN (1938), KINDRED (1938), BRIEGER (1943), REINHARDT (1946) und WEBSTER, LILJEGREN und ZIMMER (1947).

Für die verhältnismäßig kleine *Meerschweinchen*milz gibt STEGER (1939a, b; vgl. JAFFÉ, 1931; STRANDSKOV, 1937) ein durchschnittliches Relativgewicht von 0,098% an, WEBSTER und LILJEGREN (1949) beziffern es auf $^1/_{1300}$ des Körpergewichtes; über das Relativgewicht der *Hamster*milz (KITTEL, 1953, Tab.: *Cricetus cricetus* L., *C. auratus* Wtrh.; ROBINSON und WILBER, 1961, Tab.; SCHUMACHER, WOLFF und JUTZI, 1965a, b, Tab.) s. S. 136 u. 137.

Das Relativgewicht der *Kaninchen*milz beträgt nach BROWN, PEARCE und VAN ALLEN (1925a, b, 1926; vgl. KUNZ und ZACHERL, 1932) bei männlichen Tieren (645 Individuen) von 6—24 Monaten und konstanter Stalltemperatur im Mittel 0,531 g/kg Körpergewicht, nach SCHABADASCH (1935) 0,8 g/kg (vgl. MAGNAN, 1913) und unterliegt ebenso wie das absolute Milzgewicht großen Schwankungen; LATIMER und SAWIN (1955, 1957) kommen auf ähnliche Werte. KRAUSE (1884; zit. bei STEGER, 1939a, b) gibt das Relativgewicht der *Kaninchen*milz 8 und 12 Std nach der letzten Mahlzeit mit $^1/_{2552}$ = 0,0392% bzw. $^1/_{3600}$ = 0,0277%, RICHET

(1894) mit $^1/_{1851}$ und v. HERRATH (1935c) mit $^1/_{1500}$ an. Auch SALLER (1931), v. HERRATH (1935c, 1938b), HOFFMANN (1938) und STIEVE (1938b) stufen die *Kaninchen*milz unter die absolut und relativ kleinen Milzen ein; vgl. die alters- und konstitutionsanatomische Untersuchung der *Kaninchen*milz durch HAMMAR (1932; Tab.).

Von den fissipeden, terrestrischen Carnivoren liegen vor allem für *Hund* und *Katze* genauere Angaben vor. Nach BARCROFT (1925) bewegt sich das mittlere absolute Gewicht der *Katzen*milz zwischen 9,9 und 23,93 g, entsprechend schwankt auch das Relativgewicht. STEGER (1939a) gibt der *Katzen*milz ein Relativgewicht von 0,299% mit Extremwerten von 0,156% und 1,064%; nach LATIMER (1940) bestehen bei der *Katze* besonders enge Beziehungen zwischen Milz- und Körpergewicht. RICHET (1891) errechnet für *Hunde* verschiedenster Größe ein annähernd konstantes relatives Milzgewicht von 2,8⁰/₀₀, MINTZLAFF (1909) kommt auf 0,08—0,377% und einen Durchschnitt von 0,207%. Nach v. HERRATH (1937), der das durchschnittliche Relativgewicht der *Hunde*- und *Katzen*milz mit $^1/_{265}$ bzw. $^1/_{521}$ angibt (1935c), liegt das relative Milzgewicht 12 Monate alter, 22050—26300 g schwerer, unterschiedlich trainierter *Deutscher Schäferhunde* zwischen 0,19 und 0,26%, das untrainierter, durchschnittlich 26210 g schwerer Vergleichs*hunde* bei 0,173%. McCANCE und WIDDOWSON (1955) beziffern das mittlere relative Milzgewicht beim erwachsenen *Hund* mit 0,22%. Im Gegensatz zu diesen erstaunlich gut übereinstimmenden Werten verschiedener Untersucher für *Canis domesticus* konnten RENSCH (1948) und FRICK (1957a, b) bei bestimmten Caniden „keine klaren Beziehungen zwischen Milz- und Körpergewicht" feststellen. FRICK findet (in seinem allerdings sehr kleinen Material) die Milzgewichte im Vergleich mit den übrigen Organgewichten besonders variabel, kommt aber immerhin zu der Feststellung, daß das relative Milzgewicht „der untersuchten Caniden, vor allem der *Äthiopischen Hunde*, höher ist (Speichermilz) als bei den *Cercopithecidae* und am ehesten eine gewisse Übereinstimmung mit der Reihenregel erkennen läßt". Für den männlichen *Äthiopischen Haushund* ergab sich ein Milzgewicht von 5,59 ⁰/₀₀ des Bruttogewichtes, von 5,75 ⁰/₀₀ des Nettogewichtes und von 7,84 ⁰/₀₀ des exenterierten Körpers. Für den männlichen *Schakal* lauten die entsprechenden Werte 4,56, 4,80, 7,20 ⁰/₀₀, für *Canis mesomelas* (weiblich) 2,84, —, 4,17 ⁰/₀₀. — Das relative Milzgewicht des *Fuchses* liegt bei 3,5 ⁰/₀₀ (MAGNAN, 1913); über die relativen Organgewichte der *Musteliden* s. WOOD, COWAN und DANIEL (1965).

Unter den pinnipeden, aquatilen Carnivoren beträgt bei *Phoca vitulina* L. das relative Milzgewicht $^1/_{194}$—$^1/_{287}$ (ZWILLENBERG, 1959), bei *Phoca vitulina richardi* $^1/_{206}$ (GRAY), bei *Phoca hispida* Schreb. $^1/_{278}$—$^1/_{361}$ und bei *Odobemus rosmarus* $^1/_{152}$—$^1/_{278}$ (QUIRING, 1950; zit. bei ZWILLENBERG, 1959).

Die Cetacea haben außerordentlich niedrige relative Milzgewichte. Bei den Zahnwalen (Odontoceti) ermittelte ZWILLENBERG (1959) für *Phocaena phocaena* L. bei 16 männlichen und weiblichen Tieren jeglichen Alters Verhältniszahlen (Milzgewicht in g; Körpergewicht in kg) von 3,5:26,5; 10,5:46; 14,5:45,3; 10,5:50; 6:53; 10,5:46; 7:50,5; 5:23,6; 7:48; 8:74; 10,5:67,5; 6,2:59,5; 2,9:35; 3,2:46,5; 10:35,5; 2:19. Bei den Bartenwalen (Mystacoceti) haben *Balaenoptera physalus*, *B. musculus* und *B. borealis* Milzgewichte von 2—10 kg und Körpergewichte von 60—100 Tonnen (ZWILLENBERG, 1958, 1960). Über die Milzgewichtsindices bei *Delphinus delphis*, *Tursiops tursiops* und *Phocaena ph. relicta Abel* s. KLEINENBERG (1952, Tab.), bei *Globicephala melaena* s. COWAN (1966, Tab., graphische Darstellung).

Über die Subungulata (Proboscidea) ist nur wenig bekannt. TISCHENDORF (1953) errechnete für eine 17jährige, rund 1900 kg schwere *Indische Elefanten*kuh ein relatives Milzgewicht von $^1/_{494}$, KOHIRA (1960b) für eine 7—8 Jahre alte, etwa 1500 kg schwere *Elefanten*kuh ein solches von $^1/_{750}$.

Zahlreiche Angaben liegen über die Artiodactyla und Perissodactyla vor, zu denen alle großen Haustiere gehören (vgl. MARTIN, 1923; ZIMMERL, BRUNI, MANNU, PREZIOSU und CARADONNA, 1930; ELLENBERGER und BAUM, 1932). STEGER (1939a) ermittelte für das *Schwein* bei einem mittleren Körpergewicht von 142,38 kg ein durchschnittliches absolutes Milzgewicht von 164,09 g; dieses hatten von den untersuchten 100 Tieren nur 2 (165 und 161 g bei 137 bzw. 126 kg Körpergewicht). Das relative Milzgewicht ist unabhängig vom Körpergewicht; leichte *Schweine* (bis 110 kg) haben sowohl niedrige (0,089%) wie hohe (0,131%), schwere *Schweine* (210 kg) sowohl hohe (0,123%) wie niedrige (0,066%) relative Milzgewichte. Bei 100, nach steigendem relativen Milzgewicht geordneten *Schweinen* liegen die Grenzwerte bei 0,066 und 0,173%. Das größte relative Milzgewicht fand STEGER (1939a, Abb. 10: Diagramm) bei einem Tier von 150 kg, das kleinste bei einem solchen von 227,5 kg Körpergewicht, das durchschnittliche Relativgewicht von 0,115% bei 3 Tieren. Nach STEGER schwanken absolutes und relatives Milzgewicht in weiten Grenzen, „ohne daß sich hierfür besondere Regeln oder Gründe angeben ließen. ...Offenbar haben eben auf das relative Milzgewicht außer den individuellen Verschiedenheiten noch andere Faktoren (Ernährungszustand, Blutgehalt, Alter usw.) großen Einfluß"; über die Beziehungen von Milzgewicht, Leistung und Körperform bei Mast*schweinen* s. SCHMIDT und VOGEL (1931). — Für die den Suiden eng verwandten Hippopotamiden ermittelte TISCHENDORF (1958a) das relative

Milzgewicht bei einem neugeborenen *Nilpferd* von 37 kg zu $^1/_{569}$, bei einem erwachsenen von 1400 kg zu $^1/_{700}$ des Körpergewichtes. — Beim *Rind* entspricht das relative Milzgewicht nach SCHNEIDER (1904; zit. bei ELLENBERGER und BAUM, 1932; vgl. v. HERRATH, 1935 c; PADBERG, 1955) $^1/_{629}$ = 0,159% (*Ochsen*), $^1/_{658}$ = 0,152% (*Bullen*), $^1/_{585}$ = 0,171% (*Kühe*) und $^1/_{614}$ = 0,163% (*weibliche Jungrinder*) des Lebendgewichtes bzw. $^1/_{360}$, $^1/_{351}$, $^1/_{281}$ und $^1/_{299}$ des Schlachtgewichtes. Beim *Schaf* schwankt nach STEGER (1939a) das relative Milzgewicht ähnlich stark wie beim *Schwein*, so daß hier dieselben Folgerungen gelten wie bei diesem. Der niedrigste Wert lag um 0,118%, der höchste um 0,277%, der Durchschnittswert bei 0,169% (20 Tiere). Das Verhältnis des Milzgewichtes zum Lebendgewicht wird offenbar von der Rasse der Tiere beeinflußt (SPÖTTEL, 1932). Bei der *Ziege* fand STEGER (1939a) ein relatives Milzgewicht von 0,197% (3 Tiere). — Für ein 20jähriges *Kamel* ermittelte ZWILLENBERG (1958) 1,7/610 kg als relatives Milzgewicht.

Von den Perissodactylern ist genaueres nur über das *Pferd* bekannt. Bei diesem beträgt das Relativgewicht der Milz nach BRADLEY (1896) $^1/_{280}$, nach WALL (1914/15; beide zit. bei ELLENBERGER und BAUM, 1932) wie beim *Hund* 0,20—0,40% des Körpergewichtes. Auf die Rassendifferenzen im Gewicht der *Pferde*milz hat zuerst v. BRANDENSTEIN (1923) hingewiesen; und zwar haben *Englische Vollblüter* ein höheres absolutes und relatives Milzgewicht als *Kaltblutpferde*. „Ob dies lediglich auf rassischen Unterschieden beruht, ist fraglich" (HARTWIG, 1949). v. HERRATH (1937) errechnet bei 97, in 7 Gewichtsklassen eingeteilten *Pferden* verschiedenen Alters folgende relativen Gewichte: 1. (300—350 kg) $^1/_{366}$, 2. (351—400 kg) $^1/_{343}$, 3. (401—450 kg) $^1/_{341}$, 4. (451—500 kg) $^1/_{372}$, 5. (501—550 kg) $^1/_{418}$, 6. (551—600 kg) $^1/_{398}$. 7. (über 600 kg) $^1/_{479}$. Im Sinne der Hesseschen Reihenregel sinkt also beim *Pferd* das relative Milzgewicht mit steigendem Körpergewicht. Das bei 11 (von 97) Tieren beobachtete Abweichen von der Reihenregel findet v. HERRATH bei einem Vergleich „zwischen Tieren heterogenster Herkunft, die ... unter verschiedensten Umweltbedingungen gelebt haben, ... selbstverständlich. Beim Vergleich zwischen Tieren gleicher Herkunft, gleichen Alters, unter denselben Bedingungen, zeigt sich die Reihenregel immer gültig". Das bestätigt auch HARTWIG (1949), der 20 *Pferde* nach Gewicht und Alter in 5 Gruppen einteilt und in Gruppe I (Durchschnittsgewicht 233 kg) ein durchschnittliches relatives Milzgewicht von $^1/_{225}$, in II (431 kg) von $^1/_{361}$, in III (472,8 kg) von $^1/_{366}$, in IV (464 kg) von $^1/_{366}$, in V (448,3 kg) von $^1/_{369}$ und als Gesamtdurchschnitt (401,2 kg) $^1/_{344}$ findet. Nach HARTWIG hängt das Milzgewicht beim *Pferd* vom Alter und Körpergewicht des Tieres, von der Betätigung, von den Temperatureinflüssen während des Wachstums, den rassischen Eigenarten und vom physiologischen Eisengehalt der Milz ab; alles Faktoren, die auch bei anderen Milzen zu berücksichtigen sind.

Für die Milz der Primaten liegen erst aus neuerer Zeit quantitative Angaben vor, die freilich nur einen kleinen Teil dieser Gruppe erfassen. *Tupaja* (vgl. STARCK, 1960) wird eine ziemlich kleine Milz zugeschrieben (GRAY, 1854). Nach TALIAFERRO und CANNON (1936) schwankt das relative Milzgewicht bei *Ateles Geoffroyi* zwischen 0,4 und 1,8⁰/₀₀, bei *Aotus zonalis* zwischen 0,1 und 1,0⁰/₀₀. KENNEDY und WILLNER (1941, Tab.; s. STARCK, 1960) verzeichnen für *Gorilla gorilla* (weiblich) ein relatives Milzgewicht von 192,80/65000 g, für *Pan troglodytes* (weiblich) Milzgewichte von 35,0—125 g auf Körpergewichte von 6200— 27000 g, für *Pan troglodytes* (männlich) 28,0—110 g auf 5650—24400 g, für *Tarsius spectrum* (weiblich und männlich) 0,031 und 0,128 g auf 168,0 und 112 g, für *Macaca mulatta* (weiblich) 0,64—5,10 g auf 500—4000 g und für *Macaca mulatta* (männlich) 0,55—8,61 g auf 475— 6400 g. Es ergibt sich keinerlei konstante Beziehung von Milz- und Körpergewicht. Das gleiche gilt für die Wägungen STARCKs (1960), die für *Cercopithecus aethiops* als relatives Milzgewicht 0,84—2,84⁰/₀₀, für *Colobus polykomos abessynicus* 0,42—1,02⁰/₀₀, für *Papio doguera* 0,99—1,29⁰/₀₀, für *Papio hamadryas* 0,69—1,93⁰/₀₀ und für *Theropithecus gelada* 0,34—0,76⁰/₀₀ des Bruttogewichtes ergaben. Weitere Werte für *Cercopithecus aethiops*, *Colobus polykomos*, *Papio doguera*, *P. hamadryas* und *Theropithecus aethiops* finden sich bei FRICK (1957, Tabelle 1); auch hier zeigt das Milzgewicht „keine sichere Abhängigkeit" vom Körpergewicht. Die Zusammenstellung einiger von KOCH mitgeteilter Gewichte von Affenmilzen durch v. HERRATH (1958) bestätigt die Angaben KROGHs (1936), der bei 2 Prosimiern und 23 Simiern eine stark wechselnde Milzgröße beschrieb: Bei 2 männlichen, über 25 Jahre alten *Orang Utan* mit 95 bzw. 47 kg Körpergewicht betrugen die Milzgewichte 85 g (= 0,089%) und 50 g (= 0,106%), bei 2 weiblichen, 9 bzw. 25 Jahre alten, 31 bzw. 41 kg schweren *Schimpansen* 100 g (= 0,033%) und 90 g (= 0,219%). Bei einem 8jährigen, 49 kg schweren und einem 10$^1/_2$jährigen, 266 kg (Adipositas) schweren männlichen *Gorilla* (vgl. KLEINSCHMIDT, 1949/50) wogen die Milzen 13 g (= 0,033%) und 165 g (= 0,062%). Die Vermutung, daß die Affen- bzw. *Anthropomorphen*milz nicht nur form-, sondern auch gewichtsmäßig der *menschlichen* Milz gleichzustellen sei, läßt sich „mangels ausgedehnterer Wägungen vorerst nicht erhärten" (v. HERRATH, 1958).

Mensch. Von den zahlreichen quantitativen Untersuchungen über die *menschliche* Milz seien hier an größeren Originalarbeiten und Zusammenstellungen genannt: VIERORDT (1906), BEAN (1926), HELLMAN (1926), MOON (1928), RÖSSLE und ROULET (1932), JAKOBS (1934),

Tabelle 5. *Sammeltabelle nach* VIERORDT: *Milz (Mensch); absolutes Gewicht, Gewicht in Prozenten des Körpergewichtes und Wachstumszahlen im Verhältnis zum Neugeborenen.* (Aus WETZEL, 1938a)

Alter	Männlich		Weiblich		Gewicht in Prozenten des Körpergewichtes	Gewicht und Einheiten des Gewichtes der Neugeborenen-milz
	Zahl der Fälle	Gewicht in g	Zahl der Fälle	Gewicht in g		
0 Monate	11	10,7	16	10,8	0,34	1
2 Monate	2	10	2	21,5	0,29	0,94
4—3 Monate	3	11	3	14,5	0,25	1,04
7—6 Monate	5	13,5	8	11,3	0,23	1,27
1—9 Monate	5	14,2	3	19	0,22	1,56
10—11 Monate	—	—	3	25	—	—
1 Jahr	10	20,3	8	20,5	0,23	1,92
1$^1/_2$ Jahre	2	30,5	3	31	0,32	2,88
1$^3/_4$ Jahre	3	37,3	1	57	0,30	2,92
2 Jahre	26	43,2	24	38,6	0,39	4,08
2$^1/_2$ Jahre	—	—	5	31,1	—	—
3 Jahre	17	43,4	17	42,2	0,37	4,33
4 Jahre	17	53,6	11	50,9	0,38	4,95
5 Jahre	18	56,4	17	47,9	0,36	5,40
6 Jahre	6	56,7	12	52,2	0,34	5,66
7 Jahre	10	62,6	8	59,1	0,32	5,91
8 Jahre	3	60	5	65	0,29	5,90
9 Jahre	3	62,5	4	67,5	0,27	5,90
10 Jahre	6	88,2	2	85	0,35	8,28
11 Jahre	8	71,3	3	87,5	0,26	6,73
12 Jahre	3	70	1	127,6	0,24	6,60
13 Jahre	6	88,3	2	67,5	0,26	8,12
14 Jahre	4	70	—	—	0,19	6,60
15 Jahre	5	114,6	8	119,8	0,35	13,68
16 Jahre	10	153,7	6	118,2	0,34	14,50
17 Jahre	12	145,6	12	129,1	0,29	13,34
18 Jahre	17	174,4	15	136,5	0,33	16,62
19 Jahre	13	157	10	135,4	0,29	15,66
20 Jahre	2	186,2	25	134,0	0,31	17,57
21 Jahre	30	173,4	18	135,4	0,27	15,86
22 Jahre	21	146,1	14	133,2	0,24	14,05
23 Jahre	18	156,1	16	141,9	0,24	14,50
24 Jahre	25	174,2	20	142,1	—	16,70
25 Jahre	17	161,5	16	174,3	0,25	15,38

AHRONHEIM (1937), WETZEL (1938a), KRUMBHAAR und LIPPINCOTT (1939) und v. HERRATH (1958).

Die vielzitierte Sammeltabelle von VIERORDT (1890, 1906; vgl. WETZEL, 1938a) (Tabelle 5), die die Angaben zahlreicher Autoren verwertet, lehnen GUNDOBIN (1912) und HELLMAN (1926) als größtenteils auf pathologisches Material gegründet ab. WETZEL (1938a) glaubt sie zumindest für die quantitative Charakterisierung der *kindlichen* und *jugendlichen* Milz nicht entbehren zu können. Er hält die meisten älteren Messungen und Wägungen der kindlichen Milz (s. bei JAKOBS, 1934) — für die erwachsene Milz gilt dasselbe — für sehr unsicher, weil man weder pathologische Fälle ausgeschieden noch anthropologische und konstitutionelle (vgl. BENEKE, 1878) Typen gesondert habe. So beziehen sich z.B. die Zahlen von JOHNSON (s. auch SCHAEFFER, 1892; zit. bei WETZEL) zweifellos auf pathologisch veränderte Organe. Bei GUNDOBIN (1912) und SASSUCHIN (1899) sind die jüngeren Kinder meist untergewichtig, außerdem fehlt die Angabe des Geschlechts.

Das Untersuchungsgut von HELLMAN (1926) umfaßt 100 *Menschen* aller Altersstufen und beiderlei Geschlechts, die aus voller Gesundheit plötzlich zu Tode kamen und bei der Autopsie keine pathologischen Organveränderungen aufwiesen. Der Wert dieses in seiner Art einmaligen Materials wird leider dadurch beeinträchtigt, daß die Körpergewichte nicht mit vermerkt sind, d.h. auf die relativen Milzgewichte verzichtet werden muß. „Auch dürfte die Art des Gewalttodes (extreme akute Verblutung, Erstickung) das Milzgewicht ... unterschiedlich beeinflußt haben. So sind gerade HELLMANs Fälle zu ungleichwertig für einen summarischen Vergleich mit durchschnittlichen Sektionsergebnissen; die akuten Verblutungsmilzen müßten wenigstens ausgenommen werden, gerade die Milzen ... die den genauesten Vergleich mit ausgebluteten Säugermilzen ermöglichen würden" (v. HERRATH, 1958). Für die absoluten Milzgewichte ergibt sich bei HELLMAN insofern eine Abhängigkeit von der Körpergröße, als die Männer im allgemeinen schwerere Milzen haben als die durchweg kleineren Frauen. Eine festere Korrelation zwischen Milz- und Körpergewicht nimmt auch JAKOBS (1934, Lit.) an, der den Einfluß infektiöser Erkrankungen auf das Gewicht der *kindlichen* Milz ermittelt und für das relative Milzgewicht des *Neugeborenen* eine Schwankungsbreite von $^1/_{273}$—$^1/_{512}$ des Körpergewichts feststellt, nach histologischen Kontrollen an 150 Fällen im wesentlichen durch wechselnden Blutgehalt verursacht. v. HERRATH (1935 c, 1953, Abb. 2; 1958, Abb. 22) schätzt das mittlere Relativgewicht der *menschlichen* Milz „etwa gleich *Rind*" (und *Schaf*) auf ca. $^1/_{800}$ des Körpergewichtes (RICHET, 1894: $^1/_{263}$). — PETROFF (1927), der gegenüber LEIDEL (1930) am Begriff der primären Milztuberkulose festhält, ermittelte in 34 Fällen von Tuberkelbefall als einzigem krankhaften Befund ein durchschnittliches Milzgewicht von 188 g.

Die Erhebungen AHRONHEIMs (1937) über die Milzgröße beim *Menschen* beziehen sich auf ein autoptisches Material von 1000 Fällen, gegliedert nach Geschlecht, Lebensalter, Körpergröße, Konstitutions- und Krankheitstyp (75 verschiedene, in 9 Gruppen zusammengefaßte Grundleiden). Das „normale" Milzgewicht ist mit 177,5 g angesetzt (vgl. ARVY, 1964 f.: 170 g), Abweichungen innerhalb der einzelnen Gruppen sind als „Deviationen" vermerkt; auch die Beziehungen der Milz zu Körpergröße und Konstitutionstyp (vgl. NIKOLAJEW, 1927) werden diskutiert. Nach IM OBERSTEG (1951) haben Leptosome mit 0,287% ein höheres relatives Milzgewicht als Athletiker und Pykniker (0,224%).

Die Werte von BEAN (1926) gründen sich auf 4871 Sektionen weißer und farbiger (*Neger, Indianer*) Nordamerikaner, größtenteils Fälle, bei denen die Milz nicht krankhaft verändert war. Für den *Weißen* beträgt das durchschnittliche Milzgewicht 141,3 g (männlich) bzw. 115,3 g (weiblich), für den *Farbigen* 122,1 g (männlich) bzw. 97,2 g (weiblich). Keines der übrigen großen Organe variiert nach BEAN derart stark wie die Milz, deren Gewicht offenbar enger mit der Körpergröße korreliert ist und bei Klein- oder Hochwuchs mehr zu Extremwerten neigt als das von Leber oder Niere. Nach SITSEN (1932) nimmt das Milzgewicht parallel der Körpergröße zu, was mit den Angaben anderer Autoren übereinstimmt (z. B. JAKOBS, 1934), die „für den *Menschen* und einige Säuger eine festere Korrelation zwischen dem Körper- und Milzgewicht" annehmen (v. HERRATH, 1958). — MOON (1928) gibt aufgrund der Sektion 1000 weißer und 100 schwarzer Nordamerikaner über 18 Jahren (unter Ausschluß abnorm kleiner und über 350 g schwerer Milzen) das relative Milzgewicht für die *Weißen* mit 1:300 (männlich) bzw. 1:272 (weiblich), für den *Neger* mit 1:392 (männlich) bzw. 1:385 (weiblich) an. Das relative Milzgewicht dürfte danach „auch beim *Menschen* mit steigendem Körpergewicht gesetzmäßig sinken" (v. HERRATH, 1958), was nicht recht zur Klassifizierung der *menschlichen* Milz als Abwehrmilz paßt. Das absolute Durchschnittsgewicht der Milz bei den *Negern* beträgt mit 106,25 g in der Altersgruppe von 18—50 Jahren nur 73% vom Gewichte bei den *Weißen*, die allerdings meistens über 50 Jahre alt waren. Hier werden also — ohne entsprechenden Berichtigungsfaktor — inkommensurable Größen verglichen, wie überhaupt die Moonschen Zahlen für das relative Milzgewicht in Hinblick auf die dem Tode vorangegangene Abmagerung usw. sicher der Korrektur bedürfen. KRUMBHAAR und LIPPINCOTT (1939) ermittelten das Postmortalgewicht der Milz bei 4000 Personen, von denen 2000 an Krankheiten ohne Rückwirkung auf die Milz und 2000 eines gewaltsamen Todes starben. Das Milzgewicht schwankt danach beim *Menschen* in viel weiteren Grenzen, als gemeinhin angenommen. Nicht selten wurden bei normalen Milzen Werte unter 100 und über 250 g beobachtet, in Einzelfällen sogar solche von 50 und 400 g, ohne daß sich Anhaltspunkte für eine krankhafte Veränderung fanden. Bei *Weißen* war das Milzgewicht in der Regel höher als bei *Schwarzen;* der Rassenunterschied überwog den Geschlechtsunterschied. — NISHIKAWA und KAWAGITA (1926; zit. bei AMANO, 1929) nennen als Durchschnittsgewicht der Milz beim *Japaner* 100 g (männlich) bzw. 90 g (weiblich). Weitere Angaben über das quantitative Verhalten der Milz bei außereuropäischen Rassen finden sich u. a. bei SITSEN [1927: *Malayen* (wegen tropischer Splenomegalie jedoch größtenteils nicht verwertbar)], GHARPURE und JHALA (1952: *Inder*) sowie HARADA (1956: *Japaner*; vgl. OKA, 1941; KIKKAWA, 1966 a). — ZAMKIN (1926) leugnet aufgrund klinischer Untersuchungen an 2100 *weißen* und *farbigen* Kindern einen Einfluß von Rassenunterschieden auf die Milzgröße.

Die scheinbar regellose Mannigfaltigkeit im gewichtsmäßigen Verhalten der Säugermilz weicht nach v. HERRATH (1935 a—d, 1936, 1937, 1938 a, b, 1939 a—c, 1941 a, b, 1946, 1947, 1953, 1954, 1955, 1958, 1963, 1965) einer sinnvollen Ordnung, wenn man neben dem artverschiedenen quantitativen Charakter des Gesamtorgans auch den ebenso unterschiedlichen mikroskopischen Bau mit zur Klassifizierung heranzieht (Abb. 39 u. 40): „Die Kombination solcher Merkmale gestattet die reihenmäßige, quantitative Gruppierung der Säugermilzen, wobei die beiden Extreme der quantitativen Reihe fluktuierender Variationen als entgegengesetzt differenzierte Milztypen aufgefaßt werden können. Die relativ und absolut großen, trabekel- und muskelreichen, lymphgewebsarmen Milzen sind als sehr kreislaufwirk-

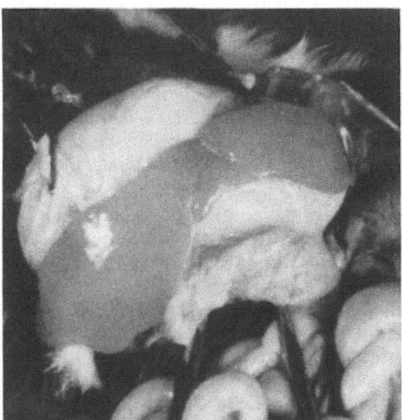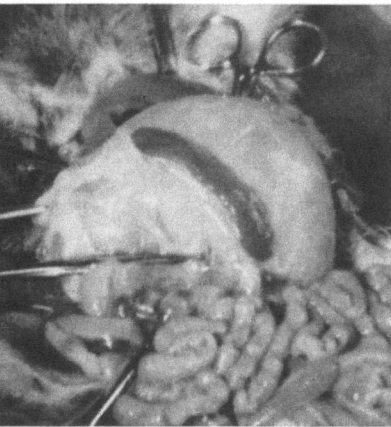

Abb. 39. Maximal gefüllte *Katzen*milz (links) und *Kaninchen*milz (rechts) während der Durchspülung mit Kochsalzlösung. Die Milzen liegen auf dem gefüllten Magen. Die beiden Tiere hatten etwa gleiches Körpergewicht. Der artliche Größenunterschied tritt an zwei Extremen deutlich hervor. Die *Katzen*milz ist eine „Speichermilz", die *Kaninchen*milz eine „Stoffwechselmilz". Original von Prof. Dr. E. v. HERRATH, Berlin [Bau und Funktion der normalen Milz (1958), Abb. 19]

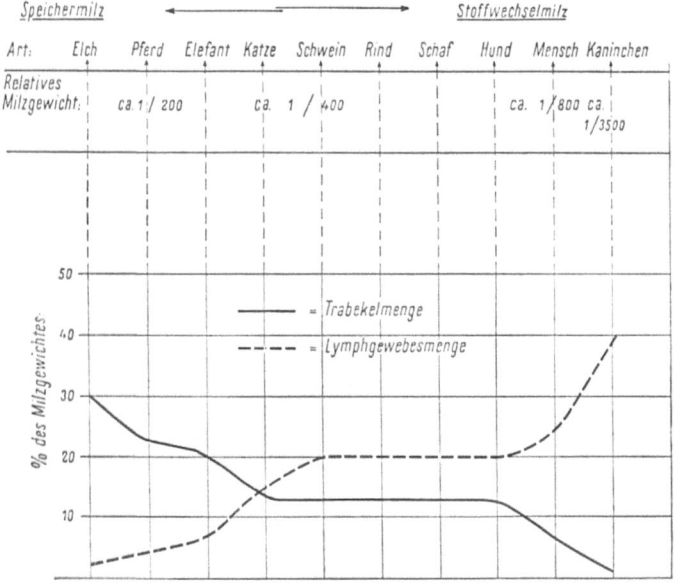

Abb. 40. Artliche Verteilung, relatives Gewicht und ungefährer Trabekel- und Lymphgewebsgehalt der beiden entgegengesetzten Typen der *Säuger*milz. Nach v. HERRATH (1958, Abb. 22)

same Erythrocytenspeicher Speichermilzen ... Die relativ und absolut kleinen, trabekel- und muskelarmen, dagegen lymphgewebsreichen Milzen können ihnen als Abwehr- bzw. Stoffwechselmilzen gegenübergestellt werden... Zu diesem Typus zählt die *Menschen*milz" (v. HERRATH, 1958).

Die Größe des Erythrocytenspeichers (vgl. u.a. BINET, 1926a, 1930; ABDERHALDEN und ROSKE, 1927; LAUDA und v. HAAM, 1931a, 1932a, b; JAUS, 1936; HARTWIG,

1947) hängt nach v. HERRATH außer vom Relativgewicht der Milz von ihrem prozentualen Balkengehalt, dem Muskelreichtum des Balkens und dem Gehalt des Organs an roter Pulpa ab (vgl. HARTWIG, 1949). „Ein relativ und absolut hohes Gewicht (*Mus rattus norvegicus*) reicht für sich allein nicht hin, eine Milz als Speichermilz anzusprechen; denn gleichzeitig kann die weiße Pulpa so stark ausgeprägt sein, daß die rote trotz des hohen Organgewichtes als Speicher stark zurücktritt" (v. HERRATH, 1958; vgl. 1938b, 1963). Umgekehrt gibt es auch Milzen, die — wie beim *Furchenwal* und *Tümmler* (ZWILLENBERG, 1958, 1959) — ihrem mikroskopischen Bau nach durchaus als Speichermilz anzusprechen sind, ihres viel zu geringen Gewichtes wegen jedoch diesen Namen nicht verdienen. Mit anderen Worten: Nicht jede absolut und relativ große Säugermilz ist ihrem Bau nach eine wirkliche Speichermilz, und nicht jede als Speichermilz gebaute Milz stellt ihrer Größe nach auch tatsächlich einen mengenmäßig wirksamen Erythrocytenspeicher dar.

Während v. HERRATH (1963; s. auch 1965) die erstgenannte Abweichung (*Ratten*milz) von seiner Typenreihe ohne weiteres konzediert, negiert er die zweite insofern, als sich seiner Meinung nach die von ZWILLENBERG (1958, 1959) beschriebenen *Wal*milzen „dennoch auf der Grundlage der Typenlehre diskutieren und weitgehend erklären lassen." Sicherlich handelt es sich um milieubedingt spezialisierte, der besonderen biologischen Situation der aquatilen Säuger angepaßte Organe. Daß aber die Milzen von *Hippopotamus* (TISCHENDORF, 1958a), *Balaenoptera* und *Phocaena* verschiedene Stufen einer graduellen Rückbildung von der Speicher- zur Stoffwechselmilz darstellen, läßt sich — trotz noch so vieler Hilfshypothesen (vgl. S. 175) — nicht beweisen.

Der ursprüngliche, phylo- und ontogenetisch früher zur Ausbildung gelangende Typ der Säugermilz ist nach v. HERRATH (1935b, c, 1936, 1937, 1938b, 1939a, 1947, 1958, 1963) die Abwehrmilz. Ihre funktionelle Bedeutung ist am größten im jugendlichen Organismus und geht mit zunehmender Altersinvolution der weißen Pulpa wieder zurück. Auch die eine Neuerwerbung innerhalb der Säugerreihe (vgl. BARCROFT, 1926a, b; SCHABADASCH, 1935) darstellende Speichermilz durchläuft in der Ontogenese zunächst einen der Abwehrmilz entsprechenden Zustand und erreicht erst nach Abschluß des Wachstums ihre volle Wirksamkeit, um sie in höherem Alter schrittweise wieder einzubüßen: „Die Speichermilz wird bis zu einem gewissen Alter nicht nur absolut, sondern wahrscheinlich auch relativ größer. Die Stoffwechselmilz dürfte sich dagegen weitgehend parallel der Altersinvolution ihres stark entwickelten Lymphgewebes schließlich verkleinern" (v. HERRATH, 1958). Immun- und stoffwechselbiologische Reize, die bei der Abwehr- und jugendlichen Speichermilz einen mit starker Vermehrung des lymphatischen Gewebes einhergehenden Gewichtsanstieg bewirken, üben auf die erwachsene Speichermilz einen geringeren Einfluß aus. Daß hier die adäquaten Reize vom Kreislauf ausgehen, kommt in der auf eine enge funktionelle Koppelung deutenden stabilen Gewichtsbeziehung von Herz und Milz (vgl. TISCHENDORF, 1953) zum Ausdruck. Die Hessesche Reihenregel (1921) — wonach größere Individuen derselben Species niedrigere relative Herzgewichte haben als kleinere — gilt daher sinngemäß auch für die typische Speichermilz. Da die Reihenregel auf den Kreislaufanforderungen von seiten des Wärmehaushaltes (EPPINGER, 1928, 1930) beruht (STIEVE, 1934; v. HERRATH, 1941a, b), ist es nur folgerichtig, daß bei niedriger Außentemperatur aufgezogene *Hunde* und *Katzen* oder einem langdauernden Lauftraining unterworfene *Hunde* mit erheblicher Gewichtszunahme, Vermehrung der Balken- und Muskelmenge und Verminderung des lymphatischen Gewebes ihrer (Speicher-)Milz reagieren. Die nicht der Reihenregel folgende (Abwehr-)Milz des *Kaninchens* verhält sich denselben Reizen gegenüber völlig refraktär (v. HERRATH, 1937, 1938a, b, 1939c, 1941a, b, 1953). Der feinere Differenzierung der roten Pulpa nach ist die „Speichermilz ... eine Reticulummilz, die Stoffwechselmilz eine Sinusmilz" (v. HERRATH, 1958). Bei der Speichermilz ist das Verhältnis des Lumens der Milzarterie zu dem der -Vene erheblich größer als bei der Stoffwechselmilz. Auch glaubt v. HERRATH, daß einem bestimmten Milztyp ein bestimmter Pfortadertyp entspricht[1].

---

[1] Nach v. HERRATH (1965) zeigen die gleichbleibende Lage, die eigentümliche Ausbildung des venösen Schenkels ihres Gefäßsystems und die kreislaufmechanischen Einflüsse der Säugermilz, „daß ihre Größe und ihr Bau zunächst von der Mechanik eines unterschiedlich gebauten und arbeitenden Pfortaderkreislaufs mitgeformt sind und ständig abhängen. Die wesentlichste Voraussetzung dazu dürfte im Auftreten des Zwerchfells zu suchen sein, welches den Druck im Cavum peritoneale und im Cavum pleurae zu differieren gestattet". Die als Reticulummilz mehr arterielle Capillaren aufweisende Speichermilz findet sich bei Arten mit relativ großer Blutmenge, hohem Hämatokriten (vgl. LAWKOWICZ und CZERSKI, 1966) und schneller Blutkörperchensenkung; bei der über mehr venöse Capillaren (Sinus) verfügenden Stoffwechselmilz verhält es sich umgekehrt. „In der Speichermilz prävalieren die Reticulumzelle und der Erythrocyt, in der Stoffwechselmilz die Sinusendothelzelle und die basophile Rundzelle. ...Während das Schnittbild und das Splenogramm die Richtung der Milzleistung erkennen lassen, orientiert das relative Organgewicht gleichzeitig über deren Umfang."

Die Speicherform der Milz ist nach HOEPKE (1951a, b) Tieren mit einer größeren relativen Blutmenge (vgl. TIGERSTEDT, 1923; zit. bei HOEPKE) vorbehalten[1]. Diese steuern ihren arteriellen Kreislauf nicht nur chemisch, wie es die über weniger Blut verfügenden Tiere vornehmlich tun, sondern auch physikalisch, durch zeitweise Erniedrigung und Erhöhung des venösen Angebotes. Für die Milz heißt das, daß bei dem fortentwickelten Speichertyp zu der auch dem ursprünglicheren Abwehrtyp gegebenen chemischen Kreislaufregulation noch eine — als doppelte Sicherung zu wertende — hämodynamische tritt.

Den Mechanismus der chemischen Kreislaufregulation erklärt REIN (1950, 1953; s. auch REIN, MERTENS und BÜCHERL, 1949; DOHRN und REIN, 1952; MEESMANN und SCHMIER, 1954, 1955, 1956a, b; REIN und SCHNEIDER, 1960) bei der Hundemilz damit, daß bei Sauerstoffmangel (zur Abhängigkeit der Speicherfunktion der Milz vom O_2- und CO_2-Gehalt des Blutes vgl. ANTAL und SCHLEINZER, 1942a, b; BILLINGS und BROWN, 1955) und Reizung der Nn. lienales über die V. lienalis ein Stoff in die Leber abgegeben wird, der in seiner Wirkung dem Strophanthin nahe kommt. Dieses „Hypoxie-Lienin" beseitigt zwar die Hypoxämie nicht, wirkt aber durch Drosselung des Pfortaderkreislaufs und Herabsetzung des Strömungswiderstandes im arteriellen System einer Kreislauf- und Herzinsuffizienz entgegen. Ob das Hypoxie-Lienin vom Lymphgewebe, vom Reticulo-Endothel oder von beiden gebildet wird (vgl. HOEPKE, 1951a, b), in welcher Beziehung es zu dem den Tonus des Herzens und der glattmuskeligen Organe erhöhenden „Lienin" (ROTHLIN, 1920; STERN und ROTHLIN, 1919; zit. bei TISCHENDORF, 1956a) steht und welche Kreislaufwirkstoffe [nach SCHEINER (1937); SCHEINER und TIFFENEAU (1937a, b) eine Substanz mit „effet hypertenseur", nach BACQ (1947) eine „substance sympathicomimétique", nach GRANAAT (1952, 1953) u.a. Arterenol, nach v. LUDÁNY, OBAL, BALOGH und SZANTO (1952) Histamin] die Milz sonst noch abgibt, ist umstritten[2]. v. HERRATH erblickt in der [schon 1896 von FRANCOIS-FRANK und HALLION (zit. nach DOHRN, 1957) beschriebenen] hepatolienalen Steuerung des Körper- und Herzkreislaufs die Grundlage des „second wind" und eine wesentliche Ursache der engen Gewichtsbeziehungen Körper-Herz-Milz [über Milz-Leber-System (vgl. WEISSBECKER, 1967, Lit.) und Skeletmuskulatur s. KÖHLER, 1955a, 1957]. Aufgrund ihrer Beobachtungen an splenektomierten Kindern bezweifeln EHNI und NICKOL (1955) allerdings, daß „die Milz beim Menschen in bezug auf den oxydativen Stoffwechsel des Herzens im Sinne des ‚second wind' von so entscheidender Bedeutung wie im Tierexperiment ist". Hier freilich erfahren die zeitweise für überholt angesehenen (LAUDA, 1955; Verweis auf BEICKERT und PUTZLER) Vorstellungen REINs vom Wirkungsmechanismus des Hypoxie-Lienins durch die jüngsten Untersuchungen von BRAASCH, SCHMIDT, SCHMIER und SCHMIDT (1965) eine „wesentliche Stütze" (SCHNEIDER, 1967; vgl. KÜHNAU, 1967, Lit.).

Zu v. HERRATHs Konzeption der Speichermilz ist zu bemerken (vgl. TISCHENDORF, 1956c, Lit.), daß in der Milz nicht nur Erythrocyten (NORDLANDER, 1942; BJÖRKMAN, 1947, Lit.; HARTWIG, 1949; KRAMER und LUFT, 1951; DELORME, 1953; CHEVALLIER, FIEHRER und GEOFFROY, 1959a, b; RUHENSTROTH-BAUER, 1959; OEFF, 1968; u.a.), sondern auch Leukocyten (HERRLINGER, 1947; KELLSALL, 1949; KOMIYA, 1959a, b; LAMBIN, 1959; MIMS, 1962; OEFF, 1968; u.a.) und Thrombocyten (HOLZKNECHT, 1959; ROSKAM, 1959a, b; BLEIFELDT, 1967; SCHNEIDER, 1967; OEFF, 1968; u.a.) gespeichert werden. Soweit die Leuko- (und Thrombo-)cyten in der Milz selbst entstanden sind, sollte man allerdings besser von Anreicherung (v. HERRATH, 1958) statt von Speicherung sprechen. Die wieder in den Kreislauf entlassenen Erythrocyten haben wie die Leukocyten (STORTI, BELLESIA, LUSVARGHI und MUCCI, 1959, Lit., Tab.; WEISS, 1964; u.a.; s. S. 443) gewisse — von KOMIYA (1959a, b) unverständlicherweise geleugnete — Veränderungen durchgemacht (z.B.VERCELLANA,1940; v.LUDÁNY und SARFI,1941; NORDLANDER, 1942; BJÖRKMAN, 1947, Lit.; HARTWIG, 1949; WEISS, 1962b, Lit.; s. S. 444ff.) und sind auch nicht mehr optimal mit Sauerstoff gesättigt wie bei den echten, arteriellen Blut-

---

[1] Nach DAWSON und EVANS (1965) hängt die Größe der Milzreserve — d.h. der Höchstmenge von Erythrocyten, die eine Milz speichern kann — nicht nur von der Blutmenge, sondern auch vom Hämoglobintyp ab.

[2] Das (von REIN für einen „eisenhaltigen Katalysatorstoff" gehaltene) Hypoxie-Lienin konnte zwar bisher nicht isoliert werden, doch hat REINs Konzeption durch die zur gleichen Zeit, aber ohne Kenntnis seiner Arbeiten durchgeführten Untersuchungen von MAZUR und SCHORR (1948, 1950, 1955; zit. nach KÜHNAU, 1965/67) eine indirekte Bestätigung erfahren: Das „in inaktiver (oxydierter, Disulfid-)Form" — als Ferritin — in der Milz gespeicherte Nahrungseisen „wird bei O_2-Mangel mobilisiert und durch die Leber in eine aktive (reduzierte, Sulfhydryl-)Form umgewandelt..., die, ins Blut abgegeben, einen coronarerweiternden und kreislaufauffüllenden (antidiuretischen) Effekt entfaltet. Eine Identität von Ferritin und Hypoxie-Lienin ist unwahrscheinlich, da die Blutdruckwirkung beider Stoffe entgegengesetzt ist, doch konnten MAZUR und SCHORR unter Anoxiebedingungen auch einen wahrscheinlich der Milz entstammenden, ebenso wie das Hypoxie-Lienin pressorisch wirksamen Stoff (‚vaso-excitor material', VEM) im Blut nachweisen" (KÜHNAU).

speichern—den Arterienplexus der aquatilen Säuger—, die allein diesen Namen verdienen. Was der Sprachgebrauch „Blutspeicher" nennt, sind de facto Staubecken für venöses Blut [TISCHEN-DORF und CURRI, 1954; vgl. die von REIN (1933) unterschiedenen 3 Blutspeichertypen (s. auch LUDWIG, 1931; STEINMANN, 1938; REIN und SCHNEIDER, 1960)]. Schon BOUISSET, BUGNARD und SOULA (1930) sowie SIMOES-RAPOSO und FEVEREIRO (1930) wiesen nach, daß die Milz nicht einfach ein mechanisches Reservoir für (rote) Blutkörperchen darstellt. Die von TISCHENDORF (1956a) gegen den Terminus „Speichermilz" erhobenen Einwände ergänzt ZWILLENBERG (1958, Lit.; vgl. ZWILLENBERG und ZWILLENBERG, 1963b; ZWILLENBERG, 1964) dahingehend, die Speicherfunktion der Milz bedeute nicht die Bereitstellung einer für besondere Leistungen verfügbaren Vollblut- bzw. Erythrocytenreserve. Dagegen könne das in die Zirkulation ausgeschüttete, in der Milz qualitativ und quantitativ veränderte Blut für die Leistungsfähigkeit des Organismus bedeutsame Substanzen enthalten (vgl. u.a. REIN, MERTENS und BÜCHERL, 1949; GRANAAT, 1952, 1953). Die Menge des abgegebenen Milzblutes sei daher weniger wichtig als die Qualitätsänderung und die Geschwindigkeit der Abgabe. „Die Interpretation der Speicherfunktion hat sich also verschoben und damit auch die Bedeutung des Begriffes ‚Speichermilz'." Aus den Befunden von FAGRAEUS (1948a, b), PEARSE (1949), KEUNING und VAN DER SLIKKE (1950), SAWITSKY, HYMAN und HYMAN (1954) sowie THORBECKE (1954) über die Bedeutung der Plasmazellen für die Antikörperproduktion folgert ZWILLENBERG (1958), daß für die Abwehrfunktion der roten Pulpa eine mindestens ebenso große Bedeutung zukomme wie der weißen (vgl. jedoch LANGEVOORT, KEUNING, v. D. MEER, NIEUWENHUIS und OUDENDIJK, 1961); ein an weißer Pulpa reiches Organ dürfe deshalb nicht ohne weiteres als Abwehr- oder Stoffwechselmilz einem lymphgewebsärmeren gegenübergestellt werden. „Eine physiologische Interpretation quantitativer morphologischer Merkmale, wie sie in den Begriffen ‚Speichermilz' und ‚Abwehrmilz' bzw. ‚Stoffwechselmilz' (v. HERRATH, 1936, 1938a, b) zum Ausdruck kommt, sollte bei der Milz, deren Physiologie noch nicht genügend geklärt ist, nicht verwendet werden..." (ZWILLENBERG, 1958).

v. HERRATH (1963; s. auch 1958, 1965) hält dem entgegen, er habe „mehrfach ...die Ansicht geäußert, daß die Erythrocytenspeicherung eine noch andere, vielleicht größere biologische Bedeutung haben könnte" und „die Bezeichnung Speichermilz nur deshalb angewendet, weil die mechanische Erythrocytenspeicherung als spezifische Milzfunktion erwiesen" sei. Entgegen der Annahme von ZWILLENBERG falle die „chemische Blutveränderung" (der „Endopause-Effekt" von BERGENHEM und FÅHRAEUS, 1936) nicht in die Speicher-, sondern die Arbeitsphase. Daß dieses von ihm (v. HERRATH, 1935d) aufgrund der Schnittuntersuchung postulierte Stadium sich bei der Lebendbeobachtung (KNISELY, 1936ff.) nicht habe bestätigen lassen, liege daran, „daß der Eintritt der Arbeitsphase bestimmter Voraussetzungen, etwa eines Antigens" bedürfe. [Daß diese für die Milzarbeit entscheidende Phase nur einen Ausnahmezustand darstellen soll, ist allerdings schwer verständlich. „Vielleicht beherrscht sie", wie v. HERRATH neuerdings (1965) vermutet, „den Milzkreislauf nachts bei prävalierendem Vagustonus."] Auch könnten in der Milz „nebeneinander und gleichzeitig verschiedene Prozesse ablaufen" und „die Tatsache einer Reserve an intakten Erythrocyten" sei „sehr wohl mit einem gleichzeitigen Endopause-Effekt an gealterten zu vereinbaren". Wenn v. HERRATH weiter betont, die Bezeichnung Speichermilz schließe keineswegs aus, daß sie nicht auch die der Stoffwechsel-(bzw. Abwehr-)Milz zugesprochenen Aufgaben erfülle, so bedeutet auch das eine Annäherung an die von HOEPKE und TISCHENDORF vertretene Auffassung.

Nach HOEPKE (1951a) nämlich kann man nicht von einem Speicher-„Typ", sondern nur von einem Speicher-Zustand der Milz sprechen: „Daß er unter bestimmten Bedingungen so ausgeprägt ist, daß man den gleichzeitig vorhandenen Abwehr-Zustand vernachlässigen kann, ist richtig. Auch die Abwehr ist nur ein Zustand von mehreren möglichen. Die weiße Pulpa kann sich im Stoffwechsel-Zustand ... oder im Reaktions-Zustand befinden ... Schließlich kann das Lymphgewebe durch Abgabe von Hypoxie-Lienin ... sich im Zustand der Kreislaufsteuerung befinden ... Es kommen auch zwei Zustände nebeneinander vor, in der Milz des *Igels* z.B. der Speicher-Zustand neben dem Blutbildungs-Zustand". TISCHENDORF (1958a; s. auch 1956a, c; vgl. v. HERRATH, 1958, S. 58) schließt sich der Auffassung HOEPKES an: „Wenn ich mich ... der v. Herrathschen Terminologie bediene, so geschieht dies im Interesse eines einheitlichen Ordnungsprinzips. Meine grundsätzlichen Bedenken gegen eine allzu starre Handhabung dieses Prinzips im allgemeinen und die Definition der ‚Speichermilz' im besonderen (vgl. TISCHENDORF, 1956c, S. 330 und 335) bleiben davon unberührt". Diese Einstellung wurde mit Rücksicht auf die zahlreichen den Typenbegriff verwendenden Arbeiten auch hier beibehalten; denn wenn auch die v. Herrathsche Typenlehre nicht in allen Punkten zu überzeugen vermag, so hat sie doch zweifellos durch ihre zugleich quantitative und funktionelle Betrachtungsweise die gesamte Milzforschung nachhaltig beeinflußt (vgl. HITTMAIR, 1955, 1956). Die Auslegung, die ihr v. HERRATH neuerdings (1963, 1965) gibt, kann ihren Wert als Arbeitshypothese nur erhöhen (vgl. TISCHENDORF, 1968).

II. Abhängigkeit des Milzgewichtes von Geschlecht und Lebensalter

Nichtsäuger. Über die Nichtsäugermilz liegen nur wenige Angaben vor. MISLIN (1941) beschränkt sich in seinen Untersuchungen über den Phasenwechsel von *Salmo salar L.* in quantitativer Hinsicht auf die Milzlänge, die im I. Stadium (Freß-*Lachs*) 8—13 cm, im II. (Voll-*Lachs*) 6,5—9, im III. (*Salm*) 9,5—20,5, im IV. (Laich-*Lachs*) 4—9 und im V. (verlaichter *Lachs*) 12—16 cm beträgt. Das Milzgewicht dürfte sich entsprechend verhalten. Ähnliches gilt für STERBAS (1950) Aussage über die Milz von *Xenopus laevis Daudin*, deren Rauminhalt beim Weibchen etwa doppelt so groß wie beim Männchen ist. Nach LATIMER und ROOFE (1964: vgl. LATIMER und FENG, 1961) sinkt bei *Ambystoma tigrinum* nach der Metamorphose das absolute Gewicht von $0,0065 \pm 0,0024$ auf $0,0046 \pm 0,0008$ g, während das relative — infolge der noch stärkeren Abnahme des Körpergewichtes bei frisch metamorphosierten Tieren — von $0,106 \pm 0,038$ auf $0,114 \pm 0,017\%$ ansteigt. Das Körpergewicht nimmt von der Metamorphose bis zur Reife um das 8,9fache, das Milzgewicht um das 30,4fache (das Herz-, Nieren-, Lungen- und Gonadengewicht um das 7,4-, 7,8-, 9,8- und 57,9fache) zu. RIDDLE (1928) fand bei 499 männlichen und 44 weiblichen *Lachtauben* (*Streptopelia risoria;* 19 Rassen) bei den weiblichen Tieren das Postmortalgewicht (decapit.) der Milz um 23,5% höher als bei den männlichen. Beim männlichen *Edelfasan* nimmt die Milz zwischen dem 87. und 172. Lebenstag erheblich mehr an Gewicht zu als beim weiblichen (KIRKPATRICK, 1944). NORTON und WOLFE (1949; vgl. LATIMER, 1924) beobachteten bei 465 männlichen und 558 weiblichen *Leghorn-Hühnern* ein überaus rasches Milzwachstum bis zur 10. Lebenswoche, mit der das höchste Relativgewicht erreicht ist. Bis zur 6. Woche nimmt das Milzgewicht — wohl in Verbindung mit der Präcipitinbildung — um das 50fache, das Körpergewicht dagegen nur um das 10fache zu; bis zur 12. Woche erfolgt bei beiden eine weitere Zunahme um das 3fache. Das Milzwachstum ist damit abgeschlossen, das Körperwachstum geht noch bis zum 3.— 4. Monat weiter. Das Relativgewicht der weiblichen *Leghorn*milz ist signifikant höher als das der männlichen. Nach WOLFE, SHERIDAN, BILSTAD und JOHNSON (1962) beträgt das Gewicht der *Hühner*milz mit 1 Woche $0,5 \pm 0,04$ g, mit 10 Wochen 2,65 g = 0,2% des Körpergewichts. In der 10.—12. Woche steigt es langsam an, in der 12.—14. sinkt es (wie das von Thymus, Testikeln und Caeca) ab; in der 14.—20. Woche folgt ein beträchtlicher Anstieg, in der 20. bis 23. ein Rückgang um 15,5%. Das relative Milzgewicht nimmt in der 1.—6. Woche um das $2^1/_2$fache zu, in der 23. Woche ist mit 0,2% der tiefste Stand seit der 8. Woche erreicht.

Säugetiere. Für die Säugermilz liegen besonders über die Rodentier (*Maus, Ratte, Hamster, Meerschweinchen, Kaninchen*) genauere Daten vor. Nach MASUI und TAMURA (1926), die ihre Befunde an der *Maus* unter Berücksichtigung der Körpergröße statistisch auswerteten, ist das Milzgewicht beim Weibchen beträchtlich höher als beim Männchen. ROTHE (1934) errechnete für die männliche *graue Hausmaus* (durchschnittliches Gesamtgewicht 21,435 g, exenteriert 14,677 g), ein durchschnittliches Milzgewicht von 0,067 g und einen Index (Organgewicht × 1000 zu Gesamtgewicht) von 3,18, für die weibliche *graue Maus* (24,317 bzw. 16,722 g) ein Milzgewicht von 0,085 g (Index 3,63) und für die trächtige *graue Maus* (26,023 bzw. 15,463 g) ein Milzgewicht von 0,089 g (Index 3,42). Für die männliche *weiße Hausmaus* (24, 354 bzw. 16,666 g) ergab sich ein Milzgewicht von 0,103 g (Index 4,20), für die weibliche *weiße Maus* (25,621 bzw. 16,966 g) ein Milzgewicht von 0,180 g (Index 6,79) und für die trächtige *weiße Maus* (30,919 bzw. 15,010 g) ein Milzgewicht von 0,173 g (Index 5,60). Das Milzgewicht der weiblichen Tiere liegt also durchweg höher als das der männlichen, besonders hoch ist es bei den weiblichen *weißen Maus*. Ein Einfluß der Gravidität auf das Milzgewicht (DAVIS, BEER und COOK, 1961) läßt sich, abgesehen von einer geringfügigen Senkung des Relativgewichtes, aus der Rotheschen Tabelle nicht herauslesen; auch AGDUHR (1930) läßt diese Frage unter Hinweis auf den wechselnden Blutgehalt des Organs offen. Auch nach SALLERS (1931) Untersuchungen an 139 wachsenden und erwachsenen *Hausmäusen* ist die männliche Milz relativ und absolut leichter als die weibliche. SALLERS Tabellen geben eine Übersicht über das absolute und relative Milzgewicht (sowie das Follikel-Pulpaverhältnis) der *weißen Maus* vom Neugeborenen- bis zum 84 Tage- und Erwachsenen-Stadium (s. auch KOPEČ und LATYSZEWSKI, 1932; MAKINODAN und PETERSON, 1964); in großen Zügen findet man folgende Durchschnittswerte (SALLER, 1931, Tabelle 6): für die neugeborene *Maus* ein absolutes Milzgewicht von 0,017 g, ein relatives (Milzgewicht × 10000 zu Körpergewicht) von 2,8; $^1/_2$ Monat 0,160 g, 6,4; 1 Monat 0,34 g, 7,1; 2 Monate 0,42 g, 5,0; 3 Monate 0,55 g, 4,6; 4 Monate 0,70 g, 4,7; 5 Monate 0,79 g, 4,4; 6 Monate 0,88 g, 4,5; $7^1/_4$ Monate 0,92 g, 4,1; 10 Monate 1,04 g, 4,4; 12 Monate 1,07 g, 4,2; 2 Jahre 0,94 g, 3,9; $3^1/_2$ Jahre 0,89 g, 3,9. Im 1. und 2. Wachstumscyclus (1.—15. und 35.—40. Lebenstag) wächst die Milz stärker als der übrige Körper, im 3. (40. Tag bis Wachstumsschluß) flacht sich die Kurve langsam ab; d.h. während der ganzen Wachstumsperiode nimmt das relative Milzgewicht zu, um bei den adulten Tieren mit steigendem Körpergewicht wieder abzunehmen [bei der kleinen Zuchtrasse von HARDE (1954/55) steigt es weiter an, und zwar bei weiblichen *Mäusen* stärker als bei männlichen]. Das Milz-

wachstum ist langsamer und — besonders im 2. Abschnitt — regelmäßiger als das Hoden-
wachstum. Auffällig ist die im Vergleich zu den Hodengewichten große Variabilität der Milzgewichte in allen Lebensaltern (vgl. TIETZE, 1926), die vielleicht damit zusammenhängt, daß
die Milz mit anderen Körpergeweben vielfach enger zusammenarbeitet als der Hoden (vgl.
HELLMAN, 1914: *Kaninchen*). Freilich ist damit „nicht erklärt ..., daß innerhalb des gleichen
Wurfes die einzelnen Tiere im Verhalten ihrer Milzgewichte und der Milzkomponenten viel
einheitlicher sind als die Tiere verschiedener Würfe untereinander. Hier muß wohl, nachdem
die Umweltbedingungen bei allen untersuchten Tieren weitgehend die gleichen waren, auch
an besondere, konstitutionelle und erblich begründete Faktoren gedacht werden...“ (SALLER,
1931). Nach COHRS und SCHULZ (1958) haben weibliche *weiße Mäuse* eine relativ und absolut
größere Milz als männliche. Das absolute Milzgewicht variiert schon im 1. Wachstumscyclus
(1.—15. Lebenstag) ähnlich stark wie beim erwachsenen Tier. Mit 10 Tagen schwankt es zwischen 10 und 33 mg, eine größere Übereinstimmung findet sich nur innerhalb desselben Wurfs.
Im 1. Cyclus nimmt das Milzgewicht etwa 2,5mal schneller zu als das Körpergewicht, im
3. Cyclus (50. Tag bis Wachstumsschluß) bewegt es sich zwischen 100 und 300 mg.

Wie MASUI und TAMIRA (1926), SALLER (1931), ROTHE (1934), COHRS und SCHULZ (1958) errechnen auch KOPEČ (1939: Inzucht*mäuse*) und HARDE (1954/55: kleine Zuchtrasse der *Hausmaus*) für die weibliche *Maus* ein höheres relatives Milzgewicht als für die männliche. SEELIGER
(1961; vgl. CLASS, 1961, Tab.) kommt an *Albinomäusen* (erbreiner Stamm „Agnes Bluhm“)
zu einem anderen Ergebnis: Die absoluten Milzgewichte bewegen sich, stark individuell
variierend, bei den männlichen (32—196 Tage alten) Tieren zwischen 0,01 und 0,32 g, bei
den weiblichen (31—189 Tage sowie 9—12 Monate alten) zwischen 0,02 und 0,30 g. Das
relative Milzgewicht (Tabelle 2 von SEELIGER) steigt zwar bei den BLH-Männchen mit zunehmendem Körpergewicht an, doch sind die Abweichungen in den einander folgenden Klassen oft
beträchtlich. Bei den Weibchen läßt sich keine sichere Abhängigkeit des Milzgewichtes von der
Zunahme des Körpergewichtes nachweisen. Die Berechnung des Milzexponenten [der Allometrieformel $y = b \cdot x^a$ (x = Körper-, y = Organgewicht; a = Allometrieexponent, d. h.
Abhängigkeit des Organgewichtes vom Körpergewicht; b = Gesamtheit der das Organgewicht
beeinflussenden Faktoren] ergibt für männliche BLH-*Mäuse* a = 1,332 bzw. a^* [„Diagonal-
gerade organischer Korrelation“ (KRUSKAL, 1953); vgl. TEISSIER, 1948; KERMACK und
HALDANE, 1950; WETTE, 1959; zit. bei SEELIGER] = 1,904, für weibliche a = 0,938 bzw.
a^* = 1,318 (Tabelle 3 von SEELIGER). Zwischen den Milzexponenten der männlichen und
weiblichen Tiere bestehen also deutliche, statistisch signifikante Geschlechtsunterschiede;
bei ersteren ist die körpergewichtsabhängige Änderung des Milzgewichtes viel stärker ausgeprägt als bei letzteren. Umgekehrt ist der Milzkoeffizient (Faktor b der Allometrieformel)
bei den weiblichen BLH-*Mäusen* um ein Mehrfaches größer als bei den männlichen; und zwar
ist bei den ersteren b = 0,0057 bzw. b^* = 0,0019, bei den letzteren b = 0,0021 bzw. b^* = 0,0004.
Nach NORD (1963, Tab.) streut das absolute Milzgewicht der *Westlichen Hausmaus* (*Mus
musculus domesticus Rutty*) bei den Männchen von 0,015 bis 0,515 g. bei den Weibchen von
0,005 bis 0,715 g. — Das stärker als bei jedem anderen Organ — bei den Männchen zwischen
4,16% (NKG. 7,22 g) und 12,80% (NKG. 25,00 g) — variierende relative Gewicht nimmt
mit steigendem Alter zu und zeigt gleich dem Milzexponenten (a = 1,775 bzw. a^* = 2,878 bei
den *Männchen*, a = 1,594 bzw. a^* = 2,380 bei den Weibchen) und -koeffizienten (b = 0,0006
bzw. b^* = 0,00003 bei den Männchen, b = 0,0012 bzw. b^* = 0,0001 bei den Weibchen) im Gegensatz zur BLH-*Maus* (SEELIGER) keinen signifikanten Geschlechtsunterschied. Genaueren Aufschluß über die absoluten und relativen Milzgewichte der *weißen Maus* in Abhängigkeit von
Alter und Geschlecht sowie das gewichtsmäßige Verhalten der *Mäuse*milz im Rahmen des
thymo-lymphatischen Systems geben die graphischen Darstellungen von WEBSTER und
LILJEGREN (1955) (Abb. 41) und SANTISTEBAN (1960) (Abb. 42). — Bei männlichen *Wald-
mäusen* (*Apodemus sylvaticus*) schwanken die absoluten Milzgewichte zwischen 0,015 und
0,41 g, die relativen zwischen 4,51 und 11,75°/$_{00}$, bei weiblichen zwischen 0,02 und 0,34 g
bzw. 8, 78 und 12,32°/$_{00}$ (KLEMMT, 1960, Lit.).

Für die *weiße Ratte* (*Mus norvegicus albus*) sind bei HATAI (1913) und JACKSON (1913/14)
die Milzgewichte aller Altersstufen zusammengestellt, bei HATAI (Abb. 43) bezogen auf nicht
ausgeblutete Organe. Das relative Milzgewicht schwankt nach JACKSON gleich dem absoluten
in weiten Grenzen und beträgt bei einem Körpergewicht von 5 g 0,16%, bei 10 g 0,30%,
bei 20 g 0,32%, bei 50 g 0,27%, bei 120 g 0,28%, bei 200 g 0,27% und bei 300—500 g 0,26%.
In der 2. Lebenswoche ist die Milz neben der Leber das größte Organ. Ein Geschlechtsunterschied im absoluten und relativen Milzgewicht besteht nach JACKSON im Gegensatz zu HATAI
nur in der 1. Woche, danach nicht mehr; da er „bereits im 1. Cyclus unabhängig von dem
Wirksamwerden der Geschlechtshormone auftritt, ist er wahrscheinlich als ein unabhängiges
Geschlechtsmerkmal zu werten... Während das relative Milzgewicht der *Ratte* nach JACKSON
mit dem Alter gleichbleibt, nimmt es bei der *Maus* fortlaufend zu. So dürfte die Milz bei
Ratte und *Maus* eine verschiedene Korrelation zum Körpergewicht haben“ (v. HERRATH,
1958). WEBSTER, LILJEGREN und ZIMMER (1947) leugnen für die *Albinoratte* einen geschlechts-

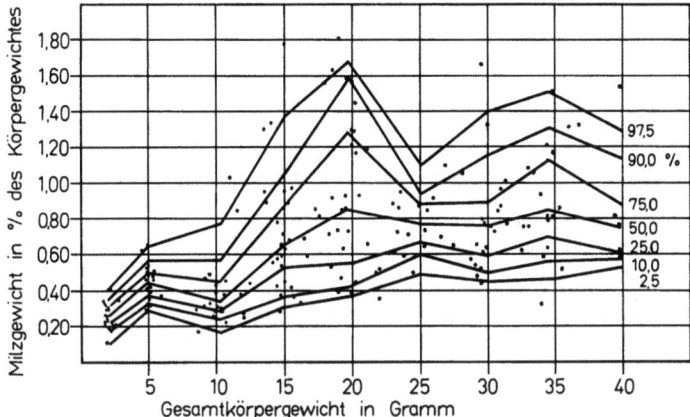

Abb. 41. Prozentsätze der normalen Variation des relativen Milzgewichtes bei (durch Äther getöteten) männlichen und weiblichen *weißen Mäusen* verschiedener Gewichtsgruppen (185 Tiere). Nach WEBSTER und LILJEGREN (1955)

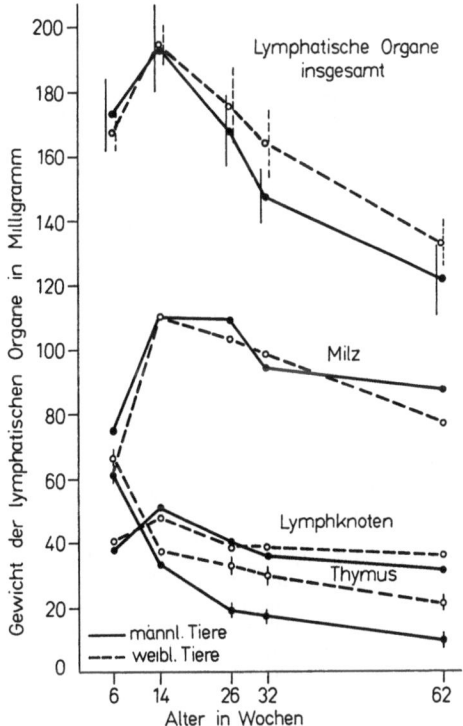

Abb. 42. Altersschwankungen im absoluten Gewicht der lymphatischen Organe (Milz, Lymphknoten, Thymus) bei männlichen und weiblichen CBA-*Mäusen*. Nach SANTISTEBAN (1960)

bedingten Unterschied im Milzgewicht überhaupt. Nach ROFFO (1929) liegt das relative Milzgewicht der *weißen Ratte* im Alter von 3—4 Monaten zwischen 1:110 und 1:130. Das Wachstum der *Ratten*milz (vgl. HAMMETT, 1927; KINDRED, 1939; ANDREW, 1946; HRUBY, 1967; McFADDEN, 1967) (Tabelle 6) ist in der Jugend und bis zur Vollreife weit intensiver als das Körperwachstum (BRIEGER, 1943). REINHARDT (1946) ermittelte für 256 männliche und 218 weibliche, unter völlig gleichen Bedingungen gehaltene *Ratten* desselben (Long-Evans-)Stammes das Milzgewicht vom Neugeborenen-Stadium bis zum Alter von 19 Monaten.

Die Milz erreicht ihre Maximalgröße wie die Cervicallymphknoten mit 100 Tagen [nach
AWAYA und ODA (1965) bei weiblichen *Albinoratten* mit 3, bei männlichen mit 6 Monaten],
ihr höchstes, danach konstant bleibendes Relativgewicht bei einem Körpergewicht von
275—325 g und zeigt in der Periode des raschesten Körperwachstums gleich Thymus und
Lymphknoten eine rapide Gewichtszunahme. — CLEMENS und RICHTER (1958) klassifizieren
die Milz der *Wanderratte* (*Rattus norvegicus fuscus*) ihres absolut und relativ niedrigen Gewichtes und histologischen Baues wegen typologisch als Abwehr- bzw. Stoffwechselmilz,
v. HERRATH (1958) dagegen spricht der *Ratten*milz ein „relativ und absolut hohes Gewicht" zu
und konzediert ihr bezüglich dieses Merkmals eine Abweichung von seiner Typenreihe (1938b,
1963). Das relative Milzgewicht der *Wanderratte* deckt sich größenordnungsmäßig mit dem
der *Albinoratte* (HATAI, 1913; JACKSON, 1913/14; DONALDSON, 1924), zeigt jedoch im späteren
Alter eine laufende Abnahme; es weist „neben größeren individuellen Schwankungen auch

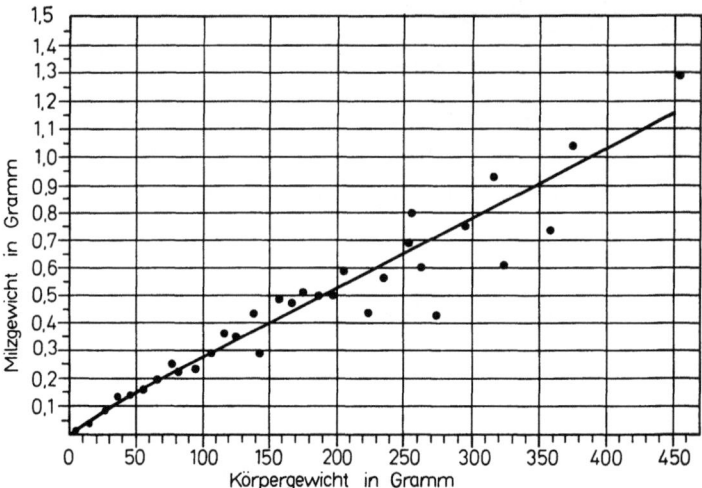

Abb. 43. Auf das jeweilige Körpergewicht bezogene Milzgewichte bei männlichen *Albinoratten*
(87 Tiere). ● Tatsächliches, ——— kalkuliertes Gewicht. Nach HATAI (1913)

starke Abweichungen von der Hesseschen Reihenregel" auf (CLEMENS und RICHTER). Die
weiblichen Tiere haben in allen Altersgruppen größere absolute und relative Milzgewichte
als die männlichen. Im einzelnen ergibt sich bei jungen männlichen *Ratten* ein mittleres absolutes Milzgewicht von 342 mg und eine Schwankungsbreite von 250—485 mg, bei jungen
weiblichen Tieren lauten die entsprechenden Zahlen 361 bzw. 230—505 mg. Erwachsene
männliche Tiere haben ein mittleres Milzgewicht von 430 (280—560) mg, weibliche ein solches
von 497 (250—650) mg. Das relative Milzgewicht beträgt bei männlichen Jungtieren 3,6
$(2,7—5,6)^0/_{00}$, bei weiblichen 4,1 $(2,5—6,9)^0/_{00}$, bei erwachsenen männlichen Tieren 2,0
$(1,6—2,4)^0/_{00}$, bei weiblichen 3,0 $(1,7—3,7)^0/_{00}$ (CLEMENS und RICHTER, 1958, Tabelle 8).
    Beim *Goldhamster* (*Mesocricetus auratus* Wtrh.) verläuft nach SCHUMACHER, WOLFF und
JUTZI (1965a, b, Lit.: 650 Tiere im Alter von 0—25 Tagen) (Abb. 44) das Milzwachstum nicht
kontinuierlich. Bei neugeborenen männlichen Tieren wiegt die Milz 2,4 mg, bei weiblichen
2,8 mg. Auf eine Gewichtszunahme bis zum 7. Tag und erhebliche Gewichtsschwankungen
zwischen 8. und 16. Tag folgt ein erneuter Gewichtsanstieg, der am 25. Tag p.n. ein Milzgewicht

Tabelle 6. *Mittleres Gewicht und Gewichtsklassen der Milz bei 100, in 5 Altersklassen eingeteilten*
Wistar-Institut-Ratten. (Nach ANDREW, 1946)

	Gruppe I (21 Tage) 8 Tiere	Gruppe II (50—150 Tage) 19 Tiere	Gruppe III (200 Tage) 13 Tiere	Gruppe IV (300—726 Tage) 25 Tiere	Gruppe V (800—1170 Tage) 35 Tiere
Gewicht in Gramm, Mittel	0,1475±0,0106	0,5255±0,0231	0,4669±0,0226	0,4787±0,003	0,7693±0,0732
Gewichtsklasse	0,1074—0,2178	0,3220—0,8033	0,2840—0,7092	0,3202—0,8563	0,2505—3,0965

von 86,5 mg beim männlichen bzw. 87,3 mg beim weiblichen Tier zeitigt [nach ADNER, SHERMAN und DAMESHEK (1965) kommt es zwischen 6. und 8. Lebenswoche zu einer weiteren, raschen Gewichtszunahme]. Das relative Milzgewicht nimmt — wie das Herzgewicht und im Gegensatz zum Lebergewicht — bis zum 7. Tag zu, danach ständig ab und hält sich ab 17. Tag p.n. ziemlich konstant bei 0,20% (vgl. ROBINSON und WILBER, 1961). Diese Entwicklung ähnelt weitgehend der der *Ratten*milz. Die von KITTEL (1953) — an einem relativ kleinen Material — für die *Hamster*milz ermittelten Gewichte liegen ab 15. Tag beträchtlich unter den vorstehenden; sein für den 26. Tag p.n. angegebenes absolutes (26 mg) und relatives (0,14%) Milzgewicht entspricht in dem Material von SCHUMACHER, WOLFF und JUTZI etwa dem 14.Tag. Die Allometriegerade der Milzentwicklung steigt nach SCHUMACHER, WOLFF und JUTZI bis zum 7. Tag positiv allometrisch an und wird dann negativ allometrisch. Die Milz gehört

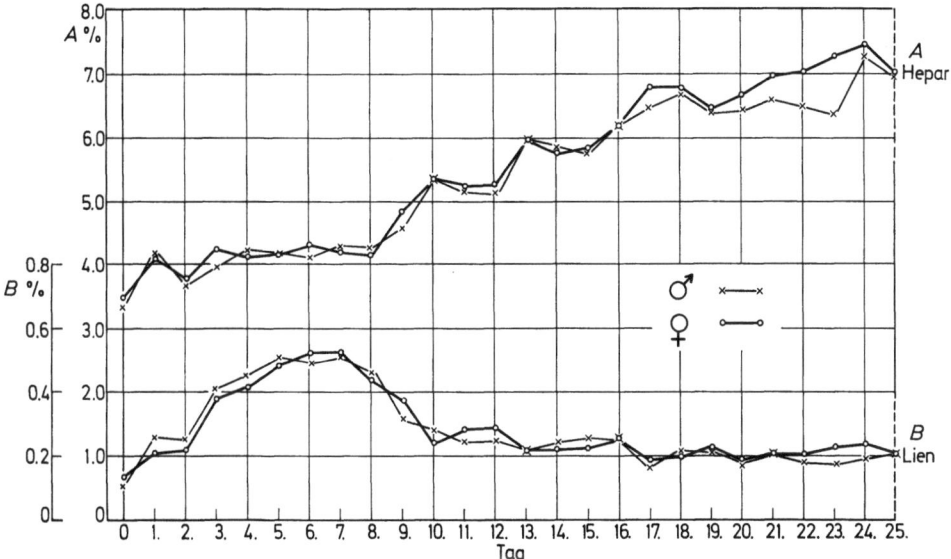

Abb. 44. Die relativen Gewichte von Leber und Milz des *Goldhamsters* in Prozent, bezogen auf das Bruttokörpergewicht. Nach SCHUMACHER, WOLFF und JUTZI (1965a)

damit zu den Organen (Herz, Lunge, Niere, Blase, Thymus, Magen), die sich nach einem kurzen postnatalen Wachstumsschub isometrisch oder negativ allometrisch weiterentwickeln. Während die meisten Untersucher den weiblichen Tieren ein höheres Milzgewicht zuschreiben (vgl. dagegen SEELIGER, 1961), konnten SCHUMACHER, WOLFF und JUTZI bei der *Hamster*milz keine eindeutigen Geschlechtsunterschiede feststellen.

Das relative Milzgewicht des *Meerschweinchens* (*Cavia cobaya*) ist nach GORDON und KLEINBERG (1937; vgl. EATON, 1938) bei älteren Tieren niedriger als bei jüngeren und entspricht mit 0,15—0,30% etwa dem des *Affen* und *Menschen*, liegt also höher als bei *Ratte* und *Katze* [das letztere trifft nach v. HERRATH (1958) nicht zu]. Auch STEGER (1939a, b; vgl. JAFFÉ, 1931), der beim *Meerschweinchen* 0,098% als durchschnittliches relatives Milzgewicht errechnet, traf bei alten Tieren relativ leichtere Milzen an als bei jungen. ANDREASEN (1946, Fig. 1) fand die Milz bei weiblichen *Meerschweinchen* mit einem mittleren Gewicht von 492,4 mg um 23,7% schwerer als bei männlichen, wo sie nur 398,0 mg wog. WEBSTER und LILJEGREN (1949; vgl. CIRILLO und GUARDAVACCARO, 1933) konnten diesen Geschlechtsunterschied nicht bestätigen.

Auch beim *Kaninchen* findet STEGER (1939a, b) die Milz bei jungen Tieren „relativ schwer". LATIMER und SAWIN (1957, s. auch 1955; vgl. MURATA, 1959a) errechnen als relatives Milzgewicht von *Oryctolagus cuniculus* beim männlichen Tier $0,0537\pm0,0027\%$, beim weiblichen $0,0935\pm0,0063\%$. Am aufschlußreichsten für die quantitativen Verhältnisse der *Kaninchen*milz sind die Tabellen von HAMMAR (1932), die — aufgeschlüsselt nach Wurfzugehörigkeit, Geschlecht, Alter und Körpergewicht — alle Organsysteme und bei der Milz außer dem Gesamtgewicht auch die Gewichtsanteile von weißer und roter Pulpa erfassen. Danach (HAMMAR, Tabelle IA—IVA) betragen, unter Vernachlässigung der Minimal- und Maximalwerte, beim neugeborenen *Kaninchen* das durchschnittliche Körpergewicht 55 g, das durchschnittliche Milzgewicht 0,017 g (in den Quotiententabellen VA—VIIIA sind die individuellen Werte als durchschnittliche, über- und unterdurchschnittliche klassifiziert); mit 30 Tagen lauten die Zahlen 467 bzw. 0,438 g, mit 61 Tagen 793 bzw. 0,416 g, mit 91 Tagen 1231 bzw. 0,524 g, mit 120 Tagen 1576 bzw. 0,755 g, mit 151 Tagen 1917 bzw. 0,753 g, mit 178 Tagen 1936 bzw. 0,913 g, mit 217 Tagen 2257 bzw. 0,934 g, mit 299 Tagen 2388 bzw. 1,096 g, mit 370 Tagen 2742 bzw. 1,235 g, mit 22 Monaten 2514 bzw. 0,932 g und mit mehr als 42 Monaten 2331 bzw. 0,901 g. Eine Auswertung seines Materials nach Geschlechts-unterschieden hat HAMMAR nicht vorgenommen. In der graphischen Darstellung (HAMMAR, Abb. 18; insgesamt 95 Organe) der Durchschnittsgewichte der *Kaninchen*milz und ihrer Hauptgebiete in Abhängigkeit vom Körpergewicht und Lebensalter „spiegelt die Organkurve mit ein wenig vergrößerten Werten in auffälliger Weise die der roten Pulpa wieder. Beide zeigen einen stufenförmigen Anstieg bis zum Alter von 12 Monaten, wo ihr Höchstpunkt liegt, und von da ab kontinuierlichen Abfall" (HAMMAR, 1932). Ein ähnlicher Parallelismus im Verhalten des ganzen Organs und dem der roten Milzpulpa wie bei der *Kaninchen*milz findet sich nach HELLMAN (1926) auch bei der *menschlichen* Milz.

Von der Carnivorenmilz ist nur bekannt, daß ihr absolutes und relatives Gewicht bei der *Katze* in enger Beziehung zum Körpergewicht steht und beim männlichen Tier stärker variiert und im allgemeinen höher ist als beim weiblichen. Das pränatale Wachstum der *Katzen*milz zeigt bei hohen Anfangswerten gegenüber der *menschlichen* Milz einen geringfügigen Anstieg des Relativgewichtes (LATIMER, 1940, 1948). Im Gegensatz zur *Katzen*milz — die schon in utero relativ größer ist als die *Hunde-, Menschen-* oder die am gleichmäßigsten wachsende *Schweine*milz — verläuft das pränatale Wachstum der *Hunde*milz im Beginn langsam und am Schluß rascher. Die Milzen von *Hunde*embryonen und neugeborenen *Hunden* zeigen keine quantitativen Geschlechtsunterschiede (LATIMER, 1952; über das postnatale Wachstum der *Hunde-* und *Katzen*milz s. LATIMER, 1967). Das Relativgewicht der *Hunde*milz beläuft sich nach McCANCE und WIDDOWSON (1955; vgl. MINTZLAFF, 1909; BARCROFT, 1930; v. HERRATH, 1939c) am 1. Lebenstag im Mittel auf 0,22%, am 17. auf 0,71% (hoher Gehalt an unreifen Blutzellen, nur geringe postmortale Kontraktion), mit 38 Wochen auf 0,33% und beim erwachsenen Tier wieder auf 0,22%.

Von den großen Haussäugetieren, Artio- und Perissodactylern, liegen vor allem für *Rind* und *Pferd* genauere Angaben vor. Die Wachstumskurve der *Rinder*milz steigt nach v. GIERKE (1932a, b), verglichen mit dem Körperwachstum, nach dem III. Fetalmonat zu-nächst steil an, fällt dann im letzten Drittel der intrauterinen Entwicklung ab, um nach der Geburt allmählich wieder anzusteigen; gegen Ende des 1. Lebensjahres sinkt das Relativ-gewicht erneut stark ab. Das absolute Gewicht der *Rinder*milz nimmt bis zum 4. Jahr gleich-mäßig zu, Geschlechtsunterschiede bilden sich erst nach dem 2. Jahr heraus. Das durch-schnittliche absolute Milzgewicht erwachsener männlicher Tiere übertrifft mit 869 g das der weiblichen Tiere um 205,1 g. Trotzdem ist das Relativgewicht (vgl. SCHNEIDER, 1904; STEGER, 1939a, b) bei männlichen Tieren niedriger als bei weiblichen, was v. GIERKE mit dem Zurück-bleiben der Milz bei stärkerer Körpergewichtszunahme erklärt. — Junge, normal ernährte *Heidschnucken* haben nach SPÖTTEL (1932) in Zusammenhang mit den allgemeinen Wachs-tumsvorgängen im Organismus ein höheres relatives Milzgewicht als ältere Tiere. — v. HERRATH (1937, Tabelle 5) ermittelte für 97 *Pferde* verschiedener Rasse und Lebensbedingungen folgende Beziehungen zwischen Milzgewicht und Lebensalter: mit durchschnittlich 12,5 Jahren (646,5 kg durchschnittliches Lebendgewicht) ein durchschnittliches absolutes Milzgewicht von 1,349 kg bzw. ein relatives von $1/_{479}$, mit 13,9 Jahren (578,1 kg) 1,452 kg bzw. $1/_{398}$, mit 14,0 Jahren (435,5 kg) 1,276 kg bzw. $1/_{341}$, mit 15,4 Jahren (527,5 kg) 1,261 kg bzw. $1/_{418}$, mit 17,6 Jahren (482,6 kg) 1,296 kg bzw. $1/_{372}$, mit 17,8 Jahren (372,1 kg) 1,086 kg bzw. $1/_{343}$ und mit 21,3 Jahren (313,6 kg) 0,857 kg bzw. $1/_{366}$. Wie v. HERRATH läßt auch HARTWIG (1949), der im Gegensatz zu ersterem das relative Milzgewicht nicht auf das Lebend-, sondern das Schlachtgewicht bezieht, das Geschlecht der Tiere unberücksichtigt. Geht schon aus v. HERRATHs (1937) Aufstellung hervor, daß *Pferde* über 15 Jahre ein geringeres relatives Milzgewicht haben als solche zwischen 10 und 15 Jahren, so zeigt auch HARTWIGs Tabelle 1 (20 Tiere) einen Anstieg des Milzgewichtes bis zum Alter von 10—15 Jahren und danach einen langsamen Abstieg. Die Größenmaße der *Pferde*milz nehmen nach HARTWIG bis zum 15. Jahr parallel dem Milzgewicht zu; mit Eintritt des physiologischen Alterns löst sich diese Koppelung, und das Milzgewicht nimmt weniger ab als die Milzgröße. Das absolute Milz-gewicht beträgt bei $1^1/_4$—$2^1/_2$ Jahre alten *Pferden* (durchschnittliches Schlachtgewicht 233 kg) 750—1200 (durchschnittlich 998,5) g, das relative $1/_{225}$. Im Alter von 3—10 Jahren (431 kg) lauten die entsprechenden Zahlen 950—1325 (1193) g = $1/_{361}$, von 10—15 Jahren (472,8 kg) 1200—1350 (1290) g = $1/_{366}$, von 15—20 Jahren (464 kg) 1000—1310 (1238) g = $1/_{366}$ und von 20—25 Jahren (448,3 kg) 1100—1340 (1213,3) g = $1/_{369}$.

Über die Tierprimaten liegen bisher keine größeren Reihenuntersuchungen vor. Aus den Angaben von FRICK (1957a, Tabelle 1 und 2) lassen sich für *Papio doguera, P. hamadryas, Theropithecus gelada, Colobus polykomos* und *Cercopithecus aethiops* keine geschlechtsbedingten Unterschiede im quantitativen Verhalten der Milz entnehmen; das Alter der Tiere ist nicht vermerkt. Auch ist das Material zu klein und heterogen, um daraus allgemein verbindliche Schlüsse ziehen zu können. Das gleiche gilt für die durch v. HERRATH (1958) mitgeteilten Zahlen KOCHS für die *Anthropoiden*milz (vgl. KROGH, 1936) und die Tabellen von STARCK (1960).

Mensch. Nachstehende Daten über die *menschliche* Milz (ältere Autoren, soweit nicht im Literaturverzeichnis, s. WETZEL, 1938a) ergänzen die quantitativen Angaben des vorigen Abschnitts hinsichtlich der Abhängigkeit des Milzgewichtes von Lebensalter und Geschlecht. Das pränatale Wachstum der *menschlichen* Milz (vgl. S. 37) ist nach SCHAEFFER (1892) vom Beginn des III. bis zum Ende des VII. Monats am raschesten; die Milz vergrößert in diesem Zeitraum ihr Gewicht um das 20fache, in den folgenden drei Monaten nur noch um das 4fache. Im Gegensatz zu fast allen übrigen Organen — mit Ausnahme des Thymus — steigt das Milzgewicht vom VII.—X. Monat stärker an als das Körpergewicht, nach CRUICKSHANK und MILLER (1924; vgl. BROWNE, 1924) von $1/514$ des Körpergewichtes bei männlichen bzw. $1/477$ bei weiblichen *Feten* auf $1/336$ bzw. $1/413$. Nach SCHAEFFER (1892; vgl. WETZEL, 1938a, Tabelle LV) beträgt im VI. Monat das absolute Milzgewicht durchschnittlich 1,05 g, das relative 1:476 bis 1:749, im VII. 2,02 g bzw. 1:283 bis 1:836, im VIII. 3,68 g bzw. 1:292 bis 1:488, im IX. 7,1 g bzw. 1:321 bis 1:360 und im X. Monat 8,57 g bzw. 1:225 bis 1:477

Tabelle 7. *a Gewichte der Milz im Kindesalter. — b Milzgewicht, als Vielfaches der Neugeborenenmilz, nebst Vergleichsgewichten des Körpers und anderer Organe, ebenfalls in Beziehung auf ihr Neugeborenengewicht. (Nach OPPENHEIMER, 1888; aus WETZEL, 1938a)*

a

Knaben				Mädchen			
Anzahl der Fälle	Alter	Körpergewicht in g	Gewicht der Milz in g	Anzahl der Fälle	Alter	Körpergewicht in g	Gewicht der Milz in g
8	0 Jahre	3164	10,65	15	0 Jahre	3109	10,41
3	2 Jahre	10330	46,6	2	2 Jahre	13000	—
2	4 Jahre	15000	50,0	1	3 Jahre	9000	70,0
2	7 Jahre	19250	80,0	2	15 Jahre	37500	—
2	10 Jahre	25000	95,0	1	16 Jahre	55000	—
1	13 Jahre	32500	105,0	2	20 Jahre	51500	172,5
2	16 Jahre	43500	135,0				
2	20 Jahre	60000	161,0				

b

Alter	Körpergewicht	Milz	Lungen	Leber	Herz	Gehirn
0	1,00	1,00	1,00	1,00	1,00	1,00
1	2,77	1,88	3,04	2,18	1,97	2,36
2	3,56	4,02	3,39	2,95	2,49	2,69
3	4,35	4,30	4,80	3,35	3,11	3,93
4	4,55	4,96	5,99	4,12	3,58	3,48
5	4,74	5,37	4,40	3,67	3,61	3,29
6	5,37	5,63	—	4,22	—	3,61
7	5,91	5,63	6,56	4,39	4,09	3,64
8	5,69	5,87	—	4,37	4,28	3,69
9	6,95	5,87	6,70	5,06	5,13	3,68
10	7,43	6,10	7,47	5,29	5,05	3,59
11	8,22	6,57	8,72	5,82	6,11	3,42
12	8,93	6,57	7,69	5,91	—	3,64
13	9,01	7,28	6,82	6,89	7,84	3,71
14	11,63	6,57	13,65	8,15	9,63	3,25
15	14,12	13,62	12,93	9,41	10,12	3,48
16	14,85	15,39	12,93	8,74	10,59	3,72
17	16,59	13,73	14,19	9,69	10,91	3,68
18	17,76	13,62	15,02	10,52	11,60	3,67
19	17,98	15,59	16,96	10,67	12,11	3,62
20	16,65	15,02	18,10	10,62	12,98	3,88

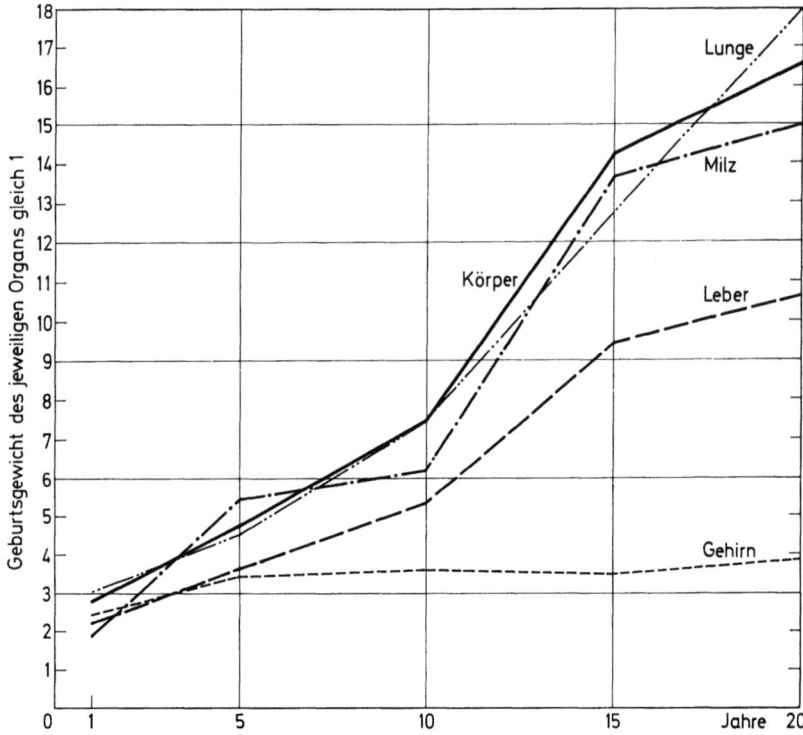

Abb. 45. Gewichtszunahme der *menschlichen* Milz (und einiger Vergleichsorgane) in Einheiten der *Neugeborenen*milz (bzw. des Gewichtes der Vergleichsorgane beim *Neugeborenen*) nach der Geburt. Nach OPPENHEIMER (1888) aus WETZEL (1938a)

Tabelle 8. *Durchschnittsgewichte und Linienmaße der menschlichen Milz.* (Nach SASSUCHIN, 1899; aus WETZEL, 1938a)

Anzahl der Fälle	Alter	Durchschnitt- liches Körper- gewicht in g	Gewicht der Milz in g	Milz zu Körper- gewicht = 1:n n =	Linienmaße der Milz in cm		
					Länge	Breite	Dicke
2	1—7 Tage	2800	7,2	388,9	4,3	2,1	0,6
2	7—30 Tage	3200	8,0	400,0	4,5	3,2	1,1
4	1—2 Monate	—	12,7	—	5,7	3,4	1,1
4	2—3 Monate	4225	13,2	320,1	6,3	3,0	1,8
2	3—4 Monate	4500	13,5	333,3	5,6	3,4	1,5
2	4—5 Monate	4600	13,5 (10—16)	340,7	6,4	3,4	1,1
2	5—6 Monate	5400	16,5	327,3	5,9	3,9	1,4
1	9 Monate	8200	18,0	455,6	6,0	4,2	1,5
1	1 Jahr	9000	25,0	360,0	8,0	4,0	1,2
2	2 Jahre	12200	32,0	381,3	8,2	4,1	1,5
2	4—5 Jahre	14500	42,2	345,2	8,0	4,5	1,4
2	5—6 Jahre	17500	46,5	376,3	8,7	4,7	1,7
2	6—8 Jahre	18500	56,0	330,4	9,0	5,0	2,5
2	8—10 Jahre	22800	65,0	350,8	9,0	5,2	2,4
2	12 Jahre	31000	80,0	387,5	9,2	5,5	2,5
1	15 Jahre	45000	120,0	362,3	—	—	—

(weitere Angaben bei LOREY, 1878; ARNOVLEVIĆ, 1884; THOMA, 1882; BRANDT, 1886; MACÉ, 1897; u.a.; vgl. WETZEL, 1938a, Tabelle LIVA, B). Für pathologisch-anatomische Zwecke vermitteln die Kurven von ZANGEMEISTER (1911) unter Berücksichtigung der Mittel- und Grenzwerte eine rasche Orientierung über das Milzgewicht des *Feten* und *Neugeborenen* (4—27 g lt. HERMANN, 1914) im Verhältnis zu Länge, Alter und Gewicht. ÅKERRÉN (1939, 1941) bringt die bei 77% aller Neugeborenen am 2.—4. Tag zu beobachtende Milzvergröße-rung mit dem Icterus neonatorum in Zusammenhang, faßt sie also als spodogenen Milztumor auf. BLEYER (1927) und JAKOBS (1934), der das relative Milzgewicht des *Neugeborenen* mit $^1/_{273}$—$^1/_{512}$ ansetzt, untersuchen die Ätiologie von Milzvergrößerungen im Kindesalter; BAZ-ZOCCHI (1933) stellt für 24 an akuten Krankheiten gestorbene *Kinder* von 1—5 Jahren die Milzgewichte (-volumina und -maße) zusammen. Die graphische Darstellung der Abb. 65 von WETZEL (1938a) (Abb. 45) sowie seine Tabellen LVII und LIX (sämtlich nach OPPENHEIMER, 1888) (Tabelle 7), LX (nach VIERORDT, 1906) (vgl. Tabelle 5) und LXI (nach SASSUCHIN, 1899) (Tabelle 8) geben Aufschluß über das absolute und relative Milzgewicht bei beiden Geschlechtern von der Geburt bis zum 20. bzw. 25. Lebensjahr. Der von den älteren Autoren einschließlich GUNDOBIN (1912) zwischen 13. und 15. Lebensjahr vermerkte steile Gewichts-anstieg der Milz deckt sich mit den Angaben von HELLMAN (1926); auch DENTICI (1935) gibt einen Gewichtsanstieg der Milz im 2. Lebensjahr und in der Pubertät an. Demgegenüber liegt die Gewichtszunahme des Organs bis Ende des 1. Lebensjahres bei den älteren Autoren mit dem 2—4fachen des Geburtsgewichtes erheblich niedriger als bei HELLMAN, bei dem sie mehr als das 7fache ausmacht. „Auch dies deutet auf ... schlecht entwickelte Kinder, auf deren Rechnung die niedrigen Zahlen in der frühen Kindheit kommen. Dagegen kommt die spätere, mit dem Pubertätsantrieb verbundene Entwicklungssteigerung der Milz gut zum Ausdruck und erscheint sogar verhältnismäßig übertrieben, was in diesem Zusammenhange als überstürztes Nachholen verständlich wird" (WETZEL, 1938a). Die Angabe von GUNDOBIN (1912), daß sich das Geburtsgewicht der Milz bis zum 5. Lebensmonat verdoppelt und bis zum 12. verdreifacht, ist daher mit Vorsicht aufzunehmen. Seine weitere Folgerung, daß sich das Anfangsgewicht der Milz bis zum 10. Lebensjahr verzehnfacht, deckt sich dagegen recht gut mit den Zahlen von HELLMAN (1926). Das relative Milzgewicht ist nach GUNDOBIN mit 12 Jahren kleiner als beim Neugeborenen, erreicht aber mit 15 Jahren wieder den Ausgangs-stand. WETZEL (1938a) nimmt daher an, daß das Milzgewicht „von zeitweisen Abweichungen abgesehen, während des Kindesalters gleichen Schritt mit dem Körpergewicht hält."

Das durchschnittliche absolute Milzgewicht beträgt nach HELLMAN (1926; vgl. MILL-BOURNE, 1931; CHIESA, CUSIMANO, PORTIGLIOTTI und POZZI, 1966a) (Abb. 46), der leider keine Angaben über das Körpergewicht bzw. relative Milzgewicht macht, beim Neugeborenen 7,99, mit 1 Jahr 52,0, mit 2—5 Jahren 50,8, mit 6—10 Jahren 78,34, mit 11—15 Jahren 108,25, mit 16—20 Jahren 135,5, mit 21—30 Jahren 145,04, mit 31—40 Jahren 139,01, mit 41—50 Jahren 163,9 und mit über 50 Jahren 114,7 g; es ist bei Männern in der Regel größer als bei Frauen. Das absolute Milzgewicht erreicht beim Menschen (s. auch die nach Alter und Ge-schlecht spezifizierte Tabelle bei SPRINGORUM, 1933) zu Beginn des 5. Dezenniums seinen Höhepunkt und sinkt nach dem 50. Jahr im Zusammenhang mit der normalen Altersatrophie des lymphatischen Gewebes wieder ab (Tabelle 9). Nach DENTICI (1937) ist jenseits des 45. Jahres, nach SITSEN (1932) bereits vor diesem und nach BEAN (1926) sogar schon vom 20. Jahr ab ein langsamer Rückgang des absoluten Milzgewichtes zu verzeichnen. Er macht sich aller-dings bei Männern erst nach dem 50. Lebensjahr stärker bemerkbar und führt mit 85 Jahren

Tabelle 9. *Absolutes Gewicht der menschlichen Milz (in g) in verschiedenen Lebensaltern.*
(Nach HELLMAN, 1926)

Alter	Anzahl der Fälle			Milzgewicht		
	Unglücks-fälle	Selbst-mord	Summe	Unglücks-fälle	Selbst-mord	Sämtl. Fälle
Neugeborene	10	—	10	7,99	—	7,99
1 Jahr	2	—	2	52,0	—	52,0
2—5 Jahre	6	—	6	50,8	—	50,8
6—10 Jahre	7	—	7	78,3	—	78,3
11—15 Jahre	4	—	4	108,3	—	108,3
16—20 Jahre	6	4	10	145,6	120,4	135,5
21—30 Jahre	14	9	23	146,7	142,4	145,0
31—40 Jahre	10	7	17	122,2	163,0	139,0
41—50 Jahre	5	7	12	137,8	182,6	163,9
Über 50 Jahre	4	3	7	97,0	138,3	114,7

zu einem Durchschnittsgewicht von 89,2 g. Bei Frauen nimmt das Milzgewicht nach dem 40. Jahr rasch ab und beträgt mit 85 Jahren nur noch 71,4 g. Der Rassenunterschied (vgl. Moon, 1928) im absoluten Milzgewicht — das bei *Weißen* in allen Altersstufen höher liegt als bei *Farbigen*, bei *Kaukasiern* aber ebenso mit dem Alter zurückgeht wie bei *Negern* (McCormick und Kashgarian, 1965) — tritt nach Bean beim weiblichen Geschlecht stärker hervor als beim männlichen. Beim *Japaner* erreicht die Milz ihr Höchstgewicht von 100—150 g mit 20—25 Jahren (Amano, 1929); das relative Milzgewicht beträgt beim männlichen Geschlecht 0,29%, beim weiblichen 0,31% (Harada, 1956; vgl. Murata, 1959a). Boyd (1933; Karten zum praktischen Gebrauch) fand das Milzgewicht bei 1582 tödlich Verunglückten in Zusammenhang mit der Funktion des Organs sehr variabel, besonders niedrig nach starkem Blutverlust und auffällig hoch nach Vergiftungen des Zentralnervensystems (über das Milz-

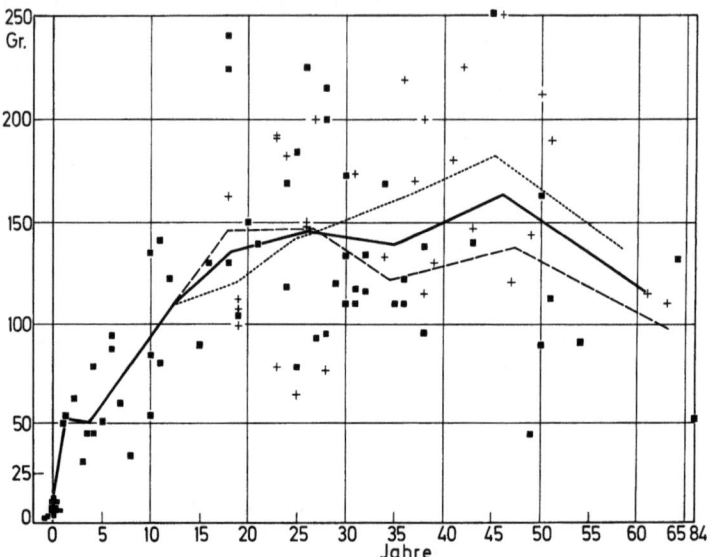

Abb. 46. Absolutes Gewicht (in g) der *menschlichen* Milz in verschiedenen Lebensaltern. Nach Hellman (1926). Unglücksfälle: ■ — — —; Selbstmordfälle: + ·····; sämtliche Fälle: ——————

gewicht in Zusammenhang mit Alter und Geschlecht bei CO-Vergiftungen s. Im Obersteg, 1951). Bei Männern sank das mittlere Milzgewicht von 194 g im 25. Jahr auf 108 g im 75., bei Frauen von 165 auf 110 g. Krumbhaar und Lippincott (1939) geben das durchschnittliche absolute Milzgewicht 16—20jähriger mit 170 g, 26—65jähriger mit 155—160 g und über 65jähriger mit 100 g an. Das relative Milzgewicht nimmt von der Geburt an zunächst kontinuierlich ab und erst im Alter von 50—65 Jahren wieder leicht zu. Die weibliche Milz ist im allgemeinen leichter als die männliche, nach Ahronheim (1937) wiegt sie normalerweise 88% der männlichen. Auch Nikolajew (1927) findet die männliche Milz schwerer als die weibliche; im Alter werden beide leichter. Der durch Altersatrophie bedingte Gewichtsverlust ist am geringsten beim Gehirn (danach bei Leber und Nieren) und am größten bei der Milz. Rössle und Roulet (1932) verneinen in Übereinstimmung mit Lubarsch (1927) und im Gegensatz zu vielen anderen Autoren (wie z.B. Neugarten, 1921) einen Geschlechtsunterschied im Milzgewicht. Das gleiche gilt für Dentici (1935, 1937), der auch einen hypertrophierenden Einfluß der Gravidität auf die Milz ablehnt, wie er von Aschner (1924) bei *Meerschweinchen*, *Kaninchen* und *Mensch* (vgl. Spiroto, 1926; Rummel, 1929; Kocney und Manenkov, 1931; Smith, Morrison und Sladden, 1933; Roffo, 1935; Schiffer, 1935; Sleeth und van Liere, 1939; Barnett, 1952; Lierse, 1955; Moore, 1956; u.a.) und von Barcroft (1930; vgl. Barcroft und Stephens, 1928a, b) beim *Hund* beobachtet wurde (vgl. Beneke, 1937).

III. Milz- und Herzgewicht (Einfluß körperlicher Betätigung, Beziehungen zur Wärmeregulation)

Nichtsäuger. Von Nichtsäugern ist in dem gegebenen Zusammenhang kaum etwas bekannt. Die verhältnismäßig große und muskelkräftige *Specht*milz soll einen regulierenden

Einfluß auf die durch intensive körperliche Betätigung (Anklammern und Hämmern) der Tiere erhöhte Blutzirkulation ausüben (SÉLYMOSY, 1936).

Säugetiere. Über die Säuger, vor allem Rodentier und Carnivoren, liegen eine Reihe einschlägiger Angaben vor.

ROTHE (1934) ermittelte bei 101 *grauen* und 105 *weißen Hausmäusen* für Milz, Herz, Leber und Nieren folgende Durchschnittsgewichte: Für die männliche *graue Maus* von 21,435 g Gesamtgewicht für die Milz 0,067 g [Index (Organgewicht × 1000 zu Gesamtgewicht) = 3,18], für das Herz 0,1416 g (6,81), für die Leber 1,201 (56,92) und für die Nieren 0,426 g (20,19). Bei weiblichen *grauen Mäusen* (24,317 g) lauten die entsprechenden Zahlen 0,085 g (3,63), 0,145 g (5,97), 1,514 g (64,60), 0,413 (17,62), bei trächtigen *grauen Mäusen* (26,023 g) 0,089 (3,42), 0,130 g (5,00), 1,499 g (57,60), 0,357 g (13,72), bei männlichen *weißen Mäusen* (24,354 g) 0,103 g (4,20), 0,117 g (4,80), 1,235 g (5,34), 0,370 g (15,08) bei weiblichen *weißen Mäusen* (25,621 g) 0,180 g (6,79), 0,131 g (5,11), 1,497 g (56,48), 0,361 g (13,62) und bei trächtigen *weißen Mäusen* (30,919 g) 0,173 g (5,60), 0,120 g (3,91), 1,634 g (52,85), 0,314 g (10,16). Eine gesetzmäßige Gewichtsbeziehung zwischen den genannten Organen, besonders Milz und Herz — die in Hinblick auf die körperliche Betätigung und die damit verbundene Wärmeregulation in erster Linie interessiert — läßt sich aus den Durchschnittswerten von ROTHE nicht ableiten, dazu wäre die (graphische) Auswertung sämtlicher zugrundegelegten Einzeldaten erforderlich. Auch die Tabellen von SEELIGER (1961) und CLASS (1961) geben bei der *Albinomaus* keinen Anhaltspunkt für eine derartige konstante Gewichtsrelation, die im übrigen nach v. HERRATH für die *Mäuse*milz als Abwehrmilz auch gar nicht zu erwarten ist [bei der *Hausmaus* (NORD, 1963, Tab.) steigt das relative Milzgewicht sogar entgegen der Hesseschen Reihenregel mit zunehmendem Körpergewicht deutlich an]. Einige Monate einer erhöhten Außentemperatur (30—34 ° C) ausgesetzte *weiße Mäuse* reagieren mit erheblicher, nach Verbringen in normale Temperatur jedoch weitgehend reversibler Verkleinerung bzw. Gewichtsabnahme der Milz (ROMEIS, 1923; vgl. HETT, 1923/24; CAILLET und SIMONDS, 1929). v. HERRATH (1958) nimmt an, daß die konstante Temperaturerhöhung „die Amplitude der zunächst passiv hyperämischen Milz dauernd stark herabsetzte und dann schließlich unter Blutabbau ... zur Fibroadenie führte," und folgert daraus, daß HUECKs (1930) Ansichten über den Entstehungsmechanismus pathologischer Milzvolumenänderungen auch für die Norm gelten.

Die Milz der *Albinoratte* wiegt bei ruhenden Tieren ungefähr dreimal so viel wie bei tätigen oder erschöpften, was als Beweis für ihre Blutspeicherfunktion gelten kann (McROBERT, 1928). Bei der *Wanderratte* nehmen das absolute und relative Milzgewicht, das nicht der Hesseschen Reihenregel folgt, auf ein zweimonatiges Lauftraining hin deutlich zu; der a priori vorhandene Geschlechtsunterschied zugunsten des weiblichen Tieres verstärkt sich (CLEMENS und RICHTER, 1958; über die Auswirkungen eines über 7 Generationen fortgesetzten Trainings auf Milz und andere Organe der *Ratte* s. DONALDSON und MEESER, 1932). Auch auf niedere Temperaturen (5° C) reagiert die *Ratten*milz mit einer Gewichtszunahme (CHEVILLARD, CADOT, GUNTZ und PORTET, 1962). Das Gewicht der *Meerschweinchen*milz wird selbst durch hochgradigen Blutentzug — also wohl auch durch körperliche Beanspruchung — nicht wesentlich beeinflußt (WEBSTER und LILJEGREN, 1949). Eine Arbeitshypertrophie des Herzens stellt sich unter körperlicher Belastung (Schwimmtraining) bei splenektomierten *Ratten* und *Meerschweinchen* genau so ein wie bei normalen (FRANK und HUSTEN, 1952; HAYDN, 1953), während sie bei splenektomierten jungen *Hunden* (KÜLBS, 1929a, b) unterbleibt. Die Erklärung für diese Diskrepanz sucht v. HERRATH (1958) „in der verschiedenen Wertigkeit der Milz, vielleicht in dem unterschiedlichen Anfall des Hypoxie-Lienins (REIN, 1950; REIN, MERTENS und BÜCHERL, 1949)...". Auch chronischer Sauerstoffmangel (Unterdruckkammer) verursacht beim *Meerschweinchen* eine von einer entsprechenden Milzvergrößerung (Sinushyperämie) begleitete Herzhypertrophie (VAN LIERE, 1936). Beim *Hamster* beobachteten SCHUMACHER, WOLFF und JUTZI (1965a, b) einen engen Zusammenhang zwischen der gravimetrischen Milz- und Herz- (aber nicht Leber-)Entwicklung, wie er nach v. HERRATH (s. unten) nur bei der ausgesprochenen Speichermilz bestehen soll.

Nach BROWN, PEARCE und VAN ALLEN (1925a, b, 1926) ist eine wichtige Voraussetzung vergleichender Organ- bzw. Milzgewichtsbestimmungen am *Kaninchen* eine konstante Stalltemperatur, die demnach auch hier das Milzgewicht nicht unerheblich beeinflußt. v. HERRATH (1941a, 1955; Tab.) untersuchte bei heranwachsenden *Kaninchen* den Einfluß der Außentemperatur und körperlichen Betätigung auf das Milz- und Herzgewicht, wobei die Wurfgeschwister als Kontrollen dienten. Die Sommerversuche (Wärmetiere) hatten kein eindeutiges Ergebnis. Die Winterversuche (Kältetiere) erbrachten zwar eine mäßige Vergrößerung der Herzgewichte, aber keine entsprechende Zunahme der Milzgewichte. Die Kälteeinwirkung — die im allgemeinen den Kreislaufapparat stärker beeinflußt als körperliche Arbeit — stellt also für die zu den Abwehrmilzen zählende *Kaninchen*milz offenbar keinen Wachstumsreiz dar. Auf körperliche Belastung (Lauftraining) verkleinert sich die *Kaninchen*milz sogar (v. HERRATH, 1955, Tabelle 4; hier auch die übrigen Organgewichte).

HOFFMANN (1938) unterwarf ausgewachsene männliche *Russenkaninchen* einem Lauftraining, wobei Gruppe A mäßig, B scharf und C wie A, aber mit gleichzeitigen Coffeingaben, trainiert wurden. In Gruppe A (Körpergewicht 1710 g) betrug das absolute Milzgewicht 0,37 g, das relative 0,217⁰/₀₀, in B (1630 g) 0,30 g (0,189⁰/₀₀), in C (1650 g) 0,72 g (0,43⁰/₀₀) und bei den Prüftieren (1630 g) 0,56 g (0,347⁰/₀₀). Für das Herz lauten die entsprechenden Zahlen: A 4,03 g (2,35⁰/₀₀), B 4,22 g (2,58⁰/₀₀), C 4,58 g (2,76⁰/₀₀), Prüftiere 3,65 g (2,24⁰/₀₀), für die Leber: A 39,4 g (23,1⁰/₀₀), B 55,2 g (33,7⁰/₀₀), C 44,2 g (26,5⁰/₀₀), Prüftiere 53,5 g (32,8⁰/₀₀). Die Milz der Lauftiere ist gegenüber derjenigen der Prüftiere erheblich verkleinert; Coffein wirkt dieser Verkleinerung entgegen und ruft sogar eine Vergrößerung hervor. STIEVE (1938 b) bemerkt dazu, das *Kaninchen* besitze eine ausgesprochen muskelarme Milz, die beim Laufen nicht die Rolle spiele wie eine muskelreiche Milz. Die während des Trainings physiologischerweise eintretende Verkleinerung der Milz werde offenbar ähnlich wie die der Leber durch Coffein verhindert. Im Gegensatz zur Milz ist beim *Kaninchen*herzen unter dem Einfluß des Trainings eine deutliche, durch Coffein noch verstärkte Gewichtszunahme zu verzeichnen. Daß die absolut und relativ kleine *Kaninchen*milz auf körperliche Belastung gewichtsmäßig gegensinnig zum Herzen reagiert, ist nach v. HERRATH (1935 c, 1938 b, 1955, 1958) ein allen Abwehrmilzen gemeinsames, auf der Reduktion der hier das Organgewicht maßgeblich beeinflussenden weißen Pulpa beruhendes funktionelles Merkmal.

Die akute temporäre Verkleinerung der *Katzen*- und *Hund*emilz bei körperlicher Arbeit auf ¹/₂—¹/₃ ihrer Ausgangsgröße (BARCROFT und STEPHENS, 1927; BARCROFT, 1929/30; BARCROFT und FLOREY, 1929) wurde bereits erwähnt; die *Katzen*milz wiegt beim ruhenden Tier 23,93 g, beim sich bewegenden dagegen nur 9,9 g (BARCROFT, 1925). Die ebenfalls schon zitierten Temperaturversuche (EPPINGER, 1928, 1930; SASYBIN, 1934 a, b; BARCROFT und ELLIOTT, 1936; PARIN und TSCHERNIGOWSKI, 1936; TSCHERNIGOWSKI und KELLMAN, 1940; u.a.) unterstreichen nach v. HERRATH (1958) die Annahme, daß die Vergrößerung der Speichermilz nach Einwirkung niedriger Außentemperaturen auf die vergrößerte Milzamplitude zurückzuführen ist und dabei „weniger die absolute Temperatur als die Temperaturschwankungen die wechselnde Blutfülle und damit den Wachstumsreiz abgeben".

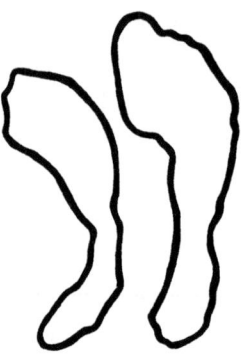

Abb. 47. Umrißzeichnung (¹/₂×) der Milzen zweier heranwachsender, etwa gleichschwerer, 6 Monate alter *Katzen* (Geschwistertiere). Tier links 16 Wochen lang bei etwa 20° C im Stall, Tier rechts gleichzeitig bei etwa 1° C im Freien aufgezogen. Nach v. HERRATH (1958)

Wie beim *Kaninchen* untersuchte v. HERRATH (1937, 1939 c, 1941 a, 1955) auch bei *Hund* und *Katze* — als Repräsentanten des Speichertyps — den Einfluß körperlicher Arbeit (vgl. die *Hund*eversuche von THÖRNER, 1930, 1937) und unterschiedlicher Außentemperaturen auf das Gewicht von Herz und Milz (sowie der übrigen großen Organe). Auswahl der Tiere (Rasse, Wurfzugehörigkeit, Geschlecht, Alter usw.) und Methodik (Haltung und Ernährung, Aufzucht im Stall oder im Freien, Winter- und Sommerversuche, verschieden dosiertes Lauftraining, Tötungstermin und -art, Organgewichtsbestimmungen usw.) werden ausführlich erörtert. Die Beurteilung der v. Herrathschen Versuchsergebnisse wird leider vielfach durch unterschiedliche Versionen ein und desselben Sachverhaltes erschwert. So heißt es z.B. 1937 (S. 30), Größe und Gewicht der *Hund*emilz würden „durch Training sehr wahrscheinlich nicht verändert". 1939 (c) liest man auf S. 129 „daß das Milzgewicht unter dem Einfluß des Trainings stärker erhöht wird als das Herzgewicht" und auf S. 153/154: …„Die Beanspruchung des Milzerythrocytenspeichers durch die körperliche Arbeit gibt dabei den Anreiz zu einer Gewichtsvermehrung der Milz, die den Erfordernissen des Kreislaufs entspricht und daher der Gewichtserhöhung des Herzens etwa parallel geht, vielleicht sie sogar etwas übertrifft". Ungeachtet dieser Widersprüche (1937, 1939 c) heißt es 1941 (a, S. 20) über dieselben Versuche zusammenfassend, „daß nach einem Schnellauf- und Dauertraining bei jungen wachsenden *Schäferhunden* neben dem Herzgewicht auch vor allem das Milzgewicht nicht unwesentlich zunimmt… Es steigert sich auf den Reiz der körperlichen Arbeit sogar frühzeitiger und ausgiebiger als das des Herzens". Der letzte Satz wird 1955 (S. 162) dahin abgeschwächt, „die Speichermilz heranwachsender *Hunde*" erfahre „unter dem Einfluß eines Lauftrainings eine gleichsinnige und etwa gleichstarke Vergrößerung und Gewichtsvermehrung wie das Herz".

Eindeutiger sind die Angaben über den Einfluß der Außentemperatur auf das Herz- und Milzgewicht (vgl. PARIN und TSCHERNIGOWSKI, 1936; TSCHERNIGOWSKI und KELLMANN,

1940). Über den *Hund* bemerkt v. HERRATH (1941a, S. 25), das Kältetier habe eine absolut und relativ wesentlich größere Milz, „die somit hier im Temperaturversuch eher und stärker mit Gewichtsvermehrung reagiert als das Herz", über die *Katze* (l.c., S. 27): „Das Verhalten der Gewichte der *Katzen*milzen spricht nicht sehr für einen wirksamen Temperatureinfluß". Neuerliche Versuche führten zu der Feststellung (v. HERRATH, 1955, S. 185 und 206): „Ausweislich der Organgewichte in Tabelle 1 gibt es kein Organ, das unter Kälteeinwirkung so stark wächst wie die Speichermilz von *Hund* und *Katze*... Die Speichermilz von *Hund* und *Katze* empfängt im Gegensatz zu der Stoffwechselmilz des *Kaninchens* durch Kälteeinwirkung einen starken Wachstumsreiz, durch den das Milzgewicht in enger Relation zum steigenden Herzgewicht zunimmt. Diese Gewichtsanstiege nach Temperatureinwirkung erfolgen schneller und sind endgültig bedeutender als die nach langem Lauftraining" (Abb. 47).

Die wesentlichste Ursache für das Zustandekommen der sog. Reihenregel (HESSE, 1921, 1926) — wonach beim Warmblüter ein und derselben Species das relative Herzgewicht (über das Carnivorenherz s. SIMIC, 1938, Lit., Tab.) sich indirekt proportional dem Körpergewicht verhält — erblickt v. HERRATH (1958; vgl. STIEVE, 1934, 1938a, b) in den höheren Anforderungen, die die Wärmeregelung an Herz und Kreislauf des kleineren Organismus stellt. Der Reihenregel für das Herz [*Rennwindhunde* und *-pferde* haben nach HERRMANN (1925/26) besonders große Herzen] sei an Arten mit Speichermilz „eine solche für die Milz etwa entsprechend der Größe des Erythrocytenspeichers parallel. Die Depotfunktion der Milz dürfte damit wesentlich der Wärmeregelung dienen". Daß Temperatureinflüsse Wachstum und Ausdifferenzierung der (Speicher-)Milz stärker beeinflussen als körperliche Arbeit und der Milzerythrocytenspeicher in erster Linie der Wärmeregulation dient (v. HERRATH, 1938b, 1939a, 1941a, 1947, 1953, 1955, 1958; vgl. BONANNO, 1939), deckt sich mit der Beobachtung, daß Temperaturschwankungen größere Rückwirkungen auf die Capillarität der Milz haben als Spontankontraktionen und -dilatationen (PECK und HOERR, 1951b). Der Stoffwechselmilz (Tabelle 10) geht nach v. HERRATH die für die Speichermilz charakteristische enge Gewichtsbeziehung zwischen Milz, Herz und Körper ab (vgl. dagegen SCHUMACHER, WOLFF und JUTZI, 1965a, b); „denn die Reihenregel besteht wegen des Fehlens eines kreislaufwirksamen Erythrocytenspeichers nicht... Demgemäß verändern sich" auch im Temperaturversuch im Gegensatz zur Speichermilz „das Gewicht und die Differenzierung der *Kaninchen*milz... nicht". Auf die mit zahlreichen, inzwischen z.T. überholten (vgl. PERLA und MARMORSTON, 1935; LAUDA, 1955) physiologischen Daten belegten Ausführungen v. HERRATHs (1935d, 1936, 1937, 1938a, b, 1939c, 1941a, b, 1946, 1947, 1955, 1958) in extenso einzugehen, ist nicht möglich. v. HERRATH schreibt (1941a, S. 30) selbst, es sei „verfrüht und auch nicht Sache des Morphologen, diese vielseitigen und vieldeutigen Angaben zu besprechen". Festzuhalten sei, daß die Milz nicht nur durch ihre Speicher-, sondern auch durch ihre Stoffwechselfunktion, vor allem durch ihre Zusammenarbeit mit der Schilddrüse (vgl. MAEDA, 1930; SCHLIEPHAKE, 1930; WISLICKI, 1930; SUMORI und INOUYE, 1932; KALLÓS, 1933; SCHÜRCH, 1935; WATANABE, 1935; FUJIKAWA, 1936a, b; GUALCO, 1937; MACCO, 1946) eine Rolle im Prozeß der Wärmeregelung (vgl. THAUER, 1939; REIN und SCHNEIDER, 1960) spiele. Allerdings erhebe sich hier die Frage, inwieweit die entspeichernde Milzkontraktion noch andere Aufgaben als die der Erythrocytenentleerung habe (vgl. u.a. REIN, 1953; GRANAAT, 1952, 1953; ZWILLENBERG, 1958; v. HERRATH, 1963).

Tabelle 10. *Verhalten des relativen Gewichtes einer extremen Stoffwechselmilz (Kaninchen).*
(Nach v. HERRATH, 1938a; s. auch 1958)

Kaninchen	Anzahl	Durchschnittliches		Relatives	
		Alter, Monate	Körpergewicht g	Herzgewicht	Milzgewicht
bis 2000 g	12	8,7	1829	$1/386$	$1/2371$
bis 3000 g	11	9,4	2489	$1/403$	$1/2642$
Über 3000 g	14	9,8	3434	$1/421$	$1/2386$

Die *Pferde*milz, nach v. HERRATH eine besonders ausgeprägte Form der Speichermilz (Tabelle 11), unterliegt gleich der *Hunde*milz wie das Herz der Hesseschen Reihenregel. Mit steigendem Körpergewicht sinkt das Relativgewicht beider Organe (v. HERRATH, 1937; HARTWIG, 1949), d.h. auch beim *Pferd* steht das Milzgewicht in unmittelbarem Zusammenhang mit der Wärmeregulation (v. HERRATH, 1941a). Die Differenzen in Milzgröße und -gewicht von *Voll-* und *Kaltblutpferden* (vgl. v. BRANDENSTEIN, 1923; OPPERMANN, MEYER und LÖWE, 1937; OPPERMANN, 1938, 1947; RÖTTEN, 1938; FRIELINGHAUS, 1941; RÖTTGEN,

Tabelle 11. *Verhalten des relativen Gewichtes einer extremen Speichermilz (Pferd).*
(Nach v. HERRATH, 1938a; s. auch 1958)

Pferde	Anzahl	Durchschnittliches		Relatives	
		Alter, Jahre	Körpergewicht kg	Herzgewicht	Milzgewicht
Bis 450 kg	25	14,4	373,4	$1/135$	$1/350$
Bis 550 kg	38	16,5	505,5	$1/146$	$1/395$
Über 550 kg	34	13,2	612,3	$1/153$	$1/439$

1944; s. auch PERSSON, 1967, Tab., Lit.) begründet HARTWIG (1949) damit, daß sich zu *Rennpferden* nur Tiere eigneten, „die über eine entsprechende erythrocytenspeichernde Milz verfügen. Diese Bedingung erfüllt offenbar das englische *Vollblutpferd* . . ., wahrscheinlich reagiert aber auch die Milz der *Vollblutpferde* auf die Entwicklungsreize (körperliche Betätigung und wärmeregelnde Prozesse) besonders stark". Als indirekter Beweis für die Bedeutung der körperlichen Beanspruchung wird die unterentwickelte Milz eines 2jährigen *Fohlens* angeführt, das wegen Mißbildung der Vorderfüße seit der Geburt im Stall gestanden hatte.

Inwieweit bei *Elefant* und *Rind* — bei ersterem ist der Erythrocytenspeicher erheblich besser ausgebildet als bei letzterem — das Milzgewicht der Reihenregel folgt, ist den wenigen Literaturangaben (TISCHENDORF, 1953; PADBERG, 1955) nicht zu entnehmen.

Über die Tierprimaten ist in dem gegebenen Zusammenhang kaum etwas bekannt; die Tabellen von FRICK (1957a) bieten ebenso wenig Anhaltspunkte wie die von STARCK (1960). Bei *Saimiri sciureus* (erwachsene, männliche *Totenkopfäffchen* von 650—975 g) äußert sich die Kälteakklimatisation (6 Wochen bei 14—16° C) u.a. in einer absoluten und relativen Gewichtszunahme des Herzens und einer -Abnahme der Milz, die Hitzeakklimatisation (36—39° C) dagegen in einer geringen absoluten Gewichtsabnahme beider Organe (CHAFFEE. HORVATH, SMITH und WELSH, 1966).

Mensch. Auch für den *Menschen* liegen keine Untersuchungen vor, die sich eigens mit dem Verhältnis von Milz- und Herzgewicht oder dem Zusammenhang von Milzgewicht und körperlicher Betätigung bzw. Wärmeregulation befassen. Von den Tabellen und graphischen Darstellungen bei WETZEL (1938a) geben die von CRUICKSHANK und MILLER (1924) über die Milz-, Thymus-, Lungen- und Nebennierengewicht vom VII. Fetalmonat bis zur Geburt und die von OPPENHEIMER (1888) über die Milz-, Leber-, Lungen- und Gehirngewichte von der Geburt bis zum 20. Lebensjahr Auskunft. Weitere Angaben über das Gewichtsverhältnis zwischen Milz und übrigen Organen finden sich bei BEAN (1926) und NIKOLAJEW (1927) sowie — speziell die „liver-spleen ratio" betreffend — bei BOYD (1933), AHRONHEIM (1937), OKA (1941: *Japaner*) und JANSEN (1967, Lit.). v. HERRATH (1935d; vgl. 1958) äußert sich über das quantitative Verhältnis von Herz und Milz bzw. die Gültigkeit der Reihenregel beim *Menschen* im Vergleich zu anderen Säugern, die Milz habe um so engere Beziehungen zum Körper- und Herzgewicht, je größer ihr Erythrocytenspeicher sei: „Solche Speichermilzen (*Pferd, Hund, Katze*) folgen auch besonders streng der Reihenregel, verändern ihr Gewicht unter Umwelteinflüssen (Temperatur, körperliche Arbeit) im ganzen parallel der Herzgewichtsänderung. . . Dagegen folgt die Milz mit geringerem (*Mensch*) oder fehlendem Erythrocytenspeicher (*Kaninchen*) undeutlicher oder gar nicht der Reihenregel".

IV. Einfluß der Ernährung sowie der Jahres- und Tageszeit auf das Milzgewicht

Nichtsäuger. Für die Teleosteermilz sind saisonbedingte Gewichtsschwankungen geläufig; die meisten quantitativen Angaben, z.B. die von SCHMIDT-NIELSEN und SCHMIDT-NIELSEN (1939a, b) über die *Forellen*milz, beziehen sich auf eine bestimmte Jahreszeit. Daß hier zugleich enge Beziehungen zur Ernährung bestehen, hat MISLIN (1941) für *Salmo salar* L. nachgewiesen, bei dem in periodischer Folge der Zustand der maximal gesteigerten äußeren Ernährung (Status devorans) von dem der ausschließlich getätigten Geschlechtsfunktion (Status prolificus) abgelöst wird. MISLIN unterscheidet danach 5 Reife- bzw. Füllegrade: I. Freß-*Lachs* (unreif, überernährt), II. Voll-*Lachs* (reifend, leicht entfettet), III. *Salm* (stark reifend, stark entfettet), IV. Laich-*Lachs* (reif, unterernährt) und V. verlaichter *Lachs* (abgelaicht, abgemagert). Im I. Stadium ist die Milz — die von allen Organen die größten individuellen Unterschiede aufweist — hyperämisch, „was für die Milz im Verdauungszustande typisch zu sein scheint", und nicht selten um das Doppelte vergrößert. Zu Beginn des II. Stadiums ist sie leicht anämisch und etwas verkleinert, gegen Ende (bei Winter-*Salmen* im März) aber bereits wieder größer, um im III. Stadium (Abb. 48) innerhalb kurzer Zeit unter starker Hyperämie um das Mehrfache zuzunehmen. Auf dem Höhepunkt des Hyperämiestadiums oder kurz danach werden ganze Milzlappen wie große Blutkoagula in die Bauchhöhle abgestoßen. Im IV. Stadium ist das Organ — ähnlich wie beim senilen, kastrierten *Kokaneelachs* [*Oncorhynchus nerka kennerlyi* (ROBERTSON und WEXLER, 1962)] — infolgedessen maximal verkleinert und anämisch, im V. wieder vergrößert und hyperämisch. Wenn MISLIN für die *Lachs*milz auch nur Größenangaben macht, so lassen diese doch auf entsprechende Gewichtsschwankungen des Organs im Zusammenhang mit dem wechselnden Ernährungszustand der Tiere schließen.

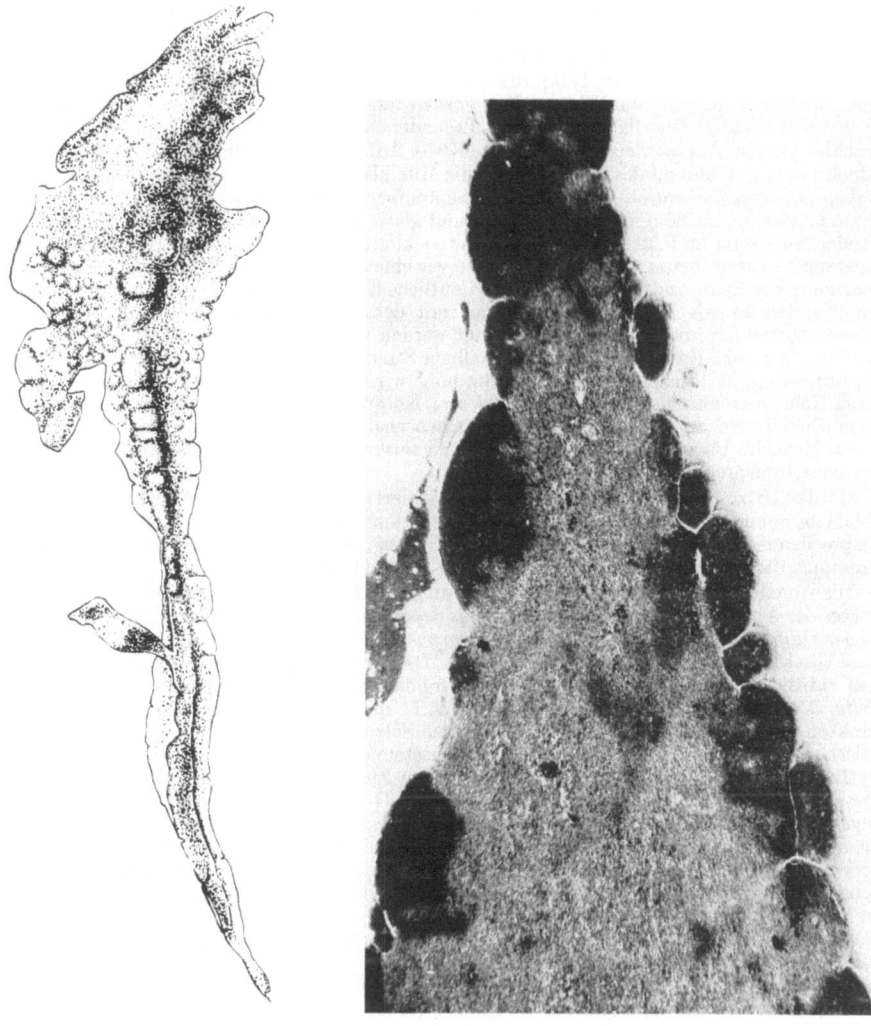

Abb. 48   Abb. 49

Abb. 48. Dorsalansicht einer späten *Salm*milz (Stadium III—IV). Der Auflösungszustand des Organs ist deutlich erkennbar an den beiden linkshängenden Lappen und an der starken Durchschnürung in der mittleren Region des Milzkörpers. Die Milztumoren sind teilweise bereits zurückgebildet. Photographische Wiedergabe der Originalzeichnung, überlassen von Prof. Dr. H. MISLIN, Mainz [Rev. suisse Zool. 48, Suppl. (1941), Abb. 60]

Abb. 49. Übersicht eines Längsschnittes (Azan; Vergr. 38 ×) einer *Bachforellen*milz: An der Oberfläche zahlreiche mit Blut angestaute Knötchen. Original von Dr. H. H. L. ZWILLENBERG, Bern (Bau und Funktion der Forellenmilz, Bern-Stuttgart: H. Huber 1964, Fig. 15)

Nach MIESCHER (1881) ist die Milz des weiblichen *Rheinlachses* kurz nach der Einwanderung aus der Nordsee, von November bis März, ein gelb- bis rotbraunes, länglich-plattes, nicht
allzu großes Organ. Von April an bedeckt sich die zuvor glatte Oberfläche immer mehr mit
hanfkorn- bis erbsengroßen schwarzen Knötchen, und die Milz vergrößert sich rasch. Ende
August bläßt sie wieder ab und verliert bis zur Laichzeit laufend an Gewicht, um danach
wieder zuzunehmen. Bei den männlichen Tieren sind die Schwankungen ähnlich, die blut-
klumpenähnlichen Gebilde an der Organoberfläche aber noch ausgeprägter als bei den weiblichen. Der wechselnde Blutgehalt der Milz, der zeitweilig $^1/_5$—$^1/_2$ der Gesamtblutmenge ausmacht, stellt offenbar einen Kompensationsmechanismus zur Regelung der Durchblutung
anderer Organe (Rumpfmuskulatur usw.) dar. Das mittlere relative Milzgewicht (in % des
Körpergewichtes) des weiblichen *Rheinlachses* beträgt von Ende November bis März 0,077,
von April bis Mai 0,197, im Juni 0,180, im Juli 0,211, im August 0,194, im September 0,105,
im Oktober 0,070 und in der 1. Novemberhälfte 0,055.

Nach ZWILLENBERG (1964, Tab.), die auch genaue Angaben über das absolute und relative
Milzgewicht macht, zeigt die Milz der *Bachforelle* (*Salmo trutta var. fario L.*) von Frühjahr bis
Herbst eine höckrige Oberfläche (Abb. 49). Besonders höckrige, extrem blutgefüllte Milzen beobachtet man im August/September; eine teilweise Auflösung wie beim *Lachs* (s. oben) kommt
jedoch nie vor. Während des Winters wird die Milz klein und glatt. Bei der *Regenbogenforelle*
(*Salmo gairdneri Richardson*) ist die Milz von September bis März stark mit Blut gefüllt, vergrößert und höckrig, im Sommer dagegen klein und glatt. Zusammenhänge zwischen den Milzzu-
ständen einerseits und Alter, Geschlecht, Entwicklung der Gonaden sowie Futteraufnahme
andererseits waren ebenso wenig nachzuweisen wie eine einheitliche Beeinflussung beider *Forellen*arten durch Licht und Temperatur. Eine deutliche Korrelation von Milzverhalten und Mus-
kelaktivität wies jedoch auf Zusammenhänge mit dem Sauerstoffverbrauch und der Schilddrüsentätigkeit hin, die experimentell erhärtet werden konnten. Die Höckrigkeit der Milz entsteht durch rasche Entleerung nach übermäßiger Stauung, wobei periphere Kämmerchen mit
der Entleerung in Rückstand sind. Die Stauung wird durch Schilddrüsen-, die Entleerung
durch Nebennierenhormone verursacht; diesem Komplex ist die Hypophyse übergeordnet.
Vermutlich fördert die Schilddrüse unter Zwischenschaltung der Milz gewisse anabole Prozesse
in den Muskeln. Damit erfahren die in der Natur saisonbedingt vorkommenden Milzzustände
eine neue Interpretation.

Bei den Dipnoern (*Protopterus aethiopicus*) sistiert die Erythropoese während des Trocken-
schlafs im Sommer fast ganz, beim Aufwachen steigt sie rapid an; Hand in Hand damit gehen
entsprechende Größen- und Gewichtsschwankungen der Milz, die hier das maßgebliche
hämatopoetische Organ darstellt (JORDAN und SPEIDEL, 1931).

Die Angaben von NAKAJIMA (1928) und OHUYE (1932) über die jahreszeitlichen Veränderungen der Amphibienmilz (*Megalobatrachus japonicus, Diemyctylus pyrrhogaster, Hynobius
fuscus, Onychodactylus japonicus, Rana nigromaculata, R. japonica*) sind im wesentlichen
histologischer Natur; OHUYE weist jedoch bei *Diemyctylus pyrrhogaster* (Frühsommertiere)
auch auf die sehr unterschiedliche Größe des Organs hin. — HARZ (1934) findet bei *Tritonen*
(*Triturus vulgaris, T. cristatus carnifex*), die z.T. mit Muschelfleisch (M-Tiere), z.T. mit
Plankton (CO-Tiere) ernährt und in verschiedenen Salzlösungen aufgezogen wurden, charakteristische Veränderungen in der Blutzusammensetzung und der Milzgröße (absolutes und
relatives Milzgewicht und -volumen in entblutetem Zustand; l.c., Tabelle 13—16): eine Abnahme der Milzgröße bzw. des -gewichtes von den CO- zu den M-Tieren bei Haltung in Lei-
tungswasser, Na_2SO_4 und NaCl sowie in beiden Tiergruppen eine Abnahme der Milzwerte
von den Leitungswasser- zu den Salztieren; statistisch gesichert ist jedoch nur der Abfall
der Werte von den CO- zu den M-Tieren. Bei den Na_2SO_4- und NaCl-Tieren, jeweils in der
M- und CO-Gruppe unter sich verglichen, ergibt sich kein Unterschied in der Milzgröße. Bei
den NaCl-CO- und NaCl-M-Tieren ist sie auf 89%, die Erythrocytenzahl auf 62% herabgesetzt,
bei den Na_2SO_4-Tieren sind beide Werte gleich stark reduziert. Bei den M-Tieren geht der
Abnahme der Erythrocyten pro mm^3 eine solche der Milz parallel; die absolute Zahl der
Thrombocyten bei CO- und M-Tieren bleibt gleich. „Gegen diese Deutung ist einzuwenden,
daß man die Milzgröße vielleicht nicht so einfach in Zusammenhang mit der Erythrocytenzahl
bringen darf... Denn die Milz ist nicht der einzige Ort der Erythrocytenbildung" (s. auch
JOLLY und LIEURE, 1928, 1929). HARZ (1934) gibt abschließend zu bedenken, daß Blutzusammensetzung und Milzgröße nicht nur von der Blutbildungs-, sondern auch von der
-abbaurate bestimmt werden. — Auch bei *Rana temporaria* und *R. esculenta* hängt die Milzgröße u.a. von der Ernährungsweise und den jahreszeitlichen Schwankungen der Hämatopoese ab. Eine besondere Rolle spielt der Wasserhaushalt: in feuchter oder trockener Luft
gehaltene *Frösche* haben durchschnittliche Milzgewichte von 19,6 bzw. 7,3 g. Der Gewichtsverlust der Trockentier-Milz beruht offenbar auf verstärkter Abgabe roter Blutkörperchen
in den Kreislauf (GOLEFF, 1937).

Von der Reptilienmilz ist nur bekannt, daß sie bei *Lacerta muralis* und *L. viridis* im März
kleiner ist als im Mai-Juni (DÜNZEN, 1939). Unter den Vögeln erreicht bei der *Lachtaube*

(*Streptopelia risoria*) das Milzgewicht bei beiden Geschlechtern im Frühjahr und Sommer seinen höchsten Stand. Bei den männlichen Tieren wiegt die Milz im Frühjahr durchschnittlich 0,039 g (Körpergewicht 158 g), im Sommer 0,042 (155) g, im Herbst 0,037 (160) g und im Winter 0,037 (160) g, bei den weiblichen 0,053 (155) g, 0,048 (153) g, 0,044 (157) g und 0,046 (158) g. Die männliche Milz ist im Sommer um 12%, die weibliche nur um 4,3% schwerer als im Winter, die jahreszeitliche Schwankung mithin beim männlichen Geschlecht größer als beim weiblichen. Wie die Milz verhalten sich auch Leber und Gonaden, umgekehrt dagegen die Thyreoidea (RIDDLE, 1928). Auch beim *Edelfasan* ist das Milzgewicht im Frühjahr und Sommer am höchsten (KIRKPATRICK, 1944). Ähnliche jahreszeitliche Größen-(sowie Form- und Farb-)Änderungen der Milz wie bei den ebengenannten Species fand TIRONI (1937) beim *Sperling;* Milzlänge und Milzgewicht nehmen vom Frühjahr bis Sommer stark zu, um im Winter wieder zum Ausgangspunkt zurückzukehren. KRAUSE (1922) führt die jahreszeitlichen Veränderungen im Gewicht der Vogelmilz (vgl. v. SKRAMLIK, 1927) auf die starke Größenzunahme der Malphigischen Körperchen und den gesteigerten Erythrocytenabbau im Frühjahr und Sommer zurück. — Die *Tauben*milz verkleinert sich bei akutem Nahrungs- und Vitamin B-Mangel (REITANO, 1933a, b). Akute Milzvergrößerungen nach der Nahrungsaufnahme beobachtete NITSCHE (1929) beim *Zeisig*.

Säuger. Die Untersuchungen HOEPKEs (1931a, 1933) über die Milz winterschlafender Säugetiere (*Igel, Fledermaus, Gartenschläfer*) und deren Beeinflussung durch Nahrungsaufnahme, körperliche Betätigung, Wärme oder Thyroxingaben enthalten leider keine genaueren Gewichtsangaben. Bei nicht-winterschlafenden Insectivoren [z.B. *Sorex vulgaris* (PUCEK, 1965)] und Rodentiern [z.B. *Clethrionomys rutilus* (SEALANDER und BICKERSTAFF, 1967)] ist jedenfalls das relative Milzgewicht im Herbst am größten und im Frühjahr am niedrigsten. POCHE (1959), der die mikroskopischen Befunde HOEPKEs für den *Siebenschläfer* bestätigt (s. auch BORGHI, 1961: *Igel*), führt die hier während des Winterschlafs zu beobachtende Milzvergrößerung mehr auf Blutspeicherung als auf Hypertrophie bzw. -plasie des lymphatischen Gewebes zurück, während DUSTIN (1938a) die Größenschwankungen der *Igel*milz nur teilweise der wechselnden Blutfüllung zuschreibt. Nach SOIVIO (1963, 1967) — der die Verhältnisse bei *Erinaceus europaeus* mit denen bei *Chiroptera, Marmota, Citellus, Tamias, Cricetus* und *Mesocricetus* vergleicht — ist die als Erythrocytenspeicher dienende Milz winterschlafender *Igel* während der ganzen Dauer der Hypothermie stark vergrößert. Bei Aufwärmung aus tiefer Unterkühlung verliert sie, unter entsprechendem Anstieg der Erythrocyten- und Hämoglobinwerte im Blut, rasch an Gewicht und ist schließlich kleiner als eine normale Sommermilz. Nach WORTH (1932) ist auch bei *Myotis lucifugus* und *Nycteris borealis* die das ganze Jahr über an der Blutbildung beteiligte Milz im Winter größer als im Sommer, was die Verfasserin mit der herabgesetzten Tätigkeit des Knochenmarks im Winter erklärt. LIDICKER und DAVIS (1955) sahen das Gewicht der *Fledermaus*milz im Starrezustand auf das 5fache ansteigen und gleichzeitig den Erythrocytengehalt des Blutes um etwa 41% zurückgehen. Die mit entsprechender Gewichtsverminderung des Organs einhergehende Entleerung des Milzblutspeichers verbessert offenbar die Sauerstoffversorgung der Gewebe, regt das Herz zu erhöhter Leistung an und ermöglicht einen raschen Übergang vom Winterschlaf zum Wachzustand. VALENTIN [1857, 1859; zit. nach FERDMANN und FEINSCHMIDT (1932), die sich gleich LYMAN und CHATFIELD (1955) sowie EISENTRAUT (1956) mit dem Problem des Winterschlafs auseinandersetzen] stellte dagegen beim *Murmeltier* nach 163 Tagen Winterschlaf einen Gewichtsverlust von 35% fest, woran die Milz mit 0,1% beteiligt war. Der relative Gewichtsverlust der Milz selbst betrug nach 44 Tagen Winterschlaf 9,78%, nach 163 Tagen 18,87%. Nach PETZSCH (1950) sowie NITSCHKE und MAIER (1932; zit. nach HOEPKE, 1933) — deren Ansichten allerdings von HOEPKE (1933) nicht gebilligt werden — ist der Winterschlaf beim *Hamster* die Folge eines verminderten Gehaltes des Körpers an UV-aktivierten Sterinen, „der durch ... Abnahme der ... direkten Ultraviolettstrahlung und des Vitamin D-Reichtums des Futters" zustande kommt. Damit wären auch die quantitativen Veränderungen der Milz während des Winterschlafs wenigstens z.T. ernährungsmäßig bedingt.

Ein Einfluß der Ernährung auf die Milzgröße bei Rodentiern ist auch anderweitig belegt. Bei der *Maus* läßt schon eine 3tägige Hungerperiode das Milzgewicht stark absinken. Nach Rückkehr zu normaler Ernährung erfolgt binnen kurzem ein Wiederanstieg auf vorübergehend sogar übernormale Werte, bedingt durch die verstärkte Wiederaufnahme der zeitweilig gehemmten Milzerythropoese (FRUHMAN, 1966c, Lit.; vgl. S. 357). — Bei sauer ernährten (Hafer, Käse, Speck, Wasser mit 1% Ammoniumchlorid) *weißen Mäusen* kommt es gegenüber alkalisch ernährten (Hafer, Milch mit 1% Natriumbicarbonat und 2% braunem Kandiszucker) im allgemeinen zu einer Milzverkleinerung; junge Tiere reagieren eindeutiger und rascher als alte. Den Veränderungen an der Milz (sowie an Thymus und Lymphknoten) entspricht im peripheren Blut bei saurer Ernährung eine Lymphocytose, bei alkalischer eine Lymphopenie (HOEPKE, HEMPFING und DESAGA, 1938). *Igel* (HOEPKE, 1931a, 1933; HOEPKE und GRUNDIES, 1935) und *Mensch* (ESSER, 1937; HOFF, 1938; zit. bei HOEPKE, HEMPFING und DESAGA, 1938) dagegen beantworten einen Säureüberschuß in der Nahrung mit einem Lym-

phocytenabfall, einen Basenüberschuß mit einem Lymphocytenanstieg. Die *Maus* reagiert
also auf saure und basische Nahrung entgegengesetzt wie *Mensch* und *Igel* (HOEPKE, HEM-
PFING und DESAGA, 1938), was bei Experimenten, deren Ergebnisse auf den *Menschen* übertragen werden sollen, beachtet sein will. Hier empfiehlt sich die *Ratte*, die sich gegenüber
saurer und basischer Ernährung ebenso verhält wie *Mensch* und *Igel*, gleich ihr omnivore
Formen (HOEPKE und SPANIER, 1939; vgl. HOEPKE, 1938; STENRAM, 1962, Tabelle: Milzgewichte proteinreich und -arm ernährter sowie hungernder *Ratten*).

Heranwachsende *weiße Ratten*, die entweder tierische, pflanzliche oder gemischte Rohnahrung erhalten, haben unter pflanzlicher Ernährung zunächst, bei einem Körpergewicht
von 45 g, deutlich schwerere Milzen als die Kontrolltiere. Nach Eintritt der Reife verzögert
sich die Weiterentwicklung der Milz und bleibt im Gegensatz zu den beiden anderen Er-
nährungsformen zunehmend hinter dem Körperwachstum zurück, bis sich schließlich das relative Milzgewicht zugunsten der mit tierischer Kost ernährten *Ratten* verschoben hat (Abb. 50);

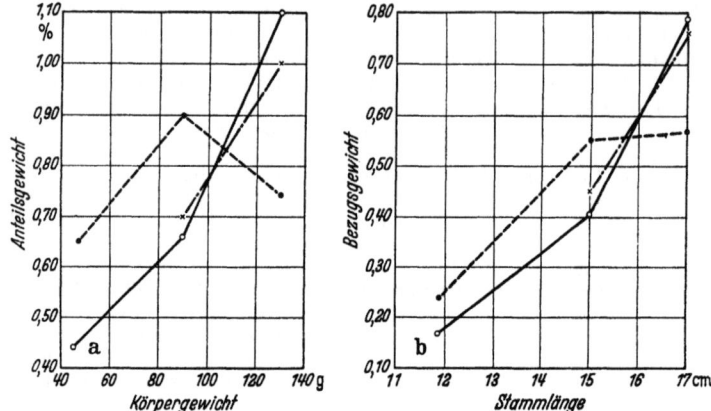

Abb. 50. Das Verhalten der *Ratten*milz in ihren Anteils- und Bezugsgewichten während des
Wachstums. Nach BRIEGER (1943). ∘——∘ Gemischte, ⋅—⋅—⋅ Fleisch-, ⋅⋅⋅⋅⋅⋅ Pflanzennahrung

ähnlich wie die Milz verhalten sich Thymus, Nebenniere und Hoden (BRIEGER, 1943). In diesem
Zusammenhang sei auch auf LOMPE (1937) verwiesen, die bei *Ratten* mit tierischer und gemischter Kost ein erheblich höheres Durchschnittsgewicht der Lymphknoten fand als bei
solchen mit pflanzlicher Kost und die Ursache dafür in dem höheren Fett- und Eiweißgehalt
sowie dem Säureüberschuß der tierischen Nahrung bzw. in der Fett- und Eiweißarmut und
dem Basenüberschuß der pflanzlichen Nahrung erblickt. Analoge Befunde erhob WETZEL (1930)
am lymphatischen Gewebe des *Ratten*darmes, das ebenfalls bei tierischer oder gemischter Kost
erheblich stärker entwickelt ist als bei vegetarischer. Das deckt sich mit den Befunden von
HOEPKE und SPANIER (1939) an der *Ratten*milz und entspricht zugleich der Erfahrung, daß
Fleischfresser in der Regel größere und schwerere Milzen besitzen als Pflanzenfresser
(vgl. u.a. SOBOTTA, 1914; SCHABADASCH, 1935; v. HERRATH, 1958). Weniger deutlich als
die *Ratten*milz scheint die *Meerschweinchen*milz auf Ernährungseinflüsse zu reagieren, jedenfalls bleibt ihr Gewicht bei Hafer- bzw. Grünzeug-Kartoffel-Ernährung praktisch unverändert
(WÄTJEN, 1935).

Vitamin B_1-Mangel führt bei der *Maus* zu einer hochgradigen Milzverkleinerung;
die zugrundeliegende Rückbildung der weißen Pulpa soll von abnormen Zwischenprodukten
des Kohlenhydratstoffwechsels ausgelöst werden. Vitamin B_1-Injektionen, die bei normaler
Ernährung die Milzgröße nicht beeinflussen, lassen schon nach weniger als 48 Std das Milzgewicht avitaminotischer Tiere um die Hälfte wieder ansteigen und halten auch die von
vornherein weniger auffällige Gewichtsabnahme in Schranken, die völliger Nahrungsentzug
bei der *Mäuse*milz hervorruft [GOLDAMMER, 1939; nach MACKENZIE, WHIPPLE und WINTER-
STEINER (1941) dagegen verkleinert sich die *Mäuse*milz im Hunger bis auf $1/5$; s. oben (FRUH-
MAN, 1966c)]. Auch bei der *Ratte* bewirkt lactoflavinfreie Ernährung über 2—9 Monate
eine erhebliche Verkleinerung der Milz (SCHUIJL und GROEN, 1938), während Vitamin A-
Mangel in beinahe jedem 2. Fall zu einer bindegewebigen Schrumpfung führt (GEBAUER,
1954a). Auch das Vitamin D dürfte einen Einfluß auf die Milzgröße haben (HANSSLER,
1955a, b); weitere Literatur über die Vitaminbeeinflussung der Milz bei CHAHOVITCH und
FRAJND (1939), GOLDAMMER (1939), HOEPKE und SPANIER (1939), CALVI (1941), DAL LAGO
(1941), STUDER (1959), ARVY (1965).

Ausschließlich mit Milch ernährte *Ratten* zeigen eine Anämie mit deutlicher, vornehmlich auf Reduktion der weißen Pulpa beruhender Milzverkleinerung (v. HAAM und BEARD, 1934). Bloße Zufütterung von Eisen läßt den Zustand unverändert, zusätzliche Kupfergaben jedoch bewirken einen raschen Anstieg der Lympho- und Erythropoese mit entsprechender Proliferation der weißen und roten Pulpa und erheblicher Milzvergrößerung, die erst mit Erreichen normaler Hämoglobinwerte wieder zurückgeht (HAMRE und MILLER, 1935). Weibliche *Ratten*, die in früher Jugend einen Eiweißmangelschaden erlitten, zeigen später gegenüber normalen Kontrolltieren bei dauernd vermindertem Skelet- und Augapfelgewichten gesteigerte Leber- und Milzgewichte (JACKSON, 1936/37); dauernde proteinfreie Ernährung führt dagegen binnen kurzem zum Schwund der lymphatischen Organe (ANDREASEN, 1939). — Weitere Angaben über Ernährungseinflüsse bzw. -schäden bei der *Maus* s. WAXLER und ENGER (1954), bei der *Ratte* und anderen Laboratoriumstieren s. GEBAUER (1958); Literatur zum Thema ,,Milz und Ernährung" sowie ,,Milz und Jahreszeiten" s. ARVY (1965).

Einen 24 Std-Rhythmus des Milzgewichtes bei *Mus norvegicus albinus* hat HOLMGREN (1938, Tabelle 1 und 2, Diagramm 3) nachgewiesen: Das höchste relative Milzgewicht findet sich mit $5,26 \pm 0,248^0/_{00}$ des reduzierten Körpergewichtes zwischen 20 und 24 h, das Minimum mit $4,56 \pm 0,186^0/_{00}$ zwischen 2 und 6 h; die Differenz ist mit $0,70 \pm 0,310^0/_{00}$ statistisch signifikant. Die übrigen Tagesabschnitte zeigen keine sicheren Variationen. Das Milzgewicht hat sein Maximum, wenn Lebergewicht und -glykogen die niedrigsten Werte aufweisen, sein Minimum, wenn das Darmfett den höchsten Stand erreicht hat. ,,Zu behaupten, daß es sich hier um eine bestimmte Wechselwirkung handelt, würde vielleicht zu weit gehen." Die Gewichtsvariationen der Milz sind nicht so ausgesprochen wie die von Leber und Lunge. Die letzteren (Maximum am Morgen, Minimum in der Nacht) beruhen nach HOLMGREN darauf, daß bei gesteigerter Verdauungstätigkeit die Blutmenge im Splanchnicusgebiet zunimmt, wodurch den Lungen Blut entzogen wird und ihr Gewicht sinkt. An diesem Wechselspiel zwischen Lunge und Splanchnicusgebiet ist die Milz maßgeblich beteiligt (vgl. TROISIER, BARIÉTY und KOHLER, 1940). In Zusammenhang mit den Befunden von HOLMGREN (1938) sei auch an den von KÖHLER (1955b) nachgewiesenen 24 Std-Rhythmus des Milz- und Herzglykogens der *weißen Ratte* und die Angaben von BERGLER (1947), KLEIN (1949) u.a. über periodische Schwankungen der Milz-, Leber-, Darm- und Blut-Leukocyten der *weißen Maus* erinnert. v. HERRATH (1965) vermutet einen dem Tagesrhythmus der Leber entsprechenden, hypothalamisch gesteuerten Milzrhythmus ,,besonders etwa bei der Gallenfarbstoffsynthese".

Im Vergleich zu Insectivoren, Chiropteren und Rodentiern ist bei den übrigen Säugern nur wenig über den Einfluß der Ernährung auf das Milzgewicht bekannt. An völliger Inanition oder Eiweißmangel zugrunde gegangene *Hunde* haben lt. GÜLZOW (1949) nicht nur unveränderte Herz- und Lungengewichte, sondern auch völlig normale Milzgewichte. v. HERRATH (1958) begründet dieses Verhalten der (Speicher-)Milz damit, daß ihre Erythrocytendepotfunktion bis zuletzt intakt bleibt. Splenektomierte *Hunde* benötigen zur Erhaltung ihres Körpergewichtes viel größere Nahrungsmengen als normale (RICHET, 1912, 1913, 1923a, b, c). Beim *Schaf* besteht zwar keine Abhängigkeit des Milzgewichtes von Menge und Zusammensetzung des Futters (SPÖTTEL, 1932), im allgemeinen ist aber auch bei den großen Haussäugetieren mit Zusammenhängen dieser Art zu rechnen (vgl. u.a. ZIMMERL, BRUNI, MANNU, PREZIOSU und CARADONNA, 1930; STEGER, 1939a, b); jedenfalls haben Herbi- und Frugivoren in der Regel relativ kleinere und leichtere Milzen als Carnivoren (MAGNAN, 1913; SOBOTTA, 1914; PERLA und MARMORSTON, 1935; KLEMPERER, 1938). KROGH (1936) führt auch die unterschiedliche Größe der *Affen*milz mit auf die jeweilige Ernährung zurück.

Beim *Menschen* läßt sich nach den Versuchen von ESSER (1937) und HOFF (1938; beide zit. bei HOEPKE, HEMPFING und DESAGA, 1938) über den Zusammenhang zwischen Säure- bzw. Basenüberschuß der Nahrung und Lymphocytengehalt des Blutes nur vermuten, daß saure (Fleisch-)Nahrung wie bei der *Ratte* (HOEPKE und SPANIER, 1939) eine Vergrößerung, alkalische (vegetarische) dagegen eine Verkleinerung der Milz hervorruft. Auch die von ESSER beim Übergang auf saure Kost beobachtete Tonsillenvergrößerung spricht für diese Annahme.

V. Einfluß des neuro-humoralen Systems sowie sonstiger endo- und exogener Faktoren auf das Milzgewicht

Die schon besprochenen, neuro-humoral bedingten kurzfristigen Änderungen des Milzvolumens bzw. -gewichtes stehen in enger Beziehung zum Zustandekommen langfristiger Größenänderungen. So beantwortet v. HERRATH (1958) die Frage, wie thermische Wachstumsreize an der Milz angreifen, mit dem Hinweis, daß die maßgeblich an der Wärmeregelung beteiligten Hormone der Schilddrüse und Nebenniere starke Milzkontraktionen auslösen und die Milzsystole und -diastole vertiefen (vgl. PARIN und TSCHERNIGOWSKI, 1936; TSCHERNIGOWSKI und KELLMAN, 1940). Auch die Stoffwechselbeziehungen zwischen der Milz und diesen

Drüsen müßten daher vom Blickpunkt der Wärmeregulation aus gesehen werden, „besonders wenn die sich entspeichernde Milz auch noch spezifische Wirkstoffe abgeben sollte". Ein weiteres Beispiel: Die den Kontraktionsrhythmus verlangsamende Denervierung der *Hunde-*milz (HENSCHEN und HOWALD, 1929; PARIN und TSCHERNIGOWSKI, 1936; TSCHERNIGOWSKI und KELLMAN, 1940) bewirkt auf die Dauer eine erhebliche, auf passiver Hyperämie der dilatierten subcapsulären Bluträume beruhende Gewichtszunahme. Oder: Wenn intravenöse Gaben von Galle und gallensauren Salzen im Wege einer primären Blutdrucksenkung die *Hunde*milz sekundär zur Kontraktion veranlassen (v. LUDÁNY, 1935/36), so wäre es denkbar, daß ein derartiger Reflexmechanismus beim chronischen Ikterus schließlich auch Struktur und Größe des Organs veränderte (v. HERRATH, 1958). Auch die (weniger auf Sinushyperämie als auf erythropoetischer Proliferation der roten Pulpa beruhende) Milzvergrößerung in der

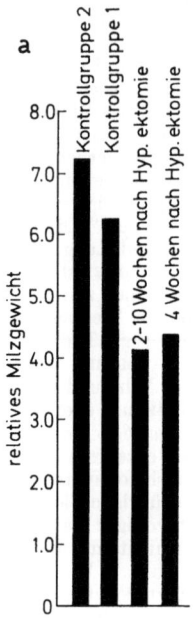

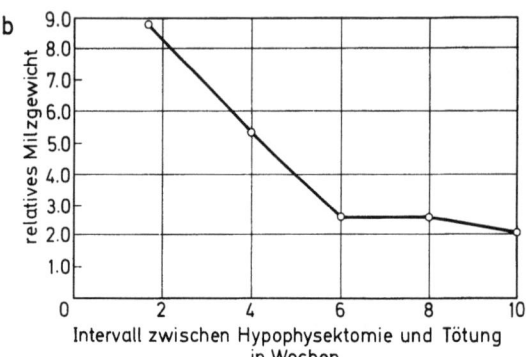

Abb. 51a u. b. a Gewichtsverlust der *Ratten*milz nach Hypophysektomie. — b Fortschreitende Gewichtsabnahme der *Ratten*milz nach Hypophysektomie unter Berücksichtigung des Intervalls zwischen Operation und Tötung. Nach BÜRGI (1959)

Unterdruckkammer anoxämisch gemachter *Meerschweinchen* [VAN LIERE, 1936; SAATHOFF, 1951; vgl. auch die Milzvergrößerung nach experimenteller Herabsetzung der Erythrocytenzahl (MELLANBY und SUFFOLK, 1939)] ist zumindest im Beginn nicht zu trennen von den durch den Sauerstoffmangel zentral ausgelösten Kreislaufreflexen und ihrer Rückwirkung auf das „Milz-Lebersystem" [Hypoxie-Lienin (REIN, MERTENS und BÜCHERL, 1949; REIN, 1950, 1953; DOHRN und REIN, 1952; MEESMANN und SCHMIER, 1955, 1956a, b)]. Und schließlich erklärt sich die unterschiedliche quantitative Reaktion der Milz auf ein und dieselbe chronische Noxe in verschiedenen Lebensaltern vielleicht aus der altersgebundenen Entwicklung der nervösen und humoralen Regulationen des Milzvolumens (POLOSSUCHIN, 1937a, b, 1938). Das neuro-humorale System (s. S. 382ff.) stellt also offenbar auch für die langfristigen Größenänderungen der Milz einen wesentlichen Faktor dar.

Die z.T. recht widerspruchsvollen Angaben über den Einfluß des Endokriniums auf das Milzgewicht ergeben vorerst noch kein einheitliches Gesamtbild (v. SKRAMLIK, 1927; LAUDA, 1933; VERCELLANA, 1940; GELIN, 1954; ARVY, 1965, Lit.; u.a.). Weitgehende Übereinstimmung besteht darüber, daß sich die Milz nach Hypophysektomie verkleinert. UYEMATSU (1941) erhob diesen Befund bei *Bufo japonicus*, SMITH (1930), der zugleich eine Substitutionstherapie durch „replacement" angibt, bei der *Ratte*. Ebenfalls an der *Ratte* (über die „pituitary-spleen correlation" bei der *Maus* s. TWORT und LYTH, 1940) reproduzierte BÜRGI (1959; vgl. WOLF-HEIDEGGER, 1960a, b) durch Hypophysenexstirpation die auch beim hypophysengeschädigten *Menschen* (KRAUS, 1919; SCHÖNBERG und WOLF-HEIDEGGER, 1941; u.a.) beobachteten regressiven Milzveränderungen (Abb. 51). Die Abnahme des Milzgewichtes auf $2/3$ der Norm bei hypophysektomierten *Ratten* beruht auf annähernd gleich starken degenerativen Veränderungen der roten und weißen Pulpa, die durch das Fehlen eines „lymphatotropen Faktors" (angeblich eine Nebenwirkung des somatotropen Hormons) des Hypophysenvorderlappens ausgelöst werden sollen. Nach PERLA (1936b, c) ist die Milz der *weißen Ratte* 2 Wochen nach einer Hypophysektomie nur noch halb so groß wie vorher; das für gewöhnlich etwa 0,37% des Körpergewichts ausmachende relative Milzgewicht ist 1 Woche nach dem Eingriff auf 0,31%, 2—7 Wochen danach auf 0,213% und 8—18 Wochen danach auf 0,189% gesunken. Die Milzverkleinerung fällt geringer aus, wenn man vor der Hypophysektomie frische, auch das Wachstumshormone enthaltende alkalische Vorderlappen-emulsion injiziert. Derartige Injektionen machen auch eine bereits eingetretene Milzatrophie wieder weitgehend rückgängig. 10 Tage lang mit Hypophysenvorderlappen-Emulsion behandelte normale *Ratten* zeigen mäßig, bartonelleninfizierte *Ratten* sogar auf das Doppelte (0,80% Relativgewicht) vergrößerte Milzen. v. HERRATH (1958) führt diesen Effekt auf die Hypophysenvorderlappenhormone (vgl. MATTEACE, 1936, 1939; ALBANESE und SCALA, 1939) zurück und nimmt an, daß die normale enge Wachstumskorrelation Körper-Herz-Milz bei Vertretern der Speichermilz auf diesem Wege zustande kommt. Während bei der *Ratte* nach Hypophysektomie eine echte Atrophie der Milz eintritt, sprechen HOUSSAY und LASCANO-GONZALEZ (1935) nach ihren Erfahrungen an hypophysektomierten jungen *Hunden* [bei denen ASCOLI und LEGNANI (1913) eine Atrophie der Milzfollikel beschrieben] nur von einem Wachstumsstillstand des Organs, der dem des Körpers entspricht und daher das relative Milzgewicht unverändert läßt. Bei hypophysektomierten erwachsenen *Hunden* kommt es auch nach PERLA (1936 b, c) nicht zu einer Milzatrophie. Nach KÖNIG und KLIPPEL (1954) ist das Wachstumshormon (STH) — das nach HENRIQUEZ, GOMEZ, PEREZ und USHIGAMA (1955) einen toxischen Effekt auf die Milz haben soll — durch kein anderes Hormon zu ersetzen; seine ungestörte Sekretion setzt jedoch eine intakte Schilddrüsenfunktion voraus, und allgemeine Bedingungen (Ernährung usw.) beeinflussen synergistisch oder antagonistisch seine Wirkung. Milz und Nieren von *Ratten* (WALKER, ASHLING, SIMPSON und EVANS, 1952; zit. nach KÖNIG und KLIPPEL), die mit 6 Tagen hypophysektomiert wurden, zeigen zwar eine proportionierte Gewichtszunahme, aber eine unverändert fetale Architektur. FELDMAN (1951) beobachtete bei der *Ratte* nach Hypophysektomie eine Verkleinerung von Milz und Thymus und eine relative Vergrößerung der Lymphknoten. STH-Verabreichung führte zu einer Gewichtszunahme von Milz und Lymphknoten, ließ den Thymus jedoch äußerlich unbeeinflußt. Der Hämosideringehalt der Milz nahm nach Hypophysektomie zunächst zu, um bei anschließender STH-Medikation auf Null zurückzugehen. Die nach Adrenalektomie eintretende Hyperplasie der Milz und des gesamten lymphatischen Gewebes führt FELDMAN auf eine Enthemmung der STH-Wirkung zurück. Daraus, daß Thyroxin bei hypophysektomierten *Ratten* wirkungslos ist, bei normalen jedoch die Gewichte von Milz und Thymus steigen und die der Lymphknoten sinken läßt (MARINE, MATTEY und BAUMANN, 1924; GROLLMANN, 1936; MARDER, 1949; sämtlich zit. nach KÖNIG und KLIPPEL), folgert FELDMAN, daß der Thyroxineffekt über die Hypophyse zustande kommt. KÖNIG und KLIPPEL (1954) kommen zu dem Schluß, die Reaktion des lymphatischen Gewebes sei vermutlich Teilerscheinung einer speziell auf die Derivate des Mesenchyms gerichteten Wirkung des STH. — SCHÖNBERG und WOLF-HEI-DEGGER (1941) fanden bei einem 34jährigen *Mann* mit hypophysärem Infantilismus eine „etwas große" Milz mit unterentwickelter weißer und sehr blutreicher roter Pulpa (vgl. KRAUS, 1919; TRONCHETTI, 1955).

TISCHENDORF (1957 a, b, 1958 b) erzielte durch protrahierte Verabreichung von Zwischen-hirn-Lipoidextrakten (1 mg/p.d. i.m. 60, 80 und 100 Tage lang) bei der *Ratte* eine histologisch als kombinierte Hypertrophie und -plasie aufzufassende Milzvergrößerung, bei welcher der Zuwachs an weißer Pulpa den an roter überwog. Es handelte sich gleichzeitig um Arbeits- und korrelative Hypertrophie. Bei letzterer spielen die humoralen Wechselbeziehungen der Milz zu den Organen des hämatopoetischen und inkretorischen Systems, besonders zur Nebennierenrinde, eine wichtige Rolle. Die von TISCHENDORF an der Milz erhobenen Befunde gelten mit gewissen Einschränkungen für den von ihr vertretenen lymphoretikulären und reticulo-endothelialen Apparat als solchen.

Bezüglich der Zusammenhänge zwischen Milzgewicht, Schilddrüse (vgl. u.a. SAKA-KIBARA, 1926), Nebenniere und Pankreas sei zunächst an die Thyroxinversuche von FELDMAN (1951; vgl. KÖNIG und KLIPPEL, 1954) an der *Ratte* und die von HOEPKE (1933) an *Igel* und *Fledermaus* erinnert. PERLA und MARMORSTON (1935; vgl. TAUBER, 1884) zufolge beruhen die Vorstellungen von einer funktionellen Beziehung zwischen Milz und Schilddrüse (TSUNASHIMA, 1928 a, b, c; UYENO, 1928; MAEDA, 1930; SCHLIEPHAKE, 1930; SUMORI und INOYE, 1932; GASPARINI, 1933; KALLOS, 1933; SCHÜRCH, 1935; FUJIKAWA, 1936 a, b; GUALCO, 1937; MACCO, 1946; ARVY, 1965, Lit.) auf einer fehlerhaften Interpretation der Befunde von CREDÉ (1882) und ZESAS (1883), die nach Splenektomie Vergrößerung und Aktivitätssteigerung der Thyreoidea beobachteten. Während nach HAMMETT (1927) die postnatale Gewichtszunahme der *Ratten*milz (sowie der *Ratten*leber und -niere) von der Schilddrüsentätigkeit unabhängig ist, weisen nach TIETZE (1926, Verweis auf CAMERON und SEDZIAK; vgl. MOMOSE, 1934) mit Schilddrüsensubstanz gefütterte *weiße Ratten* und *Mäuse* deutlich erhöhte, thyreoidektomierte Tiere dagegen erniedrigte Milzgewichte auf [umgekehrt bewirkt subcutane Injektion von Milzextrakt beim *Kaninchen* eine Milz- und Schilddrüsenhyperplasie (DEL ZOPPO,

1937)]. Bei Morbus Basedow kommt es auch ohne Lebervergrößerung infolge Hyperplasie des lymphatischen Gewebes zu einer Gewichtszunahme der Milz (ASSMANN, 1931; MILLBOURN, 1931). v. HERRATH (1958) faßt diese Hyperplasie als Symptom des bei Hyperthyreose allgemein erhöhten, eine größere Lymphocytenzahl verlangenden Stoffwechsels auf, das sich an der Stoffwechselmilz stärker manifestiere als an der Speichermilz. — Verfütterung von Nebennierenrinde und/oder -mark, Rindencholin und Cholinchloridlösung hat weder bei jungen noch bei erwachsenen *Ratten* einen Einfluß auf das Milzgewicht (NISHIMURA, 1929). Die Milz epinephrektomierter *Ratten* [vgl. SIMPSON, DENNISON und KORECHEWSKY, 1934; REINHARDT und HOLMES, 1940; HOUSSAY und DEL CASILLO A PINTO, 1941 (*Hund*)] atrophiert auf Cortison und hypertrophiert auf Desoxycorticosteron (KIEF, KNOTHE und SCHÜRMEYER, 1954; vgl. DOUGHERTY und WHITE, 1945). — Protrahierte Insulinbehandlung führt beim *Meerschweinchen* zu einer Milzschrumpfung (COLLIN, DROUET, WATRIN und FLORENTIN, 1931). — Nach SANTISTEBANs (1960) Untersuchungen über den Einfluß von Nebenniere und Keimdrüsen auf Wachstum und Involution des lymphatischen Gewebes (der *Maus*) eignet sich die Milz wegen ihrer außerordentlichen Gewichtsvariabilität schlecht als Testobjekt für quantitative Hormonwirkungen.

Die a priori vorhandenen Geschlechtsunterschiede im Milzgewicht (über Beziehungen zwischen Milz und Keimdrüsen s. GAVAZZENI, 1934; PRINCIGALLI, 1934; MATTEACE, 1936; ALBANESE und SCALA, 1939; KYRIAKIS, 1940; FABRINI und MARESCOTTI, 1955) wurden bereits erörtert. Nach MASUI und TAMURA (1926) nähert sich das Milz- (Thymus- und Nieren-) Gewicht 20—40 Tage alter männlicher *Mäuse* nach Kastration dem der weiblichen Tiere, d.h. es steigt deutlich an; Wegnahme der Ovarien bei den weiblichen *Mäusen* [über Ovariektomie bei *Ratten* s. LAUSON, GOLDNER und SEVERINGHAUS (1939), bei *Schafen* s. ARVY (1964d)] hat dagegen nur geringen Einfluß. Injektion von Follikelhormon erzeugt bei der *Mäuse*milz eine auf Hypertrophie der weißen Pulpa beruhende Gewichtszunahme (SPIROTO, 1926; vgl. MONTPELLIER und CHIAPPONI, 1930). Bei der *Meerschweinchen*milz bewirkt die Keimdrüsenentfernung bei beiden Geschlechtern, besonders aber beim weiblichen, einen erheblichen Gewichtsanstieg (CIRILLO und GUARDAVACCARO, 1933). Die *Kaninchen*-, weniger die *Katzen*milz, reagiert auf periodische Gaben von Oestradiolbenzoat und Proluton mit einer auf hochgradiger Blut- bzw. Plasmaanschoppung beruhenden Milzvergrößerung (LIERSE, 1955). Das gleiche bewirkt protrahierte Follikulin- oder Diäthylstilböstrolbehandlung bei der *Ratten*milz (MONTPELLIER und CHIAPPONI, 1930; NICOL, BROWNLEE, DRUCE und WARE, 1960). Die Veränderungen des Milzvolumens der *Hündin* während der Läufigkeit und Gravidität (BARCROFT und STEPHENS, 1928a, b; BARCROFT, 1930) wurden schon erwähnt. ASCHNER (1924; vgl. BENEKE, 1937) vergleicht die bei trächtigen *Meerschweinchen* (vgl. SLEETH und VAN LIERE, 1939), *Kaninchen* und *Mäusen* (vgl. DAVIS, BEER und COOK, 1961) nachgewiesene Milzvergrößerung mit analogen Beobachtungen beim *Menschen* (z.B. SCHIFFER, 1935). BARCROFT (1930, Lit.) faßt die Milzvergrößerung während der Gravidität als echten, allerdings durch akute Hyperämie (HUECK, 1930) eingeleiteten, Wachstumsprozeß der Milzpulpa auf. Nach v. HERRATH (1958) ist nicht nur das gehäufte Auftreten von Milzrupturen (KÓCNEY und MANENKOV, 1931; SMITH, MORRISON und SLADDEN, 1933; BARNETT, 1952; MOORE, 1956; HUNTER und SHOEMAKER, 1957, Lit.; u.a.), sondern auch das überwiegende Vorkommen von Wandermilzen bei der *Frau* (z.B. RUMMEL, 1929; PUTSCHAR, 1934a; vgl. S. 111) durch die während und nach der Schwangerschaft erfolgenden Milzveränderungen mitbedingt. DENTICI (1935) bestreitet jeglichen Geschlechtsunterschied im Milzgewicht bzw. Einfluß der Gravidität.

Über die endokrine Beeinflussung der Milzgröße bzw. des Milzgewichtes bei Nichtsäugern ist nur wenig bekannt. Bei *Tilapia mossambica* verursacht eine 3wöchige Behandlung mit Hydrocortison — nicht aber mit Desoxycorticosteron — eine deutliche Milzhypertrophie (BERN, 1963); über die Wirkung von Nebennierenrinden-, Schilddrüsenhormon und anderen Wirkstoffen auf die Milz von *Salmo trutta var. fario* L. und *S. gairdneri Richardson* s. ZWILLENBERG (1964; vgl. S. 148). Bei *Rana pipiens* bewirkt eine 6wöchige Behandlung mit Thyroxin eine leichte, eine solche mit Testosteronpropionat eine stärkere Milzvergrößerung, eine 3wöchige Behandlung mit Östradiolbenzoat dagegen [wie eine Hypophysektomie (UYEMATSU, 1941: *Bufo japonicus;* s. oben)] eine Milzverkleinerung, die sich nach weiteren 3 Wochen wieder ausgleicht (BOSSAK, GORDON und CHARIPPER, 1948). Beim *Hühnchen* haben androgene Steroidhormone zumindest im Embryonalstadium keinen Einfluß auf das Milzgewicht (ASPINALL, MEYER und APPASWAMI RAO, 1961; APPASWAMI RAO, ASPINALL und MEYER, 1962); über die Zusammenhänge zwischen Milz-, Testikel-, Thymus- und Caecumgewicht beim heranwachsenden *Hühnchen* s. WOLFE, SHERIDAN, BILSTAD und JOHNSON (1962).

Jede spontan auftretende oder experimentell hervorgerufene Geschwulst (s. S. 390) führt nach ROFFO (1929, 1934, 1935; vgl. ROMHÀNYI, 1936/37) zu einer Milzvergrößerung; durch Injektion von Blut Tumorkranker (vgl. BRÜDA, 1929a, b, 1931) läßt sich eine ebenso hyperplasiebedingte (diffuse Vermehrung der weißen Pulpa, Riesenzellen) Gewichtszunahme der Milz erzeugen wie durch Schwangerenblut, in beiden Fällen bedingt durch ein „lipoidogenes Stimulans" im Blut. HAUPT (1958), der seine Befunde wie ROMHÀNYI an der *Ratte* erhob, verabfolgte 19 durchschnittlich 100 g schweren Tieren je 0,2 cm³ Yoshida-Ascitesflüssigkeit intraperitoneal. Das Milzgewicht nahm bis zum 4. Tag zu, danach bis zum 9. Tag (an dem die bis dahin nicht getöteten Tiere starben) ab; vom 7. Tag an lag es unter der Norm. Milz und Thymus reagierten in den Yoshida-Ascites-Versuchen genauso antiblastisch wie beim Walker- und Benzpyren-Tumor der *Ratte* sowie beim Mamma-Ca und Ascites-Tumor der *Maus*. Eine Hyperplasie der *Mäuse*milz bei Anwesenheit von Transplantationstumoren beschreibt auch CALO (1932). FALK (1954) beobachtete bei 22 mit je 0,2 cm³ Tumor-Ascitesflüssigkeit intraperitoneal geimpften *weißen Mäusen* bis zum 7. Tag eine Vergrößerung, nach dem 9. Tag eine Wiederverkleinerung der Milz. Vom 13. Tag an lagen Milzgröße und -gewicht unter der Norm, um am 16. und 17. Tag wieder leicht anzusteigen. Bei *Ratten*, die nach

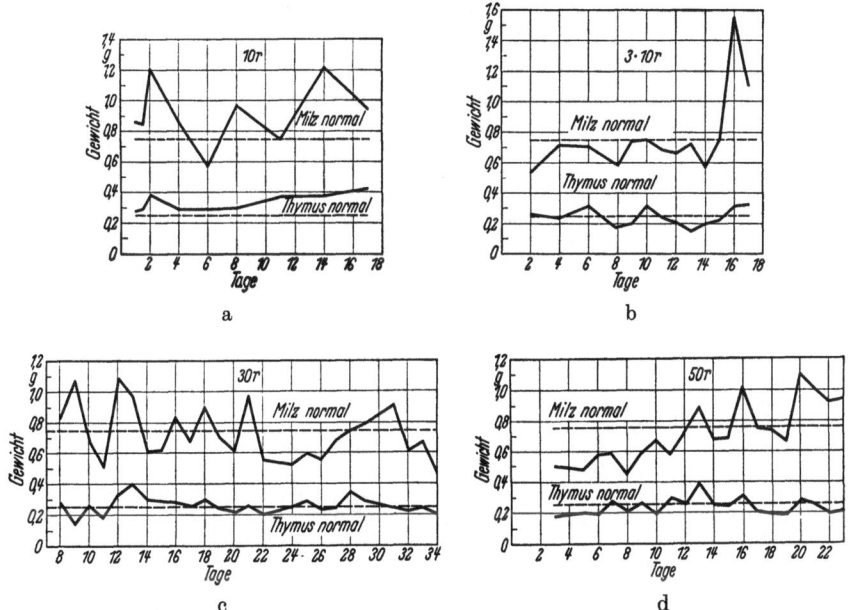

Abb. 52a—d. Milz- und Thymusgewichte der *Ratte* nach einmaliger Bestrahlung mit 10 r (a), mit dreimal 10 r (b), nach einmaliger Bestrahlung mit 30 r (c) und 50 r (d). Nach FLUHR, WEISS und GEHLEN (1956)

Impfung mit 0,2 cm³ Tumor-Ascitesflüssigkeit mehrmals Milz-, Thymus- und Placenta-Trockenzellen nach NIEHANS erhielten, lag das Milzgewicht mit Ausnahme des 6. und 11. Tages erheblich über dem nach der Tumorimpfung unbehandelt gebliebener Kontrolltiere (HOEPKE und FLUHR, 1955). *Ratten*, die vor der Impfung mit Tumor-Ascitesflüssigkeit zweimal intraperitoneal und sechsmal subcutan ein Gemisch aus Placenta-, fetalen Milz- und Thymus-Trockenzellen („Siccazell" nach NIEHANS) erhielten, zeigten bis zum 4. Tag eine starke Gewichtszunahme der Milz, danach bis zum 12. Tag eine Abnahme, z.T. bis unter die Norm, und vom 12. Tag an wieder eine Zunahme bis weit über die Norm (HETTICH, 1957; vgl. HOEPKE, 1958b). Bei teerkrebsbefallenen *Kaninchen* hängt das Milzgewicht vom Tumorstadium ab, sub finem vitae geht es mehr oder weniger stark zurück (BABES, 1930). KAUFMANN (zit. bei ROTTER und BÜNGELER, 1955) fand die *menschliche* Milz bei 1078 Carcinomfällen in 35,3% vergrößert [meist infolge von Stauung; KALLÓS und KALLÓS-DEFFNER (1940) beschreiben beim Carcinom auch eine akute Milzschwellung], in den übrigen normal groß oder sogar verkleinert; näheres zum Thema „Milz und Geschwulstabwehr" bei HOEPKE (1952b, 1953, 1954a—c, 1955a—c, 1956, 1957, 1958a, b; s. auch BROCK, 1957; ARVY, 1965, Lit.).

Angaben über die bekanntermaßen im Gefolge von Infektionen (s. S. 389) bzw. Antigen-Verabreichung [auch artfremdes Eiweiß (RICH, 1935) bzw. Transplantation (MCGREGOR, 1955; SCOTHORNE und MCGREGOR, 1955; CONGDON und GOODMAN, 1961)] bei *Mensch* und *Tier* auftretende Milzvergrößerung machen u.a. HEILMANN (1927), KORSCHUN,

Dwijkoff, Gorochnikowa und Krestownikowa (1927), Lubarsch (1927), Petroff (1927), Clark (1928), Gohrbandt (1929), Hellman und White (1930), Leidel (1930), Jaffé (1931), Reitano (1932), Reiner und Chao (1932), v. Wolff (1933), Ehrich und Wohlrab (1934), Hu (1934), Jakobs (1934), Perla und Marmorston (1935, Lit.), Norton, Wolfe und Crow (1950), Begemann (1951), Brock (1957), Kretschmar und Jerusalem (1963), Arvy (1964f., 1965, Lit.). — Die bei Nichtsäugern [*Hühnchen* (Terasaki, 1959; Payne und Jaffé, 1960; u.a.)] im Zusammenhang mit der Antimilz-Antikörperreaktion beobachtete Milzvergrößerung wurde bereits bei der Milztransplantation erwähnt.

Über z.T. hochgradige Gewichtszunahmen der Milz nach Einwirkung verschiedener chemischer Agentien berichten u.a. Koppenhöfer (1935: Injektion kolloidaler Kiesel-säure), Letterer (1937: chronische Phenylhydrazinvergiftung), Klenk und Goebel (1938: Injektion von Cerebrosidgemischen und reinem Cerebron) sowie Palmer, Eichwald, Cart-wright und Wintrobe (1953: intraperitoneale Applikation von Methylcellulose; vgl. Fröh-lich, Rák, Balázs, Kovács, Tiszai und Benkő, 1958; Arvy, 1964b, f, g; Wennberg und Weiss, 1967, Lit.), über Milzverkleinerung nach Cytostaticumgabe Hackmann [1954: Sana-mycin (früher HBF 386), Actinomycin C „Bayer"] und Reinhardt (1962: Puromycin „Lederle").

Nach einer Ganzkörper-Röntgenbestrahlung (S. 394ff.; weitere Lit. bei Arvy, 1965) von 20 r sah Grahn (1954) bei 37—43 Tage alten *Mäusen* in 5 von 6 untersuchten Inzuchtstämmen, nach einer solchen von 800 r in allen 6 Stämmen eine signifikante, graduell vom Geschlecht der Tiere abhängige Gewichtszunahme der Milz [vgl. Fluhr, Weiss und Gehlen, 1956 (Abb. 52); Graul und Scherer, 1958; Scherer, 1958; Nicolajeva und Propatova, 1960; Rapp und Christian, 1963; Popp, Congdon und Goodman, 1965; u.a.]. Jacobson, Simmons, Marks, Robson, Bethard und Gaston (1950) fanden bei *weißen Mäusen* [vgl. Main, Cole und Ellis, 1957; Yamada, Hayami und Sawaki, 1957 (auch *Ratten*); Kurnick, Massey und Montano, 1960] nach einer Ganzkörperbestrahlung von 1025 r eine Abnahme des Milz-gewichtes, was Takiazumis (1928), Casatis (1931) und Windholzs (1938) Beobachtungen beim *Kaninchen* entspricht. Kein oder wenigstens kein signifikanter Rückgang des Milz-gewichtes ergibt sich bei *Mäusen*, die später als einen Monat nach einmaliger Ganzkörper-bestrahlung von 600 r in gutem Zustand getötet werden (Cottier, 1961). — Über den Ein-fluß von Radarstrahlen auf das Gewicht der *Mäuse*milz s. Plurien, Sentenac-Roumanou, Joly und Drouet (1966).

Bei der *Ratte* zeigen nach Ganzkörperbestrahlung mit 700 r (über den Späteffekt bei 200 r s. Sipilä, 1960) Milz und Thymus die stärkste Reduktion (Caster und Arm-strong, 1956); eine isolierte Bestrahlung der Milzgegend mit 400 r ist wesentlich weniger (Berenbom, 1956) und eine tägliche Bestrahlung mit 0,25 r für 3—12 Monate eher in um-gekehrtem Sinne wirksam (Pape, 1951). Storer, Harris, Furchner und Langham (1957) untersuchten die Wirkung kurzzeitig auf einmal applizierter Strahlungen [4 MeV-γ, 1,2 MeV-γ von CO^{60}, 250 KVp Röntgenstrahlen, 6 MeV-β von Tritium, 14 MeV Neutronen, Fission-Neutronen, thermische Neutronen, 2,4 MeV-α der B^{10} (n, α) Li^7-Reaktion, 0,6 MeV-Protonen der N^{14} (n, p) C^{14}-Reaktion, Fissionfragmente der Pu^{239}-Reaktion mit thermischen Neutronen] auf das Milzgewicht (und andere Organgewichte) adulter CF$_1$-*Mäuse* und Strague-Dawley-*Ratten*. Ganzkörperbetrahlungen von 100—1000 r führten zur Milz- und Thymusatrophie. — Wie auf Röntgenstrahlen (250 kV) reagiert die Milz auch auf Neutronen (0,4—2,0 MeV) mit einem geringeren Gewichtsverlust als der Thymus (Bateman und Bond, 1964: *Maus*). — Beim *Hamster* wird im akuten Strahlentod (110000 r in $2^3/_4$ Std) eine Vergrößerung, bei nach 1 Woche sterbenden Tieren (1500 r) eine Verkleinerung der Milz beobachtet (Rugh, Levy und Sapadin, 1952).

Bei *Tauben* (*Columba livia*) erfolgt die strahlenbedingte (540—830 r, absolute Letaldosis 1600—1700 r) Milzschrumpfung sehr viel langsamer als bei *Ratten* und *Mäusen* (Skalka und Hill, 1959). — Über den Einfluß der Röntgenstrahlen auf die *Amphibien*milz s. Ssipowsky (1932, 1934).

Um bei Strahlenuntersuchungen an der Milz (und anderen Organen) vergleichbare Er-gebnisse zu erzielen, sind gewisse Versuchsnormen einzuhalten (Eichel und Roth, 1960, Lit., Tab.).

C. Spezifisches Milzgewicht

Wie bei anderen Organen ist auch bei der Milz über das spezifische Gewicht nur wenig bekannt. Es wird in der Regel indirekt — aus Milzvolumen und -gewicht — ermittelt. Da beide weitgehend vom stark wechselnden Blutgehalt des Organs abhängen, bildet dieser auch die Hauptfehlerquelle bei der Aufstellung von Normen für das spezifische Milzgewicht. Um-gekehrt können die Plus- und Minusabweichungen des spezifischen Gewichtes als Maßstab für den jeweiligen Blutgehalt der Milz dienen (Hegglin, 1934). v. Herrath (1936) warnt davor, die bei quantitativen Untersuchungen gefundenen Anteile der verschiedenen Organkomponenten am Milzgesamtvolumen ohne weiteres in Gewichtsanteile umzurechnen, da sie womöglich ein unterschiedliches spezifisches Gewicht besitzen. In der Tat ermittelte STEGER (1939a) als spezifisches Gewicht des Kapsel-Balkensystems (der *Pferde*milz) 1,06628 und als spezifisches Gewicht des lymphoiden Gewebes (der Rachenmandel des *Rindes*) 1,22553. Hier liegt ein weiterer Unsicherheitsfaktor für den Vergleich des spezifischen Gewichtes verschiedener Milzen bzw. die Beurteilung der in der Literatur genannten Zahlen; denn die von Fall zu Fall wechselnde quantitative gewebliche Zusammensetzung der Milz verschiebt auch ihr spezifisches Gewicht in der einen oder anderen Richtung.

Bei 4 Wochen alten *Meerschweinchen* errechnete STEGER (1939a) als spezifisches Milzgewicht 1,167, bei alten Tieren 1,112, d.h. 0,055 weniger. Bei 1 Tag alten *Kätzchen* betrug das spezifische Milzgewicht 1,066, bei einem 9jährigen *Kater* 1,023, d.h. 0,043 weniger. Bei einem neugeborenem *Lamm* war das spezifische Milzgewicht 1,166, bei einem 2jährigen *Schafbock* 1,113, d.h. 0,053 niedriger. Nach v. GIERKE (1932a) liegt auch bei jungen *Rindern* das spezifische Milzgewicht höher als bei alten, und zwar betrug es bei einem *Kuhkalb* von 50 kg 1,090, bei einem *Ochsen* von 750 kg 1,000, d.h. 0,090 weniger. STEGER vermutet, daß das niedrigere spezifische Milzgewicht älterer Tiere auf einer Zunahme der spezifisch leichteren Milzmuskulatur beruht und sich auch bei anderen Species das spezifische Milzgewicht mit dem Alter vermindert. Für die *Pferde*milz trifft dies nicht zu; denn hier nimmt das Milzgewicht jenseits des 15. Lebensjahres, nachdem es bis dahin parallel der Organgröße angewachsen war, rascher ab als diese. HARTWIG (1949) führt diesen Anstieg des spezifischen Gewichtes auf den zunehmenden physiologischen Eisengehalt der *Pferde*milz zurück, der im Alter bis zu 5% des Organtrockengewichtes ausmacht (v. SKRAMLIK, 1927; vgl. ASHER, 1933; NEMILOFF, 1936: *Hund*). Ähnliche Verhältnisse nimmt im Gegensatz zu v. GIERKE (1932a) und STEGER (1939a) auch für die Wiederkäuer, besonders das *Rind*, an v. HERRATH (1958); über den das spezifische Gewicht stark beeinflussenden Wassergehalt und die chemische Zusammensetzung der *Säuger*- und *Menschen*milz s. v. SKRAMLIK (1927; vgl. GROLL, 1928; FIESCHI, 1936; VERCELLANA, 1940; CREMER und FÜHR, 1953; TISCHENDORF, 1956a).

Das spezifische Gewicht der *menschlichen* Milz wird von VIERORDT mit 1,0579, von NADESDIN [beide zit. nach HEGGLIN (1934), der selbst an 168 Individuen verschiedenen Alters Milzgewicht und -volumen bestimmte] mit 1,0575 angegeben; sehr bluthaltige Milzen haben ein niedrigeres, sehr bindegewebsreiche ein höheres spezifisches Gewicht. Nach DENTICI (1935; vgl. v. HERRATH, 1958, Tabelle 4) beträgt der Quotient Milzgewicht (g) : -volumen (cm^3) beim *Menschen* im 1. Lebensjahr 9,20 : 9,66, vom 6.—24. Monat 24,20 : 23,00, vom 2.—6. Jahr 36,75 : 38,50, vom 6.—10. Jahr 62,25 : 61,16, vom 10.—15. Jahr 81,50 : 85,50, vom 15.—25. Jahr 148,00 : 152,60 und vom 25.—45. Jahr 168,00 : 170,80.

Mikroskopische Anatomie der Milz
(ohne Milzgefäße und Nerven)

A. Mikroskopische Untersuchung der Milz; artifizielle und postmortale Veränderungen des Milzgewebes

Auch die Milzforschung bedient sich neben den klassischen Methoden (vgl. SCHMINCKE, 1921) der mikroskopischen Technik in steigendem Maße der Histochemie, Fluorescenzmikroskopie, Autoradiographie (S. 401) und anderer moderner Verfahren. Während in der reinen Strukturanalyse das Lichtmikroskop zunehmend vom Elektronenmikroskop abgelöst wird, hat zugleich die lange vernachlässigte Vitalmikroskopie (vgl. TISCHENDORF, 1960a, Lit.) besonders bei der Untersuchung der terminalen Strombahn (S. 502ff.) wieder stark an Bedeutung gewonnen.

Für Übersichtspräparate empfiehlt ROMEIS (1948, Lit.) rasch eindringende Trichloressigsäuregemische (Heidenhain, Romeis, Stieve), für hämatologische Präparate die Gemische nach HELLY oder MAXIMOW. Ich selbst fixiere, sofern nicht Sublimat erwünscht ist (z.B. bei Giemsafärbung), meist in Bouin, für autoradiographische Zwecke in 6% Formol- 0,5% Trichloressigsäure. Den Einfluß verschiedener Fixierungsmittel (Formol, Carnoy, Susa, Zenker, Alkohol absol.; vgl. KNISELY, 1936b, c: Romeis, Tellyesniczky; NEUMANN, 1958: Gefriertrocknung) auf das Milzgewebe hat WÜSTENFELD (1955, 1956a—d, 1957) untersucht (Abb. 53). Eine große Rolle spielt bei der Milz die Fixierung auf dem Gefäßwege, wobei eine vorherige Durchspülung (vgl. FOOT, 1927a, b: cytologische Analyse der Spülflüssigkeit) zugleich die Voraussetzungen für die Darstellung des Pulpareticulums sowie der feineren Gefäße und Nerven schafft (vgl. S. 495ff., 663).

Ein objektives Bild des Kapsel-Balkensystems vermittelt die plastische Rekonstruktion (HARTMANN und BENNETT, 1927; MARTIN, 1951); lehrreiche Präparate für die subjektive Betrachtung liefern das Kaulquappen-Verfahren (ROMEIS, 1927; zit. nach HARTMANN, 1930; REISSNER, 1929), das Knet- bzw. Walkverfahren (HARTMANN, 1930; SCHMELZER, 1936; VEREBY, 1943), die Macerationsmethode (SCHLEICHER, 1941; BAUD und DUPREZ, 1947; MASSARI, DE MARZO und AMBROSI, 1957), das Präparations- (KOHIRA, 1958a) und Semperverfahren (HOFMANN, 1951; ARINCI, 1961). Bei der Milzkapsel ergänzen Polarisations- und Auflichtmikroskopie, Spaltlinienmethode und Dehnungsmessung die herkömmliche Untersuchung am Häutchenpräparat (SCHREIBER, 1938; VEREBY, 1943; BAUD, 1946; FALLER, 1946a; HOFMANN, 1951).

Zur Bestimmung des prozentualen Volumengehaltes der Milz an Kapsel und Balken, glatter Muskulatur und Bindegewebe, weißer und roter Pulpa [färberische Unterscheidung mit der Histidinreaktion nach SEITZ und BACHMANN (1964) oder der Methylgrün-Pikrat-Färbung nach CLAUSSEN (1967)] wird gewöhnlich die Wicksellsche Papierwägemethode benutzt (HELLMAN, 1914, 1926; MILLBOURN, 1931; SALLER, 1931; v. HERRATH, 1935d; HARTWIG, 1949; BLUMENTHAL, 1952; ZWILLENBERG, 1958, 1959).

Die viel geübte cytologische Untersuchung der Milzpulpa mittels Abstrich- oder Abklatsch (Tupf)-Präparates (z.B. YOFFEY, 1929; ROMEIS, 1948;

HITTMAIR, 1957a) gewährt nach HARTMANN (1930) selbst bei guter Fixierung keinen besseren Einblick in die strukturellen Details als das — verschiedenen Organbezirken entnommene — Schnittpräparat und gibt im Gegensatz zu diesem keinen zuverlässigen Aufschluß über die quantitative Zusammensetzung der

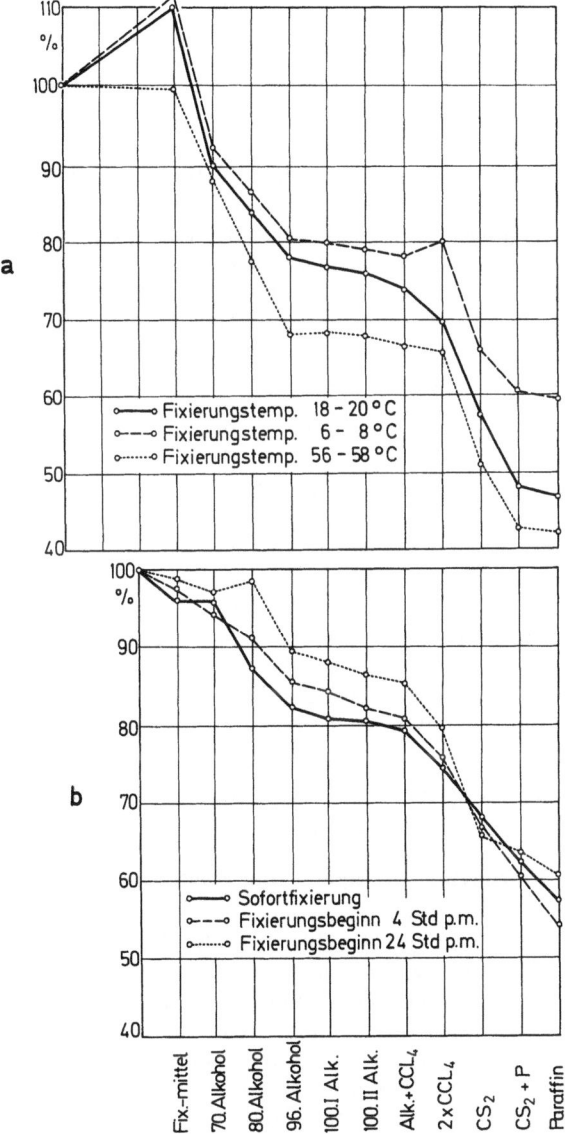

Abb. 53a u. b. Volumenänderung des Milzgewebes nach Formol- (a) und Carnoy- (b) Fixierung.
Nach WÜSTENFELD (1956/57)

Pulpa (Splenogramm; vgl. LENNERT, 1961: Adenogramm). Dieser Einwand gilt in gewissem Sinne auch für die (Aspirations-)Biopsie (BALOZET, 1932; SWISHER, 1955: *Hund;* POPESCU, 1937: *Rind;* — NAPIER, 1928/29; VENZONI, 1937; NORDENSON, 1939; SCHMIDT, 1951; FERRIS und HARGRAVES, 1953; HEILMEYER und BEGEMANN, 1955; LÜDIN, 1955, 1956; GRUNZE, 1957; HITTMAIR, 1957a, 1960;

LEIBETSEDER, 1958a; ANACKER, 1959a, b; SORACHI, 1959; STREICHER, 1961; BERGSTRAND, 1964; GHERMAN, PAPILIAN und HANN, 1964: *Mensch*). In der Praxis stimmt jedoch das Differentialzellbild intravitaler und frühpostmortaler (postoperativer) Milzpunktate weitgehend mit dem des gewöhnlichen Schnitt-präparates überein, und verschiedene Punktate desselben Organs zeigen eine nur geringfügige Streuung (MOESCHLIN, 1947a, b).

Die für die Lymphknoten (LENNERT, 1961, Lit.) beschriebenen artifiziellen und postmortalen Veränderungen gelten mit unwesentlichen Abweichungen auch für die Milz: Mechanisch geschädigte Zellen (Excisionskanten, Quetschungs-bezirke usw.) sind abnorm stark tingiert, spieß- oder faserähnlich deformiert und fischzugartig angeordnet; starke Quetschung läßt kondensierte Kernfragmente in Form intensiv gefärbter, amorpher Plaques entstehen. Daß größere Zellen generell widerstandsfähiger sind als kleinere (BAUER, 1936), kann ich für die Milz nicht bestätigen. Verdickung, Verfilzung und Zerreißung der Gitterfasern deuten stets auf erhebliche mechanische Alteration (ROESSLE und YOSHIDA, 1909). Hauptkennzeichen der Leichenmilz ist eine Zellverkleinerung, die sich an den größeren Elementen stärker bemerkbar macht als an den kleineren und zur Ver-wechslung von Reticulumzellen mit Lymphocyten führen kann; auch Größe und Polymorphie der Zellkerne nehmen ab. Die durch die Zellschrumpfung bedingte Gewebsauflockerung läßt in postmortal gewonnenem Material die Zellen weiter auseinanderliegen als im Biopsiepräparat. Die Leichenveränderungen setzen beim Lymphknoten etwa 2 Std nach dem Tode, bei der Milz schon nach 1 Std und früher (FISCHER, 1936) ein und verwandeln die Lymphocytenkerne in kleine, unscharf begrenzte, verklumpte Gebilde. Während die neutrophilen Leukocyten wie im Knochenmark rasch der Autolyse verfallen, bleiben basophile Stamm-zellen, Mitosestadien und Plasmazellen ziemlich lange erhalten. Schnitte von Sektionsmaterial tingieren sich in Giemsalösung wegen der raschen Zersetzung der Kern-Desoxyribonucleinsäuren erheblich schwächer als solche von Biopsie-material. — Nähere Angaben über den Einfluß der Autolyse auf die quantitative Zusammensetzung der Milzpulpa macht HELLMAN (1926).

B. Kapsel-Balkensystem der Milz

I. Bauelemente des Kapsel-Balkensystems

1. Fibrocyten, kollagene und elastische Fasern

Die Fibrocyten des Kapsel-Balkensystems (der *Igel-* und *Fledermaus*milz) haben nach HOEPKE (1931a, 1933, Abb. 8) große Ähnlichkeit mit Reticulum-zellen. Die bis zu 60 μ langen Kerne sind jedoch stets dunkler als bei Reticulum-zellen, das dichtgefügte Chromatin ist feinkörnig oder netzförmig; das Kern-verhalten läßt eine tätige und eine ruhende Zellform unterscheiden. Nach dem Winterschlaf verläßt ein Teil der Fibrocyten unter amitotischer Teilung das Kapsel-Balkengerüst und wandelt sich zu retikulären und mesolymphocytären Elementen um. HOEPKE schließt daraus, daß v. MÖLLENDORFF und BENNING-HOFF recht haben, wenn sie im Gegensatz zu MAXIMOW den Fibrocyten noch volle mesenchymale Potenzen zusprechen.

Die Angaben von LENNERT (1961) über die Bindegewebszellen des Lymph-knotens lassen sich auf die Milz übertragen. Die übliche Beschreibung der Fibro-cyten (vgl. u.a. MAXIMOW und BLOOM, 1957; COPENHAVER und JOHNSON, 1958; BARGMANN, 1964; BUCHER, 1965) als langausgezogene oder weitgeschweifte Zellen mit länglichen, dunklen Kernen erscheint LENNERT als alleiniges Kriterium nicht ausreichend. Im Schnittpräparat sind die Fibrocyten leicht an ihrer Lage (Kapsel,

Trabekel) zu erkennen. Im Ausstrichpräparat dagegen lassen sie sich oft nur durch ihre positive Phosphatasereaktion von Reticulumzellen unterscheiden. Der Zellleib der Fibrocyten besitzt wohl einzelne lange Fortsätze, aber keine ausgesprochen pseudopodienartigen Verzweigungen (MAXIMOW, 1929 b); das Cytoplasma ist neutrophil bis schwach basophil (MAXIMOW, 1927; EHRICH, 1931; SEKI, 1933a—d; ROHR, 1960; weitere cytologische Details bei CASTRÉN, 1925). Neben alkalischer Phosphatase sind in den Fibrocyten — die beim *Goldhamster* reichlich Glykogen enthalten (GRAUMANN, 1964) — oft auch geringe Mengen unspezifischer Esterase nachweisbar (LENNERT, LÖFFLER und GRABNER; zit. bei LENNERT, 1961). Wie bei den Epitheloidzellen gibt es auch bei den Bindegewebszellen „saftige" und „dürre" — „Fibroblasten" und „Fibrocyten" —, die karyometrisch den Größenklassen K $1/_2$ ($\sim$72 μ^3) und K 1 ($\sim$144 μ^3) angehören. Fibrocyten können offenbar aus allen reticulo-histiocytären Zellen hervorgehen, die noch nicht stärker phagocytieren. Im Explantat wandeln sich sowohl Reticulumzellen wie Blutmonocyten (HULLIGER, 1956), gelegentlich sogar Gefäßendothelien (MAXIMOW, 1927), in Fibrocyten um. Außer dieser heteroplastischen gibt es auch eine homoplastische, mitotische Fibrocytenregeneration. Die Hauptaufgabe der Fibroblasten sieht LENNERT in der Bildung kollagener und argyrophiler Fibrillen; eine Umwandlung in andere, besonders phagocytäre Elemente erscheint ihm gleich RICHTER (1958) nicht hinlänglich bewiesen. Auch GIESEKING (1966, Lit.) hält die Fibroblasten für irreversibel determiniert.

Nach FOOT (1928) enthält die Milz des *Menschen* 3 Fasersubstanzen: Kollagen, Elastin und Retikulin. Die von FOOT chemisch erklärten färberischen Unterschiede zwischen Kollagen und Retikulin sind nach MALLORY und PARKER (1927) sowie NAGEOTTE und GUYON (1930, 1931) physikalisch, durch Unterteilung der kollagenen Fasern in feinere Fibrillen, bedingt. — TANG KUNG-YING und McGAVACK (1959) gewannen aus Sehnen-, Aorten-, Haut-, Uterus-, Lungen-, Muskel-, Herz-, Leber-, Nieren- und Milzgewebe 3—5 Wochen, 8 Monate und 2 Jahre alter *Ratten* Fraktionen von löslichem Protein sowie unlöslichem Kollagen und Elastin; der Gehalt des löslichen Proteins an löslichem Kollagen wurde nach dem Hydroxylprolingehalt berechnet. Signifikante Altersveränderungen (vgl. HETT, 1944; LEUTERT, 1960) im Sinne einer Zunahme der Skleroproteine zeigten nur Aorta, Uterus, Haut und Sehnen, nicht dagegen die Milz und die übrigen untersuchten Organe. Letzteres deckt sich mit den Angaben von OTUJI (1960) über den Hydroxylprolin- und Hexosamingehalt der *menschlichen* Milz in verschiedenen Lebensaltern. — ZAMBONI und WESTIN (1964) betrachten die in den periarteriellen Mesenchymzellen der embryonalen *menschlichen* Milz auftretenden Anhäufungen PAS-positiven, argyrophilen Materials als Vorläufer des Elastins.

Nach SCHMITZ-MOORMANN (1961) entfallen 25% des Gesamttrockengewichtes (38% des Frischgewichtes) der entbluteten und entkapselten *menschlichen* Milz auf Blutgefäße und kollagenes Gewebe. Das Kollagen unterscheidet sich vom Retikulin vor allem durch eine andersartige, leicht freizusetzende (GIBIAN, 1959) Kittsubstanz (WASSERMANN, 1959). Sie ist normalerweise durch Eiweiß maskiert (LETTERER, 1959a, b) und dadurch in ihrer metachromatischen und PAS-Reaktivität eingeschränkt. Nach Säurehydrolyse beobachtet man demgemäß im kollagenen Bindegewebe der Milzbalken eine Verstärkung der PAS-Reaktion. Die Metachromasie dagegen ist nicht — wie zu erwarten — verstärkt, sondern abgeschwächt. SCHMITZ-MOORMANN erklärt dies damit, daß bei der Säurehydrolyse zwar die Kittsubstanzen demaskiert, zugleich aber die Estersulfatgruppen der sauren Mucopolysaccharide abgespalten werden (MEYER, ODIER und SIEGRIST, 1948). Dadurch gehen saure Valenzen als Träger der Metachromasie (BANK und BUNGENBERG DE JONG,

1939) verloren; dafür entstehen Hydroxylgruppen, die mit in die PAS-Reaktion eingehen. Nach Vorbehandlung mit Papain liegt die Anfärbung des Kollagens um 0,3—0,5 pH-Einheiten unter der des Retikulins. Da Kollagen und Retikulin angeblich die gleichen Fibrillen enthalten und auch die sauren Mucopolysaccharide durch Papain abgespalten werden (BUDDECKE, 1960), müßten sich eigentlich beide Substanzen nach Papainbehandlung färberisch gleich verhalten. Daß das Kollagen nach Papainbehandlung noch eine deutlich positive PAS-Reaktion aufweist, das Retikulin dagegen praktisch ungefärbt bleibt, deutet auf eine im Vergleich zum Retikulin unvollständige Abspaltung der zuckerhaltigen Substanzen beim Kollagen. Dieses besitzt somit noch einen Teil seiner sauren Mucopolysaccharide, d.h. eine gegenüber dem Retikulin erhöhte Affinität zu basischen Farbstoffen (SCHMITZ-MOORMANN).

Weitere Angaben über die physikalisch-chemischen, optischen und mechanischen Unterschiede von Kollagen und Retikulin machen BAIRATI (1938a, b), MEYER (1946, 1954), LILLIE (1952a, b), KRAMER und LITTLE (1953), TOMLIN (1953), HERINGA (1954), WASSERMANN (1956), ENGHUSEN (1957), BANFIELD (1958), BERENS und VAN DRIEL (1962) u.a. Nach neueren Erkenntnissen freilich sind die beiden Faserarten identisch: ,,The fibrils are made of collagenous proteins and the concept of 'reticulin' als a chemical or morphological entity does not appear justified" (BAIRATI, AMANTE, DE PETRIS und PERNIS, 1964; s. auch ZONTA und CAMPANI, 1965, Lit.).

Im S^{35}-, C^{14}- und H^3-Autoradiogramm der *Mäuse-*, *Ratten-* und *Kaninchen-*milz (TISCHENDORF und LINNARTZ-NIKLAS, 1958a, b, 1962a, b; vgl. CURRAN und KENNEDY, 1955) weist der Kapsel-Balkenapparat übereinstimmend eine nur minimale, bei schwacher Vergrößerung kaum sichtbare Schwärzung auf; das grobe Stützgerüst und die Gefäße der Milz heben sich als helle Aussparungen scharf gegen die dunklere Umgebung ab. Da die im S^{35}-, C^{14}- und H^3-Autoradiogramm über einer bestimmten Stelle des Schnittes auftretende Silberkorndichte ein direktes Maß für den Eiweißumsatz der betreffenden Gewebspartie darstellt, ist dieser bei den hauptsächlichsten Bauelementen des Kapsel-Balkenapparates — kollagenen und elastischen Fasern — offenbar sehr niedrig.

2. Glatte Muskelzellen

Glatte Muskulatur (Lit. bei HÄGGQUIST, 1931, 1956) kommt in der Säugermilz regelmäßig, in der Nichtsäugermilz dagegen nur gelegentlich vor.

Zur elektiven Darstellung der glatten Muskelzellen im Kapsel-Balkengerüst empfehlen sich neben der Azan-, Pasini-, van Gieson- oder Pikrinsäure-Thiazinrot- (NEUBERT, 1922; vgl. ROMEIS, 1948) und Rhodamin B-Methylenblau-Methode (HOUCKE, 1928) besonders die Säurealizarinblau-Färbung nach NEUBERT (1940) und die Siena-Orange-Färbung nach CARERE-COMES (1938b). Recht brauchbar ist auch die von v. VOLKMANN und STRAUSS (1932) als Ersatz für die Hornowskysche Kombination zur Darstellung von Muskulatur, Kollagen und Elastin benutzte Modifikation der Azanmethode. Bei der von KOHIRA (1958a, b) angegebenen Färbung mit Acilan-Saphirol SE (Bayer) heben sich die glatten Muskelzellen tiefblau von den farblosen Kollagenfasern ab. Mir selbst hat sich am besten die Masson-Trichromfärbung nach GOLDNER (1938) bewährt, die in Kombination mit Resorcinfuchsin eine nahezu ideale panoptische Darstellung des Milzgerüstes gibt.

Die Myofibrillendarstellung in den Pulpamuskelzellen bestimmter Säugermilzen gelingt am sichersten mit Heidenhainschem Eisenhämatoxylin (progressiv), Bielschowsky- oder Bodian-Imprägnation (TISCHENDORF, 1951; s. S. 249).

II. Spezieller Bau des Kapsel-Balkensystems

1. Nichtsäuger

Cyclostomen. Das als Vorläufer der eigentlichen Milz in die Spiralklappe des Mitteldarmes der Cyclostomata eingelagerte blutbildende Gewebe (JORDAN und SPEIDEL, 1929a, b, 1930a, b; JACOBSHAGEN, 1931; SCHABADASCH, 1935; MURATA, 1959a) ist noch nicht durch eine Organkapsel abgegrenzt.

Selachier. *Alopecias vulpes* (*Vulpecula marina*) hat nach HEMMETER (1926, Fig. 1) eine dünne, fibröse Milzkapsel, die das aus mehreren Lappen bestehende Organ allseitig umschließt. „What appears as the stem of each of the six lobules are trabeculae which extend inward from the central fibrous network that holds the blood vessels and nerves". Inwieweit diese radiären Gefäßbalken — die danach den Prototyp des hilusnahen Milztrabekels darstellen — durch feinere, gefäßfreie Ausläufer mit der Kapsel in Verbindung treten, geht aus HEMMETERs Abbildung nicht hervor; auch finden sich keine Angaben über die genauere gewebliche Zusammensetzung von Kapsel und Balken. *Scylliorhinus profundorum* besitzt eine mit kubischem Epithel überzogene, dünne Kapsel aus kollagenen und spärlichen elastischen Fasern (YOFFEY, 1929). Bei *Scyllium canicula* beobachtete LOERBROKS (1953) deutliche Zusammenhänge zwischen Kapselstärke und Füllungszustand der Milz, mit fließenden Übergängen von ganz dünnen Kapseln aus nur wenigen Kollagenfaserlagen bis zu 18—20 µ dicken. Die kollagenen Fasern bilden ein sich bei Dehnung der Kapsel verschiebendes Scherengitter und gehen nach einwärts, immer zarter werdend, in Gitterfasern über. Eine scharfe Grenze zwischen Kapsel und Pulpareticulum besteht um so weniger, als der sinusartige subcapsuläre Raum sich ohne zwischengeschaltete Endothellage unmittelbar an die vielfach eingebuchtete Kapselinnenschicht anschließt und auch die periarteriellen Hülsen sich stellenweise bis in die Kapsel hinein verzweigen. LOERBROKS faßt daher die Kapsel als verschieden stark ausgebildete, in ihren Außenschichten nur aus kollagenen Fasern bestehende Differenzierung des Milzreticulums auf. Die Kapselfibrocyten sind je nach Dehnungszustand länglichschmal oder rundlich und haben locker strukturierte Kerne und schwach granuliertes Plasma. Bekleidet ist die Kapsel mit einschichtigem, sich in der Zellhöhe der Organfüllung anpassenden Serosaepithel. Elastische Fasern sind in der Milzkapsel von *Scyllium canicula* ebenso wenig vorhanden wie glatte Muskelzellen. Auch gibt es keine eigentlichen Trabekel; die „Stütz- und Verbindungsfunktion" obliegt allein den größeren Gefäßen. HARTMANN (1930) erwähnt in der Milzkapsel von *Acanthias vulgaris* und *Galeus canis*, bei dem die Kollagenfaserbündel außerordentlich grob sind, auch spärliche elastische Fäserchen.

Bei *Torpedo ocellata* beschreibt KRAUSE (1923, Abb. 397) eine von einschichtigem Peritonealepithel wechselnder Höhe überzogene, dicke fibröse Milzkapsel, deren Fortsätze ins Parenchym ausstrahlen. Nach SCHLARB (1953) besitzt die Milz von *Torpedo ocellata* und *T. marmorata* eine mit einschichtigem Platten- oder Cylinderepithel bekleidete Bindegewebskapsel, deren Dicke je nach Füllung des Organs zwischen 14 und 56 µ schwankt. Die Kapsel besteht aus dicken, gewellten Kollagenfastersträngen, die sich spitzwinklig überschneiden. Elastische Fasern kommen nur in geringer Menge vor, glatte Muskelzellen fehlen ganz. In den Lücken zwischen den Kollagenfaserbündeln finden sich Lymphocyten, Eosinophile und gelegentlich auch Erythrocyten. Die Bindegewebsfasern können nach einwärts breiter und kompakter werden und so die Kapsel deutlich gegen das Reticulum abgrenzen. In der Regel jedoch ist die Grenze unscharf, d.h. das Kapselgewebe lockert sich nach einwärts immer mehr auf, und die Kollagenfaserbündel weichen beim Übergang ins Pulpareticulum zu großen, erythrocytenerfüllten Hohlräumen auseinander. Hilusarterie und -vene verlaufen vor Eintritt in die Pulpa zunächst eine große Strecke weit inmitten der Kapsel; eigentliche Kapselgefäße fehlen. Pulpawärts setzt sich die Kapsel als Adventitia auf die größeren Gefäße fort, typische Balken sind nicht vorhanden. — In der Milzkapsel von *Chimaera monstrosa* treten zu den kollagenen und elastischen Fasern sowie den Gitterfasernetzen noch glatte Muskelzellen (SCATIZZI, 1932).

Dipnoer, Ganoiden. *Protopterus aethiopicus* besitzt von der Milzkapsel ausgehende Bindegewebssepten, die sich durch die periphere rote Pulpa hindurch bis in die zentrale weiße erstrecken (JORDAN und SPEIDEL, 1931). Dagegen sind bei *Amia calva* keine Milztrabekel nachzuweisen (BRUINE, 1937).

Teleosteer. Die Kapsel der Teleosteermilz besteht bei den älteren Autoren, die sich vorwiegend auf PHISALIX (1885: *Aal*) berufen, aus einem dünnen Endothel und mit Muskelfasern gemischten, anastomosierenden Bindegewebsbündeln, die zahlreiche Trabekel als Gerüst ins Organinnere entsenden. Bei den von YOFFEY (1929; vgl. DAWSON, 1935: *Amiurus nebulosus*) untersuchten Teleosteerarten gibt es Milzbalken in Form zarter, von der Kapsel ausgehender Bindegewebssepten nur bei *Trigla gurnardus;* sie enthalten gleich der Kapsel keine Muskelzellen. HAIDER (1966; vgl. HARDER, 1964) beschreibt auch bei *Perca fluviatilis, Leuciscus idus, Carassius carassius, Cyprinus carpio, Salmo gairdneri* und *Tinca tinca* Septen „aus zusammengelagerten Reticulumfasern", die von der aus einem einschichtigen Epithel (Mesothel) und einer „dünnen, anscheinend elastischen, bindegewebigen Schicht" bestehenden Milzkapsel abzweigen. In die Milz versprengtes Pankreasgewebe findet sich bei den eben genannten Knochenfischen nur innerhalb der Kapsel, bei *Gadus, Molva molva* und *Pleuronectes* lt. YOFFEY auch entlang der intralienalen Gefäße, allerdings stets bindegewebig gegen das Milzparenchym abgegrenzt. — Während VAIREL (1933) in der Milzkapsel von *Tinca vulgaris* keine Muskelzellen nachweisen konnte, will RUMYANTZEV (1939) bei anderen Knochenfischen solche gesehen haben. *Esox lucius* hat eine dünne, muskelfreie Milzkapsel, die außen von Serosa bedeckt ist und innen in retikuläres Gewebe übergeht (KRAUSE, 1923).

Die *Lachs*milz (*Salmo salar L.*) — strukturell wie physiologisch ein „typisches Speicherorgan für große Blutmengen" — besteht nach MISLIN (1941) aus einem System von Bindegewebsfächern, die das eigentliche Milzgewebe enthalten. Eine dünne Kollagenfaserkapsel vereinigt diese Milzläppchen zu einem einheitlichen Ganzen; glatte Muskulatur ist weder in den Septen noch in der Kapsel vorhanden. Während des Hyperämiestadiums oder kurz danach stößt die Milz einzelne Lappen ab. Das maßgebliche Substrat dieser tiefgehenden Form- und Volumenänderungen des Organs im Zusammenhang mit dem Phasenwechsel des *Rheinlachses* ist das zu extremen Leistungen befähigte „bindegewebige Raumgitter" (GOERTTLER), das „in einem regelmäßigen Faltennetzwerk den homogenen Milzkörper durchzieht und ... bei Verletzung, Auflappung und Durchschnürung ... stützt und nach außen weiterhin abschließt...". — Die ganz ähnlich wie die *Lachs*milz gebaute *Forellen*milz (*Salmo gairdneri Richardson, S. trutta var. fario L.*) hat einen Serosaüberzug, dessen reichlich Tonofilamente und Pinocytosebläschen enthaltende Mesothelien mit Desmosomen aneinandergrenzen (Abb. 54). Die eigentliche, aus 1—2 Lagen stark verzweigter Zellen und von ihnen gebildeter Kollagenfäserchen bestehende Kapsel ist durch eine Basalmembran vom Mesothel getrennt. Sie setzt sich in Septen fort, die das Organ in Kämmerchen aufteilen. Die makroskopisch sichtbaren Knötchen der hyperämischen *Forellen*milz sind mit Blut angestaute periphere Milzkämmerchen. Die Septen enthalten neben den Elementen der Kapsel auch undifferenzierte und phagocytierende Reticulumzellen, neutrophile Granulocyten und je nach Blutfüllung mehr oder weniger zahlreiche Erythrocyten. Muskelzellen kommen weder in der Kapsel noch in den Septen vor (ZWILLENBERG, 1964).

Amphibien. Bei den Urodelen *Ambystoma mexicanum, Salamandra* (vgl. DUSTIN, 1938a) und *Triton* (HARTMANN, 1926) besitzt die Milz im Gegensatz zu den Säugern kein zusammenhängendes Kapsel-Balkengerüst. Die dünne Kapsel entsendet lediglich stellenweise kurze Ausläufer in die Pulpa; unabhängig davon

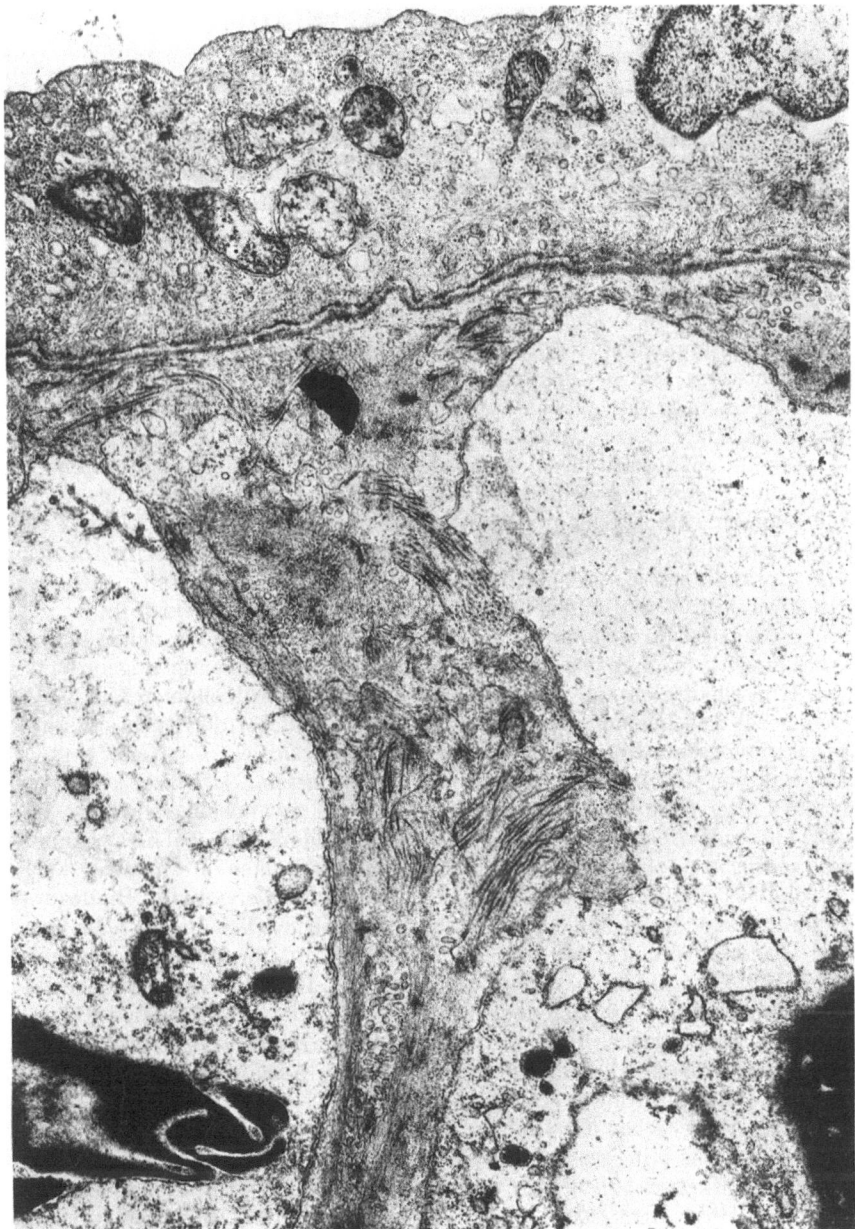

Abb. 54. Kapsel und Septum einer *Regenbogenforellen*milz. Innerhalb der Kapsel und des Septums Zellen mit Pinocytosebläschen und Kollagen; angrenzend „helle" makrophagenartige Reticulumzellen. Vergr. 6650×. Original von Dr. H. H. L. ZWILLENBERG, Bern (Bau und Funktion der Forellenmilz, Bern-Stuttgart: H. Huber 1964, Fig. 5)

begleiten im Organinneren derbere Bindegewebszüge die größeren Gefäße. Dieses perivasculäre Pulpabindegewebe ist bei *Salamandra maculata* stärker ausgebildet als bei *Ambystoma mexicanum* und in seiner Anordnung vom Dehnungszustand der Milz abhängig. Die Kapsel der *Axolotl*milz erscheint bei H.E.- oder Dominicifärbung als leicht gewellte, undeutlich gestreifte Lamelle, die außen von Serosa-endothel überzogen ist und innen durch Protoplasmabrücken mit dem Pulpa-reticulum zusammenhängt. Das Azan- oder Bielschowsky-Präparat zeigt derbe, oft fleckig gefärbte und doppelt konturierte Fasern, die bei gespannter Kapsel leicht geschlängelt in einer Schicht, bei entspannter dagegen in eigentümlich ver-schlungenen Wellenlinien angeordnet sind. Diese im Tangentialschnitt stark ge-krümmt oder spiralig verlaufenden Kollagenfaserbündel lösen sich vielfach in feinere Fibrillen auf und sind alle durch ein Bindemittel miteinander verkittet. Elastische Fasern kommen weder in der Kapsel noch im perivasculären Binde-gewebe vor; bei Orceinfärbung sieht man lediglich feinste Ausläufer des beim *Axolotl* in der Milzpulpa vorhandenen elastischen Gitters schräg in die Kapsel einstrahlen. Auch bei *Pleurodeles* (HARTMANN, 1933) existiert kein mit der Milzkapsel zusammenhängendes Balkengerüst; hier fehlen sogar die gröberen Bindegewebszüge, die bei den vorgenannten Urodelen die größeren Gefäße be-gleiten. Die Kapsel der *Pleurodeles*milz besteht aus einer Lage epithelartig zu-sammenhängender Zellen, zwischen denen häufig keine Zellgrenzen nachweisbar sind, und die auch sonst ihren Mesenchymcharakter nicht ganz ablegen. Diese Deckzellen sitzen einer von ihnen und den pulpawärts angrenzenden Mesenchym-zellen gebildeten Membran auf, die sowohl kollagene wie elastische Fasern enthält. Die ersteren bilden in der ungedehnten Milz einen dichten Faserfilz, in der ge-dehnten parallel zur Kapseloberfläche verlaufende Einzelzüge oder sich gegen-seitig durchflechtende Bündel. Im Azanpräparat sieht man feinste blaue Fäser-chen aus dem Pulpareticulum in die Kapsel einstrahlen. Die in der Hilusgegend am besten entwickelten elastischen Fasern nehmen, netzartig angeordnet, die innere Kapselhälfte ein. HARTMANN führt das plötzliche Kollabieren der *Pleuro-deles*milz bei Anschneiden der Vene oder Druckabfall bei der Durchspülung auf das Zusammenschnurren dieser elastischen Netze zurück. — Nach NAKAJIMA (1928) hat von den urodelen Amphibien *Onychodactylus japonicus* das zarteste Milzgerüst. Bei *Hynobius fuscus* ist die Milzkapsel zwar weniger kräftig als bei *Triton*, entsendet aber verhältnismäßig gut ausgebildete Trabekel ins Organinnere. *Megalobatrachus japonicus* weist anstelle gröberer Balken nur feinere, aus der ungewöhnlich gefäßreichen Kapsel in die Milzpulpa übertretende Bindegewebs-züge auf. Besser entwickelt sind Kapsel und Trabekel bei *Diemyctylus pyrrho-gaster*. Glatte Muskulatur fand sich in keiner der untersuchten Urodelenmilzen. OHUYE (1932), der für *Diemyctylus pyrrhogaster* die Befunde NAKAJIMAs bestätigt, konnte gleich diesem keinen nennenswerten Einfluß der Jahreszeiten auf den Bau des groben Stützgerüstes der Milz feststellen. — *Necturus maculosus* hat eine dünne, muskelfreie Milzkapsel, von der nur feinere Ausläufer eine kleine Strecke weit in die Pulpa eindringen (DAWSON, 1932a).

Von den Anuren hat *Rana esculenta* [KRAUSE, 1923; vgl. JORDANs (1925a, b,) Angaben über das Milzgerüst des *Leopardenfrosches*] eine 10—15 µ dicke, serosa-bekleidete Milzkapsel, die durch dünne Bälkchen mit dem Pulpareticulum in Verbindung steht. HARTMANN (1926) beschreibt in der Milzkapsel von *Rana temporaria* ein Netz feiner, spirillenähnlicher elastischer Fasern mit langgezogenen, oberflächenparallelen Maschen. Die stärksten elastischen Elemente liegen, durch zarte Quer- und Schrägzüge miteinander verbunden, an der inneren und äußeren Grenze der Kapselmembran und lassen sie bei schwacher Vergrößerung doppelt konturiert erscheinen. Die dazwischen befindlichen Kollagenfaserbündel sind deutlicher fibrillär strukturiert und stärker verflochten als beim *Axolotl*. Die Kapsel hängt innig mit dem Pulpareticulum zusammen, das im Gegensatz zum *Axolotl* nur um die größeren Gefäße einige elastische Fäserchen aufweist. — NAKAJIMA (1928) findet bei der Anurenmilz (*Rana nigromaculata*, *R. japonica*) die Kapsel im allgemeinen dünner und das Trabekelsystem geringer entwickelt als bei der Urodelenmilz. Die Milzkapsel der Anuren enthält mehr und feiner verteiltes elastisches Material als die der Urodelen.

Bei *Xenopus laevis* (STERBA, 1950) ist die Milzkapsel bis auf die Hilusgegend und die Austrittsstellen der zahlreichen Nebenvenen und Lymphgefäße allseitig mit Serosa überzogen. Sie besteht wie bei anderen Anuren aus einem Geflecht derber kollagener und zarter elastischer Fasern, die in eine homogene Grundsubstanz eingelagert sind. Die über Kreuz verlaufenden elastischen Fasern nehmen die ganze innere Kapselhälfte ein; auf diese Kapselelastica ist das schlagartige Kollabieren des Organs bei Anschneiden der Gefäße zurückzuführen. Inwieweit sich kollagene und elastische Fasern aus der Milzkapsel ins Reticulum fortsetzen, möchte STERBA anhand der von HARTMANN (1926, 1930, 1933) u. a. bevorzugten Azanfärbung allein nicht entscheiden, da er sie für ungeeignet zum Nachweis bestimmter mesenchymaler Strukturen hält. Er stimmt jedoch mit den älteren Autoren darin überein, daß der Amphibienmilz ein Balkenwerk im Sinne der Sauropsiden- oder gar Säugermilz abgeht. Da die Amphibienmilz auch nicht über die zu einer aktiven Volumenänderung erforderliche Muskulatur verfüge, richte sich das Augenmerk hauptsächlich auf die Gefäßmechanik.

Gymnophionen. Auch bei *Siphonops*, *Ichthyophis* und *Hypogeophis* wird die Milzkapsel von Kollagenbündeln und einem dichten Netz elastischer Fasern gebildet. Die ins Organinnere abzweigenden feinen Faserzüge sind offenbar die Vorstufe des Trabekelsystems der Säugermilz (WEILACHER, 1933).

Reptilien. Unter den Sauriern hat *Lacerta agilis* eine dicke, bindegewebige Milzkapsel, deren zahlreiche dünne Ausläufer sich allenthalben mit dem Pulpareticulum verbinden (KRAUSE, 1923). Die bis auf den Hilus mit Peritonealepithel bedeckte, etwa 7 µ dicke Milzkapsel von *Lacerta muralis* und *L. viridis* (DÜNZEN, 1939) gibt in größeren Abständen feine Bindegewebszüge ans Pulpareticulum ab. Typische Milzbalken existieren nicht (vgl. FUJIMOTO, 1934a, b). Im Organinneren verdichtet sich das Bindegewebe unter Einschluß retikulärer und freier Zellen rings um die Arterien; an den Venen ist es mehr in einzelnen Strängen angeordnet. Glatte Muskelzellen, wie sie v. SKRAMLIK (1927) der Milzkapsel aller Reptilien zuschreibt, konnte DÜNZEN bei den von ihm untersuchten Tieren nicht finden. Ein sehr zartes Milzgerüst hat nach JORDAN und SPEIDEL (1929a) auch die *Krötenechse (Phrynosoma solare)*. Bei einem anderen Leguan, *Basiliscus americanus*, beschreibt FERNER (1940) in der kräftigen Milzkapsel große Mengen sich durchflechtender glatter Muskelzellen, die unmittelbar über der Pulpa eine geschlossene Lage bilden. Auf diese folgt eine ungefähr gleich starke Bindegewebsschicht, die besonders am Übergang ins Mesenterium außer Gefäßen (besonders Venen; vgl. LORETI, 1967: *Emys*, *Testudo*) und Nerven noch ansehnliche Muskelzüge enthält. Die Kapsel gibt keine Balken an die Pulpa ab; nur vom Hilus dringt mit den Arterien auch adventitielles Bindegewebe in die Milz ein und verliert sich binnen kurzem im Reticulum. — Die Schlangenmilz besitzt eine dünne Kapsel, von der zahlreiche Septen ins Innere ausstrahlen. Alle von GOSLAR (1958) untersuchten Exemplare von *Natrix natrix* hatten dünne Trabekel, so daß er „die von HARTMANN (1930) in Abb. 1 wiedergegebenen Strukturen nicht als Norm bezeichnen möchte...". Nach SCATIZZI (1930a, b) entsendet die aus kollagenem und elastischem Gewebe sowie spärlichen Muskelfasern bestehende Milzkapsel von *Tropidonotus natrix* verschieden dicke, radiäre Balken ins Innere und setzt sich kontinuierlich in die Pankreaskapsel fort.

Vögel. Der *Zeisig* hat ein überaus zartes Milzgerüst, das sich auch bei Malariabefall nicht wesentlich verändert (NITSCHE, 1929). Beim *Sperling* soll das Balkensystem im Herbst stärker hervortreten als zu anderen Jahreszeiten (TIRONI,

1937). *Columba livia domestica* hat lt. Krause (1923) eine rein bindegewebige, ziemlich derbe Milzkapsel. Sie gibt zahlreiche dünnere und dickere Balken ab, die jedoch nicht sonderlich tief in die Pulpa eindringen. Nach Tuguncev (1953) ist die *Tauben*milz sogar völlig trabekelfrei, enthält dafür aber in den Gefäßwänden reichlich elastische Fasern. Hartmann (1930) erwähnt in der Kapsel der *Tauben*milz außer kollagenen Fibrillen auch ein dichtes Netz elastischer Fasern. Nach Groebbels (1932, Lit.) zeigt die Milzkapsel von *Corvus frugilegus* unter einer kollagen-elastischen Außenschicht eine dünne Längs- und eine dicke Quermuskelschicht. Bei *Coccothraustes*, *Passer domesticus* und *Turdus merula* findet sich unter der aus dem Peritonealüberzug und einer Bindegewebslage bestehenden Tunica serosa eine Tunica albuginea aus größtenteils zirkulär angeordneten, in das subcapsuläre Reticulum ausstrahlenden glatten Muskelzellen. Beide Schichten enthalten elastische Fasern. — Die Kapsel der *Specht*milz enthält nach Sélymosy (1936) neben kollagenem und elastischem Gewebe im Vergleich zu anderen Vogelmilzen (vgl. Perla und Marmorston, 1935; Klemperer, 1938) ungewöhnlich viel glatte Muskulatur. Im einzelnen läßt sich ein dicker und ein dünner Kapseltyp unterscheiden: Die besonders dicke Milzkapsel von *Dryocopus* (*Campophilus Gray*) zerfällt dem Verlauf der Bindegewebs- und Muskelfasern nach in eine innere, zirkuläre und äußere, longitudinale Schicht. In der dünnen Milzkapsel von *Picus* kommt eine derartige Schichtung nur gelegentlich zustande; die reichlich vorhandene Muskulatur ist mehr oder weniger dicht über die ganze Kapsel verteilt oder in

Tabelle 12. *Quantitatives Verhalten des Kapsel-Balkengerüstes verschiedener Nichtsäuger- und Säugermilzen.* (Nach Murata, 1959 b)

Klasse	Ordnung oder Unterordnung	Species	Kapsel			Trabekel	Septen
			Dicke (μ)	Glatte Muskelzellen	Elastische Fasern		
Pisces	Elasmobranchii	*Mustelus manazo*	10—20	—	+	—	++
	Elasmobranchii	*Dasybatus akajei*	33—66	—	—	—	—
	Teleostei	*Cyprinus carpio*	10—20	—	—	—	—
	Teleostei	*Carassius auratus*	40—47	+	—	—	—
	Teleostei	*Mugil cephalus*	10—13	+	—	—	—
	Teleostei	*Sebastodes tokionis*	3—10	—	—	—	—
	Teleostei	*Sparus macrocephalus*	7—13	+	+	—	—
Amphibia	Urodela	*Megalobatrachus japonicus*	17—40	—	—	—	—
	Urodela	*Triturus pyrrhogaster*	7—12	—	—	—	—
	Urodela	*Hynobius lichenatus*	10—20	+	—	—	—
	Urodela	*Hynobius dunni*	5—10	+	—	—	—
	Urodela	*Hynobius nigrescens*	7	+	—	—	—
	Anura	*Bufo vulgaris japonicus*	7—13	—	—	—	—
	Anura	*Rana nigromaculata*	10—20	—	+	—	—
	Anura	*Rana catesbyana*	13—23	—	+	—	—
Reptilia	Chelonia	*Amyda japonica*	10—23	++	+	—	—
	Chelonia	*Clemmys japonica*	10—47	++++	+	—	—
	Ophidia	*Elaphe quadrivirgata*	23—53	++	+	—	++
Aves	Anseriformes	*Anas platyrhynchos domestica*	23—40	++++	+	+	—
	Galliformes	*Gallus domesticus*	50—80	++++	+	—	—
	Charadriiformes	*Columba livia domestica*	23—40	—	++++	—	—
Mammalia	Rodentia	*Oryctolagus cuniculus* var. *domesticus*	33—67	—	—	++++	—

der Innenzone konzentriert. Am muskelreichsten ist die gleichfalls dünne Kapsel der *Dendrocopus*milz, bei der die eng gebündelten glatten Muskelzellen den Bindegewebsfasern parallel laufen. Auch in der Kapsel und den Gefäßscheiden der *Hühner*milz finden sich größere Mengen glatter Muskulatur (BENEKE, 1937; vgl. FEHLINGS, 1936). — Nach LACZKO (1928; vgl. LORETI, 1967) besitzt die Vogelmilz (*Taube, Huhn, Perlhuhn, Truthahn, Gans, Ente*) eine muskelzellhaltige Kapsel aus kollagenen und elastischen Fasern (vgl. DUSTIN, 1937, 1938a: *Ente*), jedoch kein eigentliches Trabekelsystem. Bei der *Gans* dringen zwar Balken ins Milzinnere ein, bilden aber keine Maschenräume.

Über das quantitative Verhalten des Kapsel-Balkengerüstes einer Reihe von Nichtsäugermilzen (und einer zum Vergleich herangezogenen Säugermilz) unterrichtet eine Übersicht (Tabelle 12) von MURATA (1959b).

2. Säugetiere

Monotremen, Marsupialier. Die Milzkapsel von *Echidna* enthält außer dichten Kollagenfasergeflechten und vereinzelten elastischen Fasern auch erhebliche Mengen glatter Muskulatur. Die Ausläufer der Kapsel vereinigen sich mit den Bindegewebsscheiden der größeren Gefäße zu einem zusammenhängenden Balkengerüst (BASIR, 1931/32). — Eine kurze Notiz über die *Känguruh*milz findet sich bei KOHIRA (1958a, Fig. 13). Die *Opossum*milz (*Didelphys virginiana*) besitzt „an extensive anastomosing system" überwiegend gefäßloser, größtenteils aus glatter Muskulatur bestehender Balken (HAYES, 1967, 1968).

Insectivoren. *Erinaceus europaeus* und *Talpa europaea* haben eine sehr dünne, muskelarme Milzkapsel aus zarten Kollagenfaserbündeln und gut ausgebildeten elastischen Membranen (DA COSTA und MARIOTTI, 1931). Auch nach HOEPKE (1933) ist das Kapsel-Balkengerüst der *Igel*milz, das sich nicht nennenswert von dem anderer Säuger unterscheidet, ausgesprochen muskelarm, während es HARTMANN (1930) als muskelreich bezeichnet.

Chiropteren. *Vesperugo pipistrellus* besitzt eine ähnlich dünne, elastische und muskelarme Milzkapsel wie die eben erwähnten Insectivoren (DA COSTA und MARIOTTI, 1931). *Myotis myotis, Myotis natteri* und *Rhinolophus* (HOEPKE, 1933) haben — bei auch sonst übereinstimmendem Milzbau — im Sommer eine mittlere Kapsel- und Trabekeldicke von 10 µ. Im Winterschlaf beträgt bei *Myotis myotis* die Stärke der Milzkapsel im Durchschnitt 12 µ, die der Balken stellenweise etwas mehr. Unter den Kapselfibrocyten unterscheidet HOEPKE tätige Elemente mit großen, an den Enden abgestumpften, helleren Kernen und ruhende mit schraubig geschrumpften, beiderseits zugespitzten, dunkleren Kernen. Beide Formen teilen sich nicht selten amitotisch, so daß neben den üblichen langen Fibrocyten auch ganz kurze vorkommen. Ein Teil der Fibrocyten durchwandert die engen Interstitien des durch den erhöhten Blutgehalt der Winterschlafmilz straff gespannten Kapsel-Balkengerüstes. Bei Tieren, die während des Winterschlafs eiweißhaltige Nahrung aufgenommen haben, sind die Fibrocyten in den Milzbalken meist gequollen und schraubenartig gewunden. Auch nach Einwirkung von Wärme und Bewegung bleiben Milzkapsel und -trabekel unverändert etwa 12 µ dick. Winterschlaftiere, die $4^{1}/_{4}$ Std nach Injektion von $^{1}/_{2}$ mg Thyroxin getötet wurden, zeigen eine vermehrte Auswanderung von Fibrocyten aus dem Kapsel-Balkengerüst; auffällig sind vor allem die zahlreichen quer zur Balkenlängsachse orientierten Kriechstadien, die sonst nicht vorkommen. Die frei gewordenen Fibrocyten wandeln sich zum großen Teil in Reticulumzellen und Mesolymphocyten um; längs der Balkenränder finden sich alle Übergänge.

Über die Dermopteren- und Pholidotenmilz ist nichts Näheres bekannt. Eine erste, gründliche Beschreibung des Kapsel-Balkensystems der Edentatenmilz lieferte kürzlich CLAUSSEN (1968: *Myrmecophaga tridactyla, Tamandua tamandua, Choloepus hoffmanni, Chaetophractus villosus, Euphractus sexcinctus, Zaedius pichi, Cabassous lugubris*).

Rodentier. Das *Kaninchen* (*Oryctolagus cuniculus*) hat eine relativ dünne, fest mit dem Peritoneum verwachsene Milzkapsel, deren Ausläufer sich im Organinneren zu einem unregelmäßigen Balkenwerk verbinden, in dem auch die größeren Gefäße verlaufen. Kapsel und Trabekel enthalten neben kollagenen und elastischen Fasern auch glatte Muskelzellen, aber nur in geringen Mengen (KRAUSE, 1921; vgl. DA COSTA und MARIOTTI, 1931; PORSIO, 1932; v. HERRATH, 1935b, d, 1936, 1958; CANNA, 1938; COHRS und SCHULZ, 1958; TISCHENDORF, 1960b; u. a). Die durch eine elastische Grenzmembran unterteilte Kapsel weist in der inneren Schicht viele, in der äußeren nur ganz wenige elastische Fasern auf (PORSIO, 1932). Nach v. HERRATH (1935d) nimmt in der unterschiedlich dünnen Kapsel der *Kaninchen*milz (zur Elektronenmikroskopie s. MOORE, MUMAW und SCHOEN-BERG, 1964) das kollagene Gewebe pulpawärts in demselben Maße ab, wie die spärliche Muskulatur zunimmt. Das schwach entwickelte elastische Gewebe beginnt mit zarten Fäserchen unter dem Serosaepithel und verteilt sich gleichmäßig über das ganze Kapsel-Balkengerüst. Die spärlichen, wenig verzweigten Balken gehen lotrecht von der an den betreffenden Stellen stumpfkegelig verdickten Kapsel ab und bilden in der roten Pulpa ein regelmäßiges Netzwerk, das ab und zu auch in die Randzonen der weißen Pulpa hineinragt. Venenbalken kommen nur dicht am Hilus vor. COHRS und SCHULZ (1958), die diese Angaben übernehmen, finden in den Trabekeln der *Kaninchen*milz die glatte Muskulatur mehr im Zentrum, das kollagene Gewebe mehr in der Peripherie angeordnet.

Das *Meerschweinchen* (*Cavia cobaya*) hat ein überaus zartes Milzgerüst (REISSNER, 1929); die gröbsten Balken sind mit 0,01 mm Durchmesser kaum dicker als die Kapsel. Diese besteht aus einer einzigen Schicht feiner, gewellter Kollagenfaserbündel, unter die sich zahlreiche elastische Fasern mischen. Glatte Muskulatur ist wie bei *Ratte* und *Maus* nur spärlich vorhanden (vgl. SOBOTTA, 1914; HARTMANN, 1930) und bildet gegen die Pulpa hin ein flach ausgebreitetes, lockeres Geflecht; in den Trabekeln sind die glatten Muskelzellen dichter und regelmäßiger angeordnet als in der Kapsel. Die Balken liegen weit auseinander und enthalten nur selten Gefäße. HOFMANN (1951) findet die Kapsel der *Kaninchen*- und *Meerschweinchen*milz ähnlich gebaut wie die untergewichtiger *menschlicher* Milzen. Besonders charakteristisch für das *Kaninchen* sind elastische Verstärkungsleisten zwischen den Trabekelfußpunkten.

Noch feiner als beim *Meerschweinchen* ist das Milzgerüst bei der *Maus* (*Mus musculus*); die Trabekel verhalten sich bei beiden Species gleichsinnig (REISSNER, 1929). Glatte Muskelzellen kommen in der Kapsel der *Mäuse*milz nur vereinzelt vor; in den Trabekeln sind sie zahlreicher und streng parallel angeordnet. Das viel stärker als beim *Meerschweinchen* entwickelte elastische Gewebe nimmt als dichtes Netz die ganze Kapsel ein, in den Balken verlaufen die Faserzüge parallel zur Längsachse. Von der Balkenoberfläche strahlen — eine Besonderheit der *Mäuse*milz (HARTMANN, 1930) — feinste elastische Fäserchen ins Pulpareticulum ein. Nach SALLER (1931) sind in der äußerst dünnen Milzkapsel der neugeborenen *Maus* nur mit Mühe kollagene Fasern nachweisbar. Am 10. Lebenstag lassen sie sich schon leichter darstellen, und die Zahl der Balkenabgänge nimmt zu. Im 2. Wachstumscyclus (15.—40. Tag) werden Kapsel und Balken zusehends dicker und fibrillenreicher, die Trabekel nehmen vielfach den Charakter von Septen an. Im 3. Cyclus (40. Tag bis Wachstumsschluß) erhält das Kapsel-Balkengerüst seine endgültige Struktur. — Im durchfallenden Licht ist das Kapsel-Balkengerüst der lebenden *Mäuse*milz so transparent, daß die Lage der größeren Trabekel nur indirekt aus der der Balkenvenen und der durch den Balkenzug an der Kapsel hervorgerufenen Grübchen erschlossen werden kann; ähnliches gilt auch für die *Ratte* (KNISELY, 1936b).

Das Milzgerüst der *Ratte* (*Epimys rattus*) ähnelt nach REISSNER (1929; vgl. GROSS, 1951) in seiner Form dem der *Maus* (vgl. COHRS und SCHULZ, 1958) und des *Meerschweinchens* und steht im mikroskopischen Bau zwischen beiden. Glatte Muskulatur ist in der Kapsel nur ganz spärlich (vgl. CANNA, 1938), in den Trabekeln etwas reichlicher und in derselben Anordnung wie bei der *Maus* vorhanden. Die kräftigen kollagenen Fasern sind durchweg zarter und weniger dicht gelagert als bei der *Maus* und bilden in der Kapsel ein ähnlich weitmaschiges Netz wie beim *Meerschweinchen*. Gefäß-, besonders Venenbalken sind weniger selten als bei der *Maus*. Nach HERRLINGER (1938) beträgt die mittlere Kapseldicke der *Ratten*milz 10 μ — entsprechend 3 parallel nebeneinander liegenden Fibrocytenkernen —, an den Organpolen und -kanten das Doppelte [die Milzkapsel der *Ratte* ist erheblich dicker als die der *Maus* (TISCHENDORF und LINNARTZ-NIKLAS, 1962a, Abb. 14a, b; 1962b)]. Die *Ratten*milz ist ziemlich muskel- und balkenarm, nur die größeren Gefäße besitzen eine eigene Balkenscheide. Die relativ zahlreichen kleinen Bälkchen haben annähernd den gleichen Durchmesser wie die ihnen häufig anliegenden arteriellen Endcapillaren. — Beim *Goldhamster* (*Mesocricetus auratus*) entsendet die etwa 20 μ dicke Milzkapsel nur wenige, schwache Balken ins Organinnere (COHRS und SCHULZ, 1958).

Die Anordnung des Trabekelsystems (Abb. 55: Marsupialier, Rodentier, Carnivoren) geht bei den Rodentiern nicht parallel der zoologischen Klassifizierung. So hat z.B. *Lepus cuniculus* (Duplicidentata) denselben „bridge-type" (besonders gute Ausbildung der die gegenüberliegenden Kapselseiten verbindenden Balken) wie *Cavia cobaya* und *Hystrix cristata* (Simplicidentata), während die ebenfalls zu den Simplicidentata gehörende *Nutria* (*Myocastor coypus Mol.*) ähnlich wie das *Waldmurmeltier* [*Marmota monax* (HAYES und EGLITIS, 1967)] ein ganz anders gestaltetes Balkengerüst aufweist (KOHIRA, 1958a). — ERKOÇAK (1958) versteigt sich zu der Behauptung: «Dans les rates des *animaux de laboratoire*, ou il n'y a pas d'artérioles à coque, tels que le *lapin*, le *cobaye* et le *rat*, il n'existe pas non plus de travées (trabecula)...».

Carnivoren. Der *Hund* (*Canis familiaris*) soll laut REISSNER (1929) ein dem *menschlichen* sehr ähnliches Milzgerüst haben, was v. HERRATH (1958) mit Recht bestreitet. REISSNER räumt allerdings ein, daß bei seiner Darstellungsmethode [Beseitigung der Milzpulpa durch Kaulquappen (ROMEIS, 1927; zit. bei HARTMANN, 1930)] die feineren Bälkchen z.T. verlorengehen und daß auch die Verteilung der gröberen Gefäßbalken (vgl. MALL, 1900, 1903) nicht ganz der der *menschlichen* Milz entspricht. Die Trabekel sind nach REISSNER beim *Hund* an den Milzrändern ebenso unregelmäßig angeordnet wie in der Mitte und durchsetzen das Organ niemals in ganzer Breite wie etwa bei *Rind, Schaf* und *Ziege*. Die Dicke der Kapsel beträgt in Hilusnähe 0,1—0,15 mm, die der gefäßführenden Balken erheblich mehr, die der gefäßlosen 0,05—0,1 mm; die Größe der maximal 2 mm breiten (vgl. MALL, 1900, 1903) Milzkämmerchen variiert mehr als bei anderen Tieren. Charakteristisch für den *Hund* sind die zahlreichen Venenbalken (vgl. ROHEN, 1958; WAGEMEYER, 1958). Die gefäßfreie Milzkapsel besteht vornehmlich aus Kollagenfasergeflechten, die unter der Serosa besonders grob gebündelt sind. In den tieferen Kapsellagen findet sich wie bei der *Ziege* ein lockeres Geflecht streckenweise zu kleinen Bündeln vereinigter (CANNA, 1938) Muskelzellen, das sich an den Balkenabgängen verdichtet und parallel zur Balkenlängsachse ausrichtet. Mäßig dicke elastische Fasern durchsetzen als weitmaschige Netze gleichmäßig Kapsel und Balken. Laut TEHVER und GRAHAME (1931) hat die

*Hund*emilz nach der *Pferde*milz die meisten Balken, rund 500/cm² Kapselinnen-fläche. Sie entspringen in unregelmäßigen Abständen kegelförmig von der etwa 50 μ dicken Kapsel und verteilen sich unter ständiger Verzweigung gleichmäßig über das ganze Organ. Wie bei den meisten anderen Säugern (mit Ausnahme des *Pferdes*) schwankt auch beim *Hund* der Durchmesser der Balkenabgänge in weiten

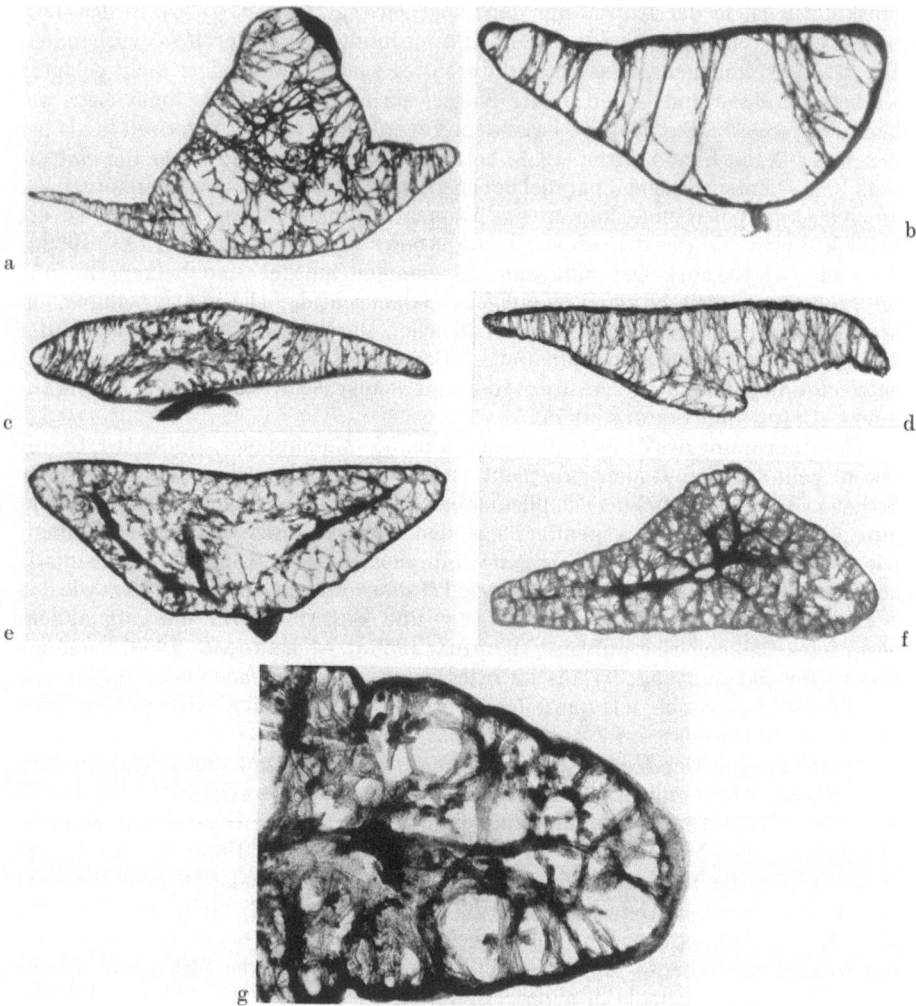

Abb. 55a—g. Kapsel-Balkengerüst verschiedener Säugermilzen (Unterwasserpräparation): a (2,5×) *Känguruh*, b (11,0×) *Kaninchen*, c (7,0×) *Meerschweinchen*, d (4,0×) *Stachel-schwein*, e (7,0×) *Sumpfbiber*, f (3,0×) *Hund*, g (16,5×) *Katze*. Original (auf ²/₃ verkl.) von Prof. Dr. E. KOHIRA, Tokyo [Acta anat. nippon. **33** (1958), Fig. 13—19]

Grenzen. — PORSIO (1932) findet in der Milz des *Hundes* ungleich mehr elastisches und muskulöses Gewebe als in der des *Menschen*. Ersteres verdichtet sich beim *Hund* unmittelbar unter dem Peritonealepithel zu einer Lamina elastica, durch-setzt aber im übrigen gleichmäßig die ganze Milzkapsel, die somit im Gegensatz zum *Menschen* nur aus einer einzigen Schicht besteht. Inneres Kapseldrittel und Trabekel enthalten reichlich parallel zur Kapseloberfläche bzw. zur Trabekel-

längsachse angeordnete glatte Muskelzellen (vgl. NEUBERT, 1922). — Wie TEHVER
und GRAHAME (1931) bezeichnet auch v. HERRATH (1935d, 1958) die Milz des
Hundes als die balkenreichste nach der des *Pferdes;* noch größere Dicken- und
Formunterschiede der Milztrabekel und noch mehr Venenbalken als beim *Hund*
gibt es nur bei der *Katze.* Die Venenbalken sind im Querschnitt kantig, die gefäßlosen Balken rund. Die Balken gehen in rechtem Winkel von der jeweils kegelförmig verdickten Kapsel ab, verzweigen sich stark und hängen bis auf die frei
endigenden kleinsten Ausläufer alle untereinander zusammen. Die reichlich vorhandene glatte Muskulatur ist in feineren oder gröberen Bündeln gleichmäßig
über den Balkenquerschnitt verteilt. Die kleineren Trabekel sind muskulöser als
die größeren und enden hin und wieder als „elastische Muskelseile" (vgl. KUL-
TSCHITZKY, 1895) an einer Pulpaarteriole oder Hülse, wobei jedoch nur Bindegewebsfasern in die Hülsenwand übertreten. Die elastischen Fasern bilden ein
die Balkenmuskulatur umspinnendes Netz, dessen Längsmaschen in den großen
Gefäßbalken quer zur Längsachse, in den kleinen, gefäßlosen Balken parallel
dazu verlaufen. Mit steigendem Muskelgehalt (bzw. sinkendem Durchmesser)
des Balkens nimmt das elastische Gewebe ab. Die innere Kapselschicht entspricht in ihrem Bau den größeren Balken, die äußere enthält neben derben
kollagenen auch reichlich feinste elastische Fasern.

Die Milzkapsel der *Katze (Felis domestica)* ist nach DA COSTA und MARIOTTI (1931)
sehr kollagenreich und bei gleicher Dichte gröber strukturiert als die des *Hundes*
(s. auch TRAUTMANN und FIEBIGER, 1941). Die reichlich vorhandene Muskulatur
verteilt sich gleichmäßig über das Kapsel-Balkengerüst. Nach PORSIO (1932)
enthält die Milz bei der *Katze* etwas weniger elastisches und muskulöses Gewebe
als beim *Hund.* Die Muskelzellen bilden an der Organoberfläche eine geschlossene
Hülle und im -Inneren den Hauptbestandteil der kleineren Trabekel. Das ist auch
der Grund, warum REISSNER (1929) das Trabekelsystem der *Katzen*milz nicht
mit der Kaulquappenmethode darzustellen vermochte: die womöglich noch stärker
als beim *Hund* verzweigten Trabekel sind so zart, daß sie bis auf einige gröbere
Stränge zusammen mit der Pulpa weggenagt werden. Die feineren, gefäßlosen
Trabekel der *Katzen*milz erreichen nach REISSNER mit 0,02—0,04 mm Durchmesser etwa die Dicke der Kapsel; der histologische Bau des Kapsel-Balkengerüstes deckt sich bis auf eine stärkere subseröse Elasticaverdichtung und einen
im Vergleich zu den Balken noch geringeren Muskelgehalt der Kapsel mit dem der
*Hunde*milz. Venenbalken sind bei der *Katze* in noch größerer Zahl als beim *Hund*
vorhanden. Nach NEUBERT (1922) bilden die gefäßlosen Trabekel der *Katzen*milz
ein mit den gefäßhaltigen und der mäßig starken Kapsel zusammenhängendes
Maschenwerk, das neben kollagenem und elastischem Gewebe auch reichlich glatte
Muskulatur enthält. v. HERRATH (1935d, 1958) findet die Balken der *Katzen*milz
im ganzen dünner und noch vielgestaltiger als die der *Hunde*milz. Auch die
Venenbalken sind bei der *Katze* noch zahlreicher und stärker verzweigt als beim
Hund. Der Muskelgehalt steigt mit sinkendem Balkendurchmesser und liegt im
allgemeinen höher als beim *Hund.* Noch häufiger als bei diesem enden die seil-
artigen feinsten Balkenausläufer an Hülsen, besonders bei Jungtieren (vgl. BANN-
WARTH, 1891); angeblich sollen sogar glatte Muskelzellen in die Hülse übertreten
(BARCROFT, 1926a, b, c; vgl. TAIT und CASHIN, 1925). Häufig stehen die Balken
auch in Beziehung zu den präfollikulären Pulpaarterien und den „präglumären"
Arteriolen (RIEDEL, 1932). Die kollagene Komponente der Balken ist im Gegensatz zur elastischen schwächer entwickelt als beim *Hund.* Die relativ dünne
Kapsel der *Katzen*milz ist nur wenig muskelärmer als die größeren Balken;
zwischen den Balkenabgängen bildet die gleichmäßig verteilte Muskulatur zwei
einander kreuzende Lagen. Das elastische Gewebe ist außen in der Kapsel stärker

als innen, das kollagene allenthalben nur schwach vertreten. — *Frettchen (Mustela putorius furo)* und *Nerz (Mustela lutreola)* haben ein gut entwickeltes Milzgerüst mit einem regelrechten Balkennetz und einer 35—40 µ dicken Kapsel (COHRS und SCHULZ, 1958). — Die Trabekel der *Bären*milz bestehen fast gänzlich aus glatter Muskulatur (KLEMPERER, 1938). Auch die *Kleinbären* besitzen ein kräftiges, muskelstarkes Milzgerüst [HAYES und EGLITIS, 1967: *Waschbär (Procyon lotor)*].

Cetaceen. Bei den Zahnwalen (Odontoceti) hat *Phocaena phocaena* (ZWILLEN-BERG, 1959) eine mit Ausnahme des beträchtlich verstärkten Hilusteils nur 0,1—0,3 mm dicke, zweischichtige Milzkapsel. Die äußere Schicht besteht unter der feinfaserigen Subserosa aus oberflächenparallel verlaufenden, groben Kollagen-

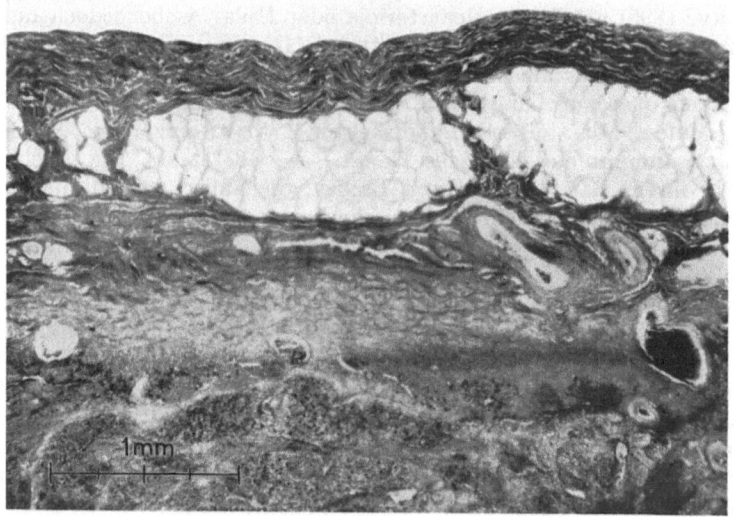

Abb. 56. Milzkapsel eines *Blauwales (Balaenoptera musculus L.)*; Paraffin 10 µ, Azan. Original von Dr. H. H. L. ZWILLENBERG, Bern [Acta anat. (Basel) **32** (1958), Abb. 1]

faserbündeln und vereinzelten Muskelzellen; am Hilus besitzt sie mehr den Charakter eines lockeren, fettzellhaltigen Bindegewebes. Die elastischen Fasern verdichten sich an der Außen- und Innengrenze der äußeren Kapselschicht. Die innere Kapselschicht zeigt mehrere gekreuzte Muskellagen, deren Verlauf sich die gleichstark vertretenen zarten Kollagenfaserbündel und elastischen Fasern anpassen. Die Kapsel enthält zahlreiche Arterien und Nerven, in Hilusnähe auch Mastzellen. Die Trabekel sind schlank und ebenso gebaut wie die innere Kapselschicht. Die kräftige, parallel zur Balkenlängsachse gebündelte Muskulatur ist gleichmäßig über den Balkenquerschnitt verteilt. Die kollagenen und elastischen Fasern verlaufen ebenfalls in der Balkenlängsrichtung. Die *Tümmler*milz enthält viele Venenbalken. — Unter den Bartenwalen (Mystacoceti) hat *Balaenoptera physalus* nach HEGGENHAUGEN (1932) eine dicke, widerstandsfähige Milzkapsel, aber ein wenig ausgeprägtes Balkengerüst. Nach KOHIRA (1958a) dagegen ähneln die Trabekel der *Finnwal*milz sehr denen der *Pferde*milz. ZWILLENBERG (1958, 1960) findet bei den Furchenwalen (*Balaenoptera physalus, B. musculus, B. borealis*) eine je nach dem Fettgehalt der Außenschicht 0,5—5 mm dicke Milzkapsel (Abb. 56). Die von zahlreichen Gefäßen und Nerven durchzogene äußere Kapselschicht besteht unter der feinfaserigen subserösen Zone aus einem weitmaschigen Geflecht stark gewellt parallel zur Oberfläche verlaufender Kollagenfaserbündel. Die elastischen Fasern nehmen nach einwärts zu und umspinnen dabei die erst in der inneren Hälfte der Außenschicht auftretenden Muskelzellen. Die schmalere, feinfaserige innere Kapselschicht enthält neben gleichen Mengen kollagener und elastischer Fasern auch glatte Muskelzellen, aber erheblich weniger als beim *Rind*, *Esel* oder *Löwen*. In den kräftigen, stark verzweigten Trabekeln geht die in der Kapselinnenschicht in mehreren gekreuzten Lagen angeordnete Muskulatur in Parallelzüge über, deren Dicke und Verteilung von Balken zu Balken wechselt; insgesamt sind die Trabekel der Furchenwalmilz muskelärmer als die der Huf- und Raubtiermilz. Die elastischen Fasern halten sich in den Trabekeln nicht so streng an die Längsrichtung wie die kollagenen; beide schicken kurze Ausläufer ins Pulpareticulum. Arterienbalken sind in der Furchenwalmilz weitaus häufiger als Venenbalken.

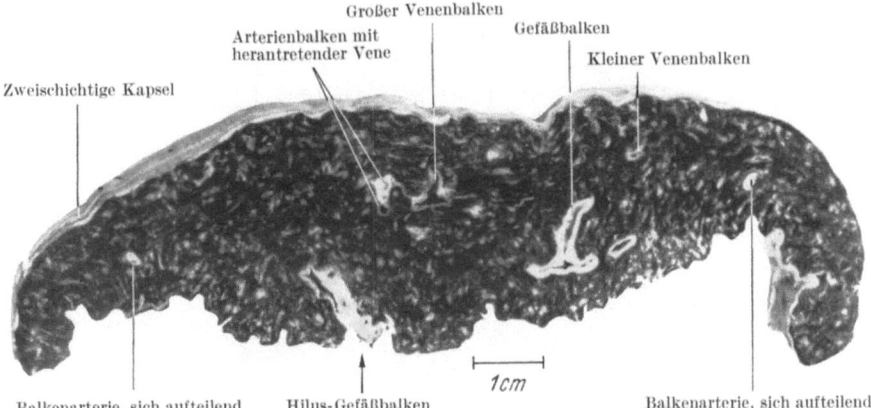

Abb. 57. Querschnitt durch die *Elefanten*milz. Nach TISCHENDORF (1953)

v. HERRATH (1963; s. auch 1965 sowie S. 130, 215, 380, 630) erblickt in dem Bau der Kapsel einen Beweis dafür, daß es sich bei der *Wal*milz tatsächlich — wie von ZWILLENBERG vermutet — um eine rückgebildete Speichermilz handelt: Das sonst nirgendwo in Milzkapseln vorkommende Fett zwischen den beiden Kapselschichten von *Balaenoptera* (Abb. 56) könne „aus dem ursprünglich subkapsulären Retikulum einer konzentrisch geschrumpften Milz" entstanden sein. Die starke obere Kapselschicht sei — als „frühere Milzkapsel" — fast rein fibrös und nur wenig muskulös, die untere — als „neue Milzkapsel" — muskelhaltig und ausgiebig mit starken Arterien und Venen versorgt. Alle übrigen zweischichtigen Milzkapseln (z.B. Wiederkäuer) besäßen in der oberen, lockeren — „niemals wie hier fibrösen" — subserösen Schicht nie glatte Muskulatur. Dies sei „fast allein ein schlüssiger Beweis dafür..., daß wir es hier mit zwei übereinanderliegenden vollständig durch Fett getrennten Milzkapseln, nämlich mit einer atrophierenden und einer neugebildeten, und nicht mit zwei verschiedenen Schichten einer einheitlichen Kapsel zu tun haben". Da die Milzvenen keine Sperrmechanismen zu besitzen schienen und die Balken relativ schwach seien, könne „endlich nur die Kapsel die Milz vor passiver Überdehnung, d.h. vor der Insuffizienz schützen. Vielleicht erklärt sich damit der eigenartige Doppelbau der Kapsel, vor allem das Bestehenbleiben bzw. Vorhandensein einer äußeren fibrösen, d.h. druckfesten Kapsel. Vielleicht liegt in dem Bestehen zweier selbständiger Milzkapseln sogar ein Hinweis auf eine Funktionsteilung, indem die äußere fibröse Kapsel beim Tauchen dem Pfortaderdruck entgegenwirkt, und indem die innere muskulöse Kapsel das Organ von *Balaenoptera* beim Auftauchen entleert. Das zwischen den Kapseln liegende Fett dürfte dabei eine brüske organschädigende Fortleitung des Pfortaderdrucks abfangen." Dieser Gedankengang ist zweifellos bestechend, nur enthält er zu viele nicht nachprüfbare Prämissen und finale Erklärungen, als daß man ihn als „schlüssigen Beweis" (v. HERRATH) akzeptieren könnte. Auch geht es nicht an, den pathologisch-ontogenetischen Begriff der Atrophie ohne weiteres mit dem phylogenetischen der Rückbildung gleichzusetzen.

Subungulaten. Bei *Elephas indicus* behalten nach TISCHENDORF (1953) (Abb. 57) die am Milzhilus einstrahlenden großen Gefäßbalken ihr Kaliber bis zur Organmitte fast unvermindert bei und lösen sich dann in Arterienbalken, wenige

große Venenbalken und gefäßfreie Trabekel auf. Die gleichmäßig über den Organ-
querschnitt verteilten Balken erinnern mit ihren geringen Dickenunterschieden
an die *Pferde-* und *Schweine*milz. Die Trabekeldichte nähert sich der des *Pferdes*,
die Trabekelform ist weniger plump und hält etwa die Mitte zwischen *Schwein*
und *Schaf*. Wie bei diesen bildet auch beim *Elefanten* das Kapsel-Balkensystem
ein zusammenhängendes Ganzes; frei endigende Trabekel kommen nicht vor. Die
Balken gehen zwar gelegentlich wie beim *Schwein* rechtwinklig von der Kapsel
ab, sind aber nur an den Organrändern regelmäßig angeordnet; ein Teil verbindet
die gegenüberliegenden Kapselflächen, ein anderer kreuzt parallel zur Organ-

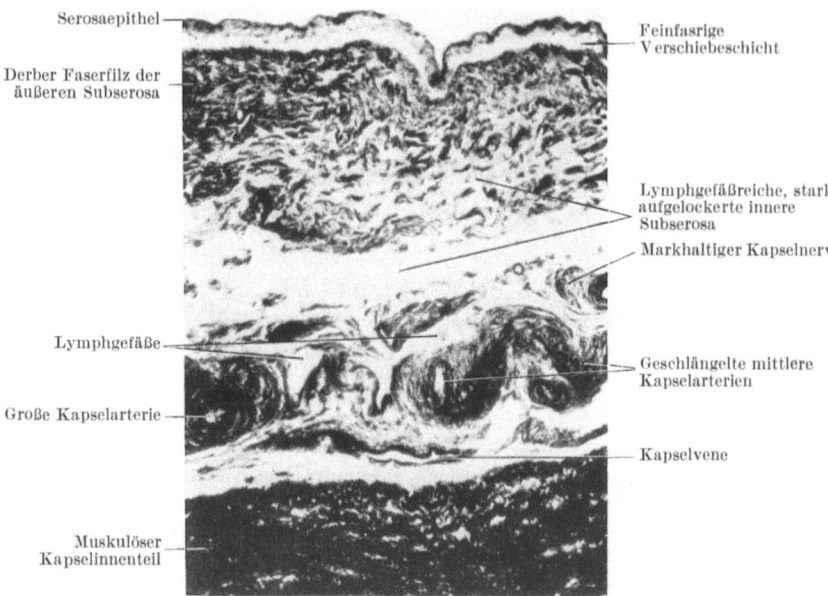

Abb. 58. Querschnitt der *Elefanten*milzkapsel (Paraffin 10 μ, Eisenhämatoxylin
nach HEIDENHAIN; Mikrophoto, 150fache Vergr., auf ³/₄ verkl.).
Nach TISCHENDORF (1953)

längs- und -querachse diese Hauptverlaufsrichtung. Das gleiche Prinzip — von
KOHIRA (1958a) als „bridge-type" bezeichnet — findet sich auch beim *Schwein*,
Rind, *Pferd* und *Schaf;* die größte Ähnlichkeit mit dem Randabschnitt der
*Elefanten*milz hat der der *Rinder*milz (vgl. v. HERRATH, 1935d, Abb. 14, 1—3).
Die zweischichtige Kapsel (Abb. 58) der *Elefanten*milz (17jähriges weibliches Tier)
ist nach TISCHENDORF (1953, Abb. 3 und 4) mit durchschnittlich 1 mm, am Hilus
sogar 1,5 mm Dicke noch erheblich stärker als die der *Pferde*milz. Die Kapselaußenschicht zeigt unter einer schmalen, feinfaserigen subperitonealen Verschiebezone zunächst einen mit elastischen Netzen durchsetzten derben Kollagenfaserfilz
(äußere Subserosa) und darunter eine durch zahlreiche Blut- und Lymphgefäße
aufgelockerte weitere Verschiebezone (innere Subserosa). Glatte Muskelzellen,
wie z. B. in der Subserosa der *Schafs*milz, finden sich bezeichnenderweise nur längs
der Organränder in nennenswerter Menge. Die Kapselinnenschicht besteht aus
mindestens 7 die Milz reifenähnlich umgreifenden Ringmuskellagen, stellenweise
unterbrochen von spärlichen Längszügen. Auch die mit der Kapselinnenschicht
zusammenhängenden gröberen Balken sind sehr muskelreich, enthalten aber
prozentual mehr elastisches und kollagenes Material als beim *Pferd*. Wie bei

diesem (vgl. REISSNER, 1929; v. HERRATH, 1935d) nimmt die Muskulatur auch beim *Elefanten* nach der Balkenperipherie hin stark zu, während sie bei *Schwein* und Wiederkäuern gleichmäßig über den Balkenquerschnitt verteilt ist.

Bei den Arterienbalken der *Elefanten*milz konzentriert sich das kollagene Gewebe im Balkeninneren, das elastische nimmt peripherwärts im gleichen Maße zu wie die glatte Muskulatur. Bei der *Pferd*emilz (HARTWIG, 1949) verhält es sich umgekehrt. TISCHENDORF (1953, Abb. 5) erblickt darin eine Warnung vor schematisch verallgemeinernden Vorstellungen von einer generellen, konstanten Mengenrelation der Elastica und Muscularis; offensichtlich bestehen „alle erdenklichen funktionellen Übergänge zwischen den beiden Extremen des direkt oder indirekt-proportionalen Verhaltens der beiden Gewebsarten". Schon REISSNER (1929; vgl. v. HERRATH, 1935d) hat bestritten, daß man „dort, wo die glatte Muskulatur stark vertreten ist, auch immer reichlich elastische Fasern" findet, wie neuerdings wieder ARINCI (1961) behauptet. Mit abnehmender Trabekelgröße tritt in der *Elefanten*milz die bindegewebige Komponente immer mehr gegenüber der muskulären zurück, und die Muskelzellen verteilen sich gleichmäßiger über den Balkenquerschnitt. — KOHIRA (1960b), der die Befunde TISCHENDORFs (1953) bestätigt, vergleicht die Anordnung der Milztrabekel bei *Elephas indicus* in ihrer Unregelmäßigkeit mit der bei *Balaenoptera physalus;* besonders charakteristisch für die *Elefanten*milz seien die zahlreichen Arterienbalken. Die mittlere Kapseldicke beträgt (bei einer 7—8jährigen *Elefanten*kuh) auf der dem Hilus gegenüberliegenden Seite 500 μ, der Trabekeldurchmesser 100 μ. Kapselinnenschicht und Balken enthalten große Mengen glatter Muskulatur.

Artiodactyler. Unter den Ruminantiern ist das *Schwein (Sus domestica)* im Milzgerüst nach REISSNER (1929; vgl. TRAUTMANN und FIEBIGER, 1941) eher dem *Rind* als dem *Pferd* vergleichbar. Infolge der von den zentralen Gefäßbalken gegen die Peripherie fortschreitenden Entfaltung des Trabekelgerüstes (Abb. 59) sind die Milzkämmerchen im Organinneren polygonal, am Rand fast rechteckig (vgl. KOHIRA, 1958a) begrenzt; ihr Durchmesser ist mit 1—2 mm etwas kleiner als beim *Rind.* Die 0,1—0,2 mm dicke Kapsel besteht außen im wesentlichen aus derbfaserigem lockerem Bindegewebe, innen aus stellenweise in zwei gekreuzten Lagen angeordneter Muskulatur. Beide Schichten sind etwa gleich stark, nur am Hilus ist die gefäß- und fetthaltige Subserosa wesentlich dicker als die Muscularis. Die parallel zur Oberfläche angeordneten elastischen [vgl. die Untersuchungen von PICICHÈ (1940) an den Blutlymphknoten des *Schweines*] Fasern nehmen von außen nach innen zu und sind insgesamt weniger zahlreich als bei *Rind* und *Mensch.* Die 0,1—0,4 mm dicken Milzbalken bestehen wie beim *Rind* aus kollagenelastischem Gewebe und gleichmäßig darin verteilten, plumpen Muskelzellen. Die etwa gleich stark vertretenen Arterien- und Venenbalken sind zahlreicher als beim *Rind* und *Pferd.* Nach NEUBERT (1922) enthält die *Schwein*emilz in ihrem Kapsel-Balkengerüst „kolossale Mengen" glatter Muskulatur, nach KÜHNE (1937) bei einer verhältnismäßig dünnen Kapsel zahlreiche, überaus muskulöse Trabekel. RIEDEL (1932) läßt seine nach steigendem Muskelgehalt geordnete Tabelle der Säugermilz-Kapsel mit *Maus* und *Ratte* beginnen und — über *Meerschweinchen, Kaninchen, Mensch, Rind, Pferd, Hund* und *Katze* — beim *Schwein* enden.

TEHVER und GRAHAME (1931) ermittelten für die *Schwein*emilz eine Kapseldicke von 50—165 μ, im Mittel 125 μ. Die Trabekelabgänge verschmelzen beim *Schwein* an der Kapselinnenfläche zu einem unregelmäßigen Leistengitter, das die frische Milz wie marmoriert erscheinen läßt. Die Balkendichte ist geringer als beim *Menschen;* die Trabekel sind stark verzweigt und eng mit dem Gefäßsystem verbunden. Ihr Querschnitt ist abgeplattet oder rund, letzteres vor allem an den Organpolen; der Bau entspricht dem der Kapselinnenzone. v. HERRATH (1935d,

1958, Abb. 21) findet in Übereinstimmung mit REISSNER (1929) sowie TEHVER
und GRAHAME (1931) die Milzbalken beim *Schwein* etwa gleich dick wie beim
Menschen, aber weniger dicht stehend. Gefäßbalken gibt es außer am Hilus
nur in der Organmitte. Venenbalken sind fast so häufig wie beim *Menschen* und
im Verhältnis zur Venenlichtung dünner als bei *Hund* und *Katze*. Die kräftige

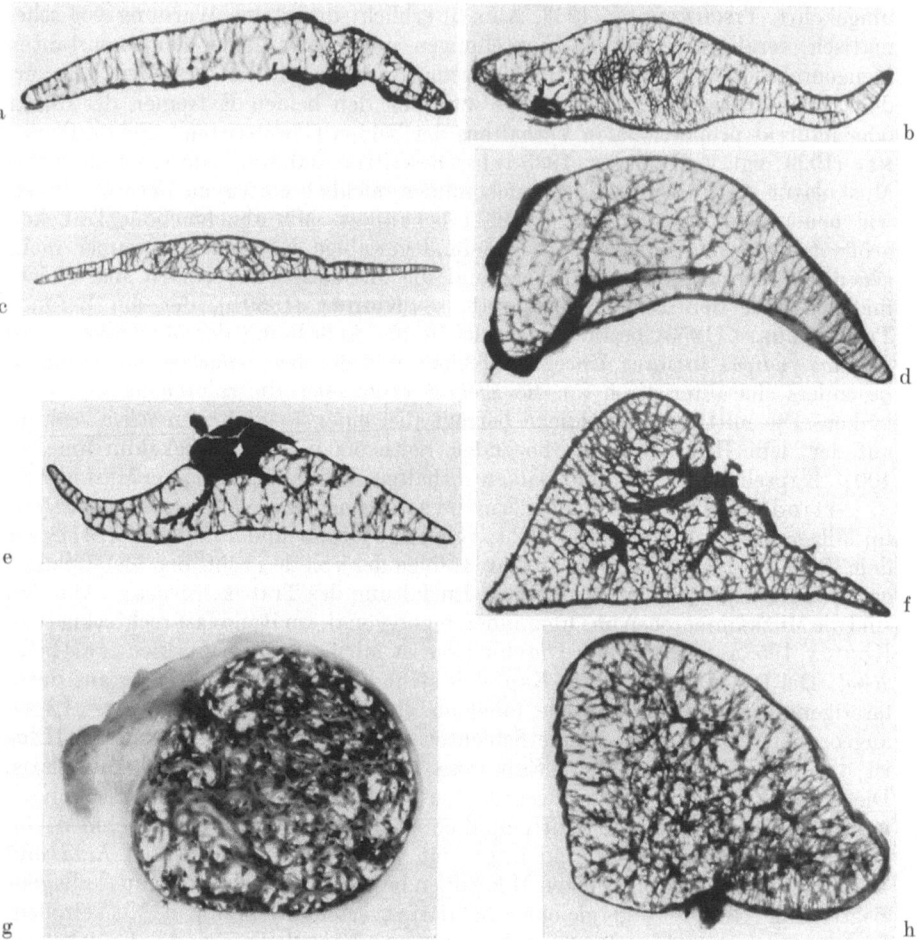

Abb. 59a—h. Kapsel-Balkengerüst verschiedener Säugermilzen (Unterwasserpräparation):
a (1,0×), b (0,5×) *Rind*, c (1,0×) *Antilope*, d (3,0×) *Ziege*, e (1,5×) *Schwein*, f (1,0×) *Pferd*,
g (3,0×) *Finnwal*, h (4,5×) *Rhesusaffe*. Original (auf ²/₃ verkl.) von Prof. Dr. E. KOHIRA,
Tokyo [Acta anat. nippon. **33** (1958), Fig. 20—27]

Balkenmuskulatur ist gleichmäßig verteilt und bis auf die Faserkreuzungen der
Balkenverbindungen in der Trabekellängsachse angeordnet. Die elastischen Fasern
sind individuell verschieden stark ausgebildet; die Längsmaschen der Balkenelastica bestehen meist aus gröberen, die Quermaschen aus feineren Fasern. Das
kollagene Gewebe tritt vollkommen hinter dem muskulären und elastischen zurück. Die Milzkapsel ist beim *Schwein* nicht stärker als beim *Hund*. Die gefäßreiche Außenschicht enthält neben zahlreichen kollagenen und einigen elastischen Fasern auch vereinzelte Muskelzellen. An der Grenze zu der meist dickeren

Innenschicht nimmt das elastische Gewebe sprunghaft zu. Die Kapselinnenschicht besteht im allgemeinen aus zwei sich überkreuzenden Tangentialmuskellagen, an den Balkenabgängen aus deren 3—4, von denen jedoch nur die inneren in den Balken einstrahlen.

Nach TISCHENDORF (1948a, b) zeigt die *Schweine*milz unter dem Peritonealüberzug zunächst eine lockere subseröse Verschiebeschicht. Die eigentliche Kapsel besteht in der äußeren, gefäßhaltigen Schicht aus kollagenem Bindegewebe mit spärlichen elastischen und muskulären Elementen. Die Innenschicht besitzt eine wechselnde Dicke, in Abhängigkeit von den kegelstumpfförmigen Abgängen der Balken, denen sie strukturell gleicht. Die gleichmäßig verteilten Trabekel haben eine länglich-abgerundete Form und eine kräftige Längsmuskulatur. Die großen,

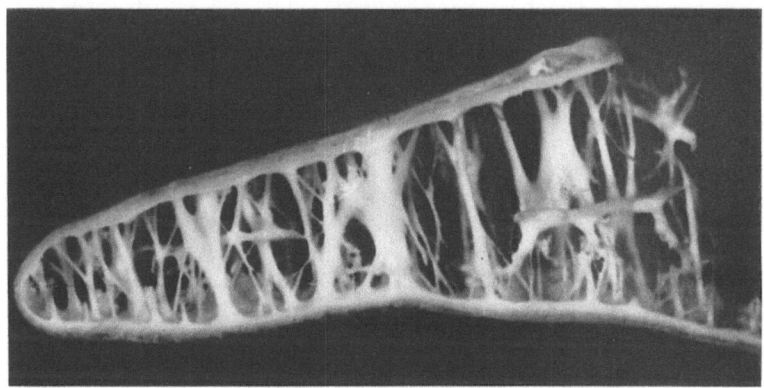

Abb. 60. Kapsel-Balkengerüst einer *Schweine*milz (Unterwasserpräparation, etwa 5mal vergr.). Links: vorderer Milzrand; oben: Facies costo-diaphragmatica; unten: Facies visceralis. Original von Doz. Dr. K. ARINCI, Ankara [Morph. Jb. **101** (1961), Abb. 5]

hilusnahen Balken beherbergen zunächst Arterien und Venen gemeinsam, verlieren sich jedoch infolge der frühzeitigen Trennung der Gefäße vom Trabekel peripherwärts so rasch, daß die *Schweine*milz an diesen Gefäßbalken ziemlich arm ist. Die Venenbalken sind langgestreckt, dünnwandig und etwa so zahlreich wie beim *Menschen.*

ARINCI (1961) unterscheidet beim *Schwein* (wie bei *Kalb, Schaf* und *Mensch*) 3 Schichten der Milzkapsel: a) Serosa, b) „Verbindungsschicht" aus gewellten Kollagenfasern, c) „Stratum fibromusculare". Letzteres zerfällt in eine annähernd 50% des Kapseldurchmessers ausmachende Außenschicht aus muskelhaltigem lockerem Bindegewebe und eine etwa halb so dicke, überwiegend muskulöse Innenschicht. Die hier angehäuften elastischen Fasern umspinnen netzartig die an ihnen angreifenden glatten Muskelzellen. Das so entstandene muskulös-elastische System ist eingefügt in ein Kollagenfasergitter. Die Milzkapsel ist keine selbständige Bildung, sondern eine aus arkadenförmig aufsteigenden Trabekelfasern zusammengesetzte Tangentialfaserhülle. Beim Übergang in die Kapsel weichen die in den Trabekeln in dichten Spiraltouren angeordneten Muskel- und Bindegewebsbündel wirbelartig auseinander und biegen nach kurzem Tangentialverlauf wieder in benachbarte Trabekelabgänge ein. Die *Schweine*milz hat auf 1 cm² Kapselfläche 120—150 derartige Trabekelabgänge. Im Organinneren bilden die Balken ein im Vergleich zur *menschlichen* Milz ziemlich grobes Maschenwerk (Abb. 60); ein Teil von ihnen durchzieht die Milz nicht in ganzer Dicke, sondern löst sich vor Erreichen der gegenüberliegenden Kapselseite im Reticulum auf. Bei starker Volumenzunahme (Stauung) der Milz ist die Kapsel

von ursprünglich 125—150 μ auf 40—50 μ verdünnt; die Trabekel sind weiter aus-
einandergerückt (auf 1 cm² Kapselfläche nur noch 50—60 Abgangsstellen) und
verschmälert, die zuvor gewellten bzw. schraubig gewundenen Muskel- und
Kollagenfaserzüge des Kapsel-Balkengerüstes deutlich gestrafft. Der Materialnachschub für die unter Umstellung der Kollagenscherengitter vor sich gehende
Flächenzunahme der gedehnten Milzkapsel kommt aus den seilartig verdrillten
Trabekeln, die in die Kapsel hineingezogen und „aufgedreht" werden. Eine
parallelfaserige Struktur der Trabekel (REISSNER, 1929) würde einen derartigen
Materialnachschub nicht zulassen.

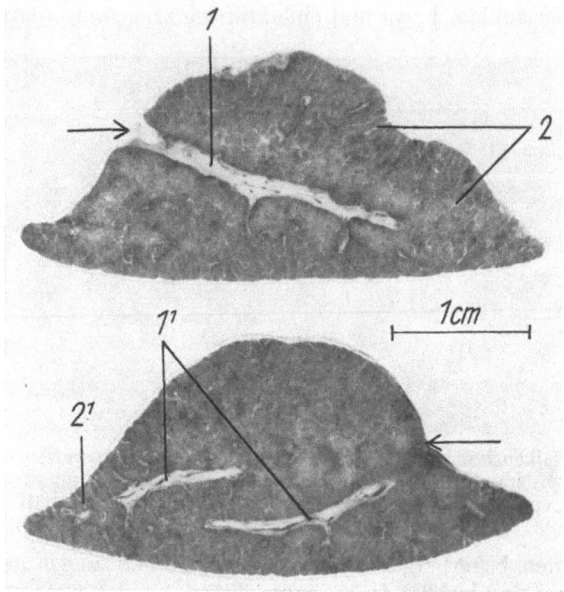

Abb. 61. Milzquerschnitte, neugeborenes *Nilpferd;* Facies visceralis nach oben gerichtet,
Hilusgebiet durch Pfeil markiert. Auflichtphotos: *1, 1*¹ große Hilus-Gefäßbalken; *2, 2*¹ kleine,
gefäßfreie Balken der Milzperipherie. Nach TISCHENDORF (1958a)

Hippopotamiden. Die *Nilpferd*milz (*Hippopotamus amphibius*) wurde von
TISCHENDORF (1958a) untersucht: Beim neugeborenen Tier (Abb. 61) ziehen die
Hilusgefäßbalken meist radiär zur Organmitte und von hier unter zunehmender
Verzweigung zum gegenüberliegenden Milzrand; seltener teilen sie sich kurz
nach dem Hilus in zwei gleich starke, in derselben Querschnittsebene verlaufende Gefäßbalken. Die so definierte Hauptgefäßachse ist eingelassen in ein überwiegend gefäßfreies, in sich zusammenhängendes zartes Balkengerüst, dessen Ausläufer senkrecht in die Kapsel einstrahlen. Beim erwachsenen Tier beschränkt
sich die trajektorielle Ausrichtung der kleineren Trabekel auf die seitlichen
Organränder, das Balkenwerk ist plumper und weniger dicht als beim neugeborenen Tier. (Abb. 62). Das ganze Bild ähnelt weniger dem der *Schweine*milz
(was bei der nahen Verwandtschaft von Hippopotamiden und Suiden zu erwarten wäre) als dem der *Pferde-* oder *Schaf*smilz. An der Kapsel der *Flußpferd*-
milz (Abb. 63, 64) sind wie bei allen großformatigen Milzen schon mit bloßem Auge
2 Anteile zu erkennen: außen Serosa und Subserosa, innen eine stärkere Muskelschicht. Da die Subserosa fest mit der Muskelschicht verbunden ist, reißt sie
— genau wie beim *Elefanten* (TISCHENDORF, 1953) — bei gewaltsamer Zerrung

des äußeren Kapselteiles leicht ein. Beim neugeborenen Tier ist die Subserosa noch nicht wie beim erwachsenen in eine Außenzone aus derbem Faserfilz und eine durch zahlreiche Venen und Lymphgefäße aufgelockerte Innenzone gegliedert. Die mittlere Kapseldicke beträgt beim neugeborenen *Flußpferd* etwa

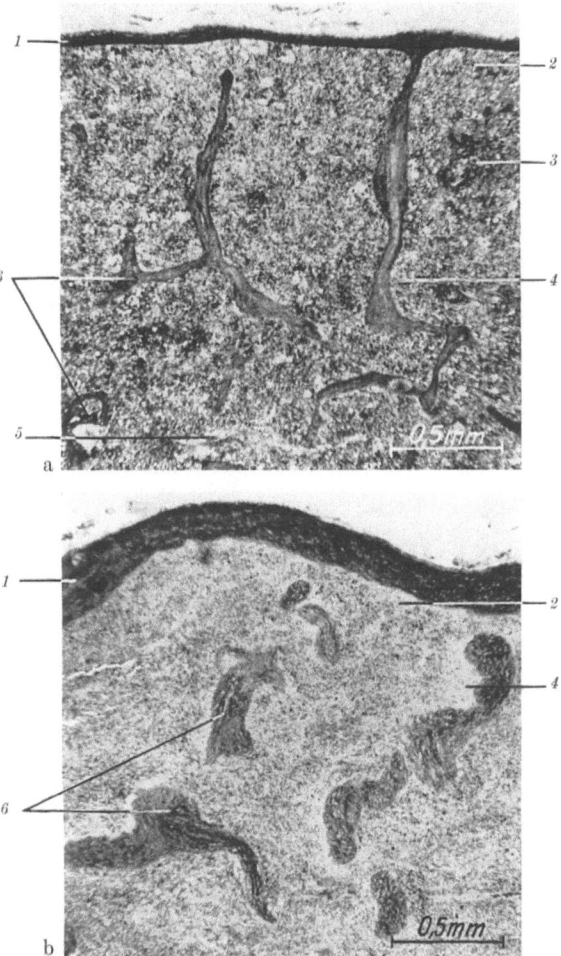

Abb. 62a u. b. Ausschnitte aus der Milzperipherie; a neugeborenes, b erwachsenes *Nilpferd* (Formol-Alkohol, Paraffin 10 μ, Resorcinfuchsin-van Gieson nach HORNOWSKY). Mikrophotos: *1* Kapsel (Innenteil), *2* subcapsuläre Zone, *3* Malpighisches Körperchen, *4* peritrabekuläre Zone, *5* Pulpavene, *6* Balken. Nach TISCHENDORF (1958a)

60 μ, wovon 20 μ auf den äußeren Kapselteil entfallen. Dieser schwillt im Bereiche prall gefüllter subseröser Gefäße auf gut das Dreifache an, was eine Kapseldicke von 120 μ und darüber ergibt (TISCHENDORF, 1958a, Abb. 6). Beim erwachsenen Tier ist der muskuläre innere Kapselteil etwa 250 μ, der äußere 80—250 μ, die gesamte Kapsel 330—500 μ dick. Der Kapselinnenteil (TISCHENDORF, 1958a, Abb. 7) enthält außer glatter Muskulatur und kollagenem Gewebe auch große Mengen elastischen Gewebes. Dieses ist beim neugeborenen *Flußpferd* an der Kapsel-Pulpagrenze am dichtesten und wird gegen die Subserosa hin

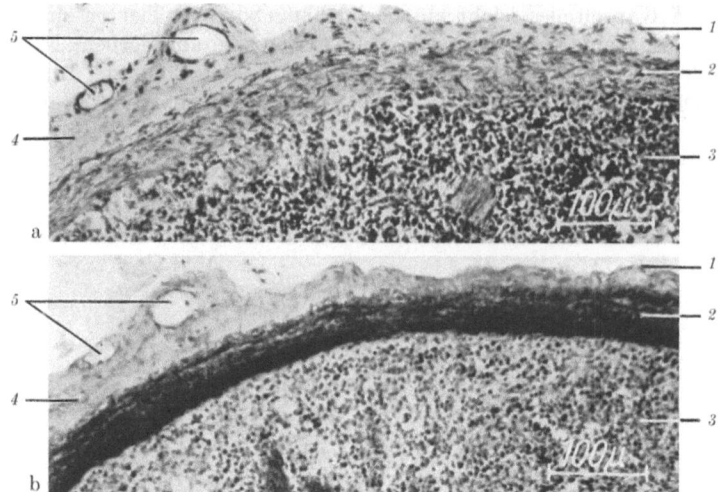

Abb. 63a u. b. Milzkapsel, neugeborenes *Nilpferd* (Formol-Alkohol, Paraffin 10 μ; a Trichrom nach MASSON-GOLDNER, b Resorcinfuchsin-van Gieson nach HORNOWSKY). Mikrophotos: *1* Serosaepithel, *2* Kapselinnenteil, *3* subcapsuläre Zone, *4* Kapselaußenteil (Subserosa), *5* subseröse Venen. Nach TISCHENDORF (1958a)

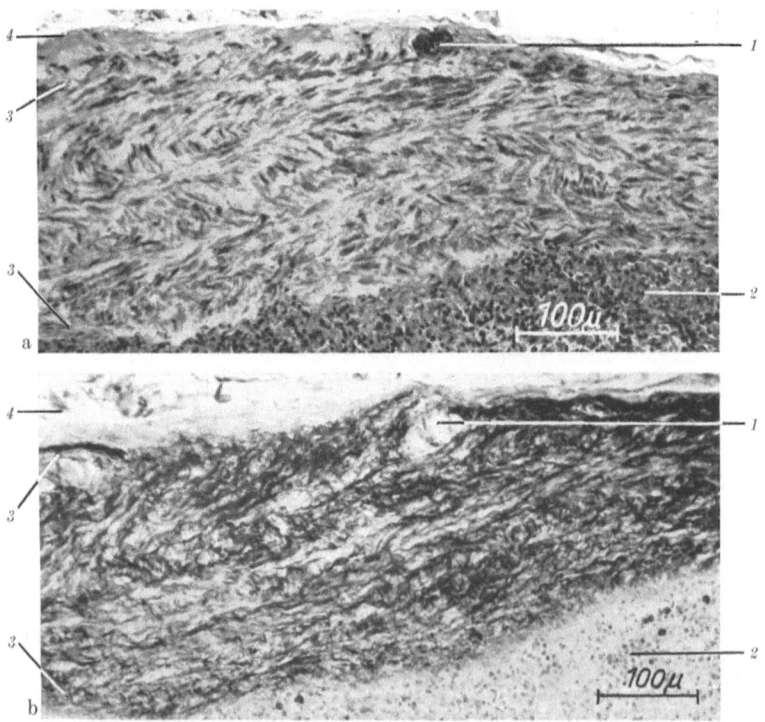

Abb. 64a u. b. Milzkapsel, erwachsenes *Nilpferd* (Formol-Alkohol, Paraffin 10 μ; a Trichrom nach MASSON-GOLDNER, b Resorcinfuchsin-van Gieson nach HORNOWSKY). Mikrophotos: *1* zwischen Kapselinnen- und -außenteil verlaufende kleine Arterie, *2* subcapsuläre Zone, *3* Kapselinnenteil, *4* Kapselaußenteil (Abrißlinie der Subserosa). Nach TISCHENDORF (1958a)

lockerer; beim erwachsenen — dessen Kapsel-Balkengerüst ungleich mehr elastisches Gewebe aufweist — verhält es sich umgekehrt. Im Gegensatz zum *Schwein*
ist beim *Flußpferd* (wie bei *Elefant* und *Pferd*) keine durchgehende Schichtung
des inneren Kapselteiles nachweisbar. Nur an den Balkenabgängen ordnet sich
das einheitliche Muskelgeflecht zu einer regelmäßigen Folge wenigstens sechs
gekreuzter Lagen; die trajektorielle Anordnung ist erst beim erwachsenen Tier
voll ausgebildet. Gleich dem Kapselinnenteil enthalten auch die Balken der
*Flußpferd*milz neben glatter Muskulatur und kollagenem Gewebe reichlich elastisches; in den größeren Gefäßbalken herrscht die elastische Komponente vor. Die
Muskulatur ist nur in den kleineren Trabekeln wie bei *Schwein* und Wiederkäuern
gleichmäßig über den Querschnitt verteilt, in den größeren konzentriert sie sich
wie bei *Pferd* und *Elefant* auf die Balkenränder. Auch das elastische Gewebe
nimmt beim *Flußpferd* (wie beim *Elefanten*, aber im Gegensatz zum *Pferd*) gegen
die Balkenränder hin zu. Der beim *Pferd* und *Elefanten* im wesentlichen aus kollagenem Gewebe bestehende zentrale Balkensockel enthält beim *Flußpferd* auch
reichlich elastisches Gewebe. Die Arterien und Venen der Hippopotamidenmilz
verlaufen auffallend lange in einer gemeinsamen Balkenscheide, so daß man
Arterienbalken nur selten und Venenbalken fast nie sieht. Beim neugeborenen
Tier reichen die Gefäßbalken weiter in die Peripherie als beim erwachsenen, und
das Trabekelwerk ist feiner verzweigt. Der Bau der Gefäßbalken ist bei beiden
Altersstufen im Prinzip gleich. Die gefäßfreien seitlichen Ausläufer der Gefäßbalken sitzen an den Ecken der auf dem Querschnitt polygonalen Balkensäule;
sie fangen als muskulös- elastische Haltetaue die Volumen- und Gestaltsänderungen
der Gefäßbalken auf und teilen die resultierenden Spannungen der Umgebung
mit. Im Schutze der so gesicherten Balkenlängskanten verlaufen die großen Gefäß-
begleitnerven.

Ruminantier. Unter den Cerviden ist außer der *Antilope* (KOHIRA, 1958a)
nur der *Elch* (*Alces alces*) genauer untersucht. Nach BLUMENTHAL (1952) hat die
*Elch*milz eine 0,42—0,67 mm dicke Kapsel, wovon etwa $^1/_3$ auf die äußere, $^2/_3$ auf
die innere Schicht entfallen. Die 0,17—0,20 mm dicke Kapselaußenschicht enthält
neben kollagenen und elastischen Fasern nur vereinzelt glatte Muskelzellen. Die
Kollagenfaserbündel laufen leicht gewellt parallel zur Oberfläche; die Stärke der
elastischen Fasern nimmt (umgekehrt wie beim *Pferd*) von innen nach außen zu.
Die 0,25—0,47 mm dicke innere Kapselschicht setzt sich scharf gegen die äußere
ab. Sie besteht aus 2 Lagen glatter Muskulatur, von denen die äußere parallel zur
Oberfläche, die innere senkrecht dazu verläuft. Die glatte Muskulatur bildet auch
den Hauptbestandteil der Milzbalken. Sie ist meist in der Trabekellängsachse angeordnet; wo ein Balken in die Kapsel einstrahlt, durchflechten sich seine Muskelbündel mit denen der innersten Kapselschicht. Die Balkenmuskulatur wird durchsetzt von einem feinen Netz elastischer, kollagener und argyrophiler Fasern.
Gefäßlose Balken sind weitaus zahlreicher als gefäßhaltige.

Bei den Boviden liegen über *Rind* (*Bos taurus*), *Schaf* (*Ovis aries*) und *Ziege*
(*Capra hircus*) nähere Angaben vor (s. auch TRAUTMANN und FIEBIGER, 1941).
Nach REISSNER (1929) beträgt beim *Rind* die Dicke der Milzkapsel 0,4 mm, die
der Trabekel 0,1—0,8 mm. Die vom Hilus ausgehenden Balkenstämme (über den
Einbau der Gefäße s. BRINKMANN, 1958) breiten sich inmitten des Organs der
Fläche nach aus und bilden mit ihren Ausläufern ein kontinuierliches Netzwerk.
Wo mehrere Balken zusammentreffen, entstehen verstärkte Knotenpunkte. Die
Balken strahlen besonders in den dünneren Partien des Organs (vgl. KOHIRA,
1958a) senkrecht in die Kapsel ein; die diese marginalen Trabekel verbindenden Balkenzüge zeigen keine bestimmte Verlaufsrichtung. Die vom Balken-
gerüst umschlossenen, 1—2,5 mm großen Milzkämmerchen kommunizieren

alle untereinander. Die Milzkapsel besteht aus 4 Schichten, von denen die
äußerste, subseröse eine von zahlreichen dünnwandigen Gefäßen durchzogene
Lage derber kollagener und feiner elastischer Fasern darstellt. Die folgenden
3 Schichten bestehen im wesentlichen aus Muskelbündeln verschiedener Verlaufsrichtungen. Die mittlere Muskelschicht ist in der Regel die breiteste, die
innere die dichteste. Die feineren kollagenen Fasern umspinnen allseitig die
Muskelzellen, die gröberen folgen deren Längsachse. Die starken elastischen Fasern
bilden ein dichtes Netz mit den Muskelbündeln parallelen Längsmaschen. Die
Balken bestehen hauptsächlich aus Längsmuskelzügen, die sich an den Knotenpunkten mit denen der Nachbarbalken durchflechten. Zusammengehalten werden
die Muskelbündel durch ein zartes, aber dichtes Kollagenfasergeflecht, in das
zahlreiche elastische Fasern eingelagert sind. Von der Balkenoberfläche treten
feine kollagene Fasern und Muskelbündel ins Pulpareticulum über (vgl. NEUBERT,
1922; HARTMANN, 1930). Das Kapsel-Balkengerüst des *Kalbes* (vgl. HARTMANN,
1930, Abb. 6) entspricht dem des *Rindes*, nur die Zahl der Milzkämmerchen ist
geringer. REISSNER (1929) folgert daraus, daß mit fortschreitendem Milzwachstum
auch neue Trabekel entstehen. Die randständigen Balken orientieren sich beim
Kalb noch deutlicher senkrecht zur Kapsel als beim *Rind*. Auch läßt beim *Kalb*
der geringere Muskelgehalt von Kapsel und Balken die kollagenen und elastischen
Fasern stärker hervortreten als beim *Rind*. DA COSTA und MARIOTTI (1931) unterscheiden in der Kapsel der *Rinder*milz 3 Schichten, deren innerste im Bau mit
den Balken übereinstimmt.

TEHVER und GRAHAME (1931; vgl. SOBOTTA, 1914) unterteilen die Kapsel der
Wiederkäuermilz in eine gefäßreiche, bindegewebige Peritonealschicht und eine
bindegewebsarme Muskelschicht mit wechselnden Verlaufsrichtungen; „...the
two layers of the capsule in the ruminant (and even in the *horse*) are loosely
attached to one another and may be readily separated". Die elastischen Fasern
nehmen nach einwärts an Menge zu und verlaufen parallel zu den Muskelbündeln.
Die Kapsel ist beim *Rind* 400 µ, beim *Schaf* 250 µ dick; $^2/_5$ bzw. $^1/_3$ davon entfallen auf die Peritonealschicht (vgl. v. HERRATH, 1935d). Die Trabekel sind
unregelmäßig verteilt; auf 1 cm² Kapselfläche kommen beim *Ochsen* 20—50, beim
Schaf 20—40 relativ schmale Balkenabgänge. Die im Querschnitt rundlichen
oder abgeplatteten Trabekel stehen in der Milzperipherie senkrecht zur Kapsel;
an den Organrändern gehen sie von einer Kapselseite zur anderen durch (vgl.
KOHIRA, 1958a). — Nach v. HERRATH (1935d, 1958) gleicht das Kapsel-Balkengerüst der *Rinder*milz weitgehend dem der *Schafs*milz, nur hat das *Rind* im
allgemeinen dickere Trabekel als das *Schaf* (und dieses dickere als das *Schwein*).
Der Unterschied zwischen groben und feinen Balken tritt beim *Rind* deutlicher
hervor als beim *Schwein*. Gleich diesem haben auch *Rind* und *Schaf* keine frei
endigenden Trabekel. Ein senkrechter Schnitt durch den Milzrand (Abb. 65)
zeigt wie beim *Pferd* längs getroffene Balken, die beide Kapselflächen oder Hilus
und Peripherie miteinander verbinden, und quer getroffene, die zirkulär das
Organ umgreifen. Die drehrunden, seltener septenartig platten Balken bestehen
vornehmlich aus gleichmäßig verteilten Muskelzellen, die beim *Kalb* dünner als
beim *Rind*, aber immer noch gröber als beim *Schwein* sind. Der Kollagenfaser-
gehalt der Balken ist größer als beim *Schwein*, die kräftige Balkenelastica (vgl.
PERLA und MARMORSTON, 1935; KLEMPERER, 1938) grobfaseriger als bei anderen Tieren. Die Beschreibung, die v. HERRATH (1935d) von der Milzkapsel des
Rindes und *Schafes* gibt, deckt sich mit der von REISSNER [1929; vgl. auch die
Angaben von LA FAUCI (1940) über das Kapsel-Balkengerüst der Hämolymphknoten des *Büffels* (*Bos bubalus*)]. — WINQUIST (1954) unterscheidet an der
*Rinder*milz eine eigentliche, muskulöse Kapsel und eine ihr aufgelagerte Binde-

gewebshülle. Letztere zeigt unter der argyrophilen Basalmembran des Mesothels als Lamina propria serosae einen dichten kollagen-elastischen Faserfilz und darunter eine Subserosa aus lockeren Kollagenfaserbündeln mit vereinzelten elastischen Elementen. Beide Schichten sind reich an Mastzellen. Die Dicke der blut- und lymphgefäßreichen Subserosa nimmt mit steigendem Alter und Fettgehalt zu. Muskelkapsel und Trabekel sind bei älteren Tieren bis zu 500 μ dick. Die Balken, deren feinste Äste 20—30 μ stark sind, enthalten außer glatter Muskulatur auch reichlich elastisches, aber nur wenig kollagenes Gewebe.

Wie v. HERRATH (1935d) die *Rinder-* und *Schaf*smilz, handelt REISSNER (1929) auch die *Schafs-* und *Ziegen*milz wegen ihres weitgehend übereinstimmenden Baues gemeinsam ab: Die beim *Schaf* 0,2—0,3 mm, bei der *Ziege* 0,1—0,2 mm

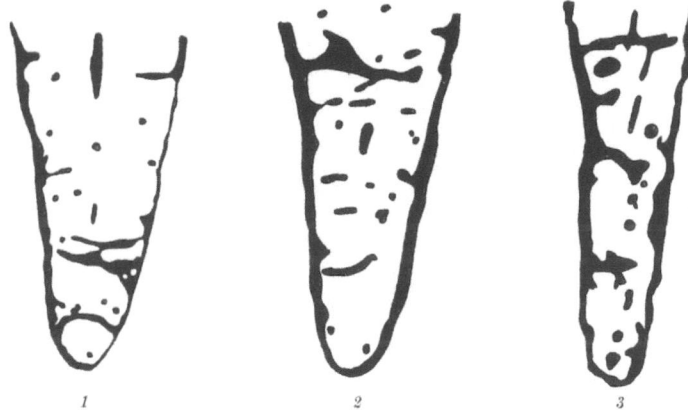

1   *2*   *3*

Abb. 65. Zeichnung der Balken- und Kapselflächen der Randabschnitte der *Schafs-* (*1*), *Rinder-* (*2*) und *Pferde-* (*3*) Milz, um die Anordnung des Balkens in den (im Text erwähnten) drei Vorzugsrichtungen zu zeigen (Vergr. 8×). Nach v. HERRATH (1935d, 1958)

dicke Milzkapsel zeigt auch abseits des Hilus stellenweise subseröse Fettansammlungen und Einfaltungen der Außenschicht, jedoch nicht so ausgeprägt wie beim *Pferd*. Das Trabekelgerüst ist zierlicher als beim *Rind*, der Balkendurchmesser beträgt 0,1—0,4 mm, die Balkenknotenpunkte treten wenig hervor. Die Trabekel sind senkrecht zur Kapsel orientiert und an den Milzrändern durchlaufend ausgebildet. Die 2 mm großen, polygonalen Milzkämmerchen nehmen in der Organperipherie eine längliche Gestalt an. Die Milzkapsel von *Schaf* und *Ziege* zeigt im Gegensatz zu anderen Tieren keine durchgehende Schichtung. Die Muskulatur häuft sich beim *Schaf* deutlicher in den tieferen Kapsellagen an als bei der *Ziege*, wo sie bis unter die Serosa reicht. Die Muskelzellen — beim *Schaf* länger und schmaler als bei der *Ziege* — sind in reichlich feinfaseriges Bindegewebe eingebettet und bilden ein lockeres Kreuzgeflecht. Das elastische Gewebe durchsetzt beim *Schaf* als dünnes, langmaschiges Netz gleichmäßig die ganze Kapsel, bei der *Ziege* konzentriert es sich in Form gröberer, gewellter Fasern inmitten der Kapsel. Die Milzbalken bestehen beim *Schaf* sämtlich aus kräftigen Längsmuskelzügen, die von ebenso verlaufenden kollagenen und elastischen Fasern begleitet werden. Bei der *Ziege* gibt es muskelarme und -reiche Balken; sogar in ein und demselben Balken wechseln überwiegend bindegewebige Abschnitte mit solchen, in denen die glatte Muskulatur vorherrscht und die gleichfalls in der Trabekellängsachse verlaufenden elastischen Fasern ganz zurücktreten.

VEREBY (1943) geht bei seiner Analyse der Konstruktionsprinzipien der Wiederkäuermilz davon aus, daß diese im Gegensatz zur Mehrzahl der

Säugermilzen nur einen ganz kurzen Hilus nahe dem vertebralen Organende hat. Die dadurch bedingte besondere Anordnung des Gefäßsystems läßt auch eine von der anderer Säuger abweichende funktionelle Ausrichtung des Milzgerüstes erwarten. Die Untersuchung der Milzkapsel mit der Spaltlinienmethode ergibt beim *Schaf*, daß die Linien auf der visceralen Organfläche den Hilus 1—2 cm breit konzentrisch umgeben und anschließend immer größere, caudalwärts konvexe Bogen beschreiben. Die parietale Fläche trägt an ihrer stärksten Vorwölbung längs verlaufende, im übrigen ebenfalls zur Milzspitze hin konvexe Spaltlinien. Flachschnitte durch die Außenzone der Milzkapsel zeigen die Bauelemente — argyrophile und elastische Netze mit eingelagerten Muskelzellen — überall

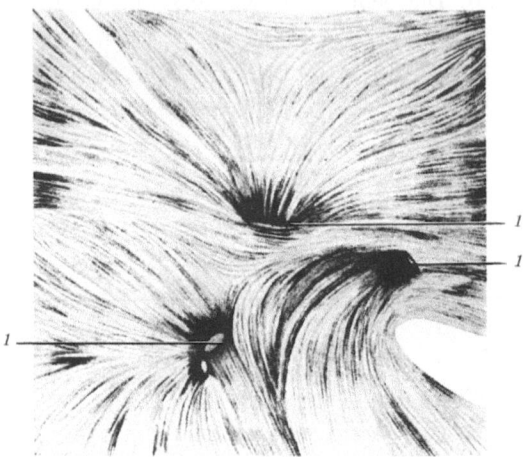

Abb. 66. Die innere Schicht der Kapsel der *Schaf*smilz mit Trabekelansätzen (*1*). Nach
VEREBY (1943)

in Richtung der Spaltlinien angeordnet. In der Innenzone dagegen formieren sie sich zu Bündeln, deren Verlauf nicht mit den Spaltlinien, sondern den Trabekeleinstrahlungen übereinstimmt (Abb. 66). Nur die feineren Balken treten ungeteilt in die Kapsel ein, die gröberen teilen sich kurz zuvor in zwei oder mehr radiär divergierende Ausläufer, die aus der inneren Muskelschicht spiralig in die äußere aufsteigen. Die Bauelemente der Kapselinnenzone konvergieren also auf die Ansatzstellen der Trabekel, die der Außenzone umkreisen den Hilus (Angulus dorsocranialis) in zum Margo (Angulus) caudalis hin konvexen Bögen. Die größeren Gefäße des Organinneren verlaufen senkrecht zu den Spaltlinien der Kapselaußenzone. Im ganzen oder schnittweise ausgeknetete *Schaf*smilzen zeigen zwischen der Facies parietalis und den größeren Gefäßen oberflächenparallel verlaufende Balken, die senkrecht zu einer den Hilus mit der Mitte des Margo caudalis verbindenden Linie orientiert sind. Dieses Trabekel„grundwerk" ist cranialwärts der Vasa lienalia in der Kapsel der Facies visceralis verankert und strahlt von hier gegen die Milzränder aus. Weiter entfernt vom Hilus lösen sich vom Grundwerk Balken ab, die zwischen den größeren Gefäßästen zur Facies visceralis ziehen. Sie sind durch Querbrücken verbunden, die ringförmig die Gefäße umgreifen. In den dünnen Randpartien spannen sich die untereinander zusammenhängenden Balken zwischen beiden Organflächen aus. In der Kapsel der *Rinder*milz findet VEREBY (1943; vgl. v. EBNER, 1902, Abb. 1035, S. 258) hauptsächlich transversal, an den Organrändern auch longitudinal verlaufende Spaltlinien. Auch beim *Rind* entspricht die Ausrichtung der Bauelemente in der Kapselaußenzone dem Spalt-

linienmuster, in der -Innenzone den Trabekeleinstrahlungen. Das Trabekelgrund-
werk geht wie beim *Schaf* von der Verbindungslinie Milzhilus–Extremitas ventralis
aus. Die in Hilusnähe entspringenden Balken biegen cranial der Vasa lienalia auf
halbem Wege zwischen beiden Organflächen zur Extremitas dorsalis um und
divergieren parallel der Facies parietalis über den Gefäßen zum Milzrand. Auch
im übrigen Stammwerk laufen die Trabekel zunächst cranial von den Gefäßen
bis zur Mitte der Milzdicke. Von hier schwenkt der aus längeren, dickeren Trabekeln bestehende Teil nach dem Margo caudalis, der aus kürzeren, dünneren
bestehende nach dem Margo cranialis ab; alle Balken hängen durch Schräg-
brücken miteinander zusammen. Aus dem Stammwerk austretende kleinere
Trabekel befestigen sich an der Kapsel beider Organflächen. Die zur Facies
visceralis ziehenden Balken sind durch parallel zu dieser verlaufende Züge verbunden, die die Seitenzweige der Vasa lienalia zwischen sich fassen. Die dünnen
Milzränder besitzen auch beim *Rind* durchgehende Balkenbügel, deren Verbindungen gewissermaßen das Stammwerk fortsetzen.

Die Perissodactyler weichen nach REISSNERs (1929) Befunden am *Pferd*
(*Equus caballus*) in ihrem Milzgerüst stark von den Artiodactylern ab. Die großen
Gefäßbalken ziehen auch beim *Pferd* zunächst geradlinig zur Organmitte, geben
aber nur kleine, sich schnell weiter aufteilende Seitenäste ab. Die gefäßlosen
Balken verlaufen zwischen den Knotenpunkten nicht gestreckt wie beim *Rind*
und anderen Säugern und ändern ständig ihre Dicke. Die peripheren Balken
orientieren sich erst kurz vor der Einstrahlung senkrecht zur Kapsel. Infolge
der unregelmäßigen Anordnung des Balkennetzes sind die 0,8—2 mm großen
Milzkämmerchen nicht prismatisch wie bei anderen Tieren, sondern rundlich-
ovoid (vgl. KOHIRA, 1958a). Der Balkendurchmesser beträgt 0,1—0,6 mm, der
Kapseldurchmesser 0,3—0,5 mm, am Hilus bis 1 mm. Die Kapselschichten sind
nicht so scharf abgegrenzt wie beim *Rind*. Die streckenweise stark gefaltete äußere
Schicht nimmt fast die Hälfte der ganzen Kapsel ein und besteht unter der Serosa
aus zahlreichen, grob gebündelten kollagenen und vereinzelten, feinen elastischen
Fasern. Ihr folgt eine etwa $1/_6$ der Kapseldicke ausmachende Lage stark gewellter
und verfilzter elastischer Fasern. Beide Schichten enthalten wie beim *Rind* viele
dünnwandige Gefäße, aber keine Muskelzellen. Die innere Kapselschicht besteht
aus einer dickeren und einer dünneren Lage sich rechtwinklig überkreuzender
Muskelbündel. Einstrahlende Balken verwischen diese Anordnung, indem sie sich
wirbelförmig in der lokal verdickten inneren Kapselschicht auflösen. Die Muskelzellen sind gedrungener als beim *Rind* und in ein weitmaschiges Netz feiner
kollagener und elastischer Fasern eingelassen. Der Bau der Balken entspricht
dem der Kapselinnenschicht; die Muskulatur ist bis auf die Knotenpunkte netzartig in der Trabekellängsachse angeordnet und in der Balkenperipherie dichter
als im -Zentrum. Die elastischen Fasern sind nur im Balkeninneren etwas stärker,
sonst aber im Vergleich zum *Rind* sehr spärlich ausgebildet.

Nach DA COSTA und MARIOTTI (1931) enthält die Milzkapsel des *Pferdes* und
Esels (*Equus asinus*) neben derben, regellos angeordneten kollagenen und zarten,
serosawärts verdichteten elastischen Fasern reichlich glatte Muskelzellen in zwei
einander kreuzenden Lagen. TEHVER und GRAHAME (1931) geben den Durchmesser der *Pferde*milzkapsel mit 100—500 μ an. Die eine Hälfte davon entfällt
auf die gefäßreiche äußere Bindegewebsschicht, die andere auf die aus zwei
gekreuzten Muskellagen bestehende eigentliche Kapsel. Auf 1 cm² Kapselfläche
kommen 75—100 kegelförmig verbreiterte Balkenabgänge. Sie haben beim *Pferd*
im Gegensatz zu anderen Säugern in der ganzen Milz den gleichen Durchmesser; dieser ist größer als bei *Rind*, *Schaf* und Carnivoren. Die gröberen Balken
halten sich eng an das Gefäßsystem, ihre eigentümlich abgewinkelten Ausläufer

bilden ein gleichmäßig über das ganze Organ verteiltes Netz. v. HERRATH (1935d), der die Angaben von REISSNER (1929) sowie von TEHVER und GRAHAME (1931) bestätigt, findet die Trabekel der *Pferde*milz nur in den Randpartien in bestimmten Vorzugsrichtungen orientiert: „1. Durch die Organdicke von Kapsel zu Kapsel, 2. in der Richtung des breiten Durchmessers, 3. in der des Längsdurchmessers der Milz." Unter den von ihm untersuchten Säugern hat das *Pferd* die stärksten und (abgesehen vom *Kaninchen*) am gleichmäßigsten ausgebildeten Balken; sie enthalten viel häufiger Arterien als Venen. Die kräftige Muskulatur nimmt nach der praktisch kollagenfreien Balkenperipherie hin zu, das elastische Gewebe ab. Balkenmuskulatur, -elastica und -kollagen verhalten sich quantitativ wie 7:2:1. Die kräftige Kapsel der *Pferde*milz ist infolge der konisch verstärkten Balkenabgänge unterschiedlich dick. Die etwa $^4/_7$ der gesamten Kapsel ausmachende obere Schicht ist noch gefäßreicher als beim *Rind* und enthält außer einem derben subperitonealen Kollagenfaserfilz ein nach einwärts stark aufgelockertes elastisches Fasernetz. Die die restlichen $^3/_7$ einnehmende untere Schicht entspricht strukturell den Trabekeln, ist aber noch ärmer an Kollagen. Eine Unterteilung in einzelne Muskellagen findet sich nur stellenweise zwischen den Balkenabgängen.

HARTWIG (1949) ergänzt und berichtigt die älteren Darstellungen der *Pferde*milz: Da die Pulpa intertrabekulär zapfenartig in die Milzkapsel vorspringt, schwankt deren Dicke beträchtlich; sie beträgt mit 9 Monaten 0,14—0,99 mm, mit 1 Jahr 0,08—0,85, mit 2 Jahren 0,07—0,92, mit 10 Jahren 0,13—1,25 und mit 20 Jahren 0,09—1,35 mm. Die äußere Kapselschicht enthält ausschließlich Lymphgefäße (nicht auch Venen, wie früher angenommen). Die die in Reservefalten gelegte starre Außenschicht mit der muskulösen Innenschicht verbindenden elastischen Fasern verhüten eine gegenseitige Abscherung beider Kapselteile. Zu beiden Seiten des Hilus bildet die äußere Kapselschicht ein bis 450 µ dickes elastisches Band, das als „elastisches Hilusdach" die Vasa lienalia entgegen der Schwerkraft an der Milzunterseite fixiert, ohne ihre Füllung zu beeinträchtigen. Die Kapselaußenschicht bleibt von den Balkenabgängen unberührt, die -Innenschicht bildet einen muskelumhüllten Kollagenfaserkegel, dessen Spitze in den Balken hineinragt. Erst 200 µ nach der Abgangsstelle gewinnt der Balken unter zunehmender Einlagerung elastischen Gewebes seine endgültige Struktur.

HARTWIG (1949) möchte im Gegensatz zu v. EBNER (1902), REISSNER (1929), HARTMANN (1930) u.a., nach denen die Balken in die Milzkapsel „einstrahlen", nur von Balken„abgängen" gesprochen wissen; seine Beweisführung ist jedoch nicht überzeugend. Meines Erachtens (TISCHENDORF, 1951, 1953, 1958a) sollte man sich wegen der vorerst ungeklärten Genese der Kapselbalken-Beziehung [BERGEL und GUT (1934) contra ONO (1930); vgl. MARTIN, 1951] nicht zu sehr an die wörtliche Bedeutung der Termini „Balkenabgang" oder „einstrahlung" klammern. Auch v. HERRATH (1958) hält die Frage für noch nicht endgültig entschieden.

Bei älteren *Pferden* findet HARTWIG die innere Kapselschicht muskeldichter, die äußere kollagen- und gefäßreicher als bei *Fohlen*. Kapselabgangswinkel und Stellung der Trabekel zueinander hängen von der Organfüllung ab. Die wenigen die Milz längs durchziehenden Trabekel gehen senkrecht von der Kapsel ab und verlaufen geradlinig. Venenbalken gibt es nur in Hilusnähe. Mit steigendem Alter nimmt beim *Pferd* die Menge der Trabekel zu, und zwar nicht durch Teilung, sondern durch Dickenwachstum. Dieses breitet sich von den groben Trabekeln schubweise über das ganze Milzgerüst aus. Das Wachstum des Balkensystems läuft nicht dem des Gesamtorgans parallel und hängt gleich der feineren Differenzierung der Trabekel weitgehend von äußeren Einflüssen (Temperatur, Arbeitsleistung usw.) ab. Bis zum mittleren Alter vergrößert sich die Trabekelmasse vornehmlich durch Muskelwachstum, danach durch Bindegewebsvermehrung. Die Angaben HARTWIGs über den geweblichen Aufbau der *Pferde*milzbalken decken sich mit denen der älteren Autoren. In den großen, hilusnahen Gefäßbalken finden sich längs- und schrägverlaufende Muskelbündel. Die feineren Balken bestehen fast nur aus Muskulatur; in den gröberen ist diese als „mobiler" Teil an den Rand gedrängt und durch elastische Fasern mit dem „statischen" Teil — dem Kollagenfaserkern des Balkens — verbunden. An den Balkenknicken vom spitzen Winkel zum stumpfen ziehende Muskelbündel passen den Grad der Knickung den jeweiligen Erfordernissen an.

Die mit dem Kapsel-Balkengerüst in Verbindung stehende Pulpamuskulatur der *Elefanten-, Schweine-, Nilpferd-, Elch-, Rinder-* und *Schaf*smilz (NEUBERT, 1922; HARTMANN, 1930; GOSCH, 1931; v. HERRATH, 1935d; TISCHENDORF, 1948, 1951, 1953, 1956a, c, 1958a) wird in Zusammenhang mit der Milzpulpa abgehandelt (s. S. 246ff.).

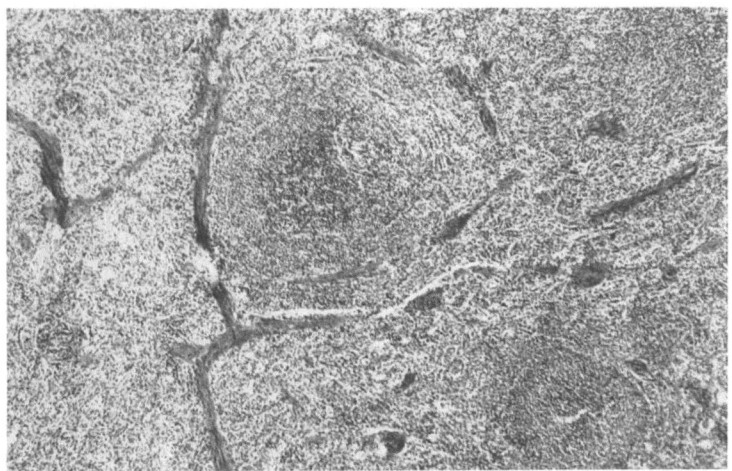

Abb. 67. Trabekelnetz um die Milzkörperchen bei *Cercocebus spec.* (Hämatoxylin nach DELA-FIELD-Eosin; Mikrophoto 56×). Original von Prof. Dr. G. EBERL-ROTHE, Wien (Handbuch der Primatenkunde, Bd. III, Tl. 2, 1960, Abb. 2)

Primaten. Die Kapsel der *Affen*milz ist nach EBERL-ROTHE (1960) mit plattem oder auch isoprismatischem (*Callithrix, Pongo*) Epithel überzogen und besteht im wesentlichen aus oberflächenparallel verlaufenden Kollagenfasern, denen anstelle elastischer Fasern feinste argyrophile (*Papio*) beigemischt sein können. Die häufig in Reihen angeordneten Fibrocytenkerne liegen, wie bei der *Ratte,* meist dichter als beim *Menschen.* Der Muskelgehalt des Kapsel-Balkengerüstes der Primatenmilz ist sehr unterschiedlich. Neben ausgesprochen muskelarmen Formen (*Aotes, Cercocebus*) erwähnt EBERL-ROTHE solche mit hohem (*Meerkatze, Theropithecus*) und mittlerem oder wechselndem (*Macaca mulatta, Galago, Callithrix, Pongo*) Muskelgehalt. Häufig sind die Trabekel muskelreicher als die Kapsel (*Galago, Papio, Cercopithecus, Cercocebus, Theropithecus*). Ist die Kapsel dünn, so sind es meist auch die Trabekel; das Verhältnis kann jedoch auch reziprok sein (*Aotes*). Bei dicker Kapsel (*Callithrix, Pongo*) sind die kollagenen Fasern von reichlich elastischen zusammengehalten und auch die Muskelzellen dicht gebündelt, bei dünner liegen sie isoliert in großen Abständen (vgl. CANNA, 1938). Das Balkenwerk ist bei dicken, wenig verzweigten Trabekeln grob und weitmaschig, bei dünnen, stark verzweigten zart und engmaschig. Bei *Cercocebus* (Abb. 67) umgibt es netzförmig die Malpighischen Körperchen. Die Milzbalken sind bei den von EBERL-ROTHE untersuchten Primaten rund und überwiegend gefäßlos. DA COSTA und MARIOTTI (1931) finden Milzkapsel und -balken

bei *Macacus rhesus* ganz ähnlich gebaut wie beim *Menschen;* dasselbe behauptet
STEINER (1954) von *Gorilla gorilla.*

Die Frage nach dem trajektoriellen Bau des Kapsel-Balkensystems
der Säugetiermilz wird verschieden beantwortet. REISSNER (1929) und HART-
MANN (1930) sind der Ansicht, daß sich zwar bei keiner der untersuchten Tierarten geordnete Strukturen im Sinne trajektorieller Verspannungen feststellen
lassen, „aber jeder derselben eine ganz bestimmte Form des Gerüstwerkes zukommt und auch eine gewisse Regelmäßigkeit ... sich vor allem darin zeigt,
daß die gröberen Gefäße zur Mitte des Organs ziehen und sich von hier aus weiter
verästeln und ... die in die Kapsel ziehenden Balken senkrecht zu ihr orientiert
sind". Dadurch würden, meint REISSNER, einseitige Zerrungen der Kapsel vermieden, die bei schräger Insertion denkbar wären. Auch sei die besondere Anordnung der Gefäßbalken und die Unterteilung der Milzpulpa in etwa gleichgroße,
trabekulär begrenzte Kämmerchen gleichermaßen günstig für lokale wie allgemeine Volumenschwankungen. Die in den flachen Randpartien mancher Säugermilzen vorhandenen Balkenbrücken (vgl. KOHIRA, 1958a) seien jedoch keine
typischen Verspannungsstrukturen, sondern lediglich auf die Organform zurückzuführen. TISCHENDORF (1953) betont demgegenüber, daß im Durchströmungsversuch die Größe des Randwinkels in Abhängigkeit von der Organfüllung in
weiten Grenzen schwankt; eine trajektorielle Anordnung des Balkensystems an
dieser funktionell besonders beanspruchten Stelle sei daher zumindest bei den
ausgesprochenen Speichermilzen nur natürlich. ARINCI (1961) bemängelt mit
Recht, daß sich die meisten Untersuchungen über das Milzgerüst mehr mit dem
Mengenverhältnis der Bauelemente als mit ihrer räumlichen Verknüpfung befassen. Er stimmt mit REISSNER (1929) darin überein, daß zum Verständnis der
Bewegungsvorgänge mehr gehöre als der Nachweis contractilen und elastischen
Gewebes, hält jedoch im Gegensatz zu diesem das Kapsel-Balkengerüst der Milz
für ein funktionelles System im Sinne BENNINGHOFFs. Die aus den Trabekeln
in die Kapsel einstrahlenden Faserbögen bildeten ein die ganze Milz umfassendes
System trajektorieller Arkaden, das bei den Volumenschwankungen des Organs
als geschlossenes Ganzes reagiere. — Den besten Beweis für das tatsächliche Vorliegen trajektorieller Strukturen im Kapsel-Balkengerüst der (Wiederkäuer-)Milz
liefern m. E. die Befunde von VEREBY (1943). Im folgenden wird zu untersuchen
sein, inwieweit diese Überlegungen auch für die *menschliche* Milz gelten.

3. Mensch

Das durch die Knet-, Kaulquappen- (HARTMANN, 1930) und Macerationsmethode (SCHLEICHER, 1941; MASSARI, DE MARZO und AMBROSI, 1957) oder
sonstige Präparationsverfahren (KOHIRA, 1958a; GIESELER, 1965) erhaltene Bild
des Kapsel-Balkengerüstes der *menschlichen* Milz (Abb. 68, 69, 72) deckt sich mit
dem Wachsplattenmodell (HARTMANN und BENNETT, 1927, Abb. 1 und 2; HART-
MANN, 1930, Abb. 7): Beim *Erwachsenen* gibt es neben rundlichen Milzbalken
auch platte, die streckenweise zu gefensterten Membranen zusammentreten.
Gefäßbalken sind abseits vom Hilus selten, häufig legen sich allerdings Venen
eine Strecke weit einem Balken an [GRASSI (1935) setzt diese Art gefäßhaltiger
Balken gefäßlosen gleich]. Die Querschnittsgröße wechselt von Balken zu Balken,
bleibt aber bei ein und demselben Trabekel ziemlich konstant. Zwischen den
knotig verdickten Verbindungspunkten hält der Balken seine Dicke und Richtung
unverändert bei, wodurch das ganze Gefüge eine „eigenartig starre Form" bekommt. Von der Trabekelmitte seitlich abzweigende Ausläufer verbinden im
Organinneren als dünne Streben benachbarte Balken oder enden als „Haftpunkte"

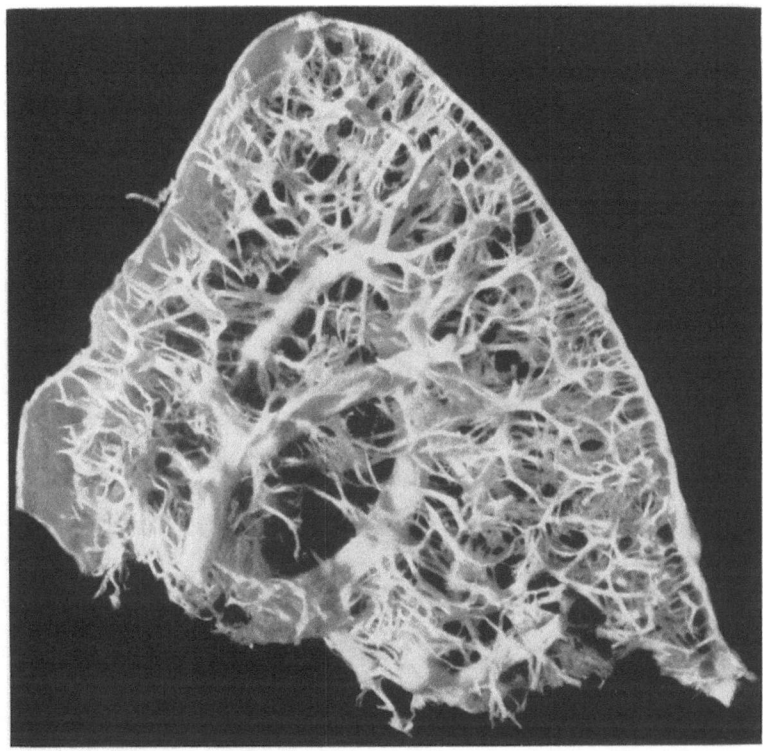

Abb. 68. Kapsel-Balkengerüst der *menschlichen* Milz (Macerationspräparat, etwa 4mal vergr.).
Nach SCHLEICHER (1941)

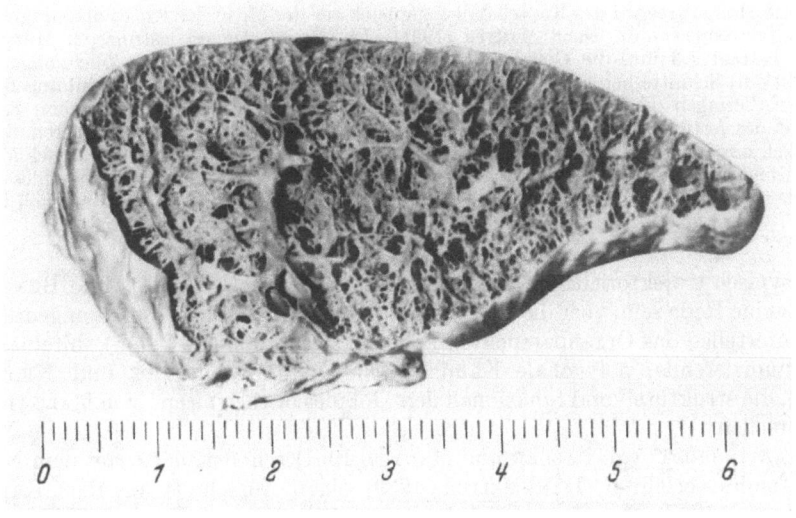

Abb. 69. Das Balkensystem der *menschlichen* Milz. Original von Priv.-Doz. Dr. G. GIESELER,
Flensburg [vgl. Langenbecks Arch. klin. Chir. **309** (1965), Abb. 8]

für das Gitterfasernetz frei in der Pulpa. Reichlicher vertreten sind sie in der Milzperipherie, wo sie senkrecht in die Kapsel einstrahlen. Daß die größeren Balken
nur ausnahmsweise zur Kapsel in Beziehung treten, ist HARTMANN ein Beweis
für die getrennte Entstehung und sekundäre Verbindung von Kapsel und Balken
(vgl. MARTIN, 1951). Dem entspricht auch, daß die Trabekel im allgemeinen erheblich dicker (0,1—1 mm) sind als die Kapsel (0,1 mm; vgl. SOBOTTA, 1914).

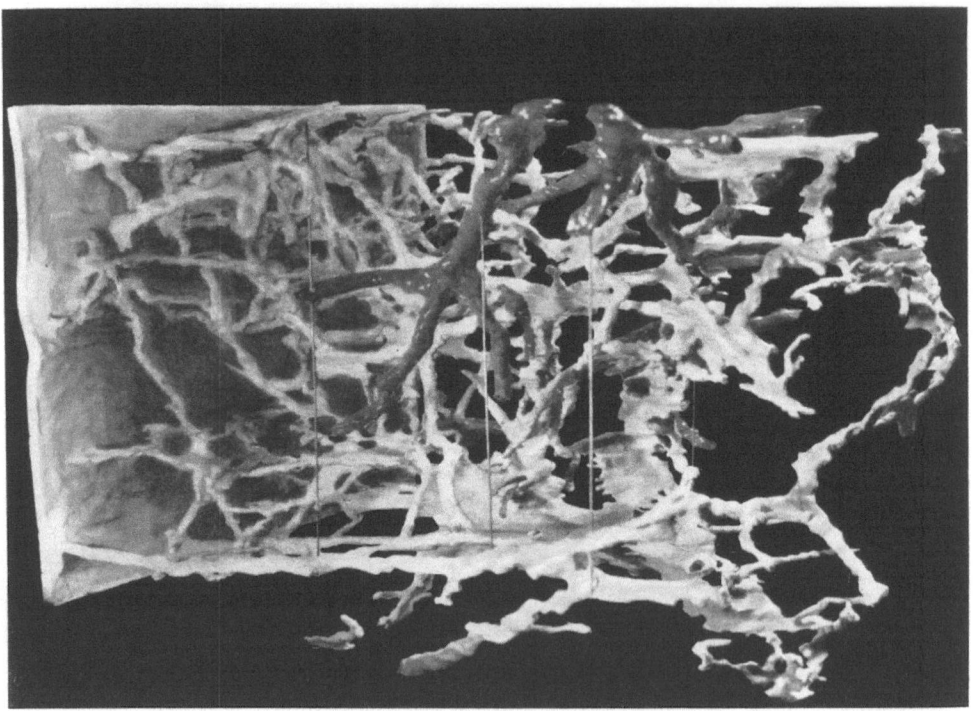

Abb. 70. Hominitmodell des Kapsel-Balkengerüstes aus der Mitte der Facies diaphragmatica
einer *Neugeborenen*milz. Nach MARTIN (1951). Die Breite des rekonstruierten Milzstückchens beträgt 1,3 mm, die Gewebstiefe bis zur Kapsel 1,6 mm. Da die Zeichnungen der
(6 μ dicken) Schnitte bei 300facher linearer Vergrößerung (Plattendicke 1,8 mm) angefertigt
wurden, betragen die entsprechenden Dimensionen des Modells 39 cm und 48 cm. Seiten-
ansicht des fertigen Modells nach Montage der 175. Negocollplatte: Die peripheren Gefäßtrabekel, aus denen die rundlichen gefäßlosen Balken aussprossen, enthalten ausschließlich
Venen und bilden eine Art Scheidewand zwischen zwei Milzläppchen. Im Zentrum des Milzläppchens teilt sich die Arterie in ihr Endbäumchen. Das die subcapsuläre Zone nach innen
abgrenzende subcapsuläre Trabekelgeflecht ist gut zu erkennen

Von typisch trajektoriellen Verspannungen kann nach HARTMANN und BENNETT
zwar keine Rede sein, aber die Trabekel sind auch nicht völlig regellos angeordnet.
Sie unterteilen das Organparenchym in etwa gleichgroße (1—2 mm), miteinander
kommunizierende, polygonale Kämmerchen (vgl. SZYMONOVICZ und KRAUSE,
1930), die strukturell und funktionell den „lobules of the spleen" von MALL (1898)
entsprechen.

MARTIN (1951; vgl. FALLER und MARTIN, 1961) rekonstruierte mit dem Nego-
coll-Hominitverfahren (DANKMEIJER, 1939) einen Ausschnitt aus dem Kapsel-
Balkengerüst der *Neugeborenen*milz (Abb. 70, 71): Die gefäßlosen Trabekel sind
rundlich und nie zu durchlöcherten Membranen vereinigt wie beim *Erwachsenen*.
Ihr Durchmesser beträgt 0,02—0,03 mm, dicht unter der Kapsel 0,01 mm; die

subcapsulären Balken sind — umgekehrt wie beim *Erwachsenen* — meist dünner
als die Kapsel. Die Trabekelknotenpunkte treten viel weniger hervor als beim
Erwachsenen, und im Gegensatz zu diesem ändern die Trabekel zwischen zwei
Knotenpunkten oft bis zu 50% ihr Kaliber. Blinde Balkenausläufer sind im Milzinneren sehr häufig, von der Kapsel ausgehende freie Balkenenden dagegen extrem

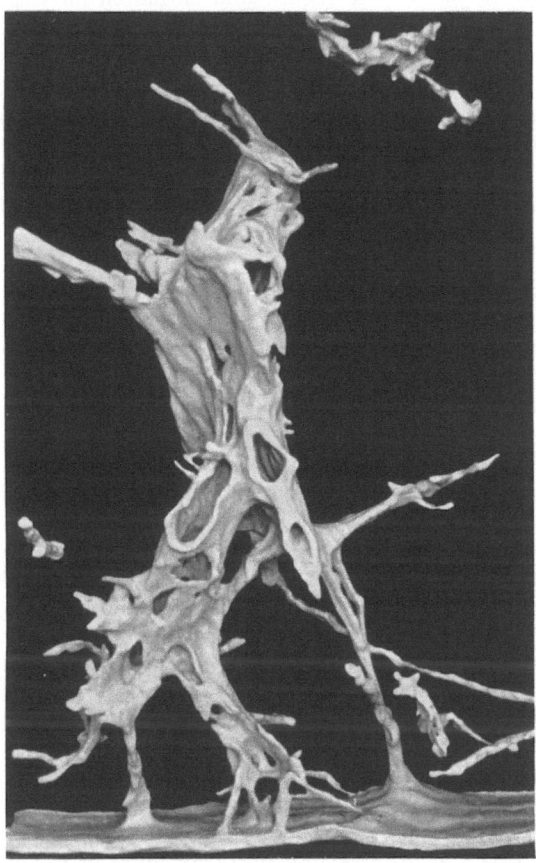

Abb. 71. Hominitmodell des Kapsel-Balkengerüstes aus der Mitte der Facies diaphragmatica
einer *Neugeborenen*milz. Nach MARTIN (1951). Maßangaben wie in Abb. 70. Modell nach
Montage der 35. Negocollplatte: Die Gefäßtrabekel (mit den Balkenvenen) reichen stellenweise bis in die Pars subcapsularis. Die gefäßlosen Bälkchen gabeln sich häufig, bevor sie unter
spitzem Winkel in die Kapsel einstrahlen

selten. MARTIN glaubt daher, „daß die gefäßlosen Trabekel aus dem Baum der
gefäßführenden Balken aussprossen und diesen sekundär mit der Kapsel verbinden". Die wenigen, bereits bis zur Kapsel vorgedrungenen Balken strahlen
beim *Neugeborenen* meist nicht senkrecht wie beim *Erwachsenen*, sondern spitzwinklig ein. Daß die Arterien den Aufbau der Milz bestimmen sollen (BARCROFT,
1926a, b, c), hält MARTIN phylo- wie ontogenetisch (LAGUESSE, 1890, 1891; ONO
1930) für abwegig. Beim *Neugeborenen* richtet sich das Trabekelsystem noch
deutlicher als beim *Erwachsenen* nach dem Venenverlauf; die peripheren Gefäßbalken enthalten sogar ausschließlich Venen. Kleinere Venen werden nur hohlkehlenartig vom Trabekelgewebe gestützt, größere in eine gefensterte Hülle eingeschlossen. Die Arterien verlaufen nur in Hilusnähe gemeinsam mit den Venen

und lösen sich bald vom Balkengerüst. Die gefäßhaltigen Trabekel spielen beim
Neugeborenen eine weitaus größere Rolle als beim *Erwachsenen* und besorgen
vielfach die Verbindung zur Kapsel, die später von neu entstandenen gefäßlosen
Trabekeln übernommen wird. Die Mallschen Milzläppchen (vgl. S. 34, 192) treten
beim *Neugeborenen*, durch Venenbalken unvollständig voneinander abgegrenzt,
deutlicher hervor als beim *Erwachsenen* und enthalten im Gegensatz zu diesem
immer nur eine zentrale Arterie mit ihren Endästen. Das wechselnde Zusammenspiel
dieser strukturell-funktionellen Einheiten macht es MARTIN begreiflich, „daß die
mechanische Beanspruchung der Milz nicht ... auf eine mathematische Formel
zu bringen ist und sich das Balkenwerk nicht als ... funktionelle Struktur im
Sinne eines Trajektoriensystems darstellt...".

Auch beim *Neugeborenen* findet MARTIN schon eine deutlich ausgebildete
subcapsuläre Zone (OBERNIEDERMAYER, 1926; LUBARSCH, 1927; HUECK, 1928;
ORSÓS, 1930; v. HERRATH, 1935d; FALLER, 1945; HERRLINGER, 1949; HOFMANN,
1951; KOHIRA, 1958a, b; TISCHENDORF, 1958c, Abb. 2; 1959, Abb. 2). Diese
follikelfreie Außenschicht der roten Pulpa ist beim *Erwachsenen* etwa 1 mm tief
und durch ein parallel zur Kapsel ausgebreitetes und mittels spärlicher „Speichenbalken" (ORSÓS) an ihr befestigtes Balkengeflecht von 0,05—0,5 mm Maschenweite nach einwärts abgegrenzt (Abb. 72 und 75).

Wie HARTMANN (1930) findet auch v. HERRATH (1935d; 1958, Abb. 21) beim
Menschen die gleichmäßig über die Milz verteilten Balken rundlich-oval oder auch
abgeplattet und viel weniger verzweigt als bei *Hund* und *Katze*. Sie sind bis auf
wenige blinde Ausläufer alle untereinander verbunden und strahlen aus dem subcapsulären Parallelgeflecht in unregelmäßigen Abständen senkrecht in die Kapsel
ein. Der Muskelgehalt des Kapsel-Balkensystems ist auffallend gering (vgl.
SOBOTTA, 1914; GLASER, 1928; CANNA, 1938; FASANOTTI 1938; u.a.); daß die
peripheren Balken muskelreicher seien als die zentralen (HUECK, 1928), läßt sich
nicht behaupten. Das Muskelgewebe ist ebenso wie das kollagene und elastische
gleichmäßig über den Balkenquerschnitt verteilt. In der Kapsel nimmt das
kollagene Gewebe nach einwärts ab (vgl. HARTMANN, 1930), das elastische zu;
letzteres ist von Organ zu Organ verschieden ausgebildet. Ein Mengenantagonis-
mus glatte Muskulatur: Elastica (PÉTERFI und ENGEL, 1914) existiert nicht. Je
$^1/_4$ des Balkenvolumens entfällt auf das muskuläre und elastische Gewebe, $^2/_4$
auf das kollagene. Nach DA COSTA und MARIOTTI (1931) besteht die wenig elastische, muskelarme Kapsel der *menschlichen* Milz im wesentlichen aus einem nach
einwärts aufgelockerten Kollagenfasergeflecht. Die Trabekel enthalten etwas mehr
Muskelzellen als die Kapsel. PORSIO (1932) findet im äußeren Teil der *menschlichen* Milzkapsel nur wenige elastische Fäserchen, im mittleren dagegen ein
dichtes, oberflächenparalleles Elasticanetz. Die innerste Kapselschicht enthält
außer stark gewellten elastischen und kollagenen Fasern auch vereinzelte Muskelzellen. Sie gehen mit dem Bindegewebe in die Trabekel über und ordnen sich hier
in der Längsrichtung an. Damit stimmt PORSIO (vgl. BAUD, 1946; FALLER,
1946a, b, c) bezüglich der Lokalisation der glatten Muskulatur in der *menschlichen* Milzkapsel mit HARTMANN überein, die im Gegensatz zu PÉTERFI und ENGEL
(1914), LUBARSCH (1927), CANNA (1938), HOFMANN (1951) u.a. nur die untersten
Kapselschichten für muskelhaltig erklärt. Auch KOHIRA (1958a, b) findet glatte
Muskelzellen beim *Menschen* vornehmlich in den tieferen Lagen der gegenüber dem Hilus rund 87 µ dicken, zweischichtigen (äußere Schicht 25 µ, innere
62 µ) Milzkapsel. Sie liegen für gewöhnlich in 3 Lagen übereinander, treten aber
nie zu Bündeln zusammen (vgl. HARTMANN, 1930). Bei 4 von 50 durch KOHIRA
untersuchten Milzen war die Kapsel gänzlich muskelfrei, die Trabekel dagegen
enthielten immer Muskelzellen. Ihre Dicke liegt mit 3,0—4,5 µ erheblich unter

der die Media der Milzarterien bildenden Muskelzellen (8 μ). In den gefäßhaltigen Balken gibt es mehr Muskulatur als in den gefäßlosen; sie ist in der Balkenlängsachse angeordnet und vertritt bei den großen Venen wie üblich die Stelle der sekundären Gefäßwand. — KELLNER (1962) bestreitet, daß die gefäßlosen Balken gänzlich muskelfrei sind (HARTMANN, 1930). Auch sei es „durchaus nicht richtig,

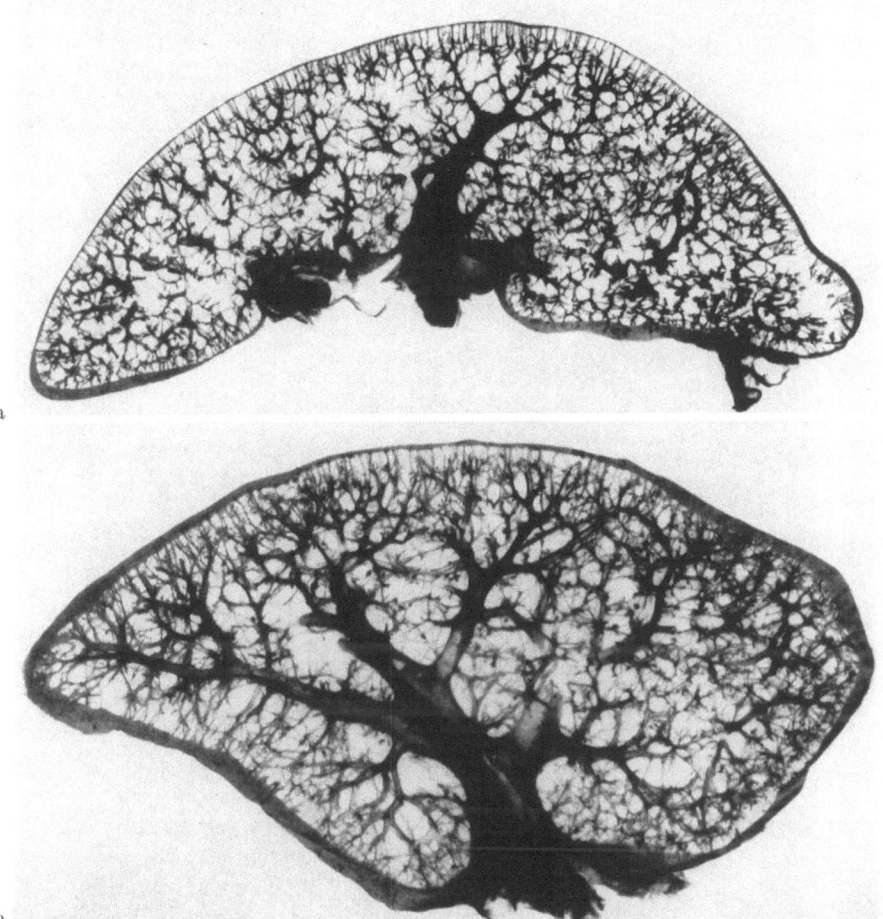

Abb. 72a u. b. Kapsel-Balkengerüst der *menschlichen* Milz (Unterwasserpräparation). a (1,5×) 25jähriger *Mann*, b (2,0×) 24jähriger *Mann*. Beachte in a besonders die durch ein parallel zur Kapsel angeordnetes (mit „Speichenbalken" an ihr befestigtes) Trabekelgeflecht abgegrenzte subcapsuläre Zone, in b die buschige Verzweigung der Gefäßbalken. Original (auf ⁴/₅ verkl.) von Prof. Dr. E. KOHIRA, Tokyo [Acta anat. nippon. **33** (1958), Fig. 2 und 1]

wenn ... der Trabekel als ein von der Pulpa vollkommen getrenntes Bindegewebssystem dargestellt" werde; sein Bindegewebe gehe vielmehr „...kontinuierlich auf die weiße Pulpa über".

Nach TISCHENDORF (1959) besitzt die dünne Kapsel der *menschlichen* Milz (Abb. 73) im Gegensatz zu vielen anderen Formen keine typische Subserosa. Im PAS-Präparat sitzt das Peritonealepithel streckenweise ohne die feine, intensiv rote Trennungslinie einer Basalmembran unmittelbar der schwächer getönten Faserkapsel auf. Diese wechselnde Darstellbarkeit der Basalmembran gilt auch

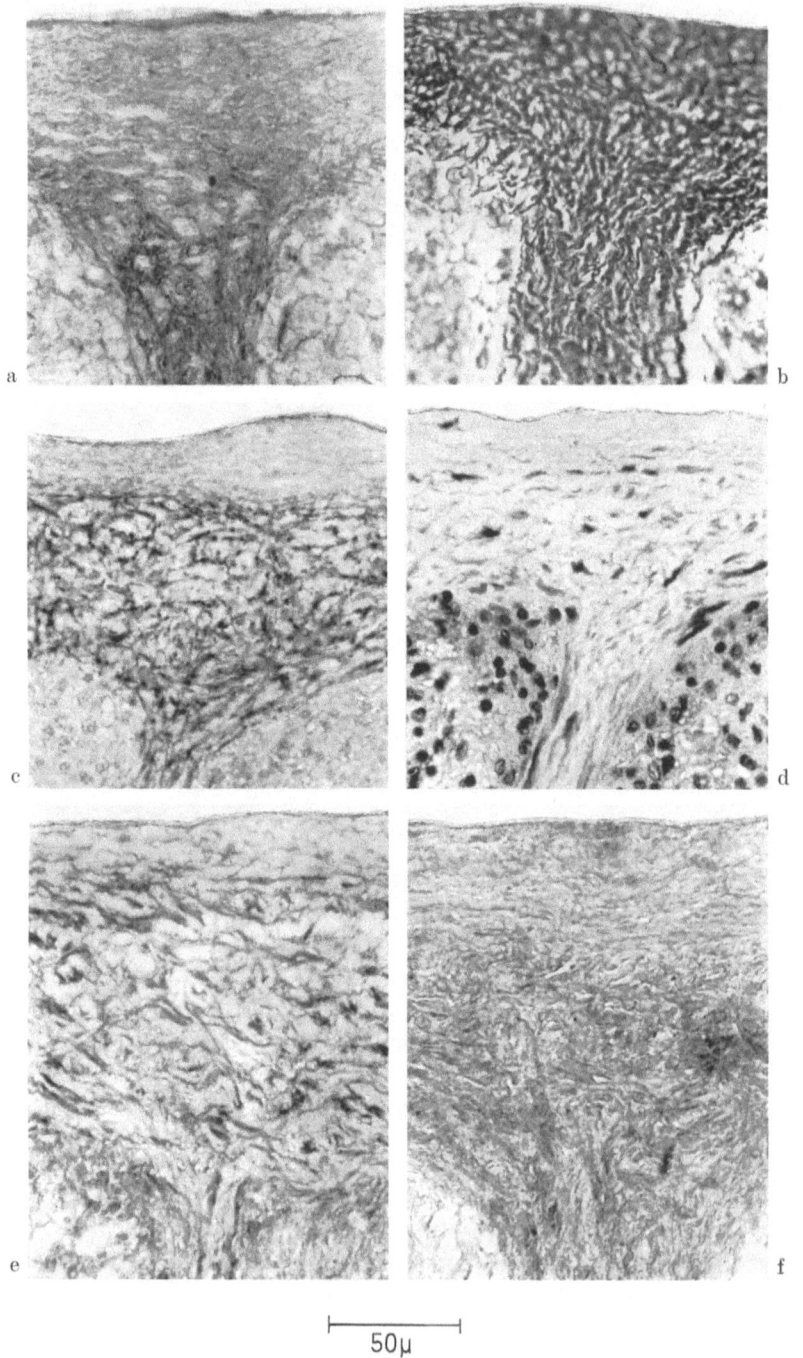

50μ

Abb. 73a—f. Milzkapsel mit Balkenabgang, *Mensch* (Bouin, Paraffin 8 μ); Mikrophotos: a PAS-Reaktion nach Hotchkiss-McManus, b Silberimprägnation nach Gömöri, c Resorcin-fuchsin nach Weigert-Kernechtrot, d Trichrom nach Masson-Goldner, e Azan, f Tannineisen nach Salazar-Kernechtrot. Original d. Verf.

für das Tannineisen- und Gömöripräparat; möglicherweise handelt es sich um in einem „unterschiedlichen physikalisch-chemischen Verhalten der desmo-epithelialen Grenzschicht" zum Ausdruck kommende „lokal differente Funktionszustände" (GRAUMANN, 1955). Die bekannte Schichtenfolge der *menschlichen* Milzkapsel (vgl. HARTMANN, 1930, Abb. 8 und 9) findet sich auch im PAS-Präparat wieder (TISCHENDORF, 1959, Abb. 2). Während jedoch die Stärke einer Kollagenfärbung gegen die Kapselinnenfläche hin stetig ab- und die einer Elastica-

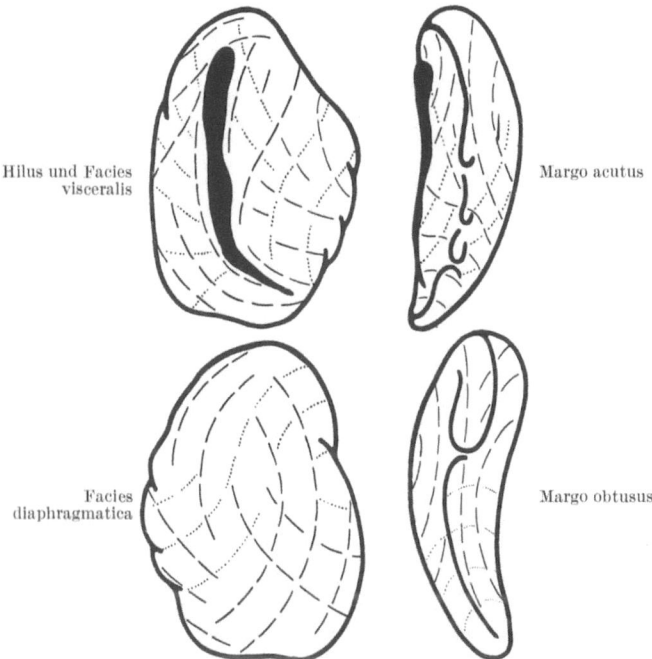

Hilus und Facies visceralis

Margo acutus

Facies diaphragmatica

Margo obtusus

Abb. 74. Schematische Darstellung der Spaltliniensysteme der *menschlichen* Milzkapsel (punktiert der seltenere Verlaufstyp). Original von Prof. Dr. A. FALLER, Fribourg [Schweiz. med. Wschr. **75** (1945)]

färbung sprunghaft zunimmt, bleibt die Intensität der PAS-Reaktion über die ganze Kapselbreite hinweg bis in die Trabekel hinein praktisch die gleiche. Sie bezieht sich demnach (vgl. GRAUMANN, 1955, 1964) mit Ausnahme der keinerlei elastische Elemente enthaltenden äußersten Kapselschicht, der Kapselinnenfläche und Balkenränder sowohl auf kollagene wie elastische Fasern. — Das Kapsel-Balkengerüst der normalen *Erwachsenen*milz zeigt im Gegensatz zu dem der *fetalen* (sowie der *Ratten-, Rinder-* und *Pferde-*)Milz keine Metachromotropie (HOLMGREN, 1940; RIZZOLI, 1955b).

Der Spaltlinienverlauf in der Milzkapsel von *Feten, Neugeborenen* und *Erwachsenen* deutet nach SCHREIBER (1938) auf eine von Fall zu Fall wechselnde Architektur mit Überwiegen der queren Faserzüge bei tellerförmigem Organ. Gummiblasen-Modellversuche sprechen für elastische Spannungen zwischen Milz-parenchym und -kapsel. FALLER (1945, 1946a) findet in der Kapsel der *Er-wachsenen*milz die Spaltlinien (Abb. 74) im Bogen tangential zum Hilus — als dem ruhenden Punkt bei der Organentfaltung — angeordnet. Je nach Vorherrschen der äußeren oder inneren Kapselschicht ergeben sich 2 Arten der Linienführung mit stellenweise senkrecht zueinander verlaufenden Spaltlinien.

Demnach überschneiden sich auch die Faserzüge der beiden Kapselschichten bei
praller Füllung des Organs in rechtem Winkel, d. h. die Milzkapsel imponiert als
„Auffangstruktur, die den Binnendruck als Zugspannung aufnimmt" (v. HER-
RATH, 1958). Die Form des Balkennetzes wird laut FALLER von den Gefäßen geprägt. Die gefäßlosen Balken gehen radiär aus den gefäßhaltigen hervor und verbinden sich untereinander. Die pinselartig in die Kapsel einstrahlenden, dünnen
Speichenbalken nehmen die Faserbügel auf, die von der äußeren Kapselschicht
in die innere übertreten. Eine spannungstrajektorielle Anordnung des Balkengerüstes hält FALLER für nicht erwiesen.

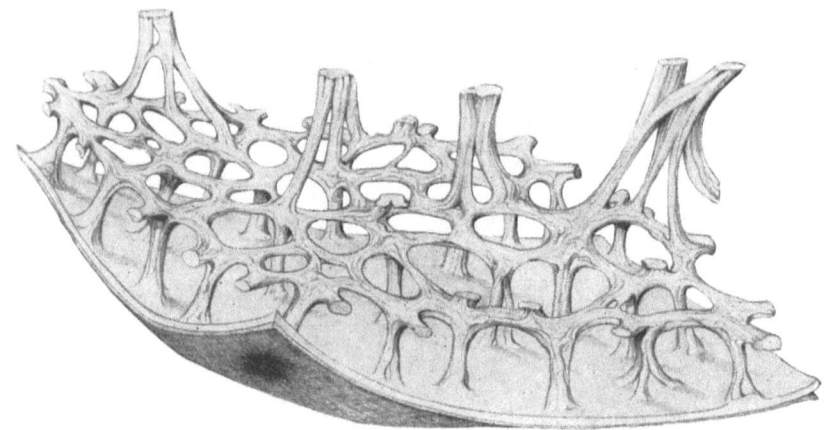

Abb. 75. Mikroplastisches Schema der *menschlichen* Milzkapsel mit dem angrenzenden
Trabekelwerk (nach dem Präparat einer ausgespülten, fixierten und gesemperten Milz bei
binocularer Betrachtung mit Lupenvergrößerung gezeichnet). Nach HOFMANN (1951).
Links unten die Außenfläche der Kapsel. An der Stelle jedes Trabekelfußpunktes liegt,
getrennt durch die innere Schicht, innerhalb des subserösen Maschengitters (äußere, dünnere
Schicht) ein radiärer Faserstern. Die regelmäßig senkrecht von der Kapsel abgehenden
Bälkchen vereinigen sich zu einem parallel zur Kapsel orientierten Netz, welches in das innere
Trabekelwerk übergeht

Nach BAUD (1946) wird die Struktur der *menschlichen* Milzkapsel bestimmt von der Anordnung der bindegewebigen Gefäßscheiden im Organinneren.
Diese bilden die Basis eines Systems von Stützpfeilern, deren an der Kapsel
befestigte Enden hier entsprechende Grübchen hervorrufen. Der Hilus ist sowohl
Ausgangspunkt der Gefäße wie auch der in der Kapsel auftretenden Spannungen.
BAUD unterscheidet 3 Kapselschichten: Die vom Peritoneum bedeckte Adventitia
enthält außer kurzen, dicken, unregelmäßig angeordneten kollagenen Fasern auch
einige elastische. Die Media besteht aus langen, dünnen, parallelgebündelten
kollagenen Fasern, die von zahlreichen elastischen Fasern und wechselnden
Mengen glatter Muskelzellen begleitet werden. Die Kollagenfaserbündel beschreiben
Bögen, die büschelartig in das marginale Gitterfasernetz ausstrahlen und mit
diesem zusammen die Kapselintima bilden. Die Kollagenfaserbündel regeln und
begrenzen bei Volumenzunahme der Milz die Ausdehnung der Kapsel, die elastischen Fasern führen sie wieder in die Ausgangslage zurück (vgl. HARTMANN, 1930).
HOFMANN (1951) studierte die Struktur der *menschlichen* Milzkapsel und des
angrenzenden Trabekelsystems an Häutchen- und Semperpräparaten (Abb. 75).
Die Kapsel der normalgewichtigen *Erwachsenen*milz [nach RÖSSLE und ROULET
(1932) im Durchschnitt 149 g schwer und 12×7×3 cm groß] besteht unter dem
je nach Dehnungszustand kubischen oder platten Serosaepithel aus zwei in sich

wieder unterteilten Kollagenfaserschichten: Die dünnere äußere Schicht zeigt
nach dem feinfaserigen Grenzhäutchen zunächst eine Lage grober Parallelfaser-
bündel. Sie sind derart umeinander gewunden, daß bei einer Spreizung der äußeren
Subserosa quer zum Faserverlauf ein rhombisches Maschenwerk entsteht, wie es
auch sonst vom straffen Bindegewebe bzw. den Organkapseln bekannt ist. Auf
diese 1. subseröse Schicht folgt als 2. ein weitmaschiges Gitter sich in mehreren
Lagen rechtwinklig überkreuzender feinerer Faserbündel. Es weist in unregelmäßigen Abständen radiär konvergierende Faserzüge auf, denen an der Kapsel-
innenseite jeweils ein bei Dehnung als punctum fixum wirkender Balkenabgang
entspricht. Die dickere innere Kapselschicht gleicht strukturell den mit ihr zusammenhängenden Balken und besteht aus regellos durchflochtenen, dünnen
Faserbündeln. Beide Schichten enthalten neben kollagenen auch elastische Fasern
in Form engmaschiger, nach einwärts stärker werdender Netze. Ihre rhombisch-
polygonalen Maschen werden im Umkreis der Trabekelfußpunkte parallel zu den
in die Kapsel einstrahlenden Kollagenfasern in die Länge gezogen. Benachbarte
Trabekelabgänge sind durch Verstärkungsleisten aus dicht gebündelten, parallel
verlaufenden kollagenen und elastischen Fasern miteinander verbunden. Die
Elastizität der Milzkapsel beruht auf den eingebauten elastischen Netzen und
der eine gewisse Nachgiebigkeit gewährleistenden Wellung und Maschenbildung
der kollagenen Fasern. Die wenigen glatten Muskelzellen, die HOFMANN im
Gegensatz zu HARTMANN (1930) in allen Schichten der menschlichen Milzkapsel
nachwies, helfen die kollagenen Maschengitter „stellen". Auf die Kontraktilität der
Milz haben sie keinen Einfluß; diese geht vom Balkenapparat aus. Die Anordnung
der randständigen Trabekel und der von ihnen in der Kapsel verursachten Span-
nungsfiguren kennzeichnen den Mechanismus der Milzverkleinerung als „Zug-
wirkung des Trabekelsystems an der Kapsel", die sich durch ihre Struktur den
Oberflächenveränderungen anpaßt. Das „Milzbindegewebe aus Kapsel und
Trabekelwerk" ist für HOFMANN ein funktionelles System im Sinne BENNING-
HOFFs.

Dieser Auffassung steht die von HARTMANN (1930), FALLER (1945, 1946a)
und MARTIN (1951) gegenüber, die für das Trabekelsystem der menschlichen Milz
als Ganzes einen trajektoriellen Bau ablehnen und nur den kapselnahen Gebieten
eine gewisse Regelmäßigkeit konzedieren. Nur für diese aber gilt die Aussage
HOFMANNs (1951), die sich überdies weniger auf die grobe Anordnung als den
feineren Bau des Kapsel-Balkengerüstes (s. auch ARINCI, 1961) bezieht. Dieser
stellt sich auch nach BAUD (1946) und FALLER (1945, 1946a) als ein speziell auf
die Anforderungen der Milzperipherie zugeschnittenes System trajektorieller
Strukturen dar. Inwieweit auch für die Trabekel des Milzinneren ein solcher funktioneller Bau nachgewiesen wird, bleibt abzuwarten. Für die Kapsel und die
mechanisch wie hämodynamisch besonders beanspruchte subcapsuläre Zone ist
er jedenfalls gegeben, und hier besteht auch eine trajektorielle Anordnung der
Trabekel. Daß sie sich beim Menschen im Gegensatz zu manchen anderen Säugern
(vgl. VEREBY, 1943) nicht in der ganzen Milz findet, hängt vermutlich mit den
geringeren Volumenschwankungen des relativ kleinen, muskelarmen Organs zusammen, die wohl den feineren Bau, nicht aber die grobe Ausrichtung der Trabekel
beeinflussen. Die eingangs zitierte Diskrepanz der Auffassungen ist also letztlich
eine Frage der Größenordnungen und der Milztypen.

Die postnatale Entwicklung des Kapsel-Balkengerüstes der menschlichen Milz ist nach GHIGI (1932a, b) mit dem 10. Jahr im wesentlichen beendet;
nur die elastischen Fasern nehmen noch bis zum 18. Jahr, in dem die Muskelzellen
auftreten, an Dicke zu. In der Kapsel erreichen die elastischen Netze mit 5 Jahren
ihre endgültige Anordnung und die Kollagenfaserbündel mit $1^1/_2$ Jahren ihre

definitive Stärke; danach verlangsamt sich das Dickenwachstum der Kapsel beträchtlich. Die noch beim *Neugeborenen* schwer von den Gefäßen zu trennenden feineren Trabekel sind schon mit einem Jahr fast so dick wie beim *Erwachsenen*. Die relative Zahl der fixen Zellen des Kapsel-Balkensystems nimmt bis zum Abschluß des Organwachstums laufend ab. Auch nach HELLMAN (1926) ist das Milzgerüst beim *Menschen* mit dem 10. Jahr fertig ausgebildet; die Neubildung von Trabekeln sistiert schon mit der Geburt. Das Dickenwachstum von Kapsel

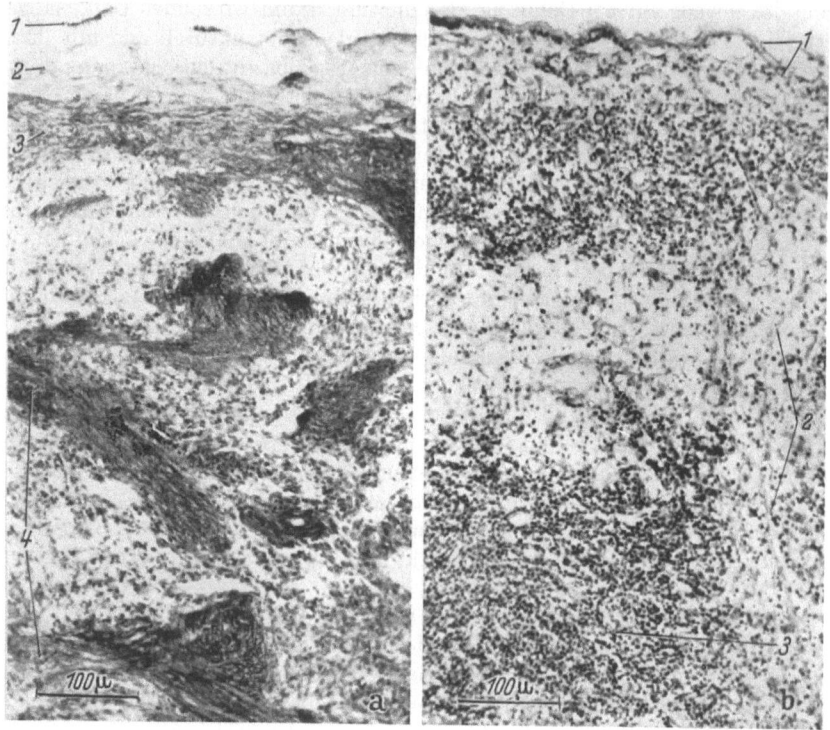

Abb. 76a u. b. Zwei Nebenmilzen eines 8jährigen *Knaben* (Formol-Alkohol-Bouin, Celloidin-Paraffin nach BACSICH 7,5 μ, Resorcinfuchsin-Goldner-Färbung); Mikrophotos. a Klein-kastaniengroße Nebenmilz (vgl. Abb. 15): *1* Serosa, *2* Grenze von Subserosa und Kapsel-außenzone, *3* Kapselinnenzone, *4* Trabekel. — b Kleinerbsengroße Nebenmilz: *1* zweischichtige Kapsel, *2* Bindegewebssentum, *3* Lymphareal. Nach TISCHENDORF (1965)

und Balken, das den Bindegewebsanteil der Milz von der Geburt bis zum Reifebeginn sich verdoppeln läßt (vgl. WETZEL, 1938a), beruht vornehmlich auf der Vermehrung der Kollagenfaserbündel. BAZZOCCHI (1933) ermittelte als durchschnittliche Kapseldicke bei der Geburt 23—32 μ, mit 10 Tagen 32, mit 17 Tagen 51, mit 3 Monaten 55, mit 11 Monaten 56, mit 1 Jahr 50—65, mit 2 Jahren 69, mit 4 Jahren 76, mit 5 Jahren 53—78 und mit 6 Jahren 97—109 μ. HOFMANN (1951) vermißt in der Kapsel der *Neugeborenen*milz die spätere Schichtung der kollagenen Fasern; anstelle des subserösen Maschengitters findet sich noch ein regelloses, lockeres Geflecht. Die Trabekelfußpunkte markieren sich bereits durch eine radiäre Anordnung der darüberliegenden Kapselfasern, auch die Verbindungsleisten zwischen ihnen sind schon vorhanden. Die im Vergleich zum *Erwachsenen* viel intensivere, korkenzieherartige Wellung der Kollagenfasern erinnert an die der *Kaninchen*- und *Meerschweinchen*milz. HOFMANN schließt daraus, daß die

Ausbildung der kollagenen Fasern weniger vom Alter als von der Organgröße abhängt (vgl. TISCHENDORF, 1939). Nach PIERANGELI (1953) besteht die Milzkapsel beim *Kind* aus einer einzigen Lage paralleler Faserbündel. Erst mit 12 Jahren kommt eine zweite, tiefere Schicht hinzu, deren Fasergeflecht sich senkrecht zur ersten entfaltet. Die anfangs sehr spärlichen elastischen Fasern nehmen nach Ausbildung der inneren Kapselschicht an Menge zu und gehen gleich den kollagenen Fasern auch in den Trabekeln immer mehr zur Geflechtbildung über.

Größere Nebenmilzen haben ein gut entwickeltes, stark elastisches Kapsel-Balkengerüst; bei kleineren ist die Kapsel überaus dünn, und die Balken sind durch ganz zarte Bindegewebssepten ersetzt (TISCHENDORF, 1965; vgl. S. 43) (Abb. 16, 17 und 76).

III. Artverschiedenes quantitatives und funktionelles Verhalten des Kapsel-Balkensystems der Säugermilz

Wie erwähnt, unterscheidet v. HERRATH (1935a—d, 1936, 1937, 1938a, b, 1939a—c, 1941a, b, 1946, 1947, 1953, 1954, 1955, 1958, 1963, 1967) nach dem relativen Gewicht und der quantitativen Zusammensetzung der Säugermilz zwei durch zahlreiche Zwischenglieder verbundene, entgegengesetzt differenzierte Typen: die kleine, trabekel- und muskelarme, lymphgewebs- und sinusreiche Abwehr- bzw. Stoffwechselmilz und die große, trabekel- und muskelreiche, lymphgewebs- und sinusarme Speichermilz (vgl. v. HERRATH, 1958, Abb. 19—22; GRAU und WALTER, 1967, Schema) (Abb. 39, 40, 77). Die folgende Übersicht bringt die genaueren Daten (vgl. Tabelle 13) über das quantitative und funktionelle Verhalten des Kapsel-Balkensystems der bisher untersuchten Säugermilzen, unabhängig von der zoologischen Systematik nach steigendem Trabekel- und Mukelgehalt geordnet.

Die nach Species (Abb. 78) und Alter verschiedene quantitative und qualitative Gestaltung des Kapsel-Balkengerüstes wird nach v. HERRATH (1958) „von allen Faktoren mitbestimmt, die reflektorisch das Milzvolumen ... im Sinne einer Speicherung und Entspeicherung beeinflussen ... in erster Linie die Erfordernisse der Wärmeregelung, die körperliche Arbeit, emotionelle Einflüsse, die gleichzeitig auch das Wachstum des ganzen Organs beeinflussen...". Der Durchmesser der Trabekel richtet sich nach der absoluten Größe der Milz, der Aufteilungsgrad nach der Intensität der Beziehungen zwischen Balken- und Gefäßsystem. Die generelle Ausbildung der Gefäßbalken hängt in der Hauptsache von den Venen, die spezielle der Venenbalken von den örtlich-mechanischen Bedingungen der venösen Strombahn und darüber hinaus vom Pfortadersystem ab.

Die funktionelle Klassifizierung der Säugermilzen nach ihrem Trabekel- und Muskelgehalt basiert auf der Annahme, daß die Milz im allgemeinen eine um so bedeutendere Rolle als Blutspeicher spielt, „je größer ihr Gehalt an Balken und je größer der Gehalt des Balkens an Muskulatur und, zum Teil wenigstens, auch an Elastica ist" (v. HERRATH, 1935b). Auch REISSNER (1929) mißt dem Gehalt des Kapsel-Balkengerüstes an muskulösem und elastischem Gewebe für die Volumenänderungen der Milz erhebliche Bedeutung bei, bezweifelt aber, daß die Menge der Muskulatur bindende Rückschlüsse auf die Größe der Kontraktion zulasse. Zuvor müsse festgestellt werden, welchen Widerstand seitens der Gefäße und der Pulpa (Reticulum- und Sinustyp! d. Verf.) die Muskulatur im Einzelfall zu überwinden habe; es sei durchaus möglich, daß die Milz eines Tieres zu einer bestimmten Verkleinerung mehr Muskelkraft benötige als die eines anderen. Auch könne eine Volumenabnahme (vgl. HOFMANN, 1951) sowohl durch Kontraktion des Organs als auch durch vermehrten Abfluß aus der

Tabelle 13. *Quantitativer Aufbau einiger Säugermilzen.* (Nach v. HERRATH, 1935 b)

Art	Volumen-prozent der Milz an Kapsel und Trabekeln	Differenzierung	Volumenprozent der Milz an	
			weißer Pulpa	roter Pulpa
Kaninchen, $^1/_4$jährig	2,01	—	33,70	64,29
Kaninchen, 5 Monate	1,01	—	35,23	63,76
Kaninchen, $^1/_2$jährig	2,11	—	28,20	69,69
Kaninchen, $^3/_4$jährig	1,29	13,22% Muskeln 62,78% Bindegewebe	28,07	70,64
Kaninchen, 1 Jahr	0,95	20,56% Muskeln 79,44% Bindegewebe	25,47	73,57
Mensch	7,06	—	18,93	74,01
Mensch	4,47	8,98% Muskeln 91,01% Bindegewebe	17,45	78,08
Schwein	6,40	74,43% Muskeln 25,57% Bindegewebe	10,66	82,94
Schwein	7,69	73,19% Muskeln 26,81% Bindegewebe	10,04	82,27
Schaf	5,91	59,27% Muskeln 40,73% Bindegewebe	22,43	71,66
Schaf	6,90	69,17% Muskeln 30,83% Bindegewebe	23,73	69,37
Schaf	4,41	68,67% Muskeln 31,33% Bindegewebe	14,47	81,12
Kalb (wenige Wochen alt)	8,51	31,44% Muskeln 68,56% Bindegewebe	6,40	85,09
Rind	5,10	62,93% Muskeln 37,07% Bindegewebe	20,37	74,63
Rind	6,77	58,24% Muskeln 41,76% Bindegewebe	21,43	71,80
Katze	6,99	49,48% Muskeln 50,52% Bindegewebe	8,38	84,63
Katze	9,06	86,27% Muskeln 13,73% Bindegewebe	39,60	51,34
Hund, $1^3/_4$jährig	16,73	50,92% Muskeln 49,08% Bindegewebe	3,01	80,26
Hund, 6jährig	15,49	57,29% Muskeln 42,71% Bindegewebe	11,25	73,26
Hund, 12jährig	11,55	37,22% Muskeln 62,78% Bindegewebe	5,09	83,36
Pferd	14,41	69,65% Muskeln 30,35% Bindegewebe	5,30	80,29
Pferd	19,80	71,44% Muskeln 28,56% Bindegewebe	4,29	75,91

Milzvene zustande kommen. In diesem Falle genügten wenige Muskelzellen, um das an sich elastische Milzgerüst auf das neue Volumen einzustellen. Es bestünde jedoch ebensowenig eine bindende Relation zwischen der Größe der Milz und ihrem Elasticagehalt wie zwischen diesem und dem Muskelgehalt (das letztere meint auch v. HERRATH, 1935 b). Infolgedessen ließen sich aktive Kontraktion und passive Anpassung des Kapsel-Balkengerüstes an den Inhalt nicht immer auseinanderhalten, und die ursächlichen Bedingungen für die Volumenschwankungen der Milz lägen nicht nur im Balkengerüst, sondern auch in der Milzpulpa. Das letzte Argument ist um so schwerwiegender, als v. HERRATH (1935d, S. 379) selbst neben der Balken- und Arterienmuskulatur auch Reticulum und Sinusendothelien (vgl. WEIDENREICH, 1901a, b) als contractile Elemente fungieren läßt, und überdies bei einer Reihe von Milzen durch die quantitativ schwer zu erfassende Pulpamuskulatur ein weiterer, wesentlicher Faktor (RÖHLICH, 1940; VEREBY, 1943; TISCHENDORF, 1951, 1953, 1958a) ins Spiel kommt. Jedenfalls erscheinen die Bedenken REISSNERs gegen eine generelle Gleichsetzung des Muskelgehaltes des Kapsel-Balkengerüstes und des Ausmaßes der Volumenschwankungen der Milz nicht ungerechtfertigt.

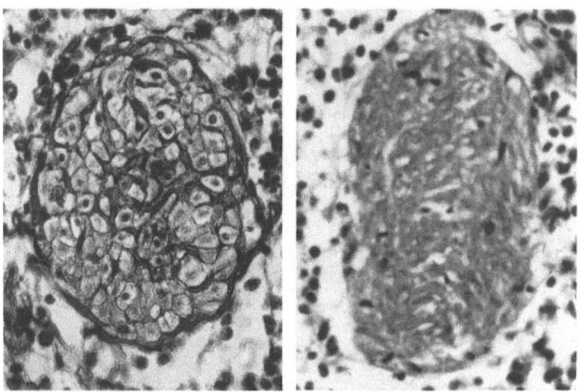

Abb. 77. Links: stark muskulöser Trabekel einer „Speichermilz" (*Schwein*); rechts: überwiegend kollagener, muskelfreier Trabekel einer „Stoffwechselmilz" (*Mensch*). Querschnitte, H.-E.; Vergr. 360×. Original von Prof. Dr. E. v. HERRATH, Berlin (Bau und Funktion der normalen Milz, 1958, Abb. 21)

Nach GRANAAT (1952, 1953) wird die einer Milzkontraktion folgende Blutdruckerhöhung weniger durch Vergrößerung der zirkulierenden Blutmenge als durch blutdruckerhöhende Faktoren [u.a. Arterenol (SCHÜMANN, 1949); s. auch REIN, MERTENS und BÜCHERL, 1949; DOHRN und REIN, 1952; REIN, 1953; MEESMANN und SCHMIER, 1955, 1956a, b] verursacht, die nach Reizung der Nn. lienales im Milzvenenblut auftreten [das Freysche (1929) Kreislaufhormon wird nicht in der Milz selbst, sondern unter deren Mitwirkung im Pankreas gebildet (d. Verf.)]. Es kommt daher weniger auf die Quantität als auf die geänderte Qualität und die rasche Abgabe des von der Milz gespeicherten Blutes an. Aber wenn man auch die vom Relativgewicht der Milz ausgehende Typenlehre v. HERRATHs als solche nicht akzeptiert (z.B. ZWILLENBERG, 1958, 1959, 1964; vgl. dazu v. HERRATH, 1963), wird man doch den die Füllung und Entleerung des Blutdepots regelnden Bauelementen der Milz eine maßgebliche Mitwirkung bei ihrer hämodynamischen Funktion (vgl. auch PERLA und MARMORSTON, 1935; v. LUDÁNY, OBAL, BALOGH und SZANTO, 1952; KALLEY und WILTNER, 1955; u.a.) zusprechen müssen.

Am Beginn der durch v. HERRATH (1953, Abb. 2; 1958, Abb. 22) aufgestellten Reihe [*Kaninchen, Mensch, Hund* (bei v. HERRATH, 1947, zwischen *Katze* und *Pferd* eingereiht), *Schaf, Rind, Schwein, Katze, Elefant, Pferd, Elch*] steht als extreme Abwehr- oder Stoffwechselmilz die des *Kaninchens*. Als Volumenanteil des Kapsel-Balkengerüstes ermittelte v. HERRATH (1935b) bei fünf $^1/_4$—1 Jahr alten *Kaninchen* 0,95—2,11% (ohne Parallelität zwischen Trabekelgehalt und Alter). Bei 2 Tieren bestand der Balken zu 13,22 bzw. 20,56% aus Muskulatur und zu 62,78 bzw. 79,44% aus Bindegewebe; die Elastica war gleichmäßig gut entwickelt, ihre Faserdicke wie beim *Hund*.

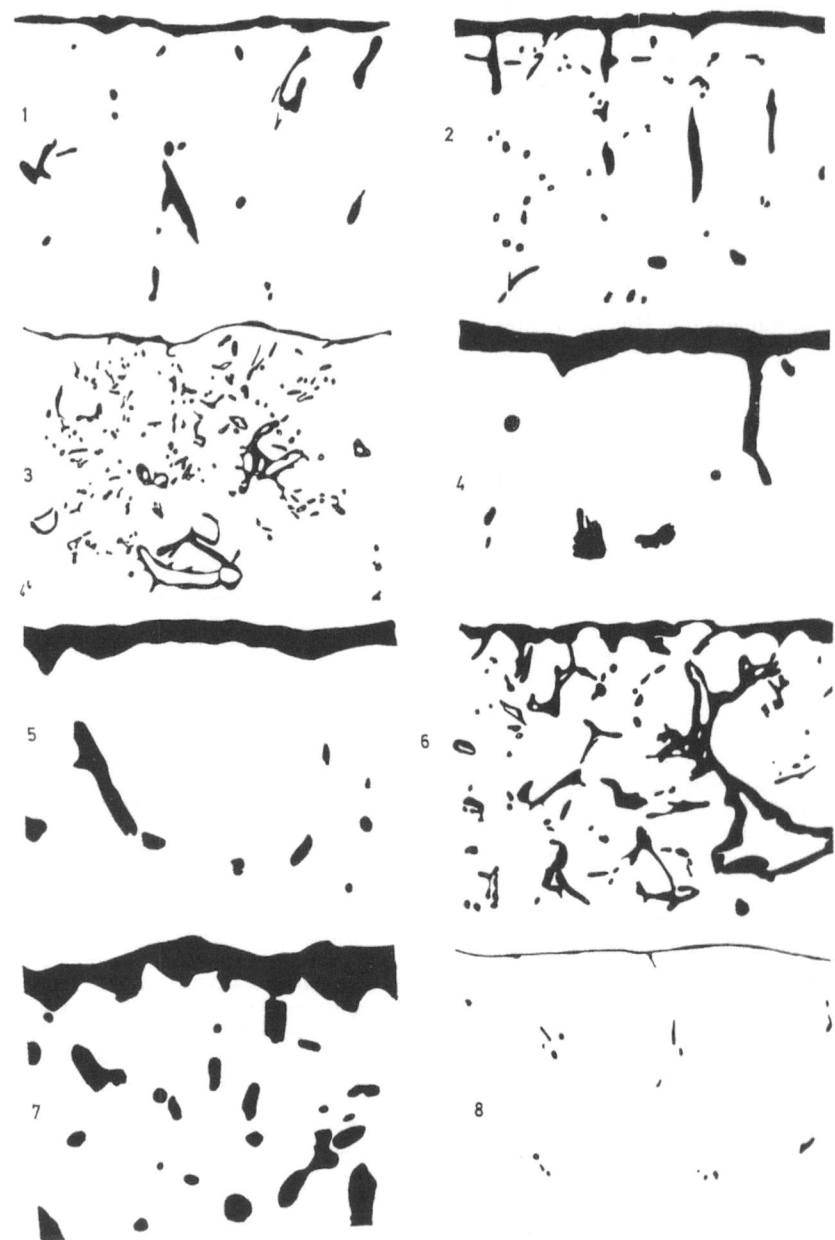

Abb. 78. Kapsel- und Balkenflächen einiger Säugermilzen (mit Hilfe eines Zeichenprismas bei 23facher Vergr. umrissen): 1. *Schwein*, 2. *Mensch*, 3. *Katze*, 4. *Rind*, 5. *Schaf*, 6. *Hund*, 7. *Pferd*, 8. *Kaninchen*. Nach v. HERRATH (1935d, 1958)

Der geringe Trabekel- und Muskelgehalt der *Kaninchen*milz (vgl. DA COSTA und MARIOTTI, 1931; PORSIO, 1932; CANNA, 1938; u.a.) spricht nach v. HERRATH (1935d) gegen eine stärkere Kontraktionsfähigkeit (vgl. ROY, 1882); insbesondere spielt die Kapsel sicher keine aktive Rolle bei der Organentleerung. Die gegenüber der *Hunde*- und *Katzen*milz nur lockeren Beziehungen zwischen Trabekel- und Gefäßsystem (wenige Balkenvenen, geringe Verzweigung und keine freie Endigung der Trabekel) lassen im Verein mit dem niedrigen Relativgewicht (v. HERRATH, 1935c, 1938b; 1953, Abb. 1; 1958, Abb. 19) der *Kaninchen*milz auf keine nennenswerte Speicherleistung (vgl. STEUDEMANN, 1915) schließen. Das Balkengerüst hat neben seiner Stützfunktion vor allem die Aufgabe, das Reticulum ,,im Dienste der kurzen Schließung grob mechanisch zu stellen und festzuhalten". Weitere

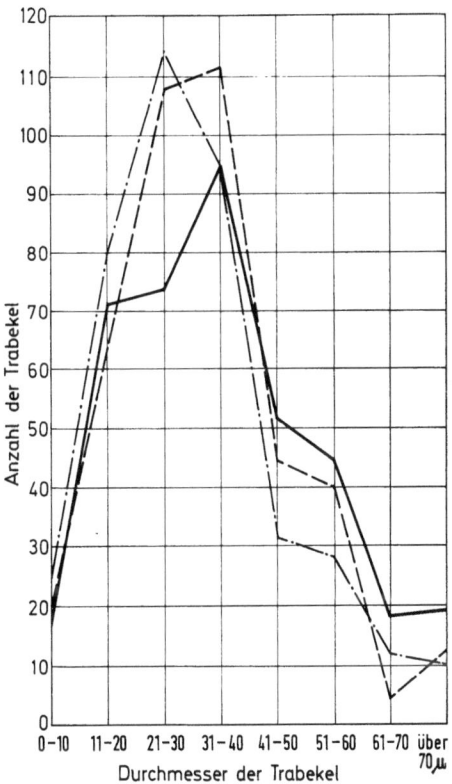

Abb. 79. Verteilung der Durchmesser von je 400 gefäßlosen Milztrabekeln bei im Hof und im Stall gehaltenen *Kaninchen*. Nach v. HERRATH (1955). *Kaninchen* Stall ———; *Kaninchen* Hof, groß – – –; *Kaninchen* Hof, klein ·—·—·—·

vergleichende Zahlenangaben über Trabekelgehalt (Vol.- und Gew.-%) und -dichte, sowie Muskelgehalt der Trabekel und des Gesamtorgans (Vol.- und Gew.-%) bei Sommer- und Winter*kaninchen* sowie Hof- und Stalltieren (Abb. 79) bringt eine Untersuchung v. HERRATHs (1955, Tabelle 5, 6, 9 und 12, Diagramm 3 und 5; 1958, Abb. 32) über den Einfluß von Außentemperatur und Training auf die Differenzierung der Milz heranwachsender *Kaninchen*, *Hunde* und *Katzen*. Danach stehen die gefäßlosen Balken beim *Kaninchen* viel weniger dicht als bei der *Katze*, sind aber mit einer Dicke bis über 70 μ im ganzen gröber. Die Trabekeldurchmesser-Verteilungskurve zeigt nur einen einzigen, relativ breiten Gipfel zwischen 20 und 40 μ und wird durch Kälteeinwirkung nicht in der gleichen Weise verändert wie bei *Hund* und *Katze*. Wie bei diesen differieren jedoch auch beim *Kaninchen* Trabekelgehalt und -dichte von Sommer- und Wintermilzen nicht eindeutig und gleichsinnig. Die von v. HERRATH (1955, S. 201) angekündigten genaueren Angaben über den Einfluß körperlicher Betätigung auf das Kapsel-Balkengerüst der *Kaninchen*milz stehen noch aus, lassen aber ebenfalls — analog dem Verhalten des Relativgewichtes (vgl. HOFFMANN, 1938) — gewisse Abweichungen von denen der muskelkräftigeren *Hunde-* und *Katzen*milz erwarten.

Für die übrigen Nagetiermilzen liegen keine quantitativen Daten über das Kapsel-Balkensystem vor. Seinem qualitativen Bau nach dürfte es aber bei *Cavia cobaya, Mus rattus, M. musculus, Mesocricetus auratus, Hystrix cristata* und *Myocastor coypus* (SOBOTTA, 1914; REISSNER, 1929; HARTMANN, 1930; SALLER, 1931; CANNA, 1938; HERRLINGER, 1938; HOFMANN, 1951; GROSS, 1951; COHRS und SCHULZ, 1958; KOHIRA, 1958a) ähnlich zu beurteilen sein wie bei *Oryctolagus cuniculus*. Auch die *Ratten*milz ist wohl — ungeachtet ihres nicht dazu passenden hohen Relativgewichtes (JACKSON, 1913/14; v. HERRATH, 1958) — wegen ihrer Balken- und Muskelarmut und ihres Lymphgewebsreichtums (HERRLINGER, 1938; TISCHENDORF, 1957a, b) typologisch als Abwehr- oder Stoffwechselmilz einzustufen. ERKOÇAK (1958) führt die schwache Milzkontraktion bei *Ratte* und *Meerschweinchen* wie beim *Kaninchen* auf das Fehlen (sic!) der Trabekel zurück.

Tabelle 14. *Bindegewebsgehalt der menschlichen Milz in verschiedenen Lebensaltern.* (Nach HELLMAN, 1926)

Alter	Anzahl der Fälle			Gewicht des Bindegewebes			Prozent des Bindegewebes von der ganzen Milz		
	Un-glücks-fälle	Selbst-morde	sämt-liche Fälle	Un-glücks-fälle	Selbst-morde	sämt-liche Fälle	Un-glücks-fälle	Selbst-morde	sämt-liche Fälle
Feten	2	—	2	0,06	—	0,06	1,97	—	1,97
Neugeborene	10	—	10	0,26	—	0,26	3,37	—	3,37
1 Jahr	2	—	2	2,09	—	2,09	4,03	—	4,03
2—5 Jahre	6	—	6	2,84	—	2,84	5,74	—	5,74
6—10 Jahre	7	—	7	4,59	—	4,59	6,20	—	6,20
11—15 Jahre	4	—	4	6,85	—	6,85	6,46	—	6,46
16—20 Jahre	6	4	10	8,47	7,07	7,91	5,94	6,02	5,97
21—30 Jahre	14	9	23	10,40	8,83	9,79	7,11	6,58	6,91
31—40 Jahre	10	7	17	10,49	11,17	10,77	8,54	6,79	7,82
41—50 Jahre	5	7	12	12,18	16,27	14,56	10,66	8,82	9,58
Über 50 Jahre	4	3	7	11,82	12,30	12,02	12,08	9,72	11,07

Die *menschliche* Milz — als „absolut und relativ mittelgroße Säugermilz mit nur mäßig großem Erythrocytenspeicher" (v. HERRATH, 1958; vgl. HUECK, 1928; ROTTER und BÜNGELER, 1955) noch zum Stoffwechseltyp zu rechnen — hat nach v. HERRATH (1935b) einen mittleren Kapsel-Balkengehalt (4,47 bzw. 7,06% in 2 Fällen). Die Balken sind gleichmäßig verteilt und im Durchschnitt etwas feiner als bei *Hund* und *Schwein*. Sie enthalten nur wenig Muskulatur (8,98%; nach KOHIRA, 1958b: 6%), aber viel kollagene und elastische Fasern (zusammen 91,02%); die letzteren sind etwa so dick wie beim *Hund*. Die mehrgipflige Trabekeldurchmesser-Verteilungskurve der *menschlichen* Milz (Abb. 80) ist angeblich für besonders bindegewebsreiche Balken charakteristisch (v. HERRATH, 1958, Abb. 21 und 34). Die Zahl der Venenbalken ist nur wenig höher als beim *Schwein* [nach v. HERRATH (1935d) enthalten je 20 gleichgroße Organschnitte beim *Menschen* 6, *Hund* 25, *Schaf* und *Rind* 1, *Schwein* 4, *Katze* 44 und *Pferd* 0 Venenbalken]. Nach HELLMAN (1926, Tabelle 24 und Abb. 30) nimmt der Anteil des Bindegewebes (Kapsel-Balkengerüstes) am Gesamtgewicht der *menschlichen* Milz mit dem Lebensalter zu. Er beträgt beim *Neugeborenen* 3,37% (beim *Feten* 1,97), mit 1 Jahr 4,03, 2—5 Jahren 5,74, 6—10 Jahren 6,20, 11—15 Jahren 6,46, 16—20 Jahren 5,97, 21—30 Jahren 6,91, 31—40 Jahren 7,82, 41—50 Jahren 9,58 und über 50 Jahren 11,07%, steigt also bis zum 5. Jahr am schnellsten, danach langsamer und nach dem 20. Jahr wieder rascher an (Tabelle 14, Abb. 81).

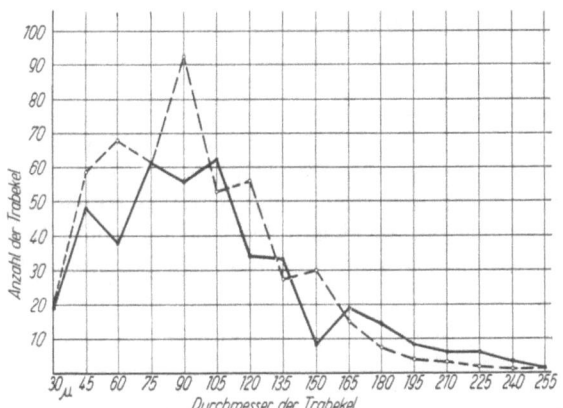

Abb. 80. Verteilung der Durchmesser von 500 gefäßlosen Trabekeln in den Milzen von zwei *Erwachsenen* von 21 (— — —) bzw. 38 (———) Jahren. Nach v. HERRATH (1958)

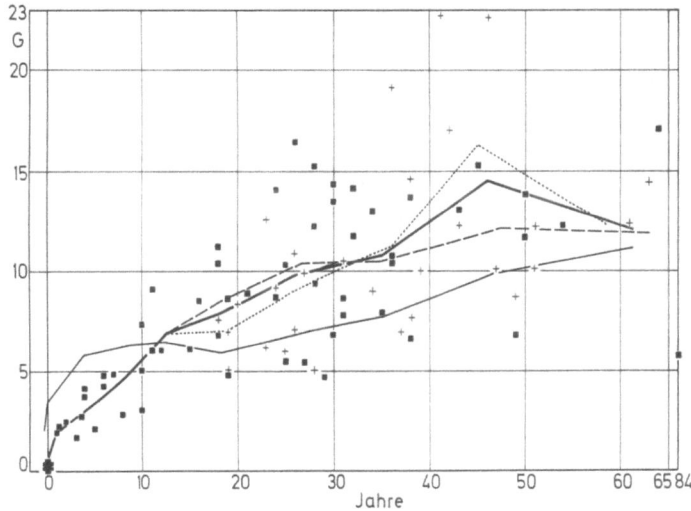

Abb. 81. Bindegewebsgehalt der *menschlichen* Milz in verschiedenen Lebensaltern; absolutes Gewicht. Nach HELLMAN (1926). Unglücksfälle ■— — —■, Selbstmordfälle +·······+, sämtliche Fälle ———; Prozent des Milzgewichtes ———

Von einer Kontraktion, meint v. HERRATH (1935d; vgl. HOFMANN, 1951) könne bei der *menschlichen* Milz kaum die Rede sein, sondern nur von einer vorwiegend passiven Ausdehnung und Zusammenziehung. Die schwache Muskulatur („aktiver Muskelbalken") reiche nur dazu, den übrigen („passiven Bindegewebs"-) Balken in Zusammenwirken mit der kräftigen Elastica den wechselnden Erfordernissen des Gefäßsystems und der Milzpulpa anzupassen. Der so „gestellte"

Balken diene den contractilen Pulpaelementen — Reticulum und Sinusendothelien (vgl. WEIDENREICH, 1901a) — bei der feineren Einstellung des Milzparenchyms, an der sich auch das muskulös-elastische Arteriensystem beteilige,
als Halt. Auf diese Stütz- und Haltefunktion sei auch die Form der Milzbalken
(geringe Verzweigung, mäßige Dickenunterschiede, glatte Umrisse, geradliniger
Verlauf, häufige septenartige Abplattung) zugeschnitten. Die gering entwickelte
Milzmuskulatur werde beim *Menschen* (wie beim *Kaninchen*) als phylogenetisch
junges und fetales Merkmal bis zum Erwachsenenalter beibehalten. Die Erwachsenenmilz sei zwar im wesentlichen eine Stoffwechselmilz, zugleich aber eine
Speichermilz fetaler Form. Die Trabekelmuskulatur der *Kinder-* und *Erwachsenen-*
milz bestehe daher auch nicht aus Muskelbündeln wie in den übrigen Säugermilzen, sondern aus einzelnen Muskelzellen wie in allen *fetalen* Milzen. Diese
geradezu als Artmerkmal zu bezeichnende, normale Hypoplasie der Trabekelmuskulatur beruhe vielleicht auf dem aufrechten Gang und der im allgemeinen
geringeren körperlichen Betätigung des *Menschen* (v. HERRATH, 1958).

Tabelle 15. *Trabekelgehalt einiger (von* v. HERRATH *als Speichermilzen eingestufter)
Säugermilzen.* (Nach TEHVER und GRAHAME, 1931)

Species		Zahl der Proben	Trabekelgewicht in Gramm	Pulpagewicht in Gramm	Verhältnis
Pferd	1	2	7,125	31,625	1:4,44
	2	2	6,250	24,600	1:3,94
	2	7	11,850	51,325	1:4,33
	4	2	4,425	18,800	1:4,25
	5	2	4,900	14,725	1:3,01
	Summe		34,550	141,075	1:4,08
Rind	1	2	0,450	20,750	1:46,11
	1	5	1,275	43,250	1:33,92
	2	2	0,700	23,825	1:34,04
	3	2	2,225	39,075	1:17,56
	4	2	1,450	40,650	1:28,03
	Summe		6,100	167,550	1:27,47
Schaf	1	2	1,350	26,100	1:19,33
	2	2	2,475	35,125	1:14,19
	2	5	3,075	43,525	1:14,15
	4	2	5,775	56,025	1:9,70
	5	2	1,950	37,725	1:19,86
	Summe		14,625	198,500	1:13,57
Schwein	1	2	0,450	12,150	1:27,00
	1	5	4,350	45,675	1:10,50
	3	2	1,950	36,825	1:18,88
	4	2	1,850	41,800	1:22,59
	5	2	1,825	33,725	1:18,48
	Summe		10,425	170,175	1:16,32
Hund	1	—	2,325	14,300	1:6,15
	1	—	1,075	5,100	1:4,74
	Summe		3,400	19,400	1:4,41

Von den sonstigen Primatenmilzen liegen keine quantitativen Angaben über das Kapsel-Balkensystem vor. Bei den von EBERL-ROTHE (1960) untersuchten *Affen*milzen enthielt es z.T. reichlich glatte Muskulatur, z.T. auch gar keine. Danach (und nach der Menge der weißen Milzpulpa) möchte die Verfasserin *Aotes* und *Cercocebus* mehr dem Abwehrtyp zuordnen. Dasselbe gilt für drei Exemplare von *Macaca mulatta* (vgl. DA COSTA und MARIOTTI, 1931), während zwei andere — wie auch *Theropithecus* und mehrere *Meerkatzen* — deutlich den Speichertyp und drei weitere weder den einen noch den anderen Typ zeigten. Derartige Übergangsstadien, die auch bei *Galago, Callithrix* und *Pongo* auftraten, sind EBERL-ROTHE ein Beweis dafür, „daß die Unterscheidungsmerkmale doch häufig von physiologischen oder eventuell pathologischen Zuständen abhängig sind". HOEPKE (1951a) und TISCHENDORF (1956a, c, 1958a) haben in Erkenntnis dieser Sachlage schon früher vorgeschlagen, statt von Milztypen besser von einem Speicher- oder Stoffwechselzustand zu sprechen (vgl. S. 132 und 218, Fußnote 1).

Die *Hunde*milz — die nach v. HERRATH (1935b; 1953, Abb. 2; 1958, Abb. 22) die Reihe der Speichermilzen (Tabelle 15, Abb. 82) eröffnet — hat unter den von ihm untersuchten Säugermilzen nächst der des *Pferdes* den höchsten Balkengehalt (16,73, 15,49, 11,55 Vol.-% in 3 Fällen; 23—26 Vol.-% nach HOUSSAY und LASCANO-GONZALEZ, 1935; nach TEHVER und GRAHAME, 1931: $^1/_5$ des Pulpagewichtes); im durchschnittlichen Balkendurchmesser steht sie zwischen *Mensch* und *Schaf*. Die Elastica ist gut ausgebildet, der feine Balken unterschiedlich muskelreicher als der grobe (Gesamtmuskelgehalt des Kapsel-Balkengerüstes 50,92, 57,29, 37,22 Vol.-%, Bindegewebsgehalt 49,08, 42,71, 62,78 Vol.-% in 3 Fällen). Die individuellen Unterschiede im Muskelgehalt des Kapsel-Balkensystems sind um so beträchtlicher, als dieser in der Jugend allmählich bis zu seinem endgültigen Wert ansteigt und im Alter langsam wieder zurückgeht.

v. HERRATH (1935d) erblickt in dem hohen Balken- und Muskelgehalt der *Hunde*milz (vgl. NEUBERT, 1922; PORSIO, 1932; CANNA, 1938; u.a.) die Grundlage für ihre ausgiebigen und raschen aktiven Volumenänderungen (vgl. ROY, 1882; BARCROFT, 1926b; OBERNIEDERMAYER, 1926; v. SKRAMLIK, 1927; LAUDA, 1933; u.a.). Die allgemeine oder partielle Kontraktion und Wiedererschlaffung der Kapsel bewirkt zunächst die Entleerung und Wiederauffüllung des subcapsulären Raumes und in Zusammenspiel mit dem Balkengerüst die des ganzen Organs oder bestimmter Abschnitte desselben. Der stark verzweigte Balken steht demgemäß vornehmlich im Dienste des Gefäß-, vor allem des Venensystems; beide können jedoch auch bis zu einem gewissen Grade unabhängig voneinander arbeiten (vgl. ROY, 1882; v. SKRAMLIK und DURÀN-CAO, 1925). Daneben dient der grobe Balken vermittels seines Kollagengehaltes als ein den funktionellen Bedürfnissen des feinen Balkens und der Pulpa sich anpassendes bewegliches Stützgerüst (was das Fehlen fester trajektorieller Verspannungen erklärt). Die feineren, frei endigenden gefäßlosen Balken haben keine Stützfunktion mehr; sie vermitteln als „elastische Muskelseile" die der Entleerung des Organs [durch Kontraktion der groben (Venen-)Balken] vorausgehende mechanisch-funktionelle Einstellung des Parenchyms durch Reticulum und Sinusendothel.

Welche Faktoren generell Funktionszustand und Ausbildung des Trabekelsystems beeinflussen dürften, geht aus MERTENs (1935) Untersuchungen über den Milzkreislauf des *Hundes* hervor. Das vom Kapsel-Balkensystem gesteuerte Erythrocytendepot der *Hunde*milz steht hauptsächlich im Dienste der Wärmeregelung. Unter körperlicher Belastung — die ihrerseits wärmeregelnde Prozesse auslöst — verdichtet sich beim jungen *Hund* (vgl. McCANCE und WIDDOWSEN, 1955) das Trabekelnetz (über die Kapselverdickung s. MARCHESELLI, 1930) ebenso durch aktives Wachstum wie unter Kälteeinwirkung (v. HERRATH,

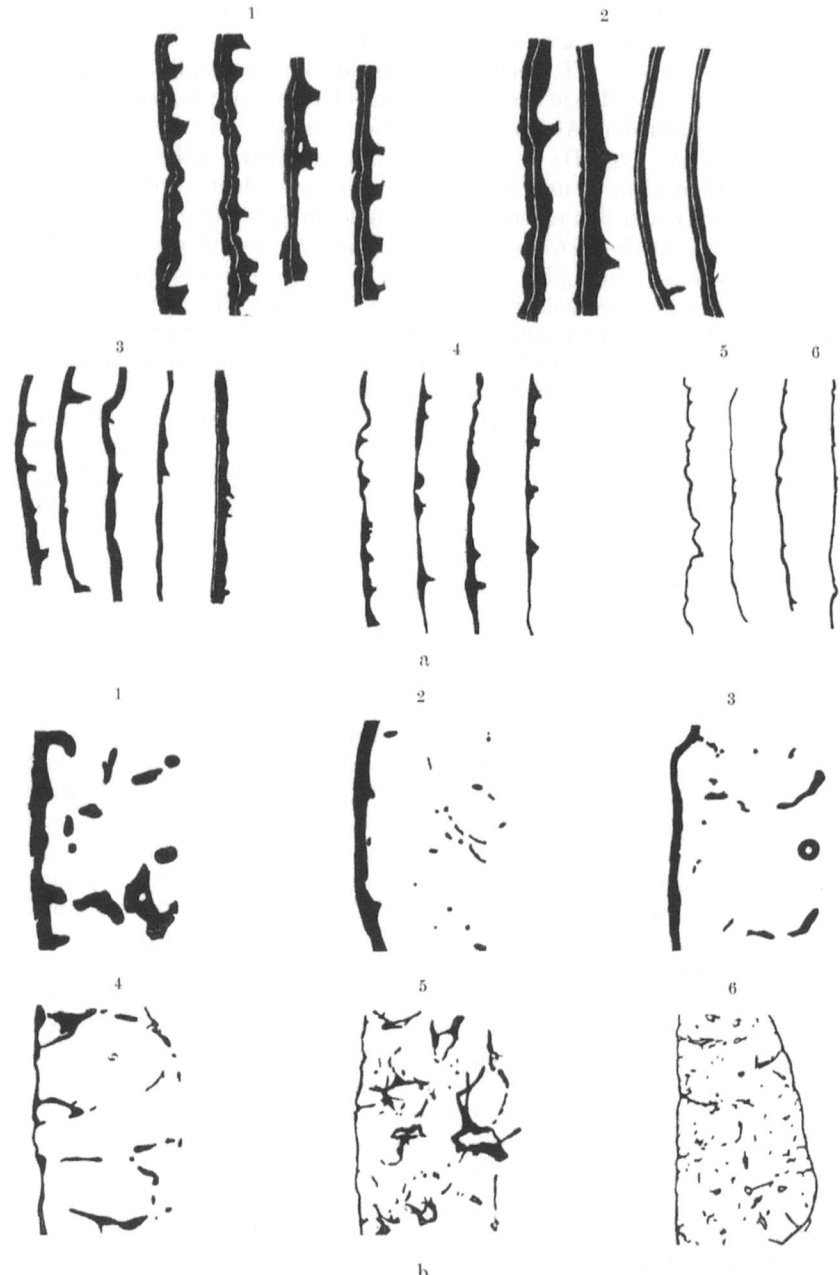

Abb. 82a u. b. Kapsel-Balkengerüst einiger verschieden entwickelter Speichermilzen (Zeichnungen, Vergr. 5×). a Kapselquerschnitte, b Gesamteindruck des Kapsel-Balkengerüstes; 1 *Pferd*, 2 *Rind*, 3 *Schaf*, 4 *Schwein*, 5 *Hund*, 6 *Katze*. Nach TEHVER und GRAHAME (1931)

1937, Tabelle 6—9; 1939c, Tabelle 10—14, Diagramm 1—3; 1941a, b; 1947; 1955, Tabelle 5 und 9, Diagramm 1; 1958, Abb. 33). Jedes Lauftraining (Abb. 83) vermehrt die Anzahl der gefäßlosen Trabekel, acceleriert also offenbar die mit fortschreitendem Wachstum immer weiter gehende Trabekelaufteilung. Infolge der zunehmenden Verfeinerung der neu aussprossenden Balken steigt jedoch der Trabekelgehalt der Milz bei den trainierten *Junghunden* gegenüber den untrainierten nicht im selben Maße wie die Zahl der Trabekelanschnitte. Demgemäß liegt auch der durchschnittliche Trabekeldurchmesser der Lauftiere erheblich unter dem der Kontrolltiere. In der Verteilung der Balkendurchmesser (von 1—20 μ, über 100 μ) ergeben sich bei den trainierten Tieren charakteristische Unterschiede zwischen Schnell- und Dauerläufern. Plötzliche, kurzdauernde Beanspruchung läßt die a priori mehrgipflige Durchmesserkurve durch verstärkte Maxima und

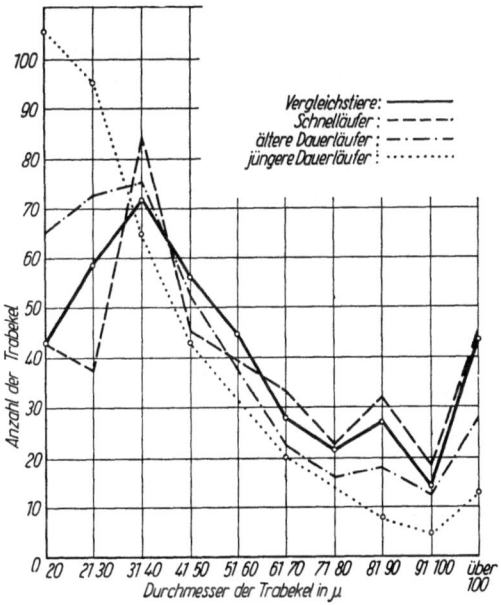

Abb. 83. Verteilung der Durchmesser von je 400 gefäßlosen Milztrabekeln bei untrainierten und trainierten *Hunden* (1 Schnelläufer, 4 ältere und 4 jüngere Dauerläufer, 3 Vergleichs-Geschwister). Nach v. HERRATH (1939c, 1958)

Minima an einigen Stellen noch zackiger werden, bevorzugt also offenbar Trabekel bestimmter Größenordnung. Mit zunehmender Dauer des Trainings nivellieren sich die Zacken immer mehr, und die Kurve sinkt steiler nach rechts ab; d.h. bei langsamer, erschöpfender Entspeicherung ist das Trabekelnetz in allen Durchmessern gleichmäßiger betroffen (v. HERRATH, 1938a, Abb. 1 und 2; 1958, Abb. 29 und 30). Die Milzen derart trainierter Tiere kontrahieren sich im Verblutungstod stärker als die untrainierter. Während der Muskelgehalt der feinen, gefäßlosen Balken nicht auf körperliche Arbeit (Dauerlauf) anspricht, nimmt der der Venenbalken durch Hyperplasie zu. Der erhöhte Gesamtmuskelgehalt der Milz bei trainierten Tieren (8,5—9 gegenüber 6,5 Vol.-% bei untrainierten) resultiert vor allem aus ihrer größeren Balkenmenge. Auch einseitig gesteigerte physiologische Beanspruchung der Balkenmuskulatur führt normalerweise nicht zur (einfachen) Hypertrophie, die wohl stets pathologisch ist (v. HERRATH, 1937). Aus dem Vorkommen einer leichten Hyperplasie [numerischen Hypertrophie, durch die die glatte Muskulatur ihr Volumen unter Wahrung der Kernplasmarelation um das 8fache vergrößern kann (LANGE, 1940)] bei den Venenbalken und deren Fehlen bei den gefäßlosen Trabekeln schließt v. HERRATH (1935d,

1937), daß sich die rote Pulpa ohne Drucksteigerung in die Balkenvenen entleert, diese aber bei ihrer Entleerung den Pfortaderdruck zu überwinden haben. Im Dauerlauf trainierte *Hunde* haben mehr und feinere Venenbalken als untrainierte; die in die feinsten, bereits muskelhaltigen Venenbalken einmündenden Sammelsinus zeigen häufig bindegewebige Wandverdickungen. v. HERRATH (1939c, Abb. 2 und 3; 1958, Abb. 35 und 36) vermutet deshalb, daß auch das normale Milzwachstum mit Verlängerung und zunehmender Verzweigung des Trabekelsystems einhergeht und dabei die Wandungen der größeren Sammelsinus peripherwärts fortschreitend allmählich zu Pulpa- und Balkenvenen umgebaut werden.

Bei der *Schafs-* und *Rinder*milz (v. HERRATH, 1935b; vgl. REISSNER, 1929; DA COSTA und MARIOTTI, 1931; WINQUIST, 1954; KOHIRA, 1958a) hat das Kapsel-Balkengerüst etwa den gleichen Anteil am Organvolumen wie bei der *Menschen*- und *Schweine*milz (beim *Schaf* 6,90, 5,91, 4,41%; beim *Rind* 6,77, 5,10%; nach TEHVER und GRAHAME, 1931: beim *Schaf* $^1/_{10}$, beim *Rind* $^1/_{13}$ des Pulpagewichtes). Die Trabekel sind beim *Schaf* durchschnittlich dünner als beim *Rind*, aber dicker als beim *Schwein;* der Dickenunterschied zwischen groben und feinen Balken ist beim *Schaf* und *Rind* größer als beim *Schwein.* Bei beiden (beim *Schaf* zu 69,17, 68,67, 59,27, beim *Rind* zu 62,93, 58,24 Vol.-%) bestehen die Balken hauptsächlich aus glatter Muskulatur. Der Bindegewebsanteil (beim *Schaf* 30,83, 31,33, 40,73, beim *Rind* 37,07, 41,76 Balken-Vol.-%) entfällt fast ganz auf die kräftig entwickelte Elastica. Bei einem wenige Wochen alten *Kalb* fand v. HERRATH einen Muskelgehalt von nur 31,44 (d.h. einen Bindegewebsgehalt von 68,56) Balken-Vol.-%, dafür aber einen Gesamttrabekelgehalt von 8,51 Organ-Vol.-%. Es bestehen also beträchtliche, vor allem altersbedingte individuelle Unterschiede (vgl. REISSNER, 1929; HARTMANN, 1930).

Die Funktion der *Schafs-* und *Rinder*milz sieht v. HERRATH (1935d) weitgehend davon bestimmt, daß Balkenvenen fast völlig fehlen und ihre Aufgabe in noch höherem Maße als bei der *Schweine*milz von der Pulpamuskulatur (vgl. RÖHLICH, 1940; VEREBY, 1943; TISCHENDORF, 1951) und dem Kapsel-Balkensystem, als stärkstem motorischem Faktor, übernommen wird. Die Entleerungsmechanik der flachen Randabschnitte ist an der dreidimensionalen Anordnung der marginalen Balken abzulesen; die mehrfache, rechtwinklige Überkreuzung der Kapselmuskulatur steht in Beziehung zur Längen-Breitenverkürzung des langgestreckten Organs. Die hochgradige Abplattung (d.h. Oberflächenvergrößerung) der *Schafs-* und *Rinder*milz, der Mangel an Venenbalken, die Konzentration der groben Balken in der Organmitte und die rechtwinklige Verbindung der feinen Balken mit der Kapsel legen einen verstärkten Abfluß über die ungewöhnlich gut entwickelten Kapselvenen und -lymphgefäße nahe. Aus seinen Beobachtungen bei der Organspülung folgert v. HERRATH (1935a, d; vgl. TISCHENDORF, 1948a, b, 1956c), daß das Blutplasma hauptsächlich durch die Kapselvenen und -lymphgefäße (daneben durch die Gefäßscheiden-Lymphgefäße) abgefiltert wird, das eingedickte Speicherblut dagegen über die Venen des Milzinneren zum Hilus gelangt. Berücksichtigt man die Plasmaabfilterung, so stellt die *Schafs-* und *Rinder*milz trotz ihres im Vergleich zur Carnivoren- oder *Pferde*milz niedrigen Relativgewichtes einen beachtlichen Erythrocytenspeicher dar (vgl. v. SKRAMLIK, 1927). Ähnliche Überlegungen wie für die *Schafs-* und *Rinder*milz dürften auch für die *Ziegen*milz (REISSNER, 1929) gelten.

Die *Schweine*milz (v. HERRATH, 1935b; 1958, Abb. 21) hat ähnlich wie die *Menschen-, Rinder-* und *Schafs*milz einen mittleren Balkengehalt (7,69, 6,40 Vol.-% in 2 Fällen; nach TEHVER und GRAHAME, 1931: $^1/_{18}$ des Pulpagewichtes). Die nur wenig verzweigten Trabekel bestehen überwiegend (74,43, 73,19 Vol.-%) aus Muskelgewebe (vgl. NEUBERT, 1922; REISSNER, 1929; TISCHENDORF, 1948a, b;

KOHIRA, 1958a), der Bindegewebsanteil (25,57, 26,81 Vol.-%) wird fast ausschließlich vom elastischen Gewebe bestritten. Die langen, geraden Venenbalken sind, gemessen an der Venenlichtung, erheblich dünner als bei *Hund* und *Katze;* ihre Menge ist nur unwesentlich geringer als beim *Menschen.*

Die Entleerung der *Schweine*milz obliegt nach v. HERRATH (1935d) hauptsächlich dem durch verhältnismäßig grobe Verteilung und geringe Dickenunterschiede ausgezeichneten, muskelstarken Balken. Die Bedeutung der Kapsel (vgl. ARINCI, 1961) für die Auspressung des subcapsulären Blutraumes ist die gleiche wie bei *Hund* und *Katze.* Der Kontraktion der gefäßlosen Balken folgt die der Venenbalken. Die Füllung und Entleerung des venösen Systems — der langen Pulpavenen und langen, schwachen Venenbalken — verlangt die aktive Mitarbeit des Pulpareticulums und seiner Muskulatur (vgl. TISCHENDORF, 1948a, b, 1951). Erst wenn diese die Feineinstellung der Venenbahn vollzogen haben, kann sich die grobe Kontraktionskraft des Kapsel-Balkengerüstes in der richtigen Weise auswirken. Bei der künstlichen Leerspülung der *Schweine*milz (v. HERRATH, 1935a; vgl. TEHVER und GRAHAME, 1931; TISCHENDORF, 1948a, b, 1951) muß diese Vorarbeit des Pulpareticulums durch passive Auffüllung der Venen ersetzt werden (Woroninsche Staudruckspülung).

Die enge Verwandtschaft von Suiden und Hippopotamiden lenkt den Blick von der *Schweine-* auf die *Nilpferd*milz (TISCHENDORF, 1958a), deren Relativgewicht ($1/_{700}$ beim erwachsenen, $1/_{569}$ beim neugeborenen Tier) an der unteren Grenze der für Speichermilzen geltenden Werte (v. HERRATH, 1953, Abb. 2) liegt. Der feinere Bau des Organs zeigt beim erwachsenen *Hippopotamus* alle Merkmale der typischen Speichermilz, beim neugeborenen ist er um vieles uncharakteristischer. Offenbar durchläuft die Speichermilz ontogenetisch zunächst einen der phylogenetisch ursprünglicheren Abwehrmilz nahestehenden Zustand und erreicht erst mit Abschluß des Wachstums ihre volle Ausbildung (v. HERRATH, 1937, 1953, 1958). Das scheinbar in Widerspruch dazu stehende höhere Relativgewicht der Neugeborenenmilz beruht im vorliegenden Fall darauf, daß die Milz ihre Rolle als blutbildendes Organ noch nicht ausgespielt hat. Im ganzen ähnelt die Hippopotamidenmilz wider Erwarten weniger der *Schweine-* als der *Elefanten*milz (TISCHENDORF, 1953).

Architektur, Menge und Muskelgehalt des Kapsel-Balkenapparates der *Nilpferd*milz weisen ihm eine aktive Rolle bei der Auspressung des Organs zu. Die starke Schlängelung der zu intermittierender Drosselung befähigten Arterien deutet auf erhebliche Volumenschwankungen bei der Füllung und Entleerung des Milzblutspeichers. Das aus dem Reticulum und seinen Capillaren abströmende Blut nimmt zwei Wege: Der direkte führt über die spärlichen Sinus und die während der Kontraktion des Kapsel-Balkengerüstes durch die Pulpamuskulatur offengehaltenen langen Pulpavenen in die Balkenvenen und von hier zur V. lienalis, der indirekte läßt einen Teil des abgefilterten Blutplasmas und des subcapsulär angesammelten Blutes über die starken Kapselvenen und -lymphgefäße zum Hilus gelangen. Welcher Weg jeweils bevorzugt wird, hängt vor allem von den Balkenvenen ab, denen die Kontrolle der gesamten Entleerungsphase obliegt. Ob das Fehlen isolierter Venenbalken und die eigentümliche, eine hochgradige Sperrfunktion nahelegende Anordnung der Venen in den kombinierten Gefäßbalken eine Sonderanpassung an die amphibische Lebensweise von *Hippopotamus* darstellt, vermochte TISCHENDORF (1958a) nicht zu entscheiden.

Die *Katzen*milz rangiert ihrem Kapsel-Balkengehalt nach unter den von TEHVER und GRAHAME (1931) untersuchten Milzen an 3. Stelle (das Verhältnis Trabekel-: Pulpagewicht ist beim *Pferd* 1:3,5, bei *Hund* und *Katze* 1:5, beim *Schaf* 1:10, *Ochsen* 1:13 und *Schwein* 1:18). v. HERRATH (1935b) ermittelte den

Trabekelgehalt in 2 Fällen zu 9,06 und 6,99 Vol.-%. Ebenso variiert der Muskelgehalt (86,27, 49,48 Balken-Vol.-%), der in den groben und feinen Balken nur

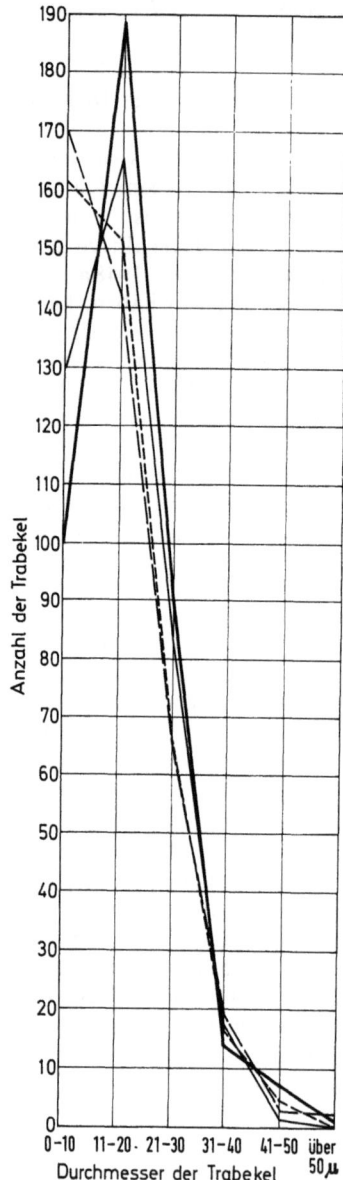

wenig differiert und im Durchschnitt
höher ist als beim *Hund* (vgl. REISSNER,
1929; DA COSTA und MARIOTTI, 1931;
PORSIO, 1932). Der Bindegewebsanteil
(13,73, 50,52 Balken-Vol.-%) entfällt im
wesentlichen auf die gut entwickelte
Elastica; nur die gröberen Balken enthalten auch Kollagen, aber stets weniger
als beim *Hund*. Die stark verzweigten
Trabekel stehen in enger Beziehung zum
Arterien- und Venensystem; nach der
Zahl der Venenbalken liegt die *Katzenmilz* mit Abstand an der Spitze der von
v. HERRATH untersuchten Milzen. Die
Dickenunterschiede innerhalb des Balkengerüstes sind noch größer als beim
Hund (vgl. TEHVER und GRAHAME, 1931),
die gefäßlosen Trabekel werden nicht
über 50 µ dick. Die Durchmesserkurve
hat mit einem Maximum zwischen 11 und
20 µ im Gegensatz zur *Hunde-* und *Pferdemilz* nur einen einzigen, steilen Gipfel,
was v. HERRATH (1955, Diagramm 2;
1958, Abb. 31) als charakteristisch für
besonders muskelreiche Balken ansieht.

Die Funktion der *Katzen*milz (v. HER-
RATH, 1935d; 1953, Abb. 1; 1958, Abb. 19;
vgl. ROY, 1882; BARCROFT u. Mitarb.,
1925ff.) erinnert in vielem an die der
ähnlich gebauten *Hund*emilz. Besonders
rasch entleert werden die subcapsulären
Pulpavenen, die wie alle Pulpavenen der
Katze durch ihre Kürze als Blutspeicher
ganz hinter der Pulpa zurücktreten (vgl.
SOKOLOFF, 1888) und lediglich als Blut-
ableiter fungieren. Die vielen, muskelkräftigen Venenbalken wirken wie beim
Hund aktiv bei der Organentleerung mit,
jedoch weniger durch Peristaltik als
durch Verkürzung und Erweiterung.
Während so das Venensystem mecha-

Abb. 84. Verteilung der Durchmesser von
je 400 gefäßlosen Milztrabekeln bei *Katzen*
mit unterschiedlicher Bewegungsmöglich-
keit. Nach v. HERRATH (1955). *Katze* Stall,
klein ·······; *Katze* Stall, groß — — —; *Katze*
Hof, klein ———; *Katze* Hof, groß ——

nisch ganz dem groben Balken unter-
steht, tritt der feine noch stärker als
beim *Hund* in den Dienst des Arteriensystems. Die als „elastische Muskelseile"
(vgl. KULTSCHITZKY, 1895) an den Pulpaarteriolen und Hülsen oder auch frei
im Reticulum endenden feinen Balkenausläufer passen den Endabschnitt der
arteriellen Bahn und das Reticulum im Sinne der „kurzen Schließung" den
Erfordernissen der Arbeitsteilung in der roten Pulpa (vgl. BANNWARTH, 1891) an.

Infolge ihres hohen Relativgewichtes sowie ihres Balken- und Muskelreichtums stellt die *Katzen*milz wie die *Hunde-* und *Pferde*milz einen Blutspeicher 1. Ordnung dar (vgl. BARCROFT, HARRIES, ORAHOVATS und WEISS, 1925; BARCROFT, 1926a, b, c; CRUICKSHANK, 1926; GORJAJEW und ACHREM-ACHREMOWITSCH, 1932; LAUDA, 1933; u.a.). Bei der jungen *Katze* reagiert das Balkennetz der Milz in ähnlicher Weise auf gewisse äußere Reize wie beim *Hund* (v. HERRATH, 1955, Tabelle 5, 6, 9—12, Diagramm 2 und 4; 1958, Abb. 31), d.h. es verdichtet sich unter Kälteeinwirkung (Aufzucht bei niedriger Außentemperatur) genauso durch aktives Wachstum wie unter körperlicher Belastung (Abb. 84). Somit dient auch der Erythrocytenspeicher der *Katzen*milz in erster Linie der Wärmeregelung.

Über die typologische Einstufung der in manchem an die *Hunde-* und *Katzen*milz erinnernden Milz der *Dasypodiden* sowie der anderen Edentaten (CLAUSSEN, 1968) s. S. 376.

Von den übrigen Carnivorenmilzen ist nichts Genaueres über das Kapsel-Balkengerüst bekannt. COHRS und SCHULZ (1958) schreiben jedoch der *Frettchen-* (*Mustela putorius furo L.*) Milz und der sehr ähnlich gebauten *Nerz-* (*Mustela lutreola*) Milz in Hinblick auf das gut ausgebildete Trabekelnetz eine erhebliche Kontraktilität zu. Hierher gehört auch die *Löwen*milz (TISCHENDORF, 1956a) (Abb. 85).

Über das Milzgerüst der an die Carnivora anzuschließenden Cetacea liegen keine quantitativen Angaben vor. Nach ZWILLENBERG (1958, 1959, 1960; vgl. KOHIRA, 1958a) hat die *Wal*milz einen gut entwickelten Kapsel-Balkenapparat mit stark verzweigten Trabekeln und durchschnittlich niedrigerem Muskelgehalt als bei Huf- und Raubtieren. Die Zahl der Venenbalken ist bei *Phocaena* (Odontoceti) beträchtlich größer als bei *Balaenoptera* (Mystacoceti).

Ihrem Bau nach — Menge und Struktur des Kapsel-Balkengerüstes, zahlenmäßiges Verhältnis von weißer zu roter Pulpa (letztere überwiegt bei *Phocaena* nicht so stark wie bei *Balaenoptera*), Fehlen der Sinus — wäre die *Wal*milz dem Speichertyp zuzuordnen. Ihr ungewöhnlich niedriges Relativgewicht schließt jedoch eine mengenmäßig einigermaßen kreislaufwirksame Erythrocytenspeicherung aus. ZWILLENBERG (1958) vermutet, daß die *Wal*milz ursprünglich „eine Speichermilz gewesen ist, diese Funktion aber nicht mehr sinnvoll ausübt, und daß die Blutspeicherfunktion beim *Wal* größtenteils durch die ausgedehnten Wundernetze ... übernommen wurde". Da sie der v. Herrathschen Typenlehre auch sonst kritisch gegenübersteht, zieht es ZWILLENBERG vor, die *Wal*milz — in ihrer für die Anatomie der Cetacea schlechthin charakteristischen Kombination von Huf- und Raubtiermerkmalen — rein morphologisch als „Reticulummilz mit primordialen Venen ohne Hülsenarterien" (vgl. SNOOK, 1950) zu klassifizieren. Nach v. HERRATH (1965; s. auch 1963 sowie S. 130, 175, 302, 380, 629) demonstriert die *Wal*milz, bis zu einem gewissen Grade auch die Milz anderer aquatiler Säuger, den „formative(n) Einfluß einer extremen Pfortadermechanik": Unter dem Zwang der „extremen Druckunterschiede beim Tauchen-Auftauchen" sei hier durch allmählichen Umbau „eine in Form, Größe und Innenbau mehr oder weniger spezialisierte Milz" entstanden.

Die Milz des *Indischen Elefanten* (TISCHENDORF, 1953; vgl. KOHIRA, 1960b) gehört nach Gewicht und Bau eindeutig zum Speichertyp. Die ganze Architektur des groben Stützgerüstes, insbesondere die regelmäßige Verteilung annähernd gleich dicker, muskelkräftiger (allerdings mehr Bindegewebe als beim *Pferd* enthaltender) Trabekel, lassen die Auspressung des Organs in toto als wesentlichste Funktion des Kapsel-Balkensystems erscheinen. Der charakteristische Bau der Randabschnitte und die auffällige Schlängelung der zu intermittierender Drosselung befähigten Arterien sprechen ebenfalls für große, aktive Volumenschwankungen im Zusammenhang mit der Füllung und Entleerung des Milzblutspeichers.

Die Hauptmenge des aus dem Reticulum abströmenden Blutes erreicht über spärliche Sinus und Pulpavenen sowie wenige, langgestreckte Venenbalken die großen Hilusgefäßbalken. Die Offenhaltung des Pulpavenen-Engpasses während der

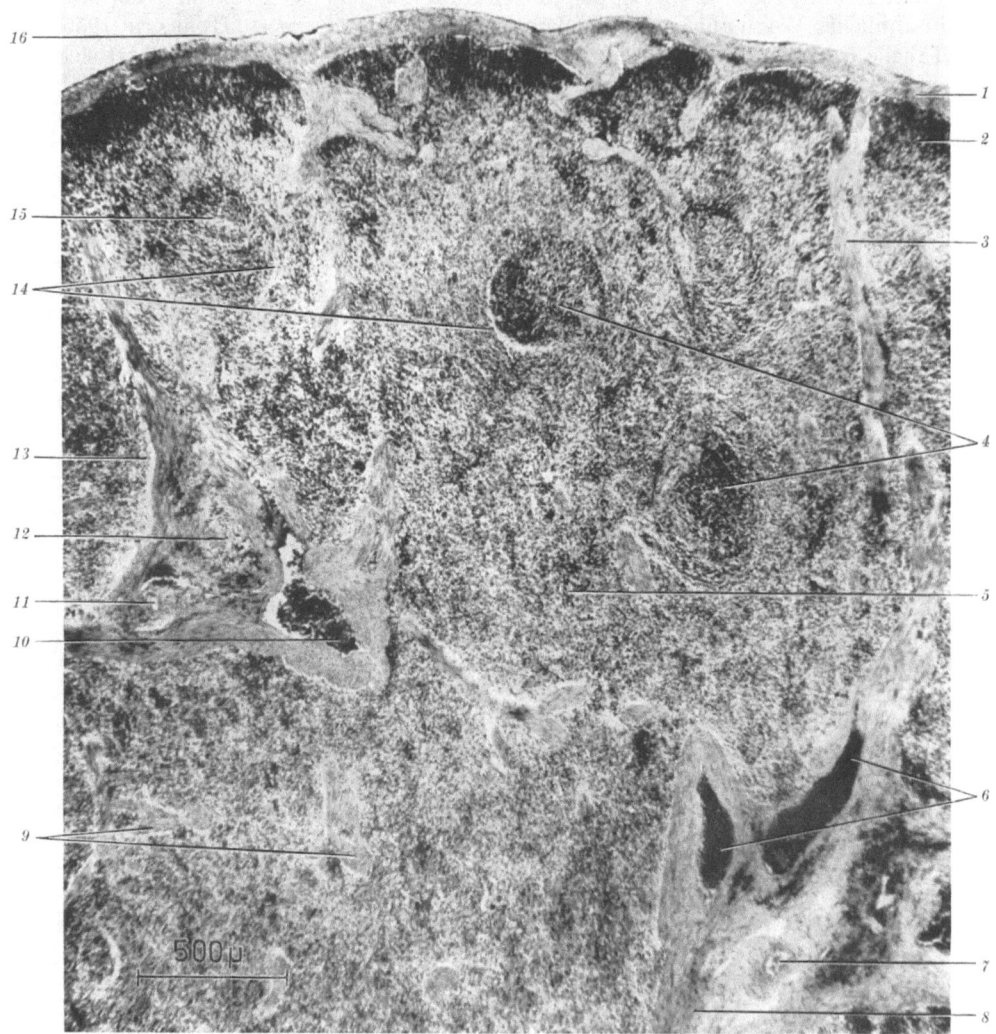

Abb. 85. Milz, *Löwe* (Formol-Alkohol, Celloidin-Paraffin nach BACSICH 10 μ, Hämatoxylin nach WEIGERT-Erythrosin). Beispiel einer trabekelreichen (lymphgewebs- und sinusarmen) Speichermilz [als Beispiel einer trabekelarmen (lymphgewebs- und sinusreichen) Abwehr- oder Stoffwechselmilz vgl. die *menschliche* Milz (Abb. 1)]. Mikrophoto: *1* Kapsel; *2, 13, 14, 5* subcapsuläre, peritrabekuläre, peri- und interfollikuläre Zone der roten Pulpa; *3, 9* gefäßfreie Balken; *8, 12* Gefäßbalken; *6, 10* Balkenvenen; *7, 11* Balkenarterien; *4, 15* Malpighische Körperchen der weißen Pulpa; *16* Serosa. Nach TISCHENDORF (1956a)

Kontraktion des Kapsel-Balkengerüstes und die feinere lokale Steuerung der Entleerungsphase überhaupt ist Aufgabe der reichlich vorhandenen Pulpamuskulatur. Ein nicht unerheblicher Teil des in der Organperipherie anfallenden venösen Blutes und des abgefilterten Blutplasmas gelangt auch bei der *Elefanten*milz

nicht direkt, sondern auf dem Umweg über die mächtig entwickelten Kapselvenen und -lymphgefäße zum Hilus.

Die *Pferde*milz hat unter den 8 von v. HERRATH (1935b, d) untersuchten
Säugermilzen das am stärksten entwickelte Kapsel-Balkengerüst (14,41, 19,80
Vol.-% bei 2 Tieren mittleren Alters; nach TEHVER und GRAHAME, 1931: $^1/_3$—$^1/_4$
des Pulpagewichtes) mit den größten Trabekeldurchmessern (vgl. REISSNER, 1929;
DA COSTA und MARIOTTI, 1931; PORSIO, 1932; KOHIRA, 1958a). Die Balken sind
gleichmäßig verteilt, die Dickenunterschiede infolge der geringen Verzweigung
unerheblich, die Venenbalken spärlich und wandschwach. Der Muskelgehalt der
Trabekel ist sehr hoch (69,65, 71,44 Vol.-%; Bindegewebsgehalt 30,35, 28,56
Vol.-%); muskuläres, elastisches und kollagenes Gewebe verhalten sich mengenmäßig wie 7:2:1.

Nach HARTWIG (1949, Tabelle 2, Abb. 4 und 5; vgl. v. HERRATH, 1958,
Tabelle 9, Abb. 25) hängt der quantitative und qualitative Aufbau des Balkengerüstes der *Pferde*milz vom Alter und den äußeren Lebensumständen der Tiere
ab. Der Anteil des Kapsel-Balkensystems am Organvolumen war bei einem sehr
lebhaften, während zweier Kälteperioden im Freien gehaltenen $^3/_4$jährigen *Fohlen*
10,6%, bei einem einjährigen *Fohlen* 9,8%, bei einem wegen mißbildeter
Vorderfüße ständig im Stall verbliebenen 2jährigen *Fohlen* 9,7%, bei einem
10jährigen *Pferd* 19,8% und bei einem 20jährigen 24,9%. Die durchschnittlichen
Trabekeldurchmesser betrugen 136, 106, 116, 172 und 203 µ, die Anzahl der
Trabekelanschnitte pro 100 Gesichtsfelder 969, 901, 609, 653 und 690, der Muskelgehalt der Trabekel 53,3, 47,1, 42,9, 64,1 und 46,8%. Die Trabekeldurchmesser-
Verteilungskurve (von unter 20 bis über 360 µ) ist, bis auf einige angedeutete
Nebengipfel im Bereich der größeren Durchmesser bei *Fohlen*, eingipflig und zeigt
mit steigendem Alter der Tiere eine zunehmende Rechtsverschiebung ihres Maxi-
mums aus dem 60—80 µ- in den 100—120 µ-Bereich. HARTWIG folgert daraus,
daß bei der *Pferde*milz Menge und durchschnittlicher Durchmesser der Trabekel
mit dem Lebensalter zunehmen und daß Temperatur und Arbeitsleistung (bzw.
die dadurch ausgelösten wärmeregelnden Prozesse) die Trabekeldifferenzierung
erheblich beeinflussen. Je nach der Intensität dieser äußeren Entwicklungsreize,
die bei *Warmblütern* wirksamer sind als bei *Kaltblütern*, kann das Wachstum des
Trabekelsystems dem des übrigen Organs vorauseilen oder hinter ihm zurück-
bleiben. Der Durchmesserkurve nach zu urteilen, vermehrt sich die Trabekelmasse
nicht durch Teilung des Balkens, sondern durch rhythmisches, von den großen
Balken auf die kleinen übergreifendes Dickenwachstum. Dieses beruht bis zum
mittleren Alter vorwiegend auf einer Zunahme der Muskulatur, im höheren Alter
auf einer Bindegewebsvermehrung im Balkeninneren. Die Bedeutung der *Pferde*-
milz als ausgiebiger, sich rasch entleerender Erythrocytenspeicher (BARCROFT,
1926a, b, c; SCHEUNERT und KRZYWANEK, 1927a, b; OPPERMANN, 1947) nimmt
demgemäß (und entsprechend dem Verhalten des Relativgewichtes) bis zum
mittleren Alter stetig zu und danach langsam wieder ab.

Die Vorstellungen HARTWIGs (1949) über die hämodynamische Funktion des
Kapsel-Balkengerüstes der *Pferde*milz, die vermöge ihres Blutdepots eine wichtige
Rolle im Pfortader- und Gesamtkreislauf spielt, basieren auf denen v. HERRATHs
(1935d). Danach besteht das Balkennetz der *Pferde*milz aus einem von einem
dicken Muskelmantel (,,Muskelbalken") umhüllten elastisch-kollagenen Raumgitter (,,Bindegewebsbalken"). Der äußere ,,dynamische Balken" stellt und fixiert
den inneren ,,statischen Balken" und paßt so das Milzparenchym im groben dem
jeweiligen Funktionszustand an; die feinere Einstellung besorgt das Reticulo-
Endothel selbst. Die Hauptaufgabe des kräftigen, muskulösen Kapsel-Balkenapparates besteht darin, den Organinhalt rasch in die weite V. lienalis zu entleeren.

Nach Scheunert und Krzywanek (1927a, b) steigt beim normalen, nicht dagegen beim milzlosen *Pferd* nach Bewegung die Erythrocytenzahl im peripheren Blut bis zu 60% an, der Hämoglobingehalt erhöht sich bei *Warmblütern* um 35,30%, bei *Kaltblütern* um 30,35% (Heimann, 1936; Harring, 1936; s. auch Persson, 1967, Tab., Lit.). Außer dem Reticulum fungieren auch die kleineren Pulpavenen als Blutspeicher. Aufgabe der allseitig an die Venen herantretenden Balken und der kurzen, schwachen Venenbalken selbst ist es, durch Erweiterung der Venenlichtung das Blut aus der Pulpa anzusaugen. Die im Vergleich zur Carnivorenmilz „viel geringere relative Größe der *Pferde*milz" [v. Herrath, 1935d; in späteren Arbeiten (1953, Abb. 2; 1958, Abb. 22) rangiert dagegen die *Pferde*milz im Relativgewicht über der *Katzen*- und *Hunde*milz] werde dadurch wettgemacht, daß die *Pferde*milz durch ihren besser entwickelten Lymphapparat das Blutplasma schneller abfiltriert als die genannten Milzen [nach Scheunert und Krzywanek (1927a, b,) beeinflußt die Milzkontraktion beim *Pferd* nicht nur den Erythrocyten-, sondern auch den Eiweißgehalt des peripheren Blutes]. Nach dem eingangs Gesagten (vgl. Granaat, 1952; Zwillenberg, 1958) ist diese Diskussion um das Relativgewicht der Milz als Maßstab für ihre hämodynamische Funktion gegenstandslos.

An das Ende seiner Typenreihe stellt v. Herrath (1953, Abb. 2; 1958, Abb. 22) als extreme Speichermilz die des *Elches*. Ihr Kapsel-Balkengehalt ist nach Blumenthal (1952) der höchste der bisher untersuchten Säugermilzen; seine Zunahme mit dem Alter (22,7 Vol.-% beim einjährigen, 30,1% beim 14jährigen Tier) beweist, daß „die Lebensweise des *Elches* einen kontinuierlichen Reiz für die starke Entwicklung dieser Organteile darstellt"[1]. Das bedeutet eine indirekte Bestätigung der Beobachtungen v. Herraths, 1937, 1939c, 1958) und Hartwigs (1949) über den günstigen Einfluß niedriger Temperaturen und körperlicher Belastungen auf Wachstum und Differenzierung des Kapsel-Balkensystems der Speichermilz.

Der Muskelreichtum der inneren Kapselschicht und der mit ihr und untereinander verbundenen kräftigen Trabekel spricht zusammen mit der stark hervortretenden Elastica für große aktive Volumenschwankungen und eine entsprechende Speicherleistung der *Elch*milz. Bei der Entleerung der roten Pulpa über spärliche Pulpa- und Balkenvenen unterstützt eine gut ausgebildete Pulpamuskulatur den Kapsel-Balkenapparat.

IV. Alters- und krankheitsbedingte Veränderungen des Kapsel-Balkensystems

Wie alle Gewebe unterliegen auch die im Kapsel-Balkensystem der Milz vertretenen der Biomorphose (Bürger). Die Altersveränderungen der kollagenen, elastischen und retikulären Fasern sowie der glatten Muskelzellen entsprechen den von anderen Organen her bekannten (Hett, 1944; Leutert, 1960); bei der

---

[1] In Hinblick auf die bei *Elchen* überaus häufigen Darmerkrankungen und den hochgradigen Parasitenbefall (Lindau, 1968, Lit.: *Alces alces alces, A. a. americana, A. a. gigas*) muß allerdings bei der *Elch*milz in einem hohen Prozentsatz der Fälle mit einer pathologischen Bindegewebsvermehrung im Sinne einer chronisch-entzündlichen Splenomegalie bzw. eines splenoportalen Syndroms (Rotter und Büngeler, 1955, Lit.; vgl. Abb. 86) gerechnet werden, die das Kapsel-Balkengerüst besonders bei älteren Tieren (noch) mächtiger erscheinen läßt, als es normalerweise (schon) ist. Ähnliches gilt mutatis mutandis natürlich auch für andere Species (vgl. Eberl-Rothe, 1960; s. S. 209), d.h. bei der typologischen Einstufung einer (Säuger-)Milz ist nicht nur die ökologische Situation der betreffenden Species zu berücksichtigen, sondern auch die nosologische.

glatten Muskulatur bestehen sie vornehmlich in der Einlagerung von Abnutzungs-
pigment und in bindegewebiger Degeneration.

Über Altersveränderungen im Kapsel-Balkensystem der Nichtsäugermilz ist nichts Näheres bekannt. Bei der Säugermilz nimmt die in der Jugend bis
zu einem unterschiedlichen Höchstwert angewachsene Menge der glatten Muskulatur im Alter wieder ab. Das bedeutet eine — bei der Speichermilz besonders
hervortretende — Einbuße an hämodynamischer Wirksamkeit. Durch Rückgang
der muskulären und Anstieg der kollagenen und elastischen (vgl. LENNERT, 1961)
Komponente wird das Kapsel-Balkengerüst mit zunehmendem Alter relativ und
absolut bindegewebsreicher. Eine hinzukommende allgemeine Fibrose, die nach
v. HERRATH (1958) besonders bei den mit muskulösen Trabekelnetzen ausgestatteten Milzen (z.B. *Katze, Schwein, Pferd*) keine normale Alterserscheinung
darstellt, kann den Prozeß beschleunigen. Bei 12—16jährigen *Hunden* und *Katzen*
lockern sich die Trabekelmuskelbündel unter Verdichtung des umgebenden
Reticulums zunehmend auf, und zahlreiche Muskelzellen gehen durch hyaline
Degeneration zugrunde, während gleichzeitig überall im Balkengerüst Mastzellen
auftreten (NEMILOFF, 1936). Nach OBIGER (1940) sind von der Rückbildung der
Muskulatur in der alternden *Hunde*milz die Balken weniger betroffen als die
Kapsel; bei den in höherem Alter nach anfänglicher Zunahme wieder abnehmen-
den elastischen Fasern ist es umgekehrt. Auch das Kapsel-Balkengerüst der
*Pferde*milz (HARTWIG, 1949; vgl. LANGER, 1941) wird im Alter muskelärmer bzw.
bindegewebsreicher, d.h. es erfüllt mehr statische als dynamische Aufgaben. Die
elastischen Fasern sind bei alten *Pferden* meist gröber als bei *Fohlen*. Die Vermehrung der kollagenen Fasern beschränkt sich auf das Balkeninnere, die -peri-
pherie bleibt weiterhin kollagenfrei; es liegt also keine allgemeine Fibrose vor. —
EBERL-ROTHE (1960) konnte beim *Rhesusaffen* „keine auffälligen altersmäßigen
Variationen" des bindegewebigen Milzgerüstes feststellen.

Beim *Menschen* kann man nach v. HERRATH (1958) bereits vom 50. Lebensjahr an von einer Altersmilz sprechen. Die Elastizität der Milz beginnt schon
nach dem 40. Jahr — bei Leptosomen spürbarer als bei Eurysomen — nachzu-
lassen, das Ausmaß etwaiger Stauungshyperämien nimmt entsprechend zu
(IM OBERSTEG, 1951). Demgemäß zeigen die elastischen Fasern des Milzgerüstes
im Senium regelmäßig Degenerationserscheinungen (HARANGHY, 1958): sie sind
varicös verdickt, stärker gewunden und intensiver färbbar (GHIGI, 1932b);
besonders stark vermindert sich die Balkenelastica [PIERANGELI, 1953; im
Lymphknoten nimmt nach BARTEL und STEIN (1905) die Elasticamenge mit dem
Alter zu]. Die Trabekel der altersatrophischen Milz sind regelmäßig verdickt,
desgleichen die schlaffe, runzlige Kapsel (FISCHER, 1936; ROTTER und BÜNGELER,
1955); erheblich (bis mehrere mm) stärkere, weißbläuliche oder -bräunliche,
emailleartige Kapselverdickungen sind Folgen früherer Entzündungen (perispleni-
tische „Zuckergußmilz"; vgl. FISCHER, 1936; ROTTER und BÜNGELER, 1955).
Die im allgemeinen nach dem 60. Jahr auftretende Verdickung der normalen
Milzkapsel beruht wie die der -Balken größtenteils auf einer Hypertrophie der
kollagenen Fasern (vgl. LABUZEK, 1937/38). Sie beschränkt sich auf die äußeren
beiden Drittel der Kapsel und geht mit einer absoluten Reduktion der Fibro-
cytenzahl einher (GHIGI, 1932b). Im inneren Kapseldrittel häufen sich wie in
den Balken Pigmentzellen an (vgl. OUDENDAL, 1926; JÄGER, 1937b); der Muskel-
schwund ist hier noch ausgesprochener als in den Milzbalken (PIERANGELI, 1953).
Gelegentlich finden sich in Kapsel und Balken atrophischer Milzen ungeachtet
des allgemeinen Muskelschwundes (CANNA, 1938) auch lokale Anhäufungen glatter
Muskelzellen, die von der Gefäßmuskulatur ausgehen (GRASSI, 1935). Daß die
Bindegewebskomponente der *menschlichen* Milz mit steigendem Alter nicht nur

relativ, sondern auch absolut zunimmt, geht auch aus den Untersuchungen von HELLMAN (1926, Tabelle 24, Abb. 30) hervor. Der leichte Rückgang der absoluten Werte nach dem 40.—50. Jahr ist nach v. HERRATH (1958) nur scheinbar, da die Zahlen für diese Altersgruppe bei HELLMAN offenbar zu hoch liegen. — Die altersbedingte Bindegewebsvermehrung im Kapsel-Balkensystem der *menschlichen* Milz — die ohne entsprechende Zunahme des Hydroxylprolin- und Hexosamingehaltes des Organs (OTUJI, 1960) erfolgt — ist zumindest zeitlich schwer zu trennen von der im Senium regelmäßig zu beobachtenden allgemeinen Milzsklerose, in der HARANGHY (1958) weniger eine echte Alterserscheinung als vielmehr eine Folge (durch gestörte Blutversorgung bedingter) erhöhter Abnutzung erblickt.

An endo- und exogenen pathologischen Veränderungen des Kapsel-Balkensystems (vgl. GIUNTI, 1939) sei zunächst die für Splenadenome („splen in splene") und andere Harmatien (vgl. S. 43) charakteristische Trabekelaplasie (SCHULZ, 1937) erwähnt. Unter den primären Milztumoren gehen die sehr seltenen Leiomyosarkome (FELDMAN, 1928) und Fibrosarkome (ROTTER und BÜNGELER, 1955) vom Kapsel-Balkengerüst aus. Dieses ist auch an der allgemeinen Milzhyperplasie im Gefolge von Transplantationstumoren beteiligt (CALÒ, 1932). Multiple, herdförmige Hyperplasien und Hypertrophien der Trabekelmuskulatur finden sich bei Siderosklerose bzw. -fibrose (Gandy-Gamnasche Knötchen; vgl. ROTTER und BÜNGELER, 1955) der Milz (CARERE-COMES, 1938a). Die Arbeitshyperplasie und -trophie des Kapsel-Balkenapparates der (Speicher-)Milz wurde bereits besprochen. Auch die von MARCHESELLI (1930) an der vorgelagerten *Hunde*milz beobachtete Kapselverdickung dürfte weniger den wiederholten Milzpunktionen als dem vorausgegangenen Lauftraining zuzuschreiben sein — wenn auch ein chronischer Entzündungsreiz sehr wohl eine (bindegewebige) Verstärkung des Kapsel-Balkengerüstes verursachen kann (vgl. Fußnote 1, S. 218).

Die Hypophysektomie (HOUSSAY und LASCANO-GONZALEZ, 1935) läßt beim *Hund* Trabekelmenge und Kapseldicke der Milz unbeeinflußt. Das gleiche behaupten HENSCHEN und HOWALD (1929) auch von der Denervierung, die nach SUGIMURA (1939) zur Atrophie und partiellen Hyalinisierung der Balkenmuskulatur führt. Eiweißmangelkost und absoluter Hunger (GÜLZOW, 1949) schädigen beim *Hund* das Trabekelgerüst kaum, dagegen führt Vitamin A-Mangel bei der *Ratte* durch Vermehrung der kollagenen und elastischen Fasern zu einer Verstärkung des Kapsel-Balkengerüstes (GEBAUER, 1954a). Auch bei urämisierten *Kaninchen* (v. WOLFF, 1935) und längere Zeit unter stark erhöhter Außentemperatur (30—34° C) gehaltenen *Mäusen* (ROMEIS, 1923; CAILLET und SIMONDS, 1929) kommt es zu einer beträchtlichen Verdickung von Milzkapsel und -balken; die temperaturbedingte Dickenzunahme des Kapsel-Balkengerüstes beruht im wesentlichen auf der starken Organschrumpfung und geht nach 2—3monatigem Aufenthalt in normaler Temperatur wieder ganz zurück. Sauerstoffmangel (Unterdruckkammer) verursacht weder bei *Kaninchen* noch bei *Meerschweinchen* Veränderungen am Trabekelgerüst (SAATHOFF, 1951). — Teerpinselung bewirkt bei der *Maus* im Milzgerüst Fibrocytendegeneration sowie Auffaserung und Verquellung der Kollagenfaserbündel (BERGHOFF, 1928). Intravenöse Injektion von Bleisalzen (FONTANA und STAZZI, 1933) ruft beim *Kaninchen* vornehmlich eine Trabekelsklerose, solche von Kieselsäure (KOPPENHÖFER, 1935) eine allgemeine Milzfibrose hervor. — Eine chronische Strahlenschädigung durch wiederholte Injektionen von Thoriumdioxyd (Thorotrast) führt bei der *Ratte* zu einer diffusen oder knötchenförmigen Verdickung der Milzkapsel (BAILLIF, 1953). Ähnliche Veränderungen des Kapsel-Balkengerüstes finden sich auch an der *menschlichen* Thorotrastmilz (vgl. KARCHER, 1949; BÖRNER, MOLL, SCHNEIDER und STUCKE, 1960; LEVY, 1960; THIERBACH, BOTHE und LANGER, 1960; ZIRKEL, 1962).

Zahlreich sind die Angaben über kreislaufbedingte Veränderungen am Kapsel-Balkensystem der Milz. Bei Aneurysma der sklerosierten A. lienalis findet sich beim *Menschen* eine Verdickung der hilusnahen Kapselbezirke und Trabekel (NAEGELI, 1934), bei (nicht embolisch bedingtem) Milzinfarkt eine unterschiedliche Tingierbarkeit der Trabekelmuskulatur (SCHULZ, 1929; vgl. CARERE-COMES, 1937). Nach Unterbindung der A. lienalis verdickt sich beim *Hund* die Milzkapsel ohne wesentliche Strukturveränderungen auf das dreifache, die entsprechend verstärkten Trabekel verbinden sich untereinander durch Kollagenbrücken (STORTI, 1934); bei gleichzeitiger Unterbindung auch der V. lienalis schrumpft die Milz zu einem Konglomerat kernloser Trabekel zusammen (ROMANENKO, 1928; über traumatische Milznekrose vgl. NIESNER, 1932). Isolierte Abklemmung oder Unterbindung (vgl. LUBARSCH, 1927) der V. lienalis führt dagegen zu bindegewebiger Verdickung und Sklerosierung des Balkengerüstes (ROMANENKO, 1928; NAEGELI und MEYTHALER, 1932; GERACITANO, 1936). Kontinuierliche Stauung durch Drosselung der V. portae bewirkt in $\frac{1}{2}$—2 Jahren eine hochgradige Verdickung und Verdichtung des Kapsel-Balkensystems mit Hypertrophie

und -plasie der glatten Muskulatur (JÄGER, 1931) (Abb. 86). Beim *Kaninchen* kommt es
sowohl nach totaler wie partieller Unterbindung der V. lienalis unter Entwicklung eines
Kollateralkreislaufes nach anfänglicher ödematöser Auflockerung binnen 60—100 Tagen

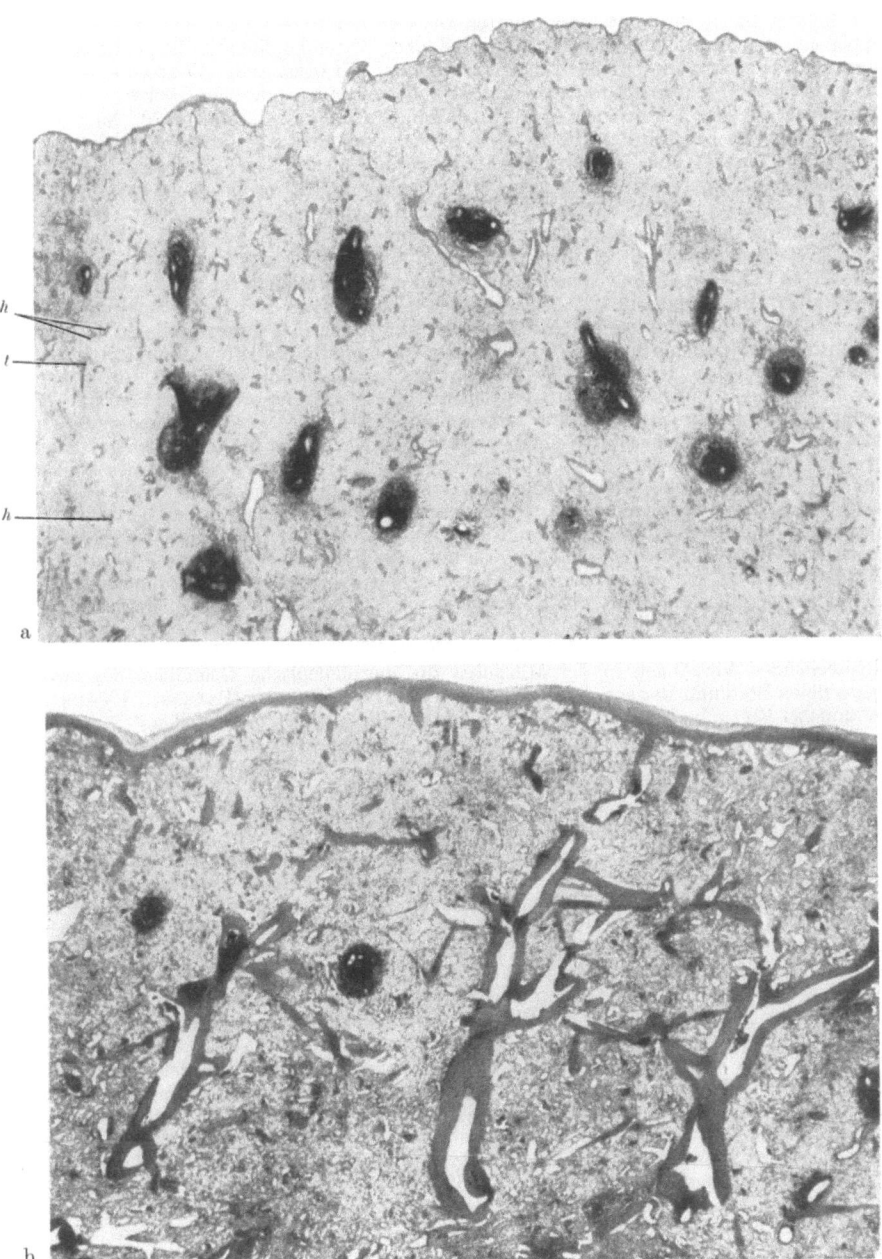

Abb. 86 a u. b. Kreislaufbedingte Veränderungen des Kapsel-Balkengerüstes der *Hunde*milz.
Nach JÄGER (1931). a Normale Vergleichsmilz eines $2^1/_2$jährigen männl. Tieres. *t* Trabekel,
h Hülsen. — b Durch über einjährige Drosselung der V. lienalis kontinuierlich gestaute Milz
eines $3^1/_2$jährigen männl. Tieres: Induration durch Trabekelverdickung, Erweiterung der
Balkenvenen und ihrer größeren Äste, Atrophie der Follikel

zu einer stauungsbedingten kollagenen Verdickung von Milzkapsel und -balken (LÖFFLER, 1934; NISHIOKA, 1935). BHASKARA MENON (1938a, b) findet bei *Kaninchen* und *Ratte* nach totaler Unterbindung der V. portae das Balkengerüst der erheblich vergrößerten Milz deutlich verschmälert, 2—4½ Monate nach partieller Drosselung, Ligatur des linken Haupt- astes oder artifizieller Phlebitis der V. portae jedoch Kapsel und Balken sklerotisch verdickt und die Oberfläche des stark verkleinerten Organes durch Dauerkontraktion der Trabekel lappig eingezogen. Auch beim *Menschen* sind nach Thrombophlebitis der V. lienalis Milz- kapsel und -balken stets erheblich dicker als normal (KLAGES, 1932; BORDASCH, 1936); bei Atrophie nach Milzvenenthrombose besteht außer einer hochgradigen Dickenzunahme der Trabekel auch eine Vermehrung der Trabekelanschnitte (JÄGER, 1937a, b). Nach CANNA (1938) kommt es bei Milzatrophie zu einer Sklerose des Balkengerüstes mit Reduktion der glatten Muskelzellen, bei kreislaufbedingter Splenomegalie (über das quantitative Verhalten des Kapsel-Balkensystems bei Milzvergrößerungen verschiedener Genese s. GOR- DON, HOLDER und FEITELBERG, 1948, Tab., Diagr.) dagegen zu einer Hyperplasie der Balkenmuskulatur, die sich bei dieser „muskulären Milzcirrhose" mit Unnaschem poly- chromen Methylenblau deutlich metachromatisch anfärbt (CARERE-COMES, 1937; vgl. GRAU- MANN, 1964, Lit.); besonders stark verdickt sind in hypertrophierten Milzen die interlobu- lären Balken (BAUD und DUPREZ, 1947). Bei den splenoportalen oder Banti-Syndromen findet sich vielfach eine durch peritrabekuläre (und subcapsuläre) Fibrose bedingte „Trabekel- aufsplitterung" (DÜRR, 1924), die auch etwaige Nebenmilzen betrifft (TISCHENDORF, 1965). Akute kardiogene Stauung bewirkt nach GRASSI (1935) zunächst eine Dehnung bzw. Streckung der muskulösen und elastischen Elemente mit entsprechender Verschmälerung der Milzbalken. Diese initiale Phase relativer Insuffizienz des Kapsel-Balkensystems geht nach einiger Zeit in eine reaktive über, in der gelegentlich sogar knötchenförmige Trabekel- verdickungen (vgl. CARERE-COMES, 1937) auftreten. Die in spärliches, zellarmes kollagenes und reichliches elastisches Gewebe eingebetteten glatten Muskelzellen sind dabei vergrößert, die sich nur amitotisch teilenden Kerne verlängert. In der Schlußphase degeneriert die Balken- muskulatur und wird unter Wucherung der Elastica durch sklerosierendes Kollagengewebe ersetzt. Bei hepatogener Stauung (vgl. JORES, 1932/33) kommt es frühzeitig zu einer mit Kernvergrößerung und -spiralisierung einhergehenden Hypertrophie der Balkenmuskulatur, schließlich aber auch zu Degeneration, Ersatz durch — weniger als bei kardialer Stauung zur Sklerose neigendes — Kollagengewebe und reaktiver, elastöser Verstärkung von Kapsel und Balken. Diese regressiven Veränderungen am Kapsel-Balkensystem dürften zusammen mit entsprechenden Vorgängen in der Milzpulpa die morphologische Grundlage des zweiten, irreversiblen Stadiums der sog. dynamischen Milzinsuffizienz (PATRASSI, 1955; s. auch EWERBECK, 1947a, b, 1949, 1953; ROTTER und BÜNGELER, 1955) darstellen.

HOFMANN (1951) analysierte nicht nur die Kapselstruktur normalgewichtiger *menschlicher* Milzen, sondern auch die unter- und übergewichtiger: Ähnlich der *Neu- geborenen*milz haben auch abnorm kleine *Erwachsenen*milzen (drei, 32 bzw. 50 und 60 g schwere Organe von einem 24-, 32- und 23jährigen) eine sehr dünne, korkenzieherförmige Kollagen- fasern enthaltende Kapsel ohne subseröses Maschengitter. Abnorm große Milzen (eine 330 g schwere Stauungsmilz nach Myokarditis mit Mitralstenose, ein 450 g schweres Organ bei akuter lymphatischer Leukämie und ein 620 g schweres bei chronischer Splenitis mit Stauung) haben eine gegenüber normal großen entsprechend verdickte, im Prinzip aber ähnlich struk- turierte Kapsel. Das subseröse Maschengitter — auch hier nur eine einzige, dünne Schicht — läßt die für die normale Milz typischen Strahlenfiguren vermissen. HOFMANN nimmt an, daß sie beim Wachstum der Kapsel überdeckt und infolge mangelnder funktioneller Reize (d.h. der bei hochgradiger Splenomegalie ausbleibenden größeren Volumenschwankungen) nicht wieder gebildet wurden. Die ursprüngliche Parallelbündelung der auf das Mehrfache ver- stärkten inneren Kollagenfaserlagen ist einer gewissen Unordnung gewichen. Das gleichfalls gröber gewordene elastische Netz zeigt an den Trabekelfußpunkten dieselbe Anordnung wie in der normalen Milz. Das Zerreißdiagramm (HOFMANN, 1951, Abb. 16) ergibt eine deut- liche funktionelle Minderwertigkeit der hypertrophischen Milzkapsel. Während nämlich die normale Kapsel eine typische Dehnungskurve mit einer Zerreißgrenze von 350 g (bei senk- recht belasteten Gewebsstreifen von 1×4 cm) aufweist und nach Wegfall der Belastung elastisch zur Ausgangslänge zurückkehrt, ist die hypertrophierte Kapsel fast undehnbar und reißt bei 300 g. Ob das grundsätzlich für alle hochgradig vergrößerten Milzen gilt (über das Verhalten der Kapsel bei kurzfristiger Dehnung s. ARINCI, 1961), oder auch von der Splenomegalieform (vgl. u.a. FISCHER, 1936; ROTTER und BÜNGELER, 1955; MEYTHALER und SÖLLA, 1959; STREICHER, 1959, 1961) abhängt, muß offenbleiben.

Das Einreißen der Milzkapsel hat — als traumatische Milzruptur (echte Spontan- rupturen gibt es nur bei pathologisch veränderten Milzen) — große praktische Bedeutung (Lit. bei STREICHER, 1961; GIESELER, 1965, 1967; REIMANN, 1967). Wie stumpfe Bauch- verletzungen bewirken auch experimentell gesetzte direkte und indirekte Milztraumen zu über $^9/_{10}$ Querrisse. Zerreißproben ergaben, „daß die Widerstandsfähigkeit der Kapsel- streifen aus der Querachse etwa dreimal so groß ist wie bei den Längsstreifen" (KÖLE, 1954).

C. Milzpulpa

I. Gerüstelemente der Milzpulpa

1. Retikuläres Grundgerüst der weißen und roten Pulpa

a) Reticulumzellen

Als Grundgerüst und Träger der spezifischen Funktion von Milz, Lymphknoten, lymphoretikulärem Apparat der Darmwand und Knochenmark ähnelt
das retikuläre Bindegewebe (BARGMANN, 1964; s. auch HAM, 1957; MAXI-
MOW und BLOOM, 1957; COPENHAVER und JOHNSON, 1958; GOERTTLER, 1963;
BUCHER, 1965) — das beim erwachsenen *Menschen* etwa 1% des Körpergewichtes
ausmacht (DRINKER; zit. nach SCHALLOCK, 1955) — strukturell und funktionell
am meisten dem embryonalen Bindegewebe. Gleich diesem bilden auch die verästelten Zellelemente des Reticulums ein von weiten, flüssigkeitserfüllten Inter-
cellularräumen durchsetztes Raumgitter, dem sich ein den Zellschwamm ver-
steifendes Netz argyrophiler Fibrillen ((Retikulin- oder Gitterfasern) anschmiegt.
Eng mit der Blut- und Lymphbahn verbunden, stellt das in fixe und freie Zellen
(MAXIMOW, 1927) zerfallende retikuläre Gewebe die Stammzellen der roten und
weißen Blutkörperchen, in den lymphoretikulären Organen vor allem der Lympho-
und Monocyten und der gleichfalls in die Gewebsmaschen übertretenden histiocytär-
makrophagocytären Elemente. Ihre Fähigkeit zur Phagocytose und Speicherung
weist den Reticulumzellen eine wichtige Rolle bei der cellulären Abwehr, dem Blutabbau sowie dem Eisen-, Eiweiß-, Fett-, Lipoid- und Vitaminstoffwechsel zu. Als
„aktives Mesenchym des Erwachsenen" bildet das Reticulum zusammen mit dem
ihm auch funktionell verwandten Endothel der Blut- und Lymphcapillaren das
„Reticulo-endotheliale System" [RES (ASCHOFF, 1924a, b); s. S. 407ff.].

Das Reticulum bildet als dreidimensionales Netz die gemeinsame Grundlage der weißen und roten Milzpulpa. HARTMANN (1930) verwahrt sich mit Recht
dagegen, unter Reticulum nur den faserigen Anteil zu verstehen (HUECK, 1928;
SCHILLING, 1928) bzw. protoplasmatische und fibrilläre Komponente (HEU-
DORFER, 1921; BAUER, 1934; KLEMPERER, 1938; FRESEN, 1957; v. HERRATH,
1958) voneinander zu trennen (v. MÖLLENDORFF, 1932; HUZELLA, 1941); denn
beide gehören morphologisch und funktionell zusammen. Auch WEISS (1964)
versteht unter Reticulum „the combination of cellular ... and extracellular
reticulum." Ein Syncytium bzw. Symplasma, wie früher vielfach behauptet (z.B.
HUECK, 1920, 1948; ALFEJEW, 1926; MAXIMOW, 1927; RIEGELE, 1929, 1932;
STUDNIČKA, 1929, 1952; PISCHINGER, 1951a, 1953, 1954a, 1963, Lit.; ORTEGA
und MELLORS, 1957; KELLNER, 1962), stellt das Milzreticulum nach neueren,
besonders elektronenmikroskopischen Befunden (vgl. LENNERT, 1961, Lit.;
FRESEN, 1964; COSSEL, 1965; SWARTZENDRUBER, 1965) nicht dar.

Während PLENK (1927) die Form des Gitterfasernetzes auf Gestalt und Anordnung der Reticulumzellen zurückführt, nimmt HUZELLA (1929a, b, 1931a,
1941; vgl. TÖRÖ, 1934) den umgekehrten Zusammenhang an. In den Mesenteriallymphknoten (erwachsener *Hunde* und *Katzen*) kommen rein plasmatische Reticulumbezirke [von v. HERRATH (1958) als „reticulumfreie Stellen" bezeichnet]
vor, in denen die Faserdifferenzierung unterblieben ist (HEUDORFER, 1921). Das
Reticulum der Säugermilz ist in der weißen Pulpa, besonders den Follikelzentren,
überwiegend zellig; in der roten Pulpa enthält es reichlich Fasern (HARTMANN,
1930, Abb. 15 und 17; vgl. CLARA, 1952). v. HERRATH (1958; vgl. dagegen BAUER,
1934) hält Faserarmut und Zellbildung für ein Zeichen der Primitivität und bringt
den zunehmenden Faserreichtum des Pulpareticulums in der aufsteigenden Tierreihe [nach DÜNZEN (1939) und RUMYANZEV (1939) nicht zutreffend] in Verbin-

dung mit den wachsenden kreislaufmechanischen Anforderungen; demgemäß sei das Milzreticulum niederer Vertebraten weicher und zellreicher als das höherer.

STIEVE (1939 a, b) leitet alle Zelltypen der explantierten *Erwachsenen*milz von der (undifferenzierten) Reticulum- bzw. Mesenchymzelle ab. Die Lehre von den Mesenchymreserven im erwachsenen Organismus (MAXIMOW, ASCHOFF, v. MÖL-LENDORFF, HUECK; vgl. BILLERBECK, 1953; u.a.) steht nach BAUER (1934, Lit.) in Widerspruch zur Embryologie: „Mesenchym" und „erwachsenes Bindegewebe", gleichviel aus welchen Körperregionen, sind „Anfang und Ende eines irreversiblen Entwicklungsprozesses, ... was man ... als Mesenchym des erwachsenen Körpers bezeichnet, entspricht in morphologischer und funktioneller Hinsicht keineswegs dem embryonalen Bindegewebe... Das eigentliche Mesenchymproblem liegt auf dem Gebiet der Intercellularsubstanzentstehung."

Zu der von HARTMANN (1930) gegebenen allgemeinen Charakteristik der Reticulumzellen — die sich im Leben aktiv (NIESSING, 1938/39) den wechselnden Funktionszuständen der Milzpulpa anpassen (HARTMANN, 1933; TISCHENDORF, 1956a, 1958c; HERRLINGER, 1957; v. HERRATH, 1958) — sei einiges über ihr spezielles Verhalten bei verschiedenen Arten nachgetragen.

Angaben über das Milzreticulum der Selachier finden sich bei MAXIMOW (1923b), HEMMETER (1926), YOFFEY (1929), LOERBROKS (1953), SCHLARB (1953) und MURATA (1959b), der Holocephalen und Ganoiden bei SCATIZZI (1932) bzw. ROBESON (1932) und BRUINE (1937), der Teleosteer bei COCQUIO (1929), YOFFEY (1929; vgl. DAWSON, 1935), McNEE (1932a, b, c), RUMYANTZEV (1939), MURATA (1959b), HARDER (1964) und HAIDER (1966), der Dipnoer bei JORDAN und SPEIDEL (1931) sowie DUSTIN (1934), der Gymnophionen bei WEILACHER (1933), der Urodelen bei HARTMANN (1926, 1933), NAKAJIMA (1928), JORDAN und SPEIDEL (1930a), DAWSON (1932a), OHUYE (1932) und MURATA (1959b), der Anuren bei TISCHTSCHENKO (1931), STERBA (1950) und MURATA (1959b), der Reptilien bei JORDAN und SPEIDEL (1927, 1928a, b, c), SCATIZZI (1930a, b), PERLA und MARMORSTON (1935), DUSTIN (1938), DÜNZEN (1939), GOSLAR (1958, 1960) und MURATA (1959b), der Vögel bei JORDAN (1935), SÉLYMOSY (1936), TIRONI (1937) und TUGUNCEV (1953).

Bei *Perca fluviatilis, Leuciscus idus, Carassius carassius, Cyprinus carpio, Salmo gairdneri* und *Tinca tinca* lassen sich im Reticulum der Milzkammern zwei Zellelemente unterscheiden: „Zellen mit großen, chromatinreichen Kernen verschiedenster Form und Zellen mit großen blasigen Kernen" (HAIDER, 1966). Bei *Pleurodeles* (HARTMANN, 1933) erhält sich die ursprüngliche, vacuoläre Struktur der Mesenchymzellen nur dort, wo sie dichter beieinander liegen. Mit zunehmender Dehnung wird das Cytoplasma der Reticulumzellen transparenter und feinstreifiger; die Zellkerne zeigen in der erwachsenen Milz rundlich-ellipsoide oder auch flach-gebogene Formen. Das Pulpareticulum der *Frosch*milz (STERBA, 1950) besteht aus aktiven (zwischen weißer und roter Pulpa: inaktiven und faserlosen), sich mitotisch und amitotisch in Makrolymphocyten umwandelnden, im Vergleich zur Säugermilz (vgl. HOEPKE, 1933) auffällig großen Reticulumzellen mit schwach acidophilem Plasma und ovalem, netzförmigen Kern mit 2 Nucleolen, das der *Eidechsen*milz (DÜNZEN, 1939) aus mit einanderverbundenen, verzweigten Zellen (Kerngröße 3—5 μ) mit einer Maschenweite von 5—6 μ im ungebahnten, 6—10 μ im gebahnten („Reticulumröhrchen") Teil.

Unter den Säugern zeigt *Echidna* (Monotremata) ein Milzreticulum aus verästelten, acidophil granulierten Zellen mit 1—2 rundlich-ovalen, nur wenige grobe Chromatinbrocken enthaltenden Kernen. Die Bildung etwa 10 μ großer, basophil granulierter Makrophagen ist bei *Echidna* nicht so ausgeprägt wie bei *Siphonops, Alligator* oder *Erinaceus* (BASIR, 1931/32). Bei *Igel* und *Fledermaus* (Insectivora) unterscheidet HOEPKE (1931a, 1933) im Milzreticulum 5 Zelltypen: 1. Die inaktive Reticulumzelle, MAXIMOWs „undifferenziertes retikuläres Syncytium" (ovaler, 5×6 μ großer Kern, staubförmiges Chromatin, kleiner Nucleolus, Kernsaft und Plasma schwach oxyphil), kommt besonders in den Zentren vor. 2. Die etwas größere aktive Reticulumzelle, meist kurz „Reticulumzelle" genannt (ovaler, leicht gekerbter Kern, netzförmiges Chromatin, mehrere kräftige Nucleolen, Kernsaft blaß, Cytoplasma faserig, schwach oxyphil), ist wegen ihrer Neigung zur Speicherung den Histiocyten zuzurechnen und kommt in den Zentren wie im übrigen Reticulum vor. Sie ist durch Übergänge mit der inaktiven Reticulumzelle verbunden und vermehrt sich gleich dieser mitotisch und amitotisch. Die Reticulumzellen der roten Pulpa sind weniger differenziert als die der weißen, aber mehr als die der Hülsen. 3. Die spangenförmige Hülsenzelle (länglichschmaler, glasiger Kern, oxyphiles Cytoplasma) bildet nicht immer Reticulumfasern. 4. Die Capillarendothelzelle unterscheidet sich durch längeren Kern, dichteres Chromatin, undeutliche Nucleolen und leicht basophilen Kernsaft von der Reticulumzelle. 5. Die in engster Verbindung mit den Reticulumzellen stehende Sinusendothelzelle sticht durch feinstes, staubförmiges Chromatin, entsprechend blassen Kern und ebensolches Plasma von der gewöhnlichen Endothelzelle ab. — Wie HOEPKE betont auch WATZKA (1937), der das Pulpareticulum 28 verschiedener Tierarten [besonders *Igel* (Insectivora), *Eichhörnchen*, *Ziesel* (Rodentia), *Hermelin*, *Wiesel* (Carnivora)] und des *Menschen* untersuchte, die enge Verwandtschaft der Hülsen- und Sinusendothelzellen mit den gewöhnlichen, feingranulierten Reticulumzellen. Diese zeigen bei manchen Species [*Hund* (Carnivora), *Schwein* (Artiodactyla)] ähnliche, wenn auch nicht so intensive Zerfallserscheinungen wie die Hülsenzellen und Megakaryocyten. WATZKA bringt diese Plasmaabschnürung mit der Regeneration der Blutglobuline und der Thrombocytenbildung in Verbindung. — Die Reticulumzellen der Rodentiermilz [*Maus* (vgl. DUNN, 1954, Lit.; KRETSCHMAR und JERUSALEM, 1963; DUQUE, 1965), *Ratte* (vgl. KINDRED, 1955; CLEMENS und RICHTER, 1958), *Kaninchen* (vgl. BAKALOS und THADDEA, 1944; MARSHALL und WHITE, 1950; RICHTER, 1953)] haben nach OMORI (1954) einen mittelständigen, runden Kern mit dicker Membran, einen juxtanucleären Golgiapparat und ein bei Giemsafärbung basophiles Plasma mit durch Janusgrün bzw. Neutralrot (zur Vitalfärbung der Reticulumzellen s. SEKI, 1933a—d; SJÖSTRAND, 1945/46) darstellbaren Mitochondrien, Vacuolen und Fremdkörpereinschlüssen. Im Zusammenhang mit den in der Milzpulpa ablaufenden physiologischen Prozessen wechselt bei der *Maus* sowohl die Form der einzelnen retikulären Elemente als auch das Aussehen des von ihnen gebildeten Netzes (RAPOŠ, 1965). Beim *Meerschweinchen* enthalten die rundlichen, cytoplasmaarmen Pulpazellen im Gegensatz zu den protoplasmareicheren retikulären Elementen im Altmann- oder Bendapräparat normalerweise keine mitochondrienartigen Gebilde (WALLBACH, 1932a). — In Anlehnung an FEYRTER (1951a, b) und vornehmlich mit dessen Einschlußfärbung [native Gefrierschnitte in Ehrlichschem Hämatoxylin (PISCHINGER, 1955)], aber auch im üblichen Schnitt- und Tupfpräparat unterscheidet PISCHINGER (1951a, b, c, 1953, 1954a, 1959, 1962a, b, 1963) im „netzigen Syncytium" der *Meerschweinchen-*, *Ratten-*, *Rinder-* und *Menschen*milzpulpa eine große, „ansehnliche" und eine kleine, „unansehnliche" Reticulumzelle. Aus dem 1. Typ entstehen Histio-, Phago- und Monocyten sowie auf besondere Reize hin in den Keimzentren mitotisch auch Lymphocyten, die im übrigen amitotisch aus dem 2. Typ hervorgehen (MEYER, 1933, 1942; HOEPKE, 1951b; TUNETAKE, 1954). — In der *Kaninchen-* und *Hunde*milz kommt es im Alter zu einer Vermehrung der Reticulumzellen. Ihr reichlicheres Auftreten im Ausstrich der *Kaninchen*milz (RICHTER, 1953) führt v. HERRATH (1958) ebenso wie die hohen Leukocytenwerte ihres Pulpablutes darauf zurück, „daß das Reticulum der *Kaninchen*milz im Gegensatz zu dem mehr kreislaufmechanisch beanspruchten des *Hundes* vorwiegend zellbildend ist". Angaben über das Pulpareticulum der Carnivorenmilz machen auch NEUBERT

(1922), OBERNIEDERMAYER (1926) und NEMILOFF (1936). Letzterer findet bei *Hunden* und *Katzen* im Alter die Reticulumzellen verlängert, ihr Plasma verdichtet und hyalinisiert, den Tonus herabgesetzt und die Pulpamaschen erweitert. — JACKSON und DE BOOM (1951) führen im Ausstrich-Splenogramm der *Rinder*milz (Artiodactyla) unter 18 verschiedenen Zelltypen auch die Reticulumzelle mit ihren lympho-, plasmo- und monocytären Abkömmlingen und den eng verwandten Hülsenzellen auf. — Die Reticulumzellen der *Pferde*milz (Perissodactyla) sind nach HARTWIG (1949) langgestreckter, die Reticulummaschen weiter als bei anderen Säugermilzen. Die länglich-runden, fein strukturierten und von einer deutlichen Membran abgegrenzten Kerne besetzen die Knotenpunkte des

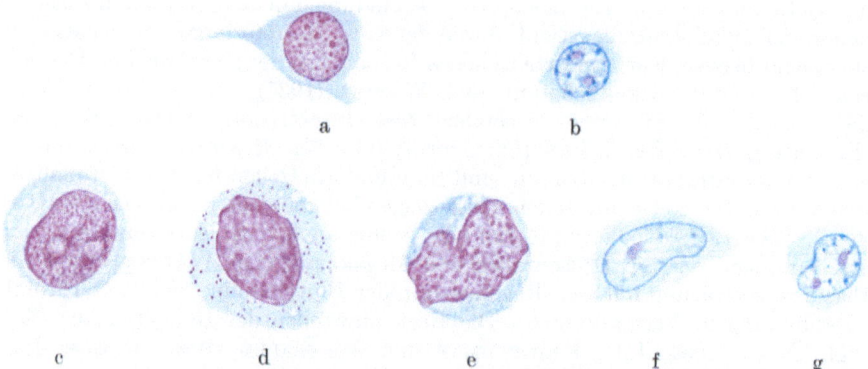

Abb. 87a—g. Kleine und mittlere Reticulumzellen (Histiocyten) im Ausstrich und Schnitt: a Kleine lymphoide Reticulumzelle im Ausstrich. Retikuläre Kernstruktur; relativ breites, graublaues Plasma. — b Entsprechende Zelle im Schnitt. 2 deutliche Nucleolen, Plasmafarbe kräftiger als „Kernsaft"! — c Junger Histiocyt mit typischer Kernform und -struktur im Ausstrich. — f u. g Mittlere Reticulumzelle (f) und unreifer Histiocyt (g) im Schnitt. Plasma des unreifen Histiocyten scharf begrenzt und deutlich graublau. — Ausstrich (a, c—e): Pappenheim, 1250×. Schnitt (b, f—g): Azur-Eosin, 2000×. Nach LENNERT (1961)

Pulpareticulums, dessen cytoplasmatische Anteile gleich den faserigen Altersschwankungen unterliegen.

Aufschlüsse über das Verhalten der Reticulumzellen in der normalen und pathologisch veränderten (vgl. KLEMPERER, 1932a, b, 1938; BESSIS, 1947, 1954, 1956; SCHALLOCK, 1955) *menschlichen* Milz liefert neben der Schnitt- und Ausstrichuntersuchung von Sektions- oder Operationsmaterial die Biopsie (über die Auswertung von Milzpunktaten s. TEMPKA und KUBICZEK, 1938; MOESCHLIN, 1947a, b; HEILMEYER und BEGEMANN, 1955; LÜDIN, 1955; GRUNZE, 1957; HITTMAIR, 1957a, b, 1960; LEIBETSEDER, 1958a; STREICHER, 1961; u.a.). W. TISCHENDORF (1957; vgl. W. TISCHENDORF und FRANK, 1940: Verweis auf MAXIMOW, 1927; EHRICH, 1946; s. auch RÖHLICH, 1930) unterscheidet im (Lymphknoten-) Reticulum 3 Grundtypen: 1. die indifferente Reticulumzelle oder undifferenzierte Mesenchymzelle [ihrer Kleinheit wegen im Punktat leicht mit kleinzelligen, wenig polymorphen Geschwulstzellen zu verwechseln (GRUNZE, 1957)], 2. die Retothelzelle (vgl. FRESEN, 1957), 3. den Makrolymphocyten. MOVAT und FERNANDO (1964) beschreiben im lymphoretikulären Gewebe 6 verschiedene Zelltypen: Reticulumzellen, Makrophagen, Ufer- und Stammzellen, Lympho- und Plasmocyten. — Da eine umfassende, kritische Gegenüberstellung von Ausstrich (bzw. Tupf)- und Schnittpräparat (vgl. KLIENEBERGER, 1927; LAUDA und REZEK, 1931; KLEMPERER, 1938) für die *menschliche* Milz noch nicht existiert, wird hier bezüglich der Reticulumzellen auf die den Lymphknoten betreffende (betr. des Knochenmarks s. HECKNER und VOTH, 1954) Darstellung von LENNERT (1961; Lit., Tab.; s. auch LEIBER, 1961) zurückgegriffen.

Im Ausstrichpräparat (Pappenheim) unterscheidet LENNERT [1961; Tabelle 2 und 3 (Lit.), Abb. 20 und 21; vgl. GRUNDMANN, 1958a] folgende retiku-

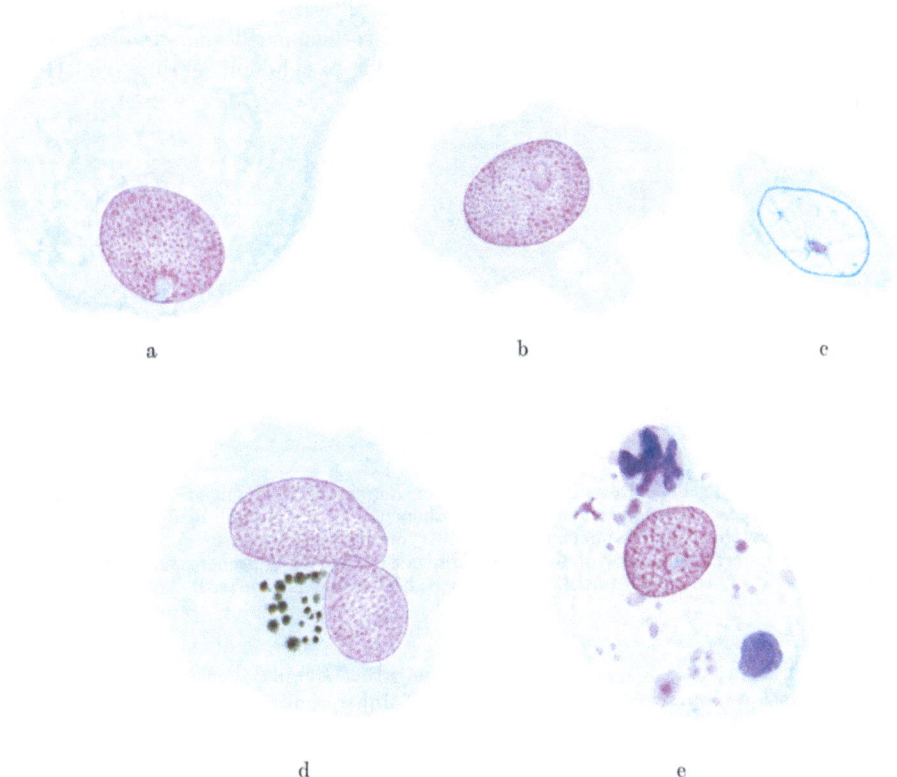

a   b   c

d   e

Abb. 88a—e. Große Reticulumzellen im Ausstrich und Schnitt: a Große Reticulumzelle im Ausstrich. Breites, scharf begrenztes Plasma (abgelöste Sinus-Retothelzelle?); basophiler, distinkter Nucleolus. — b Große Reticulumzelle im Ausstrich. Plasma hell, unscharf begrenzt (Reticulumzelle der Pulpa?). — c Große Reticulumzelle im Schnitt. Hellgrau-blaues, unscharf begrenztes Plasma; heller „Kernsaft", spärliches Chromatingerüst. — d Melaninhaltige große, zweikernige Reticulumzelle im Ausstrich. Melanin grünlich-braun. — e Kerntrümmerphag im Ausstrich. — Ausstrich (a, b, d, e): Pappenheim, Vergr. 1250×. Schnitt (c): Azur-Eosin, Vergr. 2000×. Nach LENNERT (1961)

lären Elemente (Abb. 87, 88, 89): 1. kleine, lymphoide Reticulumzellen (von Lymphocyten nur im Tusche-Tupfpräparat abzugrenzen; Kerne dunkel, Chromatin feiner als bei Lymphocyten, Nucleolen undeutlich, meist solitär; Cytoplasma graublau, breiter als bei Lymphocyten), 2. mittlere Reticulumzellen [seßhafte: Cytoplasma graurötlich, unscharf dendritenartig begrenzt; Kerne oval, retikulär, Nukleolen meist nicht sichtbar — abgelöste = Histiocyten (über Histio- und Monocyten s. auch MASUGI, 1927): ovale, rundliche und bohnenartige Formen; Kerne grob-retikulär oder streifig, mit zunehmendem Alter pyknotisch, trapezförmig bis an die Zelloberfläche reichend, Nucleolen nicht sichtbar; Cyto-

plasma grau-hellblau, oft leicht oxyphil und fein granuliert, mit zunehmendem
Alter vacuolisiert (über die Unterschiede der Histiocyten bei *Mensch* und *Maus*
vgl. GORER, 1946)], 3. große Reticulumzellen (Kerne meist plump-oval, gelegentlich doppelt, feinkörnig-retikulär, mehrere hellblaue Nucleolen; Cytoplasma
schwach basophil, scharf begrenzt oder schwach oxyphil, verwaschen; sessile,
cytoplasmareiche Formen mit plumpen Fortsätzen und mobile, plasmaarme, abgerundete), 4. Kerntrümmer-, Pigmento- und Lipophagen, 5. Epitheloidzellen
(junge, große, „saftige" mit plump-ovalem, charakteristisch strukturierten Kern,
1—2 deutlichen Nucleolen, graublauem oder -rötlichem Plasma und gealterte,
kleine, „dürre" mit pyknotischem Kern und oxyphilem, graurot-violetten,

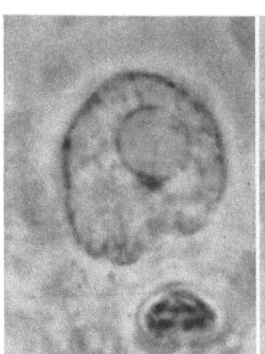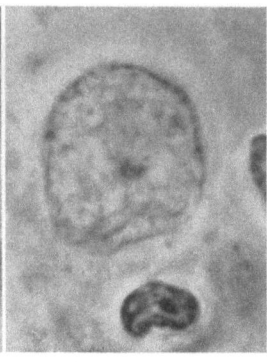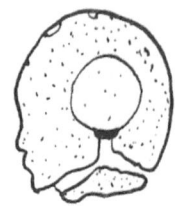

Abb. 89. Eine große, helle Reticulumzelle aus der *Ratten*milz im Feulgen-Quetschpräparat,
aufgenommen in zwei verschiedenen optischen Ebenen. Links: Darstellung des Nucleolus mit
dem benachbarten Heterochromatin. Mitte: ein vom Heterochromatin zur Kernmembran
ziehender, sich verzweigender Kanal. (Phasenkontrast). Rechts: halbschematische Zeichnung.
Original von Prof. Dr. E. GRUNDMANN, Wuppertal-Elberfeld [Beitr. path. Anat. **119** (1958),
Abb. 8]

vacuolisierten Plasma). — Im Schnittpräparate (Giemsa) lassen sich ebenfalls
kleine, mittlere und große Reticulumzellen, Makrophagen und Epitheloidzellen
auseinanderhalten.

Karyometrisch (KRAUSE, 1935; RENTZOW, 1935; LEIBETSEDER, 1958a;
LENNERT und REMMELE, 1958) gehören die großen Reticulumzellen und Kerntrümmerphagen zur Klasse K 1—1$^1/_2$ ($\sim$ 144 und 204 µ³), die mittleren zu K $^1/_2$
—³/₄ ($\sim$ 72 und 102 µ³), die kleinen lymphoiden zu K $^1/_4$—³/₈ ($\sim$ 36 und 51 µ³),
die jungen Histiocyten zu K $^1/_2$ ($\sim$ 72 µ³) und die saftigen Epitheloidzellen zu
K 1$^1/_2$ ($\sim$ 204 µ³). Im Lymphknoten gehört die Hauptmasse der Reticulumzellen
der mittleren Größenklasse an.

Aus der Cytochemie und der Versilberung nach WEIL-DAVENPORT schließt
LENNERT (1961, Tabelle 3, Lit.; vgl. MAXIMOW, 1927; EHRICH, 1931; FEYRTER,
1951 a, b; PISCHINGER, 1951 a, b, c, 1953, 1954a, 1959, 1962a, b, 1963; LENNERT,
1953) auf die Existenz von mindestens 2 Reticulumzellrassen: „einerseits die
großen, breitleibigen Reticulumzellen mit starker Fermentaktivität und andererseits die kleinen, schmal-plasmatischen Formen mit geringem Fermentgehalt".
Die ersteren kommen als „Retothelien" in der Pulpa, in den Follikeln einschließlich Keimzentren („Sternhimmelzellen") und in den Sinus vor. Die letzteren,
auch als undifferenzierte Reticulumzellen bezeichneten entsprechen morphologisch
weitgehend den Histiocyten und treten nur bei stärkerer Zellneubildung hervor.

Bildung, Weiterentwicklung und Untergang der Reticulumzellen
(vgl. LENNERT, 1961, Lit.): Die Reticulumzellen regenerieren homoplastisch (zur

Terminologie der Teilungsmechanismen s. WEICKER, 1957), z.T. mitotisch, z.T. amitotisch (retikuläre Riesenzellen) und meroamitotisch (MASSHOFF und FROSCH, 1958; s. auch MEYER, 1933; PISCHINGER, 1951a, b, 1954a; FEYRTER, 1951b, 1954; PAPE und PIRINGER-KUCHINKA, 1956, Lit.). Die großen Reticulumzellen entstehen unter rhythmischer Zunahme des Kernvolumens aus kleineren; bei den jungen Histiocyten spielt die meroamitotische (karyonomische) Teilung eine besondere Rolle. Unter der Funktion runden sich die reticulo-histiocytären Zellen — zu deren Bildung POLICARD (1957) auch Lymphocyten, Fibroblasten und Gefäßendothelien (BRICKNER, 1927; GOUNELLE, 1928) heranzieht — ab und lösen sich aus dem Verband, um gegebenenfalls wieder in ihn zurückzukehren (HAMAZAKI und WATANABE, 1929) oder in Leber und Milz zugrundezugehen (CLASING, 1930). Auch die Epitheloidzellen dürften reticulogener Herkunft sein (NAGAI, 1956).

Als Mutterzellen für andere Zellreihen kommen nach MAXIMOW (1927), MARSHALL (1956, Lit.) u.v.a. nur ,,undifferenzierte", metallophobe (MARSHALL) Reticulumzellen in Frage, nach TROWELL (1958a, b, Lit.: s. auch MAXIMOW, 1923a; DEMPSEY, 1958) jedoch auch Makrophagen. Aus großen Reticulumzellen entstehen über aktivierte oder ,,blastische" (Hämohistioblasten nach BESSIS, 1954) Reticulumzellen basophile Stammzellen, aus Reticulumzellen der Klasse K $^{1}/_{2}$ hemihomo-hemiheteroplastisch Proplasmazellen, vielleicht auch Lymphoblasten, und aus kleinen lymphoiden Reticulumzellen metaplastisch ,,retikuläre" Plasmazellen und Gewebsmastzellen. Nicht stärker phagocytierende oder umgebildete (metallophile) Reticulumzellen können sich in (metallophobe) Fibroblasten umwandeln (MARSHALL, 1956, Lit.; POLICARD, 1957, Lit.); ob dies auch für Epitheloidzellen gilt, ist fraglich. Die gewöhnlichen Reticulumzellen gehen unter Ausscheiden aus dem Verband an Ort und Stelle zugrunde, die abgerundeten ebenfalls in situ oder in der Blutbahn.

Die Funktion der Reticulumzellen (vgl. LENNERT, 1961, Lit.) besteht 1. in der Bildung der für das lymphoretikuläre Gewebe charakteristischen Elemente: basophile Stammzellen, Germino- und Lymphoblasten, Plasma- und Mastzellen. Die 2., faserbildende Funktion ist nur fakultativ; bei stärkerer Phagocytose und Zellwucherung unterbleibt sie. Die 3., wichtigste Funktion ist die Aufnahme und Verarbeitung antigener (Krankheitserreger, Toxine, Fremdeiweiß) und nichtantigener (eigene Blutzellen, Pigmente, sonstiges körpereigenes und -fremdes Material) Substanzen, d.h. die Einschaltung in die Antikörperbildung, die Blutmauserung (MIESCHER, 1957, Lit.), den Eisen (HEILMEYER und PLÖTNER, 1937, Lit.; MARSHALL, 1956, Lit.; VANNOTTI, 1957, Lit.; GEDIGK, 1958, Lit.; HEILMEYER, KEIDERLING und WÖHLER, 1958)-, Eiweiß- und Lipoid (MARSHALL, 1956, Lit.; BYERS, MIST-ST. GEORGE und FRIEDMANN, 1957, Lit.)-stoffwechsel. Bei der Phagocytose (POLICARD, 1957, Lit.; TÖRÖ, 1961; u.v.a.) umfließt das Hyaloplasma den Fremdkörper, sofern es — bei den Bakterien durch Opsonine begünstigt — an ihm haften kann. Von der Phagocytose fester Partikel abzugrenzen ist die Aufnahme von Flüssigkeitströpfchen durch undulierende Membranen (LEWIS, 1931: Pinocytose) und die von sehr feinen kolloidalen Teilchen, z.B. gewissen Farbstoffen (GÉRARD und CORDIER, 1932; zit. nach POLICARD, 1957: Athrocytose). Näheres über die Stoffwechseltätigkeit des Reticulo-endothelialen bzw. Reticulo-histiocytären Systems (RES bzw. RHS.) s. S. 409ff.

Cytochemie der Reticulumzellen (LENNERT, 1961, Tabelle 3, Lit.; vgl. ACKERMANN, KNOUFF und HOSTER, 1951; BRAUNSTEIN, FREIMAN und GALL, 1957, 1958; GRAUMANN und NEUMANN, 1958; HECKNER, 1960, MERKER 1963): Angaben über den RNS-Gehalt des retikulären Gewebes bei verschiedenen Vertebraten machen VENDRELY und VENDRELY (1959; vgl. ANDREASEN und OTTESEN, 1945).

Lipide sind in den Histiocyten häufiger darstellbar (Sudanschwarz) als in den großen
Reticulumzellen und Kerntrümmerphagen. Die PAS-Reaktion auf Polysaccharide (WISLOCKI, RHEINGOLD und DEMPSEY, 1949; LEBLOND, 1950; vgl. GRAU-
MANN, 1964, Lit.) ist in allen Kerntrümmerphagen und Epitheloidzellen, aber nur
in wenigen Reticulumzellen und Histiocyten positiv; größere Mengen perjodatreaktiven Materials wurden in den Reticulumzellen der fetalen *Mäuse*- und der
erwachsenen *Ratten*milz nachgewiesen. Die Reticulumzellen der fetalen *Ratten*-
(SEO, 1955) und jugendlichen *Goldhamster*milz (GRAUMANN, 1964) enthalten
ebenso wie die der erwachsenen *menschlichen* Milz (KRUCKENBERG, 1954) regelmäßig Glykogen. — Die Peroxydasereaktion fällt bei allen retikulären Formen
mit Ausnahme der Histiocyten negativ aus. Alle reticulo-histiocytären Elemente
enthalten in wechselnder Menge unspezifische Esterase, den höchsten Gehalt
haben die großen und mittleren (monocytären) abgelösten Formen (LENNERT und
LÖFFLER, 1959). Der Gehalt an saurer Phosphatase und Phosphamidase (BRAUN-
STEIN, FREIMAN und GALL, 1957, 1958) ist geringer als der an Esterase. Die
Reaktion auf alkalische Phosphatase ist in allen retikulären Zellen negativ.
Acetylcholinesterase findet sich bei *Katze, Kaninchen* und *Ratte* vornehmlich in
den unmittelbar die Keimzentrum-Capillaren der Milzfollikel berührenden retikulären und histiocytären Elementen (D'AGOSTINI und ROSSATTI, 1959). Die
Leucinaminopeptidase (LAP)-Aktivität von Milz, Pankreas und Niere verhält
sich bei *Maus* und *Ratte* wie $12:11:100$ (KORHONEN und RUPONEN, 1962). Eine
starke LAP-Reaktion findet sich in den die Zentralarterien umgebenden Reticulumzellen der weißen Milzpulpa. Lymphopoetische Zentren geben eine schwächere LAP-Reaktion als lympholytische (die Lymphocyten selbst sind LAP-
negativ). Der bei der *Ratte* besser als bei der *Maus* ausgebildete „perifollicular
collar" ist stärker LAP-positiv als der ihn umgebende „perifollicular halo";
sonst reagiert in der roten Pulpa nur das Reticulum der bei der *Maus* regelmäßig
vorkommenden extramedullären Blutbildungsherde LAP-positiv. Bei unter
2 Wochen alten *Mäusen* und *Ratten* fällt die LAP-Reaktion schwächer aus als
bei älteren Tieren.

Autoradiographie. Von den parenchymatösen Organen der *Ratte* weisen
1 Std nach Injektion von 0,7—1,0 mC/g Tritium-Thymidin Milz und Thymus die
höchste Zahl markierter Zellen auf (MACDONALD und MALLORY, 1959; vgl. RIEKE,
1962; HINRICHSEN, 1963). Nach den autoradiographischen Untersuchungen von
MAURER (1957, 1960), NIKLAS und OEHLERT (1956), TISCHENDORF und LIN-
NARTZ-NIKLAS (1958a, b, 1962a, b), OEHLERT (1959), OEHLERT und SCHULTZE
(1960), OEHLERT, SCHULTZE und MAURER (1960), SCHULTZE, OEHLERT und MAURER
(1960, 1961) mit verschiedenen S^{35}-, C^{14}- und H^3-markierten Aminosäuren an *Maus*,
Ratte und *Kaninchen* gehört das reticulo-endotheliale System zu den Gewebsforma-
tionen mit dem höchsten Eiweißumsatz. Übereinstimmend treten im S^{35}-, C^{14}- und
H^3-Autoradiogramm der Milz die (unter der Strahleneinwirkung wuchernden) Reticulumzellen gegenüber dem nur schwach radioaktiven Kapsel-Balkenapparat, den
Lympho- und Granulocyten durch ihre Schwärzung deutlich hervor. Ihre Eiweiß-
umsatzrate ist nur dreimal kleiner als die der den Höchstwert erreichenden Plasma-
zellen und entspricht dem lebhaft wachsender und sich teilender Zellen (z. B.
Stratum germinativum der Epidermis). Bei größtmöglicher autoradiographischer
Auflösung (TISCHENDORF und LINNARTZ-NIKLAS, 1962a), im H^3-Autoradiogramm,
zeigen die Kerne (Durchmesser 4—7 μ, Nucleolus 1—2 μ) der großen Reticulumzellen und basophilen Stammzellen eine sehr hohe Silberkorndichte über dem
Chromatin und Nullwerte über dem chromatinfreien Karyoplasma. Über dem
Cytoplasma findet sich eine gleichmäßige, dem mittleren Verhalten des Kernes
entsprechende Schwärzung.

Bei Supravitalfärbung (LENNERT, 1961, Lit.; s. auch SABIN, 1921; SIMP-
SON, 1922; CUNNINGHAM, SABIN und DOAN, 1925; SABIN, DOAN und CUNNING-
HAM, 1925; FORKNER, 1927a, b, 1929; SABIN und DOAN, 1927; SEEMANN, 1930;
SEKI, 1933a—d; ZWEIBAUM, 1938/39; AMANO, 1948; SCHWIND, 1950, Lit.;
AKAZAKI, KOZIMA, HASEGAWA, MURATA, UEGANE und KODA, 1956, Lit.) mit
Neutralrot und Janusgrün im Tupfpräparat sind die kleinen Reticulumzellen
nicht einwandfrei zu identifizieren. Die mittleren Reticulumzellen bzw. Histio-
cyten enthalten wenige, verschieden große Neutralrotgranula; die Kernumgebung
zeigt stäbchenförmige oder runde Janusgrüngranula (Mitochondrien). In den
großen Reticulumzellen ist ihre Zahl etwas geringer als in den mittleren (vgl.
WALLBACH, 1932c); Neutralrotgranula sind spärlich oder fehlen. Die Kern-
trümmer-, Pigmento- und Lipophagen enthalten neben großen, farblosen Vacuolen
zahlreiche grobe Neutralrotgranula, aber nur vereinzelte Janusgrüngranula. Die
Epitheloidzellen weisen im Zentrum bzw. perinucleär eine dichte, rosettenartige
Anhäufung von Neutralrotgranula, in der Peripherie reichlich Janusgrüngranula auf.

Imprägnationen. Die Versilberung nach WEIL-DAVENPORT (LENNERT,
1961, Lit.; s. auch MARSHALL, 1956; BLACK und SPEER, 1958, 1959a, b, c) stellt
im Pulpareticulum (des menschlichen Lymphknotens) außer großen Zellen mit
breitem, weitverzweigten Plasma auch zahlreiche erheblich kleinere Elemente
mit schmalerem, abgerundeten Plasma — offenbar Histiocyten — dar. Mit einer
modifizierten Hortega-Technik lassen sich in der Pulpa (der Mäusemilz) außer
gewöhnlichen Reticulumzellen auch freie Makrophagen und Sinuswandzellen
sichtbar machen (RAPOŠ, 1965). Bei Goldimprägnation (ALTSCHUL, 1930) zeigen
die Reticulumzellen (der Kalbsmilz) farblose, metallophobe Kerne und dunkel
granuliertes, metallophiles Plasma; über die Chromaffinität der Reticulumzellen
(beim Kaninchen) s. MOHRI (1962).

Die allgemeine Eigenfluorescenz der Milzpulpa ist bei Maus, Meerschweinchen und Kaninchen nach SJÖSTRAND (1945/46; Verweis auf ERÖS, 1932; HAM-
PERL, 1934; BOMMER, 1939; WIMMER, 1939; POPPER, 1940, 1941) blauweiß.
Große Zellen der roten Pulpa mit zahlreichen, gelbgrün bis -orange aufleuchten-
den Granula können Verzweigungen bzw. lange Ausläufer aufweisen und „ein
Netzgefüge bilden" (Reticulumzellen?), kleinere Zellen unregelmäßig-langgestreckt
oder mehr rundlich sein. Auch in den Zentren der weißen Pulpa finden sich langgestreckte Zellen mit gelb-weiß leuchtenden Einschlüssen. Die gelb bis goldbraun
fluorescierenden Granula der großen Pulpaelemente entsprechen z.T. Pigmentgranula, kommen aber auch in pigmentlosen Milzen vor. — Bei der Ratte grenzt
sich die in ihrem Inneren nur wenige selbstfluorescierende Elemente enthaltende
weiße Milzpulpa durch eine geschlossene Reihe von solchen gegen die im Vergleich zum Thymus- und Lymphknotenreticulum eine stärkere diffuse Eigenfluorescenz („background autofluorescence") aufweisende rote Pulpa ab (SAINTE-
MARIE, 1965).

Im Phasenkontrast (BESSIS, 1954, Lit.; POLICARD, 1957; RIND, 1959;
s. auch BRAUNSTEINER und FELLINGER, 1960, Lit.; u.v.a.) zeigt der exzentrische,
unterschiedlich große Kern der retikulären Zellen eine fleckig-streifige Zeichnung
und mehrere nucleoläre Verdichtungen; die Kernstruktur wird mit zunehmender
-größe zarter und lockerer. Bei Bewegung wird der rundlich-ovale Kern durch
die Zentrosphäre nierenartig eingedellt. Das Cytoplasma hat eine hyaline, agranu-
läre Außenzone und eine dunklere, Zentral- und Golgiapparat enthaltende Innenzone, deren zahlreiche Mitochondrien, Granula und z.T. lipidhaltige Vacuolen die
$0,6—2 \mu$ große, juxtanucleäre Zentrosphäre aussparen. Kinematographisch (POLI-
CARD, 1957) zeigen die reticulo-histiocytären Zellen 3 Bewegungsarten: Fort-

bewegung der Zelle, undulierende Bewegung des Hyaloplasmas und oscillierende
Bewegung des Zentroplasmas; immer vorhanden ist nur die letztere. Neben
sekundär (durch Zellschädigung nach Phagocytose) immobilen Reticulumzellen
gibt es primär seßhafte, bei denen erst bestimmte Reize ein Motilität auslösen
(vgl. MAXIMOW, 1927).

Mit den feineren Details der Reticulumzellen und ihrem Verhältnis
zu den Retikulinfasern befassen sich elektronenmikroskopisch u.a.
BESSIS (1947, 1954, 1956, 1960, Lit.), v. HERRATH und DETTMER (1951a, b),
BENEDETTI (1954), v. HERRATH und LENTZ (1954), DE HARVEN und BERNHARD
(1956), POLICARD (1957), TANAKA, HANAOKA und AMANO (1957), WEISS (1957,
1958, 1959, 1962a, b, 1963, 1964), FRESEN und WELLENSIEK (1958, 1959), STOEK-
KENIUS (1958a, b), STOECKENIUS und NAUMANN (1958), TANAKA (1958), GUSEK
(1959, Lit.), MILLER (1959, Lit.), REINAUER (1959), FRESEN (1960, 1964), GRAN-
BOULAN (1960), YODAIKEN (1961), GALINDO und IMAEDA (1962), HAN (1962),
PICTET und SIMON (1962), SIMON und PICTET (1962, 1964), ZWILLENBERG und
ZWILLENBERG (1962, 1963a, b), GALINDO und FREEMAN (1963), MOORE, MUMAW
und SCHOENBERG (1964), MOVAT und FERNANDO (1964), ONOE und TSUKADA
(1964), ROBERTS und LATTA (1964), COSSEL (1965), SWARTZENDRUBER (1965),
GIESEKING (1966, Lit.), FUKUMIZU (1967) und SAKUMA (1968).

TANAKA (1958; vgl. BERNHARD, HAGENAU und LEPLUS, 1955; TANAKA, 1957;
MOE, 1963, 1964, Lit.; TÖRÖ, 1964) unterscheidet elektronenmikroskopisch an
den Reticulumzellen (der Lymphknoten-Pulpa) 3 Entwicklungsphasen: 1. Funk-
tionierende Reticulumzellen [polymorpher, ovaler Kern mit 1—3 Nucleolen
(über das allgemeine Verhalten des Nucleolus in retikulären Zellen s. PITTALUGA
und BESSIS, 1944); schwach entwickelter Golgiapparat; zahlreiche große, längs-
ovale Mitochondrien; kräftiges, im Gegensatz zu den Plasmazellen auf einen Teil
der Zelle beschränktes Ergastoplasma; schmales Ektoplasma mit reichlich endoplasmatischem Reticulum (POLICARD und BESSIS, 1956) und angelagerten Gitterfasern (FRESEN und WELLENSIEK, 1958, 1959; REINAUER, 1959; HAN, 1962)].
2. Proliferierende Reticulumzellen (ebenso groß, aber abgerundet; größere, der
Kernmembran anliegende Nucleolen; Golgiapparat wie bei Lymphocyten vorwiegend vacuolär; Mitochondrien perinucleär angehäuft; spärliches Ergastoplasma und manchmal auch endoplasmatisches Reticulum), homoplastisch die
retikulären Elemente regenerierend und unter Abrundung heteroplastisch basophile Stammzellen bildend. 3. Reticulumzellen der Intermediärphase (Gehalt an
Ribonucleinsäuregranula und endoplasmatischem Reticulum von der Aktivität
abhängig), entsprechend den ruhenden (plasmaarmen) und aktivierten (plasma-
reichen) Reticulumzellen von STOECKENIUS (1957a, b, 1958b) und GUSEK (1959:
elektronenoptische Eigenschaften der „saftigen" Epitheloidzelle). — Die Sinuswandzellen (länglicher Kern, schmales Plasma mit spärlichem Ergastoplasma und
endoplasmatischem Reticulum) des Lymphknotens ähneln nach TANAKA (1958)
mehr den Gefäßendothelien und Mesothelien als den Reticulumzellen (vgl. dagegen FRESEN und WELLENSIEK, 1958, 1959; FRESEN, 1960, 1964) und bilden
1—2 flache, lückenlos verfugte, aber nicht syncytiale Zellagen. Nach REINAUER
(1959) sind sie elektronenoptisch heller als die Retikulumzellen der Pulpa und
zeigen vielfach feine intercelluläre Poren (vgl. CLARK, 1962); eine Basalmembran
ist nicht nachweisbar (vgl. FRESEN, 1964). TÖRÖ und RÖHLICH (1962; s. auch
TÖRÖ, 1964) finden "no fundamental difference between endothelial and reticulum
cells". Die von STOECKENIUS (1957a, b) in der Milz beschriebene „kleine dunkle
Reticulumzelle" kommt nach FRESEN und WELLENSIEK (1958, 1959) auch im
Lymphknoten vor.

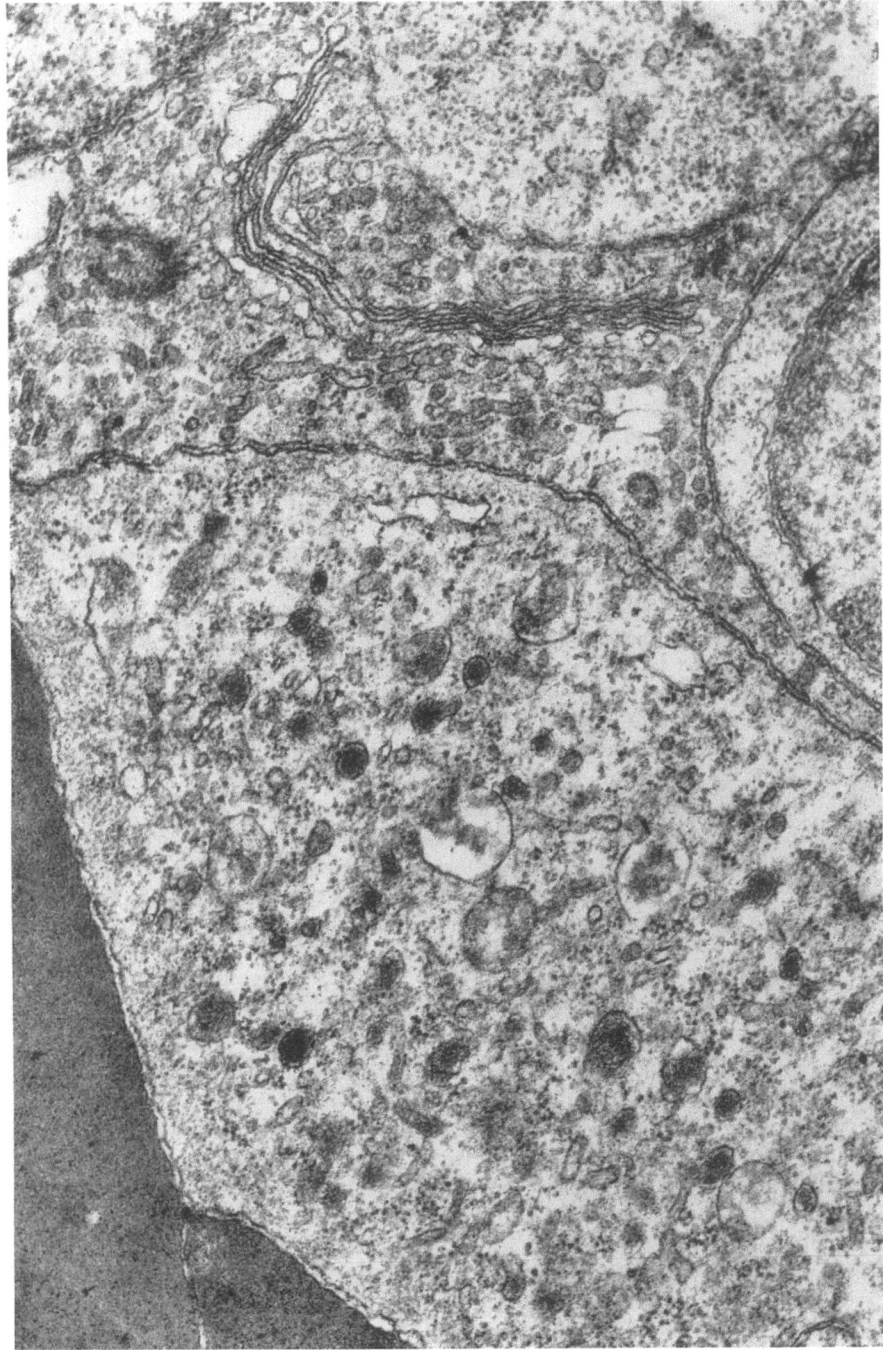

Abb. 90. Reticulumzellen einer *Bachforellen*milz. In einer der oberen Zellen fallen der Golgiapparat und ein schräg getroffenes Centriol auf. In der unteren Zelle zahlreiche elektronendichte Einschlüsse, von einer einfachen Membran umgeben. Vergr. 38000×. Nach ZWILLEN-
BERG und ZWILLENBERG (1963 b)

Die an der Erythrophagocytose (vgl. S. 448) beteiligten Reticulumzellen der *Forellen*milz (Abb. 90, 196) zeigen außer Mitochondrien und einem stark entwickelten Golgiapparat mehr „glattes" als „rauhes" endoplasmatisches Reticulum sowie zahlreiche, von einer Membran umhüllte elektronendichte Einschlüsse von etwa 200 mµ Durchmesser (Lysosomen?). Sie senden Ausläufer zwischen die in den Reticulummaschen befindlichen Erythrocyten (ZWILLENBERG und ZWILLEN-BERG, 1963b; ZWILLENBERG, 1964). — In den Reticulumzellen der embryonalen *Hühner*milz (DE HARVEN und BERNHARD, 1956) sowie der erwachsenen *Kaninchen*- (ROBERTS und LATTA, 1964) und *Ratten*milz (ABDEL-BARI und SORENSON, 1965b) wurden vereinzelt Zentralgeißeln beobachtet.

Die Reticulum- und Sinuswandzellen der *Kaninchen*milz (WEISS, 1957, 1958, 1959, 1962a, b) enthalten in ihren basalen Abschnitten mit basischen Farbstoffen, Uranylacetat und PAS darstellbares granuläres Material, das sich elektronenoptisch als Mischung aus intracellulärer Ribonucleinsäure und extracellulärem Mucoproteid [vgl. die Befunde von WASSERMANN (1958) an den Lebersinus] erweist. Die meist zirkulär um die Lymphscheidenarterien angeordneten Reticulumzellen der weißen Pulpa der *Kaninchen*- und *Ratten*milz (WEISS, 1964) gehören verschiedenen Typen an, darunter einem fibroblastenähnlichen. Am häufigsten vertreten sind große, mit extracellulärem Reticulum vergesellschaftete Zellen. Sie enthalten außer charakteristischen, mit „rauhem" endoplasmatischen Reticulum verbundenen Vacuolen eine gegen das extracelluläre Reticulum gerichtete Plasmaverdichtung und können phagocytieren (vgl. PULVERTAFT und HUMBLE, 1962). Das extracelluläre Reticulum kann weitgehend aus Fibrillen, aber auch ganz aus Grundsubstanz bestehen. Es wird im allgemeinen völlig von den Reticulumzellen umschlossen. Wo es ausnahmsweise — wie in der Knötchen-randzone — frei zutage liegt, könnte es vom Blutplasma ausgewaschen werden: „The discovery of a collagenous compound in circulating blood (KEISER, LE ROY, UDENFRIEND und SJOERDSMA, 1963) is of interest in relation to the possible dissolution of extracellular reticulum into plasma" (WEISS). In Milz und Lymphknoten der *Ratte* (TRAUTMANN und LIPPMANN, 1960) lassen sich „non-differenciated, phagocytic, and fiber-associated reticular cells" (HAN, 1962) unterscheiden; letztere umschließen in beiden Organen allseitig die Reticulumfasern. Während jedoch im Lymphknoten die tief eingefaltete Zellmembran gewissermaßen um die Faser rotiert und sie häufig in enge Nachbarschaft zum Kern bringt, fehlt diese Einfaltung in der Milz, und an der Umhüllung jeder Faser beteiligen sich stets mehrere Zellen. Nach SIMON und PICTET (1962, 1964; vgl. PICTET und SIMON, 1962) zeigen die Reticulumzellen der *Ratten*milz ein klares Cytoplasma mit zahlreichen phagocytären Vacuolen und Einschlüssen, einen gut ausgebildeten Golgiapparat und ein stärker entwickeltes Ergastoplasma als die Sinuswandzellen. Das zwischen je zwei Cytoplasmalamellen der Fibrocyten befindliche fibrilläre Material (vgl. HRADIL, JIRÁSEK, KUBÉŠ und PASTUŠKOVÁ, 1965) bildet in seiner Gesamtheit das argentaffine Netz des Pulpareticulums.

Bei GALINDO und IMAEDA (1962) besteht das Reticulum der *Mäuse*milz [vgl. GALINDO und FREEMAN, 1963: *Ratten-, Meerschweinchen-, Hunde-* und *Rhesus*-milz; KOYAMA, AOKI und DEGUCHI, 1964; SAKUMA, 1968: *Hunde*milz; ROBERTS und LATTA, 1964: *Kaninchen*milz (s. Abb. 263, 264); YAMORI und MORI, 1964; SWARTZENDRUBER, 1965; SWARTZENDRUBER und HANNA, 1965; SAKUMA, 1968: *Mäuse*-milz] in der im Vergleich zur roten weniger elektronendichten weißen Pulpa aus zum RES gehörenden fixen Reticulumzellen und Makrophagen, extracellulärem Reticulum und freien Zellen. Die fixen Reticulumzellen (vgl. MAXIMOW und BLOOM, 1957; BLOOM und FAWCETT, 1962) treten in zwei zahlenmäßig gleich starken Formen auf: "Fixed Reticular Cell"-Typ A (FRCA) und B (FRCB). FRCA unterscheidet

sich durch geringere Größe, spindelförmigen Zelleib mit langen Ausläufern, länglichen, gekerbten Kern mit gleichmäßig verteiltem Chromatin und großen Nucleolen, große Mitochondrien mit an Embryonalzellen erinnernden Cristae, höheren
RNP-Gehalt und (durch stärkere Basophilie bedingte) größere elektronenoptische
Dichte nach Behandlung mit Phosphorwolframsäure von FRCB. FRCA ist identisch mit der „kleinen dunklen Reticulumzelle" von STOECKENIUS und NAUMANN
(1958), FRCB mit der fixen Reticulumzelle von GRANBOULAN (1960); ein den
„primitive reticular cells" von HAM (1957) entsprechender Zelltyp („parent cells of
FRCA") ist im erwachsenen Milzgewebe nicht auffindbar. FRCA ist vermutlich die
Vorstufe von FRCB. Die mit FRCB durch zahlreiche Zwischenstufen verbundenen

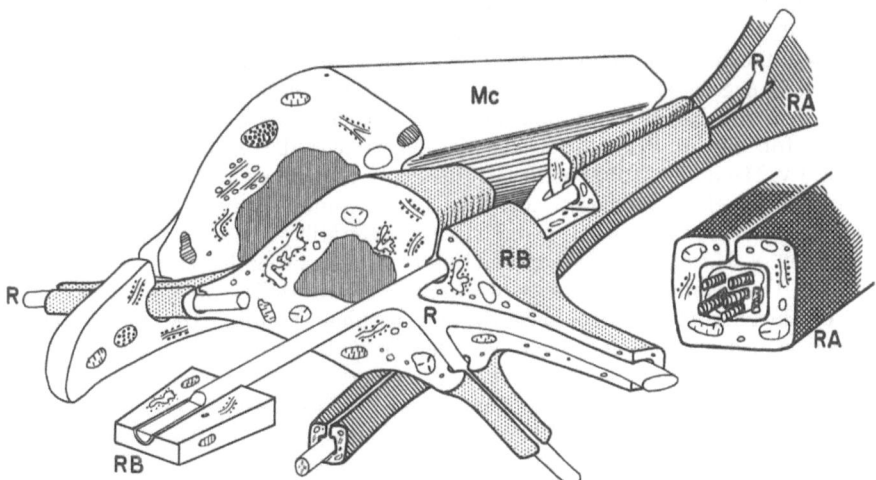

Abb. 91. Hypothetisches Schema der Beziehungen zwischen fixen Reticulumzellen und
Makrophagen im Stroma der *Mäuse*milz. Rechts ein plasmatischer Ausläufer einer fixen
Reticulumzelle des Typs A, der das aus einer amorphen Substanz mit eingelagerten Fibrillen
bestehende Reticulum umschließt. *Mc* Makrophag, *R* Reticulum; *RA*, *RB* fixe Reticulum-
zellen des Typs A (*FRCA*) bzw. B (*FRCB*). Nähere Erklärung im Text. Original von Dr. Dr.
B. GALINDO, Caracas [GALINDO, B., u. T. IMAEDA, Anat. Rec. **143** (1962), Fig. 1]

Makrophagen (vgl. SWARTZENDRUBER und CONGDON, 1963; CARR, 1968), die größten
Elemente der weißen Pulpa, haben eine unregelmäßige Gestalt und große, ovale,
relativ chromatinarme Kerne mit meist mehreren Nucleolen. Das Cytoplasma ist
weniger dicht als bei den anderen Stromazellen und enthält z.T. aus dem Blutabbau stammende Substanzen; charakteristisch für die Makrophagen ist die
reiche, Y-förmige Verzweigung des endoplasmatischen Reticulums. GALINDO und
IMAEDA rechnen die Makrophagen weder zu den fixen noch zu den freien Zellen,
da (vielleicht schnittbedingt) nicht immer eine Verbindung zum übrigen Stroma
nachweisbar ist. Sie stimmen mit WEISS (1957) und STOECKENIUS (1958a, b) darin
überein, daß das extracelluläre Reticulum aus einer amorphen Substanz wechselnder Dichte mit unregelmäßig eingelagerten Fibrillen gleicher Achsenperiode
(600 Å) wie die kollagenen Fasern (KRAMER und LITTLE, 1953) besteht. Dem
Fibrillendurchmesser (von nur 500 Å) nach handelt es sich jedoch nicht um
kollagene (SORENSON, 1960; MOORE, MUMAW und SCHOENBERG, 1964) Fibrillen,
sondern um retikuläre (WASSERMANN, 1958). Das extracelluläre Reticulum ist
fast gänzlich von den fixen Reticulumzellen beider Typen umschlossen oder
zwischen diese und die Makrophagen eingeschoben (GALINDO und IMAEDA, 1962)
(Abb. 91; vgl. Abb. 267). Die freien Zellen — Lymphoblasten, Lympho-

cyten und Plasmazellen — erfüllen dicht gedrängt die Reticulummaschen und unterscheiden sich elektronenoptisch nicht von denen anderer Organe. Die Wandzellen des die weiße Pulpa gegen die rote abgrenzenden „limiting sinus" ähneln den fixen Reticulumzellen. MOORE, MUMAW und SCHOENBERG (1964: *Kaninchen*) werfen GALINDO und IMAEDA (1962) vor, durch eine Spezialnomenklatur den Eindruck zu erwecken, das Milzreticulum stelle etwas Einmaliges dar: „in fact, its components are not different from those found in any other organ or tissue." LEONARDI und MUNARI (1962: *Mensch*) halten zudem Sinus- und Pulpastrangzellen submikroskopisch für identisch.

v. HERRATH und DETTMER (1951a, Abb. 2—4; b) beschreiben elektronenmikroskopisch an der durchspülten *Katzen*milz (Schnitt-Schallpräparation nach WOLPERS, Osmiumdampffixierung und Beschallung; Gömöri-Versilberung formolfixierten, mechanisch homogenisierten Materials; Wolframoxydbedampfung; versilberte 10 μ-Schnitte) in den lichtoptisch leeren Reticulummaschen mehr oder weniger dichte Netze in Cytoplasma oder Kittsubstanz eingebetteter Fibrillenbündel [ob sie im Plasma oder an der Oberfläche der Zellfortsätze verlaufen, möchte v. HERRATH (1958) nicht entscheiden, „obwohl sie in den Zelleibern (vgl. KLEMPERER, 1938) zu liegen scheinen"]. Ein ähnliches Netz findet sich auch zwischen den Sinusendothelien der *menschlichen* Milz; in seinen feinsten Lücken vermuten v. HERRATH und LENTZ (1954) noch makromolekulare Gitter, deren von der O_2-Spannung abhängige wechselnde Permeabilität auf Verschiebungen im Hyaluronsäure-Hyaluronidase-System beruhen könnte. Die intercellulären Membranen der Sinus sind noch veränderlicher als die des Reticulums; die verschiedenen Bilder im gleichen Arbeitsgang hergestellter Präparate werden als Äquivalent einander folgender Bildungs- und Funktionsstadien gedeutet [vgl. die Angaben von RIENHART (1930), HUECK (1935, 1948), MUTO (1937), CLARA (1955), MOORE und RUSKA (1957), BARGMANN (1958, 1964), HORT und HORT (1958), FAWCETT (1959), BUCHER (1963), ROBERTS und LATTA (1964) über das Capillargrundhäutchen]. Diffus verteilte oder aneinandergereihte Silberkörnchen in den Membranen bezeichnen argyrophile Orte bzw. Anfänge fibrillärer Strukturen. Das ursprünglich aus gleichen Zellen bestehende Milzparenchym bleibt nach v. HERRATH (1953, 1958) auf einer Zwischenstufe der Differenzierung von Plasma und Fasern (vgl. KLEMPERER, 1938) stehen: „Im ganzen betrachtet ist das Milzreticulum insofern eine sehr ursprüngliche Capillarwandung, als Endothelzellen und Capillargrundhäutchen eine in einer Ebene bzw. Schicht gelegene Einheit bilden, und nicht wie bei sonstigen höher differenzierten Capillaren zwei übereinander gelegene, polare, getrennte Anteile der Wandung darstellen." Am Ultradünnschnitt haben sich die seiner Zeit von v. HERRATH anhand beschallten Materials in den Maschen des Milzreticulums und den Lücken des Sinusendothels beschriebenen intercellulären Plasma- oder Kittsubstanzmembranen nicht nachweisen lassen (z.B. LEONARDI und MUNARI, 1962: *Mensch*; vgl. S. 600 und 601).

b) Reticulumfasern

HARTMANN (1933, Lit.) beschreibt die ersten fibrillären Differenzierungen der *Pleurodeles*-milz (15 mm-Larven) als zarte fädige Gebilde im Cytoplasma der Mesenchymzellen. In späteren Stadien schmiegt sich den Zellen und -ausläufern auch an Stellen, an denen kein Grundsubstanzhäutchen nachweisbar ist, ein Netz feinster Fibrillen an; „inwieweit sie ... von den Zellen unabhängig sind, ist ... unmöglich mit Sicherheit festzustellen", auch läßt sich ohne Verdauungsversuche nicht scharf zwischen retikulären und kollagenen Fibrillen unterscheiden. — Zusammenfassende Angaben über die Reticulumfasern der Nichtsäugermilz finden sich bei MURATA (1959b).

Bei *Säuger* und *Mensch* unterscheidet sich nach ALFEJEW (1926) die Milz durch frühzeitige Ausbildung eines mit Silber imprägnierbaren Fasergerüstes von den

Lymphknoten; später wandeln sich die argyrophilen Fibrillen z.T. in kollagene um. Auch NAKANO (1940; vgl. YAMASAKI, 1931) sieht retikuläre und kollagene Fasern in der *menschlichen* Milz „embryologisch und pathologisch" [vgl. die Befunde von SÜMEGI (1934) über die Gitterfaserregeneration] ineinander übergehen. — Im fetalen *menschlichen* Lymphknoten (KIHARA, 1956a) fällt das erste Auftreten der argyrophilen Fibrillen mit dem der Lymphocyten zusammen; Ende des II. Monats wandeln sie sich, soweit sie nicht mehr in Kontakt mit ihren Bildungszellen stehen, in kollagene um.

In der Gewebekultur stehen Bildung und Orientierung der argyrophilen Fibrillen unter dem Einfluß des synhäresebedingten Spannungszustandes des Wachstumsmediums (DÜGGELI, 1937) bzw. von außen angreifender Zugkräfte (DOLJANSKI und ROULET, 1934; vgl. HUZELLA, 1929a, b, 1931a, 1941; TÖRÖ, 1934; RAGAN, 1952, Lit.; über die physikalischen Faktoren der Fibrillogenese s. SCHMIDT, 1938). Auch in vitro läßt sich ein Übergang von Reticulum- zu Kollagenfasern beobachten (MAXIMOW, 1929a; McKINNEY, 1929/30). Argyrophile Fibrillen treten nur in Kulturen mit genügend kleinem pH auf; bei saurer Reaktion adsorbiert die kollagene Faser aus ihrer Umgebung eine reduzierende Substanz und wird dadurch mit Silber imprägnierbar (ENGHUSEN, 1950/51; vgl. IRVING und TOMLIN, 1954). Die meisten älteren Untersucher (HUZELLA, 1929a, b, 1931a, 1941, Lit.; MAXIMOW, 1929a, b; OLIVO, 1930; PLENK, 1930; TÖRÖ, 1930; LEVI, 1931b; NAGEOTTE, 1931; MOMIGLIANO-LEVI, 1932; BOFILL-DEULOFEU, 1932, Lit.; v. MÖLLENDORFF, 1932; DOLJANSKI und ROULET, 1933, 1935; OLIVO, 1933; RUMJANTZEW und SUNTZOWA, 1935) nehmen eine extracelluläre Entstehung der argyrophilen Fibrillen, mit (BOFILL-DEULOFEU u.a.) oder ohne (HUZELLA u.a.) Mitwirkung lebender Zellen in der Gewebekultur an. HUZELLA (1941) vergleicht in seiner Lehre von der „zwischenzelligen Organisation" das — nach PLENK (1927) von der räumlichen Anordnung der Reticulumzellen abhängige — Gitterfasergerüst der Milz mit den von Zellen umflossenen künstlichen Leitstrukturen seiner in vitro-Modellversuche (vgl. TÖRÖ, 1934) und betrachtet auch das in Hinblick auf die Milzsinus (v. HERRATH, 1953, 1958) viel diskutierte Capillargrundhäutchen (vgl. RIENHART, 1930; HUECK, 1935, 1948; MUTO, 1937; CLARA, 1955; BARGMANN, 1958, 1964; BÜCHNER, 1959, 1960; LETTERER, 1959a, b; BUCHER, 1963, 1965; u.a.) als reines Gerinnungsprodukt. Wie im geronnenen Plasma der Gewebekultur sollen auch auf dieser Diffusionsmembran argyrophile Fibrillen entstehen.

Nach BAUER (1939a, b, Lit.) ist die in vitro-Kultur, bei der man es immer mit einer „künstlichen Grundsubstanz" (v. MÖLLENDORFF, 1932), dem gerinnenden Nährplasma, zu tun hat, zur Klärung der Fibrillogenese in vivo ungeeignet. Auch STUDNIČKA (1952, Lit.), der das retikuläre Bindegewebe entgegen neueren Erkenntnissen noch als „syndesmialen" Verband mit „synexoplasmatischen" Lamellen auffaßt, hält die von der Explantationsforschung postulierte extraplasmatische Fibrillenbildung aus lebloser Substanz für revisionsbedürftig. Die Desmofibrillen entstünden auf verschiedene Weise, stets aber im „geformten Bioplasma", d.h. letztlich „im Gebiete der Zellkörper"; die Fibrillogenese bestehe „in einer Art Koagulation" im Proto- oder Exoplasma vorhandener Stoffe, und die Fasern enthielten wahrscheinlich „außer dem Kollagen bzw. dem Präkollagen oder Elastin noch lebendige paraplasmatische Stoffe". Neuere, elektronenmikroskopische Untersuchungen haben die intraplasmatische Entstehung der argyrophilen Fibrillen bewiesen: Nach WASSERMANN (1951, 1954, 1955, 1956, Lit., 1958, 1959), der auch die Herkunft der Grundsubstanz, ihr Verhältnis zu den Fasern und die Bedingungen für deren Entstehung (vgl. FRESEN, 1960) erörtert, bilden sich innerhalb der Fibroblasten zunächst Primärfibrillen. Aus diesen gehen durch

Bündelung immer größere Einheiten — Filamente, submikroskopische Mikrofibrillen und schließlich extracellulär zu liegen kommende, lichtmikroskopisch
wahrnehmbare Fasern — hervor (TUNBRIDGE, KEECH, DELAFRESNAYE und
WOOD, 1957, Lit.; CHAPMAN, 1961; Ross und BENDITT, 1961; SCHWARZ, MERKER
und KUTZSCHE, 1962; s. auch SCHWARZ, 1963; FRESEN, 1964; GIESEKING, 1966,
Lit.). ZAMBONI und WESTIN (1964) beschreiben in den Mesenchymzellen der
embryonalen (7.—16. Woche) *menschlichen* Milz PAS-positive, argyrophile Anhäufungen 100—200 mµ großer, elektiv mit Phosphorwolframsäure und Blei-
hydroxyd darstellbarer Vesiculae, deren Inhalt — ein Kohlenhydrat-Protein-
komplex — bei der Fibrillogenese ins Interstitium abgegeben wird.

Die mechanischen Eigenschaften der Reticulumfasern bestimmen
weitgehend die der Milzpulpa und ihrer Blutbahnen, stellen infolgedessen auch
einen wichtigen kreislaufmechanischen Faktor dar (v. HERRATH, 1953, 1958).
SCHAFFER (1922), HARTMANN (1926, 1930, 1933), PLENK (1927, Lit., 1930),
LEVI (1931a), v. MÖLLENDORFF (1932), RIEDEL (1932), PATZELT (1936), BAIRATI
(1938a, b, 1940), FALLER (1946b, c, Lit.) u.a. halten die retikulären Fasern gleich
den wesensverwandten kollagenen für zugfest. HARTMANN erklärt die der angenommenen Undehnbarkeit der argyrophilen Fibrillen (LEVI und DOGLIOTTI, 1930)
widersprechende Elastizität der (Urodelen-)Milz mit dem Vorhandensein durch
Orcein darstellbarer, vermutlich elastischer Fasern im Pulpareticulum. FALLER
konzediert den Reticulumfasern zwar eine minimale Elastizität (Mikromani-
pulator-Untersuchungen an *menschlichem* Milzgewebe; vgl. LEVI, 1931a), führt
aber die Volumenschwankungen der Milz gleich anderen Autoren im wesentlichen
auf die „Strukturelastizität" (vgl. v. KÜGELGENs „Formelastizität"; s. KRETSCH-
MANN, 1960) des in sich verschieblichen Gitterfasergerüstes zurück. Zwei- und
dreidimensionale Maschensysteme aus undehnbaren Fasern lassen sich jedoch nur
in einer Richtung, unter Verkürzung in den anderen Richtungen, strecken. Nach
MÄRK (1943) liegen daher in den argyrophilen Fibrillen von Milz, Leber usw.
Elemente vor, die „einerseits zugfest und biegungselastisch, andererseits durch
... Schrauben- oder Zickzackfederform...elastisch längsdehnbar, ...ebenso
gegen Zusammenstauchung federnd widerstandsfähig ... auf alle denkbaren
Beanspruchungen eingestellte Mikrostützgerüste" abgeben. HUZELLA (1929a,b,
1931a, b, 1941, Lit.) identifiziert die argyrophilen Fasern zwar nicht mit elastischen, hält sie aber trotz ihres Überganges in die (gleichfalls trypsinresistenten)
kollagenen Fasern für dehnbar. Zu dieser passiven Elastizität der Einzelfaser
trete im Gewebsverband noch eine „aktive" [nicht zu verwechseln mit der von
KRAUSPE (1934) und SÜMEGI (1934) wegen ihres Absorptions- und Regenerations-
vermögens für die Gitterfasern beanspruchten „vitalen Aktivität"]: Die vom
Muskel-, Bindegewebs- und Gefäßapparat ausgehenden Spannungen werden als
potentielle Energie im Gitterfasersystem gespeichert und innerhalb seines „autonomen Wirkungskreises" wieder zu kinetischer Energie „aktiviert". Eine Dehnung
des Gitterfasergerüstes seitens der eingelagerten Capillaren und Zellkomplexe löst
eine Verengerung der Netzmaschen aus (GOLDNER, 1934) und umgekehrt. In
diesem Wechselspiel erblickt HUZELLA (1931b) „die allerfeinste Regulation ... des
Zellstoffwechsels, der Zellbewegung, der Sekretion und der Resorption". Wenn
auch die Vorstellungen HUZELLAs von der „aktiven" (besser: reaktiven) Elastizität
des Gitterfasersystems vielfach auf Kritik gestoßen sind (z.B. PLENK, 1930, Lit.;
HARTMANN, 1933; MÄRK, 1943), hat sich doch die Auffassung durchgesetzt (BARG-
MANN, 1964), daß die argyrophilen Fibrillen ungeachtet ihrer Kontinuität mit
den kollagenen biegungs- und zugelastisch sind (BENNINGHOFF, 1931; LENGYEL,
1932; NAGEL 1934; NIESSING, 1935; KNISELY, 1936a, b; LAUBINGER, 1938; POLI-
CARD, 1938; u.a.). Das „oft minutenschnelle Zustandekommen starker Milzschwel-

lungen" ist in der Tat „ohne reversible Elastizität der Retikulinfibrillen und -strukturen schwer vorstellbar" (v. HERRATH, 1958).

Auf eine Transportfunktion der Reticulumfasern soll u.a. das von WEISS (1964) im Milzreticulum von *Ratte* und *Kaninchen* an der Grenzfläche von Fibrillen und Grundsubstanz beobachtete Erscheinen von Thoriumdioxyd hinweisen.

Die physikalisch-chemischen Eigenschaften der retikulären Fasern, die im Gegensatz zu den stärker quellbaren (RODDY und O'FLAHERTY, 1939) kollagenen beim Kochen keinen Leim geben, sind noch nicht völlig geklärt; wichtige Aufschlüsse erbrachten besonders die Arbeiten von NAGEOTTE (1927 a, b, 1928, 1930, 1931, 1934). Nach FOOT (1928) enthält das Retikulin der *menschlichen* Milz außer einer argyrophoben Grundsubstanzkomponente noch eine alkohollösliche und eine -unlösliche, argyrophile Fraktion; es ist vermutlich zu Kollagen hydrolysierbar, von dem es sich durch seine andersartige chemische Zusammensetzung [lt. JUDITZKAJA (1949) besonders durch höheren Cystingehalt] auch färberisch unterscheidet. Nach MALLORY und PARKER (1927; vgl. NAGEOTTE und GUYON, 1930, 1931) ist der Unterschied im färberischen Verhalten beider Faserarten nicht chemisch, sondern physikalisch bedingt, nach ORSÓS (1926) dadurch, daß die retikulären Fasern neben kollagenen Elementen noch elastische und indifferentes Plasma enthalten. HERINGA (1933; vgl. 1954) nimmt zwischen Retikulin und Kollagen einen reversiblen Übergang an; Entzündungsprodukte sollen das Kollagen in Richtung des Retikulins verändern. Die unterschiedliche Argyrophilie der Bindegewebsfasern (v. MÖLLENDORFF, 1932; u.a.) hängt von ihren physikalischen Eigenschaften, ihrem Alter und jeweiligen Milieu ab. ENGHUSEN (1957; vgl. 1950/51) betrachtet FOOTS Retikulin als künstliches Zerfallsprodukt des natürlichen Retikulins. Dieses bildet in reinem Zustand keine Fibrillen und läßt sich nicht in Kollagen umwandeln. Die Argyrophilie hält, als reversibler Zustand, nur so lange an, wie eine ungenügende Drainage der sauren Produkte des Gewebsstoffwechsels besteht. Die Argentophilie der Retikulinfasern nimmt zu, wenn man durch Hyaluronidase (vgl. RAGAN, 1952, Lit.) ihr Verhältnis zur Kittsubstanz ändert (MATTIOLI, 1952; vgl. 1933), die ein kollagenähnliches Protein (KRAMER und LITTLE, 1953) und ein noch genauer zu bestimmendes Kohlenhydrat (BANGLE und ALFORD, 1954) enthält. Daß das physikalisch-chemische Verhalten der argyrophilen Fibrillen maßgeblich von ihrer obligatorischen Bindung an die Mucopolysaccharide der Kittsubstanz (MEYER, 1946, 1950 a, b, 1954; CRUICKSHANK und HILL, 1953; TOMLIN, 1953; SCHALLOCK, 1955; WASSERMANN, 1956; DORFMANN, 1963; u.a.) abhängt, geht auch daraus hervor, daß freie Reticulumfasern eine andere Trypsin- und Pepsinresistenz haben als in Basalmembranen eingelagerte (LILLIE, 1952 a) und die schwache Metachromasie der alcianblau-positiven (RIZZOLI, 1955 a) Milzgitterfasern [chromotrope Mucoproteide (HOLMGREN, 1940) und Lipoproteide (FEYRTER, 1942) sind in der Milz nur spärlich bzw. gar nicht vorhanden] auf Hyaluronidase verschwindet, während die Anisotropie weder durch Trypsin noch durch Hyaluronidase beeinflußt wird (MASSARI und MARSICO, 1952). Auch ORLOVSKAYA, TUSTANOWSKY und ZAIDES (1959) führen das histochemische Verhalten der Retikulinfasern auf ihre amorphe Grundsubstanz („matrix") zurück; diese enthält neutrale Mucopolysaccharide und Mucoproteine, 20% Fette mit hoher Jodzahl, angeblich aber weder Chondroitinsulfat noch Hyaluronsäure. Isolierte Fibrillen sind im Gegensatz zu in situ befindlichen nur schwach argyrophil. — Die Retikulinfasern der *Ratten*milz reduzieren, vermöge ihrer Mucopolysaccharide, schon in vivo (mit dem Trinkwasser verabreichtes) Silbernitrat (SCHMIDT, 1967). Sie sind also strenggenommen (vgl. ROMEIS, 1948) nicht argento(argyro)phil, sondern argentaffin.

SCHMITZ-MOORMANN (1961) isolierte aus leergespülten *menschlichen* Milzen nach Abziehen der Kapsel durch mechanische Zerkleinerung und Absieben der Trabekel und Gefäße das retikuläre Gewebe; sein Anteil am Gesamttrockengewicht (= 8% des Frischgewichtes des entbluteten und entkapselten Organes) betrug 75%. Aus dem Retikulin wurde mit Papain ein Mucoproteid mit 8,4% N-acetylneuraminsäure, 4% Galaktose, 2,5% Mannose, 2,5% Fucose, 12,4% N-acetylglucosamin, 12,1% Glucosamin [Glucosamingehalt der Gesamtmilz (-Leber, -Lunge, -Niere): 0,53—0,74% (STARY und BILEN, 1956)] und 44,6% Eiweiß freigesetzt. Der Aminosäuregehalt entsprach dem des Kollagens; es fanden sich reichlich Glutamin- und Asparaginsäure, Serin und Threonin, Glycin, Alanin, Valin, Leucin und Isoleucin, daneben Cysteinsäure, Cystin und Methionin, Arginin, Histidin und Lysin, Tyrosin und Phenylalanin, Prolin und Hydroxyprolin sowie α-Aminobuttersäure. Am Paraffinschnitt der gespülten, formol- oder äthanolfixierten Milz war nach Freisetzen der Neuraminsäure und Extraktion des neuraminsäurehaltigen Mucoproteids mit Papain ein gleichstarker Abfall der Basophilie und Metachromasie (Alcianblau, Methyl- und Kresylviolett, Toluidinblau, PAS, van Gieson) des Reticulums zu beobachten; die Neuraminsäure ist also Träger der sauren Valenzen im Retikulin. Die Reticulumfaser besteht lt. SCHMITZ-MOORMANN aus dünnen, durch ein neutrales, neuraminsäurehaltiges Mucoproteid verkitteten Kollagenfibrillen und gerichtet eingelagerten Fettsäuren, vornehmlich Myristinsäure. Nach MISSMAHL (1957, 1958; vgl. MISSMAHL und HARTWIG, 1954/55) enthält die retikuläre Faser ein bei 60° C schmelzendes, mehr aceton- als alkohollösliches Lipoid, dessen Moleküle senkrecht zu den Fibrillen stehen. Die bezüglich der Länge positive Gesamtanisotropie der Fasern (vgl. SCHMIDT, 1937, 1938, 1958) setzt sich aus positiver Eigen- und Formdoppelbrechung der Fibrillen und negativer Eigen- sowie positiver Formdoppelbrechung der Lipoide zusammen. Unter Glycerin wird die Gesamtanisotropie durch Herabsetzung der positiven Formdoppelbrechung von Fibrillen und Lipoiden negativ; ein einfacher, spezifischer Nachweis der retikulären Fasern. — Weitere Angaben zur Histochemie der retikulären Fasern bei RAGAN (1952, Lit.), BRAUN-FALCO (1957), TUNBRIDGE, KEECH, DELAFRESNAYE und WOOD (1957, Lit.), BAIRATI, AMANTE, DE PETRIS und PERNIS (1964); s. auch S. 161 und 162.

Die üblichen, unspezifischen Durchtränkungs- und Niederschlagsfärbungen sowie Silber- und Goldimprägnationen zur Darstellung der retikulären Fibrillen (KRAUSE, 1926; ZEIGER, 1938; ROMEIS, 1948; s. auch FOOT, 1927a; MALLORY und PARKER, 1927; RASTELLI und MASCHERPA, 1928; ALTSCHUL, 1930; LAMBERTINI, 1931; KRAUSPE, 1934; DI MAGGIO, 1949; IRVING und TOMLIN, 1954; ELSTER, REICHEL und ROTH, 1959; u.a.) kennzeichnen keine bestimmten, nur dieser Faserart zukommenden physikalisch-chemischen Eigenschaften. Die Perjodsäure-Schiff (PJS bzw. PAS)-Reaktion (HOTCHKISS, 1948; McMANUS, 1948; vgl. u.a. JACKSON, 1944; LILLIE, 1947, 1952b; LEBLOND, 1950; RAGAN, 1952, Lit.; SHUN, 1953; BANGLE und ALFORD, 1954; LIPP, 1954; WASSERMANN, 1956, Lit.; SCHMITZ-MOORMANN, 1961) erlaubt eine Unterscheidung der Gitterfasern und der schwächer reagierenden kollagenen und elastischen Fasern [letztere sollen lt. SMITH, SEITNER und WANG (1951) sogar PAS-negativ sein, was aber nach GRAUMANN (1955, 1957a) und TISCHENDORF (1959) nicht zutrifft]. Die Perjodsäurereaktivität der in der Milz auch als Gefäßwandbestandteile interessierenden Retikulin- und Kollagenfasern beruht nach dem Acetylierungstest auf der Anwesenheit von 1,2 Glykolen (GRAUMANN, 1955, 1957a); das PAS-reaktive Substrat ist speichel- und hyaluronidaseresistent (CLARA, 1952, Lit.). Die kohlenhydrathaltigen Verbindungen sind elektronenmikroskopisch (v. HERRATH und DETTMER, 1951a, b; DETTMER und SCHWARZ, 1954; PAHLKE, 1954; u.a.) bei der

Retikulin- und unreifen Kollagenfaser, die beide nur eine Außen-, aber keine Innenversilberung aufweisen, interfibrillär in der Kittsubstanz gelegen. Diese enthält reichlich Mucopolysaccharide wie etwa Chondroitinschwefelsäure (HOOGH-WINKEL und SMITS, 1957; vgl. dagegen ORLOVSKAYA, TUSTANOVSKY und ZAIDES, 1959). Die Innenversilberung der reifen Kollagenfaser läßt auf die zusätzliche Existenz intrafibrillärer Kohlenhydratverbindungen schließen. Die unterschied-liche, in sich wieder variierende Perjodsäurereaktivität von Kollagen und Reti-kulin wird verschieden gedeutet (CLARA, 1952; GRAUMANN, 1957a, 1964); die besonders intensive PAS-Reaktion mancher Gitterfasern, vornehmlich der mit Silber nicht konstant imprägnierbaren (CLARA) Sinusringfasern, beruht auf un-gewöhnlich hoher Substratkonzentration oder geringerer Polymerisation (GRAU-MANN). Bei der Allochromfärbung erscheinen die Sinusringfasern als einzige rot wie Basalmembranen, alle anderen Pulpafibrillen dagegen blau (LILLIE, 1952a, b).

In der Milz (TISCHENDORF, 1956b, d, 1958c, 1959, 1961a, b; vgl. LILLIE, 1947; McMANUS, 1948; CLARA, 1952; SEO, 1953; GRAUMANN, 1955, 1964, Lit.; RIZZOLI, 1955a, b) stellt sich mit der PAS-Reaktion das gesamte Gitterfaser-gerüst [schon beim Feten (SEO, 1955: Ratte)] in einem intensiv roten Farbton dar. Da die Zellen der roten und weißen Pulpa nur unwesentlich reagieren (vgl. PEARSE, 1949; WISLOCKI, RHEINGOLD und DEMPSEY, 1949; LEBLOND, 1950), hebt es sich scharf vom beinahe farblosen Untergrund ab; auch die eingelagerten Gefäße sind deutlich auszumachen. Offenbar fixationsbedingt (vgl. HOLCZINGER, 1956/57), geht beim Menschen die PAS-Reaktion in einem 40—70 μ breiten Streifen unmittelbar unter der Milzkapsel meist schwächer an als in der übrigen Subcapsularis. In meinen Milz-Serien ist, genau wie bei GRAUMANN, noch an den feinsten Capillaren ein mit dem umgebenden Gitterfasernetz zusammenhängendes PAS-positives Grundhäutchen nachweisbar; auch die Capillarhülsen treten durch ihre grob- und feinfibrilläre Reaktion sowie eine eigentümliche „staubartige Rötung" deutlich hervor. CLARA (1952) dagegen fand in der menschlichen Milz weder Capillargrundhäutchen noch Hülsen mit der PAS-Reaktion dargestellt. Diese Abweichungen, die methodisch, art- oder organspezifisch (CLARA; HOLCZIN-GER, 1956/57) und funktionell (GRAUMANN u.a.) bedingt sein können, beweisen, daß die Basalmembranen der Capillaren (vgl. CLARA, 1955; MOORE und RUSKA, 1957; BARGMANN, 1958, 1964; HORT und HORT, 1958; FAWCETT, 1959; ROLL-HÄUSER, 1959; BUCHER, 1963) — wie die der serösen Häute und die Gitterfasern als solche — keineswegs immer perjodatreaktiv sein müssen [beim Goldhamster z.B. sind die Milzgitterfasern nur sehr schwach perjodatreaktiv (GRAUMANN, 1964)]. Auch die Hotchkiss-McManus-Reaktion bedarf daher kritischer Aus-wertung; ihre Überlegenheit gegenüber den älteren Verfahren zur Darstellung der argyrophilen Fibrillen wird davon nicht berührt.

Eine elektive Darstellung des Gitterfasergerüstes und der Capillargrundhäut-chen der Milzpulpa (sowie anderer Basalmembranen) ermöglicht ein aus dem Dottersack-Carcinom der Maus gewonnener, mit Fluoresceinisothiocyanat markierter Antiretikulin-Antikörper (PIERCE, MIDGLEY und RAM, 1963).

Der schon mit dem Polarisations- (SCHMIDT, 1937, 1938, 1958, Lit.), Dunkel-feld- und Phasenkontrastmikroskop (z.B. BAIRATI, 1938b, 1940) analysierte Feinbau der Gitterfasern wurde mittels Röntgendiagramm und Elektronen-optik weiter aufgeklärt (WASSERMANN, 1951, 1954, 1955, 1956, Lit., 1958, 1959; s. auch LITTLE und KRAMER, 1952; RAGAN, 1952, Lit.; ROBB-SMITH, 1952; WYCKOFF, 1952; BAIRATI, 1952b, Lit.; KRAMER und LITTLE, 1953; BENEDETTI, 1954; TUNBRIDGE, KEECH, DELAFRESNAYE und WOOD, 1957, Lit.; ZAWISCH, 1957, Lit.; u.a.). Entgegen früheren Annahmen (z.B. PLENK, 1927; MAXIMOW 1929a, b; WASSERMANN, 1929; STUDNIČKA, 1929; LAMBERTINI, 1931; HUZELLA,

1941) sind die retikulären Fasern nicht homogen und verzweigt, sondern aus z.T. spiralig (NECKEL, 1951/52; BAIRATI, MASSARI und MARSICO, 1953; BENEDETTI, 1953a, b) verlaufenden feineren Bündeln zusammengesetzt, die durch Fibrillenaustausch Gitter bilden. v. HERRATH und DETTMER (1951a, b) ermittelten die Dicke aus dem Milzreticulum der *Katze* isolierter, noch lichtmikroskopisch wahrnehmbarer Fibrillenbündel zu 0,3 µ. Die Dicke der stets unverzweigten Einzelfibrillen liegt beim Retikulin mit 30—45 mµ erheblich unter der beim Kollagen (bis 250 mµ). Im übrigen bestehen zwischen beiden Faserarten weder im frischen noch im fixierten oder bedampften Zustand wesentliche Unterschiede. Die besonders nach Osmiumfixierung hervortretende Querstreifung der retikulären Fibrillen mit ihren D-H-Abschnitten deckt sich mit der Periodenlänge der kollagenen (vgl. BEAR, 1942; KRATKY und SEKORA, 1943; WOLPERS, 1943, 1947). Zu dem gleichen Ergebnis kommen BAIRATI (1952a, b), BAIRATI, MASSARI und MARSICO (1952, 1953), LITTLE und KRAMER (1952; s. auch BAIRATI und PERNIS, 1958) — die die Dicke der Einzelfibrillen im Milz- und Lymphknotenreticulum mit 300—800 Å angeben — sowie ORLOVSKAYA, TUSTANOVSKY und ZAIDES (1959).

Eine Unterscheidung von retikulären und kollagenen Fibrillen ermöglicht die Versilberung (v. HERRATH und DETTMER, 1951a, b; vgl. DETTMER, NECKEL und RUSKA, 1951/52; IRVING und TOMLIN, 1954): Die dünne Retikulinfibrille trägt an der Oberfläche einen grobkörnigen Silberbelag, die dicke Kollagenfibrille im Inneren einen feinkörnigen Niederschlag. Mit wachsendem Fibrillendurchmesser — mit zunehmendem Alter verdicken sich die Fibrillen durch seitliche Anlagerung molekularer Bausteine (WOLPERS, 1950a, b)—ändert sich auch der Versilberungstyp. Für eine Reifung des Retikulins [bzw. „Präkollagens" (WASSERMANN, 1926, 1951)] zu Kollagen sprechen auch die Befunde von SCHWARZ (1953) an den Cornea- und Sklerafibrillen. Von den elastischen Fibrillen unterscheiden sich die retikulären nur durch Art und Menge der interfibrillären Kittsubstanz, die auch für den Elastizitätsgrad ausschlaggebend ist (SCHWARZ und DETTMER, 1953). DETTMER (1952) stuft die argyrophilen Fibrillen strukturell und funktionell zwischen elastische und kollagene ein (vgl. v. HERRATH, 1958). Nach BENEDETTI (1953a, b) bestehen die Retikulinfasern aus dem unelastischen eigentlichen Faseranteil und einer wahrscheinlich elastischen PAS-positiven Kittsubstanz [dafür spricht u. a. die auffällige Perjodatreaktivität der wegen ihrer besonderen Dehnbarkeit von SOBOTTA (1914) als präelastisch oder elastoid bezeichneten Sinusringfasern der Milz]. Demgemäß färben sich auch die inneren und äußeren Faserbündel der weißen Milzpulpa (KELLNER, 1962) wie die des Lymphknotens (SCHAFFER, 1922) mit Säurefuchsin rot, mit Resorcinfuchsin braun — gleich den Sinusringfasern (PUCHTLER und SWEAT, 1964) (Abb. 92). Die den Glykoproteiden [vgl. die Perjodsäure-Silbermethode von DETTMER und SCHWARZ (1954) zum elektronenoptischen Nachweis von 1,2-Glykolverbindungen] angehörende Kittsubstanz des Retikulins läßt sich im Gegensatz zum Kollagen nicht mechanisch (GROSS, 1950), sondern nur durch alkalisches Trypsin und Hyaluronidase (RAGAN, 1952, Lit.) von den Fibrillen trennen. — Low (1962) unterscheidet außer kollagenen, retikulären und elastischen Fasern noch sog. Mikrofibrillen von etwa 80 Å Durchmesser mit einer dichten Schale und einem durchsichtigen Kern.

Die Retikulinfasern zeigen nicht nur eine Art-, sondern auch eine Organspezifität (CLARA, 1952; vgl. dagegen SCATIZZI, 1930b; MOORE, MUMAW und SCHOENBERG, 1964) und sind auch in ein und demselben Organ von unterschiedlicher Beschaffenheit (HOLCZINGER, 1956/57). Der Faserreichtum des Milzreticulums ist bei den von RUMYANTZEV (1939) und DÜNZEN (1939) untersuchten Nichtsäugern (Teleosteer, Lacertilier) entgegen der These v. HERRATHs (1953)

— wonach er in der aufsteigenden Tierreihe zunehmen soll — nicht kleiner, sondern größer als bei Säugern. Bei den Urodelen zeigt er zwar Art-, aber keine Saisonunterschiede (NAKAJIMA, 1928). Das kontinuierlich in die retikulären und kollagenen Elemente der Gefäßwände übergehende faserige Reticulum der Milz ist bei den Säugern (Kaninchen) infolge stärkerer Verästelung und Dickenunterschiede unregelmäßiger ausgebildet als das der drüsigen Organe (LAMBERTINI,

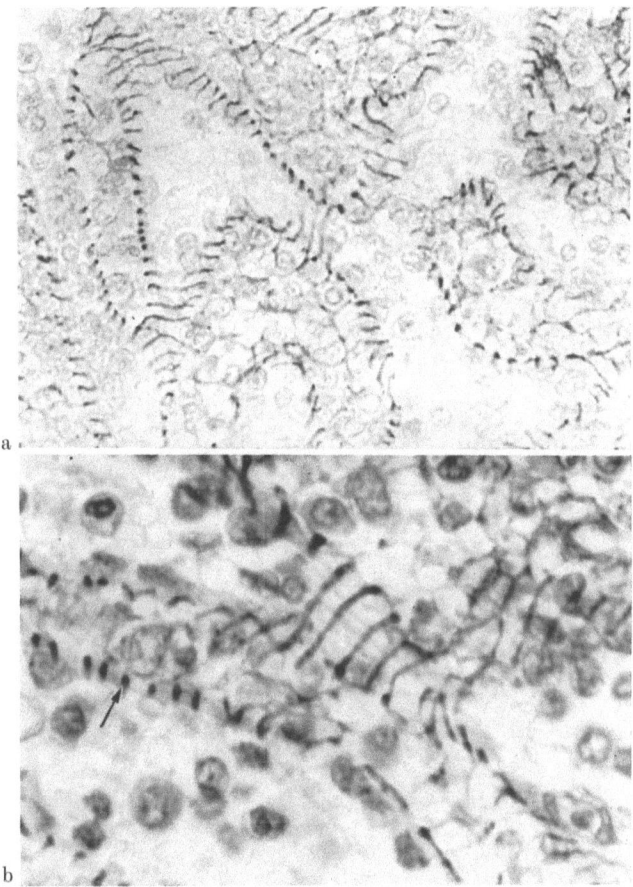

Abb. 92a u. b. Milz, *Mensch* (Autopsiematerial; Carnoy, Paraffin 5 μ). a (Perjodsäure-Natriumbisulfit-Resorcinfuchsin) Die Ringfasern der Sinus sind intensiv gefärbt, die Reticulumfasern ungefärbt. b (Perjodsäure-Natriumbisulfit-Resorcinfuchsin-Giemsa) Die intensiv gefärbten, im Querschnitt als dunkle Punkte erscheinenden (Pfeil) Ringfasern der Sinus werden rechtwinklig unterkreuzt von den langgestreckten, blassen Bändern der Endothelzellen. Die Reticulumfasern bleiben ungefärbt, die Kerne tingieren sich mit der Giemsa-Lösung. Nach PUCHTLER und SWEAT (1964)

1931); über das Gitterfasernetz der *Maulwurf-, Mäuse-, Ratten-, Meerschweinchen-, Kaninchen-, Hunde-, Katzen-, Rinder-, Pferde-* und *Menschen*milz s. auch SNOOK (1950, 1958), REAVEN (1955), ERKOÇAK (1960). Beim *Menschen* (CLARA, 1952; MATYUNIN, 1958) sind die Maschen des zwischen Kapsel-Balkenapparat und Milzsinus ausgespannten retikulären Raumgitters in der roten Pulpa mittelweit [nach MOSCHCOWITZ (1954) in der entspannten Milz 6 μ, in der dilatierten 16 μ] und etwa gleichgroß, in den Randbezirken der weißen Pulpa lang und schmal,

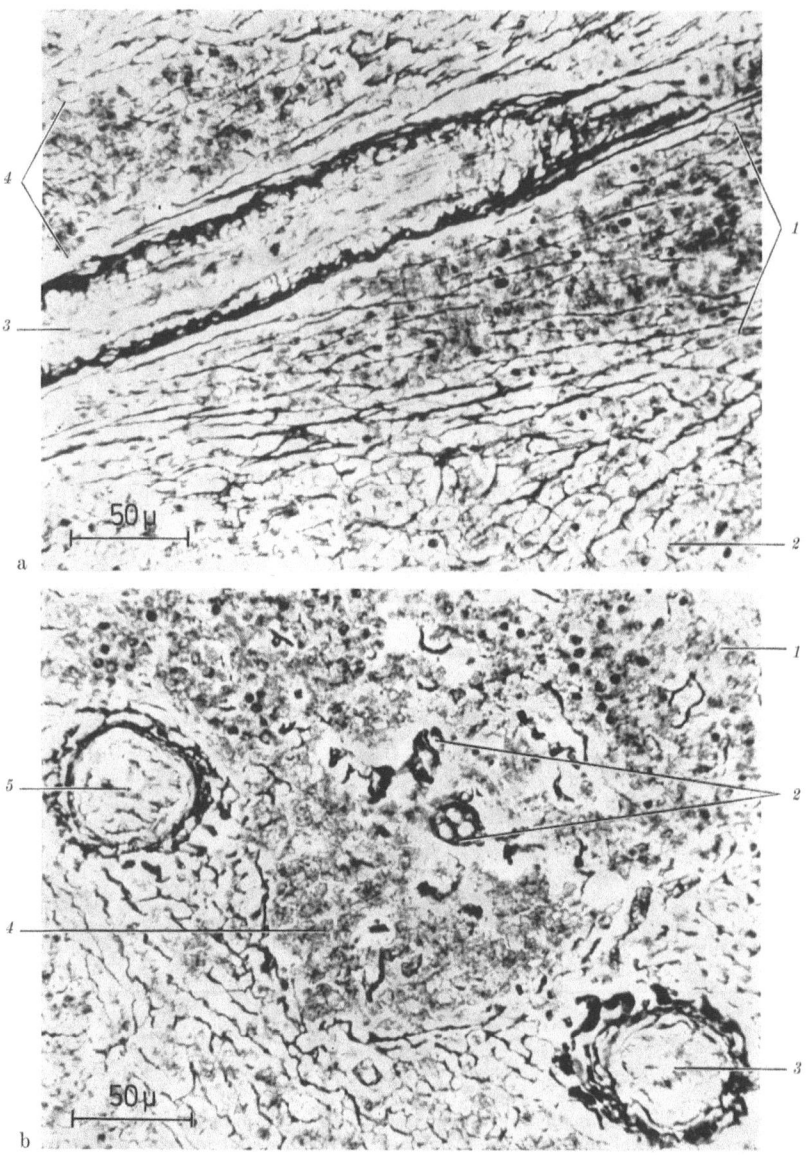

Abb. 93a u. b. Milz, *Mensch* (Bouin, Paraffin 8 μ, Silberimprägnation nach GÖMÖRI). Gitterfasergerüst der weißen Pulpa; Mikrophotos: a Lymphscheide im Schräg-Längsschnitt.
1, 4 lymphogenes Reticulum der weißen Pulpa (Lymphscheide); *2* alymphogenes Reticulum
der roten Pulpa; *3* Lymphscheidenarterie. — b Einer Arteriengabel aufsitzendes Malpighisches
Körperchen im Schräg-Querschnitt. *1* Follikelrandzone; *2* Follikelkern (-zentrum) mit
Capillaren; *3, 5* Follikelarterien; *4* Follikelschale. Original d. Verf.

in den Zentren sehr weit (vgl. HARTMANN, 1930, Abb. 17) (Abb. 93). In der
weißen Pulpa (vgl. OPPEL, 1891; KLEMPERER, 1938) wechselt die Gitterfaserdicke;
am Rand der Lymphscheiden nimmt sie zu, in ihrem Inneren gleich der Faserdichte zunächst ab, um in unmittelbarer Nähe der Lymphscheiden- bzw. Follikelcapillaren erneut anzusteigen (über das Gitterfasergerüst der Lymphknoten-

follikel vgl. Röhlich, 1928). Ein besonders dichtes Netz argyrophiler Fäserchen enthalten die Grundhäutchen (vgl. Clara, 1955; Bargmann, 1958, 1964; Bucher, 1963, 1965; u.a.) der Hülsen- und Endcapillaren. Die Ringfasern der Milzsinus hängen kontinuierlich mit dem umgebenden Reticulumfasernetz zusammen (Ferrio, 1926; Tischendorf, 1959). Über die genauere Anordnung des Gitter-fasergerüstes in der roten Pulpa der *menschlichen* Milz (Koboth, 1939) s. S. 601.

Über Altersveränderungen der Gitterfasern (vgl. Hett, 1944, Lit.; Leutert, 1960, Lit.) in den lymphoretikulären Organen ist wenig bekannt; auch Lennerts (1961, Lit.) Angaben zur Biomorphose der Lymphknoten enthalten keine diesbezüglichen Hinweise. Die in den portalen und mesenterialen Lymph-knoten des *Rindes* in höherem Alter (10—16 Jahre) zu beobachtende größere Faserdichte und -dicke beruhen nicht auf echter Faservermehrung, sondern auf verminderter Dehnung des Reticulums infolge Schwundes des lymphatischen Parenchyms (Waltermann, 1940); dagegen sollen den Altersschwankungen in der Entfaltung der roten Milzpulpa beim *Pferd* Veränderungen im zelligen und faserigen Reticulum zugrunde liegen (Hartwig, 1949; vgl. Langer, 1941). Nach Ghigis (1932a, b) Feststellungen an normalem *menschlichen* Sektionsmaterial sind die etwas geschlängelten, locker verteilten Gitterfasern der weißen Pulpa schon beim *Neugeborenen* besonders in den Follikeln dicker als die der roten. Typische Altersveränderungen fehlen; das Faserbild des blühenden Follikels ist ebenso wie das durch stärkere Schlängelung und Vergröberung der Fasern gekennzeichnete des zurückgebildeten auf allen Altersstufen das gleiche. Die Gitterfasern der roten Pulpa, die beim *Neugeborenen* ein regelmäßiges Netz feiner, leicht gewundener Fibrillen bilden, sind beim *Greis* (85—90 Jahre) in jedem 3. Fall vergröbert (vgl. Matsui, 1914/15), ungleichmäßig varicös konturiert und mit Kollagen-färbungen darstellbar. In senil-atrophischen Milzen (Labuzek, 1937/38) kommt es, ähnlich wie in Leber und Pankreas, infolge der Organschrumpfung zu einer Verdichtung und scheinbaren Vermehrung der Gitterfasern, die später und lang-samer atrophieren als das Parenchym. Haranghy (1958) führt die nach dem 65. Lebensjahr regelmäßig vorhandene allgemeine Milzsklerose weniger auf das biologische Altern als auf die durch Arteriosklerose gestörte Blutversorgung zurück.

Das Verhalten der Milzgitterfasern unter pathologischen Bedin-gungen kann hier nur kurz gestreift werden.

Wie altersatrophische (Nemiloff, 1936) Milzen zeigen auch experimentell aus-gelagerte Organe beim *Hund* eine schrumpfungsbedingte Verdichtung des Gitterfaser-netzes (Marcheselli, 1930), die nichts mit einem vorausgegangenen Lauftraining zu tun hat (v. Herrath, 1937, 1939c). Eine noch hochgradigere fibröse Induration zeitigt bei der *Hunde-*, *Katzen-*, *Kaninchen-* und *Meerschweinchen*milz die Ligatur der A. lienalis (Storti, 1934), während die der V. lienalis in der *Kaninchen*milz nur ein vorübergehendes Abblassen der Gitterfaserfärbung bewirkt (Nishioka, 1935). Die Thrombose der V. lienalis führt beim *Menschen* häufig zu erheblicher Mengen- und Dickenzunahme der Milz-Gitterfasern (Kretz, 1926; Klages, 1932). Auch jede andere periphere, im Gegensatz zur zentralen nicht konti-nuierlich, sondern remittierend wirkende Stauung verändert das Faserbild der Milzpulpa nach Quantität und Qualität, zum Teil durch band- oder membranartige Verformung und kollagene Umwandlung der hyperplastischen, verdichteten Fibrillen in typischer Weise (Matsui, 1914/15; Lubarsch, 1927; Hueck, 1928, 1930, 1948; Jäger, 1931, 1937a; Jores, 1932/33; Klemperer, 1938; Moschcowitz, 1954; Rotter und Büngeler, 1955; Leonardi und Munari, 1962; u.a.).

Eine allgemeine Reduktion des zelligen und faserigen Milzreticulums kommt bei chronischer thrombopenischer Purpura vor (Proctor, 1931). Beim posthämorrhagischen parenchymatösen Ödem finden sich in der Milz häufig anstelle der nicht mehr darstellbaren Gitterfasern krümelige, farblose Massen nach Art verquollener Grundsubstanz (Lubarsch, 1927; Rössle, 1928). Bei Amyloidmilz wird ein Zerfall an sich unveränderter, aber übermäßig gespannter Reticulumfasern in kleinere Stücke beobachtet (Farkas, 1935). Umschriebenen pathologischen Prozessen gegenüber sind die Gitterfasern verhältnismäßig resistent: in

nekrotischen Herden verfallen sie erst mit der Leukocyteninvasion der Zerstörung (SUAREZ-
LOPEZ, 1934), die in fermentreichem Milieu (z. B. Leber) rascher vor sich geht als in ferment-
armem (SÜMEGI, 1934); über ihre Beziehungen zu den Plasmazellen s. NATHAN (1957; vgl.
ASBOE-HANSEN, 1954a, b).

Vitamin A -Mangel führt bei der *Ratte* zu einer Verdichtung und Vergröberung des
Gitterfasergerüstes der Milz (GEBAUER, 1954a); ähnlich wirken bei *Kaninchen, Meerschweinchen* und *Maus* intramuskuläre Vitamin B$_{12}$-Injektionen (ERKOÇAK, 1960).

Zu einer starken Proliferation des zelligen und faserigen Milzreticulums kommt es
auch bei mit Desoxycorticosteron behandelten epinephrektomierten *Ratten*, die andererseits auf Cortisongaben mit einer Reduktion des Gitterfasernetzes reagieren (KIEF,
KNOTHE und SCHÜRMEYER, 1954). Dem Tierexperiment und der Milzbiopsie beim *Menschen*
nach, bewirken Cortison und Prednison in den Retikulinfasern, ohne ihre Zahl zu verringern,
einen Lipoidschwund. Intracutan verabreichte abgetötete Bakterien dagegen reduzieren die
Faserzahl, ohne den Lipoidgehalt zu verändern [auf ätherische Milzextrakte verdickt sich das
zellige und faserige Reticulum, besonders in der weißen Pulpa (DEL ZOPPO, 1937)]. Über die
Wirkung von DOCA, Cortison und Östradiol auf die Gitterfasern und ihr Verhalten bei
Rheuma und anderen Infektionskrankheiten s. auch RAGAN (1952, Lit.).

Langfristige Reizung mit Induktionsstrom soll beim *Kaninchen* eine Hyperplasie
des Milzreticulums auslösen (PATERNÒ, 1936); v. HERRATH (1958) vermutet Ähnliches auch
für den physiologischen Nervenreiz. — Protrahierte Röntgenbestrahlung führt zu einer
Fibrose der weißen Milzpulpa (HAMAZAKI, 1932; vgl. SSIPOWSKY, 1932), isolierte Bestrahlung
(7200 r) der Milz beim *Kaninchen* zu diffuser Fibrose, Ganzkörperbestrahlung zu knötchenförmiger Wucherung des Reticulums der roten Pulpa (WINDHOLZ, 1938; vgl. REAVEN, 1955).
Auch nach Thorotrastinjektion kommt es in der *Kaninchen*milz nach Abklingen der
akuten Entzündung infolge dauernder Anwesenheit radioaktiver Substanz im Reticulo-
Endothel unter dem Bilde einer chronischen Fremdkörperreaktion zu einer Fibrose des Pulpareticulums (POHLE und RITCHIE, 1934); vgl. S. 304 ff.

2. Pulpamuskulatur

Außer dem Kapsel-Balkensystem enthält bei einer Reihe von Säugern auch
die Milzpulpa — unabhängig von den in sie einstrahlenden feinsten Trabekel-
ausläufern — mehr oder weniger große Mengen glatter Muskulatur.

Bei dem von RUMYANTZEV (1939) in der Milzpulpa von *Leuciscus cephalis L.* (Teleostei)
beschriebenen feinen Muskelnetz handelt es sich um Anfänge eines Trabekelsystems und nicht
um Pulpamuskulatur im eigentlichen Sinne.

Die schon von BILLROTH (1861, 1862a, b) und v. SCHUMACHER (1900) erwähnte
Pulpamuskulatur wurde in der Folge von NEUBERT (1922) beim *Schwein*, von
HARTMANN (1930) und GOSCH (1931) bei *Schwein, Rind, Schaf* und *Ziege*, von
PATAY und VERNE (1932) sowie SNOOK (1950) beim *Rind*, von v. HERRATH (1935d;
s. auch 1958) bei *Schwein, Rind* und *Schaf*, von RÖHLICH (1940) bei *Schwein* und
Schaf, von BLUMENTHAL (1952) beim *Elch*, von DREBINGER (1955) und LEWIS
(1957) beim *Schaf*, von DE GROODT (1955) und KOHIRA (1960b) beim *Elefanten*
und von TISCHENDORF (1948b, 1951, 1953, 1956a, c, 1958a) bei *Schwein, Nilpferd, Rind, Schaf, Elefant* und *Katze* beschrieben.

Die Entwicklung der Pulpamuskulatur ist nur von der *Schaf*smilz
bekannt (DREBINGER, 1955): Erst nach Differenzierung des Kapsel-Balkenapparates und der sonstigen typischen Bauelemente der Milz wandelt sich kurz
ante partum (44,5 cm KSL) ein Teil der noch pluripotenten Reticulumzellen zu
langen, verzweigten, fibrillenhaltigen Pulpamuskelzellen um. Diese stehen nach
Schwinden der anfänglichen Plasmabrücken zu benachbarten Reticulumzellen nur
noch untereinander und mit der Umgebung allenfalls über Reticulumfasern in
Verbindung. Daß die Pulpamuskelzellen zuerst und bevorzugt in der Nähe der
Venen auftreten, entspricht deren formativem Einfluß auf das grobe und feine
Milzgerüst (vgl. MARTIN, 1951; v. HERRATH, 1958). Um die kleineren Pulpavenen
ordnen sich die Pulpamuskelzellen radiär, um die größeren längs oder auch zirkulär
wie um die Arterien an, was auf eine „feinere Stellfunktion im Milzkreislauf"
(DREBINGER) schließen läßt.

Nach TISCHENDORF (1951) zeigt die Pulpamuskulatur bei den untersuchten Species einen im wesentlichen identischen Bau (Abb. 95—97): Die Länge der Pulpamuskelzellen schwankt wie bei anderen glatten Muskelzellen um 70 μ (vgl. GOSCH, 1931), die der stäbchenartigen, im Querschnitt etwa $3 \times 1,5$ μ messenden Kerne erreicht 22 μ (Reticulumkerne: 12 μ). Nur beim Übergang in die Trabekel-oder Gefäßmuskulatur zeigen die Pulpamuskelzellen generell die für andere glatte Muskelzellen typische Spindelform. Am nächsten kommen ihr die schmalen, langen Pulpamuskelfasern der *Rinder*- und *Elch*milz (vgl. BLUMENTHAL, 1952), am weitesten entfernen sich von ihr die plumpen, kurzen, stark verzweigten Pulpamuskelelemente der *Schweine*- und *Nilpferd*milz; beim neugeborenen

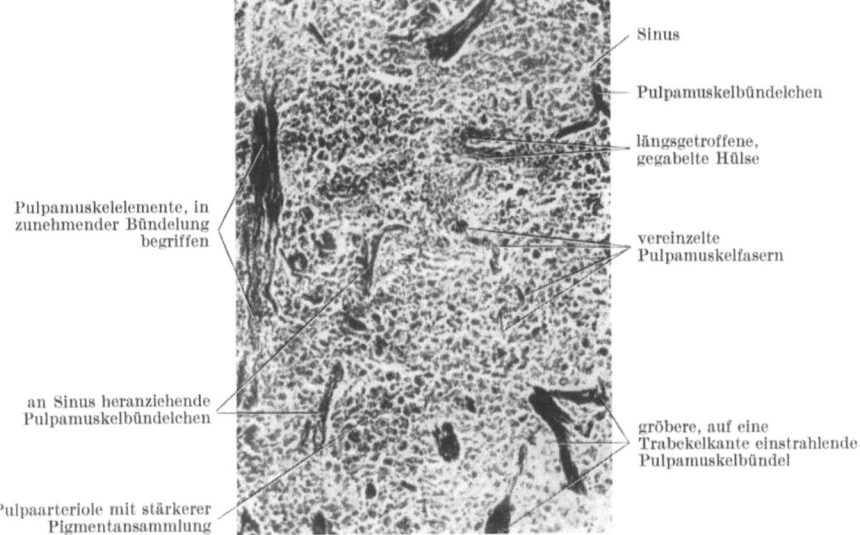

Abb. 94. Pulpamuskulatur der *Elefanten*milz; Paraffinschnitt 10 μ, Hämatoxylin-Rubin S-Orange G. Mikrophoto, Vergr. 188×, auf ²/₃ verkl. Nach TISCHENDORF (1953)

Hippopotamus sind sie zarter, aber dichter verflochten als beim erwachsenen (TISCHENDORF, 1958a). *Schaf*- und *Ziegen*milz halten etwa die Mitte zwischen *Rinder*- und *Schweine*milz; bei der *Katze* handelt es sich nur um ganz vereinzelte Muskelzellen (TISCHENDORF, 1951). Die *Elefanten*milz (TISCHENDORF, 1953; KOHIRA, 1960b) teilt mit der *Rinder*milz die spezielle Anordnung der Pulpa-muskulatur, mit der *Schweine*milz die gröbere Bündelung (Abb. 94). Das ungleich dichte, dreidimensionale Netzwerk der Pulpamuskelzellen (mit Rubin S-Orange G oder Chromotrop 2 R gefärbte, bis 40 μ dicke Schnitte gespülter Organe) enthält zwei durch zahlreiche Übergänge verbundene Grundformen: 1. lange, bandartig ge-schwungene oder torquierte Muskelfasern, die sich nur an den Enden auffächern, 2. Muskelzellen ohne betonte Längsachse mit zahlreichen, verschieden gestalteten Ausläufern.

Die Pulpamuskelzellen sind stets einkernig; dicht hintereinander gereihte Kerne wie in der Endokardmuskulatur (BENNINGHOFF, 1927, Abb. 4; zit. nach TISCHENDORF, 1951) kommen nicht vor, wohl aber parallel nebeneinander in benachbarten Muskelzellen liegende. Ob es sich um echte Zwillingskerne handelt, muß offen bleiben; jedenfalls beobachtete TISCHENDORF in seinem adulten Material keine Kernteilungen. Neben stäbchen- oder walzenförmigen Kernen treten auch ovoide, zuckerhut- und spiralartige auf; bei den unregelmäßig kon-

turierten, „zerknitterten" Kernen handelt es sich weniger um „Kontraktions-
bilder" als um Artefakte. Das große Volumen der Pulpamuskelzellkerne bedingt
zusammen mit den feinverteilten Chromatinbröckchen eine relative Chromatin-
armut, die sie von der Fläche gläsern transparent erscheinen läßt. Meist sind zwei,
auffällig konstant angeordnete Nucleolen vorhanden (TISCHENDORF, 1948a, b,

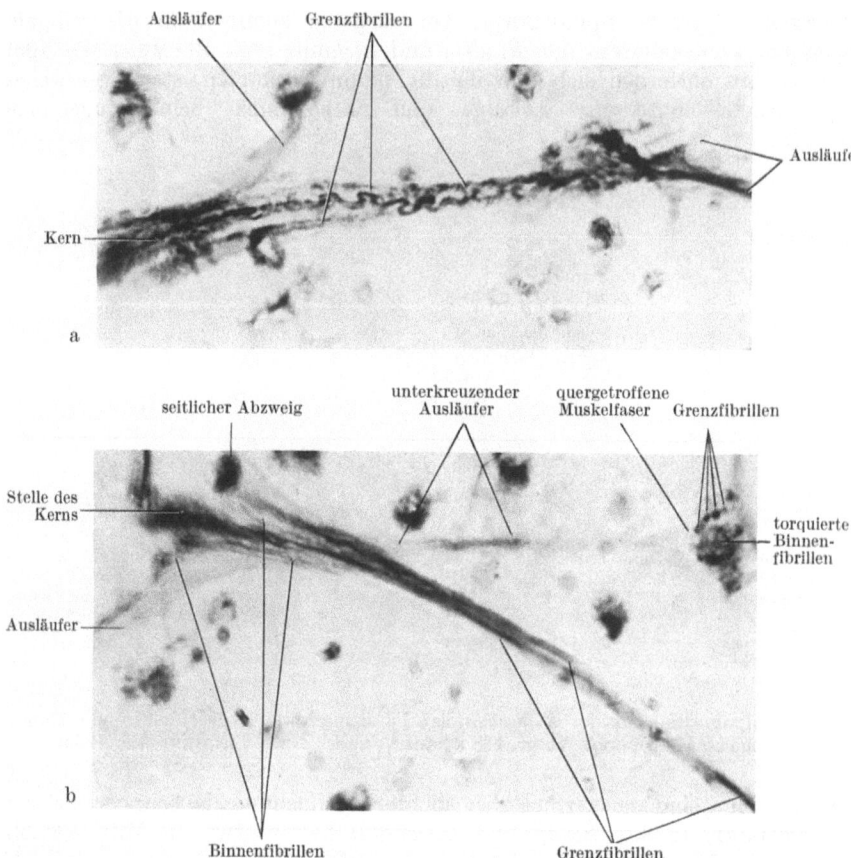

Abb. 95a u. b. Verschiedenartige Fibrillenbilder von Pulpamuskelzellen. Milz, *Schaf;* Gefrierschnitt 20μ, Bielschowsky-Imprägnation. Mikrophotos, Vergr. etwa 1200×. a Heidenhainsche
Grenzfibrillen, b Grenz- und Binnenfibrillen. Nach TISCHENDORF (1951)

Abb. 8, 9). Die dünne Membran des häufig exzentrisch gelegenen Kernes trägt,
dem Zellinneren zugekehrt, eine Eindellung für das Cytozentrum. Der an den
Kernflanken durchsichtig-homogene perinucleäre Plasmahof wird in den tüten-
ähnlichen Polkappen durch eine feine Spumoid- oder Granularstruktur stärker
lichtbrechend. Die Granula sind thioninnegativ; auch GOSCH (1931) vermißte
Sarkosomen im üblichen Sinne „fast stets" in den Pulpamuskelzellen, deren
Plasma im Gegensatz zu dem der Reticulumzellen sehr homogen ist und kein
Hämosiderin enthält. In den Pulpamuskelzellen der *Rinder*milz finden sich im
Perikaryon kleine, stark lichtbrechende, sehr resistente gelbe Körnchen, die sich
wie Melanin mit ammoniakalischem Silber, aber auch mit Fuchsin, Giemsa und
Methylenblau darstellen und keine Fettreaktion geben (PATAY und VERNE, 1932).
Die generelle Einteilung des Plasmas der glatten Muskelzellen (HÄGGQUIST, 1931,

1956) in perinucleäres Endo-, fibrillenhaltiges Meso- und peripheres Exoplasma trifft färberisch auch für die Pulpamuskulatur zu.

Da GOSCH (1931, Abb. 15) der Myofibrillennachweis in den von ihren Vorgängern für Muskelzellen erklärten Pulpaelementen „sehr große Schwierigkeiten" bereitete, hält sie diese für „hinfälliger" oder „nicht so weit differenziert" (vgl. v. HERRATH, 1935 d) wie andere glatte Muskelzellen, ohne jedoch Übergänge zu Fibrocyten (BENNINGHOFF, 1927; WASSERMANN, 1929) feststellen zu können. Auch in TISCHENDORFs (1951) Material, das solche Übergänge ebenfalls vermissen

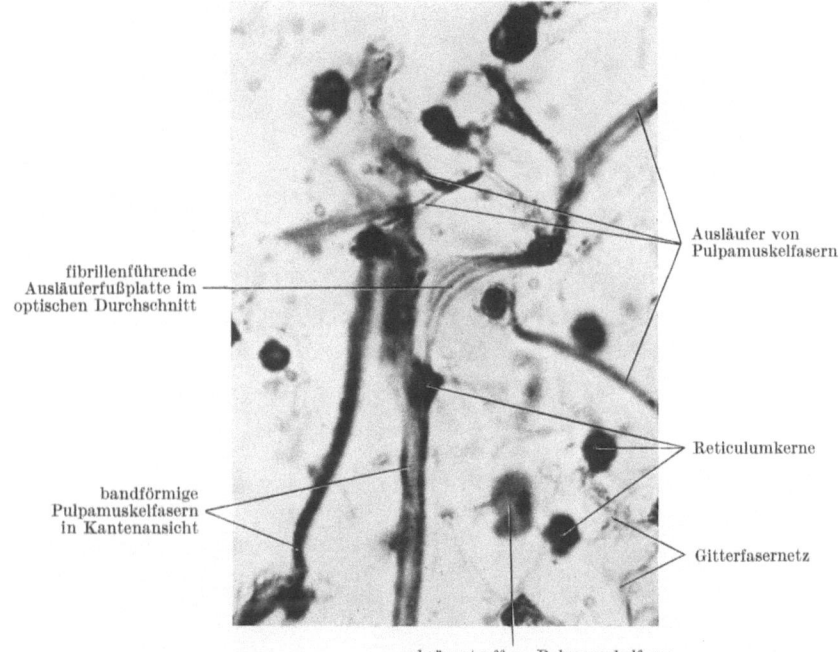

Abb. 96. Schräg-seitlicher Kontakt zweier Pulpamuskelfasern durch fibrillenführende Ausläuferfußplatte. Milz, *Schaf*; Paraffinschnitt 10 μ, Eisenhämatoxylin progressiv-Anilinblau-Orange. Mikrophoto, Vergr. etwa 1200 ×. Nach TISCHENDORF (1951)

ließ, lieferten die von HARTMANN, GOSCH u.a. verwendeten Säurealizarinblau- bzw. Azan- und sonstigen Durchtränkungsfärbungen nur Andeutungen längsstreifiger Strukturen. Die klassische, regressive Eisenhämatoxylin-Methode stellt in „nach anderen Kriterien stärker geschrumpften" (GOSCH) Präparaten in der Peripherie und im Inneren der Pulpamuskelzellen vornehmlich grobe, stark geschlängelte Fasern (HEIDENHAINs „Grenz"- bzw. BENDAs „Myoglia-Fibrillen", SCHAPERs und McGILLs „grobe Fibrillen"), daneben ausnahmsweise auch feinere (HEIDENHAINs „Binnenfibrillen") dar. Bei progressiver Eisenhämatoxylinfärbung und Bodianimprägnation dagegen erhält man nur feine Fibrillen, bei Bielschowskyversilberung am Gefrierschnitt je nach Schrumpfungsgrad und Korngröße verschiedene Resultate (Abb. 95). Die schon von HÄGGQUIST (1931) vermutete Artefaktnatur der grob-kalibrigen Fasern in den glatten Muskelzellen wird durch TISCHENDORFs (1951, Abb. 2—5) Befunde an den Pulpamuskelzellen bestätigt: das Bild der groben Fibrillierung wird hervorgerufen durch gewisse Niederschlagsfärbungen bzw. Imprägnationen und begünstigt durch Schrumpfungsvorgänge. DREBINGER (1955) legt bei der Diagnose „Muskelzelle" den Hauptwert

auf Kontraktilität und Nachbarschaftsbeziehungen. „Die Kontraktilität dieser
Zellen vorausgesetzt" (!), müsse man die Pulpamuskelzellen „funktionell-morpho-
logisch als Muskelzellen ansprechen, unabhängig davon, ob in ihnen Fibrillen
nachweisbar" seien oder nicht. Ihm selbst gelang die Darstellung fibrillärer Strukturen „überzeugend nur in den letzten Stadien der Entwicklung... (Abb. 6)".

Die Myofibrillen erfüllen vornehmlich die gegabelten Längsausläufer der
Pulpamuskelzellen; bei den seitlichen Fortsätzen kann sich zwischen zwei fibrillen-

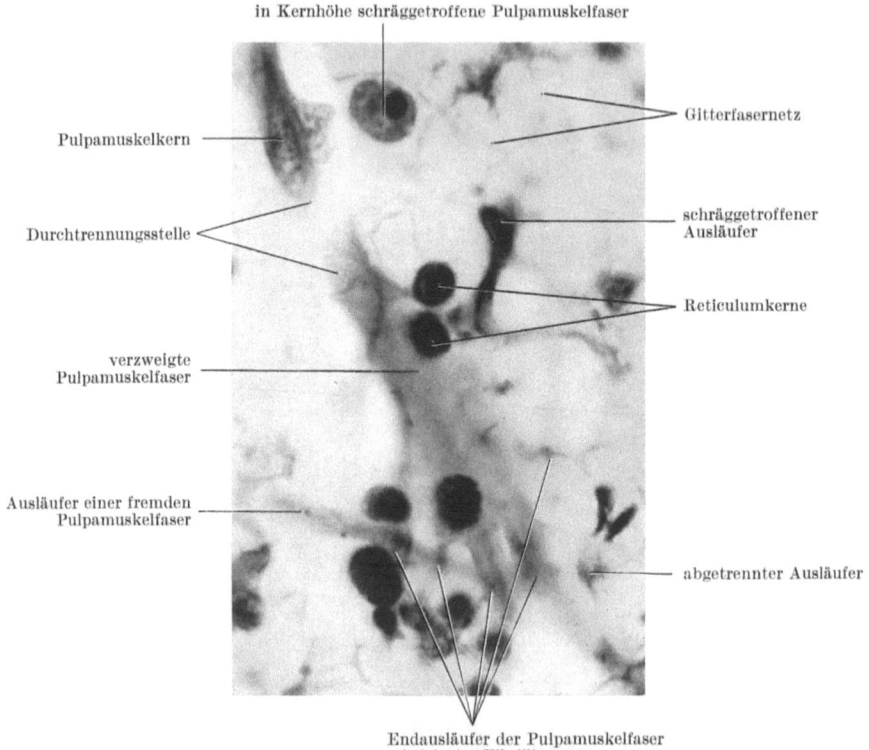

Abb. 97. Endausbreitung einer Pulpamuskelfaser in Flächenansicht. Milz, *Schaf;* Paraffinschnitt 7,5 μ, Eisenhämatoxylin progressiv-Rubin S-Orange G. Mikrophoto, Vergr. etwa 1400×.
Nach TISCHENDORF (1951)

führende schwimmhautähnlich ein fibrillenfreier (von BENNINGHOFF in der Endokardmuskulatur als „Fibrocytenrest" gedeutet) einschieben. Kontinuierlich in
benachbarte Muskelzellen übergehende „nackte Fibrillenpinsel" (BENNINGHOFF)
kommen bei den Pulpamuskelzellen nie vor (vgl. GOSCH). Vielmehr sitzt der Fort-
satz der einen Zelle der Oberfläche der anderen, durch einen schmalen, stärker
lichtbrechenden fibrillenfreien Saum davon getrennt, als scheibenförmige Fuß-
platte auf (TISCHENDORF, 1951) (Abb. 96). Erfolgt somit der seitliche Zusammenschluß der Pulpamuskelzellen durch haftende Anlagerung oberflächenver-
größernder Ausläufer unter strenger Fibrillendiskontinuität, so ist eine solche bei
längs hintereinander geschalteten Pulpamuskelzellen trotz mehr oder weniger
deutlicher Zellgrenzen lichtmikroskopisch nicht immer nachweisbar [vgl. die
elektronenoptischen Beobachtungen THAEMERTs (1958) über „intercellulär
bridges" der Darmmuskulatur]. Nach TISCHENDORF ist die Pulpamuskulatur

weder ein Syncytium noch ein Plasmodium (vgl. NEUBERT, BENNINGHOFF, GOSCH, DREBINGER), sondern ein auf Kontakt beruhendes, dreidimensionales Zellnetz. Die Pulpamuskelzellen verbinden sich jedoch nicht nur untereinander, sondern mittels seitlicher und endständiger „freier" Ausläufer (TISCHENDORF, 1951) (Abb. 97) auch mit dem Reticulum (vgl. DREBINGER). Pulpamuskulatur und -reticulum bilden somit gemeinsam, unter maßgeblicher Mitwirkung der Retikulinfasern, ein das gesamte Milzparenchym umfassendes, elastisch-kontraktiles Gerüstwerk.

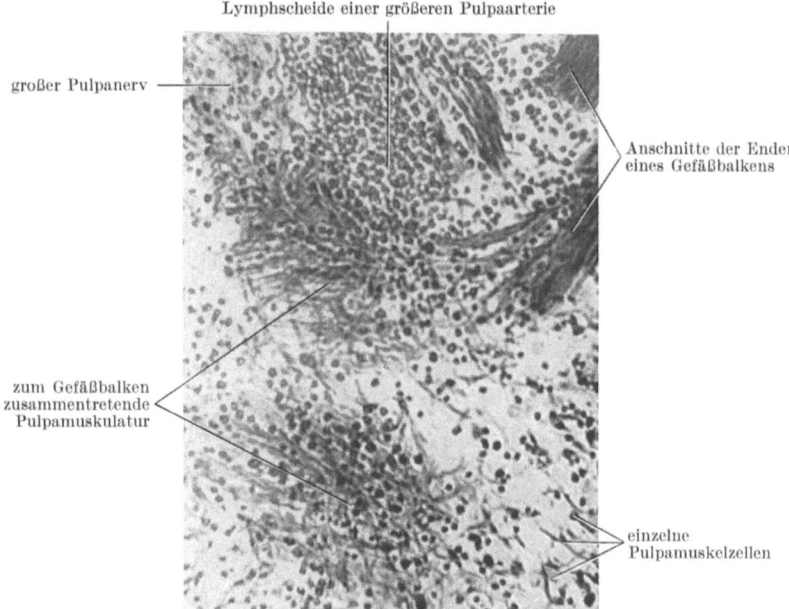

Abb. 98. In der Randzone einer Lymphscheide zur geschlossenen Anordnung übergehende Pulpamuskulatur. Milz, *Schaf;* Paraffinschnitt 10 μ, Eisenhämatoxylin progressiv-Anilinblau-Orange G. Mikrophoto, Vergr. etwa 270×. Nach TISCHENDORF (1951)

Die Verbindung der Pulpamuskulatur mit dem Kapsel-Balkenapparat geschieht derart, daß Einzelmuskelzellen mehr stumpf-, längsverbundene mehr spitzwinklig in die Balkenseitenflächen, größere Pulpamuskelbündel (*Schwein, Nilpferd, Elefant*) dagegen konvergierend in die Balkenkanten einstrahlen. Da die Pulpamuskulatur nach und unabhängig von den Milzbalken entsteht (DREBINGER), handelt es sich bei diesem „Übergang der glatten Muskulatur von der offenen zur geschlossenen Ordnung" (TISCHENDORF) nicht um einen a priori bestehenden „kontinuierlichen Zusammenhang" oder ein „Abzweigen" der Muskelzellen vom Balken in die Pulpa (GOSCH, v. HERRATH), sondern um eine sekundäre Verbindung beider Formationen (Abb. 98).

Das Verhalten der Pulpamuskulatur im Organganzen (TISCHENDORF, 1951) (Abb. 99) wird entscheidend bestimmt von ihren Beziehungen zum Gefäßsystem. Von der lockeren Aufhängung eines Gefäßes mittels Gitterfasern in einem muskulären Ring bis zum radiären oder tangentialen Einstrahlen von Muskelfasern in die Gefäßwand führt eine laufende Reihe. Größere Pulpaarterien werden von den Pulpamuskelsträngen „in Form einer unterbrochenen Wendeltreppe, ... deren axialwärts verschiedensinnig geneigte Stufen in ungleichmäßigen Abständen angeordnet sind" (TISCHENDORF) umkreist; mit abnehmendem Gefäß-

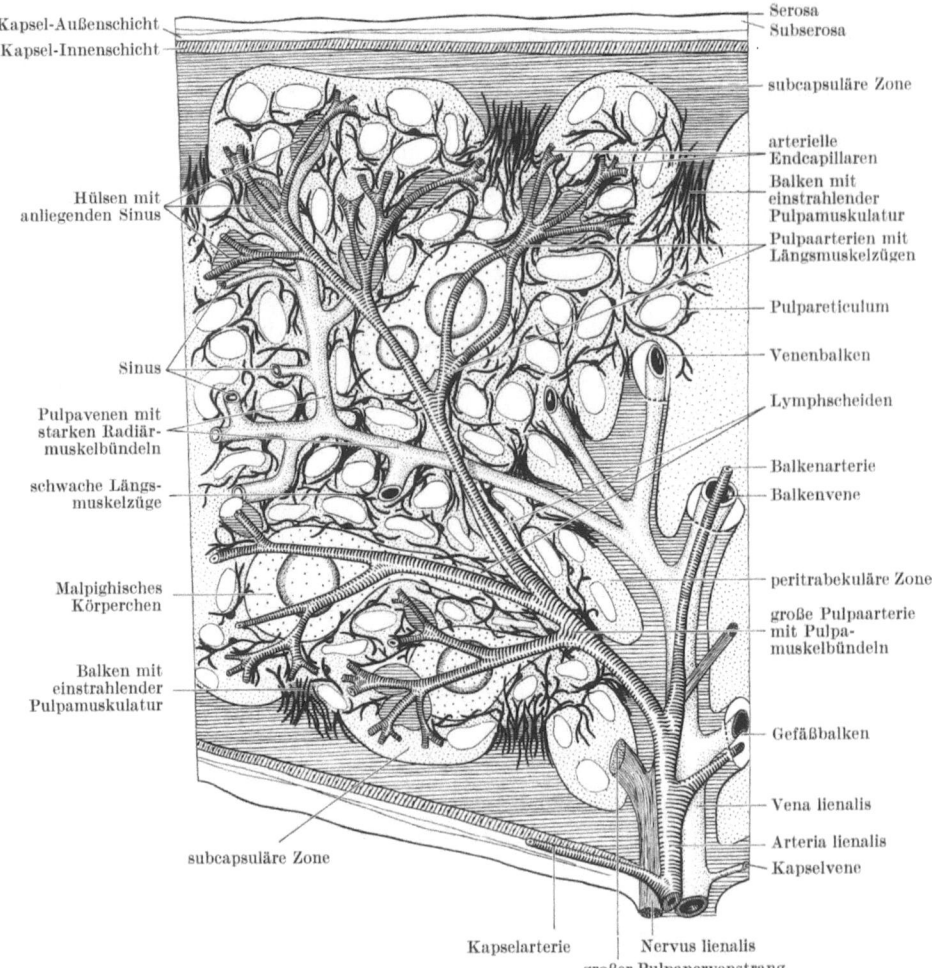

Kapsel-Außenschicht
Kapsel-Innenschicht

Hülsen mit
anliegenden Sinus

Sinus

Pulpavenen mit
starken Radiär-
muskelbündeln

schwache Längs-
muskelzüge

Malpighisches
Körperchen

Balken mit
einstrahlender
Pulpamuskulatur

subcapsuläre Zone

Kapselarterie

Nervus lienalis
großer Pulpanervenstrang

Serosa
Subserosa

subcapsuläre Zone

arterielle
Endcapillaren
Balken mit
einstrahlender
Pulpamuskulatur
Pulpaarterien mit
Längsmuskelzügen

Pulpareticulum

Venenbalken

Lymphscheiden

Balkenarterie
Balkenvene

peritrabekuläre Zone

große Pulpaarterie
mit Pulpa-
muskelbündeln

Gefäßbalken

Vena lienalis

Arteria lienalis
Kapselvene

Abb. 99. Schema der Pulpamuskulatur (*Schwein*emilz), nach einem Original von IRMGARD TISCHENDORF umgezeichnet. Pulpamuskulatur tiefschwarz. Nach TISCHENDORF (1951)

durchmesser verkleinert sich der Ansatzwinkel. Im Inneren der Lymphscheiden und -follikel sind Pulpamuskelzellen nur spärlich anzutreffen, viel reichlicher in der Knötchenrandzone, von wo sie durch die peripher aufgelockerte weiße Pulpa zu der exzentrisch gelegenen Follikelarterie ziehen. Die vom Follikel wegstrebenden Arteriolen werden in steilen Spiralen von Pulpamuskelfasern mit hülsenwärts orientiertem, spitzwinkligen Ansatz begleitet (TISCHENDORF, 1951) (Abb. 100). Die radiär an die Capillarhülsen herantretenden Pulpamuskelzüge enden bei dicken, kompakten Hülsen (*Schwein*) an deren Oberfläche, bei schmalen, unterbrochenen (*Rind, Schaf*) mitunter an der Hülsencapillare selbst.

Das Verhalten der Pulpamuskulatur im Bereiche der terminalen Strombahn und der Pulpavenen (Abb. 101) erfordert ein Eingehen auf RÖHLICHs (1940) „Pulpakämmerchen"-Theorie: Anstelle eines unregelmäßigen Pulpamuskelnetzes (NEUBERT, 1922; HARTMANN, 1930; GOSCH, 1931; v. HERRATH, 1935d; u. a.) beschreibt RÖHLICH (anhand eines Plattenmodells der gespülten und gedehnten *Schweine*milz) ein System von „Flutkammern", deren Längsachse jeweils eine mit der „muskulären Kammerwand" durch Radiärmuskelzüge verbundene Pulpavene bildet. Die Venenwurzeln liegen unter der Milzkapsel, in den „Pulpakämmerchen" oder deren Wand, die Hülsen im Inneren der Kämmerchen; die arteriellen Endcapillaren münden in der Wand oder im benachbarten Kämmerchen. Nach TISCHENDORF (1951, S. 28ff.) überschreitet die Röhlichsche Rekonstruktion die dem Plattenmodellierverfahren gezogenen Grenzen (vgl. ORTMANN, 1941). Die Pulpakammerung beschränkt sich überdies

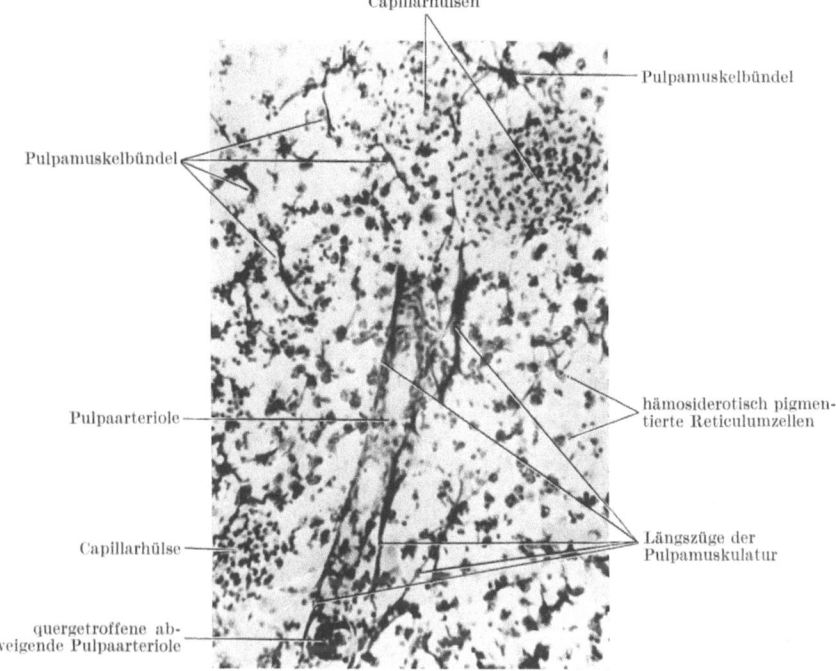

Abb. 100. An Pulpaarteriole und Hülsen heranziehende Pulpamuskulatur. Milz, *Schwein;* Paraffinschnitt 10 μ, Eisenhämatoxylin nach HEIDENHAIN. Mikrophoto, Vergr. etwa 270×. Nach TISCHENDORF (1951)

meist auf die subcapsulären und peritrabekulären Bezirke; eine allgemeine Parenchymfelderung tritt nur in nicht völlig leergespülten, zugleich aber maximal gedehnten Milzen auf. Die schräg an die axiale „Kämmerchenvene" herantretenden Muskelzüge stehen — als Anteile des allgemeinen Pulpamuskelnetzes — sowohl untereinander als auch mit einer das Gefäß in einigem Abstand längsparallel begleitenden Ansammlung glatter Muskelzellen in Verbindung (TISCHENDORF, 1951, Abb. 9). Die zwei benachbarte Kämmerchen trennenden Längswände liegen jeweils mitten zwischen zwei auf eine Vereinigungsstelle konvergierenden kleinsten Pulpavenen. Querwände fehlen (auch in RÖHLICHs Modell): der Name „Kämmerchen" ist also per se unzutreffend, vielmehr kommunizieren sämtliche „Pulpakämmerchen" gemäß der baumförmigen Verästelung des Venensystems röhrenförmig untereinander (TISCHENDORF, 1951, Abb. 10, 11). Daß die „Kammerwände" nicht stabil muskulär präformiert sind, geht schon aus der im Vergleich zur „muskelstarken" Kammerwand viel häufigeren Bündelung der von der Röhlichschen Rekonstruktion vernachlässigten, kräftigen Radiärzüge der

„muskelarmen" Kammerlichtung hervor. Da überdies in stark gedehnten Präparaten die Maschengröße des Reticulums gesetzmäßig von der „Kämmerchenvene" zur "-wand" hin ab- und im Nachbarkämmerchen in umgekehrter Richtung
wieder zunimmt, finden sich bei der Spülung zurückgebliebene freie Zellen stets
in der „Kämmerchenwand" angehäuft. Der Eindruck von „Pulpakämmerchen"
kommt also nicht so sehr durch eine entsprechende Anordnung der Pulpamuskulatur, als durch die Verteilung der freien und seßhaften Zellen des Reticulums (vgl.
RÖHLICH, 1940, Abb. 6), z.T. auch durch die der Capillarhülsen (TISCHENDORF,

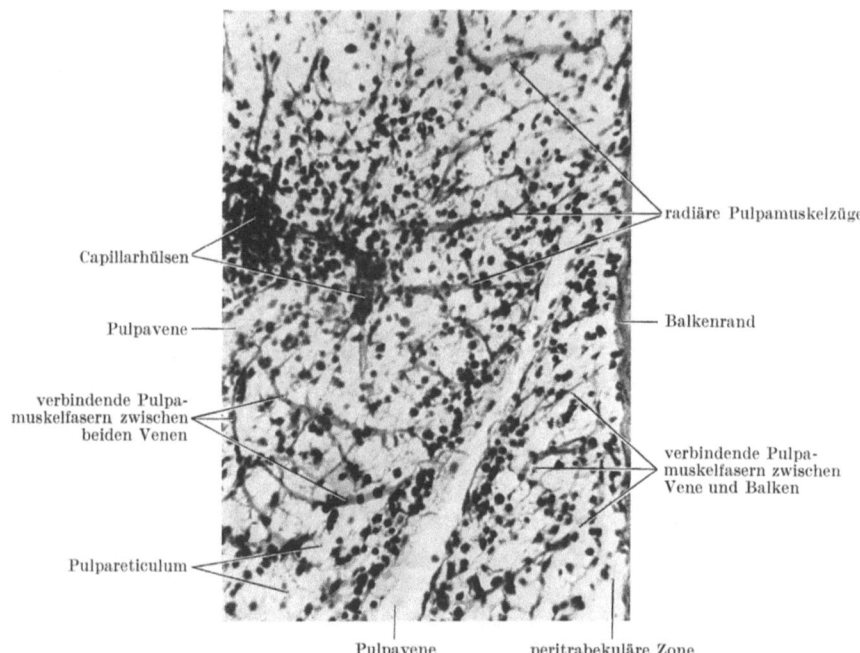

Abb. 101. Zwischen Balken- und Gefäßsystem ausgespanntes Pulpamuskelnetz. Milz, *Schaf;*
Paraffinschnitt 20 μ, Hämatoxylin nach WEIGERT-Rubin S-Orange G. Mikrophoto, Vergr.
etwa 350×. Nach TISCHENDORF (1951)

1951, Abb. 11, 12) zustande. Die Röhlichschen „Pulpakämmerchen" sind ein
Produkt der Woroninschen Staudruckspülung, die — entsprechend variiert —
auch jedes beliebige andere Bild des Milzparenchyms willkürlich zu erzeugen
gestattet (TISCHENDORF, 1951, Abb. 10—15; vgl. PLENK, 1927) (Abb. 102, 216).
    Die funktionelle Bedeutung der Pulpamuskulatur bei der Füllung und
Entleerung der Milz erblickt RÖHLICH darin, daß sie „gleichzeitig und gleichsinnig mit den Trabekeln und der Kapsel" arbeitet, demgemäß in der Speicherphase erschlafft, in der Entleerungsphase sich kontrahiert. Eine alleinige Zusammenziehung der Pulpamuskulatur könnte sie „von den Trabekeln bzw. der
Kapsel abreißen", eine isolierte Kontraktion der letzteren wiederum „die Pulpa
stauchen". TISCHENDORF faßt die Zusammenarbeit der kontraktilen Elemente
der Milz nicht als einfachen Synergismus, sondern als fein ausgewogenes Antagonistenspiel auf: Das die Speicherphase beherrschende Abflußdefizit kommt durch
Zuflußsteigerung einerseits und Abflußdrosselung andererseits zustande. Bei der
die Zuflußsteigerung bewirkenden Erweiterung der muskelkräftigen arteriellen
Strombahn dürfte die Pulpamuskulatur keine aktive Rolle spielen. Bei der Ab-

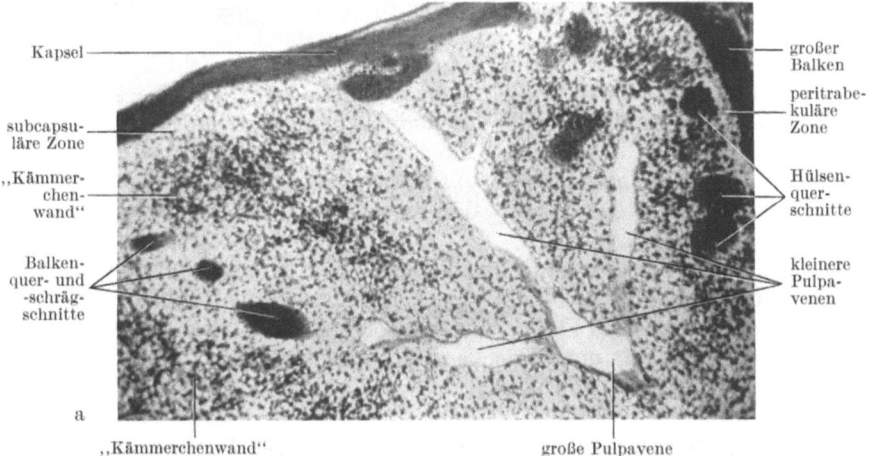

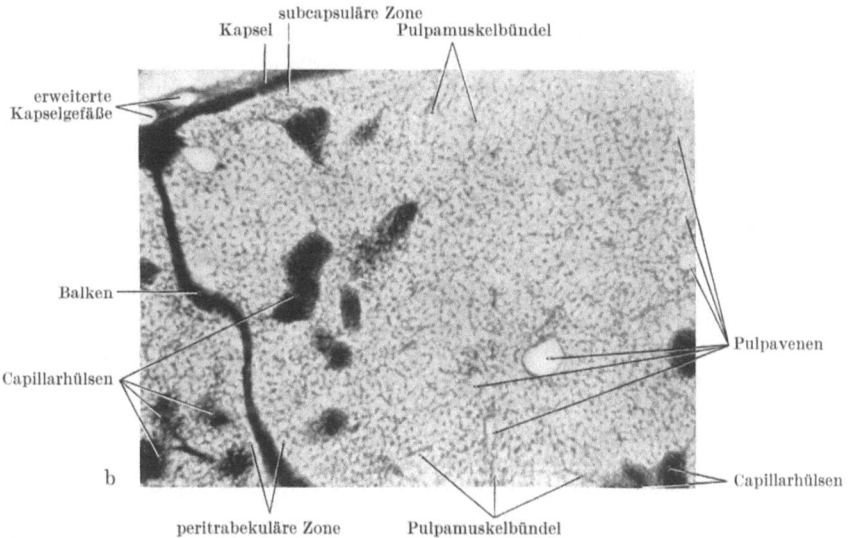

Abb. 102a u. b. Differente Bilder der roten Pulpa bei unterschiedlicher Handhabung der Woroninschen Staudruckspülung. Milz, *Schwein;* Paraffinschnitte 30 μ, Hämatoxylin nach WEIGERT-Rubin S-Orange G. Mikrophotos (Vergr. etwa 90×): a „Pulpakämmerchen" (im Längsschnitt) bei unvollständig gespülter, maximal gedehnter Milz. — b Annähernd gleichmäßige Verteilung der Pulpamuskulatur bei vollständig leergespülter, gedehnter Milz. Nähere Erklärung im Text. Nach TISCHENDORF (1951)

flußdrosselung dagegen, d.h. der Erzeugung einer Venen- und/oder Reticulumstauung, bewirkt die Kontraktion der radiären Pulpamuskelzüge zunächst eine Weiterstellung der Wurzeln der hiluswärts verengten Venen, die beim Übergang zur Reticulumstauung wieder zurückgeht und die nunmehr kollabierenden Venen zu Sperrventilen werden läßt. Der feinere Ablauf der Speicherphase wird somit bei erschlafftem Kapsel-Balkenapparat von den perivenösen Anteilen des Pulpamuskelnetzes zusammen mit den Venensperren gesteuert. Daß es bei der Entleerungsphase keinesfalls auf eine „komprimierende Wirkung" der Pulpamuskulatur (bzw. der Röhlichschen „muskulären Kammerwände") ankommt, betonen

schon Gosch (1931) und v. Herrath, 1935 d); vielmehr besteht hier die Hauptaufgabe der Pulpamuskulatur in der Offenhaltung der Pulpavenen. Sie fällt bezeichnenderweise gerade den in der „muskelarmen Kammerlichtung" (Röhlich)
gelegenen, kräftigen Radiärmuskelzügen zu. Erst wenn diese die abführenden
Pulpavenen eröffnet und auf volle Wanddurchgängigkeit gebracht haben, vermag
die grobe Kontraktion des Kapsel-Balkensystems den Pulpablutspeicher zu entleeren; der weitere Abfluß wird dann durch hiluswärts fortschreitende Verkürzung
der schwächeren perivenösen Pulpalängsmuskelzüge („Kammerwand") unterstützt.

Die Bedeutung der bisher nur in Speicher- bzw. Reticulummilzen gefundenen
Pulpamuskulatur für die feinere Regulation der sich räumlich und zeitlich ab-
lösenden Speicherungs- und Entspeicherungsvorgänge wird durch ein ausgedehntes
Pulpanervengeflecht unterstrichen (Tischendorf, 1948a, b, 1956a, c; Harting, 1952; s. S. 692 und Abb. 325).

II. Zellbild, Gliederung und quantitatives Verhalten der weißen und roten Milzpulpa

Hartmann (1930) geht von der üblichen Sonderung des Milzparenchyms in
einen lymphoiden (besser: lymphoretikulären), weißen und einen reticulocapillären,
roten Anteil ab und unterscheidet nur zwischen „fixen untereinander in festem
Verband stehenden Zellen (dem Reticulum) und ... dazwischen eingelagerten
sehr wechselnden freien Elementen...". Einmal sei eine „scharfe Trennung in
weiße und rote Pulpa bei den Milzen anderer Wirbeltiere viel weniger möglich ...
als bei den Säugern", zum anderen könne man beide Pulpaanteile nicht „rein
histologisch ... schildern, ohne sich von physiologischen Gesichtspunkten beeinflussen zu lassen". Das erste Argument fällt für eine hauptsächlich die *Säuger*-
und *Menschen*milz berücksichtigende Darstellung um so weniger ins Gewicht, als
Hartmann selbst immer wieder auf die Termini „weiße" und „rote" Pulpa zu-
rückgreift. Dem zweiten trägt der vorliegende, allenthalben auf funktionelle Zusammenhänge bedachte Artikel dadurch Rechnung, daß er unter „Histophysiologie der Milzpulpa" beide Anteile gemeinsam abhandelt.

Unbestreitbar wirft die Unterscheidung von weißer und roter Pulpa
zahlreiche „noch ungelöste Fragen über Blutbildung und die wechselseitigen
Beziehungen der weißen Blutzellen" (Hartmann) auf. Dieser Schwierigkeit ist
nur durch Verzicht auf hämatologische Spezialprobleme und — besonders bei
den nicht in der Milz selbst gebildeten Blutzellen — durch Verweis auf zusammenfassende Arbeiten zu begegnen. Eine solche Beschränkung gebietet schon der
abundante Umfang der hämatologischen Literatur.

1. Vergleichende Vorbemerkungen

Bei den niederen Vertebraten (vgl. Fey, 1965) ist das Mesenchym nicht nur
embryonal, sondern auch postembryonal — das ganze Leben über — hämatopoetisch tätig; die zahlreichen Blutbildungsstätten haben jedoch ein unterschiedliches Blutbildungsvermögen. Als primäres hämatopoetisches Organ mit besonders großer hämatopoetischer Aktivität fungiert, evolutiv gesehen, die Milz
(Le Douarin, 1966): ursprünglich das gemeinsame Zentrum für die Leuko-,
Thrombo- und Erythropoese, tritt sie die letzte Aufgabe bald an das rote Knochenmark, eine sekundäre Anpassung der höheren Vertebraten, ab. Die medulläre
Hämatopoese hat zur Folge, daß Zahl und Aktivität der übrigen Blutbildungsstätten im Adulttier reduziert werden und eine diffuse, mesenchymale Hämatopoese nur noch zu Beginn der Entwicklung stattfindet. Die zuerst bei den adulten

Anuren auftretende Blutbildung im Knochenmark ersetzt bei den Amnioten die des Dottersackes. Bei Formen mit beschränkter vitelliner Hämatopoese — bei gewissen Vögeln und vor allem den Säugern — garantiert eine hepato-lienale Phase den Übergang von der mesenchymalen zur medullären Hämatopoese (vgl. S. 14).

Das milzartige Gewebe in der adipösen Submucosa (*Myxine*) bzw. Spiralfalte (*Petromyzon*) des Cyclostomendarmes (MAWAS, 1922; JORDAN und SPEIDEL, 1929c, d, 1930b; HARTMANN, 1930; JACOBSHAGEN, 1931; PERLA und MARMORSTON, 1935; RAUNICH, 1949; MARINELLI und STRENGER, 1954, 1956; MURATA, 1959a, b; s. auch S. 5) weist zwar eine lymphoide und myeloide Komponente, aber noch keine gesonderte weiße und rote Pulpa auf. Die von freien Reticulumzellen stammenden lymphoiden Hämoblasten liegen den gefensterten submucösen Venen (Sinus) an. Die mittelgroßen Hämoblasten bilden extravasculär Granulocyten, die großen und kleinen intravasculär Erythro- bzw. Thrombocyten und Spindelzellen. Hämo- und Erythroblasten teilen sich mitotisch; das Sinusendothel bleibt inaktiv. Auf plasmodialem Wege entstehen aus den Hämoblasten Riesenzellen.

Auch bei den Elasmobranchiern (über *Scyllium canicula, Acanthias vulgaris, Raja punctata* — bei denen das Bild der Milzpulpa sehr von ihrer Blutfülle abhängt — s. MAXIMOW, 1923b; über *Mustelus canis, Raja ocellata* s. JORDAN und SPEIDEL, 1923/24b; über *Hexanchus corinus* s. BOLTON, 1926; über *Mustelus manazo* und *Dasybatus akajei* s. MURATA, 1959b) läßt sich noch nicht scharf zwischen weißer und roter Milzpulpa trennen, wenn auch bereits perivasculäre Lymphscheiden (Tabelle 16) existieren. Bei *Scylliorhinus canicula* und *S. catulus* (Selachoidei) sowie *Raja clavata* und *R. batis* (Batoidei) besitzen Milzarterien und -venen Lymphscheiden (YOFFEY, 1929). Flemmingsche Keimzentren fehlen, auch nach Aderlaß. Das alle Blutzellen einschließlich der roten bildende lymphoide Gewebe enthält: 1. viele kleine Rundzellen mit großem Kern und schmalem Plasmasaum, 2. durch Wachstum daraus entstandene größere, plasmareichere Zellen mit feiner strukturiertem Kern, 3. große hyaline, chromophobe Zellen in wechselnder Gruppierung. Die unreifen Granulocyten und die aus kleinen Lymphocyten hervorgegangenen Erythrocyten nehmen die Außenzone der Lymphscheiden ein und reifen im Blut nach. HEMMETER (1926, Fig. 1 und 3) beschreibt für *Alopias vulpes* „dispersed at intervals throughout the pulp of the splenic lobule lighter well defined ... islets in which hemolysis takes place". LOERBROKS (1953) und SCHLARB (1953) unterteilen die Milzpulpa von *Scyllium canicula* (vgl. DUSTIN, 1938a) bzw. *Torpedo ocellata* (vgl. KRAUSE, 1923) und *T. marmorata* in retikuläres Grundgewebe, Lymphscheiden und Capillarhülsen. Die sich über die Arterien bis zum Hülsenbeginn und die ganze Länge der Venen erstreckenden, weitmaschigen Lymphscheiden enthalten zahlreiche, aus Reticulumzellen hervorgegangene Lymphocyten aller Größen, jedoch keine eigentlichen Lymphfollikel mit Keimzentren. Daneben bilden die Reticulumzellen Phagocyten und Eosinophile und zerstören Erythrocyten.

Bei den Holocephalen (SCATIZZI, 1932: *Chimaera monstrosa*) treten die diskontinuierlich um bestimmte, den Hülsencapillaren ähnelnde, aber nicht damit identische Gefäßstrecken angehäuften sphärischen Lymphscheiden als ausschließlich Lymphocyten produzierende weiße Pulpa mengenmäßig hinter der strangförmig zusammenhängenden, Granulo- und Erythrocyten bildenden roten Pulpa zurück. — Auch in der gleichfalls pigmentreichen, Blutkörperchen bildenden und zerstörenden Milzpulpa der Ganoiden (BRUINE, 1937: *Amia calva*) läßt sich eine lymphoide, weiße und eine myeloide, rote Region unterscheiden. Die Blutbildung erfolgt bei *Amia* hauptsächlich in Niere und Milz; es gibt keine besonderen erythro- und granulopoetischen Zonen. Die lymphomyeloiden Hämoblasten entstehen aus einer lymphocytenähnlichen Zelle, die Eosinophilen aus ursprünglichen Gewebszellen; die weitere Differenzierung geht im strömenden Blut vor sich (ROBESON, 1932).

In der Teleosteermilz läßt sich die weiße Pulpa — die in der Regel keine Malpighischen Körperchen enthält — nicht scharf von der roten trennen (PHISALIX, 1885: *Anguilla vulgaris;* KRAUSE, 1923: *Esox lucius;* JORDAN und SPEIDEL, 1923/24b: *Paralichthys dentatus, Tautoga ornita, Stenotomus chrysops, Fundulus heteroclitus, Ictiobus bubalus, Salmo shasta, Carassius auratus;* MACMULL und MICHELS, 1932: *Tautoglabrus adspersus;* MCNEE, 1932a, b, c; DAWSON, 1935: *Amiurus nebulosus;* DUSTIN, 1938a: *Conger vulgaris, Cyprinus carpio, Anguilla vulgaris, Esox lucius;* RUMYANTZEV, 1939: *Leuciscus cephalis, Perca fluviatilis, Acerina cernua;* MISLIN, 1941: *Salmo salar;* MURATA, 1959b: *Cyprinus carpio, Carassius auratus, Mugil cephalus, Sebastodes tokionis, Scomber japonicus, Lateolabrax japonicus, Sparus macrocephalus, Sillago sihama;* HARDER, 1964; ZWILLENBERG, 1964: *Salmo gairdneri, S. trutta;* HAIDER, 1966: *Perca fluviatilis, Leuciscus idus, Carassius carassius, Cyprinus carpio, Salmo gairdneri, Tinca tinca*). Auch nach YOFFEY (1929) ist bei den meisten Teleosteern (*Pleuronectes flesus, P. limanda, P. microcephalus, Gadus merlangus, G. minutus, G. luscus, G. pollachius, G. morrhua, Lophius piscatorius, Spinachia vulgaris, Callionymus lyra*) das im Gegensatz zu den

Tabelle 16. *Verhalten des lymphoiden Gewebes in der Milz verschiedener Vertebraten.*
(Nach MURATA, 1959b)

Klasse	Ordnung oder Unterordnung	Species	Lymphgewebe		
			Peri-arterielle Lymph-scheide	Sekundär-Knötchen	Peri-ellipsoide Lymph-scheide[a]
Pisces	Elasmobranchii	*Mustelus manazo*	+++	—	+
	Elasmobranchii	*Dasybatus akajei*	+++	—	±
	Teleostei	*Cyprinus carpio*	±	—	—
	Teleostei	*Carassius auratus*	+	—	±
	Teleostei	*Mugil cephalus*	+	—	±
	Teleostei	*Sebastodes tokionis*	±	—	+
	Teleostei	*Scomber japonicus*	+	—	+
	Teleostei	*Lateolabrax japonicus*	±	—	+
	Teleostei	*Sparus macrocephalus*	±	—	++
	Teleostei	*Sillago sihama*	±	—	±
Amphibia	Urodela	*Megalobatrachus japonicus*	±	—	+
	Urodela	*Triturus pyrrhogaster*	±	—	+
	Urodela	*Hynobius lichenatus*	±	—	+
	Urodela	*Hynobius nigrescens*	+	—	+
	Urodela	*Hynobius tokyoensis*	+	—	+
	Urodela	*Hynobius dunni*	±	—	++
	Anura	*Bufo vulgaris japonicus*	+	—	—
	Anura	*Rana nigromaculata*	±	—	—
	Anura	*Rana catesbyana*	+∼++	—	—
Reptilia	Chelonia	*Amyda japonica*	++	—	+++
	Chelonia	*Clemmys japonica*	++	—	+++
	Lacertilia	*Eumeces latiscutatus*	++	—	—
	Ophidia	*Elaphe quadrivirgata*	—	—	—
Aves	Galliformes	*Gallus domesticus*	+++	+	++
	Galliformes	*Coturnix coturnix japonica*	+++	+∼++	++++
	Anseriformes	*Anas platyrhynchos domestica*	+++	+	++++
	Charadriiformes	*Columba livia domestica*	++	+	++++
Mammalia	Rodentia	*Oryctolagus cuniculus var. domesticus*	++++	++++	—

[a] Die Hülsencapillare (Ellipsoid) umgebendes Lymphgewebe.

Mammaliern auch Erythro- und Granulocyten bildende Milzlymphgewebe, verglichen mit den Selachiern, mehr diffus angeordnet. Sehr gut ausgebildet ist es bei *Molva molva* und — mit Neigung zur Follikelbildung — bei *Morone labrax*. Es enthält mit Ausnahme von *Spinachia vulgaris* stark eisenhaltige, am Rande dunklere, im lymphocytenreicheren Zentrum hellere Pigmenthaufen (vgl. DUSTIN, 1938a: *Conger vulgaris*) aus braungrünen Körnchen, unter-mischt mit Erythrocyten-Abbaustadien. *Anguilla vulgaris* (COCQUIO, 1929) zeigt eine weiße und eine aus kleinen Zellen mit stark tingierbaren, grobscholligen Kernen bestehende rote Pulpa. Dem Milzausstrich nach ist sie in erster Linie lymphopoetisch tätig; 25% der Zellen sind mit Zelldetritus beladene, z.T. vacuolisierte Monocyten. Die Erythropoese geht beim *Aal* nur bei Anämie in der Milz, sonst aber in der Niere vor sich, wie das reichliche Vorkommen rotviolett granulierter, alternder Erythrocyten in der roten Pulpa beweist. Bei Vitalfärbung stellen sich in der *Aalmilz* außer den Reticulo-Endothelien auch freie, rundkernige Pulpa-elemente dar. — Über hämatopoetisches System und Milz bei *Aal* und *Forelle* s. auch AGNE-SOTTI (1932), bei *Perca fluviatilis, Clupeonella deliativa caspia, Salmo salar, Coregonus lavaretus* s. PESTOVA (1953, 1954), bei *Cyprinus carpio* s. TOPF (1955), bei *Amiurus nebulosus, Cyprinus carpio, Leucaspius delineatus, Leuciscus idus, L. rutilus, Perca fluviatilis, Salmo gairdneri, Tinca tinca* s. HAIDER (1967a, b, Lit.).

Die Polypterenmilz zeigt auf ihrem dreieckigen Querschnitt eine zentrale weiße und eine diese umgebende rote Pulpa (DUSTIN, 1938a: *Polypterus ornatipennis, P. weeksi*).

Bei den Dipnoern hat die gelappte Milz von *Protopterus aethiopicus* einen Kern aus lymphoider, weißer und eine Schale aus sinusreicher, roter Pulpa. Sie produziert: 1. Lymphocyten (in dem lymphoiden Zentrum), 2. Erythrocyten (aus den als gemeinsame Stammzellen aller Blutelemente fungierenden Lymphocyten; zu dieser unitarischen Auffassung vgl. auch LICHERI, 1933), 3. Thrombocyten (intravasculär aus kleinen Lymphocyten), 4. Basophile, 5. Monocyten (aus Reticulum- und Sinusendothelzellen sowie Lymphocyten), 6. Zellen mit Russell-Körperchen. Die Reticulumzellen wandeln sich unter Abrundung in Hämoblasten ähnlicher Kernstruktur um; der genetische Zusammenhang der verschiedenen Lymphocytenformen wird durch Übergangsstadien belegt. Die in der Peripherie der weißen Pulpa angesammelten, aus größeren Elementen des Zentrums stammenden kleinen Lymphocyten werden zu Thrombocyten oder gehen zugrunde. Die Erythrocyten entstehen in der roten Pulpa aus mittleren oder großen Hämoblasten mit siebartigem Kern. Gegen Ende der Trockenperiode sind die Lymphocytenstränge weitgehend von Zellen entblößt; die Rückkehr zum Wasserleben entfacht eine rege Hämopoese (JORDAN und SPEIDEL, 1931). Diese Befunde decken sich mit denen von YOFFEY (1929) bei *Calamoichthys* und werden von DUSTIN (1934, 1938a) für *Protopterus dolloi* bestätigt: Die aus einem lymphopoetischen Zentrum mit tingiblen Körperchen und einer erythropoetischen Peripherie bestehenden Milzläppchen erhalten an der Spiralklappe noch einen granulopoetischen Mantel. Die *Protopterus*milz bildet daher außer Lympho-, Mono-, Thrombo- und Erythrocyten auch grob- und fein(spezial)-granulierte Eosinophile. Das Sinusnetz der roten Pulpa führt neben Erythrocyten aller Reifestadien auch polymorphkernige Spezialeosinophile. In den Sinus kommt es unter der Wirkung eines vom Endothel gebildeten Hämolysins zur extracellulären Hämolyse, die das Pigment für die zahlreichen „Melanocyten" des granulopoetischen Mantels sowie der Hülsen und Knötchen liefert. Nach JORDAN (1935) vereinigt die Dipnoermilz in sich die drei blutbildenden Gewebe der Mammalier: Milz, lymphoides Gewebe und Knochenmark.

In der Gymnophionenmilz (WEILACHER, 1933: *Siphonops, Ichthyophis, Hypogeophis*) bildet die gut abgegrenzte (vgl. dagegen DUSTIN, 1938a: *Ichthyophis glutinosa*) weiße Pulpa ein aus dickwandigen Arterien und venösen Capillaren aufgebautes primitives Malpighisches Körperchen, dessen Randzone Rundzellen und dessen „Keimzentrum" statt Lymphoblasten zugrunde gehende Erythrocyten aufweist. Die rindenartig die weiße Pulpa umgebende rote ist in begrenztem Maße hämopoetisch tätig; die in den Reticulummaschen befindlichen Blutkörperchen enthalten vielfach gelbbraunes Pigment.

Von den urodelen Amphibien (vgl. ALDER und HUBER, 1923; MALYSCHEW, 1932; STORTI, 1932; DUSTIN, 1938a: *Salamandra maculosa, Pleurodeles waltlii, Triton palmatus, Ambystoma mexicanum;* MURATA, 1959b: *Megalobatrachus japonicus, Triturus pyrrhogaster, Hynobius lichenatus, H. nigrescens, H. tokyoensis, H. dunni*) zeigt *Megalobatrachus japonicus* bis zum 30 mm-Larvenstadium noch keine distinkte Differenzierung der Milzpulpa, *Hynobius fuscus* im 40 mm-Stadium Anfänge perivasculärer Lymphscheiden- und Follikelbildung (NAKAJIMA, 1929a, b). HARTMANN (1926, 1930, 1933) findet bei *Ambystoma* und *Pleurodeles* die lymphoiden Zellen sich in unregelmäßigen Strängen und Haufen ohne typische Follikelbildung nur unscharf gegen die übrige Pulpa abheben. Eine Unterscheidung von weißer und roter Pulpa sei „häufig bei mehr diffuser Verteilung gar nicht zu treffen und daher besser zu unterlassen". *Diemyctylus pyrrhogaster* besitzt offenbar eine gut entwickelte weiße Pulpa; denn der Milzausstrich liefert im Mittel 73% Lymphocyten, 20% Erythrocyten, 5,9% Pigmentzellen, 1% Eosino-, 0,6% Neutro- und 0,5% Basophile (OHUYE, 1932; über die Reaktion des Amphibienblutbildes auf Splenektomie vgl. JORDAN und SPEIDEL, 1925; TISCHTSCHENKO, 1931; STORTI, 1932). Bei den höheren Urodelen (JORDAN und SPEIDEL, 1930a: *Triturus viridescens;* DAWSON, 1932a, 1933a: *Necturus maculosus;* JORDAN, 1932: *Proteus anguineus;* TOOZE und DAVIES, 1967: *Triturus cristatus*) ist die Milz der Hauptproduzent für Erythro- und Thrombocyten; nur bei überstürzter Blutbildung, z.B. im Frühjahr, wird auf den allgemeinen Kreislauf zurückgegriffen. Bei *Necturus maculosus* ordnet sich das Lymphgewebe ohne Follikelbildung in wechselnder Menge zu Haufen und Strängen an; weiße und rote Pulpa sind nicht scharf getrennt.

Von den anuren Amphibien (vgl. ALDER und HUBER, 1923; JORDAN und BAKER jr., 1927; NAKAJIMA, 1928; MURATA, 1959b: *Bufo vulgaris japonicus, Rana nigromaculata, R. catesbyana*) ist für *Xenopus laevis* (STERBA, 1950) eine völlige Trennung von weißer und roter Pulpa durch eine Zone faserfreier, inaktiver Reticulumzellen charakteristisch. Die aus einem zentralen, vasogenen und einem peripheren, reticulogenen Teil zusammengesetzte weiße Pulpa umgibt in Form von Lymphscheiden und -follikeln in ganzer Länge, am breitesten im Arteriolenbereich, die arterielle Gefäßbahn. Alle Blutzellen gehen bei *Xenopus* auf den reticulogenen Makrolymphocyten als gemeinsame Stammzelle zurück. In der weißen Milzpulpa ent-

17*

stehen außer kleinen, aus geschrumpften großen hervorgegangenen Lymphocyten auch Eosinophile, in der roten Pulpa die übrigen Granulocyten und die Erythrocyten. In der den doppelten Raum der weißen einnehmenden roten Pulpa erfolgt überdies ein langsamer, aber ständiger Blutabbau. Bei *Rana temporaria* und *R. esculenta* (vgl. KRAUSE, 1923) sind Milz und Knochenmark die Hauptblutbildungsstätten; die hämopoetische Tätigkeit der Milz ist im Gegensatz zu der des Knochenmarks nicht an eine bestimmte Jahreszeit gebunden. Beim erwachsenen *Frosch* ist die Milz mit Lymphocyten und Granulocyten gefüllt, die verschiedenen Stämmen angehören [TISCHTSCHENKO, 1931; über die (Milz-)Hämatopoese beim *Frosch* s. auch JORDAN und SPEIDEL, 1923/24a].

Unter den Reptilien (vgl. ALDER und HUBER, 1923; MURATA, 1959b: *Amyda japonica, Clemmys japonica, Eumeces latiscutatus, Elaphe quadrivirgata, Gallus domesticus, Coturnix coturnix japonica, Anas plathyrhynchos domestica, Columba livia domestica*) zeigt die *Schildkröten*milz (vgl. DUSTIN, 1938a: *Clemmys leprosa, Testudo graeca*) eine die Arteriolen einscheidende weiße und eine diese umgebende, sinuöse rote Pulpa mit großen und kleinen Lymphocyten, Granulocyten — darunter auch Eosinophilen — und mononucleären Pigmentocyten (JORDAN und SPEIDEL, 1927, 1928d). Bei *Crocodilus cataphractus* und *Alligator mississipiensis* ist die weiße Pulpa in Knötchen angeordnet (DUSTIN, 1938a). Die Milzpulpa von *Phrynosoma solare* ähnelt mit ihren im Endstadium der Erythropoese auftretenden fibrösen Knötchen aus unregelmäßig angehäuften Reticulumzellen der des *Frosches* (vgl. JORDAN, 1935), nur sind die Pulpazellen viel kleiner als bei den meisten Amphibien (und anderen Reptilien). Je kleiner die Milz ist, um so mehr fibröse Knötchen und um so weniger übriges Parenchym enthält sie. Durch vom Rand her einsetzende Differenzierung der Reticulumzellen zu kleinen und großen Lymphocyten wandeln sich die fibrösen Knötchen in celluläre mit dem Aussehen Malpighischer Körperchen um. Im Vergleich zur *Schildkröten*milz — als Produktionsstätte der bei *Clemmys japonica* die Hälfte der Leukocyten ausmachenden Blutmastzellen (MARUTA, 1967) — bildet die *Krötenechsen*milz nur wenig Granulocyten. Die Pulpastränge enthalten im Beginn der Hämopoese hauptsächlich kleine Lymphocyten, von diesen stammende Plasmazellen (über deren Vorkommen in der Nichtsäugermilz s. LICHERI, 1933), Übergangsstadien und Thrombocyten (JORDAN und SPEIDEL, 1928b, c). In der *Eidechsen*milz fehlen periarterielle „adenoide Scheiden" (HOYER) und Pulpastränge, so daß eine Sonderung in weiße und rote Pulpa entfällt (DÜNZEN, 1939: *Lacerta muralis, L. viridis;* vgl. KRAUSE, 1923: *Lacerta agilis;* DUSTIN, 1938a: *Lacerta viridis, Uromastix acanthinurus, Heloderma horridum*). Auch in der *Schlangen*milz (*Tropidonotus natrix*) ist die Trennung von weißer und roter Pulpa bei weitem nicht so ausgesprochen wie in der Säugermilz (GOSLAR, 1958; vgl. DUSTIN, 1938a: *Tropidonotus, Ancistrodon, Cobra*), wenn schon die vielen jugendlichen Zellen in der auch hämokatharetisch tätigen Pulpa auf eine Lympho- und Erythropoese deuten (SCATIZZI, 1930a, b). Bei *Python* enthalten die Malpighischen Körperchen hauptsächlich große Reticulumzellen und nur wenige Lymphocyten (PERLA und MARMORSTON, 1935). Insgesamt nehmen die Reptilien in der Blutbildung eine Mittelstellung ein zwischen den Amphibien, bei denen die Milz Hauptort der Lympho- und Erythropoese ist, und den Vögeln, bei denen sich die letztere auf das Knochenmark beschränkt und Lymphknoten als selbständige Organe auftreten (v. HERRATH, 1958).

Bei den Vögeln (vgl. GROEBBELS, 1932, Lit.) erreicht die weiße Milzpulpa ihre höchste Entwicklung unter den Nichtsäugern: „the most striking feature of the lymphoid tissue of avian spleen is the occurrence of secondary nodules (germinal centers) which are never seen in the spleens of reptiles and other lower vertebrates" (MURATA, 1959b). Beim *Sperling* beginnen im Frühjahr die bis dahin nicht sehr zahlreichen Malpighischen Körperchen miteinander zu verschmelzen und bilden im Sommer, dem Höhepunkt der Milzlympho- und -granulopoese, vor allem in der Organperipherie große, unregelmäßig gelappte Körper, die im Herbst wieder an Größe abnehmen (TIRONI, 1937). Bei *Dendrocopus leuconotus* und *Picus canus* sind auch im Winter gut entwickelte Malpighische Körperchen vorhanden (SÉLYMOSY, 1936). In der *Enten-,* nicht jedoch der *Tauben*milz (vgl. JORDAN, 1935; TUGUNCEV, 1953) umgibt die weiße Pulpa scheiden- und knötchenartig die Capillarhülsen und setzt sich scharf gegen die rote Pulpa ab (DUSTIN, 1937, 1938); *Star-, Fasan-, Raben-, Häher-, Kanarienvogel-* und *Hühner*milz ähneln im Bau der *Enten*milz. Nach LACZKO (1928) sind die rundlich-ovalen, bindegewebig abgegrenzten und nicht von Blutgefäßen durchsetzten Malpighischen Körperchen der Vogelmilz [*Taube* (vgl. KRAUSE, 1922), *Huhn, Perlhuhn, Truthahn, Gans, Ente*] im Frühjahr und Sommer sowie bei guter Ernährung besser ausgebildet als im Winter oder bei schlechter Ernährung.

Die weiße Milzpulpa tritt in der aufsteigenden Tierreihe (vgl. v. SKRAMLIK, 1927; HAUSMANN, 1932, 1933), vor allem bei den Säugern, gemäß der fallenden Lymphocytenzahl im Milzausstrich (lt. CHATTERJEE und CRUICKSHANK, 1929: *Frosch* 83,5%, *Schildkröte, Huhn* 78%, *Maus* 74%, *Kaninchen* 67%, *Hund* 55,5%)

Tabelle 17. *Durchschnittswerte des Hämo-, Myelo- und Splenogramms vom Hund (Speichermilz) und Kaninchen (Stoffwechselmilz), nach Altersgruppen zusammengestellt.* (Nach RICHTER, 1953)

	Hund I—III			Hund IV—VII			Hund VIII—X		
Durchschnittsalter	8 Monate			4,2 Jahre			10,6 Jahre		
Hämoglobin in %	92,3			100,5			109		
Erythrocyten	5 754 000			7 585 317,5			7 974 666,6		
Leukocyten	8100			8975			10 303		
	Blut	Kno-chen-mark	Milz	Blut	Kno-chen-mark	Milz	Blut	Kno-chen-mark	Milz
Reticulumzellen	—	1,6	4,5	—	3,5	5,4	—	2,3	6,8
Plasmazellen	—	1,5	0,9	—	1,3	1,7	—	0,9	2,4
Proerythroblasten	—	0,9	0,3	—	1,4	1,8	—	0,8	0,6
Makroblasten	—	8,6	0,2	—	7,8	0,7	—	5,6	—
Normoblasten	—	37,5	1,2	—	33,7	2,3	—	42,7	0,6
Myeloblasten	—	2,3	0,2	—	2,6	—	—	2,2	0,1
Promyelocyten	—	0,8	—	—	0,6	0,2	—	0,3	—
Myelocyten	—	3,2	1,3	—	3,0	2,1	—	3,7	0,2
Metamyelocyten	—	8,8	0,2	0,3	8,4	0,9	—	10,8	0,2
Unsegmentierte	4,8	28,2	8,5	4,6	27,8	8,9	5,2	26,9	7,6
Segmentkernige	68,5	2,1	26,1	62,3	4,4	17,2	66,9	1,3	32,2
Monocyten	3,4	0,8	1,7	4,2	1,3	1,6	1,4	0,3	2,5
Lymphoblasten	—	—	0,7	0,3	—	0,3	—	—	0,3
Lymphocyten	23,3	3,7	54,2	28,3	4,2	56,9	26,5	2,2	46,5

	Kaninchen I—III			Kaninchen IV—V			Kaninchen VI—VIII		
Durchschnittsalter	5,3 Monate			8 Monate			2,3 Jahre		
Hämoglobin in %	66			62			68		
Erythrocyten	4 657 533,3			4 551 750			5 287 400		
Leukocyten	7866			8800			9166		
	Blut	Kno-chen-mark	Milz	Blut	Kno-chen-mark	Milz	Blut	Kno-chen-mark	Milz
Reticulumzellen	—	0,8	8,4	—	1,1	9,5	—	0,9	9,7
Plasmazellen	—	1,4	0,7	—	1,0	1,6	—	0,7	2,1
Proerythroblasten	—	1,6	0,6	—	1,5	0,5	—	0,9	1,2
Makroblasten	—	5,0	0,7	—	7,2	0,2	—	3,4	0,3
Normoblasten	—	40,6	2,6	—	36,1	0,8	—	33,3	0,6
Myeloblasten	—	1,2	0,2	—	1,6	0,1	—	2,1	—
Promyelocyten	—	0,9	—	—	3,1	—	—	3,0	—
Myelocyten	—	9,3	1,0	—	12,5	1,5	—	12,2	1,4
Metamyelocyten	0,3	7,9	0,2	0,7	5,3	0,2	0,5	4,5	0,3
Unsegmentierte	2,5	20,0	3,3	2,1	21,4	2,2	2,3	25,5	2,2
Segmentkernige	41,2	5,2	9,8	72,7	5,3	7,0	39,5	10,0	16,0
Monocyten	2,7	0,9	1,5	3,2	0,4	0,8	3,3	0,3	0,5
Lymphoblasten	0,9	—	1,1	0,7	—	1,2	1,1	—	0,7
Lymphocyten	52,4	4,7	70,5	50,6	3,5	74,4	53,6	3,2	65,9

zunehmend hinter der roten zurück. Milzlymphknötchen kommen von den Fischen bis zu den Säugern vor (JORDAN, 1935); ihre Abgrenzung wird um so schärfer, je mehr die Zahl der Pulpa- und Blutlymphocyten zurückgeht. Nach MURATA (1959b, Tab.; vgl. FUJIMOTO, 1934a, b; PERLA und MARMORSTON, 1935) sind die essentiellen Bestandteile des Milzparenchyms — periarterielles lymphoides Gewebe und rote Pulpa — schon bei den Cyclostomen vorhanden.

Tabelle 18. *Normales Splenogramm vom Menschen.*
(Nach STREICHER, 1961)

Zellart	Mittel (%)	Variationsbreite (%)
Sinusendothelien	0,3	0,1— 0,4
Makrophagen	0,03	0— 0,1
Große Reticulumzellen	0,05	0— 0,1
Capillarendothelien	0,2	0— 0,8
Fibroblasten und Fibrocyten	0,05	0— 0,1
Plasmazellen	0,2	0,1— 1,2
Gewebsmastzellen	0,1	0— 0,1
Reife Myelocyten	0,05	0— 0,2
Metamyelocyten	0,02	0— 0,1
Stabkernige Neutrophile	1,1	0,9— 1,6
Segmentkernige Neutrophile	4,0	2,3— 5,2
Eosinophile	0,4	0,1— 0,8
Basophile	0,1	0— 0,2
Monocyten (myeloische)	0,01	0— 1,3
Adenoblasten	0,15	0,05— 0,4
Lymphoblasten	0,9	0,6— 1,4
Große Lymphocyten	0,58	0,3— 1,3
Kleine Lymphoblasten	3,6	2,3— 5,2
Kleine Lymphocyten	87,6	84,0—90,0
Gesamtlymphocyten	88,4	84,3—92,0
Mitosen	0,04	0— 0,1

Das Hinzutreten der Ellipsoide und die prägnante Ausbildung der drei genannten Gebilde läßt die Elasmobranchiermilz weitgehend der Mammaliermilz ähneln. Die bei Teleosteern und Amphibien stark reduzierten Lymphscheiden und -knötchen sind bei den Sauropsiden wieder gut entwickelt; eine Ausnahme machen nur die *Schlangen*, deren Milz „shows a peculiar structure quite different from the spleen of other vertebrates". Da alle Nichtsäugermilzen in wechselndem Ausmaß über periarterielles Lymphgewebe verfügen, spielen sie eine wichtige Rolle bei der Lymphopoese (vgl. FINSTAD, PAPERMASTER und GOOD, 1964: Cyclostomata, Elasmobranchii, Chondrostei, Holostei, Teleostei und Dipnoi). Nur bei der Cyclostomenmilz herrscht die Granulopoese vor; bei den höheren Formen wird sie aus der Milz heraus verlegt. An der Erythropoese ist die Milz mit Ausnahme einiger Teleosteer- und Urodelenarten nicht maßgeblich beteiligt; bei den niederen Vertebraten erfolgen Erythro- und Thrombopoese meist in der allgemeinen Zirkulation.

v. HERRATH (1958) bezweifelt, ob die weiße Pulpa der Nichtsäuger nach Form und Leistung mit der der Säuger (vgl. SOBOTTA, 1914; HARTMANN, 1930; FUJIMOTO, 1934a, b; STEGER, 1938; HERRLINGER, 1950b, 1957; TISCHENDORF, 1956a, 1958c; EBERL-ROTHE, 1960; u.a.) gleichgesetzt werden kann. Die fortschreitende Trennung von weißer und roter Pulpa in der aufsteigenden Tierreihe mache eine Arbeitsteilung im Bildungsstoffwechsel wahrscheinlich [für JORDAN und SPEIDEL (1923), JORDAN (1926a, b, 1935, 1939, Lit.) und YOFFEY (1929, 1933, 1950, 1959) harmonieren allerdings auch beim Säuger noch alle Tatsachen der vergleichenden Hämatologie mit der heute allgemein verlassenen (vgl. SCHULTEN, 1957) unitarischen Lehre (VIRCHOW, GRAWITZ, MAXIMOW u.a.), gehören z.B. die kleinen Lymphocyten noch wie bei den Amphibien zur Erythrocytenreihe (vgl. MAXIMOW, 1928)]. Die weiße Pulpa entsteht nach v. HERRATH von einem bestimmten Entwicklungsstadium an — die Lymphscheiden vor den Knötchen — durch Einlagerung großer, primitiver Lymphocyten in die Adventitia der Arterien,

Tabelle 19. *Streubreite des normalen Splenogramms beim Menschen.* (Nach MOESCHLIN, 1947 a)

	WEIL	WEIL		TEMPKA	
Reticulumzellen:					
Pigment- u. Zell-Makrophagen	0,1—0,3	Mittlere Mononucleäre (Moyens mononucléaires)	10—20	Reticulumzellen	0,6—2,5
Fettzellen (1 pro 10000)	0—0,01			Endothelzellen	0,3
Plasmacelluläre Reticulumzellen	0,2—0,8 } 0,5—1,8			Monocytoide Zellen	0,4—1,15
Gewebsmastzellen	0—0,1				
Pulpazellen	0,2—0,6				
Erythroblasten:					
basophile, polychrome, oxyphile	0—0,1—0,2	Erythroblasten	0,2	Erythroblasten	0
Granulopoese:					
Myeloblasten	0—0,1			Myeloblasten	0
Unreife Myelocyten	0—0,1			Myelocyten	0
Halbreife Myelocyten	0,05—0,2 } 0,05—0,3				
Reife Myelocyten	0—0,1				
Metamyelocyten	1,0—7,0				
Neutro., stabkernige	8—25 } 11—31	Neutrophile	20—30	Neutro., stabkernige	0,45—1,65
Neutro., segmentkernige				Neutro., segmentkernige	5—8
Reife Eosinophile	0,2—1,5	Eosinophile	1	Eosinophile	0,12—0,6
Reife Basophile	0,1—1,1	Basophile	selten	Basophile	0,12—0,5
Monocyten	1,2—2,4	Monocyten	5—20	Monocyten	0,5
Lymphatische Reihe					
Große lymphatische Reticulumzellen	0—0,1			Zerfallende Granulocyten	0,5—8,6
Lymphoblasten	0—0,2				
Lymphocyten					
Kleinzell., junge	0,6—7,5 } 1,0—10,5			Lymphoblasten	0,3—7,0
Großzell., junge	0,4—3,0	Lymphocyten, typische	50—60	Lymphocyten	41—59,5
Kleinzell., reife	55—79,5 } 57—84,5			Lymphocyten, unechte	1,15—11,4
Großzell., reife	2—5			Lymphocyten, zerfallende	18,5—42,1
Lymphatische Plasmazellen:					
Plasmoblasten	0—0,5 } 0—0,3	Plasmazellen	1—2	Plasmazellen	0,25—0,83
Reife lymphat. Plasmazellen	0—0,3				
Megakaryocyten	0			nicht differenzierbare Z.	0,15—2,0

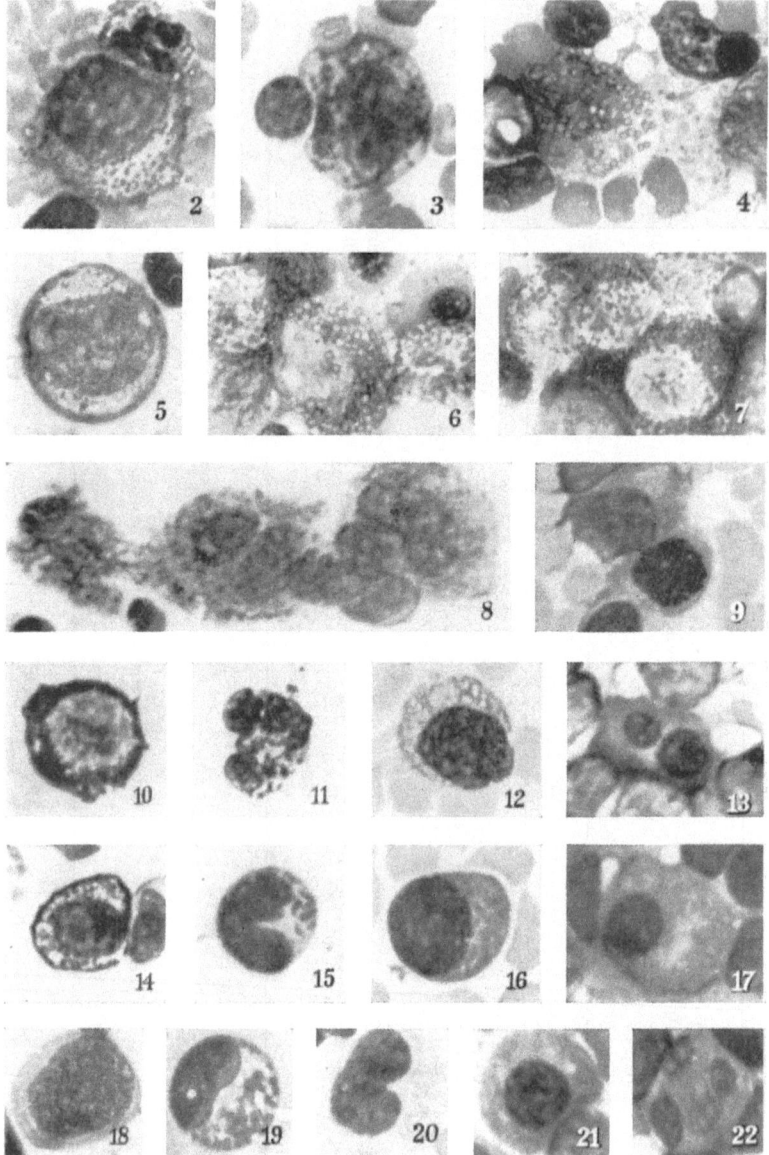

Abb. 103. Zellen aus Milzausstrichen vom *Hund* (*H*) und *Kaninchen* (*K*). Nach RICHTER (1953). *2* Eosinophiler Myelocyt (*H*), *3* basophiler Myelocyt (*H*), *4* eosinophiler Myelocyt (*K*), *5* Promyelocyt (*H*), *6* pseudoeosinophiler Myelocyt (*K*), *7* basophile Myelocyten (*K*), *8* Megakaryocyt mit Blutplättchen (*K*), *9* Erythroblastenmitose (*K*), *10* basophile Kugel-haufenzelle (*H*), *11* basophiler Segmentkerniger (*H*), *12* vacuolisierte Plasmazelle (*H*), *13* doppelkernige Plasmazelle (*H*), *14* basophile Kugelhaufenzelle (*K*), *15* basophiler Metamyelocyt (*K*), *16* und *17* Plasmazellen (*K*), *18* Myeloblast (*H*), *19* eosinophiler Metamyelocyt (*H*), *20* Monoblast (*H*), *21* Makroblast (*K*), *22* mehrkernige Plasmazelle (*K*)

bei einigen niederen Vertebraten auch der Venen (vgl. HAUSMANN, 1932, 1933). Ihre weitere fetale und postfetale Entfaltung ist nach Menge und Form für jede Altersstufe und Species charakteristisch und erlaubt bei der Säugermilz eine typologische Gruppierung. Das gilt sinngemäß auch für die rote Pulpa, zu der als fixe Bestandteile außer dem retikulären Gerüst alle arteriellen und venösen Blutbahnen mit Einschluß der Hülsen- und Endcapillaren sowie der Milzsinus und als mehr oder weniger wechselnde Anteile alle freien Zellen und Pigmentvorkommen außerhalb der weißen Pulpa zählen. Die rote Pulpa macht in der ganzen Tierreihe den Hauptanteil der Milz aus; ihre Menge schwankt in weiteren absoluten Grenzen als die der weißen Pulpa und des Kapsel-Balkensystems.

Die bisherigen Untersuchungen „brachten zwar eine grundsätzliche Klärung... des normalen Vorkommens gewisser Zellformen — besonders bestimmter Bildungszellen — in der Milz, reichen aber zur Aufstellung eines vergleichenden normalen Splenogramms nicht aus" (v. HERRATH, 1958; vgl. SCHILLING, 1928; TEMPKA und KUBICZEK, 1938; NORDENSON, 1939; MOESCHLIN, 1947a, b; RICHTER, 1953; HITTMAIR, 1957a, b; CLEMENS und RICHTER, 1958; SORACHI, 1959; STREICHER, 1961; SBITNEVA, KALYAEVA und RUDAKOV, 1964; u.a.). Bei den Säugern (Abb. 103, Tabelle 17) variiert das Splenogramm, eng mit dem Hämo- und Myelogramm korreliert, nach Alter und Milztyp (RICHTER, 1953). Abweichungen vom normalen Splenogramm (Tabelle 18 und 19) geben beim *Menschen* wertvolle Hinweise auf die Natur einer fraglichen Milzerkrankung; die Milzbiopsie gehört daher zum unentbehrlichen Rüstzeug der modernen Milzdiagnostik.

2. Weiße Pulpa

Über das lymphoretikuläre Gewebe im allgemeinen und die weiße Milzpulpa im besonderen unterrichten die zusammenfassenden Darstellungen (Lit.) von SCHRIDDE (1923), ASCHOFF (1926, 1939), BINET (1927), JORDAN (1927), LUBARSCH (1927), v. SKRAMLIK (1927), OELLER (1928), SCHILLING (1928), EHRICH (1929a, b, c, d), HARTMANN (1930), HELLMAN (1930, 1939, 1943), LAUDA und REZEK (1931), v. ALBERTINI (1932b), HAUSMANN (1932, 1933), KLEMPERER (1932a, b, 1938), MAXIMOW (1932), WISCHNEWEZKAJA (1932), BARELLI (1933), WEIDENREICH (1933), WEIDENREICH, BAUM und TRAUTMANN (1933), KRAUSE (1935), FISCHER (1937), NAEGELI (1938), MIYAZAKI (1940), ONO (1940), TRAUTMANN und FIEBIGER (1941), PISCHINGER (1951a, b, 1953, 1954a), GELIN (1954), KINDRED (1955), ROTTER und BÜNGELER (1955), TISCHENDORF (1956a, 1958c), YOFFEY und COURTICE (1956), HAM (1957), HERRLINGER (1957), HITTMAIR (1957a, b), MAXIMOW und BLOOM (1957), TEMPKA (1957), W. TISCHENDORF (1957), COHRS und SCHULZ (1958), COPENHAVER und JOHNSON (1958), v. HERRATH (1958), SCHERMER (1958b), GRAU und BOESSNECK (1959), KRÖLLING und GRAU (1960), TRAUTMANN und LIPPMANN (1960), GRAU (1961a, b), LEIBER (1961), LENNERT (1961), TÖRÖ (1962, Lit.), GOERTTLER (1963), ZILCH (1963), BARGMANN (1964), MOVAT und FERNANDO (1964), ARVY (1964), BUCHER (1965), HARTMANN (1967) u.a. — GRAU (1965a; vgl. 1963, 1964a, b) unterscheidet ein lympho- und ein hämo-retikuläres Gewebe. Das Lymphgewebe (das lt. KINDRED bei einem 70 kg schweren *Menschen* etwa $1\frac{1}{2}$ kg ausmacht) bildet „einen riesigen Stoffwechselapparat, der die Körperflüssigkeiten, in die er eingelagert ist, reinigt".

a) Freie Zellen der weißen Pulpa

Wenn im folgenden Lympho-, Plasmo- und Monocyten als „freie Zellen der weißen Pulpa" aufgeführt sind, so heißt das nicht, daß sie nur hier vorkommen. Lymphocyten werden keineswegs nur in der weißen, sondern auch in der roten Pulpa gebildet. Plasmazellen entstehen zwar vornehmlich [nach LANGEVOORT, KEUNING, v. D. MEER, NIEUWENHUIS und OUDENDIJK (1961) sogar ausschließlich] in den Lymphscheiden, werden aber später an das umgebende Gewebe abgegeben; ihre Vorstufen gehören also der weißen, ihre ausgereiften Formen der roten Pulpa an. Monocyten bzw. ihre Vorstufen werden im gesamten Milzreticulum, sowohl in der weißen (besonders in der Knötchenrandzone) wie der roten Pulpa gebildet. Die ebenfalls bevorzugt in der Knötchenrandzone auftretenden eosinophilen Granulocyten dagegen zählen als myeloische Elemente eindeutig zur roten Pulpa.

Lymphocyten

Die nachstehende Darstellung stützt sich hauptsächlich auf LENNERT (1961; weitere Literatur bei YOFFEY, 1950, 1959, 1964a, b; YOFFEY und COURTICE, 1956; FICHTELIUS, 1953; TROWELL, 1958a; BRAUNSTEINER, 1959a; KELSALL und CRABB, 1959; SUNDBERG, 1960; ACKERMAN, 1966).

GRUNDMANN (1958a, b, c, 1959a, b, c, 1961; s. auch WÄTJEN, 1935; DUSTIN, 1938a; MOESCHLIN, 1947a, b; ZETHRAEUS, 1948; LENNERT, 1957; BEGEMANN, RASTETTER und FINK, 1963) unterscheidet in Milz und Lymphknoten (*Ratte, Mensch*) morphologisch und funktionell (Reaktion auf Cortison, DOCA, Immunisierung) zwei Typen von Lymphocyten: Follikel- und Sinulsymphocyten (vgl. LENNERT, 1961, Abb. 26a, b). Die ersteren (Abb. 104) haben einen lockeren Kern mit großem, zentralen, schwach basophilen Nucleolus und kleinen nucleolären Verdichtungen an der Kernmembran sowie sehr schmales Plasma, die letzteren (Abb. 105) einen dichteren Kern mit mehreren kleinen Nucleolen und gleichfalls basophiles, etwas breiteres Plasma. Die Beziehungen dieser zwei Zelltypen der lymphatischen Organe zu den im Blut gefundenen zwei Lymphocytenarten (OTTESEN, 1954; HAMILTON, 1956, 1957, 1958; BEGEMANN, RASTETTER und FINK, 1963; COMSA, 1964; RUHENSTROTH-BAUER und LÜCKE-HUHLE, 1968) sind noch unklar.

Da die „Sinuslymphocyten" nicht in, sondern an den (Lymphknoten-)Sinus, d.h. in der Pulpa entstehen, sind sie im folgenden mit LENNERT als Pulpalymphocyten bezeichnet. Der weitere Vorschlag LENNERTs, auch in der Milz statt von „roter Pulpa" einfach von „Pulpa" und statt von „weißer Pulpa" von „Follikeln" zu sprechen, krankt daran, daß die weiße Pulpa keineswegs nur aus Follikeln, sondern primär aus Lymphscheiden besteht. Dessenungeachtet gilt die Unterscheidung von Follikel- und Pulpalymphocyten auch für die Milz; denn auch hier werden Lymphocyten auch außerhalb der Follikel — in der weißen und roten Pulpa — gebildet (z.B. WÄTJEN, 1935, Lit.; DE GROODT, 1955), und bei besonderen Anlässen (vgl. HOEPKE, 1931a, 1933, 1952a, b, c; HU, 1934; PERLA und MARMORSTON, 1935, Lit.; TISCHENDORF, 1957a, Lit., b) nimmt die rote Pulpa sogar sehr intensiv an der Lymphopoese teil. Die bei manchen Tieren (z.B. *Maus*) in der roten Pulpa vorkommenden Basophileninseln enthalten neben Mono- und Plasmocyten wechselnde Mengen großer, jugendlicher Lymphocyten (vgl. HOEPKE, 1955a; TISCHENDORF und LINNARTZ-NIKLAS, 1958a, b, 1962a, Abb. 2, 4, 5b, 14a, 15, 1962b). REITANO (1932) läßt den „Milzhämocytoblasten" in den Follikeln nur lymphopoetisch, in der roten Pulpa dagegen sowohl lympho- wie myelopoetisch tätig sein.

Die Vorstufen der Follikellymphocyten in den Keimzentren der Milz- und Lymphknotenfollikel nennt LENNERT (1961) „Germinoblasten", die der Pulpa-lymphocyten „Lymphoblasten". Als Vorstufen der letzteren fungieren die „basophilen Stammzellen" [von ROHR (1960) mit den sehr ähnlichen Proerythroblasten als „Parenchymstammzellen" zusammengefaßt], denen z.T. auch die größten Germinoblasten entsprechen (vgl. BEGEMANN, 1953). VERNONI (1943) läßt die Lymphocyten der *Kaninchen*milzfollikel sowohl aus Mesolymphocyten der Keimzentren wie aus typischen Hämocytoblasten hervorgehen.

Bei den basophilen Stammzellen (LENNERT, 1961, Tab. 2: Synonyma, Tab. 4, Abb. 22—24; vgl. GRUNDMANN, 1958a) (Abb. 106, 107) handelt es sich um große abgelöste, rundlich-ovale Elemente mit großen, zentralen Kernen. Ein distinktes, feinretikuläres Chromatingerüst enthält im Ausstrich (Pappenheim; $^0/_{00}$-Vorkommen s. LENNERT, 1961, Abb. 25) mehrere länglich-ovale, oft blaue Nucleolen von außerordentlicher Größe. Das scharf begrenzte, oft einseitig angehäufte, kleinvacuolige Plasma variiert in seiner Basophilie von Grau- bis Tiefdunkelblau. Die gelegentlich vorkommenden Riesenzellen [MAXIMOWS (1927)

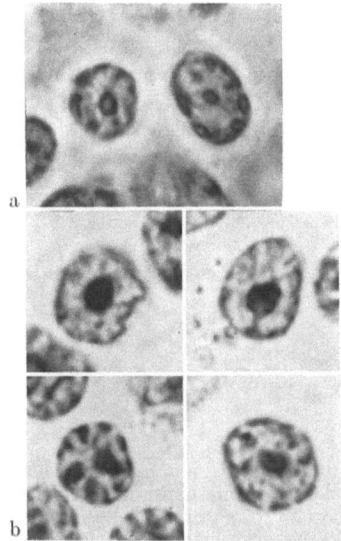

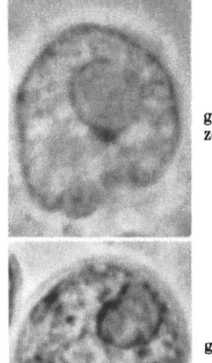

große helle Reticulum-
zelle

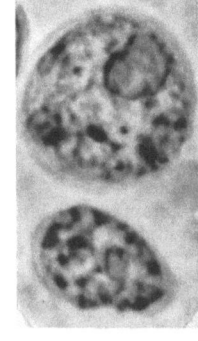

große basophile Stammzelle

kleine basophile Stammzelle

Abb. 104 a u. b. Milz, *Ratte* (Feulgen-
Quetschtechnik): a 2 Follikellymphocyten
im Phasenkontrast, b 4 Follikellymphocyten
mit unterschiedlicher Ausprägung der Nucleolen und Randstrukturen im Hellfeld. Original von Prof. Dr. E. GRUNDMANN, Wuppertal-Elberfeld [Beitr. path. Anat. **119**
(1958), Abb. 6, 7]

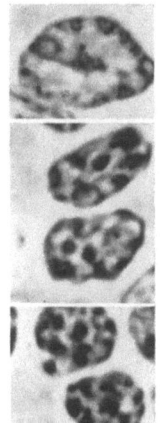

großer Prolymphocyt

kleine Prolymphocyten

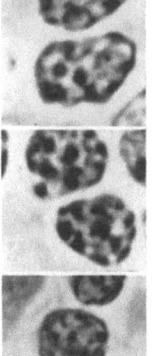

große Lymphocyten

Abb. 105. Milz, *Ratte* (Feulgen-Quetsch-
technik, Phasenkontrast): Reifungsreihe
der Sinuslymphocyten in der roten Pulpa.
Original von Prof. Dr. E. GRUNDMANN,
Wuppertal-Elberfeld [Beitr. path. Anat. **119**
(1958), Abb. 5]

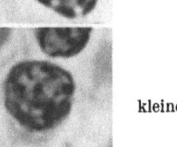

kleiner Lymphocyt

,,Riesen-Makrolymphocyten"] gleichen den sog. Hodgkin-Zellen (LENNERT, 1953).
Von den Germinoblasten unterscheiden sich die basophilen Stammzellen durch
den mehr ovalen Kern, die auffallenden Nucleolen und die meist deutlichere
Chromatinstruktur, von den Reticulumzellen überdies durch die intensiver gefärbte Kernmembran und das gröbere, stärker basophile Chromatin. Auch in
dem weitgehend dem Ausstrich entsprechenden Schnittpräparat (Giemsa) erscheinen die basophilen Stammzellen fortsatzlos und abgerundet. Die histochemischen Reaktionen (vgl. MERKER, 1963) auf Polysaccharide, Lipide und

Fermente fallen bis auf eine schwache 5-Nucleotidase-Aktivität (GALL, 1958) negativ aus, ebenso die Versilberung nach WEIL-DAVENPORT. Mit Janusgrün und Neutralrot stellen sich supravital im Plasma einige feine Granula dar. Elektronenmikroskopisch (TANAKA, 1958; REINAUER, 1959) zeigen die basophilen Stammzellen einen der starken Basophilie entsprechenden Reichtum an Ribo-

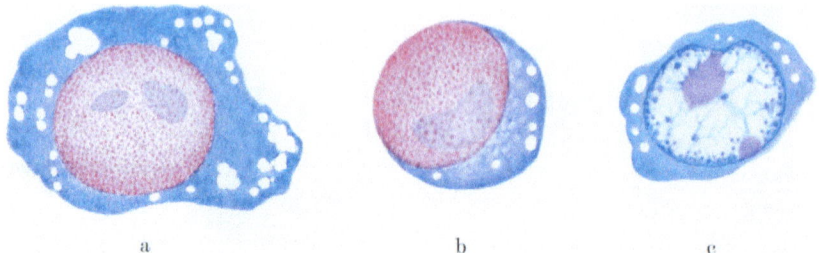

a   b   c

Abb. 106a—c. Basophile Stammzellen in Ausstrich und Schnitt. a u. b Stammzellen im Ausstrich. Breites, basophiles Plasma mit etlichen Vacuolen; Kern mit feinretikulärer Struktur und großen, blauen Nucleolen. Pappenheim, Vergr. 1250×. c Stammzelle (groß!) im Schnitt. Breites, stark basophiles Plasma mit großen Vacuolen; sehr große Nucleolen, Chromatin reichlicher als bei Reticulumzellen. Azur-Eosin, Vergr. 2000×. Nach LENNERT (1961)

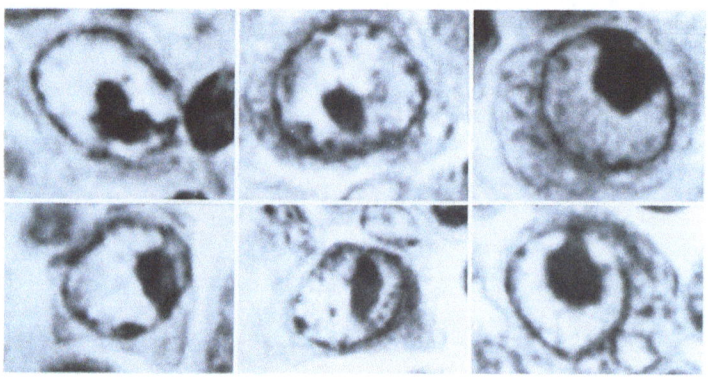

Abb. 107. Milz, *Ratte* (Kresylviolett): Verschiedene Formen der großen (oben) und kleinen (unten) basophilen Stammzellen. Links: in den Follikelzentren; Mitte: an den Sinus der roten Pulpa; rechts: in den Plasmazellherden der roten Pulpa. Original von Prof. Dr. E. GRUND-MANN, Wuppertal-Elberfeld [Beitr. path. Anat. **119** (1958), Abb. 2]

nucleinsäuregranula, aber kein ausgeprägtes Ergastoplasma; es bestehen Übergänge zur blastischen („proliferierenden") Reticulumzelle. Karyometrisch lassen sich drei Größenklassen von basophilen Stammzellen unterscheiden.

Die basophilen Stammzellen entstehen vorwiegend homoplastisch auf mitotischem Wege (HORSTER, 1952; BEGEMANN, 1953), daneben aber auch heteroplastisch aus großen, „blastischen" Reticulumzellen (TROWELL, 1957; s. auch WEICKER, 1957). Sie sind nicht nur die Vorstufen der Pulpalymphocyten, sondern auch die der Plasmazellen („Plasmo"- und „Proplasmoblasten"). Soweit sie nicht durch Pyknose zugrunde gehen (MAXIMOW, 1927), besteht ihre Hauptaufgabe also im Zellnachschub. Außerdem stehen sie indirekt, über die Plasmazellen, zur Bildung zirkulierender Antikörper und direkt, trotz Ergastoplasmamangels, vermutlich auch zu der sessiler, an die Pulpalymphocyten weitergegebener Antikörper in Beziehung (SCOTHORNE, 1957; MACHER, 1958; über die zwei Arten von

Antikörpern s. ZINSSER, 1921; v. ALBERTINI, 1954; BRAUNSTEINER, PAERTAN und THUMB, 1958, Lit.; FASSBENDER, 1958, Lit.; MACHER, 1958, Lit.). Im Gegensatz zu den Reticulumzellen geht den basophilen Stammzellen die Fähigkeit zur Faserbildung (HECKNER und VOTH, 1954) und Phagocytose (GRÉGOIRE, 1932; UNNO, HANAOKA, IWAI, HASHIMOTO und MORITA, 1954) ab; über Stammzellen- und lymphatische Hyperplasie sowie Stammzell-Riesenzellen s. LENNERT (1961).

Die Germino- und Lymphoblasten lassen sich im Ausstrich (Pappenheim) leicht auseinanderhalten. Die Trennung der reifen Follikel- und Pulpalymphocyten dagegen bleibt mit den gewöhnlichen Routinemethoden auch im Schnitt (Azur-Eosin usw.) schwierig; sie werden deshalb im folgenden gemeinsam besprochen (LENNERT, 1961, Tabelle 5 und 6, Abb. 27—32).

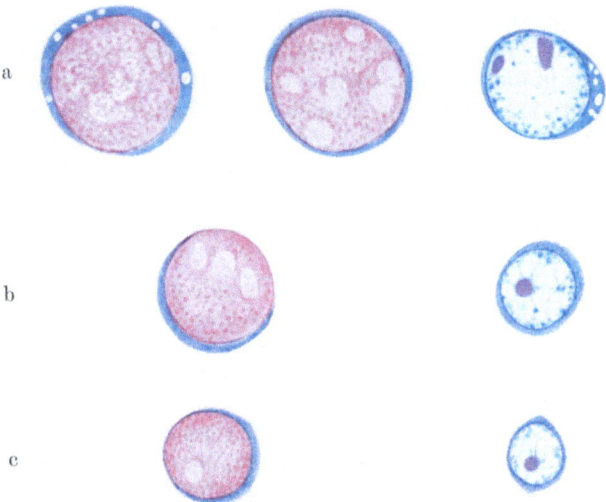

Abb. 108a—c. Germinoblasten in Ausstrich (links; Pappenheim, Vergr. 1250×) und Schnitt (rechts; Azur-Eosin, Vergr. 2000×): a Große, b mittlere, c kleine Germinoblasten. Beachte das schmale, basophile Plasma! In den großen Formen sind oft Vacuolen vorhanden. Die Kernstruktur ist im Ausstrich retikulär und läßt oft helle Nucleolen abgrenzen. Nach LENNERT (1961)

Die Germinoblasten (Abb. 108) zeigen im Ausstrich ($^0/_{00}$-Vorkommen s. LENNERT, 1961, Abb. 33) einen auffällig hellen, runden Kern mit fein- bis grobretikulärem Chromatin und mehreren farblosen Nucleolen, dazu ein schmales, basophiles Plasma mit spärlichen Vacuolen. Sie kommen in drei sich strukturell nicht wesentlich unterscheidenden Größen vor. Im Schnitt genügt schon die Lokalisation im Keimzentrum und das schmale, abgerundete, basophile Plasma zur Identifizierung der Germinoblasten; eine scharfe Abgrenzung der großen Formen gegen die basophilen Stammzellen ist morphologisch nicht möglich.

Die Lymphoblasten haben einen mittelgroßen, plump-ovalen Kern mit grobretikulärem Chromatin und hellem, mittelgroßen Nucleolus sowie ein mäßig breites, wenig basophiles Plasma. Im Schnitt sind sie, am besten in den Pulpa-Lymphoblastennestern, an ihrem ideal ovalen Kern, dem blaß-blauen Kernsaft und dem schwach basophilen Nucleolus zu erkennen, im übrigen mit ihrem mittelbreiten, graublauen Plasma auch im Ausstrich schwer von jungen Histiocyten abzugrenzen. LENNERT führt sie im Adenogramm unter den „mittleren Reizzellen" auf.

Die Lymphocyten (LENNERT, 1961, Tabelle 2: Synonyma, Abb. 34: $^0/_{00}$-Vorkommen im Ausstrich; vgl. GRUNDMANN, 1958a) treten in zwei Größen auf, die man

— um Verwechslungen mit den „Makrolymphocyten" Maximows (1927) u. a. zu vermeiden — besser nicht als „große" und „kleine" [Lennert und Remmele, 1958; vgl. die Einteilung von Hoepke (1933) und Hu (1934)], sondern als „junge" und „alte" Lymphocyten (Lennert, 1961) bezeichnet (Abb. 109—111).

Der junge Lymphocyt („Prolymphocyt") hat im Ausstrich (Pappenheim) einen runden Kern mit mäßig grobem, dunkler rot-violett als bei Lymphoblasten getöntem Chromatin und kleinem, hellen Nucleolus, dazu einen schmalen, hellblauen Plasmasaum. Der kleinere alte Lymphocyt hat einen dichteren, dunkelblau-violetten Kern mit undeutlicher, grober Chromatinstruktur und nur durch Methylenblau (Stockinger und Kellner, 1952) darstellbaren Nucleolen sowie ein schmales, blaues Plasma. Gelegentlich kommen amitotisch entstandene zweikernige Zellen vor. Die mitunter in breitleibigen alten Lymphocyten (Unterscheidung von Histiocyten s. Bessis, 1954) auftretenden Azurgranula sind dicker und spärlicher als in den retikulär-histiocytären Zellen und vermutlich Ausdruck einer Antigen-Antikörper-Reaktion (Clemencon, 1959). Im Schnitt (Azur-Eosin) sind die Lymphocyten leicht an ihrer groben Chromatinstruktur, dem dunklen Kernsaft und dem schmalen, mittelblauen Plasma zu erkennen. Die jungen Lymphocyten haben einen meist runden Kern mit scharf konturierten Chromatinbrocken und Nucleolen, die alten einen sehr dichten, nahezu homogenen Kern mit gewellter Membran.

In der Milzlymphe des *Hundes* rangiert der kleine Lymphocyt mit 72% an 1. Stelle; mittlere Lymphocyten sind nur spärlich (0,4%), große fast gar nicht vertreten (Yamagishi, 1936). — Über das zahlenmäßige Vorkommen der einzelnen Lymphocytenformen und ihrer Vorstufen im Splenogramm bzw. Milzpunktat unterrichten die Untersuchungen von Klieneberger (1927: Laboratoriumstiere), Schilling (1928: *Mensch*), Hu (1934: *Ratte*), Kindred (1938, 1939, 1940, 1955: *Ratte*), Tempka und Kubiczek (1938: *Kaninchen, Mensch*), Moeschlin (1947a, b: *Mensch*), Jackson und De Boom (1951: *Rind*), Richter (1953: *Kaninchen, Hund*), Heilmeyer und Begemann (1955: *Mensch*), Warninghoff und Hausmann (1955: *Mensch*, Mens. III—VII), Hittmair (1957a: *Mensch*), Clemens und Richter (1958: *Ratte*), Cohrs und Schulz (1958: Laboratoriumstiere), Sorachi (1959: *Mensch*, normale und pathologisch veränderte Milzen), Herbst (1960: *Hund*), Sbitneva, Kalyaeva und Rudakov (1964: *Ratte*).

Pischinger (1951a, b, c, 1953, 1954a, 1955) beschreibt bei Einschlußfärbungen mit Ehrlichschem Hämatoxylin nach Feyrter Fortsätze der Lymphocyten, durch die sie untereinander und mit den großen, „ansehnlichen" Reticulumzellen zu einem „gemeinsamen, netzigen Syncytium" zusammengeschlossen seien. Den (undeutlichen) Abbildungen nach möchte man aber die oft nur in den Außenzonen eines Gewebeblockes anzutreffenden Plasmabrücken „eher für einen Artefakt halten" (Lennert, 1961; s. auch Hoepkes Diskussionsbemerkung zu Pischinger, 1951a). Ich selbst konnte mich in lebendfrisch fixiertem *menschlichen* und tierischen Milzmaterial nicht von der Existenz der Plasmabrücken überzeugen; auch elektronenmikroskopisch (Stoeckenius, 1957a, 1958a; Trowell, 1958a; Cossel, 1965; v. Gaudecker und Hinrichsen, 1965; Swartzendruber, 1965; Swartzendruber und Hanna, 1965; Schulze, 1966; u.a.) hat sich kein Anhalt für einen syncytialen oder plasmodialen Charakter der Lymphocyten ergeben (Abb. 112). Pischinger (1963; s. auch 1962a, b) beharrt jedoch aufgrund neuerlicher, auch elektronenmikroskopischer Untersuchungen darauf, daß „die vielen kleinen, chromatinreichen Kerne primär nicht freien Lymphocyten, sondern einem retikulären, vielleicht sogar plasmodialen Zellverband angehören."

Karyometrisch (Lennert und Remmele, 1958; Lennert, 1961, Lit.; s. auch Krause, 1935; Leibetseder, 1957, 1958a, Lit.) ergeben sich bei den Germinoblasten 3—4 Kernklassen, von denen K 1 ($\sim$144 μ^3) am häufigsten, K 4 ($\sim$576 μ^3) am seltensten ist: kleine, mittlere, große und Riesen- (mit großen basophilen Stammzellen identische) Germinoblasten. Die Lymphoblasten haben das gleiche Kernvolumen wie die kleinen Germinoblasten und das doppelte der

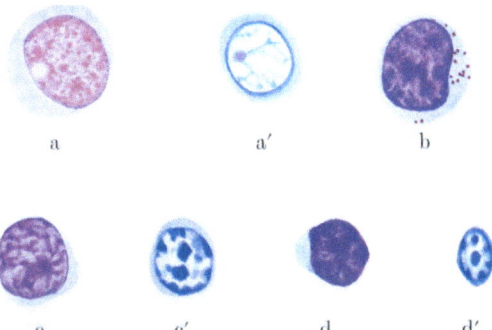

Abb. 109a—d. Lymphoblasten und Lymphocyten in Ausstrich (Pappenheim, Vergr. 1250×) und Schnitt (Azur-Eosin, Vergr. 2000×): a Lymphoblast im Ausstrich, a′ im Schnitt. Solitärer, mittelgroßer, heller Nucleolus und retikuläre Kernstruktur im Ausstrich. Graublaues Plasma, ovaler Kern im Schnitt. — b Lymphocyt mit (dicken) Azurgranula im Ausstrich. — c Junger Lymphocyt im Ausstrich, c′ im Schnitt. Grobes Chromatin! — d Alter Lymphocyt im Ausstrich, d′ im Schnitt. Weitere Verdichtung des Chromatins. Nach LENNERT (1961)

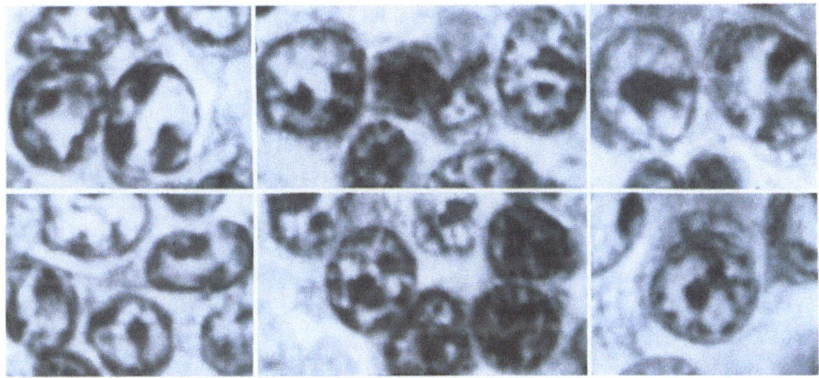

Abb. 110. Milz, *Ratte* (Kresylviolett): Verschiedene Formen mittelgroßer lymphatischer Zellen. Links: große und kleine Prolymphocyten in den Follikeln; Mitte: desgleichen an den Sinus der roten Pulpa; rechts: große und kleine Proplasmocyten. Original von Prof. Dr. E. GRUNDMANN, Wuppertal-Elberfeld [Beitr. path. Anat. 119 (1958), Abb. 3]

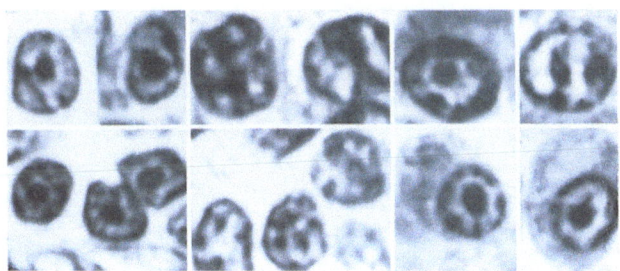

Abb. 111. Milz, *Ratte* (Kresylviolett): Verschiedene Formen kleiner lymphatischer Zellen. Links: große und kleine Lymphocyten in den Follikeln; Mitte: desgleichen an den Sinus der roten Pulpa; rechts: große und kleine Plasmazellen. Original von Prof. Dr. E. GRUNDMANN, Wuppertal-Elberfeld [Beitr. path. Anat. 119 (1958), Abb. 4]

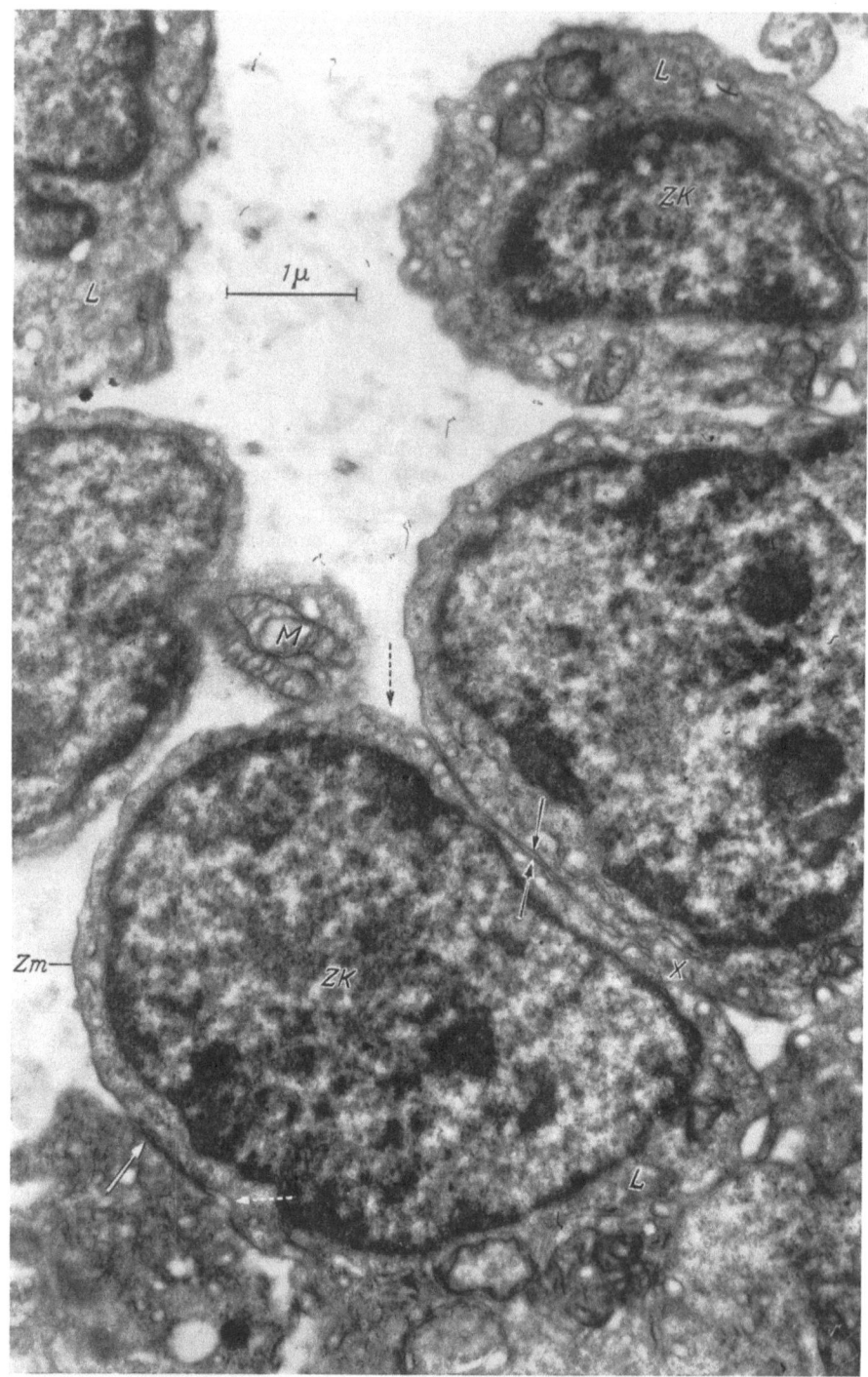

Abb. 112. Lymphoide Zellen (*L*) in wechselnd dichter Lagerung. Die Zellen grenzen herd-
förmig bis auf Intercellularfugenbreite aneinander (Pfeile). Die Zellmembran (*Zm*) ist stellenweise undeutlich oder nicht dargestellt (gestrichelte Pfeile). Bei x scheinbarer Zusammenhang zweier benachbarter Zellen. *Zk* Zellkerne, *M* Mitochondrien. Milz, *Kaninchen;* 17 800:1.
Nach Cossel (1965)

jungen Lymphocyten; das Kernvolumen der letzten liegt bei K $^1/_4$ ($\sim$36 μ^3), das der pyknotischen alten Lymphocyten bei K$^1/_8$ ($\sim$18 μ^3).

Cytochemisch reagieren die Germino- und Lymphoblasten nach LENNERT (1961, Lit.; s. auch LANG, 1957; MERKER, 1963, Lit.) auf fast alle Methoden negativ. Die PAS-Reaktion (WISLOCKI, RHEINGOLD und DEMPSEY, 1949; SMITH und THOMAS, 1950) erweist die Milz-, Lymphknoten- und Blutlymphocyten im Gegensatz zu den Thymocyten (CSABA, TÖRÖ, ACS und KISS, 1960; CSABA, TÖRÖ und KAPA, 1960a, b; CSABA, TÖRÖ, BODOKY, MOLD und HORVÁTH, 1961; CSABA, TÖRÖ und MOLD, 1962; vgl. GRAUMANN, 1964, Lit.; MEYER, 1964, Lit.) nur zum kleinen Teil als polysaccharidhaltig. Dagegen sollen nach HECKNER (1956a: Perjodat-Silbermethode) alle Lymphocyten Glykogen enthalten und nach ACKERMAN, KNOUFF und HOSTER (1951) vereinzelte Plasmagranula der Kernbucht eine positive PAS-, Plasmal- und Sudanschwarz-Reaktion geben. Die Lymphocyten sind im allgemeinen fermentarm (ROGISTER und GEREBTZOFF, 1958; D'AGOSTINI und ROSSATTI, 1959; KORHONEN und RUPONEN, 1962; u. a.). Gemessen am DNS-Gehalt (MENTEN, WILLMS und WRIGHT, 1953; MONDEN, 1955, 1959; VENDRELY und VENDRELY, 1959) ist der Oxydasegehalt etwa 100mal niedriger als in den meisten anderen Körperzellen (TROWELL, 1958a, Lit.). Bei Versilberung nach WEIL-DAVENPORT zeigen die Lymphocyten z. T. metallophile Kerne (BLACK und SPEER, 1958, 1959a, b, c); über atypisches Kernverhalten bei kleinen Lymphocyten s. TOMPKINS (1959), über die Isolierung von Zellkernen aus der Milz s. MAYORCA und BIANCHESSI (1956), SRIPATI, SZAFARZ und KHOUVINE (1962).

Autoradiographische Untersuchungen (NIKLAS und OEHLERT, 1956; MAURER, 1957, 1960; TISCHENDORF und LINNARTZ-NIKLAS, 1958a, b, 1962a, b; OEHLERT, 1959; OEHLERT und SCHULTZE, 1960; OEHLERT, SCHULTZE und MAURER, 1960; SCHULTZE, OEHLERT und MAURER, 1960, 1961; s. auch BOND, FLIEDNER, CRONKITE, RUBINI, BRECHER und SCHORK, 1959b; MacDONALD und MALLORY, 1959) mit verschiedenen S^{35}-, C^{14}- und H^3-markierten Aminosäuren ergaben über den basophilen Stammzellen und Prolymphocyten als Maß für die Größe des Eiweißumsatzes (vgl. u. a. ANDREASEN und OTTESEN, 1945) eine erheblich größere Silberkorndichte als über den reifen Lymphocyten. Das entspricht der allgemeinen Erfahrung, daß unreife, jugendliche Zellen mit stark basophilem Grundplasma einen hohen, reife Zellen mit schwacher Basophilie einen niedrigen Eiweißumsatz haben (TISCHENDORF und LINNARTZ-NIKLAS, 1962a, Lit.). Im Kern der basophilen Stammzellen massieren sich die Silbergranula unter Aussparung des Kernsaftes über den Chromatinbrocken, im Kern der großen und kleinen Lymphocyten sind sie entsprechend der gleichmäßig-dichten Anordnung des Chromatins diffus verteilt. — Obwohl mitotisch inaktiv, sind die Lymphocyten hochgradig radiosensitiv (TROWELL, 1958a, b).

Dunkelfeld- (LEIBETSEDER, 1960; s. auch HECKNER, 1954), vor allem aber Phasenkontrastuntersuchungen (MOESCHLIN, 1949, 1957; BESSIS, 1954; ACKERMANN und BELLIOS, 1955; KOSENOW, 1956; SORACHI, 1958, 1959; RIND, 1959; BRAUNSTEINER und FELLINGER, 1960, Lit.; u.v.a.) der Lymphocyten liegen in großer Zahl vor. Auch die 0,3—0,7 μ großen sog. Gallschen Körper oder Glanzkörner (GALL, 1936; s. auch HEMPELMANN und KNOWLTON, 1953; BESSIS, 1954; TROWELL, 1958a, Lit.), bei denen es sich nach TROWELL um eine Lipoiddemaskierung bei fettiger Degeneration, nach RIND um Lipochondrien handelt, stellen sich besonders gut im Phasenkontrast, daneben mit Lipid- und Supravitalfärbungen (RIND) dar; über Fluorchromierung s. KOSENOW (1952, 1956) sowie FELLINGER und PAKESCH (1960, Lit.). Anstelle eines komplexen Golgiapparates enthalten die Lymphocyten 2—6 verstreute osmiophile Granula (EHRICH, 1934, 1956; AMANO,

1958a); auch Zentriolen sind nachweisbar (AMANO, 1958a; REBUCK, MONTO, MONAGHAN und RIDDLE, 1958, Lit.).

Mit Supravitalfärbungen erhält man Janusgrüngranula in den Germino-blasten nur spärlich, zahlreicher in den Lymphoblasten. Neutralrotgranula fehlen in den Germino- und Lymphoblasten häufig ganz, in den Lymphocyten finden sich 3—8 nahe der Kernbucht (SCHWIND, 1950, Lit.). Die Auszählung der runden oder stäbchenförmigen perinucleären Janusgrüngranula ergibt für die Lympho-cyten einen im Vergleich zu den meisten anderen Körperzellen ungewöhnlich niedrigen Mitochondriengehalt (COWDRY, 1915; ZWEIBAUM, 1938/39; OTANI, 1957, 1958; TROWELL, 1958a, Lit.; IMAMURA, 1959a, b, c; u.a.).

Im Fluorescenzmikroskop zeigen mit Acridinorange gefärbte Schnitte von Milz, Thymus und Halslymphknoten $1/_2$ Tag, 3 Wochen und 9 Monate alter *Meerschweinchen* vier Farbnuancen der Lymphocytenkerne: einen Unterschied zwischen den Milz- und Lymphknoten-Lymphocyten sowie den Rinden- und Mark-Thymocyten. Rinden-Thymocyten finden sich auch im Thymusmark und in den Milzsinus (KOSTOWIECKI und ASHMAN, 1963).

Die beim *Meerschweinchen* und einigen anderen Arten in den Lympho-, Plasmo- und Monocyten vorkommenden Foà-Kurloffschen Körperchen (BLOOM, 1928b; HINTEREGGER, 1932; LEINATI, 1932; BABUDIERI, 1938; PEARSE, 1949; BADÍNEZ und LÓPEZ, 1966) sind in der Milz häufiger als in anderen lympha-tischen Organen. Sie bestehen nach BABUDIERI aus einem azurophilen Eiweiß-Lipoidgemisch [nach MARSHALL und SWETTENHAM (1959) aus einem Muco- oder Glykoprotein und einem sulfurierten Mucopolysaccharid], ohne jedoch mit den Azurgranula identisch zu sein (BLOOM). Die Einschlüsse treten frühestens einen Monat nach der Geburt auf und nehmen während der Gravidität und auf Hormon-gaben [in der *Meerschweinchen*milz besonders auf Stilböstrol (NADEL, 1952; WELSH, 1962b, 1966; BADÍNEZ und LÓPEZ, 1966)] beträchtlich zu, nach Kastra-tion ab. Sie entstehen als Produkt der Zellsekretion [nach LEINATI (1932) aus dem Zellkern] in den Blutlymphocyten und werden binnen 50—55 Tagen an das Blutplasma abgegeben. Elektronenmikroskopisch (BERENDSEN und TELFORD, 1966; vgl. WELSH, 1966) bestehen die Kurloff-Körperchen der mononucleären Leukocyten der *Meerschweinchen*milz aus einem exzessiv entwickelten endo-plasmatischen Reticulum, Büscheln kleiner Vesikel und Klumpen langer, paralleler Fibrillen; die osmiophilen Einschlüsse enthalten zahlreiche Myelinfiguren. — ZWILLENBERG (1958) fand auch in Lymphocyten der *Furchenwal*milz gelegentlich, meist inmitten der Malpighischen Körperchen, Kurloff-Körper, kenntlich an ihrer positiven PAS-Reaktion.

In der Gewebekultur (MAXIMOW, 1923a; STIEVE, 1939a, b, c; BESSIS, 1954; HERZOG, 1957, Lit.; HANSEN, 1958a, Lit.; TROWELL, 1958a, Lit.; TÖRÖ, 1964; u.v.a.), in der *Kaninchen*ohrkammer [EBERT, SANDERS und FLOREY, 1940; eigene, unveröffentlichte Beobachtungen (zusammen mit CURRI)] und im Nativpräparat (z.B. SORACHI, 1958; LEIBETSEDER, 1960, Lit.) zeigen die Lym-phocyten charakteristische Bewegungsdeformationen (Handspiegelform usw.) und bewegen sich mit einer Geschwindigkeit von 4—15, maximal 30 μ/min (HANSEN, 1958a, Lit.; TROWELL, 1958a, Lit.). Wie das Bewegungstempo ist auch die mechanische Resistenz (BELLESIA, LUSVARGHI und MUCCI, 1959; LUSVARGHI, BELLESIA und MUCCI, 1959) der Lymphocyten differentialdiagnostisch verwertbar.

Elektronenmikroskopische Untersuchungen (AMANO, UNNO und HANAOKA, 1954; BESSIS, 1954, 1960; BERNHARD, HAGENAU und LEPLUS, 1955; BERNHARD und LEPLUS, 1955; MILLER, 1956; STOECKENIUS, 1957c, d, 1958a, b; TANAKA, 1957; TANAKA, HANAOKA und AMANO, 1957; BRAUNSTEINER, 1958; LOW und FREEMAN, 1958; FRESEN und WELLENSIEK, 1959; GRANBOULAN, 1960;

Low, 1960; Han, 1961; Galindo und Imaeda, 1962; Moore, Mumaw und
Schoenberg, 1964; Movat und Fernando, 1964) wiesen in den Lymphocyten
reichlich Ribosomen, besonders in den jugendlichen Zellen (Stoeckenius,
1957c, d, 1958a, b), endoplasmatisches Reticulum (Policard und Bessis, 1956),
stabförmige und ovale, bis 1,25 bzw. 0,7 μ lange Mitochondrien und einen Golgiapparat (Low und Freeman, 1958) nach. Low und Freeman berichten außerdem über Plasmavacuolen und bis 0,7 μ große, zentral aufgehellte oder lamellär
verdichtete Granula, Tanaka, Hanaoka und Amano (1957) über die feinere
Struktur des in Lymphoblasten 120—160 × 350 mμ messenden Zentriols. Büttner
(1968, Lit.) fand in den „Zellkernen der Katzenmilz" (Lymphocyten und Reticulumzellen) wie in denen vieler anderer Organe und Species sog. Sphäridien
(„nuclear bodies").

Die großen Lymphocyten in den Keimzentren der antigenstimulierten Mäusemilz zeichnen sich durch zahlreiche freie Ribosomen, ein dürftiges endoplasmatisches Reticulum, relativ wenige Mitochondrien, eine nur gering entwickelte
Golgiregion sowie große, bläschenförmige Kerne mit großen Nucleolen aus. Die
höher differenzierten mittleren Lymphocyten enthalten mehr Mitochondrien,
einen stärker entwickelten Golgiapparat und chromatinreichere Kerne (Swartzendruber und Hanna, 1965; vgl. Hanna, 1964). Die kleinen Lymphocyten im
äußeren Drittel und in der Randzone der weißen Pulpa der Ratten- und Kaninchenmilz zeigen gegenüber den Lymphocyten im Inneren der weißen Pulpa und
im Thymus auffällig gut entwickelte Nucleolen, für Weiss (1964) ein Zeichen
gesteigerter, womöglich auf Antikörperbildung und Umwandlung in Plasmazellen
deutender Proteinsynthese.

Entstehung, Weiterentwicklung und Untergang der Lymphocyten
(Lennert, 1961, Lit.; s. auch Oeller, 1928; Vernoni, 1943; Sundberg, 1947;
Yoffey, 1950; Hansen, 1958a; Trowell, 1958a; Komiya, 1959a, b) sind noch
in vielem problematisch:

Die Follikellymphocyten leiten sich nach Lennert über Germinoblasten, die
Pulpalymphocyten über Lymphoblasten und basophile Stammzellen von Reticulumzellen ab. Die Lymphocytenvorstufen vermehren sich für gewöhnlich
mitotisch, vielleicht daneben [nach Pischinger (1962a, b, 1963) sogar vorzugs-
weise] auch amitotisch (Meyer, 1933) und meroamitotisch (Pape und Piringer-
Kuchinka, 1956). Nach der „stem cell renewal theory" von Sainte-Marie und
Leblond (1958a, b) soll eine hemihomo-hemiheteroplastische (zur Terminologie
vgl. Weicker, 1957) Reticulumzellteilung 128 Lymphocyten liefern (s. auch die
karyometrischen Befunde von Grundmann, 1958a, b). Die von den meisten
Autoren angenommene retikuläre Genese der Lymphocyten (Downey und
Weidenreich, 1912; Lit. bei Moe, 1964) wird neuerdings von Schooley (1961),
Rieke, Caffrey und Everett (1963; vgl. Caffrey, Everett und Rieke, 1966,
Lit.), Hanna (1964), Swartzendruber und Hanna (1965) u. a. aufgrund autoradiographischer Untersuchungen an antigen-stimulierten lymphatischen Organen
(Milz, Lymphknoten) bestritten. Danach handelt es sich bei den Reticulumzellen
nicht um eine rasch proliferierende Zellpopulation, wie es bei Stammzellen der
Fall sein müßte, und die zwischen Reticulumzellen und Lymphocyten beschriebenen Übergänge (z.B. Kretschmar und Jerusalem, 1963) sind mit Vorsicht
aufzunehmen.

Bei reifen menschlichen Lymphocyten werden keine Mitosen beobachtet;
die mitunter auftretenden zweikernigen Lymphocyten entstehen amitotisch.
Im Milzpunktat (Mensch) sind Mitosen der lymphatischen Reihe etwa 1000mal
seltener als solche der erythropoetischen und 50mal seltener als bei den Granu-

locyten (MOESCHLIN, 1947 a, b); mit zunehmendem Alter nimmt die mitotische
Aktivität der lymphatischen Organe ab (ANDREASEN und CHRISTENSEN, 1949).

Während sich die Lymphocyten nach unitarischer Auffassung[1] zu Histiocyten, Plasmazellen, myeloischen Vorstufen und sogar zu Knochenzellen (ÖKLAND,
1940) weiterentwickeln (vgl. BERGEL, 1929; SEEMANN, 1930) sollen, hält sie
LENNERT (gemäß der pluralistischen Auffassung; vgl. SCHULTEN, 1957) für End-
stufen einer Entwicklungsreihe ohne prospektive Potenzen (s. auch HOEPKE,
1933). TUNETAKE (1954) glaubt, „that the small lymphocytes are partly trans-
formed through medium-sized and large types into reticulum cells". NOSSAL und
MAKELA (1962; s. auch NOSSAL, MITCHELL und MCDONALD, 1963) fanden jedoch
keinerlei Anhaltspunkte für eine solche, von SWARTZENDRUBER und HANNA
(1965) besonders bei antigen-stiumlierten Zellen für möglich gehaltene „transformation of small lymphocytes into larger, primitive-appearing blast cells"
(MCGREGOR und GOWANS, 1963; vgl. ASTALDI, 1965; SZÁSZ und KOVÁCS, 1966;
SCHWARZ, 1967).

Eine wichtige, wenn auch noch nicht näher geklärte Rolle bei der Entwicklung der Lymphocyten in der Milz und dem übrigen nichtthymischen Lymphgewebe spielt offenbar die alkalische Phosphatase (HOSTETLER und ACKERMAN,
1966: *Kaninchen*): „The mechanisms of alkaline phosphatase action ... may act
to induce the in situ transformation of lymphocytes, provide a suitable environment for lymphopoiesis or serve as a chemotactic agent, attracting blood-borne
lymphocytes to these regions."

Die verschiedenen lymphatischen Organe sind hinsichtlich der Lymphocytenproduktion nicht gleichwertig: Bei *Maus* und *Ratte* findet sich die
höchste Neubildungsrate im Thymus, wo radioaktive Stoffe schnell kumulieren
und wieder verschwinden (2—3 Tage). Danach folgen die Lymphknoten (4 Tage)
und zuletzt die Milz (HINRICHSEN, 1963; vgl. ANDREASEN und OTTESEN, 1945;
BRYANT und KELLY, 1958), deren Mitosenzahl im Vergleich zur Gesamtzahl der
Lymphocyten erstaunlich gering ist (BARGMANN, 1964). Die Frage einer Abwanderung von Thymocyten in die Milz ist in mehr als einer Hinsicht bedeutsam:
„Thus, while a direct movement of thymic lymphocytes from thymus to spleen
has not been established, the indirect evidence cited makes it appear reasonable
that such movement occurs. In addition to any seeding of thymic lymphocytes,
it now appears clear that the thymus exerts a humoral influence upon the white
pulp and other immunologically competent lymphatic tissue" (WEISS, 1964;
vgl. BEARD, 1900; KINDRED, 1940; SAINTE-MARIE und LEBLOND, 1958a, b;
METCALF, 1958; FICHTELIUS, 1960; LEBLOND und SAINTE-MARIE, 1960; AUER-
BACH, 1962; MIMS, 1962; HARRIS und FORD, 1963; LEVEY, TRAININ und LAW,
1963; MILLER, 1963a, b; OSOBA und MILLER, 1963; COMSA, 1964, Lit.; ERNSTRÖM,
1965; HARTMANN, 1967; u.a.). Inzwischen darf die Einwanderung von Thymocyten in die Milz als bewiesen gelten (MURRAY und WOODS, 1964; vgl. LINNA und
STILLSTRÖM, 1966; LEUCHARDS, MORGAN, DAVIES und WALLIS, 1967): Mit

---

[1] Ich stimme in der Beurteilung der unitarischen (monophyletischen) und der pluralistischen (polyphyletischen) Lehre mit BUCHER (1965) überein, daß beide Anschauungen
zweifellos zu extrem formuliert sind. Wohl lassen sich mit den Dualisten (bzw. Trialisten
usw.) anhand morphologischer Merkmale verschiedene Blutstammzellen unterscheiden, die
Behauptung jedoch, diese könnten postnatal niemals neu entstehen, geht zu weit: „Wenn,
bei bestimmten Blutkrankheiten, in embryonal blutbildenden Organen wie Leber und Milz
wieder Blutbildungsherde auftreten, dann ist wohl die natürlichste Erklärung die, daß unter
solchen — pathologischen — Regenerationsreizen gewisse Reticulumzellen (Parenchymreserve-
zellen) immer noch Blutstammzellen nachliefern können... Andererseits scheint festzustehen, daß die physiologischen Regenerationsvorgänge von differenzierten, spezifischen Stammzellen ausgehen."

Tritium-Thymidin in situ markierte Thymocyten finden sich (beim *Meerschwein-chen*) $^1/_2$ Std bis 3 Tage später hauptsächlich in den mesenterialen Lymphknoten und der Milz wieder, wo sich $^1/_4$ von ihnen in Plasmazellen, heterophile Granulo-cyten, Reticulumzellen und Makrophagen umwandelt. Nach KÖBBERLING [1965, Lit.; vgl. PRINDULL, 1966 (S. 19ff.)] fungiert der Thymus hauptsächlich in der frühen Neonatalperiode als „Schrittmacher der lymphatischen Organe" (MILLER und DUKOR, 1964; MILLER, 1964, 1967; vgl. HARRIS und FORD, 1964; YOFFEY, 1964a, b; ADNER, SHERMAN und DAMESHEK, 1965). Die (bei der *Maus* vom 17. Tag der Entwicklungsperiode an) in der subcapsulären Rindenzone gebildeten Thymuslymphocyten verlassen auf dem Blut- und Lymphwege den Thymus und erscheinen als Lymphocyten in den Milzfollikeln und Peyerschen Plaques. „Ob der Thymus Ursprungsort aller oder nur eines Teils dieser Lymphocyten ist" bleibt allerdings offen (KÖBBERLING). Bei kurz nach der Geburt thymekto-mierten *Ratten* und *Mäusen* verzögert sich die Ausdifferenzierung der weißen Pulpa (SLUDSKAYA, 1965a; METCALF und BRUMBY, 1966; SCHNEIBERG, KOZIOL-BARTNIKOWA und JONECKO, 1967; SAKUMA, 1968; u.a.), bei *Opossum*-Jungen unterbleibt sie ganz (MILLER, BLOCK, ROWLANDS und KIND, 1965).

COOPER, PETERSON und GOOD (1965) unterscheiden in der *Hühner*milz ein thymus- und ein bursa-abhängiges lymphatisches Gewebe. Das erste entspricht den schon unmittelbar nach dem Schlüpfen erkennbaren periarteriellen Scheiden (aus Reticulumzellen, großen und kleinen Lymphocyten und vielen Mitosestadien) und ist bei thymektomierten sowie bei thym- und bursektomierten bestrahl-ten *Hühnchen* deutlich reduziert. Das zweite, dem die Verfasser auch das Plasmazellensystem zurechnen, entspricht den erst in der 4.—5. Lebenswoche auftretenden, auffallend den Follikeln der Bursa Fabricii ähnelnden Milzkörper-chen, die sich bei bestrahlten bursektomierten oder burs- und thymektomierten Tieren nicht ausbilden. Das thymusabhängige lymphatische Gewebe dieser Tiere ist normal, sie sind jedoch agamma-globulinämisch und unfähig, Antikörper zu bilden. COOPER, PETERSEN und GOOD verweisen auf das Fehlen der Tonsillae palatinae und pharyngicae bei der *menschlichen*, rezessiv-geschlechtsgebundenen Agamma-Globulinämie (Bruton-Typ) und vermuten, daß die Rachen- und Darm-tonsillen der Säuger Äquivalente der Bursa Fabricii darstellen und daß auch die Säuger zwei verschiedene lymphatische Systeme besitzen. — *Hühnchen*, die 5—8 Tage nach dem Schlüpfen burs- bzw. splenektomiert wurden, zeigen eine kompensatorische Hypertrophie des Thymus, der Milz bzw. der Bursa Fabricii, je nach operativem Vorgehen. In der Thymusrinde findet sich eine Zellvermehrung, in Milz und Bursa bei sonst etwas vermindertem Zellgehalt eine Zunahme der Fol-likel. Dazu kommt eine lympho-histiocytäre und eosinocytäre Invasion in Thymus und Leber (PINTEA, LEANCU, JIVĂNESCU, BALOS und SPĂTARIU, 1967). Phyto-hämagglutinin (PHA) stimuliert beim *Hühnchen* auch in vitro, wie in vivo beim Säuger (GAMBLE, 1966: *Maus;* SZÁSZ und KOVÁCS, 1966: *Kaninchen*), die Proli-feration der Milz- und Thymus-Lymphocyten, nicht aber die der Bursa-Lympho-cyten (WEBER, 1967).

Die mittlere Lebensdauer der Lymphocyten liegt bei einigen Wochen (TROWELL, 1958a, Lit.); die Angaben differieren stark je nach Untersuchungs-technik (z.B. KLINE und CLIFTON, 1952a, b; HANSEN, 1958a, b; YOFFEY, HANKS und KELLY, 1958; KOMIYA, 1959a, Lit.). OTTESEN (1954; vgl. HAMILTON, 1957, 1958; BEGEMANN, RASTETTER und FINK, 1963) unterscheidet zwei Gruppen mit einer Lebensdauer von 3—4 und 100—200 Tagen; sie sind vielleicht mit den zwei Lymphocytentypen GRUNDMANNs identisch, der (1960) die Follikellympho-cyten für wesentlich langlebiger hält als die Pulpalymphocyten. Nach Ansicht von COMSA (1964) finden sich im Blut zwei Lymphocytenarten: nach der Burnetschen

klonalen Selektionstheorie konditionierte, bei erneutem Zusammentreffen mit
dem gleichen Antigen sich in Plasmazellen verwandelnde, langlebige Lymphocyten
und unkonditionierte, kurzlebige lymphoide Stammzellen. Untersuchungen mit
Tritiumthymidin an der *Ratte* (RIEKE, 1962) sprechen für je eine kurzlebige
Population kleiner Lymphocyten in Milz, Thymus und Knochenmark und eine
langlebige in Milz und Lymphknoten.

Nach der Rezirkulationstheorie (SJÖVALL, 1936; MANN und HIGGINS,
1950; HAMILTON, 1958; TROWELL, 1958a, b; GOWANS, 1959) verlassen täglich
große Lymphocytenmengen im Darm die Blutbahn und kehren über den Ductus
thoracicus wieder zurück. Nach YOFFEY, HANKS und KELLY (1958; vgl. YOFFEY
und DRINKER, 1939) gelangen die neuge-

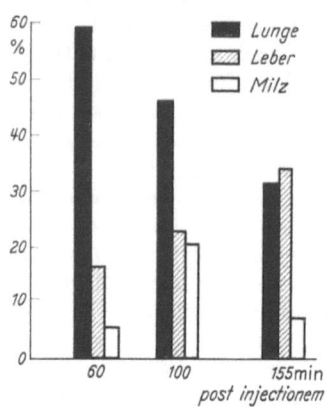

Abb. 113. P³²-Gehalt von Lunge, Leber und
Milz in Prozent der applizierten Gesamt-
aktivität in Abhängigkeit vom Zeitpunkt
der Untersuchung nach der intravenösen
Injektion markierter Lymphocyten. Nach
MEISSNER und HANSEN (1958)

bildeten Lymphocyten aus Lymphknoten
und Milz [die in der roten Pulpa gewisser
Milzen angestauten Lymphocyten lt.
v. HERRATH (1958) durch die V. lienalis]
direkt ins Blut, die rezirkulierenden in
den Ductus thoracicus. Daß die Rezirkulation hauptsächlich über die Leber
(FICHTELIUS und DIDERHOLM, 1959) erfolgt, ist nach dem Zellbild der portalen
Lymphknoten unwahrscheinlich (LEN-
NERT, 1961). KEOHANE und METCALF
(1958) halten die Rezirkulation für
minimal, auch HANSEN (1958a, b) findet
keinen Beleg für einen nennenswerten
„Lymphocytenkreislauf" (vgl. SJÖVALL,
1936; EHRICH, 1946; CLAUSNITZER,
1954; ITELSON, 1954; v. HERRATH, 1958;
RANKIN, 1960; s. auch KOTANI, YAMAS-
HITA, SEIKI, RAI, MIYAMOTO, TASAKI und
HORII, 1967). PISCHINGER (1962a, b,
1963; vgl. KELLNER, 1962, 1963; HIN-

RICHSEN, 1963) läßt die in Lymphknoten und Milz gebildeten Lymphocyten
durch den Strom der „Blutlymphe" direkt in die Lymphbahn gelangen. Nach
den Befunden von GOWANS (1962), MOORE, MUMAV und SCHOENBERG (1964)
und WEISS (1964) kann jedoch kein Zweifel daran bestehen, daß sie über die postcapillaren Venen bzw. die follikelnahen Sinus in die Blutbahn abgegeben werden.

Die Lymphocyten gehen unter Karyopyknose (vgl. MÖLLHOFF-MYLIUS, 1957)
und -rhexis z.T. in den lymphatischen Organen zugrunde, besonders bei akutem
„Stress" (über den physiologischen Lymphocytenuntergang sowie die Cyto-
statica- und Röntgen-Lymphoklasie s. TROWELL, 1958a, Lit.). Ein kleiner Teil
durchwandert [nach STENQUIST (1934) erst postmortal] die Schleimhaut des
Respirations- und Digestionstraktes und die Epidermis (BUNTING und HUSTON,
1921; WOLF-HEIDEGGER, 1939; ANDREW und ANDREW, 1949; ANDREASEN, 1952).
Intravenös injizierte Lymphocyten (Abb. 113) werden schon von der Lunge zurückgehalten und weitgehend zerstört; den restlichen Abbau besorgen Milz und
Leber (ERF, 1940; OSOGOE, 1950; HANSEN, 1958a, b; MURRAY, 1962; KEOHANE
und METCALF, 1958; GOWANS, 1962; PORTER, CHAPUIS und FREEMAN, 1962;
s. auch PISCHINGER, 1958, Lit.). Die von TROWELL (1957) und SUNDBERG (1960)
in hyperplastischen Keimzentren beschriebene Lymphocytenphagocytose ist nach
MOORE, MUMAV und SCHOENBERG (1964) „a result of injury to the lymphocyte
rather than the reutilization of the lymphocyte in the production of new ones."

Unbehandelten Wirtstieren injizierte, P^{32}-markierte Thymuslymphocyten (*Kaninchen, Ratte*) finden sich bei Homotransfusion vornehmlich in der Milz, bei Heterotransfusion in der Leber (FICHTELIUS, 1953, 1958, 1960, 1961) wieder. Eine Erhöhung der Blutlymphocytenzahlen über längere Zeit läßt sich durch Transfusion nicht erreichen: Intravenös verabfolgte, mit 3,6-diamino-10-methyl-acridinchlorid gekennzeichnete Lymphocyten aus den Popliteallymphknoten (*Kaninchen*) sind nach 4 Std (FARR, 1951), mit P^{32}-markierte Lymphocyten (vgl. LEAHY, McNICKLE und SMITH, 1954; FICHTELIUS, 1957) aus dem Ductus thoracicus sogar schon nach 15 min (MEISSNER und HANSEN, 1958) wieder aus dem Blut verschwunden. Nach FARR sollen sie z.T. in den lymphatischen Organen, vor allem im Thymus (RANKIN, 1960), neue Lymphocyten bilden. Mit Tritium-Thymidin markierte Thymocyten, die homologen *Ratten* und isologen *Mäusen* intravenös injiziert wurden, finden sich nach einigen Stunden vornehmlich in der Milz, daneben in Lymphknoten und Knochenmark wieder (MURRAY und MURRAY, 1964) und sind (bei der *Maus*) nach 24 Std bis auf geringe Reste in Milz und Lymphknoten wieder aus dem Körper eliminiert (MIMS, 1962). Eine nicht unbeträchtliche Zahl von Lymphocyten wird offenbar auch (unter dem Einfluß der Capillarwandung und der physikomechanischen Beschaffenheit des Blutes) im strömenden Blut aufgelöst bzw. abgebaut, wodurch wichtige körpereigene Stoffe frei werden (PISCHINGER, 1958, Lit.; s. auch ERF, 1940).

Da die Zahl der zirkulierenden Lymphocyten — nach OELLER (1928) nur ein kleiner Teil der jeweiligen Produktion — ziemlich konstant ist, werden jeweils ebensoviel Lymphocyten wieder aus dem Blut (YOFFEY, 1932; über periodische Schwankungen der Blut-, Leber- und Darmlymphocyten s. BERGLER, 1947; KLEIN, 1949; über Zahlenverschiebungen der Lymphocyten s. KOMIYA, 1959a, b; LAMBIN, 1959) eliminiert, wie ihm zufließen. Bei der *Ratte* sollen stündlich 9 Mill. Lymphocyten, von denen jeder im Mittel 12 Std im Kreislauf bleibt, in die Blutbahn eintreten (REINHARDT, 1946), beim *Hund* täglich 6,6 Milliarden (YOFFEY, 1932). Bei der *Albinoratte* (ANDREASEN, 1945; s. auch ANDREASEN und OTTESEN, 1944, 1945) haben weibliche Tiere höhere Blutlymphocytenwerte als männliche und beide weniger kleine Lymphocyten als Monocyten. Das Herzblut (rechter Vorhof) enthält weniger Lymphocyten als das periphere Venenblut (Schwanzvene). Blutlymphocytenwerte und Lymphorgangewichte (ANDREW, 1946) verhalten sich reziprok. Vermehrter Eintritt von Lymphocyten ins Blut (über die milz- und nebennierenbedingte „emotionelle Lymphocytose" s. FARRIS, 1938) verursacht eine aktive, Retention von Blutlymphocyten eine passive Lymphocytose. Bei *Meerschweinchen* und *Ratten* kommt es — da die Lymphocyten nur allmählich das Blut verlassen — erst 25 Std nach Entfernung aller lymphatischen Organe (ANDREASEN und GOTTLIEB, 1947; s. auch SANDERS und FLOREY, 1940; KARASAWA, 1954a, b, c; MAEDA, 1955; FUKUTANI, 1959, Lit.) zu einer hochgradigen Lymphopenie (5000—13000 Zellen vor, 360—1800 nach dem Eingriff). Obwohl die exstirpierten Organe nicht regenerieren, erfolgt binnen 6 Wochen von Organresten und dem diffusen Lymphgewebe aus eine völlige Normalisierung der Blutlymphocytenwerte. Die nach Splenektomie in der Leber auftretenden M. B. Schmidtschen Milzherde (vgl. LEPEHNE, 1914; DOMAGK und KIKUTH, 1933/34; PERLA und MARMORSTON, 1935, Lit.; PERAZZO, 1937; KARASAWA, 1954a, b, c; FUKUTANI, 1959, Lit.) sind an dieser Restaurierung maßgeblich beteiligt. Auch im Knochenmark (der *Ratte*) kommt es nach totaler oder subtotaler Splenektomie zu einem Lymphocytenanstieg (BIERRING und GRUNNET, 1964a, b).

Das Verhältnis Leukocyten zu Erythrocyten ist beim *Menschen* (Decapit.) im Carotisblut 1:700, im Milzvenenblut 1:112 (HERRLINGER, 1947;

vgl. STEPHENS, 1938; WATSON und PAINE, 1942). Die vielen jungen Lymphocyten im Milzvenenblut sprechen lt. HERRLINGER für eine Ausschüttung noch
unreifer Zellen [s. auch die Befunde von BOCK (1932) an der überlebenden isolierten
*Hunde*milz]. OELLER (1928, Lit.) bezweifelt dagegen, daß der vermehrte leuko-
cytäre Inhalt der Milzsinus und -venen überhaupt durch eine Vermehrung der
Lymphocyten zustande kommt. Sicher stapelt die Milz in beträchtlichem Umfang Lymphocyten; nach Splenektomie fällt der Freysche Adrenalin-Lympho-
cytosetest negativ aus (WILDE und BAUDISCH, 1960; u.a.). HERRLINGER (1947)
und HOEPKE (1933, 1951b), der in den während des Winterschlafes bei *Igel*,
Fledermaus usw. in der roten Pulpa angehäuften Lymphocyten Hypoxie-Lienin-
bildner vermutet, sprechen von einem Leukocytenspeicher der Milz. v. HERRATH
(1958) möchte den Begriff „Speicherung" auf die durch die Arterie in die Milz
gelangten und dort festgehaltenen Blutelemente beschränkt und das längere Ver-
weilen im Organ selbst gebildeter Zellen als „Anreicherung" bezeichnet wissen.
De facto handelt es sich bei den in der roten Milzpulpa gestapelten Lymphocyten
sowohl um „gespeicherte" als um „angereicherte" Elemente, je nach Aktivität
der weißen Pulpa und sonstigen Begleitumständen in verschiedener Relation.

Gesteuert werden Lymphocytenbildung und -untergang (vgl. OELLER, 1928,
Lit.; KOMIYA, 1959a, b, Lit.; LENNERT, 1961, Lit.) in erster Linie vom Hypophysen-Neben-
nierenrinden-System (vgl. DOUGHERTY und WHITE, 1944, 1945; WHITE und DOUGHERTY,
1946; VALENTINE, CRADDOCK und LAWRENCE, 1948; LANGENDORFF und TONUTTI, 1950, Lit.;
HANSEN, 1958a, b, c, Lit.; u.a.), daneben vom Sympathicus und Parasympathicus (KAWA-
NISHI, 1934; PHILIPSBORN, 1957). Cortison und andere Glucocorticoide sowie ACTH — im
Rahmen der „vegetativen Gesamtumschaltung" (HOFF, 1953, 1957, 1959) bei vielen Infekten und „Stress" (vgl. SELYE, 1946, 1953; KOMIYA, 1959b, Abb. 42)-Situationen (z.B.
im Hunger) vermehrt ausgeschüttet — hemmen die Lymphopoese und fördern den Lymphocytenabbau. Ähnlich, aber schwächer wirken Testosteron und Östrogen sowie Pyridoxin-
und Folsäure-Antagonisten. Ausfall der Nebennierenrinde bzw. Entfernung der Nebennieren
oder Keimdrüsen steigert die Lymphopoese; ein ähnlicher Effekt wird dem thyreotropen
(TROWELL, 1958a, Lit.) und somatotropen (HANSEN, 1958a) Hormon des Hypophysenvorderlappens zugeschrieben. Auch Thymus (OTANI, 1957, 1958; METCALF, 1958; MILLER, 1962;
WAKSMAN, ARNASON und JANKOVIC, 1962; LEVEY, TRAININ und LAW, 1963; OSOBA und
MILLER, 1963) und Serum von Lymphadenosekranken enthalten lymphocytoseerzeugende
Substanzen („Metcalfscher Faktor"); weiteres über Endokrinium und Lymphocyten bei
HAUS (1959, Lit.).

An Aufgaben der Lymphocyten (LENNERT, 1961, Lit.; s. auch FRANKE,
1957; WENDT, 1957b) stehen zur Diskussion: der Zusammenhang mit der Antigenverarbeitung (Phagocytose) und Antikörperbildung, die trephocytische und die
zellbildende Funktion.

Obwohl zahlreiche Untersuchungen (SEITZER und SANDKÜHLER, 1951;
REBUCK und CROWLY, 1955, Lit.; SUNDBERG, 1955, Lit.; KOSZEWSKI, EMERICK
und DICUS, 1957; BRAUNSTEINER, PAERTAN und THUMB, 1958; REBUCK, MONTO,
MONAGHAN und RIDDLE, 1958) die Phagocytosefähigkeit der Lymphocyten
zu beweisen scheinen und namhafte Autoren (z.B. METSCHNIKOFF, MAXIMOW,
BLOOM, DOWNEY, YOFFEY, TROWELL; zit. nach LENNERT, 1961) sich für eine
solche aussprechen, hält LENNERT aufgrund gewichtiger Gegenargumente (KAR-
MALLY, 1929; EBERT, SANDERS und FLOREY, 1940; MARSHALL, 1956; LÜDERITZ,
1957a; BARTH, 1958; RICHTER, 1958; TANAKA, 1958; LENNERT, 1960; ROHR,
1960) gleich SEEMANN (1930), ROHR (1957), MASSHOFF und FROSCH (1958),
OTANI (1958), GOWANS (1959) eine lymphocytogene Makrophagenbildung für unwahrscheinlich. Für eine histiocytäre Weiterentwicklung kommen höchstens die
jungen Lymphocyten (Klasse K $^1/_4$) in Frage; d.h. die Theorie, daß der Blut-
lymphocyt die „Taschenausgabe" eines (potentiellen) Makrophagen darstellt
(TROWELL, 1958a, b), entbehrt vorerst des Beweises.

Das für die Antikörperbildung verantwortliche Ergastoplasma ist nur in Plasmazellen, nicht aber in Lymphocyten nachweisbar; auch enthalten letztere im Gegensatz zu ersteren keine antikörperhaltigen γ-Globuline (FUJII, 1958; s. auch WHITE und DOUGHERTY, 1946). Die Lymphocyten produzieren offenbar keine serologisch nachweisbaren Antikörper (HARRIS, GRIM, MERTENS und EHRICH, 1945; KEUNING und VAN DER SLIKKE, 1950; THORBECKE, 1954; SUNDBERG, 1955; EHRICH, 1956; u.a.). Tierexperimentelle und klinische Beobachtungen (CHLOPIN, 1925a, b, c; HU, 1934; PERLA und MARMORSTON, 1935; DOUGHERTY, CHASE und WHITE, 1944; CHASE, 1945; FAVOUR, 1947; FREMONT-SMITH und FAVOUR, 1948; MILLER, FAVOUR, WILSON und UMBARGER, 1949; MILLER, VAUGHAN und FAVOUR, 1949; KEUNING und VAN DER SLIKKE, 1950; MILLER und FAVOUR, 1951; BARANDUN, HUSER und HÄSSIG, 1958; BRAUNSTEINER, PAERTAN und THUMB, 1958; MACHER, 1958; STERZL und RYCHLIKOWA, 1958; TRNKA, 1958; WIEDERMANN, THUMB, PAERTAN und BRAUNSTEINER, 1958; KALMUTZ, 1962; ERDMANN, 1963; HADNAGY, 1963; JERUSALEM und HEINEN, 1967) sprechen jedoch dafür, daß vornehmlich die Pulpalymphocyten sessile, schon in den basophilen Stammzellen bzw. den Reticulumzellen (CRADDOK, VALENTINE und LAWRENCE, 1949) gebildete Antikörper enthalten. Nach ORTEGA und MELLORS (1957; vgl. SWARTZENDRUBER, 1965; HANNA, SWARTZENDRUBER und CONGDON, 1966) sollen auch die großkernigen Elemente der Keimzentren (der *Mäuse*milz) γ-Globuline bzw. Antikörper produzieren [von MELLORS und KORNGOLD (1963) für die *menschliche* Milz bestätigt]. Bei Immunisierungsvorgängen beobachtet man eine Zunahme der azurgranulierten Lymphocyten bis über 60% (BEGEMANN, 1951, 1953; ALTUNIÇ, 1955; CLEMENCON, 1959) und einen auf vermehrter Proteinkonzentration beruhenden erhöhten Brechungsindex des Lymphocytenplasmas (KEOHANE und METCALF, 1959). Wiederholte subcutane Injektionen von Pferdeserum lassen beim *Kaninchen* die Zahl der pyroninophilen Lympho- und Plasmocyten in Milz und Lymphknoten ansteigen, aber nicht die der Thymocyten (AZAR, 1960). Besondere Theorien über die Beziehungen zwischen Lymphocyten und Antikörperbildung (vgl. FRENGER, 1956, Lit.; HARTMANN, 1967) haben RICH, LEWIS und WINTROBE (1939), HAMILTON (1954, 1956, 1957, 1958; vgl. HILL, 1959), EHRICH (1955), GRUNDMANN (1958c), BURNET (1959), REMY (1960) und VAZQUEZ (1961) entwickelt.

Eine trephocytische Funktion, d.h. die Übermittlung gewisser Stoffe an schnell wachsende bzw. sich teilende Zellen, wurde den Lymphocyten besonders im Explantat zugesprochen (BRISTOL, 1919; CARREL, 1924; HUMBLE, JAYNE und PULVERTAFT, 1956; KELSALL und CRABB, 1959, Lit.). RICHTER (1958) verweist hierzu auf die auffällige Assoziation hypertrophierter Reticulumzellen mit Lymphocyten in Lymphknotenkulturen. Nach HOLMAN (1955) dienen die Lymphocyten als potentielles Reservoir für die anaerobe Glykolyse, nach HAMILTON (1957, 1958), REBUCK, MONTO, MONAGHAN und RIDDLE (1958) als Eiweiß (vgl. ANDREASEN, 1939; ANDREASEN, BING, GOTTLIEB und HARBOE, 1948)- und/oder Nucleinsäuredepot (vgl. KUMPF, 1963) für den Organismus. Dabei sollen in den Lymphocytenvorstufen erzeugte Nucleoproteide in den reifen Lymphocyten gespeichert und bei Bedarf eiweißproduzierenden Zellen zugeführt werden (KELSALL und CRABB, 1958, 1959, Lit.; BIMES, 1962). Auch bei entzündlichem und geschwulstartigem Wachstum liefern die Lymphocyten vermutlich Stoffe für den Gewebsaufbau (ANDREASEN, 1939; HUMBLE, JAYNE und PULVERTAFT, 1956); sie hätten damit bei malignen Tumoren eher eine fördernde als eine hemmende (MURPHY, 1926; s. auch HOEPKE, 1951a) Wirkung. HAMMAR (1938) erblickt in den Lymphocyten die Träger des Vitamins C (vgl. GÁBOS, 1967). Nach COMSA (1964) fungieren die Lymphocyten als Vektoren der Nucleinsäuren und eines im

Comsa-Bezssonoffschen Thymusextrakt enthaltenen, in Milz und Lymphknoten gespeicherten (peptidartigen) „Hormons". In den „graft versus host reactions" [„runt disease" (vgl. WEISS und AISENBERG, 1965) und „secondary disease"] manifestiert sich eine Wirkung des Thymus auf die sog. trophische Funktion der Lymphocyten.

Nach GRAU (1965a, Lit.; vgl. 1963, 1964a, b) dienen die Lymphocyten „in erster Linie dem intermediären Stoffwechsel mit großmolekularem Eiweiß. Sie binden solches Eiweiß an ihre Kernsubstanz und transportieren es an die Orte des Bedarfs. Dort setzen sie durch ihren Zerfall besonders die Kernaufbaustoffe frei, die der Körper z.B. zur Bildung von Antikörpern, vor allem aber auch zum Aufbau neuer Gewebe nötig hat. Bei der Aufnahme von großmolekularen Eiweißstoffen in die Kernsubstanz des Lymphocyten kann sich deren genetische Zusammensetzung ändern. Die genetisch veränderte Kernsubstanz kann zum Aufbau entsprechend veränderten neuen Gewebes dienen".

Ein schlüssiger Beweis für die zellbildende Funktion der Lymphocyten, d.h. ihre besonders von amerikanischer Seite vertretene histiocytäre, plasmocytäre (HU, 1934; BIMES, 1962; MOVAT und FERNANDO, 1965; u.a.) und myeloische (YOFFEY, HANKS und KELLY, 1958; u.a.) Weiterentwicklung (MAXIMOW, 1922, 1923a, 1928, 1932; BLOOM, 1926; JORDAN, 1926a, b, 1927, 1935, 1939, Lit.; JORDAN und BAKER, 1927; YOFFEY, 1932; TOPF, 1955; u.v.a.) steht nach LENNERT (1961) noch aus. Versuche mit H^3-Thymidin (BOND, FLIEDNER, CRONKITE, RUBINI, BRECHER und SCHORK, 1959a; s. auch RIEKE, 1962) zeigen vielmehr, daß die gewöhnlichen Blutlymphocyten im Gegensatz zu anderen, teilungsfähigen Zellen Desoxyribonucleinsäure nicht aktiv synthetisieren; das tun nur vereinzelte, großteils aus dem lymphatischen Gewebe stammende und offenbar noch pluripotente mononucleäre Zellen. Aus dem in vitro-Verhalten „reiner Lymphocytenaufschwemmungen" des Blutes oder des Ductus thoracicus gezogene Schlüsse sind daher mit Skepsis aufzunehmen: „Die ‚Agranulocyten' des Blutes sind eine heterogene Population; sie enthalten Zellen der Lymphopoese, der Plasmocytopoese, des Reticulo-histiocytären Systems (‚Monocyten') sowie undifferenzierte teilungsfähige Zellen" (LENNERT, 1961).

Plasmazellen

Zusammenfassende Angaben (Lit.) über Plasmazellen bringen außer LENNERT (1961) u.a. BARUAH (1956), AMANO (1957, 1958a, b), SCHULTEN (1957) und BRAUNSTEINER (1959a, c).

Die schon auf physiologische Reize (z.B. Verdauungsfermente) hin gebildeten Plasmazellen sind ein normaler Bestandteil des lymphatischen Gewebes (ASCHOFF, 1939). Der Entstehung nach sind zwei Arten von Plasmazellen (Abb. 114) zu unterscheiden, die sich in reifem Zustand weitgehend gleichen (LENNERT, 1961, Lit., Abb. 35; s. auch MOESCHLIN, 1941a, b, 1947a, b; FAGRAEUS, 1948a; ROHR, 1960; u.a.): Die lymphatischen Plasmazellen gehen heteroplastisch (zur Terminologie s. WEICKER, 1957) aus größeren, von mittleren bzw. großen Reticulumzellen abstammenden Proplasmazellen und Plasmoblasten, die retikulären Plasmazellen metaplastisch ohne Zwischenstufen aus kleinen, lymphoiden Reticulumzellen hervor. ROHR (1960) bezeichnet die lymphatischen Plasmazellen (nicht zu verwechseln mit den gealterte Lymphocyten darstellenden „lymphatischen Plasmazellen" von UNDRITZ, 1952) auch als „Blutplasmazellen", die retikulären als „Gewebsplasmazellen". Durch Infusion in die Milz gelangte P^{32}-markierte Thymocyten wandeln sich (bei der *Ratte*) zu Plasmazellen um (FICHTELIUS, 1960, 1961; vgl. LEBLOND und SAINTE-MARIE, 1960).

In der *Kaninchen*milz entstehen nach Salmonellen-Zweitinjektion Plasmazellen auf zweifache Art (STOECKENIUS, 1957b, 1958a, b; STOCKENIUS und NAU-

MANN, 1958): 1. Aus Plasmoblasten, die ihrerseits aus großen Reticulum- und Übergangszellen in den Billrothschen Strängen hervorgehen (MOESCHLINS „lymphatische", LENNERTs „heteroplastische" Plasmazellen). Im Beginn finden sich vornehmlich Übergangsformen und Plasmoblasten mit zahlreichen Mitosen, später fast ausschließlich reife Plasmazellen, deren Zahl entsprechend ihrer hetero-

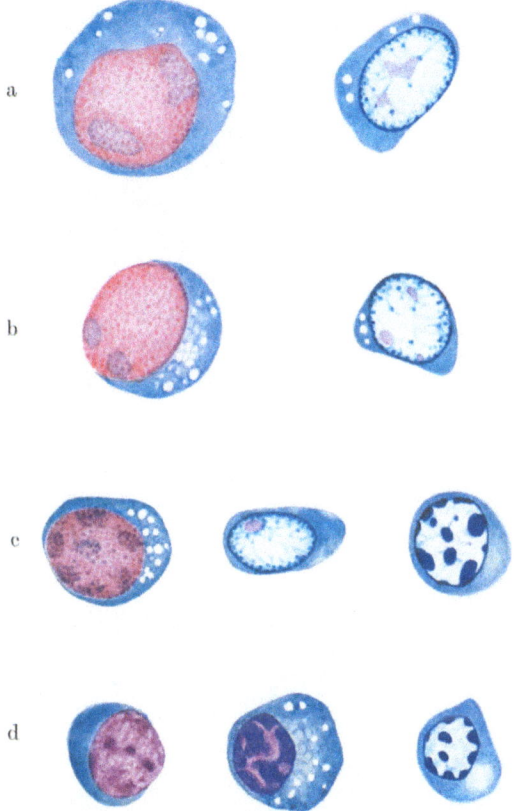

Abb. 114a—d. Die verschiedenen Formen und Entwicklungsstufen der Plasmazelle in Ausstrich (links; Pappenheim, Vergr. 1250×) und Schnitt (rechts; Azur-Eosin, Vergr. 2000×): a Proplasmoblast, b Plasmoblast. Beide Zellen sind im Schnitt nicht von basophilen Stammzellen zu unterscheiden, im Ausstrich gelingt dies meist durch die stärkere Basophilie. — c Proplasmazelle. Die Zelle rechts hat wohl das Kernvolumen der Proplasmazelle, die Kernstruktur spricht aber dafür, daß es sich um eine polyploide Plasmazelle handelt. — d Plasmazelle. Links Prototyp der „lymphatischen", daneben der „retikulären" Plasmazelle im Ausstrich. Rechts typische „retikuläre" Plasmazelle im Schnitt. Nach LENNERT (1961)

plastischen Entstehung die der Plasmoblasten beträchtlich übertrifft. 2. Unmittelbar, ohne Zwischenstadien durch Ausbildung typischen Ergastoplasmas vorwiegend perifollikulär und -vasculär aus kleinen, „dunklen" Reticulumzellen (MOESCHLINs und ROHRs „retikuläre", LENNERTs „metaplastische" Reticulumzellen).

Nach LANGEVOORT, KEUNING, V. D. MEER, NIEUWENHUIS und OUDENDIJK (1961); vgl. KEUNING, V. D. MEER, NIEUWENHUIS und OUDENDIJK, 1963) entstehen Plasmazellen in der Kaninchenmilz nur in den Lymphscheiden, nicht in den -Follikeln (z.B. HU, 1934). Die ersten Anzeichen einer „plasmacellulären

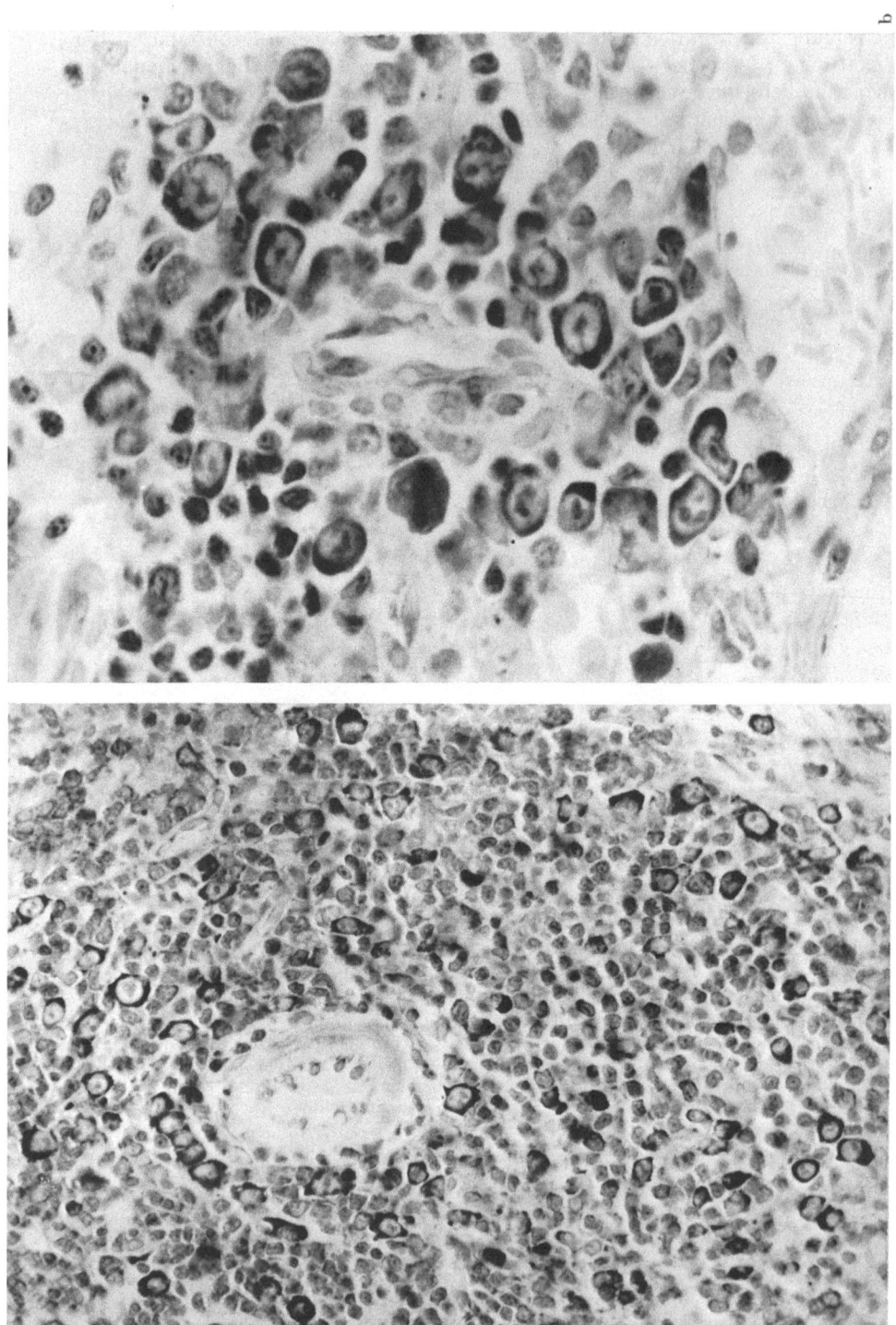

Abb. 115a u. b. Plasmoblasten und unreife Plasmazellen in einer periarteriellen Lymphscheide (a) und um eine Arteriole eines Billrothschen Stranges (b) der *Kaninchenmilz*, 2½ Tage nach einer Antigengabe. Original von Prof. Dr. H. L. Langevoort, Amsterdam [Langevoort, H. L., F. J. Keuning, J. v. d. Meer, P. Nieuwenhuis u. P. Oudendijk: Proc. kon. ned. Akad. Wet. C **64** (1961), Fig. 5, 6]

Reaktion" (FAGRAEUS, 1948a; vgl. LANGEVOORT, 1963) bestehen, 24 Std nach Verabfolgung des Antigens, im Erscheinen einiger Plasmoblasten innerhalb der Lymphscheiden (Tiere, bei denen die Lymphscheiden mehr als die übliche, geringe Menge von Plasmoblasten oder gar viele reife Plasmazellen enthielten, wurden anhand vorheriger Milzbiopsie vom Versuch ausgeschlossen). Nach 2 Tagen, mit dem ersten Erscheinen von Antikörpern im Blut, finden sich in den Lymphscheiden zahlreiche Plasmoblasten und unreife Plasmazellen (Abb. 115), die sich am 3. Tag unter rascher Vermehrung an der Lymphscheidenperipherie anhäufen. Am 4. Tag erreicht die Reaktion mit dem Ausschwemmen kleiner Gruppen reifer

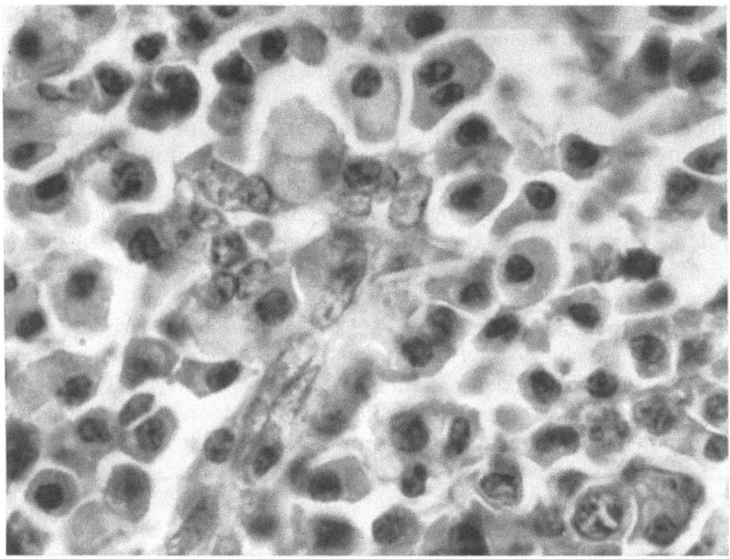

Abb. 116. Plasmocytose und Russel-Körper in der Milz [männl. *Maus*, 12 Monate nach Ganzkörperbestrahlung (600 r); Hämatoxylin-Eosin]. Mikrophoto (Vergr. 1080×). Nach COTTIER (1961)

Plasmazellen in das Reticulum und die Sinus der roten Pulpa ihren Höhepunkt, nach 8 Tagen haben die Lymphscheiden wieder ihr normales Aussehen. Erfolgt unmittelbar vor oder nach einer die Follikel zerstörenden, die Lymphscheiden aber unverändert lassenden Ganzkörperbestrahlung von 500 r eine Antigengabe, so ist die Antikörperproduktion nicht herabgesetzt und das histologische Bild der plasmacellulären Reaktion der Lymphscheiden praktisch das gleiche wie bei unbestrahlten Tieren [über die plasmacelluläre Reaktion der *Mäuse*- und *Ratten*-milz s. COTTIER, 1961 (Abb. 116) bzw. AWAYA, FUJII, ODA, HORI und KOJIMA, 1964; PETTERSEN, BORGEN und GRAUPNER, 1967]. Nach MOVAT und FERNANDO (1965) entstehen in den periarteriellen Lymphscheiden der *Kaninchen*milz nach ein- oder mehrmaliger Antigenapplikation große, ribosomenreiche pyroninophile Zellen mit voluminösem Kern und Nucleolus. Diese „Immunoblasten" wandeln sich durch Ausbildung von Ergastoplasma in Plasmoblasten und schließlich in reife Plasmazellen um. Da sich kein Anhalt für ihre Entstehung aus Mesenchym- bzw. Reticulumzellen ergab, lassen MOVAT und FERNANDO die Plasmazellen aus Lymphocyten hervorgehen. Auch HANNA, SWARTZENDRUBER und CONGDON (1966) halten eine Transformation der schon 2—4 Std nach einer Antigengabe in den vergrößerten Keimzentren, später auch in der roten Pulpa der *Mäuse*milz (vgl.

SIMAR, 1967: *Mäuse*lymphknoten) vermehrt auftretenden großen, ribosomen-reichen pyroninophilen Zellen in Plasmazellen für sehr wahrscheinlich.

Im Ausstrich (Pappenheim; LENNERT, 1961, Tabelle 2, 7, Abb. 37, 38, Abb. 41: $^0/_{00}$-Vorkommen) zeigen die Plasmazellen aller Reifegrade ein hochgradig basophiles ("deckblaues") Plasma. Die Proplasmoblasten unterscheiden sich nur karyometrisch von den übrigen basophilen Stammzellen. Die Plasmoblasten haben mehr ovale, exzentrische Kerne mit feiner Netzstruktur und größeren Nucleolen sowie ein breites, tiefblaues, kleinvakuoliges Plasma. Die Proplasmazelle ("Türksche Reizform") besitzt einen runden, mittelständigen Kern mit grobretikulär-scholligem Chromatin und kleinen, blauen Nucleolen sowie ein nur mäßig breites Plasma. Die Plasmazelle hat einen runden, exzentrischen Kern mit klumpigem Chromatin und schlecht erkennbaren Nucleolen. Das Plasma ist beim lymphatischen Typ immer stark basophil und mitunter schmaler als beim retikulären, der manchmal eine etwas geringere Basophilie und um den grobretikulären Kern eine den Golgi- und Zentralapparat enthaltende Aufhellung zeigt. Eine Unterscheidung völlig ausgereifter lymphatischer und retikulärer Plasmazellen ist kaum möglich. Aus den reifen Plasmazellen können durch Amitose (vgl. TISCHENDORF, 1958b, Abb. 4) mehrkernige Formen entstehen (über Plasmazell-Riesenzellen vgl. LENNERT, 1961); aber auch Mitosen und Endomitosen können polyploide Kerne erzeugen, die sich von denen der Plasmoblasten durch gröberes Chromatin unterscheiden.

Das Cytoplasma der (retikulären) Plasmazellen erscheint im (Pappenheim-)Ausstrich aufgrund einer von PEARSE (1949) als Mucopolysaccharid gedeuteten metachromatischen Komponente manchmal rötlich (UNDRITZ, 1952: "flammende" Plasmazellen). Die in Plasmazellen aller Reifegrade reichlich vorkommenden kleinen Vacuolen entsprechen Mitochondrien (HECKNER, 1954; JESCHAL, 1954; STOECKENIUS, 1957b, 1958a, b; STOECKENIUS und NAUMANN, 1958), z.T. auch den phasenoptisch nachweisbaren, sekretorisch bedingten (BRASS, 1943; MOESCHLIN, 1949; u.a.) "dunklen Plasmatropfen" (MOESCHLIN, 1949; JESCHAL, 1953). Die großen "Plasmalöcher" reifer Plasmazellen ähneln im Phasenkontrast den sog. Glanzkörnern der Lymphocyten; die großen, unregelmäßigen Vacuolen sind Alterszeichen (über die Bedeutung der Plasmavacuolen im allgemeinen s. EHRICH, 1956, Lit.).

Die als Zeichen einer Sekretverhaltung (EHRICH, 1956, Lit.; MARSHALL, 1956, Lit.; s. auch HAMPERL, 1962) in Plasmazellen vorkommenden Eiweißeinschlüsse stellen sich im Pappenheim-Ausstrich (KABELITZ, 1951, 1958a) hellrot bis rotviolett, mit der Weigertschen Fibrinfärbung meist blau dar. Man unterscheidet drei Arten:

1. Fein- bis grobtropfige, stark [lt. GRUNDNER-CULEMANN und DIETZEL (1955) auch bei van Gieson-, Azan- oder Goldnerfärbung] fibrinpositive Einschlüsse, von STOECKENIUS (1957b, 1958a, b; s. auch STOECKENIUS und NAUMANN, 1958) "Russellsche Körperchen", von AMANO (1958a, b) und HANAOKA (1958) "mitochondriale Russellsche Körperchen" genannt. Sie entstehen als Eiweißkügelchen aus den Mitochondrien, dellen mehrseitig den Kern ein, bis er zugrunde geht, und liegen schließlich als große Eiweißkugeln frei im Gewebe. 2. Fibrinnegative [lt. GRUNDNER-CULEMANN und DIETZEL (1955) bei van Gieson-, Azan- oder Goldnerfärbung sich wie Kollagen verhaltende], nichtkristalline Einschlüsse, von STOECKENIUS (1957b, 1958a, b; s. auch BESSIS, 1954, Lit.; STOECKENIUS und NAUMANN, 1958) als "Mottsche Zellen", von AMANO (1958a, b) und HANAOKA (1958) als "Russellsche Körperchen des endoplasmatischen Reticulums" bezeichnet. Sie kommen im Lymphknoten erheblich seltener vor als die Russellschen Körperchen und entsprechen wahrscheinlich den polymorphen, glasig-

homogenen Eiweißbezirken der Knochenmarksplasmazellen (KABELITZ, 1958a, b). Sehr häufig sind Mottsche Zellen in der Milz hochsensibilisierter *Kaninchen*. 3. Fibrinpositive, verschieden gestaltete (KABELITZ, 1958a, b) kristalline Einschlüsse (MIBELLI, 1889; FREIFELD, 1913; DUBREUIL und FAVRE, 1921; MAXIMOW, 1927; HETT, 1937; HIRATA, 1946; ZETTERGREN, 1949; SELBERG, 1950; KABELITZ, 1951, 1958a; KANZOW, 1951; JESCHAL, 1953; GRUNDNER-CULEMANN und DIETZEL, 1955; AMANO und HANAOKA, 1956; AMANO, 1958a, b; HANAOKA, 1958), die die Zellen völlig ausfüllen oder sprengen (vgl. LENNERT, 1961, Abb. 91).

Im Schnitt (Azur-Eosin; LENNERT, 1961, Abb. 39) zeigen die Plasmazellen und ihre Vorstufen die stärkste Basophilie aller Zellen des lymphatischen Gewebes. Die Plasmoblasten haben ein derbes, sich bei der Ausreifung weiter vergröberndes Kerngerüst und große, sich im Laufe der Entwicklung verkleinernde Nucleolen. Bei den reifen Plasmazellen ist das Chromatin in regelmäßigen Abständen an der Kernmembran aufgereiht, der Nucleolus kaum sichtbar. Das Plasma der lymphatischen Plasmazellen ist manchmal schmaler als das der retikulären.

Karyometrisch (LENNERT, 1961; s. auch KRAUSE, 1935; LEIBETSEDER, 1957; WEISE und LOHSE, 1957; LENNERT und REMMELE, 1958) kommen bei den Plasmazellen 4 Kernklassen mit Volumina wie $1:2:4:8$ vor: lymphatische und retikuläre Plasmazellen $= \mathrm{K} \, ^3/_8 \, (\sim 51 \, \mu^3)$, Proplasmazellen $= \mathrm{K} \, ^3/_4 \, (\sim 102 \, \mu^3)$, Plasmoblasten $= \mathrm{K} \, 1^1/_2 \, (\sim 204 \, \mu^3)$, Proplasmoblasten $= \mathrm{K} \, 3 \, (\sim 408 \, \mu^3)$. Bei den Plasmazellen verbietet sich eine Zelldefinition nach den Kernvolumina, da diese nicht nur (wie bei den Lymphocyten-Vorstufen) Ausdruck des Reifegrades, sondern auch der Zellfunktion („funktionelles Kernödem") sind.

Cytochemische Befunde (LENNERT, 1961, Lit., Tabelle 7; s. auch GÖSSNER, 1949; PEARSE, 1949; GRUNDNER-CULEMANN und DIETZEL, 1955; MOORE, WEISBERGER und BOWERFIND, 1956; MOORE, SORENSON und SCHOENBERG, 1959; MERKER, 1963, Lit.):

Die PAS-Reaktion der Plasmazellen auf Polysaccharide ist schwach [vgl. die Befunde von WISLOCKI, RHEINGOLD und DEMPSEY (1949) sowie TISCHENDORF (1959) an der *menschlichen* Milz] und wird durch Ptyalin, Hyaluronidase, Salzsäure-Pepsin, Trypsin, Ribonuclease, Diastase, Amylase, Pyridin, Chloroform-Methanol, Bromierung oder Actylierung und Verseifung praktisch nicht beeinflußt. Da sich die Plasmazellen weder mit Bestschem Carmin noch mit Alcianblau oder metachromatisch mit Toluidin u. ä. färben, können kein Glykogen und auch keine sauren Mucopolysaccharide vorliegen. β-Glucuronidase setzt die PAS-Reaktion der Plasmazellen deutlich herab; sie dürfte also z. T. auf einem Glucuronid, im übrigen aber auf Glyko- oder Glucoproteinen beruhen (MOORE, SORENSEN und SCHOENBERG, 1959). Daß bei jungen Plasmazellen (der *Hühnchen*milz) das PAS-positive Material über die ganze Zelle verstreut, bei alten aber in Kernnähe und in den Russell-Körperchen konzentriert ist, läßt RUTH, MAKINODAN und WOLFE (1957) auf einen Zusammenhang zwischen der Bildung eines komplexen Kohlenhydrats und der Eiweißsynthese schließen. Elektronenoptisch ist die PAS-Reaktivität an die intrazisternelle Substanz gebunden. Diese ist bei geringerer Dichte PAS-negativ, bei größerer PAS-positiv (WELSH, 1962a). — CAVALLERO (1953) bringt das in der *Ratten*milz nach hohen Dosen von somatotropem Hormon um die hypertrophen Follikel herum auftretende speichel- und hyaluronidaseresistente Material von Muco- bzw. Glykoproteidnatur mit der durch das STH stimulierten Antikörperbildung der Plasmazellen in Verbindung.

Der hohe Eiweißgehalt der Plasmazellen wird durch die positive Tetrazolium-, Millon-, Fastgreen- und Sakaguchi-Reaktion, der Nucleinsäurereichtum (vgl. BING, FAGRAEUS und THORELL, 1945; KELSALL und CRABB, 1958) durch die starke Basophilie bei Färbung mit Toluidinblau, Giemsa, Gallocyanin-Chromalaun, Methylgrün-Pyronin (GÖSSNER, 1949) sowie die UV-Absorption (BING, FAGRAEUS und THORELL, 1945) belegt. Ribonuclease zerstört die Basophilie, α-Amylase und β-Glucuronidase nicht. Das anfangs stark basophile, schwach PAS-positive Cytoplasma der Plasmazellen wird später stärker PAS-positiv, zugleich weniger basophil und schließlich oxyphil; β-Glucuronidase läßt es wieder basophil werden (MOORE, SORENSEN und SCHOENBERG, 1959; vgl. VENDRELY und VENDRELY, 1959).

Im Autoradiogramm zeigen die Plasmazellen der Milz und anderer Organe bei Untersuchung mit verschiedenen S^{35}-, C^{14}- und H^3-markierten Aminosäuren eine ihrem hohen Eiweißumsatz entsprechende, alle übrigen Zellen übertreffende Schwärzung (NIKLAS und OEHLERT, 1956; MAURER, 1957, 1960; TISCHENDORF und LINNARTZ-NIKLAS, 1958a, b, 1962a, Abb. 14, 16, 1962b; OEHLERT, 1959; OEHLERT und SCHULTZE, 1960; OEHLERT, SCHULTZE und MAURER, 1960; SCHULTZE, OEHLERT und MAURER, 1960, 1961; s. auch SCHOOLEY, 1961; NOSSAL und MAKELA, 1962).

Mit Sudanschwarz konnte LENNERT (1961; vgl. dagegen HAYHOE, 1953) in den Plasmazellen (Ausstrich) keine Lipide und Lipochondrien (JESCHAL, 1954) darstellen. GRUNDNER-CULEMANN und DIETZEL (1955; s. auch HANSEN, 1958a) führen die diffuse Anfärbung der Plasmazellen mit Sudanschwarz im Schnitt auf ein Glykolipoid zurück; nach PEARSE (1949) sind die Kohlenhydrate mucoproteidartig an Eiweiß gebunden. BERG (1951) fand mit der Benzpyren-Fluorescenzmethode Lipide nur im Bereich des Golgiapparates.

Fermentnachweise (Peroxydase, saure und alkalische Phosphatase, unspezifische Esterase) verliefen an den Plasmazellen (Ausstrich) bisher negativ (LENNERT, 1961; s. auch ROGISTER und GEREBTZOFF, 1958).

Die Russell-Körperchen enthalten gleich den Eiweißkristallen (WHITE, 1954) Glykoproteide (PEARSE, 1949) und Glykolipoide (GRUNDNER-CULEMANN und DIETZEL, 1955); die PAS-Reaktion variiert (GRUNDNER-CULEMANN und DIETZEL, 1955; vgl. RUTH, MAKINODAN und WOLFE, 1957). Zu den allgemeinen Eiweißreaktionen der Plasmazelle tritt eine auf Eiweißabbauprodukte zurückzuführende positive Ehrlichsche Aldehydreaktion (GÖSSNER, 1949). Infolge ihrer ribonucleinsäurehaltigen Hülle (GRUNDNER-CULEMANN und DIETZEL, 1955) zeigen die Russell-Körperchen im Ausstrich mit Methylgrün-Pyronin eine Rotfärbung (JESCHAL, 1954). Mit fluorescierenden Antikörpern sind in ihnen reichlich Antikörpereiweiß bzw. γ-Globuline nachweisbar (WHITE, 1954; ORTEGA und MELLORS, 1957); z.T. nehmen sie auch Sudanschwarz an (GRUNDNER-CULEMANN und DIETZEL, 1955). Die Fermentreaktionen sind negativ; daß sich die Russell-Körperchen bei der Reaktion auf saure Phosphatase mitunter mit dem Azofarbstoff tingieren, hält LENNERT (1961) für einen Diffusions- oder Adsorptionsartefakt.

ZWILLENBERG (1958, Abb. 7—11) beschreibt für die Furchenwalmilz die Entstehung der Russell-Körperchen im PAS-Hämalaun-Präparat: Anfangs nimmt das zuvor violett gefärbte Plasma einen Rosaton an, dann bilden sich purpurrote (mit Methylgrün-Pyronin blaßrosa, mit Toluidinblau-Orange G orange gefärbte) Tröpfchen. Sie werden größer, konfluieren und komprimieren den nur noch schwach tingierten, exzentrischen Kern, der schließlich in blaßroten scholligen Massen verschwindet. Der gleiche Entwicklungsgang der Russell-Körperchen findet sich auch in der Milz von Braunfisch (ZWILLENBERG, 1959) (Abb. 117), Pottwal, Löwe, Rind, Esel und Ratte.

Supravitalfärbung ergibt in den Plasmoblasten nur wenige perinucleäre Janusgrüngranula, im Golgifeld einige Neutralrotgranula. In den Proplasma- und

Plasmazellen finden sich große Mengen stäbchenförmiger Janusgrüngranula gleichmäßig verteilt oder um die juxtanucleäre Aufhellungszone versammelt, die feine, rosetten- oder halbmondförmig angeordnete Neutralrotgranula enthält (SCHWIND, 1950, Lit.; HANAOKA, 1956).

Im Phasenkontrast (über Nativ- und Dunkelfeldpräparat s. HECKNER, 1954; LEIBETSEDER, 1960; über polarisationsoptisches Verhalten s. KAUTZ, DE MARSH und THORNBURG, 1957) zeigen die Plasmazellen „dunkle Tropfen" (MOESCHLIN, 1949; JESCHAL, 1953, 1954; BESSIS, 1954; RIND, 1959; SORACHI,

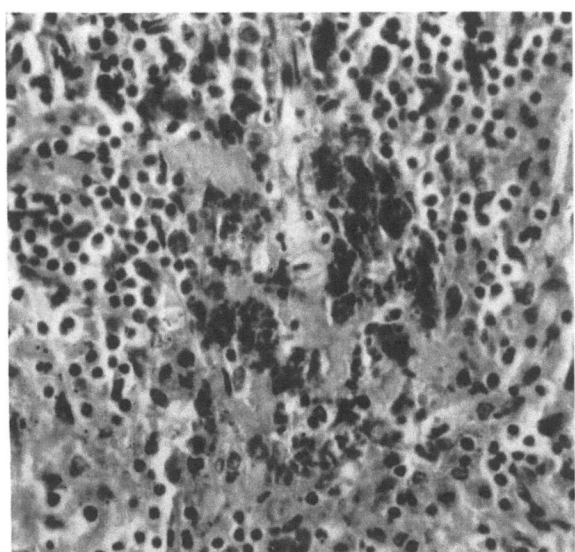

Abb. 117. Russell-Körper innerhalb eines Malpighischen Körperchens der *Braunfisch (Delphin)*-Milz. 6 µ, PAS-Hämalaun; Vergr. 440×. Nach ZWILLENBERG (1959)

1959; BRAUNSTEINER und FELLINGER, 1960; u.a.), wahrscheinlich Mitochondrien (JESCHAL, 1954), daneben von JESCHAL als Lipochondrien gedeutete, stark licht-brechende große Solitärvacuolen, die den Lymphocyten-Glanzkörnern ähneln. Über das Archoplasma (Golgiapparat; vgl. HANAOKA, 1956) des juxtanucleären Aufhellungsbereiches und seine Bedeutung für die Antikörperbildung s. AMANO (1958a, b) und STOBBE (1958a, b).

Elektronenmikroskopisch fanden BRAUNSTEINER, FELLINGER und PA-KESCH (1953a, b) in den Plasmazellen ein sonst nur in sekretorischen Zellen so gut ausgebildetes Ergastoplasma (vgl. BESSIS, 1954, 1960, 1961; BERNHARD, HAGENAU und LEPLUS, 1955; BERNHARD und LEPLUS, 1955; AMANO und TANAKA, 1956; BRAUNSTEINER, FELLINGER und PAKESCH, 1957; KAUTZ, DE MARSH und THORN-BURG, 1957; STOECKENIUS, 1957b, c, d, 1958a, b; WELLENSIEK, 1957; AMANO, 1958b; LOW und FREEMAN, 1958; STOECKENIUS und NAUMANN, 1958; MOVAT und FERNANDO, 1962, 1964; ZWILLENBERG, 1964). Die zwischen den Ergastoplasma-membranen gelegenen Mitochondrien sind größer als bei allen anderen Blutzellen (STOECKENIUS, 1957b, c, d, 1958a, b; STOECKENIUS und NAUMANN, 1958); die anfänglich freien, nach aktiver Immunisierung deutlich vermehrten (PAGOU-LATOS, 1964, 1965; HANNA, SWARTZENDRUBER und CONGDON, 1966) Ribosomen treten während der Reifung der Plasmazellen zu Büscheln bzw. Trauben (Poly-somen) zusammen (POLICARD, COLLET, MARTIN und PRÉGERMAIN, 1961; LA VIA,

VATTER und NORTHUP, 1966). Bei der Antikörperbildung (STOECKENIUS, 1957b, 1958a, b) entstehen zwischen den Ergastoplasmalamellen sich zunehmend erweiternde Hohlräume [Paladesche Zisternen (vgl. POLICARD und BESSIS, 1956)], die amorphe Eiweißmassen stapeln und zu Mottschen Zellen oder Russell-Körperchen werden; über die elektronenoptische Struktur der Russell-Körperchen und Eiweißkristalle s. auch WELLENSIEK (1957), über die des Zentral- und Golgiapparates STOECKENIUS (1957b), TANAKA, HANAOKA und AMANO (1957). Die Antikörperproteine werden gewissermaßen durch holokrine Sekretion, d. h. Zerfall der Plasmazellen und Auflösung der Ergastoplasmamembranen, freigesetzt (SCHULZE, 1966).

In den Plasmazellen der *Mäuse*milz (DOHL, HANAOKA und AMANO, 1956; s. auch GALINDO und IMAEDA, 1962) besteht der Golgiapparat aus Bündeln von je 4—6 Protofilamenten. Die dazwischen befindlichen Granula sind dichter gelagert als die RNS-Granula an der Oberfläche des proteinbildenden endoplasmatischen Reticulums, das zusammen mit fragmentierten Mitochondrien die Russell-Körperchen bildet. Die Centriolen sind tri- oder quadrilokulär angeordnet. Nach MERKER und MERKER (1962) zeigen die Plasmazellen der *Mäuse-, Ratten-* (vgl. SCHUMACHER, 1962) und *Kaninchen*milz (vgl. MOORE, MUMAW und SCHOENBERG, 1964, 1965) ein stark entwickeltes, mit Ribosomen bedecktes endoplasmatisches Membransystem und eine umfangreiche, für die Freisetzung der erzeugten Proteine bedeutsame Golgizone, die mit zunehmender Ausbreitung des endoplasmatischen Reticulums und der Russell-Körper allmählich verschwindet. Nach Sensibilisierung enthält die *Kaninchen*milz beträchtliche Mengen von Plasmazellvorstufen mit wenig Mitochondrien und Membranstrukturen, aber vielen freien Ribosomen. Die an diesen gebildeten Fermente und zelleigenen Proteine werden für die häufigen Zellteilungen benötigt. Die Zahl der RNS-Granula sagt nichts über die Größe der Synthese und Sekretion aus, die nicht synchron zu verlaufen brauchen. Basophilie ist daher nicht immer ein Zeichen sekretorischer Eiweißsynthese. — Die Plasmazellen in der weißen Pulpa der *Ratten-* und *Kaninchen*milz (WEISS, 1964) stehen gelegentlich in enger Verbindung mit dem extracellulären Reticulum.

Das zahlenmäßige Vorkommen der Plasmazellen und ihrer Vorstufen im Splenogramm bzw. Milzpunktat erhellt aus den Untersuchungen von SCHILLING (1928: *Mensch*), HU (1934: *Ratte*), TEMPKA und KUBICZEK (1938: *Kaninchen, Mensch*), MOESCHLIN (1947a, b: *Mensch*), JACKSON und DE BOOM (1951: *Rind*), RICHTER (1953: *Kaninchen, Hund*), HEILMEYER und BEGEMANN (1955: *Mensch*), HITTMAIR (1957a, b: *Mensch*), CLEMENS und RICHTER (1958: *Ratte*), COHRS und SCHULZ (1958: *Laboratoriumstiere*), SORACHI (1959: *Mensch*), FUJII (1960: *Ratte*), HERBST (1960: *Hund*).

Beim neugeborenen *Menschen* finden sich für gewöhnlich noch keine Plasmazellen (BRÖTZ, 1910; LEWIN, 1929; OKAMOTO, 1929). Auch später sind sie, wie OKAMOTO an 9 normalen Milzen im Alter von 2—41 Jahren plötzlich Verstorbener feststellte, zwar regelmäßig, aber nur in geringer Menge vorhanden; mit dem Alter nimmt ihre Zahl zu (ANDREW, 1946). Sie bevorzugen die Lymphscheiden [vgl. die Befunde von LANGEVOORT, KEUNING, V. D. MEER, NIEUWENHUIS und OUDENDIJK (1961), KEUNING, V. D. MEER, NIEUWENHUIS und OUDENDIJK (1963), MOORE, MUMAW und SCHOENBERG (1964) sowie WEISS (1964) beim *Kaninchen*], sammeln sich bei vermehrtem Auftreten (OKAMOTO, 1929: 131 krankhaft veränderte Milzen) auch in der roten Pulpa um Penicilli, Hülsen und Capillaren an, fehlen dagegen bei myeloischer Leukämie (vgl. PERLA und MARMORSTON, 1935). Auch beim *Meerschweinchen* (CARLSSON und GYLLENSTEN, 1958) treten die Plasmazellen in den lymphatischen Organen erst nach der Geburt auf und vermehren sich binnen Monatsfrist rapid, in den Lymphknoten noch mehr als in der Milz. Der

Zunahme reifer Plasmazellen in der roten Pulpa geht eine solche der unreifen und Übergangsformen (von Reticulum- zu Plasmazellen) in der weißen Pulpa voraus. Bei der *Maus* (MAKINODAN und PETERSON, 1964) steigt die im wesentlichen auf der Zahl der organsessilen antikörperbildenden Zellen — vornehmlich Plasmazellen — beruhende Antikörperkapazität der Milz bis zur 40. Lebenswoche auf das 600fache des Ausgangswertes (das Milzgewicht nur auf das 4fache) und sinkt bis zur 120. Woche wieder auf $^1/_4$ des in der 40. Woche erreichten Höchststandes. Während nach HU (1934; s. auch PERLA und MARMORSTON, 1935) die normale *Ratten*milz keine Plasmazellen aufweisen soll — was nach TISCHENDORF (1958b; s. auch TISCHENDORF und LINNARTZ-NIKLAS, 1958a, b, 1962a, b) nicht zutrifft — erklären sie CSABA, TÖRÖ und MOLD (1962) für das Hauptorgan der Plasmocytopoese. Nach FUJII (1960) ist der Plasmazellgehalt bei der *Albinoratte* in Milz $(0,75 \pm 0,14\%$ aller kernhaltigen Zellen) und Lymphknoten beträchtlich höher als in Thymus und Peyerschen Plaques; über die Verhältnisse bei *Igel* und *Fledermaus* s. HOEPKE (1933). Wie bei anderen Formen gelangen auch beim *Hamster* (KELSALL, 1949) die Plasmazellen aus der Milzpulpa ins Blut über die Sinus, in denen sie beim normalen Tier 13%, beim graviden 14,5%, beim laktierenden 24,8% und beim sarkombefallenen 16,1% der weißen Blutzellen ausmachen. Sie zerfallen in der V. lienalis und V. portae und erscheinen in der V. jugularis nur noch spärlich. Die Untersuchungen von BOCK (1932) an der überlebenden isolierten *Hunde*milz erbrachten keine Aufschlüsse über die Ausschwemmungsbedingungen der Plasmazellen. Beim *Menschen* enthält das periphere Blut nur unter pathologischen Bedingungen [z.B. Virusinfekten (SCHWENKENBECHER, 1949)] Plasmazellen; meist besteht zugleich eine Lymphocytose (s. auch HAUS, 1959; HOFF, 1959; KOMIYA, 1959a, b; LAMBIN, 1959).

Bildung, Weiterentwicklung und Untergang der Plasmazellen (LENNERT, 1961, Lit.): Neben der metaplastischen Umwandlung kleiner Reticulumzellen zu retikulären Plasmazellen und der heteroplastischen Entstehung lymphatischer Plasmazellen aus Plasmazellvorstufen gibt es eine homoplastische, bei den reifen Plasmazellen überwiegend amitotische (vgl. TISCHENDORF, 1958b, Abb. 4), bei den unreifen mitotische Vermehrung. Eine der typischen Entwicklung zuwiderlaufende Entstehung größerer Zellen aus (reiferen) kleineren (BEGEMANN, 1953) hält LENNERT für indiskutabel. Das gilt auch für die vielfach heute noch, besonders von amerikanischer Seite (BLOOM, 1928b; HU, 1934; ÖKLAND, 1940; TROWELL, 1958a, Lit.; LANGEVOORT, 1963; WEISS, 1964; MOVAT und FERNANDO, 1965; HANNA, SWARTZENDRUBER und CONGDON, 1966; SIMAR, 1967; u.a.), behauptete lymphocytäre Genese der Plasmazellen [nach SEEMANN (1927) liefern die Lymphoidzellen der *Mäuse*milz Erythro-, Lympho-, Plasmo-, Granulo- und Megakaryocyten, nach JORDAN (1929, 1954) sind die Plasmazellen abortive Erythroblasten, nach COMSA (1964) Abkömmlinge langlebiger Blutlymphocyten], in deren Ablehnung zugunsten der retikulären Genese sich LENNERT (1961) mit MARSHALL (1956, Lit.), CARLSSON und GYLLENSTEN (1958), MASSHOFF und FROSCH (1958), ERNSTRÖM und GYLLENSTEN (1959), TÖRÖ (1964) u.a. einig ist. SCHULTEN (1957) erblickt in den Plasmazellen lediglich besondere Funktionszustände der Reticulumzellen und Lymphocyten (vgl. SUNDBERG, 1955).

Die Plasmazellen sind ziemlich kurzlebig und gehen, ohne sich typenmäßig weiterzuentwickeln, nach Erfüllung ihrer Aufgabe zugrunde (LENNERT, 1961, Abb. 38k, p, 40, 90), und zwar: 1. in allen Stadien durch Pyknose, 2. in reifer Form durch Zerfall unter Bildung von Russell-Körperchen oder zunehmender Vacuolisierung, 3. durch Kernhypersegmentierung bzw. Karyorhexis, 4. durch Karyolysis (KABELITZ, 1958a, b), 5. durch Phagocytose in den Sinusretothelien [VERNONI (1943) setzt die Einwanderung der Plasmazellen in die Milz- und Lymphknotensinus zum Eiweißstoffwechsel in Beziehung]. EHRICH (1956, Lit.) beschreibt nach „Stress", ACTH, Cortison usw. einen lytischen Zerfall der Plasmazellen ohne nennenswerte Phagocytose [von CRAIG (1952) und HECKNER (1956b, c) nicht bestätigt; s. TROWELL, 1958a, Lit.]. Nach SWARTZENDRUBER (1964) beginnt die Lysis der in der *Mäuse*milz 3—7 Tage nach einer Injektion von Schaferythrocyten vermehrt zugrunde gehenden Plasmazellen erst nach der Phagocytose. TISCHENDORF (1957b, 1958b, Abb. 5, Lit.) beobachtete in den Außenbezirken der Knötchenrandzone der *Ratten*milz nach längerer Behandlung mit Zwischenhirnlipoidextrakt zahlreiche im Zerfall begriffene Plasmazellen (Kernwandhyperchromasie, Karyopyknose, eigentümlich rosettenartige Karyorhexisfiguren mit Übergang in Karyolysis); über Plasmazellnester in der *Hamster*milz s. SCHERMER (1958b: Farbtafel). Auch bei der „runt disease" gehen in der Knötchenrandzone und der roten Pulpa der *Ratten*- und *Mäuse*milz große Mengen von Plasmazellen zugrunde und verfallen der Phagocytose (WEISS und AISENBERG, 1965; vgl. PORTER, 1960: *Kaninchen*).

Die Hauptfunktion der Plasmazellen ist die Bildung von γ-Globulinen bzw. serologisch nachweisbaren Antikörpern (EHRICH, 1955, 1956, Lit.; s. auch HUEBSCHMANN, 1913; KUCZYNSKI, 1921; KOLOUCH, 1938; BJORNEBOE und GORMSEN, 1941; BJORNEBOE, GORMSEN und LUNDQUIST, 1947; FAGRAEUS, 1948a, b, 1955, 1958; ADAMSON, 1949; EHRICH, DRABKIN und FORMAN, 1949; SCHWENKENBECHER, 1949; RINGERTZ und ADAMSON, 1950; YOFFEY, 1950; BEGEMANN, 1951; MOESCHLIN, PELAEZ, HUGENTOBLER, BÁGUENA, BÁGUENA und DEMIRAL, 1951; MEYER-ARENDT, 1952; MOESCHLIN und DEMIRAL, 1952; HANAOKA, 1953, 1958; JESCHAL, 1953, 1954; COONS, LEDUC und CONNOLLY, 1955; COONS, 1956; FRENGER, 1956; MARSHALL, 1956; MOVAT, 1956; AMANO, 1957, 1958a, b; ORTEGA und MELLORS, 1957; STOECKENIUS, 1957b, 1958a, b; BERENBAUM, 1958; FUJII, 1958; GRUNDMANN, 1958c; STENDER, STRAUCH und WINTER, 1958; STOECKENIUS und NAUMANN, 1958; MOVAT und WILSON, 1959; REMY, 1960; VAZQUEZ, 1961; HADNAGY, 1963; MELLORS und KORNGOLD, 1963; TRAUTWEIN, 1964, Lit.; IOACHIM, 1965; u.v.a.). SCHMID (1963) und DAMESHEK (1963, 1964) sprechen daher auch von „Immunocyten" (beide zit. nach SCHMID, 1966a, b); HARTMANN (1967) bezeichnet die Milz-Plasmazellen (und -Lymphocyten) als „immunkompetente Zellen". Allerdings ist nicht jede Plasmazellproliferation [vgl. LENNERTs (1961) Angaben über Plasmazellhyperplasie] gleichbedeutend mit Antikörperbildung (MASSHOFF und RIECKERT, 1954; BETKE, BICKHOFF, KAMMÜLLER und HELPENSTEIN, 1955); auch Milz und Lymphknoten steril aufgezogener *Meerschweinchen* enthalten Plasmazellen (MIYKAWA, IIJIMA, KOBAYASH und TAJIMA, 1957). FAGRAEUS (1955) schreibt allen ribonucleinsäurehaltigen Zellen die Fähigkeit der Antikörperbildung zu und verlegt sie bei den Plasmazellen in die Vorstufen (s. auch KEUNING und VAN DER SLIKKE, 1950; MOESCHLIN, PELAEZ und HUGENTOBLER, 1951; MOESCHLIN und DEMIRAL, 1952; THORBECKE, 1954; ROBERTS, DICON und WEIGLE, 1957). EHRICH (1956; vgl. EHRICH, DRABEKIN und FORMAN, 1949; BRAUNSTEINER, 1959a) bestreitet jedoch, daß die Plasmazellen in der Antikörperbildung nur die Rolle eines „Pensionärs" spielen.

Die Verbindung zwischen Antigenverarbeitung und Antikörperbildung — nach LENNERT (1952b, 1961; s. auch MEYER-ARENDT, 1952; MOESCHLIN, BÁGUENA und BÁGUENA, 1952) scharf voneinander zu trennen — denkt sich FAGRAEUS (1955) so, daß sich die Reticulumzellen nach der Antigenaufnahme in Plasmazellen umwandeln; EHRICH (1956, Lit.; vgl. BIELING, 1956, Lit.) dagegen läßt die antigenverarbeitenden Reticulumzellen die umgebenden Mesenchymzellen zur Plasmazellbildung anregen. LA VIA, BARKER und WISSLER (1956) sowie JERUSALEM und HEINEN (1967) beobachteten in der *Ratten*- bzw. *Mäuse*milz einen engen Kontakt, SCHOENBERG, MUMAW, MOORE und WEISBERGER (1964) in der *Kaninchen*milz sogar eine direkte plasmatische Kommunikation zwischen Makrophagen und potentiell Antikörper produzierenden Zellen. In der *Rattenmilz* (PETTERSEN, BORGEN und GRAUPNER, 1967) wandern schon in den ersten 24 Std nach einer Antigengabe Plasmazellvorläufer aus der Knötchenrandzone ins Follikelinnere. Dort differenzieren sie sich in unmittelbarer Nachbarschaft von Makrophagen (vgl. HUNTER, 1966) zu Hämocytoblasten, die nach ihrer Rückkehr in die rote Pulpa — wieder in Gegenwart von Makrophagen — zu Plasmazellen ausreifen. Inwieweit die (retikulären) Plasmazellen selbst phagocytieren oder die Einschlüsse von ihren Vorgängern übernehmen, ist noch unklar (BRASS, 1943; DUBOIS-FERRIÈRE, 1943, 1955; BÜNGELER, 1951; DONTENWILL, 1952; LENNERT, 1955a, Abb. 12; ROTTER und BÜNGELER, 1955; DONTENWILL und RANZ, 1957).

Verhalten der Milz-Plasmazellen bei infektiösen Prozessen (vgl. HUEBSCHMANN, 1913; OKAMOTO, 1929): Die den Anstieg des Antikörpertiters im Blut begleitende Milzvergrößerung ist nicht so sehr kreislaufmäßig, als durch Hyperplasie des lymphatischen Gewebes, besonders der Plasmazellen, bedingt (HELLMAN und WHITE, 1929, 1930, Lit.; EHRICH und VOIGT, 1934; HU, 1934; BJORNEBOE und GORMSEN, 1943; DOUGHERTY und WHITE, 1945; BJORNEBOE, GORMSEN und LUNDQUIST, 1947). MOESCHLIN, PELAEZ und HUGENTOBLER (1951) beobachteten in den Plasmazellen der *Kaninchen*milz phasenoptisch eine Granulation, die 5 Tage nach Reinjektion von Typhusvaccine ihren Höhepunkt erreichte und am 6. Tage — mit Erscheinen der Antikörper im Blut — wieder zurückging. Die immunisierende Bedeutung der Milz-Plasmazellen macht sich beim *Kaninchen* besonders bei kleinen Antigengaben bemerkbar, bei größeren verschwinden die Unterschiede zwischen normalen und splenektomierten Tieren (LIPP, IHM, DITTMAR und AUGSTEIN, 1958).

Mit der Züchtung von Milz-Plasmazellen und der Antikörperproduktion in vitro befaßten sich in neuerer Zeit u.a. DOMZ, REAUME und HOAG (1960), STERZL und RYCHLIKOWA (1958), DOMZ, REAUME und LAMB (1961), GONZÁLEZ-GUZMÁN (1961). Daß die rote Milzpulpa im Explantat mehr Antikörper produziert als die weiße (KEUNING und VAN DER SLIKKE, 1950; THORBECKE und KEUNING, 1953; THORBECKE, 1954), könnte damit zusammenhängen, daß die Plasmazellen (beim *Kaninchen*) zwar in den Lymphscheiden der weißen Pulpa gebildet, danach aber an das Reticulum und die Sinus der roten Pulpa abgegeben werden (LANGEVOORT, KEUNING, V. D. MEER, NIEUWENHUIS und OUDENDIJK, 1961; KEUNING, V. D. MEER, NIEUWENHUIS und OUDENDIJK, 1963).

Auch artfremdes Eiweiß — z.B. Injektion von Rinderserum beim *Huhn* (RUTH, MAKINODAN und WOLFE, 1957), von Menschenserum beim *Kaninchen* (MERKER und MERKER, 1962; vgl. MOHRI, 1962) oder von Echinokokkenflüssigkeit beim *Hund* (MATTIOLI, 1933) — verursacht eine Proliferation der Milz-Plasmazellen (vgl. MEYER-ARENDT, 1952). Der beim *Kaninchen* durch wiederholte Injektion von Pferdeserum bewirkte steile Anstieg der pyroninophilen lymphoiden Zellen und Plasmazellen in Milz und Lymphknoten geht parallel dem Antipferde-Präcipitintiter und der γ-Globulinkonzentration des Serums; im Thymus findet sich keine entsprechende Reaktion (AZAR, 1960). Bei experimentellem Milz- (und Leber-) Amyloid stehen die Plasmazellen häufig mit ihren Ergastoplasmalamellen in unmittelbarem Kontakt mit dem Amyloid. Das spricht nicht nur für ihre Beteiligung an dessen Entstehung, sondern erklärt auch das regelmäßige Auftreten von Antigen-Antikörperkomplexen im Amyloid (CAESAR, 1960; s. auch TEILUM, 1956; VOGT und KOCHEM, 1960); über den fluorescenzmikroskopischen Nachweis von Antikörpern in der (*Ratten*-)Milz s. POETSCHKE (1960, Abb. 3; vgl. COONS, 1958a, b,; v. MAYERSBACH, 1958; VAZQUEZ, 1961). Auch bei der als „graft versus host reaction" aufzufassenden „runt disease" kommt es zu einer starken Vermehrung der Plasmazellen in der Milz (PORTER, 1960: *Kaninchen;* WEISS und AISENBERG, 1965: *Ratte, Maus;* vgl. COMSA, 1964).

Die plasmacelluläre Reaktion der Milz bei Neoplasmen behandeln KUCZYNSKI (1921), MÜLLER (1932), BALI und FURTH (1949), HOEPKE (1953, 1958b), BARUAH (1956), STOBBE (1960) u.a., die Bedeutung der Plasmazellen für die allgemeine Milzfunktion PERLA und MARMORSTON (1935, Lit.), GELIN (1954, Lit.), TEMPKA (1957, Lit.) und WENDT (1957b, Lit.), das Plasmacytom FRESEN (1951b) u.a.

Monocyten

„Von allen Zellen des Blutes haben die Monocyten den Hämatologen die meisten Rätsel aufgegeben . . ." (SCHULTEN, 1957; s. auch 1953). Gewisse Befunde ließen den Ursprung der Monocyten im gesamten RES, andere wieder nur im Knochenmark vermuten. LENNERT (1961) hält es für wahrscheinlich, daß die abgelösten Histiocyten aus den lymphoretikulären Organen als „Monocyten" (SASYBIN, 1934c; ASCHOFF, 1938c; PIECHL, 1944; BUENO, 1947; SCHILLING, 1949; ROTTER und BÜNGELER, 1955; TOMPKINS, 1956; u.a.) ins Blut gelangen, läßt aber offen, ob sie wesensgleich mit den „echten" (myeloischen) Monocyten sind. Das gleiche gilt von der Frage, ob die Monocyten eine einheitliche Zellrasse (KIYONO, 1914a; MAXIMOW, 1927; BLOOM, 1928a, c, 1938a; SCHILLING, 1928, 1949, Lit.; ASCHOFF, 1938c, 1939; FRESEN, 1945; BESSIS, 1954; u.a.) oder drei verschiedene Arten (YAMAGISHI, 1936; W. TISCHENDORF, 1947; u.a.) — myeloische, retikuläre und lymphatische — darstellen.

Der letzteren Meinung ist ROHR (1960), der Myelo-, Histio- und Lymphomonocyten unterscheidet und nur die ersten als normale Blutbestandteile ansieht. Nur bei Reizzuständen (vgl. SEEMANN, 1931; PFUHL, 1939) bzw. unter pathologischen Bedingungen (vgl. LENNERT, 1961) würden aus dem RHS extraossär makrophagocytäre (vgl. CLARK und CLARK, 1930; HEILMEYER-V. MUTIUS, 1957) Histiomonocyten, aus dem lymphatischen Gewebe polymorphe, nicht phagocytierende Lymphomonocyten frei. PFUHL (1937a, b) unterscheidet streng zwischen Bluthistiocyten und Monocyten, die er für pluripotente Stammzellen erklärt. Der Gewebekultur nach unterscheiden sich die Monocyten von den Histiocyten „dadurch, daß sie weniger hoch differenziert sind, ... also als nicht voll entwickelte Reserven aufgefaßt werden müssen, die bei Bedarf rasch ins Gewebe übertreten und hier zu Histiocyten werden" (EHRICH, 1956). ASCHOFF (1938c, 1939) hält die Blutmonocyten wie MASUGI (1927), HAMAZAKI und WATANABE (1929, 1930), SEEMANN (1930), CLASING (1930) u.a. für abgelöste Histiocyten; die in das Blut oder die Lymphe eingeschwemmten, bald zugrunde gehenden retothelialen Makrophagen (vgl. BRICKNER, 1927; GOUNELLE, 1928) dürften nicht als Monocyten bezeichnet werden. Auch PETERSEN (1925) trennt von den eigentlichen Monocyten die regelmäßig im Milzvenenblut vorkommenden Endothelphagocyten (vgl. FOOT, 1925; LORETI und SABBIA, 1942: „Haemoendotheliocyten") ab. Nach JERUSALEM (1965) handelt es sich bei den phagocytierenden Monocyten (*Maus*) überwiegend um abgelöste Vasothelien, bei den meisten anderen Monocyten jedoch um direkte Abkömmlinge einer bestimmten Reticulumzellart (vgl. PISCHINGER, 1961). Die Monocyten des peripheren Blutes sind also „keine einheitliche Population". Sie stammen gleich den im akuten, nicht bakteriell ausgelösten Entzündungsfeld (Hautfenster) auftretenden Makrophagen vor allem aus dem Knochenmark, daneben aus der Milz (VOLKMAN und GOWANS, 1965: *Ratte*). Fermentchemisch allerdings bilden die Blutmonocyten (*Mensch*) eine einheitliche, myeloische (NAEGELI, ROHR) Zellgruppe, die vermutlich „den weitaus größten Teil der Makrophagen des Organismus liefert" (LEDER, 1966; vgl. 1967a, b, Lit.).

Nach trialistischer Auffassung [SCHILLING (1928, Lit., 1949) u.a.; vgl. dagegen die dualistische von SCHRIDDE (1923) u.a.] ist die Milz „der einzige geschlossene Repräsentant des monocytären Systems": Die Monocyten („Splenocyten") verhalten sich wie ein selbständiges Zellsystem mit isolierter Reaktion auf Reize, besitzen gesonderte Reife- und Altersformen (große mononucleäre und Übergangsformen) im Blut und verursachen spezielle Leukocytosen (Monocytosen). Sie besitzen ein eigenes Stammgewebe — das RES — und treten bei extremer Vermehrung (vgl. FOORD, PARSON und BUTT, 1933; FRESEN, 1951a) mit eigenen (endotheloiden) Stammformen ins Blut. Sie zeigen auch eine besondere Plasmakörnung (feine azurophile Bestäubung), Funktion (Makrophagocytose) und hyperplastisch-infiltrierende Entartung (Monocytenleukämie).

HARTMANN (1930, Lit.) führt die Monocyten zusammen mit den freien Histiocyten (GORER, 1946; DOWNEY, 1955) als 4. Gruppe der lymphoiden Milzzellen
auf. In der Frage der im Zusammenhang mit den Monocyten viel diskutierten
,,Splenocyten'' oder ,,Pulpazellen'' [PAREMUSOFF, 1911; PAPPENHEIM und
FUKUSHI, 1913; SCHRIDDE, 1923; BOERNER-PATZELT, GÖDEL und STANDENATH,

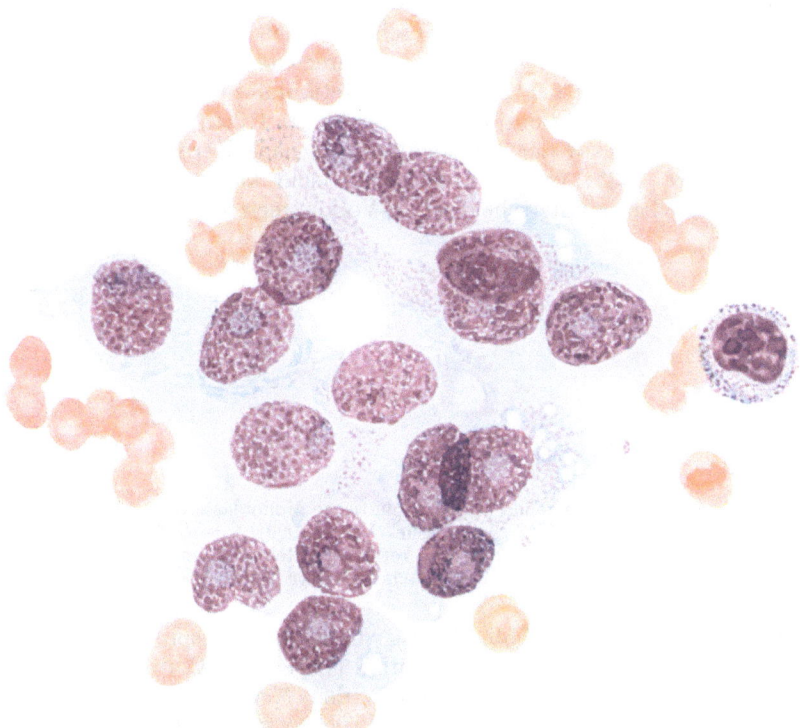

Abb. 118. Pulpazellen im Milzpunktat (*Mensch*); Zeichnung von SANDKÜHLER. Aus STREICHER
(1961): ,,Die Zellen, die wohl mit den Sinusendothelien identisch sind, sind relativ selten,
doch stellen sie ein charakteristisches Element des Milzpunktates dar. Ihre Variabilität ist
sehr groß. Die Zellkerne sind gebuchtet, gelegentlich sogar gelappt wie bei jungen Monocyten.
In jungen Zellen sind 1—2 Nucleolen vorhanden, in älteren fehlen sie, die Kernstruktur wird
dann dichter. Die Zellgrenzen sind nicht klar erkennbar. Das Plasma ist graublau bis rötlich
(b. Pappenheimfärbung) und enthält einzelne Granula und phagocytiertes Material. Bei
Entzündungen ist die Zahl der Pulpazellen im Punktat stark vermehrt. Es finden sich dann
wesentlich mehr junge Elemente, die, wie in der vorliegenden Abbildung, fast mit Geschwulstzellen verwechselt werden können. Die Zellen lösen sich bei Reizungen, Entzündungen, leicht
aus dem Verband los. Sie können dann bis zu 7% im ,Splenogramm' betragen. Übergangsformen zu Makrophagen wurden beobachtet''

1925, Lit.; BENEKE, 1937 (*Huhn*); u.v.a.] stimmt sie HUECK (1928) bei, daß es
sich schwerlich um eine besondere, milzspezifische Zellform handelt. Dieser Meinung ist auch TISCHENDORF (1958b; vgl. SCHERMER, 1958a, b). MOESCHLIN
(1947a, b) und HITTMAIR (1957a, b) dagegen unterscheiden außer Monocyten
noch besondere ,,Pulpazellen'' (vgl. STREICHER, 1961) (Abb. 118), d.h. aus dem
Verband gelöste Reticulum- und Sinusuferzellen, aus denen die typischen Milzmakrophagen hervorgehen. FRUHLING, ROGER und JOBARD (1949a) lassen aus
einem ,,Reticulum macrophagique'' hervorgegangene primitive Monocyten durch

Aufnahme von Peroxydasen phagocytierter Granulocyten zu reifen Monocyten werden.

LENNERT (1961, Lit., Abb. 42—46) spricht statt von Monocyten von (mittleren) „retikulären Reizzellen" (Abb. 119). Er versteht darunter abgerundete, regenerierende „blastische" Elemente mit mäßig basophilem Plasma und rundlich-ovalem, retikulären Kern sowie verschieden großen und gefärbten Nucleolen. Es handelt sich um eine Verlegenheitsbezeichnung: einerseits könne man vielen reticulogenen Zellen nicht ansehen, „welcher Natur sie sind und welche Entwicklungsrichtung sie einschlagen", andererseits müsse eine „weitere Verwässerung des vielmißbrauchten Begriffes ‚Retikulumzelle' verhindert werden". Mit den „Reiz- oder Reaktionsformen" von KLIMA (1952) sind die „retikulären Reizzellen" von LENNERT nur z.T. identisch. Je nach Kerngröße (vgl. KRAUSE, 1935; RENTZOW, 1935; LEIBETSEDER, 1957) sind kleine, mittlere und große retikuläre Reizzellen zu unterscheiden ($^o/_{oo}$-Vorkommen bei verschiedenen Erkran-

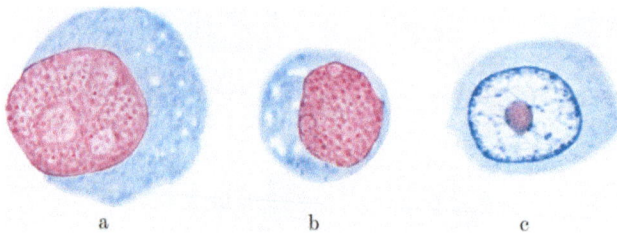

a   b   c

Abb. 119a—c. Retikuläre Reizzellen (sog. lymphatische Monoblasten) in Ausstrich (Pappenheim, Vergr. 1250×) und Schnitt (Azur-Eosin, Vergr. 2000×). a u. b Große und mittlere retikuläre Reizzelle im Ausstrich. c Große retikuläre Reizzelle im Schnitt (Pfeiffersches Drüsenfieber). Nach LENNERT (1961)

kungen s. LENNERT, 1961, Abb. 21, 46); die kleinen entsprechen den kleinen, lymphoiden Reticulumzellen von MOESCHLIN (1941 a, b), ROHR (1960) u. v. a., die mittleren und vielleicht auch die großen den Monoblasten von MOESCHLIN (1941 a, b) und LUCAS (1955). Damit ist die Brücke von den (mittleren) retikulären Reizzellen zu den Monoblasten bzw. -cyten einerseits und den Histiocyten andererseits geschlagen; denn LENNERTs (1961, Tabelle 2) junge Histiocyten decken sich mit den Promonocyten von LUCAS (vielleicht auch mit den Monoblasten der vorerwähnten Autoren).

Das normale Splenogramm enthält beim *Menschen* nach TEMPKA und KUBICZEK (1938; s. auch SORACHI, 1959) neben 2% eigentlichen Reticulumzellen 0,5% Monocyten und 1% Übergangsformen, nach MOESCHLIN (1947a, b) 1,2—2,4% Monocyten (unter den Granulocyten aufgeführt) und 0,2—0,6% Pulpazellen (unter den Reticulumzellen aufgeführt), bei *Kaninchen* (vgl. CHATTERJEE und CRUICKSHANK, 1929; TEMPKA und KUBICZEK, 1938; BAKALOS und THADDEA, 1944) und *Hund* (vgl. YAMAGISHI, 1936; HERBST, 1960) nach RICHTER (1953) 0,5—1,5% bzw. 1,6—2,6% Monocyten. Bei *Hund* und *Meerschweinchen* sind unter den freien Milzzellen 8% bzw. 4% Monocyten, bei der *Maus* unter den Milzleukocyten 5% Monocyten (CHATTERJEE und CRUICKSHANK, 1929). Die Monocytenwerte liegen also bei den reticulumärmeren Species niedriger als bei den reticulumreicheren [vgl. die Befunde von TISCHENDORF (1958b) an der *Ratten-milz*] (Abb. 120). Die quantitative Beurteilung wird dadurch erschwert, daß die Monocyten im Schnittpräparat „nicht immer mit Sicherheit" (HARTMANN, 1930) von Makrolymphocyten zu unterscheiden sind (vgl. SCHERMER, 1958a, b). Beim *Kaninchen* z.B. sind sie für gewöhnlich oxydasenegativ wie diese, bei *Mensch*,

Hund und *Katze* dagegen oxydasepositiv wie die Granulocyten (EHRICH, 1956; s. auch GORER, 1946); beim *Meerschweinchen* erleichtern die als Ausdruck der Phagocytosetätigkeit der Monocyten anzusprechenden Kurloff-Körperchen (BLOOM, 1928b; HINTEREGGER, 1932; LEINATI, 1932; PEARSE, 1949; NOVELLI, 1950; SCHERMER, 1958a, b; MARSHALL und SWETTENHAM, 1959) die Diagnose. Im Gegensatz zu den Fibrocyten, Reticulumzellen, Reticulo-Endothelien und Lymphocyten sind die Monocyten gleich den Histiocyten dithizonpositiv (MIDORIKAWA und SCHAUER, 1962). Über das Verhalten der Monocyten der *Kaninchen-*, *Ratten-* und *Mäusemilz* im S^{35}-, C^{14}- und H^3-Autoradiogramm s. TISCHENDORF und LINNARTZ-NIKLAS (1958a, b, 1962a, Abb. 14, 16b).

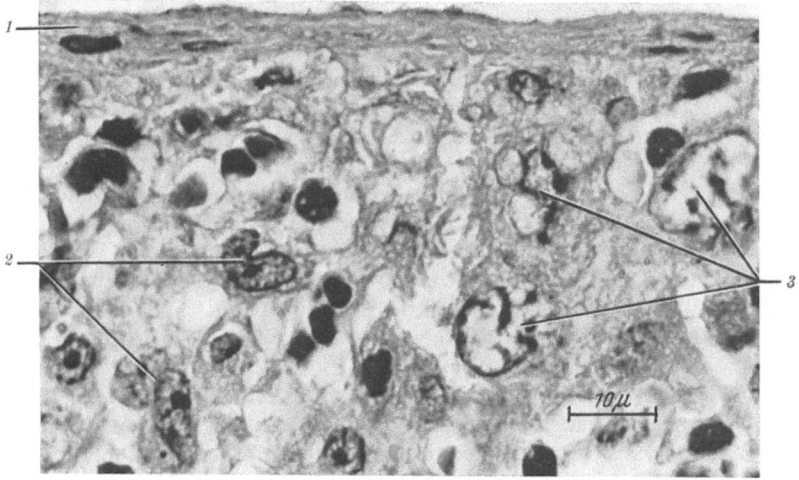

Abb. 120. Milz, *Ratte* (80 Tage mit Zwischenhirn-Lipoidextrakt behandelt; Formol-Alkohol, Paraffin 7,5 μ, Trichrom nach MASSON-GOLDNER). Zellbild der Pars subcapsularis der roten Pulpa. Mikrophoto: *1* Kapsel, *2* monocytäre, *3* megakaryocytäre Elemente. Nach TISCHENDORF (1958b)

Die relative Zunahme der Blutmonocyten (Ausstrichdiagnose s. LENNERT, 1961) im Alter erklärt ASCHOFF (1937, 1938a, 1939) mit einer Vermehrung des retikulären Gewebes. Alternde *Hunde* (NEMILOFF, 1936), aber auch in der Wärmekammer gehaltene *Hunde* und *Katzen* haben erhöhte Milz-Monocytenwerte (10—15% lt. SASYBIN, 1934a, b). Zu unter Umständen hochgradiger Steigerung der Monopoese (FRESEN, 1951a) bzw. Reizzellhyperplasie (LENNERT, 1961) und entsprechender Monocytose kommt es bei Reschad-Schillingscher Monocytenleukämie, verschiedenen Infektionskrankheiten (SCHILLING, 1928) — wie z.B. Pfeifferscher Monocytenangina (LENNERT, 1961; s. auch MOESCHLIN, 1941b; STOBBE, 1952; RUGE, 1958, Lit.; REINAUER, 1959), Endokarditis oder Tuberkulose (LETTERER, 1956) — bzw. experimenteller Zuführung von Krankheitserregern oder ihren Toxinen (CUNNINGHAM, SABIN und DOAN, 1925; SABIN und DOAN, 1927; KRISHNAN, SMITH und LAL, 1934; CONWAY, 1938, 1939; BUENO, 1947; JERUSALEM, 1965; u.a.) und bei sonstigen mesenchymalen Reizzuständen (WALLBACH, 1926; LAWRENCE und MADDOCK, 1930; DROUET und FLORENTIN, 1930a, b, 1932a; FURTH und FURTH, 1938; u.a.). SCHERMER (1958a, b) rechnet zu den Monocyten auch die unter pathologischen Umständen vermehrt auftretenden Clasmatocyten (SABIN), die größten Elemente des Blutes. Aderlaß läßt die Blutmonocytenwerte ansteigen (SCHERMER); weiteres über die Beeinflussung der Monocytenzahl bei HAUS (1959), HOFF (1959), KOMIYA (1959a, b) und LAMBIN (1959).

b) Gliederung und feinerer Bau der weißen Pulpa der Säugermilz

Zusammenfassende Darstellungen (Lit.) der weißen Milzpulpa (und der Lymphknotenfollikel) geben außer HARTMANN (1930) u.a. JORDAN (1935), FISCHER (1937), KLEMPERER (1938), ONO (1940), V. HERRATH (1954, 1958), TISCHENDORF (1956a, 1958c), YOFFEY und COURTICE

(1956), HERRLINGER (1957), GRAU und BOESSNECK (1959) sowie LENNERT (1961); zur Unterscheidung von „lymphoidem" und „lymphatischem" Gewebe vgl. ASCHOFF (1926, 1939) und HELLMAN (1930, 1943).

Lymphscheiden und -follikel (Überblick)

Ausbildung und Zusammensetzung (Anteil der Lymphscheiden und -follikel bzw. Malpighischen Körperchen) der weißen Milzpulpa variieren beträchtlich nach Species und Lebensalter:

Bei *Echidna* (Monotremata) sind die periarteriellen Lymphscheiden — die BASIR (1931/32), ohne in ihnen Zentren zu finden, mit Follikeln gleichgesetzt — von einer Reticulumkapsel mit eingestreuten Muskelzellen umrandet. Auch die austretenden, dichotomisch geteilten Arterien tragen gelegentlich von weiten Blutsinus umgebene Follikel. — Angaben über die weiße Milzpulpa beim jungen *Opossum* (Marsupialia) macht BLOCK (1964).

Beim *Igel* (Insectivora) umgeben sich die Milzarterien noch in Hilusnähe, gleich nach Austritt aus den Balken, mit Lymphscheiden, die streckenweise dem Gefäß nur einseitig anliegen und sich durch verstärkte Reticulumzüge scharf gegen die rote Pulpa abgrenzen. Den Lymphscheiden sitzen in dichter Folge, meist rechts und links alternierend, Knötchen auf, die nur ausnahmsweise im Teilungswinkel zweier Arterien liegen. Peripherwärts werden die Lymphscheiden schmaler und bilden schließlich nur noch einen unzusammenhängenden, engen Mantel um die Arterien (HOEPKE, 1931a, 1933; HOEPKE und GRUNDIES, 1935; DUSTIN, 1938a). Nach BORGHI (1961) sind die Follikel der *Igel*milz „by a thin collagenous membrane" abgegrenzt; weitere Daten über die weiße Milzpulpa beim *Igel* s. SCHABADASCH (1935), WATZKA (1937), COHRS und SCHULZ (1958), MÖLLHOFF-MYLIUS (1958). Die gut entwickelten Lymphscheiden und -follikel der *Maulwurf*milz (vgl. ARVY, 1963c) sind durch eine Gitterfaserverdichtung scharf gegen die rote Pulpa abgegrenzt. Eine Knötchenrandzone ist nur angedeutet, ein perifollikulärer Spalt fehlt (SNOOK, 1950).

Bei der *Fledermaus* (Chiroptera) sind die großen Arterien dicht vom Hilus an bis knapp unter die Kapsel von etwa 70 μ breiten Lymphscheiden umgeben. Auch ihre Seitenzweige tragen noch je 4—5 Knötchen; die Äste 2. Ordnung besitzen höchstens im Beginn noch Lymphscheiden. Ausdehnung, Zahl und Bau der Follikel hängen wie beim *Igel* davon ab, ob sich das Tier im Winterschlaf oder Wachzustand befindet (HOEPKE, 1931a, 1933; s. auch DUSTIN, 1938a; MÖLLHOFF-MYLIUS, 1958).

Über die Milz der Dermoptera und Pholidota ist nichts Näheres bekannt, die der Edentata (*Myrmecophaga tridactyla, Tamandua tamandua, Choloepus hoffmanni, Chaetophractus villosus, Euphractus sexcinctus, Zaedius pichi, Cabassous lugubris*) hat kürzlich CLAUSSEN (1968) auch bezüglich der weißen Pulpa genauer untersucht.

Beim *Siebenschläfer* (Rodentia) verhalten sich Lymphscheiden und -follikel ähnlich wie bei *Igel* und *Fledermaus* (POCHE, 1959). — Die etwa 250 × 250 μ großen (HOEPKE, HEMPFING und DESAGA, 1938) Malpighischen Körperchen der gut entwickelten weißen Pulpa der *Mäuse*milz (vgl. u.a. SEEMANN, 1927; WALLBACH, 1928, 1932b; EHRICH, 1929a, b; DOUGHERTY und WHITE, 1945; SJÖSTRAND, 1945/46; HOEPKE, 1955b; TISCHENDORF und LINNARTZ-NIKLAS, 1958a, b, 1962a, b; DIDERHOLM und FICHTELIUS, 1959; ERKOÇAK, 1960; ERMAKOVA, 1960; SANTISTEBAN, 1960; SCHULTZE, OEHLERT und MAURER, 1960, 1961; DAVIS, BEER und COOK, 1961; KORHONEN und RUPONEN, 1962; KRETSCHMAR und JERUSALEM, 1963) bevorzugen das Organzentrum und die Hilusgegend (SALLER, 1931; COHRS und SCHULZ, 1958), was ich bestätigen kann. Nach SALLER (1931) kommen die noch bei der neugeborenen *Maus* durch keinerlei Zellinfiltration angekündigten

Follikel schon im 1. Wachstumscyclus (1.—15. Lebenstag) vor allem im Milz-
zentrum voll zur Ausbildung. Im 2. und 3. Cyclus (15.—40. Tag und später)
breitet sich die weiße Pulpa langsam weiter aus; die anfangs spärlichen Keimzentren werden häufiger, die Knötchenrandzone deutlicher. Die in der Regel
scharfe Abgrenzung von weißer und roter Pulpa (vgl. SNOOK, 1950) verwischt sich
später nicht selten wieder, so daß das Bild sehr variiert. KÖBBERLING (1965)
findet Anzeichen einer Follikelbildung in der *Mäuse*milz zwar schon am 17. Entwicklungstag, deutliche Follikel aber erst bei der Geburt (vgl. CONGDON und
MAKINODAN, 1961; GOOD, DELMASSO, MARTINEZ, ARCHER, PIERCE und PAPER-
MASTER, 1962). Follikelzentren erscheinen — genau wie in den Lymphknoten und
Peyerschen Plaques — am 14. Tag p.n. und sind mit 4 Wochen voll ausgebildet.

Nach KNISELY (1936b; vgl. PECK und HOERR, 1951a) setzt sich bei der lebender-
den *Maus* (*Ratte, Katze*) die weiße Milzpulpa nur unscharf gegen die rote ab. Die
unregelmäßig ovoiden Malpighischen Körperchen sind in Oberflächennähe transparent, gegen das Zentrum hin mehr opak. Nach MACKENZIE, WHIPPLE und WIN-
TERSTEINER (1941: *Maus, Ratte, Kaninchen, Meerschweinchen, Katze*) erscheint
die Follikelsubstanz ,,as a yellowish, homogenous, brightly translucent, oval or
circular area . . . It merges rather abruptly, yet without suggestion of true capsular
limitation, with the loosely cellular, red pulp".

Wie bei den meisten Säugern setzt sich auch bei der *Ratte* die einen erheblichen
Teil des Gesamtparenchyms ausmachende weiße Milzpulpa deutlich gegen die
rote ab (MOMOSE, 1934; HAMRE und MILLER, 1935; KINDRED, 1938, 1939; HOEPKE
und SPANIER, 1939; KRUMBHAAR, 1948, 1951; SNOOK, 1950; GROSS, 1951;
CLEMENS und RICHTER, 1958; COHRS und SCHULZ, 1958; TISCHENDORF und LIN-
NARTZ-NIKLAS, 1958a, b, 1962a, b; THOMAS, 1959; WOLF-HEIDEGGER, 1960a, b;
WEISS, 1964; ABE, 1966b). In den sich über die ganze Länge der Arterien erstreckenden Lymphscheiden kommt es zur Ausbildung zahlreicher Malpighischer
Körperchen (TISCHENDORF, 1957a, b, 1958b, Abb. 1). HERRLINGER (1938) zählte
pro Schnitt der *Ratten*milz bis zu 18 Malpighische Körperchen mit einem größten
Durchmesser von 500 µ, bei einer Dicke der periarteriellen Lymphscheiden von
etwa 180 µ. TISCHENDORFs (1958b) Messungen liegen bei den weiblichen Tieren
annähernd in gleicher Höhe, bei den männlichen etwas niedriger (vgl. ANDREASEN,
1945). Malpighische Körperchen entwickeln sich bei der *Ratte* in den ersten
3 Lebenswochen; Zentren entstehen erst nach dem 21. Tag und finden sich
reichlich bei Tieren jugendlichen (50.—200. Tag) und mittleren (300.—726. Tag)
Alters, fehlen jedoch meist bei alten (über 726 Tage) Tieren. Die Follikelblütezeit
kann sich bis zum Alter von 300—700 Tagen erstrecken (ANDREW, 1946). Auch
nach WARREN (1946; zit. nach v. HERRATH, 1958) treten in den Milzfollikeln der
Ratte Zentren erst nach der Pubertät, bei 50—200 Tage alten Tieren, zahlreicher
auf und verschwinden mit der Rückbildung des follikulären Lymphgewebes im
Senium wieder; zugleich verwischen sich die Demarkationslinien zwischen weißer und roter Pulpa.

Beim *Meerschweinchen* (vgl. u.a. ASAI, 1927; EHRICH, 1929a, b; GROLL, 1929;
GLIMSTEDT, 1933, 1936; SCHUDY, 1939; SNOOK, 1944; ANDREASEN, 1946; SJÖR-
STRAND, 1945/46; BEGEMANN, 1951; CARLSSON und GYLLENSTEN, 1958; ERKOÇAK,
1958, 1959, 1960; DIDERHOLM und FICHTELIUS, 1959; YOFFEY, REINHARD und
EVERETT, 1961; ARVY, 1963d; KOSTOWIECKI und ASHMAN, 1963) (Abb. 121) ist
die weiße Milzpulpa schon am 1. Lebenstag einigermaßen gut entwickelt; erst mit
3 Wochen aber treten in den rasch heranwachsenden Follikeln, die allerdings nicht
die Größe der *Kaninchen*milz-Follikel erreichen (COHRS und SCHULZ, 1958), die
ersten Zentren auf (GERLACH, 1928). Nach GYLLENSTEN (1950, Tab.) enthält
die im Vergleich zum erwachsenen *Meerschweinchen* nur spärlich ausgebildete weiße

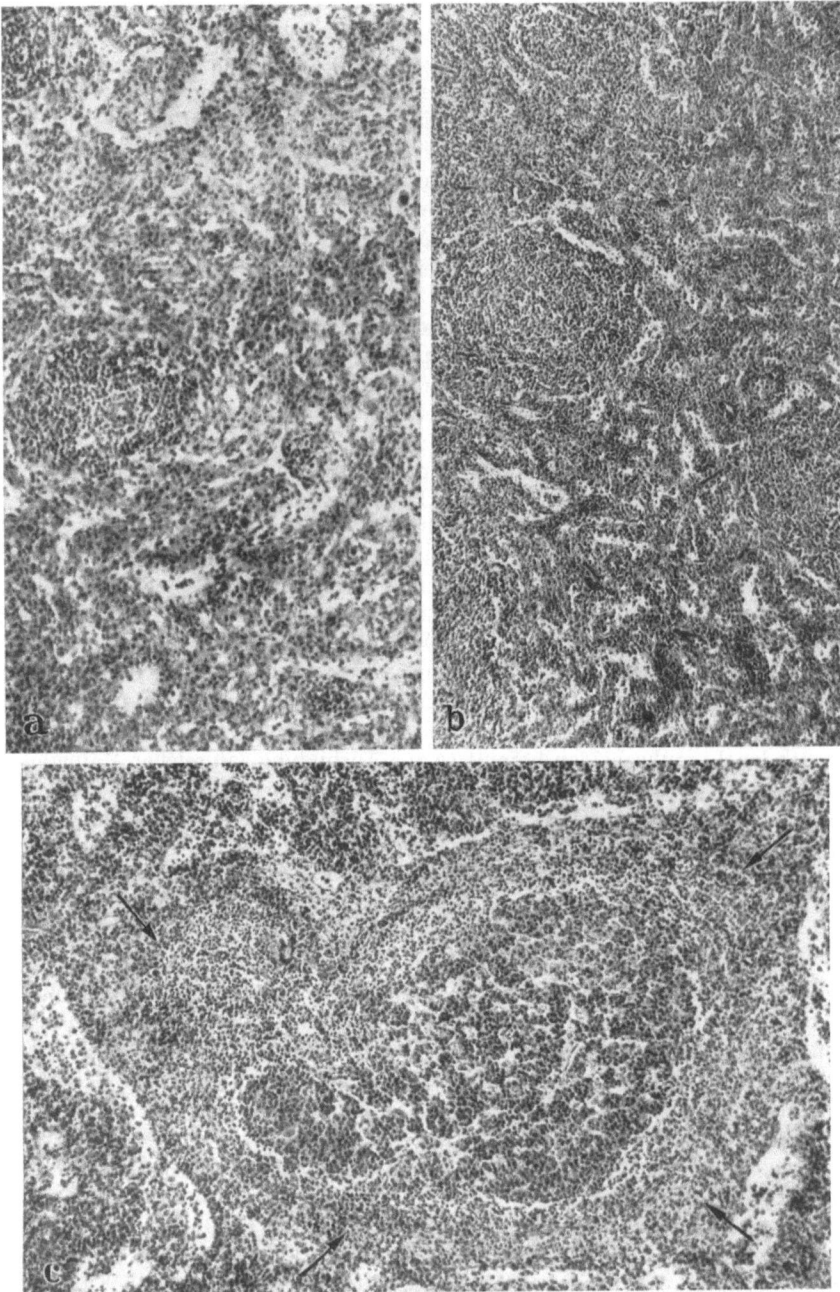

Abb. 121a—c. Postembryonale Differenzierung der weißen Milzpulpa beim *Meerschweinchen*. Nach Kostowiecki und Ashman (1963). a 12 Std altes Tier (Vergr. 110×): Weiße Pulpa noch unterentwickelt. — b 3 Wochen altes Tier (Vergr. 65×): Die Knötchen sind größer geworden, auch die rote Pulpa enthält mehr Lymphocyten. — c 9 Monate altes Tier (Vergr. 85×): Ein großes Milzknötchen, umgeben von einem Ring von Reticulumzellen (Pfeile) und einer Zone von Sinus (hell)

Milzpulpa des neugeborenen noch keine soliden Knötchen. Diese erscheinen frühestens am 17. Tag, gleichzeitig mit den ersten Flemmingschen Sekundärknötchen. FUJIMOTO (1934) findet die Follikel beim *Meerschweinchen* wie beim *Kaninchen, Schwein* und *Rind* stets zu mehreren gruppiert inmitten der Milzläppchen.

Beim *Goldhamster* enthält die gegenüber der roten Milzpulpa gering entwickelte weiße am 1. Lebenstag noch keine Malpighischen Körperchen. Später sind sie reichlich vorhanden, grenzen sich durch eine deutliche Knötchenrandzone gegen die rote Pulpa ab und enthalten [von der 6. Lebenswoche ab (ADNER, SHERMAN und DAMESHEK, 1965)] vielfach Sekundärfollikel (COHRS und SCHULZ, 1958).

Beim *Kaninchen* (vgl. u. a. HELLMAN, 1914; KRAUSE, 1921; EHRICH, 1929a, b, c, d; HELLMAN und WHITE, 1929, 1930; SJÖVALL, 1936; VERNONI, 1943; DOUGHERTY und WHITE, 1945; SJÖSTRAND, 1945/46; LENTZ, 1952; LIERSE, 1955; TISCHENDORF, 1956c; OHTA, 1957; ERKOÇAK, 1958, 1959, 1960; SNOOK, 1958; TISCHENDORF und LINNARTZ-NIKLAS, 1958a, b; 1962a, b; D'AGOSTINI und ROSSATTI, 1959; MURATA, 1959b; SCHULTZE, OEHLERT und MAURER, 1960, 1961; PICTET und SIMON, 1962; MOORE, MUMAW und SCHOENBERG, 1964; WEISS, 1964) besitzen alle größeren Milzarterien und ihre Äste kräftige Lymphscheiden, die kontinuierlich in die wenig hervortretenden (HELLSTEN, 1928) Malpighischen Körperchen übergehen (v. HERRATH, 1935b, d); vgl. auch die Biopsien von LANGEVOORT, KEUNING, V. D. MEER, NIEUWENHUIS und OUDENDIJK (1961). Die bei der Geburt noch nicht vorhandenen (SUMITA, 1935) Sekundärknötchen treten erst im 2. Monat in größerer Menge auf und erreichen im 3.—5. Monat ihr Maximum; die mit dem 6. Monat beginnende Rückbildung ist mit dem 12. abgeschlossen. Der Knötchendurchmesser ist Ende des 1. Monats am größten, nimmt dann ab und bleibt vom 6. Monat ab etwa konstant (ÖSTERLIND, 1940, Tab., Diagr.; s. auch KAWAKAMI, 1958a, b). Die Knötchenrandzone grenzt sich nach KRUMBHAAR (1948; s. auch JAFFÉ, 1931; COHRS und SCHULZ, 1958; MOORE, MUMAW und SCHOENBERG, 1964) durch kollagenes, nach meinen eigenen Beobachtungen durch verdichtetes retikuläres Gewebe vom Follikel ab.

Beim *Hund* (Carnivora; vgl. u. a. ASCOLI und LEGNANI, 1913; CHATTERJEE und CRUICKSHANK, 1929; EHRICH, 1929a, b, c, d; GOHRBANDT, 1929; FUJIMOTO, 1934; SCHMELZER, 1936; SNOOK, 1950; TISCHENDORF, 1956c; OHTA, 1957) spielt die weiße Pulpa nicht die Rolle wie beim *Kaninchen* oder *Menschen*; die Dicke der lymphatischen Scheiden schwankt individuell und innerhalb desselben Organs beträchtlich (v. HERRATH, 1935b, d). Die Malpighischen Körperchen treten mit 5—10 Wochen deutlich hervor und enthalten vielfach, mit 2—4 Jahren fast regelmäßig, Zentren. Mit 8—9 Jahren haben die von einem wabenartigen Gitterfasernetz umhüllten Körperchen den höchsten Entwicklungsstand erreicht, nehmen an Zahl und Umfang wieder ab und werden größtenteils zu soliden, ruhenden Knötchen (OBIGER, 1940). Auch NEMILOFF (1936) findet bei 12—16jährigen *Hunden* die Zahl der Milzfollikel und Zentren stark reduziert.

Bei der *Katze* (vgl. u. a. EHRICH, 1929a, b, c, d; RÖHLICH, 1933b; FUJIMOTO, 1934; IMAI, 1938; SNOOK, 1950; LIERSE, 1955; NOERTHEN, 1955; OHTA, 1957; D'AGOSTINI und ROSSATTI, 1959) besteht die weiße Milzpulpa fast ausschließlich aus wenigen, großen (TISCHENDORF, 1956c) Malpighischen Körperchen; nur die größeren Arterien haben eine dünne, unvollständige Lymphscheide (HELLSTEN, 1928), meist fehlt sie ganz (RIEDEL, 1932; HOEPKE, 1933; v. HERRATH, 1935b, d). Die Follikel liegen wie beim *Hund* im Teilungswinkel der kleinsten Arterien (HOEPKE) und sind bei 8—19jährigen Tieren extrem reduziert (NEMILOFF, 1936);

über die weiße Pulpa der *Löwen*milz s. TISCHENDORF (1956a, Abb. 5). Beim
Frettchen erscheinen mit 13 Tagen die ersten Malpighischen Körperchen, mit
6 Wochen die ersten Sekundärfollikel. Später werden sie häufiger, zugleich verbreitert sich die anfangs sehr schmale Knötchenrandzone auf etwa 130 µ. Ähnlich
verhält es sich beim *Nerz*. Die Follikelinnenzone ist beim *Frettchen* durchschnittlich
360 µ, beim *Nerz* 400 µ breit (COHRS und SCHULZ, 1958).

Beim *Finn-, Blau-* und *Seiwal* (Cetacea) wird die weiße Milzpulpa im wesentlichen von Malpighischen Körperchen gebildet, die sich durch einen Reticulum-
faserfilz deutlich gegen die rote Pulpa absetzen und nicht immer Zentren enthalten.
Auch beim *Delphin* konzentriert sich die weiße Pulpa meist auf scharf begrenzte
Follikel; ihre Ausbildung schwankt beträchtlich je nach Alter und Allgemeinzustand des Tieres (ZWILLENBERG, 1958, 1959).

Beim *Indischen Elefanten* (Subungulata) umgeben sich die Arterien sofort
nach Verlassen des Balkens mit schmalen, aber allseitig gleichmäßig entwickelten
Lymphscheiden, die ähnlich wie bei *Schaf* und *Rind* allmählich zu Malpighischen
Körperchen anschwellen. Diese sind nach Menge und Größe zwischen die der
Rinder- bzw. *Schaf*smilz und der *Schweine*milz einzuordnen. Die Abgrenzung von
weißer und roter Pulpa ist überaus unscharf, besonders im Bereich der von einer
ungewöhnlich breiten Randzone umgebenen Follikel (TISCHENDORF, 1953; s. auch
DE GROODT, 1955; KOHIRA, 1960b) (vgl. Abb. 239).

Beim *Schwein* (Artiodactyla) erhalten die Arterien sehr bald nach Austritt aus
dem Balken Lymphscheiden. Diese gehen in Malpighische Körperchen über,
deren Zahl und Größe geringer sind als bei *Schaf* und *Rind* (v. HERRATH, 1935b, d;
vgl. u.a. TISCHENDORF, 1948b, 1956c; OHTA, 1957). Beim 12 Tage alten Tier sind
noch keine Milzfollikel vorhanden, mit 46 Tagen jedoch sind sie voll ausgebildet
(ARVY, 1964a). Die auffällig hohe Knötchenzahl der Nebenmilzen (SCHÖNBERG,
1926) erklärt v. HERRATH (1958) mit deren niedrigerer, sie der Stoffwechselmilz
nähernden Differenzierung.

Bei dem den Suiden eng verwandten *Nilpferd* (TISCHENDORF, 1958a, Abb. 13,
14) setzt im Neugeborenenzustand, sofort wenn die Arterien den Balken verlassen,
die Lymphscheidenbildung ein. Sie beginnt auf der dem Balken abgewandten
Seite und schließt sich erst allmählich ringförmig um das Gefäß. Beim erwachsenen
Tier laufen die Arterien zunächst ein kleines Stück frei durch die rote Pulpa, ehe
sie sich mit Lymphscheiden umgeben; diese schwellen daher unvermittelter als
beim neugeborenen Tier zu Follikeln an. Die Malpighischen Körperchen sind
wenig zahlreich, aber ziemlich groß und zufolge einer breiten Randzone nicht
scharf gegen die rote Pulpa abgegrenzt. Gut ausgebildete Zentren sind relativ
selten. Das Gesamtbild der weißen Pulpa ähnelt mehr dem der *Rinder-* als dem
der *Schweine*milz. Beim neugeborenen *Nilpferd* finden sich auch in der „roten"
Pulpa allenthalben verstreute Herde von basophilen Rundzellen.

Rind (vgl. u.a. MÜLLER, 1940; SNOOK, 1950; TISCHENDORF, 1956c; OHTA,
1957; ERKOÇAK, 1958, 1959; ARVY, 1964e), mehr noch *Schaf* (vgl. TISCHENDORF,
1956c; ERKOÇAK, 1958, 1959) und *Ziege* (vgl. OHTA, 1957; ERKOÇAK, 1958, 1959),
haben stark entwickelte, kontinuierliche Lymphscheiden, die mitunter fast den
Durchmesser der großen, von einer azanblauen Gitterfaserhülle begrenzten Malpighischen Körperchen erreichen (v. HERRATH, 1935b, d, 1958, Abb. 116). Beim
Schaf sind die Milzfollikel im Alter von 45 Tagen voll entwickelt (ARVY, 1964d, f).
In der *Kalb*smilz heben sich bei Goldimprägnation die aurophoben Follikel als
rundliche, helle Aussparungen scharf von der dunkel gefärbten roten Pulpa ab
[ALTSCHUL, 1930; ich selbst habe ähnliches bei Faworsky-Imprägnation an der
menschlichen Milz gesehen (Abb. 144)]. Im Gegensatz zum *Rind* (sowie *Schwein,
Kaninchen, Meerschweinchen*) liegen bei der *Ziege* die Malpighischen Körperchen

nicht in Gruppen beisammen, sondern für sich allein (FUJIMOTO, 1934). — Beim
Elch verdichten sich die spärlichen Lymphscheiden der schwach entwickelten
weißen Pulpa stellenweise zu Follikeln, die sowohl beim 1- wie 14jährigen Tier
Zentren enthalten (BLUMENTHAL, 1952).

Beim *Pferd* (Perissodactyla) sind die schmalen, unterbrochenen Lymphscheiden
der schwach ausgebildeten weißen Pulpa oft nur an einer Arterienseite vorhanden,
die Malpighischen Körperchen klein (v. HERRATH, 1935 b, d; vgl. u.a. SNOOK,

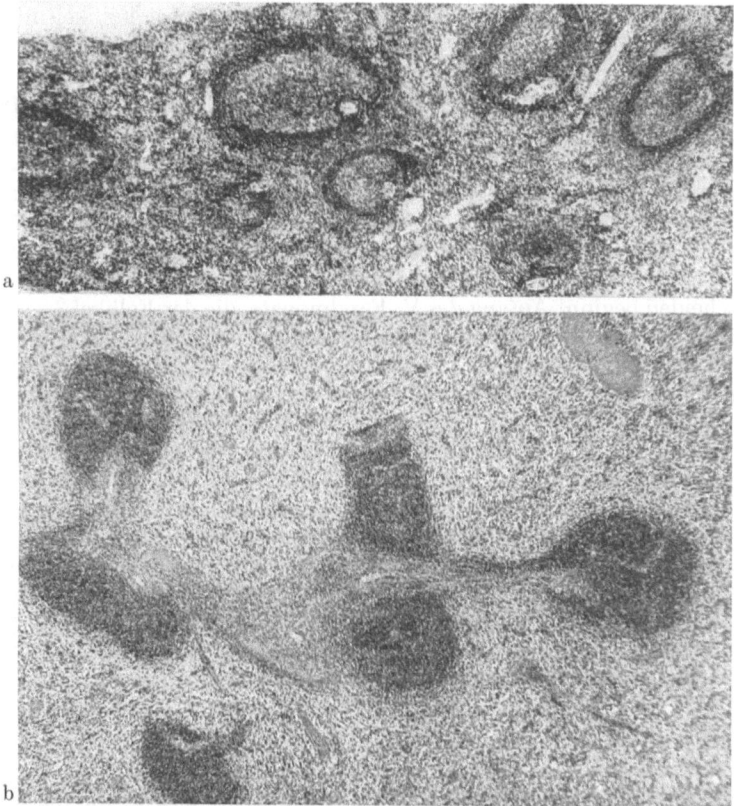

Abb. 122a u. b. a Zahlreiche, dicht gelagerte Milzkörperchen bei *Aotes trivirgatus* (Hämatoxylin nach DELAFIELD-Eosin, Vergr. 45×). — b Kettenförmig zusammenhängende Milzkörperchen bei *Pongo pygmaeus* (Hämatoxylin nach DELAFIELD-Eosin, Vergr. 43×).
Original von Prof. Dr. G. EBERL-ROTHE, Wien (Handbuch der Primatenkunde, Bd. III, Tl. 2,
1960, Abb. 1, 5)

1950; TISCHENDORF, 1956c). Sie enthalten nur bei jüngeren *Fohlen* typische
Sekundärknötchen, bei älteren sowie *Pferden* mittleren und höheren Alters da-
gegen aus einem dunklen Kern und einem hellen Rand bestehende Knötchen.
Die weiße Pulpa beginnt sich schon in der Jugend wieder zurückzubilden, mit
zunehmendem Alter beschleunigt sich die Reduktion (HARTWIG, 1949; s. auch
LANGER, 1941).

Unter den Affen (Primates) hat *Macacus rhesus* Milzfollikel von etwa 0,75 mm
Durchmesser mit relativ großen Sekundärknötchen (COHRS und SCHULZ, 1958).
Junge *Heuler-Affen* besitzen noch keine Sekundärknötchen (TALIAFERRO und
CANNON, 1936). Nach EBERL-ROTHE (1960) (Abb. 122) haben *Aotes, Macaca*

mulatta und *Cercocebus* zahlreiche, dicht gelagerte Malpighische Körperchen unterschiedlicher Größe. Beim *Orang-Utan* liegen sie, durch „lymphatische Stränge" [gemeint sind periarterielle Lymphscheiden (d. Verf.)] kettenartig verbunden, in Gruppen zusammen; bei anderen Affengattungen wieder sind sie spärlich ausgebildet und klein. Wo die meist kugelförmigen, seltener ovoiden Follikel in Lymphscheiden übergehen, sind sie birnenförmig ausgezogen. *Macaca mulatta*, *Aotes* und *Papio* (vgl. KATZBERG und UNGERLEIDER, 1967) haben auffallend große Keimzentren. Gegen die rote Pulpa grenzen sich die Malpighischen Körperchen durch Gitterfaserkörbe (*Papio*), oft sogar zwei Follikel umfassende kollagene Membranen (*Aotes, Macaca mulatta*) oder gürtelartige Trabekelzüge (*Cercocebus;* vgl. Abb. 67) ab.

Beim *Menschen* (HARTMANN, 1930; MILLBOURN, 1931; v. HERRATH, 1935b, d, 1954, 1958; KLEMPERER, 1938; TISCHENDORF, 1956a, 1958c; HERRLINGER, 1957; u.a.) findet man bei vollentwickelter weißer Milzpulpa, im 1.—2. Jahrzehnt, verhältnismäßig dicke Lymphscheiden und große, wie bei *Hund, Katze* und *Ziege* stets einzeln liegende (FUJIMOTO, 1934) Malpighische Körperchen. Später verkleinern sie sich wieder, die Lymphscheiden werden dünner und lockerer und können in höherem Alter ganz fehlen (HELLSTEN, 1928). Die Bildung periarterieller Lymphscheiden beginnt Anfang des V. Fetalmonats, die der Follikel 3—4 Wochen später; im VII.—IX. Monat entsteht der typische Gefäßapparat der Malpighischen Körperchen (ONO, 1930; s. auch LONGHITANO, 1929a). Bei der Geburt tragen auch die kleineren Milzarterien schon mehr oder weniger ausgeprägte Lymphscheiden (GHIGI, 1932a, b), die Follikel sind noch verhältnismäßig zellarm [LEWIN, 1929; vgl. die Angaben von BAZZOCCHI (1933) und GRIESHAMMER (1937) über den Zellbestand der weißen Pulpa in den ersten 2—6 Jahren]. Nach GUNDOBIN (1912) sind die schon im VI. Fetalmonat reichlich vorhandenen Malpighischen Körperchen bis zum 2. Lebensmonat unregelmäßig, oft elliptisch geformt und zunächst nur an einer Arterienseite ausgebildet. WETZEL (1938a, Abb. 63, 64, Lit.) dagegen sieht bezüglich der — auch nach HELLSTEN (1928) u.a. stets exzentrischen — Lage des Follikels zur Arterie keinen Unterschied zwischen *Neugeborenen* und *Erwachsenen*, was ich ebenso bestätigen kann wie seine Angabe, daß die Zahl der Malpighischen Körperchen pro Flächeneinheit beim *Neugeborenen* erheblich größer ist als beim *Erwachsenen*. Auch nach HWANG, LIPPINCOTT und KRUMBHAAR (1938; s. auch KRUMBHAAR, 1938) liegen die Milzfollikel im 1.—3. Lebensmonat am dichtesten; infolge ihrer bis Ende des 1. Jahres (GRIESHAMMER, 1937) geringen Größe ist jedoch ihr Anteil am Gesamtparenchym vorerst klein. Er erreicht noch im 1. Jahrzehnt sein Maximum, geht dann rasch zurück und fällt nach vorübergehendem Wiederanstieg zwischen 50. und 70. Jahr im Senium weiter ab. Die bis zum 30. Jahr ständig abnehmende Follikelzahl bleibt danach bis ins 8. Jahrzehnt ziemlich konstant. Nach BAZZOCCHI (1933) beträgt der Anteil der Milzfollikel am Gesamtparenchym bei der Geburt 9,5%, im 2. Jahr 14%, im 4. 9% und im 6. 10,1%. HARANGHY (1958, Lit.) gibt die Zahl der Malpighischen Körperchen in der Milz eines 20jährigen mit 10000—20000 an; im Alter von 65—96 Jahren sind die an Zahl reduzierten Follikel in 98,6% (150 Fälle) merklich verkleinert (vgl. u.a. ASCHOFF, 1937; v. KIBED-MAKFALVA DE VARGA, 1938; ANDREW, 1946).

Die Gesamtmenge der weißen Pulpa der *menschlichen* Milz ist beim *Neugeborenen* etwa doppelt so groß wie mit 60 Jahren, aber nur halb so groß wie zur Zeit ihrer höchsten Entfaltung, mit 5 Jahren. Die bei der Geburt noch fehlenden Zentren sind schon lange vor der übrigen weißen Pulpa, im 1.—10. Lebensjahr, in Zahl und Größe voll entwickelt, nach dem 20. Jahr bereits wieder im Schwinden und nach dem 64. nicht mehr vorhanden (HELLMAN, 1926; s. auch 1921, 1922).

Bei hypophysärem Infantilismus sind die Milzfollikel spärlich, klein, unregelmäßig geformt und ohne Zentren (KRAUS, 1919; SCHÖNBERG und WOLF-HEIDEGGER, 1941; vgl. WOLF-HEIDEGGER, 1960a, b). Im späten Senium (ASCHOFF, 1937), aber auch bei Amyloidose (McCALLUM, 1929) usw. kommt es mitunter zu einer Neubildung Malpighischer Körperchen. An der normalen Altersinvolution der weißen Pulpa beteiligen sich auch etwaige Splenome (MORDASINI, 1937).

Nach FONTANA (1928), der mit dieser Auffassung allerdings allein steht, sind weiße und rote Milzpulpa im Prinzip gleich gebaut: Die Malpighischen Körperchen bestehen aus lymphocytengefüllten follikulären Sinus, die direkt mit den Sinus der roten Pulpa zusammenhängen und sich in die Trabekelvenen ergießen. — Die neuerdings von KELLNER (1962, 1963) als „prätrabekulärer Fasertrichter" sowie „inneres" und „äußeres Faserbündel" bezeichneten, angeblich „bisher in der Literatur nicht ensprechend gewürdigten" Faserstrukturen der weißen Milzpulpa sind seit langem bekannt [vgl. HENLE, 1860; SCHWEIGGER-SEIDEL, 1862, Lit.; OPPEL, 1891; GAUCKLER und BING, 1905; MATSUI, 1914; sämtl. zit. nach HARTMANN, 1930 (Abb. 15 und 17); s. auch CLARA, 1952; u.a.]. „Fasertrichter" und „äußeres Faserbündel" (Grenzschichte; vgl. BANNWARTH, 1891) sollen außer „kollagenen und elastischen Bündeln" auch „primitive Muskelfasern" enthalten. Am Follikelrand ist die Grenzschichte normalerweise 20—25 µ, bei Stauung bis zu 90 µ dick. KELLNER erblickt in den Fasertrichtern und -bündeln das morphologische Substrat der von ihm postulierten intralienalen Lymphwege oder -scheiden, die allerdings „von technischen Artefakten nicht immer eindeutig zu unterscheiden" seien (vgl. S. 653 und 654).

Entwicklungscyclus der Malpighischen Körperchen; Keimzentren

Lagebeziehung und Aufbau der Malpighischen Körperchen (über ihre Entdeckung s. HELLMAN, 1926; LERNER, 1957; HERRLINGER, 1958a, b, 1967; TISCHENDORF, 1969a) in der *menschlichen* Milz beleuchten die Rekonstruktionen von HELLSTEN (1928) (Abb. 123): Nachdem sich die Arterien von ihren Begleitvenen getrennt, weiter verzweigt und eine Stärke von etwa $1/4$ mm erreicht haben, vertauschen sie ihre kollagen-elastische Scheide mit einer je nach Alter, Ernährungs- und Allgemeinzustand (vgl. GRIESHAMMER, 1937; u.a.) mehr oder weniger stark von lymphoiden Zellen durchsetzten retikulären Hülle. In dieser entwickeln sich an den Gefäßgabeln oder auch den Internodien die kugel- bis eiförmigen Malpighischen Corpuscula lienalia. [Die gelegentlich geübte, wenn auch nur makroskopische (z.B. KELLNER, 1962) Gleichsetzung von lympho-retikulärer Scheide und Malpighischen Körperchen entspricht nicht dem wirklichen Sachverhalt.] Die Malpighischen Körperchen der normalen Milz sowie größerer Nebenmilzen (TISCHENDORF, 1965, 1968) zeigen gleich den Follikeln anderer lymphatischer Organe oft einen durch lockere Anordnung protoplasmareicher, chromatinarmer Zellen hell erscheinenden, bipolar-sphäroiden (MILLIKIN, 1966) „Kern", umgeben von einer zellreichen, dunkleren „Schale" („Mantelzone") (Abb. 124, 125). Der heranwachsende Follikel bläht die lymphatische Scheide ballonartig auf; sie behält nur um die beiseite gedrängte Arterie ihre ursprüngliche Stärke, im übrigen bildet sie einen mehr oder weniger breiten „Hof" um den Follikel. Diese Einlagerung des aus Kern und Mantelzone bestehenden Follikels in die ihn gemeinsam mit der Arterie als Hof umgebende lymphatische Scheide bewirkt das bekannte „Aussehen zweier ineinander geschachtelter Gebilde" (KYBER, 1870; zit. nach JÄGER, 1929).

Der bereits den alten Autoren (z.B. GRAY, 1854) geläufige Wechsel der Follikelformen — die Evolution und Involution der Malpighischen Körperchen — geht wie im Lymphknoten (DABELOW, 1938/39) mit charakteristischen Veränderungen am Gefäßapparat (s. S. 539) einher [für den *Menschen* s. HUECK, 1927; JÄGER, 1929; HELLMAN, 1943, Lit.; vgl. die Befunde von RÖHLICH (1933b) und IMAI (1938) an der *Katze*, von TISCHENDORF (1958b) an der *Ratte*, von D'AGOSTINI und ROSSATTI (1959) an *Katze, Kaninchen* und *Ratte*]; über das altersmäßige Verhalten des Gitterfasergerüstes der Milzfollikel s. u.a. GHIGI (1932a, b), LABUZEK

(1937/38), CLARA (1952), v. HERRATH (1958, Lit.), ERKOÇAK (1960), der Lymphknotenfollikel RÖHLICH (1928), CONWAY (1937) und WALTERMANN (1940).

Der schon von FLEMMING (1885) „nicht ... ganz klar" (HELLMAN, 1943) definierte Begriff des Follikels (korrekter: Knötchens; vgl. ORTH, 1918; JECKELN, 1932/33; LENNERT, 1961) und seiner einzelnen Stadien ist später in sehr unterschiedlichem Sinne gebraucht worden (vgl. LATTA, 1923; HELLMAN, 1926, 1930, 1939, 1943, Lit.; OELLER, 1928, Lit.; JÄGER, 1929, Lit.; HARTMANN, 1930; HOEPKE, 1933; ASCHOFF, 1939; TISCHENDORF, 1956a, 1958b, Lit.).

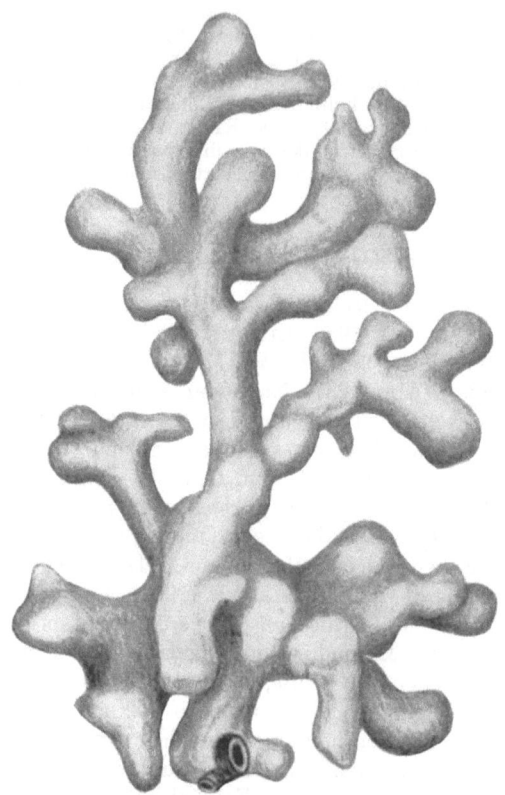

Abb. 123. Lymphscheiden und Malpighische Körperchen aus der Milz eines (an Kohlenoxydvergiftung gestorbenen) 34jährigen *Mannes*. Nach HELLSTEN (1928)

FISCHER (1937, Abb. 7; s. auch DABELOW, 1936, 1939), dem sich u.a. EHRICH (1946) und LENNERT (1961) anschließen, bezeichnet als Primärknötchen [EHRICHs (1929a, b) „solides Sekundärknötchen"] die erste kompakte Zellanhäufung im diffusen Lymphgewebe. Durch Ausbildung eines hellen Zentrums und einer intensiver gefärbten Randzone (nicht zu verwechseln mit WEIDENREICHs perifollikulärer „Knötchenrandzone") wird das Primär- zum Sekundärknötchen (EHRICHs „Flemmingsches Sekundärknötchen"), das früher oder später der Rückbildung verfällt (EHRICHs „Übergangssekundärknötchen"). Tertiärknötchen (EHRICHs „Pseudosekundärknötchen") wie im Lymphknoten (vgl. LENNERT, 1961, Abb. 76, 77) gibt es in der normalen Milz nicht, wohl aber in manchen Nebenmilzen (TISCHENDORF, 1965).

Für HELLMAN (1943) sind Primär- und Sekundärknötchen „nur verschiedene Herausdifferenzierungen desselben einheitlichen Prozesses und die‚Primärknötchen‘ ... oft nicht als Vorgangsstadium der ‚Sekundärknötchen‘ vorhanden". Er unterscheidet deshalb nur zwischen soliden Sekundärknötchen, Flemmingschen Sekundärknötchen [ASCHOFFs (1938/39) „Follikel bzw. Sekundärknötchen mit Keimzentrum"] und Übergangssekundärknötchen [Flemmingsche Sekundärknötchen in Rückbildung, GYLLENSTENs (1950) „decomposition forms"]. Jedes der ohne präformierte herdförmige Bildung entstandenen Sekundärknötchen befinde sich entweder im Wachstum, in höchster Entfaltung oder im Rückgang;

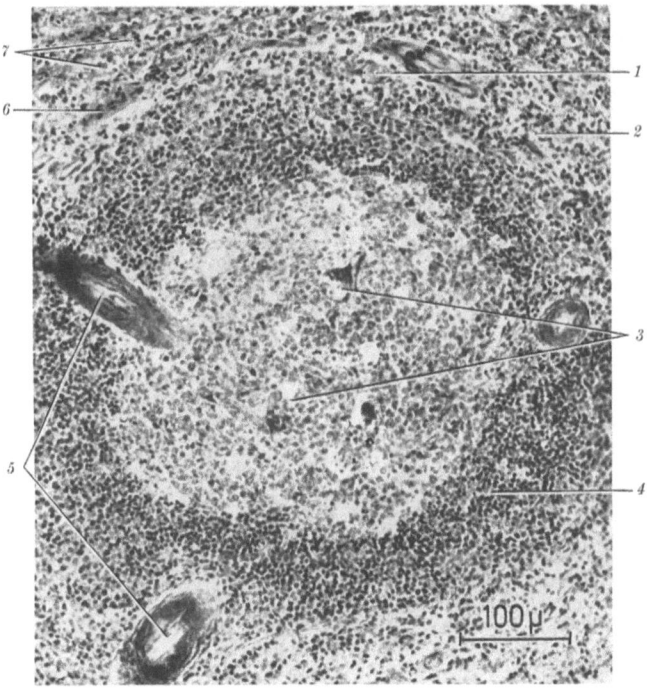

Abb. 124. Milz, *Mensch* (Zenker, Paraffin 8 µ, Mallory); Malpighisches Körperchen der weißen Pulpa, quer. Mikrophoto: *1* u. *6* quer- und längsgetroffene Capillarhülsen der Knötchenrandzone, *2* Knötchenrandzone, *3* Capillaren des Follikelkerns (-Zentrums), *4* Follikelschale, *5* Follikelarterien, *7* Sinus der roten Pulpa. Nach TISCHENDORF (1958 c)

nach der Rückbildung seien keine „Knötchen" oder „Follikel" im lymphatischen Gewebe mehr vorhanden. Mit Sekundärknötchen meint HELLMAN (s. auch ASCHOFF, 1939) dabei immer den ganzen Lymphfollikel, während andere Autoren darunter — besonders in der Milz — mit FLEMMING (vgl. PARODI, 1927; OELLER, 1928; u.a.) nur dessen „helle Mitte" verstehen. Gelegentlich wird der Ausdruck „Sekundärknötchen" sogar gleichzeitig (z.B. KELLNER, 1962, S. 577) für die Malpighischen Körperchen wie ihre Zentren gebraucht.

Die Sekundärknötchen sind temporäre, fluktuierende Gebilde (HEIBERG, 1922; MAXIMOW, 1927, Lit.; PARODI, 1927; ROTTER, 1927; OELLER, 1928, Lit.; SCHILLING, 1928; HELLMAN, 1930, 1943, Lit.; ONO, 1940; HITTMAIR, 1957a, b; u.a.), die „kommen und gehen" (FLEMMING). Den Tierexperimenten nach (CONWAY, 1937; GYLLENSTEN, 1950, Tab.; RINGERTZ und ADAMSON, 1950; u.v.a.; vgl. GRUNDMANN, 1958b; LENNERT, 1961, Lit.) entstehen auf einen entsprechenden Reiz hin schon nach 1 Tag Ansammlungen aus großen Reticulumzellen hervorgegangener basophiler Zellen (LENNERTs „Germinoblastennester"), die sich durch mitotische Teilung (ANDREASEN und CHRISTENSEN, 1949) schnell vergrößern; sie sind in der Milz nicht so kompakt wie im Lymphknoten (GYLLEN-STEN). Das frühestens 6 (GYLLENSTEN, 1950), meist aber 10—20 Tage (HELL-MAN, 1943) nach Erscheinen der ersten Germinoblastennester voll entwickelte floride Sekundärknötchen (vgl. LENNERT, 1961) zeigt um das helle Zentrum einen dunklen, faserarmen (LONGHITANO, 1929a) Mantel aus kleinen Lymphocyten, der

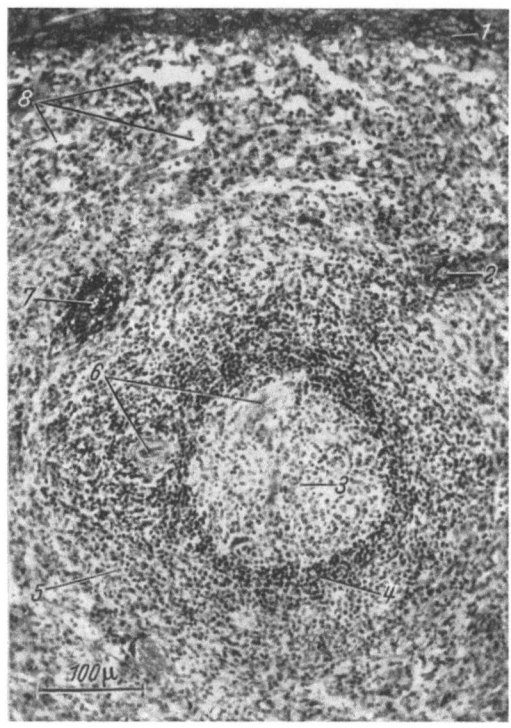

Abb. 125. Kleinkastaniengroße Nebenmilz eines 8jährigen *Knaben* (Formol-Alkohol-Bouin, Celloidin-Paraffin nach BACSICH 7,5 μ, Trichrom nach MASSON-GOLDNER). Mikrophoto: *1* Kapselinnenzone, *2* Pulpaarterie, *3, 4* u. *5* Kern (Zentrum), Schale und Randzone eines Malpighischen Körperchens, *6* Follikelarterie, *7* Kleiner, gefäßloser Trabekel, *8* Sinus. Nach TISCHENDORF (1965)

sich durch eine Reticulumkapsel (vgl. v. HERRATH, 1958, Abb. 116; TISCHEN-DORF, 1958b, Abb. 1a) gegen die perifollikuläre Zone abschließt. Die zentrale Aufhellung beruht in erster Linie auf einer Auflockerung des Reticulums (HART-MANN, 1930; CLARA, 1952; TISCHENDORF, 1956a) und weist außer einigen perivasculären Kollagenfasern nur vereinzelte, weit auseinandergedrängte Gitterfasern auf. Sie grenzt sich infolge des von ihr ausgehenden Wachstumsdruckes durch eine dichte, später von auswandernden Prolymphocyten wieder aufgelockerte cellulo-fibrilläre Membran gegen den umgebenden Lymphocytenwall ab (ORSÓS, 1926; CONWAY, 1937; MARTINO, 1941), in der Milz weniger abrupt als im Lymphknoten (GYLLENSTEN, 1950). Während sich in den Primärfollikeln das Reticulum relativ in Ruhe befindet, folgen in den Sekundärfollikeln auf die durch zahlreiche Makrophagen ihren erhöhten Reizzustand bekundende Knötchenmitte konzentrische Zonen allmählich schwächer werdender Reticulumreizung (Rapoš, 1965). Im Blütestadium enthalten die [in der *Meerschweinchen*milz einen Durchmesser von 300—500 μ (Gyllensten) erreichenden] Zentren reichlich Kerntrümmer (Flemmings „tingible Körperchen"), teils extra-, teils intracellulär in großen, geschwollenen Reticulumzellen. Diese heben sich als „Sternhimmelzellen" hell von den dunklen Germinoblasten und Lymphocyten ab (vgl. Tischendorf, 1958b, Abb. 2; Lennert, 1961, Abb. 72, 74); ihre gleichmäßige Verteilung beruht auf der perivasculären Anordnung der phagocytierenden Elemente (Maximow, 1927).

Die „tingiblen Körperchen" (Flemming) sind zunächst basophil und feulgenpositiv (Barthels und Voit, 1931), später acidophil und feulgennegativ (Lennert, 1961). Meyer (1933) hält sie für „Reste frei gewordener Gitterfasern". Nach Untersuchungen von Möllhoff-Mylius (1957) an Milz und Lymphknoten von *Igel, Fledermaus* und *Ratte* (vgl. Hett, 1940: *Maus*) handelt es sich jedoch meist um Teile zugrunde gegangener großer, mittlerer und kleiner Lymphocyten, selten anderer Leukocyten und Erythroblasten (Lit. bei Hellman, 1921aff.; Heiberg, 1922ff.; Oeller, 1928; Hartmann, 1930). Im Elektronenmikroskop läßt sich zeigen (Swartzendruber und Congdon, 1963: *Maus*), wie diese Zelltrümmer der Phagocytose (durch „tingible body macrophages") verfallen (Abb. 126). — Nach autoradiographischen Untersuchungen mit H³-Thymidin (an Sekundärfollikeln von Peyerschen Plaques und Mesenteriallymphknoten erwachsener *Mäuse*) verwandeln sich 10% der radioaktiv markierten Zellen innerhalb 24 Std in Kerntrümmer, und auf 5 intakte Zellen kommt nahezu konstant 1 tingibles Körperchen. Unter Prednisolon-Behandlung verschiebt sich dieses Zahlenverhältnis (100:20) stark zugunsten der tingiblen Körperchen (Hinrichsen und Prindull, 1966; vgl. Prindull, 1966).

Mit steigendem Alter der Sekundärknötchen ändert sich ihre celluläre Zusammensetzung (zur cytologischen Differenzierung der Zentren s. Maximow, 1927; Oeller, 1928; Röhlich, 1930; Lennert, 1961): Neben großen Germinoblasten erscheinen zunehmend mittlere und kleine Formen, die schließlich unter Schwinden der Kerntrümmer und „Sternhimmelzellen" das Bild beherrschen [nach Aschoff (1939) enthalten die Zentren auch Monocyten, nach Downey und Weidenreich (1912) Plasmazellen]. Entfällt die Ursache der Zentrenbildung, so verkleinern sich nach einigen Wochen (Hellman, 1943; Lennert, 1961) die Sekundärknötchen wieder, die Zelldichte der Zentren nimmt ab, und die Grenze gegen den Lymphocytenwall verwischt sich. Solche inaktiven Sekundärknötchen können jederzeit unter erneutem Auftreten großer Germinoblasten, Mitosen und Kerntrümmer reaktiviert werden (Lennert; nach Hellman gibt es keine „ruhenden" Sekundärknötchen). Einen umfassenden Überblick über Umfang und genauere Lokalisation der de- und regenerativen Prozesse in den Milzfollikeln, d.h. ein getreues Spiegelbild ihrer jeweiligen cellulären Zusammensetzung, vermittelt die autoradiographische Untersuchung des Eiweißstoffwechsels der Milz mittels S³⁵-, C¹⁴- oder H³-markierter Aminosäuren (Tischendorf und Linnartz-Niklas, 1958a, b, 1962a, b) (Abb. 127, 128).

Wenn auch die Lymphknoten- bzw. Milzfollikel auf verschiedene Reize „stets gleichförmig mit Entfaltung und Rückbildung, ... Bildung von Reticulumzellen und deren Umwandlungsformen, und im allgemeinen nicht mit ... für ein bestimmtes Antigen typischen Zellen" (v. Herrath, 1958; vgl. Tischendorf, 1957a, b; 1958b) antworten, so rufen doch verschiedene Erreger quantitative Unterschiede im Zellbild der Zentren hervor (Ringertz und Adamson, 1950). Demgemäß gibt es beträchtliche Variationen der Zentren, „ohne daß damit eine grundsätzliche Abweichung von den aufgezeigten Haupttypen erfolgt" (Lennert, 1961, Lit.). So unterscheidet Rotter (1927; vgl. Oeller, 1928; Wätjen, 1929, 1935) solide, epitheloide, retikuläre, lymphoplastische und nekrotische Sekundärknötchen. v. Albertini

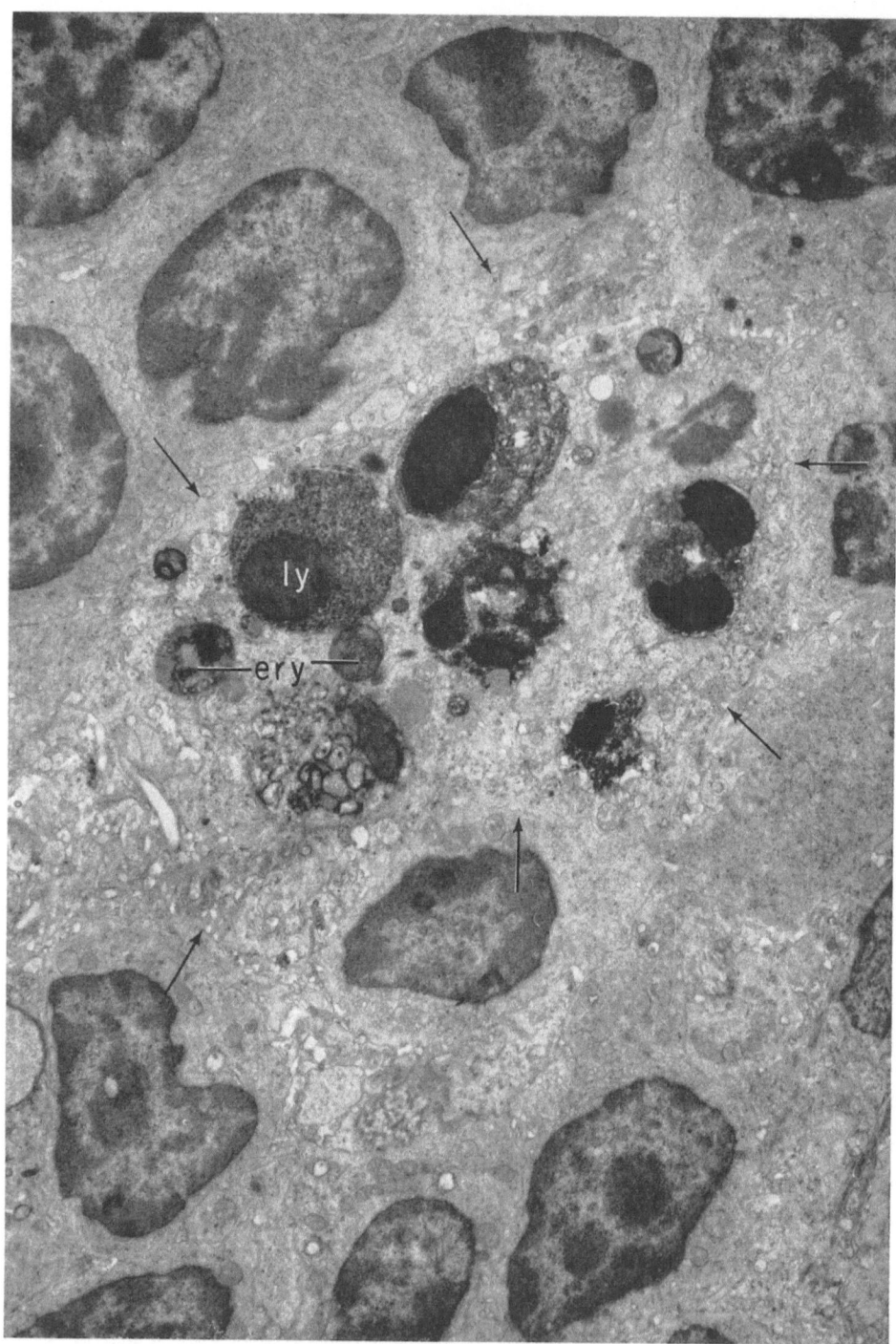

Abb. 126. Elektronenmikroskopische Aufnahme (Vergr. 5000×) eines von großen Keim-
zentrumzellen umgebenen „tingible body macrophage" aus der *Mäuse*milz, 5 Tage nach
Injektion von Rattenknochenmark. Dargestellt sind sechs phagocytierte Zellen und andere Zell-
trümmer; man beachte die exzentrische Lage der Kerne in zwei der phagocytierten Zellen!
Der Kern des Makrophagen selbst, dessen Zellgrenzen durch Pfeile markiert sind, liegt außer-
halb der Schnittebene. *ly* Lymphocyten, *ery* Erythrocytentrümmer. Original von Dr. D. C.
SWARTZENDRUBER, Ann Arbor/Michigan [SWARTZENDRUBER, D. C., and C. C. CONGDON,
J. Cell Biol. **19** (1963), Fig. 1]

(1936; vgl. HELLMAN, 1943) gibt ein Schema des Entwicklungscyclus der Zentren; weitere Angaben über Umwandlungsformen der Flemmingschen Knötchen machen JECKELN (1932/33), CANNON (1934), CONWAY (1937), LINDNER und SCHALLOCK (1955), BLACK und SPEER (1958, 1959a, b, c) sowie TRAUTMANN und LIPPMANN (1960).

Elektronenmikroskopisch findet SWARTZENDRUBER (1965; vgl. SWARTZENDRUBER und HANNA, 1965) in hyperplastischen Keimzentren der *Mäuse*milz große Zellen mit basophilem Cytoplasma und Büscheln von Ribosomen, die durch kleinere Zellen mit dichtem, ribosomenreichen Plasma, vielen Mitochondrien und glatten Golgimembranen voneinander getrennt sind. Die sich netzartig verflechtenden Ausläufer der kleineren Zellen — die ORTEGA

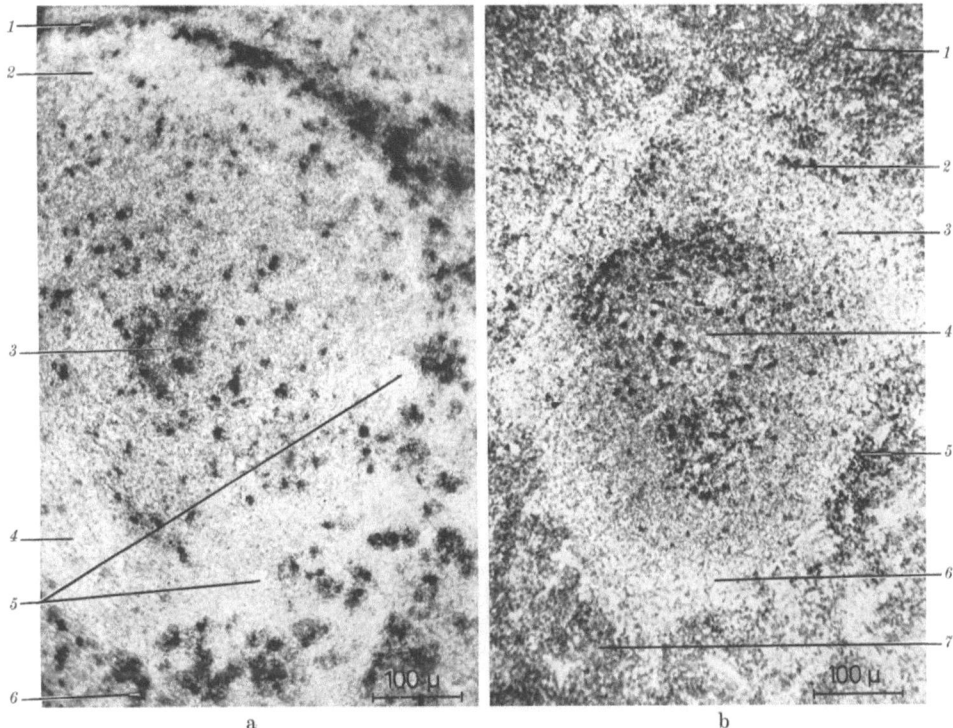

a   b

Abb. 127a u. b. Malpighische Körperchen der weißen Milzpulpa. a *Ratte* (männl., 155 g; 2,0 mC C^{14}-Algeneiweiß peroral, Versuchsdauer 3 Std), Autoradiogramm; Mikrophoto: *1* u. *6* Follikelrandzone, *2* u. *4* Follikelschale, *3* Follikelzentrum, *5* quergetroffene größere und kleinere Follikelarterie. — b *Maus* (weibl., 16 g; 2,0 mC H^3-dl-Leucin peroral, Versuchsdauer 15 min), Autoradiogramm; Mikrophoto: *1* u. *7* konfluierende Basophileninseln der roten Pulpa, *2* u. *5* Follikelrandzone, *3* u. *6* Follikelschale, *4* Follikelzentrum. Nach TISCHENDORF und LINNARTZ-NIKLAS (1962a)

und MELLORS (1957) und andere Autoren aufgrund lichtmikroskopischer Beobachtungen irrtümlicherweise für ein Syncytium ausgaben — tragen zahlreiche Desmosomen (vgl. MOVAT und FERNANDO, 1964; COSSEL, 1965). SWARTZENDRUBER schließt aus der „reticular epithelial nature" dieser Zellen, daß die gemeinhin als „cyclic, ephemeral regions of cell proliferation" (CONWAY, 1937) angesehenen Zentren in Wirklichkeit eine ähnlich dauerhafte Struktur besitzen wie der Thymus oder die Bursa Fabricii, und macht die beschriebenen kleinzelligen Elemente für die γ-Globulin-Produktion in den Keimzentren (ORTEGA und MELLORS, 1957; u. a.) verantwortlich.

Über die Bedeutung der Sekundärknötchen, besonders die Alternative Keim- (FLEMMING) oder Reaktionszentren (HELLMAN), ist „unendlich viel geschrieben" (LENNERT, 1961, Lit.) worden. HELLMAN hat 1943 (Lit.; s. auch 1921, 1930, Lit., 1932, 1938, 1939) seine Theorie, daß die Sekundärknötchen „den morphologischen Ausdruck für die Reaktion des lymphatischen Gewebes gegen eindringende entzündliche und toxische Reizstoffe darstellen" und „mit der Lymphocytenbildung für den allgemeinen Bedarf des Körpers . . . nichts zu tun" haben, nochmals zusammengefaßt und verteidigt. Nachstehend eine Auswahl der wesentlichsten Argumente für und gegen die Reaktionszentrenlehre: Subcutane Injektionen von B. pyocyaneus (Sjövall und Sjövall, 1930) oder Staphylokokken (vgl. Ehrich, 1929c; Rudebeck, 1932) rufen beim *Kaninchen* in den regionären Lymphknoten (vgl. Ringertz und Adamson, 1950), in denen

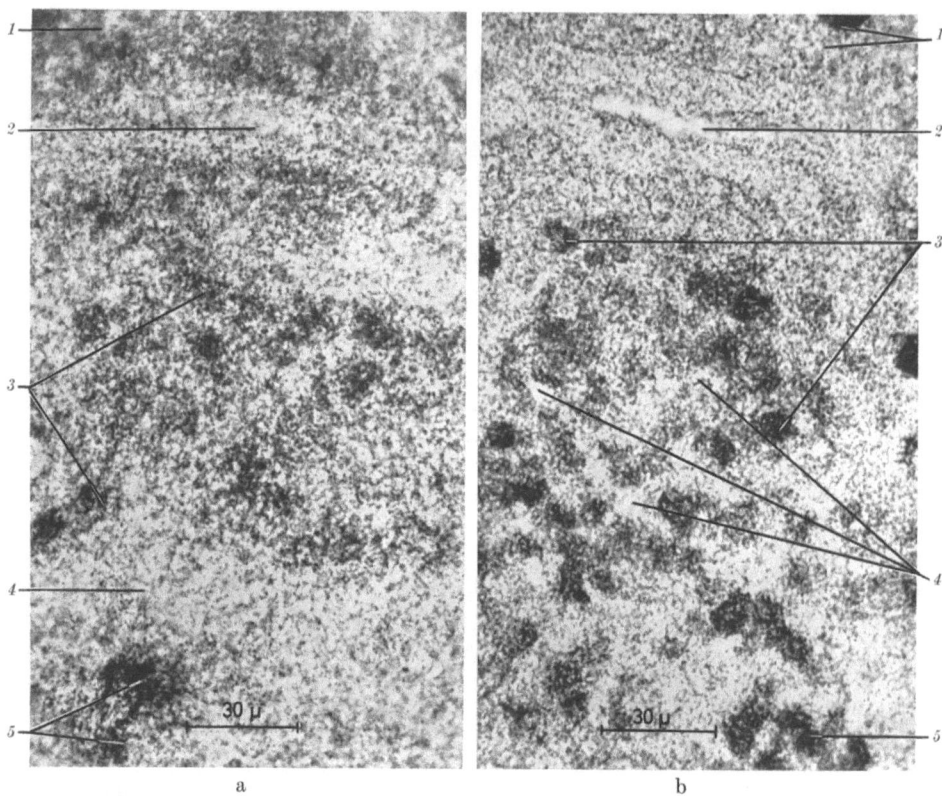

a   b

Abb. 128a u. b. Ausschnitte aus Malpighischen Körperchen der weißen Milzpulpa. a *Ratte* (männl. 155 g; 200 mC C^{14}-Algeneiweiß peroral, Versuchsdauer 3 Std), Autoradiogramm; Mikrophoto: *1* u. *5* Follikelrandzone, *2* längsgetroffene Follikelarterie, *3* Follikelzentrum, *4* Follikelschale. — b *Ratte* (weibl., 142 g; 20,8 mC H^3-dl-Leucin intraperitoneal, Versuchsdauer $1^1/_2$ Std), Autoradiogramm; Mikrophoto: *1* Übergang der Follikelschale in die -randzone, *2* längsgetroffene Follikelarterie, *3* Follikelzentrum, *4* Follikelcapillaren, *5* Follikelrandzone. Nach Tischendorf und Linnartz-Niklas (1962a)

auch eher und stärker Antikörper nachweisbar sind als im Blutserum (McMaster und Hudack, 1935; McMaster und Kidd, 1937; Burnett und Lush, 1938; Österlind, 1938; Ehrich und Harris, 1942, 1945; zur Kritik s. auch Perla und Marmorston, 1935), nach anfänglicher Reduktion eine starke Produktion von Sekundärknötchen hervor. Den letzteren Effekt hat in der Milz eine 1—2malige intravenöse Injektion abgetöteter Styphylokokken (Ehrich, 1929d; Ehrich und Voigt, 1934; Ehrich und Wohlrab, 1934; vgl. Adamson, 1949). 2—3 Tage nach Infektion mit Trypanosoma brucei erscheinen in den Follikelzentren der *Ratten*milz vermehrt große und mittlere Lymphocyten sowie Plasmazellen (Hu, 1934). Die Milz intravenös gegen Paratyphus immunisierter *Kanin-*

chen (HELLMAN und WHITE, 1930) zeigt bei 8—9 Monate alten Tieren eine Vermehrung der Sekundärknötchen auf das 2—3fache, bei 1—2 Jahre alten Tieren — die für gewöhnlich keine Sekundärknötchen mehr haben — eine bedeutende Neubildung derselben. Auf Injektion von Tuberkelbacillen (Typus humanus und bovinus, B.C.G.) reagieren die *Meerschweinchen-* (KORSCHUN, DWIJKOFF, GOROCHNIKOWA und KRESTOWNIKOWA, 1927) und die *Kaninchen*milz (MEDLAR und SASANO, 1936) mit einer Hyperplasie der Follikelzentren, die bei letzterer am 5. Tag einsetzt und noch am 10. anhält (weiteres über die Reaktion der Milzfollikel auf den Tuberkelbacillus bei LUBARSCH, 1927; PETROFF, 1927; SARVAN, 1931; REITANO, 1932; KLEMPERER, 1938, Lit.; HELLMAN, 1943, Lit.; GELIN, 1954, Lit.; ROTTER und BÜNGELER, 1955, Lit.; u.v.a.). Bei der experimentellen Peritonitis (Magen-, Gallen- oder Dickdarmfistel, intraperitoneale Infektion) des *Hundes* kommt es in der nicht vergrößerten Milz zu reversiblen toxischen Nekrosen der Sekundärknötchen mit starkem Kernzerfall (GOHRBANDT, 1929). Beim *Menschen* führen Peritonitiden nicht so regelmäßig wie schwere septische Allgemeininfektionen zum Einschmelzen der Abwehrzentren (Follikelabszeß) in der Milz; im Beginn eines Ileus werden bei Fehlen stärkerer Entzündungssymptome oft nur vergrößerte Sekundärknötchen beobachtet (HEILMANN, 1927; vgl. BETTO, 1936; SOLI, 1939). GROLL (1929) und BISCHOFF (1930) dagegen beschreiben in der zuvor bioptisch untersuchten *Meerschweinchen*milz bei tödlich verlaufender intraperitonealer Infektion mit Paratyphus Breslau einen rapiden Schwund der Sekundärknötchen, Verkleinerung der Malpighischen Körperchen mit Abwanderung der Lymphocyten in die rote Pulpa und z.T. zentrale Nekrotisierung. Während tödliche Diphtherietoxindosen zur Nekrose der Sekundärknötchen führen (vgl. SCHUDY, 1939), bewirken kleine Dosen beim *Kaninchen*, besonders nach Allergisierung durch Anatoxin, parallel dem Fortschreiten der Immunisierung eine erhebliche Mengen- und Größenzunahme der Sekundärknötchen mit Auftreten zahlreicher Mitosen (ÖSTERLIND, 1938; s. auch POINSO und POURSINES, 1933; GIARELLI und MASCHIO, 1955; HARANGHY, 1934). Daß beim *Menschen* bei tödlichen Infektionen [wenn sie nicht, wie beim plötzlichen *Kinds*tod (MAHNKE, 1966), sehr rasch ablaufen] ebensooft eine Hypo- wie eine Hyperplasie der Malpighischen Körperchen beobachtet wird, erklärt MILLBOURN (1931) mit der wechselnden Kombination von infektiösem Agens und Inanition (vgl. GROLL, 1929; BISCHOFF, 1930; u.a.), die das Lymphgewebe entgegengesetzt beeinflussen (HELLMAN).

EHRICH und VOIGT (1934; vgl. EHRICH, 1929c, d) fanden bei intravenösen Staphylokokkeninjektionen am *Kaninchen* eine parallel dem Agglutinintiter des Blutes verlaufende Entwicklungskurve der Sekundärknötchen, aber keinen sicheren Kausalzusammenhang im Sinne einer Antikörperproduktion. Laut ORTEGA und MELLORS (1957) produzieren bei der *Maus* die Follikelzentren γ-Globulin, und zwar um so reichlicher, je mehr großkernige Elemente sie enthalten. In der Tat sind an der Immunreaktion der Keimzentren in der *Mäuse*milz in erster Linie die eine rasch proliferierende Zellpopulation bildenden, DNS-synthetisierenden großen und mittleren Lymphocyten (MAXIMOW), nicht aber die kleinkernigen Reticulumzellen beteiligt (HANNA, 1964; SWARTZENDRUBER und HANNA, 1965). Bei *Mensch* und *Meerschweinchen* kommt es 7—9 Tage nach Gabe eines beliebigen Antigens (vgl. PERLA und MARMORSTON, 1935; TEMPKA, 1957) zugleich mit dem Auftreten des Antikörpers im Blut (vgl. CONGDON und MAKINODAN, 1961) zu mäßigen, retikulären Wucherungen der Follikelzentren und einem starken, 3—4 Monate anhaltenden Anstieg der Blutlymphocyten (BEGEMANN, 1951). Nach LANGEVOORT, KEUNING, V.D. MEER, NIEUWENHUIS und OUDENDIJK (1961) sind die Milzfollikel beim *Kaninchen* nach einer Antigengabe bis zum 3. Tag, an dem der Antikörpertiter im Blut rapid ansteigt, bis auf eine leichte Vermehrung der großen und mittleren Lymphocyten unverändert. Nach $4^1/_2$ Tagen nehmen die Zentren das bekannte „Sternhimmel"bild an, am 10. Tag erreicht ihre Proliferation unter Verschmälerung der kleinzelligen Follikelschale den Höhepunkt, und am 21. Tag liegt wieder der Ausgangszustand vor.

Eine allergische Reaktion in Form von Follikelnekrosen mit Lymphocytenzerfall und Phagocytose der Kerntrümmer durch geschwollene Reticulumzellen läßt sich in der isolierten Milz mit Pferdeserum sensibilisierter *Kaninchen* durch Spülung mit pferdeserumhaltiger (1:500) Kochsalzlösung erzeugen (KLINGE, 1926, 1927). Junge Tiere reagieren schneller, flüchtiger und leichter als erwachsene (CHO-KEIJO, 1939). In der *Ratten*milz verursachen tägliche Injektionen von 20 mg Ovalbumin [ähnlich wie Hauttransplantationen (BILLINGHAM, DEFENDI, SILVERS und STEINMÜLLER, 1962)] eine starke Hyperplasie der Follikelzentren und der übrigen weißen Pulpa sowie vom 3. Tag an einen Anstieg des Mitochondriengehaltes, vom 7. an einen solchen der Zahl der Blutlymphocyten (IMAMURA, 1959a, b). Analoge Erscheinungen werden in der *Mäuse*milz durch Fremdgewebs-, z.B. Knochenmarksinjektionen ausgelöst (CONGDON, 1962, Lit.); über entsprechende Reaktionen der Lymphknoten auf Fremdserum und andere Antigene s. RINGERTZ und ADAMSON (1950), MASSHOFF und RIECKERT(1954), MASSHOFF und FROSCH (1958). ROTTER (1927) erklärt die verschiedenen histologischen Bilder (,,Fluktuation") des Knötcheninneren generell mit einer Sensibilisierung, WÄTJEN (1929) dagegen mit dem direkten Einfluß schädigender Reize.

Weiter wird zugunsten der Reaktionszentrenlehre angeführt, daß die Sekundärknötchen gewöhnlich in der Jugend viel besser ausgebildet sind als im Alter (vgl. v. KIBED-MAKFALVA DE VARGA, 1938; HARANGHY, 1958; u.v.a.). In der Tat läßt sich das altersmäßige Verhalten der Sekundärknötchen bei den verschiedenen Säugerordnungen [Insectivora: COHRS und SCHULZ, 1958, Lit.; Rodentia: HELLMAN, 1914; GERLACH, 1928; SALLER, 1931; SUMITA, 1935; ÖSTERLIND, 1940 (Tabelle 20); ANDREW, 1946; COHRS und SCHULZ, 1958; KÖBBERLING, 1965, Lit.; Carnivora: NEMILOFF, 1936; OBIGER, 1940; COHRS und SCHULZ, 1958; Cetacea: ZWILLENBERG, 1958, 1959; Artiodactyla: BLUMENTHAL, 1952; TISCHENDORF, 1958a; ARVY, 1964a, f; Perissodactyla: HARTWIG, 1949; Primates: HELLMAN, 1926; PARODI, 1927; HELLSTEN, 1928; BAZZOCCHI, 1933; TALIAFERRO und CANNON, 1936; ASCHOFF, 1937; HARANGHY, 1938; HWANG, LIPPINCOTT und KRUMBHAAR, 1938; KLEMPERER, 1938, Lit.; WETZEL, 1938a; ROTTER und BÜNGELER, 1955, Lit.; KATZBERG und UNGERLEIDER, 1967; u.a.] dahin zusammenfassen, daß die erst postnatal entstehenden Sekundärknötchen in ihrer Differenzierung und Entdifferenzierung der übrigen weißen Pulpa vorauseilen, die sich ihrerseits lange vor den anderen Organbestandteilen entfaltet und — unter abnehmender mitotischer Aktivität (ANDREASEN und CHRISTENSEN, 1949) — wieder zurückbildet (vgl. v. HERRATH, 1958). Daß die Sekundärknötchen beim *Menschen* (Tabelle 21) schon über 10 Jahre vor den erst mit 20 Jahren voll entwickelten Lymphscheiden ihren Höchststand erreichen, erklärt HELLMAN (1926, 1943) damit, daß in dieser Zeit die „hauptsächlichste Immunisierungsarbeit gegen ... Giftstoffe" geleistet werde.

Die selbständige Stellung der Sekundärknötchen innerhalb der weißen Pulpa — die sich auch in ihrer geringen Beteiligung an Speichervorgängen (RIBBERT, MAXIMOW; zit. nach HELLMAN, 1943; s. auch JECKELN, 1934; ASCHOFF, 1939) äußert — wird dadurch unterstrichen, daß alle Sekundärknötchen einer Milz [und auch größerer Nebenmilzen (TISCHENDORF, 1965)] im großen ganzen dasselbe Aussehen haben, d.h. offenbar zur gleichen Zeit entstehen und vergehen [MILLBOURN, 1931; HOEPKE, 1933; vgl. die Splenomegalia follicolo-

Tabelle 20. *Altersmäßiges quantitatives Verhalten der Sekundärknötchen in der Kaninchenmilz.*
(Nach Österlind, 1940)

Gruppe	Alter	Sekundärknötchen pro kg Körpergewicht		Sekundärknötchen pro g Milzparenchym	
		Anzahl	Gewicht	Anzahl	Gewicht
I	Neugeboren	0	0	0	0
II	1 Monat	600	0,002	700	0,003
III	2 Monate	3000	0,009	6300	0,019
IV	3 Monate	2800	0,008	6200	0,018
V	4 Monate	2300	0,006	4500	0,012
VI	5 Monate	2100	0,005	4300	0,009
VII	6 Monate	1400	0,003	3200	0,007
VIII	$7^1/_3$ Monate	1100	0,002	2800	0,006
IX	10 Monate	700	0,0014	1700	0,003
X	12 Monate	400	0,0007	900	0,002
XI	2 Jahre	200	0,0004	500	0,001
XII	4 Jahre	200	0,0004	500	0,001

Tabelle 21. *Altersmäßiges quantitatives Verhalten der Sekundärknötchen in der menschlichen Milz.*
(Nach Hellman, 1926)

Alter	Anzahl der Fälle			Anzahl der Sekundärknötchen					
				in der ganzen Milz			per cm³ Milzparenchym		
	Un-glücks-fälle	Selbst-morde	Summe	Un-glücks-fälle	Selbst-morde	sämt-liche Fälle	Un-glücks-fälle	Selbst-morde	sämt-liche Fälle
1 Jahr	2	—	2	107000	—	107000	2120	—	2120
2—5 Jahre	6	—	6	126000	—	126000	2530	—	2530
6—10 Jahre	7	—	7	152000	—	152000	2120	—	2120
11—15 Jahre	4	—	4	128000	—	128000	1460	—	1460
16—20 Jahre	6	4	10	144000	91000	123000	1070	760	950
21—30 Jahre	14	9	23	48000	41900	45000	350	260	320
31—40 Jahre	10	7	17	25000	55000	37000	220	310	260
41—50 Jahre	5	7	12	13000	8000	10000	130	50	80
Über 50 Jahre	4	3	7	28000	—	16000	270	—	150

Alter	Anzahl der Fälle			Sekundärknötchengewebe					
				Gewicht			Prozent der weißen Milzpulpa		
	Un-glücks-fälle	Selbst-morde	sämt-liche Fälle	Un-glücks-fälle	Selbst-morde	sämt-liche Fälle	Un-glücks-fälle	Selbst-morde	sämt-liche Fälle
1 Jahr	2	—	2	3,18	—	3,18	29,22	—	29,22
2— 5 Jahre	6	—	6	1,91	—	1,91	16,56	—	16,56
6—10 Jahre	7	—	7	2,46	—	2,46	17,72	—	17,72
11—15 Jahre	4	—	4	1,04	—	1,04	7,11	—	7,11
16—20 Jahre	6	4	10	1,27	0,65	1,02	6,11	4,19	5,34
21—30 Jahre	14	9	23	0,31	0,18	0,26	1,85	1,05	1,54
31—40 Jahre	10	7	17	0,16	0,38	0,25	1,06	1,91	1,41
41—50 Jahre	5	7	12	0,07	0,03	0,05	0,67	0,20	0,40
Über 50 Jahre	4	3	7	0,09	—	0,05	1,39	—	0,79

hyperplastica (FERRATA und INTROZZI, 1933; FISCHER, 1942)]. Das letztere Argument korrigiert LENNERT (1961) für den Lymphknoten dahin, daß die Zentren nur bei starker Follikellymphopoese — d.h. einem kontinuierlichen, kräftigen Bildungsreiz — untereinander gleich sind, nicht aber bei intermittierenden, schwachen Stimulationen. Nach ÖSTERLIND (1938, 1940, Tab.) steht der Gehalt der *Menschen-* und *Kaninchen*milz an Sekundärknötchen in den verschiedenen Altersstufen in enger Beziehung zur Wachstumsgeschwindigkeit des Organs bzw. des Körpers, was ebenfalls für die exogene Bedingtheit der Sekundärknötchen spreche. Beim *Meerschweinchen* (GYLLENSTEN, 1950, Tab.), das keine Tonsillen hat, erscheinen Sekundärknötchen postnatal zuerst in den Peyerschen Haufen, dann nacheinander in den Hals- und Inguinal-, den Tracheal- und Mesenteriallymphknoten und zuletzt in der Milz. Diese Reihenfolge ist GYLLENSTEN ein Beweis dafür, daß die Flemmingschen Knötchen Reaktionszentren für äußere Noxen sind.

Daß die Zentren mit der Lymphocytenbildung (FLEMMING, DOWNEY und WEIDENREICH, MAXIMOW, KUCZYNSKI u.v.a.) ,,nichts zu tun" haben, schließt HELLMAN (1939, 1943) u.a. daraus, daß beim *Kaninchen* bei Verminderung der Blutlymphocytenzahl um $1/4$ (wiederholte große Aderlässe) und entsprechend gesteigerter Lymphocytennachfrage die Sekundärknötchen quantitativ und qualitativ unverändert sind (SJÖVALL, 1936). Auch GROLL (1929) und BISCHOFF (1930) finden zwar beim *Meerschweinchen* nach großen Blutverlusten die Zentren unverändert oder sogar zurückgebildet, nach wiederholten kleinen (bis zu 30 cm³) Blutentnahmen jedoch in Zahl, Größe, Lymphoblasten- und Mitosegehalt stärker entfaltet. Ferner steht nach HELLMAN (1926) der Lymphocytenwall der Sekundärknötchen in keiner direkten quantitativen Relation zur Mitosenzahl im Zentrum; er ist häufig bei kleinen Zentren breiter als bei großen und in der Regel auch bei mehr oder weniger nekrotischen Zentren gut ausgebildet. Daß die kleinen Lymphocyten aus der roten Pulpa den Reaktionszentren zuwandern (HELLMAN, 1914, 1921, 1922, 1943), ist jedoch insofern unwahrscheinlich (vgl. v. HERRATH, 1958), als in der perifollikulären Zone eine starke, gegen die rote Pulpa gerichtete Strömung herrscht (vgl. HERRLINGER, 1938, 1957; TISCHENDORF, 1951, 1953, 1956a, 1958c). Nach HUECK (1928, 1930), der in den Milzkörperchen gleich den Capillarhülsen Regulatoren des Wasserhaushaltes (vgl. DRESEL und LEITNER, 1929; TISLOWITZ, 1934a, b, 1935; HELMKE, 1935; AGNOLI, 1934; über den Flüssigkeitswechsel im lymphatischen Gewebe s. auch KRAUSPE, 1934; KRAUS, 1961; KELLNER, 1962, 1963; PISCHINGER, 1962a, b, 1963) erblickt, hängt die Lymphocytenbildung im Follikelinneren vom inneren Plasmastrom, die in der Außenzone vom äußeren Plasmastrom filternder Hülsen ab; eine Parallele zwischen der Ausbildung der weißen Pulpa und der der Capillarhülsen ist allerdings (in der *menschlichen* Milz) nicht nachweisbar (DUSTIN, 1938b). Neuere, autoradiographische Untersuchungen (HINRICHSEN, 1963; FLIEDNER, KESSE, CRONKITE und ROBERTSON, 1964; KÖBBERLING, 1965; HINRICHSEN und PRINDULL, 1966; PRINDULL, 1966; vgl. TISCHENDORF und LINNARTZ-NIKLAS, 1958a, b, 1962a, b) haben gezeigt, daß die in den — ihren Namen durchaus zu Recht tragenden (s. unten) — Keimzentren in großer Menge gebildeten mobilen Zellen rasch, ohne erst in den Lymphocytenwall überzuwandern, ,,ausgeschleust" werden. Der Lymphocytenwall steht also tatsächlich in keiner unmittelbaren Beziehung zu den Vorgängen im Follikelzentrum; HELLMANs (1939, 1943) Folgerung jedoch — die Zentren hätten nichts mit der Lymphocytenbildung zu tun — war ein Trugschluß.

Den ,,ausschlaggebenden Beweis" für die Richtigkeit seiner Lehre erblickt HELLMAN (1939, 1943) in den Versuchen von GLIMSTEDT (1933, 1936; s. auch

BAUTZMAN, 1951; THORBECKE, GORDON, WOSTMAN, WAGNER und REYNIER, 1957: *Hühnchen*; ARVY, 1964g: *Ratte*): Bakterienfrei aufgezogene *Meerschweinchen* haben im Gegensatz zu normalen, gleichaltrigen Kontrolltieren in ihrem Lymphgewebe keine Sekundärknötchen, weder solide noch Flemmingsche. Sie verhalten sich somit wie neugeborene, noch nicht von den bakteriell-toxischen Einwirkungen der Außenwelt beeinflußte Tiere. GRIESHAMMER (1937) hält eine sterile Aufzucht für unphysiologisch. Die Abwehrfunktion der absoluten und relativen lymphatischen Hyperplasie (z.B. bei pastösem Habitus oder Rachitis) sei weniger gegen äußere Insulte als gegen die durch sie ausgelösten Stoffwechselstörungen (vgl. PERLA und MARMORSTON, 1935; v. HERRATH, 1958) gerichtet. Ohne die Bedeutung des Lymphgewebes vor allem für die lokale Abwehr bestreiten zu wollen, komme doch dem intermediären Stoffwechsel, besonders im wachsenden Organismus, entscheidender Einfluß auf die Differenzierung des lymphatischen Gewebes zu. Auch HOEPKE (1939, 1951a; vgl. TISCHENDORF, 1956a) erklärt die Versuche GLIMSTEDTs für unphysiologisch: Bei Ausschaltung der Darmflora durch bakterienfreie Aufzucht entfällt die Synthese der für die normale Blutbildung unentbehrlichen Vitamine (Folsäure, Pantothensäure, Biotin usw.; s. ABDERHALDEN, 1949), d.h. der bei den Versuchstieren beobachtete Zustand des Lymphgewebes ist die Folge eines zugleich das Gesamtwachstum hemmenden Vitaminmangels. Das Fehlen von Zentren ist daher kein Beweis für die Richtigkeit der Reaktionszentrenlehre, sondern vielmehr ein „experimentum crucis dafür, daß in den Zentren Lymphocyten gebildet werden" [vgl. die Entgegnung HELLMANs (1943)]. In der Tat beeinflußt der Vitamin B-Komplex das Entstehen und Vergehen kleiner Lymphocyten (vgl. CRAMER, DREWS und MOTTRAM, 1921b; neuere Lit. bei LENNERT, 1961); denn SCHUIJL und GROEN (1938) sowie GOLDAMMER (1939) sahen bei längere Zeit Lactoflavin- bzw. Vitamin B_1-frei ernährten *Ratten* und *Mäusen* einen hochgradigen Schwund des lymphatischen Gewebes mit Milzatrophie, und ERKOÇAK (1960) beobachtete umgekehrt bei *Maus, Kaninchen* und *Mensch* eine stimulierende Wirkung des Vitamin B_{12} (vgl. GEBAUER, 1953, 1954b; KEMÉNY, GÜNDISCH, FESZT und HADNAGY, 1960: *Ratte, Meerschweinchen*) auf die weiße Pulpa (Abb. 129).

Die meisten älteren Autoren nehmen in der Frage der Keim- oder Reaktionszentren eine vermittelnde Stellung ein (z.B. PARODI, 1927; HUECK, 1928; LANG, 1928; OELLER, 1928; SCHILLING, 1928; SCHWANEN, 1929; SCHABADASCH, 1935; LUDWIG, 1936; ASCHOFF, 1939), betrachten also die Zentren sowohl als Produktionsstätten für Lymphocyten wie als Reaktionsherde. LONGHITANO (1929a, b) bezeichnet den äußeren Teil großer, konzentrisch geschichteter Sekundärknötchen (der *menschlichen* Milz) als lymphopoetische (vgl. GYLLENSTEN, 1950), den inneren als lympholytische Zone [von KINDRED (1955) bestritten] und unterscheidet überdies zwischen Regenerationszentren aus jugendlichen Reticulumzellen mit Lymphoblasten und Reaktionszentren aus epitheloiden Zellen. WÄTJEN (1929) nennt die Flemmingschen Zentren wegen ihrer zugleich regenerativen und reaktiven Tätigkeit mit HEIBERG (1922, 1924, 1925, 1931) „Leistungsmittelpunkte". Die Tendenz, sich einseitig auf die Reaktionszentrenlehre festzulegen (z.B. HEILMANN, 1926, 1931; RÖHLICH, 1930, 1933; GRÉGOIRE, 1932; HAMMAR, 1932; MILLER, 1932; HARANGHY, 1934, 1935, 1958; ZÄH, 1937; DABELOW, 1939; Näheres bei HELLMAN, 1943) hat seitdem ständig zugenommen (vgl. BAUTZMANN, 1951; DE GROODT, 1955; COHRS und SCHULZ, 1958; TRAUTMANN und LIPPMANN, 1960; BARGMANN, 1964; u.v.a.); erst neuerdings macht sich — vor allem unter dem Einfluß von HOEPKE (1931a, b ff.) — ein Umschwung bemerkbar (TISCHENDORF, 1956a, 1957a, b, 1958b, c; TISCHENDORF und LINNARTZ-NIKLAS, 1958a, b, 1962a, b; LENNERT, 1961; MOORE, MUMAW und SCHOENBERG, 1964; u.a.).

Nach v. ALBERTINI (1932a, b, 1936; s. auch v. ALBERTINI, GASSER und WUHR-
MANN, 1934, 1936) ist die Hauptbildungsstätte der Lymphocyten das lymphatische „Grundgewebe". Die Flemmingschen Zentren sind „Regulatoren" dieser
Lymphopoese und Schutzvorrichtungen gegen hämatogen zugeführte Gifte, aber
nicht im Sinne HELLMANs zum Schutze des Gesamtorganismus, sondern zu dem
des lymphatischen Gewebes selbst. Es brauche derartige „Giftschutzzentren", da
die Intoxikation einerseits durch die notwendige Beseitigung der Giftstoffe den

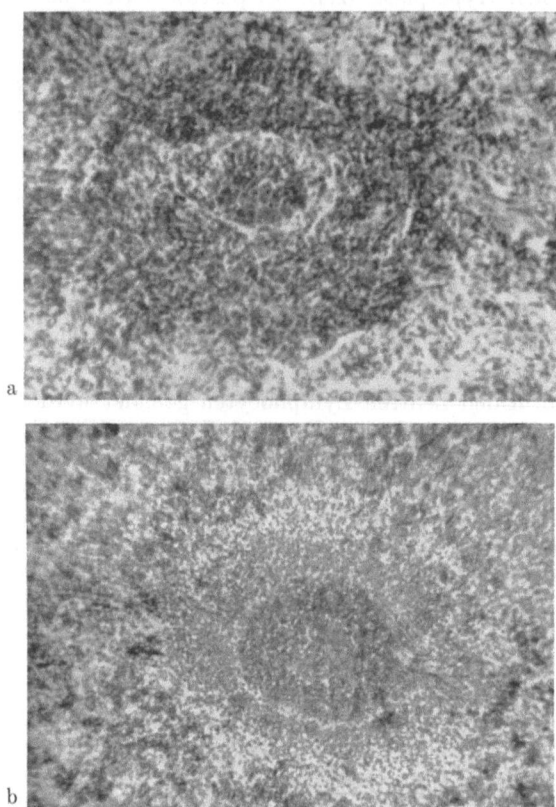

Abb. 129a u. b. Wirkung von Vitamin B_{12} auf die weiße Milzpulpa der *Ratte*. a Malpighisches
Körperchen eines normalen Kontrolltieres.— b Malpighisches Körperchen mit entfärbter Rand-
zone infolge Aktivierung der Lymphocyten nach Gaben von Vitamin B_{12} in Dosen von 0,1 γ-%
Futter. Nach GEBAUER (1953)

Lymphocytenverbrauch steigere, andererseits durch Schädigung des lymphatischen Gewebes die Nachproduktion lähme. RÖHLICH (1933a, b) schließt aus der
gleichen Struktur und Blutversorgung (vgl. HUECK, 1927, 1928, 1948; JÄGER, 1929)
der Keimzentren in Lymphknoten und Milz (dunkler Teil der Blutquelle zu-,
heller von ihr abgewandt) auf eine „entschlackende Funktion des hellen Teils im
Dienste der Blutreinigung" [über die Filter- und Resorptionswirkung des Lymphgewebes vgl. OELLER (1928) und HELLMAN (1943)].
    EHRICH (1929a, b, c, d, 1931, 1934) weicht anfangs nur insofern von FLEMMING
ab, als er zwar die soliden und gegebenenfalls auch die Übergangssekundärknötchen (Auflösungsstadien) kleine Lymphocyten bilden, in den hellen Zentren
jedoch mittlere und große Lymphocyten sich ablagern läßt, die sich bei Bedarf

rasch in kleine Lymphocyten umwandeln. Er findet seine „Reservedepot"- (vgl. HOEPKE, 1933ff.: „Vorratswirtschaft"-)Theorie dadurch bestätigt, daß bei aktiver Immunisierung die Flemmingschen Knötchen zunächst verschwinden, d.h. als Zelldepot aufgebraucht werden, und bei Abklingen der Reaktion wieder hervortreten (EHRICH und VOIGT, 1934). So hält z.B. bei der malaria-(Plasmodium berghei-)infizierten *Maus* die Lymphocytenproduktion im Inneren der Milzfollikel trotz merklicher Beschleunigung zunächst der rapiden Entvölkerung der Außenzone nicht stand: das durch die intensive Ausschüttung erschöpfte lymphatische Gewebe räumt „unter Protest" seine Stellung und erobert sie erst mit nachlassendem Bedarf an peripheren Lymphocyten wieder zurück (KRETSCHMAR und JERUSALEM, 1963; JERUSALEM und KRETSCHMAR, 1964). Auch VERNONI (1943) beschreibt in den Follikelzentren (der *Kaninchen*milz) für gewöhnlich eine Lymphocytenbildung aus Mesolymphocyten (vgl. BUENO, 1947; HANNA, 1964; SWARTZENDRUBER und HANNA, 1965, Lit.), daneben aber zeitweise, ohne ersichtliche Ursache, auch eine Produktion aus typischen Hämocytoblasten und Übergangsformen. In späteren Arbeiten sind für EHRICH (1956, Lit.) die Flemmingschen Zentren „keine Hauptorte der Lymphocytopoese, sondern Orte lebhafter Lymphocytolyse" (vgl. LONGHITANO, 1929a, b). Ähnlich äußert sich ANDREW (1946): „The conspicious feature of these centres is the degeneration of small lymphocytes and phagocytosis of the remnants ... the mitotic activity ... is of secondary significance". Schon OELLER (1928, Lit.) betont jedoch, daß die Zahl der in den Follikelzentren zugrundegehenden Zellen selbst bei starkem Verschleiß im Vergleich zum Untergang in die Milzsinus und zum Abtransport in die Leber gering sei. Er pflichtet deshalb der Reaktionszentrenlehre nur soweit bei, daß Zellen, die „im gesamten Organismus zugrunde gehen", dies natürlich auch in den Knötcheninnenräumen, aber ebenso in den Scheidenaußenzonen und im gesamten Reticulum der Milz tun. Auch WÄTJEN (1929) lehnt es ab, die Zentren als Stätten des physiologischen Lymphocytenzerfalls (ROTTER, 1927) schlechthin zu betrachten.

Nach BARELLI (1931) ist der Lymphocytenabbau in den Sekundärknötchen der *Ratten*milz — das erklärt manchen Widerspruch — saisonbedingt: relativ stark im Herbst und gleich Null im Frühjahr und Sommer. Als Indicator für die jeweilige Funktionslage der [lt. D'AGOSTINI und ROSSATI, 1959 (vgl. ARVY, 1963a—d, 1964a—g) stark cholinesterasehaltigen] Sekundärknötchen bei *Ratte* und *Maus* kann ihre Leucinaminopeptidase-Aktivität dienen, die bei stärker lympholytischen Zentren höher ist als bei rein lymphopoetischen (KORHONEN und RUPONEN, 1962). Bei der sauren Phosphatase, deren Aktivität durch das mitosefördernde Vitamin B_{12} erhöht, durch mitosehemmende Mittel (Anticancerogene) dagegen stark erniedrigt wird, verhält es sich umgekehrt (KEMÉNY, GÜNDISCH, FESZT und HADNAGY, 1960: *Ratte, Meerschweinchen*).

Eine große Rolle in der Diskussion um die Bedeutung der Flemmingschen Zentren spielt ihr Verhalten bei winterschlafenden Tieren und unterschiedlicher Ernährung:

HOEPKE, für den die Sekundärknötchen anfangs gleich WÄTJEN, ASCHOFF u.a. Lymphopoese- und Reaktionsherde zugleich sind, gelangt später immer mehr zu der Überzeugung, daß sie „überwiegend Keimzentren" darstellen und die Abwehrtätigkeit ein „Ausnahmezustand" ist. Ein Keimzentrum lasse „überwiegend die Bildung kleiner Lymphocyten oder die Bildung und Speicherung ihrer Vorstufen erkennen", ein Reaktionszentrum dagegen sei „überwiegend auf Abwehr von Schädigungen aller Art eingestellt" und habe „die Bildung kleiner Lymphocyten ... eingeschränkt oder eingestellt" (1933).

Nach HOEPKE (1931a, 1933) zeigt die Milz von *Igel, Fledermaus* und *Gartenschläfer* im tiefsten Winterschlaf schmale Lymphscheiden und wenige, kleine

Knötchen mit spärlichen, unansehnlichen Zentren [für den *Igel* bestätigt durch
Watzka (1937) und Borghi (1961)] (Abb. 130). Als Vorbereitung auf den
späteren Bedarf werden im Reticulum Lymphocyten, besonders größere, gebildet.
Die meist als „ruhend" angesehenen kleinen, soliden Knötchen produzieren in
Wirklichkeit gleich den Lymphscheiden ununterbrochen kleine Lymphocyten. Da
diese sehr rasch durch Teilung aus Reticulumzellen entstehen, häufen sich keine
größeren Elemente im Knötcheninneren an. Ein bestimmter Reiz [Wecken und
Bewegenlassen der Tiere in Kälte oder Wärme, Nahrungsaufnahme (vgl. Franz,
1937), Thyroxininjektion (über die stimulierende Wirkung des thyreotropen Hormons auf die Milzfollikel s. auch Kleine und Paal, 1934; Trowell, 1958a,
Lit.)] — der „wie jede Einwirkung auf den Körper sofort die ganze Milz mobil
macht" — läßt aus den kleinen, soliden Knötchen große werden, die nachträglich
Zentren erhalten. Nach Hellman müßten zuerst Zentren entstehen, auf die dann
die kleinen Lymphocyten zuwandern. Zwar bildet auch die rote Pulpa Lymphocyten (vgl. Dustin, 1938a), aber nur große und mittlere, die wiederum am Rand
der Zentren nicht vorkommen. Borghi (1961) sah denn auch, im Gegensatz zu
Hellmans Annahme, beim *Igel* schon $1/_2$ Std nach dem Aufwecken (Inkubator bei
$+35°$) aus dem künstlichen Winterschlaf (Refrigerator bei $+5°$) massenhaft
kleine Lymphocyten aus den Milzfollikeln pulpawärts wandern. Die Zentren selbst
zeigen lt. Hoepke so deutlich alle Zeichen der Lymphocytenbildung — nicht nur
Mitosen, sondern auch Amitosen und Schrumpfungsvorgänge der Reticulumzellen
(vgl. Oeller, 1928) —, daß sie nur als Keimzentren bezeichnet werden können.
Ihr Auftreten besagt, daß die Zellbildung nicht mehr auf kürzestem Wege wie in
den soliden Knötchen vor sich geht, sondern zwischen Anfangs- und Endstufe
größere Zellen eingeschaltet werden, die sich erst auf Abruf (Trypanblauinjektion
z.B. läßt sofort einen Wall kleiner Lymphocyten entstehen) in kurzlebige kleine
Lymphocyten umwandeln. Die kleinen, soliden Knötchen decken einen „augen-
blicklichen, dringenden Bedarf", die großen, konzentrisch geschichteten arbeiten
„auf lange Sicht". Sie besagen, daß der Organismus z.Zt. „wenig kleine Lymphocyten braucht, dafür aber die Mutterzellen in großer Zahl bereitstellt". Trotz der
verschiedenen Bilder, die die Milzen von *Igel*, *Fledermaus* (vgl. Möllhoff-Mylius,
1957) und *Gartenschläfer* (Bestätigung der Befunde Hoepkes durch Poche, 1959)
bieten, ist die Leistung bei allen die gleiche: Lymphocytenstapelung im Winter
und verstärkte -Ausfuhr im Sommer [nach Schermer (1958a, b) hat auch der
Hamster im Winter niedrigere Blutlymphocytenwerte als im Sommer].

Im Gegensatz zu anderen Lymphfollikeln begegnen die der Milz lt. Hoepke
der Zufuhr schädlicher Stoffe durch Bildung von Hyalin (aus Capillaren und
quellenden Gitterfasern). Mit dessen Auftreten im Sommer schwinden die Sekundärknötchen, mit seiner Resorption (vgl. Roemer, 1933, Abb. 1) entstehen Ende
des Winters z.T. (*Igel*) mächtige Zentren; während die Knötchen durch die
Hyalinbildung lahmgelegt sind, übernimmt das Pulpareticulum die Lymphocytenbildung. Wie die Milz werden beim *Igel* auch Lymphknoten (Roemer, 1933)
und Tonsillen (Peter, 1932; vgl. Heiberg, 1931; Hoepke 1931a, b, c, 1934; zum
Tonsillenproblem s. auch Bürgers und Wolffheim, 1931; Gräff, 1963; Grau,
1963; Zilch, 1963) durch Erwecken aus dem Winterschlaf, Bewegung und Nahrungsaufnahme kräftig aktiviert. Die während des Winterschlafes durch Reduktion des
Zellwachstums weitgehend blockierte DNS-Synthese in der Milz erreicht beim
Hamster 12—24 Std nach dem Erwachen unter entsprechender Zunahme der
radioaktiv markierten Zellen in den Follikelzentren wieder die Norm (Manasek,
Adelstein und Lyman, 1965).

Die Annahme von Nitzschke und Maier (1932; zit. nach Petzsch, 1950),
die den Winterschlaf [wie Rachitis (vgl. Grieshammer, 1937) und *Säuglings-*

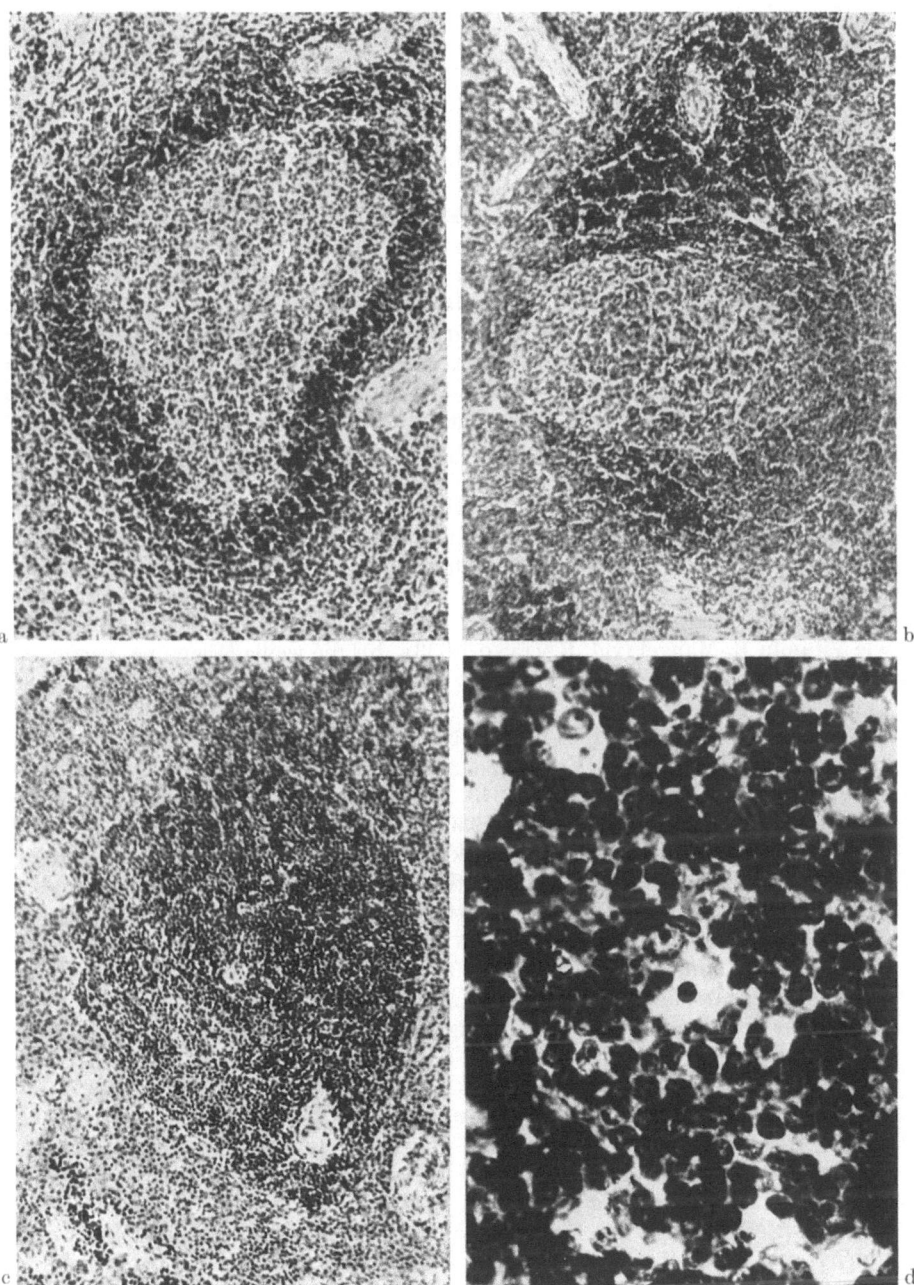

Abb. 130a—d. Milz, *Igel* (Hämatoxylin-Eosin). a (Vergr. 112×) Wachzustand (Juli): Malpighisches Körperchen mit großem hellen Zentrum. — b (Vergr. 112×) Wachzustand (September): Malpighisches Körperchen mit weniger ausgebildetem hellen Zentrum. — c (Vergr. 112×) Winterschlafzustand: Malpighisches Körperchen ohne helles Zentrum. — d (Vergr. 845×) Ausschnitt aus c: rosettenartig um eine kleine Zelle mit intensiv gefärbtem Kern angeordnete Lymphocyten. Original von Dr. M. B. BORGHI, Firenze [Arch. ital. Anat. Embriol. **66** (1961), Abb. 6, 7, 8, 9]

tetanie auf die Abnahme der das lymphatische Gewebe hemmenden U.V.-Strah-
lung bzw. u.v.-aktivierter Sterine (Vitamin D), d.h. auf eine Milzüberfunktion
zurückzuführen, lehnt HOEPKE (1933) ab: es handele sich (beim *Igel*) „nicht um eine
vermehrte Funktion des lymphatischen Systems, sondern wesentlich um erhöhte
Bereitstellung größerer Lymphocyten". In der Tat löst Vitamin D beim winterschlafenden *Igel* keine Hemmung, sondern ähnlich wie Thyroxin eine langanhaltende Entfaltung der weißen Pulpa aus, während sie z.B. nach Vitamin C-Gaben
(s. auch CORNILL, MOSINGER und HARVEY, 1934; HAMMAR, 1938; MONETTI, 1940;
DAL LAGO, 1941) unter (wie beim *Menschen*) unveränderten Blutlymphocyten-
werten nur für 3—5 Tage mäßig zunimmt (ACKERMANN, 1938). Der durch Hydrocortison, nicht aber durch ACTH und DOCA, beeinflußbare Ascorbinsäuregehalt
der *Ratten*milz ist im Winter erheblich größer als im Sommer (GÁBOS, 1967). Eine
ähnliche Wirkung wie Vitamin D scheint A zu haben; denn sein Fehlen führt bei
der *Ratte* zu einer Schrumpfung und bindegewebigen Induration der Milzknötchen
(GEBAUER, 1954a; vgl. CALVI, 1941). Vitamin B_{12} fördert die Mitosetätigkeit (und
Phosphataseaktivität) der weißen Milzpulpa (KEMÉNY, GÜNDISCH, FESZT und
HADNAGY, 1960: *Ratte, Meerschweinchen*; vgl. GEBAUER, 1954b; ERKOÇAK, 1960).

Die Beeinflussung der Milzfollikel durch Vitamine (Lit. bei GOLD-
AMMER, 1939; HOEPKE und SPANIER, 1939; STUDER, 1959; vgl. CRAMER, DREW
und MOTTRAM, 1921b; CHAHOVITCH und FRAJND, 1939) — die zu diskutieren
HELLMAN (1943) für verfrüht hält — führt auf die Frage der Ernährungseinflüsse überhaupt. Hunger reduziert [lt. GOLDAMMER allerdings nicht so stark
wie Vitamin B_1-Mangel (vgl. REITANO, 1933a, b)] die weiße Milzpulpa, verringert
Zahl und Größe der Sekundärknötchen und unterdrückt ihre Neubildung (HEI-
BERG, 1925; WALLBACH, 1932b; WÄTJEN, 1935; GRIESHAMMER, 1937; HELLMAN,
1943, Lit.; KÖHN, 1953, 1954; u.a.). Im Lymphknoten unterbricht schon ein
kurzer Nahrungsentzug die Zellvermehrung in den Follikelzentren, während sie
die Fettresorption (vgl. HELLMAN, 1943, Lit.) wenige Stunden nach der Nahrungsaufnahme kräftig anregt (DABELOW, 1930); über Ernährungseinflüsse an den Tonsillen s. ZILCH (1963). In der Milz bewirkt außer absolutem Hunger auch Protein-
inanition eine Rarefizierung des lymphatischen Gewebes, besonders der Sekundärknötchen (ANDREASEN, 1939), Eiweißfütterung — z.B. beim *Igel* sofort nach dem
Erwachen aus dem Winterschlaf (FRANZ, 1937; s. auch HOEPKE, 1933) — das
Gegenteil. Bei alimentärer Anämie — z.B. bei der *Ratte* infolge reiner Milchnahrung (v. HAAM und BEARD, 1934; HAMRE und MILLER, 1935) — kommt es in
der degenerierenden Milz zu einem hochgradigen Follikelschwund, der sich durch
Cu-, nicht aber durch Fe-Gaben beheben läßt. Eine ähnlich destruierende Wirkung
auf die Milzkörperchen hat bei *Maus* (WALLBACH, 1928; vgl. SEEMANN, 1927) und
Meerschweinchen (WÄTJEN, 1935) eine ausschließliche Haferfütterung. WALLBACH
(1932b) konnte zwar bei einseitig mit Eiweiß, Fett oder Kohlenhydraten ernährten *Mäusen* (über den Einfluß eiweißreicher und eiweißfreier Diät oder des
Nahrungsentzugs auf die *Ratten*milz vgl. STENRAM, 1962) „nicht immer eine ganz
strenge Unterscheidung der Fütterung aufgrund der cellulären Reaktionen" des
lymphatischen Gewebes durchführen, zweifellos hat aber jede quantitative und
qualitative Mangelernährung, praktisch jede chronische Ernährungsstörung (vgl.
HEIBERG, 1925; GRIESHAMMER, 1937), einen nachteiligen Einfluß auf die Differenzierung der Milzknötchen und die Tätigkeit der Keimzentren.

Besonders eingehend untersucht ist der Einfluß tierischer und pflanzlicher
bzw. saurer und basischer Ernährung auf die lymphatischen Organe (vgl.
KATASE, 1931; BERENDES, 1941). WETZEL (1930) findet allgemein bei tierischer
Ernährung eine bessere Entwicklung des lymphatischen Gewebes und eine
„größere Widerstandsfähigkeit gegen ... schädliche Einflüsse" als bei pflanzlicher.

Pflanzenfresser haben in der Regel ein lymphocytäres, Fleischfresser ein neutrophil-granulocytäres weißes Blutbild (RICHTER, 1953); bei *Mensch* und *Hund* kommt es 3—4 Std nach einer Fleischmahlzeit zu einer starken Leukocytose [DOBREFF und GUNTSCHEFF (1933) u.a.; vgl. dagegen SCHERMERs (1958a, b) Befunde bei *Affe, Meerschweinchen* usw.]. LOMPE (1937) führt die stärkere Entfaltung des lymphatischen Apparates bei tierisch ernährten *Ratten* auf den im Vergleich zur Pflanzennahrung höheren Eiweiß- und Fettgehalt sowie den Säureüberschuß der Fleischnahrung zurück. Eine ähnliche Auswirkung saurer und basischer Ernährung auf die *Meerschweinchen*milz konstatiert WÄTJEN (1935; s. auch HARANGHY, 1935) bei Grünzeug-, Kartoffel- bzw. Haferfütterung. Auch BRIEGER (1943) bringt das unterschiedliche Milzgewicht tierisch bzw. pflanzlich ernährter *Ratten* mit der verschiedenen Inanspruchnahme des lymphatischen Gewebes in Zusammenhang, findet aber bei jungen und erwachsenen Tieren ein konträres Verhalten.

Bei der *Igel*milz (HOEPKE und GRUNDIES, 1935) bewirkt basische Ernährung anfangs einen Mitoseanstieg in den Mesolymphocyten der Zentren, eine Verbreiterung des kleinzelligen Lymphocytenwalls und eine Umwandlung der Flemmingschen Sekundärknötchen in solide. Es folgt eine intensive Neubildung von Mesolymphocyten-Zentren in den Follikeln und eine gesteigerte Lymphopoese auch in der roten Pulpa. So führt basische Ernährung letztlich zu vermehrter Bildung und Vernichtung kleiner Lymphocyten. Bei saurer Ernährung dagegen treten in den Milzfollikeln die kleinen Lymphocyten zunehmend hinter den mittleren und großen zurück. Während in den Follikeln große Zentren entstehen, wird die Bildung kleiner Lymphocyten in einer Art Arbeitsteilung zwischen weißer und roter Pulpa weitgehend in die letztere verlegt.

Bei der *Maus* (HOEPKE, HEMPFING und DESAGA, 1938) wirken sich basische und saure Ernährung genau entgegengesetzt aus wie bei *Igel* und *Mensch*, d.h. das Lymphgewebe basisch ernährter *Mäuse* ist auf die Zurückhaltung kleiner Lymphocyten, das sauer ernährter auf ihre Ausschwemmung eingestellt. Während bei *Igel* und *Mensch* (HOFF, 1922—1938; ESSER, 1937; beide zit. nach HOEPKE, HEMPFING und DESAGA, 1938) Basenüberschuß eine Lymphocytose, Säureüberschuß eine relative Lymphopenie auslöst, ist es bei *Mäusen* umgekehrt. Da die Leistung des Lymphgewebes bei allen Tieren die gleiche sei, meint HOEPKE, müsse „eben die Umsetzung der Nahrung eine andere sein".

Bei der *Ratten*milz (HOEPKE und SPANIER, 1939) bewirkt basische Ernährung (Vitamin B-Hemmung?) eine vermehrte Ausschwemmung kleiner Lymphocyten und ihrer Zerfallsprodukte. Alle Sekundärknötchen sind kleinlymphocytär oder haben nur dürftige Zentren; es gehen in großer Zahl kleine Lymphocyten zugrunde. Saure Ernährung schränkt die Abgabe kleiner Lymphocyten ins Blut erheblich ein. Es entstehen große Sekundärknötchen mit entsprechenden Zentren. Auch die rote Pulpa bildet reichlich große Lymphocyten; untergehende weiße Zellen sind selten. Das Lymphgewebe (Milz, Lymphknoten, Thymus) der *Ratte* verhält sich somit gegenüber Ernährungseinflüssen wie das von *Igel* und *Mensch*. Auch THOMAS (1959) findet bei basisch ernährten *Ratten* ein schwach entwickeltes Milzlymphgewebe mit kleinen Follikeln (Durchschnittsmaß $298 \times 315 \mu$), bei sauer ernährten dagegen eine stark ausgebildete weiße Pulpa mit großen, zentrenhaltigen Follikeln ($345 \times 367 \mu$) und auch in der roten Pulpa reichlich größere Lymphocyten (Abb. 131).

Die Nachprüfung der Hoepkeschen Befunde durch BERENDES (1941: *Maus*) und KÖHN [1953, 1954: *Meerschweinchen* (vgl. SCHERMER, 1958), *Katze, Ratte*] erbrachte — auch bezüglich der Relation zwischen histologischem Verhalten des Lymphgewebes und Differentialblutbild — ein negatives Resultat. HOEPKE

324 Weiße Pulpa

(1955 b) führt es darauf zurück, daß er selbst ein homogenes Tiermaterial mit be-
kannter Ausgangssituation des Lymphgewebes (physiologischer Ruhezustand im
Winterschlaf) und überdies Allesfresser verwandte, Köhn dagegen reine
Pflanzen- oder Fleischfresser mit a priori verschiedenem Blutbild (Richter,
1953) z.T. unphysiologischen Belastungen aussetzte.

Das wesentlichste Ergebnis seiner Untersuchungen (vgl. Hoepke und Grundies, 1935; Hoepke und Grüning, 1935; Hoepke und Peter, 1936; Franz,
1937; Hoepke, Hempfing und Desaga, 1938; Hoepke und Spanier, 1939) ist für

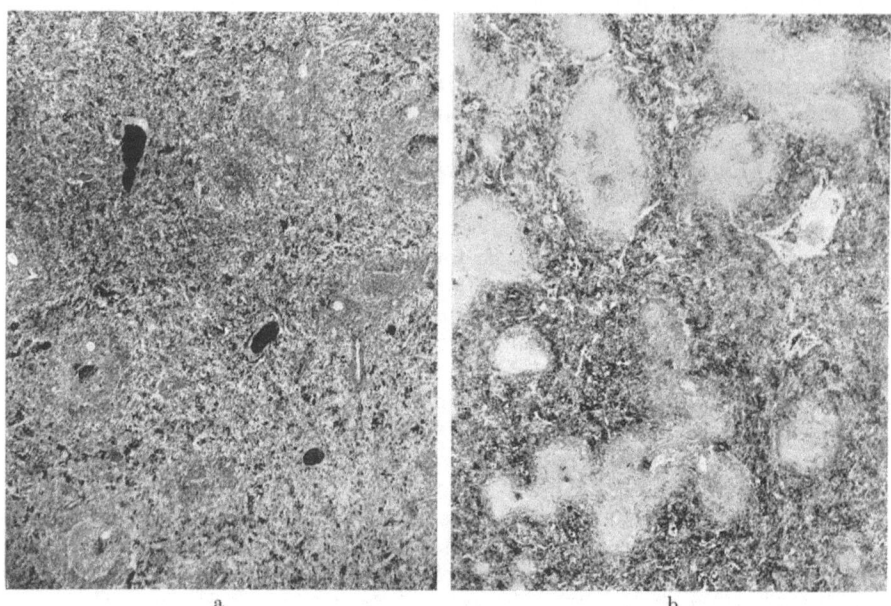

a   b

Abb. 131 a u. b. Milz, *Ratte* (Susa, Kardos-Pappenheim); Mikrophotos (Planar 20 mm, Balg-
auszug 40 cm; auf $^6/_7$ verkl.). a Basisch ernährtes Tier: Die kleinen Follikel sind nur schwach
erkennbar, in der prall von Erythrocyten erfüllten roten Pulpa finden sich nur kleine Gruppen
dunkel gefärbter weißer Zellen. — b Sauer ernährtes Tier: Weiße Pulpa hellgrau, von zahlreichen Lymphocyten erfüllte rote Pulpa dunkel. Original von Dr. L. Thomas, Mannheim
[Z. mikr.-anat. Forsch. **65** (1959), Abb. 1, 3]

Hoepke (1935, 1938, 1939), daß das gesamte Lymphgewebe einen anhaltenden
Basen- oder Säureüberschuß in der Nahrung konträr beantwortet und diese
Reaktion von einem entsprechenden Verhalten der Blutlymphocytenwerte be-
gleitet wird. Basische Ernährung verursacht eine gesteigerte Bildung bzw. Bereit-
stellung kleiner Lymphocyten; ihr Zerfall greift durch Ausgleich eines etwaigen
Eiweißdefizits in die Regulation des Blut-pH ein. Alle Sekundärknötchen der
Milz haben einen breiten Wall, der so lange kleine Lymphocyten an die rote
Pulpa abgibt, bis die weiße erschöpft ist. Saure Ernährung zeitigt das entgegengesetzte Verhalten: die weiße Pulpa nimmt zu, die Knötchen bekommen große
Zentren; auch die rote Pulpa bildet mittlere und große Lymphocyten. Hoepke
erblickt darin eine Bestätigung dafür, daß die Follikelzentren hauptsächlich Keimzentren sind und vermutet eine direkte Beeinflussung des lymphatischen Gewebes
in alkalotischer oder acidotischer Richtung durch das vegetative Nervensystem.

Wie durch eine „Schaukeldiät", d.h. eine abwechselnd saure und basische Ernährung,
wird das lymphatische Gewebe der Milz auch durch Tumoren aktiviert (wobei allerdings die
Reaktion des Reticulo-Endothels im Vordergrund steht). Auch dabei erweisen sich die Zentren

als „Regulationszentren, d.h. Keimzentren, die je nach den Anforderungen des Organismus kleine Lymphocyten bilden, speichern oder ausschütten" (HOEPKE, 1952b; vgl. 1952a, c, 1953, 1954a, b, c, 1955a, 1956, 1957, 1958a, b).

HELLMANs (1943, Lit.) Einwände lassen sich dahin zusammenfassen, die (besonders für den *Igel*) unphysiologische basische Ernährung bringe die Tiere in einen Hungerzustand mit akzidenteller Involution des lymphatischen Gewebes. Die saure, mehr mit den natürlichen Lebensgewohnheiten übereinstimmende Ernährung dagegen versetze die Tiere in guten Allgemeinzustand und das lymphatische Gewebe in günstige Arbeitsbedingungen, „gewiß auch im Dienste der Abwehr gegen die Giftstoffe". v. HERRATH (1958) kann zwischen den Befunden von

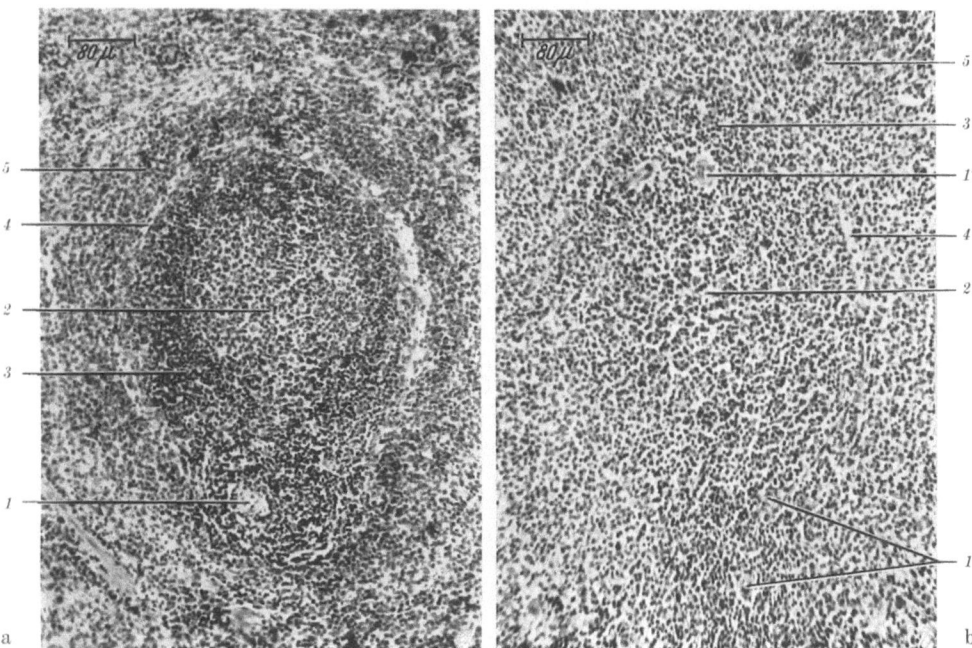

Abb. 132a u. b. Malpighische Körperchen der weißen Pulpa. Milz, *Ratte* (Formol-Alkohol, Paraffin 7,5 μ, Hämatoxylin nach WEIGERT-Eosin); Mikrophotos: a normales Kontrolltier. — b 80 Tage mit Zwischenhirn-Lipoidextrakt behandeltes Tier. *1, 1'* Follikelarterie und deren Äste, *2* Follikelkern, *3* Follikelschale, *4* Reticulumkapsel, *5* Knötchenrandzone. Nach TISCHENDORF (1958b)

HELLMAN und HOEPKE „schon wegen ihrer Vieldeutigkeit keinen unvereinbaren Widerspruch erkennen" und erblickt in dem Streit um die Deutung der Zentren als Keim-, Regulations- oder Reaktionszentren letztlich einen solchen um dem Hypophysen-Adrenalsystem (vgl. DOUGHERTY und WHITE, 1944, 1945; WHITE und DOUGHERTY, 1945, 1946; SELYE, 1946, 1953; VALENTINE, CRADDOCK und LAWRENCE, 1948; LANGENDORFF und TONUTTI, 1950, Lit.; HANSEN, 1958a, b; HAUS, 1959, Lit.; HOFF, 1959, Lit.; KOMIYA, 1959a, b, Lit.; LAMBIN, 1959, Lit.) unterstehende „Stoffwechselleistungen des vielseitig tätigen Lymphgewebes". Die Hellmansche Reaktionszentren-Theorie klärt jedenfalls „nur einen ganz kleinen Ausschnitt aus diesem Geschehen" (HOEPKE, 1951a, b).

Hormonell bedingte Veränderungen der Flemmingschen Zentren beschreiben u.a. MOMOSE (1934) für die *Ratten*milz (Hyperplasie der Zentren mit leichter Follikelatrophie nach Schilddrüsenfütterung), DOUGHERTY und WHITE

(1944, 1945; vgl. BAKER, INGLE und CHOH HAO, 1951; KIEF, KNOTHE und SCHÜR-
MEYER, 1954; AGARWAL und KATE, 1964) für die *Mäuse-* und *Kaninchen*milz
(Neubildung und ödematöse Schwellung der Zentren mit Lymphocytenzerfall
3 Std nach Injektion von Nebennierenrinden- und corticotropem Hormon) sowie
HILL und POSPISIL (1960: Bestätigung der Befunde von DOUGHERTY und WHITE
an normalen und epinephrektomierten *Ratten*, Beziehung zum „Stress"; vgl.
SAKAKIBARA, 1926; SIMPSON, DENNINSON und KORECHEWSKY, 1934; HOUSSAY
und DEL CASILLO A PINTO, 1941). Verabreichung von Zwischenhirn-Lipoidextrakt

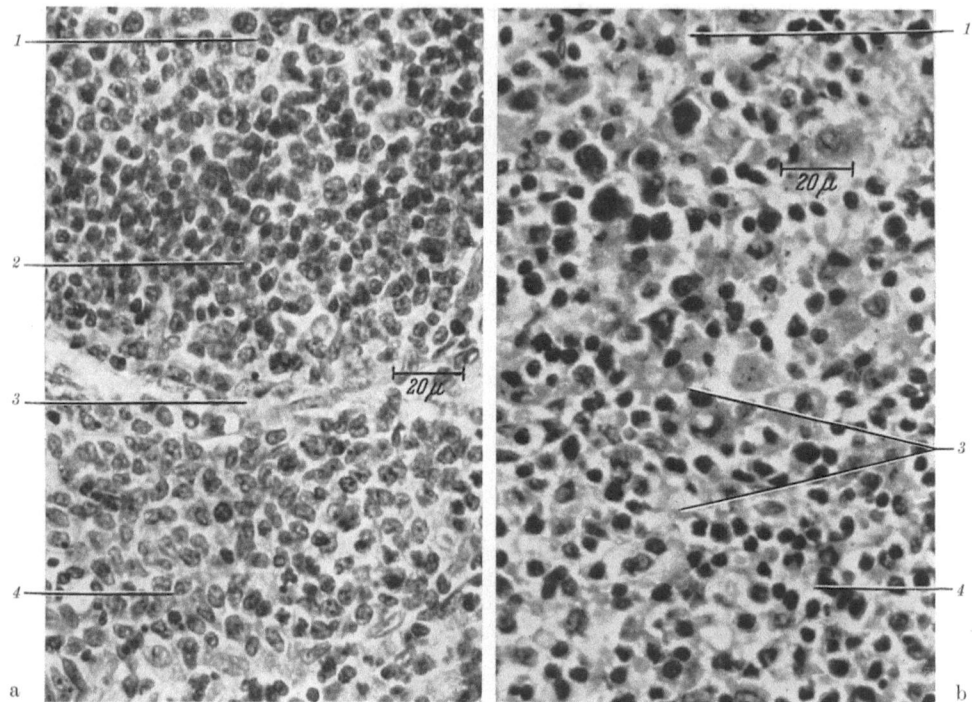

Abb. 133a u. b. Radiärausschnitte Malpighischer Körperchen der weißen Pulpa. Milz, *Ratte*
(Formol-Alkohol, Paraffin 7,5 μ, Hämatoxylin nach WEIGERT-Eosin); Mikrophotos: a normales Kontrolltier. — b 80 Tage mit Zwischenhirn-Lipoidextrakt behandeltes Tier. *1* Follikelkern, *2* Follikelschale, *3* Reticulumkapsel bzw. Gegend derselben, *4* Randzone. Nach
TISCHENDORF (1958b)

(90 Tage lang je 2,5 mg) bewirkt beim *Kaninchen* eine Hyperplasie der weißen
Milzpulpa mit starker Vergrößerung der Malpighischen Körperchen und Verbreiterung der Zentren, in denen reichlich histiocytäre, z.T. eosinophile Elemente
auftreten (SPIGOLON, 1955). Bei mit Zwischenhirn-Lipoidextrakt (60, 80 und
100 Tage lang je 1 mg) behandelten *Ratten* (über die normale Lymphopoese und
die Zellproliferation in den Keimzentren der *Ratten*milz vgl. ANDREASEN und
OTTESEN, 1944; FLIEDNER, KESSE, CRONKITE und ROBERTSON, 1964) ist
der konzentrische Aufbau der Malpighischen Körperchen verwischt, und eine
Follikelschale nur noch stellenweise angedeutet (Abb. 132, 133): Die stark verbreiterten Zentren überfluten die Follikelkapsel und verschmelzen vielfach mit der
Knötchenrandzone. Sie enthalten neben großen Lymphocyten auch kleine mit
z.T. pyknotischen Kernen sowie zahlreiche Histiocyten; die „tingiblen" Körperchen sind ebenso vermehrt wie die Phagocyten. Die normalerweise nur das

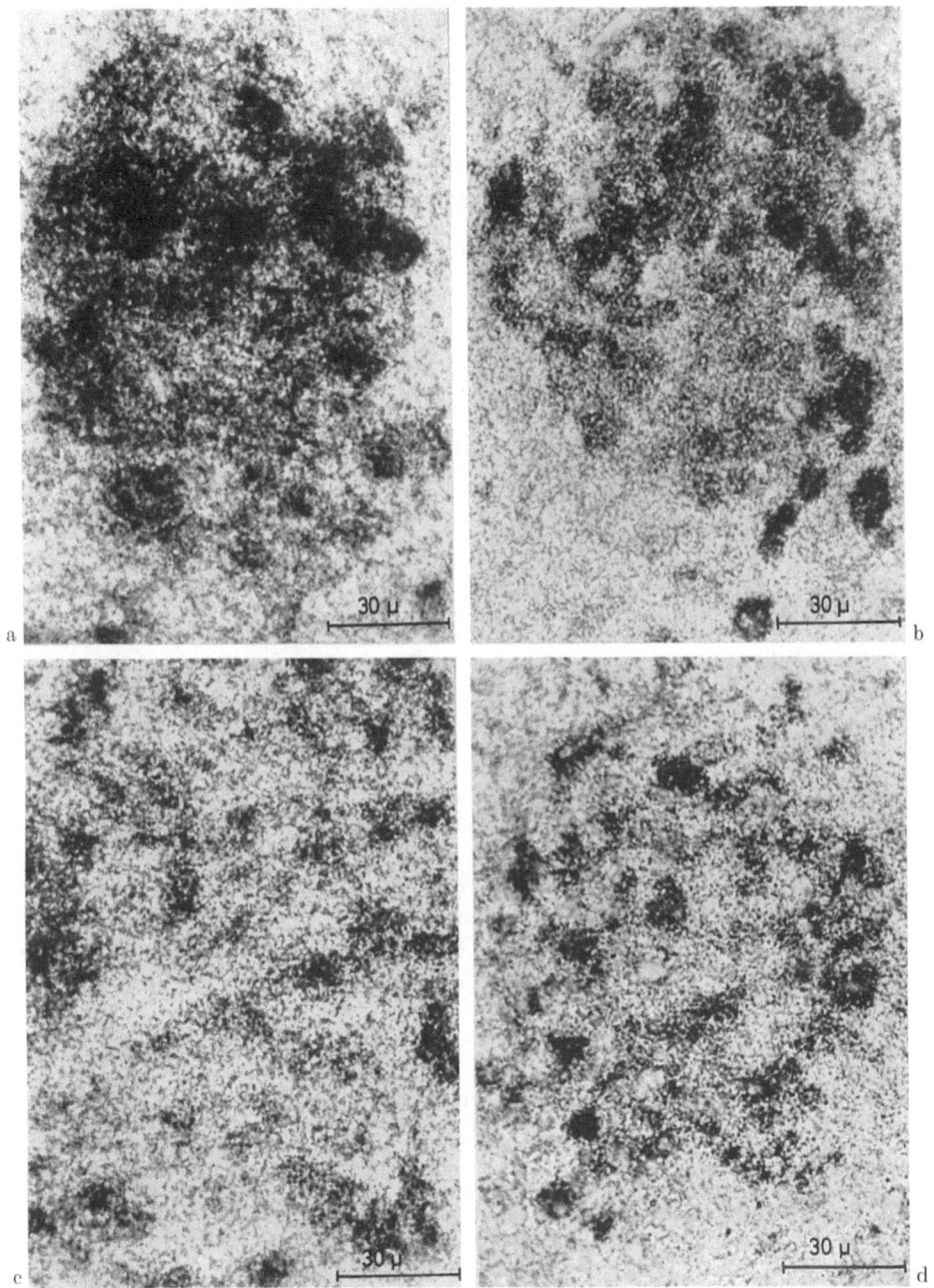

Abb. 134a—d. Malpighische Körperchen der weißen Milzpulpa im C¹⁴- und H³-Autoradiogramm: „dichte“ (a, b) und „lockere“ (c, d) Zentren. „Dicht“ und „locker“ bedeutet,
daß die geschwärzten Zellen im Autoradiogramm dicht oder weniger dicht beieinander liegen.
Bei den „dichten“ Zentren dominieren im H.-E.-Vergleichspräparat die großen, jugendlichen
Lymphocyten, bei den meist umfangreicheren „lockeren“ Zentren verschiebt sich die Relation
mehr oder minder stark zugunsten der nicht so intensiv geschwärzten Makrophagen und
Histiocyten. Mikrophotos: a *Ratte* (männl., 155 g; 2,0 mC C¹⁴-Algeneiweiß peroral, Versuchsdauer 3 Std). — b *Ratte* (weibl., 142 g; 20,8 mC H³-dl-Leucin intraperitoneal, Versuchsdauer 1½ Std). — c *Maus* (weibl., 15 g; 0,1 mC C¹⁴-l-Lysin intraperitoneal, Versuchsdauer
1½ Std). — d *Maus* (weibl., 16 g; 2,0 mC H³-dl-Leucin intraperitoneal, Versuchsdauer
45 min). Nach TISCHENDORF und LINNARTZ-NIKLAS (1962a)

Follikelzentrum betreffende Auflockerung des Reticulums greift auf die Follikelperipherie und -kapsel über und verwischt die Abgrenzung gegen die perifollikuläre
Zone (TISCHENDORF, 1957a, b, 1958b, Abb. 1, 2). Ähnlich äußert sich auch eine
beginnende maligne Hyperplasie der Milzfollikel (DECKER und LITTLE, 1935).
Somatotropes Hormon bewirkt eine Vergrößerung der Milzfollikel und Keimzentren (FELDMAN, 1951; s. auch KÖNIG und KLIPPEL, 1954, Lit.; HANSEN,
1958a, b). Bei hypophysektomierten *Hunden* (ASCOLI und LEGNANI, 1913; vgl.

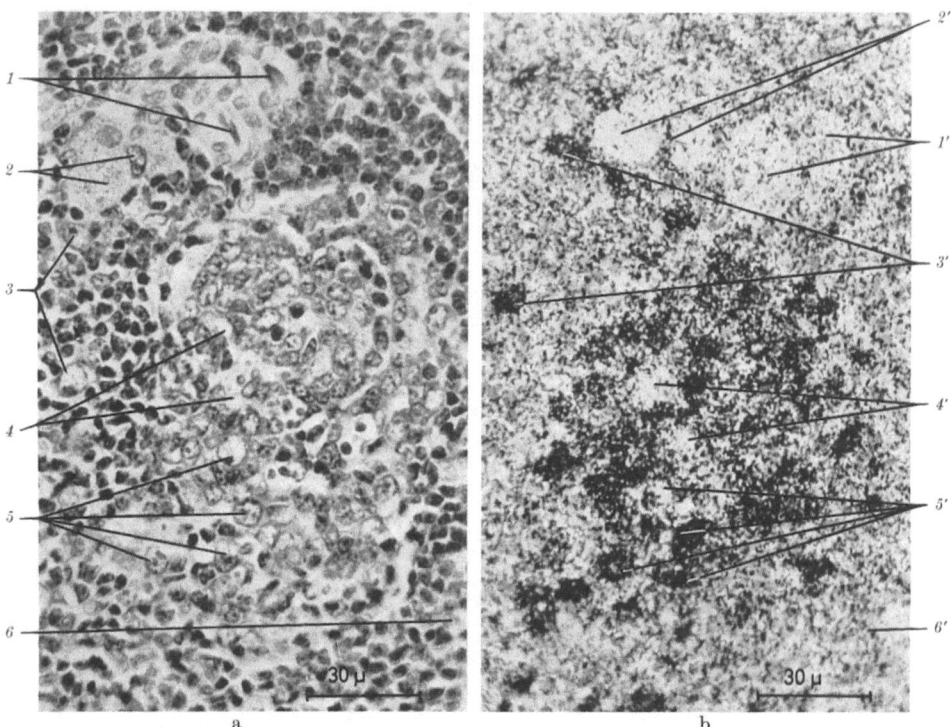

a   b

Abb. 135a u. b. Zentrum eines Malpighischen Körperchens der weißen Milzpulpa, *Ratte*
(weibl., 142 g; 20,8 mC H^3-dl-Leucin intraperitoneal, Versuchsdauer $1^1/_2$ Std); Mikrophotos:
a Hämatoxylin-Eosin-Vergleichspräparat. — b Mit Ehrlichschem Hämatoxylin nachgefärbtes
Autoradiogramm. *1, 1'* schräg zur Schnittebene verlaufende gegabelte Follikelarterie;
2, 2' feingranulierter Zelldetritus mit histiocytären „Abräumzellen"; *3, 3'* in die kleinzellige
Follikelschale (*6, 6'*) vorgeschobene große, jugendliche Lymphocyten, umgeben von nur wenig
geschwärzten mittleren und kleinen Lymphocyten sowie Reticulumzellen; *4, 4'* Follikelcapillaren; *5, 5'* Gruppe intensiv geschwärzter großer, jugendlicher Lymphocyten im
Follikelkern. Nach TISCHENDORF und LINNARTZ-NIKLAS (1962a)

dagegen HOUSSAY und LASCANO-GONZALEZ, 1935) und *Ratten* (BÜRGI, 1959) kommt
es wie beim hypophysengeschädigten *Menschen* (SCHÖNBERG und WOLF-HEI-
DEGGER, 1941) zu einer weitgehenden Rückbildung der Milzfollikelzentren (WOLF-
HEIDEGGER, 1960a, b; vgl. FELDMAN, 1951). Ovariektomie führt beim *Schaf* zu
einer leichten Atrophie, Progesteronbehandlung bzw. Luteinisierung der Ovarien
dagegen zu einer starken Hypertrophie der Malpighischen Körperchen (ARVY,
1964d). Der Sympathicus hemmt die Lymphocytenproduktion in den Milzfollikeln, der Parasympathicus fördert sie (KAWANISHI, 1934).
    Neues Licht auf die Bedeutung der Flemmingschen Zentren werfen auto-
radiographische Untersuchungen (vgl. HARBERS, 1958) über den Eiweiß-

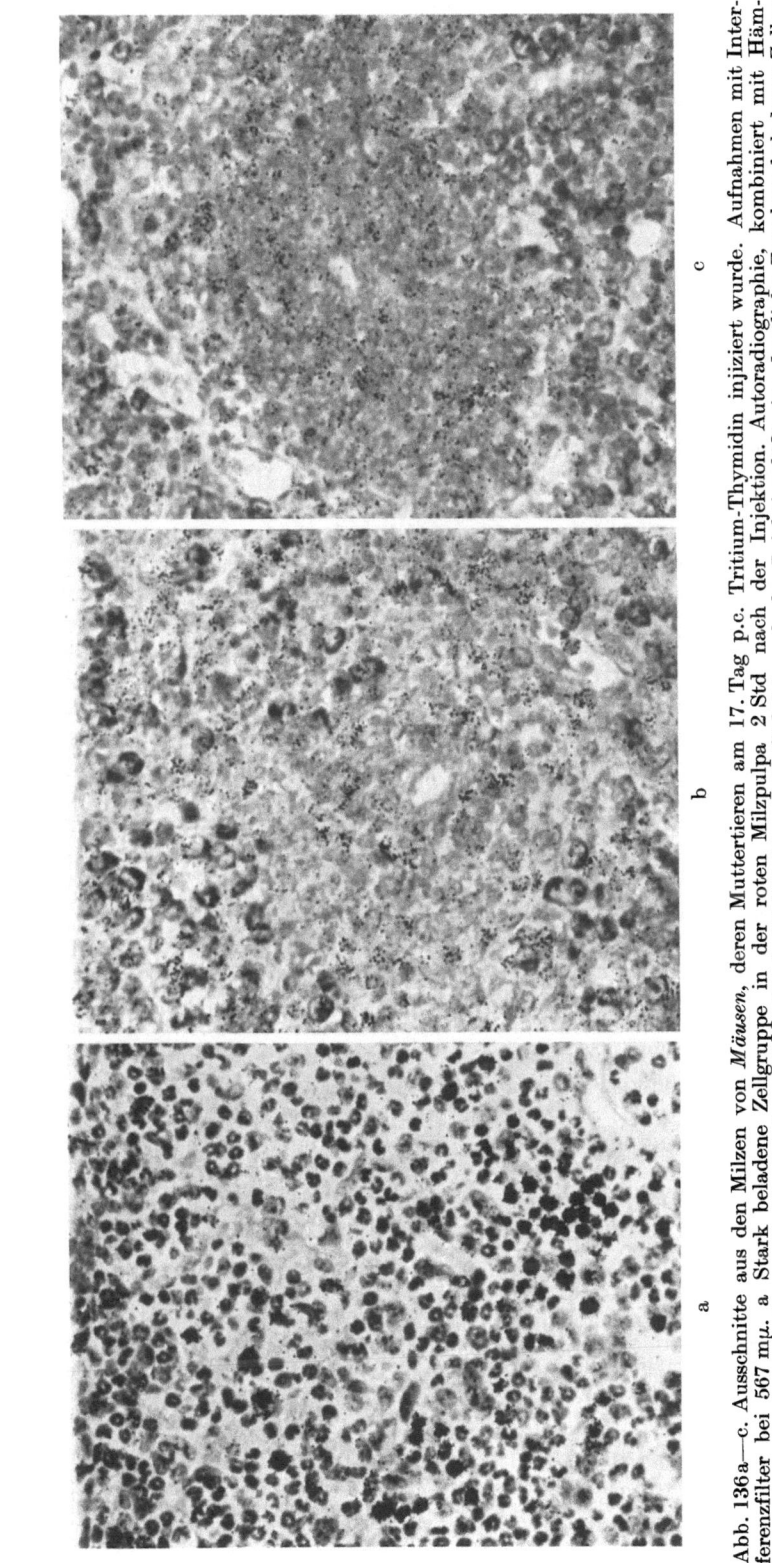

a   b   c

Abb. 136a—c. Ausschnitte aus den Milzen von *Mäusen*, deren Muttertieren am 17. Tag p.c. Tritium-Thymidin injiziert wurde. Aufnahmen mit Inter-ferenzfilter bei 567 mμ. a Stark beladene Zellgruppe in der roten Milzpulpa 2 Std nach der Injektion. Autoradiographie, kombiniert mit Häm-alaun-Eosin-Färbung. — b u. c Ein Vergleich von Milzfollikeln 36 Std (b) und 84 Std (c) nach der Injektion läßt eine deutliche Zunahme beladener Zellen während dieser Versuchsphase erkennen. Autoradiographie, kombiniert mit Methylgrün-Pyronin-Färbung. Abb.-M. 365:1. Nach KÖBBERLING (1965)

stoffwechsel der Säugermilz (*Maus, Ratte, Kaninchen*) nach Gabe von S^{35}-, C^{14}- und H^3-markierten Aminosäuren (TISCHENDORF und LINNARTZ-NIKLAS, 1958a, b, 1962a, b; s. auch NIKLAS und OEHLERT, 1956; MAURER, 1957, 1960; BRYANT und KELLY, 1958; OEHLERT und SCHULTZE, 1960; OEHLERT, SCHULTZE und MAURER, 1960; SCHULTZE, OEHLERT und MAURER, 1961): Die im S^{35}-, C^{14}- und H^3-Autoradiogramm über den Zentren der Malpighischen Körperchen zu beobachtende Schwärzung (Abb. 134, 135) bezieht sich hauptsächlich auf große Lymphocyten (vgl. BOND, FLIEDNER, CRONKITE, RUBINI, BRECHER und SCHORK, 1959b) und weist sie als jugendliche Zellen mit hohem Eiweißumsatz — Lymphoblasten — aus (vgl. u. a. ANDREASEN und OTTESEN, 1945). Häufig reicht jedoch der im H.E.- Kontrollpräparat ermittelte Bestand an großen und mittleren (vgl. HANNA, 1964; SWARTZENDRUBER und HANNA, 1965) Lymphocyten nicht aus, die gesamte autoradiographische Schwärzung über einem Zentrum zu erklären. Dann bezieht sie sich auch noch auf andere Zelltypen: große „aktive" Reticulumzellen und „histiocytäre Abräumzellen" bzw. Makrophagen. Das H^3-Autoradiogramm zeigt über letzteren eine deutlich geringere Silberkorndichte als über den Lymphoblasten. Die Zentren sind ihrem Eiweißstoffwechsel nach somit in erster Linie Orte der Zellbildung und erst in zweiter solche des Zellabbaues.

HINRICHSEN (1963; s. auch KÖBBERLING, 1965; HINRICHSEN und PRINDULL, 1966; PRINDULL, 1966) schließt aus Untersuchungen mit H^3-Thymidin an Milz und Lymphknoten der *Maus* (vgl. FLIEDNER, KESSE, CRONKITE und ROBERTSON, 1964: *Ratte*) ebenfalls auf eine „äußerst rege Zellvermehrung" in den Follikelzentren (Abb. 136). Sie dient der Bildung mobiler Zellen, d.h. die Deutung der Zentren als bevorzugte Orte reaktiver Vorgänge ortsständiger Zellen ist nicht länger haltbar. Da sich jedoch eine reaktive Bedingtheit der hohen Zellteilungsrate nicht ausschließen läßt, sind die „Follikelzentren ... möglicherweise reaktive Keimzentren". Die Absterberate der Zellen im Zentrum von Sekundärfollikeln ist jedenfalls nicht größer als im übrigen lymphatischen Gewebe. Im S^{35}-Autoradio- gramm der *Mäuse-* und *Ratten*milz (MESSIER und LEBLOND, 1960; vgl. WALKER und LEBLOND, 1958: C^{14}-Autoradiogramm der *Mäuse*milz) sinkt die anfänglich hohe Aktivität der Follikelzentren mit Erscheinen markierter Lymphocyten in den Blut- und Lymphgefäßen rasch ab; ein Beweis, daß die Zentren tatsächlich mobile Zellen produzieren. Auch YOFFEY, REINHARDT und EVERETT (1961), die in Ver- suchen mit Tritium-Thymidin [über C^{14}-Thymidin und -Adenin vgl. WALKER und LEBLOND (1958), über P^{32} DIDERHOLM und FICHTELIUS (1959)] eine extensive DNA- Synthese in den Follikelzentren der Milz (vgl. HANNA, 1964; MANASEK, ADEL- STEIN und LYMAN, 1965; SWARTZENDRUBER und HANNA, 1965; HANNA, SWART- ZENDRUBER und CONGDON, 1966) (Abb. 137) und anderer lymphatischer Organe fanden, bezeichnen sie als „centres of cell proliferation". Dafür spricht auch ihr Verhalten gegenüber ionisierenden Strahlen: 5 Std nach einer Ganzkörper- bestrahlung (500 r) kommt es beim *Kaninchen* zu einer schweren, zentralen De-

Abb. 137. "High resolution autoradiography" an den Keimzentren der antigen-stimulierten *Mäuse*milz (die Tiere erhielten 1 Std nach intravenöser Injektion von 2×10^9 Schaf-Erythro- cyten 100 µC H^3-Thymidin und wurden weitere 3 Std später getötet). Die elektronenmikro- skopische Aufnahme (Vergr. 10000×, auf $^8/_9$ verkl.) zeigt 4 markierte Zellkerne und eine nichtmarkierte Reticulumzelle (*Ret*). Die markierte Kernteilungsfigur (*Pc*), eine frühe Pro- phase, stammt von einem großen Lymphocyten, die anderen 3 markierten Kerne gehören zu höher differenzierten mittleren Lymphocyten (*cyt* Cytoplasmafortsatz in engem Kontakt mit den Lymphocyten, *Db* „Dense bodies" im Plasma einer Reticulumzelle). An der Immun- reaktion der Keimzentren sind somit in erster Linie die eine rasch proliferierende Zellpopula- tion bildenden, DNS-synthetisierenden großen und mittleren Lymphocyten, nicht aber die Reticulumzellen beteiligt. Original von Dr. D. C. SWARTZENDRUBER, Ann Arbor/Michigan [SWARTZENDRUBER, D. C., u. M. G. HANNA, J. Cell Biol. **25** (1965), Fig. 5]

generation mit anschließendem Abbau der Milzfollikel, die sich erst nach 10 Tagen zu regenerieren beginnen (LANGEVOORT, KEUNING, V. D. MEER, NIEUWENHUIS und OUDENDIJK, 1961). Umgekehrt findet sich nach Colchicininjektion bei der *Ratte* die höchste Mitoserate in den Zentren der Milzfollikel (KAWAMURA, 1960;

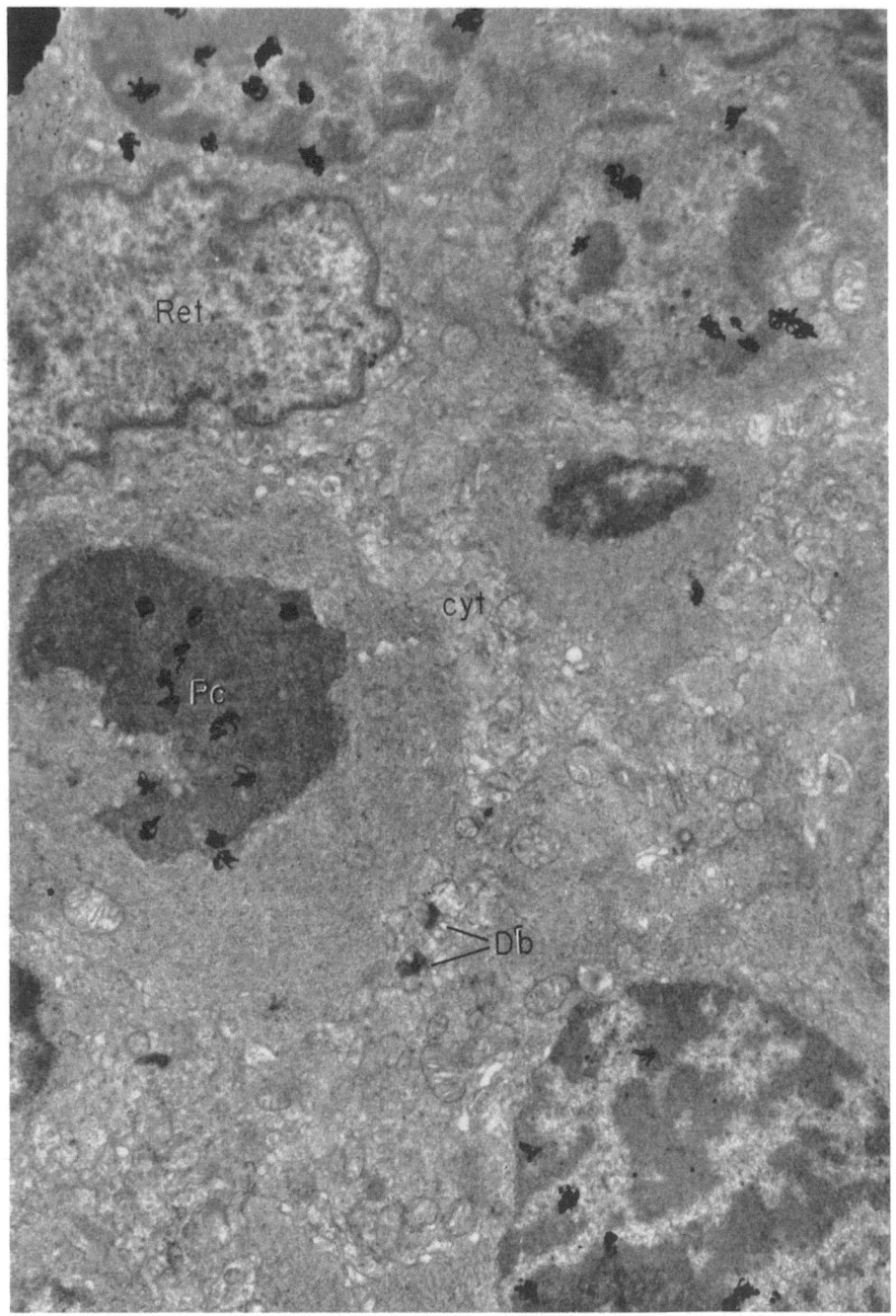

Abb. 137

vgl. MORRIS, 1967: *Maus*). Auch die neueren elektronenmikroskopischen Befunde charakterisieren den Sekundärfollikel eindeutig „as a site of production of lymphocytes" (MOORE, MUMAW und SCHOENBERG, 1964; vgl. WEISS, 1964; SWARTZENDRUBER, 1965; SWARTZENDRUBER und HANNA, 1965). Das gleiche gilt von der Organkultur (MALININ, PERRY und BELL, 1965; s. S. 76).

Damit bestätigt sich in vollem Umfang die von TISCHENDORF (1956a, 1957a, b, 1958b, c; TISCHENDORF und LINNARTZ-NIKLAS, 1958a, b, 1962a, b) seit langem vertretene Auffassung, daß die Follikelzentren keine Prädilektionsorte der Lymphocytenzerstörung darstellen, wie von EHRICH (1956; vgl. ANDREW, 1946; u.a.) behauptet. Sie sind vielmehr echte Keimzentren, „d.h. Schwerpunkte der Lymphopoese ..., wobei offenbleibt, ob diese ... spontan oder unter der Einwirkung äußerer Reize vonstatten geht". Auch LENNERT (1961, Lit.) scheint „durch die ... cytologischen Entdeckungen der jüngsten Vergangenheit ... der jahrzehntelange Streit um den Begriff Keim- oder Reaktionszentrum zugunsten der alten Konzeption von FLEMMING und MAXIMOW entschieden ...: Die Zentren der Sekundärknötchen stellen in erster Linie Keimzentren dar. ... sicherlich ist dieses ,Keimen' ... gleichzeitig ,Reaktion', d.h. Antwort auf einen lymphopoetischen Reiz. Danach besteht aber keine Veranlassung, den alten Begriff Keimzentrum aufzugeben".

Knötchenrandzone

Die von WEIDENREICH (1901a) für bestimmte Pulpabezirke der *menschlichen* Milz eingeführte Bezeichnung „Knötchenrandzone" wurde zunächst nur zögernd auf andere Milzen übertragen (DOWNEY und WEIDENREICH, 1912: *Maus, Ratte*); doch kommt eine derartige, dem arteriellen Gefäßbaum zugeordnete Übergangszone zwischen weißer und roter Pulpa in wechselnder Ausbildung (HARTMANN, 1930: *Igel, Maus, Ratte, Meerschweinchen, Katze, Hund, Schwein, Rind, Pferd, Mensch*) bei allen Säugern vor (vgl. den Überblick S. 298ff.). ANDREW (1946) nennt sie „border or outer zone of the follicle", BAILLIF (1953) „white pulp halo" und SNOOK (1964) einfach „marginal zone".

Die Reticulummaschen sind in der Follikelrandzone erheblich weiter als in der Follikelkapsel (HARTMANN; vgl. MacNEAL, 1929; KRUMBHAAR, 1948: „rind of collagenous fibres") und enthalten neben größeren Lymphocyten u.a. auch Erythro- und Granulocyten; die verschiedenen lymphoiden und myeloiden Elemente lassen sich oft nur mit der Oxydasereaktion sicher auseinanderhalten. Das Auftreten von Sinusanfängen kündigt das Ende der auch als Pars perifollicularis der roten Pulpa bezeichneten (HERRLINGER, 1949; TISCHENDORF, 1956a, 1958c, 1959, Lit.) Knötchenrandzone und den Beginn der eigentlichen roten Pulpa an. Dank ihrer Mittlerrolle zwischen weißer und roter

Abb. 138. Perifollikuläre Zone der *Ratten*milz [*LN* Lymphknötchen (-Follikel) der weißen Pulpa, *MM* marginale Metallophile, *MZ* Marginalzone, *RP* rote Pulpa]. Original (neu beschriftet) von Prof. Dr. TH. SNOOK, Grand Forks/North Dakota [Anat. Rec. 148 (1964), Plate 2, 10—18]. *1* Silberimprägnation nach MARSHALL (Vergr. 64×): Der Ring der marginalen Metallophilen (Pfeil). — *2, 3* Silberimprägnation nach MARSHALL (Vergr. 170×): Mit Ausnahme ihrer äußeren Teile enthält die Marginalzone in der Regel keine Metallophilen. — *4* Silberimprägnation nach MARSHALL (Vergr. 510×): Der Ring der marginalen Metallophilen bei stärkerer Vergrößerung. — *5* Silberimprägnation nach MARSHALL (Vergr. 296×): Tangentialschnitt eines Milzfollikels mit den marginalen Metallophilen. — *6* Hämatoxylin-Eosin (Vergr. 840×): Tangentialschnitt eines Milzfollikels mit den Kernen (Pfeile) der marginalen Metallophilen. — *7, 8* (Vergr. 190×): Chlorazolschwarz E-Partikel in der Marginalzone 10 bzw. 15 min nach Injektion von 4 bzw. 2 ml Farbstoff in die Schwanzvene. — *9* (Vergr. 190×): Chlorazolschwarz E-Partikel in den Makrophagen der roten Pulpa 8 Std nach Injektion von 3 ml Farbstoff in die Schwanzvene

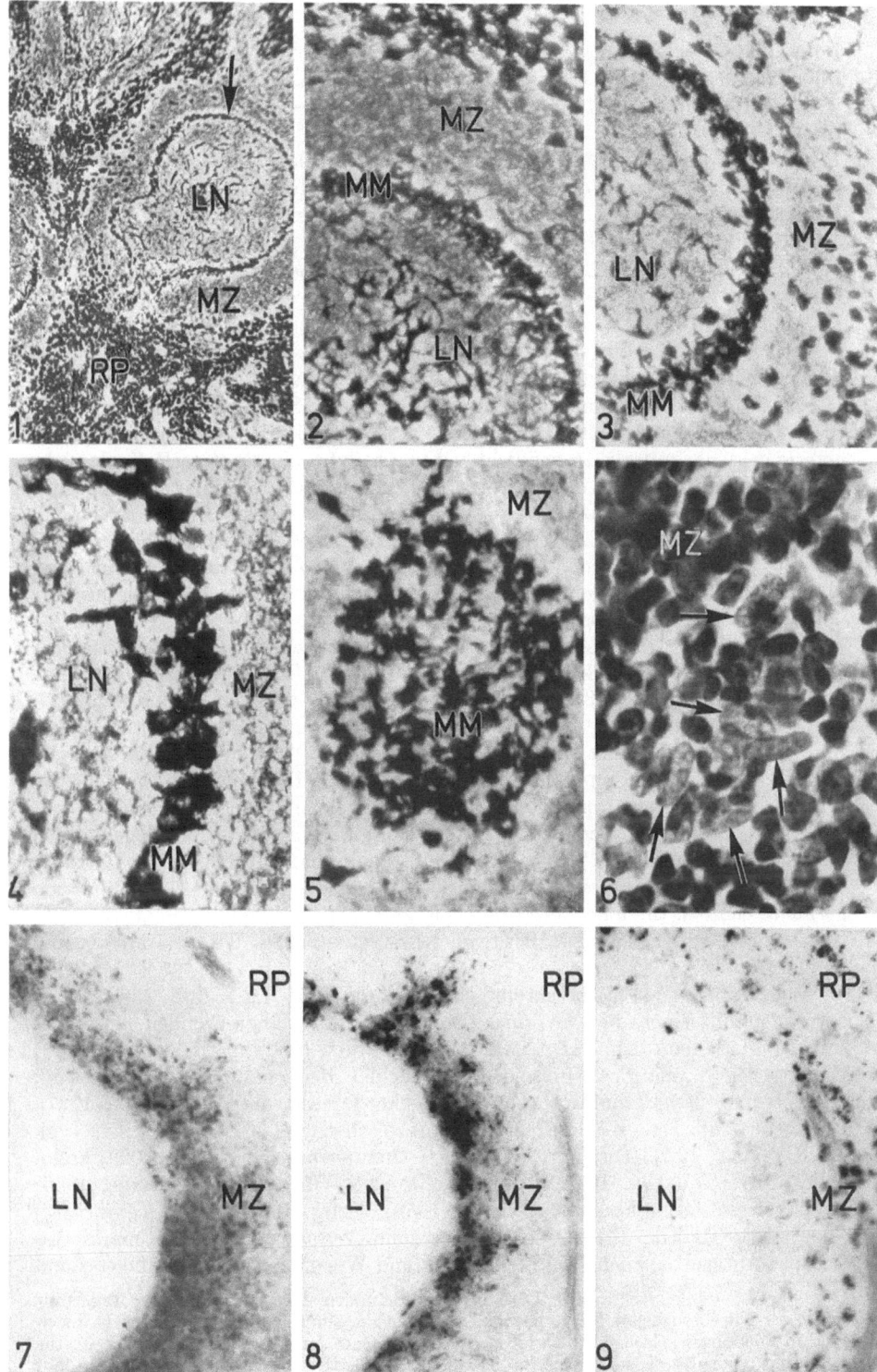

Abb. 138

Pulpa und ihrer bevorzugten Durchströmung (vgl. HERRLINGER, 1938; TISCHEN-
DORF, 1956a, Abb. 9, 10, Lit., 1958b) (Abb. 141) spielt die Knötchenrandzone eine
wichtige Rolle im Entgiftungs- und Immunisierungsgeschehen (vgl. SNOOK, 1964,
Lit.).

Angaben über die Follikelrandzone der winterschlafenden Tiere (*Igel, Fledermaus, Gartenschläfer, Maulwurf*) finden sich bei HOEPKE (1931a, 1933; vgl.
HOEPKE und GRUNDIES, 1935; DUSTIN, 1938a; BORGHI, 1961) und SNOOK (1950),
über die der *Maus* bei HOEPKE, HEMPFING und DESAGA (1938, Lit.), über die
des *Waldmurmeltiers* (*Marmota monax*) und *Waschbären* (*Procyon lotor*) bei
HAYES und EGLITIS (1967), über die des *Opossum* (*Didelphys virginiana*) bei
HAYES (1967, 1968).

Die nach KRETSCHMAR und JERUSALEM (1963) im wesentlichen aus kollabierten Sinus bestehende Knötchenrandzone [„transitional zone" (SINGER,
1954a, b)] der erwachsenen *Maus* ist etwa 60 µ breit (SNOOK, 1950) und erscheint
im Silberpräparat als heller Hof (DUQUE, 1965). In der Umgebung der Follikelarterie geht das mit elektronendichten Lymphocyten durchsetzte Reticulum der
weißen Pulpa fließend in das der roten über und enthält bei Malaria (Pl. berghei)
vermehrt Plasmazellen. Der andere, weniger elektronendichte Lymphocyten aufweisende Pol des Follikels grenzt sich durch retikuläre Elemente schärfer gegen
die rote Pulpa ab, und der hier bei infizierten *Mäusen* zu beobachtende enge
Kontakt von Makrophagen und Lymphocyten deutet auf die Übertragung bzw.
Bildung sessiler Antikörper (JERUSALEM und HEINEN, 1967).

Bei der *Ratte* (GALL und MAEGRAITH, 1950) setzt sich die wie beim *Kaninchen*
(JAFFÉ, 1931) vom Follikelwall durch eine schmale Bindegewebslage getrennte
(vgl. TISCHENDORF, 1958b, Abb. 1a), etwa 120 µ breite (HERRLINGER, 1938)
Knötchenrandzone (über ihre Ultrastruktur bei *Ratte* und *Kaninchen* s. PICTET
und SIMON, 1962; MOORE, MUMAW und SCHOENBERG, 1964; WEISS, 1964) relativ
scharf von der roten Pulpa ab. Sie entsteht in der 3. Lebenswoche (ABE, 1966b)
und enthält als „hematopoietic perifollicular envelope" vornehmlich jugendliche
Lymphocyten, deren Zerstörung durch Blutgifte eine kräftige Regeneration
auslöst (KRUMBHAAR, 1948, 1951). „It seems likely that in these species" — nämlich *Ratte* und *Kaninchen* — „lacking well developed secondary nodules and
germinal centers, the large cells of the marginal zone constitute an equivalent to
the germinal center" (WEISS, 1964; vgl. KLEMPERER, 1938; WARD, JOHNSON und
ABELL, 1963).

Wie ANDREW (1946) beschreibt auch SNOOK (1964, Lit.) (Abb. 138, 236) in
der *Ratten*milz einen die „marginal zone" follikelwärts abgrenzenden „marginal
sinus" (vgl. ALTSCHUL und HUMMASON, 1947; SNOOK, 1950: „perifollicular space";
BAILLIF, 1953: „marginal sinusoid"), welcher der *Meerschweinchen-, Kaninchen-,
Hunde*[1]- und *Menschen*milz abgeht (MACNEAL, OTTANI und PATTERSON, 1927).
Intravenös injizierte Kohleteilchen, Chlorazolschwarz E und Eisenzucker [vgl.
u.a. CAPPELL, 1929: Tusche, Eisenzucker; DILLING und HAWORTH, 1929: kolloidales Blei; GOULIAN, 1953; ODEBLAD, DOBSON, ODEBLAD und JONES, 1955:
radioaktives Chromphosphat; BAILLIF, 1953; WEISS, 1964 (*Ratte, Kaninchen*):
Thorotrast; LA VIA, FITCH, GUNDERSON und WISSLER, 1960: I[131]-markiertes
S. typhi-Antigen; s. auch LA VIA, BARKER und WISSLER, 1956; ARREDONDO und

---

[1] Nach neuesten, elektronenmikroskopischen Befunden dagegen besitzt die *Hunde*milz
einen sehr gut entwickelten Marginalsinus: „Perifollicular sinusoids were found poorly developed in the *mouse* spleen, but a wide perifollicular space formed a boundary between the
white and red pulps of the *dog* spleen" (SAKUMA, 1968). Der Verdacht, daß bei diesen und
ähnlichen widersprüchlichen Aussagen über den sog. Marginalsinus auch Beobachtungsfehler
bzw. artifizielle Momente (durch unterschiedliche Schrumpfung der weißen und roten Pulpa
bedingte künstliche Spaltbildungen) mit im Spiele sind, ist nicht von der Hand zu weisen.

KAMPSCHMIDT, 1963; ABE, 1966b; PETTERSEN, BORGEN und GRAUPNER, 1967]
treten nach SNOOK schon 10 min später zwischen den Zellen der Randzone auf,
jedoch nicht in den eine Reserve potentieller Phagocyten darstellenden, um den
Randsinus angehäuften Metallophilen (MARSHALL, 1956; vgl. S. 231, 417). Nach
4 Std sind die Partikel aus der Randzone in die Makrophagen der roten Pulpa
abgewandert.

2—4$^1/_2$ Monate nach partieller Pfortaderverlegung zeigt die perifollikuläre
Zone der verkleinerten *Ratten*milz eine deutliche Erythrocytenanschoppung
(BHASKARA MENON, 1938a, b). Somatotropes Hormon bewirkt in der *Ratten-
milz* starke Hyperplasie der perifollikulären lymphoiden Elemente (FELD-

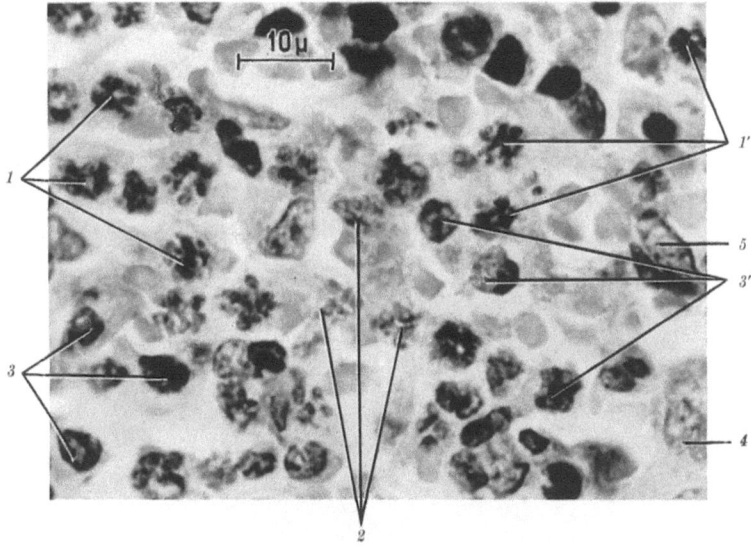

Abb. 139. Milz, *Ratte* (Formol-Alkohol, Paraffin 7,5 μ, Toluidinblau-Erythrosin-Orange G
nach TISCHUTKIN); Knötchenrandzone eines 100 Tage mit Zwischenhirn-Lipoidextrakt
behandelten Tieres. Mikrophoto: *1,1′* Karyorhexis-Stadien, *2* Übergang in Karyolysis,
3, 3′ Plasmocyten, *4* Monocyt, *5* Reticulumzellkern. Nach TISCHENDORF (1958b)

MAN, 1951; vgl. KÖNIG und KLIPPEL, 1954). Unter dem Einfluß von
Zwischenhirn-Lipoidextrakt (TISCHENDORF, 1957a, b, 1958b) (Abb. 139, 140)
verbreitert sich die Knötchenrandzone, und die Grenze zur roten Pulpa
verschwimmt. Die großen Lymphocyten treten zunehmend hinter den sonst nur
in geringer Menge vorhandenen mittleren und kleinen Lymphocyten, Plasmazellen
und in loco entstandenen Eosinophilen zurück. Dazu kommen im äußeren Teil
der Knötchenrandzone Monocyten, Megakaryocyten und Erythrophagocyten.
Besonders fallen Ansammlungen zugrunde gehender kleiner Lymphocyten und
Plasmazellen auf; typische „tingible Körperchen" finden sich nur ausnahmsweise.
Ähnliche Veränderungen der Knötchenrandzone wie mit Zwischenhirn-Lipoidextrakt lassen sich bei *Ratte* und *Meerschweinchen* auch mit Hyaluronsäure
erzielen (TISCHENDORF und CURRI, 1958). Beim *Meerschweinchen* führt Injektion
von Hühnerblutkörperchen zu einer reaktiven Verbreiterung der Knötchenrandzone und Verwischung der Follikel-Pulpagrenze (GERLACH, 1928). Der bei der
Ratte besser als bei der *Maus* entwickelte „perifollicular collar" zeigt eine stärkere
Leucinaminopeptidase-Aktivität als der ihn umgebende, lockere „perifollicular
halo" (KORHONEN und RUPONEN, 1962). Beim *Kaninchen* ist die Randzone über

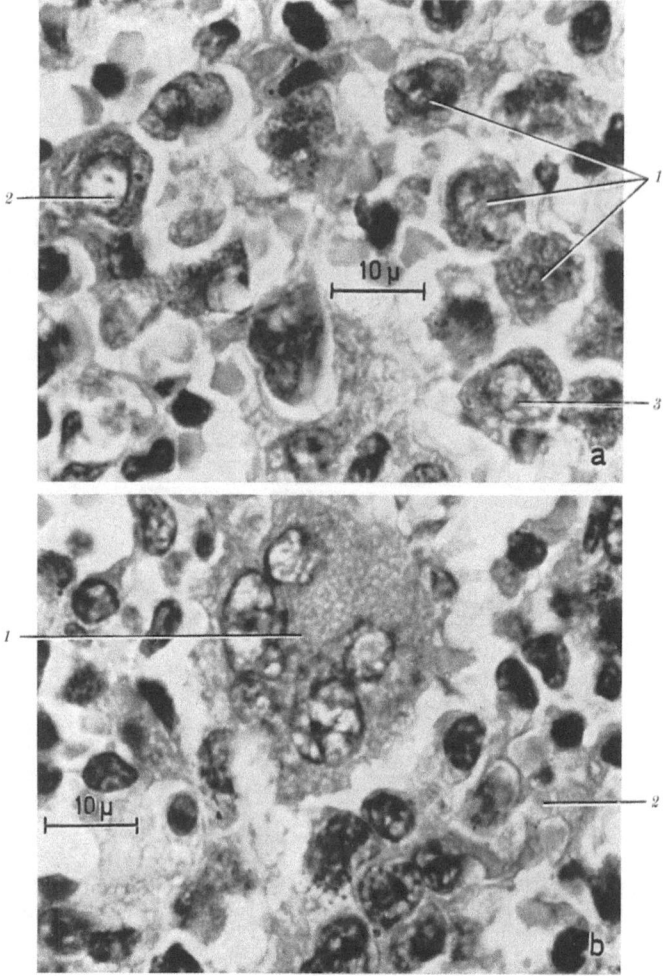

Abb. 140a u. b. Milz, *Ratte* (Formol-Alkohol, Paraffin 7,5 μ, Toluidinblau-Erythrosin-Orange G nach TISCHUTKIN); Knötchenrandzone eines 80 Tage mit Zwischenhirn-Lipoidextrakt behandelten Tieres. Mikrophotos: a Eosinophile Granulocyten bzw. -blasten (*1, 2, 3*). — b Mega-karyocyten (*1*) und Erythrophagocyten (*2*). Nach TISCHENDORF (1958 b)

den Milzfollikeln 60 μ, über den zugespitzten Enden der Lymphscheiden dagegen nur 16 μ breit und zellärmer als die benachbarte weiße Pulpa (SNOOK, 1958). Wie in der *Ratten*milz (Abb. 141) erscheint auch in der *Kaninchen*milz injizierte Tusche zuerst in der Knötchenrandzone (SCHULZE, 1925; ALTSCHUL und HUMMASON, 1947; SNOOK, 1958; vgl. TAIT und CASHIN, 1925: *Hund*; NISIMARU und STEG-GERDA, 1932; ABE, 1966a: *Katze*; HERRLINGER, 1949: *Mensch*). — Die in S^{35}-, C^{14}- und H^3-Autoradiogrammen (Abb. 142, 143) der *Mäuse-, Ratten-* und *Kanin-chen*milz über der Knötchenrandzone zu beobachtende Schwärzung bezieht sich auf Makrolymphocyten, Myelocyten, jugendliche Eosinophile, Monocyten (vgl. BUENO, 1947) und Plasmazellen. Ihr hoher Eiweißstoffwechsel erklärt sich aus ihrem starken Wachstum, bei den reifen Mono- und Plasmocyten aus ihrer immunbiologischen Aufgabe (TISCHENDORF und LINNARTZ-NIKLAS, 1958a, b'

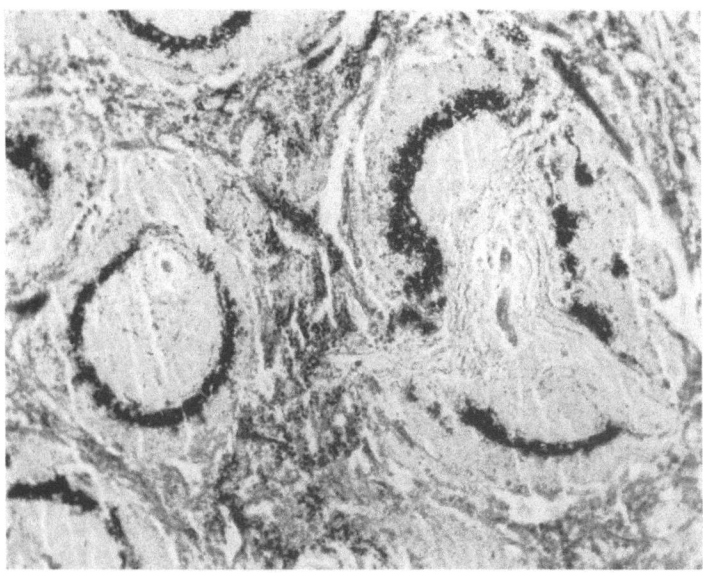

Abb. 141. Deutliche Markierung der Knötchenrandzonen der *Ratten*milz (van Gieson; Vergr. 60×) nach intravitaler Injektion von 2 cm³ Tusche in die V. cava inf. Nach ALTSCHUL und HUMMASON (1947)

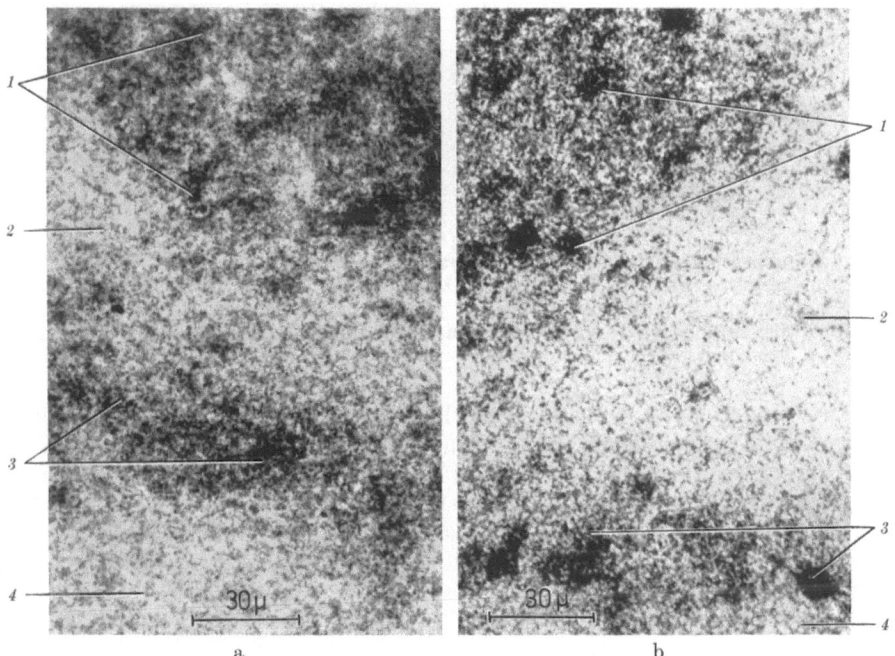

Abb. 142a u. b. Übergang der weißen Milzpulpa in die rote im Autoradiogramm; Mikrophotos: *1* Follikelkern (-Zentrum), *2* Follikelschale, *3* Follikelrandzone (perifollikuläre Zone), *4* Beginn der interfollikulären Zone. a *Maus* (weibl., 18 g; 3,0 mC S³⁵-Hefe peroral, Versuchsdauer 1¹/₄ Std). — b *Ratte* (weibl., 155 g; 2,0 mC C¹⁴-Algeneiweiß peroral, Versuchsdauer 3 Std). Nach TISCHENDORF und LINNARTZ-NIKLAS (1962 a)

1962a, Abb. 1—7, 11—13, 15b). Beim erwachsenen *Hund* enthält die Follikel-
randzone den der Keimzentren ähnelnde Zellen, die sich hell von der dunklen
Follikelrinde abheben (GOHRBANDT, 1929). Je größer der Erythrocytengehalt der
Randzone ist, um so deutlicher läßt sie sich abgrenzen (SNOOK, 1950). Weitere
Angaben über die Knötchenrandzone der Rodentier- und Carnivorenmilz bei
COHRS und SCHULZ (1958, Lit.).

Beim *Elefanten* läßt eine ausnehmend breite, durch intensive Zellproduktion
und Phagocytose ausgezeichnete (DE GROODT, 1955) Knötchenrandzone die
Grenzen der Malpighischen Körperchen „wie verwaschen erscheinen" (TISCHEN-
DORF, 1953, Abb. 3, 6; s. auch KOHIRA, 1960b); ähnliches gilt für das *Nilpferd*

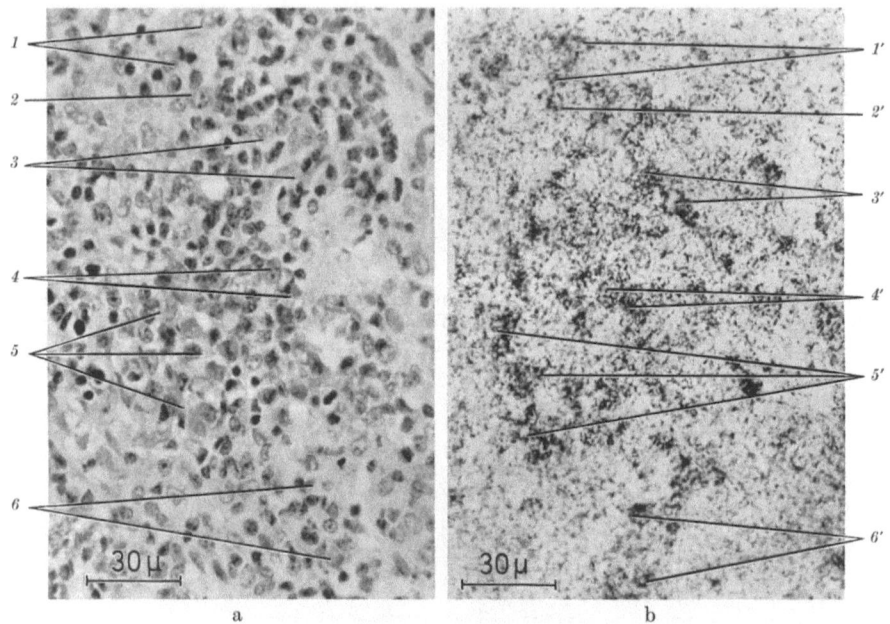

Abb. 143a u. b. Tangential getroffene Follikelrandzone der Milz, *Ratte* (weibl., 142 g; 20,8 mC
H³-dl-Leucin intraperitoneal, Versuchsdauer 1¹/₂ Std); Mikrophotos: a Hämatoxylin-Eosin-
Vergleichspräparat, b Autoradiogramm. *1,1'* jugendliche Monocyten; *2,2'* und *4,4'* große,
jugendliche Lymphocyten; *3,3'* Myelocyten; *5,5'* jugendliche eosinophile Leukocyten;
6,6' jugendliche Plasmocyten. Nach TISCHENDORF und LINNARTZ-NIKLAS (1962a)

(TISCHENDORF, 1958a). — Beim geschlechtsreifen *Rind* finden sich in den Follikelrandzonen charakteristische, kranzförmige Hämosiderinablagerungen (MÜLLER,
1940). Auch das *Pferd* hat eine ansehnliche, lymphoide und myeloide Elemente
enthaltende Knötchenrandzone (HARTWIG, 1949). Bei partieller Stauung heben
sich die 60—150 µ breiten Follikelrandzonen der *Rinder*milz ebenso wie die der
*Pferde*milz durch ihre vermehrte Erythrocytenfüllung deutlich von der angrenzenden weißen und roten Pulpa ab (SNOOK, 1950).

Beim *Rhesusaffen* ist die Follikelrandzone „so eng, daß sie oft nur schwer von
der roten Pulpa unterschieden werden kann" (COHRS und SCHULZ, 1958, Lit.); das
scheint aber nicht für alle Affen zu gelten (vgl. EBERL-ROTHE, 1960, Abb. 6:
Theropithecus gelada).

Beim *Menschen* ist die Knötchenrandzone häufig als „breiter Wall" (LU-
BARSCH, 1927; vgl. HARTMANN, 1930) ausgebildet, im allgemeinen schwankt die
Dicke zwischen 78 und 108 µ (SNOOK, 1950). Wie in der tierischen Milz tritt auch

in der *menschlichen* die Knötchenrandzone infolge der Argyrophilie der hier angehäuften Erythrocyten (über die Beziehungen der Marshallschen Metallophilen zur Marginalzone s. oben!) bei Silberimprägnation besonders deutlich hervor (Abb. 144). Beim *Neugeborenen* enthält die Follikelrandzone mitunter Mastzellen (LEWIN, 1929). Binnen 3 Tagen an infektiös-toxischen Allgemeinerkrankungen gestorbene *Kleinkinder* zeigen eine akute Splenitis mit ringförmigen, perifollikulären Hämorrhagien und Nekrosen, die SCHEIBE (1957) auf die besonderen Kreis-

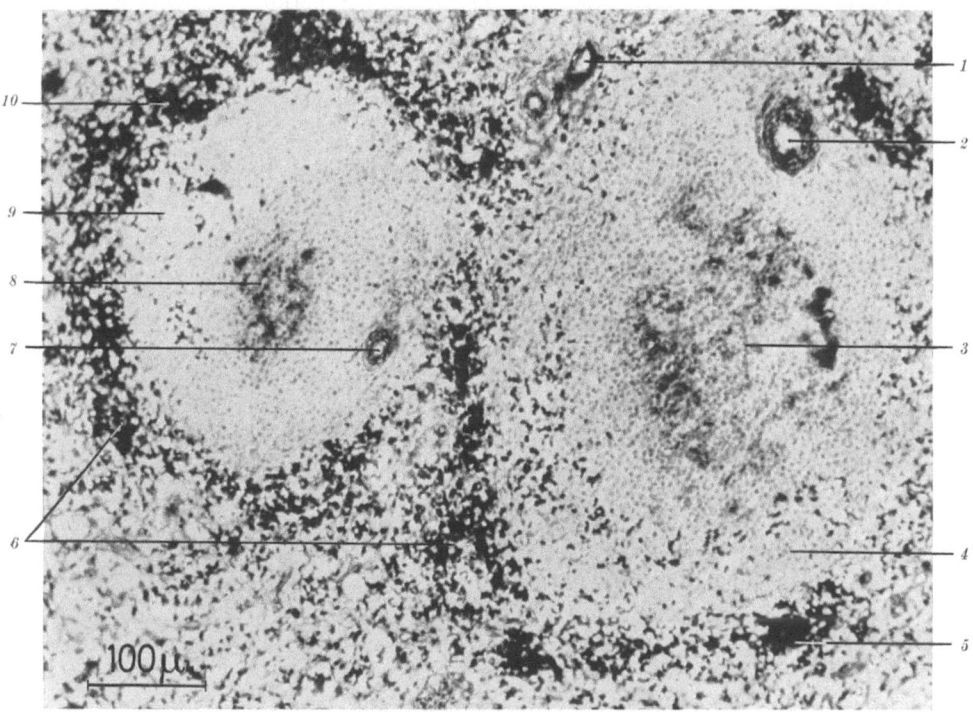

Abb. 144. Milz, *Mensch* (Silberimprägnation nach FAWORSKY, Paraffin 6 μ). Malpighisches Doppelkörperchen der weißen Pulpa mit seiner näheren Umgebung. Mikrophoto: *1* Hofarterie; *2, 7* Follikelarterie; *3, 8* Follikelkern; *4, 9* Follikelschale; *5, 6, 10* Knötchenrandzone. Original d. Verf.

laufbedingungen der Knötchenrandzone zurückführt. Bei Hypersplenismus findet sich eine erhöhte Dehydrogenaseaktivität in der Follikelrandzone (BLACK, PRESTON und SPEER, 1955).

3. Rote Pulpa

a) Freie Zellen der roten Pulpa

(Übersicht: Abb. 145)

Lympho-, Plasmo- und Monocyten; Basophileninseln

Die von HARTMANN (1930) als „lymphoide Zellen" zusammengefaßten Lympho-, Plasmo- und Monocyten wurden bereits bei der weißen Pulpa abgehandelt, obwohl sie keineswegs auf diese beschränkt sind. Wie die myeloiden entstammen auch die lymphoiden Elemente der roten Pulpa z.T. dem Blut, z.T. entstehen sie in der weißen, z.T. aber auch in der roten Pulpa selbst. Die Zahl dieser autochthonen lymphoiden Elemente ist im Einzelfall verschieden, kann jedoch unter besonderen Bedingungen ein Vielfaches des Ausgangswertes erreichen.

Bei manchen Species, z.B. der *Maus*, finden sich in der roten Milzpulpa Anhäufungen basophiler Rundzellen, die sog. Zell- oder Basophileninseln. S^{35}-, C^{14}- und H^3-Autoradiogramme (TISCHENDORF und LINNARTZ-NIKLAS, 1958a, b, 1962a, Abb. 4, 5b, 14a, b, 15, 1962b) der *Mäuse*milz zeigen dicht unter der blassen Kapsel, in der sog. Kapselgrenzzone, ausgedehnte Schwärzungen, die in unregelmäßigen Abständen besonders hochgradige Silberkornverdichtungen auf-

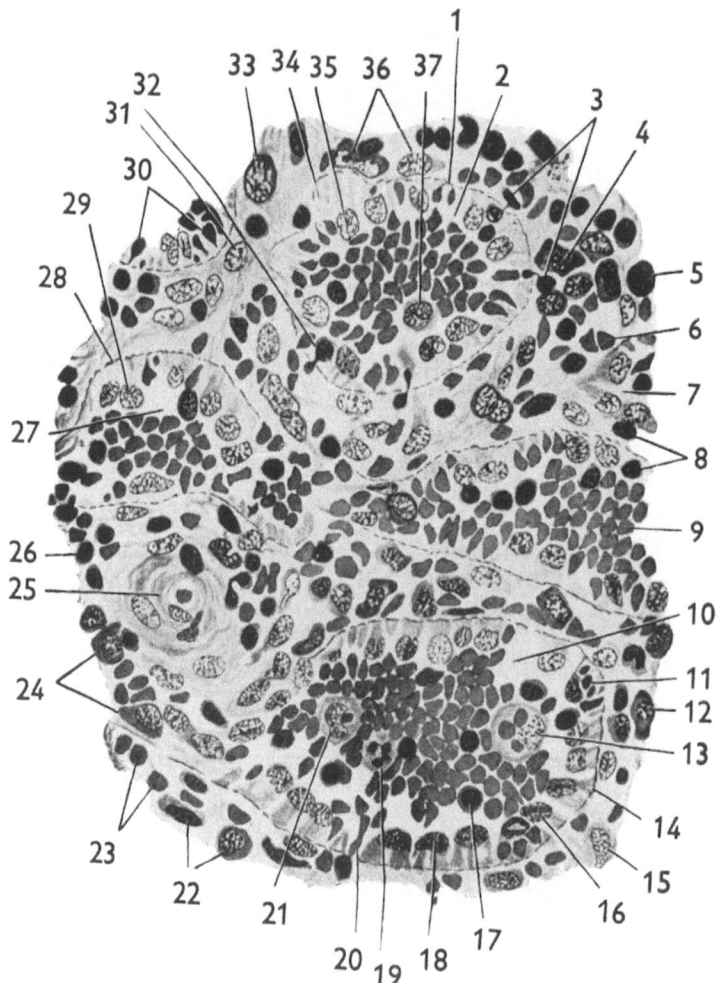

Abb. 145. Milz, *Mensch;* Eosin-Azur. Rote Pulpa (Vergr. 750×): *1* Erythrocyten in Diapedese, *2* Sinus, *3* wandernde Lymphocyten, *4* Plasmazellen, *5* Monocyt, *6* Erythrocyten, *7* Sinus, *8* Lymphocyten, *9* Erythrocyten, *10* Sinus, *11* phagocytierende Sinuswandzelle, *12* Plasmazelle, *13* freier Makrophag, *14* kondensiertes Plasma der Sinuswandzellen, *15* Reticulumzelle, *16* Sinuswandzelle, *17* Lymphocyt, *18* Sinuswandzelle, *19* neutrophiler Leukocyt, *20* Erythrocyten, *21* freier Makrophag, *22* Monocyten, *23* Erythrocyten im Billrothschen Strang, *24* Monocyten, *25* Hülse, *26* kleiner Lymphocyt, *27* Sinus, *28* kondensiertes Plasma der Sinuswandzellen, *29* Sinuswandzelle, *30* Erythrocyten in Diapedese, *31* Reticulumzelle, *32* wandernde Lymphocyten, *33* großer Lymphocyt, *34* u. *35* Sinuswandzellen, *36* u. *37* Monocyten. Nach MAXIMOW und BLOOM (1957) aus TISCHENDORF (1958c)

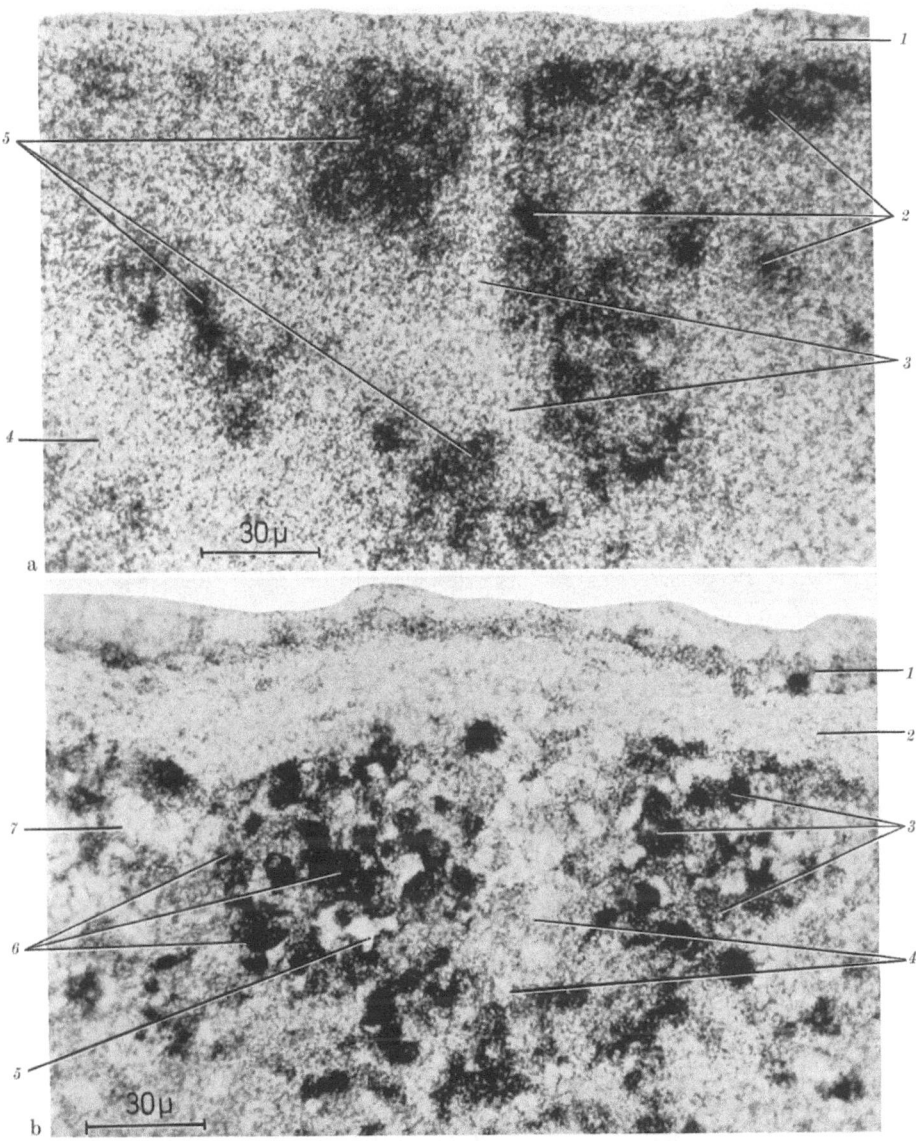

Abb. 146a u. b. Basophile Elemente der subcapsulären Zone der Milz im Autoradiogramm. a *Maus* (weibl., 15 g; 0,1 mC C^{14}-l-Lysin intraperitoneal, Versuchsdauer $1^{1}/_{2}$ Std); Mikrophoto: *1* Kapsel, *2* u. *5* subcapsuläre, peritrabekuläre und „freie" Basophileninseln, *3* Speichenbalken, *4* Pulpareticulum. — b *Ratte* (weibl., 142 g; 20,8 mC H^{3}-dl-Leucin intraperitoneal, Versuchsdauer $1^{1}/_{2}$ Std); Mikrophoto: *1* Serosa, *2* Kapsel, *3* u. *6* mono-, plasmo- und phagocytäre Elemente, *4* peritrabekuläres Reticulum, *5* Sinus, *7* Reticulum der Kapselgrenzzone. Nach TISCHENDORF und LINNARTZ-NIKLAS (1962a)

weisen. HINRICHSEN (1963; vgl. KÖBBERLING, 1965) schließt aus dem zeitlichen Ablauf der radioaktiven Beladung der Zellkerne dieser Zone auf eine intensive Zellvermehrung. Diese großflächige Schwärzung löst sich weiter einwärts in kleinere, rundliche, nur noch teilweise konfluierende Areale auf. Sie liegen peritrabekulär, interfollikulär und gelegentlich auch in unmittelbarer Nähe der peri-

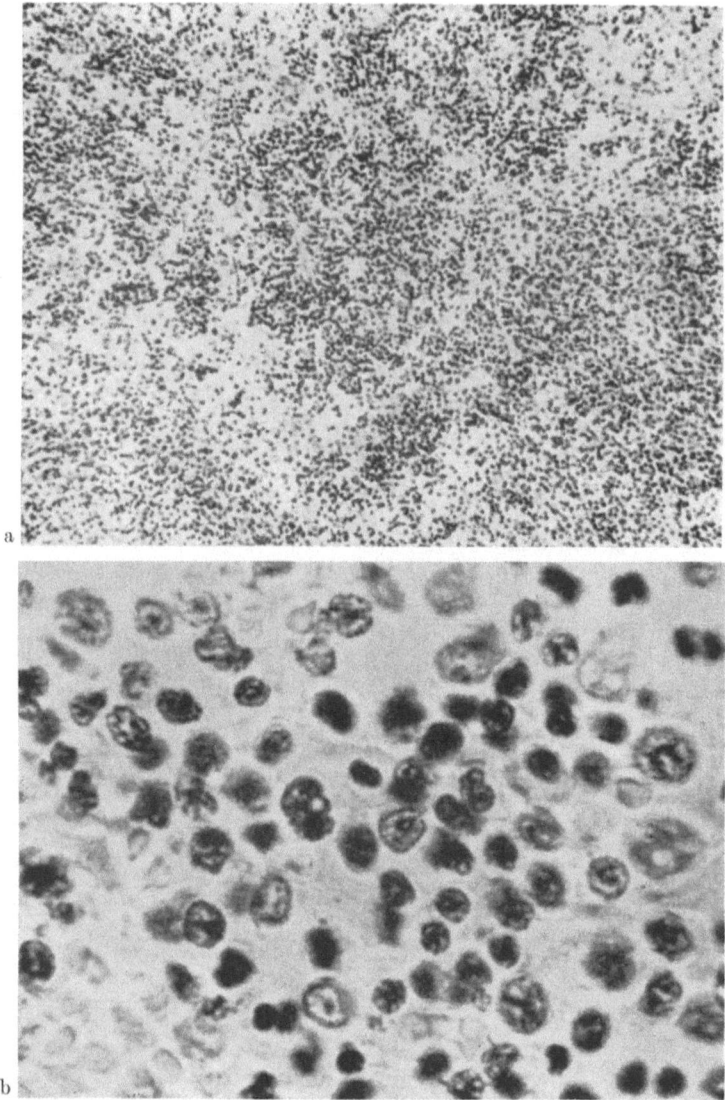

Abb. 147a u. b. Milz, *Maus*. a Basophile Zellen in der roten Pulpa (Hämatoxylin-Eosin; Vergr. 86 ×). — b Basophile Zellen in der roten Pulpa mit feulgenpositivem perinucleolärem Ring nach dreimaliger Injektion von Schweineserum (Sublimat-Alkohol, Feulgenreaktion; Trichromfilter, Vergr. 970 ×). Nach MEYER-ARENDT (1952)

follikulären Zone. Dem H.E.-Vergleichspräparat nach bezieht sich die Schwärzung vornehmlich auf Makrolymphocyten und sonstige basophile Stammzellen sowie Mono- und Plasmocyten. Auch bei der *Ratten*milz sieht man nicht selten lockere peritrabekuläre Zellansammlungen von mono- und plasmocytärem Charakter. Den Namen „Basophileninseln" verdienen sie insofern nicht, als sie bei weitem nicht so regelmäßig und massiert und auch nicht frei inmitten der roten Pulpa auftreten wie bei der *Maus* und zudem weniger mit lymphocytären als mit phagocytären (auch erythrophagocytären) Elementen durchsetzt sind. Die autoradiographische Schwärzung der letzteren ist deutlich geringer als die der Mono- und Plasmocyten (Abb. 146 und 160).

Wie andere extramedulläre Blutbildungsherde geben auch die Basophileninseln der *Mäuse*milzpulpa eine positive Leucinaminopeptidasereaktion (KORHONEN und RUPONEN, 1962). Ihrer cellulären Zusammensetzung nach kommt den Basophileninseln im Rahmen der allgemeinen Abwehraufgabe der Milz fraglos eine besondere Bedeutung zu (vgl. MEYER-ARENDT, 1952) (Abb. 147). So verlegt HOEPKE (1956b; vgl. 1952a, b, c, 1953, 1954a, b, c, 1955a, 1956, 1957, 1958a) die „antiblastische" Funktion der *Mäuse*milz nicht nur in die Zentren und Randzonen der weißen Pulpa, sondern auch in die Basophileninseln der roten Pulpa.

Granulocyten [neutro-, eosino- und basophile (Mastzellen)]

Im Gegensatz zu den überwiegend in der Milz selbst entstandenen ungranulierten (lymphoiden) Elementen der roten Pulpa entstammen die granulierten größtenteils der Zirkulation. Die Besprechung kann sich daher auf die wichtigsten Punkte beschränken; an zusammenfassenden Darstellungen (Lit., Tab.) sei u.a. verwiesen auf BESSIS (1956), WENDT (1957b), BRAUNSTEINER (1959a, b), KOMIYA (1959a, b), LAMBIN (1959), ROHR (1960), LENNERT (1961) und TEIR (1966).

Alle 3 Leukocytenformen (Abb. 148) zeigen in der Milzpulpa dieselben morphologischen Charakteristica wie im Blut (HITTMAIR, 1957a), jedoch ein anderes relatives Zahlenverhältnis. Im Milzparenchym des erwachsenen *Menschen* sind — worin ich mit HARTMANN (1930) übereinstimme — „stets bedeutend mehr eosinophile Zellen vorhanden und meist viel weniger basophil granulierte" als im Blut. Infolge der starken, z.T. periodischen zahlenmäßigen Schwankungen (BERGLER, 1947; KLEIN, 1949; SCHERMER, 1958a, b; BRAUNSTEINER, 1959a; KOMIYA, 1959b; LAMBIN, 1959) und der ungleichmäßigen Verteilung der Zellen haben quantitative Erhebungen über den Granulocytenbestand der roten Pulpa nur bedingten Wert (vgl. HARTMANN, 1930; HITTMAIR, 1957a, b).

Nach TEMPKA und KUBICZEK (1938; vgl. TEMPKA, 1957) machen die Granulocyten bei *Mensch* und *Kaninchen* 5—8%, nach SBITNEVA, KALYAEVA und RUDAKOV (1964) bei der *Ratte* 5,2% der kernhaltigen Zellen [Gesamtmenge und Dichte u.a. zu ermitteln durch Bestimmung des DNS-Gehaltes (MONDEN, 1955, 1959; vgl. VENDRELY und VENDRELY, 1959)] des Milzparenchyms aus. Ihre Zahl wird stark beeinflußt vom Blutgehalt bzw. Kontraktionszustand der Milz und von der vegetativen Gesamtlage (HITTMAIR, 1957a, b; s. auch HAUS, 1959; HOFF, 1959; KOMIYA, 1959a, b; LAMBIN, 1959). Über das prozentuale Vorkommen der einzelnen Granulocytenformen und ihrer Vorstufen im Splenogramm bzw. Milzpunktat s. KLIENEBERGER (1927: Laboratoriumstiere), SCHILLING (1928: *Mensch*), LAUDA und REZEK (1931: Laboratoriumstiere), KINDRED (1938, 1939, 1955: *Ratte*), KLEMPERER (1938: *Mensch*), TEMPKA und KUBICZEK (1938: *Kaninchen, Mensch*), MOESCHLIN (1947a, b: *Mensch*), JACKSON und DE BOOM (1951: *Rind*), RICHTER [1953: Spleno-, Myelo- und Hämogramm bei Stoffwechsel (*Kaninchen*)- und Speicher (*Hund*)-Milzen], HEILMEYER und BEGEMANN (1955: *Mensch*), WARNINGHOFF und HAUSMANN (1955: *Mensch*, Mens. III—VII), HITTMAIR (1957a: *Mensch*), CLEMENS und RICHTER (1958: Spleno-, Myelo- und Hämogramm der *Wanderratte*, normal und nach Lauftraining), COHRS und SCHULZ (1958: Laboratoriumstiere), SORACHI (1959: *Mensch*, normale und pathologisch veränderte Milzen), HERBST (1960: *Hund*); über das Verhalten der Granulocyten im Adenogramm vgl. LENNERT (1961: *Mensch*).

Die neutrophilen Granulocyten finden sich einzeln oder in kleinen Gruppen allenthalben in der roten Milzpulpa, vorzugsweise jedoch um die Randzonen der Lymphscheiden und -follikel. Ihr Auftreten in den Wandungen der Hülsencapillaren beweist, daß sie zum großen Teil durch Auswanderung aus den Gefäßen in die Pulpa gelangen (vgl. HARTMANN, 1930). Wie im Blut besitzen die Neutrophilen auch in der Milz meist aus mehreren Segmenten bestehende, polymorphe Kerne, seltener gebuchtete, stäbchenförmige oder gar rundliche (vgl. HARTMANN, 1930, Abb. 30). Im Milzausstrich zeigt das Plasma eine zarte, grauviolette Granulierung, im Schnitt erscheint es homogen blaß-rosa.

Cytochemisch sind die Neutrophilen vor allem durch ihre positive Oxydase- und Peroxydasereaktion charakterisiert (vgl. HARTMANN, 1930, Lit.). Außerdem lassen sich kleine Mengen saurer, mitunter auch alkalischer Phosphatase (vgl.

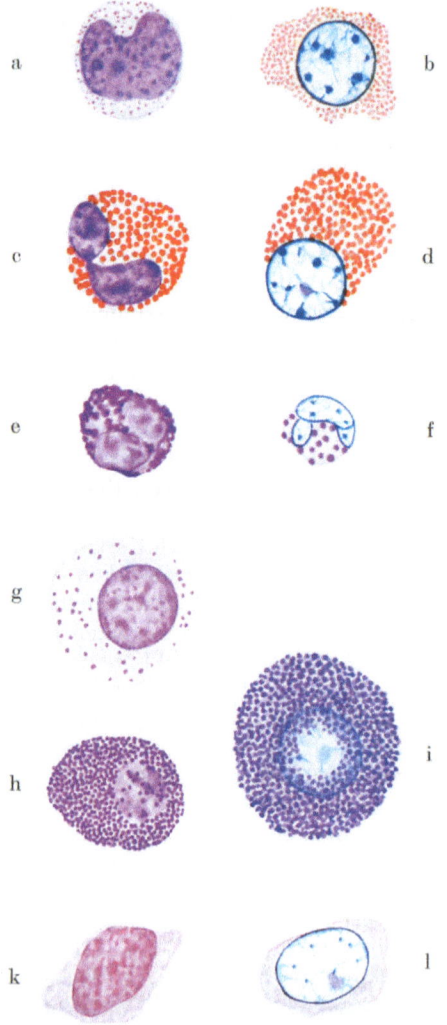

Abb. 148a—l. Granulahaltige Zellen und Gefäßendothelien in Ausstrich (Pappenheim, Vergr. 1250×) und Schnitt (Azur-Eosin, Vergr. 2000×). a u. b Neutrophiler Myelocyt (Gewebsmyelocyt?) im Ausstrich und im Schnitt. c Eosinophiler Segmentkerniger im Ausstrich. d Eosinophiler Myelocyt im Schnitt. e u. f Blutmastzelle im Ausstrich und im Schnitt. g „Mastocytoblast" im Ausstrich. h u. i Gewebsmastzelle im Ausstrich und im Schnitt. k u. l Gefäßendothelzelle im Ausstrich und im Schnitt. Nach LENNERT (1961)

FOLLETTE, VALENTINE und REYNOLDS, 1959; PLENERT, 1959; MERKER, 1963) und nach längerer Inkubation mit Naphthol-AS-acetat auch unspezifische Esterase nachweisen (LENNERT, 1961). Regelmäßig positiv sind die PAS- (vgl. LEBLOND, 1950, Lit.) und Sudanschwarz-Reaktion. Etwa $^2/_3$ der Lipoide sind Phosphatide (ELSBACH, 1959; vgl. GOLDMANN, 1929). Die Neutrophilen setzen proteo- und fibrinolytische Fermente frei, phagocytieren nicht nur Bakterien und andere corpusculäre Antigene, sondern zerlegen sie auch in effektive Moleküle zur Weitergabe an die antikörperbildenden Zellen. Sie besitzen fiebererzeugende Faktoren sowie einen endogenen Wirkstoffumsatz, der die Latenzzeit von Bakterienpyrogenen abkürzt (REMY, 1960, Lit.). Näheres über die funktionellen Eigenschaften (aktive Beweglichkeit, Ausrichtung der Bewegung, elektrophoretische Beweglichkeit, Haftfähigkeit, Chemotaxis, Phagocytoseaktivität usw.) bei WENDT (1957b, Lit.); über Resistenz und Abbaubedingungen der (neutrophilen) Granulocyten s. u. a. STORTI, BELLESIA und LUSVARGHI (1957), LUSVARGHI, BELLESIA und MUCCI (1959), BELLESIA, LUSVARGHI und MUCCI (1959, 1960), LUSVARGHI, BELLESIA, MUCCI und GRIGNAFFINI (1960) und MATTHES (1960b, Lit.).

Nach Erfüllung ihrer Aufgabe gehen die [bei Säuger und *Mensch* größtenteils im Knochenmark gebildeten und unter humoraler Mitwirkung der Milz ausgeschwemmten (GOSTOMZYK, FEESER und RUHENSTROTH-BAUER, 1964)] neutrophilen Granulocyten an verschiedenen Stellen im Organismus zugrunde. Die Angaben über ihre Lebensdauer schwanken beträchtlich (zit. nach KOMIYA, 1959a: Nachschub, Verteilung und Untergang der Leukocyten): beim *Kaninchen* 3 bis 4 Tage (WEISKOTTEN, 1930), bei der *Katze* etwa 16 Std (LAWRENCE, 1945); beim gesunden *Menschen* $^1/_2$—$1^1/_2$ Std (WHITE, 1954: Atebrinmarkierung), 2—4 Tage (MOESCHLIN, 1946), 12,8 Tage (KLINE, 1952; vgl. KLINE und CLIFTON, 1952a, b: P^{32}-Markierung) und beim Leukämiekranken 30 Tage (OSGOOD, 1952: P^{32}-Markierung). Injizierte P^{32}-markierte Leukocyten sammeln sich im Rahmen der allgemeinen Leukocytenregulation (vgl. HOFF, 1959) zunächst in der Lunge, später in der Leber und Milz an [WEISBERGER (zit. nach KOMIYA, 1959a); MAUPIN, LOVERDO, CHARY, THEILLEUS und STORCK, 1955]. Die endgültige Zerstörung erfolgt nach KOMIYA (1959a) hauptsächlich in der Leber. Gegen einen physiologischen Abbau der Leukocyten in Leber und Milz spricht allerdings, daß sich normalerweise in beiden Organen „nur ganz selten" Abbauformen finden (HECKNER, 1950; vgl. HEILMEYER-V.MUTIUS, 1957, Lit.).

Lymphknotenausstriche zeigen vereinzelt größere, fein bis grob azurophil granulierte Zellen mit rundlichen oder eingedellten, Mastzellkernen ähnelnden Kernen (LENNERT, 1961). Solche „Gewebsneutrophile" (vgl. BÜNGELER, 1927; RÖHLICH, 1933b; DREYFUS, 1940; BESSIS, 1954; POBERII, 1957) — analog den Gewebseosinophilen und -Mastzellen — beobachtet man auch in der Milz. Wenngleich bei der Seltenheit ihres Vorkommens im Einzelfall nicht beweisbar, ist doch die Weiterentwicklung zu reifen Granulocyten im höchsten Grade wahrscheinlich.

Die bei den Cyclostomen noch vorwiegend im Milzgewebe (der Spiralfalte) lokalisierte Granulopoese wird bei den höheren Vertebraten zunehmend in andere Organe, vor allem das Knochenmark, verlegt (MURATA, 1959b, Lit.; s. auch JORDAN und SPEIDEL, 1923, 1927, 1928a, b, d, 1929a, c, d, 1930a, b, 1931; JORDAN, 1925a, b, 1932, 1933, 1938b, Lit.; HARTMANN, 1926, 1930, Lit.; NAKAJIMA, 1928; YOFFEY, 1929; DAWSON, 1932a; HAUSMANN, 1932, 1933; ROBESON, 1932; SCATIZZI, 1932; u.a.). Aber auch bei vielen Säugern ist die rote Pulpa noch zeitlebens in beschränktem Maße granulopoetisch tätig [z.B. MAYR und MONCORPS, 1926, 1927: *Meerschweinchen*; SEEMANN, 1927: *Maus*; CORRADETTI, 1933, 1934: *Katze* (verschieden große Zellen mit feineren oder gröberen, stärker oder schwächer plasmalhaltigen Körnchen); BERTELSEN, 1938b: *Opossum, Maus,*

Kaninchen, Meerschweinchen, Katze, Pferd; Tempka und Kubiczek, 1938:
Kaninchen; Richter, 1953: *Kaninchen, Hund*; Kihara, Hashi, Kitade und
Machizuka, 1956: *Kaninchen*; Poberii, 1957: *Kaninchen*; Clemens und Richter,
1958: *Ratte*; Ermakova, 1960: *Maus*; Korhonen und Ruponen, 1962: *Maus,
Ratte*; Kretschmar und Jerusalem, 1963: *Maus*; Block, 1964: *Opossum*;
Moore, Mumaw und Schoenberg, 1964: *Kaninchen*; Claussen, 1968: *Dasypodiden*; ältere Lit. bei v. Skramlik, 1927; Hartmann, 1930; Perla und Marmorston, 1935]. Thymektomie verstärkt (bei der neugeborenen *Ratte*) die Milz-
Granulopoese (Sludskaya, 1965a).

Das regelmäßige, reichliche Vorkommen an Ort und Stelle entstandener unreifer Granulocyten (zur genaueren Unterscheidung und Nomenklatur der
verschiedenen Granulocytenvorstufen s. u.a. Schulten, 1953, 1957; Hittmair,
1957a, b; Wendt, 1957b) in der *fetalen* Milz (Goodall, 1908; Lubarsch, 1927,
Lit.; Schilling, 1928, Lit.; Lewin, 1929; Hartmann, 1930, Lit.; Yamada, Iwao
und Ochiai, 1939; Fruhling, Roger und Jobard, 1949a, b; Knoll, 1957b, Lit.;
Borghese, 1959) ist ebenso unbestritten wie die Tatsache, daß auch die *erwachsene
menschliche* Milz unter bestimmten pathologischen Voraussetzungen im Wege der
myeloischen Metaplasie große Mengen von Granulocyten zu bilden vermag
(Lubarsch, 1927, Lit.; Schilling, 1928, Lit.; Hartmann, 1930, Lit.; Klemperer,
1932a, b, 1938, Lit.; Watermann, 1933; Sasybin, 1934a, b; Jaffé, 1935; Perla
und Marmorston, 1935, Lit.; Tudhope, 1937; Kunz, 1953; Gelin, 1954, Lit.;
Hittmair, 1955, 1956, 1957b, Lit.; Rotter und Büngeler, 1955, Lit.; Introzzi,
1957, Lit.; Tempka, 1957, Lit.; De Harven und Friend, 1958; Arakawa, Sugi
und Kusama, 1959; Sorachi, 1959). Die Frage, ob das gelegentliche Auftreten
autochthoner Granulocytenvorstufen in der *menschlichen* Milz als normal zu gelten
hat, wird von den meisten Autoren (z.B. Lubarsch, 1927, Lit.; Tempka und
Kubiczek, 1938; Moeschlin, 1947a, b; Hittmair, 1957a, b, Lit.) verneint. Hartmann (1930, Lit.), die sie gleich Weidenreich (1911) und Bertelsen (1938a,
Lit.) bejaht, diskutiert auch eingehend das Problem der Stammzellen [nach unitarischer (Dominici, Weidenreich u.a.) und dualistischer (Schridde u.a) Auffassung] sowie der sog. Pulpazellen oder Splenocyten (s. unter „Monocyten":
S. 293ff.). v. Herrath (1958) äußert keine bestimmte Ansicht. Ich selbst bin auf
Grund eigener Wahrnehmung gleich Hartmann der Meinung, daß das Vorkommen vereinzelter Myelocyten und Myeloblasten in der *Erwachsenenmilz* „nicht
schlechthin zu den pathologischen Befunden" zu rechnen, sondern „als Ausdruck
einer latent vorhandenen Fähigkeit" aufzufassen ist, die „in einem bestimmten
Entwicklungszustand voll manifest ist, später ... unterdrückt wird, aber nicht
vollständig zu erlöschen braucht".

Eosinophile Granulocyten (Lit. bei Schwarz, 1914; Hausmann, 1932,
1933; Dérobert, 1942; Sandkühler, 1949; Schulten, 1953, 1957; Speirs, 1955,
1958a, b; Wendt, 1957b; Räsänen, 1958; Sorachi, 1958; Gross und Gedigk,
1959) finden sich „in jeder Milz in sehr wechselnder, zuweilen großer Menge"
[Hartmann, 1930, Lit.: Auseinandersetzung mit Lubarsch (1927), der das Vorkommen Eosinophiler in der „normalen "Milz abstreitet]. Sie sind einzeln oder in
kleinen Gruppen, letzteres besonders in der Umgebung der Follikel, über die rote
Pulpa verstreut und tragen häufiger als andere Leukocyten pseudopodienartige
Fortsätze. Im Ausstrich erscheinen sie etwas voluminöser als die Neutro- und Basophilen. Die Granula sind erheblich größer als die der Neutrophilen und wie beim
Lymphknoten (Lennert, 1961) im Pappenheim-Ausstrichpräparat schmutzigorange, im Schnittpräparat dagegen, bei Romanowsky- noch mehr als bei Giemsafärbung, leuchtend orangerot gefärbt. Der Kern ist meist zweilappig, seltener
mehrlappig bzw. stärker zerklüftet. Gelegentlich auftretende rundkernige Eosino-

phile stellen gleich den entsprechenden Elementen des Knochenmarks z.T. Myelo-cyten (vgl. HARTMANN, 1930, Lit.), z.T. auch — soweit die Kerne kleiner [im Lymphknoten Klasse K 1/4 (LENNERT, 1961)] und masto- oder plasmocyten-ähnlich sind — Gewebseosinophile (vgl. RINGOEN, 1922; FORKNER, 1929; DREYFUS, 1940; DÉROBERT, 1942, Lit.; NEUMANN und HOMMER, 1950, 1951; BESSIS, 1954; NEUMANN und KREIS, 1954; ROHR, 1960; LENNERT, 1961) dar, deren Existenz allerdings von MAXIMOW (1927, Lit.) bestritten wird.

Die rundkernigen Gewebseosinophilen entstehen metaplastisch aus kleinen lymphoiden Reticulumzellen, die segmentkernigen stammen größtenteils, aber nicht ausschließlich aus dem Blut. Nur bei Annahme einer Entstehung auch in loco wird verständlich, warum die relative Menge der Eosinophilen in der Milz-pulpa größer ist als im Blut; daß sie im Reticulum bevorzugt zurückgehalten oder infolge längerer Lebensdauer angehäuft werden, erscheint HARTMANN (1930) mit Recht unwahrscheinlich. Eine Weiterentwicklung der reifen Eosinophilen kommt nicht in Betracht. Bei ihrem Untergang (über die Lebensspanne s. BALASUN-DARAM, 1954; ESSELIER, JEANNERET und MORANDI, 1954, Lit.) — in Nekrosen oder bei postmortaler Autolyse — entstehen spitzig-oktaedrische, magnetnadel-artige Charcot-Leydensche Kristalle, die sich mit Eosin schwachrötlich, mit Azan rot, mit der Weigertschen Fibrinfärbung blau darstellen (LENNERT und STIRN-WEIS, 1950: Kaninchenmilz; s. auch AYRES und STARKEY, 1950; ESSELIER, MARTI und MORANDI, 1955). Nebennierenrindensteroide zerstören die Eosinophilen leichter als die Lymphocyten (GODLOWSKI, 1952; VERCAUTEREN, 1953; u.a.).

Die Eosinophilengranula zeigen elektronenmikroskopisch (BARGMANN und KNOOP, 1956, 1958; GOODMAN, REILLY und MOORE, 1957; OSAKO, 1959; FALLER, 1966) eine auffallend regelmäßige, nahezu kristalloide Lamellenstruktur und bilden wahrscheinlich die Grundlage der Charcot-Leydenschen Kristalle (s. oben). — Cytochemisch (BALASUNDARAM, 1954; GROSS und GEDIGK, 1959, Lit.; LENNERT, 1961, Lit.; FALLER, 1966) bestehen die Eosinophilen-granula aus argininreichem, stark basophilen Eiweiß (VERCAUTEREN, 1954), umgeben von einer phosphatidhaltigen, PAS-positiven Hülle. Sie sind sudanschwarz-positiv und enthalten reichlich Oxydasen, Peroxydasen, Katalasen und saure Phosphatase. Der verschiedentlich angegebene Histamingehalt (CODE und MITCHELL, 1953, 1954; GRAHAM, LOWRY, WHEEL-WRIGHT, LENZ und PARISH, 1955) wird von vielen Autoren bestritten, vielmehr sollen die Eosinophilen Antihistaminsubstanz enthalten (KOVÁCS, 1950; VERCAUTEREN, 1954; EHRICH, 1956, Lit.). Die vermutlich auf dem Argininreichtum ihrer Granula beruhende Antihistamin-aktivität (vgl. REMY, 1960) der Eosinophilen erklärt sowohl ihre Anziehung durch Histamin (ARCHER, 1958) als auch die oft gleichzeitige Vermehrung von Eosino- und Basophilen (Mast-zellen) bei allergisch-hyperergischen Entzündungen (LENNERT, 1961). Nach SPEIRS (1958a, b) sollen die Eosinophilen bei Antigenzufuhr durch Ausbildung eines besonderen Enzymmusters und entsprechende Einwirkung auf die sie phagocytierenden Makrophagen die Antikörper-bildung beeinflussen, nach GROSS und GEDIGK (1959) sollen sie Eiweißkörper bis zu den Peptonen abbauen. — Tusche phagocytieren die Eosinophilen nicht, wohl aber Bakterien (FOSTER, 1908; JOSEY, 1934; GROSS und GEDIGK, 1959, Lit.).

In der Nichtsäugermilz fand HARTMANN (1926, 1930, Lit.) eosinophile Granulocyten bei Salz- und Süßwasserfischen nur spärlich, sehr zahlreich da-gegen bei urodelen Amphibien und Reptilien, etwas weniger reichlich bei Vögeln (Taube). In Hinblick auf die großen zahlenmäßigen Schwankungen erscheinen ihr Untersuchungen über die Abhängigkeit des Eosinophilengehaltes von Jahreszeit, Ernährung, Temperatur, Gefangenschaft usw. „dringend notwendig". Bei be-stimmten Teleosteern (Bach- und Regenbogenforelle) läßt sich durch Coffein eine starke Zunahme der Eosinophilen in der Milz erzielen (ZWILLENBERG, 1964). Bei den Ganoiden (ROBESON, 1932: Amia calva) findet sich eine mit Erythropoese ge-mischte Milz-Granulopoese, aus der auch Eosinophile hervorgehen. Für die Selachier beschreiben LOERBROKS (1953: Scyllium canicula) und SCHLARB (1953: Torpedo ocellata, T. marmorata), wie schon GUIEYSSE-PELLISIER (1940: Caretta caretta, Emys orbicularis, E. leprosa, Testudo graeca) für bestimmte Reptilien

(Chelonia), ein Parallelgehen von Erythrocytenabbau und Eosinophilenbildung in der Milz. Auch v. HERRATH (1958, Lit.) nimmt fließende Übergänge von „mit grobscholligen Erythrocytenresten versehenen Reticulumzellen ... zu Granulocyten" an. JORDAN und SPEIDEL (1928d) halten in der *Schildkröten*milz vorkommende Granulocyten mit sphärischen, chromophoben Granula für Eosinophilen-Spätstadien. Unter den Amphibien treten bei *Hynobius fuscus* Eosinophile erstmalig, zusammen mit Erythroblasten, Phago- und Pigmentocyten, im 40 mm-Larvenstadium auf. Bei *Megalobatrachus japonicus* sind sie im Herbst, bei *Diemyc-*

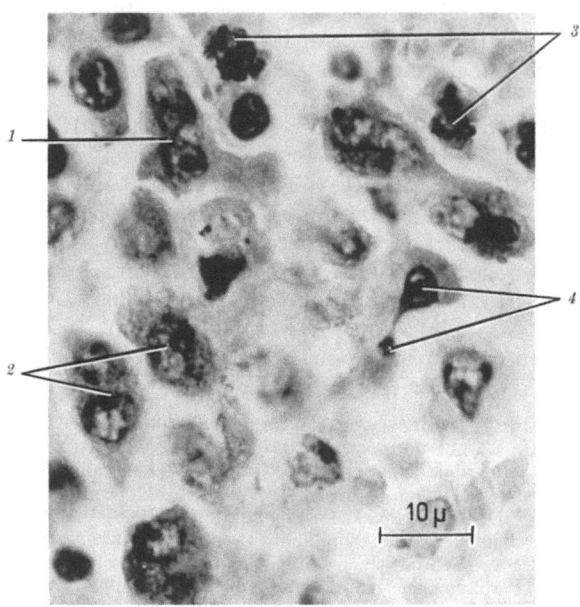

Abb. 149. Milz, *Ratte* (Formol-Alkohol, Toluidinblau-Erythrosin-Orange G nach TISCHUTKIN); Knötchenrandzone eines 80 Tage mit Zwischenhirn-Lipoidextrakt behandelten Tieres. Mikrophoto: *1* Eosinophiler mit zwerchsackförmigem Kern und Pseudopodien, *2* Eosinophile mit ähnlich geformten, aber in anderen Schnittebenen getroffenen Kernen, *3* Karyorhexis, *4* Amitose. Nach TISCHENDORF (1958b)

tylus pyrrhogaster, wo sie in der Mitte des Winters ganz verschwinden, im Sommer am reichlichsten vorhanden (NAKAJIMA, 1928). Bei *Triturus viridescens* beobachtete JORDAN (1938a) einen Fall von subcapsulärer Eosinophilenbildung in der normalerweise nur erythro- und thrombopoetischen Milz, den er auf eine Trematodeninfektion zurückführt. Die Granula der fraglichen Zellen waren von Anfang an eosinophil und oxydasepositiv, ein basophiles Zwischenstadium fehlte. Bei *Natrix Natrix L.* (Ophidia) fand GOSLAR (1958) nach Behandlung mit Thymusextrakt eine massive Vermehrung grob und gleichmäßig eosinophil granulierter histiocytärer Elemente in Milzkapsel, -balken und -pulpa und verweist dazu auf ähnliche Befunde von TISCHENDORF (1958b) an der *Ratten*milz. Nach SANDREUTER (1951, Tabelle: embryonale Blutbildung bei *Gallus gallus L.* und *Sturnus v. vulgaris L.*) entsprechen die auch in der Milz entstehenden, amorph-granulierten Vogelleukocyten den Eosinophilen der Säuger.

Für die Säugermilz beschreibt BASIR (1931/32) bei *Echidna* (Monotremata) ein besonders reichliches Eosinophilenvorkommen in der birnenförmigen Auftreibung des dorsolateralen Milzfortsatzes. Beim *Igel* (Insectivora) treten nach saurer Ernährung in der Milzpulpa zahlreiche Eosinophile auf (HOEPKE und

GRUNDIES, 1935). In der schon normalerweise besonders subcapsulär reichlich Eosinophilenvorstufen aufweisenden (HETT, 1940) *Mäuse*milz (Rodentia) kommt es nach 3maliger intraperitonealer Injektion normalen oder antiretikulär-cyto-toxischen (ACS) Kaninchenserums zu einer dosisabhängigen Eosinophilenvermeh-rung (THOMAS, EMERSON und EWING, 1946). Bei *Mäusen*, denen Penicillin, Streptomycin, Achromycin, Sarkomycin, Acetylcholin, Diphtherietoxoid und -antitoxin, Carcinophilin, Eisenglucuronat (Gluferricon), Natriumsulfid und -sali-cylat injiziert oder eine Acidose bzw. Alkalose beigebracht wurde, findet sich eine hochgradige Eosinophilie in Cardia und Pylorus, eine mäßige in Haut, Dünndarm, Gefäßwänden und Milz und eine geringe in Lunge, Niere, Leber und Herz (JIMBO, 1962).

Bei der *Ratte* (vgl. CLEMENS und RICHTER, 1958) bilden die über die ganze rote Pulpa verstreuten Eosinophilen in der Follikelrandzone regelrechte Nester. Der Nachweis ihres autochthonen Charakters wird dadurch erschwert, daß sich Myelo- und Lymphoblasten morphologisch nicht deutlich voneinander unter-scheiden (vgl. BERTELSEN, 1938a; EHRICH, 1956). Das eigentümlich gruppierte Auftreten, das Mengenverhältnis von reifen und unreifen Stadien sowie das Silber-bild lassen aber doch darauf schließen, daß der überwiegende Teil der in der Knötchenrandzone vorhandenen (unter Zwischenhirn-Lipoidextrakt-Behandlung vermehrt auftretenden) Eosinophilen auch hier entstanden ist (TISCHENDORF, 1957b, 1958b) (Abb. 149). Dafür spricht auch die im Autoradiogramm bei einer Versuchszeit von 1—3 Std (zwischen Applikation einer radioaktiv markierten Aminosäure und Tötung des Tieres) über den jugendlichen, hellkernigen Eosino-philen zu beobachtende intensive Schwärzung, die auf einen hohen, wachstums-bedingten Eiweißstoffwechsel deutet (TISCHENDORF und LINNARTZ-NIKLAS, 1958a, b, 1962a, Abb. 13, 1962b).

Ganz allgemein besitzen ,,Milzen mit vielen eosinophilen Myelocyten ... auch stets reichlich reife eosinophile Granulocyten" (v. HERRATH, 1958). MAYR und MONCORPS (1926, 1927) führen diese normale Hypereosinophilie der Milz (vgl. ISHIHARA, 1939) auf besondere physikalische Bedingungen des Capillarkreislaufes, v. HERRATH u.a. auf örtlichen Eiweißabbau zurück. Auch bestehen Beziehungen zur Allergie (vgl. KARFIOL, 1927: *Ratte*, *Meerschweinchen*) und zum Nebennieren-rinden-Hypophysensystem. Bei splenektomierten *Ratten* ist die Empfindlichkeit der Eosinophilen gegen ACTH herabgesetzt (KRESBACH und SAILER, 1954). In der *Meerschweinchen*milz findet sich nach Histamingaben anfänglich eine Abnahme, nach 12—16tägiger Behandlung jedoch wie in anderen Organen eine Zunahme der Gewebseosinophilen (LÖFGREN und RYTÖMAA, 1957). An der *Kaninchen*milz wurden besonders die Eosinophilenbildung in vitro (M. v. MÖLLENDORFF, 1931) sowie der Eosinophilenabbau (LENNERT und STIRNWEIS, 1950) studiert. Reichlich Eosino-phile enthält die Milz u.a. bei den *Walen* (ZWILLENBERG, 1958, 1959) und beim *Schwein* (KÜHNE, 1937). Für das *Kamel* wurden Zusammenhänge zwischen Milz-(Leber-, Magen-, Darmschleimhaut-) Eosinophilen und Erythropoese behauptet (DURAN-JORDA, 1950). Weitere Angaben über Häufigkeit und Lage der Eosino-philen in der roten Milzpulpa von *Kaninchen* (vgl. TEMPKA und KUBICZEK, 1938; RICHTER, 1953), *Hund* (vgl. RICHTER, 1953), *Katze, Schwein, Rind, Schaf, Pferd* (vgl. MROWKA, 1919; HARTWIG, 1949) und *Mensch* bei v. HERRATH (1935d, 1958, Lit.).

Beim *Menschen* (vgl. LEWIN, 1929; BERTELSEN, 1938a, b; TEMPKA und KU-BICZEK, 1938; MOESCHLIN, 1947a, b; HITTMAIR, 1957a; KRAUSS-ZAKI, 1964) fand SWENSSON (1936) unter 300 Sektionsmilzen keine einzige eosinophilenfrei und 65 ausgesprochen eosinophilenreich. Die Menge der besonders im Übergangsgebiet zwischen roter und weißer Pulpa massierten, verschiedene Reifestadien aufweisenden Eosinophilen ließ sich weder zu irgendwelchen pathologischen Veränderungen der Milz (vgl. SORACHI, 1959) oder Nebenbefunden noch zu Alter, Geschlecht und Konstitution in sichere Beziehung bringen. Anstelle einer lokalen Entstehung vermutet SWENSSON eine von Ernährung, Tages- und Jahreszeit abhängige Ansammlung der Eosinophilen in der Milz. PÖPPING (1937) berichtet über einen Fall von persistierender Bluteosinophilie (über das Hypereosinophilie-Syndrom s. auch WINTER, 1955) mit Milztumor. Die bis dato lediglich auf kasuistische Mitteilungen gegründete Ansicht, daß die Milzexstirpation eine Bluteosinophilie auslöst, prüften ESSELIER, MORANDI und STEIN (1955, Lit.) an 20 Splenektomierten von 8—61 Jahren, darunter 17 zuvor klinisch Gesunden (Milztrauma), mit einem postoperativen Intervall von 6 Wochen bis 26 Jahren: Das präoperative hämatologische Gleichgewicht wird nicht völlig wiederhergestellt, vielmehr resultiert eine dauernde, statistisch signifikante Leukocytose (9354:6400) sowie eine Erhöhung der Eosinophilenzahl (403,9:204,3). Der beim Normalen nach Corticotropin auftretende Leukocytenanstieg fehlt beim Splenektomierten, der Thornsche ACTH-Eosinophilentest dagegen wird durch das Fehlen der Milz nicht beeinflußt. Die Glucocorticoid-Eosinopenie als solche führen ESSELIER, MORANDI und STEIN (vgl. ESSELIER, JEANNERET und MORANDI, 1954, Lit.; FRIEDERICI, 1961; HAUS, 1959; KOMIYA, 1959b) auf eine Ausschwemmung der ausgereiften Eosinophilen aus dem Knochenmark und einen vermehrten Abbau im Reticulo-Endothel zurück. Bei tödlicher Verletzung folgt die Milzeosinopenie der Bluteosinopenie (postmortaler Nachweis einer Nebennierenrinden-Hyperaktivität); bei Morbus Addison findet sich eine normale Milzeosinophilie (SEVITT, 1955a, b).

Über basophile Granulocyten (Mastzellen) ist in der Milz nur wenig mehr als zu HARTMANNs (1930) Zeit bekannt.

Betreffs der ausgedehnten Mastzellenliteratur sei auf MICHELS (1923, 1938), BREMY (1950), BURKL (1952), ASBOE-HANSEN (1954b), ANTALÓCZY (1955), ARVY (1955), PRUNIERAS (1956), SCHULTEN (1957), WENDT (1957b), BENDITT (1958), BRAUNSTEINER (1958, 1959a), KELSALL und CRABB (1959), RILEY (1959), LENNERT (1961), SCHAUER (1964) und SELYE (1965) verwiesen.

Die wichtigste Eigenschaft der Mastzellen ist die metachromatische Färbbarkeit ihrer Granula mit Toluidinblau (z.B. PADAWER, 1959), Giemsa und anderen, für saure Mucopolysaccharide charakteristischen Farblösungen (LENNERT, 1961; über orthochromatische Färbbarkeit s. WINKELMANN, 1959). Ihre Intensität [vgl. DEMPSEY und SINGER, 1946; SCHUBERT, 1965: Toluidinblau (pH-Reihe)] nimmt mit der Granulareifung zu, in deren Verlauf durch SO_4-Veresterung hyaluronsäureähnlicher (VELICAN und VELICAN, 1959) Vorstufen Heparin entsteht. Die Mastzellengranula werden je nach Stadium und Tierart unterschiedlich stark durch Hyaluronidase angegriffen (BENDITT, 1958), nicht aber durch Ribonuklease und Desoxyribonuklease (DEMPSEY und SINGER, 1946; ZOLLINGER, 1950). Die PAS- (auch die Halesche) Reaktion ist bei allen Blut- und den meisten Gewebsmastzellen positiv (PEARSE, 1949; WISLOCKI, RHEINGOLD und DEMPSEY, 1949; LILLIE 1950; FADEM, 1951; ASTALDI, RONDANELLI und BERNARDELLI, 1953; FERRARA, 1953; STORTI, PERUGINI und SOLDATI, 1953a, b; ASBOE-HANSEN, 1954b, Lit.; BRAUN-FALCO, 1955; GONZÁLEZ, 1959; LENNERT und SCHUBERT, 1959). Die Mastzellengranula stellen sich mit Nilblausulfat blau dar (MONTAGNA und NOBACK, 1948) und enthalten Phosphatide, wahrscheinlich Lecithin (BERG, 1951; RILEY, 1959). Von Eiweißreaktionen sind die Biuret-, Millon- und Tetrazoniumprobe sowie die Histidinreaktion positiv (WERMEL und SASSUCHIN, 1928; NINNI und BELLONI, 1953; ASTALDI, RONDANELLI und BERNARDELLI, 1954; SEITZ und BACHMANN, 1964). An Fermenten wurden in den Mastzellengranula u.a. saure (MONTAGNA und NOBACK, 1948; FADEM, 1951; LENNERT und LÖFFLER, 1959) und alkalische (WISLOCKI und DEMPSEY, 1946; MONTAGNA und NOBACK, 1948; RILEY und DRENNAN, 1949; FADEM, 1951) Phosphatase, unspezifische (LENNERT und LÖFFLER, 1959) und spezifische (GÖMÖRI, 1953; BENDITT und ARASE, 1959) Esterase, Leucin-Aminopeptidase (BRAUN-FALCO und SALFELD, 1958) sowie verschiedene uncharakterisierte proteolytisch-esterolytische Enzyme (ENDE, KATAYAMA und AUDITORE, 1964) nachgewiesen. Im Supravitalpräparat verdecken die oft gleichmäßig mit Neutralrot gefärbten Mastzellengranula die Janusgrüngranula (LENNERT, 1961). Elektronenmikroskopisch zeigen die Mastzellengranula eine an Fingerabdrücke erinnernde Lamellenstruktur, die sich deutlich von der der Mitochondrien unterscheidet (BLOOM, FRIEBERG, LARSSON und ABERG, 1955; BLOOM, FRIEBERG und LARSSON, 1956; STOECKENIUS, 1956; BRAUNSTEINER, 1958, 1959b). Autoradiographisch ließ sich im Elektronenmikroskop der Einbau von 1,2-H³-Corticosteron in die Mastzellengranula nachweisen (CSABA, OLÁH, KISS und DUNAY, 1967: Milz, Thymus und Lymphknoten der *Maus*). Weiteres über phasenkontrast-, fluorescenz- und polarisationsmikroskopische Befunde bei LENNERT (1961, Lit.).

LENNERT (1961) unterscheidet im Gegensatz zu vielen anderen Autoren scharf zwischen **Blut- und Gewebsmastzellen.** I. Morphologisch (Schnitt und Ausstrich): Die Blutmastzelle (basophiler Leuko- bzw. Granulocyt) hat einen unregelmäßigen, oft kleeblattartig segmentierten Kern mit schmalem Plasmasaum und ist im Durchschnitt kleiner als die Gewebsmastzelle (Gewebsbasophiler, Mastocyt) mit ihrem ideal runden Kern und breitem Plasma. Dichte und Zahl der ungleich großen, dunkelblauen Granula der Blutmastzelle sind wesentlich niedriger als die der gleichgroßen, mehr violetten Granula der Gewebsmastzelle. Der Unterscheidung von Mastoblasten, Promastocyten und Mastocyten (vgl. BESSIS, 1954) mißt LENNERT keine praktische Bedeutung bei. II. Cytochemisch: Die Granula der Blutmastzelle sind hochgradig wasserlöslich, die der Gewebsmastzelle wasserresistent. Oxydase- und Peroxydasereaktion sind bei der Blutmastzelle positiv, bei der Gewebsmastzelle negativ. III. Genetisch und funktionell: Die Blutmastzelle entsteht im Knochenmark, beeinflußt direkt die chemische Blutzusammensetzung und wandert bei Bedarf aus dem Blut ins Gewebe ab. Die homo- oder hetero- bzw. metaplastisch entstandene Gewebsmastzelle versieht ihre Aufgabe primär im Gewebe, wirkt aber von dort ebenfalls auf den Blutchemismus ein.

Die Funktion der Mastzellen (REMY, 1960; LENNERT, 1961; KALLER, 1962; u.a.) hängt eng mit ihrem Gehalt an Heparin (HOLMGREN, 1940; OLIVER, BLOOM und MANGIERI, 1947; MARTIN und ROKA, 1953; u.a.) und Histamin (CAZAL, 1942; RILEY, 1953a, 1959; BRAUN-FALCO, 1955; GRAHAM, LOWRY, WAHL und PRIEBAT, 1955; VALENTINE, LAWRENCE, PEARCE und BECK, 1955; ENDE und CHERNISS, 1958b; u.a.) zusammen, die beide in den Mastzellen selbst gebildet werden (SCHAYER, DAVIS und SMILEY, 1955; LENNERT und SCHUBERT, 1956, 1959). Die einzelne Blutmastzelle enthält etwa 1 μμg, die Gewebsmastzelle 7—32 μμg Histamin (GRAHAM, LOWRY, WAHL und PRIEBAT, 1955). Das Mengenverhältnis Heparin:Histamin beträgt nach Gewichtseinheiten 3:1, nach dem molekularen Bindungsverhältnis 1:29 (WERLE und AMANN, 1955, 1956). Serotonin kommt wohl bei bestimmten Tieren (BENDITT, WONG, ARASE und ROEPER, 1955; BENDITT, 1958, Lit.; ENDE und CHERNISS, 1958b; RILEY, 1959, Lit.), aber angeblich nicht beim *Menschen* (SJOERDSMA, WAALKES und WEISSBACH, 1957) vor. Im Schock, bei Zufuhr sog. Histamin-Befreier und im ersten, negativen Stadium der unspezifischen Abwehrreaktion werden die Mastzellengranula unter Anstieg des Blut- und/oder Gewebs-Heparin- und Histamingehaltes ausgestoßen (LENNERT, 1961, Lit.). Heparin fördert die Fibrinolyse, wirkt gerinnungs-, hyaluronidase- und wachstumshemmend (vgl. HOEPKE, 1954a, b, c; KOENIG, 1955: Hemmung des Tumorwachstums durch Mastzellen), oft aber auch nur als Receptor für anfallendes Histamin (allergisch-hyperergische Reaktionen mit starker Eosinophilie!); auch bestehen Beziehungen zur Amyloid- und Faserbildung. Histamin aktiviert durch Phagocytosesteigerung und Zellmobilisierung das Reticulo-Endothel (JANCSÓ, 1947, a, b; SMULDERS, 1951; RILEY, 1955, Lit.) und beeinflußt durch Gefäßerweiterung und Permeabilitätserhöhung (z.B. BIOZZI, MENÈ und OVÁRY, 1951) den Ablauf entzündlicher Prozesse.

Eine Weiterentwicklung erfolgt weder bei Blut- noch bei Gewebsmastzellen; sie gehen nach Erfüllung ihrer Aufgabe in den lymphoretikulären Organen und der Lunge zugrunde (LENNERT, 1961, Lit.). Durch ACTH und Nebennierenrindensteroide werden sie ebenso zerstört wie die Lymphocyten (ASBOE-HANSEN, 1952; EHRICH, 1956, Lit.), regenerieren sich aber schnell wieder (ITO, 1957). Die von SYLVÉN (1945) u.a. behauptete rasche postmortale Autolyse der Mastzellen wird von MILLS, STRICKLAND und PATERSON (1958) sowie LENNERT (1961) bestritten.

Besonders reich an Mastzellen sind fast alle Gewebe beim *Igel*. Während des Winterschlafs nehmen die Mastzellen im Thymus weiter zu, in der Milz und anderen Organen dagegen ab (HJELMMAN, 1957). Bei hochgradiger Erschöpfung der weißen Pulpa durch basische Ernährung finden sich in der *Igel-*, *Mäuse-* und *Ratten*milz zahlreiche Gewebsmastzellen in der Umgebung der großen Gefäße

(HOEPKE und GRUNDIES, 1935; HOEPKE, HEMPFING und DESAGA, 1938; HOEPKE und SPANIER, 1939). Bei *Kaninchen, Hund* und *Ratte* (RICHTER, 1953; CLEMENS und RICHTER, 1958) wurden im Milzausstrich sog. basophile Kugelhaufenzellen beschrieben, die beim *Kaninchen* mit dem Alter zunehmen (PLUM, 1942). Wie bei *Hund* und *Katze* sowie *Delphin* (ZWILLENBERG, 1959) und *Rind* (WINQUIST, 1954) finden sich auch bei *Maus* und *Ratte* (HARTMANN, 1930, Lit.) stets Mastzellen im Trabekelgerüst. Die Milz verschiedener *Mäuse*stämme hat einen unterschiedlich hohen Mastzellengehalt (VIKLICKÝ, 1967). Bei längere Zeit erhöhter Temperatur ausgesetzten *Mäusen* enthält die geschrumpfte, nur wenig durchblutete rote Milzpulpa vermehrt Mastzellen (ROMEIS, 1923). In vitro neigen die Mastzellen der *Mäuse*milz erheblich stärker zur Koloniebildung („cloning") als die des Thymus oder der Lymphknoten (PLUZNIK und SACHS, 1965).

Genauer untersucht wurde die Mastzellenproduktion in Milz, Thymus und Lymphknoten der *Ratte* (CSABA, TÖRÖ, BODOKY, MOLD und HORVÁTH, 1961; s. auch CSABA, TÖRÖ, ACS und KISS, 1960; CSABA, TÖRÖ und KAPA, 1960a, b; CSABA, TÖRÖ und MOLD, 1962; CSABA, TÖRÖ und BODOKY, 1963; MEYER, 1964, Lit.; CSABA, BODOKY und TÖRÖ, 1965; CSABA, TÖRÖ und BODOKY, 1965; CSABA, TÖRÖ und HORVÁTH, 1965, Lit.): Die gegenüber jungen und erwachsenen Tieren atrophisch erscheinenden Milzen alter Tiere lassen jede Mastzellenproduktion vermissen. Auch Milz und Lymphknoten thymektomierter, mit ACTH behandelter *Ratten* zeigen keinerlei Anzeichen der Ansammlung oder Neubildung von Mastzellen. Bei dem im Vergleich zur *Ratte* extrem mastzellarmen *Kaninchen* enthält die Milz weder beim normalen, noch beim graviden oder cortisonbehandelten Tier Mastzellen, während der Thymus wie bei der *Ratte* Mastzellen bildet. Cortison und Testosteron lösen im Thymus, gestagene und anabole Hormone in den Lymphknoten, allerdings nur bei weiblichen Tieren, eine Mastzellenreaktion aus. Die Epiphyse hemmt (bei der *Ratte*) die Mastocytogenese in Milz und Lymphknoten, nicht aber im Thymus. Daß die Milz im Gegensatz zu den Lymphknoten in der Mastzellenproduktion nicht für den involvierten Thymus einspringt, begründet CSABA mit der Bedeutung der Milz für die Immunkörperbildung und der des Thymus für den Kohlenhydratstoffwechsel. Die Lymphknoten sind bei beiden Prozessen beteiligt und können daher bei Ausfall des einen oder des anderen Organs dessen Funktion übernehmen. — Auf Ganzkörperbestrahlung reagieren die Mastzellen in Lymphknoten und Thymus der *Ratte* in den ersten Stunden mit markanten Veränderungen und danach mit einer beträchtlichen, mehrtägigen Vermehrung, während sie in der Milz nahezu unbeeinflußt bleiben (VERGA und PEZZANI, 1959).

Beim *menschlichen Neugeborenen* enthält die Milzpulpa, auch die Knötchenrandzone, selbst bei toxisch-infektiösen Erkrankungen nur wenige Mastzellen (LEWIN, 1929; BERTELSEN, 1938b; HOLMGREN, 1947). Beim *Erwachsenen* finden sich Mastzellen nach meinen eigenen Beobachtungen vereinzelt im Kapsel-Balkengerüst und in der roten Milzpulpa [nach BERTELSEN (1938a) in 25% der Fälle], nie jedoch in der weißen (vgl. HARTMANN, 1930, Abb. 30).

Die bei Mastzellenleukämie (über Milzmastocytose s. auch PÉREZ, 1936; LENNERT, 1961, Lit.) in Milz, Lymphknoten und Knochenmark beobachtete Faservermehrung (ENDE und CHERNISS, 1958a) bringt LENNERT (1955b) mit dem durch die Blutbasophilen bedingten Überangebot an sauren Mucopolysacchariden in Zusammenhang.

Erythrocyten

Die Erythrocyten füllen, je nach der örtlichen Kreislauflage mehr oder weniger zahlreich, die von den anderen Zellen ausgesparten Lücken im Milzparenchym und verleihen ihm den Charakter der „roten Pulpa". Sie entstammen in der erwachsenen Milz sämtlich der Zirkulation, kehren aber nicht alle dahin zurück. Bei den Nichtsäugern sind die zum Untergang bestimmten Erythrocyten schon an ihren degenerativen Kernveränderungen zu erkennen, bei den Säugern läßt sich ein Aufschluß über die in der Milz zugrunde gehenden Erythrocyten erst aus der Phagocytose gewinnen (vgl. HARTMANN, 1930). Die die Milz nur passierenden Erythrocyten gleichen in ihren Eigenschaften den in der allgemeinen Zirkulation befindlichen (vgl. SCHULTEN, 1953, 1957; HEILMEYER und BEGEMANN, 1955; FERRARA, 1957; KNOLL, 1957a; RUHENSTROTH-BAUER, 1957; SCHUBOTHE, 1957; GEHRMANN, 1969; u. a.).

Die Lebensspanne der Erythrocyten des *Menschen,* nach älteren Angaben 42—133 Tage, beträgt nach neueren Festellungen (Lit. bei ASHBY, 1948; MOLLISON, 1954; OTTESEN, 1955; BÖTTNER und SCHLEGEL, 1960) 120 ± 12 Tage; dabei decken sich die mit der Ashbyschen Differentialagglutination gewonnenen Ergebnisse mit denen der Isotopenmarkierung (vgl. v. HEVESY, 1958; PRIBILLA, 1958, 1959, 1961a, b; PRIBILLA, ERNST und RÖTTGEN, 1959; SCHMIDT, 1961; u.a.). Daß die pathologisch veränderte Milz die Lebensdauer der Erythrocyten verkürzt, z.B. durch Hämaggressine (SUNDERMANN und MEY, 1964), ist sicher; daß die normale sie verlängert (STEPHENS, 1939a), sehr zu bezweifeln. Täglich werden etwa 200 Milliarden Erythrocyten aus dem Kreislauf eliminiert und abgebaut (HERBST, 1960, Lit.). Soweit es sich um einen „linearen, altersmäßigen Abbau der roten Blutkörperchen" handelt, lehnen BÖTTNER und SCHLEGEL (vgl. DOAN, 1926; MIESCHER, 1956, 1957, Lit.) aufgrund der Erfahrungen der Splenektomie einen „meßbaren Einfluß der Milz" auf die Erythrocytenzerstörung ab (vgl. S. 470).

Nach SINGER (1930) und LAUDA (1933, Lit.) fängt die Milz nur unverträgliche (vgl. HALPERN, 1964, Lit.), geschädigte (vgl. CROSBY, 1957, 1959, Lit.; JUNG, 1958; RAABE, 1958; CROSBY und CONRAD, 1960; HERBST, 1960, Lit.; KOYAMA, AOKI und DEGUCHI, 1964, Lit.) oder gealterte (vgl. EPPINGER, 1921; HELLY, 1921; TRINCAS, 1929; BAUMGARTNER, 1954; WEISS, 1962b, Lit.) Erythrocyten, nach BERENDES (1959), JANDL (1960), WALDMANN, WEISSMANN und BERLIN (1960), KRETSCHMAR und JERUSALEM (1963) auch vermehrt noch nicht ganz ausgereifte rote Blutkörperchen ab. Die wegen thrombopenischer Purpura entfernte, supravital mit Sphärocyten und normalem Blut durchströmte Milz hält die Kugelzellen elektiv zurück (EMERSON, SHEN, HAM und CASTLE, 1947; vgl. S. 446). Das aus der Milz entleerte Depotblut (über seine allgemeinen Eigenschaften s. REBENSBURG, 1935) sekundär oder perniziös anämischer Patienten enthält keine Reticulocyten (vgl. GOEBEL und MARCZEWSKI, 1939; SENO, 1957), aber größere und hämoglobinreichere Erythrocyten als das periphere Blut, so daß dessen Färbeindex [und Senkungsgeschwindigkeit (STEPHENS, 1939b)] nach Adrenalinkontraktion der Milz ansteigt (SCHULZ, 1935; über die Adrenalinerythrocytose und die Regelung der Erythrocytenkonzentration im Blut s. auch RADOSAVLEVIČ und SEKULIČ, 1930; TESTONI, 1933b; RUHENSTROTH-BAUER, 1959, Lit.; LAWKOWICZ und CZERSKI, 1966; u.a.). Nach Splenektomie nimmt (bei in der Unterdruckkammer gehaltenen *Kaninchen*) die Zerstörung der roten Blutkörperchen infolge Resistenzerhöhung zunächst ab. Später normalisiert sie sich wieder, da Reserveeinrichtungen die Rolle der Milz übernehmen (GORDON und KLEINBERG, 1937).

Die humorale Beeinflussung des Knochenmarks durch die Milz beruht nach SCHILLING (1932) auf hormonalen, von allen Milzelementen gemeinsam gebildeten Wirkstoffen (vgl. u.a. MAURICE und JEANRENAUD, 1963). REMMELE (1963, Lit.) diskutiert als Bildungsstätten des die Erythropoese spezifisch steuernden Erythropoietins (vgl. u.a. GURNEY, WACKMAN und FILAMANOWICZ, 1961; KOMIYA, 1964; ORLIC, GORDON und RHODIN, 1965) außer der Milz (vgl. RUHENSTROTH-BAUER, 1950; RUHENSTROTH-BAUER und MAIER, 1952; ITOGA, 1960; BELLA, CIFALDI, MASTURSI und DE FRANCISCIS, 1965; DE FRANCISCIS, BELLA, CIFALDI und MASTURSI, 1965) noch Leber (vgl. FOÁ, 1939), Knochenmark, Blut und Niere; über die Rolle der Milz bei der humoralen Regulation des zahlenmäßigen Verhaltens der (ubiquitär im RES zeitlebens vorhandenen) Stammzellen für die Erythropoese s. FRIED, GURNEY und SWATEK (1965).

Die nach der Splenektomie zurückbleibenden Veränderungen der Erythropoese (vgl. KULKA, 1929; LAUDA und FLAUM, 1930b; KURU, 1933; MACDONALD, 1934; HEILMEYER, 1955a; HITTMAIR, 1955; LAUDA, 1955; STREICHER, 1959, 1961; PRANKERD, 1963a, b; RIEBER, SHIELDS, CONRAD und CROSBY, 1967; u.v.a.) manifestieren sich in Störungen der Kernreifung (Jolly-Körperchen), der Hämoglobinsynthese [Siderocyten (BILGER, 1957; CROSBY, 1957, Lit.), Targetzellen] und wahrscheinlich auch der Erythrocytenstruktur (erhöhte osmotische Resistenz, vergrößerter Durchmesser). Wie bei Vergiftungen mit „Fermenthemmstoffen" beobachtet man auch nach Splenektomie in den Erythrocyten sog. Heinzsche Körper [Heinzsche Blaukörner, Ehrlichsche Innenkörper, Zentrotheka (WEBSTER, 1949, Lit.; RIGDON und BRESLIN, 1951; SELWYN, 1955; ROTHBERG, CORALLO und CROSBY, 1959; GOTO, 1961; AZEN und SCHILLING, 1963, 1964; KOYAMA, AOKI und DEGUCHI, 1964, Lit.)], die das Hämoglobin seiner normalen Funktion entziehen.

Da beim familiären hämolytischen Ikterus (vgl. HEILMEYER, 1937, 1955a; v. HAAM und AWNY, 1948; YOUNG, PLATZER, ERWIN und IZZO, 1951; ERLANDSON, SCHULMANN und SMITH, 1959; JONES und KLINGBERG, 1959; JANDL, SIMMONS und CASTLE, 1961) nach der Splenektomie an die Stelle der Sphäro- bzw. Mikrocyten normale rote Blutkörperchen treten, betrachtet v. BOROS (1926a, b, 1927, 1937; s. auch LAUDA, 1933) die Sphärocytose als Ausdruck einer durch vermehrte Milzhämolyse übersteigerten Regenerationstätigkeit des Knochenmarks (neuere Lit. bei GEHRMANN, 1964, 1969).

Bei den Nichtsäugern ist oberhalb der Cyclostomen (vgl. JORDAN und SPEIDEL, 1929a, b, 1930a, b) die Milz mit Ausnahme bestimmter Teleosteer- und Urodelenarten nicht mehr generell erythropoetisch tätig (MURATA, 1959b, Lit.). Die „sekundären Blutbildungsorgane" (Leber, Milz, Knochenmark) der Amnioten stellen nur ein territorial begrenztes Äquivalent des allgemeinen Kreislaufs der Anamnier dar, in den die Erythrocyten in einem — verglichen mit den Säugern — sehr frühen Stadium gelangen (SLONIMSKI, 1937/38). Im einzelnen läßt sich die Milzerythropoese bei den Teleosteern wegen der mehr dispersen Anordnung der roten Blutzellen schwerer verfolgen als bei den Selachiern, Holocephalen, Dipnoern und Ganoiden (vgl. HEMMETER, 1926; YOFFEY, 1929; COCQUIO, 1929; JORDAN und SPEIDEL, 1929a, b, 1931; AGNESOTTI, 1932; HAUSMANN, 1932, 1933; MCNEE, 1932a, b, c; ROBESON, 1932; SCATIZZI, 1932; DUSTIN, 1934; JORDAN, 1935; BRUINE, 1937; RUMYANTZEV, 1939; LOERBROKS, 1953; PESTOVA, 1953, 1954; SCHLARB, 1953; TOPF, 1955). Bei den Amphibien (vgl. ALDER und HUBER, 1923; JORDAN und SPEIDEL, 1925, 1930a; HARTMANN, 1926, 1930, Lit., 1933; JORDAN und BAKER jr., 1927; NAKAJIMA, 1928, 1929a, b; DAWSON, 1931, 1932a, b, 1933a; TISCHTSCHENKO, 1931; HAUSMANN, 1932, 1933; JORDAN, 1932; MALYSCHEW, 1932; OHUYE, 1932; STORTI, 1932; WEILACHER, 1933; STERBA, 1950; TOOZE und DAVIES, 1967) findet die Erythropoese hauptsächlich in der Milz, bei den Vögeln (vgl. LACZKO, 1928; NITSCHE, 1929; HAUSMANN, 1932, 1933; JORDAN, 1935; SÉLYMOSY, 1936; TIRONI, 1937; DUSTIN, 1938a, b; TUGUNCEV, 1953; SANDREUTER, 1951) im Knochenmark statt; bei den Reptilien (vgl. ALDER und HUBER, 1923; HAUSMANN, 1932, 1933; JORDAN und SPEIDEL, 1927, 1928d, 1929a; SCATIZZI, 1930a, b; JORDAN, 1935; PERLA und MARMORSTON, 1935; DUSTIN, 1938a, b; DÜNZEN, 1939; GUIEYSSE-PELLISIER, 1940; GOSLAR, 1958; HIRSCHFELD und GORDON, 1965a, b) sind beide gleichermaßen daran beteiligt (s. auch v. HERRATH, 1958, Lit.). JORDAN und SPEIDEL (1929b) halten bei den Nichtsäugern alle Typen von Lymphocyten für potentiell erythrogen (vgl. ROBESON, 1932: „lymphomyeloid haemoblasts") und dehnen diesen (unitarischen) Grundsatz auch auf die Säuger aus (vgl. JORDAN und SPEIDEL, 1923, 1923/24a, b; JORDAN, 1926a, b, 1927, 1935, 1939, Lit.; SEEMANN, 1927; MAXIMOW, 1928; YOFFEY, 1929, 1933, 1950, 1959); s. auch S. 276, Fußnote [1].

Die als phylogenetische Reminiszenz aufzufassende (KNOLL, 1957b) fetale Milzerythropoese der Säuger (vgl. GOODALL, 1908; HARTMANN, 1930, Lit.; HAUSMANN, 1932, 1933; PERLA und MARMORSTON, 1935, Lit.; KLEMPERER, 1938,

Lit.; u.a.) tritt bei vielen Tieren stärker hervor als beim *Menschen* und wird auch bei vererbten Anomalien des hämatopoetischen Apparates (z.B. Borghese, 1959: WW-*Mäuse*) beibehalten. Beim *Menschen* beginnt sie Ende des IV. Monats und erreicht — begleitet von der erheblich schwächeren, aber länger anhaltenden Granulopoese — bereits Ende des V. ihren Höhepunkt, um mit dem VII. bis VIII. Monat allmählich zu verschwinden und der weiteren Ausbildung des lymphoiden Gewebes Platz zu machen (Hartmann, 1930; s. auch Yamada, Iwao und Ochiai, 1939; Fruhling, Roger und Jobard, 1949a, b; Seelemann, 1954; Warninghoff und Hausmann, 1955). Bei den meisten Säugern erlischt die Milzerythropoese um die Zeit der Geburt, kann aber bei Bedarf jederzeit wieder angefacht werden. Bei gewissen Carnivoren erhält sie sich postnatal ziemlich lange, bei einigen Rodentiern, Insectivoren, Chiropteren und Edentaten (Claussen, 1968) sogar wie bei den Anamniern zeitlebens (vgl. Hartmann, 1930, Lit.; Hausmann, 1932, 1933; Tischendorf, 1956a, Lit.).

Vergleichend-hämatologische Untersuchungen (Knochenmarks-, Milz-, Leber- und Blutausstriche) an Insectivoren (*Sorex araneus L., S. minutus L., S. caecutiens Laxmann, Neomys fodiens Pennant, N. anomalus milleri Mottaz, Talpa europaea L.*) und Rodentiern (*Clethrionomys glareolus Schreber, Apodemus flavicollis Melchior, Sicista betulina Pallas, Dryomys nitedula Pallas*) ergaben für die Soriciden bei im allgemeinen mit den anderen Insektenfressern und Nagern übereinstimmender Blutmorphologie einen besonderen Erythrocyten-Bildungsmodus: Ein beträchtlicher Prozentsatz der Baso- und Polychromatophilen zeigt eine Umwandlung in plasmazellähnliche Formen [vgl. die von Jordan (1929) im *Kanin*chenlymphknoten und -knochenmark beschriebenen abortiven Erythroblasten]; das Hämoglobin erscheint ungewöhnlich spät. Diese auch die Milzerythropoese betreffenden Veränderungen sind am größten bei den drei *Sorex*arten, deutlich geringer bei *Neomys* und am kleinsten bei *Talpa*. Sie beginnen bei *S. araneus* in der 5.—6. Lebenswoche und dauern in Zusammenhang mit dem allgemeinen biologischen Verhalten der Soriciden das ganze Leben über an (Perkowska, 1963). Auch bei anderen Insectivoren, Rodentiern und Chiropteren (z.B. *Igel, Virginisches Murmeltier, Gestreiftes Backenhörnchen, Fledermaus*) wurden in der roten Milzpulpa erwachsener Tiere Erythroblasten nachgewiesen (Morel und Soulie, 1904; vgl. Perla und Marmorston, 1935, Lit.). Diese extramedulläre Hämatopoese ist saisonbedingt: Reticulocytenzahlen und relatives Milzgewicht haben im Herbst ihren Höchststand, im Frühjahr ihren Tiefststand (Sealander und Bickerstaff, 1967: *Clethrionomys rutilus*).

Für die *Mäuse*milz ist eine bis ins Erwachsenenalter fortgesetzte (Saller, 1931), nach Einstellung der Leberhämatopoese stärker hervortretende (Ermakova, 1960) Granulo- und Erythropoese charakteristisch (vgl. Seemann, 1927; Schneiberg und Watras, 1960). Sie wird durch Einwirkung von Bilirubin (Fellinger, 1932), Typhus- oder Colibacillen-Vaccine (Lang, 1926), Phytohämagglutinin (Gamble, 1966), Colchicin (Morris, 1967) sowie Benzol (Hett, 1940) noch gesteigert, wie die *Maus* überhaupt auf veränderte Lebensbedingungen — z.B. Erhöhung der Außentemperatur (vgl. Romeis, 1923), Gravidität, „grouping" (Rapp und Christian, 1963; Thiesen, 1966) usw. — sehr schnell mit einer verstärkten Milzerythropoese reagiert (Hett, 1940; Dunn, 1954; Fruhman, 1966c, Lit.). Bei wiederholt entbluteten *weißen Mäusen* erfaßt die für gewöhnlich nur subcapsulär und perivasculär sich abspielende [und durch Bluttransfusion völlig unterdrückbare (Perretta, Rudolph, Auguirre und Hodgson, 1964)] Milzerythropoese unter starker Vergrößerung des Organs die ganze rote Pulpa. Hier erfolgt auch die — bei *Meerschweinchen* und *Kaninchen* auf das Knochenmark beschränkte — Erythroblastenentkernung (Jordanoff, 1958, 1962).

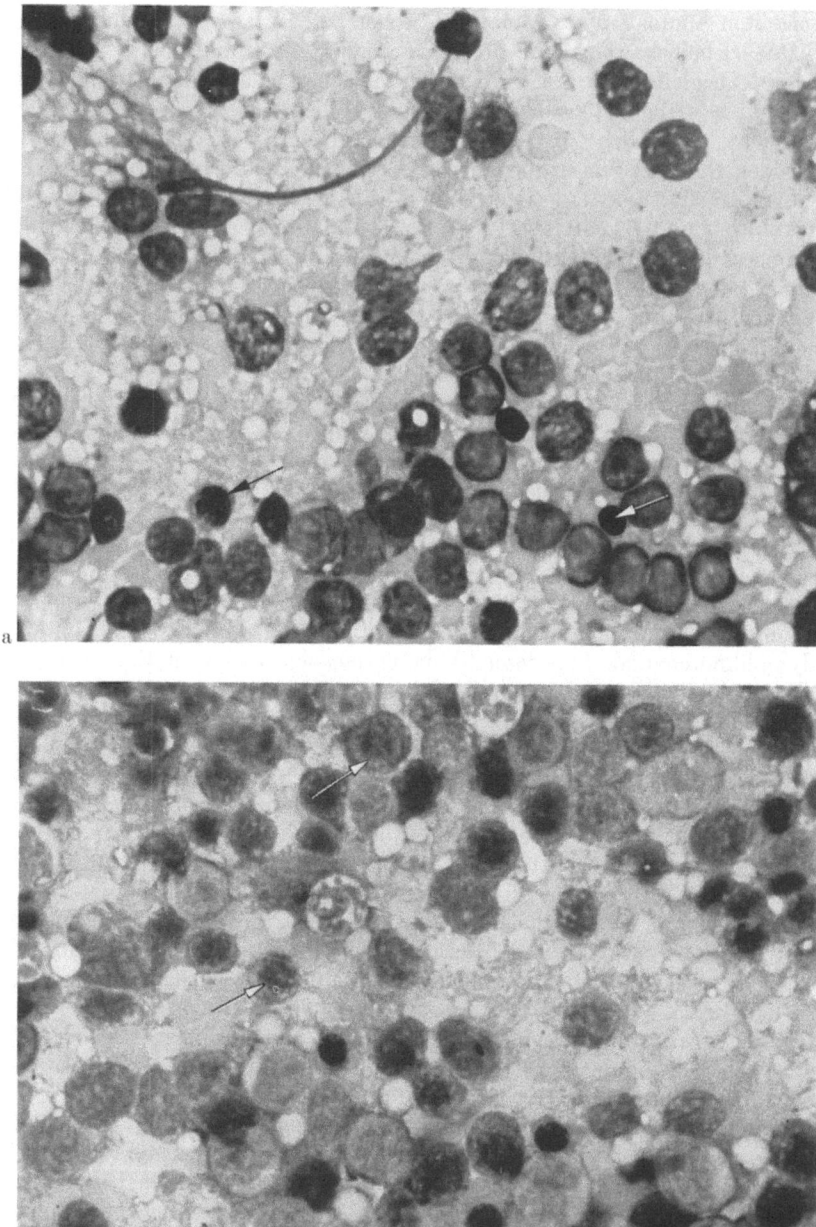

Abb. 150a u. b. Milzerythropoese 25—28 g schwerer männl. CFl-*Mäuse* bei akutem
Hunger und nach Rückkehr zu normaler Ernährung. Tupfpräparate (Wright-Giemsa, Vergr.
1000×). a 3 Tage hungernde *Maus*. Erheblich zellärmeres Präparat als bei normal ernährten
Tieren mit einigen wenigen späten Erythroblasten (Pfeile). — b Nach 3tägigem Hungern bereits
3 Tage wieder normal ernährte *Maus*. Zellreiches Präparat mit vielen kernhaltigen Erythrocyten aller Entwicklungsstadien. Nach FRUHMAN (1966 c)

Die Milz normaler weiblicher Swiss-Webster-*Mäuse* verhält sich in der Fe⁵⁹- und Cr⁵¹-Aufnahme und -Abgabe analog dem roten Knochenmark (BRODSKY, DENNIS, KAHN und BRADY, 1966), und im Explantat haben 62% der Milzzellen (und 18% der Thymuszellen) gesunder, ausgewachsener männlicher *Mäuse* eine erythropoetische Funktion (ALBERT, WOLF, PRYJMA und MOORE, 1966). Akuter Nahrungsentzug hemmt bei der *Maus* die erythropoetische Tätigkeit der Milz ebenso wie die des Knochenmarks. Bei Rückkehr zu normaler Ernährung jedoch steigt die Erythropoese — und mit ihr die Fe⁵⁹-Aufnahme — in der Milz unter entsprechender Zunahme der roten Pulpa und des Gesamtgewichtes steil, auf vorübergehend übernormale Werte an, während sie im Knochenmark noch lange unter der Norm bleibt (Abb. 150, 151). Das gilt auch für andere reversible

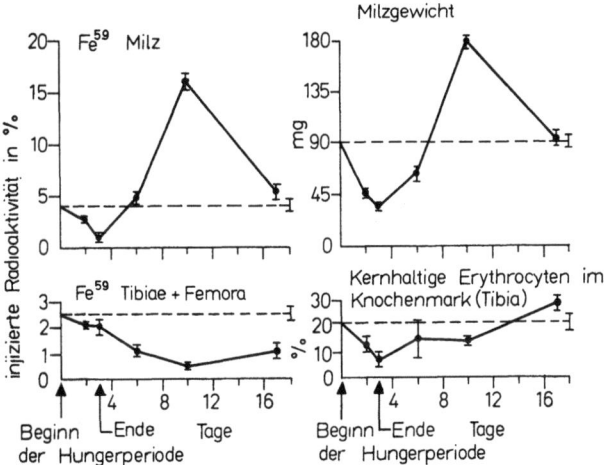

Abb. 151. Die Auswirkung akuten Hungers und der Rückkehr zu normaler Ernährung auf das Milzgewicht, die Prozentzahl kernhaltiger Erythrocyten im Knochenmark und die Fe⁵⁹-Aufnahme von Milz und Knochenmark 25—28 g schwerer männl. CFl-*Mäuse*. Jeder Punkt der durchgezogenen Kurven entspricht — mit einer Standardabweichung von ± 1 (vertikale Striche) — dem Mittelwert von 6—9 *Mäusen;* die bei normal ernährten Vergleichstieren erhaltenen Durchschnittswerte sind durch eine unterbrochene horizontale Linie dargestellt.
Nach FRUHMAN (1966c)

Schädigungen der blutbildenden Organe (z.B. LAMERTON, BELCHER und HARRIS, 1959; BRECHER, BRAMBEL und BRAMBEL, 1964; FRUHMAN, 1966a), d.h. „the spleen may be the primary organ in the mouse for the reestablishment of erythropoietic homoeostasis" (FRUHMAN, 1966c, Lit.). Nach KRETSCHMAR und JERUSALEM (1963, Tab.; vgl. JERUSALEM und KRETSCHMAR, 1964) enthält auch die Milz 90 Tage alter *Mäuse* noch vereinzelt Inseln erythropoetischen Gewebes. Sie sind derart im Pulpareticulum angeordnet, daß die sich um die zentralen Proerythroblasten scharenden Normoblasten [„Erythron"-Formation (WEICKER, 1957)] vielfach die Sinuswände berühren.

Auf dem Höhepunkt einer Malariainfektion (vgl. SINGER, 1954b) steigt der bei 56 Tage alten *Mäusen* normalerweise etwa 10% des Organvolumens ausmachende Anteil des erythropoetischen Gewebes auf fast 70% an; besonders groß ist die Proliferationstendenz in der durch eine deutliche Basophilie ausgezeichneten subcapsulären Zone. Da sich gleichzeitig das Milzgewicht verzehnfacht, sind also „am 21. Infektionstag ... etwa 700mal mehr rote Vorstufen als unter normalen Bedingungen vorhanden".

Die Milzpulpa durch Hypoxie polycythämisch gemachter *Mäuse*, die zunächst weitgehend von erythroiden Elementen entblößt ist, weist bereits 12 bis

24 Std nach einer Erythropoietin-Injektion (vgl. GURNEY, WACKMAN und FILA-
MANOWICZ, 1961; MIURA, TAKAKU und NAKAO, 1967) wieder Proerythroblasten auf.
Diese werden nach 48 Std von basophilen, poly- und orthochromatischen Erythroblasten sowie Reticulocyten abgelöst, und nach 72 Std dominieren orthochromatische Erythroblasten und Reticulocyten. Die ausgestoßenen Kerne werden von
Makrophagen phagocytiert. Die gruppierte Anordnung der erythroiden Elemente
in allen Stadien der Entwicklung „may facilitate the distribution, from centrally
located macrophagocytic ‚nurse' cells, of ferritin and other materials essential for
the process of development" (ORLIC, GORDON und RHODIN, 1965). Näheren Aufschluß über die Rolle der Reticulumzellen bei der Reifung der Erythroblasten in
der roten Pulpa der *Mäuse*milz geben die elektronenmikroskopischen Untersuchungen von SEKI, YONEYAMA und SHIRASAWA (1965a, b).

Wie bei der *Maus* sind auch bei der *Ratte* die hier in der Jugend (SUZUKI, 1957)
ebenfalls regelmäßig vorkommenden, bei Hypoxie stark vermehrten (RAMBACH,
ALT und COOPER, 1954) extramedullären Blutbildungsherde der roten Milzpulpa
leucin-aminopeptidase-positiv (KORHONEN und RUPONEN, 1962). Auch beim
Meerschweinchen und *Kaninchen* läßt Sauerstoffmangel (Unterdruckkammer)
in der entsprechend zunehmenden roten Milzpulpa zahlreiche erythropoetische
Herde entstehen (VAN LIERE, 1936; SAATHOFF, 1950, 1951) (Abb. 152).

Kurz nach der Geburt thymektomierte *Ratten* zeigen — ebenso wie thymektomierte *Opossum*-Junge (MILLER, BLOCK, ROWLANDS jr. und KIND, 1965) —
eine verstärkte Milzerythropoese (SLUDSKAYA, 1965a). Bei durch reine Milchnahrung anämisierten *Ratten* ruft die Zugabe von Kupfer (nicht aber von
Eisen) unter Auftreten ausgedehnter erythropoetischer Herde eine starke Proliferation der zuvor reduzierten roten Milzpulpa hervor (HAMRE und MILLER,
1935). Beim *Meerschweinchen* läßt sich durch Phenylhydrazin eine perniziöse
Anämie mit konsekutiver — in der Gravidität nur das Muttertier, nicht jedoch
den Feten betreffender — extramedullärer Erythropoese in Milz, Leber und Nieren
erzielen. Die Lebererythropoese ist dabei an die myeloische Reaktion der Milz
gebunden, indem Milzpulpazellen in die Leber übertreten. Die Nebennierenrinde
bildet nur beim splenektomierten Phenylhydrazintier Erythrocyten (HAYASHI,
1926, 1932). Die nach Behandlung mit Schilddrüsenextrakt beim *Meerschweinchen* auftretende Hyperglobulie beruht nicht nur auf einer erythrogenen
Reizung des Knochenmarks, sondern auch auf einer solchen der Milz, da sie nach
Splenektomie geringer wird (JEDLOWSKI, 1931).

Beim *Kaninchen* (vgl. POBERII, 1957; MOORE, MUMAW und SCHOENBERG,
1964) führt ein akuter Blutverlust ($^2/_5$ des Gesamtblutes) in der roten Milzpulpa zum gehäuften Auftreten an Ort und Stelle entstandener jugendlicher
Granulocyten und Erythrocyten. Die gelegentlich auch in der Leber vorkommenden Hämocytoblasten und myeloiden Zellen sind wahrscheinlich aus der Milz
eingeschleppt. Der Höhepunkt der Milzerythropoese (2.—9. Tag nach dem Aderlaß) fällt mit dem Maximum der Knochenmarksreaktion zusammen (LEWIN,
1932).

Bei *Hund* und *Katze* erscheinen bei erhöhter Außentemperatur (Wärmekammer 38—60°C) in der roten Milzpulpa vermehrt in lebhafter Teilung befindliche Erythroblasten (SASYBIN, 1934a, b). Auch beim *Brasilianischen Wildhund*,
Fuchs, *Tiger* und *Seehund* enthält die rote Milzpulpa stets Erythroblasten in
wechselnder Menge (KLEMPERER, 1938), bei *Barten*- und *Zahnwalen* dagegen nur
in der Jugend (ZWILLENBERG, 1958, 1959).

Über die Menge der Erythrocyten, die unter gewöhnlichen und besonderen Bedingungen im Milzschnitt und -ausstrich auftreten, geben Splenogramme Aufschluß:
KLIENEBERGER (1927: Laboratoriumstiere), SCHILLING (1928: *Mensch*), LAUDA und REZEK

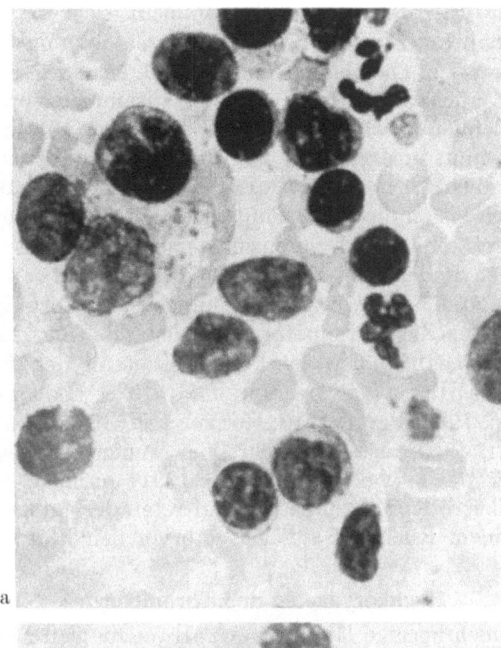

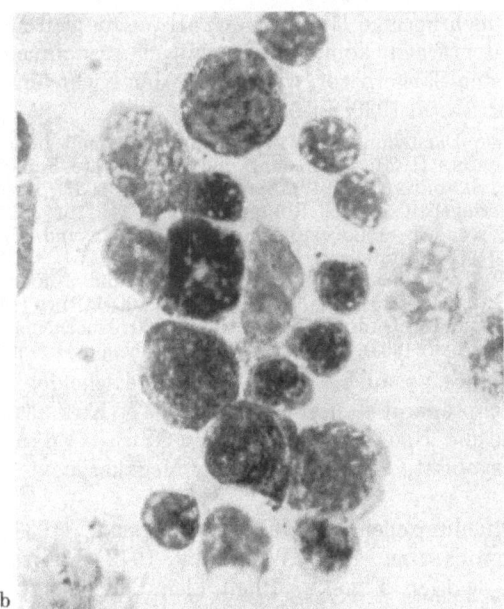

Abb. 152a u. b. Milz, *Meerschweinchen* (Ausstrichpräparate, May-Grünwald-Giemsa; Vergr. 1000×). a Normales Kontrolltier mit Überwiegen der Lymphocyten. — b Höhentier mit Erythroblasten (Mitose). Nach ŠAATHOFF (1951)

(1931: Laboratoriumstiere), HU (1934: *Ratte*), KLEMPERER (1938: *Mensch*), TEMPKA und KUBICZEK (1938: *Kaninchen, Mensch*), MOESCHLIN (1947a, b: *Mensch*), JACKSON und DE BOOM (1951: *Rind*), RICHTER (1953: *Kaninchen, Hund*), GELIN (1954: *Mensch*), HEILMEYER und BEGEMANN (1955: *Mensch*), HITTMAIR (1957a: *Mensch*), CLEMENS und RICHTER (1958: *Ratte*), COHRS und SCHULZ (1958): Laboratoriumstiere), SORACHI (1959: *Mensch*), HERBST (1960: *Hund*), KRETSCHMAR und JERUSALEM (1963: *Maus*), SBITNEVA, KALYAEVA und RUDAKOV (1964: *Ratte*).

In der normalen *Erwachsenen*milz sammeln sich die Erythrocyten bei
schwacher oder mäßiger Blutfüllung, von den Gefäßlumina selbst abgesehen,
meist um die Sinus an, „manchmal einzeln und locker zwischen den übrigen
Zellen, manchmal auch zu dickeren Haufen zusammengepreßt" (HARTMANN,
1930). Dabei agglutinieren sich offenbar die Erythrocyten unter dem Einfluß der
ebenfalls aus den Sinus austretenden Thrombocyten im Bereich der Sinusporen
zu größeren Thromben (SIMON und PICTET, 1962). Tritt viel Blut ins Reticulum
über, so füllt es sich bis an die weiße Pulpa heran mit Erythrocyten; sogar innerhalb der Milzfollikel können sich vereinzelte, rasch der Phagocytose verfallende
rote Blutkörperchen finden. Bei bestimmten Krankheitszuständen — z.B.
Anämien (LAUFBERGER, 1941; u.v.a.), Stauungen im Pfortadersystem (JÄGER,
1937a) oder arteriellen Zirkulationsstörungen der Milz (SINGER, 1930), Erythroblastose (KUNZ, 1955, 1956) usw. — kommt es unter den Erscheinungen der
myeloischen Metaplasie (Lit. bei SCHILLING, 1928; HARTMANN, 1930; KLEM-
PERER, 1938; LANG, 1938; PLUM, 1949; ROTTER und BÜNGELER, 1955; HITTMAIR,
1957a, b; SORACHI, 1959) zu einer mehr oder weniger ausgesprochenen extramedullären Erythropoese (vgl. FRIEDERICI, 1961: normale und pathologische
Erythropoese) in der roten Milzpulpa mit Auftreten der entsprechenden Jugendformen, d.h. zu einem Rückgriff auf den embryonalen Blutbildungsmodus.

Megakaryocyten und Thrombocyten

Gelappt- oder mehrkernige Milzriesenzellen, die den Megakaryocyten des
Knochenmarks entsprechen, kommen mit einigen Ausnahmen, wie *Mensch* und
Ziege, bei den meisten Säugern vor, während sie den Nichtsäugern im allgemeinen
abgehen (vgl. HARTMANN, 1930, Lit.).

Zusammenfassende Darstellungen (Literatur, Tabellen) und besonders interessierende
Originalarbeiten: MORONE (1928: Entstehung und phagocytäre Funktion; s. auch FILHO,
1941), BARTA (1932), SANDKÜHLER (1949), SCHULTEN (1953, 1957), BESSIS (1954), ROGISTER
(1956: Acetylcholesteringehalt; s. auch ROGISTER und GEREBTZOFF, 1958), FERRARA (1957:
Laboratoriumstiere; s. auch SCHERMER, 1958a, b), FIESCHI und SACCHETTI (1957a, b),
GONZÁLEZ-GUZMÁN (1957: Kernkörperchensystem), HAM (1957), MAXIMOW und BLOOM
(1957), WEICKER (1957: Megakaryopoese), COPENHAVER und JOHNSON (1958), Low und
FREEMAN (1958: Elektronenmikroskopie; s. auch BESSIS, 1960), RIND (1959: Phasenkontrast;
s. auch BRAUNSTEINER und FELLINGER, 1960), ROHR (1960: Knochenmark), LENNERT (1961:
Lymphknoten), GOERTTLER (1963), MERKER (1963: Cytochemie), BUCHER (1965).

LENNERT (1961, Lit.; s. auch FUJITA, 1958) unterscheidet im Schnittpräparat
(über das Ausstrichpräparat s. u.a. REBUCK, 1947; KABELITZ, 1950; UNDRITZ,
1952; HEILMEYER und BEGEMANN, 1955) vier Grundtypen von Milzriesenzellen : Megakaryoblast, Promegakaryocyt, Megakaryocyt und untergehender
Megakaryocyt.

Der aus Reticulumzellen entstehende (CUSTER, 1933; WATZKA 1937;
DOWNEY und NORDLANDER, 1939; WIENBECK, 1942; DAMESHEK und MILLER,
1946; u.a.; vgl. dagegen FRESEN, 1956) kleine Megakaryoblast (SCHILLING,
1928) gleicht mit seinem plumpovalen bis rundlichen, großen Kern und dem mäßig
breiten, stark basophilen Plasma weitgehend den basophilen Stammzellen bzw.
Hämocytoblasten (Myeloblasten, Proerythroblasten). Der Promegakaryocyt hat bereits die typische megakaryocytäre Kernstruktur mit gleichmäßig verteilten,
dicken (postnucleolären) Chromatinbröckchen. Da die Megakaryocyten polyploide
Zellen darstellen, „deren Kerne nach erfolgter (mitotischer) Teilung — bei aus-
bleibender Plasmadurchschnürung — durch Brücken miteinander verbunden
bleiben bzw. miteinander verschmelzen" (LENNERT), entsteht im Regelfall ein
viellappiger Kern mit einem 4—32ploiden Chromosomensatz. Durch pathologische Trennung der Kernsegmente kann sich jedoch auch eine wechselnde Zahl

verschieden großer, 2—16ploider Einzelkerne bilden [zur Unterscheidung der megakaryocytären Polykaryocyten (KABELITZ, 1950) von gewöhnlichen Poly-karyocyten, d.h. Osteoclasten (W. TISCHENDORF und HECKNER, 1950) s. UNDRITZ, 1952]. Das mäßig breite Plasma der Promegakaryocyten ist schwach basophil [relativ nucleinsäurereich (DATTA, THORELL und ACKERMANN, 1955)] und deutlich PAS-positiv (WACHSTEIN, 1949; STORTI, PERUGINI und SOLDATI, 1953a; HECK-NER, 1957). Das breite Plasma der reifen Megakaryocyten dagegen ist unterschied-lich acidophil (nucleinsäurearm) und zeigt im Giemsaschnitt eine der Azurgranu-lation des Ausstrichs entsprechende, feine metachromatisch-rotviolette Körnelung. Die pseudopodienartigen Ausläufer der Megakaryocyten bilden durch Abschnü-rung die Thrombocyten (WRIGHT, 1906; SCHILLING, 1928; SCHENKER, 1939; ALBRECHT, 1957, 1958; ZAJICEK, 1957; HIRAKI, SUNAMI und OGAWARA, 1958). Azurgranula und Thrombocyten sind [im Gegensatz zu den meist PAS-negativen Sternbergschen Riesenzellen (FISCHER und HAZARD, 1954; LENNERT, 1961, Ta-belle 9)] stark PAS-positiv. Die Megakaryocyten enthalten gelegentlich phago-cytierte Granulo- und Lymphocyten. Nach Abstoßung des Plasmas, manchmal auch bei erhaltenem Plasma, verfallen die Kerne der Pyknose; ähnliche Bilder ergibt auch die rasch einsetzende postmortale Autolyse.

Nach den Untersuchungen von WATZKA (1937) an 29 verschiedenen Säuger-arten (einschließlich des *Menschen*) ist die Zahl der Megakaryocyten in reti-culumreichen Milzen im allgemeinen größer als in reticulumarmen; besonders große Mengen kommen bei *Igel, Wiesel* und *Hermelin* vor. Die Jugendformen sehen bei allen Tieren gleich aus, „erst in der weiteren Entwicklung treten kleinere Art-unterschiede auf". Viel zahlreicher als im Winter sind die Milzriesenzellen im Frühjahr und Sommer, wo sie unter Kern- und Plasmazerfall oft zu größeren kern-losen Massen zusammenfließen und aus abgeschnürten, sich auflösenden Plasma-schollen massenhaft kleinste, feingranulierte Plasmaklümpchen in die Blutbahn abgeben. Besonders während der Gravidität findet sich eine außerordentliche Zu-nahme der Megakaryocyten und ihrer Abbauvorgänge. Auch hier folgt auf die Periode des Zerfalls die der Neubildung aus umgewandelten Reticulumzellen (s. auch S. 367).

HOEPKE (1931a, 1933) sah die aus Reticulumzellen — ausnahmsweise auch in den Follikelzentren — entstehenden Megakaryocyten der *Igel*milz, die im Sommer sehr groß werden und mit zahlreichen Ausläufern durch das Reticulum kriechen, meist auch dort zugrunde gehen (vgl. DUSTIN, 1938a) und nur selten die Milz-sinus und -venen erreichen (über das Verhalten der Milzriesenzellen von *Igel, Maus* und *Ratte* bei basischer und saurer Ernährung s. HOEPKE und GRUNDIES, 1935; HOEPKE, HEMPFING und DESAGA, 1938; HOEPKE und SPANIER, 1939). Nach BORGHI (1961) zeigen sich beim *Igel* schon kurz nach dem Erwachen aus dem Winterschlaf an den zuvor ruhenden Megakaryocyten lebhafte Klasmacytose-prozesse. Bei *Igel, Maus* (vgl. KRETSCHMAR und JERUSALEM, 1963), *Ratte, Meer-schweinchen* (vgl. MOORE, MUMAW und SCHOENBERG, 1964), *Kaninchen* und *Katze* haben die amöboid beweglichen, in der Regel einkernigen Milzriesenzellen ein äußerst zartes, manchmal gefeldertes und in Zusammenhang mit dem Wasser-austausch oberflächlich vacuolisiertes Plasma; ihre Phagocytosefähigkeit ist fraglich (GRAZIADEI, 1955). Bei *Maus, Ratte, Meerschweinchen, Hund* und *Katze* wurde in den Milzriesenzellen Acetylcholinesterase nachgewiesen (DUMONT, 1955).

Bei der *Maus* sammeln sich die von der Geburt an reichlich vorhandenen (SALLER, 1931; POTTER und WARD, 1940) Megakaryocyten, die SEEMANN (1927) gleich den Lympho-, Plasmo-, Granulo- und Erythrocyten aus Lymphoidzellen hervorgehen läßt, besonders an den Milzpolen an (LEVY, 1926). Die erythro-poetischen Herde der roten Pulpa enthalten nicht selten Gruppen von 2—4 Megakaryocyten (JORDANOFF, 1958). Sie sind im übrigen bei der nichtträchtigen (Laboratoriums-) *Maus* bei weitem nicht so häufig wie bei der trächtigen (DAVIS, BEER und COOK, 1961: *Peromys leucopus*). Die Milzriesenzellen der neugeborenen *Maus* enthalten perjodatreaktives Material, das Alcianblau und kolloidales Eisen bindet und S³⁵ einbaut (CURRAN und KENNEDY, 1955). Eine nachhaltige Megakaryocytose läßt sich bei der *Maus* u.a. durch Ganzkörperbestrahlung auslösen (COTTIER, 1961) (Abb. 153).

Bei der *Ratte* finden sich auf allen Altersstufen, besonders reichlich aber in der Jugend (McFADDEN, 1967) Milzriesenzellen; in 16% der senilen Milzen kommt es

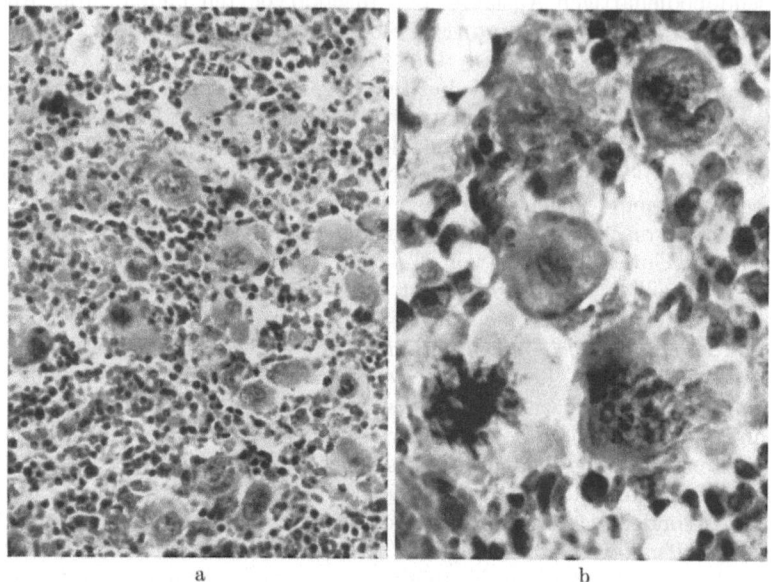

a   b

Abb. 153a u. b. Megakaryocytose in der Milz [männl. *Maus*, 12 Monate nach Ganzkörperbestrahlung (600 r)]; Hämatoxylin-Eosin. Mikrophotos [Vergr. 270 (a) bzw. 610 (b) ×]. Nach COTTIER (1961)

in Zusammenhang mit der Rückbildung der weißen Pulpa in der überhandnehmenden roten zu einer Megakaryocytose (ANDREW, 1946). Eine Megakaryocytose läßt sich auch bei der neugeborenen *Ratte* durch Thymektomie hervorrufen (SLUDSKAYA, 1965a). Perjodatreaktives Material wurde in den Milzriesenzellen der *Ratte* schon am 20. Entwicklungstag nachgewiesen (SEO, 1955); beim erwachsenen Tier ist es zur Eisenbindung befähigt (GEYER, 1957).

Nach TISCHENDORF (1957a, b; 1958b) liegen die nicht übermäßig großen Megakaryocyten der normalen *Ratten*milz einzeln in den Reticulummaschen der roten Pulpa. Das bei den reifen Formen stark oxyphile Plasma erscheint verwaschen-homogen, manchmal auch fein granuliert oder gefeldert (vgl. SCHILLING, 1928, Abb. 109). Der gelappte Kern zeigt meist ein scharf gezeichnetes Chromatingerüst auf hellem Grund, manchmal ist er auch pyknotisch; mehrkernige Elemente sind selten. Bei laufender Behandlung mit Zwischenhirnlipoidextrakt (täglich 1 mg i.m.) nehmen die Milzriesenzellen an Zahl, Größe und Fortsatzreichtum immer mehr zu und bestimmen besonders subcapsulär und peritrabekulär das Bild der roten Pulpa (TISCHENDORF, 1958b) (Abb. 154, 155). Benachbarte Riesenzellen fließen nicht selten zu einer einzigen, bizarr gestalteten Plasmamasse zusammen. Das nach 60tägiger Versuchsdauer meist noch grobkörnig-gefelderte Plasma

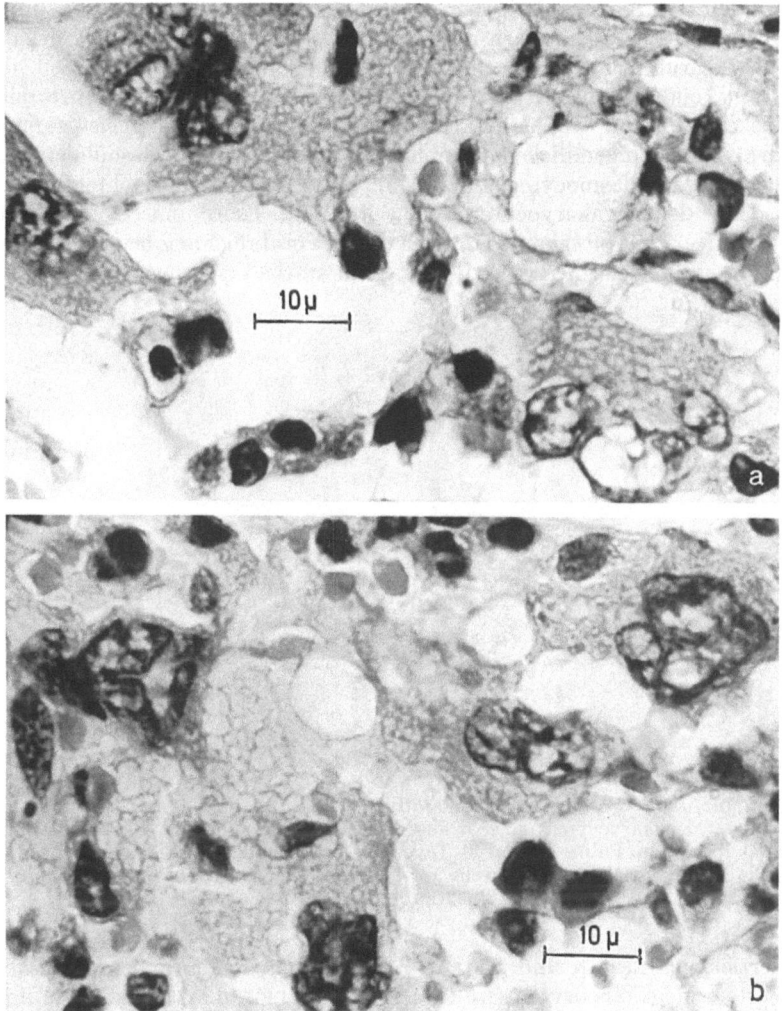

Abb. 154a u. b. Milz, *Ratte* (Formol-Alkohol, Paraffin 7,5 μ, Hämatoxylin nach WEIGERT-Eosin); Mikrophotos: Megakaryocyten aus der Pars subcapsularis 80 (a) und 100 (b) Tage mit Zwischenhirn-Lipoidextrakt behandelter Tiere. Nach TISCHENDORF (1958b)

erscheint nach 80 Tagen streifig oder netzartig vacuolisiert und nach 100 Tagen unter Verschwimmen der Zellgrenzen grobblasig schaumig. Der Kern zeigt zunächst Zeichen erhöhter Aktivität, später jedoch unter zunehmender Fragmentierung zur Karyopyknose und -lyse führende katabiotische Veränderungen. Die Zahl der degenerierenden, mehrkernigen Megakaryocyten (Scheinpolykaryocyten) nimmt mit steigender Versuchsdauer laufend zu.

Die hypertrophierenden Milchflecken splenektomierter *Ratten* zeigen zwar eine splenoide Umwandlung, aber keine Megakaryocytenbildung (HAMAZAKI und ÁIBARA, 1928a, b). Auf Lecithininjektionen (AMANO und HAYASHI, 1934), ätherische Milzextrakte (TORRIOLI und PUSIO, 1936), experimentell erzeugte Tumoren (ROFFO, 1929; ROMHÁNYI, 1936/37) sowie Ileus (LUCCHESE, 1935) reagiert die *Ratten*milz mit verstärkter Megakaryocytenproduktion; bei alimentärer Anämie (durch reine Milchnahrung) dagegen degenerieren die Megakaryocyten (v. HAAM und BEARD, 1934).

Auch im H³-Autoradiogramm der *Ratten*milz (TISCHENDORF und LIN-
NARTZ-NIKLAS, 1962a) kommen die charakteristischen Merkmale der Megakaryocyten — der rundliche Zelleib mit den pseudopodienartigen Fortsätzen, der gelappte bzw. eingeschnürte Kern (mit seinem intensiver geschwärzten Rand), das
aufgelockerte Plasma — gut heraus. Die Silberkorndichte ist meist geringer als
über den großen, jugendlichen Lymphocyten, den sonstigen basophilen Stammzellen sowie den Plasmocyten (Abb. 156). Mitosen sind, ungeachtet der kurzen
Lebensdauer der Megakaryocyten, sehr selten (vgl. EBBE und STOHLMAN, 1965).

In der *Meerschweinchen*milz läßt sich durch Verabreichung bestrahlter und un-
bestrahlter eiweißfreier Milzautolysate eine starke Vermehrung der Megakaryo-

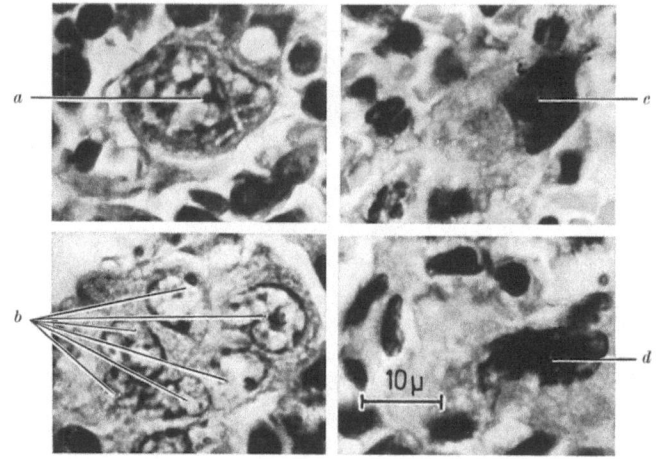

Abb. 155. Milz, *Ratte* (Formol-Alkohol, Paraffin 7,5 μ, Hämatoxylin nach WEIGERT-Eosin);
Mikrophotos: Megakaryocyten (a, c, d aus der Pars interfollicularis, b aus der Pars sub-
capsularis) der roten Pulpa eines 100 Tage mit Zwischenhirn-Lipoidextrakt behandelten
Tieres. Die Verweisstriche zeigen jeweils auf die Kerne der Megakaryocyten. Nach
TISCHENDORF (1958b)

cyten erzielen (DERMAN und LEITES, 1934). Auch die normale *Kaninchen*milz
enthält stets Megakaryocyten (LUKES, 1926; POBERII, 1957), besonders im Umkreis der „Penicilli" (KIHARA, HASHI, KITADE und MACHIZUKA, 1956). Nach
Thyreoidektomie oder Injektion von Phenylhydrazin nehmen die Megakaryocyten im Knochenmark ab und in der Milz kompensatorisch zu (TSUNASHIMA,
1928c). Das gleiche beobachtet man bei sapotoxinvergifteten *Kaninchen*
(CUSTER, 1933). Auch eine akute Anämie führt beim *Kaninchen* zur vermehrten
Produktion von Milzriesenzellen (LEWIN, 1932).

ROTHERMEL (1930) findet bei jungen *Katzen* die Milzriesenzellen zahlreicher
als bei neugeborenen oder älteren Tieren. Sie liegen einzeln oder in Gruppen besonders entlang der Pulpavenen, wo offenbar ein gewisser Sauerstoffmangel
herrscht. Schon ein kurzer Aufenthalt in der Wärmekammer (38—60°) läßt bei
Hund und *Katze* vermehrt Milzriesenzellen entstehen (SASYBIN, 1934b). NEMILOFF
(1936) erblickt für *Hunde* und *Katzen* von 12—16 bzw. 8—19 Jahren in den überaus zahlreichen Megakaryocyten mit ihren schlauchartig gewundenen Kernen ein
besonderes Characteristicum der Altersmilz. Die Megakaryoblasten der *Hunde-*
(*Ratten-* und *Meerschweinchen-*) Milz unterscheiden sich elektronenmikroskopisch
nur durch das Fehlen der Plättchen-Demarkierungsmembran von den reifen
Megakaryocyten (GALINDO und FREEMAN, 1963).

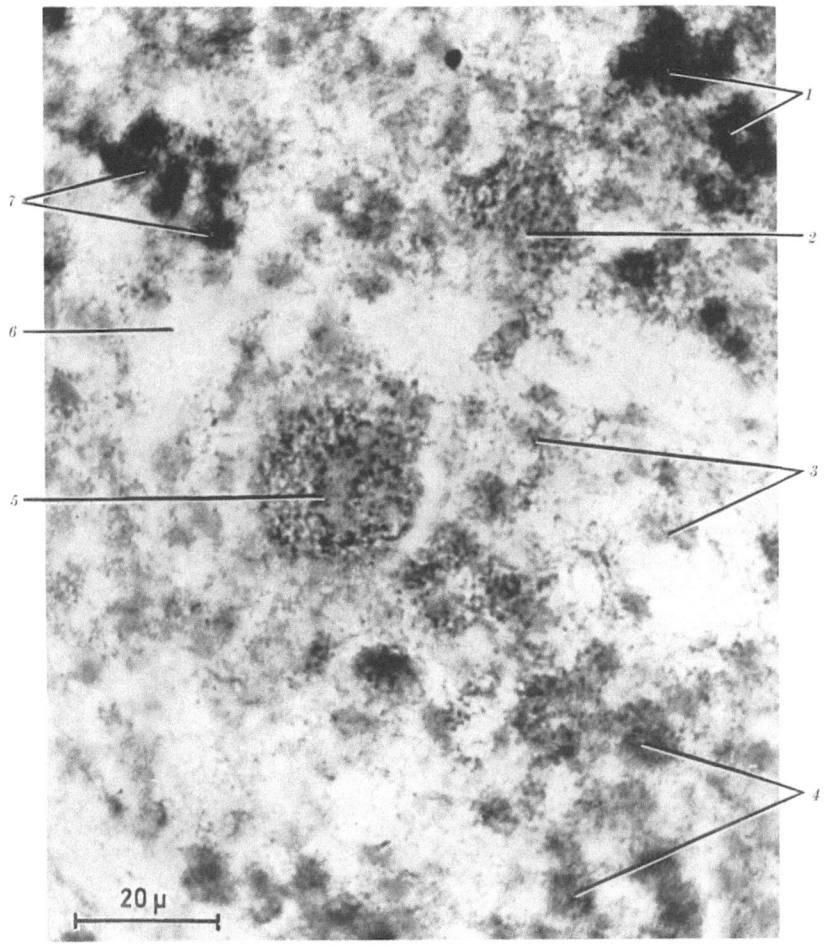

Abb. 156. Ausschnitt aus der interfollikulären Zone der roten Milzpulpa. *Ratte* (weibl., 142 g; 20,8 mC H³-dl-Leucin intraperitoneal, Versuchsdauer 1¹/₂ Std), mit Ehrlichschem Hämatoxylin nachgefärbtes Autoradiogramm; Mikrophoto: *1* Plasmocyten, *2* u. *5* Megakaryocyten, *3* „ruhende" Reticulumzellen, *4* „aktive" Reticulumzellen und monocytäre Elemente, *6* Sinus, *7* basophile Stammzellen. Nach Tischendorf und Linnartz-Niklas (1962a)

Weitere Angaben über das zahlenmäßige Vorkommen der Milzriesenzellen bei Laboratoriums- und Haustieren machen Klieneberger (1927), Lauda und Rezek (1931), Klemperer (1938), Tempka und Kubiczek (1938: *Kaninchen*), Jackson und de Boom (1951: *Rind*), Richter (1953: *Kaninchen, Hund*), Clemens und Richter (1958: *Ratte*).

Bei den *Zahn-*, weniger den *Bartenwalen* finden sich in der roten Milzpulpa aller Altersstufen immer reichlich Megakaryocyten (Zwillenberg, 1958, 1959), ebenso bei den *Hippopotamiden* (Tischendorf, 1958a) (Abb. 157).

Die *Affen*milz enthält in der Regel keine Megakaryocyten (Kervily, 1912); Eberl-Rothe (1960) konnte sie nur in einem Falle bei *Galago* nachweisen.

In der Milz des *erwachsenen Menschen* fehlen Megakaryocyten völlig (Schilling, 1928; Hartmann, 1930; Klemperer, 1938; Tempka und Kubiczek, 1938; Moeschlin, 1947a, b; Gelin, 1954; Heilmeyer und Begemann, 1955; Hittmair, 1957a; Sorachi, 1959). Beim *Feten* kommen sie in geringer Zahl während der kurzen Periode vor, „die etwa derjenigen der Bildung roter Blutkörperchen entspricht" (HARTMANN, 1930; s. auch WARNINGHOFF und HAUSMANN, 1955; KNOLL, 1957 b), und sind bereits beim *Neugeborenen* wieder verschwunden. Hier beobachtet man lediglich bei Infekten manchmal megakaryocytenähnlich hypertrophierende Makrolymphocyten (LEWIN, 1929).

Daß viele pathologische Zustände mit einer Megakaryocytose im Splenogramm einhergehen und der spezielle Typ der Riesenzelle Rückschlüsse auf die Ätiologie der Erkrankung zuläßt, ist hinlänglich bekannt (BAKER und SUMMIT, 1927; LUBARSCH, 1927; SCHILLING, 1928; KLEMPERER, 1932 a,b, 1938; PERLA und MARMORSTON, 1935; DAMESHEK und MILLER, 1946;

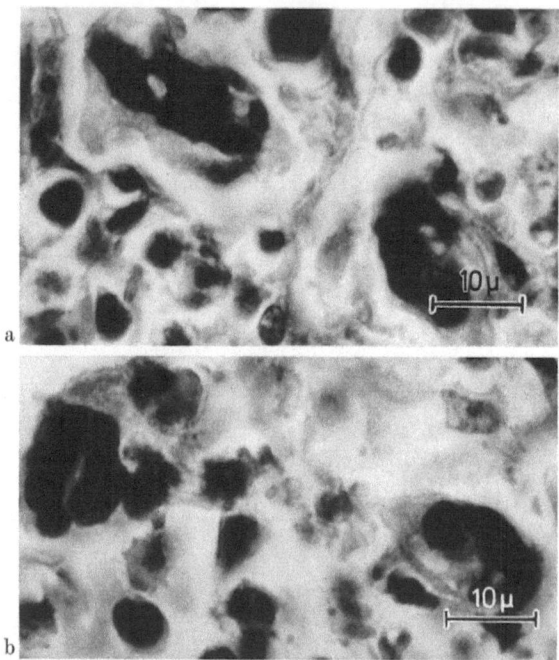

Abb. 157 a u. b. Megakaryocyten der Milzperipherie (a) und des Milzinneren (b), neugeborenes *Nilpferd* (Formol-Alkohol, Paraffin 10 μ, Trichrom nach MASSON-GOLDNER). Mikrophotos. Nach TISCHENDORF (1958 a)

REBUCK, 1947; GELIN, 1954; BRIELLMANN, 1955; ROTTER und BÜNGELER, 1955; EHRICH, 1956; LETTERER, 1956, 1959a, b; ROULET, 1956; HAMPERL, 1957; FUJITA, 1958; u.a.). Da die für Splenomegalien mit Milzvenenthrombose typischen Megakaryocyten bei nicht vergrößerter Milz fehlen, bringt JÄGER (1937a) die Megakaryocytenbildung in der Milz mit hämodynamischen Veränderungen in Verbindung. LENNERT (1961, Lit.) unterscheidet (im *menschlichen* Lymphknoten) außer den Knochenmarksriesenzellen (Megakaryocyten) und den Sternbergschen Riesenzellen noch Langhanssche Riesenzellen, Fremdkörper-Riesenzellen, retikuläre Riesenzellen, Riesenzellen der Plasmazellen und der basophilen Stammzellen und sog. Masern-Riesenzellen als reaktive Riesenzellformen. Fremdkörperriesenzellen spielen nicht nur beim Milzamyloid (FISCHER, 1929; ARNDT, 1931; ABRIKOSSOFF, 1934/35; TEILUM, 1956; VOGT und KOCHEM, 1960), sondern auch bei der Aufnahme körperfremder Stoffe durch das Milzreticulum (PATEK und BERNICK, 1960; FRANKEL, PATEK und BERNICK, 1962) eine Rolle.

Thrombocyten (vgl. HITTMAIR, 1938; HEILMEYER und BEGEMANN, 1955; FONIO, 1957; JÜRGENS, 1957; KNOLL, 1957 a; HOLZKNECHT, 1959; ROSKAM, 1959 a, b; u.a.) kommen im Milzausstrich und -schnitt [hier z.B. mit der Methode von SEELIGER (1923) nachweisbar] in großen Mengen vor, viele davon in Auflösung befindlich (TEMPKA und KUBICZEK, 1938; STREICHER, 1961).

Die Lebensdauer der Thrombocyten, die beim *Menschen* erst nach Eintritt der Leber in die Blutbildung mit Sicherheit nachzuweisen sind (FRUHLING,

ROGER und JOBARD, 1949a, b), beträgt nach Untersuchungen an P^{32} markierten Plättchen 8—9 Tage. Sie bleibt bei Hämophilie, Willebrandscher Krankheit, Thrombasthenie und nach Splenektomie unverändert, verkürzt sich aber bei wiederholten Bluttransfusionen und Coronarthrombose (HJORT, 1961).

Nichtsäuger. Bei Urodelen (*Necturus maculosus, Triturus viridescens*) entstehen die Thrombocyten ausschließlich in der Milz, nur bei überstürzter Hämopoese (im Frühjahr, bei chronischer Bleivergiftung oder Splenektomie) auch im allgemeinen Kreislauf, wo ihre Lebensdauer etwa 5 Monate beträgt (DAWSON, 1933a, 1936; vgl. JORDAN und SPEIDEL, 1930a; JORDAN, 1938a). FISCHER und DOLSCHANSKY (1929) sowie DELORENZI (1933, 1935) studierten an Milzgewebskulturen vom *Hühnchen* (s. dort) die Thrombocytenbildung in vitro.

Säuger. Nach Beobachtungen an zahlreichen Insectivoren, Rodentiern und Carnivoren bringt WATZKA (1937, 1938a, b) die Thrombocytenentstehung mit Abschnürungserscheinungen an den Megakaryocyten und Sinusendothelien in Verbindung. Die Blutplättchen sind danach „weder selbständige noch eigenartige Blutelemente und noch weniger richtige Zellen (‚Thrombocyten‘) . . .“, sondern „nichts anderes als abgelöste Plasmateilchen, die aus dem Abbau oder Zerfall verschiedenartiger Zellen des roten Knochenmarks und . . . der Milz entstehen“ und „durch ihre Auflösung den Eiweißgehalt des Blutplasmas regeln“.

Nach HÖFMANN (1968) liegen beim *Igel* (*Erinaceus europaeus* L.; Wachzustand, Herbsttiere) die 22—40 μ großen, desmosomenlosen Riesenzellen unter Aussparung der Follikel, der Gebiete um die Hülsen und der Gefäßlumina gruppenweise in der roten Milzpulpa. Sie leiten sich vermutlich mittels unvollständig durchgeführter Amitosen von freien Hämocytoblasten ab und können durch fingerförmige Kerneinstülpungen und tief einschneidende Kernfurchen mehrkernig erscheinen. Die Riesenzellen treten in 3 Typen auf, und ihr Cytoplasma enthält elektronenmikroskopisch freie Ribosomen, Polyribosomen, Mitochondrien, Golgifelder, Zentriolen, Mikrotubuli sowie 3 besondere Arten von Zellgranula. Da Merkmale der Plättchenbildung fehlen, handelt es sich bei dem untersuchten Material „wahrscheinlich nicht um aktive, plättchenbildende Megakaryocyten. Die Zellen zeigen aber den für plättchenbildende Riesenzellen kennzeichnenden Schichtenaufbau des Cytoplasmas (HAN und BAKER, 1964), und ihre Cytoplasmagranula ähneln dem Granulomer α in Thrombocyten (SCHULZ, 1968). Dies läßt vermuten, daß die Riesenzellen der *Igel*milz die Plättchenbildung im Herbst einschränken, weil im Winterschlaf die Herzfrequenz verlangsamt und die Gerinnungsfähigkeit des Blutes vermindert ist (SUOMALAINEN, 1952, 1956). Ob Gerinnungsstoffe im Spätherbst und Winter bei Bedarf ‚sekretorisch‘ abgegeben werden können (Granula im Lumen des Labyrinths), bedarf der Klärung. Die beobachteten Zelltypen ließen sich als Ausdruck unterschiedlicher ‚sekretorischer‘ Phasen denken“ (HÖFMANN).

Bei der neugeborenen *Maus* findet die Thrombocytopoese nur im Knochenmark, bei der erwachsenen auch in der Milz statt (ERMAKOVA, 1960). YAMADA (1957) beschreibt an den Megakaryocyten der *Mäuse*milz elektronenmikroskopisch den Mechanismus der Plättchenbildung im Wege von „Plättchen-Abgrenzungs-Blasen“, „-Röhrchen“ und „-Membranen“. Megakaryocytenreifung und Plättchenbildung spielen sich in vitro nicht anders ab als in situ (PETROVIC, PORTE und HEUSNER, 1964). In der *Ratten*milz (vgl. EBBE und STOHLMAN, 1965; McFADDEN, 1967) erfolgt die Thrombocytenbildung statt durch Megakaryocyten meist durch Histiocyten. Größere und kleinere Bruchstücke trennen sich als Blutplättchen oder Azurgranula von den stark basophil granulierten Histiocyten und treten unter rascher Abnahme der Basophilie ins Blut über (ZINGONI, 1956). Bei den in eine perinucleäre, intermediäre und marginale Zone gegliederten Milzriesenzellen gelangen bei der Plättchenausschüttung mittels einer entsprechenden Demarkierungsmembran alle essentiellen Organellen der intermediären Zone in die auch Pinocytosebläschen enthaltenden Thrombocyten (HAN und BAKER, 1964) (Abb. 158). Die in der *Ratten*milz besonders an den Sinusporen angehäuften Thrombocyten werden von den Reticulumzellen ohne vorherige viscöse Metamorphose phagocytiert (SIMON und PICTET, 1964, Lit.). In der *Kaninchen*milz

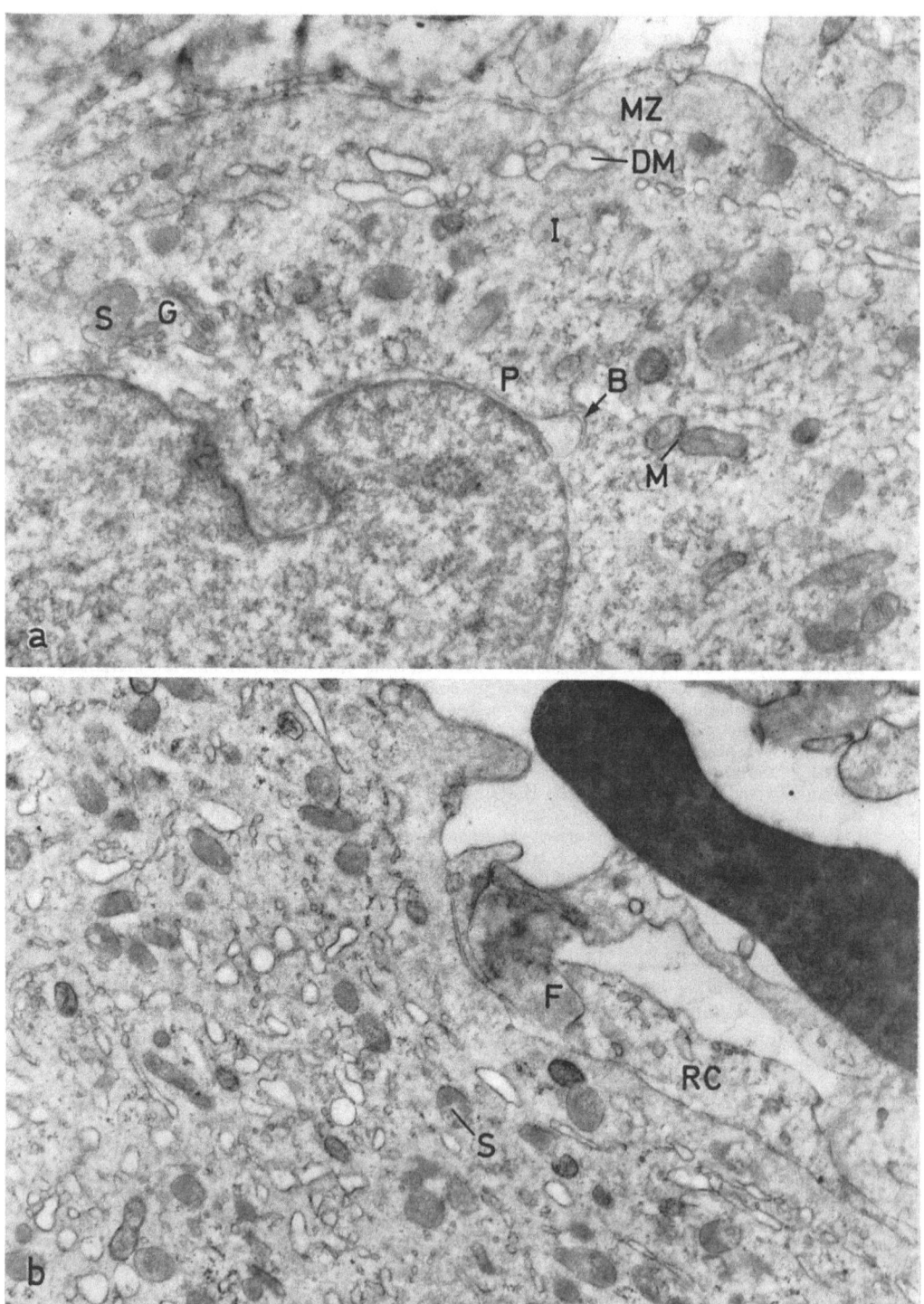

Abb. 158a u. b

regeln die Thrombocyten durch Agglutination der Erythrocyten im Bereiche der
Sinusporen die Zahl der zerstörten Elemente (SIMON und PICTET, 1962). Die
Thrombophagocytose im Milzreticulum ist beim *Kaninchen* viel ausgeprägter
als beim *Menschen* (TEMPKA und KUBICZEK, 1938). Reichlich Thrombocyten
finden sich in den Capillarhülsen der *Pferde-* und besonders der *Schweine*milz,
weniger in denen der *Katzen-* und *Hunde*milz (ZWILLENBERG und ZWILLENBERG,
1962, 1963a). Bei der isolierten, überlebenden *Hunde*milz (BOCK, 1932) enthält
das stark gerinnungsfähige Durchströmungsblut im Gegensatz zum defibrinierten
Ausgangsblut stets gleichbleibende Mengen Thrombocyten, zur Hälfte Riesen-
plättchen (vgl. WIRTH, 1936). Diese aus dem Milzdepot ausgeschwemmten
Thrombocyten sind zahlreicher, kleiner (vgl. DELLA MAGGIORE, 1938a) und widerstandsfähiger als die aus dem Knochenmark stammenden.

SPADOLINI (1928, 1929a, b, 1930, 1931) betrachtet die Milz generell — auch
beim *Menschen* — als Reserve- und Bildungsorgan für die Blutplättchen.
Diese erscheinen nach Milzkontraktion (vgl. MESSINA, 1934) vermehrt in der
V. lienalis und verkürzen die Blutgerinnungszeit [vgl. FRANCESCON, 1939; TRI-
MARCHI und D'AGATA, 1949 (zit. nach GALLO, 1960)]. Es werden nicht nur fertige
Plättchen, sondern auch ihre aus Kern- und Plasmabruchstücken endo-
theloider Milzmonocyten bestehenden Vorstadien ausgeschüttet; die Milzkon-
traktion fördert mechanisch die Fragmentation der Zelltrümmer zu Plättchen und
deren Austreibung. Die von SPADOLINI nicht angezweifelte Entstehung der
Thrombocyten aus Megakaryocyten wäre danach nur ein Sonderfall dieses all-
gemeineren Bildungsmodus, d.h. einer Art holokriner Sekretion des Reticulo-
Endothels.

Die Bedeutung der Milz für die Regulation der Thrombocyten-
werte im strömenden Blut ist noch nicht völlig geklärt. Die Zahl der Blutplättchen in der Milzvene ist (beim *Kaninchen*) deutlich geringer als in der Milzarterie; Thyreoidin-, Adrenalin-, Silberkolloidit- oder Trypanblau- (MESSINA,
1934) Behandlung nivelliert das Verhältnis, Thyreoidektomie und Phenylhydrazin-
injektion kehren es um (TSUNASHIMA, 1928b). 6—8 Std nach einer Milzbestrahlung
erfolgt im Blut ein Thrombocytenabfall, der sich erst nach 15—20 Tagen wieder
normalisiert (SEGRE, 1938). Nach Splenektomie, vasculärer Ausschaltung
oder Tuscheblockade der Milz kommt es bei *Mensch* und Tier vorübergehend
zu einem Thrombocytenanstieg im Blut (BRUGSCH, 1933; ZACHARIAS, 1933;
EVANS und FOWLER, 1934; ISHIDA, 1934; MESSINA, 1934; BROWN und ELLIOTT,
1936; WOLLSTEIN und KREIDEL, 1936; DELLA MAGGIORE, 1938b; FALK, 1939;
TORCHIANA, 1940; HITTMAIR, 1955, 1956; KOLLER und BOUNAMEAUX, 1956; u.a.).
Nachträgliche Insulininjektion oder Thyreoidektomie vermindern die Plättchenzahl wieder, Schilddrüsenfütterung läßt sie erneut ansteigen; die Schilddrüse verhält sich also bezüglich der Thrombocytenregulierung antagonistisch, der Insel-
apparat synergistisch zur Milz (IWAI, 1927). Der Thrombocytenanstieg nach

Abb. 158a u. b. Megakaryocyten der *Ratten*milz. a (Vergr. 19800×): Die aus ziemlich
dichtem Cytoplasma bestehende marginale Zone (*MZ*) grenzt sich durch Demarkierungs-
membranen (*DM*) gegen die ein mit Ribosomen besetztes endoplasmatisches Reticulum,
Mitochondrien (*M*), Plättchen-Granula (*S*) und einen Golgiapparat enthaltende intermediäre Zone (*I*) ab. Das von den Golgimembranen (*G*) umschlossene Material ist ähnlich
dicht wie die benachbarten (*S*) oder auch weiter entfernten Plättchen-Granula. Die perinucleäre Zone (*P*) bildet einen schmalen Plasmasaum um den Kern, dessen Hülle eine Blase
(*B*) aufweist. — b (Vergr. 14900×): Die Oberflächenmembran des Megakaryocyten, dessen
Plasma dichter ist als das der angrenzenden Reticulumzelle (*RC*), bedeckt teilweise eine
Reticulumfaser (*F*). Die Struktur der Plättchen-Granula (*S*) variiert stark. Original (neu
beschriftet) von Prof. Dr. S. S. HAN und Prof. Dr. B. L. BAKER, Ann Arbor/Michigan [Anat.
Rec. **149** (1964), Plate 1]

Splenektomie könnte sowohl auf einem Ausbleiben der Plättchenzerstörung in der Milz als einem Wegfall der splenogenen Markhemmung beruhen (ISHIDA, 1934; BOCK und FRENZEL, 1938; EVANS, 1954; u. a.; über essentielle Thrombopenie und Milz vgl. BERGQUIST, 1931; WAHLBERG, 1935; NAJEAN, ARDAILLOU, CAEN, LARRIEU und BERNARD, 1963; ASTER und JANDL, 1964 b)[1]. Offenbar liefert die Milz Stoffe, die die Plättchenzahl positiv oder negativ beeinflussen (TORRIOLI und PUSIC, 1936; TROLAND und LEE, 1938; WANECK, 1939; LUCCHINI und DE MICHELI, 1941; UIHLEIN, 1942; GRIFONI und MARIONI, 1950; TOMODA, TETSUO, TAKI und MASUDA, 1951; HITTMAIR, 1955, 1956; COHEN, GARDNER und BARNETT, 1961; ASTER und JANDL, 1964 b). So werden Knochenmarkriesenzellen in vitro durch Milzvenenblut ähnlich geschädigt wie durch Milzextrakt, und zwar bei Morbus Werlhoff stärker als bei hämolytischem Ikterus (TORRIOLI und PUDDU, 1934, 1935, 1938; TORRIOLI und GALEAZZI, 1935 a, b). Nach ISHIDA (1934) ist die thrombocytogene Substanz der Milz wasserlöslich, alkoholunlöslich, an Kaolin adsorbierbar und hitzeempfindlich, die thrombocytenzerstörende nicht an Kaolin adsorbierbar und hitzefest. Die erste erscheint im Milzvenenblut nach Adrenalin-, die zweite nach Interrenininjektion. SUNDERMANN und MEY (1964) konnten bei Morbus Werlhoff in der Milz antithrombocytäre Antikörper nachweisen.

b) Topographische Gliederung und artverschiedene Zusammensetzung der roten Pulpa der Säugermilz

Peri- und interfollikuläre sowie subcapsuläre Zone

Schon OBERNIEDERMAYER (1926), LUBARSCH (1927) und HUECK (1928) unterschieden aufgrund experimenteller Beobachtungen (Durchspülung, Injektion, Unterbindung usw.) und pathologischer Befunde zwischen kapselnahen, um die Follikel gelegenen und restlichen oder „mittleren" Bezirken der roten Pulpa. Erst HERRLINGER (1949) aber hat diese regionale Gliederung in eine Pars subcapsularis, peri- und interfollicularis für die *menschliche* Milz konsequent durchgeführt und nochmals funktionell-histologisch untermauert.

Die den Übergang von der weißen zur roten Pulpa bildende Pars perifollicularis — WEIDENREICHs (1901a) „Knötchenrandzone" — wurde bereits bei der weißen Pulpa abgehandelt (S. 332ff.). Die Pars interfollicularis repräsentiert den nach Abzug der schmalen follikel- und kapselnahen Randabschnitte verbleibenden, in sich zusammenhängenden Grundstock der Milzpulpa. Sie ist immer dann gemeint, wenn von der Milzpulpa schlechthin die Rede ist.

Die Pars subcapsularis nimmt eine Sonderstellung ein. Sie bildet einen Flüssigkeitsmantel, der bei der Kontraktion der Milz über eigene Abflußwege (HERRLINGER, 1949, 1950 a, b, 1957) entleert wird. Aus der Tatsache, daß die

---

[1] Nach Untersuchungen mit Cr^{51}-markierten Thrombocyten (BLEIFELDT, 1967, Lit.) speichert die Milz normalerweise etwa 45%, bei Splenomegalie (vgl. BEGEMANN, 1967, Lit.) mehr als 90% [nach OEFF (1968, Lit.) 33 bzw. 50—60%] der vom Knochenmark gebildeten Blutplättchen. Bei ihrer Kontraktion (Adrenalintest) werden unter Abfall der Milzoberflächenaktivität und entsprechendem Anstieg der Blutaktivität funktionell intakte Thrombocyten ausgeschüttet; das Milzgesamtdepot kann das 7fache der zirkulierenden Thrombocytenmenge betragen. Die Thrombopenie beim Hypersplenismus (vgl. S. 469) beruht danach weniger auf einer „splenogenen Markhemmung", als auf einer exzessiven — zur Cytopenie eines oder mehrerer Systeme des Blutes führenden — (splenomegalen) Milzspeicherung. SCHNEIDER (1967, Lit.) erblickt in der „Fähigkeit der Milz, Agglutinate und Aggregate von Erythrocyten und Thrombocyten zu eliminieren, (eine) wichtige protektive Funktion für den Kreislauf"; „... bei jeder Hypoxydose eines Organs oder des Gesamtkreislaufs (treten) Thrombocytenaggregate auf ..., die zu schweren Störungen der Mikrozirkulation führen können. Die Milz vermag allmählich die im arteriellen Blut kreisenden aggregablen Thrombocyten zu eliminieren. Fehlt sie, so wird diese Funktion von der Leber übernommen, die allerdings dadurch weit stärker belastet wird."

subcapsuläre Zone beim *menschlichen Neugeborenen* mit einer Breite von 0,1 mm einen größeren Anteil am Organvolumen hat als beim *Erwachsenen*, schließt MARTIN (1951) auf eine beachtliche Speicherfähigkeit der *Neugeborenen*milz. Die Absonderung der beim *Erwachsenen* knapp 1 mm (HERRLINGER, 1949: 950 μ; TISCHENDORF, 1959: 850 μ) dicken Schicht von der übrigen roten Pulpa kommt dadurch zustande, daß das Balkengerüst nur mit vereinzelten, spärlichen Ausläufern — die als „Speichenbalken" (ORSÓS, 1930) senkrecht in die Kapselinnenschicht einstrahlen (HOFMANN, 1951) — die Kapsel erreicht, während die Masse der übrigen Trabekel oberflächenparallel in einigem Abstand von der Kapsel verläuft (vgl. v. HERRATH, 1935 d; FALLER, 1945; KOHIRA, 1958 a, b). Die subcapsuläre Zone ist schon wegen der nicht völlig ebenen Kapselinnenfläche nicht überall gleich tief. Vor allem ragen die Malpighischen Körperchen öfter durch die fensterartigen Lücken des Tangentialbalkennetzes mehr oder weniger weit in die Subcapsularis hinein. Von einer Pars subcapsularis im strengen Sinne (ORSÓS, 1930) kann aber erst jenseits der letzten Follikelrandzone die Rede sein.

Der im Vergleich zur Gesamtausdehnung der roten Pulpa ohnehin schmale subcapsuläre Randstreifen (TISCHENDORF, 1956a, Abb. 5, 1958c, Abb. 2) ist nun in der *menschlichen* Milz noch weiter unterteilt (TISCHENDORF, 1959, Abb. 2). Das maßgebliche Kriterium dabei ist das Verhalten der Sinus. Je mehr man sich im PAS-Präparat (vgl. TISCHENDORF, 1956b, d) der Kapsel nähert, um so seltener werden die in einem besonders satten Weinrot dargestellten Sinusringfasern; bei schwacher Vergrößerung entsteht so der Eindruck eines stufenweisen Abblassens der Färbung. Man kann danach in der Pars subcapsularis zwei Stockwerke unterscheiden: ein unteres, in dem die Sinus — wie es für die *menschliche* (Stoffwechsel-) Milz typisch ist — noch völlig das Bild beherrschen, und ein oberes, in dem auch das Pulpareticulum eine Rolle spielt. Von diesem oberen Stockwerk läßt sich noch ein niedriges Dachgeschoß abtrennen, in dem die Sinus immer mehr zurücktreten und endlich nur noch einige Lagen zarter Reticulummaschen arkadenförmig die Verbindung zur Milzkapsel herstellen (Abb. 159).

ORSÓS (1930) vergleicht diese von ihm als „Kapselgrenzzone", von BAUD (1946) als „Intima" bezeichnete äußerste subcapsuläre Pulpaschicht in ihrem feineren Zellbild mit der Knötchenrandzone. In der Tat liegen auch in der Pars perifollicularis die Sinus weniger dicht als in der Pars interfollicularis oder im inneren Teil der Pars subcapsularis. Zudem steht die Weidenreichsche Knötchenrandzone in ihren Bildungspotenzen noch dem embryonalen Milzgewebe nahe (TISCHENDORF, 1958b). Da nach autoradiographischen Befunden (an der *Mäuse*milz) (Abb. 160)[1] auch in der Kapselgrenzzone eine intensive Zellvermehrung stattfindet (HINRICHSEN, 1963; vgl. TISCHENDORF und LINNARTZ-NIKLAS, 1958a, b, 1962a, b; KÖBBERLING, 1965; s. S. 341), hat also ORSÓS mit seinem Vergleich gar nicht so Unrecht. — Kommt es unter bestimmten pathologischen Bedingungen (JÄGER, 1931; u.a.) infolge Schwundes zentraler Pulpaabschnitte zu einer Hyper-

---

[1] Die Kapselgrenzzone der roten Milzpulpa kontrastiert im S^{35}-, C^{14}- und H^3-Autoradiogramm streckenweise — ungeachtet der über bestimmten (basophilen) Zellgruppen auftretenden diskontinuierlichen Schwärzungsbezirke — als in toto stärker geschwärzter Streifen unterschiedlicher Breite mit der insgesamt weniger geschwärzten übrigen subcapsulären und der interfollikulären Zone. Dabei ist im allgemeinen die subcapsuläre Zone im Bereiche der (bei Rückenlage des Tieres nach oben gerichteten) visceralen Organfläche durchweg weniger geschwärzt als auf der parietalen. Es liegt nahe, dies mit der agonalen bzw. postmortalen Senkung des Blutes in die abhängigen Organpartien in Verbindung zu bringen. Ein Überschlag der durch das Blutplasma (die Erythrocyten enthalten keine nennenswerte S^{35}-, C^{14}- oder H^3-Aktivität) bedingten Aktivität zeigt jedoch, daß die fragliche Schwärzung nicht allein vom Blut herrühren kann. Bei ihrem Zustandekommen müssen also noch andere Faktoren (z.B. eine unterschiedliche Kompression der mechanisch wie zirkulatorisch gleichermaßen empfindlichen Milzpulpa) mitspielen.

plasie der Subcapsularis, dann erfahren vor allem die Kapselgrenzzone und ihre Nachbarbezirke beträchtliche Umbauten.

Nach v. HERRATH (1958) entwickeln sich in dem von „dichtem Reticulum" erfüllten subcapsulären Raum der *menschlichen* Milz nur „in selteneren Fällen und unter offenbar besonderen Kreislaufbedingungen" Sinus. Das gilt indessen nur, wenn man unter „subcapsulärem Raum" lediglich die Orsóssche Kapsel-

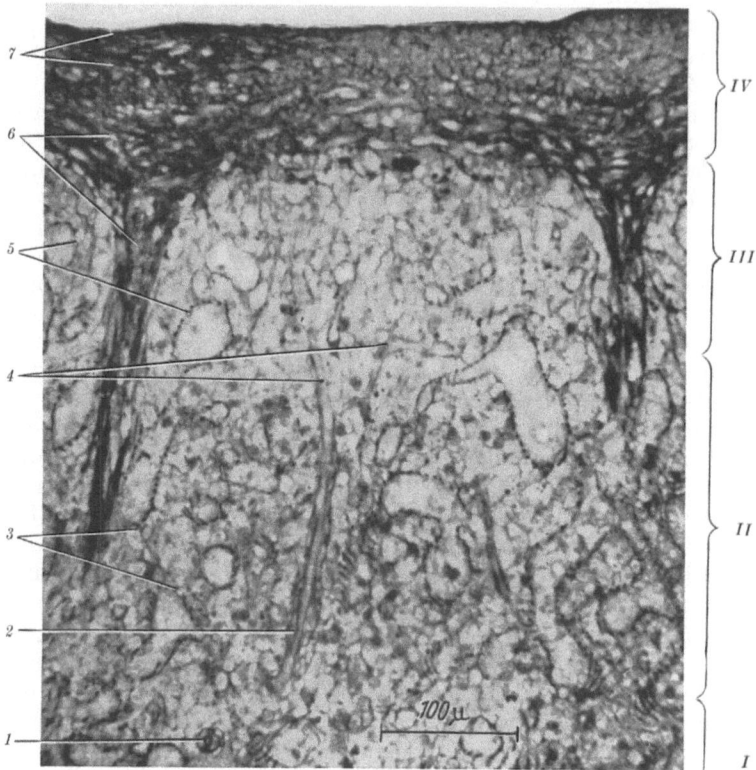

Abb. 159. Milz, *Mensch* (Bouin, Paraffin 5 μ, PAS-Reaktion); Übersicht der Pars subcapsularis. Mikrophoto: *1* u. *2* quer- und längsgetroffene Hülsencapillaren, *3* Sinusreuse, *4* arterielle Capillaren, *5* Sinus, *6* Kapselinnenschicht mit einstrahlenden Speichenbalken, *7* Kapselaußenschicht mit Serosaüberzug. *I* Innenzone, *II* Zwischenzone, *III* Außenzone der Pars subcapsularis, *IV* Milzkapsel. Nach TISCHENDORF (1959)

grenzzone versteht, nicht aber die ganze Pars subcapsularis — es sei denn, man bezöge sich auf sehr junge Individuen. Da sich nämlich die Sinusmilz über eine retikuläre Zwischenphase aus einem kompakten Ausgangsstadium entwickelt (ANDREW, 1946; SNOOK, 1950), ist der Sinuisationsgrad der normalen Milz in gewissen Grenzen proportional dem Lebensalter. Bei *Menschen* mittleren Alters ohne irgendwelche Zeichen portaler Stauung bietet jedenfalls die Pars subcapsularis das hier beschriebene Bild.

Auf die arterielle Strombahn der Subcapsularis (TISCHENDORF, 1959, Abb. 26; vgl. TISCHENDORF, 1956d, 1961a, b) bezogen, reicht das untere Stockwerk — die Innenzone (I) — ungefähr bis zu den ersten Astgabeln der arteriellen Endbäumchen („Penicilli") in HERRLINGERs (1949) Rekonstruktion. Die Zwi-

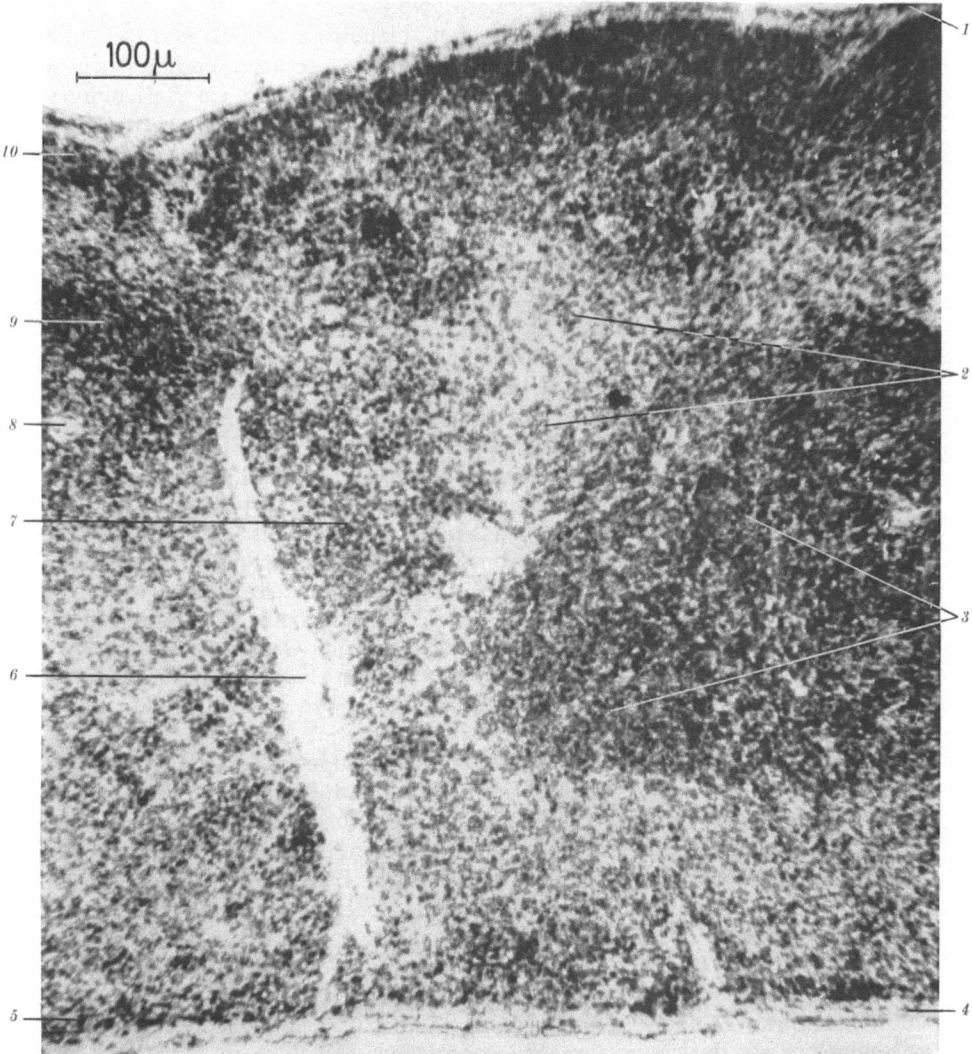

Abb. 160. Milz, *Maus* (männl., 27 g; 1,0 mC S^{35}-Methionin peroral, Versuchsdauer 17 Std); Autoradiogramm. Mikrophoto: *1* (Facies parietalis), *4* (Facies visceralis) Kapsel; *2* Follikelarterien in der Schale eines Malpighischen Doppelkörperchens; *3* tangential getroffene perifollikuläre Zone zweier konfluierender Malpighischer Körperchen; *5, 10* Kapselgrenzzone (äußerste Schicht der subcapsulären Zone); *6* Balken; *7* interfollikuläre Zone mit Basophileninseln; *8* in die Schale eines Malpighischen Körperchens eintretende Follikelarterie; *9* zugehöriges Follikelzentrum. Original d. Verf. (mit Dr. A. LINNARTZ-NIKLAS)

schenzone (II) umfaßt hauptsächlich den Bereich der Schweigger-Seidelschen Capillarhülsen, die Außenzone (III) den verbleibenden hülsenfreien Raum unter der Kapsel. Beide zusammen bilden das obere Stockwerk der Pars subcapsularis. Die Übergänge zwischen den einzelnen Zonen sind natürlich fließend, und das hier entwickelte Schema (TISCHENDORF, 1959, Abb. 2) erfährt von Fall zu Fall gewisse Abwandlungen; für die genauere topographische Einordnung der Befunde ist es jedoch unentbehrlich.

Sinus- und Reticulumtyp

Die anteilige Zusammensetzung der roten Milzpulpa aus Sinus und Reticulum ist bei den einzelnen Säugerspecies sehr verschieden. Je nach Vorherrschen der einen oder der anderen Formation läßt sich ein Sinus- und ein Reticulumtyp unterscheiden; die Übergänge sind fließend (vgl. S. 614). v. HERRATH (1935b, c, d, 1936, 1938b, 1939a, 1947, 1953, 1954, 1958, 1963, 1965) identifiziert den Sinustyp mit der kleinen, trabekel- und muskelarmen, lymphgewebsreichen Abwehr- bzw. Stoffwechselmilz, den Reticulumtyp mit der großen, trabekel- und muskelreichen, lymphgewebsarmen Speichermilz. Nach HARTWIG (1947; vgl. v. HERRATH, 1958, 1963, 1965) entspricht einem ausgeprägten Sinusnetz (*Kaninchen*milz) ein geringes Relativgewicht, ein kleiner Erythrocytenspeicher, ein hoher Albumingehalt des Blutserums und eine niedrige Erythrocyten-Senkungsgeschwindigkeit, einem stark ausgebildeten Reticulum (*Pferde*milz) dagegen ein hohes Relativgewicht, ein großer Erythrocytenspeicher, ein hoher Globulingehalt des Blutserums und eine hohe Erythrocyten-Senkungsgeschwindigkeit.

Andere Verfasser, z.B. ZWILLENBERG (1958), lehnen eine derart weitgehende Gleichsetzung des gewichtsmäßigen, morphologischen und physiologischen Verhaltens der Säugermilz ab (zur Kritik der v. Herrathschen Typenlehre s. S. 128ff. und 201ff.; vgl. HOEPKE, 1951a; TISCHENDORF, 1956a, c, Lit., 1958a, 1965, 1968) und begnügen sich mit einer funktionell nichts präjudizierenden, deskriptivhistologischen Klassifizierung. SNOOK (1950; s. auch BILLROTH, 1862a, b; HOYER, 1892, 1894; v. SCHUMACHER, 1900; NEUBERT, 1922; WATZKA, 1937) unterteilt die Säugermilzen in eine sinuöse und eine nichtsinuöse Gruppe und rechnet zur ersten *Ratte, Meerschweinchen, Kaninchen, Hund, Mensch, Eichhörnchen, Stinktier* und *Rhesusaffe*, zur zweiten *Maus, Maulwurf, Katze, Pferd, Kuh, Schwein, Wiesel* und *Fledermaus*.

v. HERRATH (1963; vgl. 1965) erklärt in einer Entgegnung an ZWILLENBERG, die Zweiteilung Reticulum — Sinus, obwohl „sehr wahrscheinlich fundamental", reiche „allein für eine speziellere Einordnung der Säugermilzen doch kaum aus". Es sei nicht einzusehen, „weshalb bei einer weiteren Typisierung auf so wichtige Merkmale, wie die Form, Größe, das Gewicht, die quantitative Differenzierung von vornherein verzichtet werden" solle. Das ist sicher richtig. Bedenklich ist nur, daß v. HERRATH in diesem Zusammenhang nochmals auf den unterschiedlichen Bau der jugendlichen und der erwachsenen Stoffwechselmilz hinweist; denn gerade hier liegt eine der gedanklichen Schwierigkeiten der Typenlehre. Die fetale und jugendliche Stoffwechselmilz haben nämlich „noch keine Sinus, sondern ausschließlich ein Reticulum; ihre Sinus erscheinen erst in einem allmählich fortschreitenden, effektiv unterschiedlich weit getriebenem Umbau, der sog. ,Sinuisation'" (vgl. ANDREW, 1946; v. HERRATH, 1965). Nimmt man andererseits an, „daß sich die Speichermilz onto- und phylogenetisch aus der Stoffwechselmilz entwickelt" (v. HERRATH, 1963; s. auch 1938b, 1958), so dürfte sich die Stoffwechselmilz nicht aus einer anfänglichen Reticulum- in eine Sinusmilz verwandeln, und die jugendliche Speichermilz müßte eine Sinusmilz sein, was jedoch nicht der Fall ist.

4. Artverschiedenes quantitatives Verhalten von weißer und roter Pulpa der Säugermilz

Das Ausmaß des Erythrocytenspeichers einer Milz hängt nach v. HERRATH (1958) nicht nur vom Relativgewicht sowie vom Trabekel- und Muskelreichtum, sondern auch vom Gehalt an roter Pulpa und deren Zusammensetzung ab. Die rote Pulpa ist ausschlaggebend für die absolute Milzgröße. Bei den extremen Speichermilzen besteht sie ausschließlich aus Reticulum und hat keine Sinus, sondern nur spärliche Pulpavenen. Bei den Stoffwechselmilzen dagegen wird sie mit sinkender Speicherleistung immer sinusreicher. ,,Das Reticulum scheint daher mehr Kreislaufaufgaben, das Sinusendothel mehr Stoffwechselaufgaben zu dienen. Die Milztypen dürften sich damit auch durch unterschiedliche Permeabilität ihrer Capillarwandungen unterscheiden ...'' Auch verringert sich bei den Stoffwechselmilzen die Gesamtmenge der roten Pulpa, während die bei den Speichermilzen stark zurückgedrängte weiße Pulpa an Umfang zunimmt. Besonders bei der jungen Stoffwechselmilz mit ihrem mächtig entfalteten Lymphgewebe kann der Anteil der roten Pulpa am Milzvolumen beträchtlich (unter 70%) reduziert sein. ,,Gewicht und Differenzierung der Stoffwechselmilz werden wesentlich durch solche Faktoren bestimmt, die ihren starken Gehalt an weißer Pulpa beeinflussen ...''

Als extreme Stoffwechsel- bzw. Abwehrmilz steht am Beginn der von v. HERRATH (1953, Abb. 2, 1958, Abb. 22) aufgestellten Typenreihe (*Kaninchen, Mensch, Hund, Schaf, Rind, Schwein, Katze, Elefant, Pferd, Elch*) die des *Kaninchens* (vgl. RICHTER, 1953). Der Volumenanteil der weißen Pulpa betrug bei 5 durch v. HERRATH (1935b, Tab., d) untersuchten Tieren von 3, 5, 6, 9 und 12 Monaten 33,70, 35,23, 28,20, 28,07 und 25,47%, der der roten 64,29, 63,76, 69,69, 70,64 und 73,57%. Das Sinusnetz ist viel ausgedehnter als etwa beim *Hund* und überwiegt mengenmäßig das Reticulum. Unter körperlicher Belastung (Lauftraining) steigt beim *Kaninchen* zwar das Herzgewicht an, das Milzgewicht aber nimmt durch Reduktion der weißen Pulpa stark ab (v. HERRATH, 1937, 1939c, 1955, Tab.; HOFFMANN, 1938). Auch auf Kältewirkung — die für die Speichermilz von *Hund* und *Katze* einen intensiven Wachstumsreiz darstellt — nimmt die weiße Pulpa der *Kaninchen*milz (s. auch FUJIMOTO, 1934a, b; STEGER, 1939a, b; RICHTER, 1953; COHRS und SCHULZ, 1958) ab, wenn auch keine stärkeren Involutionszeichen auftreten. Die rote Pulpa reagiert weder auf körperliche Belastung noch auf Kälteeinwirkung (v. HERRATH, 1955, Tabelle 9—12). Nach HELLMAN (1914; s. auch SALLER, 1931, Tabelle 7) beträgt das Verhältnis Milzfollikel : rote Pulpa beim neugeborenen *Kaninchen* 1:16, mit $^1/_2$ Monat 1:6,7, mit 1 Monat 1:5,9, mit 2 1:4,5, mit 3 1:4,5, mit 4 1:4,8, mit 5 1:4,3, mit 6 1:4,9, mit $7^1/_4$ 1:5,6, mit 10 1:7,7, mit 12 Monaten 1:7,2, mit 2 Jahren 1:6,8 und mit $3^1/_2$ Jahren 1:5,8. Die Mittelgewichtskurve der weißen Pulpa (die HELLMAN wie SALLER mit den Milzfollikeln gleichsetzen) erreicht ihren höchsten Punkt im Alter von 5—6 Monaten, unmittelbar nach Eintritt der Geschlechtsreife; dann beginnt die Altersinvolution des lymphoiden Gewebes. Die Gewichtskurve der Gesamtmilz dagegen steigt bis zum Alter von etwa 1 Jahr und sinkt erst vom 2. Jahr ab deutlicher ab. Das Gewicht der roten Pulpa verhält sich, als Differenz zwischen dem Gewicht der Gesamtmilz und dem der weißen Pulpa, entsprechend. Nach SUMITA (1935) liegt das Verhältnis weiße : rote Pulpa beim *Kaninchen* zwischen 35. und 40. Lebenstag etwa bei 1:1,94 und geht kurz nach der Pubertät — wenn das Lymphgewebe voll entfaltet ist — auf 1:1,51 zurück. Das zunächst der Gesamtmilz vorauseilende Wachstum der weißen Pulpa wird bereits zu einer Zeit wieder rückläufig, in der das übrige Organ noch kräftig weiter wächst.

Die quantitativen Daten über die weiße und rote Milzpulpa der übrigen Rodentier sind sehr lückenhaft. Die Milz des *Meerschweinchens* ähnelt im Bau und im Gehalt an weißer und roter Pulpa der des *Kaninchens*; die Sinus nehmen einen Großteil der roten Pulpa ein (SNOOK, 1944, 1950; COHRS und SCHULZ, 1958; s. auch FUJIMOTO, 1934a, b; STEGER, 1939a, b). Auch die *Ratten*milz besitzt eine stark entwickelte weiße Pulpa (HAMRE und MILLER, 1935; KINDRED, 1938; CLEMENS und RICHTER, 1958; TISCHENDORF, 1958b). Bezüglich der Zusammensetzung der roten

Pulpa aus ungeformtem und geformtem Reticulum weist ihr HERRLINGER (1938) eine Mittelstellung zwischen *Katzen-* und *Hunde*milz (vgl. NEUBERT, 1922) zu. Nach ANDREW (1946) überwiegt bei jungen *Ratten* das Reticulum, bei alten das Sinussystem (vgl. SNOOK, 1950; COHRS und SCHULZ, 1958). Die Fähigkeit der erwachsenen *Ratten*milz, Erythrocyten zu speichern, ist jedenfalls, gemessen an ihrem hohen Relativgewicht (JACKSON, 1913/14; v. HERRATH, 1958), nur gering (LINTZEL, 1930). Bei der *weißen Hausmaus* (SALLER, 1931) verschiebt sich das Verhältnis weiße : rote Milzpulpa — ohne daß ein Geschlechtsunterschied nachweisbar wäre — von 1:3,04 im 1. Wachstumscyclus (bis 15. Lebenstag) auf 1:1,94 im 2. (16.—40. Tag); die weiße Pulpa nimmt nun etwa 33% des Gesamtorgans ein. Im 3. Cyclus (40. Tag bis Wachstumsschluß) und danach geht die Relation weiter, auf 1:1,51, zurück. Es erfolgt also vom 1. Cyclus an bis nach der Pubertät eine stetige absolute und relative Zunahme der weißen Pulpa [nach KRETSCHMAR und JERUSALEM (1963, Tab.) bis auf 70% des Organvolumens] und eine entsprechende relative Abnahme der roten. Mit Einsetzen der Altersinvolution des lymphoiden Gewebes, nach der Pubertät, erfährt die rote Pulpa wieder eine relative Zunahme. Diese Befunde SALLERs an der *Maus* stimmen mit denen von HELLMAN (1914, 1926) an *Kaninchen* und *Mensch* überein. Im Gegensatz zu diesen gehört die *Mäuse*milz jedoch nicht — wie bei ihrem Lymphgewebsreichtum (JAFFÉ, 1931) nach v. HERRATH zu erwarten wäre — dem Sinus-, sondern dem Reticulumtyp an (SNOOK, 1950; COHRS und SCHULZ, 1958). Dasselbe gilt von der *Opossum*milz (*Didelphys virginiana*/Marsupialia), die HAYES (1967, 1968) — ungeachtet ihres Balken- und Muskelreichtums — des Fehlens von Sinus und Ellipsoiden wegen mit der *Mäuse*milz vergleicht. Bei der *Goldhamster*milz handelt es sich ebenfalls um eine Reticulummilz (COHRS und SCHULZ, 1958); ,,die weiße Pulpa tritt anteilmäßig hinter der roten zurück" [was sie, in unterschiedlichem Maße, bei allen Säugern tut (d. Verf.)]. Auch *Ziesel* und *Eichhörnchen* haben Reticulummilzen (WATZKA, 1937; SNOOK, 1950), während das gleichfalls zu den Simplicidentata zählende *Waldmurmeltier* (*Marmota monax*) eine Sinusmilz besitzt (HAYES und EGLITIS, 1967).

Unter den Insectivoren- und Chiropterenmilzen gehören die von *Igel, Maulwurf* und *Fledermaus* dem Reticulumtyp an (SNOOK, 1950; s. auch DUSTIN, 1938a; COHRS und SCHULZ, 1958). Über das quantitative Verhältnis von weißer und roter Pulpa lassen sich keine bindenden Angaben machen, da es im Zusammenhang mit dem Winterschlaf starken Schwankungen unterliegt (HOEPKE, 1931a, 1933; HOEPKE und GRUNDIES, 1935; WATZKA, 1937; MÖLLHOFF-MYLIUS, 1958). Das Erythrocytenspeichervermögen der *Fledermaus*milz ist beträchtlich (LIDICKER und DAVIS, 1955). Unter den Edentatenmilzen sind nach CLAUSSEN (1968) die der *Myrmecophagiden* und *Bradypodiden* ausgesprochene Speichermilzen, während die der *Dasypodiden* eine Mittelstellung einnehmen: ,,Sie ähneln ... den *Hunde-* und *Katzen*milzen" und besitzen ,,trotz des relativ hohen Gehaltes an weißer Pulpa ein großes Erythrocytenspeichervermögen." Für die *Gürteltier*milz (*Chaetophractus villosus, Euphractus sexcinctus*) charakteristisch ist ein ,,Nebeneinander von Milzsinus und Pulpavenen ...", d.h. von Abwehr- und Speichermilz-Merkmalen.

Die mit ihrem verhältnismäßig geringen Umfang und Speichervermögen noch zu den Stoffwechselmilzen (v. HERRATH, 1953, 1958; s. auch HUECK, 1928; ROTTER und BÜNGELER, 1955) zählende *menschliche* Milz hat eine größtenteils aus einem ausgedehnten Sinusnetz (vgl. SNOOK, 1950) bestehende rote Pulpa. v. HERRATH (1935b, Tab., d; vgl. 1938b) fand die rote Pulpa in 2 Fällen mit 74,01 und 78,08%, die weiße mit 18,93 und 17,45% am Organvolumen beteiligt. Er meint, ,,auch beim *Menschen* könnten größere Individuen Milzen mit einer relativ geringer entwickelten weißen Pulpa besitzen als kleinere Individuen".

HERMANN (1914) konnte beim *Neugeborenen* keine Beziehung zwischen Milzgröße und Ausbildung der weißen Pulpa feststellen. Nach BAZZOCCHI (1933, Tabelle 7; vgl. die Angaben von WETZEL, 1938a, Lit., Tabellen über die *kindliche* Milz) beträgt der Prozentgehalt der *menschlichen* Milz an roter und weißer Pulpa: bei der Geburt (2 Fälle) 83,10, 90,02 bzw. 13,75, 7,40, am 2. Tag 82,50 bzw. 14,10, am 4. 85,80 bzw. 10,10, am 5. 86,25 bzw. 9,15, am 9. 89,97 bzw. 7,27, am 10. 89,45 bzw. 8,15, am 17. 88,50 bzw. 7,30, am 26. Tag 86,55 bzw. 8,80, nach 2 Monaten 85,80 bzw. 10,55, nach 3 Monaten 86,55 bzw. 10,80, nach 11 Monaten 85,55 bzw. 11,10, nach 1 Jahr (5 Fälle) 80,40, 84,60, 80,45, 81,80, 83,00 bzw. 12,33, 11,50, 12,15, 12,25, 11,50, nach 2 Jahren 80,80 bzw. 13,40, nach 4 Jahren 87,55 bzw. 8,95, nach 5 Jahren (2 Fälle) 85,10, 87,85 bzw. 11,10, 9,05 und nach 6 Jahren (2 Fälle) 85,50, 79,78 bzw. 11,80, 16,52.

Die Zusammenstellung von HELLMAN (1926, Tab.) umfaßt 100 *Menschen* jeglichen Alters (Tabelle 22), die aus voller Gesundheit plötzlich (Unglück, Mord oder Selbstmord) zu Tode kamen. Die individuellen Schwankungen der weißen

Tabelle 22a u. b. *Altersmäßiges quantitatives Verhalten der weißen (a) und roten (b) Milzpulpa beim Menschen.* (Nach HELLMAN, 1926)

a)

Alter	Anzahl der Fälle			Absolutes Gewicht der weißen Milzpulpa			Relatives Gewicht der weißen Milzpulpa		
	Un-glücks-fälle	Selbst-morde	sämt-liche Fälle	Un-glücks-fälle	Selbst-morde	sämt-liche Fälle	Un-glücks-fälle	Selbst-morde	sämt-liche Fälle
Feten	2	—	2	0,31	—	0,31	9,55	—	9,55
Neugeborene	10	—	10	0,78	—	0,78	10,69	—	10,69
1 Jahr	2	—	2	10,89	—	10,89	20,95	—	20,95
2—5 Jahre	6	—	6	11,33	—	11,33	21,49	—	21,49
6—10 Jahre	7	—	7	14,82	—	14,82	18,63	—	18,63
11—15 Jahre	4	—	4	16,55	—	16,55	15,66	—	15,66
16—20 Jahre	6	4	10	20,17	14,81	18,03	14,50	12,43	13,67
21—30 Jahre	14	9	23	13,71	13,39	13,58	9,52	6,72	9,62
31—40 Jahre	10	7	17	12,22	15,28	13,48	10,14	9,39	9,83
41—50 Jahre	5	7	12	10,14	14,95	12,94	8,47	8,13	8,27
Über 50 Jahre	4	3	7	6,64	7,15	6,86	6,98	5,71	6,43

b)

Alter	Anzahl der Fälle			Gewicht der roten Milz-pulpa			Prozent der roten Milzpulpa		
	Un-glücks-fälle	Selbst-morde	Summe	Un-glücks-fälle	Selbst-morde	sämt-liche Fälle	Un-glücks-fälle	Selbst-morde	sämt-liche Fälle
Feten	2	—	2	2,79	—	2,79	88,49	—	88,49
Neugeborene	10	—	10	6,95	—	6,95	85,94	—	85,94
1 Jahr	2	—	2	39,02	—	39,02	75,02	—	75,02
2—5 Jahre	6	—	6	36,63	—	36,63	72,77	—	72,77
6—10 Jahre	7	—	7	58,93	—	58,93	75,17	—	75,17
11—15 Jahre	4	—	4	84,86	—	84,86	77,88	—	77,88
16—20 Jahre	6	4	10	116,92	98,50	109,55	79,56	81,56	80,36
21—30 Jahre	14	9	23	122,60	120,22	121,67	83,37	83,63	83,47
31—40 Jahre	10	7	17	99,51	136,55	114,76	81,32	83,82	82,35
41—50 Jahre	5	7	12	115,48	151,36	136,41	80,87	83,06	82,15
Über 50 Jahre	4	3	7	78,54	118,89	95,83	80,94	80,57	82,50

Pulpa — die bei Suicid etwas reduziert sein dürfte, da der Tat meist eine längere Hungerperiode vorangeht — innerhalb derselben Altersgruppe sind größer als die der roten Pulpa und des Milzgesamtgewichtes. Das absolute Gewicht der weißen Pulpa nimmt bis kurz nach der Pubertät, bis zum 16.—20. Jahr, rasch zu und danach langsam und kontinuierlich wieder ab. Die Altersinvolution setzt also ein, noch ehe die übrige Milz voll entwickelt ist. Im 1.—5. Jahr stellt das Lymphgewebe etwa 20% des Milzgewichtes, mit 20 Jahren noch 10% und mit 60 nur noch 5%. Die Altersinvolution der weißen Pulpa ist beim *Menschen* stärker als beim *Kaninchen* (vgl. HELLMAN, 1914). Die Reduktion des Milzgewichtes bleibt mit zunehmendem Alter immer mehr hinter der der weißen Pulpa zurück, die bei über 50jährigen nur noch knapp 40% der bei 16—20jährigen ausmacht. Mit über 50 Jahren ist die Milz genau so groß wie mit 15 Jahren, enthält aber nicht mehr Lymphgewebe als mit 1 Jahr. Die rote Pulpa schwankt in denselben Grenzen wie das Milzgewicht, an dem sie zu etwa 70—90% beteiligt ist. Sie ist beim *Neugeborenen* mit 88% des Gesamtgewichtes am stärksten, im 1. Jahr mit 70—75% am schwächsten entwickelt. Ihr Relativgewicht erreicht, vom 5. Jahr an allmählich ansteigend, mit dem 20.—30. Jahr einen Wert von 80—85%, der dann im großen ganzen beibehalten wird.

Die von HWANG, LIPPINCOTT und KRUMBHAAR (1938) an 300 gewaltsam ums Leben gekommenen Personen ermittelten Zahlenangaben über die weiße Milzpulpa sind niedriger als die HELLMANs (1926), da sie weder die Zentralarterie noch die Randzone mit einbeziehen. Sie stimmen jedoch mit denen HELLMANs darin überein, daß das Prozentmaximum früher liegt als das mit dem Milzgewicht multiplizierte Gewichtsmaximum des Milzgesamtlymphgewebes, dessen Verhältnis zum Körpergewicht kurvenmäßig nicht wesentlich mit den Prozentanteilen differiert. Bis auf eine starke prozentuale Verminderung im 2. Jahrzehnt verhält sich das lymphatische Gewebe der Milz wie das des übrigen Körpers. Der anfangs nur 4,5% betragende Anteil der weißen Pulpa steigt bis zum 10. Jahr auf 10,8%, wohingegen das Milzgewicht erst nach dem 20. Jahr seinen Höchststand erreicht. Bis zum 30. Jahr geht der Anteil der weißen Milzpulpa auf 7,7% zurück, um auch weiterhin leicht fallende Tendenz zu zeigen. Nach einem geringfügigen Anstieg im 6. und 7. Jahrzehnt sinkt er schließlich auf 5,8%. GORDON, HOLDER und FEITELBERG (1948, Lit., Tab., Diagr.) vergleichen den an 30 „normalen" *menschlichen* Milzen ermittelten Prozentgehalt an roter und weißer Pulpa mit dem von 71 pathologisch vergrößerten Milzen und ziehen daraus Rückschlüsse auf den Mechanismus der Milzvergrößerung und die Natur des jeweils zur Splenomegalie führenden Krankheitsprozesses.

Von den übrigen Primaten ist nichts genaueres über das quantitative Verhalten der Milzpulpa bekannt. Aus den Angaben von EBERL-ROTHE (1960) geht nur hervor, daß die weiße Pulpa der *Affen*milz nach Form und Umfang stark variiert und die rote wie beim *Menschen* überwiegend aus einem dichten Sinusnetz besteht (vgl. NEUBERT, 1922; SNOOK, 1950; COHRS und SCHULZ, 1958). Nach DUSTIN (1938a) sind die Sinus bei den *Canomorphen* stärker entwickelt als bei den *Lemuren*.

Die bereits zu den Speichermilzen zählende (v. HERRATH, 1953, 1958; s. auch RICHTER, 1953) *Hunde*milz zeigt eine vorwiegend aus Reticulum bestehende rote Pulpa, die jedoch auch noch zahlreiche netzig verbundene Sinus aufweist (vgl. RAABE, 1958). Bei drei durch v. HERRATH (1935b, d, Tab.) untersuchten 1³/₄, 6 und 12 Jahre alten *Hunden* enthielt die Milz 3,01, 11,25 und 5,09% weiße Pulpa (vgl. CHATTERJEE und CRUICKSHANK, 1929; FUJIMOTO, 1934a, b; STEGER, 1939a) sowie 80,26, 73,26 und 83,36% rote. Bei fünf nur 3 Tage alten *Schäferhunden* desselben Wurfs (v. HERRATH, 1937, Tabelle 1) machte das Milzlymphgewebe 10,40,

11,16, 10,02, 10,00 und 11,60% aus. Vier unter verschiedenen Bedingungen aufgezogene, 12 Monate alte *Schäferhunde* (Wurfgeschwister) wiesen — abgesehen
vom Kapsel-Balkengerüst — folgende Zusammensetzung der Milz auf (v. HER-
RATH, 1937, Tabelle 6): bei größtmöglichem Bewegungsmangel (Kontrolltier,
Hündin) 7,00% weiße Pulpa und 81,78% rote, bei langsam gesteigertem Schnell-
lauftraining (*Hündin*) 4,68% weiße Pulpa und 79,82% rote, bei Dauerlauf-
training (*Hündin* und *Rüde*) 5,30 bzw. 6,25% weiße Pulpa und 82,09 bzw. 80,55%
rote. Die rote Pulpa der *Hunde*milz wird durch Training in Menge und Zusammensetzung nicht beeinflußt [ebensowenig durch Hunger (GÜLZOW, 1949)]. Die ver-
änderlichen Teile sind Trabekel und weiße Pulpa, die sich in ihrer quantitativen
Ausbildung antagonistisch verhalten. Das das Balkenwachstum anregende körperliche Training beschleunigt „über die mit ihm verbundene Verschlechterung des
Ernährungszustandes" die Involution des Milzlymphgewebes. Auf Kältewirkung
nimmt das Trabekelnetz zu, die weiße Pulpa ab: bei einem in der Kälte gehaltenen jungen *Schäferhund* betrug die weiße Pulpa 4,51%, die rote 81,80%, bei
einem in der Wärme aufgezogenen 5,51 bzw. 80,84% (v. HERRATH, 1955, Tabelle 9).
Der phylogenetisch ältere Immunisierungstyp ist nach v. HERRATH zugleich die
Jugendform, der phylogenetisch jüngere Blutspeichertyp die Erwachsenenform
der *Hunde*milz.

Bei *Rind* und *Schaf* besteht die rote Milzpulpa aus einem ausgedehnten Reticulum ohne Sinusnetze (vgl. SNOOK, 1950) und mit ebenso vielen Pulpavenen wie
beim *Schwein*. v. HERRATH (1935b, Tab., d) fand beim *Rind* in 2 Fällen die
rote Pulpa mit 74,63 und 71,80%, die weiße (vgl. — auch betreffs der *Ziege* —
FUJIMOTO, 1934a, b; STEGER, 1939a) mit 20,27 und 21,43% am Organvolumen beteiligt. Beim *Schaf* lauteten die entsprechenden Werte in 3 Fällen 71,66, 69,37 und
81,12% sowie 22,43, 23,73 und 14,47%.

Auch beim *Schwein* besteht die rote Milzpulpa aus einem ausgedehnten Reticulum ohne Sinusnetze (vgl. TISCHENDORF, 1948b; SNOOK, 1950) und mit zahlreicheren und längeren Pulpavenen als bei der *Katze*. v. HERRATH (1935b, Tab.,
d) ermittelte in 2 Fällen den Volumenanteil der roten Pulpa mit 82,94 und
82,27%, den der weißen (vgl. FUJIMOTO, 1934a, b; STEGER, 1939a) mit 10,66 und
10,04%.

Die den Suiden eng verwandten Hippopotamiden (TISCHENDORF, 1958a)
zeigen im erwachsenen Zustand eine überwiegend aus einem grobmaschigen Reticulum bestehende rote Milzpulpa. Die Sinus treten weitgehend zurück; erheblich
größer ist ihr Anteil beim neugeborenen Tier. Der Gesamtanteil der weißen Pulpa
am Milzparenchym bewegt sich beim erwachsenen *Nilpferd* in ungefähr der
gleichen Größenordnung wie beim *Rind* oder *Schwein*, eher etwas darunter. Das
Gesamtbild der *Nilpferd*milz ähnelt wider Erwarten mehr dem der *Elefanten*- als
dem der *Schweine*milz.

Die *Katzen*milz hat eine aus einem ausgedehnten Reticulum mit spärlichen
Venen bestehende rote Pulpa (vgl. RIEDEL, 1932; SNOOK, 1950). v. HERRATH
(1935b, Tab., d) fand in 2 Fällen die rote Pulpa mit 84,63 und 51,34%, die
weiße (vgl. FUJIMOTO, 1934a,b; STEGER, 1939a) mit 8,38 und 39,60% am Organvolumen beteiligt. Die Milzen bei verschiedener Temperatur und Bewegungs-
möglichkeit aufgezogener junger *Katzen* verhielten sich wie folgt (v. HERRATH,
1955, Tabelle 9, 10): Im Winterversuch betrug der Volumenanteil der weißen
Pulpa bei dem Kältetier (Hof) 9,95%, bei dem Wärmetier (Stall) 15,64%, der
Volumenanteil der roten Pulpa bei dem ersten 80,74%, bei dem zweiten 71,66%.
Im Sommerversuch betrug der Volumenanteil der weißen Pulpa bei 2 im Hof
gehaltenen Tieren bei großem Bewegungsspielraum 7,69%, bei kleinem 10,99%,
bei 2 im Stall verbliebenen Tieren bei großem Bewegungsspielraum 6,98%, bei

kleinem 8,15%. Für die rote Pulpa lauten die entsprechenden Zahlen 82,22 und
79,77% bzw. 84,77 und 84,46%. v. HERRATH schließt daraus, daß die weiße Pulpa
der *Katzen*milz wie die der *Hunde*milz im Gegensatz zum Trabekelnetz auf Kälte
und Bewegung abnimmt, während die rote Pulpa unbeeinflußt bleibt.

Von den übrigen Carnivoren ist nur wenig über das Verhalten der Milzpulpa
bekannt. Beim *Wiesel* (SNOOK, 1950a), *Hermelin* (WATZKA, 1937), *Frettchen, Nerz*
(COHRS und SCHULZ, 1958) und *Löwen* (TISCHENDORF, 1956a, Abb. 5) besteht die
rote Pulpa wie bei der *Katze* aus einem ausgedehnten Reticulum; die weiße Pulpa
ist verhältnismäßig gering entwickelt. Die *Waschbär-* (*Procyon lotor*) Milz dagegen

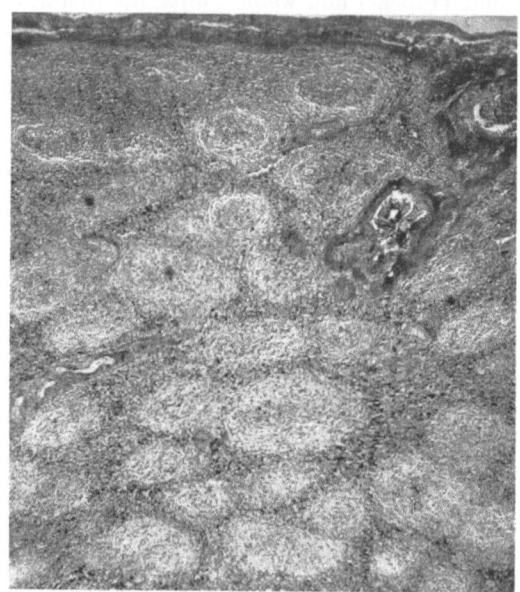

Abb. 161. *Delphin*milz (7 µ, Azan); Übersichtsbild mit Verteilung der weißen Pulpa.
Mikrophoto (Vergr. 33×). Nach ZWILLENBERG (1959)

gehört — ungeachtet ihres gut entwickelten, muskelkräftigen Kapsel-Balkengerüstes — zum Sinustyp (HAYES und EGLITIS, 1967).

Über die Milzpulpa der an die Carnivoren anzuschließenden Cetaceen liegen
keine genaueren quantitativen Angaben vor. ZWILLENBERG (1958, 1959, 1960)
klassifiziert die *Finn-, Blau-* und *Seiwal-* sowie die *Delphin*milz nach dem Verhalten der roten Pulpa gemäß der Einteilung von SNOOK (1950) als „Reticulummilz mit primordialen Venen". Der Ausbildung des Kapsel-Balkenapparates,
dem Fehlen von Sinus und dem Mengenverhältnis von weißer und roter Pulpa
nach wäre die *Furchenwal*milz mit v. HERRATH als Speichermilz einzustufen. Dem
widerspricht jedoch ihr auffällig niedriges Relativgewicht. Bei einem „so relativ
kleinen, an weißer Pulpa reichen Organ" wie der *Delphin*milz (Abb. 161) wiederum
„würde man nach v. HERRATH eine muskelarme, mit Sinus ausgestattete sog. Abwehrmilz erwarten" und findet statt dessen eine muskelreiche Milz ohne Sinus.
v. HERRATH (1963; s. auch S. 130, 175, 215, 629) bestreitet zwar, daß die von
ZWILLENBERG beschriebenen *Wal*milzen sich seiner Terminologie entzögen, räumt
aber ein, daß „ihre endgültige Zuordnung ... erst nach entsprechender Vervollkommnung bzw. Erweiterung der Milzreihe möglich" sei. Es handele sich offenbar (v. HERRATH, 1965) um eine unter dem Einfluß einer „extremen Pfortadermechanik" in besonderer Weise spezialisierte Milzform.

Die Milz des *Indischen Elefanten* (TISCHENDORF, 1953; KOHIRA, 1960b) dagegen gehört eindeutig zum Speichertyp. Die weiße Pulpa ist nur gering entwickelt, und die rote besteht aus einem grobmaschigen Reticulum, in das einige wenige Sinus eingestreut sind (Abb. 162).

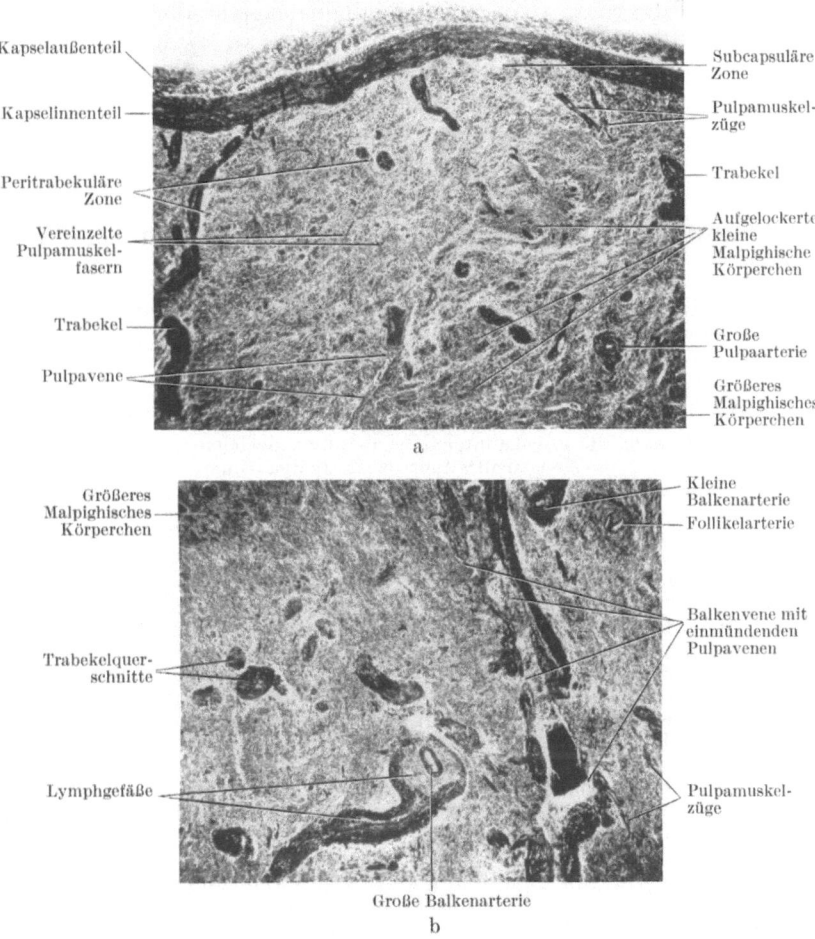

Abb. 162a u. b. Ausschnitte aus der Peripherie (a) und dem Inneren (b) der *Elefanten*milz (Formol, Paraffin 10 µ, Hämatoxylin-Rubin S-Orange G. Mikrophotos (Vergr. 25×, auf ⁹/₁₀ verkl.). Nach TISCHENDORF (1953)

Beim *Pferd* besteht die rote Pulpa aus einem ähnlich ausgedehnten Reticulum wie bei der *Katze* (vgl. SNOOK, 1950); die Venen sind zahlreicher und weiter als bei *Schaf* und *Rind*. v. HERRATH (1935b, Tab., d) ermittelte in 2 Fällen den Volumenanteil der roten Pulpa mit 80,29 und 75,91%, den der weißen (vgl. STEGER, 1939a; FORKERT, 1957) mit 5,30 und 4,29%. Nach HARTWIG (1949) beträgt der Gehalt der *Pferde*milz an roter Pulpa mit 9 Monaten 82,5%, mit 1 Jahr 84,4%, mit 2 Jahren 84,5%, mit 10 Jahren 76,4% und mit 20 Jahren 72,5%. Die Milzen der Altersstufe III (15—20 Jahre) enthalten etwa 10% weniger rote Pulpa als die der Stufe I (3—10 Jahre), sind dafür aber um 20% größer. Die Speicherfunktion der *Pferde*milz ,,nimmt also während des Wachstums bis zu einem Alter von 10—15 Jahren nicht ab, sondern zu"; anders steht es mit den Milzen noch älterer Tiere. Der Gehalt der *Pferde*milz an weißer Pulpa beträgt mit 9 Monaten 6,9%, mit 1 und 2 Jahren 5,8%, mit 10 Jahren 3,8% und mit 20 Jahren 2,6%, geht also mit steigendem Alter zurück.

Am Ende der v. Herrathschen Typenreihe steht als extreme Speichermilz die des *Elches* (BLUMENTHAL, 1952). Die rote Pulpa besteht durchweg aus einem grobmaschigen Reticulum und macht mit 1 Jahr etwa $^3/_4$, mit 14 Jahren nur noch $^2/_3$ des Gesamtorgans aus, wird also mit zunehmender Entwicklung des Trabekelsystems (vgl. S. 218) relativ weniger. Die weiße Pulpa ist nur sehr spärlich ausgebildet.

III. Histophysiologie der Milzpulpa (Funktionelles Verhalten der weißen und roten Milzpulpa unter verschiedenen Bedingungen)

Sofern einzelne Punkte in anderem Zusammenhang bereits behandelt wurden, begnügt sich die Darstellung mit der Nennung der Autoren und dem Verweis auf die entsprechenden Kapitel bzw. Seiten.

1. Erb- und Entwicklungseinflüsse, Geschlecht und Lebensalter

Von **Erbeinflüssen** ist nur bekannt, daß bei der *Maus* die homozygote Kombination des W-Gens („WW-*Mäuse*") die Mengenentfaltung der Milzpulpa hemmt und besonders die Milzerythropoese beeinträchtigt (BORGHESE, 1959). Bei Inzucht*mäusen* unterscheiden sich die einzelnen Stämme nicht durch die Zahl der das Milzreticulum zusammensetzenden Zellen, wohl aber durch deren Anordnung; das gilt besonders für die weiße Pulpa (DUQUE, 1965). Beim *Menschen* zeigen anencephale *Neugeborene* charakteristische Veränderungen der weißen und roten Milzpulpa (NAKAMURA, 1959); über sonstige angeborene Veränderungen s. S. 39ff.

Angaben über **Geschlechtsunterschiede** in der Ausbildung der weißen und roten Milzpulpa (s. S. 133ff., 154, 387) machen u.a. BAZZOCHI (1933), ANDREASEN (1945, 1946) sowie CLEMENS und RICHTER (1958). Beim weiblichen Tier (*Maus*) ändert sich im Laufe der östrischen Cyclen infolge der wechselnden erythropoetischen Tätigkeit der Milz nicht nur das Mengenverhältnis von roter und weißer Pulpa, sondern auch das Gesamtgewicht des Organs (FRUHMAN, 1966b). In der Gravidität (vgl. ASCHNER, 1924) kommt es zu einer akuten Pulpavermehrung (vgl. WATZKA, 1937; MARSHALL und SWETTENHAM, 1959; DAVIS, BEER und COOK, 1961), die BENEKE (1937) in Übereinstimmung mit den Anschauungen HUECKS (1930) auf eine aktive Hyperämie zurückführt (vgl. SMITH, MORRISON und SLADDEN, 1933; LIERSE, 1955; v. HERRATH, 1958). Nach ARVY (1963a; vgl. 1965, Lit.) sind in der Gravidität (beim *Schaf*) Zahl, Größe und Cholesterinaseaktivität der Milzfollikel erhöht, während die rote Pulpa reduziert erscheint.

Mit der **altersbedingten** Entfaltung und Differenzierung sowie den senilen Veränderungen der weißen und roten Milzpulpa (S. 133, 245, 297ff.) befassen sich u.a. HELLMAN (1914, 1926), LUBARSCH (1927, Lit.), SEEMANN (1927), GERLACH (1928), OKAMOTO (1929), HARTMANN (1930, Lit.), SALLER (1931), GHIGI (1932a), BAZZOCCHI (1933), v. HERRATH (1935d, 1958, Lit.), SUMITA (1935), NEMILOFF (1936), ASCHOFF (1937), GRIESHAMMER (1937), MORDASINI (1937), LABUZEK (1937/38), HWANG, LIPPINCOTT und KRUMBHAAR (1938), v. KIBEDMAKFALVA DE VARGA (1938), KLEMPERER (1938, Lit.), KRUMBHAAR (1938), NAEGELI (1938, Lit.), RIES (1938a), WETZEL (1938a, Lit., Tab.), CEELEN (1939), OBIGER (1940), ÖSTERLIND (1940, Tab., Diagr.), LANGER (1941), MISLIN (1941), PLUM (1942), ANDREW (1946), MOESCHLIN (1947a, b), ANDREASEN und CHRISTENSEN (1949), HARTWIG (1949), GYLLENSTEN (1950), BLUMENTHAL (1952), GELIN (1954, Lit.), ROTTER und BÜNGELER (1955, Lit.), TISCHENDORF (1956a, 1958a, c), HITTMAIR (1957a), CARLSSON und GYLLENSTEN (1958), HARANGHY (1958), ERMAKOVA (1960), SANTISTEBAN (1960), HEVELKE und KLARE (1962), KORHONEN und RUPONEN (1962), ROBERTSON und WEXLER (1962), KATZBERG und UNGERLEIDER (1967).

2. Neuro-humorales System

Einen umfassenden Überblick über die Beeinflussung des hämatopoetischen Apparates, einschließlich der Milz, durch das vegetative Nervensystem (s. S. 151, 265, 305, 339, 655ff.) gibt HOFF (1959b, Lit.). Nach KAWANISHI (1934) fördert der Sympathicus im Widerspiel mit dem Parasympathicus die Tätigkeit des Pulpareticulums und hemmt zugleich die Lympho-

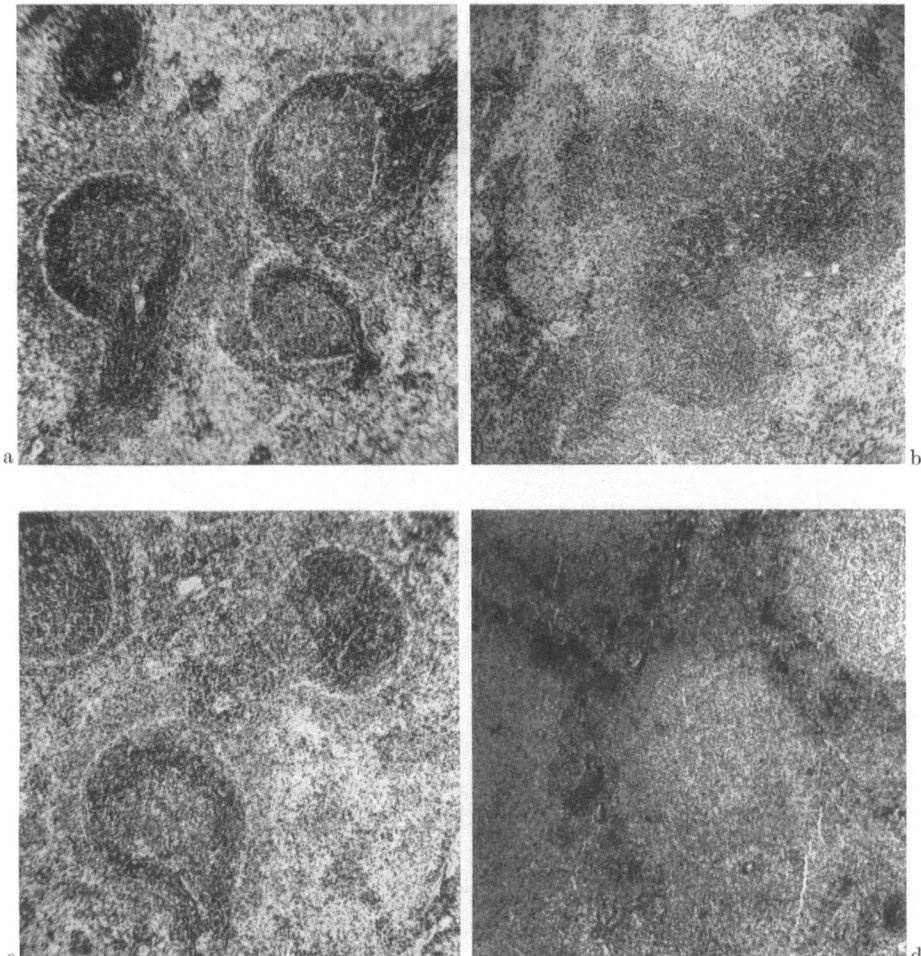

Abb. 163a—d. Auswirkungen der Hypophysektomie auf die *Ratten*milz. (Hämatoxylin-Benzopurpurin; Vergr. 56×). a, c Normale Kontrolltiere. — b, d Hypophysektomierte Tiere. Original von Dr. P. Bürgi [Acta anat. (Basel) (1959), Abb. 5, 6, 7, 8], überlassen von Prof. Dr. G. Wolf-Heidegger, Basel

poese in den Milzfollikeln. Eine völlige Ausschaltung der Milznerven lähmt ebenfalls die Lymphocytenproduktion. Die entnervte *Hunde*milz (Henschen und Howald, 1929, Lit.; Sugimura, 1939) zeigt eine Hyperämie mit vermehrter Pigmentablagerung sowie eine allgemeine Fibroadenie mit Follikelatrophie und -hyalinose. Langfristige nervöse Reizung auf elektrischem Wege (Paternò, 1936; s. auch v. Herrath, 1958) führt in der *Kaninchen*milz bei erhaltenen Follikeln zu einer allgemeinen Hyperplasie des Reticulums.

Im Rahmen des Gesamtendokriniums (s. S. 151, 265, 305, 339, 409, 443, 470 und Abb. 205; vgl. Arvy, 1965, Lit.: Milz und endokrine Drüsen) beeinflußt vor allem das Hypophysen-Adrenalsystem Differenzierung und Tätigkeit der lymphoretikulären Organe (Selye, 1946, 1953; Valentine, Craddock jr. und Lawrence, 1948; Langendorff und Tonutti, 1950, Lit.; Hoff, 1953; Gelin, 1954; Grundmann, 1958d; Hansen, 1958a, b, c, Lit.; Streicher, 1959, 1961, Lit.; Kaiser und Rindt, 1965, Lit.; Bearn, 1967). Nach Hypophysektomie (Abb. 163) beobachtet man ebenso wie bei funktioneller Insuffizienz der Hypophyse (hypophysärem Infantilismus) eine Degeneration und quantitative Reduktion der weißen und roten Milzpulpa (Ascoli und Legnani, 1913; Kraus, 1919; Perla, 1936b, c; Schönberg und Wolf-Heidegger, 1941; Feldman, 1951; Wolf-Heidegger, 1960a, b; vgl. dagegen

Houssay und Lascano-Gonzalez, 1935). Bürgi (1959) führt diese auf das Fehlen eines besonderen „lymphatotropen Faktors" des Hypophysenvorderlappens zurück, König und Klippel (1954) machen mit Feldman (1951) den Ausfall des somatotropen Hypophysenvorderlappen-Hormons (STH) dafür verantwortlich. Hypophysenvorderlappen-Emulsionen — auch wuchsstofffreie alkalische Extrakte — bewirken bei der *Ratte* eine starke Proliferation der weißen und roten Milzpulpa und fördern beim hypophysektomierten Tier die Milzregeneration (Perla, 1936 a, b, c). Bei Wistar-*Albinoratten* wandern nach einmaliger intramuskulärer Injektion von adrenocorticotropem Hormon (10 IE ACTH-Gel) die Lymphocyten in beträchtlichem Ausmaß aus der weißen Milzpulpa in die rote ab, in der gleichzeitig vermehrt eosinophile Leukocyten und Megakaryocyten auftreten. Die Malpighischen Körperchen schrumpfen und verlieren ihre konzentrische Schichtung; die Knötchenrandzone verschwindet. Die Veränderungen beginnen 15 min nach der Injektion, erreichen 6—9 Std später ihren Höhepunkt und sind nach 24 Std wieder abgeklungen. Bei chronischer Einwirkung reduziert ACTH die Zell-

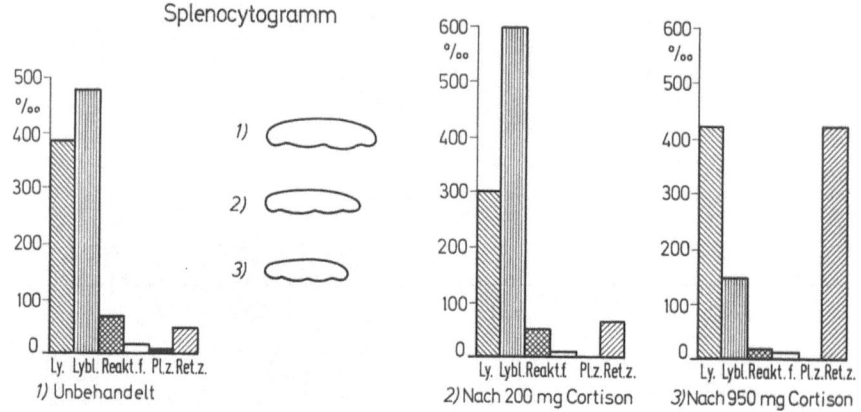

Abb. 164. Einzelne Phasen der Cortisonwirkung auf das Zellbild der *Kaninchen*milz und die entsprechenden Milzgrößen (Abkürzungen: *Ly.* Lymphocyten, *Lybl.* jugendliche Lymphocyten und Lymphoblasten, *Reakt.f.* lymphatische Reaktionsformen, *Pl.z.* Plasmazellen, *Ret. z.* Reticulumzellen). Nach Heckner (1956 b)

zahl der Milz auf 33%, die mitotische Aktivität auf 15% der Norm (Robbins, Cooper und Alt, 1953, 1955; vgl. Baker, Ingle und Choh Hao, 1951). ACTH aktiviert (bei der *Ratte*) die saure und alkalische Phosphatase der „Splenocyten", läßt jedoch die Peptidase unbeeinflußt. STH hemmt die Peptidase und aktiviert die Phosphatasen sowie die Nucleotidase (Cheli und Salvidio, 1955). Milz und Milzextrakte (Prosplen) haben (beim *Kaninchen*) keinen hemmenden Einfluß auf die corticotrope Partialfunktion der Hypophyse (Fass, 1955). Das thyreotrope Hypophysenvorderlappen-Hormon erzeugt in geringen Dosen (beim *Meerschweinchen*) solide Milzknötchen und im Blut einen Lymphocytenanstieg, in hohen Dosen Knötchen mit Zentren und im Blut einen Lymphocytenabfall (Kleine und Paal, 1934; s. auch Hoepke, 1931c, 1933, 1955b; Köhn, 1954).

Die Nebennierenrinde reguliert Differenzierung und Menge des lymphatischen Gewebes. Bei Morbus Addison (über die begleitende Milzeosinophilie s. Sevitt, 1955a, b) kommt es ebenso wie bei Adrenalektomie (vgl. Feldman, 1951) zu einer Hyperplasie der lymphoretikulären Organe. Injektion von Rinden- und corticotropem Hormon verursacht bei *Maus* und *Kaninchen* eine Degeneration der Lymphocyten in der weißen und roten Milzpulpa; die zugrunde liegende Metaphasenhemmung der Lymphocytenmitose ähnelt dem Colchicineffekt. Die entsprechende Wirkung des corticotropen Hormons unterbleibt bei epinephrektomierten Tieren (Dougherty und White, 1944; White und Dougherty, 1945). Auch nach Heckner (1956b) (Abb. 164) erfolgt die Involution des lymphatischen Gewebes (der *Kaninchen*milz) unter Einfluß von Cortison (vgl. Müller, 1956; Agarwal und Kate, 1964) im Wege einer Reifungshemmung der Lymphopoese. Höhere Cortisondosen stimulieren das reticulo-histiocytäre Zellsystem, was für dessen weitgehende Selbständigkeit gegenüber dem lymphatischen Zellsystem spricht. Epinephrektomierte *Ratten* (vgl. Feldman, 1951) reagieren auf Desoxycorticosterongaben mit einer starken Proliferation des Milzreticulums (Abb. 165) und einer entsprechenden Einengung der Sinus. Die Lymphocyten schwinden völlig; ebenso wie nach Cortisonbehandlung (vgl. Hill und Pospíšil, 1960), die unter regressiven Veränderungen der weißen und roten Pulpa zur Milzatrophie führt (Kief, Knothe und Schürmeyer, 1954). Aus noch ungeklärten Gründen kommt es beim *Schaf* in der Gravidität bei Vorbehandlung mit Hydrocortison zu einer besonders starken Vermehrung (und Cholesterinase-Aktivitätssteigerung) der weißen Pulpa (ARVY, 1963a). — Bei *Tilapia mossambica* (Teleostei/Cichlidae) führt eine 3wöchige Behandlung mit Hydrocortison, nicht dagegen mit Desoxycorticosteron, zu einer beträchtlichen Phagocytenvermehrung in der Milz (BERN, 1963).

Auch diencephale Wirkstoffe haben großen Einfluß auf das lymphoretikuläre Gewebe. In den stark vergrößerten Milzen 60—100 Tage lang mit Zwischenhirn-Lipoidextrakt behandelter *Ratten* (TISCHENDORF, 1957b, 1958b; vgl. SPIGOLON, 1955: *Kaninchen*) übertrifft der

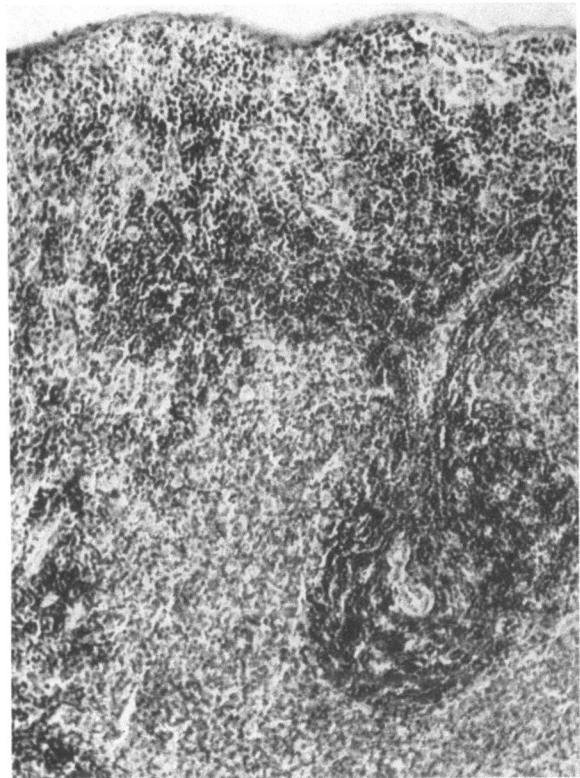

Abb. 165. Reticulumzellproliferation in der weißen und roten Milzpulpa nach längerer DOCA-Behandlung einer nebennierenlosen *Ratte* (Hämatoxylin-Eosin). Nach KIEF, KNOTHE und SCHÜRMEYER (1954)

Zuwachs an weißer Pulpa den an roter. In beiden Parenchymanteilen kommt es unter Vergrößerung der Reticulumzellkerne zu einer auffälligen Spreizung der Reticulummaschen, in der roten Pulpa überdies zu einer Erweiterung der Sinus mit verstärkter Leuko- und Erythrodiapedese. Die weiße Pulpa gewinnt durch Zusammenfließen benachbarter Lymphscheiden und -follikel ein netzähnliches Aussehen; Lymphocytopoese und -lyse steigen an. Das Endothel der Milzsinus wuchert und degeneriert vacuolär; plasmorhektische und -lytische Vorgänge schließen sich an. Die perisinuöse Erythrophagocytose wird stark intensiviert, weniger die Erythropoese. Die Proliferation der Reticulumzellen führt auch in der roten Pulpa (Abb. 166, 167) zu einer erheblichen Vermehrung der milzeigenen freien Zellen — der Eosinophilen in der Knötchenrandzone, der Plasmo- und Monocyten und vor allem der Megakaryocyten. Das beschleunigte Zellwachstum und die erhöhte Zellproduktion ziehen ein gehäuftes Auftreten degenerativ-nekrobiotischer Elemente nach sich; besonders in der Knötchenrandzone beobachtet man einen eigentümlich herdförmigen Zelluntergang. Der wohl auf lokalem Sauerstoffmangel beruhende Zerfall der Megakaryocyten bewirkt gleich dem der Sinusendothelien eine Hyperglobulinämie. Eine spezifische Wirkung im üblichen Sinne kann man dem Zwischenhirn-Lipoidextrakt schwerlich zuerkennen. Jedoch dürften viele der die Milzpulpa (und das von ihr repräsentierte lymphoretikuläre und reticulo-endotheliale System) beeinflussenden Faktoren sowohl peripher wie zentral angreifen, d.h. gemäß der Selyeschen „Stress"-Theorie (1950) erst auf dem Wege über das Zwischenhirn (HESS, 1947, 1948, 1952) ihre volle Wirksamkeit entfalten. Der Katecholamingehalt der (Ratten-)Milz wird durch „Stress"belastungen stark erhöht, während ihn psychosedierende Pharmaka erniedrigen (KAWA, KANEHISA, OGAWA, TAKEDA, INAMORI, OKAMOTO, 1966). Als „Stress" aufzufassen ist u.a. auch das Halten von Tieren in Gemeinschaftskäfigen („grouping"), dessen positive und negative Auswirkungen auf die Milzhämatopoese (und das Milzgewicht) männlicher Mäuse BRASSARD (1965; vgl. RAPP und CHRISTIAN, 1963; THIESEN, 1966) untersuchte.

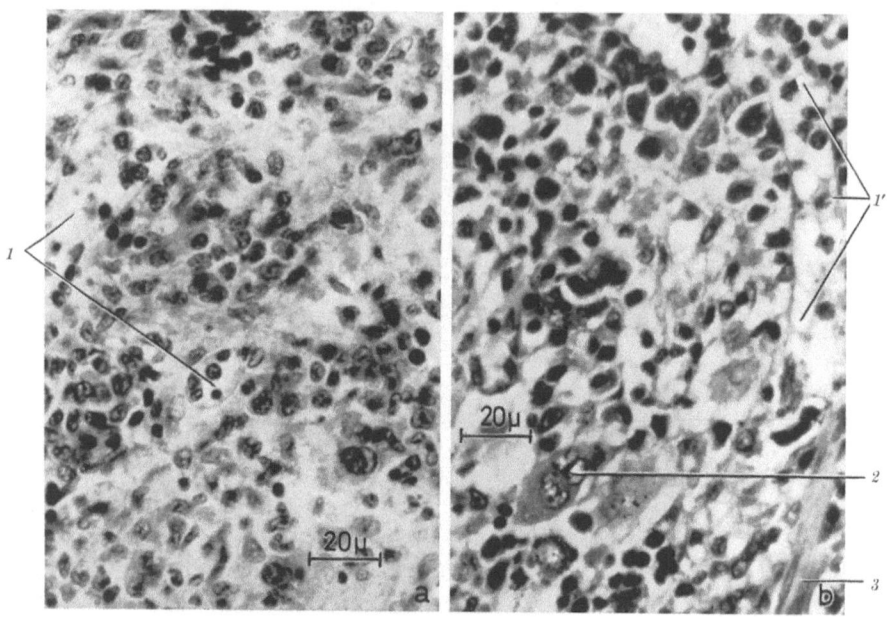

Abb. 166a u. b. Milz, Ratte (Formol-Alkohol, Paraffin 7,5 μ, Toluidinblau-Erythrosin-Orange G nach TISCHUTKIN); Pars interfollicularis der roten Pulpa. Mikrophotos: a Normales Kontrolltier, b 80 Tage mit Zwischenhirn-Lipoidextrakt behandeltes Tier. 1,1′ Sinus, 2 Megakaryocyt, 3 Trabekel. Nach TISCHENDORF (1958b)

Neben Hypophyse und Hypothalamus scheint auch die Epiphyse humorale Beziehungen zur Milz zu unterhalten: Pinealektomie intensiviert in der Rattenmilz (im Rahmen einer allgemeinen Aktivitätssteigerung der Histiocyten) den Erythrocytenabbau (BARBOLINI, BARBANTI und TRENTINI, 1966).

Betreffs der Wirkung des Schilddrüsenhormons auf die lymphoretikulären Organe gehen die Meinungen auseinander (s. S. 153). TIETZE (1926; Verweis auf CAMERON und SEDZIAK) beobachtete bei mit Schilddrüsensubstanz gefütterten Mäusen und Ratten eine Zunahme der weißen Milzpulpa. MOMOSE (1934) dagegen fand bei der Ratte nach 45—205tägiger Fütterung mit Schilddrüsenpulver eine Atrophie der Milzfollikel mit Hyperplasie der Zentren sowie eine Fibrose der roten Pulpa mit Erweiterung der Sinus. ASSMANN (1931, Lit.; vgl. MILLBOURN, 1931) führt die Milzvergrößerung bei Morbus Basedow auf eine Hyperplasie der weißen Milzpulpa zurück. HOEPKE (1933) beschreibt beim Igel 3 Std nach Injektion von 0,5 mg Thyroxin eine starke Verbreiterung der weißen Milzpulpa, nach 4$^1/_2$ Std eine Vergrößerung der Follikelzentren auf Kosten des Lymphocytenmantels und nach 20 Std einen Erschöpfungszustand der weißen Pulpa mit kleinen, aus Reticulumzellen und Mesolymphocyten bestehenden Follikeln. Über die Auswirkungen der Thyreo- und Hemithyreoektomie auf die Milz s. REPETTO (1936).

Das gegenseitige Verhältnis von Milz und Epithelkörperchen und die Umstimmung der beiden Organe durch Zuführung des eigenen Hormons oder von Ca-Salz-Lösungen studierte MORI (1939a, b); vgl. HANSSLER (1955c).

Mit den humoralen Beziehungen zwischen Thymus und (Säuger-)Milz (vgl. S. 21, 276ff.) befassen sich u.a. PARHON, CAHANA und CAHANA (1939), PELOSIO (1941), METCALF (1958), MILLER (1962, 1964, 1967), WAKSMAN, ARNASON und JANKOVIC (1962), LEVEY, TRAININ und LAW (1963), OSOBA und MILLER (1963) sowie COMSA (1964). Eine Thymektomie bewirkt nur

beim heranwachsenden Tier, vor Erreichen der „critical peripheral lymphoid mass", eine
Milz- und Lymphknotenatrophie (ADNER, SHERMAN und DAMESHEK, 1965: *Hamster*; vgl.
SLUDSKAYA, 1965a: *Ratte*; FRIEDMAN, 1965; METCALF und BRUMBY, 1966: *Maus*). — GOSLAR
(1958, 1960) findet bei *Natrix natrix* (Ophidia) nach Behandlung mit Thymusextrakt eine
mit Milz- und Lymphknotenextrakten nicht erreichbare Vermehrung der roten Pulpa und
eine auffällige Zunahme der Eosinophilen.

Nach großen Dosen I n s u l i n ist beim *Meerschweinchen* die Milz zusammengezogen und
blutleer (unmittelbare Reaktion); nach wiederholten, geringen Gaben enthalten die sehr

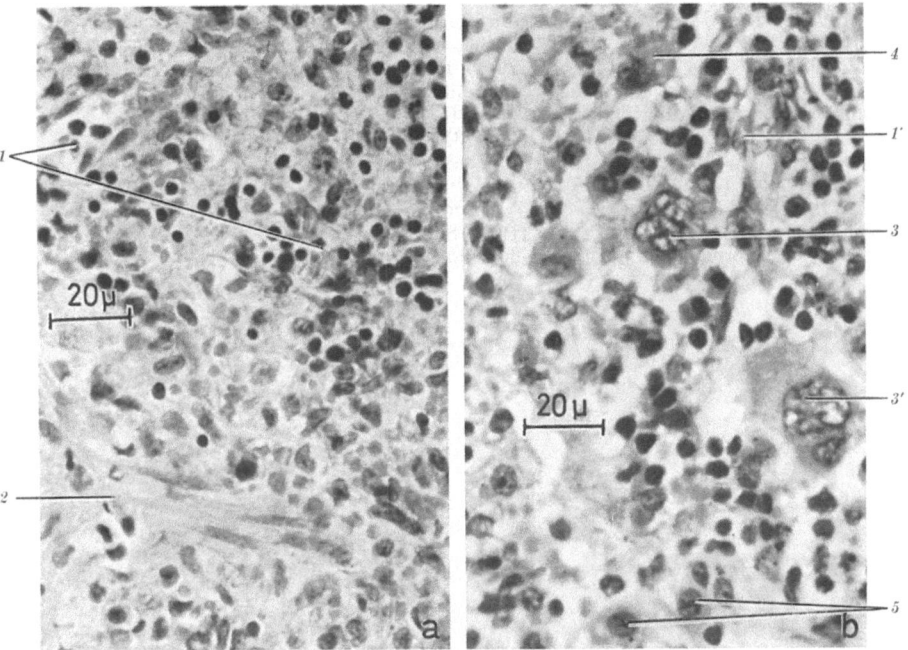

Abb. 167a u. b. Milz, *Ratte* (Formol-Alkohol, Paraffin 7,5 µ, Toluidinblau-Erythrosin-
Orange G nach TISCHUTKIN); Pars subcapsularis der roten Pulpa. Mikrophotos: a Normales
Kontrolltier, b 80 Tage mit Zwischenhirn-Lipoidextrakt behandeltes Tier. *1,1'* Sinus, *2* in
die Kapsel einstrahlender Trabekel, *3,3'* Megakaryocyten, *4* Erythrophagocyt, *5* Plasmocyten. Die Kapsel ist jeweils am linken Bildrand zu denken. Nach TISCHENDORF (1958b)

voluminösen Malpighischen Körperchen große Keimzentren, und in den Sinus erscheinen ver-
mehrt lymphoide Elemente, Monocyten und Pigmentzellen (verzögerte Reaktion). Als weiteres
Zeichen hämatopoetischer Hyperaktivität kann besonders perifollikulär eine eosinophile
Reaktion auftreten (COLLIN, DROUET, WATRIN und FLORENTIN, 1931).

O v a r i a l e x t r a k t verursacht beim *Meerschweinchen* eine Hypertrophie und -plasie der
Malpighischen Körperchen, wobei es sich jedoch wahrscheinlich um eine unspezifische Eiweiß-
reaktion handelt (SPIROTO, 1926; vgl. MONTPELLIER und CHIAPPONI, 1930). Die Milz chronisch
mit Östradiolbenzoat und Proluton behandelter *Kaninchen* (LIERSE, 1955) enthält in subcapsulären Reticulumherden neben reichlich Erythrocyten und Plasmaresten auch Glykogen.
Seine Ablagerung rührt vermutlich von der vorausgegangenen hormonalen Hyperglykämie
her [nach LAUDA (1955) haben humorale splenogene Stoffe umgekehrt eine insulinartige
Wirkung]. Bei k a s t r i e r t e n weiblichen, aber auch männlichen *Meerschweinchen* kommt es zu
einer starken Vermehrung der weißen Milzpulpa (CIRILLO und GUARDAVACCARO, 1933), bei
ovariektomierten *Schafen* dagegen zu einer geringfügigen Verminderung und bei progesteron-
behandelten zu einer erheblichen Vermehrung des Milzlymphgewebes (ARVY, 1964d; vgl.
1965, Lit.). F o l l i k e l h o r m o n bewirkt ebenso wie T e s t o s t e r o n bzw. -viron bei *Ratte* und
Katze eine beträchtliche Abnahme der weißen und eine Zunahme der roten Milzpulpa (KUNZ,
1958; BRIZZI, 1960; HUBATSCHEK, 1961).

A u t o l y s a t e von Milzgewebe („Histohormone") bewirken bei *Kaninchen* und *Meerschweinchen* sowohl in saurem (pH 3,36) als auch in alkalischem (pH 8,89) Milieu eine Hyperämie, nach vorheriger Bestrahlung (die vermutlich die Nebennierenrinde aktivierende Stoffe

erzeugt) eine Hyperplasie der Milzfollikel. Da Autolysate pathologisch veränderter Milzen abweichende Wirkungen haben (bei Leukämie- und Bantimilz z. B. Wucherung des Reticulo-Endothels), dürften bestimmte Krankheitsprozesse der Milz auch durch spezifische Histohormone charakterisiert sein (DERMAN und LEITES, 1934). Ätherische Milzextrakte bewirken eine Reizung des Reticulo-Endothels, eine Verdichtung besonders der Malpighischen Körperchen und eine Vermehrung der histiocytären Elemente der Milz (TORRIOLI und PUSIC, 1936; DEL ZOPPO, 1937).

3. Jahreszeit und Ernährung

Angaben über jahreszeitliche Schwankungen (vgl. ARVY, 1965, Lit.) im Bild der Nichtsäugermilz (s. S. 146ff., 256ff.) machen u.a. NAKAJIMA (1928), SÉLYMOSY (1936), TIRONI (1937), DÜNZEN (1939), MISLIN (1941), KÖHLER (1958a, b) und ZWILLENBERG (1964). Entsprechende Daten über die Säugermilz, besonders ihr Verhalten im Winterschlaf (s. S. 149, 319ff.), finden sich bei BARELLI (1931), HOEPKE (1931a, 1933, 1939, 1951a), WORTH (1932), WATZKA (1937), PETZSCH (1950), WEISS und WISLOCKI (1956), HJELMMAN (1957), POCHE (1959), BORGHI (1961) und McKEEVER (1963). Sie beziehen sich vornehmlich auf die weiße Pulpa.

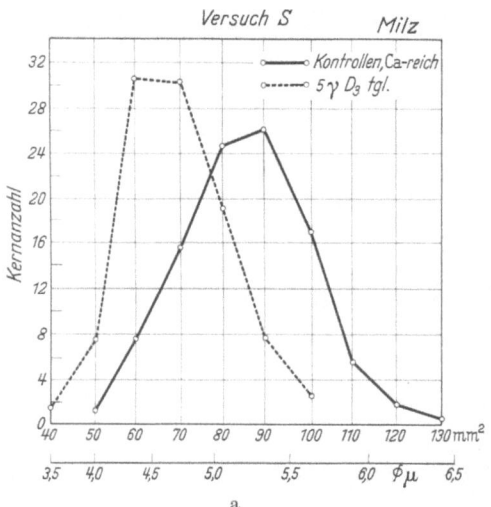
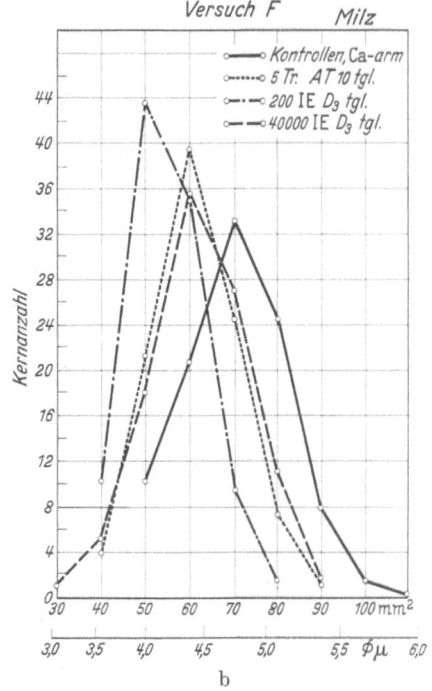

Abb. 168a u. b.　a Verteilungskurven der Milzkerne (*Ratte*) bei rachitogener Kost und nach Vitamin D-Zufuhr (200 IE): Verkleinerung der Milzkerne unter Vitamin D. — b Verhalten der Milzkerne bei kalkarmer Diät, nach AT₁₀-Zufuhr (5 Tropfen täglich) und nach verschiedener Vitamin D-Dosierung (200 IE und 40000 IE): Linksverschiebung der Kurven am deutlichsten unter dem Einfluß des Vitamin D. Nach HANSSLER (1955a)

Das gleiche gilt von den Angaben über den Einfluß der Ernährung (s. S. 146ff., 319ff.) auf das Milzparenchym: SEEMANN (1927), WALLBACH (1928), GROLL (1929), BISCHOFF (1930), DABELOW (1930), WETZEL (1930), HEIBERG (1931), KATASE (1931), MILLBOURN (1931), WALLBACH (1932b), DOBREFF und GUNTSCHEFF (1933), HOEPKE (1933, 1935, 1938, 1939, 1955c), REITANO (1933a, b), TESTONI (1933a), v. HAAM und BEARD (1934), HARANGHY (1934), KLEINE und PAAL (1934), HAMRE und MILLER (1935), HOEPKE und GRUNDIES (1935), WÄTJEN (1935), HOEPKE und PETER (1936), FRANZ (1937), GRIESHAMMER (1937), LOMPE (1937), HOEPKE, HEMPFING und DESAGA (1938), ANDREASEN (1939), HOEPKE und SPANIER (1939), BERENDES (1941), BRIEGER (1943), ANDREASEN, BING, GOTTLIEB und HARBOE (1948), ANDREASEN und CHRISTENSEN (1949), KÖHN (1953, 1954), THOMAS (1959), STENRAM (1962), ZILCH (1963), ARVY (1965, Lit.), FRUHMAN (1966c).

Den Einfluß der verschiedenen Vitamine (Abb. 129, 168) bzw. des Vitaminmangels auf die Milzpulpa (s. S. 150, 322) studierten u.a. CRAMER, DREW und MOTTRAM (1921a, b), CORNIL, MOSINGER und HARVEY (1934), ACKERMANN (1938), HAMMAR (1938), SCHUIJL und GROEN (1938), CHAHOVITCH und FRAJND (1939), GOLDAMMER (1939, Lit.), MONETTI (1940),

Calvi (1941), Dal Lago (1941), Petzsch (1950), Gebauer (1953, 1954a, b, 1958), Hanssler (1955a, b), Banerjee und Dravid (1959), Studer (1959, Lit.), Erkoçak (1960), Arvy (1965, Lit.).

4. Infektionen

Bei vielen Infektionen werden die Erreger [bzw. ihre Vehikelzellen (Kretschmar und Jerusalem, 1963: Malaria)] in der Milz „selektiv arretiert" und aufgelöst (Lit. bei Perla und Marmorston, 1935; Jancsó, 1955b; Rotter und Büngeler, 1955; Benacerraf und Miescher, 1960; Streicher, 1961; Biozzi und Stiffel, 1962; Halpern, 1964). Die in engster Beziehung zur Antikörperbildung stehende Speicherung und Verarbeitung von Ekto- und Endotoxinen durch das Reticulo-Endothel der Milz (Shindo, 1953; Mori, 1955; La Via, Fitch, Gunderson und Wissler, 1960; Arredondo und Kampschmidt, 1963; u.a.) unterliegt gleich der artfremden Serums (Azar, 1960) den generell für Eiweiße und Glykolipoide geltenden Bedingungen (vgl. S. 423ff.). Von der verstärkten Lieferung von Makrophagen abgesehen, greift die Milz vor allem durch Produktion von Antikörpern in die Infektionsabwehr ein (Lit. bei Perla und Marmorston, 1935; Brock, 1957; Tempka, 1957; Streicher, 1961; Arvy, 1965). Die Splenektomie [bzw. thymoprive Milzhypoplasie (Miller, 1964, 1967; Friedman, 1965; Metcalf und Brumby, 1966; Leuchards, Morgan, Davies und Wallis, 1967; u.a.)] vermindert entscheidend die Antikörperkapazität des Organismus (Harris, Rhoads und Stokes, 1948; Rowley, 1950; Wolfe, Norton, Springer, Goodman und Herrick, 1950; Saslaw, Bouroncle, Wall und Doan, 1959; Carroll, Wolfe, Aspinall und Meyer, 1962; u.a.) und senkt überdies den für die Immunitätslage wichtigen Opsonin- und Properdinspiegel (Frenger, Scheiffarth und Ringelmann, 1960; Wilde, Schabinski und Baudisch, 1960, 1961). Wie bei vielen Tieren reduziert auch beim *Menschen* (Latten, 1941; Steinberg, 1953; Lucas und Krivit, 1960; Parhofer, Tauber und Keyssler, 1960; Gieseler, 1965) die Exstirpation der Milz die natürliche Resistenz und begünstigt durch Schwächung der erworbenen das Aufflackern latenter Infektionen: „The spleen is essential in the maintenance of natural and acquired resistance" (Perla und Marmorston; vgl. jedoch Kretschmar und Jerusalem, 1963: Pl. berghei-Infektion der *Maus*). Daß nach Splenektomie — wie nach „Blockade" des RES — die Wirksamkeit vieler Chemotherapeutica stark herabgesetzt ist (Lit. bei Jancsó, 1955b; Boyd, 1956), unterstreicht ebenso die dominierende Rolle der Milz bei der Infektionsabwehr wie die vielschichtige Problematik dieses Geschehens.

Obwohl die Milz im Rahmen des RES „the largest single collection of mesenchymal macrophage tissue in the body" repräsentiert, ist doch ihre beherrschende Stellung in der Infektionsabwehr „not only due entirely to the obvious capacity of its macrophage tissue for phagocytosis, but may be dependent on many subtile chemical interrelationships . . ." (Perla und Marmorston). Von einer spezifischen Auswirkung einer bestimmten Infektion auf das Milzparenchym kann nur insoweit gesprochen werden, als sich ein in seiner quantitativen Zusammensetzung aus verschiedenen histologischen Einzelmerkmalen mehr oder weniger charakteristisches Gesamtbild ergibt (vgl. Rotter und Büngeler, 1955, Lit.). Die Reaktion des lymphoiden (weißen) und des reticulocapillären (roten) Pulpaanteils und seiner Elemente ist — wie bei Hormonwirkungen (Tischendorf, 1958b) — weitgehend unspezifisch und durch die verschiedensten Infekte auslösbar (vgl. Mahnke, 1966); es geht weniger um die Natur, als um die zeit- und mengenmäßige Dosierung des Antigens. Vor allem aber spielt das biologische Substrat, d.h. Art, Konstitution und Disposition des Versuchstieres, eine nicht zu unterschätzende Rolle.

5. Tumoren

Die Milz ist weit seltener als jedes andere Organ Sitz primärer Neubildungen[1] oder makroskopischer Metastasen (Lit. bei Lubarsch, 1927; Hirschfeld und Mühsam, 1930;

---

[1] Neben primären Spindelzell-, Rundzell- oder Lymphosarkomen (Winkler, 1929; Gordon und Paley, 1951; Doglioni, 1954; Wendt, 1957a) kommen Fibro- und Melanosarkome, Leiomyosarkome, Lipome, Chondrome, Osteome und Myxome vor (Lit. bei Lubarsch, 1927; Putschar, 1934a; Rotter und Büngeler, 1955; über Milzgeschwülste bei Laboratoriums(säuge)tieren s. Dobberstein und Tamaschke, 1958; bei Vögeln s. Köhler, 1958a, b). Die sog. Milzfibrome sind meist fibrös organisierte Angiome (Lubarsch). Die dysontogenetischen Gefäßgeschwülste der Milz (Lit. bei Putschar, 1934a; Rotter und Büngeler, 1955) umfassen solitäre oder multiple Angiome, diffuse Angioblastome sowie z.T. sarkomatös entartende, metastasierende Häm- und Lymphangiome bzw. Endotheliome. Angeboren ist auch ein kleiner Teil der nichtparasitären Milzcysten (Fischer-Wasels, 1927; Lubarsch, 1927, 1932; Pohle, 1929; Putschar, 1934a; Fowler, 1940, 1953; Werner, 1947, 1952; Tamaki, 1948; Hoffmann, 1957; Martin, 1958): Dermoid-, Epidermoid-, Entoderm-, Peritoneal- und Endothelcysten. Die angeborene Cystenmilz, eine geschwulstartige Fehlbildung der Lymphgefäße, verwandelt das ganze Organ in einen großen, vielkammrigen Tumor (Fischer, 1936).

FISCHER, 1936; WALTHER, 1943, 1948; GELIN, 1954; ROTTER und BÜNGELER, 1955; GRUNZE, 1957; MISELLI, 1957; MEYTHALER und SÖLLA, 1959; STREICHER, 1961; WILDNER und UMBREIT, 1963; DAS GUPTA, COOMBES und BRASFIELD, 1965). Mit Milzgewebe zusammengezüchtetes Tumorgewebe wird im Wachstum gehemmt (BRÜDA, 1929a, b, 1931; TEICHMANN, 1964a, b, 1965a, b; CIMO und WALKER, 1967); intrakardial injizierte Geschwulstzellen passieren anstandslos die Milz (KORPÁSSY, KOVÁCS und TIBOLDI, 1954: *Kaninchen*). Die bei krebskranken Tieren und *Menschen* zu beobachtende Milzvergrößerung (S. 154ff.) beruht auf einer von gewissen Stoffwechselprodukten des Tumors ausgelösten Gewebszunahme der Milzpulpa und kann bei deren Erschöpfung sub finem vitae in eine Verkleinerung übergehen; das histologische Bild der Milz des Tumorträgers wechselt mit dem Krankheitsstadium. Die celluläre Reaktion der Milz auf verschiedene Neoplasmen (Benzpyren-, Walker-, Yoshidaascites-Tumor der *Ratte*, Mamma-Ca. der *Maus*) wurde besonders von HOEPKE genauer studiert (HOEPKE, 1952a, b, c, 1953, 1954a, b, c, 1955a, c, 1956, 1957, 1958a, b; s. auch BERGHOFF, 1928; BABES, 1929, 1930; BERSCH, 1933a, b; FALK, 1954; HOEPKE und FLUHR, 1955; KOENIG, 1955; HETTICH, 1957; HAUPT, 1958): Die deutliche Beziehung zwischen Tumorgröße und Milzreaktion spricht für die Bildung spezifischer Abwehrstoffe durch die Milzlymphocyten und -plasmazellen. Splenektomie (BRÜDA, 1928, 1929a, b, 1931; BRAUNSTEIN, 1929, 1933a, b; CHALETZKAJA, 1939; u.a.) begünstigt das Geschwulstwachstum ebenso wie eine allgemeine Schädigung des RES; durch Parabiose mit einem normalen Tier erwirbt das splenektomierte dessen Milzschutz (S. 72). Die Milz hemmt also nicht nur in vitro, sondern auch in vivo das Tumorwachstum; bei dieser antiblastischen Funktion (Lit. bei HOEPKE, 1955a, 1957; LAUDA, 1955; TEMPKA, 1957; ARVY, 1965) dürfte ein polyploidisierender (antimitotischer) Faktor mitspielen (FARDON, PRINCE und BERNING, 1948; RIGLER, 1956; ROSENKRANZ, 1961, Lit.; MAURICE und JEANRENAUD, 1963). HOEPKE befürwortet eine „biologische Krebstherapie" mit Milztrocken- oder -frischzellen (vgl. BRAUNSTEIN, 1933a, b; WOODRUFF und NOLAN, 1961), Milzextrakten (Lit. bei DILLER, 1955) sowie allgemeiner Aktivierung des RES.

6. Physikalische und chemische Einflüsse

Sauerstoffüberangebot (bei normalem Luftdruck) bewirkt bei Wistar-*Ratten* hochgradige Blutstauungen in Milz und Leber, die zusammen mit anderen Schädigungen in 2—3 Tagen zum Tode führen (PFISTER, FABRE, LOUBIÈRE und VIOLETTE, 1965).

Auf chronischen Sauerstoffmangel (Unterdruckkammer) reagiert die *Meerschweinchen*milz mit einer beträchtlichen Zunahme der roten Pulpa durch erythropoetische Herde, einer ihr proportionalen Organvergrößerung und einer relativen Abnahme der weißen Pulpa (SAATHOFF, 1951) (Abb. 169). Die Sinus sind stark erweitert (VAN LIERE, 1936). Die von VAN LIERE als Ursache der Milzvergrößerung angegebene gesteigerte Erythrophagocytose und Eisenablagerung werden von SAATHOFF bestritten. Der Reststickstoff- und Fettgehalt sowie der Eiweißabbau sind ebenso erhöht wie in der Leber (ANGELESCU, 1929). Im Gegensatz zur *Meerschweinchen*- und *Ratten*- (RAMBACH, ALT und COOPER, 1954) Milz äußert sich der Sauerstoffmangel bei der *Kaninchen*milz (SAATHOFF, 1951) in einer nur spärlichen Erythropoese der roten Pulpa und in einer der absoluten Abnahme der weißen Pulpa entsprechenden Organverkleinerung (Abb. 170).

Ähnliche Veränderungen der Milzpulpa wie bei Anoxie finden sich auch bei Blutverlusten bzw. Anämie [über die posthämorrhagische Milz-Erythropoese normaler und hungernder Nichtsäuger (*Pseudoemys scripta elegans*) s. HIRSCHFELD und GORDON, 1965a, b]. Die *Mäuse*milz reagiert auf mehrmaligen Blutentzug mit gesteigerter Erythropoese seitens der roten Pulpa und deutlicher Organvergrößerung (JORDANOFF, 1958). In der *Meerschweinchen*milz kommt es nach wiederholten kleineren Aderlässen zu einer Evolution, nach größeren zu einer Involution der Follikelzentren (GROLL, 1929; BISCHOFF, 1930). Bei Phenylhydrazin-Anämie findet sich eine ausgedehnte Erythropoese in der roten Pulpa (HAYASHI, 1926). In der *Kaninchen*milz führen wiederholte kleinere Aderlässe zwar zu einer Lymphocytenverarmung, aber zu keiner Veränderung der Follikelzentren (SJÖVALL, 1936). Ein einmaliger größerer Blutverlust dagegen bewirkt eine Vergrößerung der Follikel und Zentren sowie eine Hypertrophie des Pulpareticulums und der Sinusendothelien. In der roten Pulpa treten außer zahlreichen zerfallenden segmentkernigen Leukocyten und sich in den makrophagocytär umgewandelten Sinusendothelien ablagerndem Eisenpigment auch viele jugendliche Granulo- und Erythrocyten sowie Megakaryocyten auf. Der Höhepunkt dieser extramedullären Blutbildung — an der die Leber nicht teilnimmt — fällt mit dem Maximum der Reaktion im Knochenmark (2.—9. Tag nach dem Aderlaß) zusammen (LEWIN, 1932). In der *menschlichen* Milz wird eine myeloische Metaplasie der roten Pulpa nicht nur bei Anämien (Lit. bei LUBARSCH, 1927; ROTTER und BÜNGELER, 1955), sondern auch — als Folge der Toxinwirkung — bei essentieller Thrombopenie (WAHLBERG, 1935; vgl. dagegen PROCTOR, 1931) und zahlreichen anderen, mit Blutzellenbildung einhergehenden Reaktionen (vgl. HOUCKE, 1936, Lit.) beobachtet.

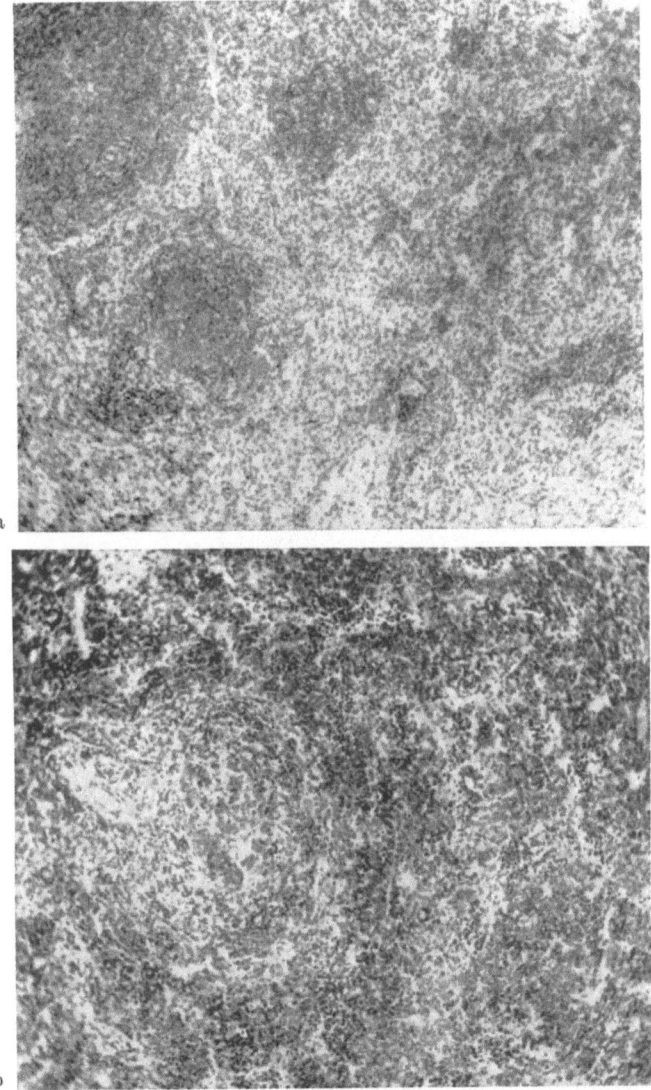

Abb. 169a u. b. Milz, *Meerschweinchen* (6 μ, Hämatoxylin-Eosin; Vergr. 160×). a Normales Kontrolltier, b auffälliger Kernreichtum der roten Pulpa bei Sauerstoffmangel. Nach SAATHOFF (1951)

Auch die sich an Gefäßunterbindungen (vgl. S. 245, 476, 485) anschließenden Veränderungen der Milzpulpa (betr. Kapsel-Balkensystem vgl. S. 220ff.) sind zumindest teilweise durch (lokalen) Sauerstoffmangel bedingt. Im Einzelfall bestimmen Sitz und Ausmaß der Ligatur sowie Vorhandensein oder Nichtvorhandensein eines Kollateralkreislaufes das Bild (DOLGO-SABUROFF, 1928, 1929, Lit.; vgl. v. HERRATH, 1958). Nach Unterbindung der A. lienalis (STORTI, 1934, Lit.) kommt es bei *Hund, Katze, Kaninchen, Meerschweinchen* und *Mensch* zu einer hochgradigen Milzschrumpfung. Die stark reduzierte weiße Pulpa enthält nur noch wenige, kleine Follikel (vgl. NAEGELI und MEYTHALER, 1932; LOEFFLER, 1934), deren jugendliche Histiocyten die im Anschluß an die Ligatur auftretenden Follikelblutungen beseitigen. Die relativ vermehrte rote Pulpa ist meist blutleer, zeigt aber manchmal auch erweiterte, mit im Abbau befindlichen Erythrocyten gefüllte Sinus. Im Gegensatz zur weißen Pulpa enthält sie reichlich Plasmazellen und Megakaryocyten. Die Pigmentzellen sind ebenfalls vermehrt. In fortgeschrittenen Stadien besteht die spärliche Pulpa in den Maschen des stark verdickten Trabekelgerüstes nur noch aus Reticulumzellen. Eine totale Organnekrose tritt nur bei Ausbleiben jeglichen Kollateralkreislaufs auf. Gleichzeitige Unterbindung von A. und V. lienalis (ROMANENKO, 1928) führt stets zu einer hochgradigen Milzdegeneration mit völligem Schwund des lymphatischen Gewebes (über die Ligatur der Milzarterie und/oder -vene s. auch STREICHER, 1961, Lit.).

Nach Unterbindung der V. lienalis kommt es in der *Kaninchen*milz unter Bildung eines Kollateralkreislaufes in 60—100 Tagen zu einer stauungsbedingten Zunahme des Pulpabindegewebes (LOEFFLER, 1934; vgl. BHASKARA MENON, 1938a, b: *Kaninchen, Ratte*). Akute Stauung (BIANCHI, 1933; NISHIOKA, 1935) steigert in der *Kaninchen*milz, besonders bei gleichzeitiger Carmininjektion, die Hämosiderinablagerung [vgl. die Befunde von LUCCHESE (1935), BETTO (1936) und SOLI (1939) bei experimentellem Ileus] und auch die Leukokatharese (vgl. COLOMBI und PAOLAZZI, 1935a, b: *Hund*). Teilweise Verlegung der V. portae verändert bei

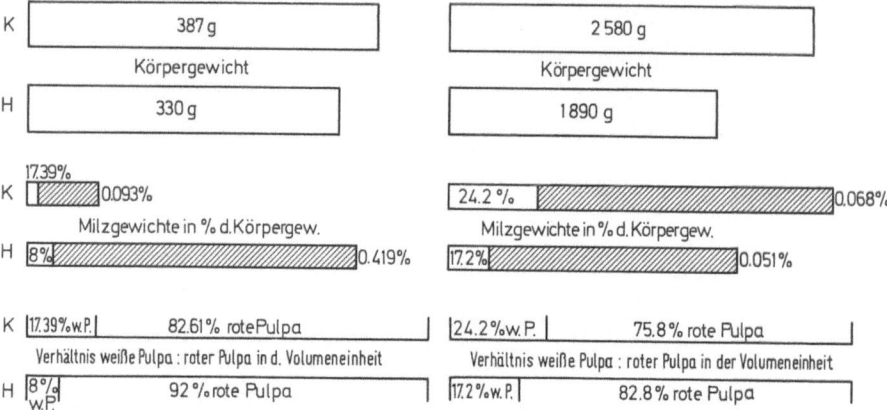

Abb. 170. Graphische Darstellung der relativen Milzgewichte und des Verhältnisses von weißer zu roter Pulpa (Mittelwerte) unter Sauerstoffmangel; links *Meerschweinchen*, rechts *Kaninchen*. *K* Kontrollen, *H* Höhentiere. Nach SAATHOFF (1951)

Kaninchen und *Ratte* die Milzfollikel auch nach 2—4$^1/_2$ Monaten nicht wesentlich, während eine vollständige Unterbindung sie komprimiert erscheinen läßt (GERACITANO, 1936; vgl. SCHNEIBERG, 1960: Hämopoese der *Mäuse*milz nach Abschluß vom Pfortaderkreislauf). Das übrige reticulo-endotheliale System des *Kaninchens* reagiert auf eine Milzvenenligatur wie auf eine Splenomegalie mit kompensatorischer Hyperplasie (TARANTOLA, 1933; NISHIOKA, 1935). Wie beim *Kaninchen* finden sich auch beim *Hund* nach partieller oder totaler Verlegung der V. lienalis in der akut oder chronisch gestauten Milz mehr oder weniger charakteristische Parenchymveränderungen (z. B. NAEGELI und MEYTHALER, 1932; BIANCHI, 1933). Eine Vergrößerung der Follikel nach Ligatur aller Venen der *Hund*emilz beschreibt GERACITANO (1936). Auch eine zweizeitige Unterbindung der V. lienalis bewirkt — ähnlich wie eine Exstirpation der mesenterialen und sonstigen Lymphknoten — eine starke Hyperplasie der weißen und eine entsprechende Atrophie der roten Pulpa (LOI und SANTOBONI, 1934). Nach JÄGER (1931, 1937a) macht sich eine zentrale, kontinuierliche Stauung in der Milzpulpa (des *Hundes*) kaum bemerkbar, eine periphere, remittierende dagegen löst tiefgreifende, mit erheblicher Hyperplasie und nachfolgender Fibrose (vgl. KRETZ, 1926; KLAGES, 1932: *Mensch*) des Reticulums sowie Vermehrung und Erweiterung der Sinus einhergehende Umbauten aus (Abb. 86). v. HERRATH (1958) verspricht sich von einer Fortführung der Jägerschen Stauungsexperimente — die der Diskussion über Ursachen und Mechanismus der Parenchymveränderungen bei den Splenomegalien des *Menschen* (vgl. u.a. HUECK, 1930; KLEMPERER, 1938; ROTTER und BÜNGELER, 1955) eine exakte Grundlage gegeben haben — „Aufschlüsse über die Bedingungen der Sinuisation" (vgl. ANDREW, 1946; v. HERRATH, 1963, 1965).

Auch stärkere Temperaturschwankungen, unter Umständen sogar kurzfristige (z. B. CAILLET und SIMONDS, 1929: trockene Hitze von 60° C; MÖLLHOFF-MYLIUS, 1957: Unterkühlung auf 15° C Körpertemperatur), rufen Veränderungen im Milzparenchym hervor. Bei mehrere Monate erhöhter Außentemperatur (30—34° C) ausgesetzten *Mäusen* kommt es zu einer mit Lymphocytenverarmung der weißen und Reduktion der roten Pulpa sowie einer Plasmocytose einhergehenden, reversiblen Milzschrumpfung (ROMEIS, 1923). Auch die Milzpulpa nach 2$^1/_2$—6stündigem Aufenthalt in der Wärmekammer (50—60° C) verendeter *Hunde* und *Katzen* enthält neben zahlreichen abgelösten Reticulo-Endothelien vermehrt Plasmazellen. Viele Reticulumzellen sind zu Mono- und Megakaryocyten umgewandelt, die Follikel durch Lymphocytenabwanderung oder -degeneration verkleinert (SASYBIN, 1934a, b). Die bei Verbrennungen beobachteten Veränderungen der lymphoretikulären Organe (z. B. FENDER, 1933; WARNER und DOBSON, 1954) sind weniger durch die kurzfristige extreme Temperatursteigerung, als durch die toxische Wirkung bestimmter Eiweißzerfallsprodukte bedingt (über die allgemeine Reaktion des lymphatischen Apparates nach verschiedenartiger exogener Schädigung s. v. ALBERTINI, GASSER und WUHRMANN, 1936).

Nach umschriebener **thermischer Läsion** der Milz finden sich in der Umgebung der Nekrosen genau wie in Gehirn, Leber und Niere „mikrogliaähnliche" Phagocyten (DUNNING und STEVENSON, 1934). Lokale **mechanische** Schädigung des Organs führt zur Entstehung von Pulpahämatomen mit entsprechender Hämosiderinablagerung in der Umgebung, bei mehrfacher Wiederholung zu fibröser Splenitis und autotoxischer Leberretikulose (FIESSINGER und GAJDOS, 1933; NISHIOKA, 1935). Auch **ausgelagerte Milzen** (*Hund*) zeigen nach einiger Zeit eine fibröse Umwandlung und Atrophie der roten Pulpa (MARCHESELLI, 1930), die dem Eingriff als solchem und nicht einem gleichzeitigen Lauftraining zuzuschreiben ist (vgl. v. HERRATH, 1937, 1939c, 1958).

Von den durch **körperfremde Stoffe** bedingten Veränderungen der Milzpulpa wurden die durch Teerpinselung der Haut hervorgerufenen (BERGHOFF, 1928; BABES, 1929, 1930; RIGANO-IRRERA, 1931; WATERMANN, 1933; u. a.) bereits erwähnt (S. 155, 390). Die intraperitoneale Injektion verschiedenster Substanzen ruft in der *Mäuse*milz (vgl. WARNER und BENSLEY, 1940: *Meerschweinchen*milz) bei stärkerer Gewebsschädigung eine frühzeitige Leukocytose, bei schwächerer eine nach einiger Zeit von einer schwachen Leukocytose gefolgte lymphocytär-monocytäre Reaktion hervor. Sie ist unspezifisch, d.h. weniger durch die Qualität als die Quantität des Reizes bestimmt (WALLBACH, 1926). Nach wiederholter subcutaner Injektion oder Inhalation von Benzol konnte HETT (1940) bei der *Maus* in der weißen Milzpulpa nur eine geringe Vermehrung der „tingiblen Körperchen", jedoch keine Verkleinerung (NEUMANN, l.c.) oder Vergrößerung (LIGNAC, l.c.) der Follikel feststellen. In der roten Pulpa waren die Leukophagie nur unwesentlich, die Leuko- und Erythropoese dagegen deutlich gesteigert; zwischen den Follikeln traten größere Herde basophiler Stammzellen auf [wohl die bei der *Maus* schon normalerweise vorhandenen sog. Basophileninseln (d. Verf.)]. Bei Fortdauer der Schädigung kam es zu vermehrter Pigmentablagerung in der zellärmer werdenden roten Pulpa und zu schweren Veränderungen der Sinus. Die Megakaryocyten zeigten kaum Reaktion. Bei chronischer Verabreichung von Phenylhydrazin — einem anderen, hochtoxischen Blutgift — beobachtet man in der roten Pulpa der *Mäuse*- und *Rattenmilz* eine venöse Hyperämie mit Erweiterung der Sinus, eine hochgradige Hyperplasie des Reticulo-Endothels und einen gesteigerten Erythrocytenzerfall mit entsprechender Hämosiderose (LETTERER, 1937; vgl. WEISS, 1959: *Ratte, Kaninchen*; ARVY, 1964b: *Ratte*). Auch die experimentelle Bleivergiftung (DAWSON, 1932a, 1933b, 1935: Nichtsäuger; FONTANA und STAZZI, 1933: Säuger) führt zu vermehrter Erythrocytenzerstörung und Pigmentablagerung in der Milzpulpa. Wie Phenylhydrazin und Urethan (PILETIĆ-SIMONOVIĆ und KNEZEVIĆ, 1964) zerstören auch Pyrogallol, Veronal, N-Lost (Trimitan) und Colcemid die weiße Milzpulpa und stimulieren die rote; ein Beweis für den Antagonismus von Lymphopoese und lienaler Myelopoese (KUNZ, 1958: *Ratte, Katze*). Angaben über die Wirkung des Arsens auf die Milzpulpa machen v. ALBERTINI, GASSER und WUHRMANN (1934). Der auffälligste Befund bei tödlicher Borsäurevergiftung (des *Säuglings*) sind Follikelnekrosen in der Milz (KAUFMANN, HELD und SALZBERG, 1962). Bei akuter Veronalvergiftung sind Milzgefäße und -sinus erweitert, bei subakuter sind die Malpighischen Körperchen aufgelockert, und bei chronischer konfluieren sie so stark, daß die weiße Pulpa ein netzartiges Aussehen annimmt. Erythrophagocyten und Megakaryocyten enthalten vermehrt Fettsubstanzen (ADEBAHR, GOSLAR, SCHNEPPENHEIM und REISSLAND, 1959). HARANGHY (1934) vergleicht die Milzparenchymveränderungen bei Ricinvergiftung mit denen bei Diphtherie. Colchicin stimuliert bei *Maus* (RIES, 1938b; MORRIS, 1967) und *Ratte* (KAWAMURA, 1960) die mitotische Aktivität; die höchste Mitoserate (Metaphasen) findet sich in den Zentren der Milzfollikel. Bei chronischer Colchicinvergiftung kommt es ebenso wie bei wiederholten akuten Vergiftungen zu einer Hyperplasie und leichten Fibrose des Milzreticulums sowie einer vermehrten Riesenzellenbildung (KELLNER und MATKO, 1953). Phytohämagglutinin (PHA) aktiviert in der *Mäuse*milz unter merklichem Gewichtsanstieg nicht nur die Lympho- [vgl. SZÁSZ und KOVÁCS, 1966: *Kaninchen*milz; WEBER, 1967: *Hühner*milz (Kulturen)], sondern auch die Myelopoese (GAMBLE, 1966). Stickstofflost bzw. Chlorambucil setzt beim *Kaninchen* (TUNETAKE, 1954; vgl. HESTON, LORENZ und DERINGER, 1953: *Maus*; SUGÁR und KELLNER, 1953; ELSON, 1954, 1955; ELSON, GALTON und TILL, 1958; BARER und JOSEPH, 1960: *Ratte*) in Milz, Lymphknoten und Thymus ähnlich wie bestimmte Phosphate (FRIEDMANN und SIMON-REUSS, 1954) die mitotische Aktivität herab, vermindert die kleinen Lymphocyten und vermehrt die Reticulumzellen. Senfnitrogen und Degranol, zwei besonders bei Lymphogranulomatose viel verwendete Anticance-

rogene, zerstören bei *Meerschweinchen* und *Ratten* elektiv die weiße Milzpulpa. Daß sie —
wie alle mitosehemmenden Mittel — gleichzeitig die Aktivität der sauren Phosphatase
herabsetzen (die durch das mitosefördernde Vitamin B_{12} erhöht wird), spricht für einen
ursächlichen Zusammenhang zwischen antimitotischer Wirkung und Fermentinhibition
(KEMÉNY, GÜNDISCH, FESZT und HADNAGY, 1960). Über die Milzparenchymveränderungen
bei anderen zur Chemotherapie der Hämoblastosen und anderer Tumoren verwendeten
Cytostatica, Carbamiden, Tris- und Bis-Äthyleniminobenzochinonen, Aminonucleosiden s. u.a.
BRYAN, SKIPPER und WHITE jr. (1949), DI GUGLIELMO (1954), GERLICH (1960), LINKE (1960)
und REINHARDT (1962).

Von der Einwirkung körpereigener Stoffe auf die Milzpulpa ist mit Ausnahme der
Hormone (S. 151, 265, 325, 339, 382ff.) nur wenig bekannt. Lecithininjektionen bewirken
bei *Maus* und *Ratte* (nicht beim *Kaninchen*) eine Megakaryocytose mit Hypertrophie der roten
und Atrophie der weißen Milzpulpa (AMANO und HAYASHI, 1934). Einspritzung von Epileptiker-
blut löst in der *Kaninchen*milz eine Kongestion mit starker Sinuserweiterung und nachfol-
genden histiocytären Reaktionen sowie Nekrosen aus (LONGO, 1936). Wiederholte Histamin-
injektionen führen in der *Meerschweinchen*milz wie in anderen Organen zu einer anfänglichen
Verminderung und nachträglichen Vermehrung der Gewebseosinophilen (LÖFGREN und
RYTÖMAA, 1957). 0,125 mg/g Körpergewicht 6-Merkaptopurin bewirkt bei der *Maus* u.a. eine
Störung der Milzlymphopoese (LATTA und GENTRY, 1958). Intramuskuläre oder intraperitoneale Verabreichung von Hyaluronsäure (5 mg p. d. 2—25 Tage lang) bewirkt bei *Ratte*
und *Meerschweinchen* eine Hyperplasie der weißen Milzpulpa mit relativer und absoluter
Vermehrung der histiocytären Elemente, deren Plasma reichlich Schiff-positive Granula
enthält. In den gleich den Follikelzentren stark verbreiterten perifollikulären Zonen erscheinen
massenhaft Plasmazellen, in der roten Pulpa besonders subcapsulär zahlreiche Megakaryocyten mit PAS-positivem Plasma. Die Monopoese ist gesteigert. Die Reticulumzellen erscheinen
vergrößert, die Sinusendothelien gleichen streckenweise v. Kupfferschen Sternzellen. Das
Ganze erinnert an die Befunde bei mit Zwischenhirn-Lipoidextrakt behandelten Tieren
(TISCHENDORF und CURRI, 1958; vgl. TISCHENDORF, 1957b, 1958b). Über die im Zusammenhang mit den „graft versus host reactions", insbesondere der „runt disease" (z.B. WEISS und
AISENBERG, 1965: *Maus, Ratte*), in der Milzpulpa auftretenden Veränderungen s. S. 49 u. 56.

7. Strahlenwirkungen

Die Strahlenwirkungen gesondert von den übrigen physikalischen Einwirkungen zu
behandeln, gebietet schon das große praktische Interesse, das sie besitzen. Von einer spezifischen Beeinflussung der Milzpulpa kann jedoch ebensowenig die Rede sein wie bei anderen
exogenen Faktoren. Am besten untersucht sind die Röntgen- und γ(Co⁶⁰, Cs¹³⁷)-Strahlen,
daneben auch die α- und β-Strahlen (radioaktive Elemente und Isotope); über die Auswirkungen der Positronen- und Neutronenstrahlen auf das Milzgewebe ist bisher kaum etwas
bekannt.

Zusammenfassende Darstellungen (Lit., Tab.) geben u.a. SCHÜRER-WALDHEIM
(1930: Milzbestrahlung und Reticulo-Endothel), v. ALBERTINI, GASSER und WUHRMANN (1934:
lymphatisches Gewebe und Röntgenstrahlen), KONSTANTINOVA (1957: Strahlenschäden der
Milz und der lymphoiden Organe), GRAUL und SCHERER (1958: Strahleneinwirkungen auf Blut
und Blutbildungsstätten; s. auch ALBRITTON, 1953; SCHERER, 1958), BACQ und ALEXANDER
(1958: Allgemeine Strahlenbiologie), SPEAR (1958: Experimentelle Radiologie), FRITZ-NIGGLI
(1959, 1960: Allgemeine Strahlenbiologie), MIESCHER (1960: Biologie und Pathologie des
Lichtes), ZOLLINGER (1960: Radio-Histologie und -Pathologie; s. auch BLOOM, 1948), COTTIER
(1961: Pathologische Anatomie der ionisierenden Ganzkörperbestrahlung), ARVY (1965: Milz
und Strahlen).

Nichtsäuger. Die Amphibienmilz zeigt nach Ganzkörperröntgenbestrahlung eine gesteigerte Erythrocytenzerstörung mit vermehrter Hämosiderinablagerung sowie eine Reduktion
ihres hämopoetischen Gewebes und Ersatz durch Bindegewebe; das periphere Blutbild bleibt
infolge der Langlebigkeit der Blutelemente relativ unbeeinflußt (JAKOWSKA, NIGRELLI und
SPARROW, 1958: *Diemyctylus viridescens*). Die Intensität der Milzveränderungen entspricht
der der Bestrahlung; weiche, unfiltrierte Strahlen wirken schwächer als halbharte und harte.
Destruktive Prozesse finden sich erst bei hoher Dosierung (1—1$\frac{1}{2}$ HED): Die Lymphocyten
zerfallen, während die Hämocytoblasten, eosinophilen Myelocyten und Mastzellen zunehmen.
Die Reticulo-Endothelien hypertrophieren und lagern sich stellenweise epitheloid zusammen.
Der auf den gesteigerten Erythrocytenzerfall zurückzuführende Anstieg des Milzeisens ist dem
seit der Bestrahlung verflossenen Zeitraum direkt proportional (SSIPOWSKY, 1930, 1932, 1934:
Axolotl, Frosch). Die milzzerstörende Wirkung einer tödlichen Ganzkörperbestrahlung
(10000 r) läßt sich durch Halten der Tiere bei niedriger Temperatur nur hinausschieben, nicht
aber gänzlich verhüten (HILL und PRASLIČKA, 1959: *Frosch*). Die Strahlenschädigung der
Reptilienmilz (1000—1500 r total) äußert sich in einem Schwund der lymphatischen Elemente

bei unverändertem roten Blutbild. Sie verläuft ähnlich wie die der Säugermilz, nur viel langsamer (ALTLAND, HIGHMAN und WOOD, 1951: *Terrapene carolina*). Auch die strahlenbedingte Verödung der Vogelmilz braucht erheblich längere Zeit als die der Säugermilz (*Maus, Ratte*); selbst bei absolut tödlichen Dosen (1600—1700 r) überleben die Tiere noch 8—10 Tage (SKALKA und HILL, 1959: *Columba livia*).

Säuger. Die besondere Strahlenanfälligkeit (vgl. dagegen MOTIDA, KOYEMUNA und SASAO, 1937) der Säugermilz — im gesamten Organismus sind das lymphoretikuläre und hämopoetische System am meisten strahlenempfindlich — beruht in erster Linie auf der hohen Radiosensitivität der Lymphocyten (vgl. CRAMER, DREW und MOTTRAM, 1921a; TROWELL, 1952, 1958a, b; ELSON, 1954, 1955; TROWELL, CORP und LUSH, 1957; ELSON, GALTON und TILL, 1958; GORLITZER v. MUNDY, 1958, Lit.; BARER und JOSEPH, 1960, Lit.; s. auch v. HERRATH, 1958); über die Beeinflussung des Milzgewichtes durch Röntgenbestrahlung s. S. 156.

Die *Mäuse*milz zeigt nach einmaliger (vgl. NICOLAJEVA und PROPATOVA, 1960), subletaler Ganzkörperbestrahlung zunächst eine starke, von entsprechendem Gewichtsverlust begleitete Degeneration der weißen Pulpa [vgl. die von WARREN, MACMILLAN und DIXON (1950) an der *Mäuse*milz beobachtete P32-Reaktion], die sich nach 2 Wochen wieder ausgleicht. Am 10. Tage setzt eine vermehrte Myelo- und Erythropoese in der roten Pulpa ein [vgl. die reaktive Erythropoese in der *Mäuse*milz 3 Tage nach Verabreichung von Sr84 (FRIED, GURNEY und SWATEK, 1965)]. Die Zunahme des Gehaltes der Milz an anorganischem Eisen 3 Tage nach der Bestrahlung ist nicht auf eine gesteigerte Ferrochelatase-Aktivität, sondern einen vermehrten Abbau röntgengeschädigter roter Blutkörperchen zurückzuführen (GOUDY, DAWES, WILKINSON und WILLS, 1967: *Maus, Ratte*). Die phagocytäre Aktivität der Reticulo-Endothelien verändert sich dabei nicht (BRECHER, ENDICOTT, GUMP und BRAWNER, 1948). Verkleinerung und mikroskopische Blutungen der Milz nach einmaliger Ganzkörperbestrahlung (1025 r) *weißer Mäuse* beschreiben JACOBSON, SIMMONS, MARKS, ROBSON, BETHARD und GASTON (1950). Eine Co60-Bestrahlung von 70—120 r bewirkt in der *Mäuse*milz eine Diskrepanz zwischen Hämsynthese und Erythroblastenproduktion; die Erholung der Erythropoietin-induzierten Hämsynthese erfolgt bei der polycythämischen Milz am 9. Tag nach der Bestrahlung (MIURA, TAKAKU und NAKAO, 1967). Zwischen Lymphocytenuntergang und -neubildung nach einer Bestrahlung besteht in der *Mäuse*milz insofern ein Zusammenhang, als um Lymphocytenfragmente angeordnete Reticulumzellen verstärkte Pyroninophilie und Umwandlung zu Lymphoblasten zeigen (HILL und PRASLIČKA, 1957). In Milztupfpräparaten totalbestrahlter (100—800 r) *Albinomäuse* zeigen die Lymphocytenkerne im Phasenkontrast Lappung, Membranverdickung, Chromatinverklumpung, Vacuolenbildung und Nukleolenschwellung. Die Verminderung und Schwellung der Mitochondrien in den Reticulumzellen deutet auf Veränderungen in der Permeabilität sowie der Fermentaktivität bzw. Eiweiß- und Nucleinsäuresynthese (SCHERER und WICHMANN, 1954). Bereits 1 Std nach einer schwachen Bestrahlung (100 r) finden sich in den Zellen der *Mäuse*milz elektronenoptisch (vgl. MORGENROTH, 1962) faßbare Mitochondrienveränderungen, die nach 7 Tagen wieder verschwunden sind (SCHERER und VOGELL, 1958). Bei einer Dosis von 400 r sinkt der durchschnittliche Mitochondriengehalt der Milzzellen nach 3—7 Tagen etwas ab, um sich bis zu dem am 18.—20. Tag eintretenden Strahlentod wieder zu normalisieren; Zellen mit hohen Mitochondrienzahlen (30—35) fehlen völlig. Die Mehrzahl der bestrahlten Milzzellen geht unter so stürmischen Degenerationserscheinungen zugrunde, daß eine Mitochondrienbestimmung nicht mehr möglich ist (SCHERER und STOLLE, 1954; vgl. STOLLE, 1953). Narkotica (Äther, Alkohol, Chloralhydrat, Luminalnatrium) verzögern bei der *Maus* nach Bestrahlung mit 500 r die Milzschädigung (PRASLIČKA und HILL, 1957), während sie eine Unterkühlung der Tiere (auf 15°C) bei Strahlendosen bis zu 950 r nicht beeinflußt (WEISS, 1961b). Bestrahlt man *Albinomäuse* oder von ihnen explantiertes Milzgewebe mit 700, 1000 oder 5000 r, so werden die Milzzellen zwar nicht zerstört, aber sie verlieren die Fähigkeit, im bestrahlten Organismus die Hämopoese wieder in Gang zu bringen. Injiziert man die in vitro bestrahlten oder unmittelbar nach der Bestrahlung in vivo entnommenen Zellen in die Milz nichtbestrahlter Tiere, so entstehen cytolytische Herde. Die Radiosensitivität ist demnach in vitro die gleiche wie in vivo, aber zur Cytolyse kommt es nur, wenn die Zellen in ihrer normalen Umgebung verbleiben bzw. in sie zurückversetzt werden (BARAKINA, 1961). Protrahierte β-Bestrahlung (0,689 mlr/h) verursacht bei der *Maus* eine Myeloleukose der Milz und der anderen hämatopoetischen Organe (ACEV, 1964). Zusammenfassende Angaben über strahlenbedingte Veränderungen der intrasplenischen Lympho-, Myelo- und Erythropoese sowie cellüläre Degenerationserscheinungen, Nekrosen, Blutungen, Hämosiderose, Amyloidose und sonstige Strahlenschäden der *Mäuse*milz macht COTTIER (1961, Lit.) (Abb. 171, 172).

Die Wirkung verschiedener, als Ganzkörperbestrahlung kurzfristig auf einmal verabreichter Strahlenarten [4 Me V-γ, 1,2 Me V-γ von Co60, 250 KVp Röntgenstrahlen, 6 MeV-β von Tritium, 14 MeV Neutronen, Fission-Neutronen, thermische Neutronen, 2,4 MeV-α der B10(n, α)Li7-Reaktion, 0,6 MeV-Protonen der N14(n, p)C14-Reaktion, Fissionfragmente der Pu239-Reaktion mit thermischen Neutronen] auf die Milz (und andere Organe bzw. Test-

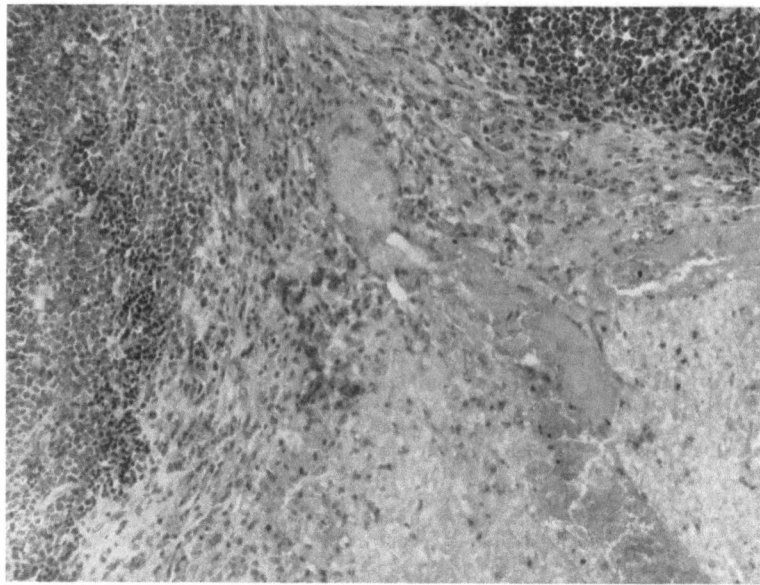

Abb. 171. Partiell organisierte, herdförmige Milznekrose [weibl. *Maus*, 8 Monate nach Ganz-körperbestrahlung (600 r) getötet. Hämatoxylin-Eosin; Vergr. 115×]. Nach COTTIER (1961)

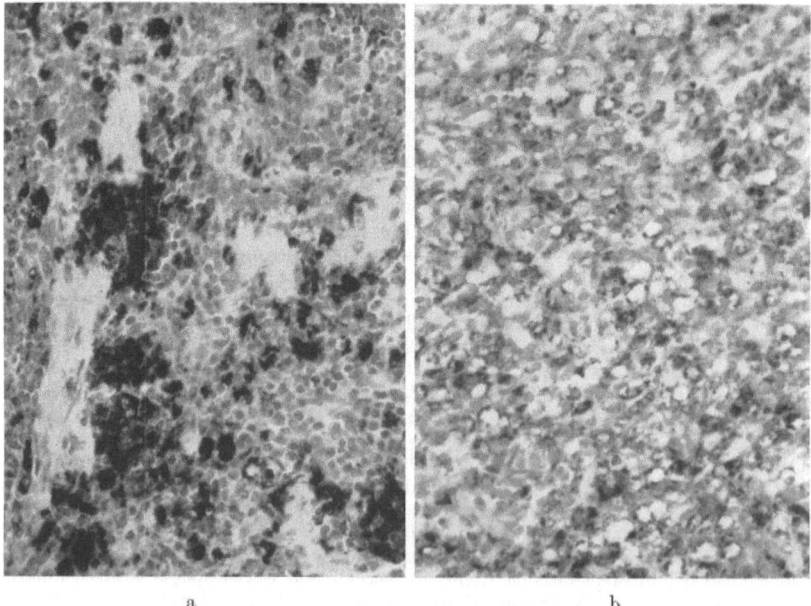

a   b

Abb. 172a u. b. a Herdförmige, grobschollige Milzhämosiderose bei einem älteren, bestrahlten Tier [weibl. *Maus*, 15 Monate nach Ganzkörperbestrahlung (600 r) getötet. Turnbull-Färbung nach TIRMANN-SCHMELZER; Rotfilter, Vergr. 300×]. b Diffuse Milzhämosiderose bei einem jungen, bestrahlten Tier [männl. *Maus*, 10 Tage nach Ganzkörperbestrahlung (600 r) getötet; Färbung und Vergrößerung wie in a]. Nach COTTIER (1961)

systeme) erwachsener CF$_1$-*Mäuse* und Strague-Dawley-*Ratten* untersuchten STORER, HARRIS, FURCHNER und LANGHAM (1957). Die *Mäuse*milz ist für Röntgenstrahlen (250 kV) und Neutronen (0,4—2,0 MeV) weniger sensitiv als der Thymus. Das Wirkungsmaximum liegt bei einer Neutronenenergie von 0,3 MeV, mit zunehmender Neutronenenergie nimmt die relative biologische Wirksamkeit (RBE) ab. Die RBE der schnellen Neutronen (bezogen auf 250 kV Röntgenstrahlen) ergibt eine lineare Relation zur mittleren LET (lineare Energie-Transferierung) der monoenergetischen Neutronen (BATEMAN und BOND, 1964; vgl. IVANITZKAYA, 1963: Einwirkung schneller Neutronen auf *Mäuse*milz-Kulturen). Auf Radarstrahlen (210 cm, 335 Watt; Strahlung am Tier 5 und 15 mW/cm^2 für 25 bzw. 20 Tage) reagiert die *Maus* zunächst mit einem Ansteigen der Phagocytosekapazität (HALPERN) des RES sowie des Milz- und Lebergewichtes, dann mit einem Absinken dieser Werte unter die Norm (PLURIEN, SENTENAC-ROUMANOU, JOLY und DROUET, 1966).

In der *Ratten*milz beobachteten POHLE und BUNTING (1936) schon $^1/_2$ Std nach einer Bestrahlung mit 5 r einen vermehrten, nach 24 Std wieder abklingenden Lympho- und Erythrocytenzerfall. Auch nach Dosen von 1000—5000 r erholten sich die Malpighischen Körperchen binnen 3 Tagen wieder völlig. MOTIDA, KOYEMUNA und SASAO (1937) fanden 5—6 Std nach einer Bestrahlung mit 5—10 r in den Milzfollikeln der *Ratte* eine maximale Lymphocytenzerstörung (vgl. LOHMÜLLER und KIRCHBERG, 1953; BERENBOM, 1956; PELLEGRINO und VILLANI, 1957; KUNZ, 1958: *Ratte, Katze*), begleitet von einer entsprechenden, nach 10 Std wieder zurückgehenden Zunahme der tingiblen Körperchen. Bei mit 25 r bis 30 000 r bestrahlten *Ratten* ergeben sich 5 Std nach der Bestrahlung in allen lymphatischen Organen außer dem Thymus dosisproportionale pyknotische Veränderungen der Lymphocyten (TROWELL, CORP und LUSH, 1957). Die (β-)Strahlenwirkung einer hohen Dosis von P^{32} auf die *Ratten*milz äußert sich in einer weitgehenden „depopulation" der weißen und roten Pulpa und einem Anstieg der hämosiderinhaltigen Zellen auf das 5fache des Normalen in 15 Tagen (LATTA und WAGGENER, 1954). Über den Späteffekt (Milzgewicht, Mitoserate, Lymphocytengröße) einer einmaligen Ganzkörperbestrahlung von 200 r bei der *Ratte* berichtet SIPILLÄ (1960); REAVEN (1955) beschreibt in der *Ratten*milz nach Bestrahlung mit 600 r eine Zunahme der mit „spirit blue" darstellbaren amorphen Intercellularsubstanz. DIETHELM und LORENZ (1963) beobachteten bei der *Ratte* nach einmaliger Ganzkörperbestrahlung von 600 r mit oder ohne 10tägige Vorbestrahlung von täglich 3 r in $^3/_5$ der Fälle eine sehr aktive, multiforme Milzhämatopoese. Nach AWAYA, FUJII, ODA, HORI und KOJIMA (1964) löst eine Ganzkörperbestrahlung in der *Ratten*milz u.a. eine Plasmazellen-Proliferation aus. 3—12 Monate lang täglich mit 0,25 r bestrahlte *Ratten* zeigen außer einer geringen Milzschädigung eine allgemeine Vermehrung der Reticulo-Endothelien und der Lymphocyten (PAPE, 1951). CSABA, TÖRÖ und MOLD (1962; s. auch VERGA und PEZZANI, 1959) schließen aus Bestrahlungsversuchen an Milz und Thymus der *Ratte* (vgl. FLUHR, WEISS und GEHLEN, 1956), daß die Aufgabe der Milz — im Gegensatz zu dem für die Produktion saurer Mucopolysaccharide und Mastzellen verantwortlichen Thymus — vornehmlich in der Bildung von Plasmazellen und Antikörpern besteht. Über die ultrastrukturellen Veränderungen der *Ratten*milz in dem einer Ganzkörperbestrahlung von 600 r folgenden de- und regenerativen Stadium berichten ABDEL-BARI und SORENSON (1964, 1965 a), über das allgemeine histologische und -chemische Verhalten der hämatopoetischen Organe bei der bestrahlten *Ratte* WANG und MA (1965).

Die *Hamster*milz ist bei akutem Strahlentod der Tiere (110 000 r in 2$^3/_4$ Std) im Gegensatz zum stark verkleinerten Thymus und Knochenmark hämorrhagisch vergrößert, bei nach 1 Woche sterbenden Tieren (1500 r) jedoch verkleinert und bis auf die widerstandsfähigeren Reticulumzellen und Fibroblasten hochgradig cytopenisch (RUGH, LEVY und SAPADIN, 1952). Zusammenfassende Angaben über die Strahlenschäden der *Hamster*milz und ihre Reparation macht ZOLLINGER (1960) (Abb. 173).

In den Pulpazellen der *Meerschweinchen*milz werden nach intensiver Röntgenbestrahlung im Zusammenhang mit der Speicherung der Zerfallsprodukte Mitochondrien sichtbar, die im Ruhezustand nicht in Erscheinung treten (WALLBACH, 1932a). Die Strahlenreaktion der Zellkerne umfaßt eine Degenerations-, Latenz- und Regenerationsphase; der Nucleolarapparat ist strahlenresistenter als die übrigen Kernstrukturen (KLUG, 1961).

Die *Kaninchen*milz verkleinert sich bereits nach 2—3maliger Bestrahlung mit 1 HED. Die Follikel atrophieren [HAMAZAKI (1932) beschreibt nach protrahierter Bestrahlung eine Follikelfibrose], regenerieren sich aber 1 Woche nach der letzten Bestrahlung wieder. Die geschwollenen Reticulo-Endothelien enthalten vermehrt geschädigte Erythrocyten und Eisenpigment (TAKIAZUMI, 1928). Die Phagocytose von Eisenoxyd in der *Kaninchen*milz ist nach einer stärkeren Bestrahlung infolge der geschwächten Zelltätigkeit deutlich herabgesetzt (SCHUSTEROWA, 1931). Bereits 5 Std nach einer Ganzkörperbestrahlung von 500 r kommt es beim *Kaninchen* zu einer schweren, umschriebenen Degeneration der Milzfollikel, während die Lymphscheiden fast unverändert bleiben. 24 Std danach beginnt der Abbau der zerstörten Follikel, und einige Tage später besteht die weiße Pulpa nur noch aus Lymphscheiden, in denen vom 2. Tag an beträchtliche Mengen reifer Plasmazellen auftreten. Am 10. Tag beginnen

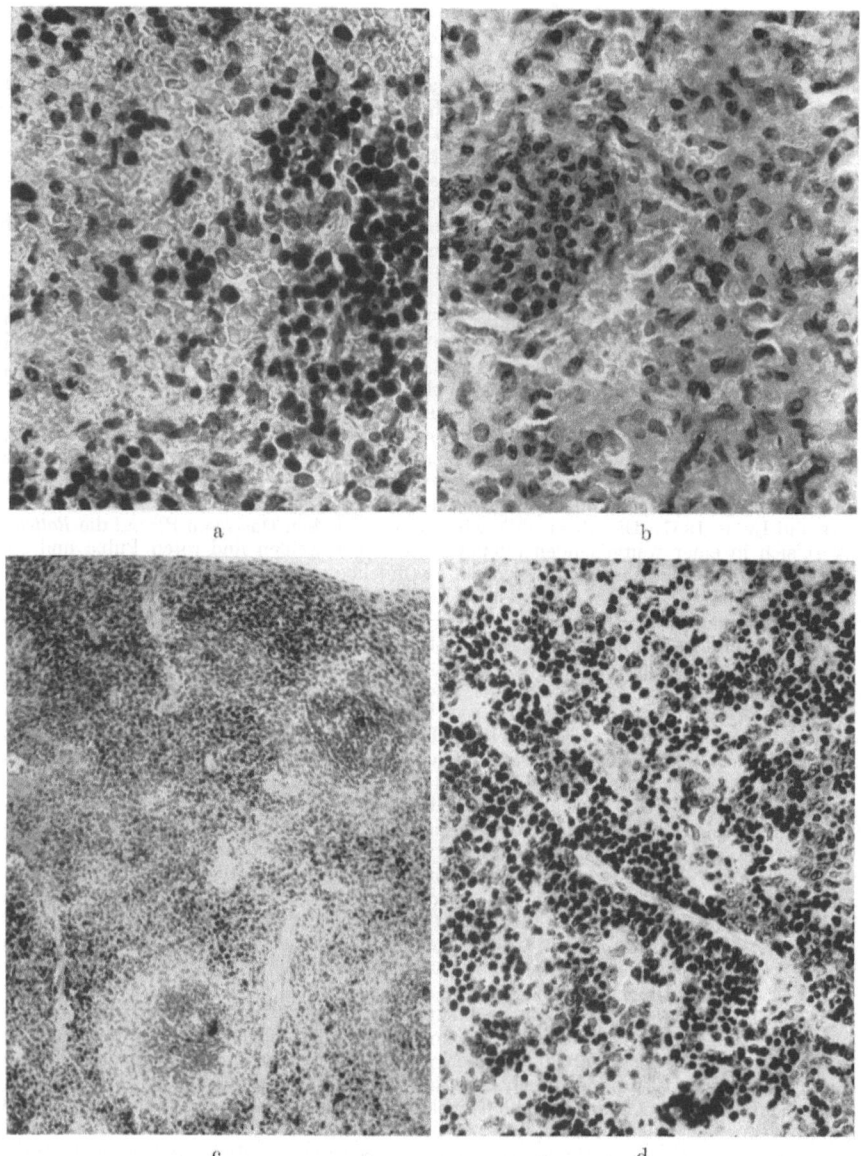

Abb. 173a—d. Strahlenbedingte Veränderungen der Milzpulpa beim *Hamster:* a Fast vollständige Atrophie des lymphatischen Gewebes und kompensatorische Blutüberfüllung 2 Std
nach 800 r (Vergr. 250×). — b Epitheloidzellähnliche Schwellung der Reticulumzellen und
hochgradige Atrophie des lymphatischen Gewebes 7 Tage nach 800 r (Vergr. 250×). —
c Schwere Hämosiderose 4 Wochen nach 800 r auf rechten Oberbauch (Berlinerblau-Fär-
bung, Vergr. 50×). — d Deutliche Regeneration des lymphatischen und retikulären Gewebes.
allmähliches Verschwinden der epitheloiden Zellen 18 Tage nach 800 r (Vergr. 200×).
Nach ZOLLINGER (1960)

sich die Follikel zu erneuern (LANGEVOORT, KEUNING, V. D. MEER, NIEUWENHUIS und OUDEN-
DIJK, 1961; s. auch KEUNING, V. D. MEER, NIEUWENHUIS und OUDENDIJK, 1963). Eine Ganzkörperbestrahlung von 800 r läßt das Metallophilensystem der *Kaninchen*milz intakt, verzögert aber deutlich die Reparation einer operativ gesetzten Milzwunde (PILETIĆ-SIMONOVIĆ

und Mršević, 1963). Casati (1931) beobachtete in der *Kaninchen*milz nach 1—2maliger Röntgenbestrahlung der Milzgegend oder des isolierten Organs eine Verdickung des Kapsel-Balkengerüstes sowie eine retikuläre Wucherung und teilweise fibröse Induration der roten Pulpa. Die atrophierten Follikel bestanden fast ganz aus Lymphoblasten (Regeneration?). Die Schwere der Veränderungen richtete sich nach der Strahlendosis und der bis zur Untersuchung verstrichenen Zeitspanne. Nach Ganzkörperbestrahlung fand sich außer einem Schwund der freien Zellen der weißen und roten Pulpa eine Erweiterung und starke Blutfüllung der Sinus sowie eine hochgradige Hämosiderose, die Casati einer primären Strahlenwirkung auf das Blut (vgl. Tanaka, 1932, 1933a, b; Barer und Joseph, 1960) mit sekundärer Speicherung der eisenhaltigen Zerfallsprodukte in der Milz zuschreibt. Auch Windholz (1938) sah nach separater Bestrahlung (7200 r) der *Kaninchen*milz einen mit Fibrose einhergehenden Schwund der roten Pulpa, nach Ganzkörperbestrahlung dagegen eine von knötchenförmiger Reticulum-wucherung und erheblicher Sinuserweiterung begleitete starke Hämosiderose. Im Blut des *Kaninchens* (Tsunashima, 1928a) ruft eine Bestrahlung der Milzgegend mit kleinen Dosen ($^1/_3$ HED) eine Zunahme der Erythrocyten, des Hämoglobins und der Thrombocyten sowie eine Linksverschiebung der Leukocyten hervor; große Dosen haben die entgegengesetzte Wirkung (vgl. Segre, 1938: Thrombocytensturz nach Milzbestrahlung).

Ähnliche Strahlenschäden wie die ausgelagerte *Kaninchen*milz zeigt auch die isolierte *Schweine*milz: 4 Std lang werden nach der Bestrahlung mit der Durchspülungsflüssigkeit unter entsprechendem Anstieg des sich erst nach 6—10 Std wieder normalisierenden Aminosäure-gehaltes schwer geschädigte Lymphocyten und Reticulumzellen ausgeschwemmt (Bellucci, 1938).

Die *menschliche* Milz reagiert auf Bestrahlung (Lit. bei Teschendorf, 1953; Gorlitzer v. Mundy, 1958; Graul und Scherer, 1958; Scherer, 1958; Melching, 1960; Graul und Kunitsch, 1964; s. auch Baudisch und Wilde, 1959) in gleicher Weise wie die ähnlich gebaute *Kaninchen*milz: auch hier sieht man nach Röntgen- oder γ-Bestrahlung mehr oder weniger schwere cytopenische Zustände (vgl. Di Guglielmo, 1954) und fibröse Indurationen. Watzka (1938a, b) beobachtete nach der Bestrahlung eines leukämischen Milztumors (vgl. Windholz, 1932) einen Thrombocytenanstieg im Blut, den er auf einen gesteigerten Zerfall der Reticulumzellen zurückführt. Nach Ganzkörperbestrahlung beim Gesunden erfolgt dagegen ein Thrombocytenrückgang, der wesentlich zur Ausbildung einer hämorrhagischen Diathese als charakteristischen Strahlenschadensymptoms beiträgt. Bei den Spätfolgen der Strahleneinwirkung interessiert auf hämatologischem Gebiet vor allem der Zusammenhang zwischen Strahlenschaden und Leukämie (vgl. Hug, 1956; Melching, 1960).

Das klassische Beispiel einer „inneren" (vgl. Goldie, Tarleton, Jeffries und Hahn, 1953: „external and internal irradiation") Strahlenschädigung durch natürliche radioaktive Elemente bildet beim *Menschen* der Thorotrastschaden (vgl. S. 111, 121), bei dem es infolge der unbegrenzten Verweildauer des Thoriumdioxyds im Körper (Tabelle 23) schließlich

Tabelle 23. *Beim Thorotrastschaden des Menschen von der Milz und anderen Organen bzw. Geweben empfangene Strahlendosen.* (Nach Thierbach, Bothe und Langer, 1960)

Organe bzw. Gewebe	Strahlendosis (rem)	
	nach 1 Woche	nach 15 Jahren
Milz	1590	1 240 000
Leber	100	78 000
Tho.-Depot	33	26 000
Knochenmark	7	5 000

zur fibrösen Verödung der Milzpulpa und des übrigen hämatopoetischen und reticulo-endothelialen Apparates kommt (Tripoli, 1934; Birkner, 1949; Karcher, 1949; Rotter, 1950; Rotter und Büngeler, 1955; Börner, Moll, Schneider und Stucke, 1960; Levy, 1960; Streicher, 1961; Thierbach, Bothe und Langer, 1960; Zirkel, 1962; Gehrmann, Schäfer und Wunder, 1963; Kutz, 1963). Kellner (1962, Abb. 3, 5, 6, 12, 13) fand die Substanz in der Milz eines an den Spätfolgen einer Thorotrastinjektion gestorbenen 60jährigen *Mannes* vorzugsweise, sowohl interfibrillär wie intracellulär, in den „periarteriellen Lymphscheiden" der Trabekel und der Pulpa. Streicher (1961) beschreibt in seinem Material eine vorwiegend perifollikuläre Thorotrastablagerung (Abb. 174).

Im Tierexperiment (vgl. Harris und Friedrichs, 1932; Barbieri, 1933) kommt es in der *Kaninchen*milz 2 Tage nach einer Thorotrastgabe zu einer Follikelhyperplasie. Später geht die akute Entzündung — zu der auch eine Vermehrung der Reticulumzellen der roten Pulpa und eine Abschilferung der Sinusendothelien gehören (HEINLEIN, 1934) — in eine mit mäßiger, aber anhaltender Fibrose verbundene chronische Fremdkörperreaktion über (POHLE und RITCHIE, 1934). Eine längere Thoriumblockade der Milz führt zur Follikelatrophie und zur Lymphopenie in der V. lienalis; der Erythrocytenabbau ist verzögert (MILLA, 1936; vgl. HANKE, 1933a, b). Wiederholt mit Thoriumdioxyd intravenös, intraperitoneal oder subcutan

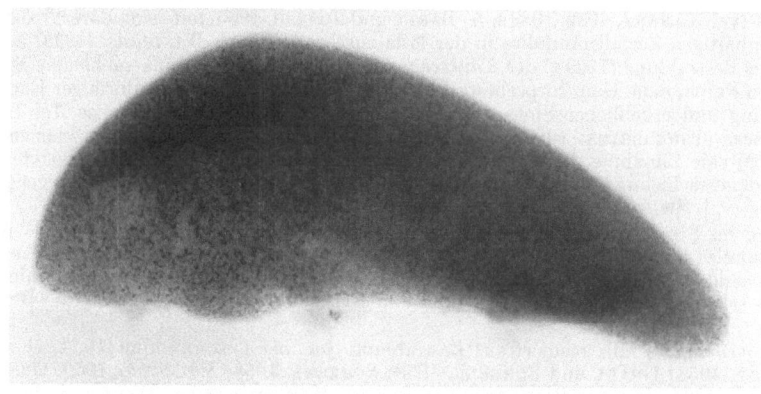

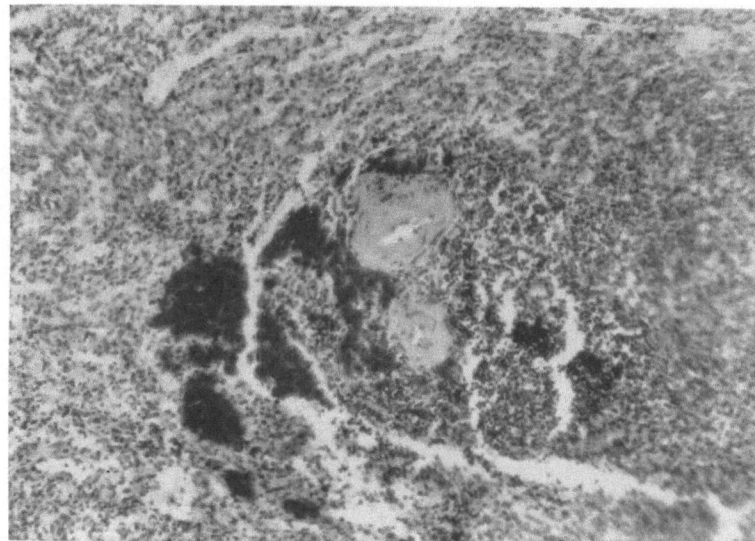

Abb. 174a u. b. Thorotrastschaden beim *Menschen*. a Röntgenaufnahme der exstirpierten Milz mit multiplen fleckförmigen, durch abgelagertes Thoriumdioxyd hervorgerufenen Schatten. — b Histologischer Befund: Die dunklen Flecken entsprechen dem abgelagerten, meist perifollikulär gelegenen Thorotrast. Nach STREICHER (1961)

gespritzte *Ratten* (vgl. HALE, 1953; HALE und BAILLIF, 1953: Retention und Elimination von Thoriumdioxyd) stapeln es in der weißen Milzpulpa nur wenig. Zunächst hypertrophieren die Follikel, und durch Auswanderung zahlreicher Mikrolymphocyten kommt es zu ausgedehnter Faserfragmentation im umgebenden Reticulum. Später, bei kompletter Blockade des Reticulo-Endothels, erlischt das Regenerationsvermögen der weißen Pulpa. Während das Sinus-endothel praktisch unbeteiligt bleibt, speichern die meist von emigrierten Lymphocyten, seltener von Reticulumzellen abstammenden Makrophagen der roten Pulpa reichlich Thoro-trast. Seine anhaltende α-Strahlung läßt die Milzpulpa allmählich veröden und besonders bei intraperitonealer Applikation nicht selten Neoplasmen entstehen (BAILLIF, 1953). Auch Thorium X (Peteosthor) sammelt sich (in der *Kaninchen*milz) überwiegend in der roten Pulpa

— dem Hauptsitz des Reticulo-Endothels — an. Diese „Inhomogenität der Verteilung kann ...
zu gar nicht abschätzbarer Strahlenintensivierung an bestimmten Stellen führen ..." (BACH-
MANN, HARBERS und NEUMANN, 1950). Weiteres zur Frage der Thoriumspeicherung im
Reticulo-Endothel der Milz auf S. 420ff.

Intravenös verabreichtes Polonium (Zerfallsprodukt des Urans bzw. Radiums; α-Strahler)
akkumuliert bei der *Ratte* in Leber, Milz und anderen Organen sowie frischen und heilenden
Wunden erheblich stärker als in intaktem Tumorgewebe (VEKERDI, HARASZTI, GERECZE und
SIMONYI, 1953; vgl. GALLIMORE, BOYD und STANNARD, 1954; KONSTANTINOVA und LIBINSON,
1959). Radium selbst reichert sich nach MURRAY (1948) in der Milz hauptsächlich periarteriell
in der weißen Pulpa an. MIANI und VITERBO (1958) konnten jedoch beim *Hund* intravenös
verabreichtes RaD 10 Std später auch in den Sinusendothelien der roten Milzpulpa nachweisen (Abb. 175). Über den normalen Radium- und Urangehalt der Milz s. HOFFMANN (1942:
Rind) und KREBS (1944: *Mensch*).

Radioaktive Isotope (Radionuklide) werden heute allgemein zum Studium des physiologischen Verhaltens mit ihnen gekennzeichneter Verbindungen, zur Diagnostik im weitesten
Sinne und auch zur Therapie verwandt (Lit. bei SCHWIEGK, 1953; SCHMEISER, 1957; SCHMIDT,
1959, 1961; CHASE und RABINOWITZ, 1962; OEFF, 1968). Die Isotopenmarkierung weißer und
roter Blutzellen erbrachte wichtige Aufschlüsse über Lebensdauer, Neubildung und Abbau
der Lympho- und Erythrocyten sowie die Rolle der Milz bei diesen Vorgängen (MAUPIN, LO-
VERDO, CHARY, THEILEUS und STORCK, 1955, Lit.; v. HEVESY, 1958, Lit.; PRIBILLA, 1958,
1959, 1961a, b, 1965; DUESBERG und FISCHER, 1964; MURRAY und MURRAY, 1964; GEHRMANN,
1965; SCHWARTZ, 1965; HENNIG, FRANKE, WOLLER und KNOLL, 1966; BLEIFELDT, 1967;
FISCHER, 1967, Lit.; u.v.a.; vgl. S. 266ff., 352ff.). Von den zahlreichen, mittels Geigerzähler
und Makroradioautographie erhobenen Daten über die Verteilung der verschiedenen Radionuklide im Organismus (vgl. CATSCH, 1956, Lit.) sind für die Milz besonders erwähnenswert die
über Fe^{55}, Fe^{59} und Cr^{51} (s. S. 444ff.), P^{32} (BORN, 1940: *Ratte*), Ca^{45} (FRANCESCHINI und RAN-
DACCIO, 1961: Beziehung zur Knochenbildung beim *Hühner*embryo), Co^{60} (FUJIKI, MASYAMA,
YAMANAKA und YAMAMOTO, 1950: *Ratte*), Sr^{90} (KÜNKEL, SCHNIEWIND und THOMSEN, 1959:
menschlicher Fet) und Se^{75} (BRECCIA, TRENTA, BADIELLO, MORETTI und MATTII, 1966: *Ratte*).

Die Mikroautoradiographie (auch Histoautoradiographie oder kurz Autoradiographie)
bedeutet für die Milz eine überaus wertvolle, noch längst nicht ausgeschöpfte Bereicherung
unserer Untersuchungsmethoden (MAURER, 1957, 1960, Lit.; HARBERS, 1958, Lit.; TISCHEN-
DORF und LINNARTZ-NIKLAS, 1958a, b, 1962a, b; BAUMGÄRTEL, HANSEN und MEISSNER,
1959; DIDERHOLM und FICHTELIUS, 1959; STENRAM, 1962; HINRICHSEN, 1963; FLIEDNER,
KESSE, CRONKITE und ROBERTSON, 1964; KÖBBERLING, 1965; SWARTZENDRUBER und HANNA
jr., 1965; CAFFREY, EVERETT und RIEKE, 1966; PRINDULL, 1966; u.v.a.).

Die „Bildschärfe" des Autoradiogramms und damit die Zuordnung der radioaktiven Substanz zu bestimmten Gewebsstrukturen wird um so besser, je enger der Kontakt zwischen
biologischem Material und Filmschicht („Stripping-Film"-Verfahren) und je weicher die aus-
gesandte Strahlung ist (vgl. GRAUL und HUNDESHAGEN, 1964). Der letzteren Forderung
genügt am besten die sehr „weiche" Strahlung des radioaktiven überschweren Wasserstoffs
[H^3 (Tritium)]; andere viel benutzte β-Strahler sind C^{14} und S^{35}. Mit diesen Isotopen hergestellte
Autoradiogramme ergeben ein Bild der Milzpulpa, das sich bei Übersichtsvergrößerung kaum
von dem mit den üblichen histologischen Methoden gewonnenen unterscheidet. Wegen der
extrem kleinen β-Energie von H^3 und der sehr kleinen Reichweite der β-Teilchen im Mittel
1 μ ist das autoradiographische Auflösungsvermögen bei Verwendung von H^3 viel größer [und
die Gefahr einer Strahlenschädigung entsprechend kleiner (HINRICHSEN, 1963)] als bei C^{14}
und S^{35}.

In H^3-Autoradiogrammen der Säugermilz (*Maus, Ratte, Kaninchen*) läßt sich die Schwärzung exakt einzelnen Zellen, unter Umständen sogar Zellkernen zuordnen (TISCHENDORF und
LINNARTZ-NIKLAS, 1958a, b, 1962a, b; Näheres in den einschlägigen Kapiteln) (Abb. 176) und
im Dünnschnitt elektronenmikroskopisch noch genauer lokalisieren („High-resolution autoradiography"; s. CARO und VAN TUBERGEN, 1962; PELC, 1963). C^{14}-Autoradiogramme der
*Mäuse*milz (WALKER und LEBLOND, 1958; vgl. MESSIER und LEBLOND, 1960: S^{35}-Autoradio-
gramme der *Mäuse-* und *Ratten*milz) zeigen nach 8 Std eine intensive Reaktion über den
Follikelzentren, die nach 24 Std schwächer wird und nach 72 Std bis auf wenige Herde verschwunden ist. In der roten Pulpa wechseln Zonen niedriger und hoher Aktivität. Die ersteren
entsprechen gewöhnlichen Sinus und Pulpasträngen, die letzteren mit Myelo-, Erythroblasten
usw. gefüllten Sinus. P^{32}-Autoradiogramme der *Ratten*milz (DIDERHOLM und FICHTELIUS,
1959; vgl. COOPER, 1958: Inkorporation von P^{32} in die DNS der *Ratten*lymphocyten) zeigen
6 Std nach Verabreichung des β-Strahlers eine hauptsächlich die rote Pulpa und „kleine
Flecken" in den Follikelzentren betreffende Schwärzung [was sich nicht mit den Beobachtungen von GYLLENSTEN und RINGERTZ (1954) an der *Meerschweinchen*milz deckt]; nach
4—8 Tagen ist dagegen die weiße Pulpa stärker und vollständiger geschwärzt als die rote.

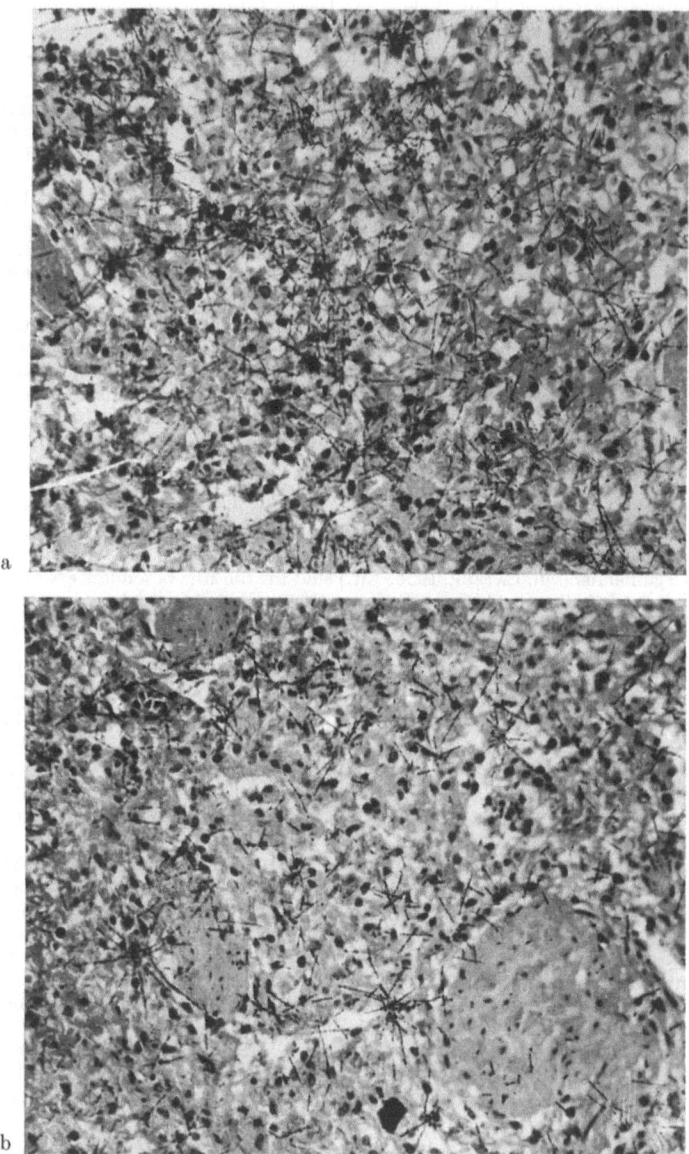

Abb. 175a u. b. Autoradiogramme von Teilen der roten Pulpa einer *Hunde*milz, 10 Std nach intravenöser Verabreichung von RaD (Expositionszeit 10 Tage, Hämatoxylin-Eosin; Vergr. 275×): Die Büschel photographischer Linien stammen von rundlichen, bläschenförmigen Zellen, welche die Lichtung der Milzsinus begrenzen. Im linken, mittleren Bereich von a ein längsgetroffener Sinus, von dem zahlreiche α-Partikel ausgehen.
Nach MIANI und VITERBO (1958)

Strontium[32] und Yttrium[91] reichern sich (wie Radium) vorzugsweise in der weißen Milzpulpa an (MURRAY, 1948), Beryllium[7] in der roten (KAYLOR und CLEAVE, 1953).

Die mannigfaltigen Angaben über den Einfluß der ionisierenden Strahlen auf den Chemismus der Säugermilz (und die daran geknüpften Diskussionen über den Mechanismus der Strahlenwirkung) können hier nur soweit näher berücksichtigt werden, als sie sich auf histotopochemische Untersuchungen stützen. Alle übrigen, die Analyse von

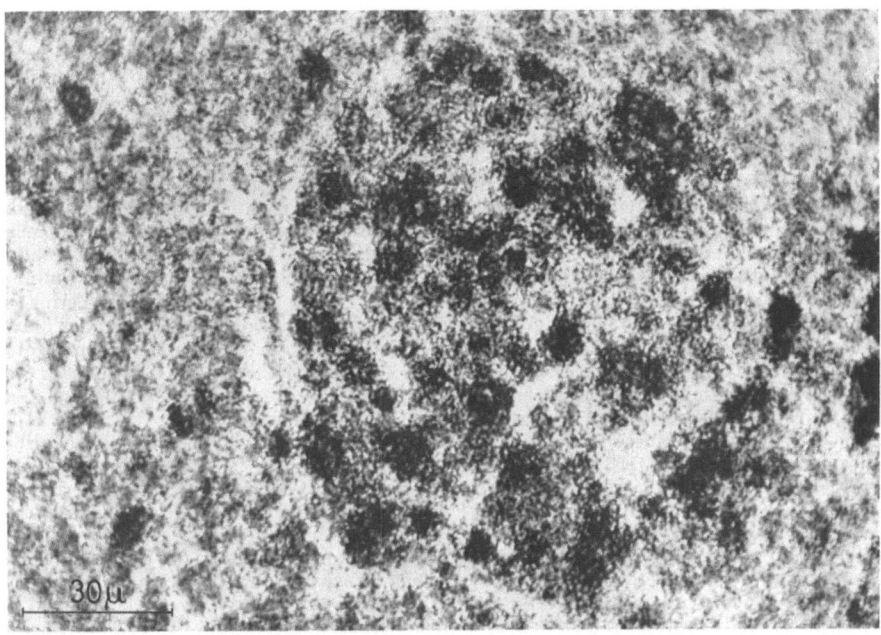

a

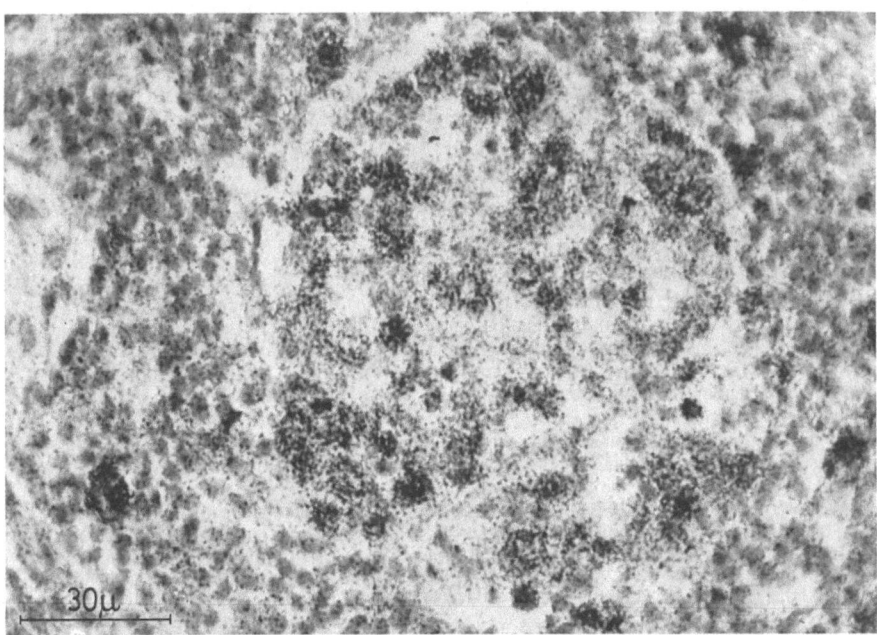

b

Abb. 176a u. b. Ausschnitt aus einem Malpighischen Körperchen mit großzelligem Follikelkern (-Zentrum), kleinzelliger Follikelschale und exzentrisch angeordneter Follikelarterie
(links). Milz, *Maus* (weibl., 13 g; 1,3 mC H^3-dl-Leucin intraperitoneal, Versuchsdauer $^1/_2$ Std);
mit Ehrlichschem Hämatoxylin nachgefärbtes Autoradiogramm. Mikrophotos: a Einstellung
auf die Silberkörnchen der Photoschicht, b Einstellung auf den Schnitt. Original d. Verf.
(mit Dr. A. LINNARTZ-NIKLAS)

Organhomogenaten (vgl. KÄRCHER, 1964) betreffenden, sind nur summarisch (nach Versuchs-tieren geordnet, in chronologischer Reihenfolge) aufgeführt.

Maus. SMITH, WHARTON und GERHARDT (1958) untersuchten histochemisch den Gehalt von Milz, Lymphknoten und Thymus 4—5 Wochen alter männlicher C 57-*Mäuse* an β-Glycero-phosphat (GP), unspezifischer alkalischer Phosphatase (GP-ase), Adenosin-5-phosphat (A-5-p), Adenosin-5-phosphatase (A-5-p-ase), Adenosintriphosphat (ATP), Adenosintriphosphatase (ATP-ase), unspezifischer Esterase und Succinodehydrogenase (SD-ase) 2 Std bis 9 Tage nach einer Ganzkörperbestrahlung von 400 r (Co[60]). Bei unbehandelten Tieren zeigten die Gefäßendothelien des Thymus im Gegensatz zu denen der Lymphknotenvenen und Milz-arterien keine Esterase-, dagegen wie in den Lymphknoten eine starke ATP-ase- und die Zellen der Thymusrinde eine stärkere Sd-ase-Reaktion als Milz und Lymphknoten. Bei bestrahlten Tieren fand sich in der „degenerativen Phase" (bis zum 3. Tag) im Thymus eine Reduktion der Sd-ase- und Esterase-Aktivität bei einem leichten Anstieg der letzteren in der Peripherie der weißen Milzpulpa, eine starke GP-ase- und A-5-p-ase-Reaktion im Endothel der Mark-venen des Thymus sowie eine entsprechende ATP-ase-Reaktion in der Thymusrinde und roten Milzpulpa. Die „regeneratorische Phase" (3.—9. Tag) brachte einen starken Anstieg der SD-ase-Aktivität mit anschließendem allmählichen Abfall der Aktivität sämtlicher unter-suchter Enzyme. — Außerdem: TANZI [1939: Kathepsin (Endopeptidase)], COLE und ELLIS (1954b, 1956, 1957: freie Desoxypolynucleotide), LUCHNIK (1956: Ribo- und Desoxyribo-nucleinsäuren), HAGEN (1957a, b: Kathepsin), MAIN, COLE und ELLIS (1957: freie Desoxy-polynucleotide), HONJO, TAKEDA, TAKAMORI und MAEDA (1958: Diphosphorpyrimidin-nucleotid), KURNICK, MASSEY und SANDEEN (1959: saure Desoxyribonuclease und Inhibitor der alkalischen Serum-Desoxyribonuclease), UYEKI (1959: Nucleotide), YAMAMOTO (1959: Nucleinsäuren), YEN, ANDERSON und SMITH (1959): Inkorporation von C[14]-Ureidobernstein-säure in die Nucleinsäurepyrimidine), KORCHAK und SPERANSKAJA (1960: Sulfhydrylgruppen und Thiolfermente), KURNICK, MASSEY und MONTANO (1960: Desoxyribonuclease), SANDERS, DALRYMPLE und ROBINETTE (1964: Desoxyribonucleinsäuren), VU-THI-SUU, CONGDON und KRETSCHMAR (1964: Lysozym), GOUDY, DAWES, WILKINSON und WILLS (1967: Ferro-chelatase).

Ratte. HORNYKYEWYTSCH (1951) führt die 12—24 Std nach einer Bestrahlung mit 1000 r in den weitgehend von Lymphocyten entblößten Milzfollikeln der *Ratte* zu beobachtende hochgradige Plasmalreaktion auf den Übertritt von Acetalphosphatiden aus dem Blut ins Gewebe zurück. — Außerdem: LUDEWIG, CHANUTIN, LENTZ, WORD jr. und FEWELL (1950: alkalische Phosphatase), GROS, MANDEL und RODESCH (1933: Nucleinsäuren), BEKKUM, v. JONGEPIER, NIEUWERKERK und COHEN (1954: oxydative Phosphorylierung), DUBOIS und PETERSEN (1954: Adenosin-Triphosphatase und 5-Nucleotidase), DOUGLAS und DAY (1955: Desoxyribonuclease), BERENBOM (1956: Ribo- und Desoxyribonucleinsäuren), FEINSTEIN (1956: Phosphorproteinphosphatase), BEKKUM (1957: Inkorporation von P[32] in Adenosin-tri- und -diphosphat), EICHEL (1957b, 1960: DPNH-Cytochrom c-Reductase, Adenosin-Desaminase und -guanase), MAZZANTI und FRANCHI (1957: Desoxyribonucleinsäure), RAPPO-PORT, SEIBERT und COLLINS (1957: C[14]-Stoffwechsel), PELLEGRINO und VILLANI (1957: β-Glucuronidase), SMITH und LOW-BEER (1957: Uridin-Phosphorylase, Cytidyl-Dephos-phorylase), BREUER, KNUPPEN und PARCHWITZ (1958: Elektrolyt- und Wassergehalt), DANCE-WICZ, LIPINSKI und ROSIEK (1958: α-Aminolaevulinsäure-Dehydrase), HEGGEN, OLSON, EDWARDS, CLARK und MAISEL (1958: Spurenelemente), OKADA, SCHLEGEL und HEMPELMANN (1958: Desoxyribonuclease), CHEVALLIER und MANUEL (1959a, b: Vitamin C), GOUTIER (1959: Desoxyribonuclease), MANDEL, CHAMBON, WINZERITH, KLEIN und MANDEL (1959: Ribo- und Desoxyribonucleinsäuren), NYGAARD und POTTER (1959, 1960a, b: Desoxyribo-nucleinsäuren, Inkorporation von C[14]), PALECK (1959: Desoxyribonucleinsäuren), ROTH und EICHEL (1959: Ribonuclease), SAHASRABUDHE, NERURKAR, BAXI und MAHAJAN (1959: Hexokinase, Aldolase, ATP-Kreatin-Transphosphorylase), EICHEL und ROTH (1960, Lit., Tabelle: Methodik der Enzymuntersuchung an der bestrahlten Milz), PASQUALINO und BOURNE (1960: Alkalische und saure Phosphatase, Esterase, 5-Nucleotidase, Succinodehydro-genase), ROTH, BUKOWSKY und EICHEL (1962: saure Hydrolase), RAHMAN (1963: saure Phosphatase), VARAGIC, KRSTIC, STEPANOVIC und HAJDUKOVIC (1963: 5-hydroxyl-Trypt-amin), DRAHOVSKÝ, UJHÁZI, WINKLER und SKODA (1964: Pseudouridin-, Desoxycytidin- und Harnsäureausscheidung), MOSKALENKO (1964: Desoxyribonuklease), ROTH, WAGNER und KOTHS (1964: Desoxycytidilat-, Desoxyadenosin- und Desoxyguanosin-Desaminase), GOUTIER (1965: Desoxyribonuclease), CUMMINS, KOHL und VAUGHAN (1967: ATP, Phosphokreatin), GOUDY, DAWES, WILKINSON und WILLS (1967: Ferrochelatase).

Meerschweinchen. JUGENBURG (1927: Stickstoff- und Chlornatrium-Stoffwechsel), BILAY (1959: Nucleinsäuren, P[32]-Aufnahme).

Kaninchen. KONSTANTINOVA und LIBINSON (1959: Nucleinsäuren), RYSINA (1959: Nuclein-säure-Spaltprodukte).

MAURER und RIPECKYJ (1956; vgl. KURNICK, MASSEY und MONTANO, 1960; BACKER, 1961, Lit.) führen die im Organismus unter Röntgen- und γ-Bestrahlung auftretenden Störungen hauptsächlich auf die im Zellwasser entstehenden energiereichen Radikale (H, OH, HO₂) und H₂O₂ zurück. Möglicherweise kommt es über eine oxydative Enzyminaktivierung u. a. zu einer Hemmung der Nucleinsäuren- (vorwiegend der Desoxyribonucleinsäuren) Synthese. Am meisten betroffen sind diejenigen Gewebe und Organe, die sich durch einen raschen Zellstoffwechsel sowie eine große Neubildungsrate der Desoxyribonucleinsäuren auszeichnen (z.B. Darmepithelien, blutbildende Gewebe, Milz und Lymphknoten). In der Tat geht (bei der *Maus*) die Erholung von einer Ganzkörperbestrahlung (400 r) der — durch den Einbau von H³-Thymidin gemessenen — DNS-Synthese in der Milz (vgl. SKALKA und SOŠKA, 1963; FAUSTO, SMOOT und VAN LANCKER, 1964: *Maus*; BENEŠ, SOŠKA und LUKÁŠOVÁ, 1965: *Ratte*) parallel: sie ist bis 12 Std nach der Bestrahlung stark erniedrigt (10% der Kontrollen), steigt dann langsam wieder an und erreicht nach 48 Std bereits wieder 70% der Norm (SANDERS, DALRYMPLE und ROBINETTE, 1964).

Zur Frage des chemischen Strahlenschutzes s. u.a. LUTHER und LORENZ (1947), HORNYKYEWYTSCH (1951), LOHMÜLLER und KIRCHBERG (1953), HAGEN (1957a), MAZZANTI und FRANCHI (1957), NERURKAR, BAXI, RANADIVE, NERURKAR und SAHASRABUDHE (1957), CHEVALLIER und MANUEL (1959b), YAMAMOTO (1959), BACKER (1961, Lit.), FLEMMING (1962), SAVAGE (1962), GRAUL und KUNITSCH (1964, Lit., Tab.), BRECCIA, TRENTA, BADIELLO, MORETTI und MATTII (1966). Bei bestimmten Pharmaka (z.B. Valium, Taractan, Tryptizol, Insidon) soll der Schutzeffekt auf einer Senkung der Sauerstoffspannung in den „kritischen Geweben" — Milz und Knochenmark — beruhen (LOCKER und ELLEGAST, 1964).

Lymphoretikuläres und hämopoetisches System im allgemeinen besitzen nicht nur eine hohe Strahlenempfindlichkeit, sondern auch ein besonderes Regenerationsvermögen. Es tritt allerdings nur in Erscheinung, wenn der Strahlenschaden auf ein Organ beschränkt bleibt; ist der gesamte Organismus betroffen, so zieht sich die Wiederherstellung über Tage und Wochen hin — wenn sie überhaupt zustande kommt. Bei isolierter Organschädigung dagegen genügen unter Umständen schon Stunden, um das Gewebe wieder zu normalisieren. PIRINGER-KUCHINKA und PAPE (1958; vgl. PAPE und PIRINGER-KUCHINKA, 1956) (Abb. 177, 178) bestrahlten *Ratten* in der Milzgegend mit 1000 r. 24 Std danach war vor allem die weiße Milzpulpa schwer geschädigt, aber weitere 4 Std später zeigten sich bereits deutliche Proliferationsvorgänge an den lymphoiden Elementen (über die Regeneration der weißen Pulpa nach Bestrahlung s. auch TAKIAZUMI, 1928; CASATI, 1931; SCHUSTEROWA, 1931; POHLE und BUNTING, 1936; BRECHER, ENDICOTT, GUMP und BRAWNER, 1948; IMAMURA, 1959b; ZOLLINGER, 1960; LANGEVOORT, KEUNING, V. D. MEER, NIEUWENHUIS und OUDENDIJK, 1961; DIETHELM und LORENZ, 1963; CAFFREY, EVERETT und RIEKE, 1966). Die schnelle Wiederherstellung nimmt wahrscheinlich ihren Ausgang von Zellen mit einer hohen regenerativen Strahlenresistenz; bei einer Gitterbestrahlung der Milz (vgl. SMITH, RUTH und GRENAN, 1956) beschleunigen die dazwischen liegenden intakten Gewebsgebiete die Regeneration. Bei einer Ganzkörperbestrahlung hat die Abdeckung des Schwanzmarkes (ROBINSON, COMMERFORD und BATEMAN, 1965: *Maus*) einen günstigen Einfluß auf die Milzregeneration (über die Therapie der Strahlenschäden durch Injektion von Knochenmarks- und Milzgewebe s. S. 56, 96ff.). Im übrigen spielen nach Ansicht von PIRINGER-KUCHINKA und PAPE humorale Faktoren eine große Rolle [vgl. ELLINGER, 1954; CONGDON und LORENZ, 1954; ALLEN, WARDELL und CLAY, 1955; MAISIN, MAISIN und MALDAGUE, 1957 (sämtlich zit. nach PIRINGER-KUCHINKA und PAPE, 1958): Zufuhr von Gewebsextrakten, Plasmateilen oder Zellen]. Cortison (vgl. MATYÁSOVÁ, SKALKA und SOSKA, 1963; SKALKA und SOSKA, 1963) hemmt (bei mit 500 r bestrahlten *Ratten*) die Regeneration des lymphatischen Gewebes bzw. der weißen Milzpulpa, nicht jedoch die des myeloischen Gewebes (BETZ, 1957).

Die Milz spielt sowohl bei der Strahlenschädigung als auch der Wiederherstellung der blutbildenden Organe (vgl. BARAKINA und JANUSHEVSKAJA, 1966) als Steuerungssystem eine entscheidende Rolle (MELCHING, 1960): Da sie einen die Knochenmarkstätigkeit hemmenden Wirkstoff bildet, überwinden splenektomierte Tiere einen lokal am Knochenmark gesetzten Strahlenschaden rascher als normale (vgl. MICHAUD, MANUEL und CHATEAU, 1966: *Ratte*). Bei subletaler Ganzkörperbestrahlung von *Mäusen* wurde durch Splenektomie ebenfalls ein Schutzeffekt erzielt, der 67% der operierten Tiere gegenüber nur 17% der Kontrollen überleben ließ [beim *Hund* steigt die Überlebensrate durch eine 1 oder 24 Std nach einer Ganzbestrahlung von 400 r ausgeführte Splenektomie von 5% auf 67 bzw. 87% (LADNER, GRUENAGEL und SCHWEIKERT, 1965)]. Das gleiche gilt für eine lokale Bleiabdeckung der Milz während der Ganzkörperbestrahlung. So starben von 4 × mit je 225 r bestrahlten *Mäusen* bei ungeschützter Milz 70%, bei geschützter dagegen nur 3% (LORENZ, CONGDON und UPHOFF, 1953; vgl. JACOBSON, MARKS, GASTON, ROBSON und ZIRKLE, 1949; JACOBSON, SIMMONS, MARKS, ROBSON, BETHARD und GASTON, 1950; MANDART, LAMBERT und MAISIN, 1952; HESTON, LORENZ und DERINGER, 1953; FALEEVA, 1958; GOSTOMZYK, ARNOLD und RUHENSTROTH-BAUER, 1963). Exstirpiert man die abgedeckt gewesene Milz später, so ist dennoch

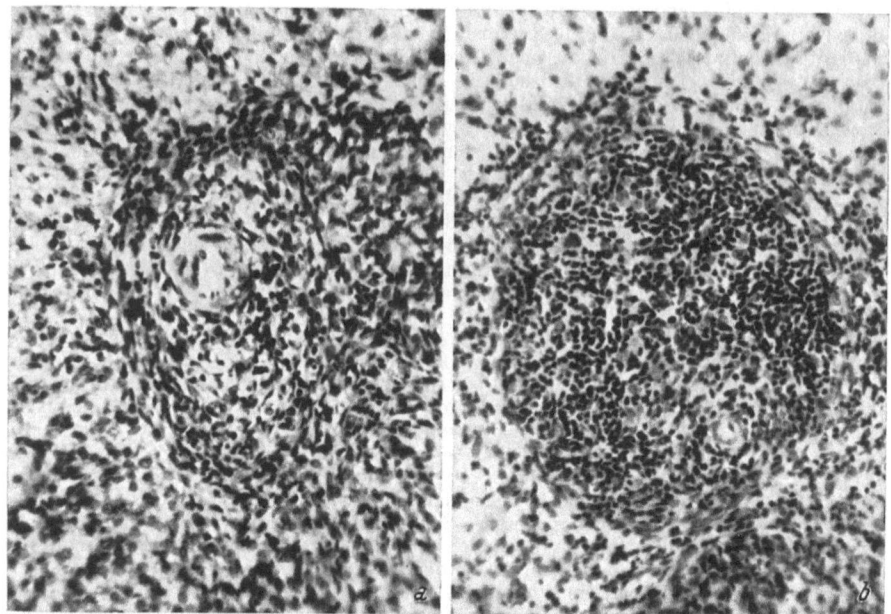

Abb. 177a u. b. Milz, *Ratte*. a Zellverarmter Follikel 24 Std nach 1000 r lokal, b wieder zellreicher Follikel 28 Std nach 1000 r lokal. Nach PIRINGER-KUCHINKA und PAPE (1958)

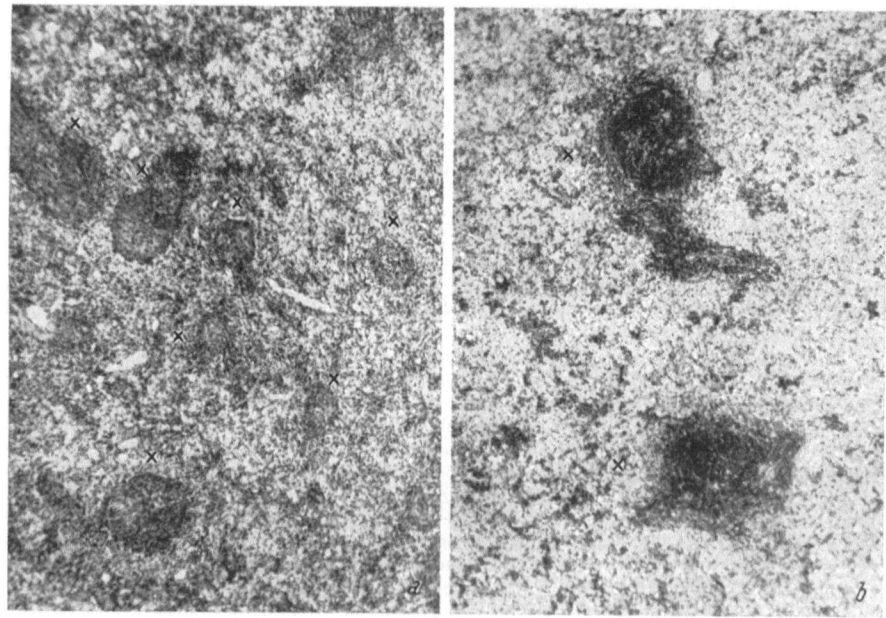

Abb. 178a u. b. Milz, *Ratte*. a Zellverarmte Follikel (x) 48 Std nach Allgemeinbestrahlung, b wieder zellreiche Follikel 48 Std nach Lokalbestrahlung mit 1000 r. Nach PIRINGER-KUCHINKA und PAPE (1958)

eine Schutzwirkung vorhanden. Die Zeitdauer, die die Milz nach Bestrahlung im Organismus verbleiben muß, um einen Schutz zu gewähren, beträgt im Tierversuch nur 15 min (STREI-CHER, 1961, Lit.). Da andererseits die ungeschützte Milz bei einer Ganzkörperbestrahlung selbst mit kleinen Dosen schwerstens geschädigt wird, folgert MELCHING, daß ,,unbestrahltes Milzgewebe ... einen wesentlichen Anteil an der Ausbildung der Strahlenkrankheit hat". GRAHN, SACHER und WALTON (1956) erklären das bei röntgenbestrahlten *Mäusen* und *Kaninchen* mit zunehmender Wellenlänge (0,050—0,155 Å) zu beobachtende Ansteigen der LD_{50} mit der aus der geringeren Tiefenwirkung der langwelligen Strahlung resultierenden Schonung der für den Strahlenschaden maßgeblichen Organe — Milz und Knochenmark. Die Wiederherstellung der erythropoetischen Homöostase nach Ganzkörperbestrahlung (und anderen Noxen) obliegt zumindest bei den Nagetieren fast ausschließlich der Milz; das Knochenmark ist nicht nennenswert daran beteiligt (LAMERTON, BELCHER und HARRIS, 1959; BRECHER, BRAMBEL und BRAMBEL, 1964; POPP, CONGDON und GOODMAN, 1965; FRUHMAN, 1966c, Lit.; vgl. S. 357 und Abb. 151).

HOEPKE (1957, Lit.) führt die Schutzwirkung der Milz (vgl. SCHEPPOKAT, 1956) auf die rasche Beseitigung der durch die Bestrahlung im Organismus entstandenen Zelltrümmer zurück, darüber hinaus auf von der Milz gebildete, die Zellneubildung anregende Stoffe. In der Tat läßt sich mit Milzextrakten, -homogenaten und -implantaten ein weitgehender Strahlenschutz erzielen (MANDART, LAMBERT und MAISIN, 1952; COLE und ELLIS, 1953, 1954a, b, 1956; LORENZ, 1953; SMITH, MARSTON, RUTH und CORNFIELD, 1954; SAVITSKY, 1955; ELLINGER, 1956; MAURER und RIPECKYJ, 1956; ELLINGER, 1957; RUGH und GRUPP, 1960; ELLINGER und STRIKE, 1961a, b; ROSENKRANZ, 1961, Lit.; ELLINGER, STRIKE und LINDSLEY, 1962; GRAUL und KUNITSCH, 1964, Lit., Tab.), allerdings nur bei Röntgen- und γ- (z.B. Co^{60}); nicht aber bei Neutronenstrahlen (VOGEL, CLARK, JORDAN, BINK und BARHORST, 1957); zellfreie Kulturflüssigkeit von Milzgewebe neugeborener Tiere ist unwirksam (KÖRLOF, 1958). STREICHER (1961, Lit.) schließt aus der Beschleunigung der Knochenmarksregeneration, besonders der Erythropoese, bei mit Milzsuspension behandelten ganzkörperbestrahlten Tieren (THOM und HÜBNER, 1959), daß die Milz nicht nur eine hemmende, sondern auch eine anregende Wirkung auf das Knochenmark haben kann. Die Antikörperbildung ist nach Ganzkörperbestrahlung bei ungeschützter Milz (vgl. FITCH, BARKER, SOULES und WISSLER, 1953; SMITH und MARSTON, 1953; WISSLER, ROBSON, FITCH, NELSON und JACOBSON, 1953; BAUDISCH und WILDE, 1960; WILDE, SCHABINSKI und BAUDISCH, 1961; FRIEDMAN, 1963) unterdrückt (daher die Infektionsanfälligkeit Strahlengeschädigter), läßt sich aber durch Milzhomogenat partiell wieder herstellen (LA VIA, ROBSON und WISSLER, 1957; NICOLAJEVA und PROPATOVA, 1960; ELLINGER, HENDERSON, STRIKE, LINDSLEY und HENRY, 1960). Milzschutz während der Bestrahlung verhütet die Entstehung röntgeninduzierter Tumoren der lymphatischen Organe (LORENZ, CONGDON und UPHOFF, 1953). Eine Aktivierung des Reticulo-Endothels der Milz durch ganz schwache Bestrahlung zeitigt gesteigerte ,,protektive Effekte", d.h. sie erhöht nicht nur den Tumor- (TESCHENDORF, 1953; HOEPKE, 1957, Lit.), sondern auch den Strahlenschutzeffekt der Milz: Mit 1—30 r vorbestrahlte *Ratten*, die nach einiger Zeit eine massive Schädigungsdosis von 300—6000 r erhielten, hatten sich schon nach 24 Std völlig wieder erholt, während nicht vorbehandelte Tiere noch stärksten Zerfall ihres lymphatischen Gewebes zeigten (PAPE, 1951).

STREICHER (1961, Lit.) — der sich nachdrücklich gegen die sog. technische Splenektomie wendet — sieht in der Schutzwirkung der Milz gegen Strahlen ,,ein weiteres Beispiel dafür, daß das Vorhandensein oder Fehlen der Milz nicht völlig gleichgültig ist" (vgl. GIESELER, 1965; STUCKE, 1967). Auch GORLITZER v. MUNDY (1958, Lit.) warnt nachdrücklich vor einer ,,allzu freigebigen Indikationsstellung zur Splenektomie" im Atomzeitalter.

8. Stoffspeicherung und Stoffwechsel

a) Die Milzpulpa als Glied des reticulo-endothelialen Systems (RES)

ASCHOFF (1913, 1924a, b, 1925) rechnet zum RES (Lit. bei CHEVREMONT, 1948, 1955; MARSHALL, 1953, 1956; JANCSÓ, 1955b; FRESEN, 1957, 1960; POLICARD, 1957; HELLER, 1960a; VULCHANOV, 1966) die Reticulum- und Sinusendothelzellen von Leber, Milz, Lymphknoten, Knochenmark, Nebennierenrinde und Hypophyse, außerdem die Histiocyten (Clasmatocyten, Makrophagen, ,,ruhende Wanderzellen") und die von ihnen abstammenden Mono- und Splenocyten. HARTMANNs (1930) Einwand, die Aschoffsche Konzeption stelle ,,Beziehungen auf zwischen Zellen, die nach ihrer Differenzierung nichts mehr miteinander zu tun haben", ist insofern nicht stichhaltig, als alle Reticulo-Endothelien — im Gegensatz zu anderen, ebenfalls speichernden Zellen — gemeinsamer, mesenchymaler Herkunft sind (SIEGMUND,

1927a, b: „aktives Mesenchym"). Richtig ist, daß der klassische RES-Begriff (vgl. HUECK, 1948; HAMPERL, 1957; BÜCHNER, 1960) „eine gewisse Starrheit in einen besonders labilen ... Gewebsanteil" bringt, „der die Grundlage von blutbildendem Gewebe und Bindegewebe bildet" (HARTMANN); denn entscheidend für das RES im engeren Sinne ist nicht die Leistung als solche, sondern die besonders exponierte Lage am Ufer der Blut- und Lymphbahn (Siegmundsche „Uferzellen"), d.h. als RES im weiteren Sinne könnte das gesamte, zwischen Gefäßinhalt und Organparenchym vermittelnde interstitielle Gewebe (DISSE, 1892) gelten. In LETTERERs (1959a, b) Stufenleiter der mesenchymalen Speicherzellen

Reticulo-histio-cytäres System RHS	1. Endothelien 2. Fibrocyten 3. Reticulumzellen 4. Reticulo-Endothelien 5. Histiocyten	} Retothelien	} Reticulo-endo-theliales System RES

bilden die sofort in Aktion tretenden Retothelien als „innere Gruppe" das RES im engeren Sinne, während das RES im weiteren Sinne und das RHS als „Außengruppen" bei unmittelbarer Applikation der Speichersubstanzen in das Interstitium oder dauerndem, reichlichen Angebot vom Blut her tätig werden. Es handelt sich also nicht um ein starres „System", sondern eine „Stufenreihe der Ansprechbarkeit der Zellen des Mesenchyms für Stoffwechselarbeit verschiedener Art" (vgl. SCHMID, 1966a); dabei ist die Speicherleistung der Mesenchymzellen umgekehrt proportional ihrem Differenzierungsgrad. RES und RHS repräsentieren „nicht eine neue Realität, sondern das stoffwechseltätige Mesenchym in seiner Gesamtheit", d.h. das RES „ist im Grunde nichts anderes als die lokalistisch eingeengte Vorstellung von der Stoffwechselarbeit des gesamten Mesenchyms" (LETTERER).

Die Milz verkörpert die größte geschlossene Anhäufung „aktiven Mesenchyms" im erwachsenen Organismus: ihre „im Gegensatz zum Endothel der gewöhnlichen Blutgefäße einander auch funktionell noch sehr nahestehenden" (HARTMANN) Reticulum- und Sinuswandzellen und die von ihnen gebildeten histiocytären Elemente (Makrophagen) sichern ihr eine Schlüsselposition innerhalb des RES.

Nähere Angaben über das Reticulo-Endothel der Nichtsäugermilz (vgl. HAUSMANN, 1932, 1933) machen u.a. für die Cyclostomen JORDAN und SPEIDEL (1930b), Selachier BARGMANN (1941), LOERBROKS (1953), SCHLARB (1953), Teleosteer RUMYANTZEW (1939), BARGMANN (1941), SCHMIDT (1959), Dipnoer JORDAN und SPEIDEL (1931), Amphibien JORDAN und SPEIDEL (1930a), SCHMIDT (1931), BARGMANN (1941), Reptilien SCATIZZI (1930a) und Vögel ARNDT (1927), BARGMANN (1941), PALADE und PORTER (1954).

Entsprechende Daten für die Säugermilz im allgemeinen bringen u.a. ARNDT (1927), HAUSMANN (1932, 1933), v. HERRATH (1935c, 1947, 1953, 1958), PERLA und MARMORSTON (1935), BARGMANN (1941), HOEPKE (1951a), SCHEFF (1955), TISCHENDORF (1956a), für die Monotremen BASIR (1931/32), Insectivoren und Chiropteren HOEPKE (1931a, 1933), HOEPKE und GRUNDIES (1935), COHRS und SCHULZ (1958), Rodentier MILLS (1927), OCCHIONI (1927), RIEGELE (1932), HOEPKE (1952a, 1954a, 1955c), DUNN (1954, Lit.), HOEPKE und FLUHR (1955), CLEMENS und RICHTER (1958), COHRS und SCHULZ (1958), MOORE, RUPP, MUMAW und SCHOENBERG (1961), GALINDO und IMAEDA (1962), MOORE, MUMAW und SCHOENBERG (1964), ONOE und TSUKADA (1964), DUQUE (1965), RAPOŠ (1965), Carnivoren MILLS (1927), FREISBERG (1957), COHRS und SCHULZ (1958), ZWILLENBERG (1962), ZWILLENBERG und ZWILLENBERG (1962, 1963a), Primaten COHRS und SCHULZ (1958), EBERL-ROTHE (1960) und den *Menschen* PETERSEN (1925), KRUMBHAAR (1926), SCHILLING (1928), HIRSCHFELD und MÜHSAM (1930), KLEMPERER (1932a, b, 1938), CREMER (1948), DOAN, WRIGHT, WHEELER, BOURONCLE, HOUGHTON und DODD (1950), HEILMEYER und BEGEMANN (1955), ROTTER und BÜNGELER (1955), HERRLINGER (1957), GRUNZE (1957), HITTMAIR (1957), HARANGHY (1958), MEYTHALER und SÖLLA (1959), SORACHI (1959), STREICHER (1961).

b) Aufnahme und Verarbeitung verschiedener anorganischer und organischer Substanzen

Vitalfarbstoffe, Tusche und Metallkolloide

Bei dem Speicherungsvorgang handelt es sich um einen in vielen Punkten noch der Klärung harrenden „Mechanismus für die celluläre Aufnahme und Anreicherung kolloidverteilter Materie" (JANCSÓ, 1955 b, Lit.). Mit zunehmender Teilchengröße — ab 0,1 μ — geht die Kolloidopexie oder Athrocytose in die Phagocytose lichtmikroskopischer Teilchen über. Von der Phagocytose (vgl. HERRLINGER, 1956, Lit.) als Einverleibung fester Teilchen unterscheidet man die flüssiger als Pinocytose. Während Speicherungsvermögen Phagocytosefähigkeit voraussetzt, ist umgekehrt Phagocytosevermögen nicht unbedingt gleichbedeutend mit Speicherfähigkeit (JANCSÓ; z. B. MARSHALL, 1956; SNOOK, 1964: Metallophile der Milzpulpa). Nach SCHMIDT (1962, Lit.) ist die „granuläre Speicherung" kein kolloidchemisches Phänomen, sondern an bestimmte submikroskopische Strukturen (betr. der Reticulo-Endothelien der Milz s. ONOE und TSUKADA, 1964) und damit an die Vitalität der Zelle gebunden. Farbstoffaufnahme bedeutet nicht notwendig Resorption, „die erst dann stattgefunden hat, wenn der Farbstoff das Plasmalemm permeierte". Pinocytotisch aufgenommene Stoffe liegen zwar innerhalb des Zelleibes, aber in einer Plasmalemmvacuole, mittels deren sie — wie auch nichtflüssige submikroskopische Teilchen — durch die Zelle hindurchgeschleust werden können (Cytopempsis). Moleculardisperse lipoidlösliche Farbstoffe werden dagegen vorwiegend durch Permeation aufgenommen; auch makromolekulare lipoidunlösliche Stoffe können offenbar ohne Spaltung permeieren (zur Morphokinese der Athro- und Phagocytose s. auch VULCHANOV, 1966, Lit.).

Wie die Phagocytose wird auch die Athrocytose, besonders die Speicherung von Vitalfarbstoffen, durch die verschiedensten exo- und endogenen Faktoren gefördert bzw. gehemmt (JANCSÓ, 1955 b, Lit.; GÖZSY und KÁTÓ, 1957; TISCHENDORF und CURRI, 1958; BILSKI und SKOTNICKI, 1959; HELLER, 1960 b; LOUTIT, 1960; SNELL, 1960; VULCHANOV, 1966, Lit.; u.a.). Die von HALPERN (1964) postulierte Autonomie der Phagocytosefunktion des RES existiert weder in neuraler (TISCHENDORF, 1958 a, c; PISCHINGER, 1965) noch in hormonaler Hinsicht (TISCHENDORF, 1957 a, b; 1958 b).

Das RES der Nichtsäuger deckt sich weder in seiner Organlokalisation noch in seiner Leistung ohne weiteres mit dem der Säuger.

Unter den Teleosteern zeigt *Anguilla anguilla* mit Trypanblau und Lithiumcarmin färbbare Reticulo-Endothelien vornehmlich im lymphoiden Gewebe der Niere, daneben in der Milz und nur andeutungsweise auch in der Leber (SCHMIDT, 1959). Bei *Leuciscus cephalis* L., *Perca fluviatilis* und *Acerina cernua* lassen sich mit Neutralrot, Trypanblau, Lithiumcarmin und Tusche in Niere und Milz, vereinzelt auch in Leber und Pankreas, Reticulo-Endothelien unterschiedlichen Differenzierungsgrades nachweisen (RUMYANTZEV, 1939). Bei *Barba vulgaris* beobachtet man 16 Std nach intraabdomineller Lithiumcarmininjektion in der Niere bereits eine intensive Speicherung, in der Milz jedoch noch keine Spur davon. Die nach Trypanblauapplikation in der Leber auftretenden Speicherzellen stammen wahrscheinlich aus Milz und Niere. Simultane intraabdominelle Injektion von Lithiumcarmin, Trypanblau und Tusche führt in der Leber nur zur Lithiumcarmin- und Trypanblauanreicherung, in Niere und Milz dagegen zur Dreifachspeicherung (VARIČAK, 1938). Der intraabdominell injizierte Farbstoff [vgl. die Tuscheversuche von MACKMULL und MICHELS (1932) an *Tautogolabrus adspersus*] gelangt auf dem Lymphwege oder in Wanderzellen eingeschlossen in die Milz und die übrigen inneren Organe. Hydrocortison, nicht aber Desoxycorticosteron, bewirkt bei *Tilapia mossambica* eine beträchtliche Phagocytosesteigerung in Milz, Niere und Hepatopankreas (BERN, 1963). Die Hülsen der Teleosteermilz [*Conger vulgaris, Anguilla vulgaris, Esox lucius, Cyprinus carpio* (Verweis auf STOLTZ, 1930)] besitzen wie die der Selachier- (*Scyllium canicula*) und Dipnoermilz (*Protopterus dolloi*) im Vergleich zum Pulpareticulum nur eine geringe Athrocytoseaktivität (DUSTIN, 1934, 1938a).

Unter den Amphibien zeigen in Trypanblau gehaltene *Salamander*larven nur eine geringe Speicherung in Leber sowie Urniere und gar keine in Milz und Vorniere. Diese speichern erst, wenn der Farbstoff über die Blutbahn angeboten wird. Neugeborene *Salamander*larven besitzen nur in der Leber gut speichernde Reticulo-Endothelien, erst später bildet sich in der Milz (vgl. DUSTIN, 1938a) ein schwächeres Speicherungsvermögen heraus. Aus diesen beiden Organen stammen auch bis zur 4. Woche die in der Blutbahn und im Bindegewebe anzutreffenden Histiocyten (SCHMIDT, 1931, Lit.). Beim *Frosch* ist die Athrocytoseaktivität von Leber, Milz, Lunge usw. im Sommer erheblich größer als im Winter (ILKOW, 1959). Nach Verfütterung oder intraperitonealer Injektion von kolloidalem Eisen findet sich beim *Frosch* vermehrt freies und maskiertes Eisen (Preußischblau- und McCallum-Reaktion) in Milz, Leber und Niere (McCALLION und SCOTT, 1950). Die unterschiedliche Speicherung der angebotenen Stoffe (Trypanrot, Trypanblau, Bordeauxrot, Preußischblau, Chinatusche, Eisensaccharat, Thorotrast u.a.) beruht nicht auf der chemischen Zusammensetzung, sondern auf der die Permeabilität bestimmenden Teilchengröße. Histamin und Cholin steigern die Speicherleistung der *Frosch*milz, Antihistaminica vermindern sie (SMULDERS, 1951). Splanchnicusdurchschneidung oder Totalzerstörung des Nervensystems haben beim *Frosch* keinen Einfluß auf die Trypanblauspeicherung (LETTERER und BOGENDÖRFER, 1930).

Bestimmte Reptilien (*Uromastix acanthinurus, Alligator mississipiensis*) speichern Tusche nur im Reticulum, nicht aber in den Capillarhülsen der Milz (DUSTIN, 1938a; vgl. ABE, 1966a: *Schildkröte*).

Unter den Vögeln ergeben sich beim *Hühnchen* (über die Silber- und Thorotrastspeicherung beim *Hühner*embryo vgl. KENT, 1961) schon makroskopisch auffällige Unterschiede im Verhalten der Milz gegenüber den verschiedenen Vitalfärbungen: Nach Neutralrot erscheint das Organ klein und blaß, nach Lithiumcarmin ziemlich groß und intensiv rot mit bläulichem Einschlag, nach Trypanblau vergrößert und kräftig blau, nach Pyrrolblau stark vergrößert und gleichfalls intensiv blau, nach Isaminblau stark verkleinert und mäßig gebläut. Mikroskopisch finden sich nach Neutralrot in der Milz keinerlei Anzeichen einer direkten oder indirekten Farbeinwirkung. Nach Lithiumcarmin erscheinen allenthalben in der roten und den Randzonen der weißen Pulpa sowie im Kapselbindegewebe freie kleinere und größere Histiocyten mit feinen Farbgranula; das Reticulum selbst ist nur minimal an der Speicherung beteiligt. Bei Trypanblau entspricht die Farbstoffablagerung in keiner Weise der nach dem makroskopischen Befund zu erwartenden. Bei Pyrrolblau ist die rote Milzpulpa blutleer, die Hämatopoese nicht so ausgesprochen wie bei Trypanblau; etwas häufiger als bei diesem trifft man auch in den Sinuslichtungen und den Randzonen der weißen Pulpa große, rundkernige Zellen mit blaßblauen Granula. Bei Isaminblau ist im Vergleich zu den Säugern der Befund völlig negativ. Im ganzen genommen ist beim *Hühnchen* „die Speicherung in der Milz äußerst geringfügig" (BURGARD, 1936). *Ente* und *Taube* speichern Tusche zwar im Reticulum der Milz, nicht aber in den Capillarhülsen (DUSTIN, 1938a; vgl. ABE, 1966a: *Huhn*).

Bei den Säugern beeinflußt die Milz maßgeblich die Gesamtleistung des RES[1], indem sie allein $1/4$ aller reticulo-endothelialen Zellen stellt (STREICHER, 1961) und überdies humoral die Speichertätigkeit der übrigen anregt. Ein Ausfall der Milz macht sich also auf doppeltem Wege bemerkbar. Autolysate von Milzgewebe (DERMAN und LEITES, 1934) stimulieren bei *Meerschweinchen* und *Kaninchen* das RES erheblich stärker als solche von anderen Organen (Leber), und die bei splenektomierten *Kaninchen* ungefähr 4 Wochen lang zu beobachtende Einschränkung der Phago- und Athrocytose ist durch Milzextrakte zu beheben (MESSINA, 1936; vgl. SCHLIEPHAKE, 1931a, b). Auch die durch Tuscheblockade des RES oder Milzexstirpation herabgesetzte „chromagoge" Tätigkeit der Leber ist durch Milzextrakte wieder normalisierbar (FIESSINGER, OLIVER und CASTERAN, 1927). Daß die Splenektomie bzw. vasculäre Ausschaltung der Milz die Speicherleistung nur vorübergehend absinken läßt, liegt an der vikariierenden Hypertrophie des übrigen RES — vor allem der Leber (LEPEHNE, 1914; PASCHKIS, 1926a, b; BRANDSBURG, 1927; DIETRICH, 1927/28; HAMAZAKI und AIBARA, 1928c; HAMAZAKI und HAYAKAWA, 1929a, b; FISCHER-WASELS, 1930; GARAU, 1934; FUKAI, 1939; SOLI, 1940; TÖRÖ, 1948; BLICKENS und DI LUZIO, 1964; MRSEVIĆ und STEFANOVIĆ, 1964; s. auch S. 39), aber auch der Milchflecken (ABELOUS und ARGAUD, 1927; HAMAZAKI und HAYAKAWA, 1927, 1929a) usw. —, die den Verlust unter Umständen sogar überkompensiert (vgl. DOMAGK, 1924; FARKAS und TANGL, 1926; KOIKE, 1933; TOKUNO, 1934; TARANTOLA, 1933; CELLINA, 1934; CIOCCA, 1935; PAPILIAN und RUSSU, 1934b; GOEBEL und MILLER, 1935; PERLA und MARMORSTON, 1935, Lit.).

Im einzelnen stellen sich in den Reticulumzellen der *Mäuse-*, *Ratten-* und *Kaninchen*milz mit Janusgrün granulierte Mitochondrien und mit Neutralrot rote Vacuolen dar (OMORI, 1954). Bei der Aufnahme saurer Farbstoffe wird die *Mäuse*milz von der Leber übertroffen; verschiedene, bei der *Maus* sonst gut vital färbende Stoffe sind in der Milz nicht nachweisbar. Trypanblau findet sich zuerst in den Sinusendothelien, danach auch im Pulpareticulum; mit Diaminschwarz verhält es sich umgekehrt. Offenbar entscheiden „zellkonstitutionelle Momente" unabhängig vom Angebot über die Stoffaufnahme (WALLBACH, 1928). Von isolierten Milzzellen färben sich etwa 30% mit Trypanblau (KOVAŘÍK, 1963). Mit steigendem Alter nimmt die Eliminationsfähigkeit der *Mäuse*milz und des übrigen RES gegenüber Trypanblau zu (WARCHAVSKY, 1938). Bei trypanblaubehandelten Tieren wandern aus den Capillarhülsen zahlreiche Speicherzellen in die umgebende Pulpa ab (SOLNITZKY, 1937, Lit.; vgl. LORETI, 1935) — was DUSTIN (1938a: *Katze*) allerdings bestreitet; angeblich wandeln sich nach Injektion von Pyrrolblau und Lithiumcarmin auch Milz- und Lymphknoten-Lymphocyten in Histiocyten um (DOWNEY, 1955). In der *Mäuse*milz bringt Trypanblau die Eigenfluorescenz in den Zellen der roten Pulpa zum Verschwinden; ein Beweis dafür, daß die Zellen mit spezieller Fluorescenz wenigstens teilweise zum RES gehören (SJÖSTRAND, 1945/46; vgl. LERMA, 1958). Im Umkreis einer lokalen thermischen Läsion der *Kaninchen*milz ist die Trypanblauaufnahme gesteigert (DUNNING und STEVENSON, 1934).

---

[1] Mit Hilfe nichttoxischer radioaktiver Kolloide [z. B. Au^{198}; J^{131} und J^{125} (vgl. MORGAN 1966)] läßt sich (beim *Menschen*) die Phagocytosegeschwindigkeit und -kapazität der reticulo endothelialen Elemente genau bestimmen und auch „quantitativ feststellen, wieweit die Milz bei stärkerer Verminderung des hepatischen RES-Anteils den Funktionsausfall kompensieren kann" (OEFF, 1968, Lit.). Die weitgehend selektive szintigraphische Darstellung der Leber (mit kolloidalem Radiogold) und der Milz (mit radiochrom-markierten, wärmealterierten Erythrocyten) ermöglicht eine „doppelte Funktionsprüfung des RHS" (FISCHER, 1967, Lit.); zur Kritik der „Funktionsproben" des RES vgl. S. 423.

Einen allgemein fördernden Einfluß auf die Trypanblauspeicherung der Säugermilz haben Insulin (GOLDZIEHER und HIRSCHHORN, 1927), Histamin, Cholin (SMULDERS, 1951), Vitamin B_{12} (ERKOÇAK, 1960) sowie Leber- (BITTERSOHL und NEIDHARDT, 1933) und Milzextrakt (SCHLIEPHAKE und SINKE, 1931), einen hemmenden Einfluß Antihistaminica (SMULDERS, 1951) und Schilddrüsenpräparate (GOLDZIEHER und HIRSCHHORN, 1927). Die Pyrrolblauspeicherung der *Kaninchen*milz wird durch Thyreoidektomie nicht aktiviert, wohl aber die der Leber (GAROSSI, 1928). Pituitrin, Epinephrin (GOLDZIEHER und HIRSCHHORN, 1927) und Cortison (ICKOWICZ und WEISSBERG, 1956) beeinflussen die Trypanblauspeicherung nicht. Nach Sympathektomie bzw. Splanchnicusdurchschneidung fanden LETTERER und BOGENDÖRFER (1930) die Trypanblauspeicherung der Milz unverändert, während CIOCCA (1935) eine Zunahme und KAWANISHI (1934) eine sich bald wieder ausgleichende Abnahme der Speicherleistung konstatierten. Mit Staphylokokkenvaccine immunisierte *Ratten* speichern in der Milz kein Trypanblau mehr, wohl aber nach Splenektomie in der Leber (PASCHKIS, 1926a, b). Die Ausscheidung injizierten Trypanblaus aus dem Blut ist — ebenso wie die von Kongorot (GOEBEL und MILLER, 1935) — bei splenektomierten *Hunden* eine Zeitlang stark verzögert (FARKAS und TANGL, 1926). Trypanblau verhindert beim *Kaninchen* gleich Tusche auf dem Wege über das RES den allgemeinen anaphylaktischen Schock (KLINGE, 1926, 1927; vgl. VERCELLANA, 1932; HELD, 1933; ZWEIFACH, 1960), erniedrigt die Toleranz gegenüber Insulin und sensibilisiert den Organismus für dessen Wirkung (MESSINA, 1931). Längere Trypanblau-Einwirkung führt zu einer Vermehrung des Milzreticulums (HEINLEIN, 1934) und einer Zunahme der Enzymaktivität in den Histiocyten der weißen und roten Pulpa, nicht aber in den Sinusendothelien (POZZI und BARBOLINI, 1965; BARBOLINI, BARBANTI SILVA und TRENTINI, 1966: *Ratte*).

Lithiumcarmin wird (ebenso wie Tusche, Eisenzucker und Berlinerblau) in der *Kaninchen*milz (Abb. 179) zuerst von den Sinusendothelien aufgenommen und dann an die Reticulumzellen weitergegeben. Ist der Farbstoff aus dem ganz damit beladenen Reticulum in die Endothelien zurückgelangt, so können sich diese ablösen und schubweise als Monocyten ins Blut übertreten. Es besteht also eine Art Zirkulation von den Endothelien zu den Reticulumzellen und zurück (GOUNELLE, 1928). Die im Gefolge der Carminspeicherung (s. auch MIGAY und PETROFF, 1923; JECKELN, 1934; NEUKOMM, 1945/46) entstandenen Bluthistiocyten gehen später in Leber und Milz — hier von den Reticulumzellen phagocytiert — wieder zugrunde (CLASING, 1930). Injiziert man *Kaninchen* aus der Bauchhöhle von Jungtieren gewonnene carmingespeicherte Zellen, so finden sich diese bei älteren Tieren mit voll entwickeltem Speichervermögen des RES nach 10 Tage in den Nebennieren, nach 22 in der Leber, nach 33 in Milz und Netz und nach 50 Tagen in Hypophyse, Knochenmark und Lymphknoten wieder. Die ins Milzreticulum gelangten Carminzellen können sich wieder in Wandercarminzellen zurückverwandeln. Auch für die Bluthistiocyten im allgemeinen (vgl. u.a. KIYONO, 1914a) muß ein derartiger dauernder Austausch zwischen fixen, wandernden und im Blut kreisenden Zellen angenommen werden (HAMAZAKI und WATANABE, 1929, 1930; über das Schicksal der Carminzellen beim Nichtsäuger vgl. VIERLING, 1926). In der *Mäuse*milz wird Lithiumcarmin im Gegensatz zu Trypanblau gleichzeitig mit goldgelb-orange fluorescierenden Granula (vgl. LERMA, 1958) in den Zellen der roten Milzpulpa sichtbar (SJÖSTRAND, 1945/46). Beim *Igel* (Wintertier) ist die Lithiumcarmin- (und Pyrrolblau-) Speicherung besonders ausgeprägt in den Hülsen, die LORETI (1935) daher als pericapilläre Histiocytenansammlungen auffaßt.

Schwache und mittelstarke Ultraviolettbestrahlung (vgl. MIESCHER, 1960) erhöht beim *Kaninchen* die Carminspeicherquote der Milz, starke erniedrigt sie

(Patsouri, 1936). Splanchnicusdurchtrennung oder Pilocarpininjektion setzen die Speichertätigkeit des Reticulo-Endothels der Milz vorübergehend herab, Vagusdurchtrennung, Adrenalin- oder Atropininjektion dagegen herauf. Bei gleichzeitiger Verabreichung von Adrenalin oder Atropin und Carmin verschwindet der Farbstoff schneller, bei gemeinsamer Injektion mit Pilocarpin dagegen langsamer aus dem Blut als normalerweise (Kawanishi, 1934). Beim *Meerschweinchen* speichern die Gewebseosinophilen erst nach der Splenektomie Lithiumcarmin (Mayr und Moncorps, 1926, 1927).

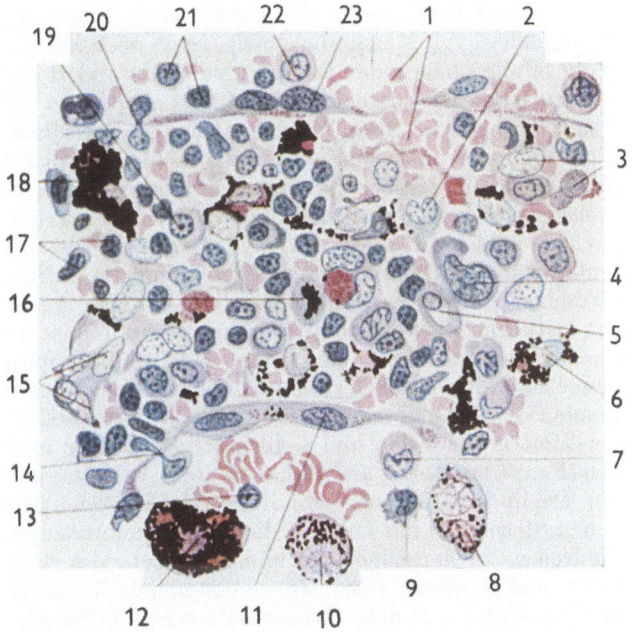

Abb. 179. Milz, *Kaninchen;* Injektion von Lithiumcarmin und Tusche, Hämatoxylin-Eosin-Azur II. Querschnitt eines Billrothschen Stranges zwischen zwei Sinus (Vergr. 460×): *1* Erythrocyten, *2* Monocyt, *3* primitive Reticulumzellen, *4* Hämocytoblast, *5* Arteriole, *6* ruhender Makrophag, *7* Monocyt, *8* freier Makrophag, *9* monocytärer Lymphocyt, *10* freier Makrophag, *11* Sinuswandzelle, *12* freier Makrophag, *13* kleiner Lymphocyt, *14* wandernder Lymphocyt, *15* primitive Reticulumzellen, *16* Mitose eines mittelgroßen Lymphocyten, *17* kleine Lymphocyten, *18* ruhender Makrophag, *19* Plasmazelle, *20* wandernder Lymphocyt, *21* kleine Lymphocyten, *22* Monocyt, *23* Sinuswandzelle. Nach Maximow und Bloom (1957) aus Tischendorf (1958c)

Tusche wird in der *Igel*milz bevorzugt in den Capillarhülsen (Dustin, 1938a), in der *Mäuse*milz perifollikulär, erst bei stärkerem Angebot auch interfollikulär gespeichert; durch verschiedene Substanzen läßt sich dieses Speicherungsbild modifizieren (Wallbach, 1928). Nach den Lebendbeobachtungen von Mac Kenzie, Whipple und Wintersteiner (1941) treten bei allen untersuchten Tieren schon 20 sec nach Injektionsbeginn in der Milzpulpa die ersten Tuschekörnchen auf. Bei niedriger Konzentration bevorzugen sie die Nähe der Capillarendigungen, sind aber im übrigen bei *Maus, Ratte, Kaninchen* und *Meerschweinchen* diffus auf die Makrophagen der roten Pulpa verteilt. Bei der *Katze* (vgl. Abe, 1966a) dagegen beladen sich wenige Sekunden nach Erscheinen der ersten Körnchen alle Hülsen massiv mit Tusche (vgl. Tait und Cashin, 1925; Mills, 1927; Robinson, 1928a; Li, Garven und Mole, 1929; Li, Mole und Garven, 1929; Solnitzky, 1937;

Dustin, 1938a: *Hund*). Auch zunächst noch extracellulär liegende Partikel befinden sich binnen 2 Std sämtlich intracellulär. Zwar nimmt in der *Mäuse*milz (vgl. Carr, 1968) nach 1—2 Tagen die Zahl der tuschehaltigen Makrophagen durch Abwanderung derselben deutlich ab, aber eine gewisse Menge von ihnen ist auch nach mehreren Monaten noch vorhanden. Im Fluorescenzmikroskop erscheint injizierte Tusche in der *Mäuse*milz nicht nur zusammen mit goldgelb-orange leuchtenden Körnchen intracellulär in der roten Pulpa, sondern auch in der weißen (Sjöstrand, 1945/46). In der *Ratten*milz beobachtet man schon 10 min nach der Injektion reichlich Tusche- (oder Chlorazolschwarz E-) Körnchen intercellulär in der Knötchenrandzone (vgl. Altschul und Hummason, 1947; Abe, 1966b), jedoch nicht in den marginalen Metallophilen (vgl. Marshall, 1956). Nach 4—8 Std ist das Material größtenteils in die Makrophagen der roten Pulpa abgewandert (Snook, 1964). 1—14 Tage nach intravenöser Tuscheinjektion findet sich in der *Ratten*milz nur wenig Kohle, hauptsächlich als freie Körnchen in den Reticulummaschen der roten Pulpa. Erst Ende der 2. Woche nehmen die Kohleteilchen spürbar zu; sie liegen jetzt überwiegend in teilweise miteinander verklumpenden Makrophagen der roten und gelegentlich auch der weißen Pulpa. Auch die Sinus und Pulpavenen enthalten zahlreiche kohlebeladene Zellen (vgl. Lennert, 1961, Lit.: anthrakotische Pigmentophagen im Lymphknoten). Durch laufende Aufnahme noch frei zirkulierender Tusche steigt die Gesamtmenge der in der Milz deponierten Kohle mit wachsendem zeitlichen Abstand vom Injektionstermin immer mehr an. Ende des 2. Monats haben Zahl und Größe der kohlebeladenen Makrophagen, die sich vielfach zu polynucleären Riesenzellen zusammenschließen, deutlich zugenommen. Ende des 6. Monats finden sich diese massenhaft Kohle enthaltenden Riesenzellen allenthalben verstreut in der roten und weißen Milzpulpa und auch in den abführenden Venen (Frankel, Patek und Bernick, 1962; vgl. Patek und Bernick, 1960) (Abb. 180). Die in den Milzvenen befindlichen Kohlezellen werden ebenso wie die v. Kupfferschen Sternzellen der Leber in die Lunge weitertransportiert, wo sie unter dem Bilde freier Alveolarphagocyten in der Lichtung des Bronchialbaumes erscheinen (Nicol und Bilbey, 1958). Intraabdominelle Tuscheinjektion läßt beim *Kaninchen* die Kohle auf dem Lymphwege schon frühzeitig in die mesenterialen Lymphknoten sowie Leber und Milz gelangen (Suhr, 1929); auf dem Blutwege zugeführte Tusche wird bevorzugt an reich capillarisierten Stellen abgelagert (Brickner, 1927). Die Speicherung in die Aorta injizierter Tusche wird beim *Kaninchen* durch Pfortaderstauung erheblich beeinträchtigt (Bibinowa, 1930).

Eine 9tägige Vorbehandlung mit Cortison führt bei der *Ratte* zu einer vermehrten Tuschespeicherung in der Milz (Piantoni und Magnaghi, 1955). Die gleiche Wirkung hat bei der *Maus* für die Dauer einer Woche eine 3tägige Vorbehandlung mit Diäthylstilböstrol und Tri-p-anisylchloräthylen (TACE). Eine 6tägige Behandlung mit Diäthylstilböstrol aktiviert das RES für mindestens 9 Wochen (Nicol und Abou-Zikry, 1953; Nicol, Brownlee, Druce und Ware, 1960; Nicol, Bilbey, Cordingley und Druce, 1961). Eine einmalige Injektion des Proöstrogens TACE (s. oben) steigert die Phagocytosetätigkeit von Milz und Leber viel nachhaltiger als die anderer Östrogene (Flemming, 1966). Protrahierte Tuschebehandlung (vgl. Neukomm, 1945/46) beeinträchtigt beim *Hund* den Purinstoffwechsel und andere Entgiftungsvorgänge (Händel und Rosenzuaig, 1926; Mitsuba, 1927) durch Verlangsamung der oxydativen Prozesse (Chrometzka und Kühl, 1935) und verzögert die Fett- und Lipoidaufnahme (Leites, 1926, 1927), beim *Kaninchen* schwächt sie den natürlichen Widerstand gegen Abkühlung (Patsouri, 1937), bei *Ratte* und *Maus* begünstigt sie das Tumorwachstum (Tinozzi, 1931, 1932) — bewirkt also eine gewisse Leistungsminderung

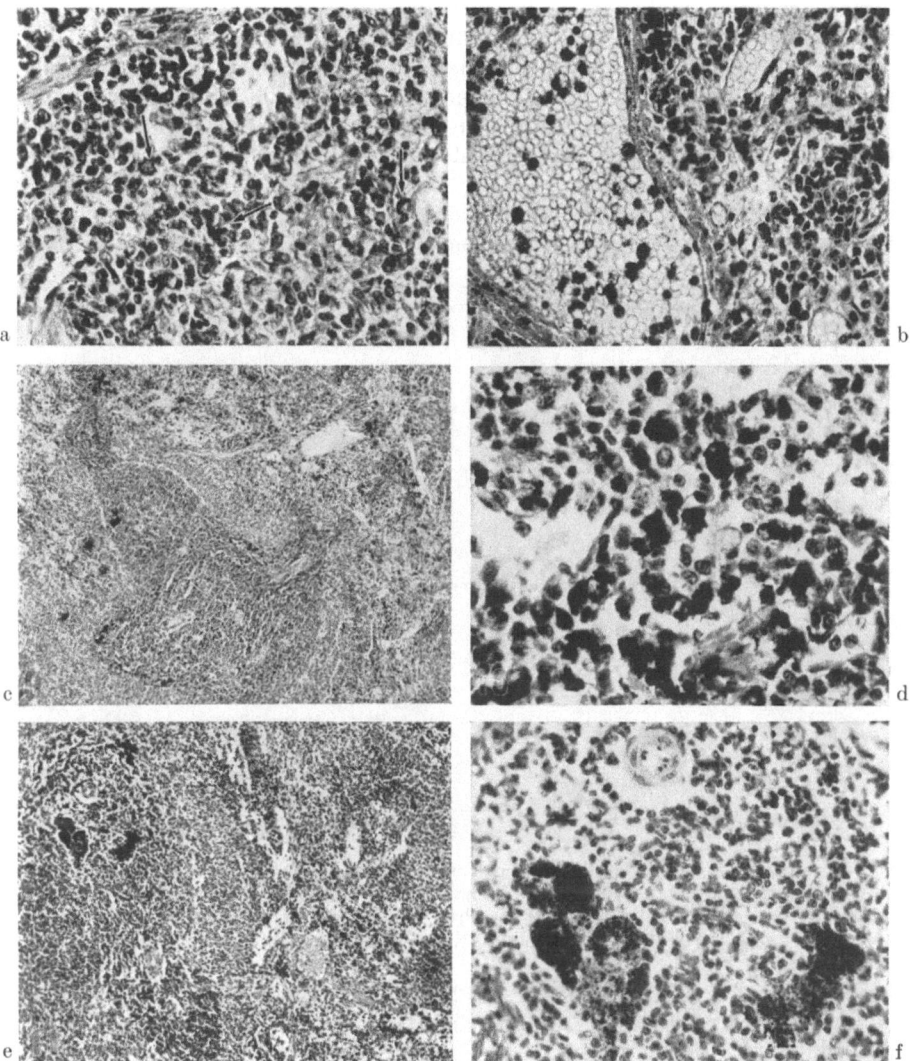

Abb. 180a—f. Milz, *Ratte* (Hämatoxylin-Triosin). a (Vergr. 400×) 24 Std nach einer Tusche-injektion: Freie Kohleteilchen (Pfeile) im Interstitium der roten Pulpa. — b (Vergr. 400×) 2 Wochen nach der Injektion: Kleine Kohleklümpchen in den Makrophagen der roten Pulpa und zahlreiche kohlebeladene Zellen in den Pulpavenen. — c (Vergr. 90×) 2 Monate nach der Injektion: Große Phagocytenkonglomerate verstreut über die ganze rote und in der Peripherie der weißen Pulpa. — d (Vergr. 500×) 2 Monate nach der Injektion: Kohleansammlungen in den intersinuösen Spalten und in den Sinuslichtungen. — e (Vergr. 125×) 6 Monate nach der In-jektion: Rote und weiße Pulpa durchsetzt von Riesenzellen. — f (Vergr. 250×) 6 Monate nach der Injektion: Riesenzellen in unmittelbarer Nähe einer Follikelarterie der weißen Pulpa. Nach FRANKEL, PATEK und BERNICK (1962), auf 6/7 verkl.

des RES. Auf die postmortale Autolyse des Milzgewebes (*Kaninchen*) haben Zeit-punkt und Grad der Tuschespeicherung keinen Einfluß (BEKÜWE, 1938).

Beim *Menschen* kommt es im Alter und bei stärkerer Kohlenstaubinhalation häufig zu einer Milzanthrakose (vgl. ROTTER und BÜNGELER, 1955, Lit.). Das Kohlepigment kann durch Erweichung und Gefäßeinbruch anthrakotisch indurierter Bronchiallymphknoten oder auch durch direkte Penetration verdünnter Gefäßwände (Lungenemphysem) ins Blut gelangen. In der Milz wird es abgefangen und in großen, spindeligen oder verästelten Zellen der adventitiellen Arterienscheiden und des perifollikulären, seltener auch intrafollikulären Pulpareticulums sowie in den Sinusendothelien gespeichert. Bei stärkerem Angebot entstehen auf der Organschnittfläche bis stecknadelkopfgroße schwarze Pünktchen und Striche.

Unter den zu Speicherzwecken verwendeten kolloidalen Metallen interessiert wegen seiner großen physiologischen Bedeutung (s. S. 444 ff.) in erster Linie

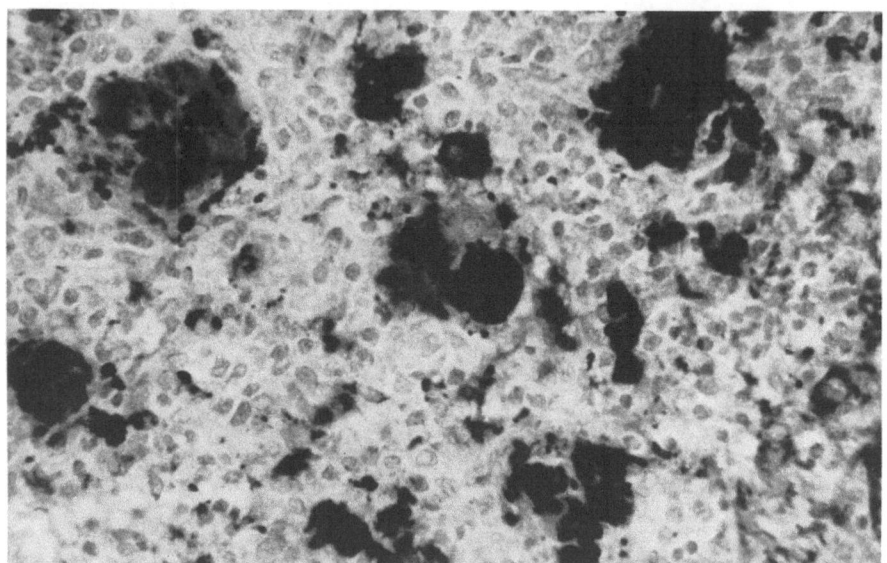

Abb. 181. Milz, *Kaninchen* (Pearls Reaktion, Vergr. 400 ×); 1 Woche nach Injektion von 20 mg Eisensaccharat + Adjuvans: Reichliche Eisenablagerung in der Pulpa, unterschiedliche Färbbarkeit der betroffenen Zellen. Original von Prof. Dr. R. D. MOORE, Cleveland/Ohio [MOORE, R. D., u. M. D. SCHOENBERG, Exp. Cell Res. **30** (1963), Fig. 7]

das Eisen (vgl. u. a. M. B. SCHMIDT, 1912, 1928, 1931, 1940; MIGAY und PETROFF, 1923; STANDENATH, 1925, Lit.; LEITES und RIABOW, 1927; LETTERER, 1928; LEVI und MICHELETTI, 1929; CHLOPIN, 1930; HENRIQUES und OKKELS, 1930; BRUMANN, 1932, Lit.; NEUKOMM, 1945/46; JANCSÓ, 1955 b, Lit.; HEILMEYER, 1957; VANNOTTI, 1957; GEDIGK, 1958, Lit.; HEILMEYER und HEILMEYER, 1959, Lit.; KEIDERLING, 1959, Lit.; RICHTER, 1959; PLÖTNER, 1960, Lit.; GROSS, NAEGELI und PHILPS, 1964, Lit.). Beim *Kaninchen* werden intravenös zugeführte Ferro-(Lactat) und Ferrisalze (Peptonat und Saccharat) reichlich, Eisenkomplexsalze (Natriumferro- und -ferricyanür, Natriumferricitrat) dagegen nur spärlich in den Milzmakrophagen abgelagert (OKKELS, 1929; vgl. CREMER, 1940a, b; CABRINI und POGO, 1958). Eisensaccharat wird von der *Kaninchen*milz nicht nur in den Sinusendothelien, sondern auch in den intersinuösen sowie den intra- und perifollikulären Histiocyten gespeichert (MOORE, RUPP, MUMAW und SCHOENBERG, 1961; s. auch MOORE und SCHOENBERG, 1963; MOORE, MUMAW und SCHOENBERG, 1964; vgl. CARR, 1968: Ferriveninspeicherung in der *Mäuse*milz) (Abb. 181, 182). In den Sinusendothelien werden Eisenoxyd und Eisen-Eiweißkomplexe in Form 40—50 Å großer Partikel von Eisenhydroxyd abgelagert. Isolierte Partikel finden sich allenthalben in der Zellmembran und der Zellperipherie und lassen sich z.T. fadenähnlich ins Zellinnere verfolgen. Die Vesiculae entlang der Zellränder enthalten nur selten Eisen. Mit dem endoplasmatischen Reticulum haben die Partikel meist nichts zu tun, wohl aber mit den Mitochondrien. Mit steigender Versuchszeit und Dosis treten zu den Einzelpartikeln immer mehr größere Eisenanhäufungen. Sie haben z.T. eine Doppelmembran mit Resten von Mitochondrien-Cristae, z.T. aber auch nur eine einfache oder gar keine Membran. Die auf der dem Zellinneren zugekehrten Seite dem Kern anliegenden Anhäufungen stoßen gleich den isolierten Partikeln durch die Kernmembran ins Nucleoplasma vor (MOORE, MUMAW und SCHOENBERG, 1961). Auf subcutane oder intra-

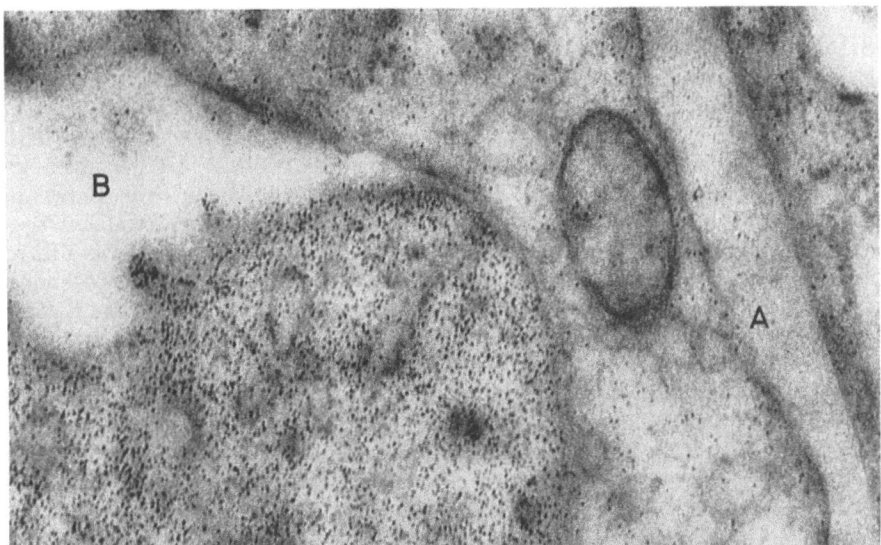

Abb. 182. Milz, *Kaninchen* (Vergr. 43200×); 24 Std nach Injektion von 160 mg Eisensaccharat: Im Vergleich zum Cytoplasma der Sinuswandzellen enthalten die Basalmembran (*A*) und die Sinuslichtung (*B*) nur wenige elektronendichte Partikel. Original von Prof. Dr. R. D. MOORE, Cleveland/Ohio [MOORE, R. D., V. R. MUMAW u. M. D. SCHOENBERG, J. Ultrastruct. Res. **5** (1961), Fig. 1]

venöse Injektion von ammoniakalischem Kaliumferrocyanür und -ferricitrat erfolgt bei saurer Fixation kein völliger Niederschlag in Form von Preußischblau in den Geweben. Ein Teil der Fe-Verbindungen wird im Reticulo-Endothel der Milz als gelbes Pigment gespeichert, ein anderer bleibt unsichtbar. Dieses diffuse Eisen gibt die Reaktion nach TIRMANN-SCHMELZER (BRABANT, 1937). Die *Kaninchen*milz speichert auch peroral gegebene Eisenpräparate, wobei freilich von einem quantitativ-differenzierenden Nachweis der Eisenoxydul- und -oxydverbindungen mittels der Turnbullblau-Reaktion „keine Rede sein kann" (VOSSKÜLLER, 1939). Auch bei der *Katze* läßt sich durch Verfütterung eisenhaltiger Nahrung eine Milzsiderose erzeugen (TAYLOR, STIVEN und REID, 1935). Bei der *Ratte* ist die Aufnahme 2- oder 3wertigen Eisens von einer erhöhten Hämosiderinproduktion (Pearls Reaktion) im Reticulo-Endothel der Milz gefolgt (CABRINI und POGO, 1958; s. auch GLOMSKI, 1962). SNOOK (1964) findet gleich ALTSCHUL und HUMMASON (1947) nach intravenöser Injektion von Eisenzucker (vgl. CAPPELLI, 1929) nur ganz im Beginn in der Knötchenrandzone, später jedoch nur noch in der roten Pulpa der *Ratten*milz eine positive Preußischblau-Reaktion. Auch die marginalen Metallophilen (vgl. MARSHALL, 1956) zeigen manchmal eine deutliche Reaktion.

Steigern läßt sich die bei allen Versuchstieren eine erhöhte Milz-Monopoese auslösende (GOUNELLE, 1928) Eisenspeicherung u.a. durch gleichzeitige Verabreichung von „Freunds adjuvant" (MOORE und SCHOENBERG, 1963). Eine vermehrte Eisenablagerung in der Milz nach Injektion kolloidalen Eisens beobachtet man auch nach Pituitrin, weniger nach Thyreoidin, eine verminderte nach Epinephrin; Insulin hat keinen Einfluß (GOLDZIEHER und HIRSCHHORN, 1927). Nach einmaliger Röntgen-Totalbestrahlung ist die Speicherung von Eisenoxyd im Milzreticulum infolge abgeschwächter Zelltätigkeit stark herabgesetzt (SCHUSTEROWA, 1931), während der Gehalt an Spurenelementen (Eisen, Zink, Kupfer, Mangan) ansteigt (HEGGEN, OLSON, EDWARDS, CLARK und MAISEL, 1958).

Menschen, die einige Zeit vor dem Tode Eisen- (Siderac, Eisen-Diasporal) oder Silberpräparate (Collargol) injiziert erhielten, zeigen besonders in Leber und Milz eine „Schwellung des RES" mit entsprechender Ablagerung von Eisen bzw. Silber (KUDICKE, 1937).

Physiologisch bedeutsam (vgl. SUNO, 1932; SANDBERG und HOLLY, 1934; SANDBERG und PERLA, 1934; PERLA und MARMORSTON, 1935, Lit.; HEILMEYER, KEIDERLING und STÜWE, 1941; PLÖTNER, 1960, Lit.) ist auch die Frage der Kupferspeicherung; der Kupfergehalt der Gewebe läßt sich spektralanalytisch exakt bestimmen (GERLACH und RUTHARDT, 1933/34). Die *menschliche* Milz ist relativ kupferarm und enthält nennenswerte Mengen nur bis zum V. Fetalmonat (GERLACH, 1934). Nach LESNÉ, ZIZINE und BRISKES (1936) beträgt der Kupfergehalt pro kg Milzsubstanz im IV.—VI. Monat 8 mg, im VII.—VIII. Monat 5 mg, bei Totgeburten 11,5 (Lues) bzw. 10 mg (mechanische Ursachen), bei einige Stunden alten *Neugeborenen* 8 mg, bei unter 2 Jahren an Infekten gestorbenen *Kindern* 7 mg, bei an Infekten gestorbenen *Kindern* von 2—14 Jahren 5,7 mg, bei verunglückten *Kindern* von 13—14 Jahren 3 mg. Die nach der Geburt laufend abnehmende Kupfermenge der Milz vermindert sich im Gegensatz zum Eisen auch nach Infekten und verhält sich jeweils reziprok zu den Cu-Werten des Kreislaufblutes. Mit der Nahrung aufgenommenes Kupfer gelangt größtenteils in die Leber (CUNNINGHAM, 1931); die gespeicherte Menge hängt nur von Menge bzw. Dauer der Fütterung, nicht aber von der Art der Präparate ab (HERKEL, 1930). Ein kräftiger Aderlaß setzt den Kupfergehalt der Leber stark herab (GUILLEMET, 1932). Nächst der Leber (im Mittel 25,4 mg Cu/kg Trockengewicht, in der Gravidität das Doppelte) haben Niere und Milz [maximal 23 mg Cu/kg (TER MEULEN, 1931; zit. nach CREMER und FÜHR, 1953)] den größten Kupfergehalt; dann folgen Pankreas, Schilddrüse, Knochen und Blut (HERKEL, 1930: Kupfer-, Zink- und Mangangehalt der Organe; vgl. SCHMIDT und RAUTSCHKE, 1964b). Nach intravenöser Injektion radiokupferhaltiger $CuSO_4$-Lösung finden sich beim *Hund* die höchsten Aktivitäten nach der mit weitem Abstand führenden Leber in Milz und Knochenmark (SCHUBERT, VOGT, MAURER und RIETZLER, 1943/44). Längere Zufuhr elektrokolloidalen Kupfers (LETTERER, 1933, 1956, Lit.; HEINLEIN, 1934) führt in der Milz zu einer hochgradigen Wucherung des Pulpareticulums und einer lebhaften Abschilferung der Sinusendothelien. Mit kolloidalem Kupfer vorbehandelte Tiere zeigen ein vermindertes Speichervermögen für saure Vitalfarbstoffe und Thorotrast (BALDUINI, 1933; HELD, 1933; HELD und BEHR, 1934). Daß große Kupfergaben (ähnlich wie Milzextrakt) splenektomierte *Ratten* gegen Bartonellenanämie schützen (MARMORSTON-GOTTESMAN und PERLA, 1931a, b), wird von PANDO (1934) bestritten.

Über die Speicherung von Gold-, Silber-, Blei-, Wismut-, Aluminium- und anderen Metallsolen machen STANDENATH (1925), BRUMAN (1932), JANCSÓ (1955b), CATSCH (1956) und GEDIGK (1958; s. auch GEDIGK, 1955; GEDIGK und PIOCH, 1956a; VOLLAND und PRIBILLA, 1957) zusammenfassende

Angaben (Lit.); über Radiogold s. BARROW, TULLIS und CHAMBERS (1951), BIANCHI und ROSSI (1957), FISCHER (1967), OEFF (1968).

Collargol wird in der Milz hauptsächlich in der roten Pulpa abgelagert (vgl. u. a. LEITES, 1926, 1927). Zusatz von Eiweiß, Serum oder Gelatine zur Durchströmungsflüssigkeit verringert bei der überlebenden Milz die Silberaufnahme (LEE, 1935). Die Speicherung peroral zugeführten Silbers beginnt bei *Kaninchen* und *Ratte* in den Billrothschen Strängen der roten Milzpulpa und greift bei der *Ratte* wegen der gegenüber dem *Kaninchen* ungleich größeren Ausdehnung des intersinusösen Reticulums nur nach Stimulierung des RES mit großen Dosen Phenylhydrazin auf das Sinusendothel über. Anhaltende Silberbehandlung führt zu einer Hyperplasie der Billrothschen Stränge auf Kosten der Sinus (WEISS, 1959). Tägliche Silberinjektionen bewirken beim *Kaninchen* eine Abnahme der Erythrocyten und des Hämoglobins sowie eine Zunahme der Reticulocyten, Thrombocyten, großen Mononucleären, Eosinophilen und Pseudoeosinophilen (TSUNASHIMA, 1928a, c). Über Milzargyrose beim *Menschen* s. ROTTER und BÜNGELER (1955, Lit.). Nach oraler Bleizufuhr beobachtet man eine Hyperplasie des RES mit Tendenz zur Fibroblastenbildung (FONTANA und STAZZI, 1933). Intravenös verabreichtes kolloidales Blei erscheint in der *Ratten*milz zuerst in der Knötchenrandzone (DILLING und HAWORTH, 1929), während sich radioaktives Blei in der *Hunde*milz vor allem in den Reticulumzellen und Sinusendothelien der roten Pulpa anreichert (MIANI und VITERBO, 1958). Die *menschliche* Milz enthält normalerweise kein Blei, bei Vergiftungen jedoch bis zu 1,8 mg-%. Der Quecksilbergehalt beträgt bei „Hg-Fremden" 0,3—0,5 γ-%, bei Amalgamträgern bis zu 54 γ-% (STOCK, 1940; zit. nach CREMER und FÜHR, 1953). Zur Röntgenkontrastdarstellung läßt sich die Ablagerung von Wismut (Tartarus stibiatus) im Reticulo-Endothel von Leber und Milz benutzen (DE NUNNO, 1940a, b).

Quarz (vgl. GEDIGK, 1958, Lit.; s. auch GEDIGK und PIOCH, 1956b) wird bei gleicher Dosis und Korngröße von der *Mäuse*milz und -leber erheblich schwächer gespeichert als Diamantstaub (SCHILLER, 1954; vgl. LENNERT, 1961, Lit.: Quarznachweis im Lymphknoten). Intravenöse Kieselsäureinjektionen verursachen beim *Kaninchen* eine mit ausgedehnter Bindegewebswucherung einhergehende Milzvergrößerung (KOPPENHÖFER, 1935). Intraperitoneal zugeführte kolloidale Kieselsäure reichert sich bei der *Ratte* in den Makrophagen der Milz an. Die 0,2—1,5 µ großen Speichergranula enthalten elektronenoptisch in einer „Grundsubstanz" mittlerer Dichte rundlich-amorphe Kieselsäurepartikel und kleine, elektronendichte Ferritinkörnchen; eine Grenzmembran fehlt (POLICARD, COLLET und MARTIN, 1962a, b). Bei der Silikose des *Menschen* (vgl. ROTTER und BÜNGELER, 1955, Lit.) handelt es sich um eine lympho- und hämatogen sich ausbreitende Allgemeinerkrankung; in allen Fällen von Lungensilikose zeigt auch das Milzgewebe mikro- und histochemisch einen erhöhten Siliciumgehalt [normal: 5—20 mg/100 g Trockensubstanz (KLING und BELT, 1938; zit. nach CREMER und FÜHR, 1953)]. Die Milz ist meist leicht vergrößert, die pankreatico-lienalen Lymphknoten sind silikotisch verändert. Mikroskopisch finden sich Makrophagenansammlungen um die Gefäße, seltener auch in der Milzpulpa, die über retikuläre Hyperplasie und Nekrosen zu silikotischen Schwielen führen (EDINGER, 1932; DOGLIONI, 1957).

Der Natrium- [nach CREMER und FÜHR (1953) 33—225 mg/100 g Frischsubstanz], Calcium- [nach CREMER und FÜHR (1953) etwa 9,5 mg/100 g Frischsubstanz; vgl. UNDERHILL und GROSS, 1929; MAIONE, 1941] und Magnesiumgehalt [nach CREMER und FÜHR (1953) 14 mg/100 g Frischsubstanz; vgl. v. NIDA und BALDAUF, 1954] der *menschlichen* Milz nimmt bis zur Lebensmitte zu, der Kaliumgehalt [nach CREMER und FÜHR (1953) 166—360 mg/100 g Frischsubstanz] ab; in höherem Alter findet sich der umgekehrte Prozeß statt (RISSEL und

WIEDEMANN, 1940). Der Kaliumgehalt der Milz ist während des ganzen Lebens wesentlich höher als der von Leber und Niere, die Calciumanreicherung normalerweise (über pathologische Verkalkung s. STOTT und COTTON-CORNWALL, 1932; über Kalkeiseninkrustate s. S. 220, 552) viel geringer als in der Niere (HEVELKE und KLARE, 1962). Der Phosphorgehalt der (*Hunde-*)Milz beträgt 682—1200 mg/ 100 g Trockensubstanz, der Schwefelgehalt etwa 200 mg-%, die Chlor-Werte liegen bei 200 mg/100 g Frischsubstanz, die Brom-Werte bei 0,4 mg-% (SCHMIDT und GREENBERG, 1935; MÉDVÉDÉVA, 1940; BERNHARDT und UCKO, 1946; sämtl. zit. nach CREMER und FÜHR, 1953). Nach intravenöser Injektion von K-Na-P^{32}-polyphosphat (Mol.-Gew. ca. 100000) hat die Milz die höchste spezifische Aktivität und noch nach 10 Tagen über 70% der Maximalaktivität (FRESEN und SADONY, 1966: *Kaninchen*). Weitere Angaben über die Bedeutung der Milz für den Calcium-, Magnesium-, Natrium-, Kalium- und Phosphorstoffwechsel finden sich bei BROUGHER (1930), MIWA (1932), SUGIMOTO (1932), BOUISSET und DUCLOS (1933), IWADÔ (1933/35 a, b, c), BAUDOUIN, LEWIN und AZÉRAD (1934), DONATI (1935), RIOLO (1937), TUZIOKA (1937), BÉROVITCH und DJURICIĆ (1939), DE VINCENTIIS (1941), DE LUCIA (1942), KOZLOWSKIJ (1952), GELIN (1954: auch Kobaltstoffwechsel), zusammenfassende Darstellungen (Lit.) des Mineralstoffwechsels bei GOEBEL (1955) und HIRSCH (1955).

Von Spurenelementen wurden in der normalen Milz außer den schon genannten noch gefunden: J (13—33 γ-%), F (0,3—0,6 mg-%), Mo (0,015—0,15 mg-%), Co (0,05 mg-%), Sn (0,02—0,3 mg-%), Al (0,13 mg-%), Zn (2 mg-%), Mn (0,02—0,05 mg-%), Rb; V, Sr, Ni, Ba und Ti konnten auch spektrographisch nicht nachgewiesen werden (CREMER und FÜHR, 1953, Lit.; über die spektrographische Untersuchung der *Ratten*milz auf Schwermetallkationen s. SCHMIDT und RAUTSCHKE, 1964a).

Über die Ablagerung radioaktiver Metalle (natürliche und Isotope) in der Milz s. HOFFMANN (1942: Uran), KREBS (1944: Radium), MURRAY (1948: Radium, Sr^{32}, Y^{91}), KRAINTZ und TALMAGE (1952: Cr^{51}; vgl. JONES und SZUR, 1957; INGRAND, 1961), KAYLOR und CLEAVE (1953: Be^7), VEKERDI, HARASZTI, GERECZE und SIMONYI (1953: Polonium), LATTA und WAGGENER (1954: P^{32}; vgl. BORN, 1940; MURRAY, 1948; GOULIAN, 1953; ODEBLAD, DOBSON, ODEBLAD und JONES, 1955; BAUMGÄRTEL, 1959; DIDERHOLM und FICHTELIUS, 1959; FICHTELIUS, DIDERHOLM und STILLSTRÖM, 1960; FRESEN, 1961), CATSCH (1956: verschiedene Radionuklide; Lit. bei FISCHER, 1967; OEFF, 1968), FRIBERG und ODEBLAD (1957: Cd^{115}), KONSTANTINOVA und LIBINSON (1959: Plutonium), KÜNKEL, SCHNIEWIND und THOMSEN (1959: Sr^{90}).

Großes praktisches Interesse besitzt die Speicherung von Thorium und Thorium X durch das RES (s. S. 111, 121, 399ff.) wegen der nach Splenohepatographie mit Thoriumdioxyd (Thorotrast) bzw. Behandlung mit Thorium X auftretenden Spätschäden (vgl. ANDERS und LEITNER, 1932; TRIPOLI, 1934; YATER und COE, 1943, Lit.; BIRKNER, 1949, Lit.; KARCHER, 1949; ROTTER und BÜNGELER, 1955, Lit.; BÖRNER, MOLL, SCHNEIDER und STUCKE, 1960; THIERBACH, BOTHE und LANGER, 1960; ZIRKEL, 1962; u.a.). Bei intravenös (vgl. IRWIN, 1932) mit Thorotrast gespritzten *Ratten* erreicht die Milz durch dosisgemäß ansteigende Aufnahme (vgl. REEVES und MORGAN, 1937; ENGLES, MAURER und NOBLAS, 1949) einen erheblich höheren Thoriumgehalt pro g Gewebe als die Leber. Auf das Gesamtorgan bezogen, ist natürlich die Speicherkapazität der Leber wesentlich größer als die der Milz; die von Lunge, Lymphknoten und Knochenmark ist, relativ und absolut genommen, gering (KABISCH, 1957; vgl. BAILIFF, 1953; HALE, 1953; HALE und BAILLIF, 1953, Lit.). Beim *Kaninchen* findet sich intravenös injiziertes Thorotrast intra- und extracellulär in den Billrothschen Strängen der roten

Milzpulpa im Umkreis der arteriellen Endigungen. Das intracelluläre Material gehört meist freien Makrophagen an (vgl. EASTON, 1952; CARR, 1968: *Maus*) (Abb. 183); das Endothel der Arterienendigungen und Sinus enthält nur wenig Thoriumdioxyd. Wie in der *Kaninchen-* erscheint auch in der *Ratten*milz schon 5 min nach der Injektion Thoriumdioxyd in großen Mengen in der Follikelrandzone, in wesentlich geringeren auch in der Nähe der Arterienendigungen des Follikelinneren (Abb. 184). Es liegt auch nach 20 min noch überwiegend extracellulär, ,,blanketing cells'' und ,,admitst the collagenous fibers''; intracellulär bevorzugt es die Zellvacuolen.

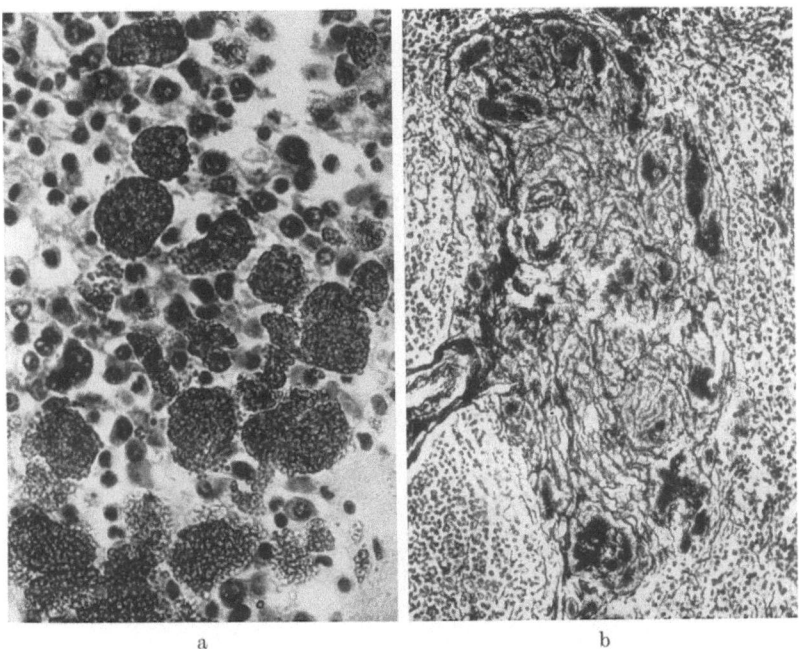

a   b

Abb. 183a u. b. Thorotrastspeicherung in der Milz. a (Vergr. 350×) Große, mit Thorotrast-Körnchen beladene Phagocyten, daneben einzelne vergrößerte Reticulumzellen, ebenfalls mit vergrößertem Kern. — b (Silberfärbung; Vergr. 80×) Perivasculäre Proliferation der Silberfibrillen im Bereiche eines Thorotrastherdes. Nach ZOLLINGER (1960)

Beim *Hund* konzentriert sich das Thoriumdioxyd ähnlich wie beim *Igel* (DUSTIN, 1938a) in den Zellen und der Grundsubstanz der Hülsen sowie im Endothel und der Basalmembran der Hülsencapillaren. In der übrigen Pulpa finden sich nur geringe Mengen Thorium (WEISS, 1962b). Über die Speicherung von Thorium X (Peteosthor) in der *Kaninchen*milz s. BACHMANN, HARBERS und NEUMANN (1950), über die *menschliche* Thorotrastmilz STREICHER (1961; vgl. KELLNER, 1962).

An der Thoriumspeicherung beteiligen sich auch die Riesenzellen der Milz; wiederholte Injektionen lösen im allgemeinen keine gesteigerte Aufnahme und Beförderung der Speicherzellen zur Lunge aus (PATEK und BERNICK, 1960). Vorbehandlung mit kolloidalem Kupfer verringert die Thoriumaufnahme (BALDUINI, 1933; HELD, 1933; HELD und BEHR, 1934). Eine einmalige Ganzkörperbestrahlung von 300 r hat bei der *Maus* keinen Einfluß auf die Thoriumspeicherung, eine von 500 r setzt sie deutlich herab, und eine von 550 r verhindert sie ganz. Chronische Bestrahlung (3×25 r pro Woche) bleibt so lange unwirksam, als sie nicht 825 r erreicht (GYI und ST. MARCUS, 1957). Histamin und Cholin fördern die Thorotrastspeicherung, Antihistaminica hemmen sie (SMULDERS, 1951). Adrenalektomie

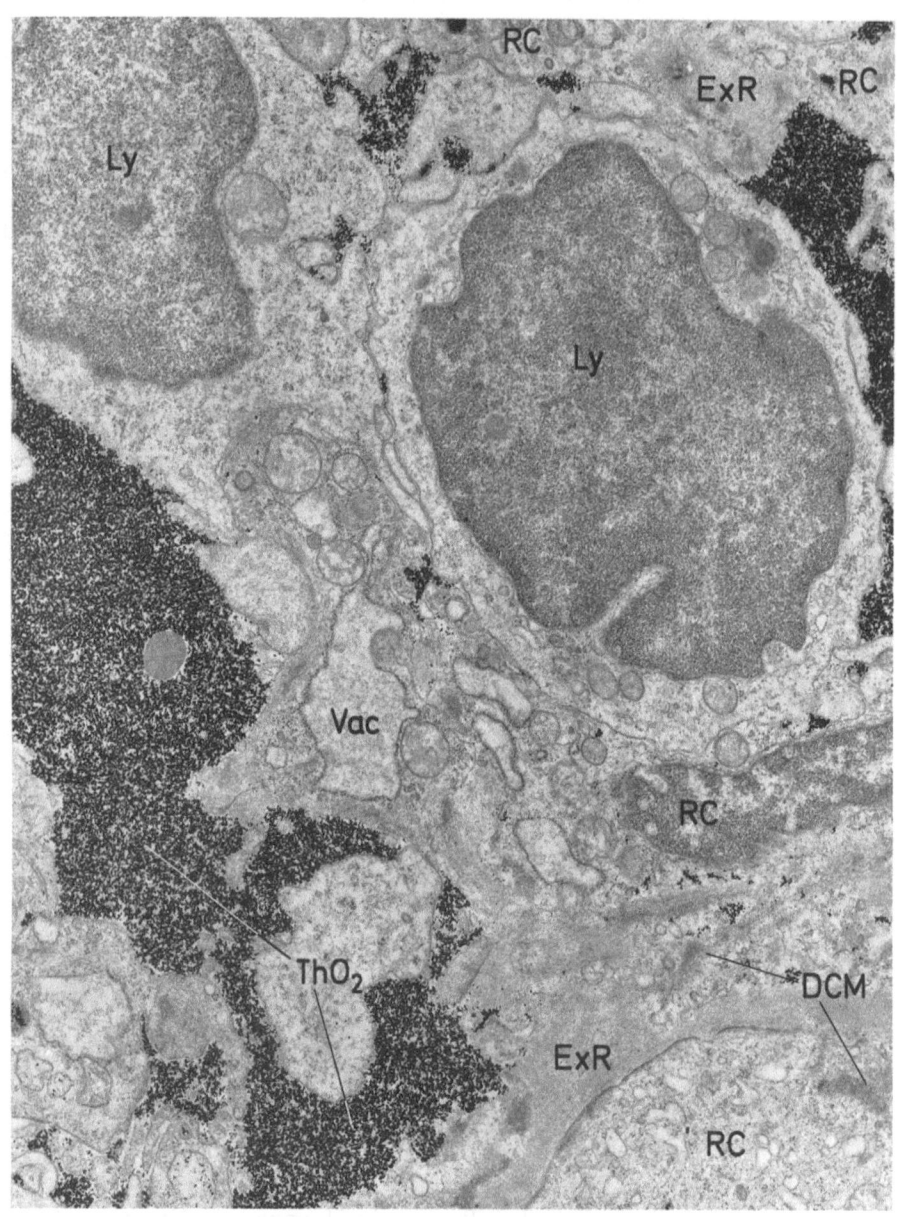

Abb. 184. Milz, *Kaninchen*. Äußeres Drittel der weißen Pulpa 20 min nach einer Thorotrastinjektion (Vergr. 41 000 ×): Die Reticulumzellen (*RC*) stoßen an das extracelluläre Reticulum
(*ExR*). Die an dieses grenzende Plasmamembran enthält das gleiche elektronendichte, hier
mit Blei tingierte Material (*DCM*), das in den Milzsinus für die basale Streifung verantwortlich ist. Die in den Reticulumzellen erkennbaren Vacuolen (*Vac*) sind von einem RNP-haltigen
endoplasmatischen Reticulum umschlossen; ihr Inhalt ähnelt dem extracellulären Reticulum.
Freie, nicht mit einer Membran verbundene RNP finden sich auch in Reticulumzellen, die
mäßige Mengen von Thoriumdioxyd enthalten. Die dicht bei den Reticulumzellen liegenden
Lymphocyten (*Ly*) sind ziemlich reich an cytoplasmatischen RNP, aber im allgemeinen arm
an endoplasmatischen Membranen. Das eigentliche Cytoplasma ist fast völlig erfüllt von
Thoriumdioxyd (ThO$_2$). Dieses charakteristische Bild bietet sich auch noch einige Stunden
nach einer Thorotrastinjektion. Original (neu beschriftet) von Prof. Dr. L. WEISS, Baltimore/
Maryland [Bull. Johns Hopk. Hosp. 115 (1964), Fig. 17]

steigert im Gegensatz zur wirkungslos bleibenden Hypophysektomie bei der *Maus* die Zahl der Milzmakrophagen und die Thoriumaufnahme, Nebennierentotalextrakt (nicht aber Desoxycorticosteronacetat) und Inanition reduzieren sie (GORDON und KATSH, 1949).

Eine hochgradige Thoriumblockade der Milz bewirkt durch fortschreitende Strahlenschädigung eine rasche Rückbildung der weißen Pulpa und eine sich u. a. in einem verzögerten Erythrocytenabbau äußernde allmähliche Verödung der roten Pulpa (HARRIS und FRIEDRICHS, 1932; BARBIERI, 1933; HANKE, 1933a, b; HEINLEIN, 1934; POHLE und RITCHIE, 1934; MILLA, 1936; BAILLIF, 1953; vgl. S. 399ff.). Über den Einfluß der Thorotrastblockade auf den Transferrin- und Albumin-Turnover s. MORGAN (1966: *Ratte*).

Die Frage einer „Blockade" des RES war lange Zeit umstritten. Während ASCHOFF, LEPEHNE, EPPINGER, ISAAC u.a. das Reticulo-Endothel experimentell für eine weitere Speicherleistung weitgehend untauglich machen zu können glaubten, verneinten LUBARSCH (wie die vorgenannten Autoren zit. nach STANDENATH, 1925) u.a. prinzipiell die Möglichkeit einer auch nur teilweisen funktionellen Ausschaltung. Viele Diskrepanzen in den aus Blockadeversuchen gezogenen Folgerungen erklären sich aus einer ungenügenden Berücksichtigung der Eigenart des Versuchstieres, der verwendeten Kolloide und deren Auswirkungen auf die jeweils geprüfte Teilfunktion. Die Erfahrung lehrt, daß eine wirkliche, zur Funktionsuntüchtigkeit führende Blockierung des RES unmöglich ist (Lit. bei STANDENATH, 1925; BRUMANN, 1932; HELD, 1933; HESSE, 1934a; BAGIŃSKI, 1938; JANCSÓ, 1955b; BILSKI und SKOTNICKI, 1959). Trotz massiver Überladung mit einer bestimmten Substanz kann die Zelle zusätzlich weitere Stoffe aufnehmen, z. B. außer Tusche und Carmin noch Eisen (NEUKOMM, 1945/46). Auch eine Teilblockade beruht weniger auf einer Überfüllung der Reticulo-Endothelien mit der Speichersubstanz (z.B. Thoriumdioxyd) als auf „a cover of the cell surface and blockage of access to the phagocyte" (WEISS, 1964). Durch giftige Speichersubstanzen, z.B. elektrokolloidales Kupfer (LETTERER, 1933; HEINLEIN, 1934), zerstörte Zellen werden überdies binnen kurzem vermehrt wieder ersetzt. Der Versuch einer Funktionslähmung des RES scheitert also zumindest an der „ungeheuren Regenerationskraft" (LETTERER) des RES. Auch die vielfach angegebenen „Funktionsproben" (Lit. bei LETTERER, 1959a, b) — d.h. der Versuch, aus dem unterschiedlich schnellen Verschwinden einer Speichersubstanz aus dem Blut auf eine gute oder schlechte Funktionsfähigkeit des RES zu schließen — halten einer ernsthaften Kritik nicht stand.

Proteine, Lipide, Sterine, Carotinoide, Kohlenhydrate und andere organische Stoffe

Proteine (vgl. BURSTONE, 1959, Lit.: Proteinhistochemie) werden vom RES vor allem auf Grund ihrer kolloidchemischen Eigenschaften, d.h. ihrer makromolekularen Natur, gespeichert. Die immunbiologische Spezifität spielt nur insofern eine Rolle, als artfremdes Eiweiß bzw. Serum meist intensiver aufgenommen wird als arteigenes. Ursache dieser Differenz ist weniger ein langsamerer Abbau als vielmehr ein toxischer Effekt (Erhöhung der Gefäßpermeabilität und Speicheraktivität durch Histaminfreisetzung?) des artfremden Serums (JANCSÓ, 1955b, Lit.); über Athro- bzw. Phagocytose und Immunogenese (vgl. S. 292ff., 389) s. VULCHANOV (1966, Lit.). Die intracelluläre Speicherung nativer Eiweißkörper läßt sich auch ohne vorherige „Markierung" derselben mit chemisch gebundenen Farbstoffen u.ä. durch direkte Anfärbung der Speichergranula sichtbar machen (JANCSÓ und JANCSÓ-GÁBOR, 1952a; s. auch JANCSÓ und JANCSÓ-GÁBOR, 1954; JANCSÓ-GÁBOR und Jancsó, 1954). Der von Coons, Leduc und Kaplan (1951; vgl. Coons, 1958a, b; v. Mayersbach, 1958) angegebene Eiweiß- (Antigen-) Nachweis mittels fluoresceinmarkierter Antikörper gibt nach Jancsó „die tatsächliche Lokalisation nicht zuverlässig" wieder. Immunelektrophoretisch (Grabar, Pisi, Courcon und Lespinats, 1964) wurden in der (Ratten-)Milz außer Spuren von Serum-γ-Globulin und einem Protein erythrocytärer Herkunft 15 verschiedene Gewebsproteine, darunter 5 organspezifische, gefunden.

Auch aus den Gefäßen (z.B. bei Arthus-Phänomen oder bei lokaler Histaminbehandlung) austretendes eigenes Bluteiweiß wird unter Umständen von Histiocyten granulär gespeichert (Jancsó und Jancsó-Gábor, 1952a, 1954; Jancsó-Gábor, 1954). Da auch die normale Gefäßwand bis zu einem gewissen Grade für Blutproteine durchgängig ist, so gehen nicht nur in den die Plasmaproteine unmittelbar aus dem Blut entnehmenden Uferzellen, sondern auch im übrigen Reticulo-Endothel ständig Eiweißaufnahme und -abbau vor sich. Da sich beide Prozesse für gewöhnlich das Gleichgewicht halten, kommt es normalerweise nicht zu einer granulären Eiweißspeicherung. RES und Milz spielen somit eine außerordentlich wichtige, sich auch auf die Entgiftung bestimmter Abbauprodukte (z.B. der biogenen Amine) beziehende Rolle im Eiweißstoffwechsel (Jancsó, 1955b, Lit.; vgl. Standenath, 1925, Lit.; Händel und Rosenzuaig, 1926; Binet, 1927; Mitsuba, 1927; Straus, 1930; Migale, 1932; Chrometzka und Kühl, 1935; Yamamoto, 1936; Fukuhara, 1937; Asakawa, 1939a, b; Andreasen, Bing, Gottlieb und Harboe, 1948; Meyer-Arendt, 1950; Schliephake, 1951, 1955a, b; Gelin, 1954; Schneider, 1955; Awapara, 1957; Tempka, 1957; Hyman und Paldino, 1960; Arvy, 1965, Lit.). „In keinem Organ werden so leicht Eiweißsubstanzen gespeichert wie in der Milz" [Streicher, 1961; vgl. Cremer und Führ, 1953, Tabelle: stickstoffhaltige Verbindungen der Milz (s. auch Dahl, 1963; Shaker und Soliman, 1966)]. So ist z.B. das Depotserum der Hundemilz erheblich albuminreicher als das frei das Organ durchströmende Blut (Goreczki und Héthelyi, 1942); über Serumeiweißbild und Splenektomie (beim Menschen) s. Leibetseder (1958b).

Wertvolle Aufschlüsse über den Eiweißstoffwechsel der Milz (vgl. Mark, 1932) haben vor allem autoradiographische Untersuchungen mit S³⁵-, C¹⁴- und H³-markierten Aminosäuren erbracht. Da sich bei Verabreichung verschiedener markierter Aminosäuren über bestimmten Zelltypen (s. die einschlägigen Kapitel) immer wieder die gleiche relative Schwärzung findet, stellen die Autoradiogramme ein exaktes Maß für die Größe des Eiweißstoffwechsels der einzelnen Zellen dar (Tischendorf und Linnartz-Niklas, 1958a, b, 1962a, b; s. auch Niklas und Maurer, 1955; Niklas und Oehlert, 1956; Maurer, 1957; Oehlert, 1959; MacDonald und Mallory, 1959; Maurer, 1960; Oehlert und Schultze, 1960; Oehlert, Schultze und Maurer, 1960; Schultze, Oehlert und Maurer, 1960, 1961; Yoffey, Reinhardt und Everett, 1961; Stenram, 1962; Hinrichsen, 1963).

Bei den pathologischen Eiweißablagerungen in der Milz handelt es sich meist um Hyalin oder Amyloid, selten um Cystin (Stave, 1955). Hyaline Ablagerungen sind charakteristisch für die (Alters-)Fibrose oder Sklerose (Hueck, 1948; Rotter und Büngeler, 1955: Fibroadenie), aber schon die jugendliche *menschliche* Milz zeigt eine auffällige Hyalinose der kleineren Pulpaarterien (Hesse, 1934b). Lennert (1951) bezieht eigenartige hyaline Tropfen im Milzvenenendothel auf eine Paraproteinämie. Auch die als „Sagomilz" vornehmlich die weiße, als „Schinkenmilz" mehr die rote Pulpa befallende Amyloidose der *menschlichen* Milz (Lit. bei Rotter und Büngeler, 1955; Streicher, 1961; Schneider, 1964) ist, als „Zweitkrankheit", Ausdruck einer Dysproteinämie (Letterer, 1959a, b). Das elektiv mit Kongorot darstellbare, PAS-, Alcianblau- und Hale-positive Amyloid besteht aus einer „faserigen" (Cohen und Calkins, 1959) Globulin- und einer homogenen Polysaccharid-(Hass, 1942) Komponente und tritt zuerst perifollikulär auf (Caesar, 1960: *Maus*). Das in plasma-

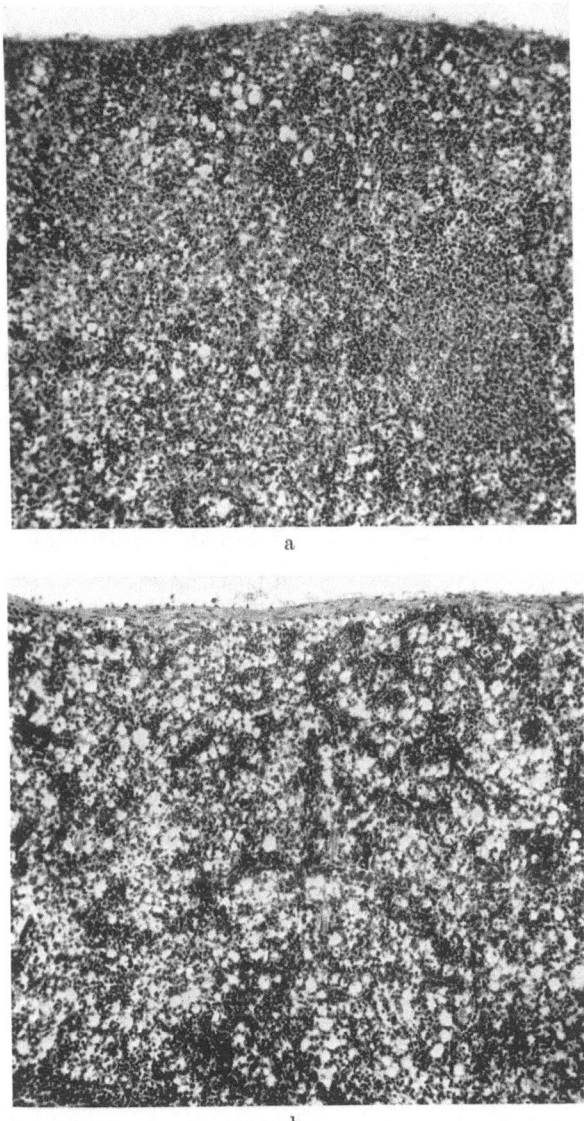

Abb. 185a u. b. Milz einer 5 Wochen mit 3,5%igem (a) bzw. 7%igem (b) Periston behandelten *Ratte* (Zeiss Obj. Apochr. 10, Auszug 47 cm). Nach BARGMANN (1947)

cellulär umgewandelten retikulären Elementen der Milzpulpa gebildete „fibrilläre" Präamyloid (COHEN, GROSS und SHIRAHAMA, 1965: *Kaninchen*) schlägt sich extracellulär an den Reticulumfasern und Capillarmembranen nieder (LETTERER; COHEN, WEISS und CALKINS, 1960), wo es durch Fremdkörperriesenzellen teilweise wieder resorbiert wird (ABRIKOSSOFF, 1934/35). Sein enger Kontakt mit den Ergastoplasmalamellen der Plasmazellen (CAESAR) erklärt nicht nur deren Beteiligung an der Amyloidentstehung (TEILUM, 1956), sondern auch das regelmäßige Vorkommen von Antigen-Antikörperkomplexen im Amyloid (VOGT und KOCHEM, 1960; KOCHEM, 1966: *Maus*).

Die vom Reticulo-Endothel aufgenommenen Bluteiweißkörper fungieren, indem sie etwaige adsorptiv gebundene Moleküle ins Zellinnere mitnehmen, als Speicherungsvehikel (JANCSÓ, 1955b, Lit.; vgl. BENNHOLD, 1938; LETTERER, 1959a, b). Mittels dieses Mechanismus werden als leicht adsorbierbare Micellkolloide z. B. die sauren Vitalfarbstoffe und das Germanin (JANCSÓ und JANCSÓ-GÁBOR, 1952b, c) gespeichert. In den Speicherungsgranula liegen die Farbstoffe auch nach längerer Zeit noch in Eiweißbindung vor. Die in Widerspruch zu dem raschen Abbau der nativen Eiweißkörper stehende lange Persistenz der Granula erklärt sich vielleicht aus einer Hemmung des fermentativen Eiweißabbaues durch die adsorbierten Moleküle (JANCSÓ und JANCSÓ-GÁBOR, 1952c). Auf diese Weise läßt sich auch eine Markierung des Speichereiweißes bewerkstelligen, bei der — wie z.B. beim Protargol oder Protoferrol (LETTERER, 1928) — zwar nicht das Eiweiß selbst, aber der adsorbierte Begleitstoff in der Zelle histochemisch nachweisbar wird. Wie das Germanin geht auch das Salvarsan (und seine Silberkomplexsalze) eine Bindung mit den Bluteiweißkörpern ein. Die feindisperse Fraktion des Salvarsanpräcipitats wird mit großer Schnelligkeit von den reticulo-endothelialen Uferzellen in Milz, Leber und Knochenmark gespeichert (Arsenobenzol-Nachweis nach JANCSÓ, 1928a, b; JIMINEZ, DE ASUA und KUHN, 1928a, b; s. auch FELDT und HEISE, 1929).

Anstelle natürlicher Plasmaproteine können auch chemisch ganz anders strukturierte synthetische Polymere, die gleichfalls vom RES begierig aufgenommen werden, als Speicherungsvehikel dienen (BENNHOLD, 1951): Intravenöse Injektion des Blutersatzmittels Periston (HECHT und WEESE, 1943; WEESE und SCHOLTAN, 1951) verursacht bei

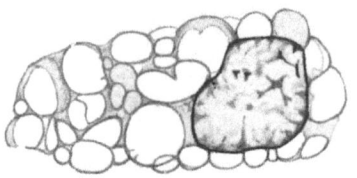

Abb. 186. Schaumzelle aus der Milz einer mit Periston behandelten *Ratte* (Serie P 3,5%, Zeiss Immersion HI 20, Ok. 10 ×; gez. BARGMANN). Nach BARGMANN (1947)

Hund und *Ratte* (BARGMANN, 1946, 1947) eine mit der Menge des zugeführten Kollidons (Polyvinylpyrrolidon) zunehmende Vacuolisierung des Reticulums vor allem der roten Milzpulpa (Abb. 185, 186). Selbst nach längerer Versuchsdauer zeigen nur wenige dieser Schaumzellen degenerative Veränderungen (vgl. MOHN, 1960); der Hämosideringehalt ist unverändert. Dieser Befund steht in Widerspruch zu dem von KORTH und HEINLEIN (1943,) die nach Peristoninfusion weder beim *Hund* noch beim *Menschen* eine Speicherung im RES feststellen konnten, und in Einklang mit dem von RIEDEL und ZIPF (1944), wonach das verabreichte Kollidon nur zu 50% im Harn wieder ausgeschieden wird. Daß die von BARGMANN (vgl. AMMON und BRAUNSCHMIDT, 1949; AMMON und MÜLLER, 1949; FRESEN und WEESE, 1952; HECKNER und GEHLMANN, 1955) nach Peristonzufuhr beobachteten vacuolisierten Reticulo-Endothelzellen tatsächlich Kollidon enthalten, bestätigen die von JANCSÓ, JANCSÓ-GÁBOR, LAKOS und DRASKOCZY (1953; vgl. JANCSÓ, 1955a, b) angegebenen Darstellungsmethoden. MOHN (1960) konnte in der *Ratten*milz fluorescenzmikroskopisch (AMMON und MOHN, 1959) noch $11^1/_2$ Monate nach einmaliger Gabe von 0,5 g/kg Kollidon intracelluläre Substanzdepots nachweisen; sie werden offenbar zeitweilig mobilisiert und dann erneut angelegt.

Beim *Menschen* (Lit. bei SCHOEN, 1949; BRASS, 1952; JECKELN, 1952; ROTTER und BÜNGELER, 1955) wird eine Kollidonspeicherung im *Säuglings*alter häufiger beobachtet als beim *Erwachsenen*; am stärksten betroffen sind Milz und Leber. In der Milz (Abb. 187) speichern zuerst die Adventitialzellen der Follikelarterien und die Reticulumzellen der weißen Pulpa, danach die perifollikulären Reticulumzellen der roten Pulpa. Das cytologische Verhalten der schaumig-wabigen Speicherzellen läßt eine pro- und regressive Phase der Speicherung unterscheiden (FRESEN, 1950; BRASS, 1952). Die Zellen liegen einzeln oder — zu Symplasmen umgewandelt — nach Art von Fremdkörperriesenzellen in Gruppen beisammen. Die Kollidonvacuolen sind von einer mit der Weigertschen Fibrinfärbung, Eisenreaktion, Kernechtrot usw. (BRASS, 1952) darstellbaren Eiweißhülle umgeben (SCHOEN, 1949; JECKELN, 1952).

Weitere vom RES gespeicherte künstliche Polymere sind polyäthylensulfonsaures Natrium oder Liquoid (JANCSÓ, 1955b), Polystyren (SCHOENBERG, GILMAN, MUMAW und MOORE, 1961), Carboxymethylcellulose (vgl. GLOMSKI, 1962; BLICKENS und LUZIO, 1964) und Polyphloretinphosphat.

Die beiden letztgenannten Substanzen, deren Verhalten GRAUMANN (1957b) beim *Hamster* genauer studierte, sind verantwortlich für den Depoteffekt bestimmter ACTH-Präparate (ACTH-Frederiksborg, Depot-Acethropan „Hoechst"), bei denen der Wirkstoff nach Speicherung des Gesamtkomplexes erst allmählich, im Tempo des intracellulären Abbaus des Speicherungsvehikels, freigesetzt wird. Carboxymethylcellulose (Abb. 188) und Polyphloretinphosphat verteilen sich nach subcutaner Injektion rasch im ganzen Körper. Die celluläre Speicherung (Nachweis mit der PAS- und Aldehydfuchsin-Reaktion oder der Kongorotfärbung nach HORVÁTH, KOVÁCS und BENKÖ, 1956/57) erfolgt in Reticulum- und Endothelzellen, Histiocyten und Makrophagen von Milz, Lymphknoten, Leber, Niere, Nebenniere und übrigem RES. In der Milz (vgl. HUEPER, 1942; PALMER, EICHWALD, CARTWRIGHT und

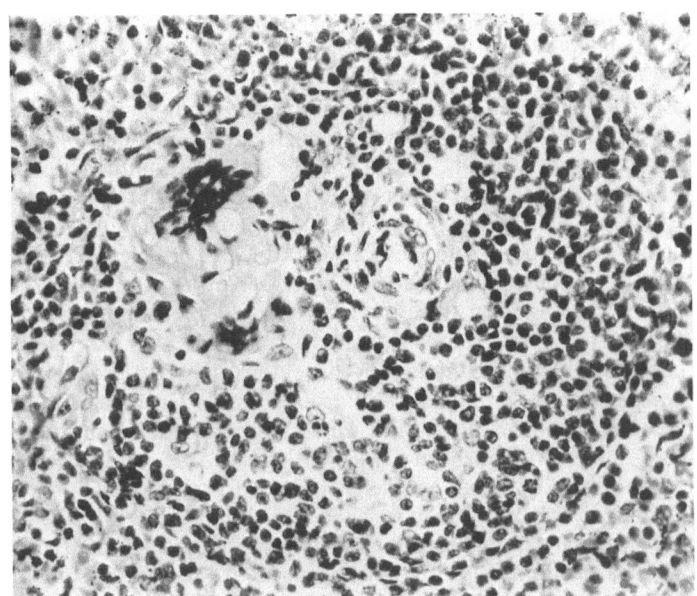

Abb. 187. Milz. *Mensch* (5 Monate alter weibl. Säugling; Hämatoxylin-Esoin; Vergr. 360 ×, auf ⁹/₁₀ verkl.). Kollidonspeicherung in Lymphfollikel mit Riesenzellbildung. Original von Prof. Dr. E. Jeckeln, Lübeck [Virchows Arch. path. Anat. **322** (1952), Abb. 5]

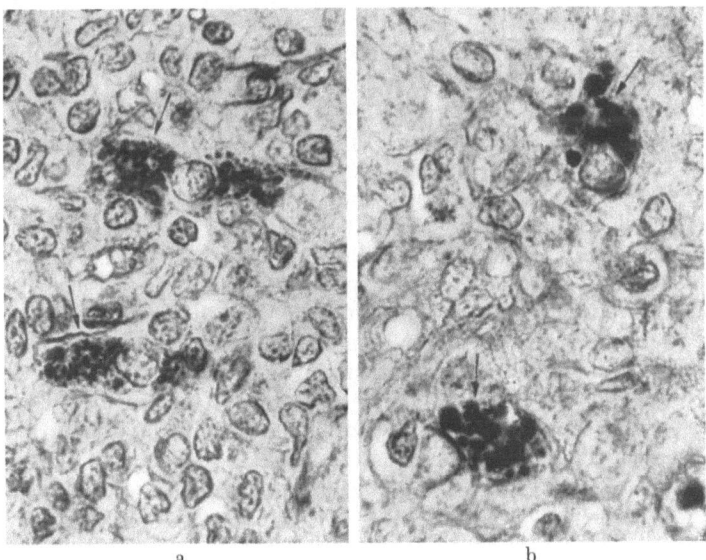

      a   b

Abb. 188a u. b. Milz, *Goldhamster*, nach subcutaner Injektion von 20 mg Carboxymethyl-cellulose [Susa, Aldehydfuchsin (nach Voroxydation) - Eisentrihämatein; Vergr. 1125×]. a Speicherung in Reticulumzellen der weißen Pulpa. — b Speicherung in Makrophagen der roten Pulpa. Nach Graumann (1957b)

Wintrobe, 1953; Jung und Briziarelli, 1954; Giblett, Motulsky, Casserd, Houghton und Finch, 1956; Fröhlich, Rák, Balázs, Kovács, Tiszai und Benkö, 1958; Rowley, Fitch und Bye, 1962; Arvy, 1964b, f, g; Machado, Lozzio und Lew, 1966; Wennberg und

WEISS, 1967: intraperitoneale Verabreichung von Methylcellulose bei der *Ratte*) bezieht sie sich nicht nur auf die rote Pulpa, sondern in wechselndem Maße auch auf die weiße. Ein Teil des Materials liegt wahrscheinlich frei in den Reticulummaschen.

Zu den Eiweißkörpern im weiteren Sinne (Lipoproteide) gehört auch das Lipofuscin, dem im Endstadium gewisse Mengen von Lipoiden beigemengt sind. (Näheres bei LETTERER, 1959a, b, Lit.) Über das Vorkommen des in anderen Organen — besonders Herz und Leber, aber auch Lymphknoten (WYLER, 1952) — regelmäßig zu beobachtenden „braunen Abnutzungspigmentes" in der Milz war trotz positiven Lipoproteidnachweises (MIHÁLYI, 1947; zit. nach CREMER und FÜHR, 1953) bis vor kurzem nichts Näheres bekannt (SIEBERT, DIEZEL, JAHR, KRUG, SCHMITT, GRÜNBERGER und BOTTKE, 1962; vgl. HARTMANN, 1930; TISCHENDORF, 1956a; v. HERRATH, 1958). ZWILLENBERG (1964; vgl. ZWILLENBERG und ZWILLENBERG, 1963b) fand nun in Erythrocyten phagocytierenden Reticulumzellen der *Forellen*milz elektronenoptisch große, dunkle Granula, die sie aufgrund der färberischen Reaktionen [PAS- und Alpert-negativ, Sudanschwarz-, Schmorl-, Ziehl-Neelsen- und Nilblausulfat-(Hueck-)positiv] der entsprechenden Elemente im lichtmikroskopischen Vergleichspräparat für Lipofuscin hält, „das vermutlich aus den an Lipoproteinen reichen Erythrocytenmembranen entsteht". Danach würde es sich bei diesem Lipofuscinvorkommen nicht um ein autogenes Pigment (wie das gewöhnliche Lipofuscin und das Melanin), sondern um ein heterogenes (wie die Blutfarbstoffpigmente) handeln.

Auch im Stoffwechsel der Lipide [Neutralfette und Lipoide; vgl. FLASCHENTRÄGER und LEHNARTZ, 1951; DEBUCH, 1955, 1965, Lit.; LEUTHARDT, 1963, Lit.; CLARA, 1965, Lit. (Lipidhistochemie)] spielt das RES eine wichtige Rolle (vgl. u.a. STANDENATH, 1925, Lit.; BINET, 1927, Lit.; TSUDA, 1931; MARK, 1932; TANZI, 1938; LETTERER, 1959a, b, Lit.; BYERS, 1960; DI LUZIO, 1960; HELLER, 1960b; ARVY, 1965, Lit.). Die Lipidspeicherung veranlaßt die Bildung großer Schaumzellen, sog. Lipophagen (vgl. JÄGER, 1928; MOESCHLIN, 1941a, b; STAHEL, 1943; HITTMAIR, 1957a; LÜDERITZ, 1957b; LENNERT, 1961, Lit.: Lipophagenvorkommen im Lymphknotenreticulum); in der Milz geht ihre Zahl der im Blut kreisenden Lipidmenge parallel (STANDENATH). Die Milz von *Mensch, Kaninchen, Hund* und *Katze* enthält normalerweise nur wenig makrophagocytär gespeicherte Lipide, kenntlich an der positiven Nilblausulfat-, der negativen Smith-Dietrich- und Fischer-Reaktion sowie der Doppelbrechung mit positivem Wärmephänomen (POSCHARISKY, 1912; JÄGER, 1928; zur polarisationsmikroskopischen Unterscheidung der Fette und Lipoide s. SCHMIDT, 1958). Auch die Milzen asphyktischer *Neugeborener* und *Feten* zeigen nur eine sehr geringe Fettspeicherung (LEWIN, 1929); Kapsel-Balkengerüst und Reticulum der *Greisen*milz weisen jedoch regelmäßig sudanophile, isotrope Tröpfchen auf (WASSILIEFF, 1923). WILAND und SMITH (1957) fanden in den Milzfollikeln regelmäßig „endogenous lipid globules", deren genauere Zusammensetzung sich noch nicht klären ließ.

Unter pathologischen Umständen — z.B. bei Anämie, Choledochusverschluß (KEMPF, 1949), Diabetes (vgl. GOLDZIEHER, 1927), chronischen Nierenleiden (vgl. SIEGMUND, 1938), Sepsis (vgl. KUSUNOKI, 1914) oder nach Steroidbehandlung (vgl. SPEER, RIDGWAY und HILL, 1962) — kann der Fettgehalt der Milz erheblich zunehmen (LUBARSCH, 1927; FISCHER, 1936; HUECK, 1948; ROTTER und BÜNGELER, 1955; HAMPERL, 1957; LETTERER, 1959a, b; BÜCHNER, 1960; u.a.).

Im Tierexperiment läßt sich die Fettspeicherung vielfältig variieren und beeinflussen. Bei *Hund* und *Kaninchen* kommt es nach intravenöser Injektion reinen, mit Sudan III-Lösung versetzten Olivenöls durch Anhäufung der Fettkügelchen in den Lungencapillaren zu einer tödlichen Lungenembolie; einen Teil der Fetttröpfchen nehmen auch die Reticulo-Endothelien von Leber, Milz usw. auf. Bei Injektion in den linken Ventrikel sammelt sich das Fett in den Nierenglomerula und Hirncapillaren an (DA COSTA, XAVIER-MORATO und PORTELA-GOMÉS, 1934). Während die ebengenannten Autoren die Zerstörung des eingebrachten Fettes im Blut vor sich gehen lassen, verlegt LEITES (1926, 1927; vgl. DERMAN und LEITES, 1928) die Lipidspaltung in die Reticulumzellen der Milz, wobei aus den Produkten womöglich andere Fette und Lipide entstehen [Lipiodol wird allerdings nur von der (*Mäuse-*)Leber gespeichert und gespalten, nicht aber von der Milz (DALION, GUERBET und DELAVILLE, 1966)]. Bei der *Hunde*milz lassen sich nach Unterbindung der V. lienalis reichlich sudanophile Tröpfchen im Pulpareticulum nachweisen (GERACITANO, 1936), bei der *Kaninchen*milz verursacht eine lokale Hitzeschädigung ebenfalls eine vermehrte Lipophagie (DUNNING und STEVENSON, 1934). Mit Scharlach R gefärbtes, intravenös injiziertes Olivenöl erscheint bei der *Kaninchen*milz nach 30 min zu je 2—3 Tröpfchen in den Sinusendothelzellen wieder, die nach 1 Std deutlich gequollen sind. Die Fettaufnahme wird durch Tuscheblockade stark beeinträchtigt (KIMURA, 1936/37a, b). Bei der *Ratten*milz [Gesamtlipidgehalt normalerweise 1,44—2,34 g/100 g Frischsubstanz (WETZEL, WOLLSCHITT, RUSKA und OESTERREICHER, 1935; zit. nach CREMER und FÜHR, 1953)] — die freilich im Gegensatz zur *Kaninchen*milz nicht dem Sinus- sondern dem Reticulumtyp angehört — geht die Ablagerung gefärbter Fettemulsionen auch nach Blockade des RES ungestört weiter (WADDELL, GEYER, CLARKE und STARE, 1954). Bei trypanblaubehandelten *Ratten* findet sich nach Injektion Sudan III-markierten Oliven- oder Leinöls stets auch Fett in den Reticulumzellen der Follikelperipherie (BARELLI, 1931). Die bei der *Ratte* (vgl. SOPER, 1914: *Kaninchen*) nach längerer Hungerperiode zu beobachtende Fettinfiltration der Milz (aus den Fettreserven des Organismus) scheint dagegen durch Blockierung des RES vermindert zu werden (BUJARD, 1940). Zu einer endogenen Milzverfettung kommt es auch bei Beri-Beri (PETRI, 1924) und beim Flexner-Jobling-*Ratten*carcinom (ERDMANN, 1931; ROFFO, 1934, 1935). Weitere Angaben über die Bedeutung der Milz für den Fettstoffwechsel machen MARINO (1931, 1933a, b), GOLBER (1940) sowie LUCCHINI und DE MICHELI (1940).

Bedeutsam für die Lipidspeicherung sind als besonders aktive Anteile des RES (vgl. MILLS, 1927; SOLNITZKY, 1937; u. a.) vor allem die Capillarhülsen der Milz.

Bei den Säugern finden sich auf dem Höhepunkt der Fettresorption (vgl. SCHMIDTMANN, 1928) in den Hülsen von *Mensch, Hund* (vgl. GOHRBANDT, 1929) und *Katze* (RÖHLICH, 1936; ältere Lit. bei HARTMANN, 1930) mehr inter- als intracellulär zahlreiche Sudan-positive, alkohol- bzw. ätherlösliche Tröpfchen. Sie färben sich mit Nilblausulfat bläulich-grün, sind Ciaccio- und Smith-Dietrich-positiv, bestehen also größtenteils aus Lipoiden [DUSTIN (1954) findet nach fettreicher Mahlzeit auch Neutralfette in den Hülsen]. Nach vorübergehender Ansammlung in den Hülsen gelangen die nicht von den Hülsenzellen aufgenommenen Fetttröpfchen durch deren Lücken in die rote Pulpa. Die Lipide entstehen nicht in der Milz selbst, sondern werden auf dem Blutwege aus dem Darm in das Organ importiert. Einen ähnlichen histochemischen Charakter wie die Lipideinschlüsse der Capillarhülsen haben beim *Menschen* auch die der Sinusendothelien; aus den Milzsinus gelangt das Fett über die Pfortader in die Leber und weiter in die Lunge (LORETI und SABBIA, 1942). Auch nach DUSTIN (1938b, 1954) erfolgt die — beim *Menschen* individuell stark schwankende — Stapelung von Fett in den Capillarhülsen während der Abfiltration des Blutplasmas durch die Gefäßwand; die lokale Anhäufung von Neutralfetten begünstigt die Hämolyse. Ein Teil der in der Hülse sichtbar werdenden Lipide stammt nicht aus der Nahrung, sondern aus dem Erythrocytenabbau. — Beim *Hund* bringt eine experimentelle Peritonitis das vornehmlich aus Lipoidgemischen bestehende Hülsenfett oft schon nach 15 Std völlig zum Verschwinden (GOHRBANDT, 1929).

Von den **Nichtsäugern** zeigen die Capillarhülsen der Selachier regelmäßig intracelluläre, perinucleäre Lipoidgranula, die der Teleosteer und gewisser Sauropsiden (z. B. *Ente*) sind [wie die von *Igel, Hund* (vgl. dagegen RÖHLICH, 1936) und *Pferd*] im allgemeinen fettfrei (DUSTIN, 1937, 1938a). Die Capillarhülsen der *Taube* (DUSTIN, 1938a, 1939) enthalten wie die des *Fasans* schon normalerweise etwas Sudanschwarz-positives Fett; nach längerem Hungern ist infolge der damit verbundenen Lipämie der Fettgehalt stark erhöht. Daß die Fettstapelung in den Hülsen auch von der Teilchengröße abhängt, zeigen Fütterungsversuche mit 14%iger (2 μ große Partikel) und 30%iger (4—15 μ große Partikel) Sahne. Im ersteren Fall kommt es zu einer deutlichen Fettanreicherung, im letzteren bleibt sie aus. Die bei den Selachiern für die Fettspeicherung ausschlaggebende Phagocytose der Hülsenzellen spielt bei den Vögeln nur eine untergeordnete Rolle.

Von **Lipoiden im engeren Sinne** [d.h. ohne die wegen ihres abweichenden Baues mit LEUTHARDT (1963) als gesonderte Gruppe behandelten Sterine] werden im RES sowohl Phosphatide wie Cerebroside gespeichert. Über den **Phosphatidgehalt** bzw. -umsatz der Milz und seine Beeinflussung (vgl. ARVY, 1965, Lit.) liegen verschiedene Angaben von physiologisch-chemischer Seite vor: LUSTIG und MANDLER (1932: Phosphatide der normalen und melanosarkomatös veränderten *Pferde*milz), TROPP und WIEDERSHEIM (1933: Lignocerylsphingosin der *Rinder*milz), THANNHAUSER und SETZ (1936), KAN (1940, 1941: Einfluß der Ultraviolett- und Röntgenbestrahlung auf den Phosphatidgehalt der *Hunde*milz), GRAY [1960: Glycerin- (Lecithin-, Kephalin-) und Sphingosinphosphatide der *Rinder*milz]. Lecithin-Injektionen führen in der *Mäuse*- und *Ratten*-, nicht jedoch der *Kaninchen*milz binnen 4—14 Tagen zu einer Hypertrophie und -plasie des Reticulums und der Megakaryocyten der roten Pulpa; die weiße Pulpa atrophiert. Die begleitende Blutmonocytose hält etwa 10 Tage an (AMANO und HAYASHI, 1934). Angaben über den **Cerebrosid- und Gangliosidgehalt** der *Rinder*milz machen KLENK und RENNKAMP (1942); weitere Lit. bei LEUTHARDT (1963). *Kaninchen*, denen 5—10 g eines Cerebrosidgemisches oder auch reines Cerebron in Solform intravenös injiziert wurden, haben eine stark vergrößerte Milz. Die normale Organstruktur ist völlig verwischt durch massenhaft auftretende große Zellen, die jedoch keine Fett- oder Lipoidfärbung nach SMITH-DIETRICH geben. Der chemischen Untersuchung der aus Milz und Leber extrahierten Lipoide nach zu urteilen, wird jedes Cerebrosid unverändert als solches abgelagert. Die beiden Organe besitzen nicht die Fähigkeit zur Umwandlung der verschiedenen Gehirncerebroside in Kerasin (KLENK und GOEBEL, 1938). Der Cerebrosidgehalt der normalen *menschlichen* Milz ist nicht nennenswert (MAI, 1933); er beträgt bei acetongetrocknetem Milzgewebe etwa 70 mg-% (WAGNER, 1964).

Unter **pathologischen Bedingungen** können in der *menschlichen* Milz große Mengen von Neutralfetten und Lipoiden gestapelt werden (Lit. bei LUBARSCH, 1927; HIRSCHFELD und MÜHSAM, 1930; FISCHER, 1936; LETTERER, 1939, 1959a, b; CREMER, 1948; HUECK, 1948; CREMER und FÜHR, 1953; HAMPERL, 1957; BÜCHNER, 1960; WOLMAN, 1964; u.a.). Das massenhafte Auftreten mehr oder weniger typischer Schaumzellen und die begleitende Hypertrophie und -plasie des Pulpareticulums verwischen weitgehend die normale Milzstruktur; zur cytochemischen Diagnostik der Lipoidspeicher- bzw. Xanthomzellen vgl. MORRISON und HACK (1949), REDDY und ANGULI (1952), DIEZEL (1954), CRAIG (1956) und GRAUMANN (1964).

LETTERER (1959a, b, Lit.) unterscheidet bei den Speicherungszuständen (**Thesaurismosen**) zunächst die normale und die auf regelhaftem Wege übersteigerte Speicherung: Thesaurose und Hyperthesaurose. Bei der pathologischen Speicherung wird nicht mehr deponiert, was energiemäßig oder sonstwie für den Organismus von Nutzen ist, sondern die Zellen „halten Stoffe vorübergehend oder dauernd zurück, welche für den Organismus oft von keinerlei Wert, ja sogar von Schaden sind ...". Erkranken die Zellen infolge dieser Stoffablagerung, so liegt eine Thesauropathie vor, ist umgekehrt die Speicherung nur Ausdruck einer primären Erkrankung, so handelt es sich um eine Pathothesaurose. Die Thesauropathie ergreift zwar nicht selten ganze Territorien des RES und RHS, ist aber trotzdem keine spezifische Erkrankung desselben. Die Pathothesaurose (Stapelungsdystrophie) hat in der Regel ebenfalls keine wesenhaften Beziehungen zum RES, sondern stellt einen endogenen Stoffwechselschaden schlechthin dar, in dessen Verlaufe sich in den Zellen abnorme Stoffwechselprodukte ansammeln, die nicht mehr weiterverarbeitet werden können. Die einzige bisher bekannte Pathothesaurose, die isoliert und generalisiert das RES befällt und als spezifische Erkrankung desselben zu gelten hat, ist der Morbus Gaucher.

Auch im Cholesterinstoffwechsel spielt das RES eine wichtige Rolle (LANDAU und MC NEE, 1914; SOPER, 1914; STANDENATH, 1925, Lit.; LEITES, 1926, 1927; RANDOIN und MICHAUX, 1928; ECKLES, TAYLOR, CAMPBELL und GOULD, 1955; u.a.). Daß das Depotblut der Milz bei unveränderter Lecithinkonzentration einen um 30—40% höheren Choleringehalt hat als das periphere Blut (GORECZKY und v. LUDÀNY, 1937; KOVÁCS und GORECZKY, 1942), läßt allerdings verschiedene Erklärungen zu (vgl. GELIN, 1954, Lit.). MARINO (1931) z.B. sieht in der Milz lediglich ein Cholesterindepot, GOEBEL (1934a, b, c) darüber hinaus einen Ort der Synthese. CHAMBERLAIN (1928), LIVERANI (1932), ODA (1932) und PAGLIANI (1936) übertragen der Milz mit unterschiedlicher Begründung die — für das Atheromatoseproblem bedeutsame (vgl. u.a. GOULD, 1956; TISCHENDORF und CURRI, 1959) — Regulierung des Blutcholesterins. PFEIFFER (1931) bringt die Cholesterinanhäufung in der Milz mit dem Erythrocytenabbau in Verbindung; der Oxycholeringehalt des Gesamtcholesterins in Milz und roten Blutkörperchen stimmt ebenso überein wie der Schmelzpunkt der fällbaren Cholesterine. Eine besonders auffällige Erhöhung des Milzcholesterins findet sich in der Gravidität und bei bösartigen Tumoren (ERDMANN, 1931; ROFFO, 1934, 1935).

Cholesterinfütterung bewirkt beim *Kaninchen* (vgl. BUCK, 1954) in Milz und Knochenmark im Gegensatz zur Leber zunächst einen Cholesterinabstieg, erst nach 8—10 Tagen einen vorübergehenden Anstieg. Thyreoidektomie (vgl. SHAPIRO, 1927; SAKAI, 1929) kehrt die Bewegung in Milz und Leber um und verstärkt sie im Knochenmark. Bei der *Ratte* zeigen sich nach längerer Cholesterinfütterung in den Reticulumzellen und Makrophagen der roten und weißen Milzpulpa überwiegend mit Nilblausulfat blau, seltener lila gefärbte Einschlüsse (STEIN, 1932). Das während der Resorption etwa zur Hälfte veresterte Cholesterin wird in Form von Chylomikronen über den Ductus thoracicus in die Blutbahn eingebracht. Markiertes Cholesterin erscheint schon 18 Std nach der Fütterung in Milz und Leber und mischt sich vollständig mit deren endogenem Cholesterin (GOULD, 1956; vgl. AVIGAN, STEINBERG und BERMAN, 1962). Bei der *Maus* steigt der Cholesteringehalt der Milzfrischsubstanz nach 3wöchiger Leinölfütterung von 221 auf 345 mg-% (SCHETTLER, 1949; zit. nach CREMER und FÜHR, 1953). Nach Splenektomie (vgl. MJASSNIKOW, 1926; MARINO, 1931; KREIS, 1933; DIDRY, 1934; PAGLIANI, 1936; DEL ZOPPO, 1936a, b; BUJARD, 1940; GOLBER und VOLPYANSKAYA, 1940) sind im Blut des *Hundes* die freien Cholesterine unverändert, die Phosphatide, sonstigen Lipoide und Cholesterinester vermehrt, die Neutralfette unter Erhöhung der Jodzahl (LEITES, KOSLOWA und JUSSIN, 1933) vermindert (DE GENNES, MAHOUDEAU und LAUDAT, 1934; ZANCAN, 1937). Die Verminderung des Gallencholesterins splenektomierter *Hunde* wird auch durch Cholesterinfütterung nicht kompensiert (VAGHI, 1931). Der Phosphatid- und Cerebrosidgehalt des Zentralnervensystems splenektomierter *Hunde* ist erhöht, der Cholesteringehalt erniedrigt, der Gesamtlipoidgehalt jedoch unverändert (SCHMITZ und HEYMANN, 1941). Während nach RUBINSTEIN (1932), RANDLESS und KNUDSON (1928) der Cholesteringehalt des Blutes bei *Kaninchen* und *Ratten* durch Milzexstirpation wenig oder gar nicht beeinflußt wird, fanden DEL ZOPPO (1936) und PERAZZO (1936a, b) bei splenektomierten *Kaninchen* eine deutliche, durch Milzextrakt wieder zu beseitigende (vgl. ODA, 1932; SCHLIEPHAKE, 1933a, b) Erhöhung des

Cholesterinspiegels. Die hypertrophierende Nebennierenrinde milzexstirpierter *Kaninchen* und *Hunde* belädt sich mit sudanophilen Körnchen und erhöht ihren Cholesteringehalt um 14 % (PIZZINI, 1931; LIGAS, 1935).

Ungeachtet der zahlreichen Beobachtungen über die Beeinflussung der Milzpulpa durch Steroidhormone (s. S. 154, 326, 384), weiß man über ihre eigentliche Rolle im Steroidstoffwechsel nur wenig (vgl. BERLINER und DOUGHERTY, 1960). Bei der normalen *Maus* ordnen sich die Organe nach fallendem Steroidgehalt [phenolische (östrogene) und 17-Ketofraktion] wie folgt an: Nebenniere, Milz, Niere, Leber — und bei Krebstieren: Nebenniere, Niere, Milz, Leber. Diese Abweichung ist nicht die Ursache, sondern nur die Folge des Tumors (JEANNET, 1950).

Über die Beziehungen des RES zum Carotinoid-(Lipochrom-)Stoffwechsel ist nur bekannt, daß das vom β-Carotin abzuleitende fettlösliche Vitamin A (in der *menschlichen* Milz nachgewiesen durch DONINI, 1939; zit. nach CREMER und FÜHR, 1953) eine ausgeprochene Speichersubstanz darstellt (JANCSÓ, 1955b, Lit.). Peroral verabreichtes Vitamin A läßt sich in den Reticulo-Endothelien der *Mäuse*milz luminiscenzmikroskopisch nachweisen (WIMMER, 1939). Da die Milz bei erhöhtem Angebot auch vermehrt Trägerstoffe des Vitamin B_2 sowie Vitamin C (vgl. u. a. SCHUDY, 1939; HAVEN, RANDALL und BLOOR, 1949) zurückhält, hemmt sie offenbar als Speicher die Vitaminausscheidung (vgl. v. HERRATH, 1958).

Daß die Milz auch im Kohlenhydratstoffwechsel eine Rolle spielen muß (vgl. MARK, 1932), geht schon aus ihrem beträchtlichen Gehalt an perjodatreaktiven Stoffen (Lit. bei GRAUMANN, 1964) hervor. Sie finden sich — abgesehen von den größere Mengen enthaltenden Leukocyten — vor allem in den Gitterfasern (s. S. 239 ff.); aber auch die normalen Reticulum- und Sinusendothelzellen enthalten stets etwas kleintropfiges bzw. -granuläres Material (GRAUMANN, 1957a; vgl. GERSH und CATCHPOLE, 1949; LEBLOND, 1950; STORTI, PERUGINI und SOLDATI, 1953a, b). Verglichen mit dem hohen Polysaccharidgehalt des Knorpels und dem sehr niedrigen der Muskulatur nimmt der von Milz, Leber, Lunge und Niere (mit einem Glucosamingehalt von 0,53—0,74 % bei *Katze* und *Meerschweinchen*) eine Mittelstellung ein (STARY u. BILEN, 1956). Glykogen soll es nach älteren Angaben außer in polymorphkernigen Leukocyten in der normalen Milz nicht geben [KLEINMANN, 1927 (zit. nach LUBARSCH, 1927); HARTMANN, 1930], neuerdings wird jedoch über regelmäßige Glykogenvorkommen in der erwachsenen *menschlichen* Milz (KRUCKENBERG, 1954) sowie in der fetalen bzw. jugendlichen *Ratten-* und *Goldhamster*milz (SEO, 1955; GRAUMANN, 1964), dazu über einen 24 Std-Rhythmus des Milz- (und Herz-)Glykogens berichtet (KÖHLER, 1955b). Bei chronisch mit Östradiolbenzoat und Proluton behandelten *Kaninchen* findet sich Glykogen (Carminnachweis, Verdauungsproben) neben Erythrocyten und Plasmaresten in subcapsulären Reticulumherden der Milz. Diese Ablagerung soll auf der Hämosiderinblockade des Organs und der gleichzeitigen hormonalen Hyperglykämie beruhen (LIERSE, 1955); in der Tat haben humorale Milzstoffe auf den Blutzucker eine insulinartige Wirkung (KERTI, 1933; LAUDA, 1955). Weitere Angaben (Lit.) über den Einfluß der Milz auf den Kohlenhydrat- und Glykoproteid-Stoffwechsel, den Blutzuckerspiegel sowie die normale und pathologische (v. GIERKE) Glykogenablagerung im RES finden sich u. a. bei HORSTERS (1936), MARINO (1936), GELIN (1954), MASUDA, FUJIKI und TAKINO (1954), ROTTER und BÜNGELER (1955), SCHLIEPHAKE (1955a, b), LETTERER (1959a, b), STREICHER (1961) und ARVY (1965).

Die Polysaccharide stellen als Molekülkolloide wichtige Speichersubstanzen dar. Die Aufnahme von Carboxymethylcellulose (vgl. GLOMSKI, 1962) durch das Reticulo-Endothel

der Milz (GRAUMANN, 1957b) wurde in Zusammenhang mit den künstlichen Speicherungs-
vehikeln und dem Depoteffekt bereits erwähnt. Andere vom RES gespeicherte, u.a. mit der
PAS-Reaktion nachweisbare Polysaccharide sind Inulin, Heparin, Gummiarabicum, Dextran
bzw. Dextransulfat (JANCSÓ, 1955b, Lit.; vgl. WOLMAN, 1956). Dextran wird bei der *Ratte*
durch Leukocyten zur Milz transportiert und dort vorzugsweise in den perifollikulären Reticulumzellen gespeichert, die dadurch zu makrophagocytären „Stoffwechselzellen" vom Mast-
zelltyp werden (FRIBERG, GRAF und ABERG, 1951, 1953; LINDNER, 1955, 1956).

Anhang: Milzfermente

Die nachstehende Übersicht der in der Milz nachgewiesenen Fermente (Einteilung nach
LEUTHARDT, 1963) erhebt keinen Anspruch auf Vollständigkeit (ältere Lit. bei v. SKRAMLIK,
1927; VERCELLANA, 1940). Zur näheren Unterrichtung sei auf die erst nach Niederschrift dieses
Kapitels erschienene „Splénologie" von ARVY (1965, Lit.) verwiesen, in der das in stürmischer
Entwicklung begriffene Spezialgebiet der Milz-Enzymologie erstmalig (auf 140 Seiten) in
größerem Zusammenhang dargestellt wird. Eingehender berücksichtigt sind hier lediglich
histotopochemische Untersuchungen (zur Methodik s. DEANE, BARNETT und SELIGMAN, 1960,
Lit.), alle übrigen werden nur summarisch aufgeführt. Betont sei, daß auch bei negativer histochemischer Reaktion der Enzymnachweis im Organhomogenat häufig noch positiv ausfällt
und daß histochemische Untersuchungen des gleichen Objektes durch verschiedene Bearbeiter
nicht selten — offenbar aus methodischen Gründen — ganz verschiedene Resultate zeitigen.
Grund genug, aus dem „Fermentmuster" der Milz vorerst noch keine allzu weitreichenden
funktionellen Schlüsse zu ziehen.

Hydrolasen
1. C-N-Bindungen lösende Fermente

a) Desaminasen

RYDH-EHRENSWÄRD und SCHMIDT (1934: Guanase; *Ratte*), EICHEL (1960: Adenosin-
desaminase, Guanase; *Ratte*), TERROINE und HITIER (1963: Desaminase), ROTH, WAGNER
und KOTHS (1964: Desoxycytidilat-, Desoxyadenosin- und Desoxyguanosin-Desaminase;
Ratte).

b) Proteasen

Die durch ACTH nicht beeinflußte Peptidase der Splenocyten (*Ratte*) wird durch STH
gehemmt (CHELI und SALVIDIO, 1955). Aminosäurenaphthylamidase findet sich bei
Mensch und *Affe* in den Makrophagen und polymorphkernigen Leukocyten der roten Milzpulpa, in geringerer Menge auch in den Zentren der weißen Pulpa. Bei der *Ratte* zeigt nur die
rote Milzpulpa eine mäßige Aktivität (BURSTONE und FOLK, 1956). Auch die Hülsen der
Hühner- und *Tauben*milz enthalten im Gegensatz zu denen der *Schweine*milz große Mengen von
Aminosäurenaphthylamidase (SCHLÜNS, 1964b). Die rote Pulpa des *Maulwurfs* — nicht jedoch
die weiße — hydrolysiert wie bei allen Vertebraten kräftig das Leucyl-β-naphthylamid. Die
Capillarhülsen enthalten keinerlei Peptidasen (ARVY, 1963c). Die Sinuswandzellen der *menschlichen* Milz unterscheiden sich vom übrigen Reticulo-Endothel durch starke Naphthol-AS-
Acetat-Esterase- und schwache oder fehlende α-Naphthyl-Acetat-Esterase-Aktivität (STUTTE,
1966).
Eine starke Leucinaminopeptidase- (LAP-)Aktivität zeigen bei der *Maus* Zentralarterien und umgebende Reticulumzellen der weißen Milzpulpa. Lymphopoetische Keimzentren geben eine schwächere LAP-Reaktion als lympholytische Reaktionszentren; die
Lymphocyten selbst sind LAP-negativ. Der „perifollicular collar" reagiert gleich den extramedullären Blutbildungsherden der roten Pulpa LAP-positiv. Die *Ratten*milz zeigt in der
weißen Pulpa eine ähnlich positive LAP-Reaktion wie die *Mäuse*milz; der besser als bei dieser
ausgebildete „perifollicular collar" reagiert stärker als der ihn umgebende „perifollicular
halo". Bei unter 2—3 Wochen alten *Mäusen* und *Ratten* fällt die LAP-Reaktion im allgemeinen
schwächer aus als bei älteren Tieren (KORHONEN und RUPONEN, 1962). Die Speicherung
makromolekularer Substanzen steigert die Lysozymaktivität der *Mäuse*milz (MEIJER und
WILLIGHAGEN, 1961).
Ferner: WALDSCHMIDT-LEITZ und DEUTSCH (1927: Proteinasen), HEDIN (1930, 1932:
Proteinasen), STRAUS (1930: Proteinasen; *Mensch*), REISS (1938: Proteinasen), FRUTON und
BERGMANN (1939: Proteinasen; *Rind*), TANZI (1939: Kathepsin), FRUTON, IRVING und BERG-
MANN (1941: Kathepsin; *Rind*), TALLAN, JONES und FRUTON (1952: Aminopeptidase,
Kathepsin), JOLLÈS und FROMAGEOT (1953, 1954, 1956: Lysozym I, II, III; *Kaninchen, Hund*),
LAPRESLE (1955: Protease; *Kaninchen*), HAGEN (1957a, b: Kathepsin; *Maus*), LAPRESLE und
SLIZEWICZ (1958: Kathepsin D; *Kaninchen*), JOLLÈS und LEDIEU (1959a, b: Lysozyme;

Hund), LAPRESLE und WEBB (1960: Proteinasen; *Kaninchen*), PRESS, PORTER und CEBRA
(1960: Kathepsin D; *Rind*), ARVY (1961: Aminopeptidase; *Huhn*), JOLLÈS (1962: Lysozyme;
Hund), MCMASTER und WEBB (1963: Kathepsin D; *Mensch*), GRABAR, PISI, COURCON und
LESPINATS (1964: Proteasen; *Ratte*), SYLVÉN und SNELLMAN (1964: Kathepsin, Leucyl-β-
naphthylamidase; *Rind*), HSU und TAPPEL (1965: Kathepsin; *Ratte*).

2. C-O-Bindungen lösende Fermente

a) Esterasen

Der Gehalt der Milz an alkalischer Phosphatase ist im Vergleich zu anderen Organen
nur gering und artlich sehr verschieden. Nach KAY (1928) ist er beim *Kaninchen* 5mal größer
als bei *Mensch* und *Katze*, nach MACFARLANE, PATTERSON und ROBINSON (1934) beim *Kaninchen* 2mal, beim *Hund* 3mal größer als bei *Maus* und *Katze*. Dieser unterschiedliche Phosphatasegehalt spiegelt offenbar den — nicht nur von Species zu Species, sondern auch von
Individuum zu Individuum wechselnden — Stand der Lymphocytenproduktion wieder;
denn das Fermentbild der fetalen und neonatalen *Kaninchen*milz deutet auf enge Beziehungen
zwischen alkalischer Phosphatase und Lymphopoese (HOSTETLER und ACKERMAN, 1966; vgl.
S. 22). Kapsel und Balken der *Fledermaus*milz enthalten im Sommer reichlich alkalische
Phosphatase. In der Pulpa lokalisiert sich das Enzym während des Winterschlafs hauptsächlich periarteriell, zu Beginn der Aktivitätsperiode dagegen perifollikulär (TURCHINI, BON-
HOMME, CATAYÉE und PEREZ, 1963). In der *Mäuse*milz findet sich alkalische Phosphatase
besonders in den Arteriolen und der Peripherie der weißen Pulpa (vgl. KABAT und FURTH,
1941: *Maus, Mensch, Kücken*). Nach längerem Hungern ist sie etwas vermehrt, bei Alloxandiabetes vermindert. Der Gehalt der roten Pulpa an saurer Glycerophosphatase wird durch den
Alloxandiabetes nicht beeinflußt (MEIER, 1950/51). Nach SMITH, WHARTON und GERHARDT
(1958) reagieren das Endothel der Follikel- und Pulpaarterien sowie der aus Mesenchymzellen
und Lymphocyten bestehende Saum der weißen Pulpa phosphatasepositiv, die Sinus und Venen der *Mäuse*milz dagegen -negativ. TAKAMATSU (1939: *Maus, Meerschweinchen, Kaninchen,
Hund, Mensch*) gibt eine positive Phosphatasereaktion für die Lymphoblasten sowie die Ca-
pillarschlingen im Inneren und am Rande der Keimzentren an. BOURNE (1943) bezieht die
schwache, diffuse [nach Diphtherietoxinvergiftung stark erhöhte (USADEL, 1965)] Enzymaktivität der *Meerschweinchen*milz im wesentlichen auf die Lymphocytenkerne. Beim *Kaninchen* ist nach Injektion menschlicher Leukocyten, nicht dagegen von Cytochrom C die Phosphataseaktivität (alkal.) der weißen Pulpa abgeschwächt, die der roten verstärkt (GENESI,
1954). ACTH und STH aktivieren bei der *Ratte* die alkalische und saure Phosphatase (und
Nucleotidase) der Splenocyten (CHELI und SALVIDIO, 1955), eine artifizielle lokale Dermatitis
reduziert den Phosphatasegehalt der Milzfollikel (NOWOTNY, 1963). Mitosehemmende, anticancerogene Mittel wie Senfnitrogen und Degranol lassen die saure Phosphatase — deren
Aktivität durch das mitosefördernde Vitamin B_{12} deutlich erhöht wird — unter gleichzeitiger
Zerstörung der Lymphocyten völlig aus der weißen Milzpulpa verschwinden (KEMÉNY, GÜN-
DISCH, FESZT und HADNAGY, 1960: *Ratte, Meerschweinchen*). Die marginalen Metallophilen
(vgl. MARSHALL, 1956; SNOOK, 1964) der *Ratten*milzfollikel enthalten reichlich saure Phosphatase, nach entsprechender Vorbehandlung auch vermehrt unspezifische Esterase. Auch die
Enzymaktivität der Metallophilen des Knötcheninneren ist beim behandelten Tier größer als
beim unbehandelten. Alle Reticulumzellen mit stärkerer Enzymaktivität sind auch metallo-
phil, aber nicht umgekehrt (PETTERSEN, 1964). Elektronenmikroskopisch ist die saure Phosphatase (ebenso wie die β-Glucuronidase) an die Plasmafraktion der Reticulo-Endothelien
gebunden, welche die Phagocytosegranula enthält (ONOE und TSUKADA, 1964). Im Gegensatz
zu anderen Organen zeigt die *Ratten*milz ein einheitliches Verhalten der alkalischen Phosphatase gegenüber verschiedenen Substraten (Natrium-α,β-glycerophosphat, Natrium-α-naph-
thylphosphat, Natrium-β-naphthylphosphat). Positiv reagieren bestimmte Zellen der roten
und die Arterien der weißen Pulpa (BURGOS, DEANE und KARNOVSKY, 1955). In der *Rindermilz* (WINQUIST, 1954) findet sich alkalische Phosphatase im Embryonal- und Neugeborenen-
stadium außer in neutrophilen Granulocyten nur im Endothel der Capillaren und Arteriolen,
später auch in der Peripherie der weißen und der perifollikulären Zone der roten Pulpa. Saure
Phosphatase ist schon bei 35 cm-Embryonen im Reticulum der roten Pulpa nachweisbar. Die
weiße Pulpa ist bis auf die Follikelrandzone und die Makrophagen der Zentren phosphatasenegativ. Eine schwache Reaktion geben das Endothel der Follikelarterien und die Ränder der
Capillarhülsen. Nach GÖMÖRI (1939, 1941, 1949) zeigen bei *Mensch, Katze, Ratte, Murmeltier* und
Erdeichhörnchen die Capillaren und die Intima der präcapillaren Arterien, bei der *Ratte* auch die
Adventitia der mittleren Milzarterien eine starke Phosphataseaktivität. Phosphatasepositiv
sind bei *Hund, Ratte, Murmeltier* und *Erdeichhörnchen*, nicht jedoch bei *Mensch* und *Kaninchen*, die periphere und subperiphere Zone der Milzfollikel. Bei Benutzung von Muskeladenyl-
säure als Substrat wird auch in den Follikelzentren der *menschlichen* Milz alkalische Phosphatase nachweisbar.

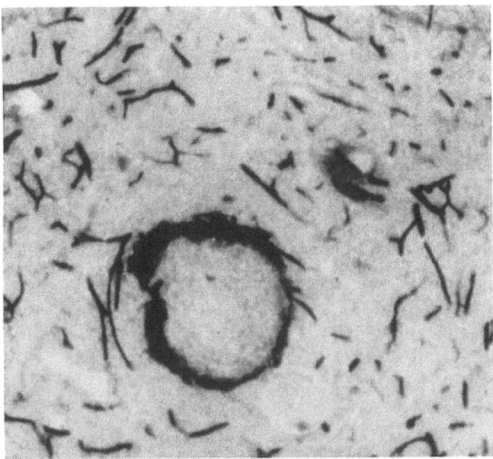

Abb. 189. Milz, *Mensch;* Nachweis der alkalischen Phosphatase (α-Naphthylphosphat, pH 9,2, Variaminblausalz B, Ink. 50 min). Starke Aktivität in den Capillarwänden und der Marginalzone eines Follikels (Vergr. 40×). Nach GÖSSNER (1958)

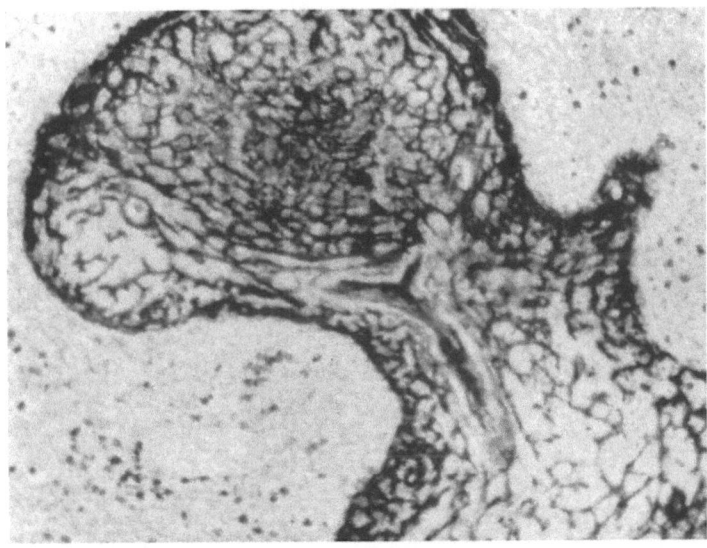

Abb. 190. Milz, *Kaninchen;* Nachweis der alkalischen Phosphatase (α-Naphthylphosphat, pH 9,2, Echtrotsalz TR, Ink. 50 min). Starke Aktivität im Reticulum der weißen Pulpa und in der Follikelarterie (Vergr. 100×). Nach GÖSSNER (1958)

Nach GÖSSNER (1958) (Abb. 189—192) beschränkt sich die alkalische Phosphatase in der *menschlichen* Milz (vgl. ROZENSZAJN und EFRATI, 1961) auf die Zentralarterien und Marginalzonen der Follikel. Bei der *Kaninchen*milz kommt eine auffallend starke Aktivität des Gitterfasernetzes der weißen Pulpa hinzu, die der roten völlig abgeht [von LÖFFLER (1960) bestätigt]. Bei der *Katzen*milz finden sich in der roten Pulpa zahlreiche ovale, den Capillarhülsen entsprechende Reaktionsherde, daneben geringe Aktivitäten in den Capillarwänden. Außer bei *Mensch, Kaninchen* und *Katze* zeigen auch die Capillaren bei *Maus, Ratte* und *Huhn* eine deutliche Enzymreaktion. Die Follikelarterien reagieren besonders kräftig bei *Mensch, Kaninchen, Maus, Ratte, Rind* und *Huhn.* Die stärkste Aktivität in den Zellen der weißen Pulpa besitzen *Rind* und *Maus,* in denen der roten Pulpa die *Ratte* (vgl. HERLANT und TIMIRAS, 1950; SHINDA, 1965); die schwächste Aktivität hat ganz allgemein die *Meerschweinchen*milz (vgl. USADEL,

28*

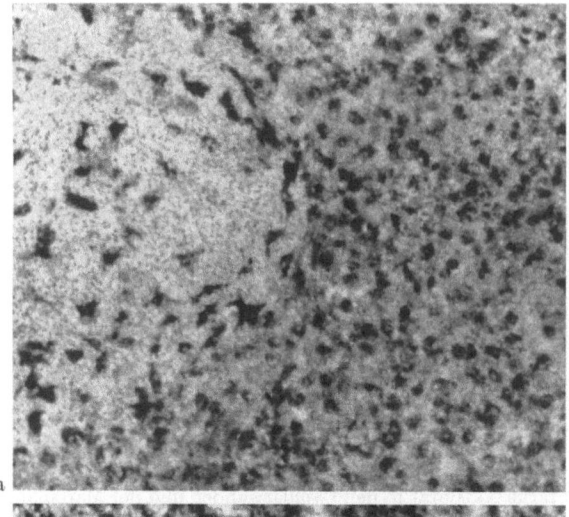
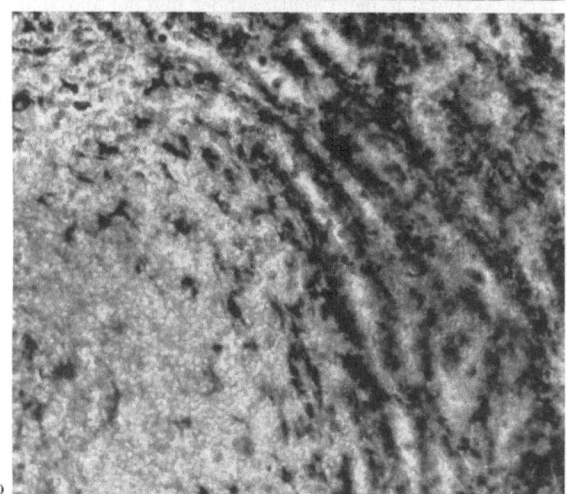
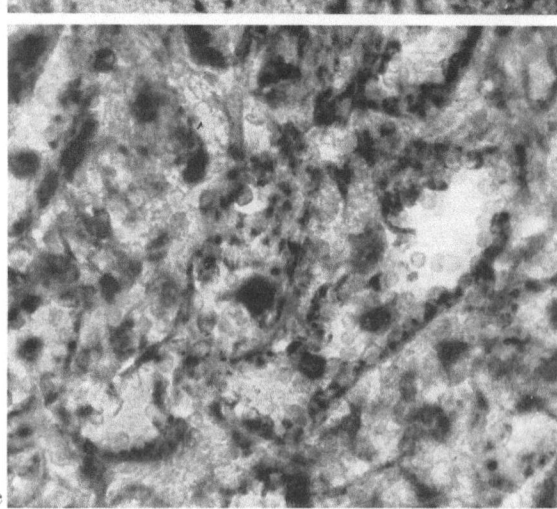

Abb. 191 a—c. a Milz, *Meerschweinchen;* Esterasenachweis (Naphthol-AS-Acetat, pH 6,8, Echtgranatsalz GBC, Ink. 80 min). Deutliche Aktivität in den Reticulumzellen der roten und weißen Pulpa (Vergr. 100×). b Milz, *Mensch;* Esterasenachweis (α-Naphthylacetat, pH 8,3, Echtblausalz BB, Ink. 15 min). Starke Aktivität in den Sinuswänden und -endothelien (rechts im Bild), geringere Aktivität in den Follikeln (links unten) (Vergr. 100×). c Milz, *Mensch;* Esterasenachweis (α-Naphthylacetat, pH 8,3, Echtblausalz BB, Ink. 15 min). Angedeutet perlschnurartig verteilte Aktivität in den Sinuswänden, etwa entsprechend den Querschnitten der Reifenfasern (Vergr. 400×). Nach Gössner (1958)

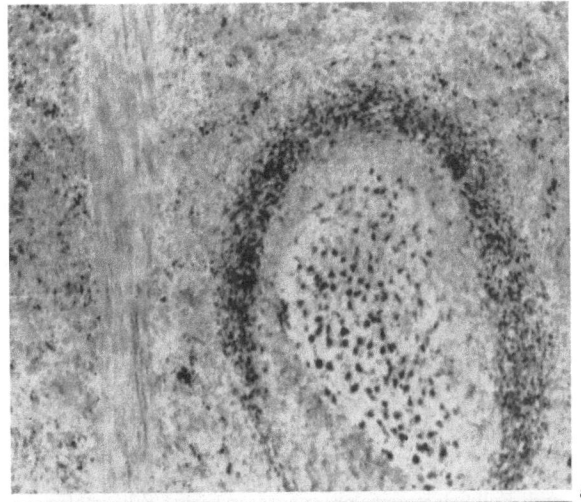

a

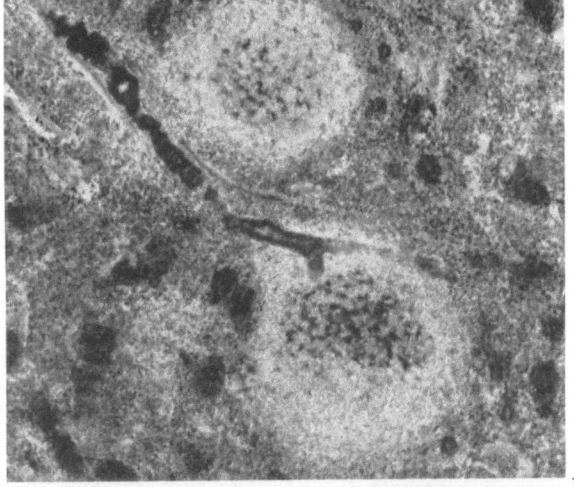

b

Abb. 192 a—c. a Milz, *Schaf;*
Esterasenachweis (α-Naphthylacetat, pH 8,3, Echtrotsalz TR,
Ink. 10 min). Deutliche Aktivi-
tät in den Zellen des Follikelzen-
trums und in der Marginalzone
des Follikels (Vergr. 40×).
b Milz, *Katze;* Esterasenachweis
(α-Naphthylacetat, pH 8,3,
Echtblausalz RR, Ink. 10 min).
Starke, fleckförmig verteilte
Aktivität in der roten Pulpa,
entsprechend den Schweigger-
Seidelschen Hülsen, deutliche
Aktivität in den Zellen des
Follikelzentrums und in den
Gefäßwänden (Vergr. 40×).
c Milz, *Ratte;* Esterasenachweis
(α-Naphthylacetat, pH 8,3,
Echtrotsalz TR, Ink. 15 min).
Deutliche Aktivität in den
Zellen der roten und weißen
Pulpa, besonders in der Fol-
likelperipherie, positiver Reak-
tionsausfall an den Gefäßwän-
den (Vergr. 100×). Nach Göss-
NER (1958)

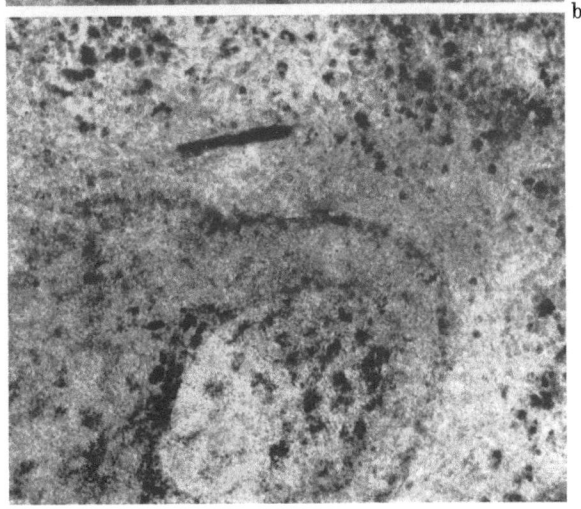

c

1965). Saure Phosphatase findet sich bei allen untersuchten Species vornehmlich in der roten Pulpa — und zwar am meisten bei *Ratte, Rind, Schwein* und *Schaf*, erheblich weniger bei der *Katze* —, daneben aber auch in Zentrum und Schale (*Ratte*) der Milzfollikel. Esterasen kommen sowohl in den Zentren und Randzonen der weißen Pulpa als auch in der roten vor; das Verteilungsmuster schwankt stark. Bei der *Katze* sind wieder die Capillarhülsen sehr enzymreich. Bei *Maus, Ratte, Rind* und *Katze* zeigen auch die Zentralarterien eine positive Esterasereaktion. Das gleiche gilt nach Gössner bei *Mensch* und *Kaninchen* [nach Usadel (1965) auch beim *Meerschweinchen*] für die Sinuswände — nicht nur die Ringfasern, sondern auch die Endothelien [die nach Dorfman (1961: *Mensch, Rhesusaffe, Meerschweinchen*), Barbolini (1964: *Mensch*), Pozzi und Barbolini (1965) sowie Barbolini, Barbanti und Trentini (1966: *Ratte*) weder unspezifische Esterase noch saure oder alkalische Phosphatase, Polyphosphatase, Phosphoamidase und andere Fermente enthalten]. Die abschließende Feststellung Gössners, besonders bemerkenswert erscheine der Nachweis erheblicher Enzymaktivitäten „im Reticulum der Stoffwechselmilzen" (im Original kursiv), ist in Hinblick auf die ausgesprochene Reticulumarmut der Stoffwechselmilzen (v. Herrath) zumindestens mißverständlich.

Schlüns (1964c, Lit.) untersuchte das Verhalten der alkalischen Phosphatase in der Milz von *Maus, Ratte, Meerschweinchen, Goldhamster, Kaninchen, Schwein, Rind, Schaf, Giraffe* und *Pferd*. Phosphatasenegativ sind Kapsel und Trabekel sowie Sinus- und Venenwände, phosphatasepositiv vor allem Arterien und Capillaren, bestimmte celluläre Elemente und Fasern. Bei den Gefäßen findet sich die stärkste Reaktion im Endothel, bei den Arterien mitunter auch in der Media oder Adventitia. Im Gegensatz zu den Balkenarterien sind die Lymphscheiden- und Follikelarterien phosphatasepositiv, d.h. stoffwechselmäßig in die weiße Pulpa eingegliedert. Die Enzymaktivität der Capillarhülsen ist unterschiedlich. Die vielfach, besonders bei *Rind* und *Schaf*, zu beobachtende perifollikuläre Anhäufung phosphatasepositiver und -negativer myeloischer Elemente steht in ursächlichem Zusammenhang mit den Stoffwechselleistungen dieser Zone. In der roten Pulpa von *Ratte, Meerschweinchen* und *Goldhamster* finden sich zahlreiche stark phosphatasepositive Myelo- und Metamyelocyten. Die weiße Pulpa von *Maus* und *Goldhamster*, aber auch von anderen Species, enthält reichlich phosphatasepositive Reticulumzellen. Bei *Giraffe, Rind, Schaf, Schwein* und *Kaninchen*, in geringerem Maße auch bei *Pferd, Hund, Katze* und *Maus* wird das Phosphatasebild von den enzymaktiven Retikulinfasern der Milzfollikel geprägt. Bei *Goldhamster, Ratte* und *Meerschweinchen* fehlen sie und werden durch phosphatasepositive Reticulumzellen vertreten. Die Enzymaktivität in den Reticulumfasern der weißen Pulpa hängt offenbar mit der Genese und späteren Funktion der Fibrillen zusammen. Eine Parallele zwischen Milztyp (v. Herrath) und Phosphatasebild (Tabelle 24) besteht nach Schlüns nicht, das Fermentmuster ist vielmehr genetisch bestimmt: Die Ungulaten besitzen ein Fermentmuster vom fibrillären, die Rodentier ein solches vom reticulocellulären Typ; das *Kaninchen* (Lagomorpha) vertritt den fibrillären Typ. Zu letzterem gehören auch die Carnivoren, die aber gewisse selbständige Merkmale zeigen.

Tabelle 24. *Übersicht der geschätzten Anzahl und der Reaktionsintensität phosphatase-*

	Lymphscheidenarterien				Weiße Pulpa			
					Lymphscheiden			
	Intima	Media	Adventitia	Reticulum	Fasern	Reticulum	Zellen	Reticulum
	Intensität	Intensität	Intensität	Zahl	Intensität	Zahl	Intensität	Zahl
Maus	++++	(+)	+	+	++	+++	+	+
Ratte	+							
Goldhamster						+++	+	
Meerschweinchen	0 bis ++					++	+	
Kaninchen	+	0	++	++	+++			+++
Rind	++ bis +++		0 bis +	++	+			++++
Schaf				+++	+++			+++
Giraffe								++
Schwein	++							++
Pferd				+	+ bis ++			+
Katze		++						(+)
Hund				+	(+)			+ bis ++++

Acetylcholinesterase (vgl. BALLANTYNE, 1964) findet sich bei verschiedenen Säugern, nicht jedoch beim *Menschen*, in den Megakaryocyten und Blutplättchen der roten Milzpulpa (ROGISTER und GEREBTZOFF, 1958). Auch die Wände der die Follikelzentren versorgenden Capillaren und die unmittelbar benachbarten Zellen der weißen Pulpa enthalten Acetylcholinesterase (D'AGOSTINI und ROSSATTI, 1959). Nach ARVY (1963a, 1964f) zeigt die fetale Milz des *Schafes* (dasselbe gilt für *Rind, Schwein, Katze, Meerschweinchen, Kaninchen, Ratte, Igel* und *Maulwurf*) nur in den Gefäßbegleitnerven eine deutliche Cholinesteraseaktivität. Nach der Geburt erhalten die Malpighischen Körperchen cholinesterasepositive Zentren, deren Aktivität in der Gravidität besonders bei mit Hydrocortison vorbehandelten Tieren stark ansteigt. Ovariektomie bewirkt beim *Schaf* eine hochgradige Verminderung, Progesteronbehandlung eine entsprechende Vermehrung des Cholinesterasegehaltes der weißen Milzpulpa (ARVY, 1964d). In den Malpighischen Körperchen der *Rinder*milz alternieren zwei stark cholinesterasepositive mit zwei -negativen Zonen (ARVY, 1964e). Die Milz neugeborener *Schweine* enthält nur wenig, gleichmäßig verteilte Cholinesterase. 46 Tage später heben sich die acetylcholinesterasereichen (jedoch butyrylcholinesterasenegativen) Malpighischen Körperchen deutlich von der acetylcholinesterasearmen roten Pulpa ab (ARVY, 1964a). Auch beim neugeborenen *Meerschweinchen* (ARVY, 1963d) sind die Milzfollikel noch sehr arm, beim erwachsenen dagegen sehr reich an Acetylcholinesterase — und nach wie vor arm an Butyrylcholinesterase. Beim *Kaninchen* (ARVY, 1964f) hydrolysiert die weiße Milzpulpa ebenfalls kräftig das Acetylcholin, nicht jedoch — im Gegensatz zur roten Pulpa — das Butyrylcholin. In der *Ratten*milz (ARVY, 1964b, g) ist der hier auf die rote Pulpa beschränkte Gehalt an Acetylcholinesterase erheblich größer als der an Butyrylcholinesterase. Behandlung mit Phenylhydrazin und Methylcellulose verringert im Zusammenhang mit der vermehrten Eisenbeladung der Milzpulpa den Fermentgehalt, ebenso keimfreie Aufzucht der Tiere. Beim *Igel* (ARVY, 1964f) bestehen die Malpighischen Körperchen aus einer dem Acetyl- und Butyrylcholin gegenüber aktiven zentralen und einer inaktiven peripheren Zone. Beim *Maulwurf* (ARVY, 1963c) sind die Milzfollikel in ihrer Gesamtheit stark acetylcholinesterasepositiv. Die Capillarhülsen enthalten weder Cholinesterase noch alkalische Phosphatase. Bei *Gallus gallus* L. (ARVY, 1963b) findet sich Cholinesterase nur in den Begleitnerven und der Media der Arterien sowie den Ausläufern der weißen Milzpulpa. — Vergleichende Ferment- (Acetylcholinesterase) und Innervationsstudien zur Lokalisation der cholinergen Nervenendigungen in der Milz stehen noch aus (s. auch S. 694, Fußnote 1).

Ferner: IWATSURU und MINAMI (1934: Phosphatase; *Mensch*), MARNAY (1938: Cholinesterase), RUFFO (1938: Phosphatase), ZORZOLI und STOWELL (1947: Hexosediphosphatase, Glycerophosphatase; *Maus, Ratte, Meerschweinchen, Kaninchen, Mensch*), LUDEWIG, CHANUTIN, LENTZ, WORD jr. und FEWELL (1950: alkalische Phosphatase; *Ratte*), ROSSI, PESCETTO und REALE (1951: alkalische Phosphatase; *menschlicher* Embryo), RICHTERICH (1952: verschiedene Esterasen; *Maus*), BANISTER, WHITTACKER und WIJESUNDERA (1953: Pseudo-

positiver Strukturen in der Milz verschiedener Säuger. (Nach SCHLÜNS, 1964c)

Follikel					Rote Pulpa			
Fasern	Reticulum	Zellen	Capillaren		Reticulum	Zellen	myeloische Zellen	Hülsencapillaren
Intensität	Zahl	Intensität	Zahl	Intensität	Zahl	Intensität	Zahl	Intensität
++	+++	+	+	+	+	+ bis ++	+++	
	+++	+	+	+	+·+		++	
	++	+	(+)	(+)			+++	
++++	++	+++	+++	++++			+++	
++++			+	++			++++	·+
+++			+	+++			+++	+
++							+++	+
++			+	+			+++	++
+ bis ++	+	++					+++	(+)
(+)							+	+ bis +++
							(+)	

cholinesterase; *Rind*), STORTI, PERUGINI und ROSSI (1953a, b: alkalische und saure Phosphatase; *Mensch*, Laboratoriumstiere), SUNDARAJAN und SARMA (1953,1959: Phosphorprotein-Phosphatase; *Kalb, Schaf, Schwein, Ratte, Kaninchen*), HEPPEL und HILMOE (1955: Phosphodiesterase), CHIRICO, VERCILLO und MANNINO-SIGILLO (1955: alkalische Phosphatase; *Meerschweinchen*), FEINSTEIN (1956: Phosphorprotein-Phosphatase; *Ratte*), ARVY und BONICHON (1958: alkalische und saure Phosphatase, Acetylnaphtholesterase, Acetylthiocholinesterase; *Nilkrokodil*), LASKOWSKI und FILIPOWICZ (1958: Nucleosid-Polyphosphatase), BANERJEE und DRAVID (1959: alkalische und saure Phosphatase; *Ratte*), GLOMSET (1959: α-Casein-Phosphatase), GLOMSET und PORATH (1960: Phosphatase; *Rind*), KONISHI (1959: alkalische und saure Phosphatase; *Kaninchen*), HILMOE (1960: Phosphodiesterase), PASQUA-LINO und BOURNE (1960: alkalische und saure Phosphatase, Esterase; *Ratte*), SABEL, GLOMSET und PORATH (1961: Phosphorprotein-Phosphatase), LLOVERAS, DOUSTE-BLAZY und VALDIGUIE (1962: Phospholipase; *Rind*), ROTH, BUKOWSKY und EICHEL (1962: saure Hydrolase; *Ratte*), FEY und ZELMS (1964: alkalische Phosphatase; *Maus*), GAYREL (1964: Urease; *Kaninchen, Meerschweinchen, Ratte, Maus*), BOWERS, FINKENSTAEDT und DE'DUVE [1967 (s. auch BOWERS und DE'DUVE, 1967a, b): Esterase, saure Hydrolasen; *Ratte*], MARTELLI, OLMI und PARODI (1967: NAD-Glykohydrolase; *Mensch*), SNODGRASS (1968: unspezifische Esterase, saure Phosphatase; *Kaninchen*).

b) Carbohydrasen

MATSUYAMA [1939 (zit. nach CREMER und FÜHR, 1953): Amylase], MILLS [1948 (zit. nach CREMER und FÜHR, 1953): β-Glucuronidase], PELLEGRINO und VILLANI (1957: β-Glucuronidase; *Ratte*), RUTENBURG, RUTENBURG, MONIS, TEAGUE und SELIGMAN (1958: β-D-Galactosidase; *Ratte*), HAYASHI (1964: β-Glucuronidase; *Ratte*), ONOE und TSUKADA (1964: β-Glucuronidase; *Ratte*).

3. P-O-Bindungen lösende Fermente

TISSIÈRES (1948: Phosphomonoesterase, Pyrophosphatase; *Ratte*), MAVER und GRECO (1949, 1960: Nuklease, Ribonuklease; *Rind*), HILMOE und HEPPEL (1953: Nuklease), SMITH, ANDERSON jr. und ASHWELL (1954: Adenosintriphosphatase; *Maus*), DUBOIS und PETERSEN (1954: Adenosintriphosphatase, 5-Nucleotidase), KAPLAN und HEPPEL (1956: Ribonuklease; *Kalb*), KOERNER und SINSHEIMER (1957: Desoxyribonuklease; *Kalb*), KOSZALKA, FALKEN-HEIM und ALTMANN (1957: Desoxyribonuklease II; *Mensch*), MAIN, COLE und ELLIS (1957: Ribonuklease; *Maus*), ARVY und BONICHON (1958: Phosphomonoesterase; *Nilkrokodil*)

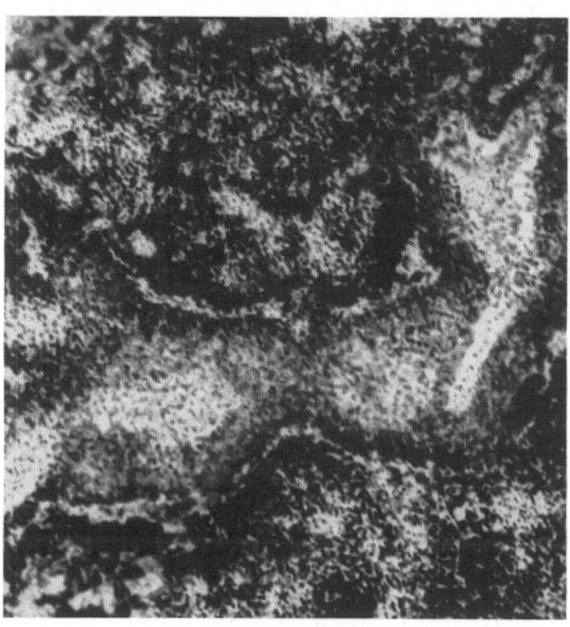

Abb. 193. Milz, *Nilkrokodil;* Nachweis der alkalischen Phosphomonoesterase (Vergr. 150×). Nach ARVY und BONICHON (1958)

(Abb. 193), OKADA, SCHLEGEL und HEMPELMANN (1958: Desoxyribonuklease; *Ratte*), SMITH, WHARTON und GERHARDT (1958: Adenosintriphosphatase; *Maus*), GOUTIER (1959: Desoxyribonuklease; *Maus*), MAVER, PETERSON, SOBER und GRECO (1959: Ribonuklease; *Kalb*), ROTH und EICHEL (1959: Ribonuklease; *Ratte*), KURNICK, MASSAY und MONTANO (1960: Desoxyribonuklease; *Maus*), PASQUALINO und BOURNE (1960: 5-Nucleotidase; *Ratte*), DOSKOCIL und SORM (1961: Desoxyribonuklease; *Kalb*), EICHEL und ROTH (1962: Ribonuklease; *Ratte*), PURZYCKA (1962: AMP- und Adenosin-Aminodehydrolase, 5-Nucleotidase; *Ratte*), SOLOMON (1964: Desoxyribonuklease II; *Mäuse*embryo), BILLEN, LAPTHISOPHON, FRAMPTON und SHEEK (1965: Ribonuklease; *Maus*), BRADY und O'DONOVAN (1965: Adenosindeaminase; *Maus, Ratte, Meerschweinchen, Kaninchen, Hund, Katze, Kalb*), POZZI und BARBOLINI (1965: 5-Nucleotidase; *Ratte*) (Abb. 194), HARDONK (1968).

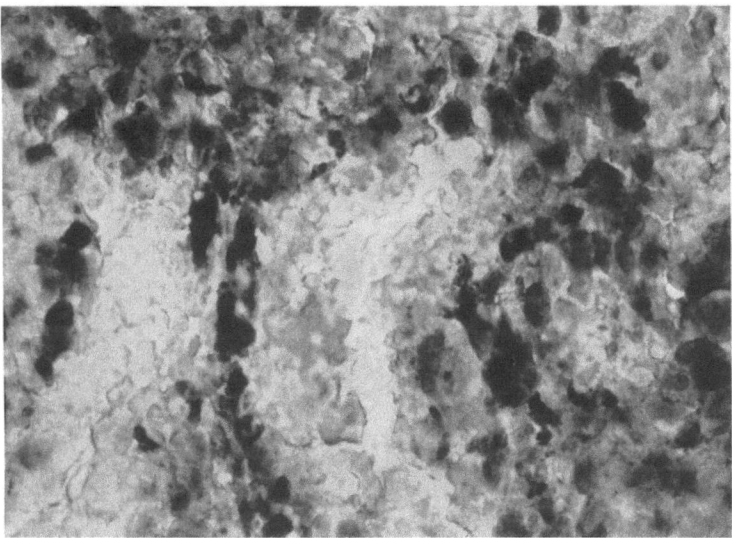

Abb. 194. Milz, *Ratte* (Baker, Wachsstein-Meisel-Methode, Hämatoxylin-Eosin). Mikrophoto (Vergr. etwa 500×): Mittelstarke 5-Nucleotidase-Reaktion in den Histiocyten der Billroth-schen Stränge, keine Reaktion in den histiocytären Uferzellen der (links und mitten im Bild sichtbaren) Sinus. Original von Dr. G. BARBOLINI, Modena [POZZI, F., u. G. BARBOLINI, Arch. De Vecchi Anat. pat. **45** (1965), Fig. 10]

Phosphorylasen
SMITH und LOW-BEER (1957: Uridin-Phosphorylase, Cytidil-Dephosphorylase; *Ratte*).

Hydratasen
LEINER, SCHMIDT und KLAWONN (1944: Kohlensäureanhydratase; verschiedene Tierklassen).

Desmolasen
1. Decarboxylasen: —
2. Aldolasen: SAHASRABUDHE, NERURKAR, BAXI und MAHAJAN (1959: Aldolase; *Ratte*).

Gruppenübertragende Fermente
1. Transphosphorylasen: SAHASRABUDHE, NERURKAR, BAXI und MAHAJAN (1959: Hexokinase, ATP-Kreatin-Transphosphorylase; *Ratte*).
2. Transaminasen: KIT, FISCUS, RAGLAND, GRAHAM und GROSS (1959: Transaminase; *Hamster*).
3. Transamidinase: — 4. Transmethylasen: — 5. Transacetylasen: — 6. Transglykosidasen: —
7. Transpeptidasen: Eine γ-Glutamyltranspeptidase-ähnliche Enzymaktivität zeigen Capillarhülsen, Follikelzentren und Serosaepithel der *Schweine*milz (SCHLÜNS, 1964a, b) (Abb. 195).

Der negative Ausfall der histochemischen Reaktion auf γ-Glutamyltranspeptidase-ähnliches Enzym in der Milz von *Mensch* und Nagetieren (GLENNER, 1964) steht in Einklang mit der sehr niedrigen Enzymaktivität von Milzhomogenaten dieser Species (GOLDBARG, FRIEDMAN, PINEDA, SMITH, CHATTERJEE, STEIN und RUTENBURG, 1960).

8. Transketolase und Transaldolase: —

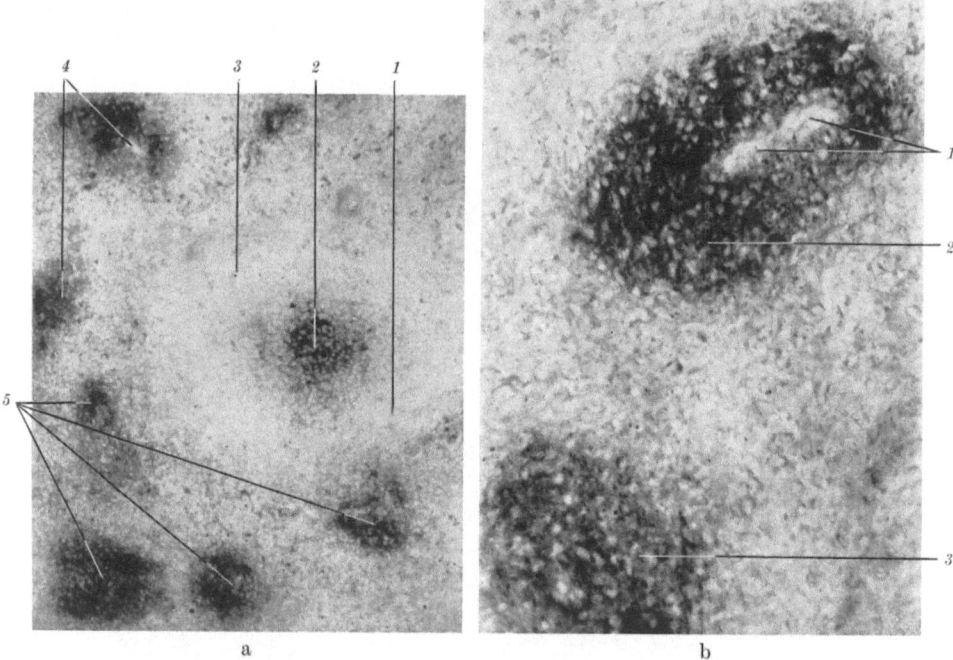

a   b

Abb. 195a u. b. Transpeptidationsreaktion in der Milz des *Schweines*. a (Übersicht; Vergr. 29×) *1, 3* Follikelperipherie; *2* Follikelzentrum; *4, 5* Schweigger-Seidelsche Hülsen. — b (Schweigger-Seidelsche Hülsen; Vergr. 247×) *1* Capillarendothel; *2, 3* Hülsenzellen. Original von Dr. J. SCHLÜNS, Berlin [Tierärztl. Umsch. **19** (1964), Abb. 1, 2], auf ⁴/₅ verkl.

Isomerasen

ASHWELL und HICKMAN (1957: Phosphoketopentoepimerase; *Kalb*).

Oxydoreduktasen

1. Oxydasen: EICHEL (1957a, b: Cytochrom c-Oxydase und -Reductase; *Ratte, Meerschweinchen*), KIT, FISCUS, RAGLAND, GRAHAM und GROSS (1959: Cytochrom-Oxydase; *Hamster*), CHAFFEE, HORVATH, SMITH und WELSH (1966: Succino-, Glutaminsäure- und β-Hydroxybuttersäure-Oxydase; *Totenkopfäffchen*), BOWERS, FINKENSTAEDT und DE'DUVE [1967 (s. auch BOWERS und DE'DUVE, 1967a, b): Cytochrom-Oxydase; *Ratte*]; ältere Lit. bei HARTMANN (1930).

2. Dehydrogenasen: Während RUTENBURG, WOLMAN und SELIGMAN (1953) in Milzschnitten von 6 Tierarten keine signifikante Succinodehydrogenase-Aktivität fanden, beobachtete SCHLÜNS (1964c) schwache Formazanniederschläge in den Milzfollikeln. Im Gegensatz zum Phosphatasemuster war das Bild bei allen von ihm untersuchten Species (*Kaninchen, Hamster, Meerschweinchen, Ratte, Maus, Schwein, Rind, Schaf, Pferd*) auffallend einheitlich. Das Lactatdehydrogenasemuster der erwachsenen *Schweine*milz unterscheidet sich deutlich von dem der fetalen und embryonalen (FIELDHOUSE und MASTERS, 1966). — Ferner: BLACK, PRESTON und SPEER (1955: Dehydrogenase; *Mensch*), EICHEL (1957b: Succinodehydrogenase; *Ratte, Meerschweinchen*), ARVY (1958: Histaminase), DANCEWICZ, LIPINSKI und ROSIEK (1958: α-Aminolävulinsäure-Dehydrase; *Ratte*), SMITH, WHARTON und GERHARDT (1958: Succinodehydrogenase; *Maus*), KIT, FISCUS, RAGLAND, GRAHAM und GROSS (1959: Succinodehydrogenase; *Hamster*), PASQUALINO und BOURNE (1960: Succinodehydrogenase; *Ratte*), SACKROR und DICK (1964: Lactat-, α-Glycerophosphat- und Malatdehydrogenase; *Maus*),

Pozzi und Barbolini [1965 (vgl. Barbolini, Barbanti und Trentini, 1966): Succino-dehydrogenase; *Ratte*], Tenore, De Jericho, Morelli und Brizzi (1965: Lactatdehydro-genase; *Ratte*), Chaffee, Horvath, Smith und Welsh (1966: α-Glycerophosphat- und Milch-säuredehydrogenase; *Totenkopfäffchen*), Fennell (1968: Lactat-, Malat-, Isocitrat- und Succinodehydrogenase; *Hühnchen*).

3. Glyoxylase: —

c) Blutabbau

Leukocyten

Der Untergang der weißen Blutzellen vollzieht sich sowohl in den Ufer-zellen des RES (Standenath, 1925, Lit.; Miescher, 1957, Lit.; Pulvertaft und Humble, 1962; u.v.a.) als auch im strömenden Blut, d.h. extracellulär — wie beim *Menschen* fast ausschließlich (Tempka und Kubiczek, 1938) — im Capillar-gebiet der Organe (Erf, 1940; Pischinger, 1958, Lit.; vgl. dagegen Undritz, 1941)[1]. Dank seiner „beinahe unerschöflichen Reinigungskraft" (Halpern, 1964, Lit.) kontrolliert das RES im Rahmen der allgemeinen Aufrechterhaltung der Homöostase auch die celluläre Zusammensetzung des Blutes; d.h. vom Stand-punkt des Reticulo-Endothels aus handelt es sich bei der Aufnahme weißer und anderer Blutzellen lediglich um einen Sonderfall der Phagocytose. Die anschlie-sende intracelluläre Verdauung bringt den Vorgang in Beziehung zum Eiweiß-, Nucleinsäuren-(Spadolini, 1928)Stoffwechsel usw., bei körperfremden Blutzellen auch zur Antikörperbildung.

Die Feststellung von Colombi und Paolazzi (1935a, b), die *Hunde*milz sei weniger ein Speicher als vielmehr eine Zerstörungsstätte für Leukocyten, läßt sich nicht beliebig verallgemeinern. Die Menge der in der Milz zugrunde gehen-den Leukocyten schwankt vielmehr je nach Species und sonstigen Bedingungen in weiten Grenzen (Seyderhelm, 1928, Lit.; Custer, 1932; Wallbach, 1932b; Bianchi, 1933; Bonnano, 1934a, b, 1935a, b, Lit.; Hett, 1934, 1940; Sjövall, 1936; Wehrle, 1937; Schudy, 1939; Pelloja, 1941; Heckner, 1950; Lennert und Stirnweis, 1950; Bücherl und Schwab, 1951; Leahy, McNickle und Smith, 1954; Fieschi, 1955; Maupin, Loverdo, Chary, Theilleus und Stork, 1955; Rotter und Büngeler, 1955; Heilmeyer-v. Mutius, 1957; Miescher, 1957, Lit.; Storti, Bellesia und Lusvarghi, 1957, 1958; Tempka, 1957, Lit.; Hansen, 1958a; Keohane und Metcalf, 1958; Meissner und Hansen, 1958; Bellesia, Lusvarghi und Mucci, 1959, 1960; Komiya, 1959a, Lit.; Lusvarghi, Bellesia und Mucci, 1959; Storti, Bellesia, Lusvarghi und Mucci, 1959; Yoffey, 1959; Lusvarghi, Bellesia, Mucci und Grignaffini, 1960; Rein und Schneider, 1960; Gowans, 1962; Murray, 1962; Porter, Chapuis und Free-man, 1962; Weiss, 1964). Nähere Angaben über den Leukocytenabbau in der Milz enthalten die Abschnitte über Lymphocyten (S. 278ff.) und Granulocyten (S. 345).

Thrombocyten

Gleich den Leukocyten verfallen auch die Thrombocyten, soweit sie sich nicht in der Blutbahn auflösen, schließlich der Phagocytose durch das RES. Obwohl sie z.T. in der Milz selbst gebildet werden, finden sich doch bei nicht kontrahiertem Organ (vgl. Messina, 1934) in der Milzvene weniger Blutplättchen als in der -Arterie (Tsunashima, 1928b; u.a.), und nicht wenige der im Milzausstrich nach-weisbaren zahlreichen Plättchen zeigen Auflösungserscheinungen (Tempka und Kubiczek, 1938). Das bedeutet, die Milz speichert Thrombocyten (Spadolini,

---

[1] Nach Teir (1966, Lit.) gehen die Granulocyten kaum in der Blutbahn, sondern erst nach deren Verlassen im Gewebe zugrunde, und zwar weniger im RES oder in der Lunge, als vielmehr in der Darmschleimhaut. Das Verschwinden der Granulocyten erfolgt unab-hängig vom Zellalter nach einer Exponentialfunktion; die Zerfallsprodukte stimulieren — gemäß der „bionekrotischen Wachstumstheorie" — wiederum die Granulopoese.

1928, 1929a, b, 1930, 1931; u.a.) und eliminiert dabei einen gewissen, von Fall zu Fall wechselnden Prozentsatz von ihnen aus dem Blut (BACKMAN und HULTGREN, 1926; BEDSON, 1926; LILES, 1926; ISHIDA, 1934; TORRIOLI und PUDDU, 1938; FALK, 1939; WISEMAN, DOAN und WILSON, 1940; GRIFONI und MARINONI, 1950; Lit. bei FONIO, 1957; JÜRGENS, 1957; HOLZKNECHT, 1959; ROSKAM, 1959a, b). Nach Untersuchungen mit Cr^{51} markierten Blutplättchen (MORGAN, KEATING und REISNER, 1955; NAJEAN, LARRIEU und BERNARD, 1961; FICHERA, 1962; NAJEAN, ARDAILLOU, CAEN, LARRIEU und BERNARD, 1963; ASTER und JANDL, 1964a, b; BLEIFELDT, 1967, Lit.; OEFF, 1968, Lit.) erfolgt der Alterstod der Thrombocyten überwiegend in der Leber und nur zu einem kleinen Teil in der Milz. Bei nur mäßig beschleunigtem Abbau sammelt sich die Radioaktivität der Plättchen größtenteils in der Milz an; je schneller der Abbau vor sich geht, ein um so größerer Anteil der Zerstörung entfällt auf die Leber. Nähere Angaben über die Rolle der Milz beim Thrombocytenabbau und bei der Regelung der Thrombocytenzahl s. S. 366 ff.

Erythrocyten und Eisenstoffwechsel

Die Erythrocyten zerfallen größtenteils in der Blutbahn, besonders in Lunge und Milz (REIN und SCHNEIDER, 1960). Ihr weiterer Abbau im RES (Lit. bei PONDER, 1955; MIESCHER, 1956, 1957; HARRIS, 1963) spielt nicht nur zahlenmäßig eine weit größere Rolle als der der Leukocyten, sondern hinterläßt im Gegensatz zu diesem auch charakteristische Spuren (STANDENATH, 1925). Der Gehalt der Milz an Eisenpigment bzw. sideroferen Zellen ist der morphologische Ausdruck ihrer Bedeutung für den Hämoglobin- und Eisenstoffwechsel (Lit. bei HEMMELER, 1951; HEILMEYER, 1955a, b, c, 1957; GELIN, 1954; HITTMAIR, 1955, 1956; VANNOTTI, 1956, 1957; GEDIGK, 1958; WALLERSTEIN und METTIER, 1958; ZILIOTTO und CARENZA, 1958; KEIDERLING, 1959; LETTERER, 1959a, b; MEYTHALER und SÖLLA, 1959; STREICHER, 1961; GROSS, NAEGELI und PHILPS, 1964; ARVY, 1965).

Das etwa 30% des Gesamteisens (KONITZER, 1953, Lit.) ausmachende Depoteisen (70% sind Funktions- und Transporteisen) tritt als leicht mobilisierbares Ferritin (vgl. KÜHNAU, 1965/67, Lit.; s. auch Fußnote 2, S. 131) oder als (Hämo-) Siderin auf. Das in Form gelbbrauner Körnchen oder Schollen in den „Depotorganen" (Leber, Milz), aber auch im übrigen RES abgelagerte Pigmenteisen muß nicht immer aus dem Blutabbau stammen, sondern kann verschiedene Quellen haben. Bei einem Mißverhältnis zwischen Eisen und eisenbindendem Apoferritin — bei abnorm gesteigertem Eisengehalt der Zelle oder gestörter Apoferritinsynthese — kommt es zur Eisenpigment-Ablagerung. Im Ferritin wie im Siderin (WÖHLER, 1964) liegt das Eisen in 3wertiger Form, als Eisenhydroxyd-Phosphatkomplex, vor (über die Ultrastruktur von Ferritin und Siderin s. MATIOLI und BAKER, 1963). Das ionisierte oder leicht ionisierbare Eisen läßt sich durch Eisenreaktionen, das Gesamtgewebseisen durch Schnittveraschung erfassen (zum elektronenoptischen Nachweis s. RICHTER, 1957, 1958, 1959, 1960; LINDNER, 1958, Lit.; BESSIS, 1960). Endo- und exogene Eisenpigmente differieren histochemisch (Tabelle 25) nur unwesentlich. Der aus Eiweiß, Mucopolysacchariden und Lipiden bestehende, von den Speicherzellen gebildete organische Restkörper des Eisenpigments (GEDIGK, 1958, Lit., Tab.) „neutralisiert" das überschüssige, nicht von Apoferritin aufgenommene Eisenhydroxyd. Die intracellulären organischen Eisenverbindungen werden an präformierte Zellstrukturen [„Siderosomen" (RICHTER)] gebunden oder unabhängig davon abgelagert. Die Siderinbildung ist eine aktive Zelleistung; außerhalb des Organismus wird kein Eisenpigment gebildet.

Tabelle 25. *Übersicht über die histochemischen Reaktionen des Eisenpigmentes.*
(Nach Gedigk, 1958)

Histochemische Reaktionen	Eisenpigmente		
	eisenhaltig	eisenfrei	
		exogen	hämatogen
Nachweis von Eiweißstoffen			
Tetrazoniumreaktion	?	+++	+++
Tetrazoniumreaktion nach Benzoylierung	?	—	—
Nachweis von Kohlenhydraten			
PAS-Reaktion	+++	+++	+++
PAS nach Acetylierung	—	—	—
PAS nach Acetylierung und Verseifung	++	++	++
PAS nach Diastase	+++	+++	+++
Schiff-Reaktion	?	—	—
Methylenblaubindung bis pH	?	3,2	3,6—4,0
Methylenblaubindung bis pH nach Hyaluronidase	?	4,8	4,8
Färbung mit Astrablau	?	+	+
Färbung mit Toluidinblau	(+)	+	+
Metachromasie	—	—	—
Nachweis von Lipiden			
Färbung mit Sudan III/IV	(+)	(+)	+
Färbung mit Sudanschwarz	+	+	+
Perameisensäure-Schiff-Reaktion	?	—	—
Autofluorescenz	—	+	+
Histologische Färbungen			
Hämatoxylin-Eosin	dunkelbraun	rötlichblau	rötlichblau
Färbung mit Carbol-Fuchsin nach Ziehl-Neelsen	?	+	+
Bindegewebsfärbung nach Masson- van Gieson	braunviolett dunkelbraun-schwarz	braunviolett gelbbraun	braunviolett gelbbraun

Reaktion: +++ sehr stark; ++ stark; + deutlich positiv; (+) inkonstant oder schwach; — negativ.

Hämosiderin sensu strictiori entsteht (Goebel, 1955, Lit.) einmal aus dem Abbau der vom Reticulo-Endothel phagocytierten Erythrocyten bzw. ihrer Bruchstücke. Zum anderen kann vom Erythrocytenstroma losgelöstes, in die Umgebung diffundiertes Hämoglobin intracellulär in Pigment verwandelt oder von gelöstem Hämoglobin extracellulär Eisen abgespalten werden, das dann intracellulär — besonders in Leber und Milz — gespeichert wird (Masshoff, 1950). Dieser letzte Abbaumechanismus liegt sowohl der normalen Blutmauserung wie den hämolytischen Anämien des *Menschen* zugrunde; zur Erythrophagocytose kommt es bei den ganzen Organismus betreffenden Hämosiderosen nur ausnahmsweise. Mit einer Zellschädigung ist nur zu rechnen, wenn die Eisenablagerung extreme Ausmaße annimmt; bei Infektionen und malignen Tumoren wird ihr sogar eine gewisse Schutzwirkung zugeschrieben (Heilmeyer, Keiderling und Wöhler, 1958; Heilmeyer, Wöhler und Rusche, 1959). Auch das (Hämo-)Siderin kann wieder abgebaut werden; es ist zwar schwerer mobilisierbar als das Ferritin, aber im Bedarfsfall auch als Eisenreserve verfügbar (Gedigk).

Die Milz enthält zwar relativ am meisten, absolut genommen aber erheblich weniger Eisen als die Leber (Vannotti und Lanini, 1955). Nach Perla und Marmorston (1935, Lit.) ist die Milz im Eisenstoffwechsel ersetzbar, nicht jedoch im Kupferstoffwechsel; nach HEILMEYER, KEIDERLING und STÜWE (1941) ist sowohl für den Eisen- als den Kupferstoffwechsel die Leber das maßgebliche Organ. Nahrungseisen wird von der Leber leicht, von der Milz nur schwer aufgenommen (SCHWARZ, 1928a, b). Bei parenteraler Zufuhr wird in der Milz vornehmlich das 3wertige, in der Leber das 2wertige Eisen abgelagert (SCHMIDT, 1931); an Eiweiß gebundenes kolloidales Eisen bewirkt vor allem eine Siderose der Milz (LETTERER, 1928). Das Milzeisen stammt — als endogenes Zerfallseisen (LAUDA und v. HAAM, 1931) — größtenteils aus dem Blutabbau, jedoch besteht zwischen Hämolyse und Eisenretention in der Milz keine bindende quantitative Relation; eine Milzsiderose kann auch Ausdruck einer gestörten Eisenverarbeitung in den Organzellen sein. Die genauere Stellung der Milz im intermediären Eisen- und Hämoglobinstoffwechsel, besonders das Schicksal des Depoteisens, ist noch genauso problematisch wie die hämolysierende Wirkung des Milzparenchyms. Die vom RES geübte Hämokatharese ist nicht zuletzt ein Antikörper-Komplement-Problem: „Normale" autologe Erythrocyten werden respektiert, alterierte oder heterologe dagegen aus dem Blut eliminiert (TALIAFERRO und TALIAFERRO, 1952; MIESCHER, 1956, 1957; BIOZZI und STIFFEL, 1962; MOLLISON, 1962; HALPERN, 1964, Lit.; SUNDERMANN und MEY, 1964). v. SKRAMLIK (1927, Lit.) erblickt die Bedeutung der Milz für die Blutmauserung darin, daß sie die „roten Blutkörperchen z. T. selbst zerstört, z. T. soweit schädigt, daß sie in der Leber leichter aufzuarbeiten sind". Die Frage der Erythrocytenzerstörung in der Milz ist eng verknüpft mit ihrem Einfluß auf gewisse physikalisch-chemische Eigenschaften der roten Blutkörperchen und des Gesamtblutes (Lit. bei TEMPKA, 1957; CHEVALLIER, FIEHRER und GEOFFROY, 1959a, b; GAJDOS, 1959; PLÖTNER, 1959; SANDKÜHLER, 1959; BÖTTNER und SCHLEGEL, 1960; GALLO, 1960; GEHRMANN, 1964, 1969).

Es scheint, daß die normale Milz zwar keine spezifisch hämolytische Wirkung ausübt, die Milzstrombahn jedoch die Erythrocyten einer besonderen mechanischen Beanspruchung aussetzt (JAFFÉ, 1938; WEISS, 1962b), die die Elimination weniger widerstandsfähiger, älterer Elemente (CROSBY, 1957, 1959, Lit.) begünstigt. Mäßig geschädigte Erythrocyten werden von der Milz, schwer geschädigte vom RES als ganzem eliminiert (BAUMGARTNER, 1954; WINTROBE, 1956, Lit.; CUTBUSH und MOLLISON, 1958; JANDL, 1958; JANDL und KAPLAN, 1960; WAGNER, 1961; WAGNER jr., RAZZAK, GAERTNER, CAINE jr. und FEAGIN, 1962). Die allmähliche Alterung bzw. Resistenzabnahme (STEWART, STEWART, IZZO und YOUNG, 1950) der in der Zirkulation befindlichen Erythrocyten wird zwangsläufig einmal die Phase erreichen, in der sie für die Milz, aber noch nicht für das übrige RES angreifbar werden. Diese Zeitspanne ist lang genug, eine genügende Einwirkung der Milz sicherzustellen [beim *Menschen* passiert die gesamte Blutmenge in 24 Std über 500mal die Milz (JANDL, 1958)], aber doch so knapp bemessen, daß sie noch in die (mehrtägige) Schwankungsbreite der Isotopenmethoden zur Bestimmung der Lebensdauer der roten Blutkörperchen fällt (WEISS, 1962b, Lit.). Daß die Meinungen über den Anteil der Milz am physiologischen Erythrocytenabbau so sehr auseinandergehen, liegt jedoch nicht nur an den vielen Unsicherheitsfaktoren bei der Auswertung der experimentellen Ergebnisse, sondern auch an dem a priori differenten Verhalten der verschiedenen Versuchstiere bzw. Milzformen, das keine Verallgemeinerung der Befunde zuläßt.

Unter den Nichtsäugern existieren für die Cyclostomenmilz (JORDAN und SPEIDEL, 1929c, d, 1930b) keine näheren Angaben über den Erythrocytenabbau. In der Selachiermilz beschreibt HEMMETER (1926: *Alopias vulpes, Mustelus, Carcharias, Raja, Torpedo*) über die Pulpa verstreute „erythrolytic islets". Bei *Scylliorhinus canicula, S. catulus, Raja clavata* und *R. batis* (YOFFEY, 1929; vgl. BARGMANN, 1941: *Carcharias glaucus, Scyllium canicula*) liegt der Schwerpunkt der Erythrocytenzerstörung in den Capillarhülsen. Die aus der Zerlegung der Fragmente in den Hülsenphagocyten entstandenen Eisenpigmente [deren Existenz von DUSTIN (1938a) für *Scyllium* bestritten wird] dienen in der roten Pulpa zur Ausstattung neugebildeter Erythrocyten. Der von YOFFEY angenommenen Beziehung zwischen Milzmelaninen und -Erythrolyse steht DUSTIN (1938a) skeptisch gegenüber. Auch nach LOERBROKS (1953) erfolgt bei *Scyllium canicula* der Erythrocytenabbau meist in Hülsennähe, außerdem in den Lymphscheiden. Wie bei *Scyllium* vollzieht sich auch bei *Torpedo ocellata* und *T. marmorata* (SCHLARB, 1953) die Erythrocytenzerstörung im Wege der Phagocytose, der Pyknose und des Zerfalls; im Umkreis degenerierender Erythrocyten wandeln sich die Reticulumzellen in Eosinophile um. In der Dipnoermilz (JORDAN und SPEIDEL, 1931: *Protopterus aethiopicus*) zerstört die rote Pulpa sowohl weiße wie rote Blutzellen. Sinus und Reticulum enthalten überalterte Erythrocyten sowie extra- und intracellulär liegende Kern- und Plasmafragmente. Die Makrophagen stapeln aus dem Granulocytenabbau stammendes braunschwarzes, die Sinusendothelien blaßrotes Pigment in Form eosinophiler Granula. Das Ausmaß der Erythrocytenzerstörung ist saisonbedingt. DUSTIN (1934, 1938a) vermutet bei *Protopterus dolloi* in den Milzsinus eine extracelluläre Auflösung der Erythrocyten durch ein vom Sinusendothel abgegebenes Hämolysin und eine Aufnahme des Hämoglobins durch Makrophagen. Das Endothel der in die Hülsen hineinragenden Sinusbuchten enthält feine Siderinkörnchen. Das aus dem Zerfall der in die Hülsenmaschen gelangten Erythrocyten stammende Pigment wird schubweise abgebaut, das von den Hülsenmakrophagen aufgenommene Hämoglobin dagegen unverändert in den Kreislauf abgegeben. Die Ganoidenmilz (DE BRUINE, 1937: *Amia calva*) bildet nicht nur rote Blutkörperchen, sondern zerstört sie auch.

Auch in der Teleosteermilz spielt sich der Erythrocytenabbau zum großen Teil in den Capillarhülsen ab (YOFFEY, 1929: *Pleuronectes platessa*, *P. flessus*, *P. limanda*, *P. microcephalus*, *Gadus merlangus*, *G. minutus*, *G. luscus*, *G. pollachius*, *G. morrhua*, *Lophius piscatorius*, *Trigla gurnardus*, *Morone labrax*, *Molva molva*, *Spinachia vulgaris*, *Callionymus lyra*; vgl. DUSTIN, 1938a: *Conger vulgaris*, *Cyprinus carpio*, *Anguilla vulgaris*, *Esox lucius*, *Tinca vulgaris*). Das Hülsenreticulum und die periglumären Sinus sind angefüllt mit degenerierenden roten Blutkörperchen. Bei *Glabrus bergylita* deuten große, homogene Zusammenballungen zugrunde gegangener Erythrocyten auf eine umfangreiche extracelluläre Hämolyse in den Hülsen; das Hämoglobin gelangt direkt in die Blutbahn (DUSTIN, 1938c). Auch bei *Lophius piscatorius*, *Globius niger* und *Uranoscopus scaber* sprechen degenerierende Erythrocyten, Detritus und Pigmentkörner im Hülsenreticulum für dessen hämolytische Funktion (BARGMANN, 1941). Bei den meisten Teleosteern finden sich in der Nachbarschaft der kleinen Arterien und Venen der weißen Milzpulpa vom Erythrocytenabbau herrührende Pigmentkörnchen mit hellem, lipoidreichen Zentrum und dunklem, eisenhaltigen Rand (YOFFEY, 1929). Auch bei *Anguilla anguilla* enthält die Milzpulpa neben in Auflösung befindlichen, rotviolett granulierten Erythrocyten und Erythrophagen reichlich Pigmentzellen (COCQUIO, 1929). HAIDER (1966) beschreibt bei *Perca fluviatilis*, *Leuciscus idus*, *Carassius carassius*, *Cyprinus carpio*, *Tinca tinca* und *Salmo gairdneri* in der Nähe der Milzsepten und -gefäße „braune bis schwärzliche Pigmentablagerungen (Eisen und Lipofuscin)"; zur Histochemie der Pigmentzellen der Teleosteermilz vgl. AMLACHER (1964). Nach SCHMIDT-NIELSEN und SCHMIDT-NIELSEN (1939a, b) hat die Teleosteermilz einen 10mal höheren Eisengehalt als die Selachiermilz; die Milzen älterer *Forellen* sind reicher an organisch gebundenem Eisen und „Rohprotein" als die jüngerer. Bei Fischen und Säugern ist der Eisengehalt der Milz höher, der Glutathiongehalt niedriger als der der Leber; bei den anderen Tiergruppen ist es umgekehrt (KOJIMA, 1930a; vgl. CHATTERJEE und CRUICKSHANK, 1929: Pigmentgehalt der Milz bei Nichtsäugern und Säugern).

Nach elektronenmikroskopischen Analysen des Erythrocytenabbaus in der *Forellen*milz (ZWILLENBERG und ZWILLENBERG, 1963b; ZWILLENBERG, 1964; Abb. 90, 196) werden die roten Blutkörperchen ganz oder in Stücken von den Reticulumzellen aufgenommen. Neben frisch phagocytierten, fast unveränderten Erythrocyten enthalten die Reticulumzellen gleichgroße Gebilde, die offenbar Erythrocytenmembranreste und „im intakten Erythrocyten maskierte" Gerüststrukturen darstellen; die Ferritinanhäufung am Rand rührt vom Hämoglobinabbau her. Außer Ferritinkörnchen kommen in den Reticulumzellen auch größere elektronendichte Granula vor, die — in Parallele zu den „Myelinfiguren" (STOECKENIUS, 1957a, e) der Säugermilz — als Lipofuscin anzusprechen sind.

Unter den Amphibien findet sich bei *Megalobatrachus japonicus* und *Hynobius fuscus* schon im Larvenstadium Pigment in der Milz (NAKAJIMA, 1929a, b); auch bei *Pleurodeles* beginnt das Milzreticulum schon sehr früh mit der Erythrocytenzerstörung (HARTMANN, 1933). Der Milzausstrich von *Diemyctylus pyrrhogaster* enthält 5,9%, der Blutausstrich 1%, nach Splenektomie 30% Pigmentzellen; die Milzexstirpation verstärkt die Eisenreaktion der v.Kupfferschen Sternzellen (OHUYE, 1932). Bei manchen Urodelen und Anuren ist der Pigmentgehalt der Milz im Sommer größer als im Winter; *Onychodactylus* zeigt im Sommer ein fein pigmentiertes Sinusendothel, freie Pigmentzellen im Sinuslumen und außer grobtropfigem Hämosiderin auch feintropfiges autogenes Pigment (NAKAJIMA, 1928). Wie bei *Megalobatrachus japonicus* und *Rana nigromaculata* (NAKAJIMA) haben auch bei *Bufo vulgaris* (KOJIMA, 1930c) alle Organe im Winter einen höheren Eisengehalt als im Sommer; der der Milz ist mehr als doppelt so groß wie der der Leber. Bei *Triturus* gehen überalterte Erythrocyten in großer Menge in den Milzsinus zugrunde. Ihre von Makrophagen aufgenommenen und weiter zerkleinerten Bruchstücke werden zu dunkelbraunen, stäbchenförmigen Granula, die — in den Lebersinus wieder frei geworden — über die v.Kupfferschen Sternzellen in die Leberzellen und aus diesen in die Galle gelangen (JORDAN, 1931). BERG (1933, 1938a, b, Lit.: *Feuer-* und *Alpensalamander, Grasfrosch, Blindwühle*) beobachtete zwar ebenfalls eine Überführung der Erythrophagen aus der Milz in die Leber, aber kein Platzen derselben in den Lebersinusoiden. Nach ihm enthalten die Leberparenchymzellen der Amphibien — im Gegensatz zu denen der Säuger — überhaupt kein Eisenpigment. KREMER (1936, 1937, 1937/38, 1938, 1943, Lit.: *Molche, Frösche;* Reptilien), der beim Hunger*frosch* auch 8 Monate nach der Splenektomie noch keine Pigmentabnahme in der Leber feststellen konnte, betrachtet diese als zentrales Organ für den Pigment- und Eisenstoffwechsel. Die eisenpigmenthaltigen Zellen in der Milz hungernder Kaltblüter hätten nichts mit dem Erythrocytenabbau zu tun, sondern seien zu Pigment umgewandelte, mit dem Blutstrom in die Milz verschleppte (? d. Verf.) Leberzellen. Nach STERBA (1950: *Xenopus laevis*) werden die Erythrocyten von Reticulumzellen der roten Milzpulpa phagocytiert und abgebaut; das freie Eisen wird in die Leber abtransportiert. Neben hämatogenem ist auch autochthones Pigment nachweisbar. — Bei den Gymnophionen erfolgt die Erythrocytenzerstörung in den primitiven Malpighischen Körperchen; das Eisenpigment gelangt über die Milzvene in die Leber (WEILACHER, 1933).

Nach Bleivergiftung kommt es bei *Necturus maculosus* zu einer intravasalen Erythrophagocytose und Pigmentzellbildung in der Milz (DAWSON, 1930, 1932a, 1933b; s. auch 1935: *Amiurus nebulosus*/Teleostei). Röntgenstrahlen verstärken bei der Kaltblütermilz (*Axolotl, Frosch*) nur in hohen Dosen den Erythrocytenzerfall (SSIPOWSKY, 1930, 1932, 1934; vgl. JAKOWSKA, NIGRELLI und SPARROW,

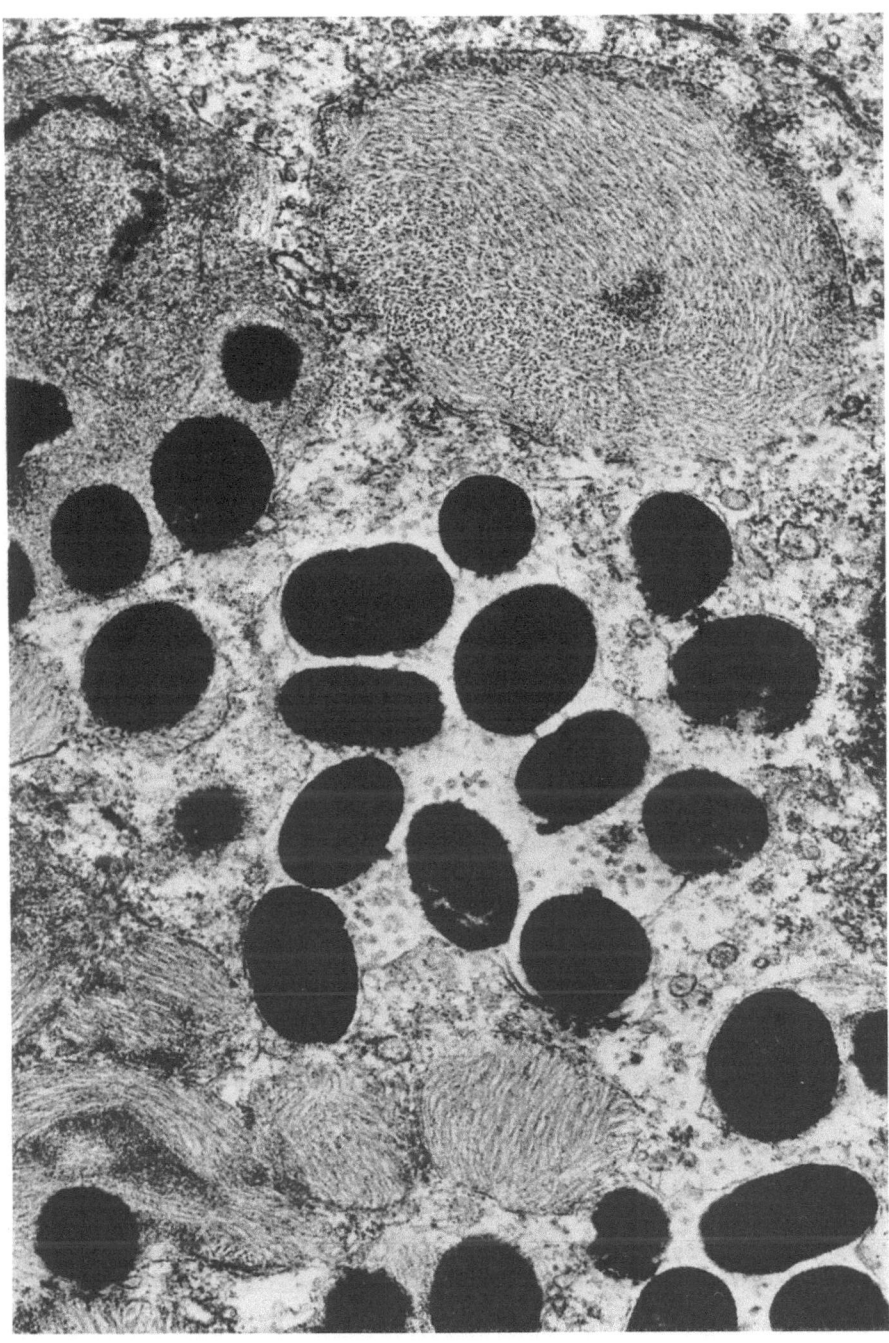

Abb. 196. Milz, *Bachforelle* (Vergr. $42\,500\times$). Filamente und Ferritin enthaltende Einschlüsse nebst Lipofuscingranula in einer Reticulumzelle. Der obere rechte Einschluß zeigt deutlich, daß es sich um Filamente und nicht um Membranen handelt. Original von Dr. H. H. L. ZWILLENBERG und Dr. L. O. ZWILLENBERG, Bern [Z. Zellforsch. **60** (1963), Abb. 5]

1958: *Diemyctylus viridescens*). Im Gegensatz zu beinahe allen anderen Formen
gibt es bei Amphibien keine Erytrolyse in Capillarhülsen (DUSTIN, 1938a: *Salamandra, Ambystoma, Pleurodeles, Triton, Ichthyophis, Rana, Alytes*).

Unter den Sauropsiden wird *Lacerta muralis* und *L. viridis* eine im Frühjahr
verstärkte Milz-Erythrophagocytose zugeschrieben (DÜNZEN, 1939). Die Milz von
Uromastix enthält nur wenig Pigment und auch in den Hülsen keine eisenhaltigen
Einschlüsse (DUSTIN, 1938a). Beim *Alligator* sammelt sich das Eisenpigment peri-
glumär in Reticulumzellen und Makrophagen an (BASIR, 1931/32; vgl. DUSTIN,
1938a: *Alligator mississipiensis, Crocodilus cataphractus*). Auch die Milz von *Tropidonotus natrix* ist hämokatharetisch tätig (SCATIZZI, 1930a, b). Bei *Caretta caretta,
Emys orbicularis, E. leprosa* und *Testudo graeca* geht die Eosinophilenbildung dem
Erythrocytenzerfall parallel (GUIEYSSE-PELLISIER, 1940). Die Hülsen von *Clemmys leprosa* und *Testudo graeca* enthalten zwar Erythrocyten, aber kein Hämosiderin (DUSTIN, 1938a). Bei *Columba livia* [über den Eisengehalt der *Tauben-
milz s. KOJIMA (1931b), über die auffällig hohe Aminosäurenaphthylamidase-
Aktivität (Erythrocytenabbau?) der *Tauben-* und *Hühnermilzhülsen s. SCHLÜNS,
(1964b)] und *Capselus apus* finden sich inmitten der Hülsenzellen stets einzelne
rote Blutkörperchen, bei *Passer montanus* degenerierende Erythrocyten in hülsen-
artigen Faserkörben um die Pulpaarterien (BARGMANN, 1941). In der *Enten-
(Star-* und *Fasan-)*Milz tritt das Eisen in unmittelbarer Nähe der Hülsen in diffus-
farbloser, im übrigen Reticulum mehr in körnig-pigmentierter Form auf. Die zahlreichen Erythrocytentrümmer zwischen den Hülsenzellen unterliegen im Gegensatz zur *Tauben*milz nicht der Phagocytose (DUSTIN, 1935, 1937, 1938a). Eine besonders starke Erythrocytenfragmentation zeigt die Vogelmilz bei Malaria
(NITSCHE, 1929), wie überhaupt viele Infekte die Erythrophagocytose und Hämosiderose der Vogel-(und Säuger-)Milz stark erhöhen (ROUS, 1923). Nach ELLIS,
MOTLEY und ELLIS (1935) hämolysieren wasser- und alkohollösliche Vogel-(und
Säuger-) Milzextrakte arteigene und -fremde Erythrocyten.

Nach SCHUBARTH (1966a, b, Tab., Lit.) erfolgt der Erythrocytenabbau bei
den Poikilothermen vornehmlich in der Leber, deren Reticulo-Endothel — mit
Ausnahme der Fische und Echsen — hämosiderinreicher ist als das der Milz. Unter
den Homoiothermen vollzieht sich der Erythrocytenabbau bei den Vögeln zu
etwa gleichen Teilen in Leber und Milz, bei den Säugern dagegen — wo deutliche
Beziehungen zwischen Hämosiderinablagerung einerseits, Körpergröße, Lebensweise und Umweltfaktoren andererseits bestehen — in erster Linie in der Milz.

Wie bei den meisten Nichtsäugern spielen auch bei vielen Säugern die
Capillarhülsen als besonders aktiver Teil des RES eine wichtige Rolle beim
Erythrocytenabbau. Da an ihm jedoch auch das Milzreticulum und die Sinus teil-
nehmen, besteht keine generelle Parallele zwischen der Ausbildung der Hülsen und
dem Grad der Milzerythrophagocytose bzw. -Hämosiderose (DUSTIN,
1938a, b, 1954), deren Ablauf und Ausmaß im übrigen von zahlreichen exo- und
endogenen Faktoren — nicht zuletzt vom artspezifischen Bau der Milz — abhängen.

Die Milz von *Echidna* (Monotremata) ist meist pigmentfrei, obwohl Pulpastränge und Sinus, weniger die Hülsen, besonders bei älteren Tieren reichlich
fragmentierte Erythrocyten enthalten (BASIR, 1931/32).

Beim *Igel* (Insectivora) beschreiben HOEPKE (1931a, 1933) und LORETI (1935)
während des Winterschlafs Erythrocytenfragmentierung und Eisenpigmentbil-
dung in den Hülsen sowie Hämosiderinablagerung in ihrer Umgebung. DUSTIN
(1938a) fand Eisen stets nur in Reticulum-, nicht aber in Hülsenzellen. Gleich
WATZKA (1937) beobachtete auch BARGMANN (1941) bei *Igel* und *Maulwurf* regelmäßig rote Blutkörperchen zwischen den Hülsenzellen, aber keine Erythrophagocytose wie in den Riesenzellen der *Maulwurf*smilz.

Bei der *Fledermaus* (Chiroptera) enthalten die Hülsenzellen nur während des Winterschlafs Eisenpigment (HOEPKE, 1931a; vgl. DUSTIN, 1938a: *Vespertilio*, *Rhinolophus, Epomophorus*).

Bei der *Maus* (Rodentia) gehen nach SALLER (1931) in der zeitlebens myelo- poetisch tätigen roten Milzpulpa von der Geburt an auch Erythrocyten zugrunde, Hämosiderin findet sich aber bei Hafer-Milchnahrung erst nach dem 52. Tag. Die weiße Pulpa ist stets pigmentfrei. WALLBACH (1928), der bei Haferfütterung auch in den Milzfollikeln Hämosiderin sah, möchte das „Speicherbild" mehr auf zell- konstitutionelle als angioarchitektonische Momente zurückführen. In der Tat konnte SCHWARZ (1928a, b) die von SEEMANN (1927) bei Hafer-Brot-Kost be- obachtete perifollikuläre Eisenablagerung (vgl. WÄTJEN, 1935) nur bei mit Hafer, nicht aber bei mit Eiweiß-Semmel-Mischung ernährten *Mäusen* bestätigen. — Die Pigmentgranula der *Mäuse-(Meerschweinchen-* und *Kaninchen-*)Milz zeigen z.T. eine gelborange bis braune Eigenfluorescenz (SJÖSTRAND, 1945/46).

Zu gesteigertem Erythrocytenzerfall und vermehrter Pigment- ablagerung in der *Mäuse*milz kommt es u.a. bei chronischer Phenylhydrazin- (LETTERER, 1937; SINGER, 1954a), Benzol- (HETT, 1940) oder Bleivergiftung (FONTANA und STAZZI, 1933) sowie nach Teerpinselung (BERGHOFF, 1928; BABES, 1929; WATERMANN, 1933). Auch die Malariaanämie der Nagetiere (und des *Menschen*) beruht auf einer gesteigerten (Milz-) Erythrophagocytose, die vornehm- lich die parasitenhaltigen, physikalisch wie chemisch veränderten (CROSBY und CONRAD, 1960) roten Blutkörperchen betrifft; die Phagocytose ganzer Erythro- cyten ist eine unspezifische Abwehrleistung. Das Malariapigment bevorzugt in der *Mäuse*milz die perifollikuläre und subcapsuläre Zone; das freie Eisen ist, da gleich wieder zum Aufbau neuen Hämoglobins verwandt, gegenüber der Norm eher ver- mindert als vermehrt (KRETSCHMAR und JERUSALEM, 1963; JERUSALEM und KRETSCHMAR, 1964; MUNGYEROVÁ und JERUSALEM, 1966). Auch die als „runt disease" bezeichnete Form der „graft versus host reaction" intensiviert in der *Mäuse-* und *Ratten*milz die Erythrophagocytose (WEISS und AISENBERG, 1965; vgl. PORTER, 1960: *Kaninchen*). Die Elimination heterologer (Tauben-) Erythrocyten verläuft bei der *Maus* langsamer als bei der über mehr Anti- körper verfügenden *Ratte*, läßt sich aber durch Immunisierung selektiv beschleu- nigen (HALPERN, BIOZZI, BENACERRAF und STIFFEL, 1957; HALPERN, 1964, Lit.): Nach Inkubation normaler *Mäuse*milzzellen mit RNS aus Milzen von Spendern, die mit Schaferythrocyten immunisiert wurden, entstehen nur in schaferythro- cytenhaltigem Agar Hämolysehöfe („Plaques"), nicht aber in hühnererythro- cytenhaltigem [FRIEDMAN, 1964; s. auch 1965; zur „Plaque"- (und „Cluster"-) Technik vgl. ZAALBERG, VAN DER MEUL und VAN TWISK, 1966, Lit., über die Ultrastruktur der plaquebildenden Zellen und der mit ihnen in Kontakt stehen- den antikörperbildenden Zellen (vgl. S. 292ff.) der *Mäuse*milz s. NEHER und SIE- GEL, 1968].

Nach Lebendbeobachtungen an der *Mäuse*milz (KNISELY, 1936a, b) kehren die bei der Speicherphase der Sinus ins Pulpareticulum übergetretenen Erythrocyten bei der Entspeicherung unversehrt wieder in die Sinus zurück. Reizung der Organoberfläche beschleunigt die Diapedese, aber auch längeres Ver- weilen der Erythrocyten in den Pulpasträngen führt normalerweise nicht zur Erythrophagocytose. Diese tritt erst ein, wenn der Milzkreislauf zum Stillstand kommt: Die schon kurz zuvor in immer größerer Zahl undeformiert die Sinus ver- lassenden roten Blutkörperchen werden in den Pulpasträngen sogleich von großen, hellen Zellen aufgenommen, die sich durch Zerlegung der phagocytierten Erythro- cyten in kleinere Fragmente zusehends dunkel-graurot verfärben. Der ganze Vor- gang, währenddessen die Wandung der arteriellen Capillaren unsichtbar wird, beansprucht höchstens 10 min. Nach MacKenzie, Whipple und Wintersteiner (1941) kommt es in der *Mäuse*milz nicht erst agonal, sondern auch schon intravital zur Erythrophagocytose.

Bei splenektomierten *Mäusen* (und *Ratten*) übernehmen die im Rahmen der kompensatorischen Hypertrophie des übrigen RES (Nauck, 1953; Kretschmar und Jerusalem, 1963) in der Leber auftretenden Schmidtschen „Milzherde" den Erythrocytenabbau (Domagk und Kikuth, 1933/34). In den ersten 4 Wochen nach der Milzexstirpation steigt das Leberferritin stark an, um in der 8. Woche wieder abzusinken (Schneiberg, Krzyzowska und Vorbrodt, 1963). Splenektomierte und mit Eisenzucker „blockierte" *Mäuse* bilden keine Agglutinine oder

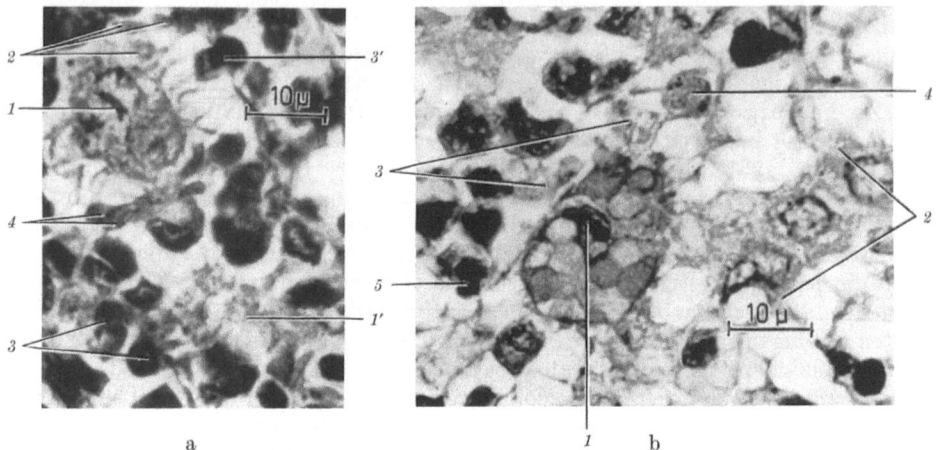

Abb. 197 a u. b. Subcapsuläre Zone der Milz einer 80 Tage mit Zwischenhirn-Lipoidextrakt behandelten *Ratte* (Formol-Alkohol, Paraffin 7,5 µ; a Trichrom nach Masson-Goldner, b Toluidinblau-Erythrosin-Orange G nach Tischutkin). Mikrophotos: a Flachlängsschnitt eines Sinus. *1,1′* flachgetroffene Endothelkerne, *2* abgeschnürte Plasmateilchen, *3,3′* weiße Blutkörperchen in Diapedese, *4* von der Kante getroffene rote Blutkörperchen in Diapedese. — b Sinusnaher Erythrophagocyt. *1* Kern des Erythrophagocyten, *2* Megakaryocyt, *3* Sinusendothelien, *4* schräggetroffener Endothelkern, *5* weißes Blutkörperchen in Diapedese. Nach Tischendorf (1958b)

Hämolysine mehr (Bieling, 1923). Nach einer Ganzkörperbestrahlung von 450 r ist die Hämolysinbildung für 5 Wochen deutlich gehemmt; durch Bleigitter teilbestrahlte *Mäuse* zeigen dank des Vorhandenseins funktionstüchtigen Milzgewebes die gleichen Hämolysintiter wie unbestrahlte (Smith, Ruth und Grenan, 1956). Das Erythrocyten-Einzelvolumen ist bei splenektomierten *Mäusen* größer als bei normalen (Drastich, 1928).

Die *Ratten*milz enthält, gleich der *Mäuse-, Meerschweinchen-* und *Kaninchen*milz (Hartmann, 1930, Lit.), regelmäßig Erythrophagocyten. Die Zahl der nach dem 50. Tage (vgl. McFadden, 1966) erscheinenden Pigmentzellen nimmt gegen die Lebensmitte hin zu, später wechselt sie (Andrew, 1946). Nach Tischendorf (1957a, b, 1958b; s. auch Tischendorf und Linnartz-Niklas, 1962a) spielt sich die Erythrophagocytose — die sich durch Zwischenhirn-Lipoidextrakt stark intensivieren läßt — bei der (hülsenlosen) *Ratten*milz vornehmlich im perisinuösen Reticulum, aber auch in den Sinus selbst ab (Abb. 197). Die Sinusendothelien [denen Pozzi und Barbolini (1965; vgl. Barbolini, Barbanti Silva und Trentini, 1966) wegen ihrer Fermentarmut[1] jede hämokatharetische Wirkung ab-

---

[1] Nach Snodgrass (1968) sind die Sinusendothelzellen der *Kaninchen*milz zwar sehr arm an saurer Phosphatase, aber reich an unspezifischer Esterase.

sprechen] enthalten u. a. auch Trümmer weißer oder roter Blutzellen und erscheinen gelegentlich als freie Makrophagen in der Sinuslichtung. Die von Siegmundschen „histiocytären Uferzellen" abzuleitenden perisinuösen Erythrophagocyten gehören zur kleineren Klasse der Megakaryocyten. Sie sind vollgestopft mit Erythrocytenbruchstücken (vgl. ANDREW, 1946); die größeren gleichen noch weitgehend den freien Erythrocyten, die ausgelaugten, gekörnten kleineren sintern allmählich zu Hämosiderinpigment zusammen. Der Hämoglobinabbau im Wege der Aufnahme gelösten Blutfarbstoffes durch das Milzreticulum spielt bei der *Ratte* eine untergeordnete Rolle; die Zahl der ohne engere Bindung an das Sinussystem über die rote Pulpa verstreuten hämosiderotisch pigmentierten Reticulumzellen hält sich in engen Grenzen [ANDREW (1946) leugnet ihr Vorkommen überhaupt]. Extracelluläres Eisenpigment konnte TISCHENDORF in der *Ratten*milz nicht nachweisen. KRUMBHAARs (1948) Angabe, „the principal site of hemosiderin accumulation" sei bei der *Ratte* „the perifollicular envelope", steht ebenso in Widerspruch zu den Befunden von TISCHENDORF wie denen von ALTSCHUL und HUMMASON (1947) sowie SNOOK (1964).

Elektronenmikroskopisch [vgl. JUNG, 1958; LINDNER, 1958 (Abb. 198, 199); SIMON und PICTET, 1964; WENNBERG und WEISS, 1967] zeigen die Makrophagen der *Ratten*milz Siderin- oder Ferritineinschlüsse in Form 0,1—1 mμ großer, feingranulierter „round or residual bodies". Sie gehen aus Vacuolen hervor, die bei der Phagocytose dadurch entstehen, daß von der Erythrocytenoberfläche abgelöste Fragmente von Plasmaausstülpungen der Milzmakrophagen umschlossen werden [PALADE, 1956; KREYSLER, 1964; vgl. MERKER, 1965, Abb. 3: Siderosomen (Phagolysosomen) der *Kaninchen*milz].

Der durchschnittliche Eisengehalt der *Ratten*milz beträgt 3,152 mg pro g Trockensubstanz (ASHER und TOMINAGA; zit. nach v. HERRATH, 1958) bzw. 0,046 (0,015 bei Anämie) mg pro g Frischsubstanz (AUSTONI, RABINOWITSCH und GREENBERG, 1940; zit. nach CREMER und FÜHR, 1953). Das durch eisenreiche Ernährung des Muttertieres nicht beeinflußbare Leber- und Milzeisen neugeborener *Ratten* wird durch eisenarme Ernährung deutlich reduziert (LINTZEL und RADEFF, 1931; über Organeisen, Gravidität und Wachstum s. auch KOJIMA, 1930b, 1931a; über das Milzeisen bei Milchanämie HAMRE und MILLER, 1935). Lauftraining verstärkt in der Milz von *Ratten* aller Altersstufen die Hämosiderinablagerung (CLEMENS und RICHTER, 1958). Nach Hypophysektomie wird die *Ratten*milz hämosiderinreicher, auf anschließende STH-Behandlung hin ganz hämosiderinfrei (FELDMAN, 1951). Nach Pinealektomie steigt der Hämosideringehalt der gleichzeitig enzymreicher werdenden Histiocyten in den Pulpasträngen und Follikeln der *Ratten*milz ebenfalls an [BARBOLINI, BARBANTI und TRENTINI, 1966; TRENTINI, BARBOLINI und SILVA, 1966 (Abb. 200)]. Wie die chronische Phenylhydrazinvergiftung (WEISS, 1959; ARVY, 1964b) geht auch die Methylcellulose-Splenomegalie (vgl. u. a. HUEPER, 1942; GIBLETT, MOTULSKY, CASSERD, HOUGHTON und FINCH, 1956; ROWLEY, FITCH und BYE, 1962; MACHADO, LOZZIO und LEW, 1966; WENNBERG und WEISS, 1967, Lit.) mit einer Erhöhung des Milzeisens einher (GLOMSKI, 1962; ARVY, 1964b, f, g). Schon eine Bestrahlung mit 5 r löst in der *Ratten*milz für 24 Std einen erhöhten Erythrocytenzerfall aus, größere Dosen bewirken entsprechend gesteigerte Erythrocytenagglutination und -phagocytose sowie Hämosiderose der roten Pulpa (POHLE und BUNTING, 1936). Eine hohe P^{32}-Dosis läßt die Zahl der Pigmentzellen in der *Ratten*milz binnen 15 Tagen auf das 5fache ansteigen (LATTA und WAGGENER, 1954). Die Radioaktivität der Milz subcutan mit Fe^{59}-markierten Erythrocyten injizierter *Ratten* nimmt parallel dem Zugrundegehen dieser Erythrocyten zu, besonders rasch bei malariainfizierten Tieren (DEEGAN und MAEGRAITH, 1958).

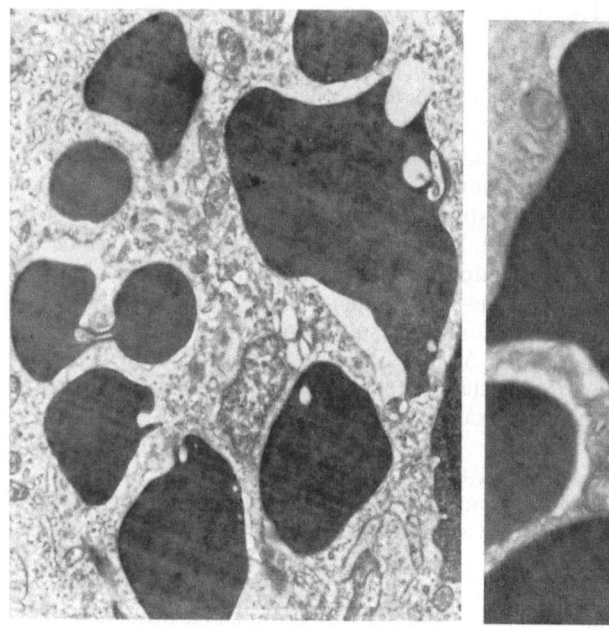
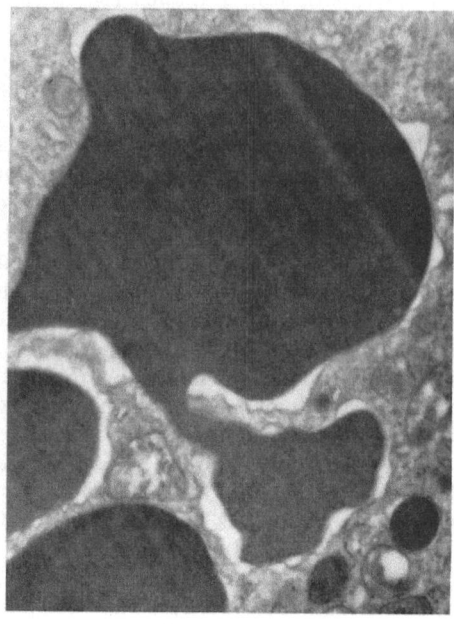

a

b

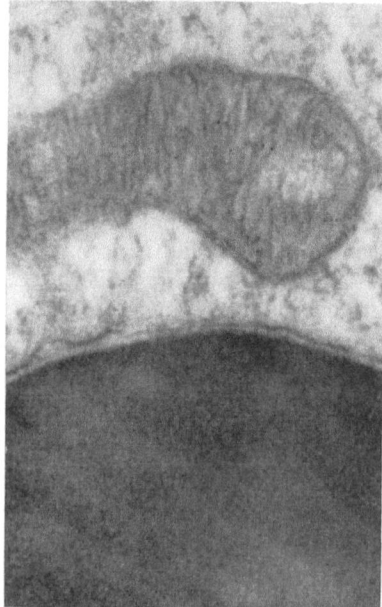
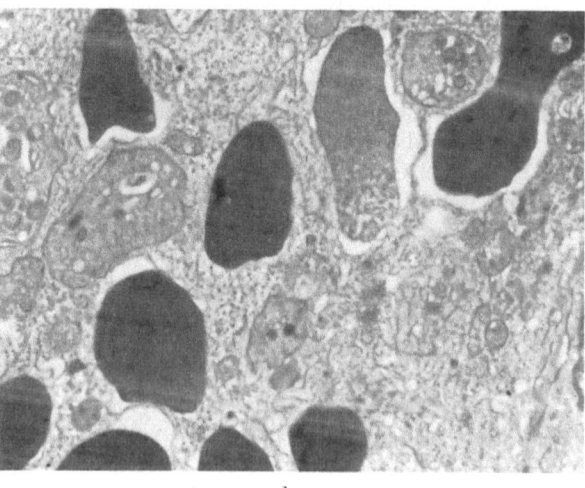

c

d

Abb. 198a—d. Milz, phenylhydrazinvergiftete *Ratte*. a (Vergr. 9000×), b (Vergr. 13000×),
c (Vergr. 60000×): Schizo- und Phagocytose von Erythrocyten in Reticulumzellen. Beachte
in b die aufgelockerte Struktur im Zellausläufer; vergleiche in c die Grenzmembran des
Protoplasmas mit der Mitochondrienmembran. d (Vergr. 6000×): Lyse einer roten Blutzelle
im Kontakt mit Reticulumzelle. Nach JUNG (1958)

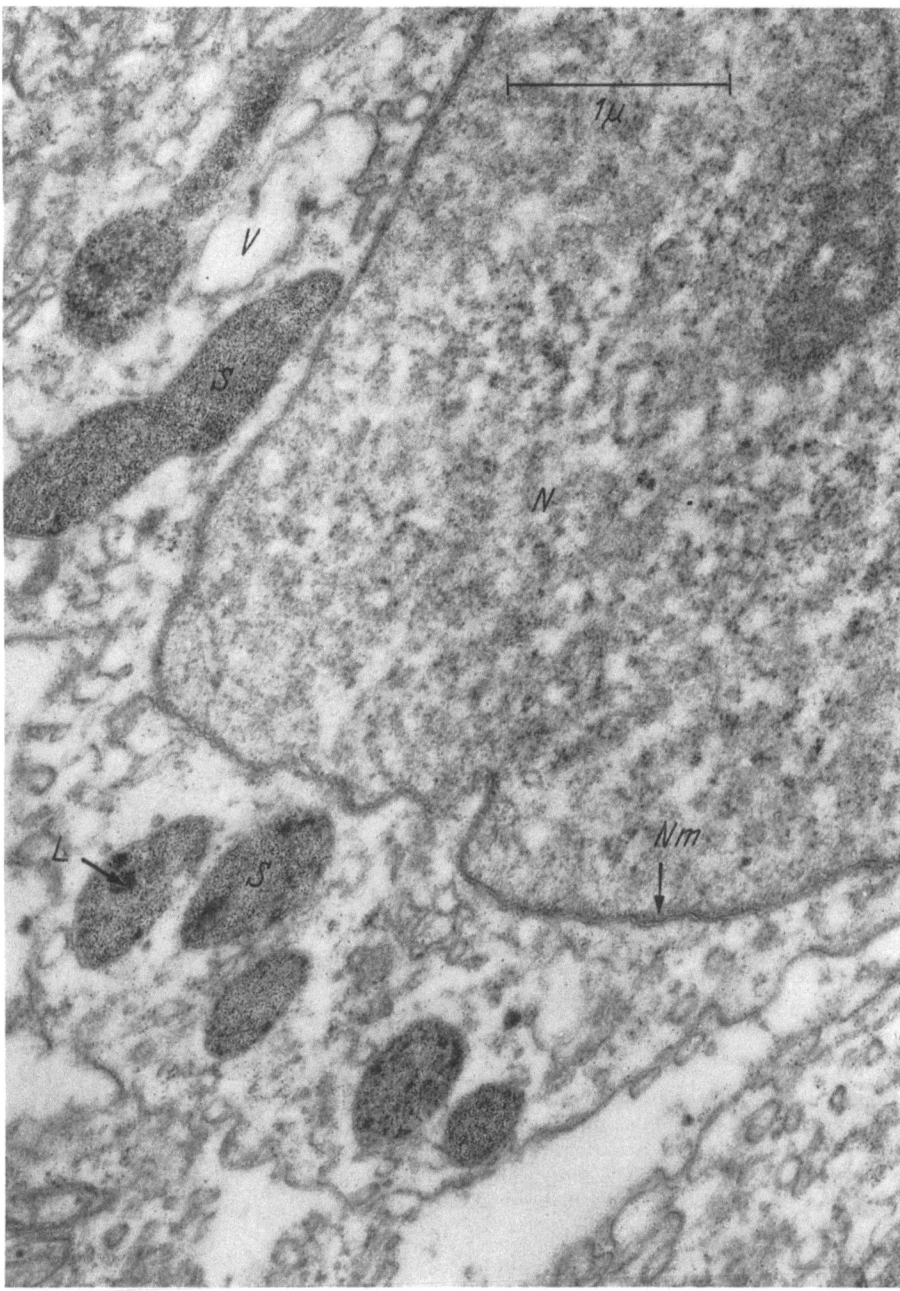

Abb. 199. Reticulumzelle aus der Milz der *Ratte* (Fixierung nach Palade, Vergr. 30000 ×).
Siderosomen mit Eisenmicellen und größeren, gleichmäßig geschwärzten rundlichen Partikeln
(*L*). *V* Vacuole. Die im Cytoplasma verstreuten zahlreichen Eisenmicellen überschreiten nicht
die Kernmembran (*Nm*), so daß der Zellkern (*N*) frei bleibt. Nach Wellensiek aus Lindner
(1958)

Die Milzexstirpation verändert den Eisenstoffwechsel der *Ratte* nur vorübergehend; eine permanent erhöhte Eisenausscheidung (z. B. Asher und Neuenschwander, 1927: *Ratte, Meerschweinchen, Kaninchen, Hund*) resultiert nur bei gleichzeitiger Bartonellenanämie (Lit. bei Perla und Marmorston, 1935; Schermer, 1958b). Mit Farbstoffen gespritzte splenektomierte *Ratten* haben

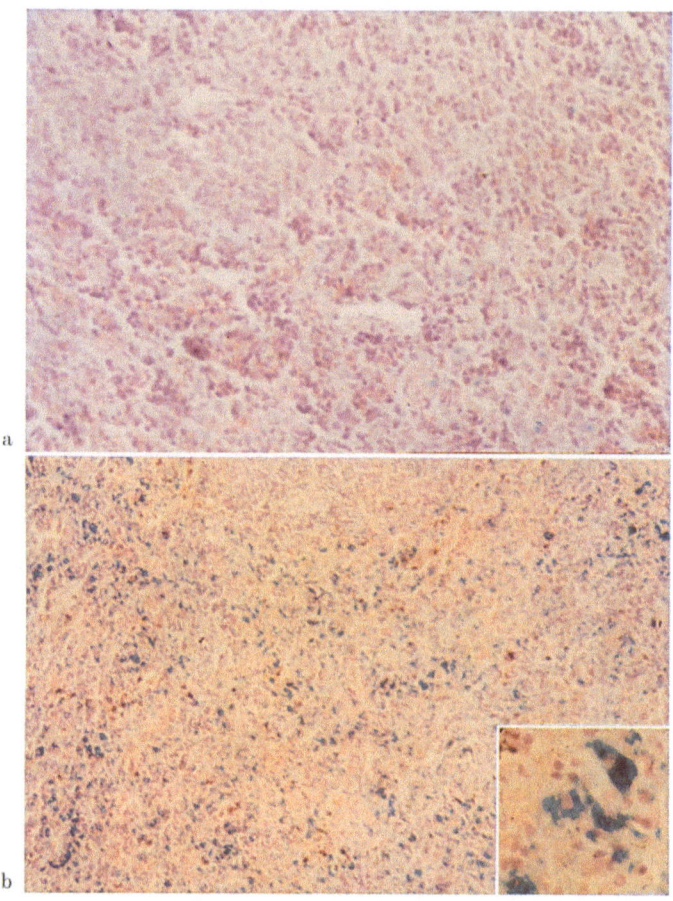

Abb. 200a u. b. Milz, *Ratte*. a Schwach positive Preußischblau-Reaktion in den Histiocyten der Pulpastränge bei einem schein-operierten Tier. — b Stark positive, jedoch die perisinuösen Histiocyten aussparende Reaktion bei einem pinealektomierten Tier (Vergr. 125 ×), mit Detailbild zur Demonstration der intracellulären Verteilung des Eisenpigments. Nach Barbolini, Barbanti und Trentini (1966)

dauernd erniedrigte Hämoglobin- und Cytochrom c-Werte (Prader, 1948; über die Erythrocytenresistenz milzloser *Ratten* s. Brann und Bischoff, 1927; Severi, 1934), d. h. eine Blockade des RES verhindert die Kompensation des Milzverlustes (vgl. Asher und Yuzura, 1928). In der Leber löst die Milzexstirpation eine verstärkte Erythrophagocytose seitens der gewucherten v. Kupfferschen Sternzellen aus (Lepehne, 1914; s. auch Pannacciulli und Tizianello, 1961), aber eine Eisenanreicherung ist hier bei bartonellenfreien *Ratten* ebensowenig nachweisbar (Lauda, 1925a, b; Lauda und v. Haam, 1927; Lauda und Flaum, 1930a, b) wie in der Niere (López, 1934). Die Eisenfrühreaktion in Leber und Niere splenektomierter *Ratten* läßt sich durch intraperitoneale Autotransplantation blutfreien Milzbreies (vgl. PUTSCHAR, 1931) weitgehend unterdrücken, die Eisenspätreaktion nicht (HAMAZAKI und AIBARA, 1928a, b, c). Nach HAMAZAKI und HAYAKAWA (1927, 1929a) spielt sich der Hämoglobinabbau entmilzter *Ratten* in späteren Stadien vornehmlich in den splenoid umgewandelten Milchflecken ab, ABELOUS und ARGAUD (1927) beschreiben bei splenektomierten *Ratten* und *Kaninchen* eine „Metaplasie pancréatico-splénique". Das Blut milzloser *Ratten* enthält vermehrt Clasmatocyten (SCHERMER, 1958b, Lit.).

Die Erythrophagocytose der *Meerschweinchen*milz (über ihren Eisengehalt s. ARVY, 1963d) wird durch Mobilisierung des RES viel rascher und stärker intensiviert als die der Lymphknoten; die Sinus füllen sich mit desquamierten pigmenthaltigen Endothelien (DROUET und FLORENTIN, 1930a, b; vgl. MOURIQUAND, SAINT-PIERRE und EDEL, 1956: Milzsiderose bei experimentellem Skorbut). Auch chronischer Sauerstoffmangel steigert nach VAN LIERE (1936; vgl. dagegen SAATHOFF, 1951) die Erythrophagocytose und Hämosiderose der *Meerschweinchen*milz. Geringe Mengen von Kobalt intramuskulär senken beim *Meerschweinchen* den Hämosideringehalt von Milz und Leber, toxische Dosen erhöhen ihn, wenn nicht gleichzeitig Eisen oral gegeben wird (WÖHLER und EMRICH, 1956). Bei intravenöser Injektion von Hühnererythrocyten findet sich die stärkste Blutablagerung und Reaktion im „Schlammfang der Follikel" (d.h. perifollikulär). In der Milz erfolgt hauptsächlich Phagocytose, in der Leber Konglutination des Fremdblutes. Eine Speicherung von Hühnerhämoglobin ist beim *Meerschweinchen* nicht nachweisbar (GERLACH, 1928). *Meerschweinchen*-Embryonen intrauterin injizierte Taubenerythrocyten passieren die Lymphknoten und häufen sich in der Milz an. Obwohl die Endothelproliferation früher einsetzt als bei erwachsenen Tieren, kommt es erst nach 6 Std zu einer stärkeren Erythrophagocytose (SCHWARZ, 1938). Thorotrastspeicherung verzögert den Abbau von Hühnererythrocyten in der *Meerschweinchen*milz: Trotz stürmischer Hämolyse ist auch bei hyperergischen (sensibilisierten) Tieren die celluläre Verarbeitung so verzögert, daß ein anaphylaktischer Schock eintritt. Splenektomierte normergische *Meerschweinchen* verarbeiten das Fremdblut zwar langsamer, aber im Prinzip nicht anders als normale, nämlich überwiegend humoral (HANKE, 1933a, b). Daß bei entmilzten Tieren die Fähigkeit zum Erythrocytenabbau allgemein herabgesetzt ist, beruht weniger auf einer Reduktion des RES als einer Steigerung der Erythrocytenresistenz (GORDON und KLEINBERG, 1937, 1938; GORDON, KLEINBERG und PONDER, 1937). Eine Eisenverlust-Anämie tritt nach Ausfall der *Meerschweinchen*milz nicht ein, vielmehr steigt der Eisengehalt der Leber um 60%, der der Niere um 40% (ASHER und SCHEINFINKEL, 1926). Die am Erythrocytenabbau beteiligten Lymphknoten milzloser *Meerschweinchen* bekommen eine milzähnliche Struktur (LUZZATTO, 1926).

In der [lichtmikroskopisch hülsenlosen (WEISS, 1961b)] *Kaninchen*milz findet v. HERRATH (1935d, 1958, Lit.) Hämosiderin unter Aussparung der subcapsulären Zone vorwiegend in Pulpamakrophagen („mobile Hülse"), daneben in Reticulumzellen und Sinusendothelien; das Pigmentvorkommen ist größer als in der *menschlichen* Milz. Der Eisengehalt der *Kaninchen*milz (0,11—1,77 mg pro g Trockensubstanz) nimmt bis zur Lebensmitte zu und im Alter wieder ab (TEDESCHI; zit. nach v. HERRATH, 1958; über das Milzeisen bei gesunden, hungernden und rachitischen *Kaninchen* s. KOJIMA, 1930a, b, 1931c, d; bei Ziegenmilchanämie STÄMPFLI, 1933; bei Bleivergiftung FONTANA und STAZZI, 1933; über den Hämoglobingehalt der *Kaninchen*milz s. GRECO, 1940). Das Splenogramm des *Kaninchens* deutet im Gegensatz zu dem des *Menschen* auf eine umfangreiche Erythrophagocytose; aus den Makrophagen entstehen Monocyten (TEMPKA und KUBICZEK, 1938; SCHERMER, 1958b).

Elektronenmikroskopisch äußert sich der Erythrocytenabbau in den Milzmakrophagen in der Bildung von Myelinfiguren und im Zusammenschluß der Ferritinmicellen zu Hämosiderin (STOECKENIUS, 1957a, e). WEISS (1961a, 1962b, Lit., 1963; vgl. MONTALDO, FRONGIA und PUSCEDDU, 1964) erblickt eine wesentliche Vorbedingung für die Erythrocytenzerstörung seitens der (*Kaninchen-*) Milz in der Unnachgiebigkeit ihrer Capillaren und dem „plasma skimming" innerhalb der arteriellen Milzblutbahn: „Red cells would be forced against other cells and not cushioned by plasma. Stasis, concentration and dense population of macro-

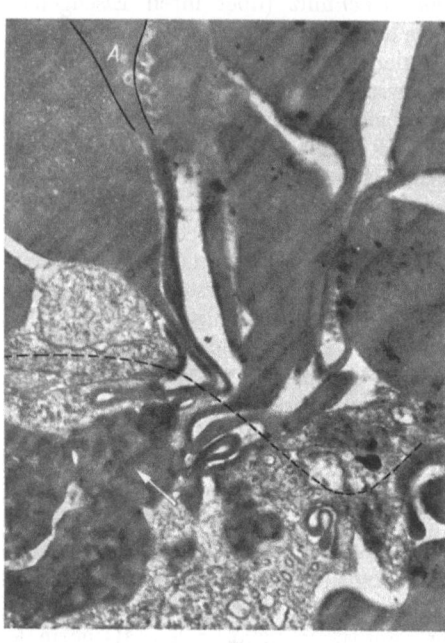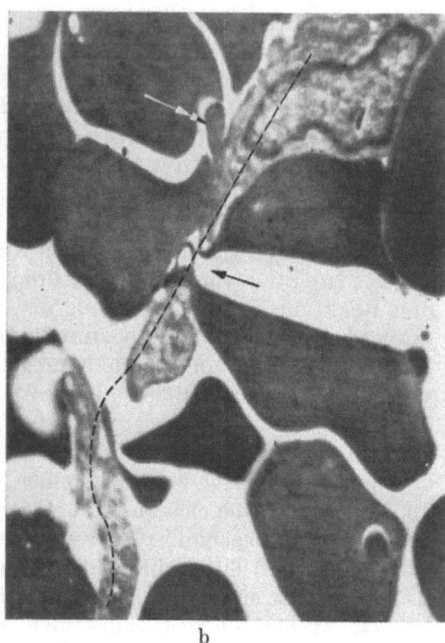

a   b

Abb. 201a u. b. Milz, phenylhydrazinvergiftete *Ratte*. Durchtritt von Erythrocyten durch die Sinuswand unter Ausziehung eines Fadens und Zurückbleiben eines Zellrestes. a (Vergr. 13000×). Beachte Sinuswand und körnigen Zellrest der mit A bezeichneten Zelle (punktierte Linie und Pfeil). — b (Vergr. 8000 ×). Beachte Richtung der Sinuswand und Pore mit 2 Fäden (punktierte Linie und Pfeil). Nach JUNG (1958)

phages ..." (vgl. WENNBERG und WEISS, 1967, Lit.: Methylcellulose-Splenomegalie und -anämie bei der *Ratte*) „provide red cells with hazards in addition to mechanical trauma (HAM and CASTLE, 1940; HAYHOE and WHITBY, 1955; CROSBY, 1959). This vascular passage may influence the life span of red cells and constitute one factor in establishing the spleen's action in taking certain red cells out of the circulation ...". Nach MOORE, MUMAW und SCHOENBERG (1964), die beim *Kaninchen* die Erythrophagocytose und Hämosiderose auf das intersinuöse Reticulum konzentriert sahen (vgl. BLOOM und FAWCETT, 1962), spielt auch das Passieren der Sinuswand [vgl. JUNG, 1958: *Ratte* (Abb. 201)] eine wesentliche Rolle bei der Zerstörung der Erythrocyten: „The mechanical trauma to which these cells are subjected in their passage into the intersinusoidal tissue would damage and allow the removal of the older more fragile cells (STEWART et al., 1950)".

Eine gesteigerte Erythrophagie in der *Kaninchen*milz läßt sich durch Stimulierung des RES mit Jodferratose erzielen. Auf einen [auch durch intravenöse Injektion von Milzvenenblut auslösbaren (ISTOMANOWA und TSCHILI-

PENKO, 1926)] initialen Reticulocytenanstieg folgt bei fortdauernder Speicherung eine sekundäre Anämie mit vermehrter extracellulärer Erythrolyse (CREMER, 1940a, b). Die entsprechende Wirkung intravenöser Hämosolinjektionen wird durch Splenektomie aufgehoben (MORITO, 1930). Eine Blockade des RES reduziert, besonders bei splenektomierten *Kaninchen*, Bluteisengehalt und Erythrocytenzahl und verringert die die Phenylhydrazin-Anämie begleitende Eisen- und Erythrocytenabnahme (LEITES und RIABOW, 1927). Die Pigmentablagerung in der akut gestauten *Kaninchen*milz (vgl. NISHIOKA, 1935; GERACITANO, 1936) wird durch Carmininjektionen verstärkt (BIANCHI, 1933); auch wiederholte Gaben artfremden Serums steigern die Erythrophagocytose und -lyse (DROUET und FLORENTIN, 1930b; VAUBEL, 1932; KIN, 1938). Eine verstärkte Milzsiderose findet sich auch nach Teerpinselung (BABES, 1929; vgl. BERGHOFF, 1928; WATERMANN, 1933) sowie thermischer Milzläsion (DUNNING und STEVENSON, 1934). Nach größeren Blutverlusten tritt in der *Kaninchen*milz reichlich eisenpositives Pigment auf; Sinusendothelien und Reticulumzellen der roten Pulpa hypertrophieren und wandeln sich in hämosiderinhaltige Makrophagen um (LEWIN, 1932). Die Lebensdauer der *Kaninchen*-Erythrocyten ist nach stärkeren Blutverlusten von 61—65 Tagen auf 38—48 Tage herabgesetzt (NEUBERGER und NIVEN, 1951). Die nach 2—3maliger Ganzkörperbestrahlung deutlich verkleinerte *Kaninchen*milz enthält massenhaft Erythrocytentrümmer und Eisenpigment (TAKIAZUMI, 1928; IKEGAMI, 1937). Diese Hämosiderose ist das Resultat einer primären Schädigung des Blutes mit sekundärer Anhäufung der Zerfallsprodukte in der Milz; denn nach isolierter Milzbestrahlung bleibt sie aus (WINDHOLZ, 1938; vgl. jedoch CASATI, 1931). Nach ARKUSSKY (1934) erniedrigt eine hochdosierte Bestrahlung beim *Kaninchen* durch vermehrte Eisenspeicherung in der Leber die Eisenausscheidung genauso wie eine Milzexstirpation, während eine Bestrahlung mit nachfolgender Splenektomie die Eisenausscheidung nicht wesentlich beeinflußt.

Heterologe (Hühner-) Erythrocyten werden in der *Kaninchen*milz — anders als in den Lymphknoten — meist extracellulär, nach Tuschevorbehandlung in größerem Umfang auch intracellulär zerstört (NESTEROW, 1935), d.h. die Zellaktivität beeinflußt maßgeblich den Hämoglobinabbau (vgl. CARY, 1922; SOEJIMA, 1927; WALLBACH, 1927). Bei thyreoidektomierten *Kaninchen* werden heterologe Erythrocyten langsamer aus dem Kreislauf eliminiert als bei normalen und mit Milzextrakt behandelten Tieren (FUJIKAWA, 1936a, b). Transfundierte Lamaerythrocyten (elliptisch!) sind nach 4—5 Tagen aus dem Blut verschwunden und finden sich hauptsächlich in der Milz, bei splenektomierten *Kaninchen* in Lymphknoten und Knochenmark wieder (SIMONETTA, 1927). Auch die Transfusion homo- und isologen Blutes zeitigt bei *Kaninchen* und *Mensch* eine verstärkte Erythrocytenzerstörung und Hämosiderose der Milz; ein längeres Überleben der zugeführten Erythrocyten ist daher unwahrscheinlich (LUBARSCH, 1927; KUNZ und ZACHERL, 1932; KUNZ und WEBER, 1934; WEHRLE, 1937, 1938; MORIOKA, 1939). Zwar kreist beim *Kaninchen* 2 Tage nach intravenöser Injektion Fe^{59}-markierter Erythrocyten noch ein beträchtlicher Teil davon im Blut, aber nach 8 Tagen beteiligt sich die Milz aktiv am Abbau und liefert Eisen an Knochenmark und Leber. Während der Fe^{59}-Gehalt der Milz konstant bleibt, ist der des Blutes am 20. Tag deutlich erhöht. Die auf diese Weise in der Milz fixierte Eisenmenge ist bedeutend größer als bei alleiniger Verabreichung von Fe^{59} (VANOTTI und LANINI, 1955). EHRENSTEIN und LOCKNER (1958) finden nach Injektion Fe^{59}-markierter Erythrocyten in der Milz zwar die höchste Eisenkonzentration, aber nur 23% der Gesamtradioaktivität gegenüber 74% im Knochenmark (über Parallelversuche nach Splenektomie vgl. ZILIOTTO und CARENZA, 1958); das Volumen der *Kaninchen*milz betrage daher $1/35$ desjenigen des Knochenmarks (RICHET, 1894: $1/20$). MIESCHER

(1956, 1957) ermittelt beim *Kaninchen* 25—30 Tage nach Reinjektion Cr[51]-markierten Blutes (vgl. GRAY und STERLING, 1950; KRAINTZ und TALMAGE, 1952; PANNACCIULLI, TIZIANELLO, SALVIDIO und AJMAR, 1963) 30—70% der Radioaktivität im Knochenmark, 23—49% in der Leber und 6—40% in der Milz. Daraus zu folgern — wie es auch andere Autoren tun — daß „in physiological erythroclasia the spleen has no special part", ist insofern voreilig, als „None of the studies .. on red cell destruction have been supported by comprehensive histological examination. The value of histological observations in experiments in which radioactivity alone is estimated is apparent, since it is not the red cell which is tagged that is followed, but the tag itself" (WEISS, 1962b, Lit.).

Die Milzexstirpation bewirkt beim *Kaninchen* eine parallelgehende Verminderung des Bluteisens und der Erythrocytenmenge (LEITES und RIABOW, 1927; KOH, 1932). Daß die Aminosäure-Adsorption der Erythrocyten nach Splenektomie beim *Kaninchen* weniger stark absinkt als beim *Hund* (TUTKEWITSCH, 1928a), führt v. HERRATH (1958) auf das Fehlen eines Erythrocytenspeichers in der *Kaninchen*milz zurück. Der Bilirubingehalt des *Kaninchen*serums steigt nach Splenektomie auf das Doppelte, eine Erhöhung des Bilirubinspiegels nach Aderlaß, Asphyxie oder Adrenalininjektion bleibt aus (SCHOLDERER und v. LUDÀNY, 1932; v. LUDÀNY und VERZÀR, 1933; SCHOLDERER, 1933). Die bei entmilzten *Kaninchen* auftretenden unreifen Erythrocyten verschwinden wieder, wenn man das Organ reimplantiert (vgl. RIEBER, SHIELDS, CONRAD und CROSBY, 1967: *Ratte*) oder Milzextrakte (vgl. DEL ZOPPO, 1936a; TATEISHI, 1935) gibt. Der beim *Kaninchen* schon normalerweise von den Lymphknoten ausgeübte Erythrocytenabbau (MICHELS, 1935) nimmt nach Splenektomie stark zu und führt bei gleichzeitiger Hämosolinjektion zu hochgradiger Siderose (MORITO, 1930).

In der Milz des *Hundes* (Carnivora) findet v. HERRATH (1935d, 1939b, 1958, Lit.) erheblich mehr Eisenpigment als in der des *Menschen*. Zu dem bräunlichen, eisenhaltigen gesellt sich wie beim *Kaninchen* ein honiggelbes, eisenfreies Pigment. Reticulumzellen und Makrophagen enthalten mehr Hämosiderin als die Sinusendothelien (vgl. v. SKRAMLIK, 1927); besonders pigmentreich sind die entlang den Hülsenlücken postierten Makrophagen. Bei jungen *Hunden* sind die Reticulumzellen pigmentreicher, bei erwachsenen die Hülsen (BECKER, 1928; LI, GARVEN und MOLE, 1929; LI, MOLE und GARVEN, 1929); auch größere Splenoide enthalten pigmentbeladene Histiocyten (YOSHIDA und HAYAKAWA, 1927). Nach NEMILOFF (1936) liegt das im Alter (bei 12—16jährigen *Hunden* stärker als bei 8—19jährigen *Katzen*) vermehrte Milzeisen meist extracellulär in den Reticulummaschen, z.T. auch intracellulär in Polyblasten; nach GOHRBANDT (1929) enthalten die [durch Ferrocyan intensiv blaugefärbten (DUSTIN, 1938a)] Hülsen bei *Hunden* jeden Alters reichlich Hämosiderin. Den Beleg für die in den Hülsen der *Hunde*milz stattfindende Erythrocytenfragmentation bilden die an der Endothelinnenseite zurückbleibenden, eine Weile noch durch einen „hämatischen Faden" mit dem durch eine Lücke der Hülsenwand ausgetretenen Erythrocyten verbundenen „hämatischen Körnchen", die sich (gleich den beim Eintritt der Erythrocyten in die Sinus an deren Außenwand zurückbleibenden „albuminoiden Körnchen" der alten Autoren) in Eisenpigment umwandeln (TEITEL-BERNARD, 1931, Lit.). Auch elektronenmikroskopisch finden sich in den Hülsen der *Hunde*milz außer Plasmazellen regelmäßig Erythrocyten und deren Überbleibsel (WEISS, 1961a), letztere in Form dichter, von einer einfachen Membran umgebener Einschlüsse (ZWILLENBERG und ZWILLENBERG, 1962).

Der Eisengehalt der Milz beträgt beim neugeborenen *Hund* 0,18, beim erwachsenen 0,13 mg pro kg Körpergewicht (AUSTONI, RABINOWITSCH und GREENBERG, 1940; zit. nach CREMER und FÜHR, 1953; vgl. MÜLLER, 1940, Lit.). Unter körperlicher Belastung ergeben sich keine Veränderungen, die denen des roten Blutbildes (THÖRNER, 1930) entsprächen oder Anhaltspunkte für die von SILBERSTEIN und KRETZ (1929) vermutete Wechselwirkung von Milz und Leber (vgl. POPPER und SCHAFFNER, 1961) im Hämoglobinstoffwechsel böten (v. HERRATH, 1937). Eine Thorotrastblockade setzt die Erythrocytenzerstörung in der *Hunde*milz noch nach 50 Tagen deutlich herab und erhöht die Erythrocytenresistenz in der V. lienalis (MILLA, 1936). Eine allgemeine Erhöhung der Erythrocytenresistenz bewirkt die Unterbindung der A. lienalis; der Index Erythrocyten: Stromata des Milzvenenblutes ist nach Adrenalin größer, nach Arterienligatur (Wegfall der „splenogenen Markhemmung") kleiner als der des peripheren Blutes (PAOLAZZI, 1934). Nach POZZAN (1935b) ist die hämokatharetische Wirkung der *Hunde*milz gering; Hämolyse und Stromophagie fallen im wesentlichen den Endothelmakrophagen zu. Eine gesteigerte Erythrophagie und Hämosiderose findet sich in der hyperämisch-hyperplastisch vergrößerten Milz nach $2^1/_2$—6stündigem Aufenthalt in der Wärmekammer verendeter *Hunde* und *Katzen*; die Blutveränderungen (anfangs Hyper-, später Hypoglobulie) gleichen denen hohen Temperaturen ausgesetzter *Menschen* (SASYBIN, 1934a, b, c). Auch peritonitische (GOHRBANDT, 1929) und ileusartige (LUCCHESE, 1935) Zustände, mechanische Schädigungen (FIESSINGER und GAJDOS, 1933) und partielle Ischämie (MACDONALD, 1934) bewirken eine verstärkte Hämosiderose der *Hunde*milz.

Maßgeblicher Faktor für die Änderung der Erythrocyteneigenschaften ist nach BERGENHEM und FÅHRAEUS (1936) der Blutstillstand (Endopause); die Zerstörung der in den Staseräumen der *Hunde*milz gestapelten Erythrocyten besorgt ein dort gebildetes Lysolecithin. Die Depotfunktion der (*Hunde*-) Milz dient daher weniger der Bereitstellung vollwertigen Reserveblutes (v. HERRATH) als der chemischen Blutänderung (ZWILLENBERG, 1958, 1964). Infolge des Erythrocytenabbaus hat das Milzdepotserum des *Hundes* einen erhöhten Cholesterin- (GORECZKY und v. LUDÀNY, 1937), Harnstoff-, Harnsäure-, Kreatinin- und Eisengehalt (SODA, 1937a, b, c; v. LUDÀNY und SÀRFI, 1941), und das Blut der V. lienalis ist bilirubinreicher als das der peripheren Venen (LONDON und KRYZANOWSKAJA, 1934; vgl. ASCHOFF, 1925; MANN, SHEARD und BOLLMANN, 1926). Obwohl die Milzlymphe beim *Hund* etwa 3% größtenteils erythrocytenhaltige Monocyten aufweist (YAMAGISHI, 1936), vollzieht sich der Erythrocytenabbau offenbar vorwiegend humoral (BOCK, 1932; FIESSINGER und BENARD, 1934; v. JENEY, 1934). Ein von JUDINA (1932, 1933a, b) hergestellter *Hunde*milzextrakt senkte zwar in vivo unter Resistenzsteigerung die Erythrocyten- und Hb-Werte, hämolysierte aber nicht in vitro. Auch MARINO und DE BONIS (1929) konnten beim *Hund* durch wäßrige Milzextrakte keine Hämolyse erzielen; deutlich hämolysierende Eigenschaften hat jedoch Milzlymphe (HATTA, OKADA, MORITA und MISHINA, 1955). Hämolysierte Erythrocytenlösung bewirkt nach Passieren der exstirpierten Milz beim splenektomierten *Hund* eine Erythrocytenzunahme, salinischer Milzextrakt eine -Abnahme (TOMODA, TETSUO, TAKI und MASUDA, 1951).

In engem Zusammenhang mit der Erythrocytenzerstörung in der (*Hunde*-) Milz stehen ihre Volumenänderungen. Langanhaltende Milzdilatationen [z.B. in der Gravidität (BARCROFT, 1930a)] fördern den Erythrocytenabbau (CAFFARATTO und PESCE, 1936), Kontraktionen hemmen ihn (PIOVELLA, 1953). Nach TUTKEWITSCH (1928a, b) und DE VICTORIIS-MEDORI (1935) wird die eng mit dem Blutabbau verbundene Aminosäurenspeicherung der *Hunde*milz nervös gesteuert; nach SUGIMURA (1939; vgl. HENSCHEN und HOWALD, 1929) zeigt die total entnervte *Hunde*milz verstärkte Pigmentablagerung. Damit ist freilich nur die Beeinflussung des Erythrocytenabbaus durch die mit der Denervierung verbundene Volumenänderung der Milz (v. SKRAMLIK, 1927, Lit.) bewiesen, nicht aber die von

HALPERN (1964; vgl. FLICK und TRAUM, 1928) bestrittene nervöse Steuerung der (Erythro-) Phagocytose selbst.

Injektion von Hunde-, Schaf- oder Gänsehämoglobin verursacht beim *Hund* eine von der Nierenschwelle unabhängige Hämosiderose der Milz, deren Abklingen durch Aderlässe beschleunigt wird (NEWMAN und WHIPPLE, 1932; vgl. GRANEL, 1929; LACOSTE, AUBERTIN und CASTAGNON, 1941, Lit.). Injiziertes Hühnerblut findet sich in der *Hunde*milz oft nur in den Hülsen, nicht aber der Pulpa wieder (LI, GARVEN und MOLE, 1929; LI, MOLE und GARVEN, 1929); in Milz, Leber und Knochenmark gehen die heterologen Erythrocyten meist extracellulär, in den Lymphknoten intracellulär zugrunde (NESTEROW, 1935). Das Schicksal toxisch geschädigter (vgl. JUNG, 1958) autologer Erythrocyten in der *Hunde*milz untersuchten RAABE (1958) und HERBST (1960). Nach RAABE erniedrigt das elektiv die Erythrocyten färbende Acridinorange die Resistenz und verändert die Form in Richtung Sphärocytose. Derart markierte Erythrocyten lassen sich nach ihrer Reinfusion nicht wieder aus der in situ befindlichen Milz ausspülen, sondern werden im Pulpareticulum festgehalten. Nach HERBST fällt der Abbau der fluorchromierten Erythrocyten in erster Linie der Milz zu. Bereits 30 min nach der Reinjektion sind die Mikrosphärocyten in der roten Pulpa größtenteils fragmentiert, und die Bruchstücke [wie bei der normalen Blutmauserung (SINGER, 1930; LAUDA, 1933)] von Makrophagen aufgenommen, nach 60 min sind alle Acridinorange-Erythrocyten aus dem Kreislauf eliminiert. Freies Eisen ist vornehmlich in den Hülsen der Milz, weniger in Leber und Lymphknoten, nachweisbar. Beim splenektomierten *Hund* geht die Aufgabe der Milz auf die Lymphknoten über (vgl. JORDAN, 1927); die Leber ist 2 Std nach der Reinjektion frei von fluorescierenden Stoffen. FINCH, HEGSTED, KINNEY, THOMAS, RATH, HASKINS, FINCH und FLUHARTY (1950) blockierten bei *Hunden* nach Fe^{59}-Markierung der Erythrocyten das RES mit gewöhnlichem Eisen, um eine Reutilisation des Fe^{59} zu verhindern. 15 Monate später war die Radioaktivität der Milz 2—4mal so hoch wie die der Leber.

Auswirkungen der Splenektomie (vgl. PEARCE, KRUMBHAAR und FRAZIER, 1918) bzw. Ligatur der A. lienalis (vgl. STORTI, 1933) beim *Hund*: Wie IRGER (1926) spricht auch v. HAAM (1930) der Milz eine besondere Bedeutung für den Eisenstoffwechsel (ASHER u. Mitarb., l.c.) ab. Zwar entwickle sich beim entmilzten *Hund* eine auch durch eisenreiche Nahrung nicht aufzuhaltende Anämie, aber der Eisengehalt von Blut, Urin und Faeces sowie der Bilirubingehalt der Galle seien unverändert. WILSON und KRUMBHAAR (1933) schreiben die splenoprive sekundäre Anämie weniger dem zeitweiligen Ansteigen der Eisenausscheidung als dem Verlust des in der Milz deponierten Eisens zu. In der Tat besteht bei splenektomierten *Hunden* ein Eisenmangel; im Gegensatz zu normalen Tieren läßt sich bei ihnen durch Eisenkakodylat eine Reticulocytenkrise auslösen (BAILLIÈRE, 1939). Auch ist die Bilirubinausscheidung beim entmilzten *Hund* deutlich verzögert (v. LUDÀNY und SARKADY, 1937). TRINCAS (1929; vgl. RAY, 1928; GROSCURTH und GLASS, 1932a, b, c, d; QUEEN, HAWKINS und WHIPPLE, 1933; KNUTTI, HAWKINS und WHIPPLE, 1935; WALDMANN, WEISSMANN und BERLIN, 1960; u.a.) erblickt die Aufgabe der (*Hunde*-) Milz darin, den überalterten Blutfarbstoff mit niedrigem Sättigungswert zu zerstören und das Material der Leber für den Aufbau neuen Hämoglobins zur Verfügung zu stellen. Die Lebensdauer der Erythrocyten ist beim milzlosen *Hund* nicht signifikant verändert (SINGER und WEISZ, 1945; vgl. KULKA, 1929; DALMATOFF, 1930/31; LAUDA und FLAUM, 1930a; PIZZINI, 1931; TORYÛ, 1931; GODARD, PALLIOS und COUDOUNIS, 1932, Lit.; OHUYE, 1932; CAMMARANO, 1933; KURU, 1933; PRINCIGALLI, 1933; DOMAGK und KIKUTH, 1933/34; McDONALD, 1934; LÓPEZ, 1934; u.a.), und HERBST (1960, Lit.) konnte auch nicht bestätigen, daß die Erythrocytenresistenz (KASANSKY, 1930; PENNATI, 1932; WILSON und KRUMBHAAR, 1933; SEVERI, 1934; GORDON und KLEINBERG, 1937; GORDON, KLEINBERG und PONDER, 1937; MAGNO, 1937; u.a.) nach Splenektomie dauernd erhöht bleibt (CHALIER und CHARLET, 1911; KARSNER und PEARCE, 1912; BOLT und HEERES, 1922; HUYGEBAERT, 1923; LOESCH, WITTS und ZIMMERMANN, 1924; FRENCKELL und NEKLUDOW, 1928; u.a.). Resistenz und rotes Blutbild sind vielmehr schon nach 5 Wochen wieder normal (vgl. u.a. BITTNER, 1913; KREUTER, 1914; HIRSCHFELD und WEINERT, 1917; MILLER, SINGER und DAMESHEK, 1942; BREU, REIMER und SCHNEIDER, 1952). Daß beim splenektomierten *Hund* die Bildung spezifischer Antikörper gegen heterologe (Ziegen-) Erythrocyten stark herabgesetzt ist (LUCKHARDT und BECHT, 1911), unterstreicht die immunbiologische Bedeutung der Milz auch von seiten des Erythrocytenabbaus (vgl. HALPERN, 1964, Lit.).

Die *Katzen*milz enthält erheblich weniger Eisenpigment als die *Hunde*- und *Kaninchen*milz (v. HERRATH, 1935d, 1958, Lit.). Es liegt verstreut oder in kleinen Gruppen in den Reticulumzellen, Phagocyten und Hülsen (vgl. DUSTIN, 1938a), wo es sich aber wie die im Vergleich zum *Hund* spärlichen intraglumären Erythrocyten meist auf einen kleineren Ausschnitt der Hülsenwand oder ihrer näheren Umgebung beschränkt. Auch nach elektronenmikroskopischen Beobachtungen bleibt die Hülsen-Erythrophagocytose der *Katze* weit hinter der des *Hundes* zurück (ZWILLENBERG und ZWILLENBERG, 1962, 1963a).

Die Resistenz der Erythrocyten in der V. lienalis der *Katze* unterscheidet sich nach ABRAMSON und FRENCKELL (1934) nicht von der in anderen Venen. Nach ORAHOVATS (1926) dagegen ist die osmotische Resistenz der Pulpaerythrocyten deutlich herabgesetzt, und bei entmilzten *Katzen* nimmt die Widerstandsfähigkeit der roten Blutkörperchen zunächst zu, dann wieder ab. Das Milzvenenblut der *Katze* verfällt beim Stehen einer starken Hämolyse (MELLGREN, 1938). Bei protrahierter Chloralosenarkose nehmen die lockerer als sonst aggregierten Erythrocyten des Milzblutes Kugel- und Stechapfelform an (BERGENHEM und FÅHRAEUS, 1936). Schickt man durch die ausgewaschene überlebende *Katzen*milz (REBENSBURG, 1935) mehrmals dasselbe autologe Blut, so sinken Erythrocytenresistenz und -menge sowie Gesamthämoglobin proportional der Zahl der Milzpassagen, und zwar bei erhöhter Bluttemperatur oder Äthernarkose stärker als bei normaler Temperatur oder Urethannarkose. Da gleichzeitig der Färbeindex steigt [besonders bei venöser Stauung (SCHULZ, 1935)], bleibt offenbar ein Teil des Farbstoffes der von der Milz zerstörten resistenzschwachen Erythrocyten im Organ zurück, während der übrige als freies Hämoglobin weitergegeben wird. — Nach Splenektomie beobachtet man bei der *Katze* ähnliche kompensatorische Veränderungen wie beim *Hund* (KARSNER, AMIRAL und BOCK, 1914; PEARCE, KRUMBHAAR und FRAZIER, 1918).

Bei den *Furchenwalen* (Cetacea) ist das feinkörnige Hämosiderin meist extracellulär über die rote Milzpulpa verstreut (ZWILLENBERG, 1958: *Balaenoptera physalus, B. musculus, B. borealis*). Bei den *Zahnwalen* ist es bei älteren Tieren überwiegend in größeren Schollen extracellulär, bei jüngeren mehr intracellulär — in Reticulumzellen, Makrophagen und Lymphocyten — abgelagert. Auch die Milzen ganz junger Tiere sind schon auffallend pigmentreich (ZWILLENBERG, 1959: *Phocaena phocaena L., Physeter macrocephalus L., Lagenorhynchus acutus Gray*).

Die *Elefanten*milz (Subungulata/Proboscidea) ist wie die *Pferde*milz sehr pigmentreich. Das die Eisenreaktion gebende hell- bis dunkelbraune Pigment ist besonders um die Knötchenrandzone und die Pulpaarteriolen angehäuft, während die Lymphscheiden und -follikel, meist auch die Hülsen, ausgespart bleiben. Das Hämosiderin liegt nicht nur intracellulär, in den noch stärker als beim *Schwein* damit beladenen Reticulumzellen und Makrophagen, sondern auch extracellulär, wie beim *Pferd* in groben Schollen die Reticulummaschen füllend (TISCHENDORF, 1953; Abb. 7 und 8). KOHIRA (1960b) sah auch im Balkenvenenendothel der *Elefanten*milz Erythrocytenreste bzw. Hämosideringranula.

In der *Schweine*milz (Artiodactyla/Nonruminantia) findet sich Eisenpigment vornehmlich in Reticulumzellen (vgl. TISCHENDORF, 1948b, Abb. 3, 6, 8, 11, 12), weniger in Makrophagen (v. HERRATH, 1935d, 1958, Lit.). Der Hämosideringehalt der Hülsen, deren Spalten zahlreiche Erythrocyten enthalten (DUSTIN, 1938a;

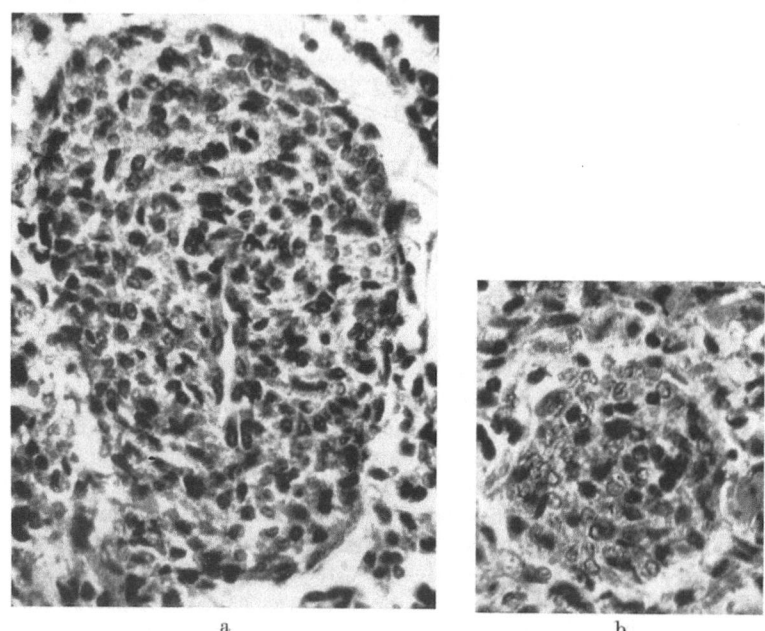

a   b

Abb. 202a u. b. Milz, *Schwein* (Susa, Hämalaun-Kongorot). Mikrophotos (Koristka Imm.-Obj. $^1/_{12}$, Homal II, Auszug 25 cm): Einem Sinus anliegende, schräg-längs getroffene (a) und quergetroffene (b) Hülse. Beachte die zentrale Hülsencapillare und die in großer Zahl aus ihr ausgewanderten, die Hülsenspalten durchsetzenden Erythrocyten. Nach LORETI und VOGLIOTTI (1957)

LORETI und VOGLIOTTI, 1957) (Abb. 202), wechselt ebenso stark wie ihre von SCHLÜNS (1964a, b) mit dem Erythrocytenabbau in Verbindung gebrachte γ-Glutamylpeptidase-ähnliche Enzymaktivität. Reichlich freies Hämosiderin enthalten die beim *Schwein* besonders häufigen Nebenmilzen (SCHOENBERG, 1926). IWAO und SATO (1936), die den Eisenreichtum der Herbivorenmilz auf die oxalsäurereiche Nahrung zurückführen, schreiben der Omnivorenmilz (*Schwein*) einen vergleichsweise geringen Eisengehalt zu [0,08 mg pro kg Körpergewicht (AUSTONI, RABINOWITSCH und GREENBERG, 1940; zit. nach CREMER und FÜHR, 1953; s. auch EGEHØJ, 1937; MÜLLER, 1940, Lit.)]. Nach LEMATTE, BOINOT und KAHANE (1928, Tab.) enthält die Milz als eisenreichstes Organ bei *Schwein, Rind* und *Mensch* pro g Trockensubstanz 4mal soviel Eisen wie die Leber.

Die *Nilpferd*milz (Hippopotamidae) besitzt, besonders subcapsulär, weniger Hämosiderin als die *Schweine-* oder *Pferde*milz. Die Hülsen und ihre nähere Umgebung sind beim erwachsenen Tier erheblich stärker mit Eisenpigment beladen als beim neugeborenen (TISCHENDORF, 1958a).

Die *Rinder*milz (Artiodactyla/Ruminantia/Bovidae) enthält nach v. HERRATH (1935d, 1958, Lit.) sehr viel, etwa zur Hälfte die Eisenreaktion gebendes Pigment (über die gleichzeitige Darstellung von Eisen und alkalischer Phosphatase bzw. Acetylcholinesterase in der Rindermilz s. ARVY und GABE, 1949; ARVY, 1964e). Eisenhaltiges wie -freies Pigment bevorzugen die perifollikuläre Zone, kommen aber auch in der übrigen roten Pulpa reichlich vor. Die kleineren Pigmenttropfen liegen intra-, die größeren extracellulär; nach STÜER (1930) überwiegt beim *Rind* die intra-, beim *Pferd* die extracelluläre Lokalisation. Wie STÜER findet auch MÜLLER (1940, Lit.) die Milz von *Kälbern* noch eisenfrei. Die mit der Geschlechtsreife (6.—9. Monat) einsetzende, parallel dem Lebensalter zunehmende Eisenablagerung beschränkt sich anfangs auf die Umgebung der Hülsen und Malpighischen Körperchen, wo sie charakteristische „Hämosiderinkränze" bildet (ZIEGLER und WOLF, l.c.), und greift allmählich auf die gesamte rote Pulpa über. Bei *Rinderfeten* (BERTAGNI, 1940) nimmt der Eisengehalt der Milz bis zum IV.—VI. Monat stark ab, später wieder etwas zu. Nach v. KRÜGER (1890; zit. nach v. SKRAMLIK, 1927) beträgt er bei 80—100 cm langen Feten 0,07, in der 1.—10. Lebenswoche 0,05%, bei *Ochsen* 0,46 und bei *Kühen* 2,1—2,4%. PFEIFFER (1931) führt den hohen Cholesteringehalt der *Rinder*milz auf den Erythrocytenabbau zurück.

Die der *Rinder*milz baulich sehr ähnliche *Schaf*smilz zeigt eine spärliche (vgl. ARVY, 1964f), feinkörnige Hämosiderinablagerung in den Reticulumzellen und Phagocyten der roten Pulpa und eine noch schwächere in den wie beim *Rind* von Erythrocyten durchwanderten (DUSTIN, 1938a) Hülsen. Phagocyten und Venenendothelien enthalten häufig auch eisenfreies Pigment (v. HERRATH, 1935d, 1958, Lit.). Mit dem Alter nimmt auch beim *Schaf* das Milzeisen zu (MAY, 1938). Die Splenektomie verursacht beim *Schaf* eine Hyperplasie des übrigen lymphatischen Gewebes mit Umwandlung weißer Lymphknoten in rote, dazu eine Proliferation des Knochenmarks. Der durch Überkompensation des Milzverlustes beschleunigte Erythrocytenabbau bewirkt eine sekundäre Anämie, die nach einigen Monaten durch Aktivitätssteigerung des Knochenmarks wieder ausgeglichen wird (WARTHIN, 1902). Die der *Schaf*smilz nahestehende *Ziegen*milz enthält beim neugeborenen Tier 0,14, beim erwachsenen 0,09 mg Eisen pro kg Körpergewicht (AUSTONI, RABINOWITSCH und GREENBERG, 1940; zit. nach CREMER und FÜHR, 1953).

In der *Elch*milz (Ruminantia/Cervidae) ist vor allem um die Pulpavenen herum intra- wie extracellulär reichlich Hämosiderin abgelagert (BLUMENTHAL, 1952).

In der *Pferde*milz (Perissodactyla) sind nach v. HERRATH (1935d, 1958, Lit.) Balken, weiße Pulpa und Hülsen pigmentfrei, die übrigen Teile der roten Pulpa jedoch dicht erfüllt von einem überwiegend eisenhaltigen Pigment. Die größenmäßig eosinophilen Granula entsprechenden Hämosiderintropfen liegen weniger intra- als extracellulär (vgl. MROWKA, 1919), häufig in groben Schollen die Reticulummaschen ausfüllend (vgl. HARTWIG, 1949). Nicht selten sind ganze Venenabschnitte eingenommen von freiem Hämosiderin sowie pigmenthaltigen Makrophagen, Granulo- und Lymphocyten. Elektronenmikroskopisch (ZWILLENBERG und ZWILLENBERG, 1963a) finden sich in den Hülsen des *Pferdes* zwar häufiger Erythrocyten als in denen des *Hundes*, aber nur ausnahmsweise Anzeichen von Erythrophagocytose. Nach HARTWIG (1949) — der in den von v. HERRATH (1935d), DUSTIN (1938a) u.a. für eisenfrei erklärten Hülsen des *Pferdes* mitunter feinste Hämosiderinstäubchen sah — erlaubt das Eisenbild allein kein verbindliches Urteil über den Erythrocytenabbau. Da manche Erythrocytenfragmente keine Eisenreaktion geben und Hämoglobin direkt in Bilirubin umgewandelt werden kann, schließt auch die völlige Abwesenheit von Hämosiderin eine Hämolyse keineswegs aus (DUSTIN, 1938a). Schon *Fohlen*milzen enthalten reichlich

Hämosiderin; mit zunehmendem Alter steigt der Eisengehalt weiter an (MÜLLER, 1940, Lit.) und macht in den Milzen sehr alter *Pferde* bis zu 5% der Trockensubstanz aus (v. SKRAMLIK, 1927, Lit.). Sowohl Hämosiderin (BEHRENS, 1933; vgl. MCKAY und FINEBERG, 1964a, b) wie Ferritin (LAUFBERGER, 1937) wurden zuerst aus *Pferde*milz rein dargestellt. KUHN, SÖRENSEN und BIRKHOFER (1940) konnten Ferritin in der Milz von *Pferden, Hunden, Katzen* und *Schakalen,* nicht aber in der von *Meerschweinchen, Kaninchen* und *Walen* nachweisen. Intravenös verabreichtes Eisen wird nur in der Leber als Ferritin abgelagert, aus dem Hämoglobinabbau stammendes auch in der Milz.

Das Milzvenenblut senkt sich beim *Pferd* etwa 40mal langsamer als das periphere, dessen Senkungsgeschwindigkeit nach großen körperlichen Anstrengungen infolge Entleerung der stabilisierend wirkenden Blutspeicher (BERGENHEM und FÅHRAEUS, 1936; RITTER, 1936) auf etwa $1/_{20}$ der ursprünglichen zurückgeht (BERGLUND, 1930). Nach HARTWIG (1947, 1949; vgl. BÜRKER, 1926a, b; HARRING, 1936; HEIMANN, 1936) erfahren die Erythrocyten in der extremen Speichermilz des *Warmblutpferdes* im Gegensatz zu der des *Kaltblutpferdes* eine Volumenabnahme, Oberflächenvergrößerung und Hämoglobinzunahme, derzufolge die Erythrocytenreserve beim *Warm-* bzw. *Vollblut* (v. BRANDENSTEIN, 1923) erheblich größer sei als beim *Kaltblut.* Dabei darf freilich nicht außer acht gelassen werden (v. HERRATH, 1958), daß eine Verkleinerung der Erythrocyten nicht nur ihre Speicherung, sondern auch ihre Alterung und Zerstörung beeinflußt.

In der *Affen*milz (Primates) ist wie in der *menschlichen* Milz ein Hämosiderintransport auf dem Lymphwege nachweisbar, der das Auftreten von Hämosiderinablagerungen in der Kapsel erklärt (OUDENDAL, 1926; JÄGER, 1937b). Die Hülsen der *Lemuren*milz (*Galago senegalensis*) enthalten zwar durchwandernde Erythrocyten, aber kein Eisenpigment. Eine „enterogene Blutdissoziation" (nach Verfütterung von Bambushärchen) führt beim *Affen* schon in wenigen Tagen zu einer erheblichen Hämosiderose von Milz, Leber und Niere (OUDENDAL). Die Splenektomie unterdrückt weitgehend die Agglutinin- und Hämolysinbildung (SASLAW und CARLISLE, 1964: *Macaca mulatta*).

In der *menschlichen* Milz findet sich Eisenpigment in Form feiner Körnchen oder gröberer Klümpchen in Makrophagen (Abb. 203), Reticulum- und Sinusendothelzellen. Die Ablagerung in einzelnen Nestern erklärt sich aus der „Arbeitsteilung" der Milzpulpa; die Gesamtmenge ist erheblich geringer als beim *Hund* oder *Pferd* (v. HERRATH, 1935d, 1958, Lit.). TEMPKA und KUBICZEK (1938) nehmen aufgrund des normalen Splenogramms (vgl. GRUNZE, 1957) beim *Menschen* im Gegensatz zum *Kaninchen* eine vorwiegend extracelluläre Milzerythrolyse an, LORETI und SABBIA (1942) dagegen rechnen nicht nur in den — von DUSTIN (1938a, b) für eisenfrei erklärten — Hülsen (vgl. KELLNER, 1962), sondern auch in den Reticulum- und Sinusendothelzellen mit einer Erythrophagocytose. LENNERT (1950) hält hyaline, oft mit Hämosiderin kombinierte Tropfen im Sinus- und Pulpavenenendothel der *menschlichen* Milz für aus dem Erythrocytenabbau stammende hochmolekulare Eiweißkörper; KOHIRA (1960a) findet Erythrocytenreste normalerweise nur im Balken- und Pulpavenenendothel, erst bei stärkerer entzündlicher Reizung auch im hypertrophierten Sinusendothel (Abb. 204).

Bei *Feten* (vgl. ONO, 1930) und *Neugeborenen* findet sich Hämosiderin vornehmlich im Sinusendothel und periarteriellen Reticulum. Der Ende des V. Monats sehr hohe Eisengehalt der Milz verringert sich vorübergehend und erreicht unter raschem Wiederanstieg zur Zeit der Geburt ein 2. Maximum; im VIII.—X. Monat sind Leber und Milz die eisenreichsten Organe (BOECKER, 1928). Auch nach LEWIN (1929) enthält die — von LUBARSCH (1927) als pigmentfrei bezeichnete — Milz ausgetragener *Neugeborener* beträchtliche Eisenmengen, während sie bei VI- bis

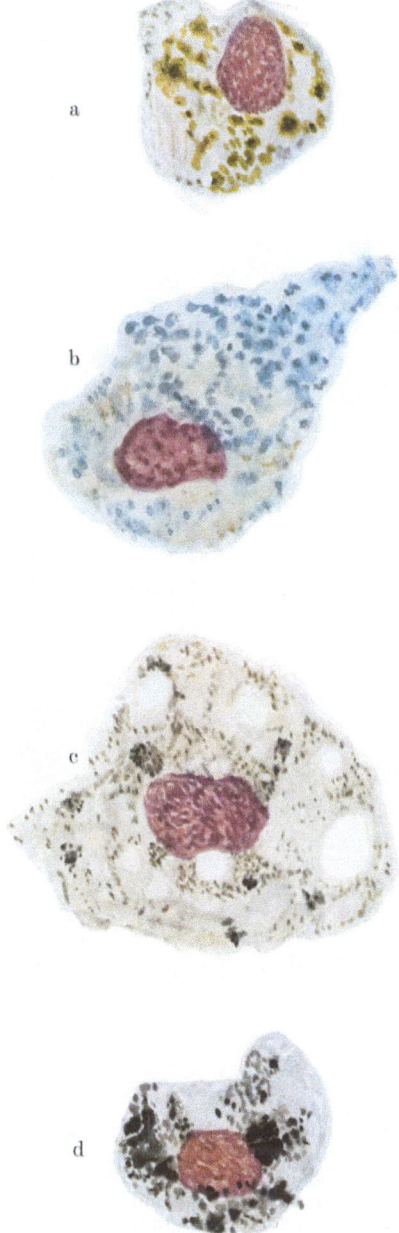

Abb. 203 a—d. Makrophagen aus der Milz des *Menschen*. a Hämosiderinmakrophage, b sog. blauer Pigmentmakrophage (nach MOESCHLIN), c u. d Pigmentmakrophagen. Nach STREICHER (1961)

VIImonatigen *Frühgeburten* fast eisenfrei ist. Der bei 77% aller *Neugeborenen* am 2.—4. Tag p.p. auftretende (spodogene) Milztumor beruht auf vermehrtem Erythrocytenabbau (ÅKERRÉN, 1939, 1941). Nach LUBARSCH und KLEINMANN (zit.

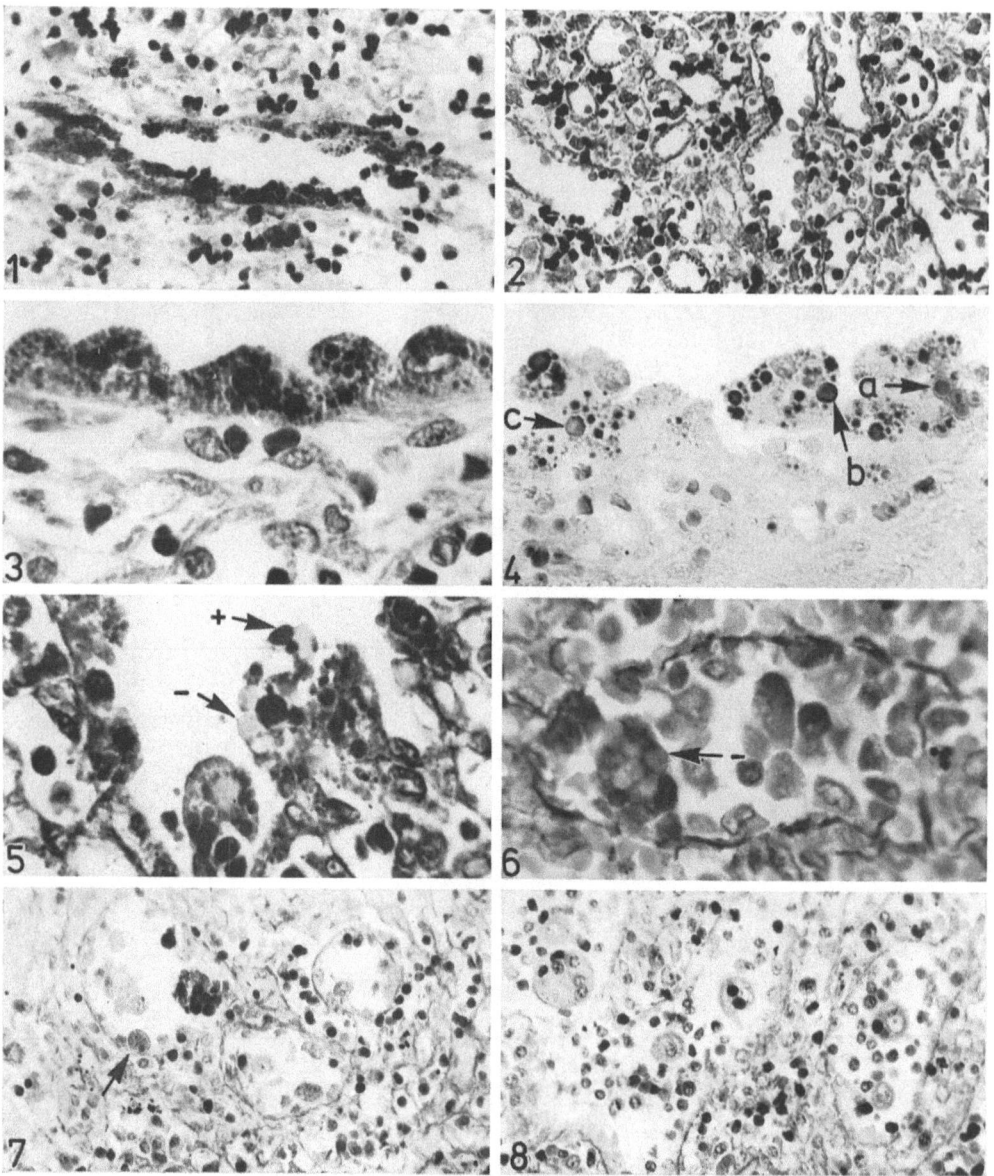

Abb. 204. *1, 2* männl. *Erwachsenen*milz (110 g; Azan, Vergr. 230×). Deutlich hypertrophiertes und granuliertes Endothel einer Pulpavene (*1*) im Vergleich zum ungranulierten Endothel der Sinus (*2*). — *3, 4, 5* Milz eines 22jährigen *Mannes* (125 g, Pyelitis). *3* (Masson-Goldner, Vergr. 570×) Hypertrophiertes Pulpavenenendothel mit zahlreichen Granula. *4* (Eosin, Vergr. 450×) Hypertrophiertes Pulpavenenendothel mit großem, gleich dem Hämoglobin der roten Blutkörperchen gelblich gefärbten Granulum (a) und zwei anderen großen Granula (b, c) mit roter Peripherie und gelblichem Zentrum. *5* (PAS-Reaktion, Vergr. 570×) Hypertrophiertes Pulpavenenendothel mit zahlreichen PAS-positiven Granula (+Pfeil) und einigen großen, gleich den roten Blutkörperchen PAS-negativen Granula (—Pfeil). — *6, 7* männl. *Erwachsenen*milz (450 g, subakute Splenitis). *6* (PAS-Reaktion, Vergr. 570×) Isolierter Makrophag im Sinuslumen mit einigen großen, PAS-negativen Granula (—Pfeil). *7* (Azan, Vergr. 230×) Einige hypertrophierte Sinusendothelzellen mit zahlreichen Granula (Pfeil). — *8* Milz eines 17jährigen *Mannes* (530 g, subakute Splenitis; Azan, Vergr. 230×). Isolierte Makrophagen im Sinuslumen mit eingeschlossenen Erythrocyten und kernhaltigen Zellen. Original (neu beschriftet, auf ³/₄ verkleinert) von Prof. Dr. E. Kohira, Tokyo [Acta anat. nippon. **35** (1960), Fig. 1—8]

nach LUBARSCH, 1927) schwankt der Eisengehalt der fetalen Milz zwischen 0,025 und 0,12%, nach LESNÉ, ZIZINE und BRISKES (1936) beträgt er pro kg Organsubstanz im IV.—VI. Monat 0,227 g, im VII.—VIII. 0,16, bei Totgeburten 0,245 (Lues) bzw. 0,235 (mechanischer Geburtstod), bei normalen *Neugeborenen* 0,22, bei an Infekten gestorbenen *Kindern* unter 2 bzw. von 2—14 Jahren 0,23 bzw. 0,22, bei verunglückten *Kindern* von 13—14 Jahren 0,26 und bei *Erwachsenen* im Mittel 0,25 g. Nach AUSTONI, RABINOWITSCH und GREENBERG (1940; zit. nach CREMER und FÜHR, 1953) sinkt der Eisengehalt der Milz von 1,03 mg pro kg Körpergewicht beim *Neugeborenen* auf 0,22 mg pro kg beim *Erwachsenen*. SCHAIRER und RECHENBERGER (1948a, b) nehmen im Gegensatz zu GUILLEMONAT und LAPIQUE (zit. nach v. SKRAMLIK, 1927) sowie LUBARSCH (1927) auch beim *Menschen* einen regelmäßigen Zuwachs des — bei der Frau allgemein niedrigeren — Eisengehaltes der Milz mit dem Alter an. Die frisch entnommene *Erwachsenen*milz enthält 0,072% (MAGNUS-LEVY), die getrocknete 0,06—0,5% (STAAL), 0,14—0,4% (STOCKMANN), 0,06—1,3% (LUBARSCH und KLEINMANN; sämtlich zit. nach LUBARSCH, 1927) Eisen. Bei kardialer Stauung verringert sich der Eisengehalt von 10,7—84 mg pro 100 g Milzfrischgewebe auf 1,4—15,7 mg; der Gesamteisengehalt von Milz, Lunge und Leber verhält sich beim Gesunden wie 8:28:64, bei kardialer Stauung wie 2:79:19 (RECHENBERGER und SCHAIRER, 1943; zit. nach CREMER und FÜHR, 1953).

Ein geringer Hämosideringehalt gilt bei der gesunden *Erwachsenen*milz als normal, jede augenscheinliche Vermehrung als krankhaft (LAUDA und v. HAAM, 1931 b). Wie bei der tierischen spielt auch bei der *menschlichen* Milz die Ernährung eine wichtige Rolle: Chronische Ernährungsstörungen können Hämosiderosen zeitigen (LAUDA, 1933, Lit.; GLEES, 1935; GRIESHAMMER, 1937; GÜTHERT und FUCHS, 1949; MASSHOFF und WALDSCHÜTZ, 1951). Vor allem aber wird eine vermehrte Milzhämolyse und -hämosiderose bei vielen (meist mit Ernährungsstörungen kombinierten) chronischen Infektionen und bestimmten Anämieformen beobachtet (Lit. bei KLEMPERER, 1938; CREMER, 1948; GELIN, 1954; ROTTER und BÜNGELER, 1955; INTROZZI, 1957; TEMPKA, 1957; MEYTHALER und SÖLLA, 1959; STREICHER, 1961). Bei erworbener hämolytischer Anämie (BAUMGARTNER, 1954; WRIGHT, 1954; SCHUBOTHE, 1961) lassen sich in der Milz spezifisch gegen Erythrocyten gerichtete Antikörper nachweisen (SUNDERMANN und MEY, 1964). Die beim Hypersplenismus (GORLITZER v. MUNDY, 1953; GELIN, 1954; MATHÉ, BERNARD und AUVERT, 1955; DAMESHEK, 1955; ROTTER und BÜNGELER, 1955; MIESCHER, 1956b; DUESBERG, 1958, 1963; MEYTHALER und SÖLLA, 1959; STREICHER, 1961; DUESBERG und GRAMLICH, 1964; BEGEMANN, 1967; u.a.) auftretende Anämie beruht nicht in erster Linie auf „splenogener Markhemmung" (HEILMEYER, 1954, 1955 b; SAATHOFF, 1954; LAUDA, 1955; GRUNDMANN, 1963; u.a.), sondern auf Hämolyse und vermehrter Ablagerung der roten Blutkörperchen in der vergrößerten Milz (BLEIFELDT, 1967, Lit.). Der vermehrte Erythrocytenabbau beim Hypersplenismus (EPPINGER, 1937; DOAN und WRIGHT, 1949; WRIGHT, DOAN, BOURONCLE und ZOLLINGER, 1951; MIESCHER, 1956b; WEINREICH, 1963a, b) hat nach JANDL, SIMMONS und CASTLE (1961) drei Hauptgründe: die veränderte Zellgröße, -form und -plastizität, den erhöhten Druck im Filterorgan bzw. die den Austritt geformter Blutelemente aus den Sinus erleichternde (v. HAAM und AWNY, 1948) Verlangsamung der Blutströmung und die Größenänderung der Filterporen. Die nach Transfusionen auftretende Milzhämosiderose erklären KUNZ und WEBER (1934; vgl. KUNZ und ZACHERL, 1932; MORIOKA, 1939; BAUMGARTNER, 1954) mit dem schnellen Abbau der zugeführten Erythrocyten und der ausgedehnten Phagocytose des Eisenpigmentes durch die hyperämische Pulpa. Auch bei *Kindern* führen Transfusionen zu einer Milz-(und Leber-)Siderose, aber ihr mikroskopisches Bild unterscheidet sich nicht unerheblich von dem bei *Erwachsenen* (GLADSTONE, 1932; SCAPATICCI, 1941).

Obwohl das Blutspeichervermögen der *menschlichen* Milz quantitativ bei weitem nicht an das vieler tierischer Milzen heranreicht, bietet es doch qualitativ die gleichen Voraussetzungen für gewisse — von CAFFARATTO und PESCE (1936) weniger der Stase (BERGENHEM und FÅHRAEUS, 1936: „Endopause") als dem Eingreifen der Milz in die Erythrocytenverteilung (BARCROFT, 1930) zugeschriebene — Veränderungen der roten Blutkörperchen. Eine generelle hämolytische Funktion der *menschlichen* Milz ist unwahrscheinlich: Milzextrakte von Gesunden ergeben weder mit normalen noch abnormen Erythrocyten eine Hämolyse, und auch Milzextrakte an hämolytischem Ikterus Leidender hämolysieren nur ältere Erythrocyten und verwandeln die übrigen in Mikrosphärocyten (LEPEL, 1937; vgl. LAUDA, 1933). Immerhin wäre aber ein Zusammenhang zwischen dem — mit einer Zunahme des sphärischen Index einhergehenden — Altern der Erythrocyten (CROSBY, 1959, Lit.) und ihrer Zerstörung in der Milz denkbar (BAUMGARTNER, 1954; vgl. KOYAMA, AOKI und DEGUCHI, 1964, Lit.). Die Lehrbuchmeinung (z.B. ELZE, 1956; GOERTTLER, 1964) erblickt nach wie vor im Erythrocytenabbau eine der Hauptaufgaben der Milz. Der Terminus „Friedhof der roten Blutkörperchen" (v. KÖLLIKER, 1849) besagt freilich nicht, daß die Erythrocyten unbedingt auch in der Milz sterben müssen (ASCHKENAZY; zit. nach GELIN, 1954). BÖTTNER und SCHLEGEL (1960, Lit.) bestreiten aufgrund von Beobachtungen an Splenektomierten (Lit. bei HIRSCHFELD und MÜHSAM, 1930; LAUDA, 1933, 1955; HEILMEYER, 1937, 1955a, b, 1960a, b, 1967; HITTMAIR, 1955; MEYTHALER und SÖLLA, 1959; STREICHER, 1961) einen meßbaren Einfluß der normalen *menschlichen* Milz auf die Erythrocytenzerstörung: Die Milz sei kein „Inkubationsorgan" (PONDER, l.c.) für den Abbau der roten Blutkörperchen. Sie spiele zwar eine Rolle bei den exponentialen Abbauformen — die neben altersgebundenen einen alle Erythrocyten betreffenden Zerstörungsmechanismus einschließen (SHEETS u. Mitarb., l.c.) — aber auch hier bewirke die Milzexstirpation keine effektive „Lebensverlängerung" der Erythrocyten; es wandle sich lediglich der exponentiale Abbaumodus in den linearen, altersgebundenen um.

Durch Markierung der Erythrocyten mit Radiochrom lassen sich nicht nur die genauere Lebensdauer (Lit. bei ASHBY, 1948; MOLLISON, 1954; CROSBY, 1959) und der Hämolysemechanismus, sondern auch der Umfang der Milzhämolyse (Lit. bei FISCHER, 1967; OEFF, 1968) eruieren. Die Verwendung von Radioeisen ermöglicht darüber hinaus genauere Aussagen über den Eisenstoffwechsel, insbesondere Plasmaeisen-Turnover und Eiseneinbau in die Erythrocyten. Diese vorerst im wesentlichen klinischen Belangen, d.h. der Analyse von Funktionsstörungen (Dyssplenie), dienenden Isotopenmethoden versprechen — mit der gebotenen Kritik (WEISS, 1962b, Lit.) gehandhabt — auch noch weitere Aufschlüsse über die hämolytische Funktion der normalen Milz (vgl. GEHRMANN, 1969, Lit.). Das letzte Wort ist hier jedenfalls noch nicht gesprochen.

9. Organkorrelationen und humorale Funktionen der Milz

Während sich die unmittelbare Beeinflussung des Blutes durch die Milz am besten durch Vergleich der corpusculären und chemischen Zusammensetzung aus der A. und V. lienalis oder aus der letzteren und anderen peripheren Venen stammender Blutproben eruieren läßt, stehen zur Ermittlung der humoralen Fernwirkungen und Organkorrelationen der Milz nach dem Vorbild der Endokrinologie sehr verschiedene Methoden zur Verfügung.

Die Ausschaltung der Milz kann durch bloße Unterbindung ihrer Gefäße (wobei das nekrotisierende und allmählich resorbierte Organ an Ort und Stelle verbleibt), durch Bestrahlung sowie durch partielle oder totale operative Entfernung geschehen. Die Splenektomie ist das am meisten angewandte Verfahren, um den Einfluß der Milz auf die Blutbeschaffenheit, den

Stoffwechsel und das Verhalten der anderen Organe zu studieren. Durch nachträgliche Transplantation von Milzgewebe, Verabreichung von Milzextrakten, -Preßsäften oder -Autolysaten (vgl. STREICHER, 1961) an entmilzte Tiere oder deren parabiontische Vereinigung mit normalen Partnern (vgl. S. 71ff.) läßt sich entscheiden, inwieweit etwaige Ausfallserscheinungen tatsächlich dem Eingriff zuzuschreiben sind (v. SKRAMLIK, 1927). Beim Menschen kann die Funktion der normalen Milz (Normosplenie) natürlich nur aus der Entfernung gesunder (traumatische Milzruptur u.ä.), nicht jedoch aus der weit häufigeren krankhaft veränderter Organe mit abnorm gesteigerter (Hypersplenie) oder verminderter (Hyposplenie), jedenfalls aber gestörter Leistung (Dyssplenie) erschlossen werden. Auch die Verabreichung von Milzpräparaten an nicht entmilzte Individuen liefert — unter Umständen ex juvantibus (Milztherapie) — gewisse Anhaltspunkte für die humorale Bedeutung des Organs.

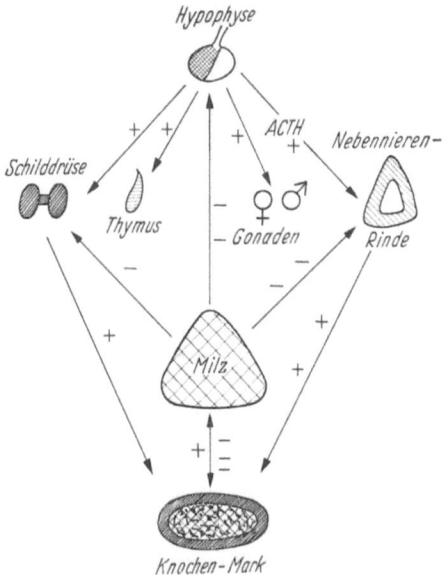

Abb. 205. Beziehungen der Milz zum Knochenmark und zum endokrinen System. Nach STREICHER (1961)

Der Biochemie ist es „bisher nicht gelungen, der Milz eine eindeutige und essentielle Funktion im *menschlichen* Stoffwechselgeschehen zuzuordnen ..., doch wäre es falsch zu glauben, daß (sie) keinerlei eigenständige biochemische Leistungen zu vollbringen vermag" (KÜHNAU, 1967). In der „Splénologie" von ARVY (1965, Lit.) erscheint die Milz nicht nur als „Centre d'défense de l'organisme" gegen Infektionen und Tumoren, sondern auch als „Centre métabolique de régulation hormonale": sie spielt eine maßgebliche Rolle im Eisen- und Lipoidstoffwechsel und produziert sog. Antihormone (antisomatotropes, -adrenocorticotropes, -gonadotropes Hormon, Antiparathormon, Antiinsulin, Antiglucagon usw.) und Katecholamine. Wie indessen die Milz bei Säugetier und *Mensch* (vgl. BLAUSTEIN, 1963, Lit.) nur ein bedingt lebensnotwendiges Organ (RICHET, 1923a: „La rate, organ utile, non nécessaire") darstellt, so kann auch den aus ihr gewonnenen Wirkstoffen vorerst nicht der Rang echter Hormone zuerkannt werden (vgl. S. 73). Die Milz ist keine endokrine Drüse im üblichen Sinne, sondern „ein zu vielseitigen stofflichen Aktivitäten befähigtes Reserveorgan, welches in Notsituationen wichtige Aufgaben anderer Organe und Zellsysteme zu übernehmen vermag, vor allem aber Glied eines metabolischen Funktionskreises ..., der durch die Organtrias Leber—Milz—Knochenmark charakterisiert ist" (KÜHNAU, 1967). Ihre Beziehungen zum übrigen hämatopoetischen System, insbesondere zum Knochenmark, sind nicht zu trennen von denen zum endokrinen System, dem auch hier eine entscheidende Mittlerrolle zukommt (vgl. STREICHER, 1961, Lit.; Abb. 205). Spezifisch, d.h. nicht durch andere Gewebe ersetzbar, ist offenbar der humorale Einfluß der Milz auf die Entkernung der Erythrocyten, den Eiseneinbau in das Hämoglobin und die Hämoglobinsynthese, nicht jedoch die lienale Regulation der Erythro-, Leuko- und Thrombocytenzahl (HEILMEYER, 1955a, b, 1967).

Gefäße der Milz

A. Extralienale Gefäße

I. Makroskopische Anatomie und Physio-Pathologie (Überblick)

1. Arterien

a) Nichtsäuger

Cyclostomata: KRAUSE (1923), JORDAN und SPEIDEL (1929c, d, 1930b), JACOBSHAGEN (1931), HAFFERL (1933), RAUNICH (1949), MARINELLI und STRENGER (1954, 1956), MURATA (1959a, b): *Lampetra fluviatilis, Myxine glutinosa.*

Selachii: HEMMETER (1926: *Alopias vulpes*), GLASER (1933: *Scyllium catulus, Pristiurus catulus*), HAFFERL (1933: *Torpedo, Raja*), SCHABADASCH (1935: *Raja batis*); LOERBROKS (1953), GASTAUD (1954): *Scyllium canicula;* SCHLARB [1953 (vgl. KRAUSE, 1923): *Torpedo ocellata, T. marmorata*].

Teleostei: SCHABADASCH [1935 (vgl. KRAUSE, 1923): *Esox lucius*], RUMYANTZEV (1939: *Leuciscus cephalis*), NAWAR (1955: *Clarias lazera*).

Amphibia: KLAATSCH (1892: *Siren lacertina, Salamandra maculosa, Rana, Bufo*); GAUPP (1904), KRAUSE (1923), SCHABADASCH (1935): *Rana*), HARTMANN (1926: *Ambystoma mexicanum*), DAWSON (1932a: *Necturus maculosus*), WEILACHER (1933: *Siphonops, Ichthyophis, Hypogeophis*), STERBA (1950: *Xenopus laevis Daudin*).

Reptilia: KLAATSCH [1892: *Hatteria punctata, Lacerta agilis* (vgl. KRAUSE, 1922), *Platydactylus gecko, Testudo graeca*], HAFFERL (1933: *Hatteria punctata, Seps chalcides, Anguis fragilis, Lacerta agilis, L. viridis, Anolis carolinensis, Iguana tuberculata, Boa, Lophura amboinensis, Clemmys, Varanus niloticus, V. griseus, Crocodilus niloticus*), SCHABADASCH (1935: *Lacerta viridis, Agama caucasica, Emys europaea, E. caspica, Tropidonotus natrix*), DÜNZEN (1939: *Lacerta viridis, L. muralis*), FERNER (1940: *Basiliscus americanus*).

Aves: KRAUSE (1922), BHADURI, BISWAS und DAS (1957): *Columba livia domestica*; SCHABADASCH [1935: *Circus rufus, Anser domesticus* (vgl. HAFFERL, 1933), *Larus cachinans, Turdus viscivorus, Fringilla spinas, F. carduelis, Passer domesticus, Corvus frugilegus*], MALINOVSKÝ (1965a, b, c: *Buteo buteo, Columba livia domestica*).

Im ganzen gesehen (SCHABADASCH, 1935), ist die „einfache" A. lienalis der Nichtsäuger ein „Tochterzweig von sekundärer Bedeutung", d.h. eine nahezu ausschließlich für die Versorgung der Milz bestimmte „Abzweigung des großen regionalen Gefäßes". Meist handelt es sich um ein einzelnes Stämmchen (*Rana, Emys, Anser, Circus rufus* u.a.), manchmal auch deren 2—4 (*Raja, Lacerta, Tropidonotus natrix, Passeriformes* u.a.), die auf kürzestem Weg die Milz erreichen und sich nur ausnahmsweise an der Versorgung der Nachbarorgane beteiligen (*Emys, Lacerta*). Das relative Kaliber ist klein, der arterielle Wert des der Milz zugeführten Blutes bei Fischen, Amphibien und Reptilien so gering, daß die Bezeichnung Milz„arterie" nur anatomisch zu verstehen ist. Wie bei den Poikilothermen gibt es auch bei den bereits homoiothermen Vögeln „keine deutlich ausgesprochene Aufeinanderfolge in der Komplizierung oder Vervollkommnung" der arteriellen Versorgung der Milz. Im Vergleich zu dem der Säugermilz ist das Blutspeichervermögen der Nichtsäugermilz gering.

b) Säugetiere

Monotremata: HAFFERL (1933: *Echidna, Ornithorhynchus*), SCHULTZ (1968: *Ornithorhynchus anatinus, Tachyglossus aculeatus*).

Insectivora: v. HABERER (1901: *Talpa europaea*); HAFFERL (1933), SCHABADASCH (1935): *Erinaceus europaeus.*

Xenarthra: CLAUSSEN (1968: *Myrmecophaga tridactyla, Tamandua tamandua, Choloepus hoffmanni, Chaetophractus villosus, Euphractus sexcinctus, Zaedius pichi, Cabassous lugubris*).

Rodentia: SCHABADASCH [1935: *Mus decumanus* (vgl. HERRLINGER, 1938), *Spalax typhlus, Cavia cobaya* (vgl. HAFFERL, 1933; STEGER, 1939a), *Lepus cuniculus* (vgl. KRAUSE, 1921; HAFFERL, 1933; STEGER, 1939a; TISCHENDORF, 1956c; SIMORT, 1961; MICHELAT, 1967)], SCHWARZE und MICHEL (1957: *Mesocricetus auratus*).

Carnivora: SCHABADASCH [1935: *Canis familiaris* (vgl. v. SKRAMLIK, 1926, 1927; HAFFERL, 1933; GRÄVENSTEIN, 1938; STEGER, 1939a; ZIETZSCHMANN, 1939; THAMM, 1941; SAJONSKI, 1954/55; PAYER, RIEDEL, MINAR und MORAVEC, 1956; CANESSA, COLIZZI und SERVADIO, 1957; GRUENAGEL, 1961), *Canis vulpes, Felis domestica* (vgl. v. SKRAMLIK, 1927; RIEDEL, 1932; STEGER, 1939a; NOERTHEN, 1955; TISCHENDORF, 1956c)].

Cetacea: ZWILLENBERG (1959: *Phocaena phocaena* L.).

Subungulata/Proboscidea: TISCHENDORF (1953: *Elephas indicus*).

Artiodactyla/Nonruminantia: SCHABADASCH [1935: *Sus scrofa domestica* (vgl. ELLEN-BERGER und BAUM, 1932; HAFFERL, 1933; STEGER, 1939a; TISCHENDORF, 1948a, b, 1956c)].

Hippopotamidae: TISCHENDORF (1958a: *Hippopotamus amphibius*).

Artiodactyla/Ruminantia: v. SKRAMLIK (1926), ELLENBERGER und BAUM (1932), HAFFERL (1933), SCHABADASCH (1935), STEGER (1939a), VEREBY (1943), TISCHENDORF (1956c), SCUPIN (1960), KOWATSCHEV (1968): *Bos taurus, Ovis aries, Capra hircus*.

Perissodactyla: ELLENBERGER uud BAUM (1932), HAFFERL (1933), SCHABADASCH (1935), STEGER (1939a), HARTWIG (1949), TISCHENDORF (1956c): *Equus caballus*.

Primates: HAFFERL (1933: *Prosimiae, Simiae*), SCHABADASCH [1935: *Macacus rhesus* (vgl. BIELAK und KURYLCIO, 1967)].

Tabelle 26. *a Einfache und komplizierte A. lienalis, b magistraler und zerstreuter Typ der komplizierten A. lienalis.* (Nach SCHABADASCH, 1935)

a

Einfache Arteria lienalis	Komplizierte Arteria lienalis	
Fische Amphibien Reptilien Vögel	Säugetiere ↙ ↘	
	Magistraler Typus der Arterie (z.B. beim *Pferd, Schwein* usw.)	Zerstreuter Typus der Arterie (z.B. beim *Igel, Hund* usw.)

b

Gattung	Art	Zahl der Arteriae gastricae breves		Länge der Milz	Magentypus
		Magistraler Typus der Arteria lienalis	Zer-streuter Typus		
Insectivora	*Igel*	—	10—12	lang	einfach
	Spalax	1—2	—	mittelmäßig	Übergangstypus
Carnivora	*Hund*	—	8—12	lang	einfach
	Katze	—	7—12	lang	einfach
	Fuchs	—	8—12	lang	einfach
Rodentia	*Kaninchen*	3—4[a]	—	mittelmäßig	einfach
	Meerschweinchen	2—3[a]	—	mittelmäßig	einfach
	Ratte	—	1—2	lang	Übergangstypus
Ungulata	*Pferd*	10—14	—	mittelmäßig	einfach
	Kalb	1—2	—	lang	kompliziert
	Schwein	4—5	—	lang	Übergangstypus
Simiae	*Macacus*	—	10—12	kurz	einfach
Primates	*Mensch*	—	2—7	kurz	einfach

[a] Übergangstypus der Arteria lienalis.

Der kleinkalibrigen, „einfachen" Milzarterie der Nichtsäuger stellt SCHABA-
DASCH (1935; Tabelle 26) die großkalibrige (vgl. GORJAJEW, 1932; MCNEE, 1932a,
b, c; v. HERRATH, 1958), „komplizierte" A. lienalis der Säuger gegenüber,
ein reich verzweigtes Gefäß von „großer regionaler Bedeutung" und einem „um-

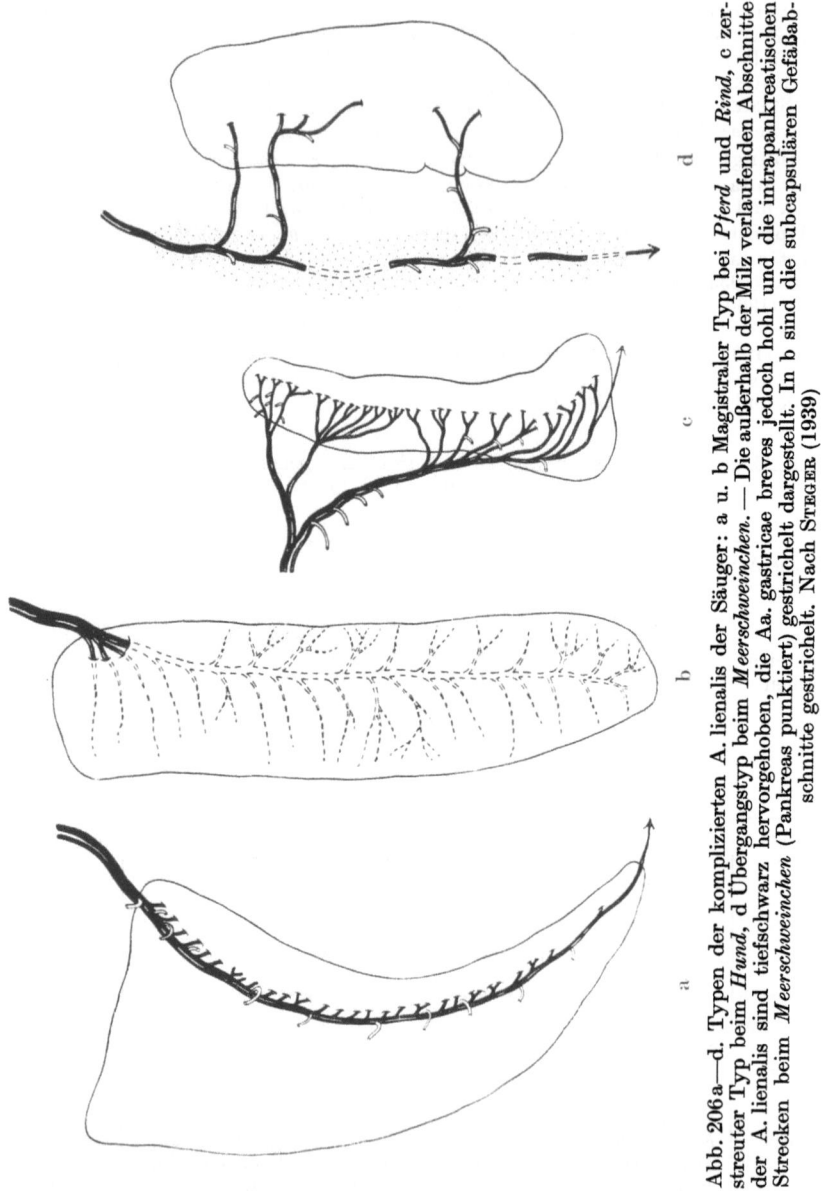

Abb. 206a—d. Typen der komplizierten A. lienalis der Säuger: a u. b Magistraler Typ bei *Pferd* und *Rind*, c zerstreuter Typ beim *Hund*, d Übergangstyp beim *Meerschweinchen*. — Die außerhalb der Milz verlaufenden Abschnitte
der A. lienalis sind tiefschwarz hervorgehoben, die Aa. gastricae breves jedoch hohl und die intrapankreatischen
Strecken beim *Meerschweinchen* (Pankreas punktiert) gestrichelt dargestellt. In b sind die subcapsulären Gefäßabschnitte gestrichelt. Nach STEGER (1939)

fangreichen Ausbreitungsbassin". Beim „magistralen" Typ der komplizierten
A. lienalis entspringt eine Reihe von Ästen nacheinander von einem gemeinsamen
Stamm, beim „zerstreuten" erfolgen die Abzweigungen in sehr kurzen Ab-
ständen, oder der Stamm zerfällt sofort in Äste I. Ordnung (Abb. 206). SSOSON-
JAROSCHEWITSCH (1927; vgl. HENSCHEN, 1928a, b) hält, phylogenetisch wie

funktionell, den dispersen Typ für die primitive, den magistralen für die progressive Form der A. lienalis. Auch SCHABADASCH(1935) erblickt in jedem der zwei Typen ein „besonderes, im hämodynamischen Sinne charakteristisches Röhrensystem". Beide treten jedoch innerhalb derselben zoologischen Familie nebeneinander auf, und der disperse Typ wird auch nicht in der aufsteigenden Tierreihe von dem angeblich vollkommeneren magistralen verdrängt. Die definitive Form der A. lienalis hängt ab vom Bildungsort und -zeitpunkt der zugehörigen Organe: Umfaßt der

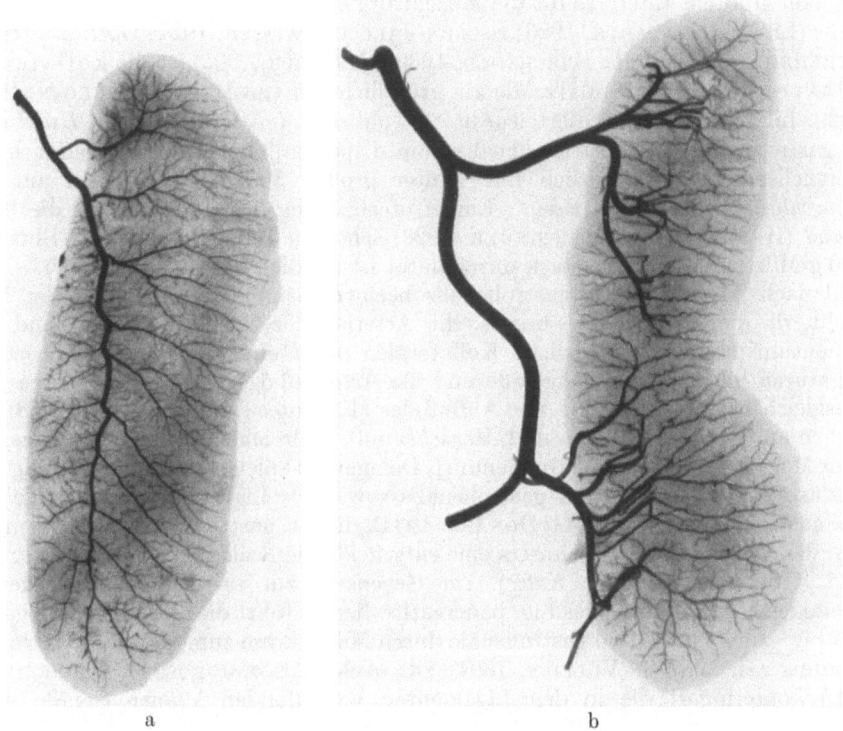

a   b

Abb. 207a u. b. Röntgenphotogramme der parenchymatösen Verzweigungen der A. lienalis: a beim magistralen Typ (*Kalb*; $^1/_6$ nat. Gr.), b beim zerstreuten Typ (*Hund*; nat. Gr.). Nach SCHABADASCH (1935)

Versorgungsbereich nur Magen, Milz und Omentum majus, so entsteht der magistrale Typ, kommt noch das Pankreas hinzu, der disperse. Infolge der segmentalen Anordnung der intralienalen Arterien I. Ordnung ist der magistrale Typ gleichbedeutend mit einer totalen, kontinuierlichen Durchströmung der Milz, der disperse mit einer partiellen, diskontinuierlichen (Abb. 207). Der magistrale Typ gehört nach SCHABADASCH zur reticulumreichen, der disperse zur reticulumarmen Milz. Auch v. HERRATH (1958, Lit.; s. auch 1935c, d, 1939a, 1947) findet die magistrale Form „vorwiegend bei reticulumreicher Pulpa (*Kalb, Schaf, Pferd*), die zerstreute bei sinusreicher (*Hund, Affe, Mensch*); aber beim *Schwein* und bei der *Katze* ist es umgekehrt. Die Differenzierung der roten Pulpa scheint ... daher in keinem direkten Abhängigkeitsverhältnis zur groben Aufzweigung des Arterienbaums zu stehen". Die Arterie ist jedoch bei der (reticulumreichen) Speichermilz viel weiter, und das Verhältnis von Milzarterien- und -venenlichtung erheblich größer als bei der (reticulumarmen) Stoffwechselmilz, d.h. das Kaliber der A. lie-

nalis steht „in einem linearen Verhältnis zur Milzgröße und zum Milzgewicht".
Für SCHABADASCH ist das periphere Gefäßsystem nicht starr palingenetisch
(WIEDERSHEIM, 1902) determiniert, sondern den mannigfachsten [in der Onto-
genese wirksam werdenden (VEIT, 1949)] känogenetischen Einflüssen unterworfen.
Die vergleichend-anatomische Analyse der A. lienalis — wie der Milz überhaupt —
hat daher auch die Evolution aller anderen, funktionell mit ihr verbundenen
Systeme (lymphatischer Apparat, Knochenmark, Leber, RES usw.) zu berück-
sichtigen.

Von größtem Interesse für die Milzchirurgie, besonders die Ligatur der A. lie-
nalis (Lit. bei HERFARTH, 1926; SSOSON-JAROSCHEWITSCH, 1927; GOINARD, 1939;
STREICHER, 1959, 1961; BERCHTOLD, 1960; GIESELER, 1965) ist die kollaterale
Blutversorgung der Milz, die am gründlichsten von DOLGO-SABUROFF (1928,
1929, Lit.) am *Hund* studiert wurde. Obwohl der *Mensch* gleich dem *Hund* eine
A. gastro-omento-pancreatico-lienalis vom dispersen Typ besitzt, lassen sich die
Versuchsergebnisse natürlich nur „unter großen Vorsichtsmaßregeln auf die
menschliche Praxis übertragen". Eine Unterbindung der A. lienalis — die beim
Hund (HENSCHEN und REISSINGER, 1928) schon in Ruhe mit 203 cm³ Blut auf
100 g Milz kaum weniger stark durchblutet ist als die A. renalis (260 cm³) — vor
und nach Abgang der A. gastrolienalis beeinträchtigt die Versorgung der Milz
nicht, da die Aa. gastricae breves, die Arterien der Curvatura major und des
Omentum majus sowie örtliche Kollateralen dafür einspringen. Bei hilusnahen
Ligaturen bilden die Magengefäße und die Arterienbögen des großen Netzes ein
Ausgleichsbassin für den Zu- und Abfluß des Milzblutes [nach PALUMBI (1958) bestehen am Hilus der *Hunde-* und *Menschen*milz zahlreiche arterielle Anastomosen
zum Magen, Pankreas und Duodenum]. Demgemäß spielen bei Unterbindung der
Endäste der A. lienalis und gastrolienalis sowie des Lig. pancreatico-lienale die
Aa. gastricae breves (vgl. MACDONALD, 1934), die Rr. gastrici der A. gastrolienalis
und die A. gastroepiploica sinistra eine entscheidende Rolle für die Milzversorgung
(vgl. GURCHENOK, 1965: *Katze*). Im Gegensatz zur anstandslos vertragenen
alleinigen Unterbindung des Lig. pancreatico-lienale führt die gleichzeitige Ligatur
des Lig. pancreatico- und gastrolienale durch Milznekrose zum Exitus: Die Unterbindung „en masse" (VULPIUS, 1894; zit. nach SSOSON-JAROSCHEWITSCH, 1927,
Lit.) komprimiert die in den Ligamenten verlaufenden kleinen Gefäße (vgl.
ABDURAKHMANOV, 1964: *Mensch*), die bei isolierter Unterbrechung der großen den
Kollateralkreislauf herstellen. Die simultane Ligatur der Milzarterien und -venen
ist nach DOLGO-SABUROFF (vgl. ROMANENKO, 1928) — entgegen v. STUBENRAUCH
(1922) und ROSSI (1927) — nicht tödlich, da sich venöse Nebenbahnen ausbilden.

Die segmentale vasculäre Gliederung (vgl. TISCHENDORF, 1956a, Lit., c,
1960b) der (*Hunde-*) Milz erlaubt eine partielle Resektion; an dem ischämisch gemachten Organ imponieren die Segmentgrenzen als „true blood cell zones" (HUU,
1956; vgl. NGUYEN-HUU, 1939; ZAPPALÁ, 1962). Auch mir gelang es beim Leerspülen der Milz (s. auch v. HERRATH, 1935b; HARTING, 1952; RAABE, 1958) „nicht,
diese Bezirke zwischen zwei segmentären Arterien gänzlich zu entbluten"
(SCHABADASCH).

c) Mensch

Lehr- und Handbuchdarstellungen (Lit.) der deskriptiven und topographischen Anatomie
der Milzgefäße (und des Milzhilus; vgl. S. 108): HERFARTH (1926), WEINERT (1927), HIRSCH-
FELD und MÜHSAM (1930), GOINARD (1939), PERNKOPF (1941), CORNING (1942), SHIMOYAMA
(1950), HAFFERL (1953), HEYN (1955), KOPSCH (1955), PATEL (1955), ELZE (1956), HAMILTON
(1958), SPANNER (1961), STREICHER (1961: Verweis auf VOLKMANN und HENSCHEN), SIEGL-
BAUER (1963), GOERTTLER (1964), WILLENEGGER (1964) und TÖNDURY (1965). Über (seltenere)
Variationen des Ursprungsgebietes der A. lienalis, d.h. die Umwandlung des typischen, drei-

teiligen (vgl. KLAATSCH, 1892) Truncus coeliacus bzw. Tripus Halleri in einen zweiteiligen Truncus gastrolienalis, hepatolienalis (vgl. CLAUSEN, 1955) und hepatogastricus oder einen Truncus hepatolienomesentericus s. BERGMANN [1933; Verweis auf RIO BRANCO (1922) und ADACHI (1928)], NIKOLAJEW (1933), SCHLYVITCH (1937; vgl. ZWERINA und POISEL, 1966), GISEL (1943) und NOWAK (1968).

Neben gewöhnlichen, Injektions- und Korrosionspräparaten liegen den Angaben über die *menschliche* (und tierische) Milzarterie in steigendem Maße auch postmortale und intravitale Angiographien zugrunde (Lit. bei SCHINZ, BAENSCH, FRIEDL und UEHLINGER, 1952; EDSMAN, 1954; TESCHENDORF, 1954; LEWITAN, BOGDANOVICS, LANGSAM und GOLDNER, 1955; SCHINZ, GLAUNER und UEHLINGER, 1957; SCHOENMACKERS, 1960; STREICHER, 1961; VOGLER, 1964; GIESELER, 1965).

Im Gegensatz zu SCHABADASCH (1935), der die A. lienalis des *Menschen* zum zerstreuten Typ rechnet, unterscheidet SSOSON-JAROSCHEWITSCH (1927) — der „nicht berücksichtigt, daß die ... A. gastroepiploica sin. die Fortsetzung des Stammes der A. lienalis bildet" (SCHABADASCH; vgl. DÄTWYLER, 1967) — eine magistrale und eine disperse Form. Daß sich unter den Beschreibungen der älteren Anatomen „nicht einmal zwei gleiche finden," erklärt sich aus der „ununterbrochenen Kette der Abarten", die die beiden Extreme verbindet. Der Versuch, die zahllosen V a r i a n t e n der *menschlichen* Milzarterie (vgl. HOYER, 1892; v. HABERER, 1901; VOLKMANN, 1923; ADACHI, 1928a; ODNORALOW, 1929; BERGMANN, 1933; NIKOLAJEW, 1933; GISEL, 1943; SITARAMARAO, 1953; VERRESEN und BONTE, 1962; LA VILLA, 1963; TANIGAWA, 1963; GIESELER, 1965, 1967; ZWERINA und POISEL, 1966; u. v. a.) zu einer Rugeschen Reihe zusammenzufassen, scheitert jedoch schon an der uneinheitlichen Terminologie (Lit. bei HENSCHEN, 1928a, b; MICHELS, 1942). Nach SOBOTTA (1914, Lit.), dem meistzitierten Autor, zerfällt die cranial der V. lienalis verlaufende A. lienalis des *Menschen* in 4 Hauptäste: A. polaris superior, A. gastroepiploica sinistra, A. terminalis superior und inferior. Die Endaufteilung der eigentlichen Milzarterie erfolgt stumpf- oder rechtwinklig zwischen mittlerem und caudalem Drittel der Milz „meist am Organ selbst" (vgl. HERFARTH, 1926; WEINERT, 1927; HIRSCHFELD und MÜHSAM, 1930; GOINARD, 1939; SHIMOYAMA, 1950; HEYN, 1955; PATEL, 1955; STREICHER, 1961; WILLENEGGER, 1964).

HENSCHEN (1928a, b) unterteilt die A. lienalis in einen suprapankreatischen und einen pankreatischen Abschnitt und unterscheidet einen Hilus- oder Palmstammtyp mit kurzen Ästen (10%), einen pedunkulären Typ mit Endaufteilung zwischen Hilus und Pankreasschwanz (40%) und einen parapankreatischen Typ mit Verzweigung zwischen A. coeliaca und Pankreasschwanz (50%). Anastomosen finden sich konstant intralienal in Hilusnähe, bei früher Aufteilung der A. lienalis auch extralienal [bei *Mitteleuropäern* in 15,1%, bei *Japanern* in 59% der Fälle (KIKKAWA, 1966a, b, e)] zwischen A. terminalis superior und inferior sowie zwischen Stamm und A. polaris superior. Neben konstanten, über die Pankreasgefäße führenden (BERTOCCHI und BIANCO, 1955; WEISZ und BIANCO, 1957; MARTIN, BOUCHET und GOUPPIE, 1962; SHADRINA, 1964) indirekten Verbindungen zur A. mesenterica superior bestehen nicht selten auch direkte (SCHLYVITCH, 1937, Lit.). Die wichtigste Kollaterale abseits des Hauptstammes der Milzarterie ist die Queranastomose (Arcus epiploicus magnus) zwischen den beiden Arterien des großen Netzes (DOLGO-SABUROFF, 1927a, b). MICHELS (1936, 1942) rechnet die A. lienalis bei parapankreatischer Abgabe der A. gastroepiploica sinistra zum zerstreuten (70%), bei unmittelbar prähilärer Aufzweigung zum magistralen Typ (30%). In 80% der Fälle (vgl. RAGIMOVA, 1960: 97%; SHADRINA, 1964: 74%; KIKKAWA, 1965b, c, 1966b: 84,5%) teilt sich die A. lienalis (vgl. GHEZZI und GHESSI, 1962) in eine größere A. terminalis superior (R. lieno-gastricus) und eine kleinere A. ter-

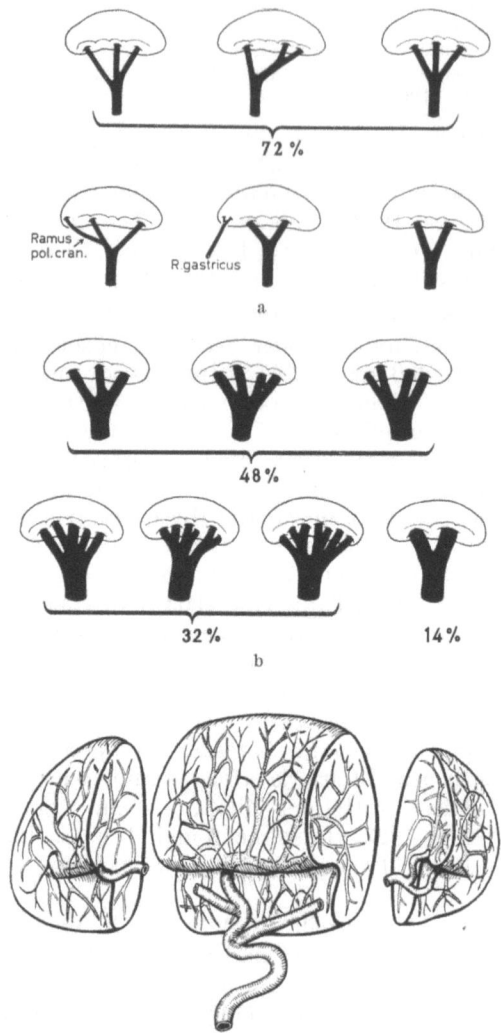

Abb. 208. Milz, *Mensch*. Oben: Aufteilungsvariationen der A. lienalis (a) und der V. lienalis
(b). Unten: Zeichnerische Rekonstruktion des intralienalen Arteriensystems mit Hilfe
stereoskopischer Röntgenaufnahmen. Nach GIESELER (1965)

minalis inferior (R. lieno-gastroepiploicus); in 20% [vgl. GIESELER, 1965, 1967:
72% (Abb. 208)] tritt noch eine A. terminalis media hinzu. Polarterien sind ähnlich häufig wie bei der Niere. Die Zahl der Rr. lienales schwankt unabhängig von
der Organgröße (vgl. SCHABADASCH) zwischen 6 und 36. Stärker gekerbte, „zerstreute" Milzen mit weitem Hilus haben eine kompliziertere Gefäßversorgung
und mehr Rr. lienales als glattrandige, „kompakte" mit engem Hilus, d.h. die
Endverzweigung der Milzarterie hängt weitgehend von der Organform ab (vgl.
SALMON und DOR, 1933; v. HERRATH, 1963). KIKKAWA (1961, 1965a, c, d,
1966a, b) unterscheidet beim *Mitteleuropäer* einen linearen (11,7%), zickzack-
förmigen (26,6%), gebogenen (23,3%), L-förmigen (13,3%), λ-förmigen (8,3%)
und multiformen (16,6%) Milzhilus.

Gefäßweite und -länge: Während beim *Erwachsenen* die A. lienalis — als stärkster Ast der A. coeliaca (Testut; vgl. Vogler, 1964; u. a.) — erheblich weiter ist als die A. hepatica (A. v. Haller), sind beide beim *Kind* (vgl. Dragendorf, 1938) noch etwa gleich weit (Henschen, 1928a, b). Macht man das ,,Erythro-cytendepot für die Vergrößerung der A. lienalis verantwortlich", so spräche dies ,,für das phylogenetisch späte Auftreten der Depotfunktion der Milz und ihre all-mähliche ontogenetische Entwicklung bei den Säugern" (v. Herrath, 1958). Die mit der wechselnden Auffüllung des Milzblutspeichers verbundene zeitweilige extra- oder intralienale Drosselung der Blutzufuhr (vgl. Henning, 1927; Singer, 1933; Mertens, 1935; u. a.) stellt hohe mechanische Anforderungen an die Milz-arterie. Henschen (1928a, b) macht die Volumenschwankungen und Bewegungen der Milz dafür verantwortlich, daß sich die beim *Kind* noch gradlinig verlaufende A. lienalis beim *Erwachsenen* zunehmend mäanderartig schlängelt (vgl. Sobotta, 1914; Michels, 1942; Verresen und Bonte, 1962; u. a.) (Abb. 215). Nach Springorum (1933, Tab.) kann die Arterie auf das $3^{1}/_{2}$fache (363%; vgl. Fenoll, 1964: 505% bei einem 65jährigen ohne stärkere Arteriosklerose; s. auch Tischen-dorf, 1969b) des direkten Weges verlängert und dabei entweder dünn, zartwandig und stetig gewunden oder dick, knotig sklerosiert und unregelmäßig geknickt sein. Mit 51 Jahren betrug in seinem Material der Index 106—150%, mit 62 195—247%, mit 63 150—170%, mit 68 250—363% und mit 70 Jahren 175—192%. Das Miß-verhältnis zwischen Arterienlänge und Luftlinie beruht primär auf einer Längs-streckung, unabhängig von Alter und Arteriosklerose, die Lubarsch (1927), Hamperl (1957), Haranghy (1958), Letterer (1959a), Büchner (1960) u. a. als Grund angeben. Die dem Milzwachstum proportionale Dickenzunahme der A. lienalis geht mit einem aktiven Längenwachstum einher. Legt sich das Gefäß durch diese zunächst geringfügige Verlängerung in Windungen, so lösen die an den Krümmun-gen auftretenden Druckkräfte ein zusätzliches Längenwachstum aus; im Gefolge (vgl. Rotter und Büngeler, 1955) der Schlängelung entwickelt sich häufig eine Arteriosklerose. Jede Milzvergrößerung oder sonstige Medialverschiebung des Hilus bewirkt eine zusätzliche, passive Schlängelung der Arterie, die jedoch bei Indices über 200 nicht mehr ins Gewicht fällt (vgl. Meyer und Henschel, 1958). Zwischen der altersgebundenen Erweiterung (Abnutzung) der A. lienalis und ihrer Verlängerung besteht nach Springorum kein unmittelbarer Zusammenhang, je-doch verstärkt jede arterielle Stauung (Hyalinose, Arteriolenkrämpfe) die Schlän-gelung. Nach v. Herrath (1958) beeinflußt weniger die Sklerose (Hyalinose) ,,als vielmehr die dauernde rhythmisch-reflektorische Abdrosselung der Milzarteriolen" (vgl. De Waele und van De Velde, 1933; Mertens, 1935; Guillery und Petersen, 1937; u. a.) den Schlängelungsgrad der A. lienalis. Radzievsky (1965) erblickt im Windungsreichtum eines Gefäßes keinen negativen Faktor — wie es die meisten tun — sondern eine der Plastizität des Gefäßsystems entsprechende Schutzvorrichtung gegen abnorme Blutdrucksteigerungen.

Wie bei den übrigen Säugern läßt auch beim *Menschen* die segmentale Anord-nung der quer zur Organlängsachse verlaufenden intralienalen Arterienäste I. Ord-nung die Milz in eine Anzahl weitgehend voneinander unabhängiger Versorgungs-bezirke zerfallen [vgl. Harting, 1952; W. Huu, 1952; N. Huu, 1953a, b; Tischen-dorf, 1956a, c, 1958c, 1960b; Canessa, Colizzi und Servadio, 1957; Massari, De Marzo und Ambrosi, 1957; Parolari, 1957; Clausen, 1958 (Abb. 209); Toni, Favero, Sanesi, Testoni und Trombetta, 1958; Zappalá, 1958, 1962; Simionescu, Aburel, Ciobanu, Curelaru und Marin, 1959, 1960; Ragimova, 1960; Van Dreyer, 1961; Simionescu, Demetrian, Abramescu und Abagiu, 1962; Demetrian, Abramescu und Simionescu, 1963; Gieseler, 1965, 1967 (vgl. Abb. 208); Gyorkó und Szabó, 1966a, b; Kikkawa, 1966c]. Infolge des queren

Verlaufs der Arterien bluten Querrisse der Milz nur wenig, Längsrisse dafür um so mehr (GIESELER). Die Existenz nennenswerter intersegmentaler Anastomosen wird von den meisten Autoren, wie schon von HARTMANN (1930), verneint; nach CLAUSEN (vgl. HUU, RAGIMOVA, SHADRINA) sind sie „nicht so selten ... wie bisher geglaubt wurde" [KIKKAWA (1966e) fand sie bei *Mitteleuropäern* in 7,1% der Fälle]. Im Korrosions- und Röntgenkontrastpräparat sind jedenfalls die arteriellen Segmente der *menschlichen* Milz durch gefäßarme Zwischenzonen deutlich voneinander geschieden (VERRESEN und BONTE, GYORKÓ und SZABÓ).

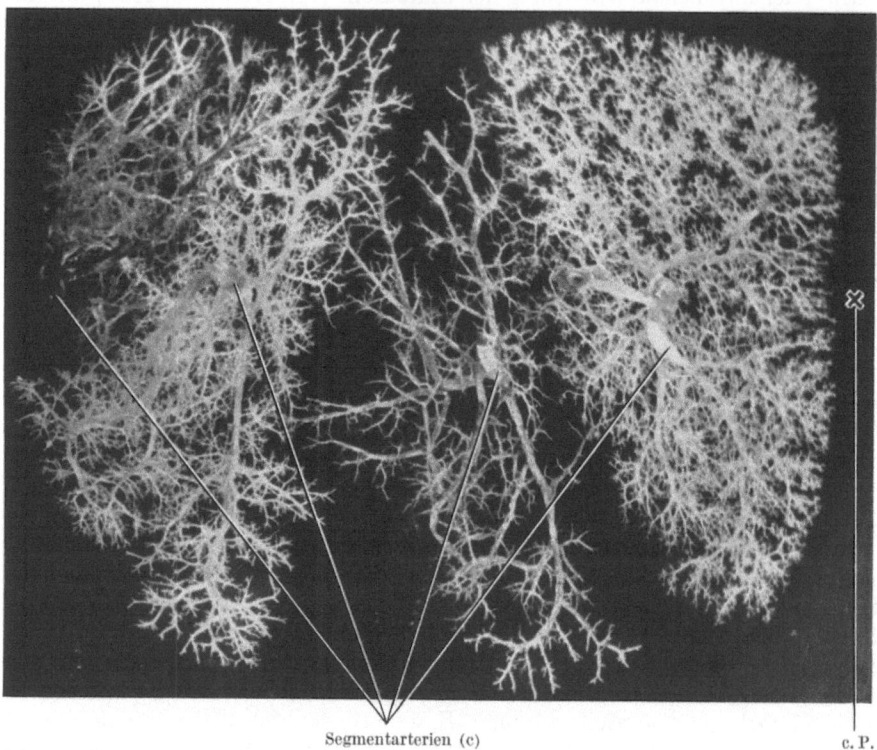

Segmentarterien (c)   c. P.

Abb. 209. Korrosionspräparat einer *menschlichen* Milz. Die beiden Pol- und die zwei Mittelsegmente wurden von den c-Ästen der A. lienalis aus abwechselnd mit rotem und gelbem Plastoid injiziert. a-Arterie und b-Arterien fehlen an dem Präparat. *c.P.* cranialer Pol. Original von E. CLAUSEN [Anat. Anz. **105** (1958), Abb. 8], überlassen von Prof. Dr. H. FERNER, Heidelberg

GIESELER (der die Segmente wenig glücklich als „Milzläppchen" bezeichnet) rät, die Totalexstirpation der Milz tunlichst durch die weniger bedenkliche „segmentgerechte" Resektion (vgl. ZAPPALÁ, 1958, 1962; CAMPO CHRISTO, 1960; STUCKE, 1967; u.a.) zu ersetzen.

2. Venen

a) Nichtsäuger

Cyclostomata: KRAUSE (1923), JORDAN und SPEIDEL (1929c, d, 1930b), JACOBSHAGEN (1931), RAUNICH (1949), MARINELLI und STRENGER (1954, 1956), MURATA (1959a, b): *Ammocoetes, Petromycon planeri, P. fluviatilis, P. marinus, Myxine glutinosa.*

Selachii: HEMMETER (1926: *Alopias vulpes*); GLASER (1933: *Scyllium catulus, Pristiurus catulus*); LOERBROKS (1953: *Scyllium canicula*); SCHLARB [1953: *Torpedo ocellata* (vgl. KRAUSE, 1923), *T. marmorata*]; MARINELLI und STRENGER (1959: *Squalus acanthias*).

Teleostei: KRAUSE (1923: *Esox lucius*); NAWAR (1955: *Clarias lazera*).

Amphibia: KLAATSCH (1892: *Siren lacertina, Salamandra maculosa, Rana, Bufo*); HART-MANN [1926, 1933: *Ambystoma mexicanum, Rana esculenta* (vgl. KRAUSE, 1923)]; WEILACHER (1933: *Siphonops, Ichthyophis, Hypogeophis*); STERBA (1950: *Xenopus laevis Daudin*).

Reptilia: KLAATSCH [1892: *Hatteria punctata, Lacerta agilis, Platydactylus gecko, Chelonia viridis, Testudo graeca, T. europaea, Sphargis coriacea, Gymnopus japonicus* (vgl. HARTMANN, 1930)]; DÜNZEN (1939: *Lacerta muralis, L. viridis*); FERNER (1940: *Basiliscus americanus*).

Aves: KRAUSE (1923: *Columba livia domestica*); MALINOVSKÝ (1965a, b, c: *Buteo buteo, Columba livia domestica*).

Die Wurzeln des (in bestimmten Tierklassen doppelt vorhandenen) Pfortader-stammes zerfallen in gastro-pancreatico-duodenale und lienale einerseits und sonstige intestinale (Vv. mesentericae) andererseits (VAN GELDEREN, 1933, Lit.). Bei den Gymnophionen wird bei fehlendem Pancreas dorsale (*Siphonops*) die V. mesenterica zu einer „V. advehens, eine(r) Milzpfortader" (WEILACHER, 1933). CERIOTTI (1948) unterscheidet bei Nichtsäugern (und Säugern) 3 Arten von Milzvenen: Das Blut der V. lienalis stammt entweder (1.) aus Milz und Magen gemeinsam [*Amiurus cato, Triton cristatus, Lacerta viridis, Meleagris gallopavo, Gallus bankiva* (*Erinaceus europaeus, Talpa europaea, Canis familiaris, Sus scrofa*)] oder (2.) aus Milz und Hinterdarm (*Rana esculenta, R. catesbyana, Bufo vulgaris, Testudo graeca*) oder (3.) ausschließlich aus der Milz (*Tropidonotus tesselatus, Anas boscas, Anser segetum*). Diese unterschiedliche Zusammensetzung der V. lienalis resultiert — ebenso wie Ursprung und Verzweigungstyp der A. lienalis — aus der artlich wechselnden Lage und Größe der Milz sowie dem Verhalten des übrigen Einzugsgebietes.

b) Säugetiere

Monotremata: KLAATSCH (1892: *Echidna, Ornithorhynchus*), SCHULTZ (1968: *Ornitho-rhynchus anatinus, Tachyglossus aculeatus*).

Rodentia: KRAUSE (1921), LENTZ (1952), TISCHENDORF (1960b): *Lepus cuniculus*; KEL-SALL (1949), MICHEL (1961): *Mesocricetus auratus*; ROLSHOVEN (1957), BOOZ (1961/62, 1963a, b): *Mus decumanus, Cavia cobaya*.

Carnivora: ELLENBERGER und BAUM (1932: *Canis familiaris*); RIEDEL (1932: *Felis domestica*).

Subungulata/Proboscidea: TISCHENDORF (1953: *Elephas indicus*).

Artiodactyla: v. SKRAMLIK (1926), ELLENBERGER und BAUM (1932), VEREBY (1943), SCUPIN (1960), KÜHN und ROTHKEGEL (1962): *Sus scrofa domestica, Bos taurus, Ovis aries, Capra hircus.*.

Hippopotamidae: TISCHENDORF (1958a: *Hippopotamus amphibius*).

Perissodactyla: ELLENBERGER und BAUM (1932), HARTWIG (1949): *Equus caballus*.

Bei den Haussäugetieren (*Kaninchen, Meerschweinchen, Hund, Katze, Schwein, Rind, Schaf, Ziege, Pferd*) nimmt die V. lienalis die Rr. pancreatici, Vv. gastricae breves, gastroepiploica sinistra und mesenterica inferior auf und vereinigt sich mit der V. mesenterica superior zur V. portae (STEGER, 1939a, b; vgl. CHIESA, CUSIMANO, PORTIGLIOTTI und POZZI, 1966a, b: *Schwein, Ziege*). Im Zusammenhang mit Blutausstoß und möglicher Rückstauung (v. HERRATH, 1935d, 1939a, 1941c, 1958; DOERFLER, 1960) übertrifft bei den Stoffwechselmilzen das Milzvenen-lumen das -arterienlumen nur wenig (*Kaninchen* 1,1:1, *Mensch* 1,5:1), bei den Speichermilzen dagegen beträchtlich [*Pferd* 3—4:1, *Hund* 9:1, *Wiederkäuer* 25:1 (TAIT und CASHIN, 1925)]. Die Unterbindung der V. lienalis wird vom *Kaninchen* im Gegensatz zu der der V. portae (BHASKARA MENON, 1938a, b) dank ausgedehnter Kollateralen (LAUDA, 1955) auch ohne operativ hergestellte Netzadhäsionen (SIMORT, 1961) vertragen (BIANCHI, 1933; LOEFFLER, 1934; NISHIOKA, 1935). Beim *Hund* bedingt die sehr variable Zusammensetzung der V. portae (LIBERSA und LAUDE, 1965, 1966) unterschiedliche Resultate (FLORENTIN und NAGHAVI, 1960): Nach DOLGO-SABUROFF (1928, 1929; vgl. TAVARES, 1955) übernimmt bei Unterbindung der V. lienalis (vgl. LUBARSCH, 1927; ROSSI, 1927; ROMANENKO,

1928) ein „breites Bett" venöser Kollateralen den Abfluß. Auch Loɪ und Santoboni (1934), Papilian und Russu (1934a, b) und Pozzan (1935a, b) halten beim
Hund die Ligatur der V. lienalis mit dem Leben für vereinbar, da die Lymphgefäße und Netzvenen den Milzkreislauf aufrechterhalten. Nach Streicher (1961)
dagegen erliegen die *Hunde*, auch wenn die Mesenteriallymphknoten nicht entfernt werden, „zum größten Teil" der von der Ligatur verursachten Milzstauung.
Um das Milzblut völlig und ohne Stauung von der Leberpassage auszuschließen
(vgl. Schneiberg, 1960; Schneiberg und Watras, 1960: *Maus*) — was durch
Milzvenenligatur (Bock und Frenzel, 1938: *Kaninchen*) nicht möglich ist — bedarf es eines lieno-cavalen (Silberstein und Kretz, 1929) oder lieno-renalen
(Mathé, Bernard und Auvert, 1955) Shunts; über natürliche porto-cavale
Anastomosen beim *Hund* s. Bianchi und Rossi (1957). Bei Pfortaderverschluß
läßt sich durch Verlagerung der decapsulierten (*Hunde*-) Milz in die Bauchwand-
muskulatur (Pescatori und Muzzarelli, 1938; zit. nach v. Herrath, 1958) oder
den Thorax (Gruenagel, 1961) ein suffizienter Kollateralkreislauf herstellen.

Im Mikroradiogramm der *Ratten-, Meerschweinchen-* und *Kaninchen*milz
(Chenderovitch und Caroli, 1956; Braithwaite und Adams, 1957) sind 5—7
jeweils von einer Vene versorgte, jedoch wie bei der *Hunde*milz (Laude und
Libersa, 1966) miteinander kommunizierende Segmente nachweisbar. Zu den
die Formgebung und Kapazität des Milzvenenbettes beeinflussenden Faktoren
zählt auch die Schwerkraft (Guseinova, 1966: Zentrifugenversuche an *Ratten*).

c) Mensch

Wie beim Studium der *menschlichen* Milzarterie bedient man sich auch bei dem
der Milzvene neben den üblichen Präparations-, Injektions- und Korrosions-
methoden zunehmend der postmortalen (Schoenmackers und Vieten, 1964, Lit.)
oder intravitalen Angiographie, besonders der percutanen Splenoportographie
[Abeatici und Campi, 1951a, b: *Hund*; Lit. bei Bergstrand, 1957, 1964;
Anacker, 1959a, b, 1961; Streicher, 1961; Rösch, 1964, 1967; Maurer, Esser
und Vleugels, 1965; Braun und Schmitt, 1967; Oeff, 1968 (Radio-Splenoporto-
graphie)].

Die V. portae (vgl. Gilfillan, 1950; Gerber, Lev und Goldberg, 1951;
Wanke, 1956; Bergstrand, 1964; Coetzee, 1964; Wang Li-Shin, Chen Er-Yu
und Chang Su-Chen, 1966) entsteht nach Näätänen, Erikson und Kaltiokallo (1952) zu 68%, nach Di Dio (1955) zu 98,7% biradikulär aus V. lienalis
und mesenterica superior, zu 32% bzw. 1,3% triradikulär zusätzlich aus der
V. mesenterica inferior (vgl. Pao, 1965), die beim biradikulären Typ etwa gleich
häufig in die V. lienalis wie die V. mesenterica superior mündet (vgl. Bertolin,
1958). Im Splenoportogramm (Doehner, Ruzicka, Hoffmann und Rousselot,
1955) erreicht die V. lienalis in 80% der Fälle unter einem Winkel von 90—140°
(Dreifußtyp), in je 10% unter einem solchen von 140—180° (T-Typ) bzw. 90°
(Y-Typ) die V. portae. Nach Ssoson-Jaroschewitsch (1927; vgl. Adachi, 1928b;
Bourret, 1949) verläuft die V. lienalis zu 60% am Oberrand, zu 36% an der
Rück- und zu 4% an der Vorderfläche des Pankreas — am häufigsten (78%), ohne
die A. lienalis zu kreuzen, etwas unter oder hinter ihr. Eine Reihe seitlicher Zuflüsse [Vv. pancreaticae, gastricae breves, gastroepiploica sinistra, gastrica sinistra
und posterior (Aboltin, 1962a, b), häufig auch V. coronaria ventriculi und mesenterica inferior] bedingt eine gleichmäßige Stärke (Bergstrand) der schon normalerweise etwas geschlängelten, bei portaler Hypertension oft abnorm gewundenen (Anacker) Milzvene.

Die Kaliberwerte von V. portae und lienalis schwanken in vivo (Doehner,
Ruzicka, Hoffmann und Rousselot; Anacker; Bergstrand) wegen des wech-

selnden Gefäßtonus noch stärker als in mortuo. Im Röntgenbild hat die in der
Leiche kollabiert einen Außenumfang von etwa 37 mm aufweisende V. portae
hepatodistal ihre größte Weite (15,5—21 mm). Der Durchmesser der V. lienalis,
ihrer bedeutendsten Wurzel, beträgt im Splenoportogramm 8—15 mm (BERG-
STRAND und EKMAN, 1957a, b; DOEHNER, RUZICKA, HOFFMANN und ROUSSELOT:
hepatodistal 7—11, -proximal 11—16 mm) und wird wie der der V. portae auch
bei Pfortaderhochdruck nur selten überschritten (EKMAN, 1957; HORT, 1962).
Der in der Leiche kollabiert etwa 20mm betragende Außenumfang der V. lienalis
nimmt gleich dem der V. portae mit dem Alter zu (HORT; vgl. BOURRET, 1949),
besonders stark zwischen dem 2. und 5. sowie 15. und 20. Jahr (SAVINOVA, 1963b).
Der Kaliberunterschied Milzarterie:Vene beträgt nach A. v. HALLER 156:676,
nach HOME 1:5, nach BOUGERA und CL. BERNARD 2:3 (sämtl. zit. nach HENSCHEN,
1928a, b), nach v. HERRATH (1935d) 1:1,5, nach HARTWIG (1949) 1:1,9 und nach
HIRAKO (1956, 1963) 1:4. Im Laufe des Lebens verschiebt sich die Relation
(DENTICI, 1935): 1.—6. Monat 1:2; 6.—24. Monat 1,64:2,44; 2.—6. Jahr 2,86:3,97;
6.—10. Jahr 4,24:5,24; 10.—15. Jahr 5,40:6,81; 15.—25. Jahr 7,62:8,53; 25.—45.
Jahr 7,56:8,43 und 45.—90. Jahr wieder 1:2. JÄGER (1937a) führt die große Weite
der V. lienalis (s. auch MERTENS, 1935) auf den den Abfluß hemmenden hohen Druck
in der V. portae (vgl. BENNINGHOFF, 1930) zurück, deren Querschnitt um ein Vielfaches kleiner ist als der der [beim Mann 34,99%, bei der Frau 35,20% des Gesamtge-
fäßvolumens ausmachenden (CHIESA, CUSIMANO, PORTIGLIOTTI und POZZI, 1966)]
Mesenterial- und Milzvenenwurzeln (vgl. BRENDLE, 1950); auch der Mündungs-
winkel der V. lienalis beeinflußt sicher ihre Weite (HARTWIG, 1949). Daß die
Lichtung der Milzvene im Verhältnis zur -Arterie im Alter bis zu 5mal größer ist
als in der Jugend, spricht nach v. HERRATH (1958) für eine mit dem Alter zunehmende Speicherleistung: Die Kapazität der extra- und intralienalen Milzvenen ist „bedeutsam für das Erythrocytendepot in der Milz, die Druckregulation
im arteriellen Milzkreislauf und die Ausweichmöglichkeiten im Pfortadergebiet".

Die für die Umgehung der Pfortader verantwortlichen Kollateralen der
V. lienalis (über den Nachweis porto-cavaler Anatomosen mit dem intrasple-
nalen Adrenalintest s. BOLLER und DEIMER, 1960) liegen dem postmortalen Angio-
gramm nach (SCHOENMACKERS und VIETEN) im Lig. hepatoduodenale und falci-
forme, Omentum minus und Retroperitoneum. Im Splenoportogramm (ANACKER,
BERGSTRAND) verursacht die Verringerung des Gesamtquerschnittes der Pfort-
aderäste (Lit. über Pfortaderhochdruck bei STREICHER, 1959, 1961; BERCHTOLD,
1960, 1961, 1963, 1965; WALKER, 1960; BERGSTRAND, 1964; DEMLING, 1967) eine
Verlangsamung und schließlich Umkehr der Strömung: Das Kontrastblut der
Milz fließt in die V. portae und gleichzeitig rückläufig in ihre Zuflüsse, am häufigsten
über die V. coronaria ventriculi in die Vv. (para-) oesophageae („Oesophagusvari-
cen"; vgl. LENARDUZZI und CHIORAZZO, 1937; CHEVALLIER, 1955) und die V. hemia-
zygos (STREICHER), seltener in die V. mesenterica superior und inferior oder die linke
V. renalis (ROUSSELOT, RUZICKA und DOEHNER, 1956; GALLEGO TEJEDOR, SAN
MARTIN HERNÁNDEZ, GÓMEZ OBREGÓN und PRIETO CLAVIKO, 1967; OPITZ, 1967,
Lit.).

Daß durch eine lamelläre Strömung in der Pfortader das Blut aus Magen, Milz
und Colon descendens vorwiegend in den linken, das aus Dünndarm und Colon
ascendens in den rechten Leberlappen gelangt (SEREGE und GLENARD, 1901;
COPHER und DICK, 1928; NAEGELI, 1930, 1938; DEMLING, 1957; u.a.; vgl. HEATH,
1968: *Schaf*), wird von BERGSTRAND (1964) bestritten: Wenn bei der Splenoportographie kontrasthaltiges Blut aus der V. lienalis infolge unvollständiger Mischung
parallel zu kontrastfreiem aus der V. mesenterica superior fließt [„Streamlining"
(COETZEE, 1964; u.a.)], so berechtigt das nicht zu der Annahme einer geordneten

Verteilung des Pfortaderblutes [,,Rex-Cantlie-Linie" (JANSEN, 1967, Lit.)] in der Leber, gegen die im übrigen auch deren gleichmäßiger Fermentgehalt (SCHU-MACHER, 1957) spricht. STREICHER (1961) lehnt die sog. Zweistromtheorie auch deshalb ab, weil der normalerweise 10—35% (GRINDLAY, HERRICK und MANN, 1939) betragende Anteil des Milzvenenblutes am Gesamtpfortaderblut je nach Funktionszustand (Ruhe, Arbeit, Verdauung, Schock) in sehr weiten Grenzen schwankt (Abb. 210). Die Splenektomie beraubt daher auch das Pfortadersystem

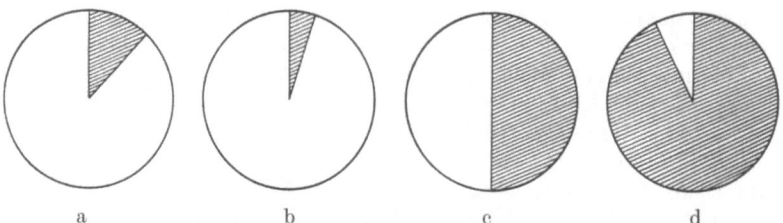

a   b   c   d

Abb. 210a—d. Schematische Darstellung der Blutvolumenschwankungen des Milzblutanteils der Pfortader bei verschiedenen Funktionszuständen. a in Ruhe, b während der Verdauung, c bei der Arbeit, d im Schock. Die Gesamtvolumenschwankung ist nicht berücksichtigt. Nach STREICHER (1961)

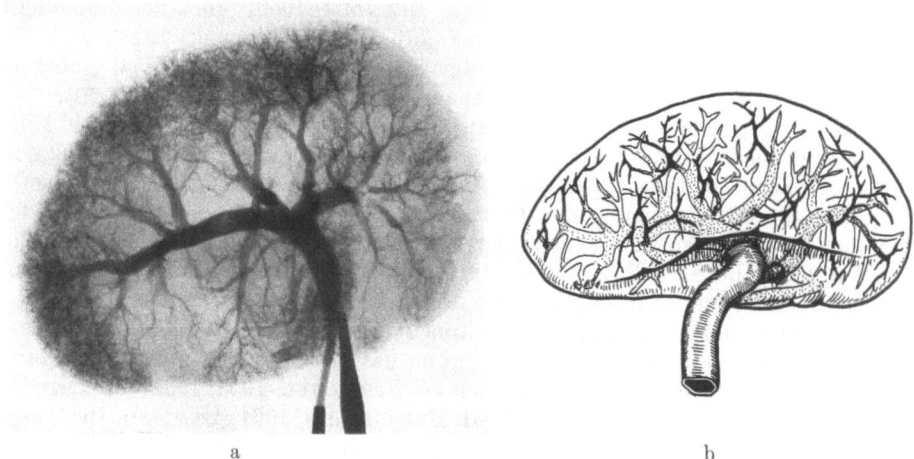

a   b

Abb. 211a u. b. Milz, *Mensch*. a Venöses Röntgenbild. b Zeichnerische Rekonstruktion des intralienalen Venensystems mit Hilfe stereoskopischer Röntgenaufnahmen. Nach GIESELER (1965)

eines ,,wenn auch beim Menschen nicht sehr großen, doch im Notfall sehr wichtigen Blutdepots ... und ... Regulationsprinzips" (Lit. bei SCHNEIDER, 1967; WANNA-GAT, 1967).

Ob den arteriellen Segmenten der *menschlichen* Milz ebensolche venöse entsprechen, ist umstritten. Nach SIMIONESCU, ABUREL, CIOBANU, CURELARU und MARIN (1959, 1960) bilden die intralienalen Venen I. Ordnung im Gegensatz zu den Arterien ein einziges großes Netz, nach ZAPPALÁ [1958, 1962; vgl. NEDER, 1958; VAN DREYER, 1961; GIESELER, 1965 (Abb. 208, 211)] hat jede Segmentarterie ihre Begleitvene. CLAUSEN (1958) bezweifelt, daß sich die venösen Segmente genau mit den arteriellen decken; VERRESEN und BONTE (1962) lassen das Blut zweier Nachbarsegmente jeweils über eine Intersegmental- in eine Terminalvene abfließen.

KIKKAWA (1966e, d) schließlich unterteilt die Milz in 3—6 venöse Semente, die den großen Trabekelvenen (Anastomosenhäufigkeit beim *Mitteleuropäer* 13,6%) entsprechen und gemäß den nicht mit diesen anastomosierenden kleineren Vene wiederum in Untersegmente zerfallen. Diese Unstimmigkeiten beruhen sicher z. T. auch darauf, daß sich das Venenbild der Milz im Laufe des Lebens nicht unerheblich wandelt (SAVINOVA, 1963a, b).

Wie beim Tier sind auch beim *Menschen* die Milzsegmente „in ihrer Funktion autonom", und viele Einzelphänomene nur durch die „von KNISELY ... beschriebenen intralienalen Gefäßregulationen zu erklären". Bei der chronischen Stauungsmilz bzw. Milzfibrose (vgl. EWERBECK, 1947a, b, 1949) „geht jede Segmentautonomie verloren" (WANNAGAT, 1967, Lit.).

3. Lymphgefäße und -knoten

a) Nichtsäuger

Über die lienalen Lymphgefäße und -knoten der Nichtsäuger ist zu wenig bekannt, um daraus allgemeine Folgerungen zu ziehen [Lit. bei WEIDENREICH, BAUM und TRAUTMANN, 1933; HELLMAN, 1943; vgl. BAUM, 1930a; JOSSIFOW, 1930c: *Gallus domesticus* (Aves); GLASER, 1933: *Torpedo marmorata, T. ocellata* (Selachii), *Anarhichas lupus, Cottus scorpio, Gadus morrhua, G. pollachius* (Teleostei)].

b) Säugetiere

Marsupialia: AZZALI und DI DIO (1965a: *Didelphys azarae, D. marsupialis*).

Insectivora, Chiroptera: OTTAVIANI (1932b), ROEMER (1933), OTTAVIANI und DONINI (1954): *Erinaceus, Talpa, Vesperugo.*

Xenarthra: AZZALI und DI DIO (1965b: *Dasypus novemcinctus, D. sexsinctus*).

Rodentia: OTTAVIANI [1931, 1932a, 1933a, b, 1934/35, 1937a, b, 1938/39, 1943: *Lepus cuniculus* (vgl. JOSSIFOW, 1930a; JAFFÉ, 1931; SAKAMOTO, 1931; BALÁZSY, 1933; STEGER, 1939a), *Sciurus italicus, Arctomys marmotta, Mus decumanus, M. rattus, M. musculus, Arvicola arvalis, Myoxus glis, Muscardinus avellanarius, Myopotamus coypus, Hystrix cristata, Dolichotis patagonica*]; WINKELMANN (1937), FALKE (1938): *Cavia cobaya*; MIOTTI (1965: *Rattus norvegicus Berkenhout*).

Carnivora: MANABE (1930/31), OTTAVIANI und CAVALLI (1933), STEGER (1939a): *Felis domestica*; ELLENBERGER und BAUM (1932): *Canis domesticus.*

Artiodactyla: BAUM (1930b), ELLENBERGER und BAUM (1932), JOSSIFOW (1932), EGEHØJ (1937), BAUM und GRAU (1938), SPIRA (1962): *Sus scrofa domestica*; ELLENBERGER und BAUM (1932), WEIDENREICH, BAUM und TRAUTMANN (1933), STEGER (1930a): *Bos taurus.*

Perissodactyla: ELLENBERGER und BAUM (1932), WEIDENREICH, BAUM und TRAUTMANN (1933): *Equus caballus.*

Primates: TESHIMA (1935a, b, c: *Macacus rhesus, Lemur macao L., Troglodytes niger*).

Die Funktion der Milzlymphgefäße als derivatorische Abflußwege erhellt u. a. aus der beim *Kaninchen* durch intraperitoneale Citratblut-Injektion auslösbaren lymphogenen Milzschwellung (VOLLMER und SEREBRIJSKI, 1926). Beim *Hund* (vgl. CHRETIEN, BEHAR, KOHN, MOLDOVANU, MILLER und LAWRENCE jr., 1967) — bei dem stündlich 0,12—0,54 ml Lymphe die Milz verlassen (HATTA, OKADA, MORITA und MISHINA, 1955) — bewirkt schon eine kurze Drosselung der V. lienalis eine Erweiterung der Hiluslymphgefäße (RÉNYI-VÁMOS, 1959); eine Dauerligatur führt nur bei gleichzeitiger Entfernung der Mesenteriallymphknoten unmittelbar zum Tode (LOI und SANTOBONI, 1934; PAPILIAN und RUSSU, 1934a, b, c). Bei der *Katze* erscheint nach Trypanblau-Injektion in die A. lienalis alsbald blaue Lymphe in der Cisterna magna (BARCROFT und FLOREY, 1928), und eine arterielle Milzspülung entleert „augenblicklich" auch die Milzlymphknoten (v. HERRATH, 1958, Abb. 90). Das gleiche gilt für das *Pferd*, bei dem nach Abklemmen der V. lienalis die Vasa afferentia der Lnn. lienales zu bleistiftstarken Strängen anschwellen. Die über die Kapsel mit der Pulpa in Verbindung stehenden

Milzlymphgefäße „entlasten nicht allein das Milzparenchym, sondern den gesamten Kreislauf": Bei lymphgefäßreichen Milzen (*Rind, Schaf, Pferd*) wird im Bedarfsfall ein Teil des Blutplasmas dadurch „auf ein Nebengleis geschoben", daß es bei Pfortaderstauung (z. B. in der Verdauungsperiode) im Sinne eines „venösen Pendels zwischen Leber und Milz" über die Milz in den Ductus thoracicus abgeleitet wird (v. HERRATH, 1935d, 1941c, d, 1947, 1958; vgl. HARTWIG, 1949).

c) Mensch

Wie die Lymphographie am Lebenden (OLIVA und STUART, 1964; FUCHS, 1965) bestätigt, geht der Lymphabfluß der *menschlichen* Milz über die — im 1. Lebensjahrzehnt am besten entwickelten (WETZEL, 1938b, Lit.) — pancreatico-gastrolienalen Lymphknoten in die Cisterna chyli (JOSSIFOW, 1930b; u.a.). Nach ŽDANOV (1952, Lit.) setzen sich die die A. lienalis begleitenden 3—4 Lnn. praeaortici retropancreatici lateral entlang der A. gastroepiploica sinistra in die Lnn. gastrici inferiores fort, medial enden sie links von der A. mesenterica superior mit einem großen Knoten, der nach caudal mit den Lnn. paraaortici und dem Truncus intestinalis kommuniziert. Eine Injektion in die omentalen Knoten füllt retrograd die abführenden Lymphgefäße von Milz, linker Niere und Quercolon, eine solche ins Quercolon die Lnn. pancreatico-lienales, -duodenales und gastrici inferiores (vgl. WELIKORETSCHINA, 1949). Stauungen in den Lymphknoten 2. Ordnung (Carcinom-Metastasen!) bewirken einen paradoxen Abfluß von den infrapylorischen unteren Magen- und Milzlymphknoten in die des Colon transversum. Obwohl die efferenten Lymphgefäße des Magens nicht nur mit den Lymphknoten am Pankreas, sondern auch mit denen am Milzhilus in Verbindung stehen (TANIGAWA, 1963), metastasiert das Magen-Carcinom doch viel häufiger in die parapankreatischen und -aortalen als in die lienalen Knoten; STREICHER (1961, Lit.) hält deshalb eine Splenektomie „nur dann für indiziert, wenn die Milz selbst oder die sie ernährenden Gefäße mit in die Geschwulst einbezogen sind (HARTENBACH)". Zu einer retrograden Verschleppung von Tuberkelbacillen oder Quarzstaub über die Lnn. mediastinales posteriores in die Lnn. pancreatico-lienales und die Milz selbst kommt es mitunter bei Lungentuberkulose (PETROFF, 1927; LEIDEL, 1930) bzw. -Silikose (EDINGER, 1932; DOGLIONI, 1957). Daß auch bei der relativ lymphgefäßarmen *menschlichen* Milz der Lymphweg für den verlegten Venenabfluß einspringt (vgl. JÄGER, 1937b), beweist die hämorrhagische Schwellung der Hiluslymphknoten bei stielgedrehter Wandermilz (RUMMEL, 1929) oder Milzvenenthrombose (NAEGELI, 1934).

II. Mikroskopische Anatomie

1. Arterien

Einige ältere Arbeiten (MÜLLER, 1865; HOYER, 1894) über die A. lienalis der Nichtsäuger (Fische) zitiert SCHLARB (1953), der sie bei *Torpedo ocellata* und *T. marmorata* (Selachii) „einer mittleren Arterie vom Menschen außerordentlich ähnlich" findet. Die lichte Weite beträgt je nach Milzgröße 80—100 μ, die Wanddicke 20—30 μ. Zwischen dem platt-kubischen Endothel der muskelfreien Intima und der aus 2—4 dichtgepackten Ringmuskellagen bestehenden Media verlaufen Elasticaspiralen wechselnder Stärke. Die kräftigen inneren Kollagenfasern der Adventitia liegen der Media fest an, die schwächeren äußeren gehen gleich den spärlichen elastischen Fasern am Hilus in das Milzreticulum über; die Außenzone ist „geradezu übersät" mit Lymphocyten. Die intralienalen Äste I. Ordnung sind noch genau so weit, aber nicht mehr so dickwandig wie die extralienalen; in den muskelschwächeren Ästen II. Ordnung sinkt die Wandstärke auf 10—16 μ. — Von den übrigen Nichtsäugern ist nichts näheres bekannt.

Bei den Säugern ist außer der A. lienalis des *Menschen* nur die von *Katze* (Carnivora) und *Pferd* (Perissodactyla) genauer untersucht. Bei der *Katze* (RIEDEL, 1932) sind Arterie und Vene im fetterfüllten Milzligament (v. SKRAMLIK, 1927) in ein Kollagenfasergeflecht gehüllt, das sich um die Arterie zu einer regelrechten Adventitia verdichtet. Die Wand der „sofort an der Regelmäßigkeit ihrer Konturen" erkennbaren Arterie besteht hauptsächlich aus Ringmuskulatur, die sich als Media durch eine breite Elastica interna gegen die Intima abgrenzt. Innerhalb

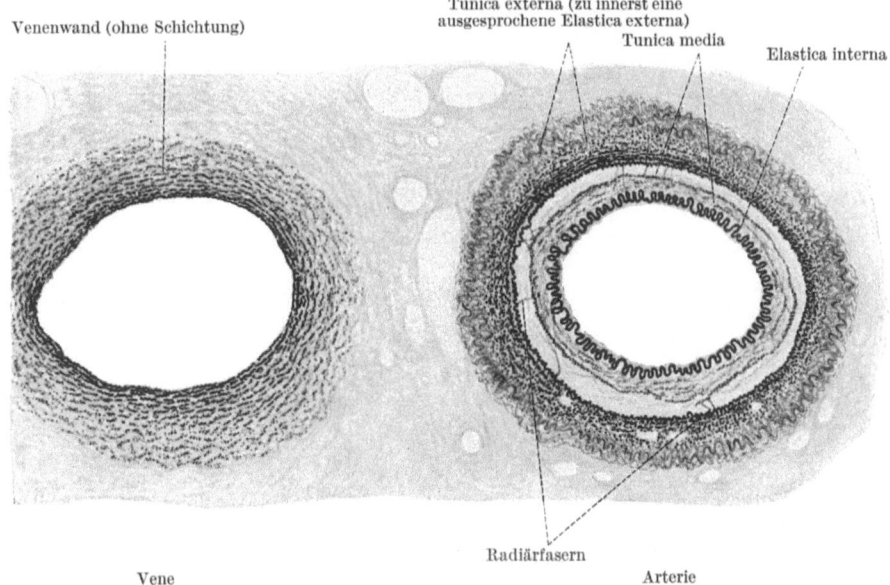

Abb. 212. Querschnitt durch A. und V. lienalis des *Menschen*, postmortal kontrahiert (Orcein; Vergr. 60×). Nach BENNINGHOFF (1930) aus ELZE (1956)

der Milz verlaufen Arterie und Vene zunächst noch in einer kanalartigen Kapseleinstülpung, d.h. „zwar intralienal, aber extraparenchymatös". Erst mit dem Übertritt ins eigentliche Parenchym wird die Hilus- oder Scheidenarterie zur Trabekelarterie. — Beim *Pferd* haben die Hilusarterien eine stärkere Media und eine schwächere Elastica interna sowie Adventitia als die Balkenarterien (HARTWIG, 1949). Sämtliche extra- und intralienalen Arterien der *Säuger* zeichnen sich durch besonderen Muskelreichtum aus (GLASER, 1928; v. HERRATH, 1958, Lit.).

Die A. lienalis des *Menschen* verkörpert nach HENSCHEN (1928a, b) einen elastisch-muskulösen Mischtyp. Die Elastica interna ist durch Längsmuskelzüge verstärkt. Die Neigung zum Wandumbau erklärt sich aus der eine turbulente Strömung hervorrufenden Gefäßschlängelung; die anfängliche Hypertrophie geht später in Degeneration über. Arrosionsaneurysmen (Lit. bei MEYTHALER und SÖLLA, 1959; STREICHER, 1961) finden sich daher vorwiegend bei älteren *Menschen*, während traumatische Aneurysmen die frühzeitig lipoidotisch und sklerotisch veränderte Arterie der Schwangerschaftsmilz (vgl. LIERSE, 1955) bevorzugen. Die vielfach bestrittene Systemaneurysmatose der A. lienalis hält HENSCHEN für erwiesen. Nach WINTRINGHAM (zit. nach HENSCHEN) übertrifft die Wandstärke der A. lienalis sogar noch die der Aorta (13:10 — 14,8:10), die Wand-

488   Extralienale Gefäße

dicke von Milzarterie und -vene verhält sich wie 18:10 — 43:10. Auch BEN-
NINGHOFF (1930; Verweis auf v. EBNER, 1902; vgl. ELZE, 1956, Abb. 317), der die
A. lienalis des *Menschen* (Abb. 212) als Beispiel für eine mittelgroße Arterie (vgl.
ABRAMSON, 1962) anführt, erwähnt Längsmuskeln der Intima, dazu Längs- und
Schrägmuskelzüge der Adventitia, die „im Zusammenhang mit dem elastischen
Gerüst den Längsspannungszustand regulieren". Die Media der Milzarterie zeigt
im 6. Lebensjahrzehnt regelmäßig eine von innen nach außen abnehmende
„fibröse Entartung" (STAEMMLER, 1924; zit. nach BENNINGHOFF).

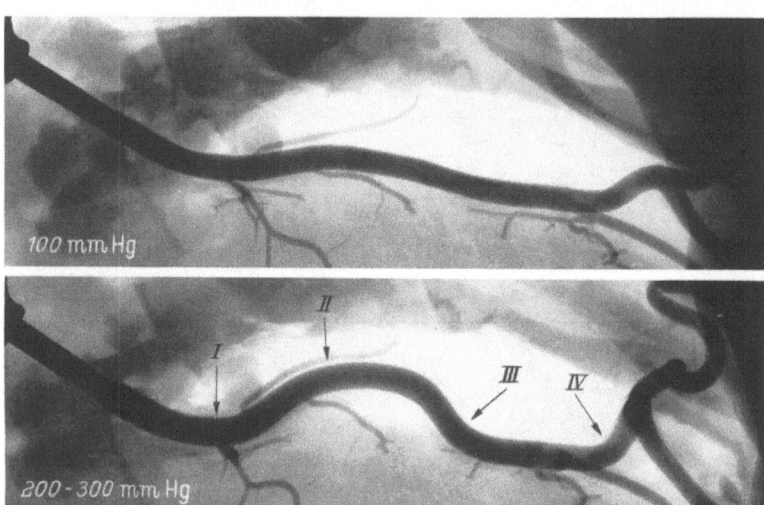

Abb. 213. Durch intravasalen Überdruck erzeugte künstliche Schlängelung einer normalen,
bis dahin nicht geschlängelten Milzarterie eines 18jährigen *Mannes*; Röntgenaufnahmen.
Oberes Bild: Die Milzarterie ist unter einem Druck von etwa 100 mm Hg mit angewärmter
Bariumgelatine gefüllt. Unteres Bild: Die gleiche Arterie bei Druckerhöhung auf 200 bis
300 mm Hg. Die Pfeile geben die Stellen an, an denen Gefäßquerschnitte zur histologischen
Untersuchung entnommen wurden. Nach MEYER und HENSCHEL (1958)

Die A. lienalis des *Neugeborenen* besitzt eine dicke, ungefensterte Elastica
interna. Die aus 10—12 Ringmuskellagen bestehende Media grenzt sich durch eine
innen längs-, außen quergefaserte Elastica externa gegen die Adventitia ab. Beim
16jährigen findet sich einwärts der nunmehr gefensterten primären Elastica interna eine 3mal stärkere sekundäre. Die auf das Doppelte verdickte Media zeigt
in der inneren Hälfte ihrer 15—18 Muskellagen vermehrt elastische Elemente.
Die elastischen Fasern der gegenüber dem *Neugeborenen* nur wenig verdickten
Adventitia verlaufen vorwiegend zirkulär (DRAGENDORFF, 1938). HASSLER (1963)
findet bei jedem 2. *Neugeborenen* in der A. lienalis charakteristische Mediadefekte,
die bis zum 18. Lebensjahr an Zahl und Größe zunehmen. Sie bewirken eine Verdünnung der eigentlichen und eine (kompensatorische?) Verdickung der adventitiellen Gefäßwand und sind Prädilektionsstellen für atheromatöse Herde, Aneurysmen usw.

Die Gewebsmasse der A. lienalis nimmt nach MEYER und HENSCHEL
(1958) vom 3.—8. Lebensjahrzehnt um das 3fache, bei stärkerer Arteriosklerose
[bei 26% aller 65—96jährigen (HARANGHY, 1958)] um das 5—8fache zu; die
altersgebundene Erweiterung der Gefäße hält mit der Wandverdickung nicht
Schritt. An der noch ziemlich gerade verlaufenden A. lienalis jüngerer Individuen
läßt sich postmortal durch höheren Fülldruck eine Schlängelung erzeugen, die

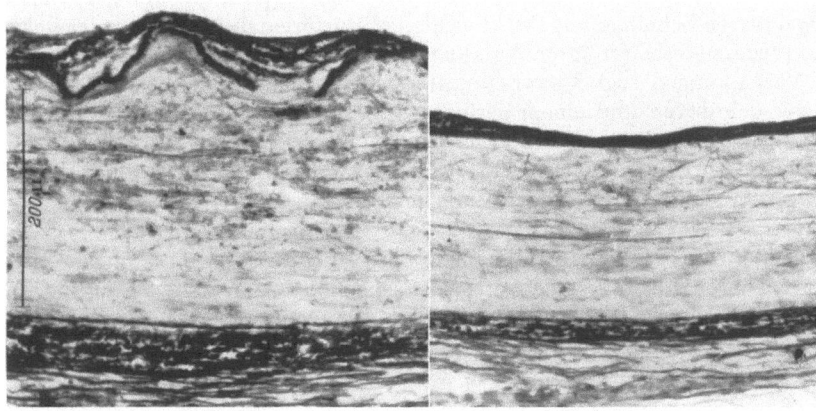

a   b

Abb. 214a u. b. Unterschiedliche Schichtdicke der Arterienwand am Innen- (a) und Außen-
bogen (b) des gleichen Querschnittes der geschlängelten Milzarterie einer 49jährigen *Frau*
(Formalinfixierung unter 100 mm Hg Druck, Gefrierschnitt, Orcein). Zu beachten ist ferner
die unvollständige Entfaltung der verstärkt entwickelten elastischen Strukturen der Intima
am Innenbogen (a) und die Elastose der Media im gleichen Sektor der Arterienwand. Nach
MEYER und HENSCHEL (1958)

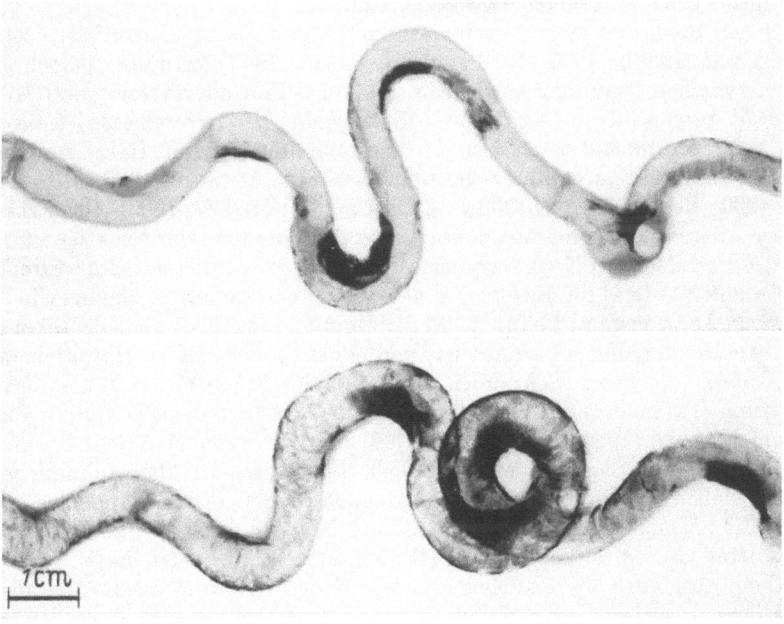

Abb. 215. Kalkablagerungen in den geschlängelten Milzarterien eines 93jährigen (oben) und
eines 79jährigen (unten) *Mannes* mit deutlicher Bevorzugung der Innenbögen der Krümmungen. Röntgenaufnahmen von Arterien, die unter einem Druck von 100 mm Hg in Formalin
fixiert wurden. Nach MEYER und HENSCHEL (1958)

völlig der spontanen Milzarterienschlängelung älterer Menschen (HENSCHEN,
1928a, b; SPRINGORUM, 1933) entspricht (Abb. 213). In beiden Fällen zeigen die
Innenbögen der Gefäßkrümmungen eine erheblich größere Wanddicke als die
Elasticadefekte aufweisenden, dehnbareren Außenbögen (Abb. 214), d.h. die Lokali-

sation der Krümmungen wird „sowohl bei der künstlich erzeugten als auch bei der spontanen Schlängelung der alternden Milzarterien durch diese anlagemäßigen Strukturbesonderheiten ihrer Wand bestimmt". Arteriosklerotische Intimapolster und Verkalkungen (vgl. CATALANO, 1952) bevorzugen die stärker entwickelten, weniger dehnbaren und einem geringeren hydrostatischen Druck (vgl. FISCHER, 1965, Lit.) ausgesetzten Innenbögen der Gefäßkrümmungen (Abb. 215). Bei besonders hochgradiger Schlängelung (FENOLL, 1964) imponieren die serpentinenförmigen Windungen „stellenweise als aneurysmaartige ... Aussackungen" — genauer Ektasien (vgl. HUECK, 1948) — der Arterienwand.

Die segmentalen (und subsegmentalen) Arterien der *menschlichen* Milz besitzen an ihren Abgangsstellen myoelastische Polster zur Regulierung der intralienalen Zirkulation [SIMIONESCU, DEMETRIAN, ABRAMESCU und ABAGIU, 1962; vgl. BOLL, 1947; ABDURAKHMANOV, 1967 (Ostiensphincteren in den extralienalen Ästen der Milzarterie)].

2. Venen

Unter den Nichtsäugern trägt die im Vergleich zur Arterie sehr weite und dünnwandige Milzvene von *Torpedo* (Selachii) über dem flachen Endothel eine mit elastischen Fasern durchwirkte, lymphocytendurchsetzte zirkuläre Kollagenfaserhülle, die am Hilus in das Pulpareticulum übergeht. Eine muskuläre Media fehlt (SCHLARB, 1953). Auch *Necturus maculosus* (Amphibia) hat sehr dünnwandige, muskelarme Milzvenen (DAWSON, 1932a).

Bei den Säugern stehen systematische Untersuchungen ebenfalls noch aus, v. HERRATH (1938b, 1947, 1958; vgl. HARTWIG, 1949) vermutet jedoch Beziehungen zwischen Wandbau sowie Kapazität des Pfortadersystems und Milztyp.

Die V. portae der Nagetiere (*Maus, Ratte, Meerschweinchen, Kaninchen*) zeigt auch postmortal noch stundenlang anhaltende, von Herz- und Atemtätigkeit unabhängige rhythmische Contractionen (ATTARDI, 1955; ROLSHOVEN, 1957, 1960; Booz, 1961/62, 1963a, b, 1964a, b, c; MISLIN, 1963). Die Erklärung für diese offenbar myogene Automatie liefert der Wandbau der Nagetier-Pfortader (Booz): Sie bildet ein längs-torquiertes Rohr, dessen äußeren Schnürfurchen im Inneren eine 2—4mal die Lichtung umkreisende und sie auf $^2/_3$ einengende Leiste entspricht. Diese beginnt knapp distal der Einmündung der V. lienalis (über deren Wandbau nichts näheres bekannt ist) und endet an den beiden Hauptleberästen. Eine „Spiral"- (besser: „Schrauben"-) Klappe der V. portae bei Rodentiern und Carnivoren erwähnen schon HYRTL und HOCHSTETTER (zit. nach Booz); FRANKLIN und HAYNES (1926), DAVIES (1947/48) und BARNETT (1953/54) beschreiben auch bei anderen Säugern, einschließlich der Primaten, klappenähnliche Bildungen. Neben der Pfortader selbst sind auch die früher als klappenlos angesehenen Milz-, Magen-, Omentum- und Mesenterialvenen der Rodentier mit Klappen ausgestattet (Booz). Mikroskopisch (ROLSHOVEN, Booz) zeigt die V. portae der Nagetiere, aber auch die mancher größerer Säuger (*Kalb, Schwein*), parallel zur Längsachse orientierte adventitielle Muskelpolster, die von einer derben, einen weiten „Gleitraum" einschließenden Elastica extrema umhüllt und von einer Elastica externa gegen die Media abgegrenzt werden. „Bei starker Vergrößerung drängt sich (im Tangentialschnitt) der Vergleich mit der syncytialen Herzmuskulatur auf" (ROLSHOVEN). Die funktionelle Bedeutung der Pfortader-Schraubenklappe erblickt Booz in einer optimalen Durchmischung der lienalen und mesenterialen Blutströme (vgl. BARNETT, 1953/54; ATTARDI, 1955) sowie einer Mitwirkung „beim aktiven Vorwärtstransport des portalen Blutes"; die Situation ähnele der der „Venenherzen" im *Fledermaus*flügel. Für ROLSHOVEN ist die „Vena unica portae" der *Ratte* „ein höchst aktives und selbständiges Organ ..., ein

‚Intercor' zwischen Darm- und Lebercapillaren", kurz das von ihm ,,stets postulierte ‚Leberherzchen'." Das Studium dieser Zusammenhänge werde manche ,,Leberprobleme" als ,,V. portae-Probleme" entlarven und ,,neue Aspekte für Diagnostik und Therapie eröffnen". Diese Prognose ist schon deshalb mit Reserve aufzunehmen, weil sich die *menschliche* Pfordader nicht ohne weiteres mit der der *Ratte* gleichsetzen läßt (vgl. HORT, 1962). Wenig glaubhaft (vgl. BRENDLE, 1950; WOLF-HEIDEGGER, 1958) erscheint auch das von ROLSHOVEN und BOOZ behauptete Fehlen einer Vis a tergo im Pfortaderkreislauf. Denkbar wäre jedoch eine Art reziproker Wechselbeziehung zwischen der hämodynamischen Leistung der V. portae und der der Milz, als einer variierenden Quelle dieser Vis a tergo (GUILLERY, 1935, 1938; GUILLERY und PETERSEN, 1935, 1937; EWERBECK, 1947a, b, 1949; v. HERRATH, 1958). Eine befriedigende Klärung dieses Fragenkomplexes setzt freilich voraus, daß auch die arterio-venösen Anastomosen im Magendarmkanal (Lit. bei TISCHENDORF und CURRI, 1954; CLARA, 1956) und die venöse Lebersperre (TISCHENDORF, 1939, Lit.) mit in die Diskussion einbezogen werden.

Die V. lienalis des *Hundes* (Carnivora) ist im Prinzip nicht anders gebaut als die des *Menschen*; die Längsmuskulatur nimmt gegen die V. portae hin stark zu. Die lamellären Kollagenfasern der Media sind ,,schraubig aufgerollt", die vorwiegend längsverlaufenden elastischen Fasern hypertrophieren im Alter (BRENDLE, 1950). Die dünne, intralienal bald verschwindende Media der Hilusvenen enthält eine mehrschichtige Elastica (v. HERRATH, 1935d). Auch die weite, vielgestaltig gebuchtete Milzvene der *Katze* hat eine sehr dünne, muskelarme Wand. Die kollagenen Fasern der lockeren Adventitia verlieren sich in dem weitmaschigen Bindegewebe des gefäßtragenden Ligamentes (RIEDEL, 1932). — Die dünnwandigen, dehnbaren Hilusvenen der *Pferde*milz (Perissodactyla) enthalten erst oberhalb eines Durchmessers von 25 mm Muskelzellen (HARTWIG, 1949).

Die V. lienalis des *Menschen* besitzt nach BENNINGHOFF [1930 (Abb. 212)] ähnlich den Vv. mesenteriae eine ausgeprägte Ring- und eine weniger gleichmäßig als in der V. renalis entwickelte Längsmuskulatur (vgl. STRAMPELLI, 1932), mittels deren sie sich den Lage- und Volumenänderungen der Milz anpassen und einem inneren Unterdruck begegenen kann. v. KÜGELGEN (1951, 1956) beschreibt an den Venen des Pfortadersystems der Verankerung in der Umgebung dienende elastische Querfasern, die bis in die Media hineinreichen und die allgemeine Längsstruktur der Elastica überdecken. Schräg einstrahlende Muskelzüge sind in der V. lienalis und den Vv. mesenteriae selten; die quere Innenmuskulatur ist zwar stärker als in der unteren Hohlvene, aber erheblich schwächer als in den Extremitätenvenen. In der V. portae ist die Ringmuskulatur viel mächtiger als in ihren drei Hauptwurzeln [was aber keine Rückschlüsse auf den Venendruck zuläßt, da dieser lt. v. KÜGELGEN (1955) der Ringmuskelmenge nicht parallel geht]. ADACHI (1957) findet adventitielle Längsmuskulatur vorwiegend in der Rückwand der V. lienalis, bei der — umgekehrt wie bei der V. mesenterica superior — Ring- und Längsmuskulatur leberwärts zunehmen. Da die V. portae baulich mehr der V. mesenterica superior gleicht, hält er sie für deren Fortsetzung. MEYER und KLIEBSCH (1963, 1964) betonen den Elasticareichtum des Pfortadersystems. Die schon pränatal ausgebildete Elastica interna spielt bei der postnatalen Weiterstellung der V. portae eine um so wichtigere Rolle, als die den zunehmenden Druck aufnehmende äußere Längsmuskulatur über elastische Sehnen mit den lumennahen Ringfasern zusammenhängt. Diese elastischen Sehnenbrücken schützen zugleich die Vasa vasorum vor einer Kompression durch die Venenmuskulatur.

Der Bau der portalen Gefäße variiert nach DRAGENDORFF (1938, Lit.) außerordentlich; die ursprünglich angelegten Klappen werden fast völlig zurückgebildet (vgl. ELZE, 1956). Beim 34jährigen hat die V. portae eine um 50% dickere

Wand als beim 4monatigen *Kind.* In Media und Adventitia haben Ring- und
Längsmuskulatur stark zugenommen, auch zwischen Endothel und Elastica interna finden sich längsverlaufende Muskelzellen. Das Schwergewicht der elastischen Fasern liegt im inneren Teil der Media und im äußeren der Adventitia. Die
großen Ursprungsstämme der V. portae sind schon bei der Geburt auffallend dickwandig, besonders die V. lienalis, deren Wand beim 19jährigen kaum dicker ist als
beim *Neugeborenen.* Dabei nimmt die Media, mehr durch Verstärkung der Kollagen-
als der Ringmuskelfasern, gegenüber der Adventitia mit ihrer schwachen Längsmuskulatur von 1:4 auf 1:2,5 zu. Eine Elastica interna fehlt beim *Neugeborenen*
und bildet auch beim *Erwachsenen* nur ein zartes Längsfasernetz; die relative
Menge der schon bei der Geburt reichlich vorhandenen elastischen Fasern geht
während des Wachstums zurück. Auch nach BRENDLE (1950, Lit.; vgl. GATTA,
1933) wechselt der Bau des Pfortadersystems von *Mensch* zu *Mensch* und von Abschnitt zu Abschnitt. Die Ringmuskulatur nimmt im allgemeinen leberwärts
leicht ab, die Längsmuskulatur deutlich zu. Die elastischen Fasern verlaufen vorwiegend longitudinal, nur in der Media und Adventitia der V. portae selbst auch
zirkulär. Die kollagenen Fasern beschreiben in der Media flache, in der Adventitia
steile Spiralen. Die V. lienalis zeigte unter 11 Fällen 9mal eine stärkere, peripherwärts zunehmende Ringmuskulatur und 2mal — bei einem 4monatigen *Knaben*
und einer 61jährigen *Frau* — eine stärkere, peripherwärts abnehmende Längsmuskulatur; Alter und Geschlecht sind demnach für die Erklärung der Bauunter-
schiede „weitgehend auszuschließen". Die ungleichmäßig über den Gefäßumfang
verteilte Längsmuskulatur der V. lienalis bildet in Milznähe nur einzelne kleine
Bündel, übertrifft aber in Pfortadernähe meist die Ringmuskulatur. Ring- und
Längsmuskulatur verhalten sich bei der V. lienalis wie 1:1—2, bei der V. mesenterica superior wie 1:1—4. Die elastischen Längsfasern der Adventitia und die
lamellenartigen Längs- und Ringfasern der Media der V. lienalis sind beim *Kind*
schon gut entwickelt, eine eigentliche Elastica interna fehlt noch. Die viel konstanter als V. lienalis und mesenterica superior gebaute V. portae hat eine stärkere
Ringmuskulatur als die V. cava inferior. Ring- und Längsmuskulatur verhalten
sich wie 1:3—4; das sie trennende Bindegewebe nimmt mit dem Alter zu. Die
konzentrischen Elasticalamellen außerhalb der Elastica interna bestehen bei der
V. portae im Gegensatz zur V. lienalis und mesenterica superior vorwiegend aus
Ringfasern, deren auffallende Stärke BRENDLE auf den in der V. portae herrschen-
den höheren Druck (BENNINGHOFF) zurückführt. „Nicht ganz verständlich" sei
jedoch, „wieso diese elastische Ringstruktur gerade in den ersten Lebensjahren am
ausgeprägtesten erscheint, und warum sie in den Wurzeln der Pfortader, in denen
der Blutdruck ebenfalls höher sein müßte, fehlt". Der geringeren Abnahme des
Blutdrucks in der V. portae enspricht eine geringere Reduktion der Ringmuskulatur, dem wachsenden Einfluß von Atmung, Bauchpresse und Eingeweidefüllung
eine starke Zunahme der Längsmuskulatur. Die durch den höheren Druck in der
Peripherie bedingte kräftige Ringmuskulatur der Pfortaderwurzeln spielt eine
wichtige Rolle bei der je nach Verdauungsphase (V. mesenterica superior und
inferior) und Blutbedarf des Organismus (V. lienalis) unterschiedlichen Füllung
der vorgeschalteten Capillargebiete und verhindert durch Förderung des Blut-
abflusses (Vis a tergo) eine übermäßige Blutansammlung in den ein Vielfaches
des zentralen Pfortaderquerschnittes ausmachenden mesenterialen und lienalen
Venen.

Nach HORT (1962, Lit., Tab.) reift die V. portae strukturell früher als die
V. lienalis und V. cava inferior. Der Entwicklungsvorsprung gegenüber der
V. cava inferior beruht auf dem höheren Druck im Pfortadersystem, der gegen-
über der V. lienalis auf der durch den größeren Durchmesser bedingten höheren

Wandspannung. Dem höheren Innendruck entspricht auch die stärkere Media der Pfortader und ihre weitere Verdickung bei portaler Hypertonie (vgl. LI, 1940; KROOK und OVERBECK, 1955). Das Gewicht der V. portae steigt normalerweise vom 3.—8. Lebensjahrzehnt unter Vermehrung der kollagenen, noch mehr der elastischen Fasern um 28%, bei portaler Hypertonie bis zu 75%. HORT findet beim *Menschen* „keinen morphologischen Hinweis dafür, daß die Pfortader durch aktive Kontraktion die Fortbewegung des Blutes zur Leber hin fördert". Die V. lienalis ist „nicht einfach ein verkleinertes Abbild der V. portae": Die relativ breite Media nimmt etwa $1/_4$ der Wanddicke ein. Die Adventitia ist, besonders in dem gegen den intraabdominellen Druck geschützten retropankreatischen Abschnitt, wesentlich schmaler als in der Pfortader, jedoch kein bloßes Endothelrohr [wie HENSCHEN (1928a, b) angibt]. Die in der V. lienalis im Gegensatz zur V. cava inferior und V. portae hauptsächlich schräg-längs verlaufenden kollagenen Fasern der Adventitia bilden „einen wesentlichen Teil eines zugfesten Aufhängebandes der Milz". Auch die im Vergleich zur Pfortader viel zahlreicheren elastischen Fasern sind in der Adventitia überwiegend longitudinal, in der Media dagegen gleich den kollagenen und muskulären Elementen zirkulär angeordnet. Die in der V. portae schon zu Ende der *Säuglings*zeit gut ausgebildete Elastica interna tritt in der V. lienalis erst vom 5. Lebensjahr ab deutlich hervor. Eine subendotheliale Bindegewebslage (vgl. DRAGENDORFF, 1938) fehlt auch im höheren Alter zu 75%; in pathologischen Fällen verbreitert sich die Intima wie in der V. portae. Die Media verdickt sich, unter ähnlicher Gewichtszunahme wie bei der Pfortader, bei chronischer Rechtsinsuffizienz nur wenig, bei Lebercirrhose um das Doppelte. Im Alter erhöht sich das Gewicht der V. lienalis im Gegensatz zu dem der V. portae und V. cava inferior nicht nennenswert, die Wand verdickt sich nur minimal (vgl. HIERONYMI, 1958). Die Retraktion herausgeschnittener Milzvenen- und Pfortaderstückchen nimmt trotz beträchtlicher Vermehrung der elastischen Komponente mit steigendem Alter stetig ab. — Im Senium sind V. lienalis und V. portae in 66% der Fälle (HARANGHY, 1958), bei Pfortaderhochdruck in 77% (LI, 1940; vgl. MOSCHCOWITZ, 1954) sklerotisch verändert.

3. Lymphgefäße und -knoten

Histologisch ist über die regionären Lymphknoten der Milz nur wenig bekannt. ROEMER (1933) beobachtete in den milznahen Mesenteriallymphknoten des *Igels* im Abbau begriffene rote Blutkörperchen; MEDZIRADSKY (1958) und YUKOV (1958) beschreiben am Hilus der *Kaninchen*- und *Ratten*milz milzähnlich gebaute Blutlymphknoten. Die gelb-rot gefleckten, gerüstarmen Milzlymphknoten des *Pferdes* (v. HERRATH, 1941a, d, 1958; HARTWIG, 1949) enthalten weite, mit gewöhnlichen Sinus zusammenhängende „reticulumfreie" (RICHTER, 1902; zit. nach v. HERRATH, 1941c) Intermediärsinus. Der örtlich wechselnde Inhalt dieser durch übermäßige Füllung und Dehnung aus ursprünglich reticulumhaltigen Sinus hervorgegangenen Lymphkavernen stammt vornehmlich aus den Vasa afferentia. Die von diesen in größerer Zahl mitgeführten Erythrocyten werden in den Lymphkavernen z.T. phagocytär abgebaut; mit zunehmendem Alter steigt der Hämosideringehalt der Milzlymphknoten. Auch die Vasa efferentia führen noch rote Blutkörperchen, so daß „die Lymphe des Ductus thoracicus beim *Pferd* nach Einfließen der Milzlymphe rötlich erscheint" (TIEDEMANN und GMELIN, 1820; zit. nach v. HERRATH, 1941c). Die kavernösen Milzlymphknoten nehmen das bei der Pendelzirkulation zwischen Leber und Milz anfallende, in der Milz abgefilterte Blutplasma auf und dienen damit (gleich den ähnlich gebauten Leber- und Darmlymphknoten des *Pferdes*) der Entlastung des Pfortaderkreislaufs (v. HERRATH).

B. Intralienale Gefäße und Milzkreislauf

I. Blutbahn

1. Methodik

Die Methoden zur Untersuchung der intralienalen Gefäße lassen sich in 3 Gruppen einteilen: 1. Injektionstechnik, 2. histologische Technik im engeren Sinne, 3. Lebendbeobachtung. Nur eine sinnvoll auf den Einzelfall abgestellte Synthese dieser Verfahrensweisen vermittelt ein vollständiges Bild (vgl. SNOOK, 1950) der Milzstrombahn.

Da Angio- und Cytoarchitektonik nicht nur formal, sondern auch kausal miteinander verknüpft sind (vgl. TISCHENDORF, 1956b), gehört zum Verständnis des funktionellen Baues eines Organes — ganz besonders der Milz (s. S. 3) — eine genaue Kenntnis der feineren Gefäßanordnung. Das methodische Fundament dieser speziellen topographischen Angiologie der Organe bildet auch heute noch das klassische Verfahren der Gefäßinjektion (vgl. FALLER, 1948; s. auch KRAUSE, 1926, 1927; ROMEIS, 1948). Alle dafür angegebenen Mittel — wie Flüssigkeits- und Luftfüllung, gerinnende Massen, verschieden gefärbte Wachs- und Fett-, Leim- bzw. Kleister-, Kitt- und Harzmassen, Quecksilber und andere Metalle, Tusche, Latex, Celluloid usw. — wurden auch zur Darstellung der Milzgefäße benutzt, und zwar sowohl für gewöhnliche Injektions- wie für Korrosionspräparate. Ihre erfolgreiche Handhabung ist eine Sache der Erfahrung: die einfache Spritze leistet in der Hand des Geübten mehr als komplizierte Apparate. Die Gefäßfüllung läßt sich durch Zusatz vasodilatierender Mittel (Amylnitrit u.ä.) zur Injektions- bzw. Spülflüssigkeit verbessern; Fixation in 10%igem Formol (ERKOÇAK, 1958, 1959) verhindert eine nachträgliche Gefäßkontraktion. Mit steigendem Injektionsdruck (vgl. JANOSIK, 1903; NISIMARU und STEGGERDA, 1932; u.a.) steigt auch die Artefaktgefahr.

Für die Darstellung der feineren Gefäße genießt auch in der Milz ihrer mannigfachen Vorteile wegen (Füllung auch der feinsten Capillarsprossen ohne vorherige Spülung und unter geringem Druck, keine Diffusion in die Gefäßumgebung, frei wählbare Temperatur der Flüssigkeit und keine Verstopfung der Kanüle bei Abkühlung) die Tuscheinjektion den Vorrang. Sie erfolgt meist intra- oder supravital [z.B. WEIDENREICH, 1901a; SCHULZE, 1925; MILLS, 1927; CAPPELL, 1929; LI, GARVEN und MOLE, 1929 (vgl. LI, MOLE und GARVEN, 1929), TEITEL-BERNARD, 1931; NISIMARU und STEGGERDA, 1932; SOLNITZKY, 1937; DUSTIN, 1938a, c; DÜNZEN, 1939; ALTSCHUL und HUMMASON, 1947; HERRLINGER, 1949, 1951/52; SNOOK, 1958, 1964; KRAUS, 1957, 1961; ZWILLENBERG, 1964], ausnahmsweise auch postmortal (z.B. ONO, 1930). Zur Injektion verdünnt man Perltusche (Günther Wagner) mit der 2—3fachen Menge Ringerlösung, filtriert 6mal in der Wärme und zentrifugiert 2mal 15 min (SPANNER, 1931); auch Skriptol [LÜDICKE, 1941 (zit. nach ROMEIS, 1948); s. auch ZWILLENBERG, 1964] liefert brauchbare Resultate. Da die Tuschekörnchen mangels eines Bindemittels besonders in größeren Gefäßlichtungen schlecht haften, benutzten TEITEL-BERNARD (1931) sowie NISIMARU und STEGGERDA (1932) gelatinehaltige Tuscheaufschwemmungen; GROSSER (1900) verrieb die Tusche mit Hühnereiweiß, und HAMBURGER [1908 (wie GROSSER zit. nach ROMEIS, 1948)] verdünnte sie mit Pferde- oder Rinderserum. HERRLINGER (1949, 1951/52) empfiehlt wegen des nachteiligen Einflusses artfremden Serums auf lebendfrisch injiziertes Gewebe für *menschliche* Milzen eine Verdünnung der Tusche (1:1) mit Homoseran (Asid). Bei intralienaler Injektion nur weniger (8—10) cm^3 2—3 min nach dem Tode läßt sich, wie bei beginnenden Durchspülung (vgl. HERRLINGER, 1938), der Weg des Tuschegemisches schrittweise durch die Milz verfolgen (HERRLINGER: ,,abgestoppte Tuscheinjektion"; vgl. ALTSCHUL und HUMMASON, 1947: ,,minimal vascular injection").

Außer Tusche wird in geringerem Umfang auch Carmin-, Zinnober-, Kobaltblau-, Berlinerblau- oder Deckweißgelatine [SPANNER, 1925, 1937 (zit. nach ROMEIS, 1948); SCHABADASCH, 1935; DÜNZEN, 1939; ERKOÇAK, 1958, 1959; u.a.] zur Milzinjektion verwendet. Von derart injizierten Organen lassen sich nicht nur Aufhellungspräparate, sondern — bei Gebrauch von Zinnober- oder Deckweißgelatine — auch Röntgenbilder anfertigen. Für die eigentliche Mikroangioradiographie der Milz bedient man sich geeigneter (kolloidaler) Lösungen von Bariumsulfat und anderen Kontrastmitteln (CHENDEROVITCH und CAROLI, 1956; MASSARI und DE MARZO, 1956; LEWIS, 1957; SCHOENMACKERS, 1960; VAN DREYER, 1961; VERRESEN und BONTE, 1962; u.a.). Korrosionspräparate der Milzgefäße bis in ihre feinsten Verzweigungen lassen sich mit verschiedenfarbigem Plastoid [SCHUMMER, 1935 (zit. nach ROMEIS, 1948)] und anderen Kunstharzen oder mit Naturkautschuk herstellen (BLECHSCHMIDT, 1938; DÜNZEN, 1939; GALL und MAEGRAITH, 1950; KADAR, 1951; GASTAUD, 1954; MASSARI und DE MARZO, 1956; DI MOLFETTA und MIGNANI, 1956; OHTA, HANAI und TAJIVI, 1956; LEWIS, 1957; LORETI und VOGLIOTTI, 1957; OHTA, 1957; OHTA, HANAI, SAWA und FUJIMOTO, 1958; VERRESEN und BONTE, 1962; D'ADDATO, 1963; MORUJO, 1964). Im ganzen gesehen hat jedoch die Korrosionsanatomie für die Forschung an Bedeutung verloren: ,,Durch Zerstören gewisser Teile eines Präparates will sie andere um so besser hervortreten lassen. Das erreichen wir heute viel vollkommener durch Injizieren des Präparates und anschließendes Aufhellen oder durch Röntgenkontrastaufnahmen" (FALLER, 1948).

Eine gewisse Ähnlichkeit mit Korrosionspräparaten haben die auf ganz andere Weise, nämlich durch Walken, gewonnenen Isolationspräparate ganzer Arterienbäumchen der Milz (SCHMELZER, 1936). Sie kommen natürlich — ebenso wie die durch Lupenpräparation unter Wasser erhaltenen Totalpräparate bestimmter Gefäßabschnitte der Milz (KOHIRA, 1958a, b) — nur für gröbere Untersuchungen in Betracht.

Die Injektion mikroskopisch kleiner, im Präparat gut wieder auffindbarer Fremdkörper bei noch intaktem Kreislauf gestattet es, den Weg des Blutes durch die Milz zu verfolgen und den lichten Durchmesser gewisser Engpässe zu bestimmen. MACNEAL und PATTERSON (1926; s. auch MACNEAL, OTANI und PATTERSON, 1927; HELD (1928a, b) sowie LI, GARVEN und MOLE (1929; vgl. LI, MOLE und GARVEN, 1929) benutzen dazu — wie viele ältere Autoren (z.B. WEIDENREICH, 1901a) — Hühnererythrocyten, BJÖRKMAN (1947) 1—5 μ große Stärkekörnchen, PRINZMETAL, ORNITZ, SIMKIN und BERGMAN (1948) 10—440 μ große Glaskügelchen.

Der Weg körpereigener roter Blutkörperchen durch die Milz bzw. ihr Verbleib läßt sich durch Fluorchromierung der Erythrocyten ermitteln. RAABE (1958) versetzt dazu frisch entnommenes, defibriniertes Blut vom *Hund* (10 cm³/kg Körpergewicht) im Verhältnis 1:2 mit einer Acridinorangelösung (1:200). Die so vorbehandelten Erythrocyten zeigen eine ähnliche Sphärocytose und Linksverschiebung der Price-Jones-Kurve wie gealterte rote Blutkörperchen und sind nach der Reinjektion in ein zuvor leergespültes Milzsegment an ihrer hellroten Fluorescenz im histologischen Schnitt deutlich auszumachen. Durch nachträgliches Ausspülen der Milz wird geprüft, inwieweit die künstlich gealterten Erythrocyten dort zurückgehalten werden. HERBST (1960) entnimmt beim *Hund* etwa 10% des Gesamtblutes, fluorchromiert es in der eben beschriebenen Weise und reinjiziert es unter Verzicht auf eine Milzspülung durch dieselbe Kanüle; der weitere Gang der Untersuchung ist der gleiche wie bei RAABE.

Der Verbleib bestimmter Blutzellen in der Milz läßt sich auch auf autoradiographischem Wege (vgl. S. 98, 277ff., 353, 370, 401, 470) nach vorheriger radioaktiver Markierung (Fe⁵⁹, Cr⁵¹, P³² u.a.) der Erythro-, Lympho- und Thrombocyten ermitteln. Auch die Injektion nicht an Blutzellen gebundener radioaktiver Substanzen, z.B. Thorotrast (BAILLIF, 1953; u.a.) oder radioaktives Chromphosphat (GOULIAN, 1953; ODEBLAD, DOBSON, ODEBLAD und JONES, 1955), gibt wertvolle Aufschlüsse über die Strömungsverhältnisse in der Milz.

Will man Angio- und Cytoarchitektonik an ein und demselben Objekt studieren — und Täuschungen durch Injektionsartefakte (vgl. WEIDENREICH, 1901a; THOMA, 1924; RIEDEL, 1932, Lit.; TISCHENDORF, 1959; u.a.) ausschließen —, so bleibt nur die Rekonstruktion (vgl. S. 158). Die zeichnerische oder photographische Wiedergabe der zu rekonstruierenden Strukturen anhand geeigneter Schnittserien macht bei den größeren Milzgefäßen keine Schwierigkeiten. Um jedoch die besonders interessierende terminale Strombahn, d.h. die Strecke zwischen den kleinsten Milzarterien und -venen, deutlich genug zu Gesicht zu bekommen, muß man sie entweder von den sie allenthalben verdeckenden Blutelementen der roten Pulpa befreien oder in hinreichend dünnen Schnitten möglichst elektiv und kontrastreich darstellen. Meist wird der erste Weg gewählt — die Milzspülung: die damit erzielte Transparenz ermöglicht die Verwendung dicker, den natürlichen Zusammenhang der Gefäße wahrender Schnitte.

Für die Durchspülung der Milz mit physiologischer Kochsalz-, Ringer- oder Lockelösung, Normosal, Periston und anderen Blutersatzmitteln von der Arterie aus gibt es verschiedene Verfahren. Bei der von v. SKRAMLIK (1922, 1926) zur künstlichen Durchströmung (vgl. S. 73, 115ff.) der isolierten *Hammel-* und *Hunde*milz benutzten Apparatur wird das samt Flüssigkeitsbehälter in einem Thermostaten untergebrachte Organ an eine Pumpe angeschlossen, die bei einem bestimmten Stromvolumen den in der A. lienalis während einer Herzperiode vor sich gehenden Druckablauf nachahmt. Zur vollständigen Entblutung einer *Hammel*milz sind 1,5—2 Liter Ringerlösung nötig. Ein ähnliches, ebenfalls mit einer pulsähnlichen Druckkurve arbeitendes, zugleich aber die Verwendung verschiedener Spülflüssigkeiten bei liegender Kanüle gestattendes System benutzt RAABE (1958; vgl. HERBST, 1960) zur Spülung der *Hunde*milz in situ. Die Leerspülung des ganzen Organs erfordert 3—6 Liter (vgl. OBERNIEDERMAYER, 1926; HELD, 1928a), die eines einzelnen Segmentes 200—250 cm³ Ringerlösung. Die meisten Untersucher verzichten auf eine Imitation der Pulsdruckkurve und verwenden einen gewöhnlichen Irrigator, allenfalls einen mit Pumpe, Manometer und Reduzierventil armierten Druckzylinder [z.B. LI, GARVEN und MOLE, 1929 (vgl. LI, MOLE und GARVEN, 1929), TISCHENDORF, 1948a, b]. Während der Spülung schützt ein gleich der Spülflüssigkeit auf konstanter Temperatur (37—40°) gehaltenes Wasserbad die Milz vor Abkühlung und Austrocknung. Erleichtert, wenn nicht gar erst ermöglicht, wird die Entblutung durch eine intermittierende Drosselung der V. lienalis (WORONIN, 1898), die durch wiederholte Prallfüllung des Organs Sinus und Pulpavenen auf volle Durchgängigkeit bringt. Die nachfolgende Fixation erfolgt, um auch die kleinsten Gefäße der Milzpulpa maximal zu entfalten, meist in gedehntem Zustand.

Über die Spülung von Nichtsäugermilzen liegen nur wenige Angaben vor (HARTMANN, 1933: *Pleurodeles*; DÜNZEN, 1939: *Lacerta muralis, L. viridis*), um so mehr über die von Säugermilzen. NEUBERT (1922) leitete bei der *Katze* die Spülflüssigkeit mittels entsprechender Abbindungen durch die Aorta in die Milz, bei *Hund* und *Schwein* band er mehrere Kanülen in die Milzarterien ein. Die Spülung dauerte unter ständigem Wechsel zwischen Stauung (Abklemmung der V. lienalis bis zur Verdoppelung des Organvolumens) und unbehindertem Durchfluß 3—5 Std und verbrauchte 15—20 Liter Ringerlösung. Zum Schluß wurde die Ringerlösung durch Susa-Gemisch ersetzt, und die Milz bei abgebundener Vene nochmals aufgebläht; nach 24 Std und einer abermaligen Spülung mit 6—7 Liter 96%igem Alkohol erfolgte die Weiterverarbeitung. Die Leerspülung zweier *menschlicher* Milzen mißlang NEU-BERT: bei der einen, 16 Std nach dem Tode entnommen, zerstörte die Spülung infolge zu weit fortgeschrittener Autolyse alle feineren Strukturen; bei der anderen, lebendfrischen, vereitelte übergroße Vorsicht beim Auftreiben des Organs die Ausschwemmung der Erythro-cyten aus dem Pulpareticulum. Ein Dilemma, das jedem vertraut ist, der mit *menschlichem* Milzmaterial gearbeitet hat! JÄGER (1929; vgl. WARD, MACNEAL und RAVID, 1929) rekonstru-ierte anhand von Schnittserien (7 μ, Azan) einer unmittelbar nach dem Tode gespülten und in Susa fixierten *menschlichen* Milz auf graphischem Wege die Gefäßversorgung der Malpighi-schen Körperchen. RIEDEL (1932) nahm bei der *Katzen*milz die Spülung „teils mit Apparatur, zur Wahrung eines bestimmten und konstanten Druckes, größtenteils manuell mit der Spritze, die Aufblähung ausschließlich auf diese Weise" vor. Zum Schluß wurden die Milzen unter Zusatz von Fixierungsflüssigkeit von der arteriellen oder venösen Seite her verschieden stark aufgefüllt bzw. gedehnt und nach 24stündigem Aufenthalt in Susa-Gemisch zur weiteren Ver-arbeitung in Alkohol übertragen. SOLNITZKY (1937) vollzog die Milzspülung bei *Kaninchen, Katze* und *Hund* in situ, bei *Schwein, Rind, Schaf* und *Mensch* an dem herausgenommenen Organ.

v. HERRATH (1935a) durchspülte Milzen sieben verschiedener Säuger von der Arterie aus unter einem Druck von 80—100 cm Wasser mit 1—14 Liter (je nach Art und Größe des Organs) auf 40° erwärmter Ringerlösung. Eine einfache Heberflasche leistet — das ist auch meine Erfahrung — denselben Dienst wie eine Apparatur zur Druckregulation, gleichmäßigen Er-wärmung und O$_2$-Sättigung der Spülflüssigkeit (vgl. HARTMANN, 1930; SOLNITZKY, 1937). Eine Sauerstoffsättigung erwies sich selbst bei 6—8stündiger Durchspülung als entbehrlich; auch Amylnitritzusatz (vgl. HARTMANN, 1930) brachte keine nennenswerten Vorteile. Gegen Ende der durch periodisches Abklemmen der V. lienalis geförderten Leerspülung wurde die Ringer-lösung mit Zenker-Eisessig versetzt, erst die Vene, dann die Arterie unterbunden, und das Organ in die Fixierungsflüssigkeit eingelegt. Kleinere Milzen wurden ganz durchspült; und zwar wurde bei *Katzen*, kleinen *Hunden* und *Schafen* die Kanüle in die Arterie des aus dem Körper entfernten Organs, bei *Kaninchen* [Durchmesser der A. lienalis 0,05 cm (v. SKRAMLIK, 1926)] dagegen in die Bauchaorta eingeführt und die Spülflüssigkeit durch Abbinden bzw. Abtragen der benachbarten Gefäßgebiete und Organe in die auf den kissen-artig geblähten Magen gebettete Milz geleitet. Bei Tieren mit hoher Teilung der A. lienalis und „ausgesprochen segmentärer Gefäßversorgung" (*Hund, Schwein*) wurde über den zugehörigen Arterienast jeweils nur ein Segment gespült, das sich dann durch seine Blutleere makro- wie mikroskopisch scharf gegen die ungespülte Umgebung absetzte (vgl. u.a. TISCHENDORF, 1948a, b, 1956c; HARTING, 1952; RAABE, 1958). Bei *Pferd, Rind* und *Schaf* erfolgte die Segmentspülung von einem freipräparierten größeren intravisceralen Ast der A. lienalis aus. Nach steigender Durchspülungsschwierigkeit geordnet, ergibt sich folgende Reihe: *Schaf, Kaninchen, Pferd, Rind, Katze, Hund, Schwein*; d.h. Durchspülungszeit und Flüssigkeits-verbrauch hängen nicht nur von der absoluten Größe des Organs, sondern auch von seinem feineren Bau ab. Eine Proportionalität zwischen Durchspülbarkeit und Sinus- bzw. Venen-reichtum der Milz besteht nicht, dagegen spielen die Beziehungen der Arterien und Venen zu den Balken und die der arteriellen Endcapillaren zu den Sinus eine große Rolle. So läßt sich z.B. die *Schaf*milz, die kein Sinusnetz und nur spärliche, nicht anastomosierende Venen besitzt, noch leichter leerspülen als die *Kaninchen*milz mit ihrem ausgedehnten Sinusnetz, während die *Hunde*milz trotz ihres gut entwickelten Sinusnetzes viel schwerer spülbar ist. Die *Schaf*milz ist zwar mit 5—7 Liter Ringerlösung in 1 Std weitgehend leergespült, aber auch durch noch so lange fortgesetzte Spülung nicht gänzlich von Blutelementen zu befreien. Die besten Resultate liefert eine ausgiebige, lang anhaltende und nur langsam wieder nachlassende Stauung. *Pferde-* und *Rinder*milz benötigen zur totalen Spülung 25—35 Liter Ringerlösung, die *Rinder*milz ist allerdings nicht völlig blutfrei zu bekommen. Die Leerspülung der im Ver-gleich zu den anderen Milzen nur wenig dehnbaren *Kaninchen*milz erfordert nur wenige 100 cm³. Sehr viel schwerer als die vier erstgenannten Milzen lassen sich die *Katzen-, Hunde-* und *Schweine*milz leerspülen.

HERRLINGER (1938) verfertigte aufgrund von Schnittserien (5—20 μ) gespülter *Ratten*-milzen eine graphische und plastische Rekonstruktion der Milzgefäße. Die Spülung, vom linken Ventrikel oder der Bauchaorta aus, erforderte $1^1/_2$—5 Std und 3—5 Liter Ringerlösung. Auch eine unvollständige Spülung durch Einstich einer Spritze in einen Milzpol ergab „ausgezeichnete Bilder". Eine weitere graphische Rekonstruktion HERRLINGERs (1948, 1949, 1950a, b) stammt von einer *menschlichen* Milz, die $2^1/_2$ min nach dem Tode entnommen und unter einem Druck von 100 cm Wassersäule ohne Venenabklemmung 3 Std lang mit 4 Liter physiologischer Kochsalzlösung durchgespült und dann in Formol-Alkohol fixiert wurde. Die dabei weitgehend entbluteten und entsprechend abgeblaßten cranialen $^2/_3$ des Organs setzten sich auch mikroskopisch scharf, durch eine „verzahnt verlaufende Grenze", gegen das caudale, seine livide Farbe beibehaltende Drittel ab. JÄGER (1929) benutzte für die graphische Rekonstruktion der Gefäßversorgung der Malpighischen Körperchen eine von HEIDENHAIN unmittelbar nach dem Tode durchspülte *menschliche* Milz.

TISCHENDORF (1948a, b, 1951, 1956c) durchspülte zahlreiche Säugermilzen (*Kaninchen, Hund, Katze, Schaf, Rind, Schwein, Pferd, Mensch*) total oder segmental mit physiologischer Kochsalzlösung sowie anderen Blutersatzflüssigkeiten und fixierte sie, unterschiedlich gedehnt, in Formol, Formol-Alkohol, Zenker-Formol, Bouin oder Susa. An die Stelle der anfangs benutzten Druckapparatur (1948b) trat später eine gewöhnliche Transfusionsflasche. Die schwere Durchspülbarkeit der *Schweine*milz erklärt TISCHENDORF (vgl. v. HERRATH, 1935a) damit, daß die durch die arteriellen Endcapillaren strömende Spülflüssigkeit die sehr langen und dünnwandigen Pulpavenen komprimiert, ehe sie durch die Hülsenwand in genügender Menge in die spärlichen Sinus gelangt ist. Ein zu rascher initialer Druckanstieg läßt die Milz zwar anschwellen, schwemmt aber nicht genügend Blutzellen aus dem Reticulum. Ein zu plötzliches Freigeben der V. lienalis führt vermöge desselben Mechanismus ebenfalls zum Abflußdefizit. Während der Durchspülung der *Schweine*milz (die im Mittel 18 Liter Ringerlösung und $4^1/_2$ Std erfordert) klemmt TISCHENDORF daher in 10minütigen Abständen die V. lienalis ab, bis das Organ knapp auf das Doppelte angeschwollen ist, und läßt den dabei von $1^1/_2$ auf 3 m Wassersäule gestiegenen Druck erst nach völliger Beseitigung der Stauung langsam wieder auf die Ausgangslage sinken. Gegen Ende der Prozedur wird die Spülflüssigkeit mit Formol 1:9 versetzt und der Druck in 5—7 min auf 3 m Wassersäule erhöht. Sobald das Formol rein abfließt, wird die Vene, nach Erreichen der gewünschten Dehnung auch die Arterie, unterbunden, und das Organ in mehrfach gewechseltes Formol 1:6 übertragen. Da „nur die genaue Kenntnis der jeweiligen Eigenarten der Milz und eine darauf speziell zugeschnittene Verfahrensart" Erfolg versprechen, hält es TISCHENDORF für „sinnwidrig ..., ein generelles Schema für Milzdurchspülungen aufstellen zu wollen".

KELLNER (1962, 1963) durchspülte eine operativ entfernte *menschliche* Milz, deren arterielle Durchströmung mißglückte, mit 1 Liter physiologischer Kochsalzlösung von der Vene aus, „was ohne jeden Widerstand gelang", und fixierte in gedehntem Zustand durch Nachspritzen von 10%igem Formol. Das Schnittpräparat bot das Bild einer akuten Stauungsmilz, nur daß die Blutelemente weitgehend fehlten (die offenbar zusammen mit der überschüssigen Flüssigkeit auf dem Lymphwege das Organ verlassen hatten). Weitere Angaben über die — mitunter auch nur mit Fixationslösung vorgenommene — Durchspülung der (Säuger-)Milz finden sich bei ROBINSON (1928a, b, 1930: *Katze*), RIEGELE (1929: *Kaninchen, Hund, Katze, Kalb, Schwein*), RÖHLICH (1940: *Schwein, Schaf*), SNOOK (1944: *Meerschweinchen*; 1950: *Maus, Ratte*; 1958: *Kaninchen*), UTTERBACK (1944: *Maus, Ratte*), HARTWIG (1949: *Pferd*), DOGGETT (1951: *Hund*), HARTING (1952: *Hund, Schaf, Pferd, Mensch*), LENTZ (1952: *Kaninchen*), NOERTHEN (1955: *Katze*), LEWIS (1957: *Kaninchen, Hund, Katze, Schaf*) und ARINCI (1961: *Kalb, Schaf, Schwein, Mensch*).

Was bei der Durchspülung in der Milz vor sich geht, läßt sich bis zu einem gewissen Grad aus dem arteigentümlichen Bau des Organs ableiten (v. HERRATH, 1935a, d). Daß diese Überlegungen zutreffen, bewies TISCHENDORF (1951), indem er durch unterschiedliche Handhabung der Spülung nicht nur den gewünschten Dehnungszustand des Milzparenchyms (vgl. RIEDEL, 1932; u.a.), sondern auch eine bestimmte, vorausberechenbare Verteilung der restierenden Blutzellen herstellte. Da das „Spülbild" der Milz (Abb. 216) somit weitgehend von der jeweiligen Technik abhängt (s. auch UTTERBACK, 1944: Spülung mit niedrigem oder hohem Druck am normalen oder entbluteten Tier; PISCHINGER, 1953, 1954a: Bespülen der frischen Schnittfläche durch eine Spritze), ist es nicht verwunderlich, wenn verschiedene Untersucher zu ein und derselben Species zu differenten Ergebnissen kommen [z.B. RÖHLICH (1940) und TISCHENDORF (1951) bezüglich der Pulpamuskulatur (S. 252 ff.)]. Die Woroninsche Staudruckspülung erhellt zwar den feineren Bau des Organs, hat jedoch „seither manchen Trugschluß bedingt" (HERRLINGER, 1949; vgl. HARTMANN, 1930). Aber auch wenn jeder Überdruck vermieden, für Temperaturkonstanz gesorgt und die Ringerlösung durch sauerstoffgesättigte, blutverwandtere Flüssigkeiten ersetzt wird, stellt die Leerspülung der Milz noch immer einen grob unphysiologischen Eingriff dar: Die mehrstündige Passage großer Flüssigkeitsmengen beschwört nicht nur physikalisch-chemische, wenn nicht gar mechanische (PLENK, 1927;

vgl. MOLLIER, 1911; BJÖRKMAN, 1947) Alterationen herauf, sondern zögert auch die Fixation ungebührlich hinaus — und das bei einem Organ, das ungewöhnlich rasch der Autolyse unterliegt (vgl. S. 160). Es ist daher immer wieder versucht worden, ganz ohne Milzspülung auszukommen.

Da die feinsten Milzgefäße in nicht-injiziertem Zustand und bei nicht-entbluteter Pulpa nur an ihrer Gitterfasermembran einigermaßen deutlich zu erkennen sind, kommt alles darauf an, diese im Schnittpräparat so elektiv wie möglich hervorzuheben. Weil sich die Gitterfasern in der *menschlichen* Milz bei chronischem Hochdruck besonders gut färben (MATSUI, 1914/15; vgl. S. 245, 601), wählte KOBOTH (1939) für ihre Rekonstruktion der roten

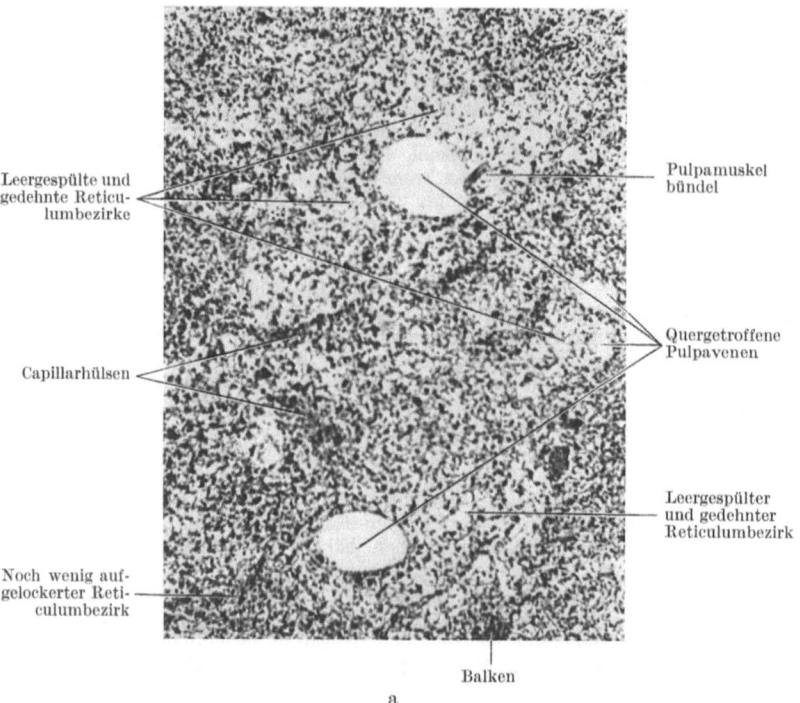

Leergespülte und gedehnte Reticulumbezirke

Pulpamuskelbündel

Capillarhülsen

Quergetroffene Pulpavenen

Leergespülter und gedehnter Reticulumbezirk

Noch wenig aufgelockerter Reticulumbezirk

Balken

a

Abb. 216a u. b. Milz, *Rind*; Paraffinschnitte 20 μ, Hämatoxylin nach WEIGERT-Rubin S-Orange G. Auswirkung der Woroninschen Staudruckspülung („Spülbilder"); Mikrophotos (Vergr. etwa 180×): a Multizentrische Entfaltung des perivenösen Reticulums (venofugales Größengefälle der Reticulummaschen) einige Zeit nach Beginn der Spülung (2. Stauungsphase).

Pulpa die Milz eines 64jährigen Hypertonikers: 3, 4, 5 und 6 μ dicke, nach BIELSCHOWSKY-MARESCH imprägnierte Schnitte wurden optisch (mit der Mikrometerschraube) in 30 je 0,5 μ auseinanderliegende Einzelebenen zerlegt. Die zugehörigen Mikrophotos bildeten die Grundlage eines Wachsplattenmodells (1:3800). SNOOK (1944, 1949, 1950, 1958) benutzte für seine graphischen Rekonstruktionen der Milzblutbahn (*Maulwurf, Fledermaus, Maus, Ratte, Meerschweinchen, Kaninchen, Eichhörnchen, Skunk, Wiesel, Katze, Hund, Rind, Pferd, Rhesusaffe, Kapuzineraffe, Mensch*) nach BIELSCHOWSKY behandelte 10 μ-Schnitte. Auch BJÖRKMAN (1947) und MATYUNIN (1958) bedienten sich dieser Methode. Der Nachteil der Silberimprägnation besteht in der die Übersichtlichkeit der Schnitte beeinträchtigenden Mitfärbung zelliger Elemente (s. KOBOTH, 1939, Abb. 6—9) und ihrer sprichwörtlichen Launenhaftigkeit, die zumindest für größere Serien immer ein Risiko bedeutet.

TISCHENDORF (1956b, d, 1959, 1961a, b) ging daher zur PAS-Reaktion (Hotchkiss-McManus) über, die — ohne die Nachteile der Silberimprägnation — selbst die Wandungen der kleinsten Milzgefäße optimal zur Darstellung bringt (vgl. S. 241). Mit der PAS-Methode läßt sich das angioarchitektonische Bild der Milzpulpa in ähnlicher, auch den Ansprüchen einer Rekonstruktion genügender Weise klarlegen wie mit dem Durchspülungsverfahren. Und da im Gegensatz zu diesem der Zellbestand der Pulpa unangetastet bleibt, ist es auch möglich, — mit Hilfe des Phasenkontrastes (TISCHENDORF, 1956b, Abb. 1, 2) — angio- und cytoarchitektonischen Befund am selben Objekt einander gegenüberzustellen (Abb. 217, 218). Da sich zur Rekonstruktion der terminalen Strombahn der *menschlichen* Milz (lebendfrisch in Bouin fixiertes Operationsmaterial) die üblichen graphischen und plastischen Verfahren als ungeeignet erwiesen, photographierte TISCHENDORF (1959, Abb. 1 a—c) in seinen PAS-gefärbten Schnittserien jeweils 3 benachbarte Schnitte bei mittlerer Vergrößerung und vervollständigte diese Bildserien durch Einzelaufnahmen der entscheidenden Stellen des mittleren Schnittes mit Ölimmersion bei hoher und tiefer Einstellung. Die subjektive Kontrolle erfaßte noch je 1 weiteren Schnitt in der Serie nach vor- und rückwärts. So ist jede Einzelbeobachtung durch 4 ergänzende Befunde gegen Täuschungen „durch Vernachlässigung der

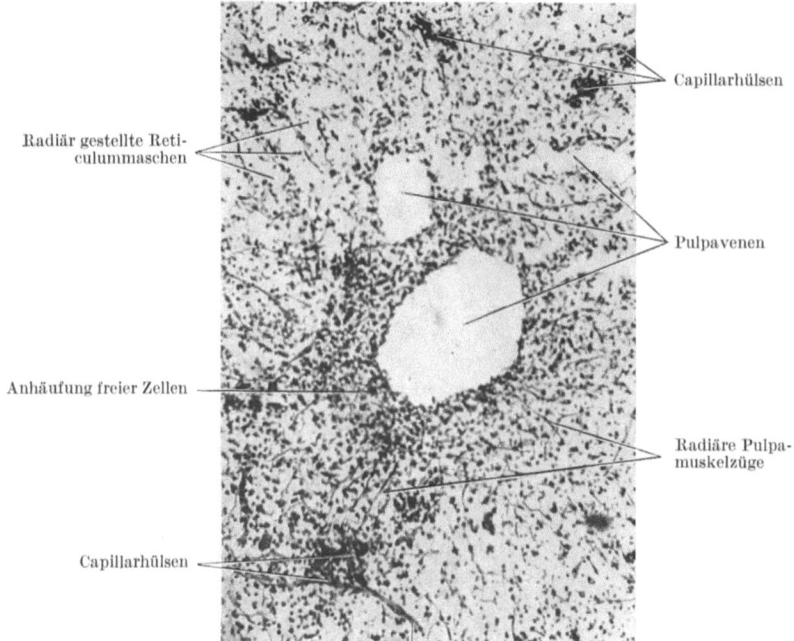

Capillarhülsen

Radiär gestellte Reti-
culummaschen

Pulpavenen

Anhäufung freier Zellen

Radiäre Pulpa-
muskelzüge

Capillarhülsen

Pulpaarteriole mit Begleitmuskulatur

Abb. 216b. Ansammlung der restierenden freien Zellen und Verdichtung des Reticulums um die Venen (venopetales Größengefälle der Reticulummaschen) nach längerer Spülung (3. Stauungsphase), plötzlicher Freigabe und nochmaliger Abklemmung der Milzvene. Nach TISCHENDORF (1951)

dritten Dimension" (HERRLINGER, 1949; vgl. ENGEL, 1954) gesichert; denn die räumlichen Beziehungen der fraglichen Gefäßstrecke sind beiderseits der kritischen Betrachtungsebene auf eine Tiefe von 12,5 μ (bei 5 μ-Schnitten) einwandfrei geklärt. Die von den (insgesamt 180) photographischen Dreierserien angefertigten Vergrößerungen wurden unter Vergleich mit dem Präparat nochmals kritisch analysiert; jedes Einzelbild erhielt eine Markierung des genauen Verlaufs der arteriellen Capillaren und Sinus durch axial im Lumen liegende Verweispfeile. Ähnlich wie bei einer graphischen Rekonstruktion wurden dann die Markierungen des 1. und 3. Bildes jeder Serie auf das mittlere Bild gepaust. Dieses repräsentiert damit einen in allen Einzelheiten belegbaren Gesamtbefund (Abb. 219).

Das Verhalten der Milzstrombahn bei den verschiedensten „Füllungs-, Entleerungs- oder Wiederfüllungszuständen" studierte TEITEL-BERNARD (1931) an Milzen (Formol-, Susa- oder Bouinfixierung; mit Azan oder Regaudschem Eisenhämatoxylin gefärbte 3-, 4- und 6 μ- Schnitte) von *Hunden*, die mit Somnifen, Adrenalin, Cholin, Pilocarpin, Atropin oder Insulin vorbehandelt waren. SCHLAG (1961) untersuchte in ähnlicher Weise die Wirkung von Adrenalin-, Noradrenalin-, Acetylcholin-, Östronsulfat- und Thyroxininjektionen sowie von Vagus- und Sympathicusreizung auf den Kreislauf der *Katzen-* und *Kaninchen*milz (Susafixation; azangefärbte 6 μ-Schnitte).

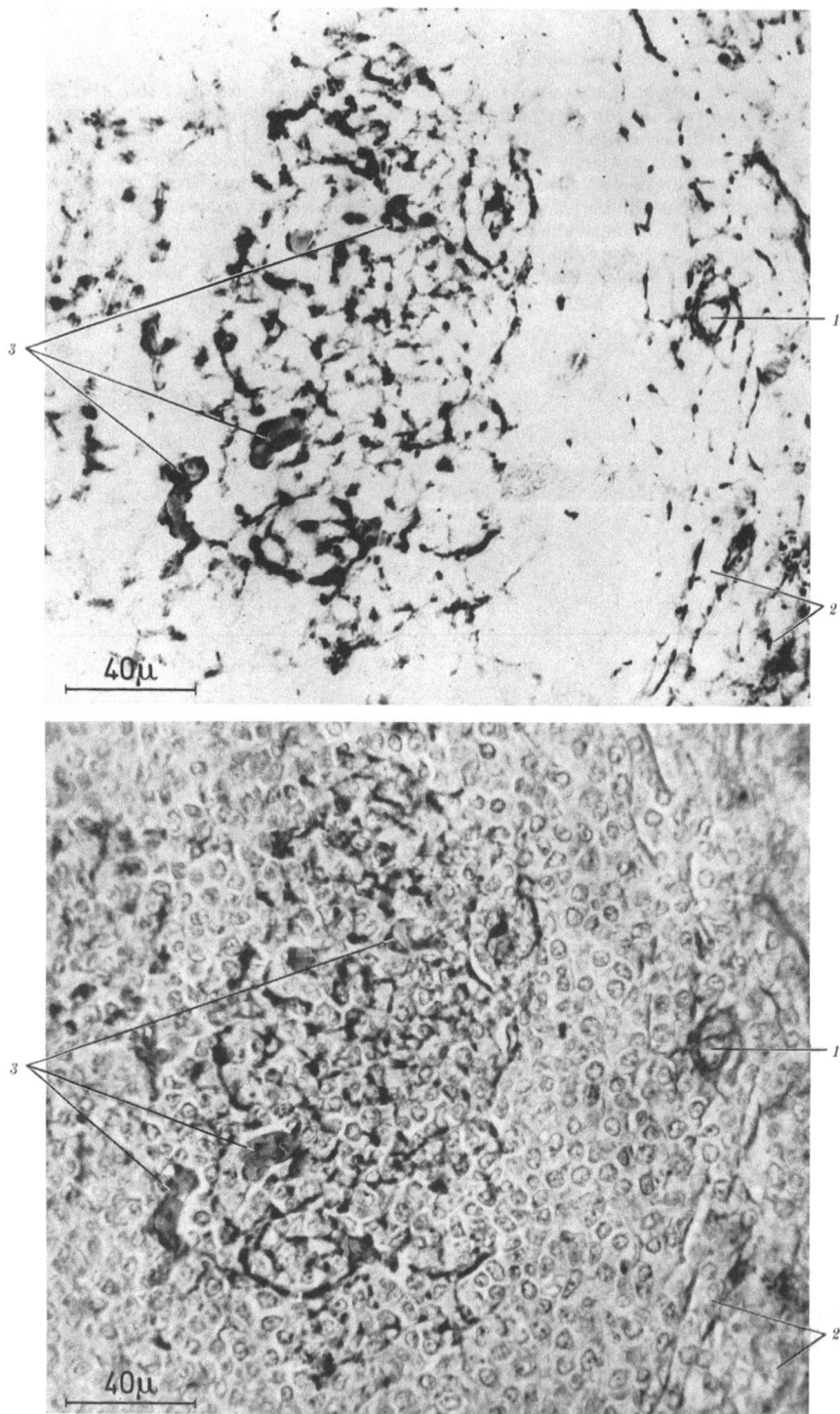

Abb. 217. Milz, *Mensch* (Bouin, Paraffin 5 μ, PAS-Reaktion). Malpighisches Körperchen der
weißen Pulpa: *1* Follikelschale (-hof) mit Randfasern und präcapillärer Hofarterie; *2* in die
Knötchenrandzone vorgeschobene Sinus der roten Pulpa; *3* Follikelkern mit Zentralfasern
und teilweise hyalinisiertem Capillarinnennetz. Mikrophotos (Leitz-Ortholux, Phasenkontrast-
einrichtung mit Heine-Kondensor, Objektiv Pv Apo 40/0,70, Okular Periplan 6×, Aufsatz-
kamera Makam 1×, Gelbgrünfilter): Oben Hellfeld (*I*), unten Phasenkontrast.
Nach TISCHENDORF (1956b)

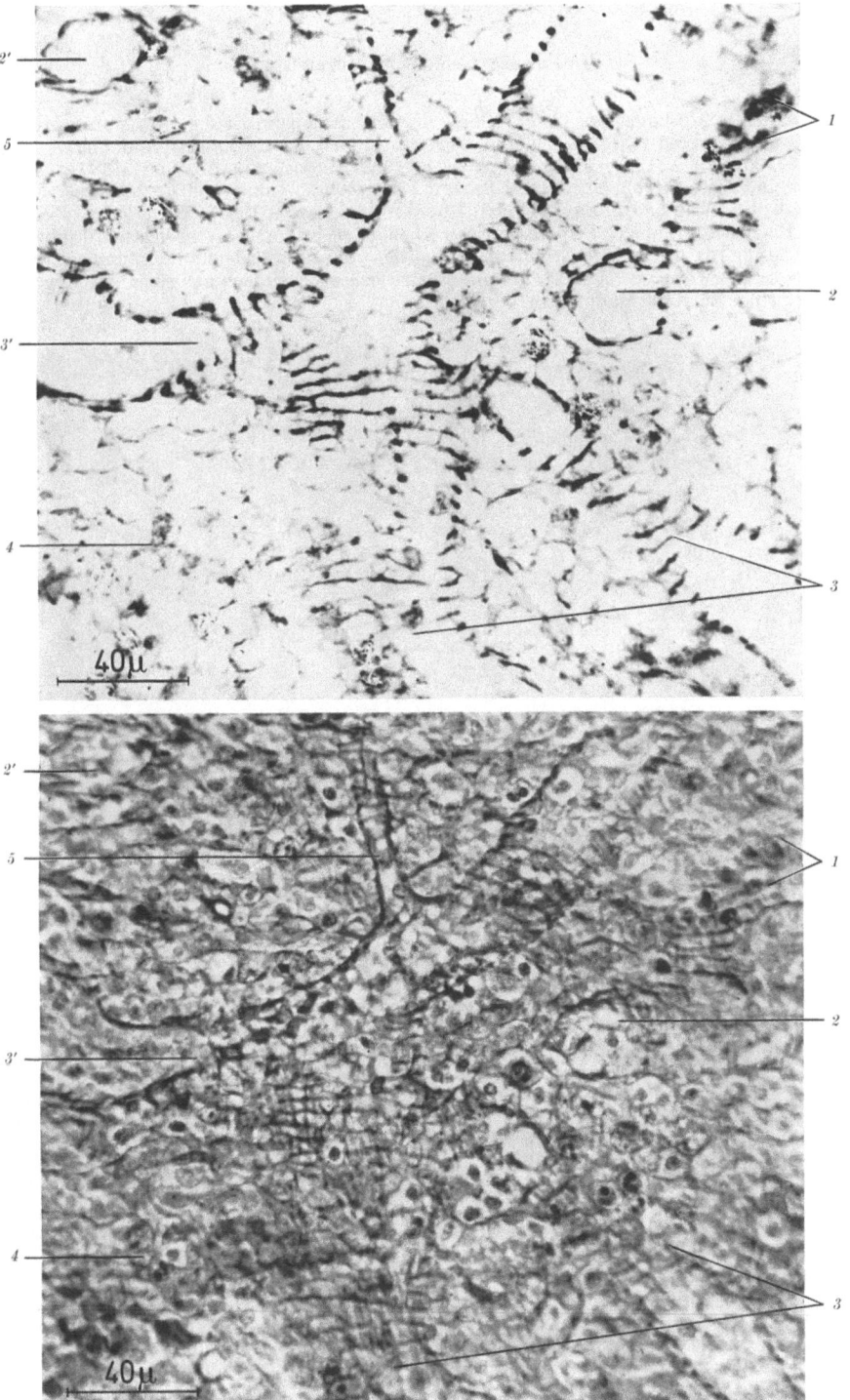

Abb. 218. Milz, *Mensch* (Bouin, Paraffin 5 μ, PAS-Reaktion). Ausschnitt aus der interfollikulären Zone der roten Pulpa: *1* arterielle Endcapillare, in steilem Winkel zur Schnittebene in einen Sinus mündend; *2, 2′* Sinus, quergetroffen; *3, 3′* Sinus, längsgetroffen; *4* Pulpareticulum; *5* Sinusreuse, längsgetroffen. Mikrophotos (Leitz-Ortholux, Phasenkontrast-
einrichtung mit Heine-Kondensor, Objektiv Pv Apo 40/0,70, Okular Periplan 6×, Aufsatz-
kamera Makam 1×, Gelbgrünfilter): Oben Hellfeld (*I*), unten Phasenkontrast.
Nach Tischendorf (1956 b)

Zur lichtmikroskopischen Untersuchung der Milzstrombahn ist die elektronenmikroskopische getreten (v. HERRATH und DETTMER, 1951a, b; v. HERRATH und LENTZ, 1954; WEISS, 1957, 1958, 1959, 1961a, b, 1962a, b, 1963, 1964; LEONARDI und MUNARI, 1962; PICTET und SIMON, 1962; SIMON und PICTET, 1962; ZWILLENBERG und ZWILLENBERG, 1962, 1963a, b; GALINDO und FREEMAN, 1963; ROBERTS und LATTA, 1964). Sie verlangt besonders in der Frage der terminalen Strombahn noch erheblich mehr Kritik als die lichtmikroskopische Beobachtung, da die geringe Schnittdicke und das kleine Gesichtsfeld die räumliche Orientierung sehr erschweren. Mancher Irrtum erklärt sich auch einfach aus einer ungenügenden Kenntnis der lichtmikroskopischen Verhältnisse.

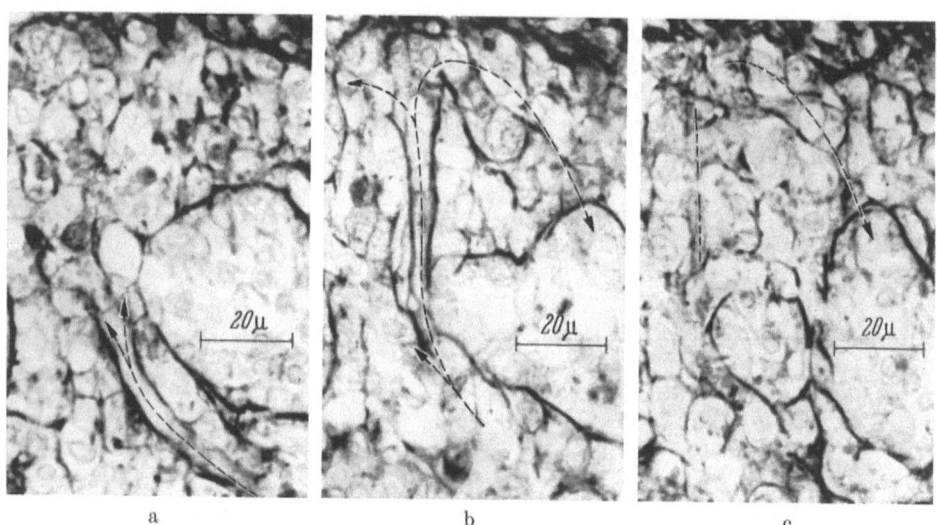

a   b   c

Abb. 219a—c. Milz, *Mensch* (Bouin, Paraffin 5 μ, PAS-Reaktion). Arterielle Capillare in der Außenzone der Pars subcapsularis. Mikrophotos (a, b, c) dreier aufeinanderfolgender Serienschnitte. Nähere Erklärung im Text. Nach TISCHENDORF (1959)

Gewissermaßen als Gegengewicht zur reinen Fixations- und Mikrotomhistologie hat in neuerer Zeit die lange vernachlässigte Vitalmikroskopie auch für das Studium der terminalen Strombahn wieder größere Bedeutung gewonnen (Lit. bei TISCHENDORF, 1960a; BRÅNEMARK, 1961, 1964, 1965; ILLIG, 1961a, b; NORDMANN, 1961; BLOCH, 1964; IRWIN, VINEYARD und MARR, 1964). Die bei der geringen Transparenz des Organs an sich naheliegende Untersuchung im auffallenden Licht wird bei der Milz so gut wie gar nicht angewandt, auch nicht in Form der Fluorescenzmikroskopie (ELLINGER und HIRT, 1930, Lit.; s. auch PETERS, 1954/55). Die dabei benutzten Fluorchrome sind keineswegs unschädlich, und auch die UV-Strahlen verursachen [durch Histaminfreisetzung (TISCHENDORF, 1938)] schwere Störungen im Capillarbereich (Dilatation, Stase usw.), so daß das Luminiscenzverfahren nur sehr bedingte Rückschlüsse auf die natürlichen Verhältnisse zuläßt. Auch die allgemeinen Nachteile der Auflichtmikroskopie (geringe Eindringtiefe, hoher Lichtbedarf und entsprechende Erhitzung des Objektes) sind Grund genug, selbst bei der Lebendbeobachtung von Organen wie der Milz, die zunächst sehr wenig geeignet dafür erscheinen, auf die Durchlichtmikroskopie zurückzugreifen. Das auf verschiedenen Gebieten bewährte „transparent chamber"-Verfahren (CLARK-SANDISON; Lit. bei CLARK, 1954; CURRI und TISCHENDORF, 1954; WILLIAMS, 1954; TISCHENDORF, 1960a) wurde auch zum Studium des Milzkreislaufs — nämlich zur langfristigen Beobachtung der Gefäßverhältnisse von Milztransplantaten (WILLIAMS, 1950, 1961) — mit Erfolg eingesetzt. Die größte Bereicherung unserer Kenntnisse jedoch verdanken wir der „quartz rod illumination"-Technik (KNISELY, 1934a, b, 1936a, b, c, 1937, 1938, 1948, 1954, 1955).

Die Leitung des Lichtes in durchsichtigen Medien dient seit alters zur Erzielung besonderer Beleuchtungseffekte, erst seit BASLER (1917) aber werden Lichtleiter (Lit. bei TISCHENDORF, 1960a) nicht mehr empirisch „gepröbelt", sondern — wie Linsensysteme — exakt berechnet. Durch einen mit dem einen Ende der Lichtquelle zugekehrten, mit dem anderen unter das freigelegte Organ geschobenen Glasstab läßt sich die Lichtintensität etwa verzehnfachen. Während die Apparatur von BASLER nur schwache Vergrößerungen (bis zu 50fach) gestattet, ist die von Barta (1931, 1935) — dank eines im Strahlengang angebrachten Diaphragmas — auch für stärkere Objektive brauchbar. Die Gefahr der Gewebshyperthermie ist bei dem Bartaschen „Mikroilluminator" nicht wesentlich größer als bei anderen Geräten mit gläsernen Leitern, die in das Objekt eingeführte Glasnadel jedoch wirkt sich genauso störend auf das Gewebsklima aus (reaktive Hyperämie, Stase usw.) wie die „künstlichen Reflektoren" der Auflichtmikroskopie (Vonwiller, 1925, 1932, Lit.). Für parenchymatöse, blutreiche Organe geeigneter ist der Glasstabilluminator von Gall (1948), ein handliches, vibrationssicheres, leicht anzufertigendes Gerät (6 Volt/24 Watt-Lampe, Kondensor, Wärmefilter), das mir selbst gute Dienste geleistet hat. Dagegen kommt es, wie eigene Versuche lehrten, bei dem von Parpart, Whipple und Chang (1955; vgl. Whipple, Parpart und Chang, 1954; Flemming und Parpart, 1959) propagierten Verfahren — die entsprechend weit vorgelagerte Milz (Maus) mittels eines konisch verlängerter Frontlinse direkt zu durchleuchten — unweigerlich zur Gewebshyperthermie. Auch ist nicht einzusehen, wieso die Übertragung des Bildes auf eine Braunsche Röhre (television-microscope) das Auflösungsvermögen des Mikroskops steigern soll.

Lichtleiter aus geschmolzenem Quarz [„fused quartz" (Knisely; Hoerr, 1950, Lit.)] haben gegenüber gläsernen den Vorteil größerer Transparenz und gleichmäßigerer Absorption aller Wellenlängen. An den Seiten eines Glasstabes kommt es durch Lateralfraktion zu erheblichen Lichtverlusten, bei zu starker Biegung erfolgt keine ausreichende innere Reflexion mehr. Bei Quarz liegt der „kritische Winkel" günstiger, d.h. das Endstück („delivery tip") des Stabes kann in steiler Kurve von unten her an das Objekt herangeführt und quer abgeschnitten werden, was gegenüber dem mehr oder weniger schräg abschließenden Glasleiter einen Lichtgewinn bis zu 100% bedeutet. Da Quarz ein schlechter Wärmeleiter ist, verursacht selbst eine 100 Watt-Lampe keine Erwärmung des über einen Stab genügender Länge (30 cm bei Knisely) mit ihr verbundenen Objektes. Da andererseits der Quarzstab die trotz Rubonfilter usw. in dem freigelegten Organ entstehende Strahlungswärme nicht schnell genug ableitet, muß dieses durch Berieselung mit (bei Warmblütern entsprechend vorgewärmter) Tyrodelösung konstant auf Körpertemperatur (vgl. Bloch und Hass, 1960) gehalten werden; besonders die Milzstrombahn ist ungemein empfindlich gegen Temperaturschwankungen (Peck und Hoerr, 1951 b). Bei dem verbesserten Quarzstabilluminator von Knisely (1938) gelangt die Spülflüssigkeit, die zugleich die Austrocknung verhindert und das Beobachtungsfeld reinigt, genau an die beleuchtete Stelle (Wasserimmersionsobjektiv 40×, Okular 10—15×).

Lieblingsobjekt der „quartz rod illumination technique" war von Anfang an der Blutkreislauf — besonders in Milz und Leber (Bloch, 1955; u.a.), aber auch in Niere, Uterus, Lunge, Bindehaut, Gehirn und Innenohr (Lit. bei Illig, 1961 b). Die erste Lebendbeobachtung der Milz im gewöhnlichen durchfallenden Licht (McNee, 1931) beschränkte sich auf die dünnen Organränder; erst die Lichtleitertechnik, mit der sich die Gefäße wie in einem aufgehellten Injektionspräparat durch das ganze Organ verfolgen lassen, erlaubte Beobachtungen an beliebiger Stelle (Knisely; MacKenzie, 1940; MacKenzie, Whipple und Wintersteiner, 1940, 1941; Palm, 1951; Peck und Hoerr, 1951 a, b; Nakata, 1952; Godart, 1962; Godart und Hamilton, 1963).

Die Lebendbeobachtung von Säugerorganen in situ über längere Zeit wirft viele Probleme auf (Anaesthesie!), die der Milz wird zusätzlich erschwert durch die versteckte Lage, den Blutreichtum und die Volumenschwankungen. Die störenden Herz- und Atembewegungen lassen sich durch geschickte Lagerung (Kompensationstisch nach Parpart, Whipple und Chang, 1955) sowie durch Intubation mit Zwerchfellruhigstellung (Peters, 1954/55) bis zu einem gewissen Grade ausschalten. Viel gefährlicher jedoch als diese die Bildqualität nicht ernstlich beeinträchtigenden groben Verschiebungen sind kleinste, mit bloßem Auge nicht wahrnehmbare Vibrationen, die sich von der Umgebung auf die Apparatur übertragen und bei stärkerer Optik das Bild völlig verschleiern. Bei all dem ist es nicht verwunderlich, daß verschiedene Arbeitsgruppen bei ein und demselben Objekt je nach Apparatur und äußeren Umständen zu ganz verschiedenen Ergebnissen kamen (Knisely, Peck und Hoerr; MacKenzie, Whipple und Wintersteiner).

Kniselys Originalapparatur (1936 a, Fig. 5) wurde in der Folgezeit mehrfach abgeändert, als Standardtyp gilt noch heute das sich durch besonders zweckmäßige Einzelteile und übersichtlichen Gesamtaufbau auszeichnende Quarzstabmikroskop von Peck und Hoerr (1951 a; Abb. 220). Das „vital microscope" von Hanzon und Holmgren (1949) und der Doppelstabilluminator von Loeser (1953) dürften sowohl schwerlich eine weitere Verbreitung finden, da Universalinstrumente nur selten den sehr individuellen Anforderungen der Praxis gerecht werden. Lichtleiter aus Kunststoff wurden bisher nur wenig benutzt (Williams, 1944; Tischendorf, 1960 a); ob sich die optischen und thermischen Eigenschaften des Quarzes in einem einzigen Kunststoff vereinigen lassen, bleibt abzuwarten. Die Lichtleitertechnik als solche ist sicher noch in mancher Hinsicht ausbaufähig (Knisely, 1954), besonders durch Einsatz der modernen Faseroptik (vgl. Jacobsen, 1964).

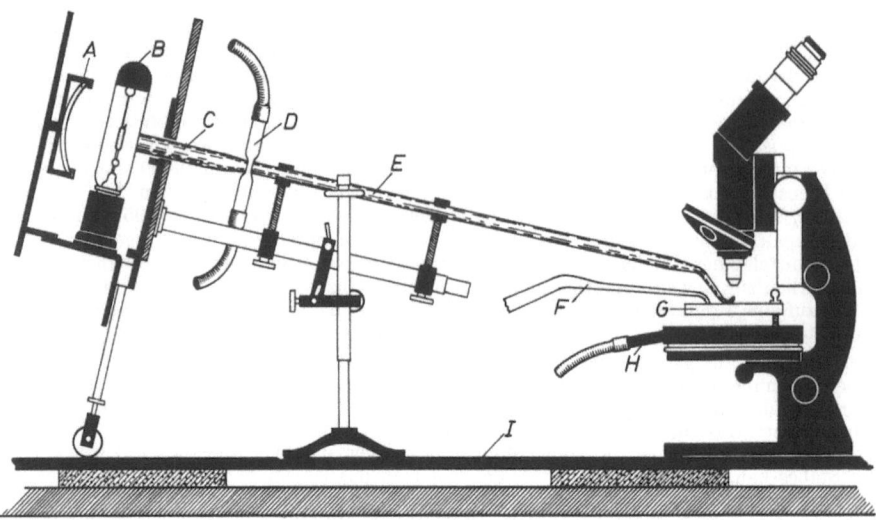

a

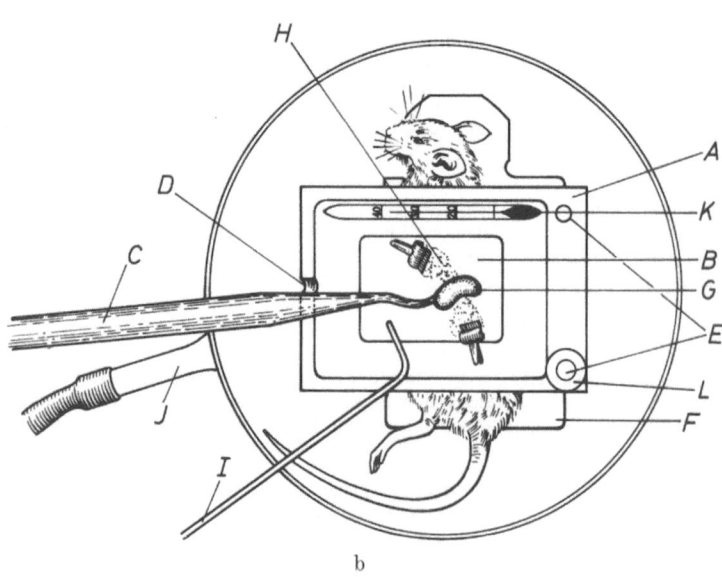

b

Abb. 220a u. b. Kniselyscher Quarzstab-Transilluminator zur Lebendbeobachtung der Milz nach PECK und HOERR (1951a). a Gesamtübersicht: *A* Konkavspiegel mit dem Brennpunkt in Höhe des Quarzstabes *C*; *B* 400—1000 Watt Mazda T-10 oder T-20 Projektionslampe; *C* $4 \times 1/2$ inch Quarzstab, am unteren Ende auf $5/16$ inch ausgezogen; *D* Lichtfilterröhre; *E* langer, massiver Quarzstab, am unteren Ende zu gewünschter Form und Größe ausgezogen; *F* Zuflußrohr für Ringerlösung aus dem Thermostaten zum Milztisch *G*; *H* auf dem Mikroskoptisch befestigte Auffangschale; *I* Eisen- oder Stahlplatte von 3×3 Fuß Kantenlänge und $1/4$ inch Dicke auf Schwammgummi-Unterlage. — b Milztisch mit Versuchstier (*Maus*): *A* Beobachtungstisch aus Lucit mit dünnem Celluloidboden *B*; *C* Quarzstab; *D* Abflußkerbe für Ringerlösung; *E* Tragpfosten für die Milzkammer; *F* isolierende Bakelit-Unterlage; *H* mit Klemmen befestigter Wattebausch, *I* Zuflußkanüle für Ringerlösung; *J* Auffangschale mit Abflußrohr; *K* Tauchthermometer; *L* Schraubenmutter zur Einstellung der Kammerhöhe. Aus TISCHENDORF (1960a)

2. Abschnitte der Milzblutbahn

(Gefäßschema der *menschlichen* Milz s. Abb. 221; vgl. Abb. 1)

a) Kapsel-Balkengefäße

Arterien

Bei der Nichtsäugermilz kann nur bedingt von Balkengefäßen gesprochen werden, da ihr ein dem der Säugermilz vergleichbares Trabekelgerüst meist abgeht (vgl. MURATA, 1959b; s. auch S. 168). Allenfalls besitzen die größeren hilusnahen Arterien verstärkte Bindegewebsscheiden (vgl. S. 162 ff.). Auch kapseleigene Gefäße fehlen in der Regel.

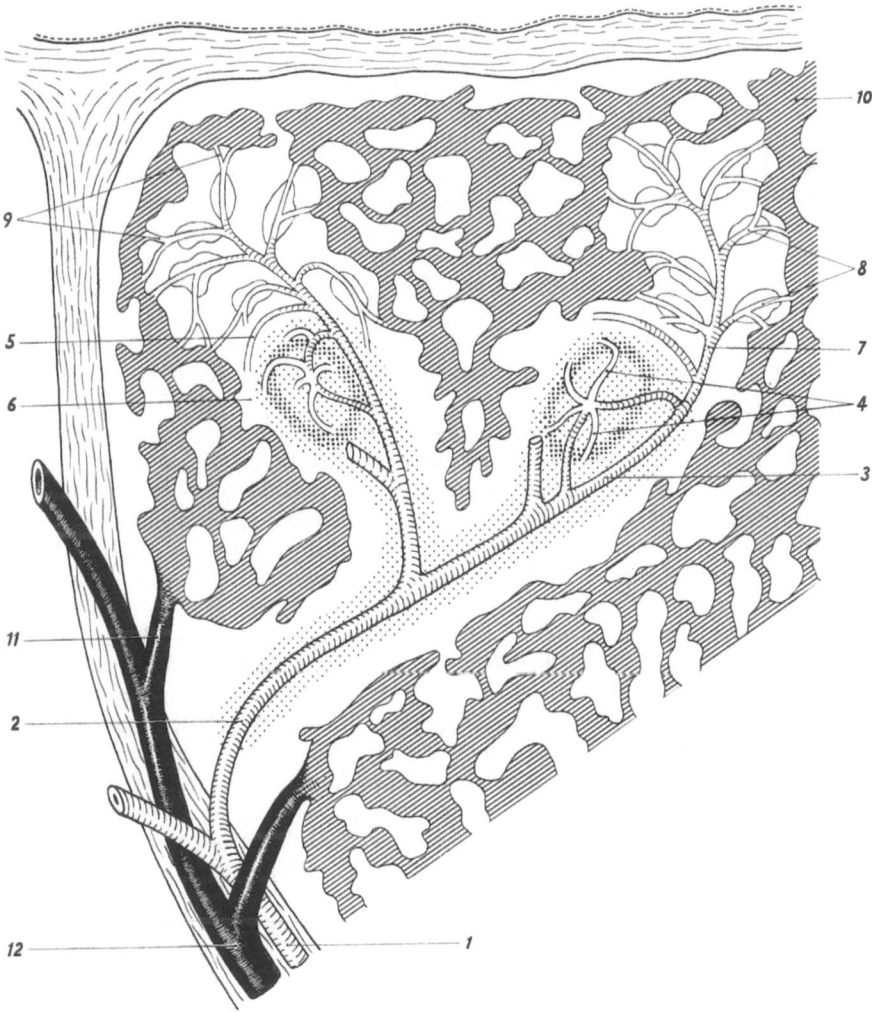

Abb. 221. Gefäßschema der *menschlichen* Milz. Nach einem Original von JUTTA KÖHLER (vgl. TISCHENDORF, 1958c, Abb. 4), umgezeichnet von A. TSCHINKEL, Köln (Arterien und arterielle Capillaren hell, Sinus schraffiert, Venen dunkel; lymphatisches Gewebe der weißen Pulpa punktiert, Capillarhülsen — wie das übrige Reticulum der roten Pulpa — unmarkiert ausgespart, jedoch umrandet). *1* Balkenarterie, *2* Lymphscheidenarterie, *3* Follikelarterie, *4* Follikelcapillaren, *5* Hofarterie, *6* Knötchenrandzone, *7* Pulpaarteriole, *8* Hülsencapillaren, *9* arterielle Endcapillaren, *10* Sinus, *11* Pulpavene, *12* Balkenvene

Fische. Die inmitten der Milzkapsel von *Torpedo* (Selachii) verlaufende, 98 μ starke Arterie ist keine eigentliche Kapselarterie, sondern eine den Umweg über die Kapsel nehmende Hilusarterie: „Gefäße, wie sie in der Kapsel anderer Fischarten von MÜLLER angetroffen wurden", kommen bei *Torpedo marmorata* und *T. ocellata* nicht vor (SCHLARB, 1953). Auch *Scyllium canicula* (Selachii; LOERBROKS, 1953) sowie *Leuciscus cephalis, Perca fluviatilis, Acerina cernua, Salmo gairdneri* und *S. trutta* (Teleostei) haben keine Kapselarterien (RUMYANTZEV, 1939; ZWILLENBERG, 1964).

Amphibien. Bei *Ambystoma* und *Salamandra* (Urodela) verlieren die Arterien kurz nach dem Eintritt in die Milz ihre Media und werden zu nur noch durch kollagene Fasern gestützten Endothelröhrchen. Bei *Pleurodeles* entwickelt sich um die größeren Arterienstämme der Milz ein nicht sehr breites, aber dichtes Längsfasergeflecht, dem — verglichen mit *Ambystoma* und *Megalobatrachus* — reichlich elastische Elemente beigemengt sind. Eine aktive Contractilität geht den Milzarterien von *Pleurodeles* ab, da sie im Gegensatz zu denen von *Ambystoma* und verschiedenen Anuren keine Ringmuskulatur besitzen (HARTMANN, 1926, 1933; vgl. NAKAJIMA, 1928, 1929 a, b). Bei *Xenopus* (Anura) entstehen die Balkenarterien aus der Aufteilung der vom Hilus gestreckt bis zur Organmitte ziehenden Hauptarterie, deren z. T. von der Kapsel stammende, dicke Adventitia sich beim Übergang auf die Balkenarterien zunehmend lymphocytär auflockert (STERBA, 1950). Die hilusnahen Milzarterien von *Hypogeophis, Ichthyophis* und *Siphonops* (Gymnophiona) zeigen über einer das Endothelrohr umschließenden Lage glatter Muskelzellen eine schmale elastische und eine breitere kollagene Membran, deren Ausläufer mit dem nur schwach entwickelten Stützgerüst des Organs in Verbindung treten (WEILACHER, 1933).

Sehr variabel ist der Wandbau der intralienalen Arterien bei den Sauropsiden. Während z. B. die *Schildkröte* über eine kräftige Muscularis und eine von der Kapsel mit Längsmuskulatur ausgestattete Adventitia verfügt, hat die *Ringelnatter* nur eine dünne Ringmuskelschicht (HOYER, 1892; zit. nach FERNER, 1940). Den Blutstrom regulierende Intimawülste aus längsverlaufenden glatten Muskelfasern und Bindegewebe besitzt der *Leguan* (*Basiliscus americanus*); sie treten vorwiegend an den Abgangsstellen der intralienalen Arterienäste oder kurz davor auf und ragen klappenartig in die Lichtung hinein (FERNER, 1940). Einige Notizen über die intralienalen Läppchen-Arterien von *Varanus niloticus* sowie *Lacerta muralis* und *L. viridis* finden sich bei McNEE (1931) bzw. DÜNZEN (1939). Beim *Huhn* begleiten Balkenscheiden die Gefäße ins Milzinnere (vgl. ROBINSON, 1926). In der Legeperiode sind Media und Adventitia der häufig geschlängelten intra- (und extra-) lienalen Arterien deutlich verdickt. Eine besonders breite, elastische Adventitia, eine Vermehrung der Gesamtelastica sowie eine stellenweise hochgradige Intimafibrose und Muscularis zeigen die Trabekelarterien (BENEKE, 1937). LEGAIT (1951; vgl. LACZKO, 1928) beschreibt an den Balkenarterien der Vogelmilz eine adventitielle Längsmuskulatur.

Bei der Säugermilz (TISCHENDORF, 1956 a, Lit., Abb. 4, 5, 21, 22; vgl. S. 169 ff.) verlaufen die in den Hilus eingetretenen Arterien zunächst gemeinsam mit den Venen, Lymphgefäßen und Nerven in den großen Gefäßbalken, bald jedoch trennen sie sich von den Venen und erhalten ihre eigene Balkenscheide. Die Balkenarterien zeichnen sich durch eine überaus kräftige Elastica interna und Muscularis aus [der Muskelgehalt gleichgroßer Organarterien bzw. -arteriolen steigt nach NISIMARU (1966) in der Reihenfolge: Gehirn - Niere - Leber - Milz]. Die im Verhältnis zur Lichtung ungewöhnlich starke Entwicklung der sekundären Gefäßwand deutet ebenso wie die Art des Einbaues in die Trabekel und die in kollabierten Milzen zu beobachtende korkzieherartige Schlängelung auf hochgradige Längen-

und Weitenschwankungen im Sinne eines den Zustrom zur Milzpulpa steuernden Drosselmechanismus. Wie sehr schon mäßige Weitenveränderungen der Balkenarterien den Blutzufluß und — in Zusammenwirken mit den Balkenvenen — das Milzvolumen beeinflussen, zeigt sich im Durchströmungsversuch (vgl. S. 118). Prädilektionsstellen für besonders hochgradige zeitweilige Verengerungen dürften zumindest bei den muskelkräftigen Milzen die Anfangs- und Endstrecken der Balkenarterien sein, liefert doch hier die Kapsel-Balkenmuskulatur zusätzliche Sphincteren, deren Kontraktion die Gefäßlichtung abklemmt. Daß sich der erste dieser beiden Engpässe am Abgang der Transversal- von den Hilusarterien (vgl. S. 479, 490), der zweite am Übergang von den Balken- zu den als Endarterien anzusehenden Pulpaarterien befindet, ist für die gröbere Blutverteilung innerhalb der Milz von großer Bedeutung.

Echidna (Monotremata) hat nur kurze Balkenarterien, die schon bald, von einer Adventitia umhüllt, in die Pulpa übertreten (BASIR, 1931/32). Beim *Igel* (Insectivora) besitzen die Balkenarterien eine starke eigene Wandung (HOEPKE, 1933), bei *Ratte* und *Maus* (Rodentia) sollen sie untereinander und mit den Pulpaarterien anastomosieren (MA, 1937). Bei der *Ratte* trennen sich die Milzarterien, ohne wie beim *Menschen* (vgl. HARTMANN, 1930) gemeinsame Gefäßbalken zu bilden, schon am Hilus von den Venen (HERRLINGER, 1938). Die unter Vitamin A-Mangel in den kollagenisierten Trabekeln der *Ratte*nmilz (über den normalen Bau s. GROSS, 1951) vereinzelt auftretenden Ansammlungen glatter Muskelzellen stammen offenbar von der Gefäßmuskulatur (GEBAUER, 1954a). Beim *Kaninchen* sind die Arterien mittels einer eigenen Adventitia in die recht kurze Balkenscheide (vgl. REISSNER, 1929: *Maus, Ratte, Meerschweinchen*; LAMBERTINI, 1931; UTTERBACK, 1944: *Maus, Ratte*) eingelassen; die Media ist sehr muskulös, die Elastica interna gut ausgebildet (v. HERRATH, 1935d).

TISCHENDORF (1960b) beschreibt im Hilusbereich der Milz eines gesunden, erwachsenen *Kaninchens* in der Kapselinnenzone eine arteriovenöse Anastomose des Typus IIA von BUCCIANTE (vgl. TISCHENDORF und CURRI, 1954; s. auch ASCHOFF, 1938b; CLARA, 1952). Der Schnittserie nach handelt es sich um die Verbindung eines der beiden ersten Äste einer Kapselarterie mit einer kleineren subcapsulären Vene und einer größeren Kapselvene. Der S-förmig gewundene intermediäre Abschnitt der typisch gebauten, dreigliedrigen Anastomose zeigt eine hochgradig epitheloid modifizierte Media. Die Fragen, die sich aus dem erstmaligen histologischen Nachweis einer echten arterio-venösen Anastomose in der Milz ergeben, werden ebenso diskutiert wie die funktionelle Bedeutung des derivatorischen Gefäßes. Eine pathologische Entstehungsursache scheidet dem ganzen Organbefund nach aus (Abb. 222, 223).

Beim *Hund* (Carnivora) liegen die Balkenarterien, von einer Adventitia aus kollagenen und elastischen Fasern sowie etwas Muskulatur umhüllt, zunächst mit den Balkenvenen, -Lymphgefäßen und -Nerven in einer gemeinsamen Balkenscheide (vgl. REISSNER, 1929). Schon vor Verlassen des Balkens verliert die Arterie ihre immer dünner gewordene Adventitia und liegt kurz vor dem Übergang in die Milzpulpa mit ihrer Media unmittelbar dem Balken an (v. HERRATH, 1935d). ROHEN (1958; vgl. WAGEMEYER, 1958) findet in der *Hund*emilz die arteriellen und die viel zahlreicheren venösen Trabekel zwar häufig getrennt angeordnet, lehnt aber die von MALL (1898, 1900) postulierten „Pulpakämmerchen" oder „Milzläppchen" — in deren Zentrum die Arterien und an deren Rändern die Venen verlaufen sollen — ebenso ab, wie ich es tue (vgl. TISCHENDORF, 1951, 1956a, c). Im Gegensatz zu den Balkenvenen besitzen die -Arterien eine eigene Adventitia, „die ein geordnetes, kollagen-elastisches Fasergerüst und somit eine bindegewebige Verschiebeschicht bei den Volumenschwankungen des Organs ... dar-

stellt" (ROHEN). Anders als die Venen bleiben die Arterien daher von den dem
jeweiligen Kontraktionszustand entsprechenden innergeweblichen Verschiebungen
des Muskelbalkens unberührt. DI MOLFETTA und MIGNANI (1956) deuten die am
Korrosionspräparat der *Hunde*milz im Trabekelbereich auftretenden Schnürfurchen als Abdrücke von Längs- und Quermuskelzügen der Arterienwand, und

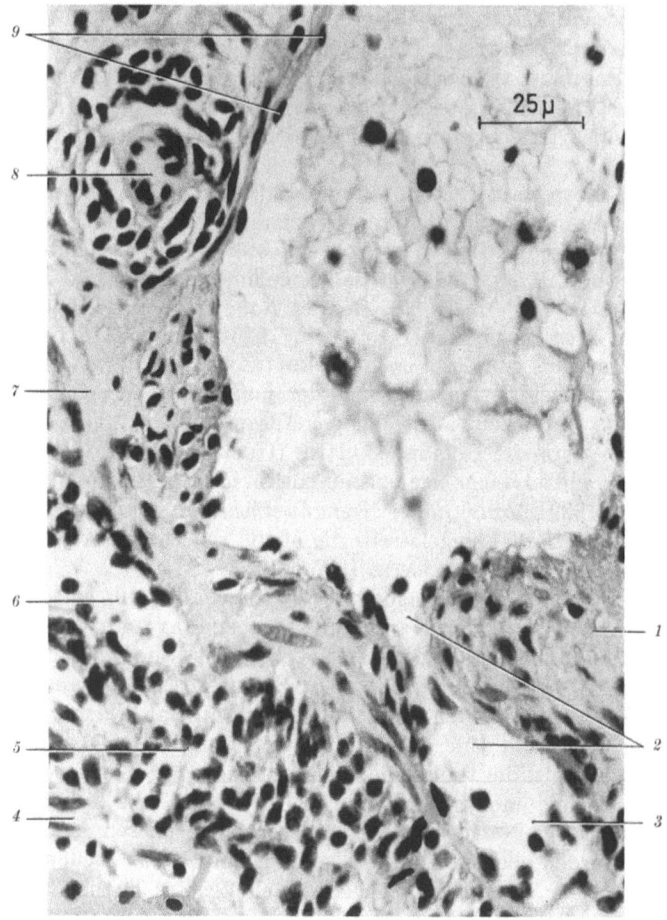

Abb. 222. Milz, *Kaninchen* (Trichloressigsäure-Formol, Paraffin 5 μ, Hämatoxylin-Eosin).
Aus einer Schnittserie des Hilusbereiches; Mikrophoto: *1, 7* Kapselgewebe; *2* Mündung der
arterio-venösen Anastomose; *3* Zusammenhang ihres venösen Schenkels mit einer subcapsulären Vene; *4* Speichenbalken; *5, 6* subcapsuläres Reticulum und Sinus der roten Pulpa;
8 intermediäres Segment der arterio-venösen Anastomose; *9* Endothelkerne einer größeren
Kapselvene. Nach TISCHENDORF (1960b)

GOGLIA (1961) beschreibt an den Balkenarterien weit in die Lichtung vorspringende,
spiralige Muskelleisten.

   Bei der *Katze* unterscheidet RIEDEL (1932; Verweis auf SCHWEIGGER-SEIDEL,
1863; BANNWARTH, 1891) Kapselscheiden- und Trabekelarterien, da die sog.
großen oder Gefäßtrabekel strenggenommen Kapseleinstülpungen darstellen. In
dieser ersten intralienalen Verlaufsstrecke ist die Arterie, abgesehen von der
eigentlichen Adventitia, noch durch einen lockeren Kollagenfasermantel von der
Wand der Kapselscheide und der benachbarten Vene getrennt. Diese Isolierung

ermöglicht eine unabhängige Kontraktion von Kapsel- und Arterienmuskulatur (vgl. KULTSCHITZKY, 1895). Die kollagenen Fasern der Adventitia umkreisen in gekreuzten Spiraltouren die Arterie; eine Anordnung, die mit der Gefäßlängs-dehnung zusammenhängt (vgl. BENNINGHOFF, 1930). Neben kollagenen Fasern enthält die Adventitia auch elastische, deren große Zahl RIEDEL (Verweis auf v. SCHUMACHER, 1900) mit der Dehnungs- und Kontraktionsfähigkeit der Milz er-klärt. Vom Grund der Kapselscheide aus streben die großen Trabekelgefäße ge-meinsam mit den Hauptverzweigungen des Balkengerüstes (vgl. REISSNER, 1929)

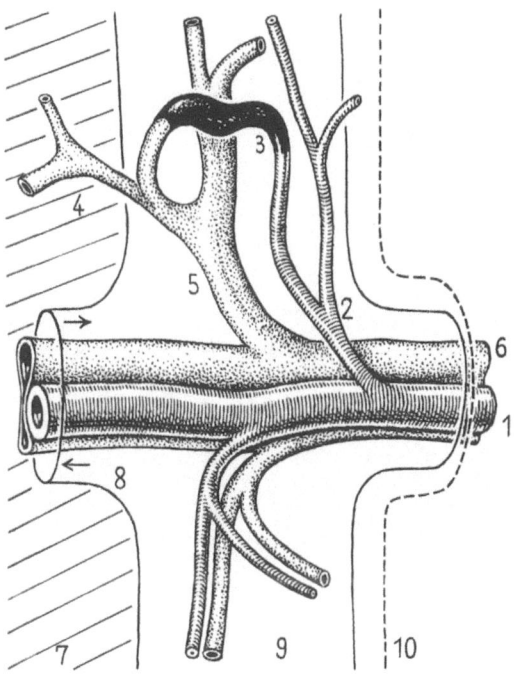

Abb. 223. Milz, *Kaninchen*. Gefäßschema des Hilusbereiches (gez. von JUTTA KÖHLER): *1* Seg-mentarterie; *2* Kapselarterie; *3* arterio-venöse Anastomose (arterielles Segment schraffiert, intermediäres schwarz, venöses punktiert); *4* subcapsuläre Vene; *5* Kapselvene; *6* Segment-vene; *7* Pars subcapsularis der roten Pulpa; *8* in das Kapsel-Balkensystem übergehende Gefäßscheide; *9* eigentliche Kapsel; *10* Serosaüberzug mit darunter liegender Subserosa. Nach TISCHENDORF (1960 b)

divergierend der gegenüberliegenden Organseite zu, wobei sich die Venen bald von den Arterien trennen (vgl. SNOOK, 1950, Fig. 4). Die letzteren geben im 1. Ver-laufsdrittel keine nennenswerten Äste ab; an der Grenze vom 2. und 3. Drittel verzweigen sie sich spitzwinklig in mehrere Äste, deren Endabschnitte bis dicht unter die Kapsel reichen. Im mittleren Drittel entspringen den Balkenarterien zahlreiche kräftige Äste, die wie die Endverzweigungen alsbald zu Follikeln in Be-ziehung treten (vgl. NISIMARU und STEGGERDA, 1932). RIEDEL (vgl. HARTMANN, 1930) unterscheidet an den Balkenarterien der *Katzen*milz 4 Schichten: 1. Intima, 2. muskelkräftige Media, 3. hauptsächlich aus kollagenen Fasern bestehende Ad-ventitia, 4. Trabekelscheide. v. HERRATH (1935d) bestätigt im wesentlichen die Angaben RIEDELs. Nach ihm ist die Adventitia der Balkenarterien bei der *Katze* ähnlich gebaut wie beim *Hund*; kurz vor Verlassen des Balkens liegt ihm die Arterie unmittelbar an.

Beim *Finn-, Blau-* und besonders beim *Seiwal* (Cetacea) haben die Balkenarterien eine so stark entwickelte Intima, daß man von Polsterarterien sprechen
kann. In die kräftige Ringmuskulatur der Media sind auch einige kollagene und
elastische Fasern eingestreut; die Elastica externa ist schwächer ausgebildet als die
Elastica interna. Die Adventitia der größeren Balkenarterien besteht hauptsächlich
aus kollagenen Fasern, die sich durch ihre lockere Anordnung und grobe Bündelung von denen des Balkens unterscheiden; die der kleinsten Balkenarterien läßt
sich nicht mehr gegen das Trabekelgewebe abgrenzen. Die ganz großen Balken
enthalten sowohl Arterien als Venen, die kleineren weit häufiger Arterien als

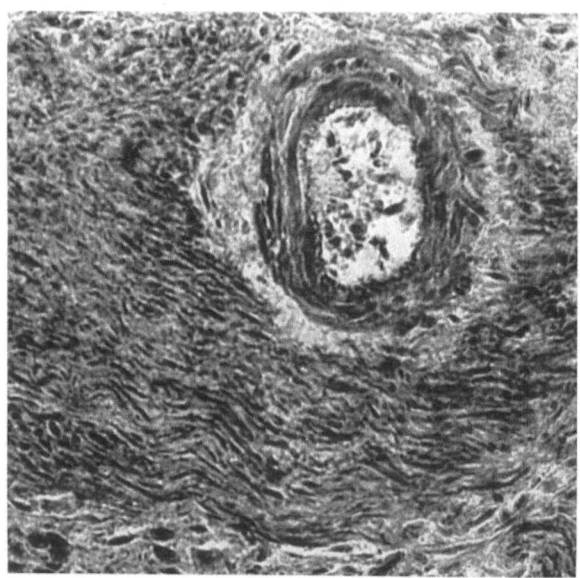

Abb. 224. Milz, *Delphin* (Paraffin 6 μ, Elasticafärbung nach v. VOLKMANN-STRAUSS; Vergr.
440×). Große Trabekelarterie. Nach ZWILLENBERG (1959)

Venen. Die Kapsel der *Wal*milz wird von zahlreichen Arterien durchzogen (ZWIL-
LENBERG, 1958). Beim *Delphin* treten als Kapselgefäße hauptsächlich Arterien
auf. Die dickwandigen Balkenarterien (Abb. 224) haben eine sehr breite, regelmäßig
begrenzte Intima und Media sowie eine im Vergleich zur Elastica interna äußerst
dünne Elastica externa. Die anfangs ziemlich breite Adventitia verschmälert sich
mit abnehmendem Kaliber der Balkenarterie so, daß die „relativ immer gleich
stark" bleibende Media schließlich unmittelbar an das Trabekelgewebe grenzt
(ZWILLENBERG, 1959).

Beim *Elefanten* (Subungulata) umschließt am Milzhilus zunächst eine einheitliche Balkenscheide die Arterie und die sich bald von ihr trennende Vene. Die
danach im Balken zurückbleibende Arterie ist im kollabierten Organ korkzieher-
artig geschlängelt, sehr muskelkräftig und mit einer starken Elastica ausgestattet.
Ihre Adventitia geht unmerklich in den Bindegewebssockel des Trabekels über
(Abb. 225). Länge und Weite des Arterienrohres können durch die gefäßeigenen
muskulös-elastischen Kräfte unabhängig vom Kontraktionszustand des Balkens
in weiten Grenzen geändert werden. Die zahlreichen, z.T. sehr großen Kapselarterien verlaufen in der Tiefe der Subserosa, dicht über der muskulösen inneren
Schicht der Milzkapsel (TISCHENDORF, 1953). KOHIRA (1960b), der diese Angaben

bestätigt, erblickt in den überaus zahlreichen und dickwandigen Trabekelarterien ein besonderes Charakteristicum der *Elefanten*milz.

Beim *Schwein* (Artiodactyla/Nonruminantia) verlaufen die Kapselarterien in der bindegewebigen äußeren Schicht der Milzkapsel. Am Hilus liegen Arterie und Vene, von einer kräftigen Adventitia umgeben, in einer gemeinsamen Balken-scheide (vgl. REISSNER, 1929). Kurz danach verliert die Vene ihre eigene Wand und umfaßt die Arterie samt Begleitnerven und -lymphgefäßen. Je mehr sich in der Folge die Arterie von der Vene trennt, um so tiefer gerät sie in den Balken hinein. Ihre Adventitia behält sie nach dem Austritt aus dem Balken nur noch so lange bei, bis der Nerv sie verläßt (v. HERRATH, 1935d). Da sich infolge der früh-

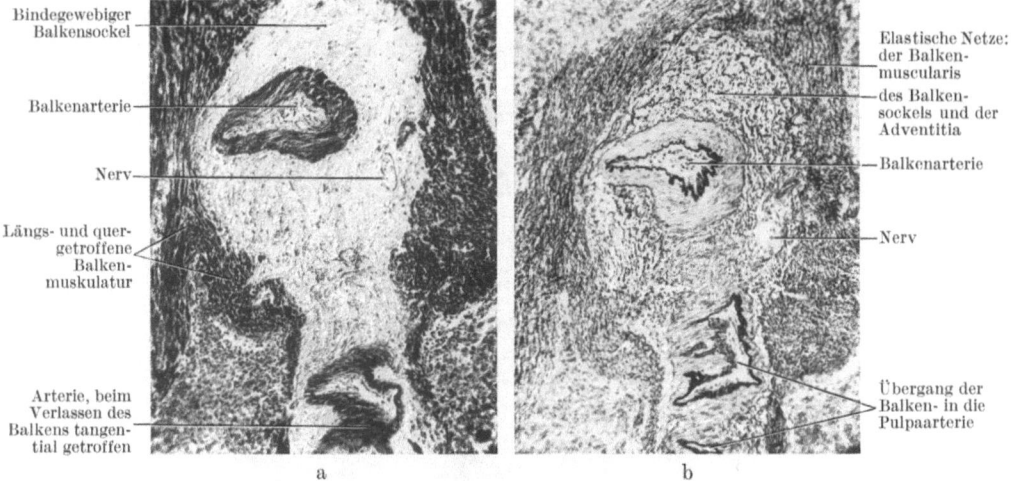

Abb. 225a u. b. Arterienbalken der *Elefanten*milz (aus einer 10 μ-Paraffinschnittserie). a Trichrom nach MASSON-GOLDNER, b Hämatoxylin-Orcein. Mikrophotos (Vergr. 94×, auf ²/₃ verkl.). Nach TISCHENDORF (1953)

zeitigen Trennung der Arterie von der Vene die Trabekel, die noch beide Gefäße zusammen beherbergen, peripherwärts rasch verlieren, ist die *Schweine*milz ziem-lich arm an diesen Gefäßbalken (TISCHENDORF, 1948b).

Beim *Nilpferd* (Hippopotamidae) bevorzugen nach TISCHENDORF (1958a) die Kapselarterien die tieferen Lagen der Subserosa und die höheren der Muscularis. Vom Milzhilus ab besitzen Arterien und Venen eine gemeinsame Balkenscheide. Da diese auffallend lange erhalten bleibt, bekommt man Arterienbalken nur selten und typische Venenbalken so gut wie nie zu Gesicht. Beim neugeborenen *Nil-pferd* reichen die Gefäßbalken (Abb. 226) weiter in die Organperipherie als beim erwachsenen. Die in der kollabierten Milz deutlich geschlängelten Balkenarterien teilen sich innerhalb der großen Gefäßbalken in je zwei allmählich auseinander-weichende, annähernd gleichstarke Äste, die etwas später die Achsen zweier kleinerer Gefäßbalken — manchmal auch je eines Gefäß- und eines Arterien-balkens — abgeben. Die Arterienwand ist infolge der anfänglich nur schwach ent-wickelten Muskulatur beim neugeborenen *Nilpferd* erheblich dünner als beim er-wachsenen (Abb. 227), durch die bereits erstaunlich kräftige Elastica interna und externa jedoch schon genau so deutlich in Intima, Media und Adventitia gegliedert wie bei voll ausgebildeten Arterien vom muskulären Typ. Die Adventitia der Balken-arterie geht sowohl beim neugeborenen wie beim erwachsenen Tier unmerklich in den kollagen-elastischen Balkensockel über, der nur eine schmale Zwinge um die

Arterie bildet. Nach außen folgt sogleich die muskulös-elastische Balkenwand, nach innen — die Arterie liegt stets exzentrisch im Balkenquerschnitt — die schon in mäßig entfaltetem Zustand erheblich weitere Balkenvene. Die in die Milzpulpa übertretende Balkenarterie schmiegt sich der Balkenoberfläche noch eine Zeitlang an und teilt sich unterdessen nochmals auf. Die daraus hervorgehenden, schon

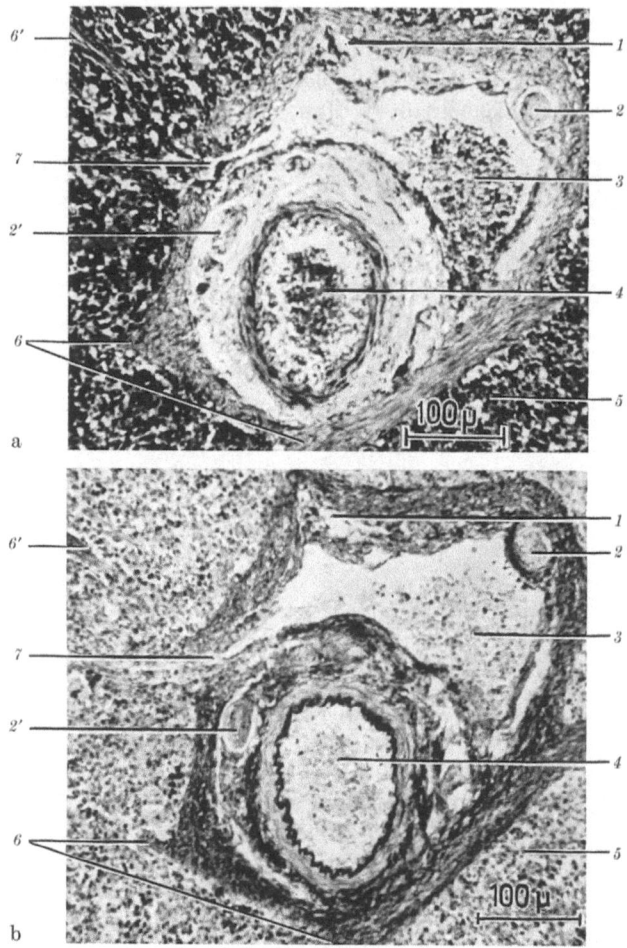

Abb. 226a u. b. Gefäßbalken; Milz, neugeborener *Hippopotamus* (Formol-Alkohol, Paraffin 10 µ; a Trichrom nach MASSON-GOLDNER, b Resorcinfuchsin-vanGieson nach HORNOWSKY). Mikrophotos: *1* Balkenlymphgefäß; *2, 2'* Nerven; *3* Balkenvene; *4* Balkenarterie; *5* peritrabeculäre Zone; *6, 6'* gefäßfreie Balkenausläufer; *7* Einmündung einer Pulpavene.
Nach TISCHENDORF (1958a)

beim neugeborenen Tier ziemlich stark geschlängelten Pulpaarterien haben den gleichen robusten Wandbau wie die Balkenarterien, deren Drossel- und Verteilerfunktion sie fortsetzen. Balken- wie Pulpaarterien zeigen beim erwachsenen *Nilpferd* eine deutliche Intimahyalinose, zu der sich bei den nachgeordneten Gefäßen noch degenerative Mediaveränderungen gesellen. Ein Altersmerkmal ist darin nicht zu erblicken, da die Milzgefäße ganz allgemein infolge ihrer besonderen funktionellen Inanspruchnahme schon früh Abnutzungserscheinungen aufweisen (vgl. LUBARSCH, 1927; HESSE, 1934b; ASCHOFF, 1937; OBIGER, 1940).

Bei *Rind* und *Schaf* (Ruminantia/Bovidae) sind Gefäß-, vor allem Venen-balken, nur in nächster Nähe des Milzhilus vorhanden, da die Gefäße — die Venen eher als die Arterien — schon bald ihre dünne Balkenscheide abstreifen. Beim *Schaf* ist die Gefäßscheide noch schwächer ausgebildet als beim *Rind* (vgl. REISSNER, 1929: auch *Ziege*). Wohl infolge des anfänglichen engen Kontaktes zwischen Arterie und Vene enthält die Adventitia der ersteren bei *Rind* und *Schaf* (wie auch bei *Hund* und *Schwein*) häufig Erythrocyten. Im Gegensatz zu anderen Säugern sind die intralienalen Arterien beim *Rind* und besonders beim *Schaf* ver-hältnismäßig weit und muskelschwach. Ihre anfangs recht kräftige Elastica ver-

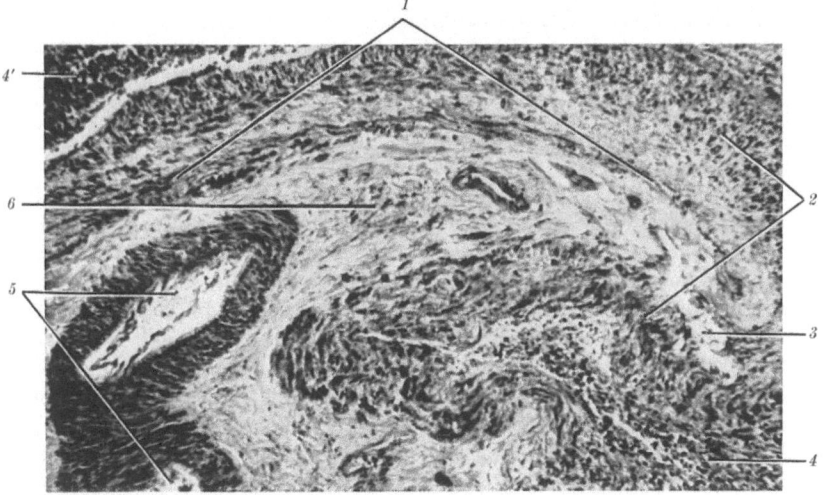

Abb. 227. Gefäßbalken; Milz, erwachsener *Hippopotamus* (Formol-Alkohol, Paraffin 10 μ, Trichrom nach MASSON-GOLDNER). Mikrophoto: *1* komprimierte Balkenvene; *2* muskulös-elastische Balkenwand; *3* Lymphgefäß; *4, 4'* peritrabekuläre Zone; *5* sich teilende Balkenarterie; *6* Nerv. Nach TISCHENDORF (1958a)

liert sich beim *Schaf* noch rascher als beim *Rind* (v. HERRATH, 1935d; vgl. TEHVER und GRAHAME, 1931). Nach VEREBY (1943) umgibt die am Hilus der *Schafs-* und *Rind*ermilz eingestülpte Milzkapsel Gefäße und Nerven mit einer ge-meinsamen Hülle. Die Arterie behält im Gegensatz zur Vene durch eine dicke Schicht lockeren Bindegewebes ihre Bewegungsfreiheit gegenüber dem Balken. Es trifft nicht zu, daß die Balkenarterien „bei Tieren, deren Trabekel reichlich glatte Muskulatur enthalten (*Pferd, Schwein, Rind, Hund* und *Katze*) . . . einer speziell gebauten adventitiellen Hülle entbehren" (HARTMANN, 1930). Die Arterien der genannten Milzen sowie der *Schafs*milz sind vielmehr — worin ich VEREBY (vgl. v. HAYEK, 1934, 1935; HARTWIG, 1949; BRINKMANN, 1958) recht geben muß — stets durch eine bindegewebige „Gleitschicht" von ihrer muskulösen Balkenhülle getrennt. Daß sich diese jedoch bei *Schaf* und *Rind* bis dicht vor die Malpighischen Körperchen erstreckt (VEREBY), kann ich nicht bestätigen: nach meinen Be-funden handelt es sich hier nicht mehr um Balken-, sondern schon um Pulpa-muskulatur (vgl. S. 246ff.).

Auch beim *Elch* (Ruminantia/Cervidae) sind die Balkenarterien durch eine mächtige Adventitia aus groben kollagenen und elastischen Fasern gegen die von dem stark muskulösen Balken ausgehenden Druck- und Zugkräfte abgeschirmt. Die auffallend dicke Media besteht aus spiralig angeordneten glatten Muskelzellen, die von zarten kollagenen und etwas stärkeren elastischen Fasern durchsetzt sind.

Die kräftige Elastica interna nimmt indirekt proportional zum Gefäßquerschnitt an Stärke zu, eine deutliche Elastica externa fehlt. Elastica interna, Media und Adventitia sind durch elastische Fasern untereinander und mit dem umgebenden Balkengewebe verbunden (BLUMENTHAL, 1952).

Über die Balkenarterien der *Giraffe* (Ruminantia/Giraffidae) s. TISCHENDORF (1956a, Abb. 21).

Beim *Pferd* (Perissodactyla) sind Arterienbalken viel häufiger als Venenbalken. Nach der frühzeitigen Trennung von der Vene liegt die Arterie samt den in ihre breite Adventitia eingebetteten Nerven und Lymphgefäßen in einer kräftigen Balkenscheide (vgl. REISSNER, 1929). Diese verdünnt sich rasch, sobald auch die Nerven abgezweigt sind. Die Balkenarterien der *Pferde*milz sind durchweg enger und muskelstärker als die der *Rinder*milz, die Elastica verhält sich jedoch ähnlich wie bei dieser (v. HERRATH, 1935d). Nach HARTWIG (1949) ist in der *Pferde*milz die Media der Hilusarterien stärker entwickelt als die der Balkenarterien; bei der Adventitia ist es umgekehrt. Die gut ausgebildete Elastica interna ist bei den Hilusarterien relativ weniger dick als bei den Balkenarterien. Diese liegen um so exzentrischer im Gefäßbalken, je mehr dieser in die Organmitte rückt. Auf die muskulöse Media der Balkenarterie folgt eine Lage grober elastischer Fasern, die jedoch nicht die Grenze zwischen Gefäß und Balken (HARTMANN, 1930), sondern die zwischen Media und Adventitia, d.h. eine Elastica externa darstellt. Die Adventitia besteht aus stärker gewellten Kollagenfaserbündeln sowie elastischen Fasern, die im Gegensatz zu denen des Balkens nicht longitudinal, sondern spiralig (vgl. BENNINGHOFF, 1930) verlaufen. Entgegen HARTMANNs Behauptung, die Konstruktion des muskulösen Balkennetzes mache eine besondere Verbindung zwischen Gefäß und Trabekel unnötig, bedarf das Gefäß „gerade in einem muskulösen Balken einer besonderen Adventitia" (HARTWIG; vgl. VEREBY, 1943), die den von außen angreifenden Kräften begegnet. Die im Mittel etwa die Hälfte der Gesamtwandstärke ausmachende Media ist bei jüngeren *Pferden* noch nicht so gut entwickelt wie bei älteren. Die relativ stärkste Media haben die Hilusarterien (Media: Gesamtwand = 1:1,4—1,2), bei Balkenarterien von 50 µ Wandstärke beträgt die Relation 1:2,4—1,7. Die kräftigen, zirkulären Muskelfasern der Media werden spiralig von elastischen und kollagenen Fasern umwunden. Die Balkenarterien besitzen eine äußerst starke Elastica interna, die neben längsverlaufenden Fasern auch spiralig und zirkulär angeordnete enthält. Elastica interna und externa nehmen im Verhältnis zur Gesamtwandstärke von der Hilusarterie zur Pulpaarteriole an Dicke zu, d.h. die Balkenarterien sind relativ elastischer als die Hilusarterien. Das besagt, daß der Blutstrom in den Balkenarterien und Pulpaarterien „vor sich einen erhöhten Widerstand findet, der durch den Sperrmechanismus der Hülsen sowie durch eine bereits prall mit Erythrocyten gefüllte Pulpa gegeben sein kann" (HARTWIG); die dadurch in den Arterien hervorgerufenen Längsspannungen müssen von Längssystemen der Elastica interna aufgenommen werden (vgl. BENNINGHOFF, 1930). Die elastischen Fasern der oft stark gewellten Elastica interna stehen ebenso wie die der Elastica externa mit dem elastischen Gerüst der Media, die elastischen Fasern der Adventitia mit denen des Balkens in Verbindung. Dieses „geschlossene System" garantiert die Aufrechterhaltung konstanter Strömungsverhältnisse. Neben den eigentlichen (funktionellen) Balkenarterien gibt es noch kleinere, der Ernährung des Balkens dienende (nutritive), die außer einer muskulösen Media nur eine schwache Elastica interna, jedoch keine Elastica externa und Adventitia besitzen.

Die Tierprimaten haben im allgemeinen nur wenige gefäßhaltige Milzbalken. Die Balkenarterien der *Affen*milz verzweigen sich häufig noch mit den Trabekeln. Die Elastica interna ist oft auffallend stark, „was sie meist, aber durchaus

nicht immer bleibt, wenn die Arterie den Trabekel verläßt und zur Pulpaarterie wird" (EBERL-ROTHE, 1960).

Beim *Menschen* (vgl. Abb. 232, 233) verlaufen die Arterien nur in der Nähe des
Milzhilus zusammen mit den Venen, Lymphgefäßen und Nerven in einer gemeinsamen Balkenscheide (vgl. GIESELER, 1965). Der *Neugeborene* verfügt über weit
mehr gefäßhaltige Trabekel als der *Erwachsene;* ihrem primitiveren Charakter
entsprechend haben auch Nebenmilzen (Abb. 228) einer gewissen Mindestgröße

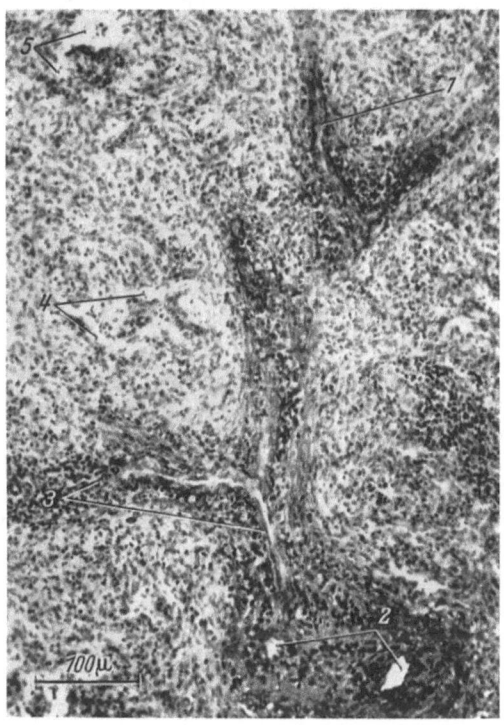

Abb. 228. Kleinkastaniengroße Nebenmilz eines 8jährigen *Knaben* (Formol-Alkohol, Celloidin-
Paraffin nach BACSICH 7,5 μ, Trichrom nach MASSON-GOLDNER). Mikrophoto: *1* kleine
Balkenarterie, *2* große Balkenarterien, *3* Balkenarterie im Übergang in Lymphscheidenarterie,
4 Sinus, *5* Pulpavene im Übergang in Balkenvene. Nach TISCHENDORF (1965)

(vgl. S. 43) relativ mehr Gefäßtrabekel als eine normale (Haupt-)Milz (TISCHEN-
DORF, 1965). Die sich bald von den Venen trennenden Arterien versorgen zentral die
„Milzläppchen" (MALL, 1898, 1900; vgl. u. a. ROBINSON, 1926, 1928 b, 1930; JÄGER,
1929; WARD, McNEAL und RAVID, 1929; HARTMANN, 1930; McNEE, 1931; MASSARI
und DE MARZO, 1956; KOHIRA, 1958 a, b), die beim *Neugeborenen* noch deutlich durch
Balkenvenen voneinander abgegrenzte, 0,5—1 mm große Bau- und Funktionseinheiten bilden (MARTIN, 1951). Ich selbst habe mich zumindest beim *Erwachsenen*
nicht von der Existenz der „Milzläppchen" überzeugen können.

Die Einscheidung der Milzarterien in schwer dehnbare Manschetten schließt
nach COLOMBI (1933) eine Rückwirkung des arteriellen Druckes auf das Organvolumen aus. v. HAYEK (1934, 1935) vergleicht das in den Gefäßscheiden der Milz
zwischen Arterienmedia und Balken eingeschobene, lockere adventitielle Gewebe
und seine Venen (vgl. AKILOVA, 1961) mit der venenführenden Verschiebeschicht
anderer Arterien. Nach v. HERRATH (1935d, 1958, Abb. 45; vgl. KLEMPERER,

1938, Fig. 8; BOLL, 1947) nimmt die aus mehreren Lagen glatter Muskelzellen bestehende Media der Balkenarterien peripherwärts allmählich ab. Das gleiche gilt für die unmittelbar unter dem Endothel beginnende, anfangs mehrschichtige Elastica interna und die viel schwächere Elastica externa. Media und Adventitia (vgl. KELLNER, 1962) enthalten von vornherein nur geringe Mengen elastischer Fasern. KOHIRA (1958a, b) findet die gefäßhaltigen Trabekel muskelreicher als die gefäßlosen. Die glatten Muskelzellen der Balken-(und Pulpa-)Arterien sind mit einem größten Durchmesser von etwa 8 μ fast doppelt so dick wie die der Trabekel. CAVALLI, CACCIARI und PISI (1960), CAVALLI, PISI, CACCIARI und ORLANDI (1961) sowie CAVALLI, CACCIARI, PISI und ORLANDI (1962) beschreiben an den Balkenarterien z.T. pathologisch veränderter *menschlicher* Milzen Blockierungsvorrichtungen in Form subendothelialer Längsmuskelwülste und die ganze Wand mit Ausnahme der Adventitia umfassender polypoider Polster sowie das Vorkommen arterio-venöser Anastomosen (vgl. D'ADDATO, 1963). Die Bestätigung dieser Befunde an einem größeren, normalen Vergleichsmaterial steht noch aus.

Daß die Balkenarterien — auch wenn es sich nicht immer um Sperrarterien sensu strictiori (vgl. TISCHENDORF und CURRI, 1954; s. auch S. 490) handelt — zum Totalverschluß befähigt sind, beweist das gelegentliche Vorkommen anämischer Milzinfarkte entsprechender Größe ohne nachweisbaren embolischen oder anderweitig obturierenden Prozeß (HENSCHEN und REISSINGER, 1928; SCHULZ, 1929; u.a.). Die bereits erwähnten, häufig schon im *Kindes*alter zu beobachtenden Abnutzungserscheinungen der intralienalen Arterien betreffen in Form der Intimahyalinose weniger die Trabekel-, als die Follikel- und kleineren Pulpaarterien (HESSE, 1934b; vgl. HIGUCHI, 1930; SPRINGORUM, 1933; v. HERRATH, 1958; u.a.); sie stehen in ursächlichem Zusammenhang mit der Ausbildung der sog. Fleckenmilz (vgl. SPIER, 1931; u.v.a.). Zusammenfassende Angaben (Lit.) über das Verhalten der Balkenarterien unter pathologischen Bedingungen finden sich u.a. bei LUBARSCH (1927), KLEMPERER (1938), CREMER (1948), GELIN (1954), ROTTER und BÜNGELER (1955); s. auch CHENDEROVITCH und CAROLI (1956).

Venen

Bei den Nichtsäugern ist über die Kapsel-Balkenvenen — soweit überhaupt von solchen gesprochen werden kann — nur wenig bekannt.

Fische. Die bei *Torpedo marmorata* und *T. ocellata* (Selachii) entlang der Kapsel verlaufende große Vene ist keine eigentliche Kapselvene, sondern eine den Umweg über die Kapsel nehmende Hilusvene. Diese äußerst dünnwandige „Randvene", von der zahlreiche Äste ins Milzinnere abgehen, bildet im aufgelockerten Innenteil der Kapsel von Kollagenfasern eingefaßte, erythrocytenerfüllte Hohlräume (SCHLARB, 1953). Auch bei *Scyllium canicula* sowie den Teleosteern *Leuciscus cephalis, Perca fluviatilis, Acerina cernua* (RUMYANTZEV, 1939), *Salmo gairdneri* und *S. trutta* (ZWILLENBERG, 1964) wird nichts von Kapsel oder Balkenvenen erwähnt.

Amphibien. Bei *Ambystoma* und *Salamandra* (Urodela) bestehen die Milzvenen schon dicht innerhalb des Milzhilus nur noch aus endothelialen, durch Kollagenfasern gestützten Röhren. Das elastische Gewebe verschwindet im Gegensatz zur *Frosch*milz schon außerhalb des Hilus. Bei *Pleurodeles* enthalten nur die größeren, zur V. lienalis zusammenfließenden Venenäste neben den kollagenen Fasern auch elastische, die überdies viel feiner und spärlicher sind als bei den Arterien (HARTMANN, 1926, 1933; vgl. NAKAJIMA, 1928, 1929a, b). *Xenopus* (Anura) nimmt in gewissem Sinne die Verhältnisse bei den Sauropsiden vorweg, indem die Venen netzförmig die Milz umspannen (STERBA, 1950). Ein solcher, teils intra-, teils extracapsulärer Venenplexus findet sich u.a. beim *Leguan* (FERNER, 1940) sowie bei der *Eidechse* (DÜNZEN, 1939), *Schildkröte* (HARTMANN, 1930) und *Taube* (KRAUSE, 1923). Wie *Basiliscus americanus* (FERNER) haben auch *Lacerta muralis* und *L. viridis* (DÜNZEN) äußerst dünnwandige Venen. Selbst die unmittelbar in die V. lienalis mündenden Venen verstärken ihre Wand erst in nächster Nähe der Kapsel. Die im Organinneren radiär dem Hilus zustrebenden Venen bilden um die größeren Arterien kräftige Ringplexus. Am Hilus ist die Kapsel fest mit den Gefäßen verbunden. Die besonderen Verhältnisse der Vogelmilz sind bei LEGAIT (1951) beschrieben. Wie bei den Cheloniern (*Emys, Testudo*) enthält die Milzkapsel auch bei vielen Vögeln venöse Lacunen, die mit denen der roten Pulpa kommunizieren (LORETI, 1967).

Unter den Säugern besitzt der *Igel* (Insectivora) Balkenvenen von 300 bis 450 µ Durchmesser, die über 30 µ breite Stigmata mit den von verschiedenen Seiten herantretenden Milzsinus kommunizieren (HOEPKE, 1933). Die Balkenvenen des *Maulwurfs* entstehen aus dem Zusammenfluß größerer Pulpa- bzw. Sammelvenen (SNOOK, 1950). Bei der *Fledermaus* (Chiroptera) gelangt das Blut der Milzpulpa ohne Vermittlung von Pulpavenen durch weite Stigmata direkt in die zu Beginn etwa 40 µ und in Hilusnähe etwa 70 µ breiten Balkenvenen (HOEPKE, 1933). Nähere Angaben über die Balkenvenen und -arterien der Edentatenmilz (*Myrmecophaga tridactyla, Tamandua tamandua, Choloepus hoffmanni, Chaetophractus villosus, Euphractus sexcinctus, Zaedius pichi, Cabassous lugubris*) finden sich bei CLAUSSEN (1968).

Bei der *Ratte* (Rodentia) verlaufen die in je zwei gleichgroßen Ästen in stumpfem Winkel dem Hilus zustrebenden Balkenvenen getrennt von der ungefähr in der Winkelhalbierenden ziehenden Balkenarterie. Die Balkenvenen entstehen dadurch, daß sich eine Pulpavene einem Balken anlegt und von ihm umschlossen wird (HERRLINGER, 1938; vgl. UTTERBACK, 1944: *Maus, Ratte*). Nach Zahl und Ausbildung nehmen die Gefäßbalken der *Ratte* eine Mittelstellung zwischen denen des *Meerschweinchens* und der *Maus* ein (REISSNER, 1929); bei der neugeborenen *Maus* sind die Gefäßbalken sehr selten (SALLER, 1931). Über die Topographie der Balkenvenen der *Mäuse-* und *Ratten*milz unterrichten Abb. 2 und 3 von SNOOK (1950). Beim lebenden Tier ist (unter dem Quarzstabmikroskop) der Verlauf der größeren Trabekel an dem der Balkenvenen zu erkennen. Während die vorgeschalteten Pulpavenen unterschiedlich zellreiches Blut enthalten, führen die größeren Balkenvenen gleichmäßig gemischtes Blut (KNISELY, 1936b, Fig. 8: *Maus*).

In der *Kaninchen*milz steht der Balken bei weitem nicht so stark im Dienst des Gefäßsystems (vgl. LEWIS, 1957) wie in der *Hunde-* oder *Katzen*milz: Nur in Hilusnähe gibt es einige Balkenvenen; im Organinneren fehlen sie (vgl. LENTZ, 1952). Die die Milz verlassenden Venen verlaufen z.T. längere Zeit unter der Kapsel in einer von dieser und dem Balken gebildeten Scheide. Diese — wie alle Balkenvenen — zunächst wandungslose „subcapsuläre Balkenvene" erhält durch entsprechende Umbildung des zentralen Teils der Balkenscheide hiluswärts zunehmend eine Media, während der periphere Teil zur Adventitia wird (v. HERRATH, 1935d). Daneben besitzt die *Kaninchen*milz auch echte Kapselvenen (TISCHENDORF, 1960b).

Beim *Hund* (Carnivora) heben sich die zahlreichen Venenbalken durch ihre eckig-gebuchteten Umrisse (vgl. SNOOK, 1950, Fig. 6) deutlich von den übrigen Trabekeln (vgl. REISSNER, 1929) ab. Die in Hilusnähe noch über eine Media und eine mehrschichtige Elastica verfügenden Venen verlieren bald ihre sekundäre Gefäßwand und laufen, früh von der Arterie getrennt, als bloße Endothelrohre im Balken weiter. Bei der Entleerung der Balkenvenen verschließt der Balken durch seine Kontraktion zunächst deren Stigmata und preßt danach das Blut

— wie die starke Balkenmuskulatur, die kräftige Elastica und der rasch zunehmende Durchmesser der Venen zeigen — mit großer Intensität und Schnelligkeit hiluswärts heraus. Die zu Beginn, bei Aufnahme der Vene, vorwiegend abriegelnde Funktion des Balkens geht in dem Maße in eine peristaltische über, wie sich die Balkenvenen zu größeren Stämmen vereinigen (vgl. LI, GARVEN und MOLE, 1929; LEWIS, 1957) und schließlich eine eigene Wandung bekommen. Der erschlaffende Balken gibt die Stigmata wieder frei, und der durch sein Nachgeben in dem entleerten Gefäß entstandene Unterdruck saugt das Blut erneut aus der Milzpulpa in die Balkenvene (v. HERRATH, 1935d). Bei den Milzen mit engen Stigmata Malpighii (*Hund, Katze, Mensch*) gelangt das bei der Erythrocytenspeicherung abgefilterte Blutplasma hauptsächlich über die V. lienalis in die Leber. Daß die kreisende Blutmenge des *Hundes* nach Leberausschaltung durch Plasma- und nach Splenektomie durch Blutkörperchenentzug abnimmt (NAEGELI und DERRA, 1935; vgl. KNOPP, 1954), spricht dafür, daß „Balkenvenensystem und Lymphbahnen nach Umfang und Länge antagonistisch entwickelt" sind (v. HERRATH, 1958).

Nach ROHEN (1958; vgl. WAGEMEYER, 1958) konvergieren in aufgehellten Dickschnitten (200—500 μ) der *Hunde*milz die kleineren, gefäßlosen Trabekel radiär-senkrecht auf die Balkenvenen, so daß im Querschnitt ein sternförmiges Bild entsteht. Wie sich an experimentell kontrahierten und dilatierten *Hunde*milzen zeigen läßt, sind bei maximaler Entspeicherung die Lichtungen der Balkenvenen weitgehend verschlossen, die Trabekel verdickt und die Pulparäume blutleer. Setzt nach erfolgter Speicherung eine Milzkontraktion bzw. Entspeicherung ein, so werden die Balkenvenen durch die radiär angreifenden Muskelzüge erweitert und durch Zunahme des Abflußvolumens die Pulparäume entleert. Dabei strömen zuerst die körperlichen Elemente des Blutes ab [genau wie beim *Menschen* im Verblutungstod Sinus und Reticulum der maximal kontrahierten Milz nur noch Plasma, Pulpa- und Balkenvenen dagegen erythrocytenreiches Blut enthalten (HERRLINGER, 1950a)]. Mit Abklingen der Entspeicherung verringert sich das venöse Abflußvolumen, und die Lichtungen der Balkenvenen werden zunehmend kleiner, bis schließlich wieder der Ausgangszustand erreicht ist. Die Regulation der Organdurchblutung erfolgt also über eine Verstellung der Venenlumina, und es ist nur folgerichtig, daß bei der Arbeitshypertrophie der *Hunde*milz (vgl. v. HERRATH, 1939b, c, 1955, 1958) in erster Linie die Venenbalken, d.h. die funktionell wichtigsten Abschnitte, betroffen sind.

Bei der *Katze* entsprechen nach ROBINSON (1926, 1928b, 1930) die kleineren, mit den benachbarten Pulpavenen kommunizierenden (vgl. KNISELY, 1936b; LEWIS, 1957) Balkenvenen den interlobulären Venen von MALL (1898, 1900). Sie bestehen lediglich aus einem dem Balkengewebe anfangs nur einseitig anliegenden Endothelrohr, erst in Hilusnähe kommen eine dünne Media und Adventitia hinzu. „Emptying of the spleen is largely brought about by a contraction of the trabecular framework which by virtue of its attachement to the walls of the veins pulls them open and at the same time compresses the pulp." Auch RIEDEL (1932), der neben ROBINSON vor allem KULTSCHITZKY (1895) zitiert, sieht die Pulpavenen sich zunächst nur einseitig an das Balkengerüst anlehnen (vgl. SNOOK, 1950, Fig. 4). Danach werden sie, wenn auch oft nur ein kurzes Stück, vom Balken umschlossen und gelangen bald in die gemeinsame Kapselscheide. Arterien und Venen können im Balken eine Strecke weit gemeinsam verlaufen, oder auch gleich nach Verlassen der Kapselscheide getrennte Wege gehen. Da der arterielle Zustrom zur Milz einigermaßen konstant ist, setzen stärkere Füllungsgrade eine Beschränkung des venösen Abflusses voraus, die jedoch nie so weit geht, daß die Durchströmung des Organs völlig unterbrochen würde. Bei der Entleerung der Milz wird der flüssige Organinhalt durch die Kompression des Parenchyms über die durch den seitlichen Muskelzug offengehaltenen Balkenvenenanfänge in das zentrale Venensystem überführt und unter zweckmäßiger Regulation der Venenweite in den Kreislauf abgegeben.

Nach v. HERRATH (1935d) hat die *Katzenmilz* mehr Balkenvenen als jede andere Milz. Der mittlere Venenbalken erscheint „wie eine Radnabe inmitten der Speichen", da — ganz ähnlich wie beim *Hund* (vgl. ROHEN, 1958) — zahlreiche kleinere Trabekel radiär und senkrecht zur Verlaufsrichtung von ihm abzweigen. Wie beim *Hund* unterstützen auch bei der *Katze* die zahlreichen, muskulösen Venenbalken (vgl. REISSNER, 1929) aktiv die Entleerung des Organs; allerdings arbeitet bei der *Katze* wegen der fast ausschließlich längsgerichteten Muskulatur der Venenbalken weniger peristaltisch, sondern er verkürzt und erweitert sich, und zwar um so mehr, je weiter die Vene und je (relativ) dünnwandiger der Balken hiluswärts wird. Die radiär an ihn herantretenden Trabekel regeln aktiv die Weite der Balkenvene. Diese Erweiterung saugt, die gleichzeitige Verkürzung schiebt die Blutsäule hiluswärts. Beim Erschlaffen des Balkens tritt ein Sog auf, der das Blut aus den Pulpa- in die Balkenvenen einströmen läßt.

Beim *Finn-*, *Blau-* und *Seiwal* (Cetacea) enthalten die großen Trabekel sowohl Venen wie Arterien; reine Venenbalken sind selten. Die größten Balkenvenen haben eine eigene Wand; die kleineren, die sich meist seitlich einem Balken anschmiegen, bestehen nur aus einem Endothelrohr. Kapselvenen sind im Vergleich zum *Delphin* reichlich vorhanden (ZWILLENBERG, 1958). Beim *Delphin* verlaufen die Balkenvenen nicht immer in einer gemeinsamen Balkenscheide zusammen mit den -Arterien, sondern vielfach auch getrennt von ihnen in eigenen Venenbalken. Die Wand der exzentrisch im Balken angeordneten kleinen und mittleren Venen wird nur von Endothel gebildet (ZWILLENBERG, 1959).

Beim *Elefanten* (Subungulata) umschließt am Milzhilus eine gemeinsame Balkenscheide die Arterie und die um ein Vielfaches weitere Vene. Ehe sich diese völlig von der Arterie trennt, lagert sie sich noch eine Strecke weit dem Arterienbalken außen an. Der nach der endgültigen Ablösung sich formierende Venenbalken ist viel dünner als die übrigen Balken und nimmt in kurzen Abständen fast rechtwinklig die meist wenigstens an einer Seite schon durch eine zarte Balkenscheide versteiften Pulpavenen auf. Die Milzkapsel enthält in der inneren Subserosa zahlreiche größere Venen. KOHIRA (1960b) bestätigt diese Angaben von TISCHENDORF (1953).

Beim *Schwein* (Artiodactyla/Nonruminantia) findet man die spärlichen Gefäßbalken außer am Milzhilus nur in der Organmitte (vgl. REISSNER, 1929; TISCHENDORF, 1948b). Die im Vergleich zum Venenlumen viel zarter als bei *Hund* und *Katze* ausgebildeten Venenbalken sind etwa so zahlreich wie beim *Menschen*. Die Vene verliert noch in der Nähe des Hilus ihre sekundäre Gefäßwand und lagert sich mit ihrem Endothel unmittelbar dem Balken an. Der feinste Venenbalken begleitet sie, sich allmählich verjüngend, noch eine weite Strecke. Nach Verlassen des Balkens verzweigt sich die Vene nach allen Seiten. Im Gegensatz zu *Hund* und *Katze* übt beim *Schwein* der dünne Venenbalken an den weiten Venenmündungen keine Riegelfunktion aus; diese fällt hier der Pulpamuskulatur zu. Zur Entleerung der Balkenvene verkürzt sich der Balken kraft seiner Längsmuskulatur und erweitert zugleich die Venenlichtung. Der große Durchmesser der hilusnahen Balkenvenen und ihre kräftige Elastica sprechen für die rasche Beförderung großer Blutmengen. Zur Füllung und Entleerung des venösen Systems, d.h. zur Öffnung und Schließung der langen, dünnen Pulpa- und Balkenvenen, bedarf es der aktiven Mitwirkung der Pulpamuskulatur (vgl. TISCHENDORF, 1951). Bei der künstlichen Leerspülung der Milz muß diese Vorarbeit durch eine passive

Füllung der Venen ersetzt werden (v. HERRATH, 1935a, d; TISCHENDORF, 1948b, 1951).

Beim *Nilpferd* (Hippopotamidae) sucht man isolierte Venenbalken vergeblich, da Arterien und Venen ungewöhnlich lange eine gemeinsame Balkenscheide benutzen. Die Balkenvenen sind schon in mäßig entfaltetem Zustand erheblich weiter als die -Arterien; mit abnehmender Balkengröße wird dieses Mißverhältnis immer auffälliger. Die dünne Wand der größeren Balkenvenen hat eine unverhältnismäßig starke Elastica. Zu den spärlichen, schon beim neugeborenen Tier vorhandenen subendothelialen Längsmuskelzügen kommen beim erwachsenen noch einige schmale, mehrfach unterbrochene Ringmuskellagen und eine schwache

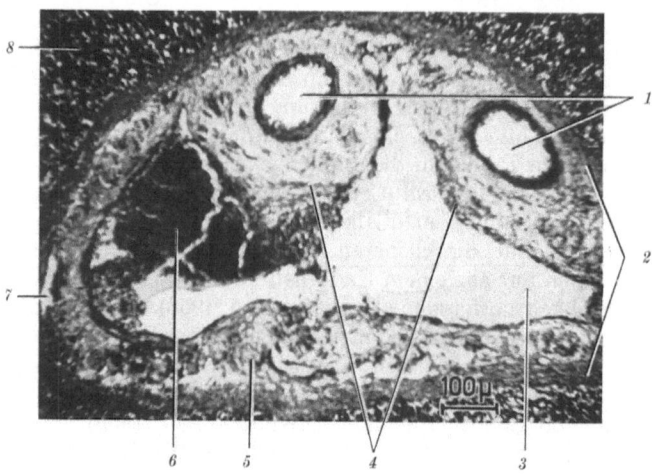

Abb. 229. Gefäßbalken; Milz, neugeborener *Hippopotamus* (Formol-Alkohol, Paraffin 10 μ, Trichrom nach MASSON-GOLDNER). Mikrophoto: *1* Balkenarterien, *2* muskulös-elastische Balkenwand, *3* Balkenvene, *4* in deren Lichtung vorspringende Polster, *5* Nerv, *6* zurückgestautes Venenblut, *7* herantretende Pulpavene, *8* peritrabekuläre Zone. Nach TISCHENDORF (1958a)

adventitielle Längsmuskulatur. Die Balkenvenen fungieren insofern als Sperrvenen, als die Balkenaußenmuskulatur eine zusätzliche Adventitialmuskulatur darstellt und die zu einer „richtigen" Sperrvene (vgl. TISCHENDORF und CURRI, 1954) gehörenden intimalen Längs(muskel)wülste gewissermaßen durch die Balkenarterien ersetzt werden. Da nämlich deren muskelstarke Wand dem Druck der Balkenmuskulatur widersteht, werden sie samt dem darübergelegenen Gewebe in toto in die nachgiebige Balkenvene hineingepreßt. Dieser „Pelottenmechanismus" (Abb. 229), der den Blutstrom in den Balkenvenen zeitweilig völlig unterbrechen kann, steht vielleicht mit der „amphibischen" Lebensweise von *Hippopotamus* in Zusammenhang (TISCHENDORF, 1958a).

Bei *Rind* und *Schaf* (Ruminantia/Bovidae) enthält die Kapselaußenzone reichlich Venen (vgl. TEHVER und GRAHAME, 1931). Im Organinneren fehlen Gefäß-, besonders Venenbalken außerhalb der Hilusregion völlig (vgl. REISSNER, 1929: auch *Ziege*). Nach Verlust der gemeinsamen Gefäßscheide liegt die Vene der Arterienadventitia noch eine kleine Weile breit an und soll dabei mit deren Lymphspalten kommunizieren(?). Mehr noch als beim *Schwein* übernimmt bei *Rind* und *Schaf* die Pulpamuskulatur die Funktion des fehlenden Venenbalkens (v. HERRATH, 1935d; s. auch TISCHENDORF, 1951). Auch VEREBY (1943) vermißt in der *Schafs-* und *Rind*ermilz die Venenbalken. Innerhalb der nur 1—2 cm langen gemeinsamen Gefäßscheide ist die Venenwand bis auf die der Arterie zugekehrte Seite fest mit dem eingestülpten Kapselteil verwachsen (vgl. BRINKMANN, 1958). An den Ursprüngen der in rechtem Winkel den Venenstamm verlassenden Seitenzweige (vgl. LEWIS, 1957) ist die Wand durchlöchert und setzt sich noch eine kurze Strecke auf die größeren Seitenzweige fort, die aber alsbald nur noch aus einem durch wenige kollagene und elastische Fasern verstärkten Endothelrohr bestehen (vgl. SNOOK, 1950, Abb. 9).

Wie bei den vorgenannten Species enthält auch beim *Elch* (Ruminantia/ Cervidae) die Kapselaußenzone zahlreiche Venen. Sie sind ähnlich gebaut wie die sehr spärlichen Balkenvenen, die unmittelbar in das Trabekelgewebe eingelassene Endothelrohre darstellen (BLUMENTHAL, 1952). Die großen hilusnahen Gefäßbalken der *Giraffen*milz (Ruminantia/Giraffidae) (Abb. 230) zeigen erstaunlich

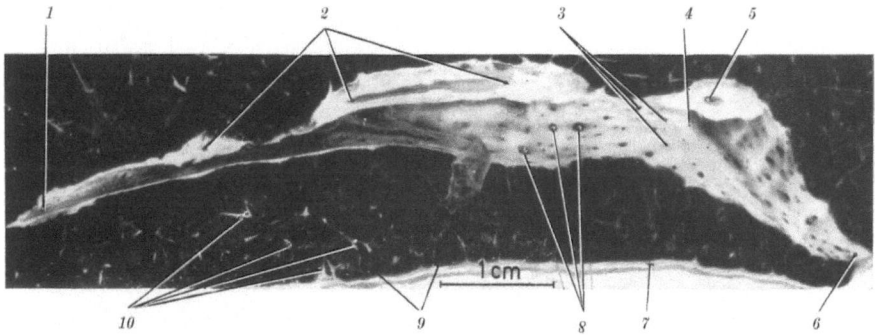

Abb. 230. Milz, *Giraffe*. Hilusnaher Gefäßbalken mit längsgetroffener großer Balkenvene. Auflichtphoto: *1* Venenbalken; *2, 5* Balkenarterie; *3* einmündende Pulpavenen; *4* Teilungssporn der Balkenvene; *6* Hilus-Gefäßbalken; *7, 9* zweischichtige Kapsel; *8* einmündende kleine Balkenvenen; *10* kleine Trabekel. Nach TISCHENDORF (1956a)

regelmäßig angeordnete Durchbrüche der Venenwand (Stigmata Malpighii), die von einmündenden kleineren Balken- und Pulpavenen herrühren (TISCHENDORF, 1956a).

Beim *Pferd* (Perissodactyla) schreiben TEHVER und GRAHAME (1931) sowie v. HERRATH (1935d) der Kapselaußenzone einen noch größeren Venenreichtum zu als beim *Rind*. HARTWIG (1949) dagegen lehnt für die *Pferde*milz die Existenz von Kapselvenen (mit Ausnahme der nur der Ernährung dienenden) ab; denn histologisch seien sie von Lymphgefäßen nicht zu unterscheiden und überdies unklarer Herkunft. Venenbalken sind beim *Pferd* nur spärlich vorhanden (vgl. REISSNER, 1929). Zwar neigen schon die mittleren Pulpavenen, besonders wo sie in die nächstgrößeren münden, zur Anlagerung an den Balken (vgl. SNOOK, 1950, Fig. 8), aber dieser schließt sich erst sehr spät zum Venenbalken. Dicht vor dem Hilus erhält die Balkenvene eine eigene, dünne Wand. Die einzige Aufgabe der kurzen, schwachen Venenbalken und der an sie herantretenden kleineren Trabekel erblickt v. HERRATH (1935d) darin, die Venen zu öffnen und das Blut aus der Pulpa anzusaugen. Die Vergrößerung der Milz nach Nahrungsaufnahme erklärt sich bei den Species mit weiten Stigmata Malpighii (*Pferd, Rind, Schaf* usw.) durch ein „venöses Pendel zwischen Leber und Milz" (v. HERRATH, 1958; s. auch S. 114, 486).

Bei den Tierprimaten legen sich die großen Pulpavenen zunächst außen dem Balken an, ehe sie — allseitig von ihm umschlossen — zu Balkenvenen werden. „Während dieser Strecke wird oft der Eindruck erweckt, als wäre die Gefäßwand mit Muskelpolstern ausgestattet." Im Balken bilden die Venen während des größten Teils ihres Verlaufs ein unmittelbar dem Trabekelgewebe anliegendes Endothelrohr, erst das letzte Stück besitzt eine eigene Gefäßwand (EBERL-ROTHE, 1960) (Abb. 231).

Wie bei den übrigen Säugern bestimmt auch beim *Menschen* das Venensystem die Anordnung der Gefäßbalken (vgl. S. 193, 201). Das Trabekelgewebe umfaßt und stützt hohlkehlenartig die [zentral in den Subsegmenten verlaufenden, nicht mit den größeren Venen anastomosierenden (KIKKAWA, 1966d)] kleineren Venen. Das geschieht beim *Neugeborenen* noch in unmittelbarer Nähe der Milzkapsel,

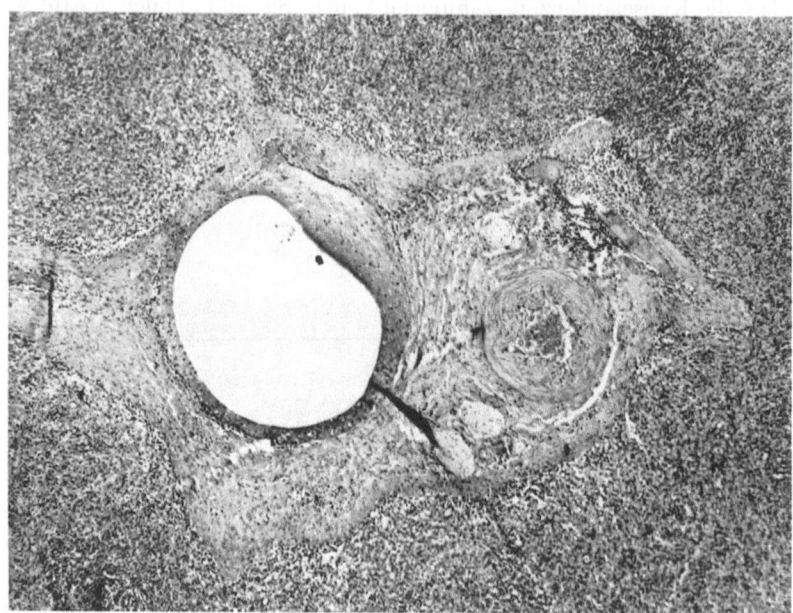

Abb. 231. Milz, *Cercopithecus aethiops* (Hämatoxylin nach DELAFIELD-Eosin; Vergr. 60×). Großer Trabekel, quer, mit Balkenvene (links, blutleer) und Balkenarterie (rechts); in der Mitte unten zwei Nerven (kleine, helle Querschnitte), ein Nerv (quer) über der Arterie. Original von Prof. Dr. G. EBERL-ROTHE, Wien (Handbuch der Primatenkunde, Bd. III, Tl. 2, 1960, Abb. 3)

beim *Erwachsenen* erst in größerer Tiefe. Im weiteren Verlauf treten die Venen in die Gefäßbalken ein, deren Gewebe sie mit einer gefensterten Hülle umgibt. Der gestaltende Einfluß des Venensystems und die relative Unabhängigkeit von Arterien und Venen — d.h. die Läppchengliederung der Milz (MALL, 1900; vgl. HARTMANN, 1930; SNOOK, 1950, Fig. 10, 11; LEWIS, 1957) — treten beim *Neugeborenen* viel deutlicher hervor als beim *Erwachsenen* (MARTIN, 1951). Im übrigen verhalten sich die Balkenvenen beim *Menschen* ähnlich wie beim *Kaninchen* (v. HERRATH, 1935d, 1958, Abb. 79; vgl. BOLL, 1947). Da sie weder Media noch Adventitia besitzen (vgl. BENNINGHOFF, 1930; v. HAYEK, 1934, 1935; AKILOVA, 1961), nimmt das Trabekelgewebe selbst mit seinen längs verlaufenden Muskelfasern deren Stelle ein (KOHIRA, 1958a, b). — Nach HERRLINGER (1949, 1950a, b,

Abb. 232a—i. Milz, *Mensch* (Bouin, Paraffin 8 μ; Färbung: a, d, e Azan; b Gömöri; c Tannineisen-Kernechtrot; f—i Resorcinfuchsin-Kernechtrot). Mikrophotos (*A* Balkenarterie, *V* Balkenvene, *L* Lymphgefäß, *N* Nerv, *PV* Pulpavene): a—c längsgetroffener großer Gefäßbalken (aus einer Schnittserie); d—f verschiedene Schnittbilder großer hilusnaher Gefäßbalken; g—i quergetroffener mittelgroßer Gebäßbalken (aus einer Schnittserie). Original d. Verf.

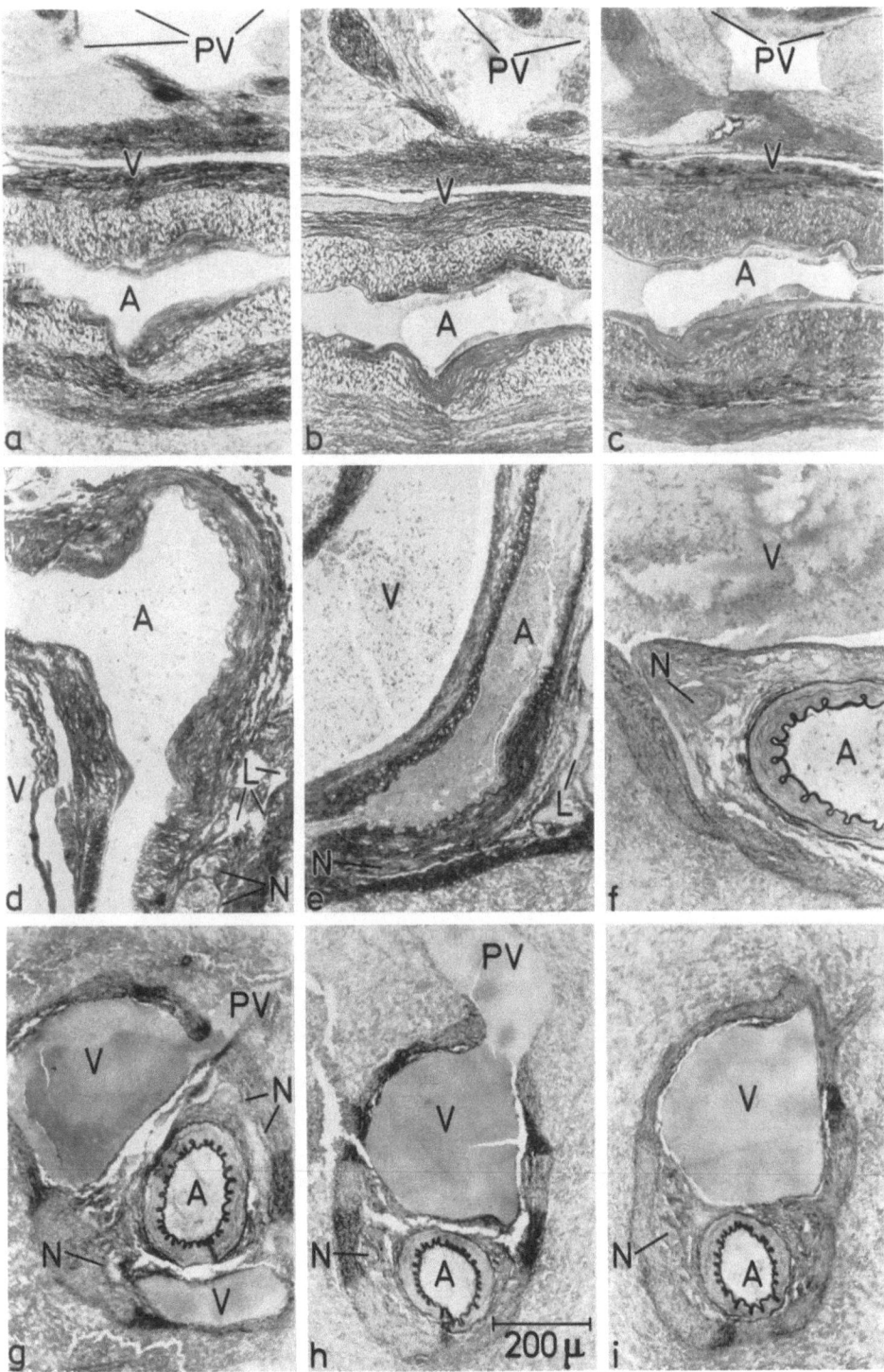

Abb. 232 a—i

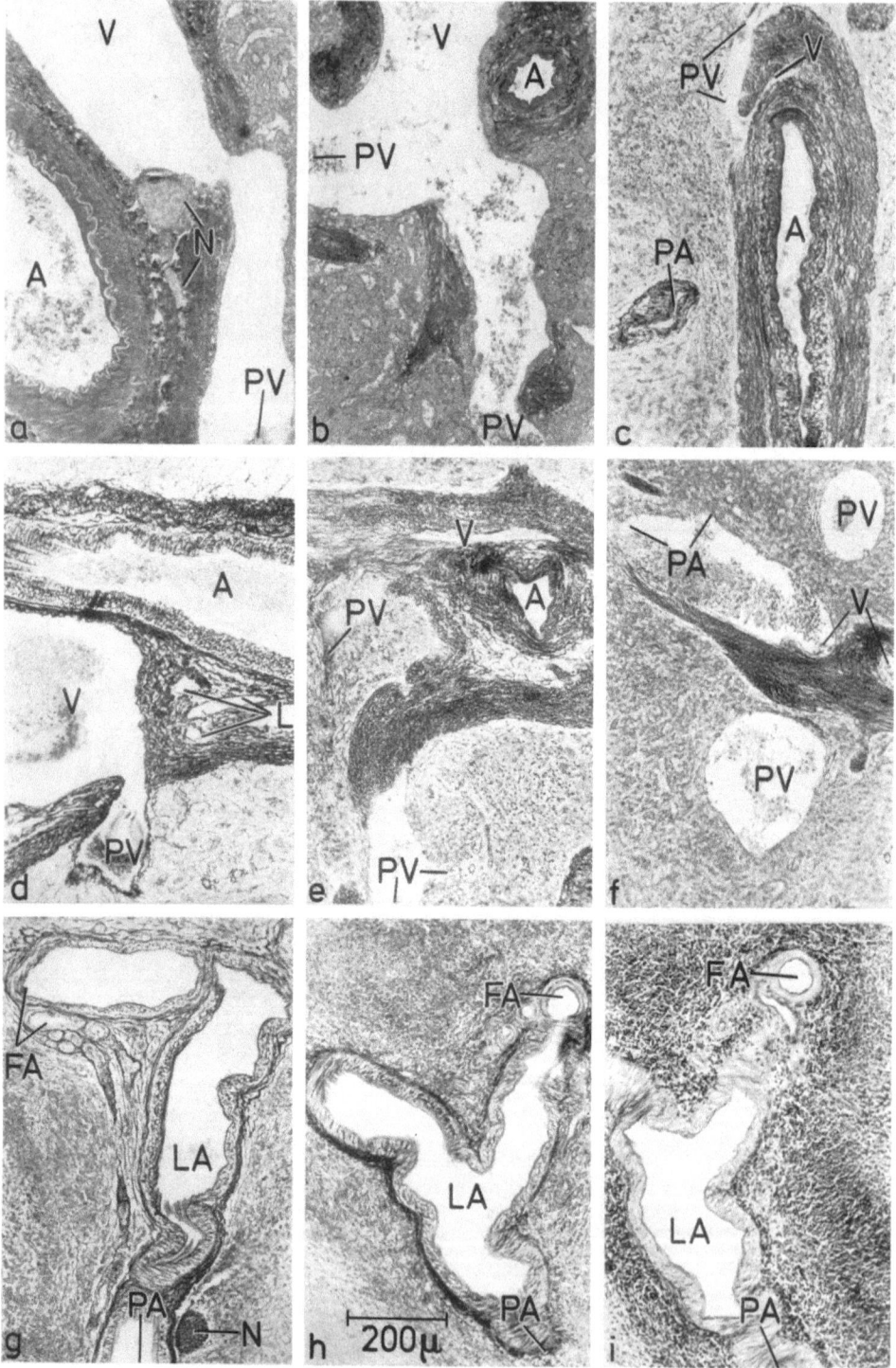

Abb. 233 a—i

1957) gehen Pulpa- und Balkenvenen allmählich ineinander über, indem sich die Pulpavene von außen dem Balken anlegt, um ihn dann schräg zu durchbohren. Dieser schräge Verlauf durch ein contractiles Medium ermöglicht ein Abklemmen der Vene. Mitunter durchsetzt auch die Vene den Balken ganz und legt sich ihm auf der anderen Seite wieder an. Auch eine maximale agonale Kontraktion der Milz (Verblutung) betrifft nicht alle Teile gleichzeitig; denn selbst eng benachbarte Pulpa- und Balkenvenen enthalten je nach dem Ausschüttungsgrad der vorgeschalteten Pulpaabschnitte ein sehr unterschiedlich zusammengesetztes, mehr erythro- oder mehr leukocytenhaltiges Blut. Diese Beobachtung beweist zugleich die Existenz muskulärer Sperren innerhalb des venösen Abflußsystems.

Die kleinsten Balkenvenen haben ein engeres Lumen als die an der Eintrittsstelle oft gestauten Sinus (GIESE, 1935). An der Mündung der Pulpa- in die Balkenvenen finden sich blockierende Muskelvorrichtungen oder beiderseits in enge Kanäle übergehende, spindelförmige Zwischensegmente (CAVALLI, CACCIARI und PISI, 1960; CAVALLI, PISI, CACCIARI und ORLANDI, 1961; CAVALLI, CACCIARI, PISI und ORLANDI, 1962). Aber auch wenn es hier keine ausgesprochenen Sphincteren gäbe, könnten doch die Stigmata Malpighii durch die Kontraktion der Trabekel „bis zu einem gewissen Grade eingeengt werden" (KELLNER, 1962). Zusammenfassende Angaben über das Verhalten der Balkenvenen unter pathologischen Bedingungen finden sich bei LUBARSCH (1927), HUECK (1928, 1930), JÄGER (1931, 1937a, b), BHASKARA MENON (1938a, b), KLEMPERER (1938), CREMER (1948), GELIN (1954), ROTTER und BÜNGELER (1955), CHENDEROVITCH und CAROLI (1956), STREICHER (1961) u.a.

Einige charakteristische Beispiele von Balkenvenen und -arterien sowie den unmittelbar anschließenden Abschnitten der venösen und arteriellen Strombahn — Pulpavenen und -arterien — bringen für die normale *menschliche* Milz Abb. 232 und 233 (s. auch Abb. 1 und 304).

b) Pulpagefäße

Pulpa-(Lymphscheiden- und Follikel-)Arterien

Nichtsäuger (vgl. S. 257 ff.). MURATA (1959b) vergleicht die von lymphoidem Gewebe umgebene Spiralfaltenarterie der Cyclostomen (MAWAS, 1922; JORDAN und SPEIDEL, 1929c, d, 1930b; HARTMANN, 1930; JACOBSHAGEN, 1931; RAUNICH, 1949; MARINELLI und STRENGER, 1954, 1956; MURATA, 1959a; s. auch S. 5, 100) mit den „Zentralarterien" der höheren Vertebraten (vgl. HAUSMANN, 1932, 1933).

Bei den Selachiern sind die intralienalen Äste der Milzarterie in ganzer Länge von lymphoidem Gewebe umhüllt (MURATA, 1959b: *Mustelus manazo, Dasybatus akajei*). Die bei *Scyllium canicula* Arterie und Vene vom Milzhilus an umgebende Lymphscheide folgt ihnen bis zu den letzten Verzweigungen [solche gemeinsamen periarteriellen und -venösen Lymphscheiden gibt es auch bei *Polypterus* (DUSTIN, 1938a)]. Wo sich Arterie und Vene voneinander trennen, behält jede ihre eigene Lymphscheide. Die Breite der Scheide ist unabhängig von der Gefäßweite (LOERBROKS, 1953; vgl. YOFFEY, 1929: *Scylliorhinus canicula, S. catulus*). Auch bei *Torpedo ocellata* (vgl. KRAUSE, 1923) und *T. marmorata* sind

---

Abb. 233a—i. Milz, *Mensch* (Bouin, Paraffin 8 μ; Färbung: a, b Tannineisen-Kernechtrot; c—g Gömöri, h Azan; i Trichrom nach MASSON-GOLDNER). Mikrophotos (*A* Balkenarterie, *V* Balkenvene, *L* Lymphgefäß, *N* Nerv, *PV* Pulpavene, *PA* Pulpaarterie, *LA* Lymphscheidenarterie, *FA* Follikelarterie): a—e große und mittelgroße Gefäßbalken mit an die Balkenvene herantretenden Pulpavenen; f aus mehreren Pulpavenen sich formierende Balkenvene; g—i in Lymphscheiden- und Follikelarterien übergehende Pulpaarterie (h und i aus einer Schnittserie). Original d. Verf.

Arterie wie Vene in ihrem ganzen Verlauf von einer Lymphscheide umgeben. Die periarterielle Lymphscheide ist durchschnittlich 125 μ, die perivenöse 200 μ breit (SCHLARB, 1953; vgl. JORDAN und SPEIDEL, 1923/24 a: *Mustelus canis, Raja ocellata;* YOFFEY, 1929: *Raja clavata, R. batis*). Bei *Torpedo marmorata* kommt es innerhalb der Lymphscheide mehrfach zu umschriebenen Erweiterungen der Arterie, wobei die zuvor 11,5 μ dicke Gefäßwand unter weitgehendem oder gänzlichem Verlust der Muskulatur plötzlich ganz dünn wird. Zugleich steigt die lichte Weite der Arterie von 16 μ auf 25—35 μ bei den kleineren, eiförmigen und auf 56—80 μ bei den größeren, bis zu 96 μ langen „kesselförmigen" Erweiterungen, in denen SCHLARB Einrichtungen zur Blutstromverlangsamung erblickt. — Bei den Holocephalen sind die Lymphscheiden diskontinuierlich um gewisse, den Hülsencapillaren ähnelnde, aber nicht damit identische Gefäßabschnitte angeordnet (SCATIZZI, 1932: *Chimaera monstrosa*), bei den Ganoiden sind sie kontinuierlich ausgebildet (BRUINE, 1937: *Amia calva*).

Im Gegensatz zu den Vorgenannten zeigt bei den Teleosteern das Lymphgewebe im allgemeinen wenig Neigung, sich in geschlossener Formation um die Gefäße anzuordnen [KRAUSE, 1923: *Esox lucius;* JORDAN und SPEIDEL, 1923/24 b: *Paralichthys dentatus, Tautoga onitis, Stenotomus chrysops, Fundulus heteroclitus, Ictiobus bubalus, Salmo shasta, Carassius auratus;* COCQUIO, 1929 (vgl. PHISALIX, 1885): *Anguilla;* YOFFEY, 1929: *Pleuronectes flesus, P. limanda, P. microcephalus, Gadus merlangus, G. minutus, G. luscus, G. pollachius, G. morrhua, Lophius piscatorius, Spinachia vulgaris, Callionymus lyra, Molva molva;* DAWSON, 1935: *Amiurus nebulosus;* RUMYANTZEV, 1939: *Leuciscus cephalis, Perca fluviatilis, Acerina cernua;* MISLIN, 1941: *Salmo salar;* MURATA, 1959 b: *Cyprinus carpio, Carassius auratus, Mugil cephalus, Sebastodes tokionis, Scomber japonicus, Lateolabrax japonicus, Sparus macrocephalus, Sillago sihama;* ZWILLENBERG, 1964: *Salmo gairdneri, S. trutta;* HAIDER, 1966: *Perca fluviatilis, Leuciscus idus, Carassius carassius, Cyprinus carpio, Salmo gairdneri, Tinca tinca*]. Ansätze zur Follikelbildung gibt es nur vereinzelt, z.B. bei *Morone labrax* (YOFFEY, 1929). Von Lymphscheiden- oder gar Follikel- (HARDER, 1964: „Zentral"-)Arterien kann daher bei den Teleosteern nur sehr bedingt gesprochen werden. Die Dipnoer dagegen besitzen regelrechte Lymphscheidenarterien. Bei *Protopterus dolloi* dringt jeweils eine kleine Arterie in das Zentrum eines Milzläppchens vor und entsendet radiäre Äste in die Pulpa (DUSTIN, 1934, 1938a; vgl. YOFFEY, 1929: *Calamoichthys;* JORDAN und SPEIDEL, 1931: *Protopterus aethiopicus*).

In der Gymnophionenmilz findet sich cranial und zentral ein kompakter primärer Malpighischer Körper, der sich caudalwärts in kleinere sekundäre Körperchen auflöst. Die ihn versorgenden Arterien verlaufen z.T. an seinem Rande, z.T. durchsetzen sie ihn auch der Länge nach; das Letztere ist in den kleineren Malpighischen Körperchen die Regel. Die Media dieser auffallend dickwandigen „Zentral"- oder Follikelarterien besteht neben glatten Muskelfasern aus kubischen (epitheloiden?) Zellen, „die oft das Aussehen eines Drüsenepithels haben". Die kollagen-elastische Adventitia geht in das Grundgerüst des reich capillarisierten Malpighischen Körperchens über (WEILACHER, 1933).

Die Urodelen haben im allgemeinen ein ähnlich diffus angeordnetes Milzlymphgewebe wie die Teleosteer und daher auch keine ausgesprochenen Lymphscheidenarterien (vgl. ALDER und HUBER, 1923; HARTMANN, 1926, 1930, 1933: *Ambystoma, Pleurodeles;* NAKAJIMA, 1929a: *Megalobatrachus japonicus;* JORDAN und SPEIDEL, 1930a: *Triturus viridescens;* DAWSON, 1932a, 1933b: *Necturus maculosus;* JORDAN, 1932: *Proteus anguineus;* MALYSCHEW, 1932; STORTI, 1932; DUSTIN, 1938a: *Salamandra, Ambystoma, Pleurodeles, Triton;* MURATA, 1959b: *Megalobatrachus japonicus, Triturus pyrrhogaster, Hynobius lichenatus, H. dunni*).

Eine gewisse Ausnahme machen *Hynobius nigrescens* und *H. tokyoensis* (MURATA, 1959b; vgl. NAKAJIMA, 1929b: *Hynobius fuscus*), die zur Bildung regelrechter Lymphscheiden- und Follikelarterien neigen.

Eine größere Tendenz zur Entwicklung periarterieller Lymphscheiden und -follikel als die Urodelen zeigen die Anuren (vgl. ALDER und HUBER, 1923; KRAUSE, 1923; JORDAN und BAKER jr., 1927; NAKAJIMA, 1928; TISCHTSCHENKO, 1931; DUSTIN, 1938a), bei *Rana catesbyana* noch ausgeprägter als bei *Rana nigromaculata* und *Bufo vulgaris japonicus* (MURATA, 1959b). Am stärksten ist die Bindung der lymphoiden Scheiden an das arterielle System bei *Xenopus laevis* (STERBA, 1950): Hier wird schon die vom Milzhilus zur Organmitte ziehende Hauptarterie in ihrer Adventitia von Mikrolymphocyten durchsetzt. Die zunächst einheitliche Elastica externa splittert sich dabei in einzelne Fibrillenringe auf, die das Gefäß konzentrisch umgeben. Die Lymphscheide verjüngt sich nicht entsprechend dem Gefäßsystem, sondern erreicht gerade an den kleinsten Arterien ihre größte Ausdehnung. Das Querschnittsvolumen der Endfollikel übersteigt das der Arteriolen um das 20—30fache. Lymphscheiden und -follikel haben keine eigenen Capillaren; es gelang STERBA nicht, „auch nur ein einziges rotes Blutkörperchen" in ihnen nachzuweisen.

Unter den Sauropsiden haben in der Gruppe der Reptilien nur die Schildkröten gleichmäßig gut ausgebildete Lymphscheiden- und Follikelarterien. Da hier das lymphoide Gewebe in noch viel stärkerem Maße als bei bestimmten Elasmobranchiern, Teleosteern und Urodelen auch die Capillarhülsen (Ellipsoide) überzieht, unterscheidet MURATA (1959b: *Clemmys japonica;* vgl. DUSTIN, 1938a: *Clemmys leprosa, Testudo graeca*) „periarterial and periellipsoidal sheaths". In beschränktem Maße kommen Follikelarterien auch bei den Krokodilen vor (DUSTIN, 1938a: *Crocodilus cataphractus, Alligator mississipiensis*). Eidechsen (KRAUSE, 1923: *Lacerta agilis;* DUSTIN, 1938a: *Lacerta viridis, Uromastix acanthinurus, Heloderma horridum;* DÜNZEN, 1939: *Lacerta muralis, L. viridis;* MURATA, 1959b: *Eumeces latiscutatus*) und Schlangen (DUSTIN, 1938a: *Tropidonotus, Ancistrodon, Cobra;* GOSLAR, 1958: *Tropidonotus natrix;* MURATA, 1959b: *Elaphe quadrivirgata*) besitzen keine typischen Lymphscheiden- und Follikelarterien; denn ihre Milzpulpa ist nicht deutlich in weiße und rote unterteilt. Demgegenüber verfügt die Vogelmilz über stark entwickelte Lymphscheiden, wobei „lymphoid sheaths surrounding the ellipsoids occur much more numerously than those surrounding the central arteries" (MURATA, 1959b: *Anas platyrhynchos domestica, Gallus domesticus, Columba livia domestica;* vgl. DUSTIN, 1937, 1938a: Ente, Taube, Huhn, Star, Fasan, Rabe, Häher, Kanarienvogel). An Macerationspräparaten (Walkverfahren) der Vogelmilz kann man sich davon überzeugen, daß die Malpighischen Körperchen (vgl. LACZKO, 1928: *Huhn, Perlhuhn, Gans, Ente, Truthahn*) den Arterien nur seitlich anliegen bzw. in ihren Astgabeln sitzen (SCHMELZER, 1936: *Huhn, Reiher, Weihe*). Da somit das Gefäß — sowohl in der Nichtsäuger- wie der Säugermilz — nicht zentral, sondern exzentrisch im Follikel verläuft (vgl. HELLSTEN, 1928; u.a.) ist die Bezeichnung „Zentralarterie" (WEIDENREICH, 1901a) irreführend. Man spricht besser von Lymphscheiden- bzw. Follikelarterie (vgl. u.a. RIEDEL, 1932; TISCHENDORF, 1956a, 1958c; HERRLINGER, 1957; OHTA, 1957; v. HERRATH, 1958).

Säuger (s. auch S. 298ff.). Bei *Echidna* (Monotremata) hüllen sich die aus den Balken in die Milzpulpa übertretenden und sich dort dichotomisch teilenden Arterien sogleich in einen adventitiellen Lymphmantel. Die Mehrzahl der aus ihnen hervorgehenden Capillaren kommunizieren schon innerhalb der Lymphscheide durch Endothellücken mit dem Reticulum. Diese — bei jungen Tieren

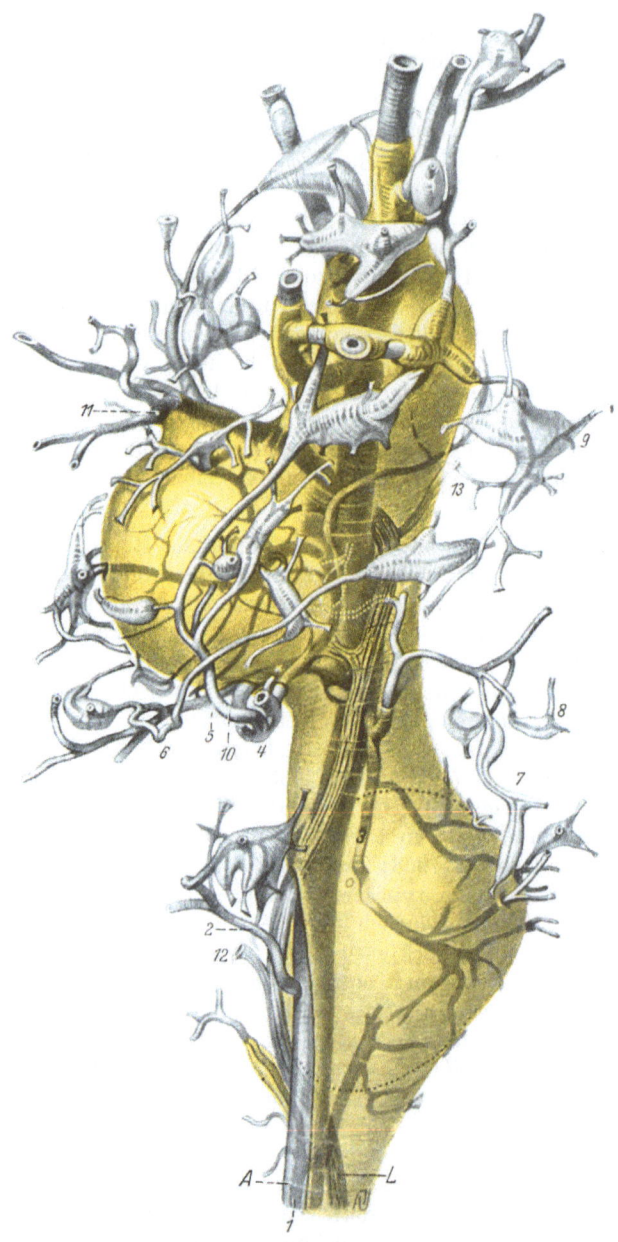

Abb. 234. Milz, *Igel*. Graphische Rekonstruktion aus 35 Schnitten von je 10μ Dicke (**Vergr.** 117×, auf ¹/₂ verkl.). Lymphatisches Gewebe gelb, Hülsen grau. *A* Arterie, *L* (*12*) Lymphgefäß; weitere Erklärung im Text. Nach HOEPKE (1933)

noch fehlenden — lymphatischen Blutsinus dienen wahrscheinlich dem Blutabbau (BASIR, 1931/32).

Für den *Igel* (Insectivora) liegt die graphische Rekonstruktion (Abb. 234) einer Lymphscheidenarterie und ihrer Äste vor (HOEPKE, 1933; vgl. DABE-

LOW, 1938/39): Das den Balken verlassende Gefäß (*1*) tritt mit dem stärkeren seiner beiden Äste exzentrisch in eine sogleich zu einem Follikel anschwellende Lymphscheide (vgl. DUSTIN, 1938a) ein und löst sich dabei teilweise in Capillaren auf. Diese treten in lose Verbindung mit denen eines weiter distal entspringenden Arterienastes (*3*), so daß der Follikel ausnahmsweise von zwei Seiten versorgt wird. Der nach links abzweigende, schwächere Ast der Arterie *1* geht nach Durchlaufen einer kleinen Lymphscheide in Capillaren über, ohne zuvor — was nur selten vorkommt — eine Hülse passiert zu haben. Das folgende Gefäß (*2*) teilt sich nach kurzem Verlauf in drei Äste, von denen nur einer hülsenlos bleibt, während fünf aus den beiden anderen hervorgehende Capillaren zu einem Hülsenkomplex zusammengefaßt sind. Das nächste, innerhalb der Lymphscheide entspringende Gefäß gibt einen rückläufigen Ast (*3*) an das proximal davon gelegene Knötchen ab. Damit findet HOEPKE auch für die niederen Säuger bestätigt, daß kein Follikel aus dem ihn unmittelbar durchziehenden Arterienabschnitt versorgt wird (JÄGER, 1929: *Mensch*). Das gilt auch für die beiden folgenden Knötchen der Rekonstruktion, nur daß diese distal von dem versorgenden Arterienast liegen. Die auffällig starken Krümmungen (*4, 6*), die das Stammgefäß jeweils vor Abgabe dieser Follikeläste beschreibt, hält HOEPKE für Vorrichtungen zur Verlangsamung des Blutstromes. Ein unmittelbar nach der Krümmung *4* in das mittlere Knötchen eintretende zweite Gefäß (*5*) verbindet sich mit dem ersten. Von den zahlreichen, aus diesen Gefäßen hervorgehenden Capillaren verbleiben nur wenige im Inneren des Knötchens, die meisten endigen mit oder ohne Hülsenbildung außerhalb desselben. Die das Knötchen in großer Zahl umgebenden, verschieden großen Hülsen (*7, 8*) umfassen bis zu sieben Capillaren (*9*). Ihre durch Gitterfasern am Knötchen befestigten Enden sind tangential gegen seine Oberfläche gerichtet (*13*), so daß ihr Plasmastrom den Lymphocytenwall wegschwemmt (vgl. HUECK, 1928, 1930: *Mensch*). Schon nach kurzer Durchspülung der Milz entstehen daher um die Follikel helle, von Zellen entblößte Höfe. Den „Hofarterien" der *menschlichen* Milz (JÄGER, 1929) entsprechende Gefäße kommen nur in sehr geringer Zahl vor. Sie legen sich zwar ebenfalls eng der Knötchenrandzone an, gehen aber nicht wie beim *Menschen* in Hülsen über. Nach Verlassen der Lymphscheide teilen sich die Arterien meist, wobei gelegentlich regelrechte Penicilli (*10, 11*) entstehen. Das Grundhäutchen der in den Lymphscheiden und -follikeln verlaufenden Capillaren erscheint im Azanpräparat vielfach durchlöchert. Das in den Monaten vor dem Winterschlaf in den Knötchen abgelagerte Hyalin tritt häufig zuerst in der Wand der Capillaren, später u.a. auch in der Umgebung der Follikelarterie auf; größere Hyalinmengen komprimieren die Gefäße. Beim Abbau des Hyalins, in der zweiten Hälfte des Winterschlafs, werden die Gefäße wieder frei oder es sprossen neue ein.

Beim *Maulwurf* werden die den Lymphscheidenarterien seitlich anliegenden oder eine Astgabel einnehmenden Follikel (vgl. ARVY, 1963c) von zahlreichen, radiär angeordneten Capillaren versorgt, die sämtlich in die den Follikel umhüllende rote Pulpa auslaufen (SNOOK, 1950, Fig. 3).

Bei der *Fledermaus* (Chiroptera) sinkt die Breite der Lymphscheidenarterien durch Verlust der anfangs zusätzlich zur Ringmuskulatur vorhandenen Längsmuskulatur allmählich von 25 auf 20 μ. Die die Lymphscheide durchbrechenden seitlichen Äste sind kurz vor ihrem Eintritt in die Hülsen noch 15—20 μ stark. Der Durchmesser der Follikelcapillaren beträgt etwa 4 μ (HOEPKE, 1933; vgl. DUSTIN, 1938a). — Über die Vascularisation der weißen Milzpulpa von *Myrmecophaga tridactyla, Tamandua tamandua, Choloepus hoffmanni, Chaetophractus villosus, Euphractus sexcinctus, Zaedius pichi, Cabassous lugubris* (Edentata) finden sich bei CLAUSSEN (1968) erstmalig nähere Angaben.

Bei der *Maus* (Rodentia) durchsetzen die aus den Follikelarterien entspringenden Capillaren, vielfach untereinander anastomosierend, in radiärer Richtung die Milzfollikel (vgl. OHTA, HANAI, SAWA und FUJIMOTO, 1958), um in den „perifollicular space" (vgl. GALINDO und IMAEDA, 1962: „limiting sinus") zu münden. Das Capillarendothel geht kontinuierlich in die diesen Spaltraum wenigstens teilweise auskleidenden, flachen Zellen über (SNOOK, 1949, 1950, Fig. 1, 3, 14). Elektronenmikroskopisch unterscheiden sich die Gefäße der weißen Milzpulpa angeblich nicht von denen anderer Organe (GALINDO und IMAEDA, 1962; vgl. SAKUMA, 1968). In den Follikelcapillaren mit Hafer und Brot gefütterter *Albinomäuse* kommt es regelmäßig zu einer Amyloidablagerung (SEEMANN, 1927).

Bei der lebenden *Maus* (*Ratte, Katze*) bilden die aus den Follikelarterien entspringenden Capillaren im Inneren der Malpighischen Körperchen ein dreidimensionales Netz und vereinigen sich an ihrer Oberfläche mit den die Pulpaarteriolen („Penicilli") untereinander verbindenden Capillaren. Die nach Verlassen der Malpighischen Körperchen in 2—4 (7) Äste zerfallenden Follikelarterien können sich bis zum Totalverschluß kontrahieren (KNISELY, 1936b; vgl. PECK und HOERR, 1951a, b; NAKATA, 1952). Nach MACKENZIE, WHIPPLE und WINTERSTEINER (1941) haben die sich innerhalb der Malpighischen Körperchen mehrfach aufteilenden Follikelarterien der lebenden *Mäuse*milz in nichtkontrahiertem Zustand einen Durchmesser von 10—16 µ. Die zahlreichen, von der Follikelarterie und ihren ersten Ästen abgehenden Capillaren bilden innerhalb des Malpighischen Körperchens ein zusammenhängendes Netz. Daß sich demgegenüber interarterielle Anastomosen bei *Maus, Ratte* und *Kaninchen* nur spärlich, bei *Meerschweinchen* und *Katze* überhaupt nicht nachweisen lassen, könnte daran liegen, daß nur die Peripherie der Malpighischen Körperchen der Transillumination zugänglich ist (vgl. GALL, 1948). Aus demselben Grunde läßt sich auch in vivo nicht zwischen einem inneren und äußeren System von Follikelcapillaren (vgl. RÖHLICH, 1933b: *Katze*) unterscheiden. Die letzten Ausläufer der nicht nur von Blutplasma (HUECK, 1927; ONO, 1930; BLECHSCHMIDT, 1938: *Mensch*), sondern auch von Blutkörperchen durchströmten Follikelcapillaren dringen in Abständen von weniger als 60 µ in die Knötchenrandzone ein und enden bei allen von MACKENZIE, WHIPPLE und WINTERSTEINER untersuchten Species in der von NISIMARU und STEGGERDA (1932: *Katze*) geschilderten Weise in der roten Pulpa. Der von ANDREW (1946: *Ratte*), ALTSCHUL und HUMMASON (1947: *Ratte, Meerschweinchen, Kaninchen*) und SNOOK (1950, 1964: *Maus, Ratte*) in der fixierten Nagetiermilz beschriebene „perifollicular space" ließ sich bei der Transillumination in vivo nicht nachweisen.

Bei der *Ratte* rekonstruierte HERRLINGER (1938; vgl. DABELOW, 1938/39) die Gefäßversorgung eines Malpighischen Körperchens (Abb. 235): Sie stammt aus im Follikelinneren die Arterie verlassenden kräftigen Seitenästen. Die beim „blühenden" Follikel (vgl. JÄGER, 1929: *Mensch*) aus diesen Arteriolen hervorgehenden, sich noch weiter verzweigenden Capillaren (vgl. ERKOÇAK, 1958, 1959; OHTA, HANAI, SAWA und FUJIMOTO, 1958) streben strahlenförmig dem Follikelrand zu. Die stärkste von ihnen durchquert das ganze Knötchen und verbindet sich am anderen Ende mit einer dort austretenden Pulpaarteriole. Diese „arterielle Gefäßschlinge" (JÄGER) kann auch zweimal oder gar nicht vorhanden sein, wie überhaupt das Bild der Knötchencapillaren je nach dem Entwicklungsstadium des Follikels ständig wechselt. Nicht selten markieren hyaline Schollen das plötzliche Ende einer (im weiteren Verlauf zurückgebildeten) Knötchencapillare. Capillaren, die wie beim *Igel* „förmlich die Oberfläche der Knötchen und Lymphscheiden bombardieren" (HOEPKE, 1933), fand HERRLINGER bei der *Ratte* nicht, dagegen regelmäßig „Hofarterien" (JÄGER). Sie münden gleich den Knötchencapillaren ausnahmslos in die Knötchenrandzone; GALL und MAEGRAITH (1950) kommen zu demselben Ergebnis. Die starke Durchströmung der perifollikulären Zone (vgl. TISCHENDORF, 1956a, 1958b) hat zur Folge, daß sie bei einer Milz-spülung zuerst von freien Zellen entblößt wird (vgl. HERRLINGER, 1938, Abb. 1) bzw. in die Blutbahn eingebrachte Stoffe hier zuerst erscheinen (vgl. u. a. SCHULZE, 1925; MILLS, 1927; CAPPELL, 1929; DILLING und HAWORTH, 1929; ALTSCHUL und HUMMASON, 1947; BAILLIF, 1953; GOULIAN, 1953; LA VIA, FITCH, GUNDERSON und WISSLER, 1960; FICHTELIUS, 1961; ARREDONDO und KAMPSCHMIDT, 1963;

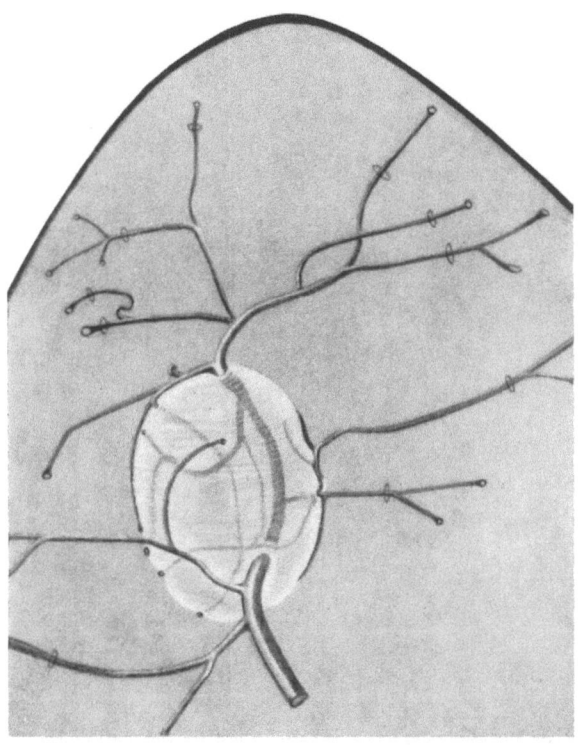

Abb. 235. Milz, *Ratte*. Graphische Rekonstruktion aus 24 Schnitten von je 10 μ Dicke. Man sieht das Netz der Knötchencapillaren mit den beiden arteriellen Gefäßschlingen und mehreren Hofarterien. Die arteriellen Capillaren der roten Pulpa sind bis zu ihrem sichtbaren Ende verfolgt; der kleine Ring soll andeuten, daß die Lymphscheide an dieser Stelle endigt. Die Lymphscheide unterhalb des Knötchens ist weggelassen. Nach HERRLINGER (1938)

SNOOK, 1964, Lit.) (vgl. Abb. 138, 141). Nach SNOOK (1949, 1950, Fig. 2, 12, 23; 1964) (Abb. 236) münden bei der *Ratte* die aus den Ästen der Follikelarterie ent-springenden Knötchencapillaren „in a well defined but discontinous perifollicular space" (vgl. ALTSCHUL und HUMMASON, 1947). Das gleiche soll beim *Opossum* (*Didelphys virginiana*/Marsupialia), *Waldmurmeltier* (*Marmota monax*/Rodentia) und *Waschbär* (*Procyon lotor*/Carnivora) der Fall sein (HAYES, 1967, 1968; HAYES und EGLITIS, 1967).

Beim *Kaninchen* (vgl. ERKOÇAK, 1958, 1959; MURATA, 1959b) verlaufen die im Gegensatz zu *Katze* und *Mensch* durch keine eigentliche Adventitia vom lymphatischen Reticulum getrennten (vgl. LAMBERTINI, 1931) Arterien wie bei anderen Species in den Lymphscheiden noch einigermaßen axial, in den -Follikeln jedoch ausgesprochen exzentrisch (HELLSTEN, 1928: auch *Katze, Mensch*). Nach OHTA (1957: Korrosions- und Schnittpräparate) entspringen die Knötchen-

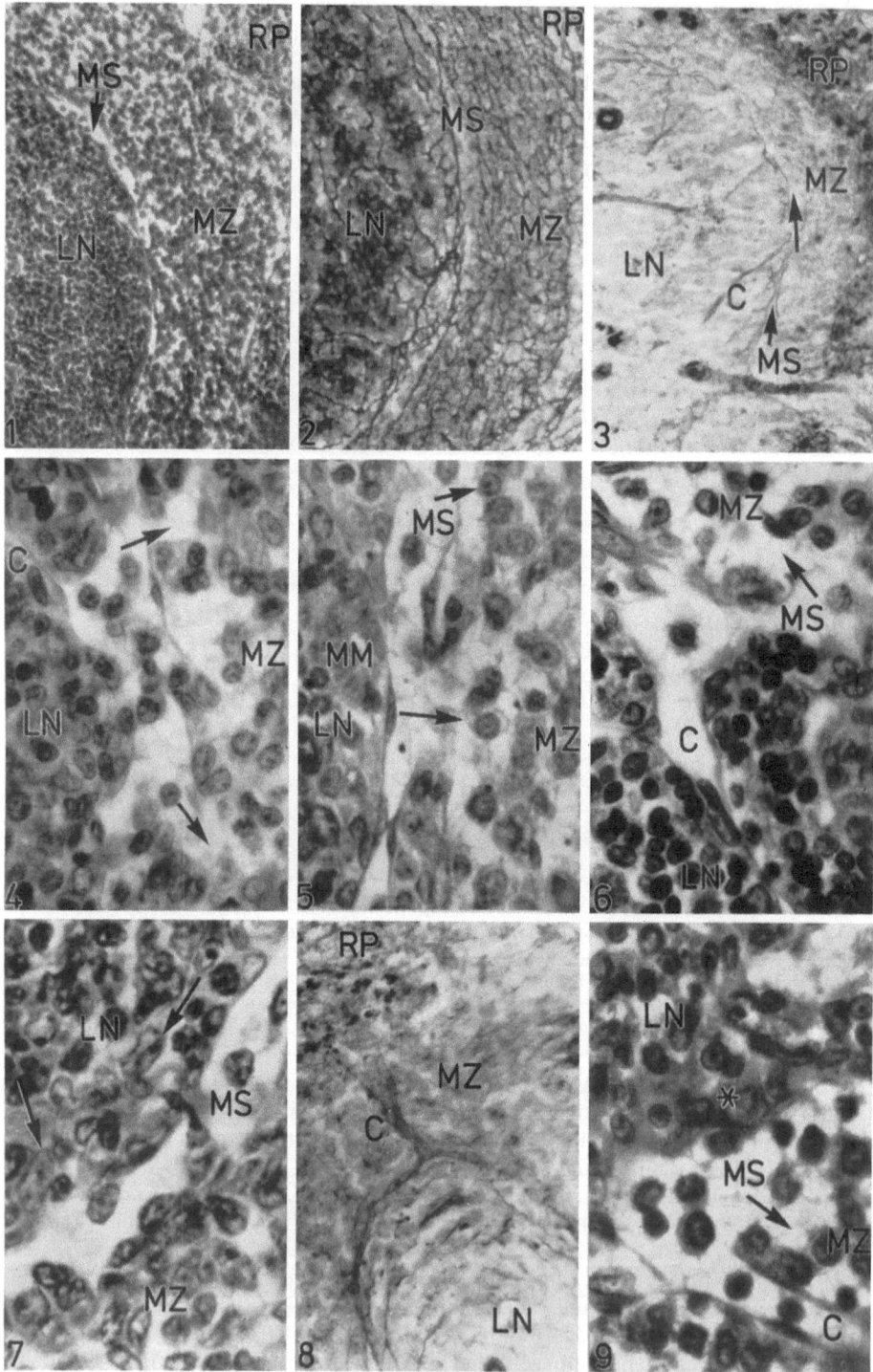

Abb. 236

capillaren aus kurzen, 10—15 μ dicken Stämmchen, die fast rechtwinklig von der im Follikelhof gelegenen, 25—45 μ starken Follikelarterie abzweigen. Sie bilden ein in sich geschlossenes (vgl. MILLS, 1927: *Kaninchen, Meerschweinchen, Hund, Katze*) Netz, dessen innere Anteile radiär, dessen äußere mehr tangential zur Follikeloberfläche angeordnet sind. Die letzteren münden mit radiär divergierenden Ausläufern über nur von der Arterie aus injizierbare, sternartig polygonale oder tropfen- bzw. spornförmige „arterial sinusoids" an der Außengrenze der Knötchenrandzone in die „splenic sinuses" der roten Pulpa. Zum Follikel zurückbiegende „Penicilli" verbinden sich mit den arteriellen Sinusoiden, nicht aber mit der Follikelarterie. SNOOK (1958; Fig. 1, 2, 16), der in der *Kaninchen*-milz entgegen ALTSCHUL und HUMMASON (1947) keinen „perifollicular space" nachweisen konnte, sah die plexusartig untereinander anastomosierenden Knötchencapillaren inner- oder außerhalb der zahlreiche Sinusanfänge enthaltenden Knötchenrandzone enden. Neben trichter- und ampullenförmigen Endigungen fanden sich auch direkte Verbindungen von Capillaren und Sinus.

Elektronenmikroskopisch (WEISS, 1964) sind die Arterien der weißen Milzpulpa von *Ratte* und *Kaninchen* (vgl. PICTET und SIMON, 1962) durch ein hohes Endothel gekennzeichnet, das über beiderseitige Cytoplasmafortsätze mit den Adventitialzellen verbunden ist. Soweit die zahlreichen radiären Äste der Lymphscheidenarterie nicht schon im Inneren der weißen Pulpa enden, schlagen sie in der Peripherie eine mehr zirkuläre Richtung ein und markieren auf diese Weise zusammen mit ebenso angeordneten Reticulumzellen die Grenze zwischen Lymphscheide und Randzone. In einiger Entfernung vom Stammgefäß reduziert sich die immer lückenhafter werdende Wandung der kleineren Arterien auf drei Bauelemente: hohe und flache Endothelzellen, eine bei den kleinsten Gefäßen nur noch aus Grundsubstanz bestehende Basalmembran und weitgehend den Endothelzellen ähnelnde Adventitialzellen (betr. der Lymphknotencapillaren von *Ratte* und *Meerschweinchen* vgl. POLICARD, COLLET und MARTIN, 1962 b). Damit zeigt die terminale Gefäßwand im Prinzip denselben Bau wie das Reticulum, nämlich eine doppelte Lage durch extracelluläres Reticulum getrennter retikulärer Zellen. Die durch die Fensterung der Gefäßwand bedingte Isolierung einzelner Wandabschnitte, die große Ähnlichkeit von Gefäßwand- und Reticulumzellen und die strukturelle Übereinstimmung von Basalmembran und extracellulärem Reticulum machen eine Unterscheidung von Gefäßwand und Reticulum vollends problematisch. Am Rande der Lymphscheiden bildet das zirkulär ausgerichtete Reticulum ein zusammenhängendes, die arteriellen Gefäße aufnehmendes Labyrinth: „a distinctive vascular chamber". Die zur weißen Pulpa in Beziehung

Abb. 236. Milz, *Ratte*. Mikrophotos (auf ²/₃ verkl.; *C* Capillare, *LN* Lymphknötchen der weißen Pulpa, *MM* marginale Metallophile, *MS* Marginalsinus, *MZ* Marginalzone, *RP* rote Pulpa): *1* (Hämatoxylin-Eosin; Vergr. 180×) Beziehung des Marginalsinus zum Lymphknötchen und zur Marginalzone; *2* (Silberimprägnation; Vergr. 270×) Gitterfasernetzwerk der Marginalzone und fibrilläre Auskleidung des Marginalsinus; *3* (PAS; Vergr. 180×) Mündung von Capillaren der weißen Pulpa in den Marginalsinus (Pfeile); *4* (Pyronin-Methylgrün; Vergr. 740×) Marginalsinus mit Poren (Pfeile), durch die Erythrocyten in die Marginalzone übertreten; *5* (Pyronin-Methylgrün; Vergr. 740×) Marginalsinus mit Endothelzellen und Poren (Pfeile); *6* (Pyronin-Methylgrün; Vergr. 740×) Ampulläre Endigung einer Capillare der weißen Pulpa. Eine Pore (Pfeil) verbindet den Marginalsinus mit dem Interstitium der Marginalzone; *7* (Giemsa; Vergr. 800×) Diapedese einer Zelle durch die Innenwand des Marginalsinus. Die Pfeile weisen auf Kerne marginaler Metallophiler; *8* (PAS; Vergr. 190×) Eine Capillare der weißen Pulpa kreuzt die Marginalzone; *9* (Hämatoxylin-Eosin; Vergr. 740×) Eine Capillare aus dem Beginn der roten Pulpa mündet in den Marginalsinus. Der Pfeil bezeichnet eine Pore des Marginalsinus, der Stern liegt inmitten von Kernen marginaler Metallophiler. Original (neu beschriftet) von Prof. Dr. TH. SNOOK, Grand Forks/North Dakota [Anat. Rec. **148** (1964), Plate 1]

tretenden großen Sinus der Knötchenrandzone enthalten oft unverhältnismäßig viele Lymphocyten, die so — wie über die postcapillaren Venen der Lymphknoten (GOWANS, 1962; vgl. SCHULZE, 1925; DABELOW, 1938/39, Lit.; POLICARD, COLLET und MARTIN, 1962) — auf schnellstem Wege in die Zirkulation gelangen. Auch nach MOORE, MUMAW und SCHOENBERG (1964: *Kaninchen*), deren Angaben über die Vascularisation der weißen Pulpa (Abb. 237 und 238) sich weitgehend mit denen von WEISS decken, wandern die in den Keimzentren gebildeten Lymphocyten durch Gefäßwandlücken in die Follikelcapillaren ein und erreichen über die parafollikulären Sinusoide in großen Mengen das Sinusnetz der roten Pulpa: ,,an easily accessible route of distribution within the spleen and into the systemic circulation for the cells manufactured in the follicle". Daß die Lymphocyten vorwiegend in die Lymphbahn abgegeben werden (PISCHINGER, 1962a, b, 1963; s. auch KELLNER, 1962, 1963; HINRICHSEN, 1963: *Maus*), ist schon deshalb unwahrscheinlich (vgl. HAUSMANN, 1933), weil sich die in der weißen Pulpa vermuteten Lymphkanäle (vgl. SNOOK, 1950: *Ratte, Kaninchen*) elektronenmikroskopisch (WEISS, 1964; vgl. SAKUMA, 1968: *Maus, Hund*) nicht bestätigen ließen. Auch v. HERRATH (1965) meint, daß nur ,,wenige Lymphocyten" die Milz auf dem Lymphwege verlassen (vgl. S. 654).

Beim *Meerschweinchen* erhalten die am Milzhilus eintretenden Arterien, sobald sie die Kapsel hinter sich haben, eine Lymphscheide. Die arterielle Versorgung der zahlreichen Malpighischen Körperchen (vgl. MACNEAL, OTANI und PATTERSON, 1927: *Meerschweinchen, Kaninchen, Hund, Mensch;* ERKOÇAK, 1958, 1959) entspricht der von JÄGER (1929) für den *Menschen* beschriebenen [SNOOK, 1946: graphische Rekonstruktion der Lymphscheiden- und Follikelarterien beim *Meerschweinchen* (s. Abb. 302)]. Die Knötchencapillaren münden in die Follikelrandzone, in der auch injizierte Hühnererythrocyten (MACNEAL und PATTERSON, 1926; MACNEAL, 1929) usw. zuerst erscheinen. Manche Capillaren und postcapillaren Venen der weißen Milzpulpa haben ein hohes, epithelähnliches Endothel (GYLLENSTEN, 1950).

Da sich auch beim *Hund* (Carnivora) die Milzfollikel vorzugsweise in den Astgabeln der Arterien entwickeln, liegen diese um so exzentrischer, je mehr der Follikel heranwächst (OHTA, 1957): ,,Accordingly, the name central artery is unsuitable, and also to consider the whole artery covered with the lymphatic sheath as the central artery, is improper". Der arterielle Plexus der Lymphscheiden und -follikel besteht aus: 1. direkt aus der Follikelarterie kommenden Capillaren (7—30 µ), 2. Capillaren, die von 1—2 nahezu rechtwinklig die Follikelarterie verlassenden oder schon früher abzweigenden, parallel zu ihr laufenden Ästen stammen, und 3. einigen von den Penicilli zum Follikel zurückbiegenden Capillaren. Alle diese Lymphscheiden- und Follikelcapillaren münden im Bereiche des Follikelmantels und -hofes in nach außen divergierende, endothelausgekleidete Spalten, die im Injektionspräparat als Konglomerate (100—200 µ) untereinander zusammenhängender tropfen- (15—33 µ) oder spornförmiger Kämmerchen imponieren. Diese arteriellen Sinusoide stehen in direkter Verbindung mit den Sinus der roten Pulpa. Nach SNOOK (1950, Fig. 6) münden die Knötchencapillaren, mitunter Ampullen bildend, in die Knötchenrandzone. — Vom 6. Lebensjahr an zeigen die Follikelarterien des *Hundes* regelmäßig von der Intima ausgehende hyaline Veränderungen (OBIGER, 1940).

Die *Katze* hat nach RIEDEL (1932), RÖHLICH (1933b) und IMAI (1938, 1940a) eine ganz ähnliche Gefäßversorgung der weißen Milzpulpa wie der *Mensch* (vgl. JÄGER, 1929; ONO, 1930). Wie im Lymphknoten erhält der dunkle Teil der Milzfollikel weniger Blut als der helle (RÖHLICH); die den letzteren, d.h. das Keimzentrum, versorgenden Gefäße sind stark acetylcholinesterasepositiv (D'AGOSTINI

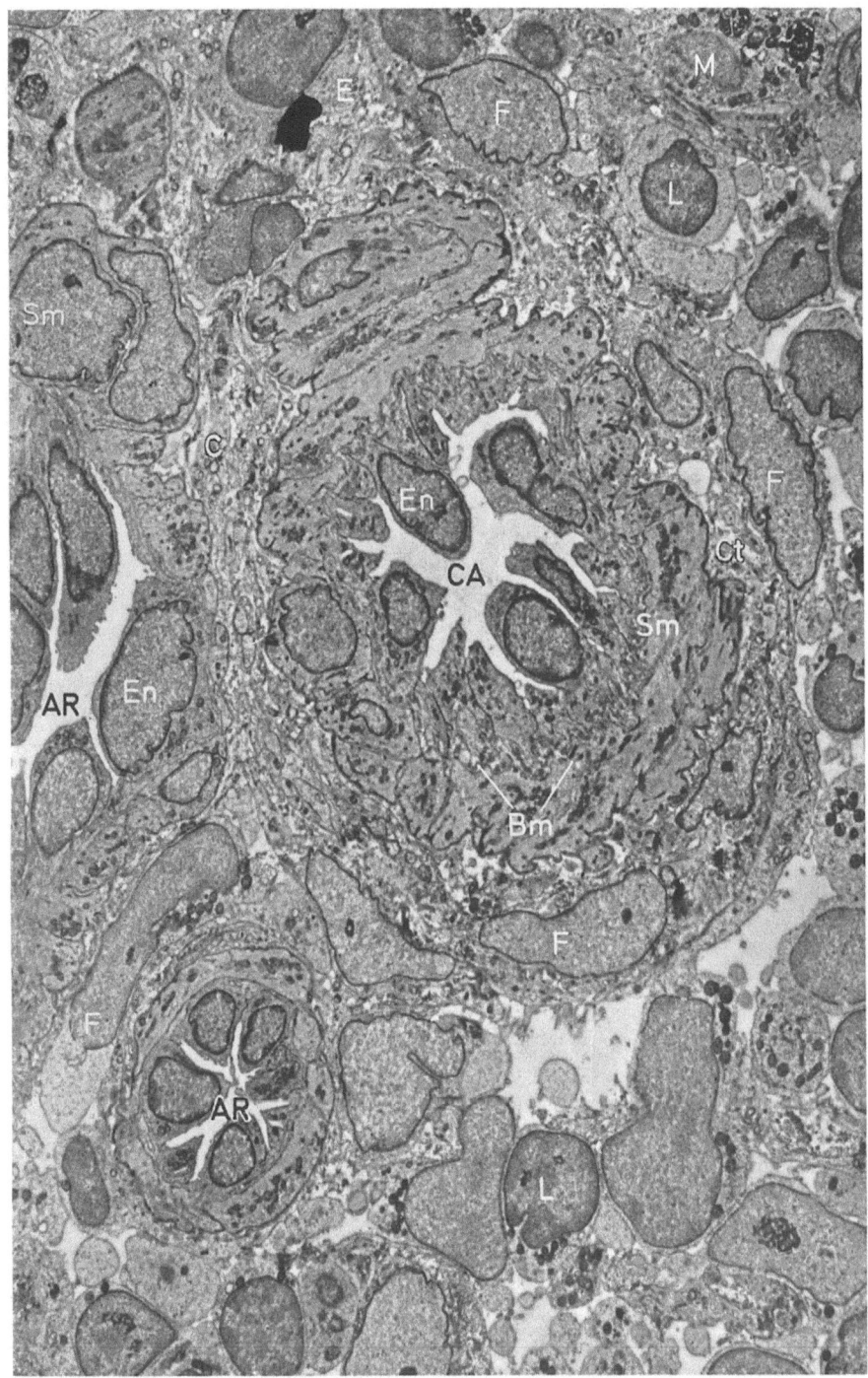

Abb. 237. Milz, *Kaninchen* (Vergr. 3150×). Ausschnitt aus einem Follikel mit „Zentral"arterie (*CA*) und zwei in eine bindegewebige Matrix (*Ct*) eingebetteten Arteriolen (*AR*). Der Bau dieser Gefäße ist der gleiche wie in anderen Organen (*En* Endothel, *Sm* glatte Muskulatur, *Bm* Basalmembran). Im Primärzentrum dominieren Lymphocyten (*L*); daneben finden sich einige Fibroblasten (*F*), Makrophagen (*M*) und Erythrocyten (*E*). Original (neu beschriftet) von Prof. Dr. R. D. Moore, Cleveland/Ohio [Moore, R. D., V. R. Mumaw and M. D. Schoenberg, Exp. molec. Path. **3** (1964), Fig. 2]

und Rossatti, 1959: *Katze, Kaninchen, Ratte*). Nisimaru und Steggerda (1932) beschreiben in den Malpighischen Körperchen der isolierten *Katzen*milz von der Follikelarterie ausgehende Gefäßschleifen („loops"), die kurze Zweige in die Knötchenrandzone entsenden. MacKenzie, Whipple und Wintersteiner (1941) sahen Ampullen an den Enden dieser marginalen Capillaren. Nach Ohta (1957)

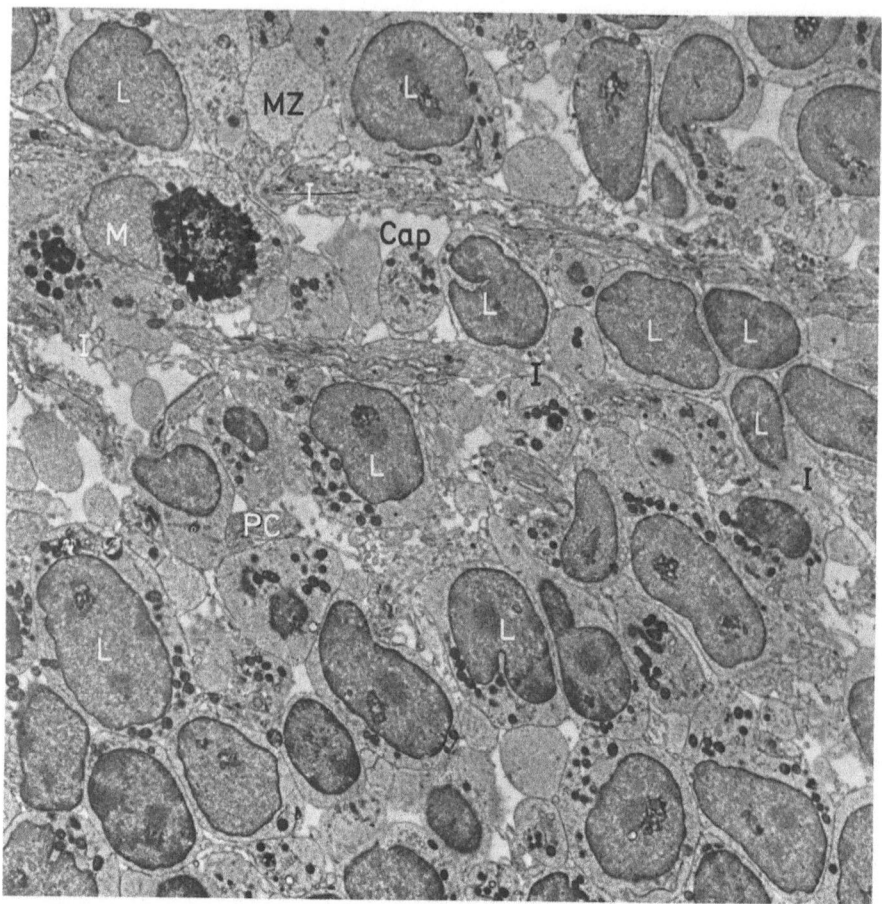

Abb. 238. Milz, *Kaninchen* (Vergr. 3150×). Längsschnitt einer Capillare (*Cap*) an der Grenze von Primärzentrum (*PC*) und Marginalzone (*MZ*) mit Wandunterbrechungen (*I*), durch die Zellen in das Gefäßlumen ein- oder aus ihm austreten. Primärzentrum und Marginalzone vorwiegend von Lymphocyten (*L*) bevölkert. Original (neu beschriftet) von Prof. Dr. R. D. Moore, Cleveland/Ohio [Moore, R. D., V. R. Mumaw and M. D. Schoenberg, Exp. molec. Path. **3** (1964), Fig. 4]

sind die Lymphscheidenarterien der *Katze* ziemlich dünn (25—45 μ), und die nach Passieren des Hofes im Bogen am Außenrand des Follikels entlangziehenden Follikelarterien liegen noch exzentrischer als bei den anderen Species (vgl. Snook, 1950, Fig. 4). Da die vom Follikelhof und -mantel aus ins Zentrum vordringenden Gefäße größtenteils unmittelbar aus der Follikelarterie entspringen, sind sie dicker (10—30 μ) als bei den meisten anderen Tieren, ausgenommen das *Schwein*. Dafür ist jedoch die Dichte dieses „arteriolar plexus" geringer als bei allen anderen untersuchten Species (sie steigt in der Reihenfolge: *Katze, Schwein, Ziege*,

Mensch, Rind, Hund, Kaninchen). Das durch die starken, mäanderartigen Windungen der Gefäße einen spiremartigen Charakter annehmende Follikelnetz geht peripherwärts über arterielle Sinusoide — deren sternartig-dornähnliche Form sich auch bei Erhöhung des arteriellen Injektionsdrucks nicht ändert — in die Venenwurzeln der roten Pulpa über. v. HERRATH (1935d, 1958, Abb. 51) findet im Gegensatz zu OHTA das Follikelcapillarnetz „gerade bei der *Katze* oft sehr schön ausgebildet". Im Stadium des „blühenden" Follikels gehen aus ihm radiäre Ausläufer hervor, die hakenförmig zum Follikel umbiegend in der Randzone münden. Im Involutionsstadium bildet sich das innere Gefäßnetz des Follikels

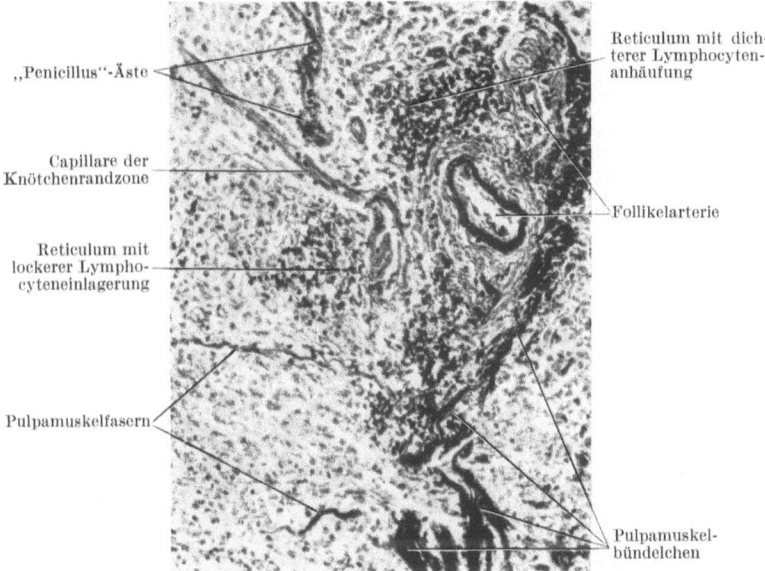

Abb. 239. Malpighisches Körperchen der *Elefanten*milz (Paraffin 7,5 μ, Azan; Mikrophoto, Vergr. 150×, auf ⁵/₆ verkl.). Nach TISCHENDORF (1953)

unter Hyalinisierung der Capillaren wieder zurück. — Im Hinblick auf diese wechselnde Vascularisation des Follikelinneren (vgl. JÄGER, 1929: *Mensch;* HOEPKE, 1933: *Igel;* HERRLINGER, 1938: *Ratte*) erscheinen generelle Angaben über die relative Dichte des Follikelcapillarnetzes bei den einzelnen Species (OHTA) wenig sinnvoll.

Der *Elefant* (Subungulata) besitzt stark geschlängelte, mehrfach gegabelte Follikelarterien von robustem Wandbau, gut vascularisierte Milzfollikel und eine ungewöhnlich breite, intensiv berieselte Knötchenrandzone (TISCHENDORF, 1953; vgl. DE GROODT, 1955; KOHIRA, 1960b) (Abb. 239).

Beim *Schwein* (Artiodactyla/Nonruminantia) entspringen die Gefäße für die Milzfollikel dicht vor oder hinter diesen aus der spiralig gewundenen Lymphscheidenarterie. Die ziemlich dicken Capillaren bilden ein grobes Netz und münden im Bereiche des Follikelmantels und -hofes in die arteriellen Sinusoide (OHTA, 1957). Über die Beziehungen der Lymphscheiden- und Follikelarterien der *Schweine-, Rinder-* und *Schaf*smilz zur Pulpamuskulatur (TISCHENDORF, 1951, Lit.) s. S. 251ff.

Auch beim *Nilpferd* (Hippopotamidae) durchsetzen die Arterien stets exzentrisch die in der üblichen Weise vascularisierten Milzfollikel. Die Knötchenrandzone ist ähnlich stark capillarisiert bzw. durchströmt wie beim *Elefanten* (TISCHEN-DORF, 1958a) (Abb. 240).

Beim *Rind* (Ruminantia/Bovidae) teilen sich die ziemlich gestreckt verlaufenden Lymphscheidenarterien und die aus ihnen hervorgehenden Follikelarterien in kurzen Abständen in mehrere Äste, die Seite an Seite in die Follikel eintreten.

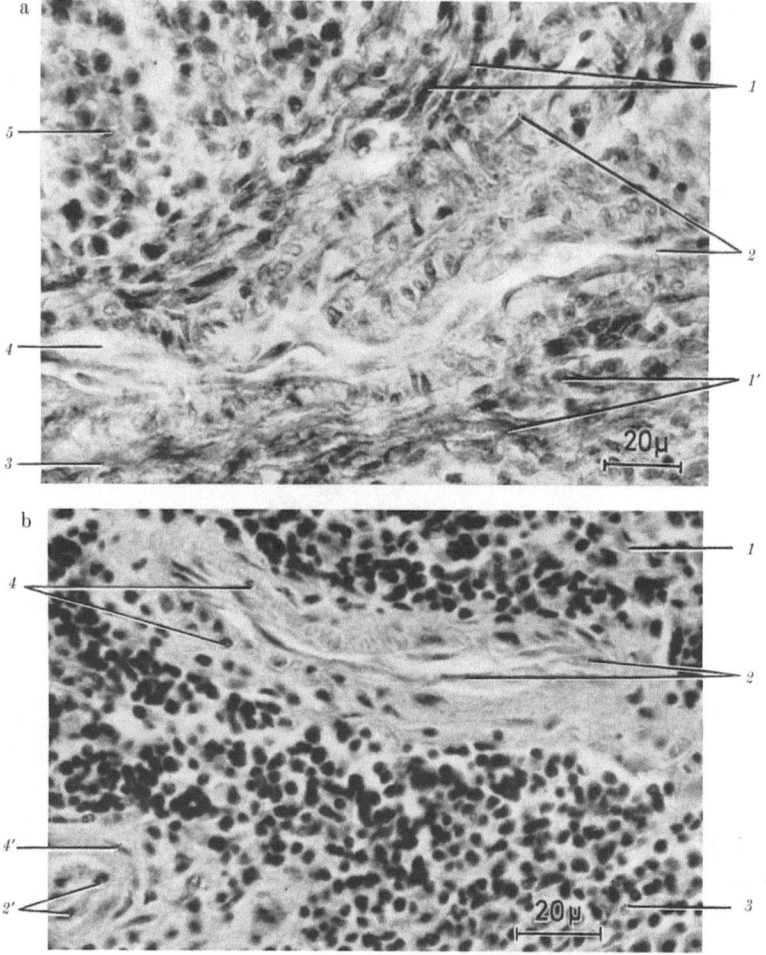

Abb. 240a u. b. Follikelarterien; Milz, *Hippopotamus*. a Neugeborenes Tier (Formol-Alkohol, Paraffin 10 μ, Resorcinfuchsin-van Gieson nach HORNOWSKY): *1, 1′* Pulpamuskelzellen; *2* Gefäßgabel, *3* Balkenrand, *4* in die Pulpa übertretende Balkenarterie, *5* lymphogenes Reticulum. — b Erwachsenes Tier (Formol-Alkohol, Paraffin 10 μ, Hämatoxylin nach WEIGERT-Erythrosin): *1* Übergang der Follikelschale in den -Kern; *2, 2′* Endothelzellkerne; *3* Follikelschale; *4, 4′* Muskelzellkerne. Nach TISCHENDORF (1958a)

Daher enthält ein Malpighisches Körperchen oft 2—3 Arterien. Der aus diesen und rückläufigen „Penicilli" gespeiste Capillarplexus ist nicht so grobmaschig wie bei der *Katze*, ähnelt vielmehr dem des *Hundes* (OHTA, 1957; vgl. SNOOK, 1950, Fig. 9; ERKOÇAK, 1958, 1959). Die gleichfalls nur wenig gewundenen Lymphscheiden- und Follikelarterien der *Ziege* verzweigen sich wie die des *Rindes*, d.h. Lymphscheide und Follikel erhalten meist mehrere Arterien. Der gut aus-

gebildete, engmaschige Gefäßplexus der Lymphscheide besteht aus lauter gleich-
starken, aus Stamm und Ästen der Lymphscheidenarterie entspringenden Capillaren. Die im Vergleich zum *Rind* weniger gut entwickelten Follikel sind schwächer
capillarisiert als die Lymphscheiden. Im Bereiche des Follikelmantels und -hofes
geht der Capillarplexus in die arteriellen Sinusoide über, die mitunter auch einen
rechtwinklig aus der Follikelarterie entspringenden, ungeteilt zum Follikelmantel
ziehenden Gefäßast aufnehmen. Die voneinander gesonderten Sinusoide sind
kleiner (10—20 μ) als bei anderen Tieren und erstrecken sich vom Follikelmantel
bis in den perifollikulären Teil der roten Pulpa (OHTA, 1957; vgl. ERKOÇAK, 1958,
1959: *Schaf, Ziege*).

Die Follikelarterien des *Elches* (Ruminantia/Cervidae), die sich im Bau nicht
wesentlich von den Balken- und Lymphscheidenarterien unterscheiden, besitzen
im Gegensatz zu denen des *Pferdes* (vgl. HARTWIG, 1949) noch eine ziemlich
kräftige Adventitia. Anstelle einer Elastica interna durchzieht ein zartes elastisches Netz die ganze Gefäßwand (BLUMENTHAL, 1952).

Beim *Pferd* (Perissodactyla) nehmen die den Balken verlassenden Arterien
im Gegensatz zu *Kaninchen, Katze* und *Mensch* (HELLSTEN, 1928) schon in den
Lymphscheiden eine exzentrische Lage ein. Im Beginn ist die Lymphscheidenarterie bis auf die relativ dickere Elastica interna und die weitgehend lymphocytär
aufgelockerte Adventitia noch ähnlich gebaut wie die Balkenarterie. Je kleiner
die Arterie, um so geringer auch der adventitielle Anteil des Lymphscheiden-
gerüstes, der schließlich außer einigen unmittelbar der Media aufliegenden kollagenen und elastischen Fasern nur noch aus Reticulum besteht. Bei Malpighischen
Körperchen mit gut entwickelten Keimzentren treten 1—2 Äste der Lymphscheidenarterie als Follikelarterien in die Knötchenrandzone ein, und ihre Capillaren dringen durch den Lymphocytenwall bis ins Zentrum vor. Später, nach
Verschwinden der Keimzentren, nimmt die Capillarisierung des Follikelkernes ab,
und die Arterien verlagern sich unter Zunahme ihrer Wanddicke nach einwärts,
an die Grenze von Follikelmantel und -kern (HARTWIG, 1949). SNOOK (1950,
Fig. 8) vergleicht die Gefäßversorgung der weißen Milzpulpa des *Pferdes* mit der
von *Hund* und *Katze*.

Auch bei den Tierprimaten verläuft die aus der Pulpaarterie (Abb. 241)
hervorgehende Follikelarterie meist exzentrisch im Malpighischen Körperchen;
eine gewisse Ausnahme machen *Dschelada, Papio* und *Cercocebus*. Bei *Macaca
mulatta* teilt sich die Follikelarterie mitunter schon innerhalb des Follikels in
3—4 Äste, bei *Aotes* durchzieht sie die Knötchenrandzone. Zentrum und Randzone
enthalten vereinzelte Capillaren, „deren Verbindung mit der Zentralarterie nicht
immer nachzuweisen ist". Ihr Bau unterscheidet sich nicht von dem anderer
Capillaren (EBERL-ROTHE, 1960).

Beim *Menschen* (Abb. 1 und 242) ermittelte JÄGER (1929, Lit.; vgl. ONO, 1930;
s. auch S. 35) anhand graphischer Rekonstruktionen verschiedener Malpighischer Körperchen (vgl. u.a. WEIDENREICH, 1901a; SOBOTTA, 1914; HARTMANN,
1930, Lit.) einer normalen Milz (38jähriger Mann) die dem physiologischen
Turnus der Follikel entsprechenden Gefäßverhältnisse (Abb. 243, 244): Die
Follikelarterie beteiligt sich nicht unmittelbar an der Versorgung der gewöhnlich
ihren Astgabeln aufsitzenden Lymphfollikel. Sie folgt, in eine Rinne eingelassen,
auf eine Bogenlänge von 60—150° der Mantelzone. Wo ein Malpighisches Körperchen einer Arterie anliegt, entspringen aus ihr in dichter Folge mehrere kleine
Äste, die sich — ohne einen typischen „Penicillus" zu bilden — rasch büschelartig verzweigen (vgl. WARD, MACNEAL und RAVID, 1929; ERKOÇAK, 1958, 1959).
Nur die wenigsten enden in der roten Pulpa; die meisten legen sich, rückläufig
umbiegend (vgl. MACNEAL, OTANI und PATTERSON, 1927: „centripetal branches"),

tangential dem Hof des eigenen oder eines fremden Follikels, seltener einer Lymphscheide an. Neben diesen, vor ihrer Capillarisierung sämtlich eine Hülse durchlaufenden (vgl. HERRLINGER, 1949) Ästen besitzt jeder Follikel noch 2—4 hülsenlose Äste, die getrennt von den vorigen aus der Follikelarterie entspringen. Diese „Hofarterien" umgreifen den Follikel „wie die Finger einer Hand, die einen Ball umfaßt". Ob und wie sich die capillaren Enden der an der Oberfläche der Malpighischen Körperchen zusammentreffenden Hülsen- und Hofarterien miteinander und mit den benachbarten Milzsinus verbinden, vermochte JÄGER nicht zu entscheiden. In der gespülten und geblähten Milz verlor sich die Mehrzahl

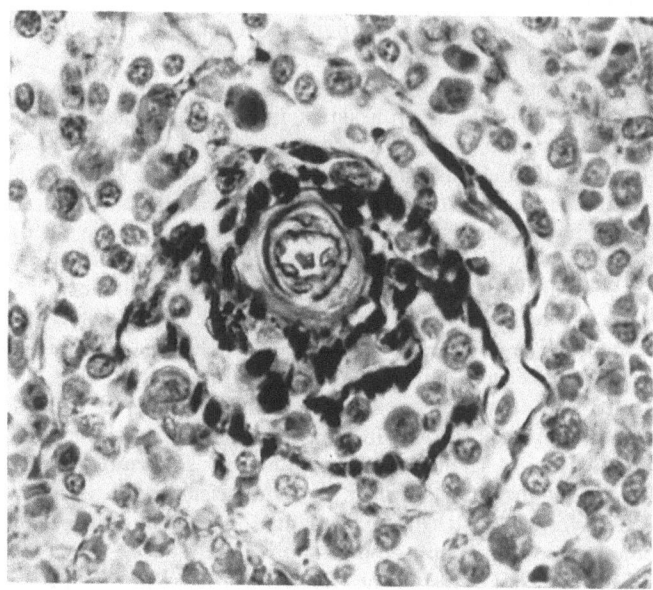

Abb. 241. Milz, *Papio spec.* (Mallory; Vergr. 750×). Pulpaarterie mit stark aufgelockerter Adventitia, die in mehreren Lagen die Media umhüllt. Original von Prof. Dr. G. EBERL-ROTHE, Wien (Handbuch der Primatenkunde, Bd. III, Tl. 2, 1960, Abb. 4)

der Capillaren „in der von WEIDENREICH (1901a) für die Knötchencapillaren angegebenen Weise" im Reticulum. Bezeichnenderweise liefen jedoch auch die „offenen" Gefäßenden immer aufeinander zu. Zu diesem an der Peripherie des Malpighischen Körperchens ausgebreiteten, von rückläufigen Hülsen- und Hofarterien gebildeten „Außennetz" tritt im Stadium des „blühenden" Follikels noch ein offenbar für die Funktion des Follikelkerns als Keimzentrum verantwortliches „Innennetz". Es wird von einer arteriellen Gefäßschlinge gespeist, deren einer, bisweilen varicös erweiterter Schenkel zusammen mit den Hülsenarterien, deren anderer an variabler Stelle aus der Follikelarterie entspringt, und deren Scheitel im Follikelkern liegt. Die Wand dieser Arteriole besteht aus einem Endothel mit locker gebauten, ovalen Kernen, dem ringförmig vereinzelte (Muskel-) Zellen mit quergestellten Kernen und in der Längsrichtung einige feine Fäserchen aufliegen. Die vom Scheitel der Schlinge entspringenden Capillaren durchziehen, gleichmäßig verteilt, vom Zentrum aus nach allen Seiten in gerader Richtung das Malpighische Körperchen, um an der Grenze von Mantel und Hof hakenartig umzubiegen. Anastomosen bestehen nur in geringer Zahl im Follikelkern zwischen den geraden Capillarstrecken. Das Capillarende biegt mitunter zentralwärts in die Mantelzone zurück, meist aber verliert es sich in Richtung

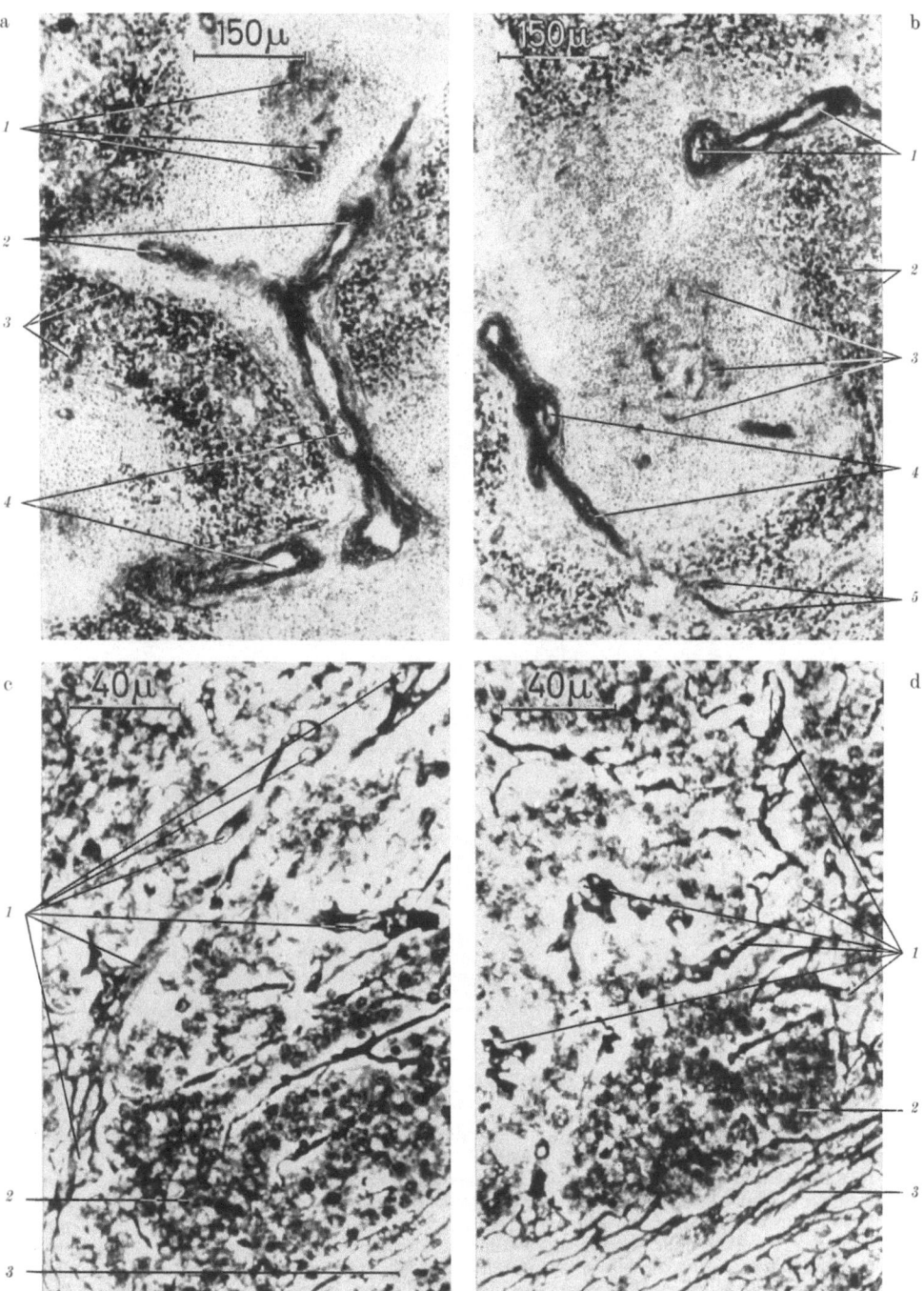

Abb. 242a—d. Milz, *Mensch* (a, b Silberimprägnation nach Faworsky; c, d Silberimprägnation nach Gömöri; 8 μ). Vascularisation der weißen Pulpa. Mikrophotos (a, b Übersichtsbilder; c, d Ausschnitte Malpighischer Körperchen): a *1* Follikelkern mit Knötchencapillaren; *2* Follikelarterien; *3* längs- und quergetroffene Capillarhülsen der Knötchenrandzone; *4* Gabelung einer Lymphscheidenarterie. — b *1, 4* Jeweils aus einer Lymphscheidenarterie hervorgehende Follikelarterien; *2* quergetroffene Capillarhülsen der Knötchenrandzone; *3* Follikelkern mit Knötchencapillaren; *5* längsgetroffene Capillarhülsen der Knötchenrandzone. — c, d *1* Follikelkern (-zentrum) mit längs- und quergetroffenen, teilweise in Hyalinisierung begriffenen Knötchencapillaren; *2* kleinzellige Follikelschale; *3* retikuläre Follikelkapsel. Original d. Verf.

Arterielles Gefäßsystem und lymphatisches Gewebe

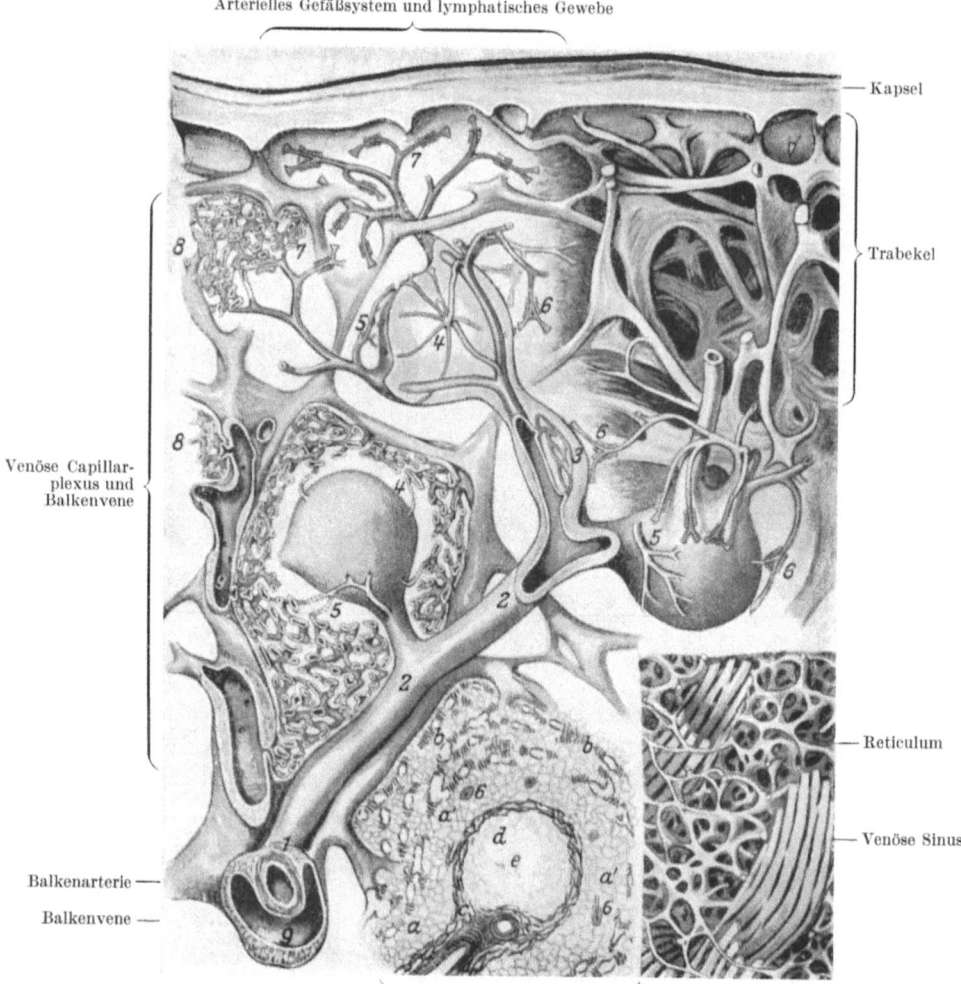

— Kapsel

— Trabekel

Venöse Capillar-
plexus und
Balkenvene

— Reticulum

— Venöse Sinus

Balkenarterie —

Balkenvene —

Faseriges und zelliges Reticulum

Abb. 243. Schema der Vascularisation der weißen Pulpa (und des allgemeinen Aufbaues der Milz) beim *Menschen*. Nach Jäger (1929). A. Stützgerüst: Die Trabekel [rechts oben (nach Hartmann und Bennet)] teilen große Kammern unvollkommen ab und umschließen Balkenarterien (*1*) und Balkenvenen (*9*) (links unten). Das faserige und zellige Reticulum (unten Mitte, stärker vergrößert unten rechts) bildet kleine Kammern („Flutkammern") und umschließt arterielle Capillaren und venöse Sinus („Flutröhrchen"). B. Lymphatisches Gewebe: Die lymphatische Scheide bildet einen Mantel um die Arterien nach deren Austritt aus dem Balken durch zellige Auflockerung der Adventitia (*2*, *c* unten Mitte). Die Malpighischen Körperchen sind Follikelbildungen (unten Mitte: Kern *e* und Mantel *d*) innerhalb der lymphatischen Scheide, die sie gegen den Hof *a* und *a′* abgrenzt. C. Arterien: Die Balkenarterie (*1*) wird durch Umhüllung mit der lymphatischen Scheide zur Follikelarterie (*2*). Sie gibt an jeden Follikel ein Innennetz (*4*), das aus einer arteriellen Schlinge entspringt, ab; außerdem im Knötchenhof *a′* sich verzweigende Hofarterien (*5*). An jedem Follikel entspringt ein Büschel von Gefäßen („Penicillus") aus der Follikelarterie, das sich als Hülsenarterie, zum Teil im Hof des eigenen Follikels (*6*), zum Teil in der roten Pulpa (*7*), verästelt. D. Venen: Die venösen Sinus (*8*, stärker vergrößert rechts unten „Flutröhrchen") beginnen als schalenförmig um den Hof der Malpighischen Körperchen und tangential um die Lymphscheiden angeordnete Capillarplexus (*b* unten Mitte, linke Bildhälfte) und münden durch die Stigmata in die Balkenvenen (*9*)

auf die benachbarten Knötchencapillaren im Follikelhof. Im Involutionsstadium schrumpft der Follikel quer zur Follikelarterie, so daß die Hülsenarterien
einen größeren Abstand von ihm gewinnen; im übrigen bleibt das Außennetz
unverändert. Das Innennetz dagegen bildet sich weitgehend zurück und veranlaßt
so die in das Stadium des „ruhenden" Follikels mündenden regressiven
Veränderungen des Follikelkernes. Dabei treten an der Außenseite des Capillar-
endothels, zuerst am Scheitel der arteriellen Schlinge, azanblaue Ablagerungen

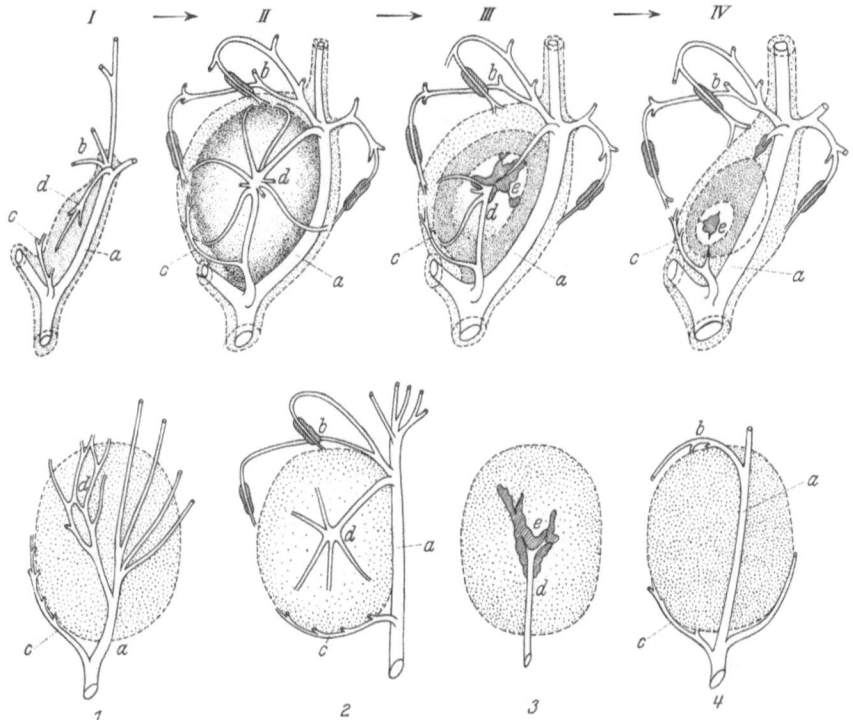

Abb. 244. Schematische Darstellung der Gefäße des Malpighischen Körperchens während seiner
Evolution und Involution (*I—IV*) mit entsprechenden Befunden früherer Autoren (*1—4*).
Nach Jäger (1929). In beiden Reihen: *a* Follikelarterie, *b* Hülsenarterie bzw. Penicillus,
c Hofarterie, *d* Innennetz, *e* Hyalineinlagerung. — Obere Reihe: *I* Follikelbildung, *II* Blühen-
der Follikel mit ausgebildetem Innennetz, *III* Rückbildung mit Hyalinablagerung am Innennetz, *IV* Übergang in das Ruhestadium unter Verlust des Innennetzes. — Untere Reihe:
1: *d* Huxley, *d* u. *b* Billroth, *d* u. *c* Kölliker; *2*: *c* u. *d* Schweigger-Seidel, W. Müller,
Basler, Kyber, *b* u. *c* u. *d* Golz, Hoyer, McNeal; *3*: *d* Dubreuil, v. Schumacher, Jordan
(bei Lymphdrüsen!); *4*: *c* Malpighi, Eller, Schaefer, *b* u. *c* Basler, Kyber (vgl. *2*!)

auf, die zunehmend das Gefäßlumen komprimieren. Die Capillaren zerfallen in
fädige, körnige und schollige Massen und verschwinden schließlich ganz. Das
Hyalin kann sich wieder resorbieren; auch ist die Hyalinisierung (vgl. v. Herrath,
1935d, 1958) — wie Jäger selbst zugibt — keine obligatorische Begleiterscheinung
des meist den ganzen Follikelkern betreffenden Capillaruntergangs. Die wechselnde
Vascularisation des Follikelinneren erklärt auch die unterschiedliche Reaktion der
Malpighischen Körperchen auf verschiedene pathologische Prozesse (vgl. Hueck,
1927; Wätjen, 1929; 1935; u. v. a.; s. auch S. 305ff.).
Nach Hueck (1927) fließt nur in der Follikelarterie erythrocytenhaltiges Blut,
in den ungemein engen Follikelcapillaren dagegen im wesentlichen Blutplasma. Dieses dringt durch die Lücken der [auch von Jäger (1929) und Ono

(1930) hier für besonders durchlässig erklärten] Capillarwand und erzeugt im Follikel (= Bläschen!) einen zentrifugalen Druck: daher auch sein Kollabieren beim Anstechen. Zu diesem radiären Plasmastrom gesellt sich an der Follikeloberfläche ein tangentialer, ausgehend von den gleichfalls, zumindest temporär (vgl. v. HERRATH, 1935d, 1958), das Blutplasma abfiltrierenden Hülsencapillaren der Knötchenrandzone. Da somit der Nährboden der weißen Pulpa nicht Lymphe, sondern Plasma ist, spricht HAUSMANN (1933) auch nicht von Lymphknötchen und -scheide, sondern von „Plasmaknötchen" und „plasmatischer Arterienscheide". BLECHSCHMIDT (1938) stellt sich vor, daß die weiße Pulpa vorwiegend Blutplasma, die rote dagegen Erythrocyten anreichert, und erblickt in der topographischen Verteilung beider Pulpaanteile eine „hydrodynamisch sinnvolle" Einrichtung: „Durch die partielle Vorschaltung der weißen Pulpa vor die rote ist in der Milz eine Eindickung des Blutes möglich, ohne daß dadurch in dem Gesamtstrom des Milzblutes eine Stauung hervorgerufen wird". Nach neueren, elektronenmikroskopischen und intravitalen Beobachtungen (MOORE, MUMAW und SCHOENBERG, 1964; WEISS, 1964; KNISELY, 1936b; MACKENZIE, WHIPPLE und WINTERSTEINER, 1941; PECK und HOERR, 1951a, b; u.a.) haben die Knötchencapillaren in der Tat eine für Blutplasma und -zellen durchgängige, vielfach durchbrochene Wandung, werden aber — was ja auch aus Gründen der Sauerstoffversorgung unwahrscheinlich anmutet — keineswegs nur plasmatisch durchströmt. v. HERRATH (1958) weist der „der roten Pulpa vorgeschalteten" weißen Pulpa die Aufgabe zu, „den reticulo-endothelialen Capillaren der roten Pulpa die für ihre Arbeit nötigen Stoffe zu vermitteln, speziell ihre Permeabilität zu regulieren und sie gleichzeitig vor Schädigungen zu schützen". Allerdings passiert das Blut der roten Pulpa nur zum Teil (vgl. BLECHSCHMIDT) zuvor die weiße; denn vom Standpunkt der arteriellen Versorgung aus liegt die rote Pulpa gewissermaßen im Haupt-, die weiße im Nebenschluß (vgl. u.a. NISIMARU und STEGGERDA, 1932; TISCHENDORF, 1956a).

Die abgestoppte supravitale Tuscheinjektion der *menschlichen* Milz (HERRLINGER, 1949, Abb. 1, 6; s. auch 1957, Abb. 1) bestätigt die Angaben JÄGERS (1929): Die ersten Tuscheextravasate stammen häufig von Knötchencapillaren, die schnurgerade aus dem Follikelinneren zur -peripherie ziehen und „scheinbar frei" in die Knötchenrandzone münden. Nicht weniger häufig findet sich Tusche an den Enden von Capillaren, die zuvor eine Strecke weit tangential in der Knötchenrandzone verlaufen, also Ausläufer von Hülsen- oder Hofarterien darstellen.

Auch die graphischen Rekonstruktionen von SNOOK (1950, Abb. 10, 11) decken sich bezüglich der Vascularisation der weißen Milzpulpa (vgl. Abb. 261) weitgehend mit denen von JÄGER. Im Korrosionspräparat (OHTA, 1957; vgl. LEWIS, 1957) entspringen die Follikelgefäße mit mehreren Stämmen außerhalb des Follikels aus der Arterie. Die Knötchencapillaren bilden einen etwas weniger dichten Plexus als beim *Hund* und gehen im Bereiche des Follikelmantels und -hofes in (wie bei *Ziege* und *Rind*) voneinander gesonderte, tropfenförmige oder polygonale arterielle Sinusoide über. Im Mikroangiogramm (VERRESEN und BONTE, 1962; vgl. CHENDEROVITCH und CAROLI, 1956; MASSARI und DE MARZO, 1956; LEWIS, 1957) streifen die Arterien nach Verlassen der Trabekel die Follikel und teilen sich in „Penicilli", deren Äste teilweise rückläufig die Follikel versorgen, im übrigen aber sämtlich in das die Follikel kugelig umgebende Reticulum münden. — Keine dieser neueren Untersuchungen erreicht nur annähernd das Niveau der Jägerschen Arbeit.

CAVALLI, CACCIARI, PISI und ORLANDI (1962; vgl. CAVALLI, CACCIARI und PISI, 1960; CAVALLI, PISI, CACCIARI und ORLANDI 1961) beschreiben in den Follikelarterien der *menschlichen* Milz Blockierungsvorrichtungen in Form sphincter- oder leistenartiger Muskelvorsprünge, dazu peri- und interfollikulär angeordnete arteriovenöse Anastomosen. D'ADDATO (1963) will letztere nicht nur im Umkreis, sondern auch im Inneren der Milzfollikel nachgewiesen haben. Von früheren Untersuchern sind in der Milz nie arterio-venöse Anastomosen gefunden worden (vgl. TISCHENDORF und CURRI, 1954, Lit.); ich selbst habe nur eine einzige echte arterio-venöse Anastomose gesehen, und auch diese nicht im Milzinneren, sondern in der -Kapsel (TISCHENDORF, 1960b: *Kaninchen*).

Als funktionell besonders beanspruchter, frühzeitig der Abnutzung unterworfener Gefäßabschnitt sind die Follikelarterien Hauptsitz der in der Milz außerordentlich häufigen, meist mit einer Lipoidose kombinierten (LUBARSCH, 1927) Hyalinose (Arteriolosklerose). Nach HESSE (1934b; vgl. HIGUCHI, 1930; SPRINGORUM, 1933; v. HERRATH, 1958; u.a.) tritt die Hyalinose — die wie in anderen Kreislaufprovinzen ursächlich auf eine Dysorie der Endothelschranke bezogen wird (ROTTER und BÜNGELER, 1955) — bereits beim *Säugling* auf und ist schon im 3. Lebensjahr fast ebenso häufig wie beim *Erwachsenen*. Obwohl die Hyalinose mit dem Alter zunimmt, handelt es sich also um keine eigentliche Alterserkrankung (vgl. ASCHOFF, 1937). Das Hyalin liegt stets nur in der Intima der Follikelarterien, genauer: innerhalb der in zwei Blätter gespaltenen Elastica interna. Häufig besteht eine kleintropfige oder diffuse Verfettung, während andere sekundäre Veränderungen oder eine Organisation der Hyalinmassen völlig fehlen. Da Anfangsstadien auffällig selten sind, muß es sich bei der Hyalinbildung um einen sehr rasch ablaufenden Vorgang (nämlich die Verdichtung vom Lumen her eingedrungener plasmaähnlicher Substanzen) handeln. — Eine typische Hyalinose der kleinen Milzarterien bewirken bei der *Maus* gemeinsame Gaben von Cortison und Östron oder Diäthylstilböstrol (ASHBURN und WILLIAMS, 1966).

Pulpaarteriolen („Penicilli") und Hülsencapillaren

Die hierunter abgehandelte präterminale Strombahn der Milz reicht vom Ende der Pulpa-(Lymphscheiden- bzw. Follikel-)Arterie bis zum Beginn der arteriellen Endcapillare. Die die weiße Pulpa verlassende Pulpaarteriole bildet anschließend in der roten, d.h. im postfollikulären, präcapillären Abschnitt (SOBOTTA, 1914) die — von BILLROTH (1862 a, b) ins Gebiet der „Zentral"arterien, von HIRSCHFELD (1920) in das der arteriellen Endcapillaren verlegten — „Penicilli" (RUYSCH, 1721). Allerdings ist eine echte Pinselbildung (SCHMELZER, 1936: „Abgang wenigstens dreier Zweige von einem Punkt"; MORUJO, 1964: „pelotón de arterias") ausgesprochen selten, und auch dann entsteht kein Gebilde mit unverzweigten Borsten. Am korrektesten wäre es, von einer büschel- (SCHMELZER) oder strauchartigen Verzweigung bzw. einem „arteriellen Endbäumchen" (HERRLINGER, 1949; vgl. STAUBESAND, 1956) zu sprechen, doch wird sich der alteingebürgerte Name „Penicillus" kaum ausmerzen lassen. Setzt man ihn, wie eben, in Anführungsstriche, so dürfte der wissenschaftlichen Akribie Genüge getan sein (vgl. TISCHENDORF, 1956a, 1958a, 1959).

Die aus der präglumären [gluma = Hülse (RIEDEL, 1932)] Arteriole, dem „Hülsenstiel" (SCHMELZER, 1936), hervorgehenden Schweigger-Seidelschen Hülsen (engl. sheathed capillaries bzw. arteries, ellipsoids; franz. housses) wurden zwar bereits von ihrem Entdecker (1862, 1863) richtig als Capillaren erkannt (vgl. u.a. NEUBERT, 1922; PETERSEN, 1931; RIEDEL, 1932; v. HERRATH, 1935d; SOLNITZKY, 1937; BARGMANN, 1941; HERRLINGER, 1949; TISCHENDORF, 1956a, 1958c; OHTA, 1957), später aber häufig als Arterien aufgefaßt (WEIDENREICH, 1901a; STAEMMLER, 1925; WATZKA, 1937; DUSTIN, 1938a; HIRAKO, 1963;

viele anglo-amerikanische Autoren). Wichtiger als das Vorhandensein einer rudi-
mentären Elastica interna (ZWILLENBERG und ZWILLENBERG, 1962) ist jedoch das
Fehlen einer muskulösen Media, und darum sollte man nur von „Hülsencapillaren" sprechen (vgl. ZWILLENBERG und ZWILLENBERG, 1963a). Ihre funktionelle
Bedeutung (ältere Lit. bei HARTMANN, 1930; RIEDEL, 1932; LAUDA, 1933;
v. HERRATH, 1935d, 1958; JAUS, 1936; SOLNITZKY, 1937; DUSTIN, 1938a) ist
noch immer umstritten. Die nachstehende Darstellung berücksichtigt neben dem
Bau der Hülsen in erster Linie ihre Stellung im Milzkreislauf. Die Speicher- bzw.
Stoffwechselfunktion der Hülsen, besonders ihre Rolle im Fett- und Eisenstoffwechsel (Erythrocytenabbau) wurde im Zusammenhang mit dem RES (S. 429ff.,
444ff.) schon behandelt.

Unter den Nichtsäugern haben die Cyclostomen noch keine Hülsen
(MURATA, 1959b). Bei den Selachiern (vgl. HARTMANN, 1930, Lit.; KLEMPERER,
1938, Fig. 14) sind sie, obschon in Form und Ausdehnung stark variierend, im
allgemeinen recht gut ausgebildet. Nach DE GAETANI (1926) — der den „Corpus-
culi periarteriosi terminales" (POUCHET; vgl. LORETI, 1967) eine innersekretorische
Bedeutung beimißt — bestehen sie aus lipoidhaltigen Zellen, die einem nach
außen kapselartig verdichteten retikulären Stroma eingelagert sind. YOFFEY
(1929) findet die fein granulierten, retikulär-syncytial gebauten Hülsen um 3—4
aus derselben Arteriole hervorgehende Capillaren angeordnet und über eine dünne
Faserhülle mit dem Pulpareticulum verbunden. Sie sind bei *Scyllium canicula*
und *S. catulus* dicker als bei *Raja clavata* und *R. batis*, wo ihr Durchmesser etwa
60 μ beträgt. MURATA (1959b) gibt die Größe (in μ) der bei *Mustelus manazo* und
Dasybatus akajei nur einen Teil der „Penicilli" einscheidenden Ellipsoide mit
190 × 51 bzw. 573 × 96, ihre Dichte (pro cm² Schnittfläche) mit 2792 bzw. 1609 an.
Nach DUSTIN (1938a) nehmen die Hülsen bei *Scyllium canicula* einen großen Teil
des Milzparenchyms ein und begleiten die arteriellen Capillaren bis dicht vor
ihre Mündung in die Sinus. Die gleichmäßig enge zentrale Capillare besitzt ein
flaches Endothel mit länglichen Kernen. Die Kerne der Hülsenzellen ähneln
denen der umgebenden Reticulumzellen; ihr schwammiges, acidophiles Plasma
enthält zahlreiche Einschlüsse. Die auffälligen, mit keinen sonstigen Organveränderungen einhergehenden Unterschiede im Umfang und Pigmentgehalt der
Hülsen verschiedener Tiere deuten vielleicht auf eine cyclische Funktion: eine
Zunahme des Umfangs könnte durch einfaches oder nümerisches (Mitosen!)
Wachstum, eine Abnahme u.a. durch Abwanderung pigmentierter Hülsenzellen
in die Pulpa bedingt sein. BARGMANN (1941) bezweifelt angesichts der „im Verhältnis zum übrigen Milzgewebe beträchtlichen Masse" der Hülsen von *Carcharias
glaucus* und *Scyllium canicula*, „ob für die Regulation des Blutstromes ... ein
quantitativ derart stark ausgebildeter, sei es aktiv, sei es passiv wirksamer
Drosselapparat erforderlich ist". Unter dem zarten Endothel der Hülsencapillare
liegen dicht gepackt unscharf begrenzte, große Zellen mit rundlichen, hellen
Kernen und wabigem, granulierten Plasma. Das peripherwärts verdichtete Gitterfasergerüst der Hülse geht fließend in das Pulpareticulum über. Das Auftreten
von Erythrocyten inmitten der Hülsenzellen beweist, daß der Blutstrom die
Hülsenstrecke nicht nur axial, sondern auch radiär passiert (Abb. 245). Nach LOER-
BROKS (1953) splittern sich bei *Scyllium canicula* (Abb. 246) die Arteriolen nach Verlassen der Lymphscheiden in zahlreiche, stark geschlängelte Capillaren auf, die
sich innerhalb der langen, stellenweise bis in die Kapsel hineinreichenden Hülsen
noch 2—3mal teilen. Die großen, runden Hülsenzellen mit ihrem hellen, fein
pigmentierten Plasma und ihrem 1—2 Nucleolen enthaltenden Kern grenzen sich
als modifizierte Reticulumzellen durch eine Gitterfasermembran von der übrigen
Pulpa ab. LOERBROKS billigt den Hülsen zwar eine beschränkte (erythro-(phago-

cytäre Leistung im Sinne SCHWEIGGER-SEIDELs (1862, 1863) und STAEMMLERs (1925) zu, ist aber keineswegs davon überzeugt, daß sie sich ständig von außen oder vom Ende her erneuern (vgl. MILLS, 1927). Der „auffallende Gegensatz zwischen sehr enger Lichtung und Breite der Hülsen" spreche vielmehr auch bei *Scyllium canicula* für eine Drosselfunktion. Auch SCHLARB (1953) glaubt nach ihren Befunden bei *Torpedo ocellata* und *T. marmorata*, daß „die Hauptaufgabe

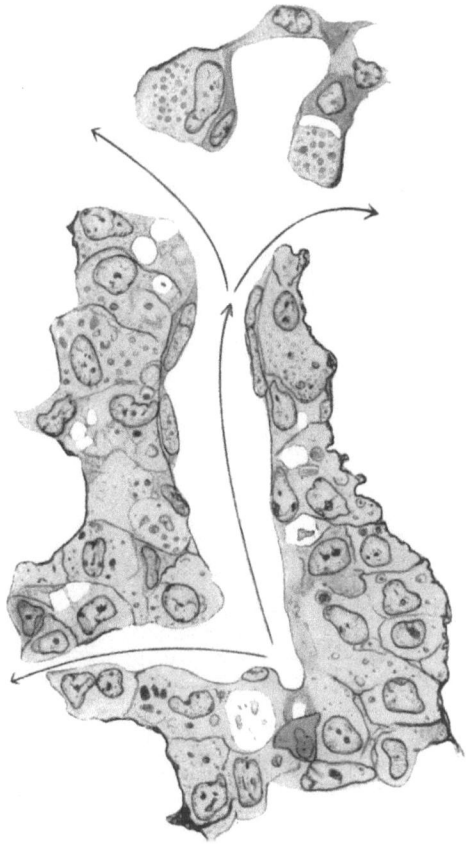

Abb. 245. Milz, *Scyllium canicula* (Bouin, 8 μ, Azan; Ok. 5, Imm. 100, auf $^9/_{10}$ verkl.). Längs-schnitt einer Hülsencapillare: seitliche Durchbrechung der Hülsenwandung, Einschlüsse und Vacuolen innerhalb der Hülsenzellen. Nach BARGMANN (1941)

der Hülsen eine mechanische" sei. Während nämlich bei den gewöhnlichen Arteriolen die sich von den Reticulumzellen durch ihre großen, hellen Kerne unterscheidenden, zart granulierten oder vacuolisierten Hülsenzellen in 2—3 Lagen ohne deutliche Zellgrenzen um das Endothelrohr angehäuft sind, bilden sie bei den „kessel"tragenden Arteriolen (S. 526) — die offenbar „keinen zweiten Mechanismus zur Regelung des Blutkreislaufs" brauchen — nur einen ein-schichtigen, lockeren Belag. Da überdies die Hülsen bei erwachsenen und jungen *Rochen* gleich gut ausgebildet sind, kann es sich nicht gut um Wachstumszentren (vgl. BANNWARTH, 1891; GRESCHIK, 1915; STAEMMLER, 1925; u.a.) handeln.

Unter den Teleosteern (vgl. HARTMANN, 1930, Lit.) beobachtete YOFFEY (1929) Capillarhülsen bei *Pleuronectes platessa*, *P. flesus*, *P. limanda*, *P. micro-*

cephalus, Gadus merlangus, G. minutus, G. luscus, G. pollachius, G. morrhua, Lophius piscatorius, Trigla gurnardus, Morone labrax, Molva molva, Spinachia vulgaris und *Callionymus lyra,* nicht dagegen bei *Alburnus lucidus* [auch bei *Salmo gairdneri* und *S. trutta* sollen sie fehlen (ZWILLENBERG, 1964)]. Bei *Lophius piscatorius* werden die bei den einzelnen Species sehr unterschiedlich gebauten Hülsen von sinusartigen, endothelausgekleideten Hohlräumen eingerahmt, bei

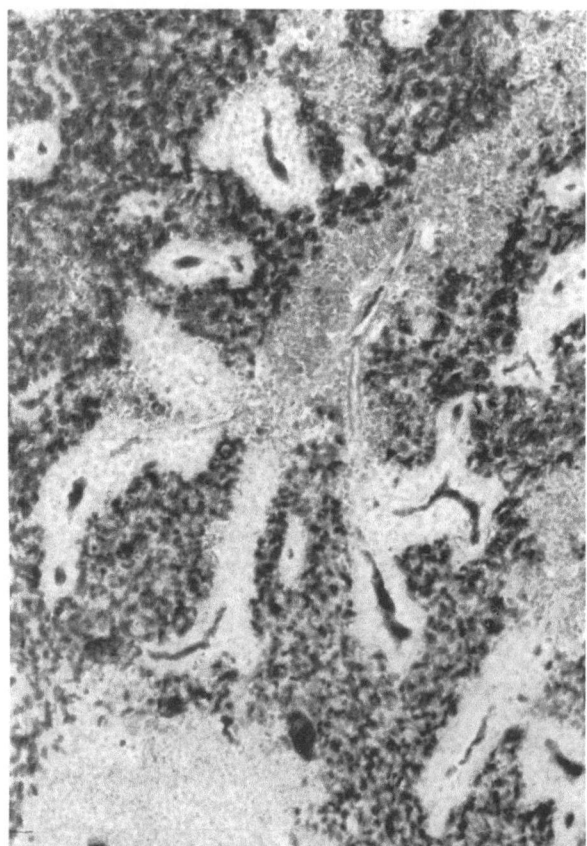

Abb. 246. Milz, *Scyllium canicula* (Azan). Aufsplitterung einer Arteriole in Hülsencapillaren. Nach LOERBROKS (1953)

Molva molva — wo sie besonders stark entwickelt sind — kommunizieren ihre Intercellularspalten durch Öffnungen in der Faserhülle mit dem umgebenden Pulpareticulum. MURATA (1959 b) findet die Hülsen bei 8 von ihm untersuchten Knochenfischarten sämtlich gut ausgebildet und bis auf *Cyprinus carpio* und *Sparus macrocephalus* wie bei den Knorpelfischen mit in die Lymphscheide einbezogen. Die Dichte (pro cm^2 Schnittfläche) und die Größe (in μ) betragen bei *Mugil cephalus* 4391 bzw. 41 × 51, bei *Sebastodes tokionis* 1742 bzw. 68 × 25 und bei *Sillago sihama* 11219 bzw. 95 × 21. Nach DUSTIN (1938a, c) sind die strukturell von denen der Selachier abweichenden, noch stärker entwickelten Hülsencapillaren der Teleosteer (*Conger vulgaris, Cyprinus carpio, Anguilla vulgaris, Esox lucius, Tinca vulgaris*) durch große Länge, häufige Verzweigung und besonders enges Lumen ausgezeichnet. Ihre von Erythrocyten durchsetzte Wand ist durch zahlreiche Verstärkungsfasern am umgebenden Reticulum befestigt. WATZKA (1937) erinnern die Hülsen der *Makrelen*milz mit ihren großen, polygonalen, sich in Gestalt und Anordnung sehr von den Reticulumzellen unterscheidenden (wenn auch am Rand in sie übergehenden) Zellen an gewisse epitheloidzellige arterio-venöse Anastomosen; er denkt daher auch hier an eine arterielle Zuflußsperre. Bei BARGMANN (1941) dagegen erweckt nicht nur die Teilnahme am Erythrocytenabbau, sondern auch die überaus große Zahl der Hülsencapillaren von *Lophius piscatorius* (Abb. 247) Zweifel an ihrer mechanisch-regulatorischen Aufgabe. Die „erstaun-

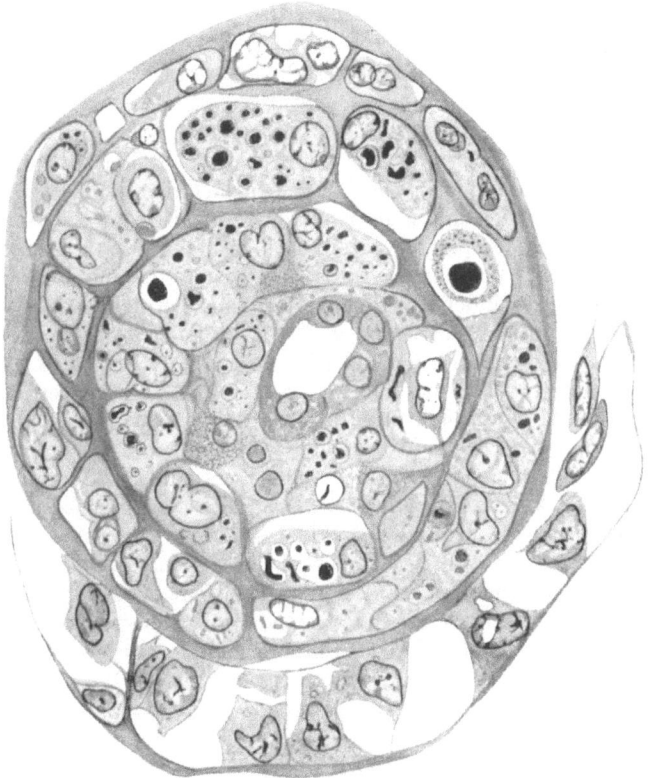

Abb. 247. Milz, *Lophius piscatorius* (Bouin, 8 μ, Azan; Ok. 10, Imm. 100, auf ⁹/₁₀ verkl.). Querschnitt einer Hülsencapillare: Hülsenzellen mit Einschlüssen, Anlagerung eines Gürtels von Hülsenzellen. Nach BARGMANN (1941)

lich engen" Hülsencapillaren bilden die Fortsetzung der von einem Faserschwamm umgebenen Arterien. Die vielfach Einschlüsse enthaltenden Hülsenzellen sind in ein peripherwärts dichter werdendes, hier mit Resorcinfuchsin färbbares Gitterfasernetz eingelassen und gehen allmählich aus der rundlich-kompakten Form in die verästelte der Reticulumzellen über. Es handelt sich daher um keine Fortsetzung der Arterienmedia in Gestalt epitheloider Muskelzellen, sondern um in periarterielle Reticulummaschen eingewanderte Reticulumzellen. Wie bei *Lophius piscatorius* sind auch bei *Gobius niger* die Hülsenzellen anfangs noch einer dünnen, zirkulären Muskelschicht außen angelagert, ein weiterer Beweis dafür, daß sie keine Mediaabkömmlinge darstellen. Das Endothel der Hülsencapillaren ist so hoch, daß manche Querschnitte geradezu an Drüsenröhrchen erinnern und die Lichtung mitunter schlitzartig eingeengt wird. Auch für die etwas abweichend gebauten Hülsen von *Uranoscopus scaber* nimmt BARGMANN mehr eine hämo-

lytische (vgl. DUSTIN, 1938a) als eine mechanische Funktion an, da ein „Drosselmechanismus vom gewaltigen Umfang der Hülsen für eine derart enge Blutbahn ... wenig Wahrscheinlichkeit" besitze. Auch HAIDER (1966: *Perca fluviatilis, Leuciscus idus, Carassius carassius, Cyprinus carpio, Salmo gairdneri, Tinca
tinca*) findet in den Maschen der die Milzcapillaren bei den einzelnen Teleosteerarten in variabler Weise umgebenden bindegewebigen Strukturen („Stütz-
gerüste") häufig degenerierende Blutzellen. Da die fraglichen Gefäßabschnitte
„nach elektronenmikroskopischen Untersuchungen von ZWILLENBERG (1964) ...
nicht als Capillarhülsen angesprochen werden" könnten, bezeichnet er sie als
„Gerüstcapillaren" (vgl. dagegen HARDER, 1964). — Die Capillarhülsen der
Polypteren (DUSTIN, 1938a: *Polypterus ornatipennis, P. weeksi*) und Holocephalen (SCATIZZI, 1932: *Chimaera monstrosa*) ähneln denen der Teleosteer.

Unter den Dipnoern soll *Calamoichthys* (YOFFEY, 1929) keine Capillarhülsen
besitzen. Auch bei *Protopterus dolloi* (DUSTIN, 1934, 1938a), wo die Läppchen-
arteriolen vor ihrer Mündung in die Sinus, mehrfach dichotomisch aufgeteilt, die
Media abstreifen und sich mit Hülsen umgeben, sind sie für gewöhnlich schwer
nachzuweisen, da sich den phagocytären, eigentlichen Hülsenzellen lymphocytäre
Elemente beimischen. Bei phagocytärer Überbeanspruchung jedoch kommt es
unter mitotischer Teilung der Makrophagen zu einer beträchtlichen Vergrößerung
der Hülsen (vgl. JORDAN und SPEIDEL, 1931: *Protopterus aethiopicus*). Die angrenzenden Sinus können sich netzartig in die Hülse hinein fortsetzen.

Die Urodelen (vgl. HOYER, 1894; HARTMANN, 1930, Lit.) verfügen sämtlich
über Capillarhülsen, wenn auch in geringerer Zahl als die Fische. Beim *Riesensalamander* beträgt die Dichte 513 pro cm² Schnittfläche, die Größe 274×64 μ.
Wie die Fische haben auch die Urodelen eine „periellipsoidal lymphoid sheath"
(MURATA, 1959b: *Megalobatrachus japonicus, Triturus pyrrhogaster, Hynobius
lichenatus, H. nigrescens, H. tokyoensis, H. dunni*). Bei *Pleurodeles waltii* (HART-
MANN, 1933) schließt sich an das Endothel der Arteriolen ein mit ganz zarten
Fibrillen versehenes Reticulum an, dessen äußerst feine Maschen mit zahlreichen,
auch roten Blutzellen durchsetzt sind. Dieses unscharf begrenzte, nach proximal
in die Lymphscheide, nach distal in das Pulpareticulum übergehende „Mesenchym-
polster" entspricht der Hülse der höheren Wirbeltiere. Daß es sich dabei um
„Wachstums- oder Reservezentren" (HOEPKE, 1933) handelt, hält HARTMANN
für unwahrscheinlich. Nach DUSTIN (1938a) sind die bei Larven besonders gut
ausgebildeten Hülsen von *Salamandra maculosa* etwas einfacher gebaut als die
der Teleosteer und Polypterer. Sie bestehen aus unscharf begrenzten, großen
kubisch-polygonalen Zellen mit rundlichen Kernen, die schlauchartig in einer
Lage die überaus enge Capillare umgeben und sich durch eine zarte retikuläre
Membran gegen die umgebende Pulpa abgrenzen. Zwischen den in ihrem schau-
migen Plasma mannigfache Einschlüsse enthaltenden Hülsenzellen finden sich
zahlreiche Erythrocyten. Ein ganz ähnliches Bild bieten die Hülsen von *Pleurodeles waltlii, Triton palmatus* und *Ambystoma mexicanum* (vgl. BARGMANN, 1941),
nur daß bei letzteren der Grenzmembran auch elastische Fasern beigemischt
sind. — Die Hülsen der Gymnophionen (*Ichthyophis glutinosus*) gleichen laut
DUSTIN weitgehend denen der Urodelen. WEILACHER (1933, Abb. 7) bildet für
Hypogeophis eine typische, direkt in einen Milzsinus mündende Hülsencapillare
ab, spricht aber nur von einer „Arterie mit dicken Wandungen". — Bei den
Anuren (vgl. HOYER, 1894; HARTMANN, 1930, Lit.) sind in erwachsenem Zustand keine Capillarhülsen (mehr) nachweisbar (vgl. FUJIMOTO, 1934a, b); bei
den Larven von *Alystes obstetricans* ähneln sie denen von *Uromastix*/Reptilia
(DUSTIN, 1938a, 1954; vgl. MURATA, 1959b: *Bufo vulgaris japonicus, Rana nigromaculata, R. catesbyana*).

Unter den Reptilien (vgl. HOYER, 1894; HARTMANN, 1930, Lit.) spricht MURATA (1959 b) den Lacertiliern (*Eumeces latiscutatus*) und Ophidiern (*Elaphe quadrivirgata*) den Besitz von Hülsen ab; bei den Cheloniern (*Amyda japonica*, *Clemmys japonica*) beträgt ihre Dichte (pro cm² Schnittfläche) 2103 bzw. 1217, ihre Größe (in µ) 156×32 bzw. 210×39. Hier besteht auch eine ausgeprägte „periellipsoidal lymphoid sheath". Auch DUSTIN (1938a) vermißt bei Schlangen (*Tropidonotus*, *Ancistrodon*, *Cobra*) Hülsencapillaren, findet sie aber bei Schildkröten (*Clemmys leprosa*, *Testudo graeca*; vgl. ABE, 1966a) und Krokodilen (*Crocodilus cataphractus*, *Alligator mississipiensis*) gut ausgebildet, in ganzer Länge von weißer Pulpa umgeben und trotz der Dicke ihrer Wand seitlich für Blutzellen durchgängig. „Durchlässigkeit mit Verzug" ist auch die Haupteigenschaft der noch einigermaßen typischen Hülsen (enges axiales Endothelrohr, 1—2 Lagen Hülsenzellen) von *Uromastix acanthinurus*. Solche durchlässigen Capillarstrecken, die jedoch nicht mehr den Bau echter Hülsencapillaren zeigen, gibt es auch noch bei *Lacerta viridis*, während sie bei *Heloderma horridum* ganz verschwunden sind; d.h. bei den Lacertiliern gehen die Hülsen stufenweise verloren. Nach DÜNZEN (1939) setzen sich bei *Lacerta muralis* und *L. viridis* die Pulpaarterien unterhalb eines Durchmessers von 30—40 µ in „Capillarbüschel" aus muskelfreien „Präcapillaren" fort, an die sich 40—60 µ lange und 5—8 µ breite Capillaren schließen. Hülsen fehlen; möglicherweise kommunizieren die Capillaren aber schon vor ihrer retikulären Auflösung mit dem umgebenden Pulpareticulum. BARGMANN (1941), der bei Schlangen (*Tropidonotus natrix*, *Zamenis gemonensis*) ebenfalls keine Hülsen nachweisen konnte, bestätigt für *Lacerta serpa*, daß hier keine typischen Hülsencapillaren, sondern nur ihnen funktionell entsprechende Gefäßwandabschnitte vorkommen. Nach LORETI und ZANINI (1963; vgl. LORETI, 1967) besitzen auch die Schildkröten (*Emys orbicularis*, *Testudo graeca*) keine den der Vögel und Säuger vergleichbaren Capillarhülsen („manicotti pericapillari"), sondern nur einfache reticulo-histiocytäre Scheiden („guaine periarterioli e -capillari") mit denselben granulo- und lipopektischen Eigenschaften wie die eigentlichen Hülsen.

Bei den Vögeln (vgl. GRESCHIK, 1915; HARTMANN, 1930, Lit.; GROEBBELS, 1932, Lit.) machen die in ganzer Ausdehnung von Lymphscheiden umschlossenen (vgl. FUJIMOTO, 1934a, b: *Huhn*, *Ente*, *Taube*, *Falke*) Hülsen einen beträchtlichen Teil des Milzparenchyms aus. Ihre Dichte (pro cm² Schnittfläche) und Größe (in µ) betragen bei *Columba livia domestica* 3247 bzw. 85×38, bei *Anas platyrhynchos domestica* 1760 bzw. 75×35, bei *Coturnix coturnix japonica* 6354 bzw. 73×32; auch bei *Gallus gallus domesticus* (vgl. ABE, 1966a) sind sie sehr zahlreich (MURATA, 1959b). Bei *Huhn*, *Reiher* und *Weihe* imponieren die an den „Penicilli" sitzenden Hülsen als kurze, kegelförmige Quasten, aus deren distaler Basis mehrere Capillaren austreten (SCHMELZER, 1936). Nach DUSTIN (1937, 1938a, 1939, 1954) springen bei der *Ente* die runden Endothelkerne der Hülsencapillare weit in die enge Lichtung vor. Die das Endothelrohr umschließende Gitterfasermembran besitzt zahlreiche Lücken für den Durchtritt von Blutzellen. Die in 1—3 Lagen konzentrisch die Capillare umgebenden, in Kern und Plasma den Reticulumzellen der roten Pulpa ähnelnden Hülsenzellen enthalten demgemäß in ihren Zwischenräumen viele stark deformierte oder frakturierte Erythrocyten. Die Hülsen der *Taube* gleichen im großen und ganzen denen der *Ente*, nur daß sich in den Hülsenzellen reichlich Erythrocytenreste und Fetttröpfchen finden; das die Hülse zusammenhaltende Reticulumnetz verdichtet sich an ihrer Oberfläche. Ähnlich gebaut wie die Capillarhülsen der *Ente*, jedoch meist reicher an intraplasmatischen Einschlüssen, sind auch die von *Star*, *Fasan*, *Rabe*, *Häher*, *Huhn* und *Kanarienvogel* (vgl. KLEMPERER, 1938, Fig. 13: *Pfau*). BARGMANN (1941) beschreibt bei *Taube* und *Mauersegler* aus langen Arterien hervorgehende, kräftige Hülsencapillaren, deren sternförmig die Lichtung einengende Endothelzellen sich dunkel gegen die hellen, vacuolisierten Hülsenzellen abheben, zwischen denen vereinzelte Erythrocyten nachweisbar sind. Daß beim *Mauersegler* oft mehrere Capillaren von einer Hülse umschlossen sind, spricht nach BARGMANN gegen eine regulatorische Funktion [wie sie z.B. SÉLYMOSY (1936) für den *Specht* annimmt]; denn „eine differenzierte Regulierung verschiedener Gefäße durch einen gemeinsamen Regler" sei nicht denkbar. Die bei 4wöchigen *Feldsperlingen* gegabelt aus den Pulpaarterien entspringenden, mit einer dicken, epithelartigen Zellschicht ausgekleideten Gefäße hält BARGMANN für Entwicklungsstadien von Hülsencapillaren, die an den größeren Pulpaarterien anzutreffenden hülsenähnlichen Bildungen für ihr (vorläufiges?) Äquivalent. LORETI (1967) erklärt die von Blut- und Plasmazellen durchsetzten Hülsen der Vogelmilz aufgrund ihrer kolloidopektischen und phagocytotischen Eigenschaften für histiocytäre Bildungen. Die Hülsenzellen können in die Hülsencapillaren einwandern, deren Endothel elektronenmikroskopisch zahlreiche, lange Mikrovilli ins Lumen vortreibt (*Gallus, Milvus*).

Unter den Säugern hat *Echidna* (Monotremata) eigentümlich schlecht begrenzte Hülsen. Ihr aus längs verlaufenden Fasern und großen, rundlichen Zellen bestehendes, dichtes Reticulum geht allmählich in das der Pulpa über; in seinen Maschen liegen vereinzelte Erythrocyten. Die aus der 2- oder 3teiligen „Pinselarterie" hervorgehende Capillare durchzieht die Hülse ungeteilt (BASIR, 1931/32). Das *Opossum* (Marsupialia) besitzt angeblich gar keine Hülsen (HAYES, 1967, 1968).

Die genauere Anordnung der Capillarhülsen des *Igels* (Insectivora) wurde im Zusammenhang mit der Vascularisation der weißen Pulpa schon besprochen (s. S. 528) und gilt im Prinzip für die meisten Säuger. HOEPKE (1931a, 1933) hat „den Eindruck, daß prallen, stark arbeitenden Knötchen starke Hülsen entsprechen". Die Hülsenzellen ähneln in Kern und Plasma sehr den Reticulumzellen, zwischen ihnen finden sich viel häufiger Granulocyten als Erythrocyten. Der Gitterfasergehalt der weniger scharf als beim *Schwein* begrenzten Hülsen ist im Sommer erheblich größer als im Winter; elastische Fasern fehlen. Die Weite der axialen Capillare bleibt bei Stückfixierung, Durchspülung und Dehnung des Organs stets die gleiche. An eine „Drosselung des Blutstromes" (BRAUS, 1924) glaubt HOEPKE schon deshalb nicht, weil ein großer Teil der späteren Hülsencapillaren zunächst die weiße Pulpa durchläuft. Auch die Hülsen als „Capillarventil" (NEUBERT, HEIDENHAIN, OBERNIEDERMAYER) anzusehen, scheint ihm mit der Vielseitigkeit der Befunde (vgl. HARTMANN, 1930) unvereinbar. Die Hülsen seien vielmehr eine „Reserve des Reticulums" (vgl. RIEDEL, 1932), die gegebenenfalls dasselbe leiste wie dieses: Fasern und Lymphocyten bilden, speichern und phagocytieren. Nach DUSTIN (1938a) dagegen beteiligen sich die Hülsen weder an der Lymphopoese noch an der Bildung von Pulpareticulum (BANNWARTH, 1891; GRESCHIK, 1915; STAEMMLER, 1925; HUECK, 1927). Es besteht keine konstante Beziehung zwischen Hülsengröße und Alter des Tieres (STAEMMLER), auch sind die Hülsen hypertrophischer Milzen eher vergrößert als verkleinert (wie sie es als Wachstumszentren sein müßten). Die auffällige, das Gesamtvolumen der Milz beeinflussende Umfangsvariation der Hülsen beim *Igel* erklärt DUSTIN mit der wechselweisen (mitotischen) Vermehrung und Abwanderung phagocytierender Hülsenzellen (vgl. MILLS, 1927; TAIT, 1927). Daher ließen sich auch kleinere Hülsen schlechter abgrenzen als größere.

Auch WATZKA (1937: 28 Species) lehnt es ab, die Hülsen als Wachstumszentren oder Reserve für das Milzreticulum (vgl. BECKER, 1928: *Hund*) zu betrachten; ein mit so mannigfachen Potenzen ausgestattetes Gewebe wie das Mesenchym bedürfe keiner besonderen Regenerationsherde (vgl. HARTMANN, 1930). Einen großen Einfluß auf die Hülsengröße hat der Füllungsgrad der roten Pulpa: mit

sinkendem Blutgehalt werden die Hülsen größer und deutlicher, mit steigendem
dünner und unscheinbarer. Während jedoch HARTMANN (1930) und HOEPKE
(1933) — im Gegensatz zu DUSTIN — die Abnahme der Hülsendicke lediglich
auf eine passive Auflockerung der oberflächlichen Zellagen zurückführen, findet
WATZKA überdies die membranartig nach außen abgegrenzten (vgl. BANNWARTH,
1891; KULTSCHITZKY, 1895) inneren Lagen zusammengeschoben und verschmälert.
Ihre zuvor rundlichen Kerne sind linsenförmig abgeplattet, die körnige „Zwischensubstanz" (vgl. HUECK, 1927; MILLS, 1927; RIEDEL, 1932) der entsprechend
deformierten Zellen ist bis auf geringe Reste verschwunden. Im Sommer sind die
ovoiden Hülsen der *Igel*milz etwa 100 μ, im Winter(schlaf) — bei extrem
blutreicher Pulpa — nur 50—60 μ dick. Daß die Hülsen nur als örtliche
Schutzeinrichtungen einem inneren oder äußeren Überdruck entgegenwirken
(HOYER, 1894; WEIDENREICH, 1901a; BRAUS, 1924; TAIT und CASHIN, 1925;
TAIT, 1927; RIEDEL, 1932), hält WATZKA für wenig wahrscheinlich. Sie haben
„eine mechanische Aufgabe von größerer Wichtigkeit": die Drosselung des Blutstromes an den Arterienenden. Daß die muskelkräftigsten Milzen auch die stärksten Hülsen besitzen, spreche überdies dafür, daß die Hülsen eine Rückstauung
des Blutes bei der Milzkontraktion verhindern (NEUBERT, 1922; OBERNIEDER-
MAYER, 1926; HEIDENHAIN, 1928).

LORETI (1935) beschreibt beim winterschlafenden *Igel* in den rundlich-
eiförmigen Hülsen dicht gelagerte, konzentrische Reticulumfasern von geringerem
Kaliber als in der Pulpa. Die Auswärtsorientierung der Kerne der in ihren Maschen
befindlichen fein granulierten oder vacuolisierten, acidophilen Zellen läßt um die
axiale Capillare einen kernfreien Plasmasaum entstehen. Die auch in der Hülsen-
peripherie kein Syncytium bildenden Zellen gehen gleich den Fasern in das Pulpareticulum über. Die in 1—2 Lagen übereinander geschichteten Ringfasern der
Capillarmembran tingieren sich im Gegensatz zu den übrigen Hülsenfasern mit
Orcein. LORETI billigt den Capillarhülsen zwar auch mechanische Funktionen zu,
hält sie aber im wesentlichen für Homologa der Netzmilchflecken. BARGMANN
(1941) — der bei *Igel* und *Maulwurf* zwischen den Hülsenzellen nur wenige Gitter-
fäserchen fand — betont gleich LORETI und WATZKA den eine Wesensgleichheit
(vgl. SOLNITZKY, 1937) voraussetzenden kontinuierlichen Zusammenhang von
Hülsen- und Reticulumzellen (Abb. 248). Wie beim *Igel* (vgl. HOEPKE, 1933)
bilden auch beim *Maulwurf* (SNOOK, 1950, Fig. 3) Lymphscheiden- und Follikelarterien „Penicilli". Ihre Hülsen sind mit einem Umfang von 218×90 μ die
größten bei den Säugern. Sie bestehen aus dicht gepackten, hellen Zellen, die
von einem engmaschigen Gitterfasernetz umhüllt sind. In der Hülsenwand sieht
man häufig Erythrocyten. Die sich innerhalb der Hülse noch mehrfach verzweigende Capillare ist 8—20 μ weit; mitunter capillarisieren sich zwei Knötchenarterien
in derselben Hülse. Die im Umkreis eines Malpighischen Körperchens gelegenen
Hülsen biegen nicht selten wie beim *Igel* mit ihren Endcapillaren wieder zum
selben Follikel um.

Bei der *Fledermaus* (Chiroptera) gruppieren sich die Hülsen in ähnlicher Weise
um die weiße Pulpa wie bei *Igel* und *Maulwurf*. Die präglumäre Arteriole ist
15—20 μ weit, die Hülsencapillare auch bei stärkster Blutfüllung der Milzpulpa
— im Winterschlaf — noch „gut geöffnet" (HOEPKE, 1933: *Myotis myotis*,
M. natteri, *Rhinolophus*). Ein ähnliches Bild wie bei *Rhinolophus* bieten die
Hülsen auch bei *Vespertilio*. Bei *Vesperugo noctula* und *Epomophorus wahlbergi*
sind die Hülsencapillaren länger und viel enger als beim *Igel*, ihre Wandlücken
bergen Erythrocyten (DUSTIN, 1938a). Die durchschnittliche Größe der Hülsen
in der *Fledermaus*milz beträgt 77×32 μ (SNOOK, 1950). — Genauere Angaben
über die Hülsen der Edentatenmilz (*Myrmecophaga tridactyla, Tamandua taman-*

dua, Choloepus hoffmanni, Chaetophractus villosus, Euphractus sexcinctus, Zaedius pichi, Cabassous lugubris) finden sich bei CLAUSSEN (1968).

Maus, Ratte, Meerschweinchen, Kaninchen, Hamster, Eichhörnchen und *Ziesel* (Rodentia) besitzen nach Aussage der meisten Untersucher keine Hülsen (SCHWEIGGER-SEIDEL, 1863; STAEMMLER, 1925; MILLS, 1927; MACNEAL, 1929; v. HERRATH, 1935d, 1958; RÖHLICH, 1936; SOLNITZKY, 1937; WATZKA, 1937; DUSTIN, 1938a, 1954; HERRLINGER, 1938; MACKENZIE, WHIPPLE und WINTERSTEINER, 1941; SNOOK, 1944, 1950, 1958; TISCHENDORF, 1956a, c; LEWIS, 1957;

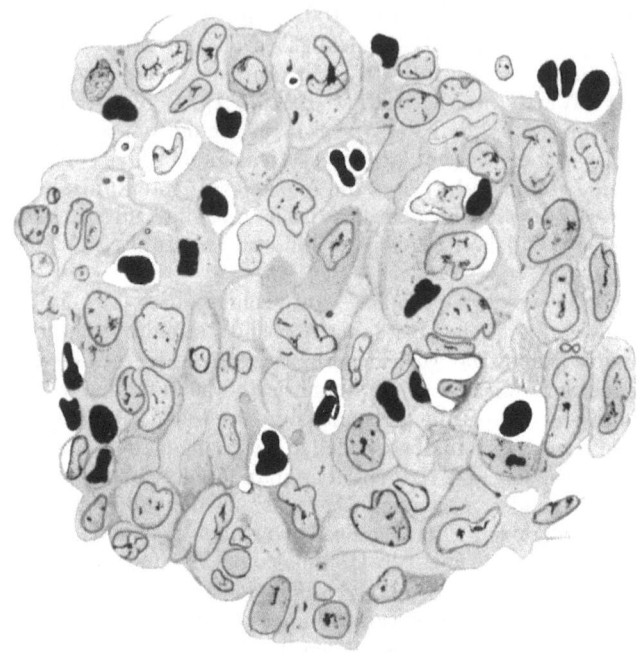

Abb. 248. Milz, *Erinaceus europaeus* (Susa, 8 μ, Azan; Ok. 10, Imm. 100, auf ⁹/₁₀ verkl.). Querschnitt einer Hülsencapillare: Erythrocyten (schwarz) zwischen den Hülsenzellen. Nach BARGMANN (1941)

OHTA, 1957; COHRS und SCHULZ, 1958; OHTA, HANAI, SAWA und FUJIMOTO, 1958; MURATA, 1959b; ERKOÇAK, 1958, 1959; SCHLAG, 1961; WEISS, 1961a, 1962a, b, 1963). FUJIMOTO (1934a, b: *Ratte, Meerschweinchen, Kaninchen*) meint freilich, sie seien nur schwer zu erkennen. Auch nach RIEDEL (1932, Tab.) sind bei *Maus, Ratte* (vgl. UTTERBACK, 1944) und *Meerschweinchen* zwar Hülsen „vorhanden, aber undeutlich", beim *Kaninchen* (vgl. HOYER, 1894) — wo v. HERRATH (1935d, 1965) die Pulpamakrophagen als „mobile Hülse" fungieren läßt — sei ihr Vorkommen fraglich. Relativ gut sichtbar und im Mittel 134×35 μ groß sind nach SNOOK (1950) die Hülsen beim *Eichhörnchen*, dem sie WATZKA (1937) ebenso abspricht wie den anderen Nagern. Beim *Waldmurmeltier* messen die Hülsen im Mittel 88×27 μ (HAYES und EGLITIS, 1967). HARTMANN (1930; vgl. McNEE, 1931) ist der Ansicht, Hülsen seien „wohl bei allen Säugern vorhanden..., wenn auch in sehr verschiedener Ausbildung". — Vermutlich liegen bei vielen Rodentiern ähnliche Verhältnisse vor wie bei den Anuren und gewissen Reptilien, die ja auch anstelle echter Hülsen nur besonders durchlässig gebaute Capillarstrecken aufzuweisen haben, die ihre Rolle wenigstens teilweise übernehmen. Ob gewisse

Species tatsächlich keine Hülsen haben, läßt sich letztlich nur elektronenmikroskopisch entscheiden [wobei ZWILLENBERG und ZWILLENBERG (1963a) eine (myo-) filamentäre Struktur der Endothelzellen als ausschlaggebendes Kriterium einer Hülsencapillare ansehen].

Die den Hülsen aufgrund der Lebendbeobachtung zugeschriebene Sphincterfunktion (KNISELY, 1936b) dürfte bei den Nagetieren weitgehend den „Penicilli" zufallen, die in der Tat bei der *Maus* mit einem Höchstdurchmesser von 8—10 μ (MACKENZIE, WHIPPLE und WINTERSTEINER, 1941) „the most powerful sphincter action ... in the splenic arterial tree" zeigen (PECK und HOERR, 1951a). Bei *Meerschweinchen* (DROUET, FLORENTIN und ENTCHEVA, 1932) und *Kaninchen* (SCHLAG, 1961) lösen hier gefäßverengende Pharmaka bzw. Reize hochgradige, anhaltende Kontraktionen aus. SCHLAG verlegt daher beim *Kaninchen* auch die „Blutrückflußsperre" in die „Penicilli", deren Durchmesser von OHTA (1957) mit 4—10 μ, von WEISS (1963) dagegen mit 25—30 μ angegeben wird. Bei der lebenden *Maus, Ratte* (und *Katze*) sah KNISELY (1936b) die Äste der einzelnen „Penicilli" durch spärliche Capillarverbindungen miteinander anastomosieren. Danach handelt es sich bei den Pulpaarteriolen der Milz nicht, wie gemeinhin angenommen (z. B. MACKENZIE, WHIPPLE und WINTERSTEINER, 1941) um anatomische (absolute), sondern nur um funktionelle (relative) Endarterien.

Elektronenmikroskopisch (WEISS, 1961a, 1962b) sind die Arteriolen der *Kaninchen*- (und *Hunde-*)Milz durch ein hohes Endothel ausgezeichnet, das bis in die Capillaren hinein das Lumen beträchtlich einengt. Selbst in Gefäßen von 75 μ Durchmesser passiert selten mehr als eine Blutzelle die Lichtung. In durchspülten Organen ist das Endothel unter leichter Zunahme des Gefäßdurchmessers deutlich abgeflacht. Es ist reich an Mitochondrien und Ribosomen, in den kleineren Gefäßen auch an Granula, Vacuolen, Membranen und Filamenten. Die bis zu einem Gefäßdurchmesser von 25 μ komplette Basalmembran kann in kleinen Gefäßen ganz oder teilweise fehlen. Stark PAS-reaktiv und in gut fixierten Präparaten amorph bzw. fein granuliert, läßt sie nach Auswaschen der Grundsubstanz kollagene Fibrillen, jedoch keine elastischen, erkennen. Die in den größeren Gefäßen in 1—2 Lagen um die Basalmembran angeordneten glatten Muskelzellen fehlen in den kleineren. Die durch lange Ausläufer mit entsprechenden Fortsätzen der Endothelzellen verbundenen Adventitialzellen sind zwar bis zu einem Gefäßdurchmesser von 10—15 μ konstant vorhanden, aber nur an den größeren Gefäßen in geschlossener Lage. Das alle Gefäße umschließende extracelluläre Bindegewebe hängt kontinuierlich mit Endomysium und Basalmembran zusammen.

Beim *Hund* (Carnivora) klassifiziert RIEDEL (1932, Tab.; vgl. SCHWEIGGER-SEIDEL, 1863; HARTMANN, 1930, Lit.; KLEMPERER, 1938, Fig. 15, 16) die Hülsen als „sehr zahlreich, deutlich abgrenzbar" [nicht bei alten *Hunden* und *Katzen* (NEMILOFF, 1936)], „klein, unregelmäßig, langgestreckt" (vgl. OBERNIEDERMAYER, 1926; MACNEAL, OTANI und PATTERSON, 1927), „spindel- bis birnenförmig" (vgl. ROBINSON, 1926). WATZKA (1937) beschreibt sie wie bei *Igel, Katze* und *Schwein* als kugel- oder eiförmig. LI, GARVEN und MOLE (1929; vgl. LI, MOLE und GARVEN, 1929) finden alle „Penicillus"-Äste [gerade beim *Hund* ist dieser Terminus besonders fehl am Platze (SCHMELZER, 1936)] mit Ausnahme der in die Knötchenrandzone mündenden (vgl. dagegen HOYER, 1894) von spindelförmigen oder zusammen mit der Capillare verzweigten (vgl. NEUBERT, 1922) Hülsen umschlossen. Die starke Pigmentierung (vgl. GOHRBANDT, 1929) der in der innersten Lage nur mit radiären Fortsätzen die Capillare erreichenden Hülsenzellen, der häufige Durchtritt von Erythrocyten durch die Hülsenwand und deren enge Nachbarschaft zu den Milzsinus (vgl. TAIT, 1927; DUSTIN, 1938a, 1954) lassen LI, GARVEN und MOLE eine Filter-funktion der Hülsen vermuten (vgl. SCHWEIGGER-SEIDEL, 1862, 1863; ROBINSON, 1926, 1928a; TEITEL-BERNARD, 1931; RÖHLICH, 1936; u.a.). An eine Abfilterung von Blutplasma und eine Blutmauserung in den Hülsen denkt auch v. HERRATH (1935d), obwohl sich streckenweise zwischen Hülse und Sinus eine azanblaue Adventitia schiebt. Nach ihm sind die Hülsen beim *Hund* ungefähr so groß wie beim *Schaf*, vielfach größer als beim *Menschen*. Neben walzenförmigen Einzel-hülsen gibt es verschieden geformte Hülsenkomplexe (vgl. TISCHENDORF, 1956c). Die entsprechend verästelten Hülsencapillaren sind auch im gespülten Präparat stets enger als die übrigen Capillaren. Die röhrenförmig die Hülsenwand durch-setzenden Spalten (vgl. KULTSCHITZKY, 1895; TAIT und CASHIN, 1925) enthalten häufig lang ausgezogene Erythrocyten (vgl. TEITEL-BERNARD, 1931).

Nach SOLNITZKY (1937: *Hund, Katze, Schwein, Rind, Schaf, Mensch*) teilt sich die aus der weißen in die rote Pulpa übertretende Arteriole in 2—6 radiär diver-gierende Äste, die eine dünne Media aus 2—3 Lagen glatter Muskelzellen, aber keine Elastica interna und externa aufweisen. Aus jeder dieser „penicillar arteries" gehen 2—3 auffällig enge Capillaren hervor, die größtenteils eine Hülse erhalten. Die Hülsen des *Hundes* gehören wie die des *Menschen* zum länglich-tubulären (die von *Katze* und *Schwein* zum rundlich-ellipsoiden) Typ; sie stehen den Hülsen des *Schweines* und der *Katze* kaum an Größe nach. In der undurchspülten, kontra-hierten Milz sind die Hülsen kleiner als in der durchspülten, dilatierten. Die Hülsenwand besteht aus einer Anhäufung intensiv phagocytierender (vgl. MILLS, 1927; TAIT, 1927) Reticulumzellen in einem Netz von Reticulumfasern und ent-hält weder glatte Muskulatur noch kollagene oder elastische Fasern. Die sich mitotisch regenerierenden Hülsen sind ein integrierender Bestandteil des reticulo-histiocytären Systems (vgl. BECKER, 1928) und haben keinerlei aktiv-regulatori-sche Funktion. Daß die Hülsencapillaren keine präformierten Stomata besitzen (SOLNITZKY), wird von OHTA (1957) bestritten, der Plastikmasse aus den axialen Capillaren über 2,4—4 μ breite seitliche Ausläufer in die periglumären Maschen-räume übertreten und so im Korrosionspräparat die ganze Hülse als ein schwammiges, konisch-ovoides Gebilde von 100×20 μ dargestellt sah. SNOOK (1950) — der gleich SOLNITZKY (1937), LEWIS (1957), RAABE (1958), HERBST (1960) u.a. die engen Beziehungen der Hülsen zu den Milzsinus betont — gibt die Größe der beim *Hund* die „Penicillus"-Äste unterhalb eines Durchmessers von 10 μ umgebenden Hülsen mit 80×38 μ an (vgl. SCHWEIGGER-SEIDEL, 1863: 220×80 μ; ROBINSON, 1926: 170—240×34—80 μ).

Elektronenmikroskopisch (WEISS, 1961a, 1962b) ist die Basalmembran der Hülsencapillaren des *Hundes* (Abb. 249) meist unvollständig; gelegentlich fehlt sie ganz. Die in die Grundsubstanz der Hülsenwand eingebetteten phago-cytären Zellen stehen durch Ausläufer untereinander und mit den bei größerer Höhe reichlich Mitochondrien, Ribosomen, Filamente und Granula enthaltenden Endothelzellen in Verbindung. Die Hülsenpassage unterwirft die hier durch „plasma skimming" ihres natürlichen Schutzes beraubten Erythrocyten einem für ihre Aussonderung entscheidenden mechanischen Trauma. ZWILLENBERG und ZWILLENBERG (1962; vgl. ZWILLENBERG, 1962) machen die im Endothel der Hülsencapillaren des *Hundes* reichlich vorhandenen, etwa 80 Å dicken Filamente für eine [schon von HENSCHEN und REISSINGER (1928) geforderte, von GORJAJEW und ACHREM-ACHREMOWITSCH (1932) bei *Hund* und *Katze* elektrophysiologisch bestätigte] vasomotorische Funktion der im übrigen von ihnen als Plasmafilter aufgefaßten Hülsen verantwortlich (zur Frage der Capillarkontraktilität vgl. u.a. ILLIG, 1957; BARGMANN, 1964). Da eine geschlossene Basalmembran fehlt, be-kommen die Endothelzellen durch die Lücken des sie umgebenden, gefensterten

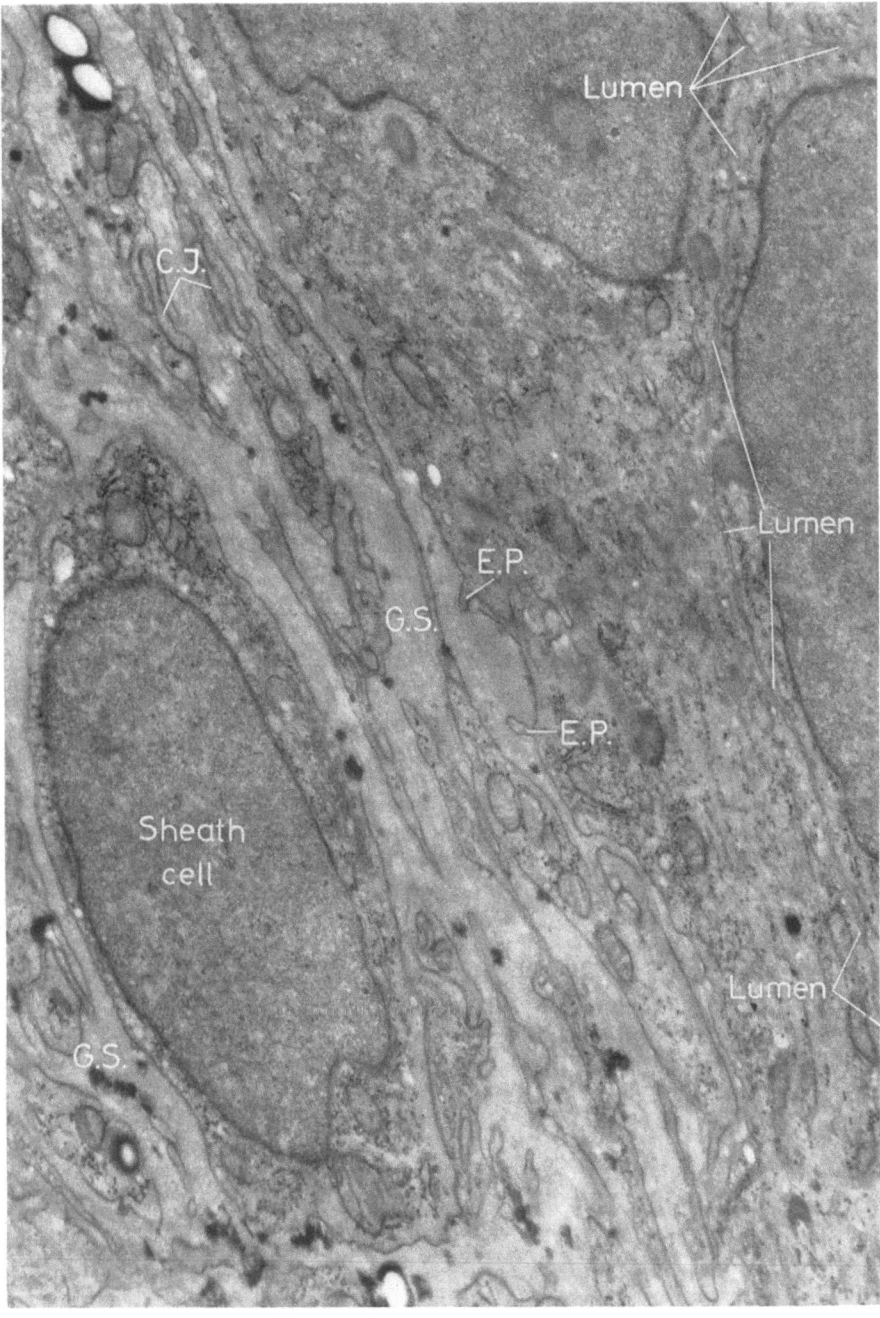

Abb. 249. Milz, *Hund* (Vergr. 29000×). Die dargestellte Hülsencapillare zeigt dünne, unregelmäßig lamellierte Cytoplasmaplatten, die weiter zentral endotheliale Fortsätze (*E.P.*) tragen.
Die das Y-förmige Lumen begrenzenden Endothelzellen enthalten reichlich RNA sowie viele
kleine Vacuolen und Mitochondrien. Das faserarme extracelluläre Bindegewebe besteht fast
gänzlich aus Grundsubstanz (*G.S.*). Manche Cytoplasmaplatten lassen Intercellular-Ver-
bindungen (*C.J.*) erkennen. Original (neu beschriftet) von Prof. Dr. L. WEISS, Baltimore/
Maryland [Amer. J. Anat. **111** (1962), Plate 16]

Elastingerüstes Kontakt mit den in ein Geflecht derselben Substanz einge-
lassenen Hülsenzellen. Diese enthalten reichlich phagocytiertes Material, hauptsächlich Erythrocytenreste. SAKUMAs (1968) Angabe, der *Hund* besitze Hülsen
(„sheathed arteries... more prominent than in the *mouse* spleen") mit „complete
basement membrana" dürfte auf einem Irrtum beruhen.

Bei der *Katze* (vgl. SCHWEIGGER-SEIDEL, 1963; NEUBERT, 1922; HARTMANN,
1930, Lit.) unterteilt RIEDEL (1932) die Pulpaarteriolen und -capillaren in einen
prä-, intra- und postglumären Abschnitt. Nach Verlassen des letzten
Follikels nimmt die Dicke der Arterienwand durch Reduktion der Media auf
eine einzige Muskelzellage und Verschmälerung der Adventitia merklich ab. Das
präglumäre „Übergangsstück" zeichnet sich durch ungewöhnliche Schlängelung
und Weite aus; die „penicilläre" Teilung erfolgt teils vor, teils in der Hülse [laut
NEUBERT (1922) erst danach]. Die gleichmäßig enge, sternförmige Lichtung der
Hülsencapillaren bildet die engste Stelle der arteriellen Gefäßbahn. Das dem
Endothelrohr der (nur bei schwacher Gefäßfüllung abgrenzbaren) präglumären
Capillare aufsitzende Grundhäutchen wird intraglumär lückenhaft, die „Adventitia capillaris" (MARCHAND) geht in die Hülsenwand über. Das Grundgewebe
der Hülsen ist wie das ihrer Umgebung ein echtes Reticulum und folgt als solches,
in den Grenzen seiner Maschenweite, der Gesamtdehnung des Organs (vgl.
SOLNITZKY, 1937), d.h. die Hülsen sind „keine in ihrer Form, Größe und Gewebs-
dichte konstanten Gebilde". In wenig oder gar nicht gedehntem Zustand
(nach einfacher Durchströmung des Organs oder im gewöhnlichen, kontrahierten
Leichenorgan) erscheinen die Hülsen als scharf begrenzte Ellipsoide, deren kernreiches, verdichtetes Reticulum kaum Zellgrenzen erkennen läßt. Die feinen intercellulären Spalten enthalten — ebenso wie der „Exkursionsraum" (STRASSER;
zit. nach BANNWARTH, 1891) um die Hülse — vereinzelte Erythrocyten. In
stark gedehntem Zustand (Aufblähung des Organs von der arteriellen und
venösen Seite her), bei weit entfaltetem Pulpareticulum, lockert sich auch die
Hülse auf. Sie verliert ihre typische Gestalt und ist unter Umständen nur noch
an der feineren, die freien Zellen am längsten zurückhaltenden Textur des Reticulums kenntlich (Abb. 250). Die Aufgabe des Hülsengewebes erblickt RIEDEL
in der „Aufrechterhaltung eines konstant engen Capillarlumens": als „eine Art
Reservegewebe" schützt es die Capillare „einerseits vor der Dehnung bei von
innen her einwirkender Kraft (Bauprinzip auf Undehnbarkeit: Gitterfaser-
system), andererseits vor Zerreißungen oder Kompression ... von außen her ...
(Bauprinzip auf Entfaltbarkeit: Reticulum)." Am besten ausgebildet sind nach
RIEDEL (Tabelle 27) die Capillarhülsen in jenen Säugermilzen, deren Kapsel-
Balkengerüst die meiste Muskulatur enthält (vgl. MACKENZIE, WHIPPLE und
WINTERSTEINER, 1941). Der letzteren Meinung ist auch WATZKA (1937; vgl.
SNOOK, 1950, Tab. 1; v. HERRATH, 1958), der demgemäß auch die Hülsen in
Milzen mit reticulumreicherer Pulpa besser entwickelt findet als in solchen mit reti-
culumärmerer bzw. sinusreicherer Pulpa (*Mensch, Ziesel, Eichhörnchen*). WATZKA
hält jedoch RIEDEL entgegen, daß sich bei starker natürlicher Blutfüllung die Hülsen
stets von außen her auflockern (vgl. HARTMANN, 1930) und im Inneren verdichten,
während sie im Dehnungsversuch — was ich bestätigen kann (vgl. TISCHENDORF,
1956c) — in ganzer Dicke weitmaschiger werden und nicht selten sogar die
inneren Schichten (vermutlich durch Bersten der Capillare) stärker betroffen sind
als die äußeren. Die unter einem unphysiologisch hohen Druck vorgenommenen
Dehnungsversuche von RIEDEL erlauben daher keine Rückschlüsse auf die natürlichen Verhältnisse (vgl. HARTMANN, 1930). MILLS (1927), McNEE (1931) und
GUILLERY (1938; vgl. GUILLERY und PETERSEN, 1935) sehen in den Capillarhülsen der *Katze* weniger Vorrichtungen zur Drosselung des arteriellen Blut-

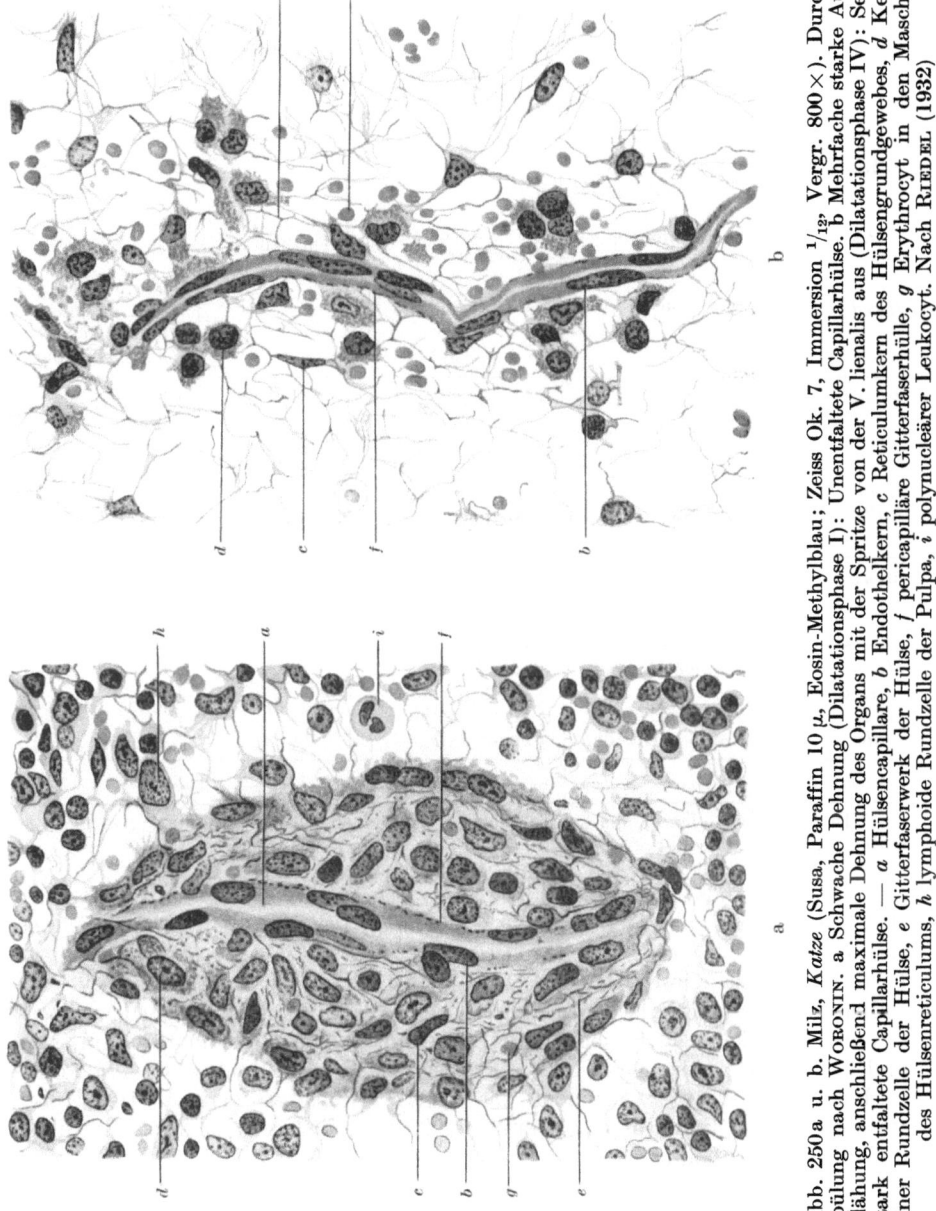

Abb. 250a u. b. Milz, *Katze* (Susa, Paraffin 10 µ, Eosin-Methylblau; Zeiss Ok. 7, Immersion $^1/_{12}$, Vergr. 800 ×). Durchspülung nach WORONIN. a Schwache Dehnung (Dilatationsphase I): Unentfaltete Capillarhülse. b Mehrfache starke Aufblähung, anschließend maximale Dehnung des Organs mit der Spritze von der V. lienalis aus (Dilatationsphase IV): Sehr stark entfaltete Capillarhülse. — *a* Hülsencapillare, *b* Endothelkern, *c* Reticulumkern des Hülsengrundgewebes, *d* Kern einer Rundzelle der Hülse, *e* Gitterfaserwerk der Hülse, *f* pericapilläre Gitterfaserhülle, *g* Erythrocyt in den Maschen des Hülsenreticulums, *h* lymphoide Rundzelle der Pulpa, *i* polynucleärer Leukocyt. Nach RIEDEL (1932)

stromes (WATZKA), als Rückflußsperren bei venösem Druckanstieg in der Milzpulpa.

v. HERRATH (1935d) findet die gleichmäßig verteilten, länglich-runden Hülsen der *Katze* (vgl. ABE, 1966a), wenn auch im Aussehen wechselnd, im allgemeinen größer als die des *Hundes*. Das Capillarlumen ist durch Lücken im Hülsengewebe (vgl. BANNWARTH, 1891; HOYER, 1894; TAIT und CASHIN, 1925; TAIT, 1927) mit dem Pulpareticulum verbunden. DUSTIN (1938a, 1954), der gleich v. HERRATH

Tabelle 27. *Verhältnis von Capillarhülsen und Kapsel-Balkengerüst bei verschiedenen Säugermilzen.* (Nach RIEDEL, 1932)

Tierart	Menge der glatten Muskulatur in der Kapsel	Anordnung der Kapselmuskulatur	Vorkommen und Gestalt der Capillarhülsen	
Schwein	„Kolossale Mengen" (NEUBERT)	korbartiges Geflecht	sehr zahlreich; deutlich abgrenzbar; dick	auffallend groß; spindel- bzw. birnenförmig
Katze	große Mengen			„ellipsoid"
Hund	reichlich			klein, unregelmäßig, langgestreckt; spindel- bis birnenförmig
Pferd	viel Muskulatur, in geschlossenen Bündelchen	einschichtig	deutlich nachweisbar	sehr lang, sehr schmal
Rind *Kalb*		Schichtung in mehreren, zueinander senkrechten Lagen		kurz, sehr schmal
Mensch	spärlich	vereinzelte Zellen; unregelmäßig angeordnet	immer nachweisbar	undeutlich; lang, schmal*
Meerschweinchen	geringe Mengen	einzelne, im Bindegewebe verstreut liegende Zellen	vorhanden, aber undeutlich	undeutlich
Maus	sehr spärlich			
Ratte	kaum vorhanden			
Kaninchen	spärlich	—	?	—

* In Abb. 221 (Gefäßschema der *menschlichen* Milz) der Deutlichkeit halber unverhältnismäßig groß und ellipsoid dargestellt (d. Verf.).

(1935d, 1958) und LEWIS (1957) die Hülsen bei der *Katze* entgegen SOLNITZKYs (1937) Behauptung nie einem Sinus bzw. einer Pulpavene anliegen sah, verzeichnet starke individuelle, vom Alter des Tieres unabhängige (vgl. dagegen STAEMMLER, 1925) Unterschiede in der Hülsengröße. Nach IMAI (1940a) enthält das mit dem Pulpareticulum identische Hülsengewebe der *Katzen*milz in einem zarten Gitterfasergerüst 2 Zellarten: große, runde Zellen mit hellem Kern im Hülseninneren und kleinere, sternförmige in der -Peripherie. Im Hunger [und in der Gravidität (v. HERRATH, 1935d)] schwindet das Hülsengewebe weitgehend. Die Hülse stabilisiert das Capillarlumen (RIEDEL) und fungiert als phagocytäres Blutfilter (vgl. RÖHLICH, 1936).

SNOOK (1950) findet die etwa $100 \times 46\,\mu$ (vgl. SCHWEIGGER-SEIDEL, 1863: $160 \times 40\,\mu$) großen Ellipsoide der *Katzen*milz im Silberpräparat scharf gegen ihre Umgebung abgegrenzt. Auf das vorspringende Endothel und die verdichteten Ringfasern der Basalmembran folgt das in seiner Maschenweite deutlich hinter dem Pulpareticulum zurückbleibende Hülsenreticulum. OHTA (1957) gibt die Größe der Ellipsoide der *Katze* mit $130 \times 50\text{—}100\,\mu$ an. Im Korrosionspräparat ist die Wand der Hülsencapillare mit unregelmäßigen, knopfartigen Vorsprüngen bedeckt, die bei stärkerer Ausbildung den Charakter von Seitenzweigen annehmen. Von hier dringt die Injektionsmasse über präformierte Spalten der Hülsenwand in die periglumären Maschenräume vor: „so the whole ellipsoid appears as a morula-like ovoid". Da die Gebilde nicht den Eindruck von Extra-

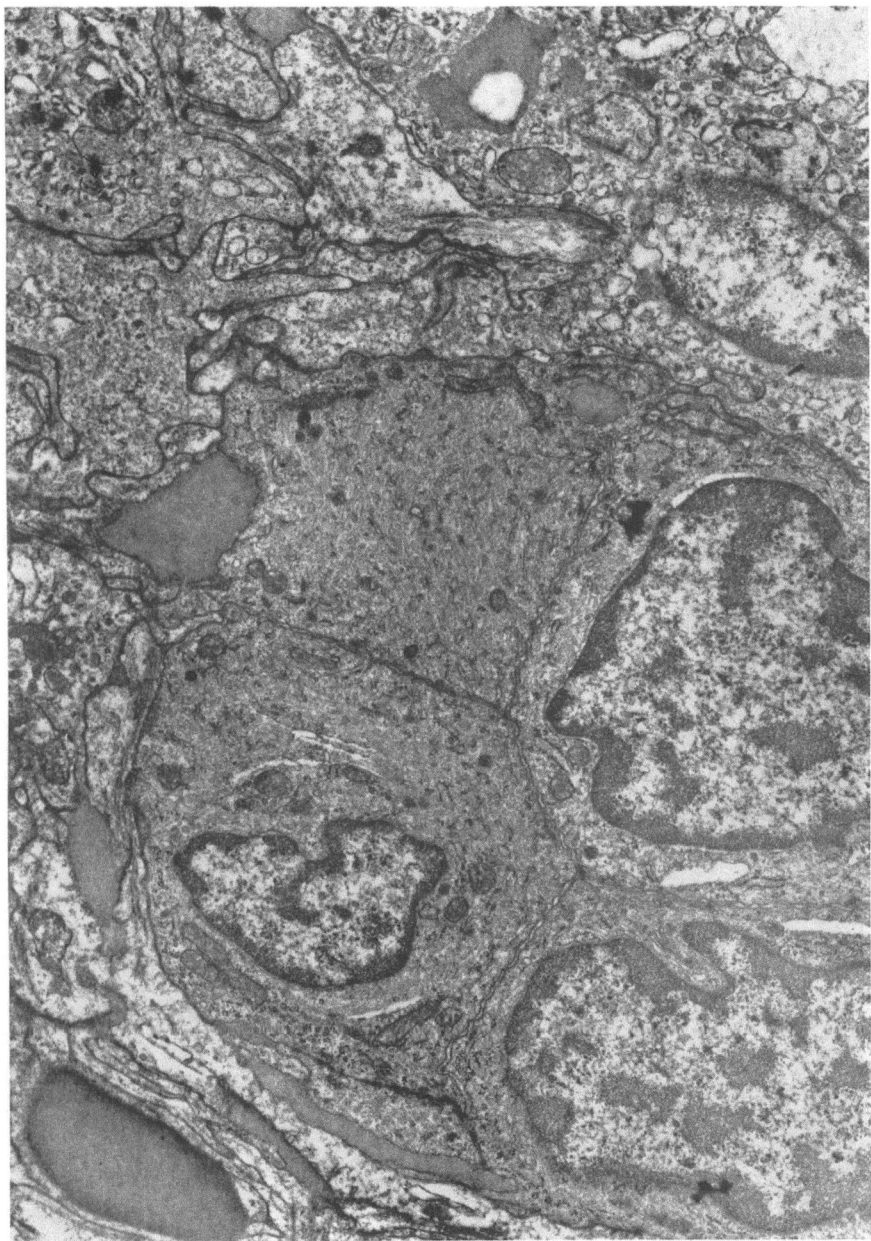

Abb. 251. Milz, *Katze* (Vergr. 13500×). Hülsencapillare, quer. Die mit Filamenten angefüllten Endothelzellen verschließen vollständig das Gefäßlumen. Nach ZWILLENBERG und ZWILLENBERG (1963a)

vasaten machen und der Injektionsdruck unter $^2/_3$ Atü lag, kann es sich nicht um Artefakte handeln. OHTA hält die Hülsen für Filter, die über ihre Radiärspalten außer Blutplasma auch -körperchen durch die Stomata der Hülsencapillare ins periglumäre Reticulum abgeben.

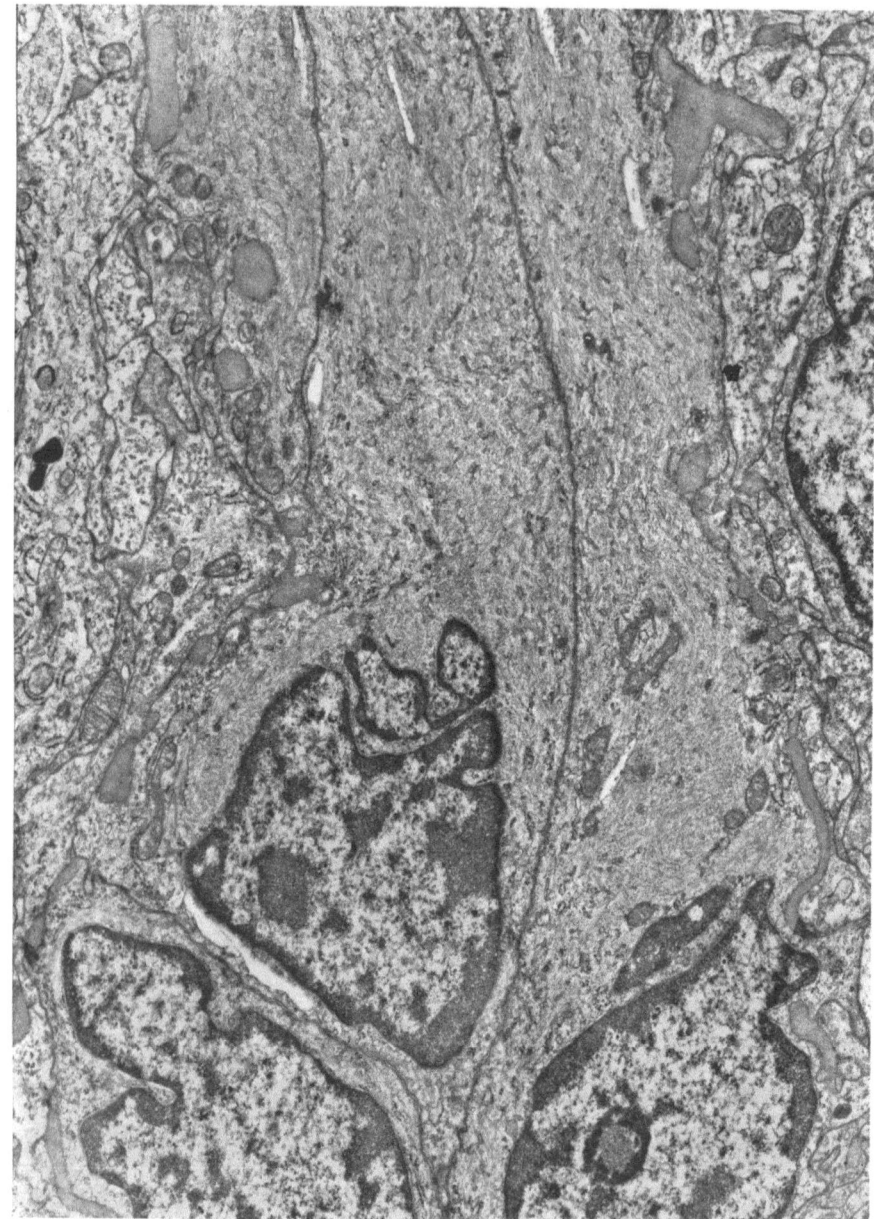

Abb. 252. Milz, *Katze* (Vergr. 11300×), Hülsencapillare, tangential. Man beachte das durch-brochene Stützgerüst zu beiden Seiten des Endothels. Nach ZWILLENBERG und ZWILLENBERG (1963a)

Elektronenmikroskopisch finden ZWILLENBERG und ZWILLENBERG (1963a) bei der (decapitierten, ausgebluteten) *Katze* (Abb. 251, 252) die relativ hohen, im Azanpräparat blaßblauen Endothelzellen der (fast durchweg geschlossenen) Hülsencapillaren angefüllt mit Bündeln etwa 80 Å starker, periodenloser Filamente. Die Endothelzellen sind umgeben von einem sich nach außen fortsetzenden, gefensterten Elastingerüst (Kollagen ist in den Hülsen der *Katze* im Gegensatz zu denen des *Hundes* überhaupt nicht nachweisbar), durch dessen Lücken sie mit den benachbarten Hülsenzellen in Kontakt treten. Nirgends im Hülsenbereich gibt es eine geschlossene Basalmembran mit kontinuierlicher Lamina densa. Die vielgestaltigen eigentlichen Hülsenzellen bilden zwar eine einigermaßen homogene Zellpopulation, unterscheiden sich jedoch durch keine besonderen Differenzierungen von anderen reticulo-endothelialen Elementen. Zwischen den Hülsenzellen fanden sich einige intakte Thrombocyten, aber keine Plasmazellen wie beim *Hund* und im Vergleich zu diesem auch nur wenige Erythrocyten.

In der lebenden *Katzen*milz (KNISELY, 1936b; s. auch ILLIG, 1961a, b, Lit.) betätigen sich die Schweigger-Seidelschen Hülsen als „particularly sensitive and powerful sphincters". Der Durchmesser der Hülsencapillare variiert im Gegensatz zum fixierten Präparat beträchtlich, „depending upon the physiological state of the contractile ellipsoid". Da KNISELY hierbei keinen Unterschied zwischen der *Katzen*milz und der „zweifellos hülsenlosen" *Mäuse-* und *Ratten*milz macht, hält v. HERRATH (1958; vgl. 1935d) die Sphincterfunktion der in vivo schwer zu sehenden, muskelfreien Hülsen für zweifelhaft und überträgt sie den Pulpaarteriolen. Für *Maus* und *Ratte* mag das zutreffen (s. oben). Für die *Katze* jedoch ist inzwischen experimentell nachgewiesen, daß die Hülsencapillaren tatsächlich stark erweiterungs- und verschlußfähig sind und die Hülsen sich korrespondierend damit verkleinern und vergrößern — wenn auch der Mechanismus dieser Lichtungs- und Volumenänderungen vorerst hypothetisch bleibt (SCHLAG, 1961).

Nach MACKENZIE, WHIPPLE und WINTERSTEINER (1941) unterscheiden sich die Hülsen der lebenden *Katzen*milz von den gleich ihnen im durchfallenden Licht blaßgelb-transparent und homogen erscheinenden Follikeln nur durch ihre geringere Größe und ihre Lokalisation an den kleinsten Arterien. Die glatt konturierten capillären Spalten, die die Hülse radiär durchsetzen, weisen ihr die Funktion eines Filterapparates zu. Die zeitliche Korrelation von Trabekelkontraktion und Verschluß dieser Spalten besagt, daß die Plasmaabfilterung (vgl. HUECK, 1928) durch die Hülsenwand für die Dauer der Milzkontraktion unterbrochen wird. Während dieser Zeit halten die Hülsencapillaren den Zustrom zur Milzpulpa aufrecht (vgl. WEIDENREICH, 1901a) und verhindern zugleich einen etwaigen Rückstrom in die Arterien (vgl. MOLLIER, 1911; TAIT und CASHIN, 1925; TAIT, 1927; u.a.). Die Hülsen haben also — entgegen DUSTIN (1938a) — wohl eine mechanische Funktion, aber nicht die eines Sphincters (LORETI, 1935; KNISELY, 1936b), wie er nur muskulären, aktiv contractilen Strukturen zukommt. Die regulatorische Funktion der Hülse ist für MACKENZIE, WHIPPLE und WINTERSTEINER eine rein passive, „depending ... upon the balance of internal and external pressures". Die Permeabilität der Hülse für Blutplasma oder -körperchen hängt daher in erster Linie vom lokalen Arteriendruck, d.h. von der Enger- oder Weiterstellung der präglumären Arteriole ab.

Beim *Hermelin* hüllen die Hülsen (ähnlich wie bei *Ziesel, Wiesel, Hund, Pferd* und *Mensch*) die Capillaren auf eine längere Strecke hin scheidenartig ein. Bei geringem Blutgehalt der Milzpulpa sind sie 50—60 μ, bei großem nur 15—20 μ breit. Ein saisonbedingter Unterschied im Aussehen der Hülsen, wie beim *Igel*, besteht beim *Hermelin* nicht (WATZKA, 1937). Beim *Wiesel* sind die Hülsen im Mittel 152×53 μ, beim *Skunk* 159×35 μ (SNOOK, 1950) und beim *Waschbär* 110×44 μ (HAYES und EGLITIS, 1967) groß; beim *Nerz* beträgt ihr Durchmesser 52 μ und beim *Frettchen* 45 μ (COHRS und SCHULZ, 1958).

Beim *Blau-, Finn-* und *Seiwal* (Cetacea) vermochte ZWILLENBERG (1958, 1959) ebensowenig Capillarhülsen nachzuweisen wie beim *Delphin*. — Beim

Elefanten (Subungulata/Proboscidea) sind die Hülsen, wie bei anderen Species auch, vorwiegend perifollikulär, außerdem aber peritrabekulär und subcapsulär angeordnet. Sie sind dicker sowie stärker gewunden und gelappt als die Hülsen der Wiederkäuer. Die Hülsenwand enthält nur ausnahmsweise Erythrocyten (TISCHENDORF, 1953) (Abb. 253). Daß KOHIRA (1960b) beim *Elefanten* keine Hülsen finden konnte, liegt vielleicht — ebenso wie bei ZWILLENBERG — an einem zu großen Blutreichtum der Präparate.

Beim *Schwein* (Artiodactyla/Nonruminantia) beschreibt RIEDEL (1932; vgl. SCHWEIGGER-SEIDEL, 1863; NEUBERT, 1922; HARTMANN, 1930, Lit.; SOLNITZKY,

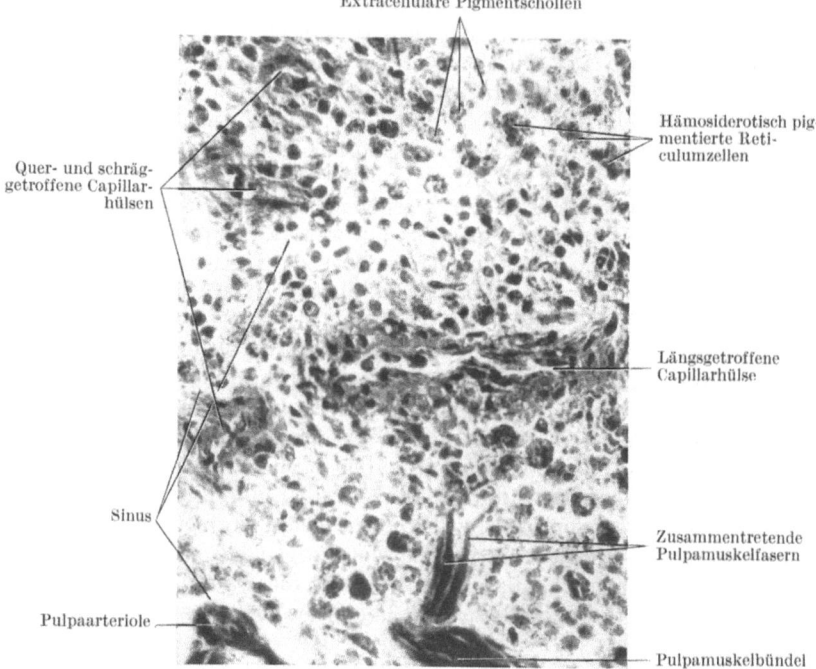

Abb. 253. Capillarhülsen der *Elefanten*milz (Paraffin 7,5 μ, Azan; Mikrophoto, Vergr. 525×, auf ⁴/₅ verkl.). Nach TISCHENDORF (1953)

1937; TISCHENDORF, 1948b, 1951, 1956c) (Abb. 254) die Hülsen als „auffallend groß, spindel- bzw. walzenförmig". Nach v. HERRATH (1935d) bilden sie oft umfangreiche, gelappte Hülsenbezirke und nehmen, perifollikulär angeordnet, einen erheblichen Teil der roten Pulpa ein. Die Hülsencapillare ist weiter als bei den meisten anderen Arten, die -Wand steht immer in unmittelbarer Beziehung zu einer Pulpavene. Die radiären Spalten der Hülse enthalten zahlreiche rote und weiße Blutkörperchen (vgl. DUSTIN, 1938a). Die postfollikulären Arteriolen des *Schweines* erscheinen im Korrosionspräparat (OHTA, 1957) im Vergleich zu denen von *Rind* und *Ziege* nur kurz und teilen sich spitzwinklig („penicillar type"). Die Hülsen bilden projektilähnliche Ovoide von 200×80 μ (vgl. SCHWEIGGER-SEIDEL, 1863: 150×80 μ; SNOOK, 1950: 195×62 μ); bei Gabelung der Hülsencapillare resultieren Zwillingsellipsoide. Die im Zickzack verlaufende, 7—12 μ dicke Hülsencapillare kommuniziert über 5—14 je 5—10 μ breite Spalten bzw. Seitenzweige mit den periglumären Maschenräumen. LORETI und VOGLIOTTI (1957) konstatieren im Injektions- bzw. Korrosionspräparat öfter einen spiraligen

Verlauf der präglumären Arteriole und das Auftreten kleinerer akzessorischer Hülsen distal der Haupthülse. Die aus pericapillären Histiocyten und Reticulumfasern aufgebauten Hülsen stehen ihrer Meinung nach als Druckempfänger im Dienste der Auspressung des Pulpareticulums (Abb. 255, 256).

Die Hülsen des *Nilpferds* (Hippopotamidae) sind viel kleiner, vor allem schmaler als die des *Schweines* und erinnern bis auf die stärkere Windung in ihrer langgestreckten Form an die der Wiederkäuer. Gabelung ist häufig, ausgesprochene Lappung jedoch selten. Die Hülsen sind wie üblich in erster Linie perifollikulär, daneben peritrabekulär und subcapsulär angeordnet. Sie liegen beim neuge-

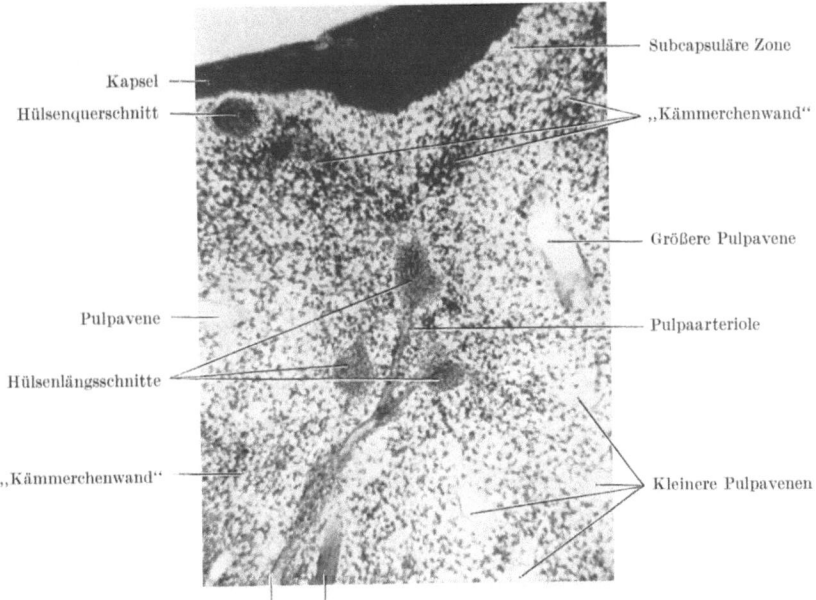

Abb. 254. Milz, *Schwein* (Durchspülung nach WORONIN mit anschließender Dehnung; Paraffin 30 μ. Hämatoxylin nach WEIGERT-Rubin S-Orange G). Mikrophoto (Vergr. 90×): „Penicillus" mit längsgetroffenen Hülsencapillaren an der Grenze zweier benachbarter „Pulpakämmerchen". Nach TISCHENDORF (1951)

borenen Tier ungleich häufiger als beim erwachsenen — wo sie ebenso gut ausgebildet sind — einem Sinus an (TISCHENDORF, 1958a) (Abb. 257).

Bei *Rind* und *Schaf* (Ruminantia/Bovidae) wechselt die Größe der vornehmlich um die Lymphscheiden und -follikel angeordneten Hülsen von Milz zu Milz. Die gewöhnliche, walzenartige Form (vgl. RIEDEL, 1932: „kurz, sehr schmal") ändert sich gemäß der Verzweigung der Hülsencapillare. Die von Erythrocyten durchsetzte Hülsenwand liegt oft, aber keineswegs immer, einer Pulpavene an (v. HERRATH, 1935d; vgl. HARTMANN, 1930, Lit.; SOLNITZKY, 1937; DUSTIN, 1938a; TISCHENDORF, 1956c; LEWIS, 1957; ERKOÇAK, 1958, 1959). Die geringere Größe der Hülsen [nach SNOOK (1950, Abb. 9) 40—55 × 11—14 μ, bei einem Durchmesser der Hülsencapillare von 8—10 μ] hat SCHWEIGGER-SEIDEL (1863) und STAEMMLER (1925) dazu verleitet, ihr Vorkommen bei *Schaf* und *Ziege* überhaupt in Abrede zu stellen. Im Korrosionspräparat (OHTA, 1957) der *Rind*milz zerfallen die Pulpaarterien sofort nach Verlassen der Follikel spitz- oder stumpfwinklig in 3 bis 5 Äste. Die ersteren („penicillar type") erinnern an einen langen Haarschopf und sind jeweils 15—30 μ stark, die letzteren („octopus type") münden rückläufig in die perifollikulären Sinusoide. In der *Ziegen*milz kehrt von 3—8 fächerartig in einer Ebene ausgebreiteten Pulpaarteriolen nur eine zum Follikel zurück. Die Ellipsoide sind bei *Rind* und *Ziege* zwar nur unvollkommen entwickelt, lassen aber doch injizierbare Spalten erkennen.

BLUMENTHAL (1952) erwähnt beim *Elch* (Ruminantia/Cervidae) „arterielle Endaufzweigungen..., deren ‚Hülsen‘ von direkt an die Gefäßwand gelagerten

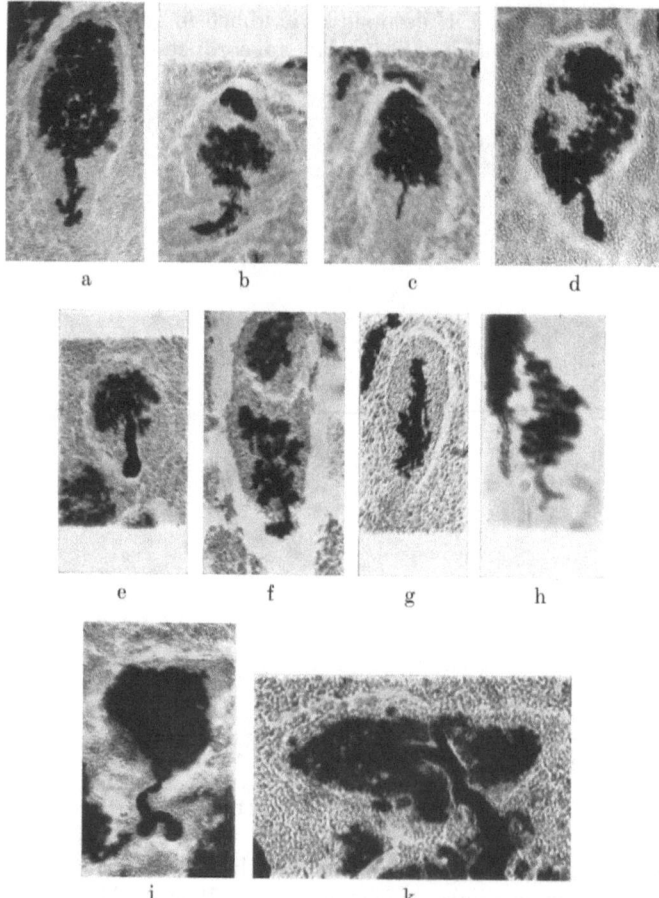

Abb. 255a—k. Milz, *Schwein* (Perfusion mit „Geon 576" und chinesischer Tusche, Polymerisation des Kunstharzes durch 12stündiges Erhitzen des Präparates auf 80°C; Susa, Hämalaun-Kongorot). Mikrophotos [Zeiss Obj. Apo 10 (0,3), Homal II, Auszug 40 cm]: Die injizierte Tusche hat sich in den Spalten der Capillarhülsen ausgebreitet; teilweise (i, k) ist auch die spiralig gewundene (i) präglumäre Arteriole dargestellt. Nach LORETI und VOGLIOTTI (1957)

glatten Muskelzellen", d.h. von Pulpamuskelzellen, gebildet werden [über die funktionell bedeutsamen Beziehungen der Pulpamuskulatur zu den Pulpaarteriolen und Hülsen bei *Schwein*, *Rind* und *Schaf* s. TISCHENDORF, 1951, Lit. (S. 251ff.)].

Beim *Pferd* (Perissodactyla) — bei dem SCHWEIGGER-SEIDEL (1863) keine Hülsen feststellen konnte — sind sie sehr schmal und lang, aber „deutlich nachweisbar" (RIEDEL, 1932; vgl. HARTMANN, 1930, Lit.; DUSTIN, 1938a; TISCHENDORF, 1956c). v. HERRATH (1935d) findet die Hülsen in der *Pferde*milz größtenteils in Follikel-, aber auch in Trabekelnähe. Nur wenige liegen einer Pulpavene unmittelbar an. Die Hülsen sind etwa so groß wie bei den Wiederkäuern; die Hülsencapillare ist enger und kann sich innerhalb der Hülse noch 1—2mal teilen. Nach HARTWIG (1949) haben die Pulpaarteriolen der *Pferde*milz, soweit sie nicht

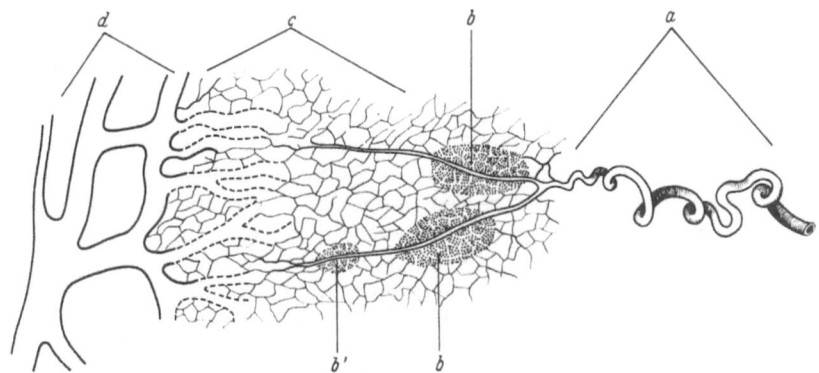

Abb. 256. Schematische Darstellung des spiraligen Verlaufes der den Hülsencapillaren der *Schweine*milz vorgeschalteten (präglumären) „Pinsel"arteriole (*a*), der Architektur der Hülsen (*b*) und der Beziehungen der postglumären Capillare zu Pulpareticulum (*c*), Sinus und Venen (*d*); am unteren Gefäßast stromabwärts der Haupthülse (*b*) eine akzessorische Nebenhülse (*b'*). Nach LORETI und VOGLIOTTI (1957)

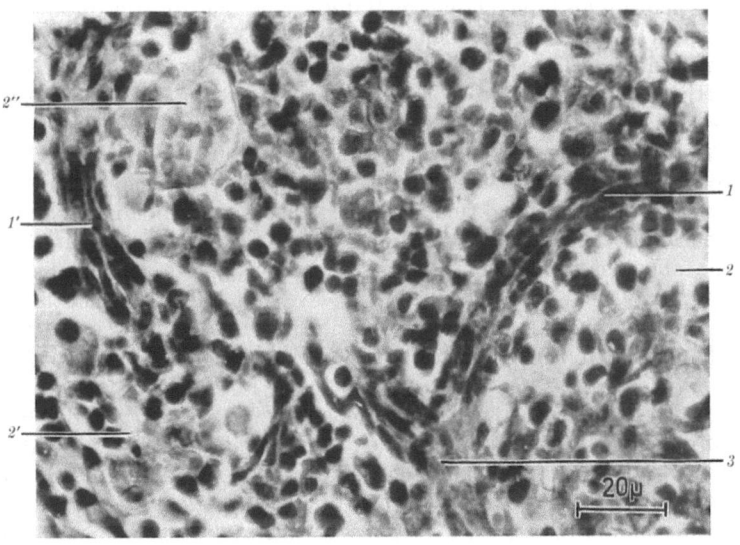

Abb. 257. Schweigger-Seidelsche Hülsen der subcapsulären Zone; Milz, neugeborener *Hippopotamus* (Formol-Alkohol, Paraffin 10 μ, Trichrom nach MASSON-GOLDNER). Mikrophoto: *1, 1'* Hülsencapillaren; *2, 2', 2''* Sinus; *3* Gabelung der präglumären Arteriole. Nach TISCHENDORF (1958a)

zum Follikel zurückkehren, zwei Hauptverlaufsrichtungen: ein Teil streift einen Balken und wird in seiner unmittelbaren Nähe zur Hülsencapillare, ein anderer berührt eine oder mehrere Pulpavenen und geht dann ebenfalls in eine Hülse über. Wo die Pulpaarteriole einer -vene anliegt, ist die zuvor sehr kräftige Ringmuskulatur unterbrochen. Kurz vor der Hülse verschwindet sie ganz, und die

Arteriole wird unter Abflachung des Endothels und Umwandlung der Elastica interna in ein zartes Längsfasernetz zur präglumären Capillare. Die Hülsencapillare selbst hat kaum den Durchmesser eines roten Blutkörperchens, die gesamte Hülse ist höchstens 32 μ breit. Ihre Wand weist in der gespülten und gedehnten Milz kleine Spalten auf, die jedoch keine Erythrocyten enthalten. Ein besonderer, zellarmer „Exkursionsraum" (STRASSER) um die Hülse existiert beim *Pferd* nicht. HARTWIG stellt sich vor, daß nicht die Hülse (vgl. SCHEUNERT und TRAUTMANN, 1951), sondern der muskuläre Teil der Pulpaarteriole die Blutzufuhr regelt, während der elastische Teil durch seine Windkesselwirkung gemeinsam mit der engen Hülsencapillare eine gleichmäßige Strömung in der Endcapillare garantiert. Der rhythmische Druckwechsel in dem als Stausee fungierenden elastischen Abschnitt der Pulpaarteriole fördere den Blutabfluß in der anliegenden Pulpavene, und die Plasmaabfilterung in die Pulpavene rufe eine Bluteindickung in der Hülsencapillare hervor. SNOOK (1950, Fig. 8) sieht die mit einem Durchmesser von 21 μ die weiße Pulpa verlassenden, radiär divergierenden „Penicilli" oft auf eine Strecke von 1 mm geradewegs die rote Pulpa durchziehen und sich erst bei einem Durchmesser von 10,6 μ mit einer einfachen oder doppelten („bicornate") Hülse umgeben. Die durchschnittlich 65×28 μ großen Ellipsoide ähneln bis auf ihr unregelmäßiger gebautes Reticulum denen von *Hund* und *Katze;* das Endothel der häufig gegabelten Hülsencapillare ist leicht verdickt.

Elektronenmikroskopisch (ZWILLENBERG und ZWILLENBERG, 1963a) unterscheiden sich die auch lichtmikroskopisch viel schlechter als bei *Hund* und *Katze* abgrenzbaren Hülsen des *Pferdes* nur durch ihr festeres Gefüge und ihren größeren Reichtum an intercellulärem Material von der übrigen roten Pulpa. Die Endothelzellen der (bei dem untersuchten Tier durchweg offenen) Hülsencapillaren sind weniger dicht gelagert als bei der *Katze* und besitzen außer basalen auch lumenwärtige Fortsätze (Mikrovilli?). Wie bei *Hund* und *Katze* sind auch beim *Pferd* die sich im Azanpräparat blaßblau von den anderen, blaßrot-orangenen Endothelien abhebenden Hülsen-Endothelzellen voller Filamente (Abb. 258). Das umgebende Elastingerüst ist, von lamellenartigen örtlichen Verdichtungen abgesehen, viel lockerer strukturiert als bei der *Katze*. In unmittelbarer Nähe der Hülsencapillare finden sich voluminöse, elektronenoptisch sehr dunkel erscheinende Makrophagen, ebenso dunkle, stark verästelte Reticulumzellen mit angelagertem Kollagen und hellere, weniger verästelte Reticulumzellen mit reichlich Ribosomen, ohne daß man von eigentlichen Hülsenzellen sprechen könnte. Intakte Thrombocyten und Erythrocyten sind reichlicher vertreten als bei der *Katze*.

Auch bei den Tierprimaten — bei denen STAEMMLER (1925) keine Hülsen nachweisen konnte — erhalten die aus den Pulpaarteriolen hervorgehenden Capillaren überall eine unterschiedlich dicke „Hülle (SCHWEIGGER-SEIDEL) aus verdichtetem Reticulum" (EBERL-ROTHE, 1960). Bei *Galago senegalensis* ähneln die Hülsen denen der *Katze*, bei *Cercopithecus* und *Cynocephalus* dagegen sind sie sehr schmal und lang (DUSTIN, 1938a). Beim *Kapuzineraffen* sind die Hülsen im Mittel 100×53 μ groß (SNOOK, 1950).

Beim *Menschen* (vgl. SCHWEIGGER-SEIDEL, 1863; HARTMANN, 1930, Lit.; RÖHLICH, 1936; KLEMPERER, 1938, Fig. 11, 12, 18) gibt jede Pulpaarterie nach ausgiebiger dichotomischer Teilung schließlich zwei steil gegen die Milzoberfläche gerichtete (BLECHSCHMIDT, 1938) „Penicilli" ab, die Endarterien darstellen (McNEE, 1931; vgl. JANOSIK, 1903; WARD, McNEAL und RAVID, 1929; CHEN-DEROVITCH und CAROLI, 1956; VERRESEN und BONTE, 1962). Viele der — von McNEE als Rückflußsperren bei Pfortaderüberdruck angesprochenen — Capillarhülsen liegen der Außenzone des zur selben oder benachbarten Follikelarterie

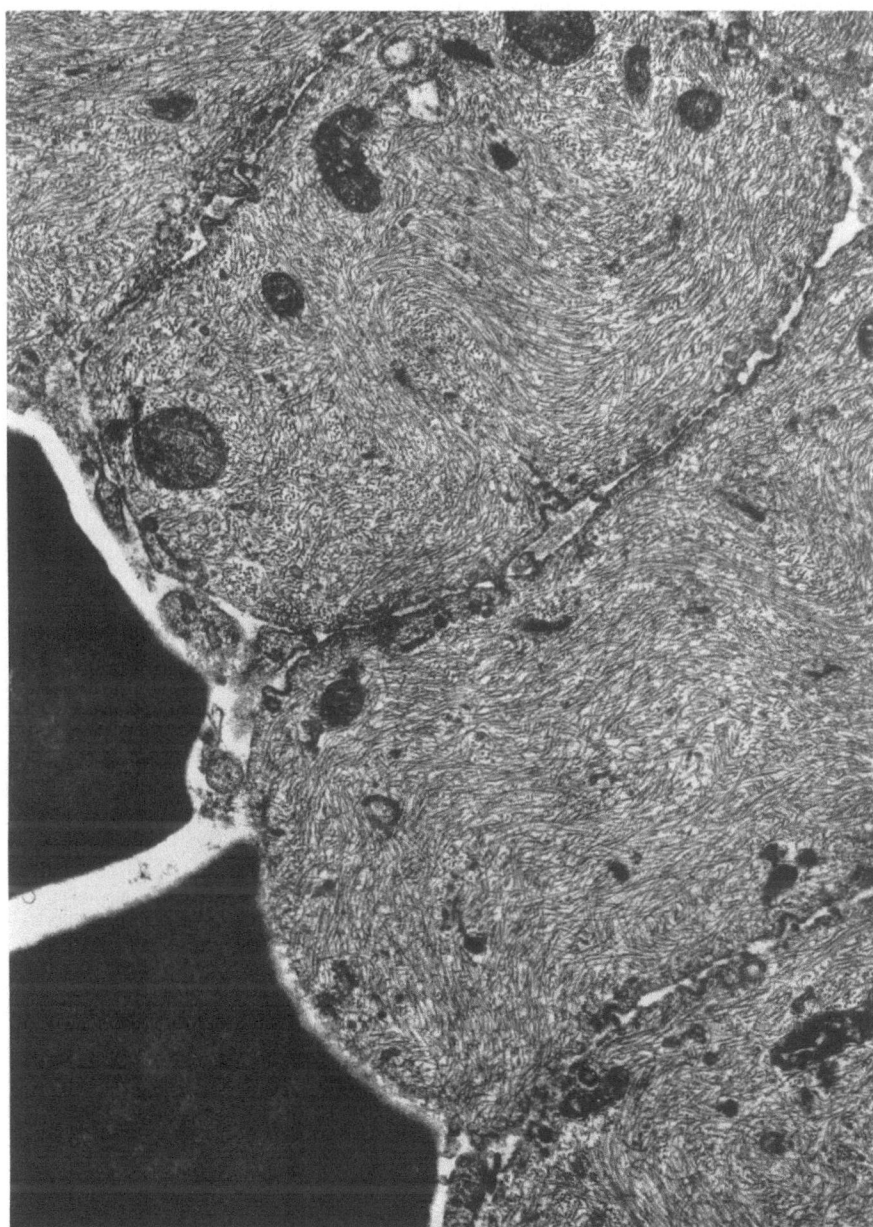

Abb. 258. Milz, *Pferd* (Vergr. 29 500 ×). Von dichtgebündelten Filamenten erfüllte Endothel-zellen einer schräg getroffenen Hülsencapillare. Nach ZWILLENBERG und ZWILLENBERG (1963 a)

gehörenden Malpighischen Körperchens an (MACNEAL, OTANI und PATTERSON, 1927; HUECK, 1927; JÄGER, 1929; ONO, 1930; IMAI, 1940a; s. auch S. 539 ff.).

HUECK (1928) bringt das häufige Vorkommen myeloischer Zellen in der Knötchen-randzone mit der Anwesenheit der Hülsen in Zusammenhang. Die normale, lymphopoetisch tätige Hülse imponiert als ein dichtes, von feinen Spalten durch-zogenes, mäßig kernreiches Syncytium, die myelopoetisch tätige Hülse als ein

viel weitmaschigeres Reticulum. Die Hülsen, meint Hueck, seien daher „Ventile",
die je nach Durchlässigkeit dem lymphatischen oder myeloischen Gewebe als
Nährboden dienten, zugleich „Plasmabrausen", die zusammen mit den Milzfollikeln den Wasserhaushalt regulierten. Die „eigentümlich längsstreifige Struk-

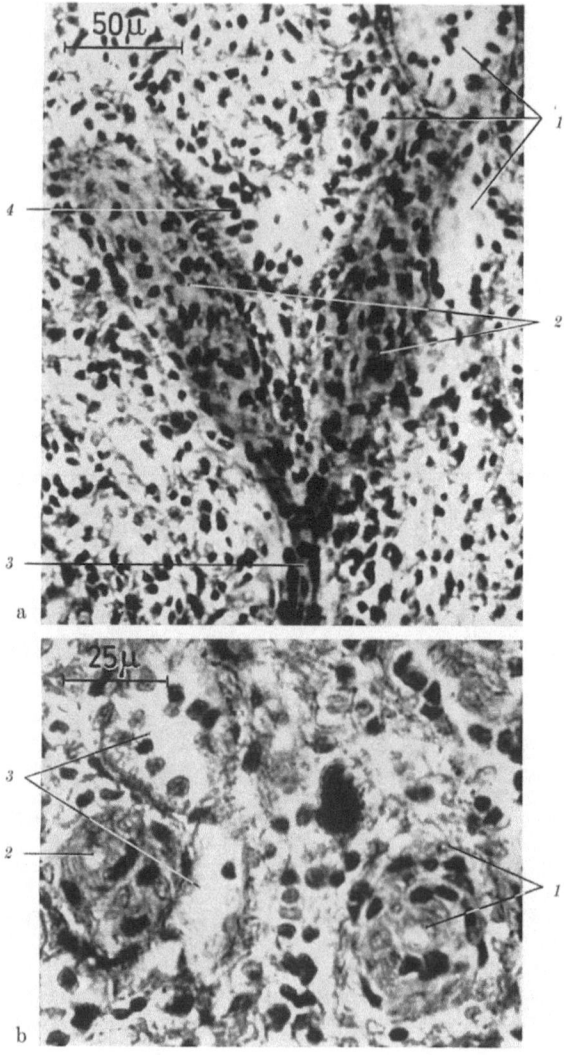

Abb. 259a u. b. Milz, *Mensch* (Zenker, Paraffin 8 μ, Azan); Mikrophotos. a Zwei längsgetroffene
Capillarhülsen aus der subcapsulären Zone (*1, 4* Sinus; *2* Hülsen; *3* präglumäre Arteriole). —
b Zwei quergetroffene Capillarhülsen aus der interfollikulären Zone (*1* Hülsenwand,
2 Lumen der Hülsencapillare, *3* Sinus). Nach Tischendorf (1958c)

tur" der Hülsen, die nach Hueck auf eine Beteiligung am Längenwachstum der
Arterien deutet, bewertet Hartmann (1930; vgl. Meffert, 1934) als Dehnungs-
artefakt. Nach Riedel (1932) sind die Hülsen beim *Menschen* „undeutlich"
(vgl. Erkoçak, 1958, 1959), aber „immer nachweisbar", lang und schmal, nach
v. Herrath (1935d) „ziemlich klein". Daß die Hülsen regelmäßig mit Teilen ihrer
Oberfläche einem Sinus anliegen (vgl. Tischendorf, 1958c) (Abb. 259), unter-

streicht ihre Bedeutung als (temporäre) Plasmafilter. Eine „wechselnde Ausbildung der Hülsen in verschiedenen Lebensaltern" (v. HERRATH; vgl. STAEMM-
LER, 1925; SNOOK, 1950) wird von SOLNITZKY (1937) und DUSTIN (1935, 1938a, b)
bestritten. LORETI und SABBIA (1942) betrachten die Hülsen des *Menschen* — bei
denen die Zusammengehörigkeit von Hülsen- und Reticulumzellen besonders klar

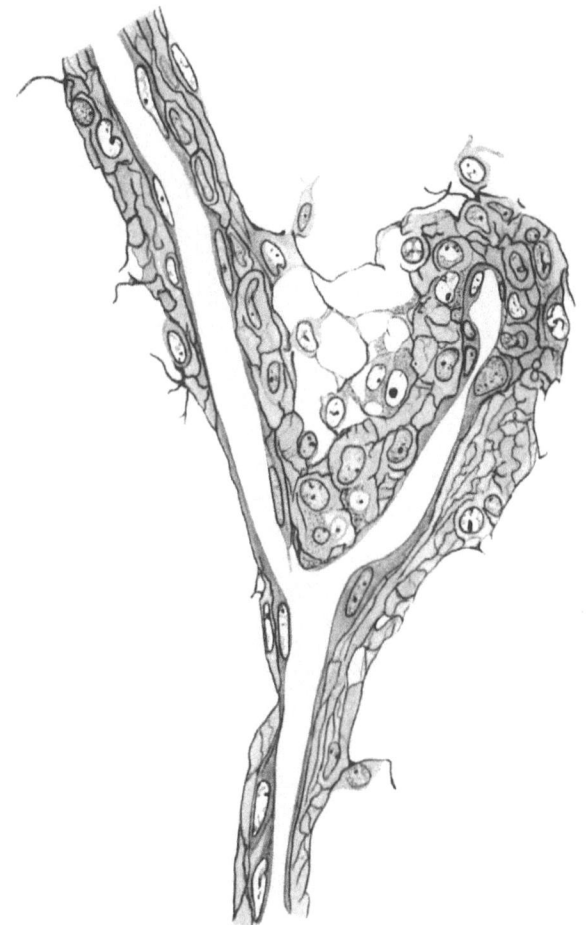

Abb. 260. Milz, 30jähriger *Mann* (Formol-Alkohol, 8 μ, Azan; Ok. 4, Imm. 100, auf ³/₅ verkl.).
Gabelung zweier Hülsencapillaren. Nach BARGMANN (1941)

hervortritt (BARGMANN, 1941) (Abb. 260) — als eine Ansammlung von Histiocyten in einem fibrillären Stroma und vermuten unmittelbar um die Capillare
ein Syncytium.

Die Hülsenzellen mit epitheloiden Zellen (Lit. bei TISCHENDORF und
CURRI, 1963) und die Hülsen selbst mit arterio-venösen Anastomosen
(vgl. TISCHENDORF und CURRI, 1954; CLARA, 1956) gleichzusetzen, wie PATZELT
(1948) es tut, ist abwegig. Die klassische Alternative entweder ins Capillarnetz
mündender oder es als arterio-venöse Anastomosen umgehender Gefäße ist bei
den Hülsen nicht gegeben (TISCHENDORF, 1959).

HERRLINGER (1948, 1949, Abb. 3) bestätigt für die Pars subcapsularis der
menschlichen Milz (vgl. TISCHENDORF, 1959, Abb. 1, 26), daß die 50—60 Capillaren

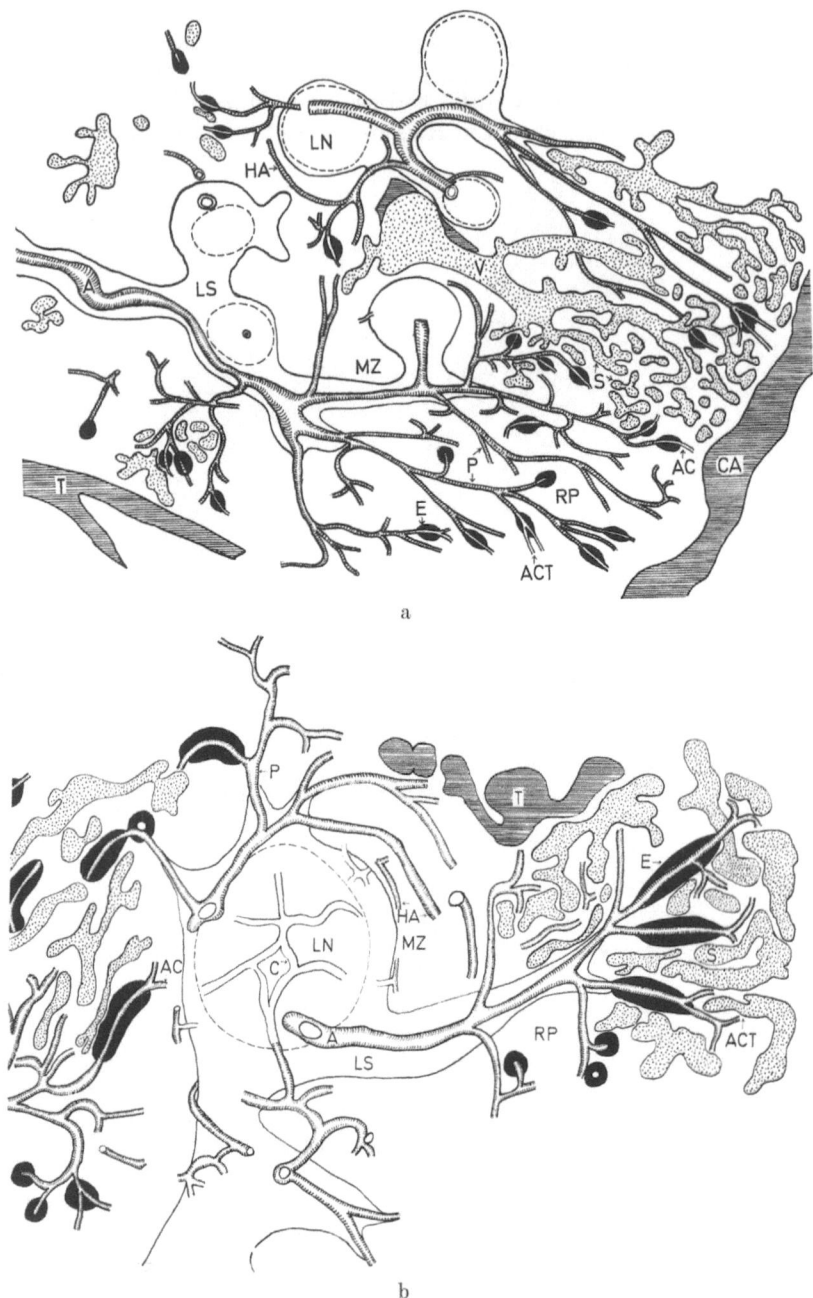

a

b

Abb. 261a u. b. Pulpaarteriolen („Penicilli") und Hülsencapillaren der *menschlichen* Milz.
Graphische Rekonstruktion der intralienalen Gefäße beim *Erwachsenen* (a; Vergr. 36×) und
beim *Kind* (b; Vergr. 54×). *A* Arterie der weißen Pulpa, *AC* arterielle Capillare, *ACT* arterielle
Capillarendigung, *C* Knötchen-Capillare, *CA* Kapsel, *E* Ellipsoid (Hülse), *HA* Hofarterie,
LN Lymphknötchen, *LS* Lymphscheide, *MZ* Marginalzone, *P* Penicillus, *RP* rote Pulpa,
S Sinus, *T* Trabekel, *V* Vene (Arterien schattiert, Hülsen tiefschwarz, Sinus und Venen
punktiert, Kapsel und Trabekel horizontal schraffiert). Original (neu beschriftet) von Prof.
Dr. Th. Snook, Grand Forks/North Dakota [Amer. J. Anat. 87 (1950), Fig. 10, 11]

des etwa 300 μ hinter dem Follikel beginnenden „arteriellen Endbäumchens" sämtlich eine Hülse passieren. Durch manche Hülsen zieht die Capillare unverzweigt hindurch, in anderen teilt sie sich in 6 oder noch mehr Äste auf, so daß sehr komplizierte Gebilde entstehen (vgl. Abb. 272). Nach SNOOK (1950) (Abb. 261) erscheinen von einem Durchmesser von 14—10 μ ab (vgl. KLEMPERER, 1938: 15 μ) an den „Penicillus"-Ästen Ellipsoide, deren Größe 53—81 × 22—32 μ beträgt (vgl. SCHWEIGGER-SEIDEL, 1863: 160 × 20—30 μ; Capillarlumen 4—6 μ). Das Hülsenreticulum besteht aus einer dichten periendothelialen Ringfaserlage, einer feinmaschigen Mittel- und einer verdichteten Außenzone, die im Bielschowsky-Präparat eine scharfe Grenze gegen das umgebende Pulpareticulum bildet.

Aufgrund ihrer Perjodatreaktivität sind die Hülsen im PAS-Präparat leichter zu identifizieren als im gewöhnlichen Übersichtspräparat (GRAUMANN, 1955, 1964; TISCHENDORF, 1956 b, 1959), in dem sie nur bei gespültem Material bzw. vermindertem Blutgehalt der roten Pulpa deutlich auszumachen sind. Gut darstellen lassen sich die Hülsen auch mit Silberimprägnationen (SNOOK), besonders mit der Faworsky- (Abb. 242: *Mensch*), aber auch der Bodian-Pyridin- (Abb. 311: *Hund;* 315: *Schwein;* 320: *Schaf;* 321: *Pferd*) und der Bielschowsky-Gros-Methode (Abb. 316, 318: *Schwein*).

Nach KELLNER (1962, 1963, 1964) wird in der Literatur „nicht immer genügend scharf" zwischen Hülsenarterie und -capillare unterschieden. Die von ihm postulierte, vor der Schweigger-Seidelschen Capillarhülse gelegene „Arterienhülse" zeigt „prinzipiell den gleichen morphologischen Bau wie die vorangehende Gefäßscheide ..." (vgl. S. 305). Die Zahl der die Hülsenarterie umgebenden „zylindrischen Membranen" nimmt bis zum Übergang in die Hülsencapillare von anfangs 6—8 auf 1—2 ab. Bei den Fasern der Capillarhülse (über die KELLNER „weder bei HARTMANN noch bei anderen Autoren präzise Angaben" fand) handelt es sich um den gleichen, mit Elasticafarbstoffen darstellbaren Fasertyp wie bei den Sinusringfasern. Die Reticulumzellen (zu über 90% große) der „geschlossenen" Hülse bieten das Bild eines epitheloiden Verbandes, die der „geöffneten" lassen deutlich ihre retikuläre Form erkennen. In der experimentell von der Vene her durchströmten *menschlichen* Milz entfalten sich die — 1963 lt. KELLNER noch „über das Ende der Capillare hinaus"(!), 1964 „bis ans Ende der Capillare" reichenden — Hülsen ähnlich wie in der geblähten *Katzen*milz (RIEDEL, 1932) in der Breite und — durch ihre [„von mir entdeckte" (KELLNER)] Verankerung an die Trabekel — auch in der Länge. Daß derartige Durchspülungsversuche keine Rückschlüsse auf die normalen Verhältnisse zulassen, wurde schon von WATZKA (1937; vgl. HARTMANN, 1930; TISCHENDORF, 1951, 1959) nachgewiesen; auch sind in der echten Stauungsmilz die Hülsen von der Zirkulationsstörung so gut wie unbeeinflußt (MEFFERT, 1934). Gleich dem Hämosiderin, fährt KELLNER fort, würden auch körperfremde Substanzen (z.B. Thorotrast), „auch wenn es in der Literatur nicht erwähnt oder beachtet" werde (vgl. dazu S. 409 ff., 444 ff.), am massivsten in den Hülsenzellen gespeichert, und die Möglichkeit eines Erythrocytenaustrittes durch die Capillarwand in die Hülse (BANNWARTH) falle bei deren breiter Öffnung gegen die rote Pulpa hin nicht ins Gewicht. Die über die Arterie der Milz zugeführten Stoffe gelangten vielmehr wie die Erythrocyten über das Pulpareticulum in die Hülse. Diese sei, schließt KELLNER (vgl. PISCHINGER, 1963; s. auch S. 653, 654), der „Beginn der Hauptstrombahn des Lymphweges, der ... im gesamten Verlauf Blutplasma aus dem Reticulum der roten Pulpa aufnehmen" könne. Nicht in dieses Konzept passende Tatsachen werden einfach ignoriert, die Kobothschen Grenzfasermäntel der Sinus (s. S. 601) kurzerhand den Hülsen zugeordnet usw. Damit erübrigt sich jede weitere Diskussion (vgl. TISCHENDORF, 1964).

Zur Pathologie der Capillarhülsen (MEFFERT, 1934, Lit.; vgl. DUSTIN, 1938b):

Bei septischen Milzreaktionen enthalten die anfangs verdichteten, später gequollenen Hülsen reichlich Leukocyten und Plasmazellen; sie können auch Sitz miliarer Tuberkel sein. Die bei kurzdauernder Stauung kaum veränderten (s. oben!) Hülsen nehmen bei langanhaltender Stauung (z.B. bei Lebercirrhose) an der Hyalinose bzw. Fibroadenie des Pulpareticulums teil. Sie weisen keine arteriosklerotischen Veränderungen (vgl. HESSE, 1934b) auf, weil ihnen die baulichen Voraussetzungen dazu fehlen. Im Gegensatz zum Pulpareticulum sind die Hülsen keine Prädilektionsstelle für die Amyloidose, da sie ihrer Dichte wegen „zu wenig von Gewebsflüssigkeit durchspült" werden. Auch an der Hämosiderinspeicherung beteiligen sich die Hülsen nur bei hochgradiger Pigmentablagerung im Pulpareticulum [s. auch DUSTIN, 1938a, b; vgl. dagegen KELLNER (s. oben!)]. Die gewöhnliche, feintropfige Fettspeicherung des Reticulums ergreift auch die Hülsen (vgl. RÖHLICH, 1936), während ihr Verhalten bei lipoidzelliger Hyperplasie unbestimmt bleibt. Da Größe und Bau der Hülsen vom Alter unabhängig sind (vgl. dagegen STAEMMLER, 1925), glaubt MEFFERT nicht an eine Wachstumsfunktion — ebensowenig aber auch an eine primäre Filter- und Speicherfunktion, auf die nur bei erhöhter Inanspruchnahme des Pulpareticulums zurückgegriffen werde (vgl. DUSTIN, 1938a, b, 1939, 1954). Die gleichbleibende Weite der Hülsen und ihre relative Unveränderlichkeit bei pathologischen Prozessen spreche vielmehr für ihre Bedeutung als Blutstromregulatoren (WEIDENREICH, BRAUS, HARTMANN u.a.). WIENBECK und KINDLER (1937/38) billigen den Hülsen in Hinblick auf eine von ihnen in der doppeltfaustgroßen Milz eines 15monatigen *Knaben* beobachtete Hülsengeschwulst ein eigenes autonomes Wachstum zu, ohne jedoch die Wachstumszentren-These zu akzeptieren. Die physiologische Aufgabe der Hülsen sei die Stromregulierung und die Einstellung der Blutviscosität durch Filterung.

Die zahlreichen Theorien über die Funktion der Schweigger-Seidelschen Hülsen lassen sich in drei Hauptrubriken ordnen, je nachdem ob mechanische, Stoffwechsel- oder Wachstumsvorgänge im Vordergrund stehen. Es entspricht nur dem wechselvollen Erscheinungsbild der Hülsen, wenn ihnen viele Autoren mehrere Funktionen gleichzeitig übertragen. Ebenso verständlich ist aber auch, wenn im Widerstreit der Meinungen die eine oder andere der sich ja keineswegs immer gegenseitig ausschließenden Teilfunktionen als vornehmliche oder gar alleinige Aufgabe der Hülsen hingestellt wird.

Nicht bestätigt hat sich die schon von HARTMANN (1930, 1933), WATZKA (1937), DUSTIN (1938a) u.a. abgelehnte Vermutung, die Hülsen fungierten als Wachstumszentren bzw. Reserve für das Milzreticulum (BANNWARTH, 1891; GRESCHIK, 1915; STAEMMLER, 1925; BECKER, 1928; HOEPKE, 1931a, 1933) oder als Zuwachszonen für die Milzarterien (HUECK, 1928).

Über SCHWEIGGER-SEIDELs (1862, 1863) These, die Hülsen stellten eine Art Filtrierapparat dar, urteilt HARTMANN noch 1930, daß ihr „wohl niemand mehr" beipflichte. Inzwischen mehren sich die Stimmen, die in den Hülsen ein Blut(plasma)-filter mit mehr oder weniger starker phagocytärer Aktivität und damit letztlich einen integrierenden Bestandteil des RES erblicken [TAIT und CASHIN, 1925; STAEMMLER, 1925; ROBINSON, 1926, 1928a; MILLS, 1927; TAIT, 1927; HUECK, 1928; LI, GARVEN und MOLE, 1929 (s. auch LI, MOLE und GARVEN, 1929); YOFFEY, 1929; TEITEL-BERNARD, 1931; LORETI, 1935, 1967; SOLNITZKY, 1937; WIENBECK und KINDLER, 1937/38; IMAI, 1940a; MACKENZIE, WHIPPLE und WINTERSTEINER, 1941; LORETI und SABBIA, 1942; HARTWIG, 1949; OHTA, 1957; WEISS, 1961a, 1962b; ZWILLENBERG und ZWILLENBERG, 1962, 1963a; u.a.]. Die selektiv-resorptive, metabolische Tätigkeit der Hülsen bezieht sich nach RÖHLICH (1936) in erster Linie auf den Fett-, nach v. HERRATH (1935d, 1958), BARGMANN (1941) u.a. auf den Eisenstoffwechsel, genauer (DUSTIN, 1938a, b, 1954): die Hämokatharese im weitesten Sinne (Hämolyse, Erythroklasie mit oder ohne nachfolgende Erythrophagie bzw. Eisenspeicherung; s. auch S. 444ff.). Inwieweit die Stoffwechselaktivität der Hülsen auch eine inkretorische Komponente (DE GAETANI; 1926; u.a.) beinhaltet, bleibt vorerst offen.

Noch nuancierter als die Filter- bzw. Stoffwechseltheorien sind die [noch von SOLNITZKY (1937), HERRLINGER (1938) und BARGMANN (1941) entschieden abgelehnten] Vorstellungen von einer mechanisch-regulatorischen Funktion der Hülsen. Die einen sehen in ihnen lokale Schutzvorrichtungen gegen inneren oder äußeren Überdruck (HOYER, 1894; WEIDENREICH, 1901a; BRAUS, 1924; TAIT und CASHIN, 1925; TAIT, 1927; RIEDEL, 1932; IMAI, 1940a; u.a.), die anderen Rückfluß-Sperrventile (NEUBERT, 1922; OBERNIEDERMAYER, 1926; MILLS, 1927; v. SKRAMLIK, 1927; HEIDENHAIN, 1928; McNEE, 1931; GUILLERY und PETERSEN, 1935; WATZKA, 1937; GUILLERY, 1938; u.a.), die meisten aber, z.T. gleichzeitig, arterielle Zuflußsperren (OBERNIEDERMAYER, 1926; MacNEAL, 1929; HAUSMANN, 1933; MEFFERT, 1934; LORETI, 1935, 1967; SÉLYMOSY, 1936; WATZKA, 1937; WIENBECK und KINDLER, 1937/38; DUSTIN,

1938a; HARTWIG, 1949; LOERBROKS, 1953; SCHLARB, 1953; u.v.a.). Auch v. HER-
RATH (1935d) konzediert eine derartige Sperrfunktion der Hülsen in Form „spezifisch gebauter, nervös reflektorischer Sphincteren". LORETI und VOGLIOTTI
(1957) deuten die Hülsen sogar im Sinne W. MÜLLERs (1865; vgl. dagegen
v. EBNER, 1902) als Druckempfänger im Dienste der Auspressung des Pulpareticulums. Daß die Hülsen tatsächlich eine regulatorische, nervös gesteuerte
(vgl. TISCHENDORF, 1956c, Lit.; s. S. 694) Funktion haben, kann aufgrund der
Lebendbeobachtungen nicht länger bezweifelt werden; unklar bleibt dabei nur,
ob sie mehr aktiver (KNISELY, 1936b) oder passiver (MACKENZIE, WHIPPLE und
WINTERSTEINER, 1941) Natur ist. Diese Frage stellt schon HARTMANN (1930),
die in den Hülsen „irgendwelche Regulationsvorrichtungen besonderer Konstruktion" erblickt und die Vielfalt der dabei zu berücksichtigenden physikalischen
Faktoren („Innendruck und Außendruck auf die Wand des Gefäßrohres, Strömungsgeschwindigkeit und Blutvolumen, Reibung und Widerstand an der
Mündung, Elastizität der Wand usw.") hervorhebt. Neuere, elektronenmikroskopische Befunde sprechen für eine aktive Sphincterfunktion der Hülsen
im Sinne KNISELYs: Die Innervation der Endothelzellen des Hülsenbereichs, ihr
Gehalt an myofilamentähnlichen Strukturen und deren Verhalten bei Enger-
oder Weiterstellung der Hülsencapillare „bilden starke Indizienbeweise für eine
nicht auf Quellung beruhende Fähigkeit der Endothelzellen zur aktiven Formänderung, d.h. zu Verschluß und Freigabe des Gefäßlumens" (ZWILLENBERG und
ZWILLENBERG, 1963a).

Für v. HERRATH (1958) erfüllen die fermentreichen Schweigger-Seidelschen
Capillarhülsen — die vielleicht eine Art „Milchflecken der Milz" darstellen
(v. HERRATH, 1965) — „zunächst Stoffwechselaufgaben"...; die mechanischen
Aufgaben erscheinen „als mitlaufende, die sich aus der Festigkeit bzw. Porösität
des Hülsenmantels von selbst ergeben". Ich möchte es anders formulieren (vgl.
TISCHENDORF, 1956a, 1958c): Die biologische Filterfunktion der Hülse setzt eine
mechanische voraus, d.h. die Hülsencapillare bildet eine in ihrer Wanddurchlässigkeit und lichten Weite verstellbare, präterminale Stromenge. Aus dieser
hämodynamischen Schlüsselstellung resultiert zwangsläufig eine Reglerwirkung
auf die gesamte terminale Strombahn der Milz.

Arterielle Endcapillaren und terminale Strombahn

Die terminale Strombahn der Milz im weiteren Sinne umfaßt den Bereich zwischen den kleinsten Pulpaarteriolen und -venolen (vgl. TISCHENDORF,
1956a); die arteriellen Endcapillaren und ihr Mündungsgebiet bilden die terminale
Strombahn im engeren Sinne. Da die Strömungsverhältnisse in der Pars perifollicularis bereits erörtert wurden (S. 332ff., 525ff.), beziehen sich die nach-
stehenden Ausführungen im wesentlichen auf die Pars interfollicularis und subcapsularis der (Säuger-)Milz. Die ältere Literatur zum Thema „offener" oder
„geschlossener" Milzkreislauf findet sich bei SOBOTTA (1914), LUBARSCH
(1927), HUECK (1928, 1930), SCHILLING (1928), HARTMANN (1930), KLEMPERER
(1938), HERRLINGER (1958b, 1967) und TISCHENDORF (1969a).

Die Nichtsäuger besitzen im Gegensatz zu den Säugern meist keine eigent-
lichen (postglumären) Endcapillaren. Beim Stachelrochen (Selachii) z.B. mündet
die Hülsencapillare direkt in das Pulpareticulum (MURATA, 1959b). Auch bei
Torpedo ocellata und T. marmorata (SCHLARB, 1953), Scyllium canicula (LOER-
BROKS, 1953), Conger vulgaris (DUSTIN, 1938a) sowie den von PHISALIX (1885:
Anguilla), JORDAN und SPEIDEL (1923/24b: Raja ocellata, Mustelus canis),
YOFFEY (1929: Scylliorhinus canicula, Raja clavata, R. batis, Pleuronectes platessa,

P. flesus, P. limanda, P. microcephalus, Gadus morrhua, G. merlangus, G. minutus, G. luscus, G. pollachius, Lophius piscatorius, Trigla gurnardus, Morone labrax, Molva molva, Spinachia vulgaris, Callionymus lyra, Calamoichthys), DAWSON (1935: *Amiurus nebulosus*), RUMYANTZEV (1939: *Leuciscus cephalis, Perca fluviatilis, Acerina cernua*) und HAIDER (1966: *Perca fluviatilis, Leuciscus idus, Carassius carassius, Cyprinus carpio, Salmo gairdneri, Tinca tinca*) untersuchten Fischen laufen die arteriellen (Hülsen-)Capillaren angeblich frei in die Reticulummaschen aus, während sie bei *Esox lucius* (KRAUSE, 1923) unmittelbar in die Milzsinus übergehen. Nach BARGMANN (1941) mündet bei *Scyllium canicula* das verjüngte Hülsenende — das sich nach DUSTIN (1938a) unmittelbar in einen Sinus fortsetzt — unter Verlust seines Zellmantels in dünnwandige Reticulum-kanäle, welche die Blutzellen noch eine Strecke weit in bestimmter Richtung leiten. Bei *Lophius piscatorius* geht der auf die eigentliche Hülsencapillare folgende, nur noch eine Lage von Hülsenzellen aufweisende Gefäßabschnitt in Reticulumröhrchen über, die sich schon bei schwacher Vergrößerung durch eine auffällige Reihenstellung der Erythrocyten verraten. Entsprechend dem geringsten Widerstand verlaufen die arteriellen Endcapillaren senkrecht zur Milzoberfläche. Bei der *Regenbogen-* und *Bachforelle* (ZWILLENBERG, 1964), die „keine wirklichen Capillarhülsen" haben, öffnen sich die arteriellen Capillaren mit den Septen zugekehrten Mündungen ins Reticulum; auch Tuscheinjektionen deuten auf eine scheinbar „offene" Zirkulation. Das kontinuierliche Epithel weist zahlreiche Pinocytosebläschen und eine größtenteils geschlossene Basalmembran auf. Bei den Dipnoern *Protopterus dolloi* (DUSTIN, 1934, 1938b) und *P. aethiopicus* (JORDAN, 1935) sind die arteriellen Endcapillaren direkt mit den Milzsinus verbunden.

Unter den Urodelen zeigen *Salamandra maculosa, Pleurodeles waltlii, Triton palmatus* und *Ambystoma* eine „offene" Mündung der Hülsencapillaren in das Milzreticulum (DUSTIN, 1938a). Auch nach HARTMANN (1933) öffnet sich bei *Pleurodeles* die Mehrzahl der Hülsencapillaren ins Reticulum; da aber die arteriellen Endäste stets von einer größeren Zahl von Venencapillaren umgeben sind, ist die zwischen Arterie und Vene eingeschaltete Reticulumstrecke nur kurz. Sie besteht aus großen, erythrocytenerfüllten Reticulummaschen mit endothelartig abgeplatteten Wandzellen. Das Blut strömt hier rascher als in den kleineren, unregelmäßiger angeordneten Maschen des übrigen Reticulums. Neben diesen — gleich den „Flutkämmerchen" von OBERNIEDERMAYER (1926) und HUECK (1927) inkonstanten — intermediären Lacunen gibt es noch direkte Übergänge von arteriellen in venöse Capillaren. Daß das Organ sehr rasch leerzuspülen ist, spricht für einen weitgehend „geschlossenen" Kreislauf in der *Pleurodeles*milz. — Bei *Hypogeophis* (Gymnophiona) münden die Pulpaarteriolen direkt oder mittels einer verdickten, durchbrochenen Gefäßstrecke [wohl einer Hülse (d. Verf.)] in die Milzsinus (WEILACHER, 1933, Abb. 7, 9; vgl. dagegen BASIR, 1931/32). — Unter den Anuren zeigt *Alytes obstetricans* eine „offene" Mündung der (nur bei Larven Hülsen tragenden) arteriellen Capillaren ins Pulpareticulum (DUSTIN, 1938a). Bei *Xenopus laevis Daudin* sind die arteriellen Capillaren über eine Reihe erweiterter Reticulummaschen mit den venösen verbunden. Die Gefäßbahn der Milz ist also unterbrochen, die Blutbahn jedoch geschlossen, d.h. „das aus den arteriellen Capillaren entlassene Blut sickert nicht diffus durch die rote Pulpa..., sondern bewegt sich in gebahnten Spalträumen des Reticulums", wobei des öfteren auch Blutkörperchen in die Maschen neben den Spalträumen geraten. Öffnet sich eine neugebildete arterielle Capillare in noch ungebahntes Reticulum, so entstehen Stauungslacunen, die sekundär mit dem Venensystem Verbindung aufnehmen (STERBA, 1950).

Den Sauropsiden wird von MURATA (1959b) generell ein „offener" Milzkreislauf zugeschrieben. Für *Alligator* mag dies zutreffen, nicht aber für *Python*
und *Trachysaurus* (vgl. BASIR, 1931/32). *Clemmys leprosa, Testudo graeca* (Chelonia), *Uromastix, Lacerta viridis* und *Heloderma horridum* (Sauria) zeigen nach
DUSTIN (1938a) im Gegensatz zu *Anas boscas* (Aves) „nicht notwendig" eine
Verbindung der arteriellen Capillaren mit den venösen. Bei *Lacerta muralis* und
L. viridis (DÜNZEN, 1939) erweckt das Injektionspräparat den Eindruck eines
kontinuierlichen Zusammenhanges von Arterien und Venen. Im Schnittpräparat
jedoch sind arterielle und venöse Capillaren nur durch „Reticulumröhrchen"
— in Reihen angeordnete, besonders weite Reticulummaschen — miteinander
verbunden. Etwa $1/_4$ aller Capillaren mündet „frei" in das plexusartige Reticulum.
    HARTMANN sieht (1930, Lit., Abb. 55—58) die terminale Strombahn der
Nichtsäugermilz folgendermaßen: Bei den Fischen findet sich sowohl eine
Auflösung der arteriellen Capillaren im Reticulum als auch ein direkter Übergang in die Venen. Bei den Anuren ist die zwischen arterielle und venöse Capillaren
eingeschaltete Reticulumstrecke erheblich kleiner als bei den Urodelen; gerade
in der *Frosch*milz kommt es „sehr häufig und leicht zu einem geordneten Kreislauf". Unter den Sauropsiden gilt das gleiche für Schildkröten und Vögel, bei
denen die Arterienäste entweder frei im Reticulum endigen oder unmittelbar in
die Venen übergehen. Bei Schlangen und Eidechsen dagegen ist der Kreislauf
„nahezu völlig geschlossen". Daß die Kreislaufverhältnisse der (Nichtsäuger-)
Milz durch Gefäßinjektion nicht aufgeklärt werden konnten, hängt nach HART-
MANN mit dem eigentümlich wechselnden Verhalten der Strombahn zusammen
und sei „der beste Beweis dafür, daß Arterien und Venen nicht unmittelbar ineinander übergehen". Der gelegentliche Nachweis einer direkten Mündung einer
arteriellen Capillare in einen Sinus bzw. eine Pulpavene stehe dem nicht
entgegen.
    Sieht man von den Zerstörungen ab, welche die auch bei der Nichtsäuger-
milz häufig angewandte Durchspülung gerade im Bereiche dieser Mündung an-
richtet, so bedeutet jedenfalls eine Unterbrechung der Gefäßwand nicht notwendig auch eine solche der Blutströmung. Selbst wenn man also der Nichtsäugermilz keine geschlossene Gefäßbahn zugesteht, so spricht doch alles für eine
geschlossene Blutbahn (vgl. STERBA, 1950), d.h. einen kontinuierlichen, auf
kürzestem Wege vor sich gehenden Übertritt des Blutes aus der arteriellen in
die venöse Bahn.
    Unter den Säugern soll *Echidna* (Monotremata) einen „offenen" Milzkreislauf
haben; jedoch münden die arteriellen Endcapillaren nicht nur trichterförmig ins
Reticulum, sondern gelegentlich auch direkt in die Sinus (BASIR, 1931/32). Bei
Igel (Insectivora) und *Fledermaus* (Chiroptera) gehen die Endcapillaren ohne
kolben- oder trichterförmige Erweiterung ins Reticulum oder auch unmittelbar
in einen Sinus über. Der Weg vom Ende der arteriellen zum Beginn der venösen
Capillare ist „außerordentlich kurz", der Blutweg daher zwar anatomisch „offen",
funktionell aber „gebahnt" (HOEPKE, 1933; vgl. DUSTIN, 1938a). Beim *Maulwurf* öffnen sich die arteriellen Capillaren nach Verlassen der Hülsen unter nochmaliger Teilung in die Maschen des Pulpareticulums (SNOOK, 1950).
    Bei der *Maus* (Rodentia) schiebt sich nach SNOOK (1949, 1950) zwischen die
Enden der „Penicilli" und die primordialen Venen eine Zone erythrocytenerfüllten Reticulums. Auch bei der *Ratte* lassen sich die arteriellen Capillaren
nicht bis in die Sinus verfolgen. HERRLINGER (1938) unterscheidet in der *Rattenmilz* zwischen arteriellen Endigungen der roten Pulpa und solchen der Knötchenrandzone; der Anteil der letzteren ist beträchtlich. Die Endcapillaren durchziehen
häufig auf eine Strecke bis zu 500 μ schnurgerade die rote Pulpa und lassen sich

nicht selten bis dicht unter die Kapsel verfolgen, der sie senkrecht zustreben. Die im gespülten Präparat rohr- oder trichterförmig endenden arteriellen Capillaren sind von den venösen, die oft ihre Richtung fortsetzen, durch eine 50—150 µ breite Reticulumzone getrennt. GALL und MAEGRAITH (1950) schließen aus ihren Latex-Korrosionspräparaten auf eine „profuse" Zirkulation in der roten Pulpa der *Ratten*milz, „in the nature of a random infiltration around and between the cells of the pulp . . .". Daß die hier angewandte Technik [ausgiebige Spülung mit durchaus unphysiologischen Lösungen und Organmassage (!) zur Erzielung einer vollkommenen Injektion] ohne Artefakte abgeht, ist schwer vorstellbar. OHTA, HANAI, SAWA und FUJIMOTO (1958) sahen denn auch in sehr vorsichtig hergestellten Korrosionspräparaten der *Ratten-* und *Mäuse*milz die arteriellen Capillaren direkt in die Sinus münden. Das deckt sich mit den Angaben von UTTERBACK (1944), der die arteriellen und venösen Capillaren unter niedrigem Druck durchspülter *Mäuse-* und *Ratten*milzen „clearly and unmistakably" verbunden fand durch „thinwalled chambers", die den größten Teil der noch vorhandenen intakten Erythrocyten enthielten. Auch die besondere Innervation dieser Gefäßstrecke spricht für eine „geschlossene" Strombahn im Sinne KNISELYs: „What function could be subserved by these terminal nerves if the intermediary circulation of the spleen were a morass of red cells circulating freely through a reticular network is not apparent" (UTTERBACK).

Beim *Meerschweinchen* (SNOOK, 1944) gehen die ampullenförmigen Endigungen der arteriellen Capillaren stellenweise in die umliegenden venösen Sinus über, andere setzen sich in lange „arterielle Sinus" fort. Schließlich können die arteriellen Capillaren auch in die enge Verbindung zweier Sinus oder trichterförmig in die Reticulummaschen münden. HAYES und EGLITIS [1967; vgl. HAYES, 1967, 1968: *Opossum (Didelphys virginiana*/Marsupialia)] halten es für möglich, daß die von ihnen beim *Waldmurmeltier (Marmota monax*/Rodentia) sowie beim *Waschbär (Procyon lotor*/Carnivora) beschriebenen ampullären und trichterförmigen Capillarendigungen „may not represent the true physiological structure existing in the ‚living', functioning spleen". Mit anderen Worten: „A direct connection of the arterial capillary and venous sinus was not determined with certainty yet such a connection cannot be denied" — angesichts der von den Verfassern vertretenen konventionellen Auffassung einer „circulation primarily of the open type" ein bemerkenswertes Eingeständnis.

Beim *Kaninchen* enden im gespülten Präparat die langen Capillaren der Pulpastränge, nur durch eine dünne Reticulumschicht von den umgebenden Sinus getrennt, in mehr oder weniger gut abgegrenzten „Ampullen". Nur wenige münden direkt in die Sinus, der Kreislauf ist also weitgehend „offen" (MACNEAL und PATTERSON, 1926; MAC NEAL, OTANI und PATTERSON, 1927; MACNEAL, 1929: auch *Meerschweinchen, Hund, Mensch;* vgl. SCHULZE, 1925; MILLS, 1927). Nach v. HERRATH (1935d, 1958) sind die sich ins Reticulum öffnenden arteriellen Endcapillaren beim *Kaninchen* kürzer als beim *Hund*, auf die Endtrichter folgen jedoch besonders weite Reticulummaschen. Infolge der größeren Entfernung zwischen Capillarmündung und Sinus kommt der „kurzen Schließung" eine größere Bedeutung zu als beim *Menschen;* dabei gelangt das sonst durch das Reticulum abgefilterte Blutplasma direkt in die Sinus. Das Reticulum spielt schon wegen seiner Menge im Rahmen der „Arbeitsteilung" der Milzpulpa eine größere Rolle als beim Menschen. Nach SNOOK (1958) enden beim *Kaninchen* die arteriellen Capillaren auf vierfache Weise in den Pulpasträngen: mit fontänenartigen oder konischen Ampullen, mit ovalen Ampullen unmittelbar an der Sinuswand oder inmitten des Pulpastranges und mit trichterförmigen Öffnungen. Es gibt zwar direkte Verbindungen zwischen Capillaren der weißen Pulpa und perifollikulären Sinus, nicht aber zwischen „Penicilli" und Sinus; der Kreislauf ist daher vorwiegend „offen".

Zu dem gleichen Ergebnis wie SNOOK kommt auch ERKOÇAK (1958, 1959: *Kaninchen, Meerschweinchen, Ratte, Rind, Schaf, Ziege, Mensch*) anhand recht grober Gelatineinjektionen. LEWIS (1957) schließt aus Neoprenkorrosionen und Mikroangiographien der *Kaninchen-* (*Hunde-, Katzen-, Schafs-* und *Menschen-*)Milz ebenfalls auf einen „offenen" Kreislauf, während OHTA (1957; vgl. OHTA, HANAI und TAJIVI, 1956) in seinen Akrylkorrosionen die „Penicillus"-Äste fast ausnahmslos kontinuierlich mit den Sinusanfängen verbunden sah. Es liegt auf der Hand, daß bei jeder Art von Injektions- bzw. Korrosionspräparat ein Artefakt, d.h. ein durch zu hohen Injektionsdruck (vgl. JANOSIK, 1903; NISIMARU und STEGGERDA, 1932) oder unphysiologische Viscosität bzw. Teilchengröße der Injektionsmasse hervorgerufenes Extravasat, leicht einen „offenen", niemals aber einen „geschlossenen" Kreislauf vortäuschen kann.

Den besten Beweis für einen „geschlossenen" Kreislauf liefern die Injektionsversuche von BJÖRKMAN (1947, Lit.): Bekanntlich veranlassen hochviscöse hydrophile Kolloide, z.B. Gelatine, die Erythrocyten in vitro wie in vivo zu verstärkter Geldrollenbildung (Verweis auf FÅHRAEUS, 1921). Nach intravenöser Gelatineinjektion (20 ml 10% bei 37°) steigt beim *Kaninchen* die Erythrocytensenkungsgeschwindigkeit von 2 auf 130 mm/h an. Während in der Milzpulpa unbehandelter Tiere die roten Blutkörperchen diffus über Sinus und Reticulum verstreut sind, konzentrieren sie sich bei den behandelten auf die Sinus, d.h. die Erythrocytenaggregation verhütet die sonst eintretende agonale Überschwemmung des Pulpareticulums mit Erythrocyten (vgl. KNISELY, 1936b, c). Den gleichen Effekt hat eine Injektion von Saponin (0,25%), das wie alle schwachen Hämolytica in vitro eine Sphärocytose hervorruft. Die damit einhergehende Vergrößerung der Erythrocytenquerdurchmesser verhindert den Durchtritt der roten Blutkörperchen durch die Sinuswand, und das Pulpareticulum bleibt frei von ihnen. Auch dieses Ergebnis wäre undenkbar, wenn sich das Blut — wie es die These der „offenen" Zirkulation will — aus den Endcapillaren frei ins Pulpareticulum ergösse. Daß tatsächlich ein „geschlossener" Kreislauf vorliegt, bewies BJÖRKMAN (Abb. 262) durch intravenöse Injektion einer Reisstärke-Suspension (10—20 ml 10%). Bei den so behandelten (71) *Kaninchen* fanden sich die einen gewissen (der mittleren Weite der Sinuswandlücken entsprechenden) Grenzwert überschreitenden Stärkekörnchen ausschließlich in den Sinus, die darunter liegenden auch im Pulpareticulum (mittlere Größe der Körnchen in den Sinus 3,51±0,02 μ, in den Pulpasträngen 2,70±0,01 μ). Bei einem „offenen" Kreislauf hätten umgekehrt die Pulpastränge die größeren, die Sinus die kleineren Körnchen enthalten müssen. Wenn der Kreislauf nicht absolut geschlossen ist, so nur deswegen, weil die kleineren Teilchen — und mit ihnen das Blutplasma — über die Sinuswandlücken die Gefäßbahn verlassen. Diese Filterfunktion der Sinuswand läßt aus dem „geschlossenen" Kreislauf einen „getrennten" (KNISELY: „divided or separatory circulation") werden. — Für einen „geschlossenen" Kreislauf spricht auch, daß sich beim *Kaninchen* intrakardial injizierte homologe Tumorzellen fast quantitativ in der Milzvene wiederfinden (KORPÁSSY, KOVÁCS und TIBOLDI, 1954).

Auch elektronenmikroskopisch wurde die Rodentiermilz viel untersucht: Bei der *Ratte* hielt WEISS (1957, 1958) anfangs die Billrothschen Stränge für kollabierte Sinus [„Patent sinuses are separated by collapsed sinuses and these collapsed sinuses appear to constitute splenic (Billroth) cords"], kam aber später (beim *Kaninchen*) wieder von dieser Meinung ab. Für GALINDO und FREEMAN (1963) sind die Billrothschen Stränge der *Ratten-* (*Meerschweinchen-, Hunde-* und *Affen-*)Milz nichts anderes als durch Reticulumstränge unterteilte, z.T. auch nur

kollabierte gewöhnliche Sinus („compartemented..." und „open sinuses"). Die
arteriellen Capillaren, deren Wand dort, wo die Basalmembran unterbrochen ist,
durch Uferzellen vervollständigt wird, verbinden sich direkt mit den „offenen"
Sinus. Die Verbindung mit den Pulpasträngen erfolgt in der Weise, daß „the
arterial lumen communicates with the cordal narrow clefts through the arterial
wall". „Unterteilte" und „offene" Sinus tauschen gegenseitig Blutzellen aus.

SIMON und PICTET (1962, 1964), die die rote Milzpulpa strukturell mit dem
roten Knochenmark (vgl. ZAMBONI und PEASE, 1961) vergleichen, räumen
zwar ein, daß Sinuswände und Pulpareticulum bei bestimmten Färbungen leicht
zu verwechseln seien, halten aber im Gegensatz zu WEISS (1957) die Billroth-

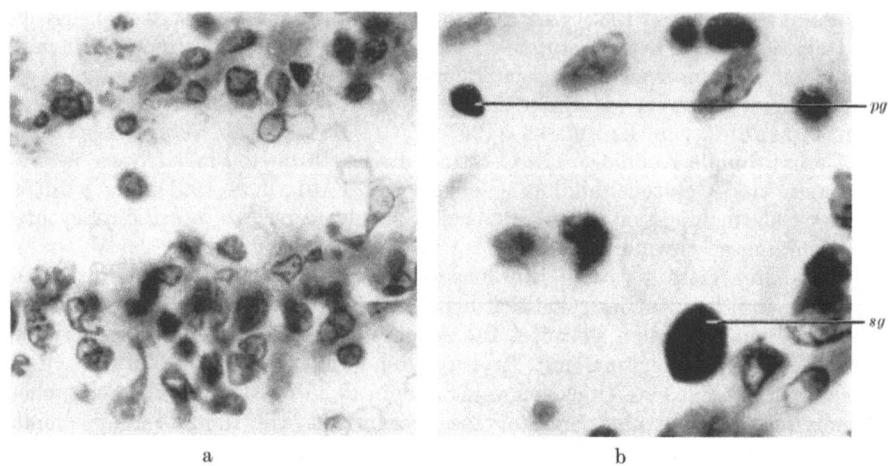

a   b

Abb. 262a u. b. Milz, *Kaninchen* (Kernechtrot). a (Vergr. 1000×) Diapedese von Lymphocyten
durch die Sinuswand. — b (Vergr. 1600×) Mit Jod gefärbte Stärkekörner in einem Sinus
(*sg*) und dem benachbarten Pulpastrang (*pg*). Nach BJÖRKMAN (1947)

schen Stränge keineswegs für kollabierte Sinus. Die Arteriolen münden direkt
in die Sinus (1964, Abb. 2), und in den Pulpasträngen finden sich bei weitem nicht
so viel freie Blutelemente, wie es der Fall sein müßte, wenn die Arteriolen hier ende-
ten. Dessen ungeachtet sprechen SIMON und PICTET in der *Ratten*milz von einem
„offenen" Kreislauf, da sie nicht, wie sonst allgemein üblich, die Diskontinuität
von arteriellen Capillaren und Sinus, sondern die — auch von den Vertretern
des „geschlossenen" Kreislaufs nie bestrittene — Diskontinuität der Sinuswand
(vgl. COLLET und REUET, 1963) zum entscheidenden Kriterium machen. Die
Diskussion über die terminale Milzstrombahn wird durch solche eigenwilligen
Definitionen nicht gerade erleichtert.

Beim *Kaninchen* sieht WEISS (1959, 1961a, 1962a, b, 1963, 1964) elektronenoptisch die arteriellen Capillaren nur zu einem kleinen Teil direkt in die Sinus
[MOORE, MUMAW und SCHOENBERG (1964) sind auch dessen nicht sicher], zum
größeren jedoch in die Billrothschen Stränge münden (vgl. SAKUMA, 1968: *Maus,
Hund*). Obwohl Sinus und Pulpastränge unter Umständen (z. B. bei Phenylhydrazinvergiftung) nicht voneinander zu unterscheiden seien (WEISS, 1959), handele
es sich doch nicht — wie ursprünglich von ihm angenommen — um dieselben Strukturen, weil die Pulpastrangzellen im Gegensatz zu den Sinuswandzellen mit Zell-
fortsätzen und extracellulärem Reticulum die Lichtung überbrückten. ROBERTS und
LATTA (1964) bestehen demgegenüber auf der grundsätzlichen Identität von Sinus
und Pulpasträngen: Es trifft nicht zu, daß ein bestimmter Reticulumzelltyp entweder nur „sinal..." oder „cordal channels" (WEISS, 1962a, b) begrenzt, vielmehr

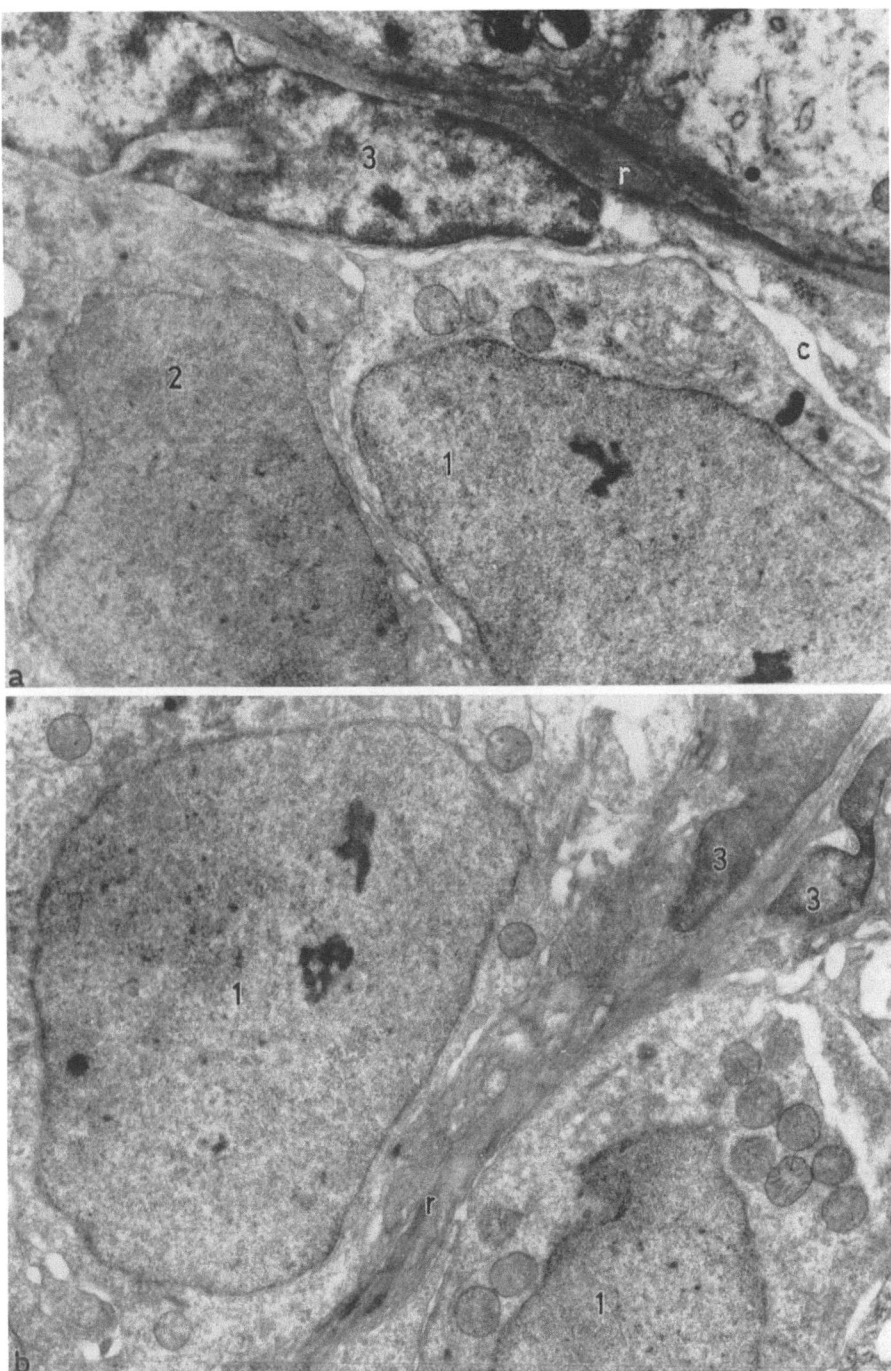

Abb. 263a u. b. Rote Milzpulpa, *Kaninchen.* a (Vergr. 11 600 ×): Drei Typen von Reticulumzellen (*1, 2, 3*) mit einer von einer Zelle des Typs 3 eingefaßten Basalmembran (*r*) und einem
von Zellen verschiedenen Typs begrenzten kollabierten Gefäßkanal (*c*). — b (Vergr. 10 400 ×):
Je zwei Reticulumzellen des Typs 1 und 3 beiderseits einer Basalmembran (*r*). Im Gegensatz
zu den Zellen des Typs 1 mit ihren gut abgegrenzten rundlichen Mitochondrien sind in den
insgesamt dunkler erscheinenden Zellen des Typs 3 die Mitochondrien nur schwer zu erkennen.
Original (neu beschriftet) von Dr. Dr. D. K. ROBERTS, Galveston/Texas [ROBERTS, D. K.,
and J. S. LATTA: Anat. Rec. **148** (1964), Plate 1], auf ³/₄ verkl.

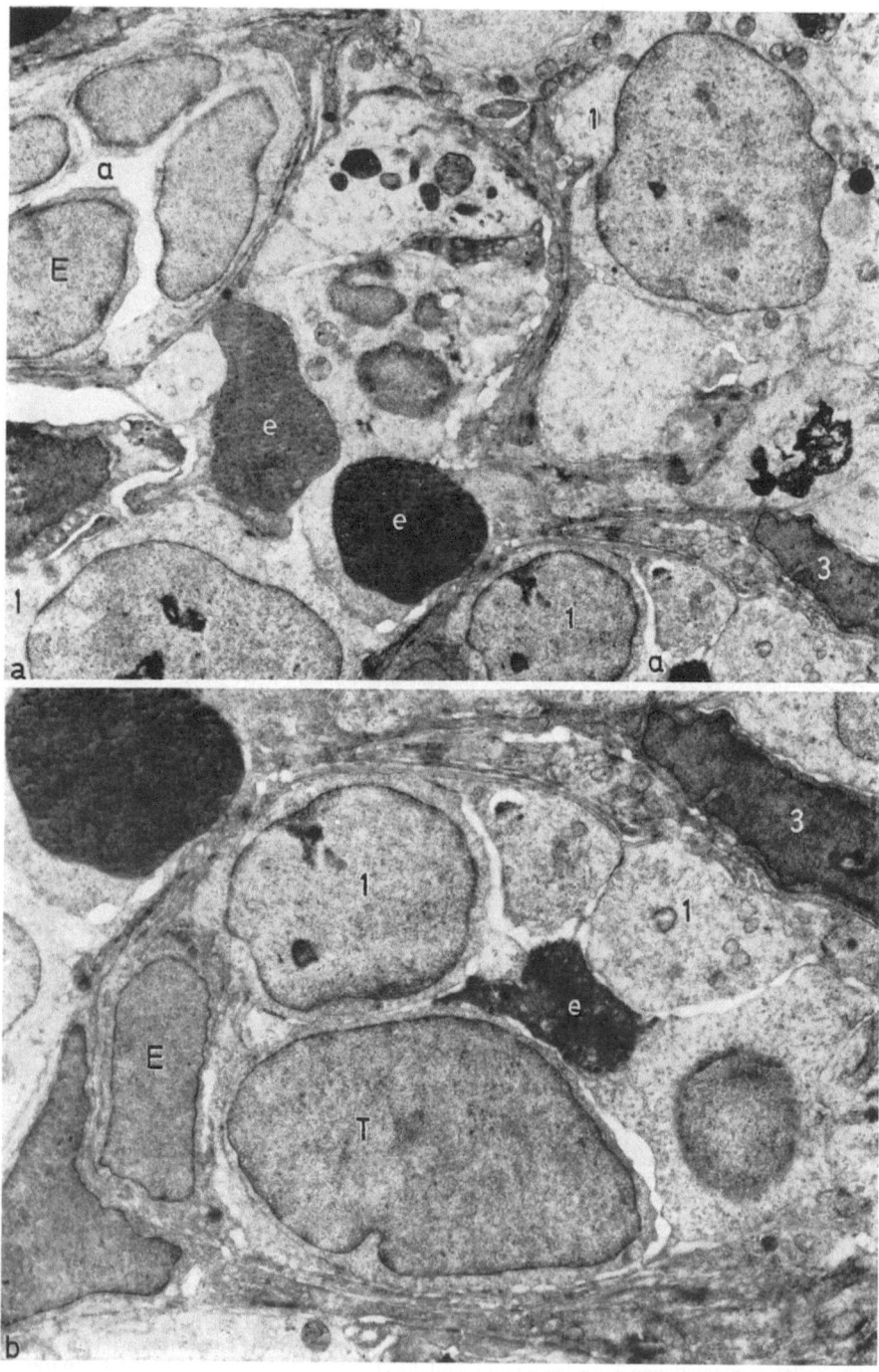

Abb. 264a u. b. Rote Milzpulpa, *Kaninchen*. a (Vergr. 6000×): Zwei Endigungen (a) einer terminalen Arteriole, möglicherweise Querschnitte ein und desselben Gefäßes, in einem größtenteils von kollabierten Gefäßkanälen eingenommenen Pulpaareal (die direkte Verbindung der terminalen Arteriole mit diesen Gefäßkanälen wird in den folgenden Abbildungen

können verschiedene Zelltypen ein und derselben oder entgegengesetzten Seiten der Basalmembran anliegen. Wo diese fehlt, bilden die Protoplasmafortsätze der Reticulumzellen ein Maschenwerk, durch dessen Poren die benachbarten Gefäßspalten miteinander kommunizieren. Die Endarteriolen enden unter plötzlicher Ablösung ihres Endothels durch Reticulumzellen des Typs I (vgl. S. 234) in ,,collapsed channels'', die rasch in ,,dilated areas'' übergehen (womit die ,,cordal...'' und ,,sinal channels'' von Weiss gemeint sind). Im ganzen gesehen ist für Roberts und Latta (Abb. 263, 264) die Milzpulpa des erwachsenen *Kaninchens* ,,a functionally dynamic area constantly changing its histological structure'' (vgl. Moore, Mumaw und Schoenberg, 1964: ,,a labyrinth with one entrance and exit''). Nach Weiss (1963, 1964) existieren in der roten Pulpa der *Kaninchen*milz mehrere Blutwege: Die meisten arteriellen Gefäße enden in der Knötchenzone, viele auch in den Billrothschen Strängen. Im ersten Fall ist die Strömung langsam, im zweiten rascher — unter Umständen genau so schnell wie bei direkter Mündung in die Sinus. Vielfach liegt nämlich die Endigung im Pulpastrang genau, nur 5 μ davon entfernt, einem Sinusfenster gegenüber, ,,thus providing a virtually direct pathway from artery to sinus''. Das erklärt ohne weiteres, warum im Lichtmikroskop ungleich mehr direkte Capillar-Sinus-Verbindungen konstatiert werden als im Elektronenmikroskop. Die Lücke in der Basalmembran kann so groß sein wie der Außendurchmesser der arteriellen Endigung, das Blut passiert also ohne nennenswerten Widerstand die Sinuswand (vgl. Koyama, Aoki und Deguchi, 1964: *Hund*). Die arterielle Endstrecke kann das Kaliber und Aussehen einer Arteriole, aber auch das einer Capillare haben; das hohe Endothel trägt an der Mündung nicht selten Mikrovilli. ,,Because cords'', schließt Weiss (1963), ,,receive blood, are formed of the same cellular and extracellular elements as sinuses, communicate with sinuses, and with many arterial endings, it appears appropriate to consider them as vascular spaces and not extravascular tissue''.

Setzt man Sinus und Pulpastränge gleich, so wird die Frage der Capillarendigung natürlich gegenstandslos; denn sie erfolgt in jedem Fall direkt in einen sinuoiden Gefäßabschnitt. Tut man es nicht — was sicher der Wahrheit näher kommt —, so bewegt sich das Blut dennoch nicht ungebahnt durchs Reticulum. Das heißt, wenn auch die Gefäßbahn letzten Endes, elektronenmikroskopisch, nicht völlig geschlossen ist, so ist es doch die Blutbahn, und insofern besteht auch kein Widerspruch zwischen den Befunden der ebengenannten Autoren und denen von Björkman (1947).

Entscheidend gefördert wurde die Erforschung des Milzkreislaufs durch die von Knisely (1934a, 1936a, 1937, 1938, 1954) eingeführte Lebendbeobachtung mit dem Quarzstabilluminator (vgl. S. 1, 503, 504):

Um zunächst das Verhalten der normalen, unbeeinflußten Milz kennenzulernen, hielt Knisely (1934b, 1936b) jedwede Anstrengung und Aufregung von den Tieren (75 *Mäuse*, 30 *Ratten*, 15 *Katzen*) fern und sorgte zugleich durch wechselnden zeitlichen Abstand der Untersuchung von der Nahrungsaufnahme für eine stärkere oder schwächere Blutfüllung der Milz (vgl. S. 114). Die

noch deutlicher). *e* Erythrocyten; *1, 3* Reticulumzellen des Typs 1 und 3; *E* Endothelzelle. — b (Vergr. 7600×): Endigung einer in der vorigen Abbildung (a) nur teilweise sichtbaren terminalen Arteriole in einem Gefäßkanal der roten Pulpa. *E* Endothelzelle der Arteriole; *T* Übergangszelle (zwischen Endothelzelle und Typ 1 der Reticulumzelle); *1* Reticulumzelle des Typs 1 in der Wandung des Gefäßkanals; *e* Erythrocyt inmitten des Gefäßkanals; *3* Reticulumzelle des Typs 3 mit einigen Merkmalen des Typs 2. Original (neu beschriftet) von Dr. Dr. D. K. Roberts, Galveston/Texas [Roberts, D. K., and J. S. Latta, Anat. Rec. **148** (1964), Plate 5], auf ³/₄ verkl.

im Leben nur unscharf gegen die weiße Pulpa abgegrenzte rote besteht aus Sinus und Billrothschen Strängen („pulp cords" oder „...partitions"), deren Ausdehnung von der jeweiligen Füllung der Sinus abhängt. Die Pulpastränge der *Mäuse-*, *Ratten-* und *Katzen*milz enthalten normalerweise nur wenige rote Blutkörperchen. Diese durchqueren, ohne unterwegs phagocytiert zu werden, jedes für sich langsam die Pulpastränge. Eine stärkere Verformung tritt nur auf, wenn ein Erythrocyt eine Gefäßwand passiert; hat er sich zum großen Teil hindurchgezwängt, so schnellt ihn die elastische Membran ruckartig weiter („distortion and snap"). Bei McNEE (1931), der als erster das Gefäßsystem der lebenden (*Mäuse-*)Milz im durchfallenden Licht studierte, heißt es: „...erythrocytes could be seen lying stationary in the pulp while blood was pumping freely through the adjacent arterioles into sinuses, and then emerging the veins". Die Begrenzung der Arteriolen, arteriellen Capillaren, Sinus und Pulpavenen unterscheidet sich nach KNISELY als schmale, stark lichtbrechende Linie deutlich von der manchmal Leukocyten führenden peripheren Plasmazone des Blutstromes. Sie ist zwar dünner als in den meisten anderen Organen, aber genau so kontinuierlich. Jeder „Penicillus" gibt 2—4 kurze Äste ab, deren Zweige sich wiederum in arterielle Capillaren aufteilen. Diese verbinden sich meist nach kurzem Verlauf End zu End, seltener seitlich mit einem Sinus; jeder Sinus mit seitlichem Zufluß besitzt auch einen endständigen. Einige arterielle Capillaren verlaufen über eine längere Strecke hin unverzweigt zwischen den Sinus hindurch in den Pulpasträngen und münden geradewegs in eine Pulpavene: „Each vessel traced in the living spleen was connected to the arterial ... and to the venous system. No vessels have been seen to open out ..., or pour blood into intercellular pulp spaces in living unstimulated spleens. No vessels have been seen to end in culs de sac". Eine Reihe aktiver Sphincteren an strategischen Punkten der arteriellen Strombahn, besonders an den Hülsen bzw. „Penicilli" (s. S. 555) und vor der Mündung in die Sinus, regelt den Blutstrom. Durch einen besonderen Kontrollmechanismus wird das Blut für eine gewisse Zeit nur einem bestimmten Areal zugeleitet. In einer *Mäuse*milz z.B. sah KNISELY von den 3 Ästen eines „Penicillus" innerhalb 1 Std in regelmäßigen, etwa $1^1/_2$minütigen (beim nicht narkotisierten Tier wahrscheinlich kürzeren) Abständen jeweils einen sich öffnen und zwei sich schließen; dabei war jeder Ast doppelt so lange geschlossen wie geöffnet, und die Strömung im „Penicillus"-Stamm die ganze Zeit über völlig gleichmäßig. Die arteriellen Sphincteren sorgen zusammen mit den am Ende jedes Sinus befindlichen venösen dafür, daß immer eine kleine Gruppe benachbarter Sinus sich in der gleichen Tätigkeitsphase (s. S. 624ff.) befindet. Da die Sinus vornehmlich die Zusammensetzung des Blutes beeinflussen, fällt die Aufgabe der Gewebsernährung den Capillaren zu (vgl. HERRLINGER, 1949, 1957), wobei die der roten Pulpa mit denen der weißen zusammenhängen (s. S. 530). Während der Speicherphase der Sinus leiten die langen, geraden Capillaren der Pulpastränge als „capillary shunts" das Blut auf kürzestem Wege in die Pulpavenen ab. KNISELY bemerkte keine wesentlichen Unterschiede im zirkulatorischen Verhalten der Milz von *Maus*, *Ratte* und *Katze* sowie von Tieren verschiedenen Alters. Auch trifft es nicht zu, daß das dilatierte Organ einen „offenen" und das kontrahierte einen „geschlossenen" Kreislauf hat. Die Strombahn der Milz ist zwar stets „geschlossen", aber Blutkörperchen und -plasma gehen in der Filterphase der Sinus getrennte Wege: „separatory circulation".

Wie es am fixierten Präparat zu der irrigen Annahme einer „offenen" Zirkulation, d.h. einer Diskontinuität von arteriellen Capillaren und Sinus, kommen kann, zeigen KNISELYs (1936c, Lit.) Beobachtungen an traumatisch geschädigten und sterbenden Milzen: Das Gefäßsystem der Milz reagiert empfindlicher und stärker auf experimentelle Manipulationen (Zerrung oder Kompression des Gefäßnervenstiels, Läsion der Organoberfläche, Berührung mit dem Finger oder einem zimmerwarmen Metallinstrument, um mehr als 1,5° C von der Bauchhöhlentemperatur abweichende Temperatur der Spülflüssigkeit usw.) als alle anderen bisher untersuchten Organe. Jede mechanische oder thermische (vgl. BROOKS, DRAGSTEDT, WARNER und KNISELY, 1950) Reizung der Milz zeitigt zwei Reaktionen: eine gleichzeitige, vollständige Kontraktion zahlreicher Sphincteren, besonders der Schweigger-Seidelschen Hülsen, und einen massenhaften Übertritt von Erythrocyten aus den Sinus in die Pulpastränge während der Speicherphase. Das erklärt, warum die Sinus von den Venen aus so schwer zu injizieren sind (vgl. dagegen NISIMARU und STEGGERDA, 1932), warum im Injektionspräparat die feineren Gefäße häufig Risse aufweisen bzw. der durch den Sphincterkrampf überhöhte Injektionsdruck Extravasate hervorruft (vgl. JANOSIK, 1903) und warum im Schnittpräparat ein großer Teil der Erythrocyten in den Pulpasträngen angetroffen wird. Die agonalen Veränderungen der Milz setzen ganz plötzlich ein und schreiten sehr schnell fort: Während die Wand der arteriellen Capillaren streckenweise verschwindet, treten die roten Blutkörperchen aus den Gefäßen ins Pulpareticulum über, in dem zahlreiche Erythrophagen auftauchen (s. S. 451). In den Sinuswänden entstehen Lücken, groß genug, die Erythrocyten ohne Verformung durchzulassen, d.h. die Pulpa, „die wir schon vorher die rote nannten" (HOEPKE, 1951a), wird es in Wirklichkeit erst nach dem Tode (vgl. TISCHENDORF, 1959). „The observations on the reactions of the spleen to trauma, and the rapid agonal changes ... show why it is so difficult to trace the connections of the arterial capillaries with venous sinuses in fixed sections". Die häufig an den (vermeintlichen) Enden der arteriellen Capillaren beschriebenen „Thomaschen Ampullen" (MALL, 1900; vgl. THOMA, 1895) stellen nach KNISELY sowohl reale Strukturen, nämlich Hülsen (TAIT und CASHIN, 1925; McNEE, 1931) oder Sinus (MALL, 1900), als auch Injektionsartefakte, d.h. lokale Auftreibungen des Pulpareticulums (MALL, 1903; ROBINSON, 1926; u.v.a.) dar.

MACKENZIE, WHIPPLE und WINTERSTEINER [1940, 1941 (s. auch MACKENZIE, 1940): 210 *Mäuse*, 12 *Ratten*, 6 *Kaninchen*, 8 *Meerschweinchen*, 13 *Katzen*], die ebenfalls mit dem Quarzstabilluminator arbeiteten, kommen zu einem völlig anderen Resultat (Abb. 265) wie KNISELY: „In the spleens of *mice, rats, rabbits, guinea pigs,* and *cats,* there are no preformed, intactly wall connections between the arterial and venous system; that is to say, the so-called ‚open' type of intermediary circulation exists". Im Gefäßsystem der einzelnen Säugermilzen bestehen zwar keine qualitativen, aber erhebliche quantitative Unterschiede. Die Pulpamaschen, in die sich das Arterienblut ergießt, wirken als Filter: sie trennen das Blutplasma von den Erythrocyten, die auch in der normalen Milz teilweise der Phagocytose verfallen (vgl. S. 452). Alle Veränderungen im terminalen Kreislauf rühren letztlich von den Kontraktionen des Kapsel-Balkenapparates und der Arterien her. Die normale Milz zieht sich rhythmisch zusammen; die afferenten Pulpagefäße kontrahieren sich intermittierend, einzeln oder gruppenweise. An den „Thomaschen Ampullen" kommt das Gesamtblut erstmals in Kontakt mit den Pulpazellen. Jede der bis zu 8 aus einem „Penicillus" hervorgehenden Capillaren trägt an ihrem Ende eine derartige Ampulle, auch die 1—2 100—300 µ langen „arterial capillaries of the pulp cord" (vgl. MacNEAL, 1929: *Kaninchen, Mensch*), die gleich den übrigen durch eine Schicht Pulpagewebe vom nächsten venösen Gefäßabschnitt getrennt sind. Die Capillarampullen der *Maus* sind 10—25 µ lang und 6—12 µ breit. Die Ampullen von *Ratte, Kaninchen* und *Katze* unterscheiden sich nicht wesentlich von ihnen; die des *Meerschweinchens* sind abgestumpft-keulenförmig und etwas umgebogen, so daß die sie verlassenden Blutzellen eine scharfe Kurve beschreiben. Auch die Follikelcapillaren enden in Ampullen, meist in der Knötchenrandzone oder nicht weit davon. Die Capillarampullen kommunizieren durch zahlreiche Öffnungen, die das Blut ungehindert passieren lassen, mit dem Pulpareticulum. Während der Ausweitung zur Ampulle wird die zuvor deutlich sichtbare, glatte Wand der Capillare binnen 10—25 μ von

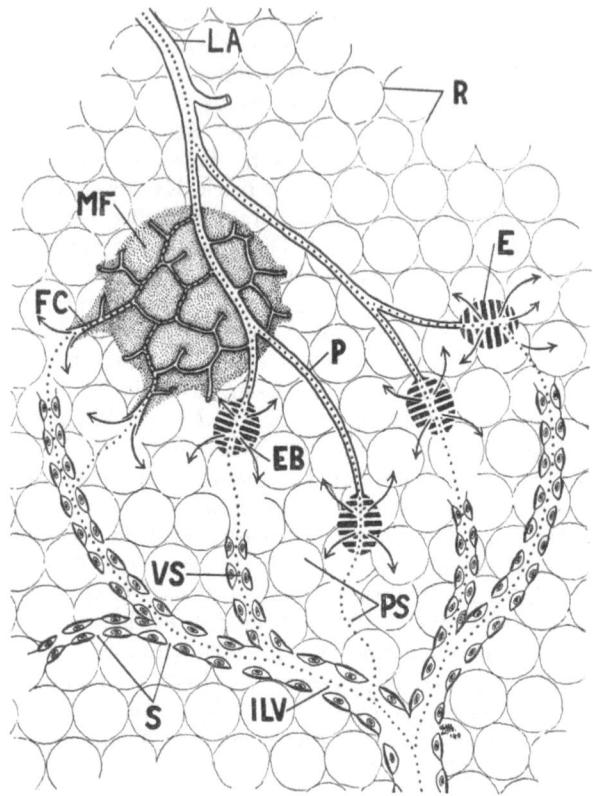

Abb. 265. Diagramm des intralobulären Kreislaufs bei gewissen Säugermilzen (z. B. der *Katzen*milz), z. T. in Anlehnung an MᴄNᴇᴇ (1931, Fig. 6: Schema eines Milzläppchens). Die von den Ellipsoiden und Follikelcapillaren ausgehenden Pfeile bedeuten die zahllosen Wege, auf denen das Blut bei relaxierter oder dilatierter Milz die Pulpaspalten überquert: morphologisch „offener" Kreislauf. Die punktierten Linien bezeichnen die Abkürzungen (Richtwege), die das Blut bei kontrahierter Milz größtenteils nimmt: funktionell „geschlossener" Kreislauf. *LA* Läppchenarterie; *MF* Malpighischer Follikel; *P* Penicillus; *FC* Follikelcapillare; *E* Ellipsoid; *EB* Seitenkanal der Ellipsoidwand; *R* Reticulum der roten Pulpa; *PS* Pulpaspalten; *VS* Venensinus; *ILV* Intralobulärvene; *S* Stigmata (Malpighii) in den Wänden des Venensinus und der Intralobulärvene. Nach MᴀᴄKᴇɴᴢɪᴇ, Wʜɪᴘᴘʟᴇ und Wɪɴᴛᴇʀsᴛᴇɪɴᴇʀ (1941)

den unregelmäßigen Konturen der Pulpazellen abgelöst. „The interstices of the pulp provide the one and only type of connections that we have seen to link arterial and venous system... The ‚red pulp' of the ... living spleen is literally red, because of the erythrocytes contained in the spaces...". Die das Pulpareticulum durchsetzenden Kanäle sind bei der *Maus* 10—30 μ lang und 6—16 μ breit. Die größten von ihnen erwecken als „Thomasche Zwischenstücke" in der kontrahierten, lebenden Milz ähnlich wie im Injektionspräparat den Eindruck kontinuierlicher arteriovenöser Verbindungen. „The ‚Ampulla of Thoma' and the

‚Zwischenstück' do not represent portions of disintegrated venous sinuses". Durch Kontraktion des Kapsel-Balkensystems wird nach MacKenzie, Whipple und Wintersteiner der strukturell „offene" Kreislauf der erschlafften oder gedehnten Milz in einen funktionell „geschlossenen" umgewandelt. Durch körperliche Bewegung, Anoxämie, Blutung, lokale Temperatursteigerung, Reizung der Hilusnerven und Adrenalin ausgelöste Organ- und Arterienkontraktionen führen durch Entleerung der Pulpamaschen dem allgemeinen Kreislauf eine beträchtliche Erythrocytenmenge zu. Die *Katzen*milz übertrifft in ihrer Speicherkapazität ganz erheblich die *Mäuse-, Ratten-, Meerschweinchen-* und *Kaninchen*milz, sie blaßt daher auch bei der agonalen Kontraktion am stärksten ab. Die Pulpakanäle sind in der toten Milz größtenteils bis zur Unkenntlichkeit komprimiert. Daß sich die Capillarwand bei Eintritt des Todes streckenweise auflöst und die Erythrocyten aus Capillaren und Sinus in großen Mengen ins Pulpareticulum übertreten (Knisely), wird von MacKenzie, Whipple und Wintersteiner bestritten: „Certainly, at the time of and during the half hour or so immediately following death, we have seen no dissolution of such vascular walls as exist in the normal, living organ".

Zu einem ähnlichen Ergebnis wie MacKenzie, Whipple und Wintersteiner (1940, 1941) gelangte Gall (1948, Lit.), der die Milzen von 41 *Mäusen* und einigen *Meerschweinchen* mit einem vereinfachten Glasstabilluminator (vgl. S. 503) untersuchte: Die Arteriolen verlieren sich im Pulpagewebe; nur ausnahmsweise setzen sie sich in feine Kanäle fort, die unter nochmaliger Aufteilung schließlich in kleine Venen münden. Die Milzpulpa ist durchzogen von 8—40 μ weiten und bis mehrere 100 μ langen, anastomosierenden Blutströmen (Sinus?; vgl. v. Herrath, 1958), die mitunter über ampullenartige Gebilde mit den Arteriolen kommunizieren. Vielfach schwimmen die Erythrocyten inmitten eines breiten, nur undeutlich von Pulpazellen gesäumten Plasmastromes. In den kleineren anastomosierenden Kanälen kommt es gelegentlich zum Blutstillstand. Eine rhythmische Variation des Blutstromes wurde nur ein einziges Mal beobachtet, und nichts deutete auf das Vorhandensein von Drossel- oder Speichereinrichtungen. Gall kommt zu dem Schluß: „the existence of numerous, tortous, ramifying, anastomosing and irregularly bounded small blood-streams, without detectable endothelial walls, points to an open type of circulation...". Er rechnet dabei allerdings mit artlichen Unterschieden im Milzkreislauf und fordert deshalb eine histologische Überprüfung der in vivo erhobenen Befunde.

Peck und Hoerr (1951a, b) unternahmen es, in 10jähriger Arbeit an über 350 *Mäusen* die Widersprüche zwischen den Beobachtungen von Knisely (1936b, c) und von MacKenzie, Whipple und Wintersteiner (1940, 1941; s. auch MacKenzie, 1940) aufzuklären und fanden (Abb. 266): „the intermediary splenic circulation of the red pulp ... is essentially as Knisely described it, both structurally and functionally. The blood passes through lined, intact vessels which join the arterial tree with the venous system, and have the peculiarity of leaking blood plasma, ... and even some blood cells, to the extravascular spaces of the red pulp. This special type of circulation might be designated as ‚separatory circulation'." Nach Peck und Hoerr teilen sich die 2—6 nur 10—15 μ langen Äste jedes „Penicillus" in je 2—5 Capillaren von 20—100 μ Länge. Ihr Durchmesser ist in der erschlafften Milz mit 5—10 μ größer als der der Pulpaarteriolen; in der kontrahierten verringert er sich, und einige leergelaufene Capillaren werden vorübergehend unsichtbar. Die gleich den Arteriolen in ganzer Länge von einer stärker lichtbrechenden, glatten Linie begrenzten Capillaren münden in einen Sinus oder eine kleine Vene (vgl. Utterback, 1944). Stärkere Windung und gegenseitige Überlagerung der Capillaren machen es oft unmöglich, sie bis ans

Ende zu verfolgen; eine in steilem Winkel zur Einstellebene verlaufende Capillare kann eine sack- oder ampullenförmige Endigung vortäuschen usw. Die Blutströmung ist sehr wechselnd, beschleunigt sich zeitweilig in einzelnen Abschnitten und kommt dafür in anderen ganz zum Stillstand. Die kräftigste Drosselwirkung üben die „Penicilli" aus, beim Übergang zu den Capillaren sinkt die Strömungsgeschwindigkeit jäh ab. Die langen, geraden, direkt in eine Vene mündenden Capillaren werden oft mehrere Stunden lang ganz gleichmäßig durchströmt. Die

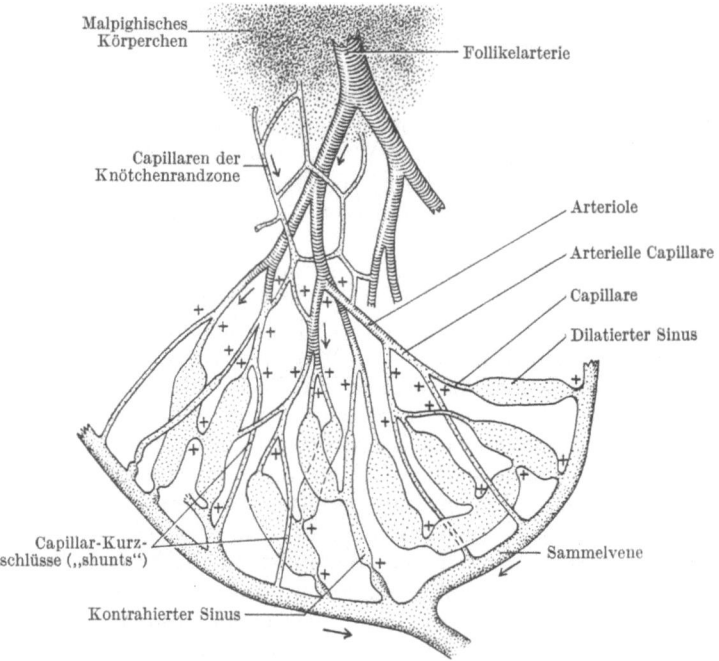

Abb. 266. Kreislaufschema der Säugermilz nach KNISELY (1936b, Fig. 2), aus PECK und HOERR [Anat. Rec. **109** (1951), Fig. 1; vgl. HERRLINGER, 1957, Abb. 136]. Umzeichnung (A. TSCHINKEL, Köln): schraffiert Arterien und Arteriolen; weit punktiert Capillaren und Sinus (neutrales Stromgebiet); eng punktiert und schattiert Venolen und Venen; + alternierend tätige Verschlußmechanismen. Nähere Erklärung im Text

geringfügigen normalen Kontraktionen der *Mäuse*milz beeinflussen die Zirkulation nicht nennenswert.

Die abweichenden Befunde von MacKENZIE, WHIPPLE und WINTERSTEINER erklären PECK und HOERR folgendermaßen: Bei einem großen Teil der „pulp channels" handelt es sich offensichtlich um Sinus, und was Mac KENZIE u. Mitarb. Sinus nennen, sind in Wirklichkeit nur deren Enden bzw. die Venenanfänge. Gewisse Feststellungen von MacKENZIE u. Mitarb. stimmen weitgehend mit denen von KNISELY überein, wenn man den Terminus „pulp interstices" durch „venous sinuses" ersetzt. Den Ausschlag aber gibt die Beobachtungstechnik: Das größte Hindernis für einwandfreie mikroskopische Bilder bei stärkerer Vergrößerung sind minimale Vibrationen, wie sie bei der Apparatur von MacKENZIE u. Mitarb. unausbleiblich sind (Ventilatorkühlung!). „These vibrations make resolution of the endothelial lining of vessels difficult or impossible" (vgl. S. 503). Denkbar ist auch, daß bei den von MacKENZIE u. Mitarb. untersuchten Milzen — die weit stärker vorgelagert waren als die von KNISELY, PECK und HOERR —

Capillar- und Sinuswände in der für traumatisch geschädigte Milzen bezeichnen-
den Weise (KNISELY) verändert waren. Überdies scheinen MACKENZIE u. Mitarb.
ihre Milzen (infolge ungünstiger Anbringung eines Kontrollthermometers) bei
einer höheren Temperatur als der normalen untersucht zu haben, „and in over-
heated spleens the circulation tends to become vigorous, rapid and constant".
PECK und HOERR wiesen nach, daß eine Temperaturerhöhung der die Milz um-
spülenden Ringerlösung auf 40,5°C alle Sphincteraktionen bis auf die der größeren
Arterien sowie die Speicherphase der Sinus (vgl. S. 624 ff.) aufhebt, kurz, das von
MACKENZIE u. Mitarb. beschriebene Funktionsbild herstellt (KNISELY, bei dem
MACKENZIE seiner Zeit die Milzlebendbeobachtung erlernte und den er daher vor
der Publikation von seinen konträren Ergebnissen verständigte, konnte mit
MACKENZIEs Apparatur die Speicherphase ebenfalls nicht demonstrieren). Eine
Temperaturerniedrigung unter 37,5° C dagegen läßt die von KNISELY beschrie-
benen Eigenheiten des Milzkreislaufs, besonders die Speicherphase der Sinus,
betont deutlich hervortreten. Temperaturschwankungen (vgl. NISIMARU und
STEGGERDA, 1932) haben einen größeren Einfluß auf die arteriellen Capillaren
und Sinus als die Spontankontraktionen und -dilatationen der Milz; plötzliche
Temperaturänderungen lösen in jedem Fall eine kräftige Kontraktion aus.

Die technische Perfektion der Arbeiten von PECK und HOERR ist noch heute
unübertroffen, die Beweisführung schlagend (vgl. GELIN, 1954; ILLIG, 1961 b).
Daran ändern auch einige spätere Publikationen der Gegenseite nichts: PARPART,
WHIPPLE und CHANG (1955; s. auch WHIPPLE, PARPART und CHANG, 1954)
untersuchten die lebende, vorgelagerte Mäusemilz mit einer Apparatur, die
geradezu prädestiniert ist für eine lokale Erhöhung der Gewebstemperatur (vgl.
S. 503). Sie finden die Milzarteriolen und Sammelvenen überwiegend durch „pulp
spaces" verbunden, daneben durch ein „capillary network" und gelegentlich auch
durch „arteriolar-venous-anastomosis"; der Milzkreislauf sei daher im wesentlichen „offen". „We have never seen the ‚venous sinuses' of the type described
by KNISELY, in the numerous normal spleens that we have examined". Abbildungen sucht man vergeblich: „The reader may wonder why we have shown no
‚still' pictures of the structures we have described. We have taken such stills,
but they have proved more confusing than helpful... Our movies and our group
observation of the splenic circulation on the television monitor have led us to
the ... conclusions presented in this paper". KNISELY (1955) hat in einer sehr
lesenswerten Diskussionsbemerkung PARPART, WHIPPLE und CHANG entgegen-
gehalten, neben einer Reihe gesicherter Erfahrungstatsachen sprächen nicht zuletzt auch hämodynamische Überlegungen (vgl. v. KÖLLIKER, 1867) gegen die
Konzeption einer „offenen" Milzblutbahn[1]. Seine Ausführungen gipfeln in der
Feststellung: „Certainly, no one can claim that a description of living spleen is
complete as long as that description carefully avoids an identification, description
and discussion of one of the most significant structures, the sinusoid, known to
be present in the spleens of all mammalian species". FLEMMING und PARPART
(1959) untersuchten mit der gleichen Apparatur wie PARPART u. Mitarb. die

---

[1] Die Gründe, die A. v. KÖLLIKER für seine Ablehnung einer „offenen" Milzblutbahn anführt, sind heute noch ebenso gültig und aktuell wie im Jahre 1867: „Die Annahme, daß
das gesamte Blut der Milzarterie (Plasma und Zellen) immerwährend durch Lücken des
Reticulum... hindurchfließe, ... scheint mir physiologisch unmöglich, indem in einem solchen
Falle der Blutbewegung colossale Widerstände sich entgegensetzen würden. Wäre diese Annahme richtig, so müßte das Milzgewebe zu jeder Zeit massenhaft von rothen Blutzellen
durchzogen sein. Dies ist jedoch nicht der Fall, denn wenn schon das Milzgewebe in der Regel
eine gewisse Zahl rother Blutzellen aufzuweisen hat, so sind dieselben doch nicht in einer
solchen Menge vorhanden, wie es der Stieda-Müllerschen Auffassung zufolge der Fall sein
müßte." (Vgl. TISCHENDORF, 1969a, Lit.).

Milzen von 100 jungen *Ratten* und fanden anstelle von Pulpaspalten (die sich angeblich erst später entwickeln) und Sinus nur ein capillares Netzwerk, ähnlich dem von ZWEIFACH im Mesenterium beschriebenen, und in den Intercellular-spalten nur ganz wenige Erythrocyten. Wieso diese Befunde — die ja doch ein-deutig für eine „geschlossene" Strombahn sprechen — die Ansichten von PARPART u. Mitarb. über den intermediären Kreislauf der *Mäuse*milz bekräftigen sollen, bleibt unerfindlich.

v. HERRATH (1958) bemängelt mit Recht (vgl. TISCHENDORF, 1959), daß die Lebendbeobachter „teilweise unnötige neue Bezeichnungen für einzelne am fixierten Präparat bekannte Gefäßstrecken" einführten und dadurch den Ver-gleich der Befunde erschwerten. Bei Berücksichtigung des artlich verschie-denen Milzbaues erwiesen sich die unterschiedlichen Befunde am lebenden Milzkreislauf als „nur scheinbare". KNISELY habe die sinusreiche Nagermilz, MACKENZIE die sinuslose *Katzen*milz untersucht (was in dieser alternativen Formulierung nicht zutrifft); was letzterer in der *Katzen*milz als Sinus ansprä-che, seien die baumartig verästelten, sinusartig gebauten Pulpavenen, von denen man keine so markante rhythmische Tätigkeit erwarten dürfe wie von den Sinus. SNOOK (1950, 1958) meint, das Kreislaufschema von KNISELY gelte für *Meer-schweinchen* und *Kaninchen*, etwas modifiziert auch für *Ratte, Hund* und *Mensch*, das von MACKENZIE für *Maulwurf, Maus, Katze* und *Pferd*.

Zweifellos wurden bisher die artlichen Unterschiede im Milzbau bei der Lebendbeobachtung ungebührlich vernachlässigt (vgl. HOEPKE, 1951a). Das allein erklärt jedoch nicht den krassen Widerspruch in den Befunden von KNISELY und MACKENZIE; denn Reticulum- und Sinusmilzen reagieren kreislaufmäßig auf nervöse und humorale Reize zwar verschieden intensiv, aber stets gleichsinnig (SCHLAG, 1961) (Tabelle 28). Eine mindestens ebenso große Rolle wie die Art-unterschiede der Versuchstiere spielen sicher die von v. HERRATH nur beiläufig erwähnten differenten Versuchsbedingungen (vgl. PECK und HOERR, 1951a, b). Fest steht jedenfalls, daß „die mit anatomischen Untersuchungsmethoden allein schwer zu bewältigende Frage nach dem offenen oder geschlossenen Kreislauf der Milz durch eine geradezu erregende Folge zunächst widerspruchsvoller Lebend-beobachtungen … in den Jahren 1936—1951 zugunsten des geschlossenen Systems entschieden" wurde (ILLIG, 1961a; s. auch GELIN, 1954; COHRS und SCHULZ, 1958). Auch die neueren Untersuchungen mit der „quartz rod illumina-tion"-Technik (PALM, 1951: *Maus, Ratte;* NAKATA, 1952: *Maus;* GODART, 1962: *Ratte;* GODART und HAMILTON, 1963: *Maus, Ratte, Meerschweinchen*) sprechen — wie das Studium der Innervationsverhältnisse (UTTERBACK, 1944: *Maus, Ratte*) — sämtlich für eine „geschlossene" Strombahn in der Milz. In lebend beobachteten (Clarksche Kammer) Autotransplantaten der *Kaninchen*milz münden die arteriellen Capillaren ebenfalls endständig oder seitlich in die Sinus[1]. Der Kreislauf ist also geschlossen, wenn auch nicht in dem Sinne, daß alle daran beteiligten Gefäße (Sinus!) von gewöhnlichem Endothel (vgl. DUESBERG, 1938; ALTSCHUL, 1954) ausgekleidet sind (WILLIAMS, 1950, 1961; s. S. 67).

Beim *Hund* (Carnivora) münden nach OBERNIEDERMAYER (1926) die arteriellen Capillaren unter keulenförmiger Erweiterung (vgl. NEUBERT, 1922; KLEMPERER, 1938, Fig. 17; LI, GARVEN und MOLE, 1929; LI, MOLE und GARVEN, 1929: „blind chambers") größtenteils frei in die Milzpulpa. Diese besteht aus einem System von „Flutkammern", die in gedehntem Zustand (vgl. HELD, 1928a, b) breit mit-einander kommunizieren [und im denervierten Organ chronisch gestaut sind

---

[1] Ein solcher direkter Übergang der arteriellen Capillaren in die Sinus läßt sich auch in Serienschnitten (Gömöri-Imprägnation) lebendfrisch fixierter *menschlicher* Milz-Autotrans-plantate nachweisen (TISCHENDORF, 1968, Abb. 9; vgl. S. 43, 69, 70).

Tabelle 28. *Zellen- und Blutplasmaverteilung in einer Speichermilz (a: Katze) und einer Stoffwechselmilz (b: Kaninchen) bei Kontraktion und Dilatation. Zeichenerklärung: + sehr wenig, ++ wenig, +++ mittelstark, ++++ stark gefüllt. (Nach SCHLAG, 1961)*

a

Versuchstier (Katze)	Erythrocytenverteilung				Plasmaverteilung				Hülsen-capillaren	Übrige Capillaren
	sub-capsulär	peritra-bekulär	peri-nodulär	diffus	Trabekel-arterien	Trabekel-venen	peritra-bekulär	diffus		
Sympathicusreizung	+++	+++	-+	++	++	+++	+++	—	leer, geschlossen	meist leer
Adrenalininjektion	++	+++	-+	++	++	++++	++	—	leer, geschlossen	meist leer
Arterenolinjektion	+	++	—	+	++	+++	++	—	leer, geschlossen	meist leer
Vagusreizung	++++	++++	++	++++	++	+++	+++	+	überwiegend offen, mit Blut gefüllt	überwiegend durchflossen
Östronsulfatinjektion	+++	++++	++	++++	+++	++++	+++	++	überwiegend offen, mit Blut gefüllt	überwiegend durchflossen
Acetylcholininjektion	+++	+++	++	+++	+++	++++	+++	++	überwiegend offen, mit Blut gefüllt	überwiegend durchflossen
Thyroxininjektion	++++	+++	+++	++++	+++	++++	++++	+++	überwiegend offen, stark mit Blut gefüllt	überwiegend durchflossen

b

Versuchstier (Kaninchen)	Erythrocytenverteilung				Plasmaverteilung				Pinsel-arterien	Übrige Capillaren
	sub-capsulär	peritra-bekulär	peri-nodulär	venöse Sinus	Trabekel-arterien	Trabekel-venen	peritra-bekulär	venöse Sinus		
Sympathicusreizung	++	++	+++	+++	++	+++	+	++	leer, geschlossen	leer
Adrenalininjektion	++	+	+	+	+	+++	+	++	leer, geschlossen	leer
Vagusreizung	+++	++	+	++++	++	+++	+	++++	überwiegend offen, mit Blut gefüllt	überwiegend durchflossen
Östronsulfatinjektion	++	+++	++	++++	++	+++	+++	++++	überwiegend offen, mit Blut gefüllt	überwiegend durchflossen
Acetylcholininjektion	++++	+++	++	++++	++	+++	+++	++++	überwiegend offen, mit Blut gefüllt	überwiegend durchflossen
Thyroxininjektion	++++	++	+++	++++	+++	++++	++++	++++	überwiegend offen, mit Blut gefüllt	überwiegend durchflossen

(HENSCHEN und HOWALD, 1929)], in kollabiertem Zustand dagegen nur den kürzesten Weg zwischen arteriellen und venösen Capillaren freigeben. ,,Das Blut nimmt also auch jetzt zwar keinen anatomisch ,geschlossenen', aber doch funktionell ,gebahnten' Weg". v. HERRATH (1935d) schreibt den arteriellen Endcapillaren der *Hunde*milz, die sich postglumär noch 1—2mal fast rechtwinklig teilen, etwa die gleiche Länge zu wie den Hülsen und rechnet neben vielen blinden Endigungen auch mit einem kleinen Prozentsatz direkter Übergänge in die Sinus (vgl. OBERNIEDERMAYER, 1926; HARTMANN, 1930; DUSTIN, 1938a; s. dagegen RAABE, 1958). Aufgrund seiner großen Menge und seines hohen Hämosideringehaltes gebühre jedoch dem Reticulum bei der ,,Arbeit am Blute" die Hauptrolle. Nach SNOOK (1950, Fig. 6, 7) enden die arteriellen Endcapillaren intersinuös, aber auch perifollikulär in ovalen, kugelförmigen (vgl. KLEMPERER, 1938) oder verzweigten Ampullen (THOMA, 1924), deren distale Enden in ein unregelmäßig-buschiges Reticulum übergehen. Im Gegensatz dazu findet DOGGETT (1951), der 3 *Hunde*milzen in ungespültem, verschieden stark gedehntem Zustand untersuchte, das Gefäßsystem ,,geschlossen". Jede Capillare besteht aus einem arteriellen und einem venösen Segment, das nach kürzerem oder längerem Verlauf in einen Sinus mündet. In der kontrahierten Milz sind die Capillaren, besonders die venösen Teile, kollabiert bzw. vom Reticulum komprimiert, in der dilatierten dagegen mehr oder weniger entfaltet.

Im Korrosionspräparat der *Hunde*milz sah OHTA (1957) die mäanderartig geschlängelten Endcapillaren zum größeren Teil mit oder ohne Ampullen frei enden, zum kleineren in die Sinus münden, während DI MOLFETTA und MIGNANI (1956) regelmäßig einen kontinuierlichen Zusammenhang von arteriellen Capillaren und Sinus beobachteten. Bei VAN DREYER (1961) heißt es: ,,Radio-opaque material injected into the spleen of *dogs* and *man* leaves the organ quickly and in large amounts, thereby providing evidence of an open circulation...". Man sollte meinen, eine betont rasche Milzpassage spräche eher für einen ,,geschlossenen", als für einen ,,offenen" Kreislauf!

Injektionsversuche mit Hühnerblutkörperchen ließen LI, GARVEN und MOLE (1929; s. auch HELD, 1928a, b; LI, MOLE und GARVEN, 1929) annehmen, das Blut gelange durch die im Umkreis der Malpighischen Körperchen gelegenen, endothelausgekleideten Capillarendkammern ins Reticulum und von dort durch Kontraktion des Organs in die Sinus, die *Hunde*milz habe also einen ,,offenen" Kreislauf. Zu dem gleichen Ergebnis kommt auch RAABE (1958), der 3 *Hunden* mit Acridinorange gefärbte körpereigene Erythrocyten reinjizierte (vgl. S. 495). Diese zu Sphärocyten umgewandelten Erythrocyten lassen sich aus der überlebenden, in situ befindlichen Milz unter physiologischem Druck nicht wieder ausspülen und finden sich, zwischen die Reticulummaschen ,,eingekeilt", vorzugsweise in der roten Pulpa wieder. Sinus und Venen dagegen erscheinen ausgespült und leer. RAABE schließt daraus, daß die durch die freien Capillarenden ins Reticulum gelangten markierten Erythrocyten durch ihr vergrößertes Volumen und ihre verminderte Elastizität am Übertritt in die Sinus gehindert wurden. Dem widerspricht jedoch das ,,völlige Fehlen einer Erythrocytenstauung" vor der Sinuswand, das RAABE damit zu erkären sucht, nicht nur das Sinusendothel, sondern auch das — von ihm im Gegensatz zu HARTMANN (1930), v. HERRATH 1958) und allen anderen maßgeblichen Autoren als ,,mechanisch stabil" angesehene — Pulpareticulum besitze eine Filterfunktion. Meines Erachtens bestätigen die Versuche mit Hühnererythrocyten und gefärbten körpereigenen Erythrocyten nur, daß artfremde und irgendwie geschädigte Erythrocyten in der Milz aus dem Kreislauf eliminiert und abgebaut werden (vgl. S. 446). In der Tat beobachtete HERBST (1960) schon 30 min nach der Reinjektion fluorchromierten Blutes in der roten Pulpa der *Hunde*milz „reichlich freie und phagocytierte Erythrocyten-trümmer". Wie bei allen Reizzuständen der Milz (vgl. KNISELY, 1936 b, c) treten offenbar auch hier die in großer Menge angebotenen, toxisch geschädigten Erythrocyten über die durchlässig werdende Capillarwand ins Pulpareticulum über. Das ist jedoch kein Beweis für eine primär „offene" Strombahn.

PRINZMETAL, ORNITZ, SIMKIN und BERGMAN (1948) schließen daraus, daß sich in die A. lienalis injizierte, 10—440 μ große Glasperlen bis zu einer Größe von 370 μ in der V. lienalis wiederfinden, auf die Existenz vorerst nicht genauer lokalisierbarer, nichtcapillärer arterio-venöser Anastomosen in der *Hunde*-milz. DI MOLFETTA und MIGNANI (1956) vermuten aufgrund von Korrosions-präparaten arterio-venöse Anastomosen in der Milzpulpa. Von histologischer Seite wurden echte arterio-venöse Anastomosen (vgl. TISCHENDORF und CURRI, 1954; CLARA, 1956) in der Milz nur einmal, und zwar in der Kapsel (TISCHENDORF, 1960 b: *Kaninchen*) zweifelsfrei nachgewiesen. Die Angaben über peri- und inter-follikuläre arterio-venöse Anastomosen (CAVALLI, CACCIARI, PISI und ORLANDI, 1962: *Mensch*) bedürfen noch der Nachprüfung.

Elektronenmikroskopisch ähneln die arteriellen Endcapillaren der *Hunde*milz denen der *Kaninchen*- (WEISS, 1961 a, 1962 b), *Ratten*- und *Meer-schweinchen*- (GALINDO und FREEMAN, 1963) Milz; GALINDO und FREEMAN sahen sie direkt in die Sinus münden (Abb. 267). Nach KOYAMA, AOKI und DEGUCHI (1964, Lit.), die bei *Hunden* einige Zeit nach subtotaler Splenektomie die zurück-gelassenen Milzreste untersuchten, gelangt das Blut aus dem Endtrichter und den seitlichen Öffnungen der arteriellen Capillare zunächst in den Pulpastrang („cordal lumen") und von da direkt — durch eine große Öffnung in der Sinus-wand — oder indirekt — über das perisinuöse Reticulum und die kleineren Stomata der Sinuswand — in den Sinus. Die beim entmilzten Tier in großer Menge (neben „postsplenectomy-vacuoles") auftretenden Heinzschen Körper (vgl. S. 354) werden beim Passieren der engen Endcapillare aus den Erythrocyten herausgequetscht, verfangen sich in den Stomata der Sinuswand und verfallen schließlich der Phagocytose. Nach SAKUMA (1968: *Hund, Maus*) sind die „open endings of incomplete vascular channels... surrounded by reticulum cells and thrombocytes, which seem to be functionally significant for microcirculation in the spleen". Für diese elektronenmikroskopischen Befunde von SAKUMA sowie von KOYAMA, AOKI und DEGUCHI an der *Hunde*milz gilt dasselbe wie für die von WEISS an der *Kaninchen*milz (s. oben).

Bei der *Katze* tritt RIEDEL (1932) „unbedingt" für eine „offene" Gefäßbahn ein. Die schon in der Hülse zunehmend auseinander gerückten Endothelzellen der arteriellen Capillare verlieren postglumär bald jeglichen seitlichen Zusammen-hang, „bis schließlich die bekannte trichterförmige (KULTSCHITZKY, 1895; NEU-BERT, 1922), glockenförmige (ROBINSON, 1930), bzw. ampullenförmige (GOLZ; zit. nach THOMA, 1895) Endigung des Capillarrohres mit unmittelbarem Über-gang in das Maschenwerk des Reticulums stattfindet". Gelegentlich öffnen sich die Endtrichter in schlauchartig aneinander gereihte Reticulummaschen, die als „Parenchymschläuche" den Eindruck eines direkten Übergangs der arteriellen in die venöse Bahn erwecken. RIEDEL räumt ein, daß die alte Vorstellung (STIEDA, 1862), die Milz lasse sich von der Vene her nicht durchspülen, überholt sei (MILLS, 1927); NISIMARU und STEGGERDA (1932) sahen in die Vene der *Katzen*milz injiziertes Material unter bestimmten Voraussetzungen (konstante Organtempe-ratur, niedriger Injektionsdruck) aus der Arterie wieder abfließen. Beides paßt schlecht zu der Vorstellung einer „offenen" Gefäßbahn, und in der Tat läßt sich auch bei der *Katze* der unmittelbare Zusammenhang von arteriellen Capillaren und Milzsinus im Schnittpräparat einwandfrei nachweisen (SOLNITZKY, 1937,

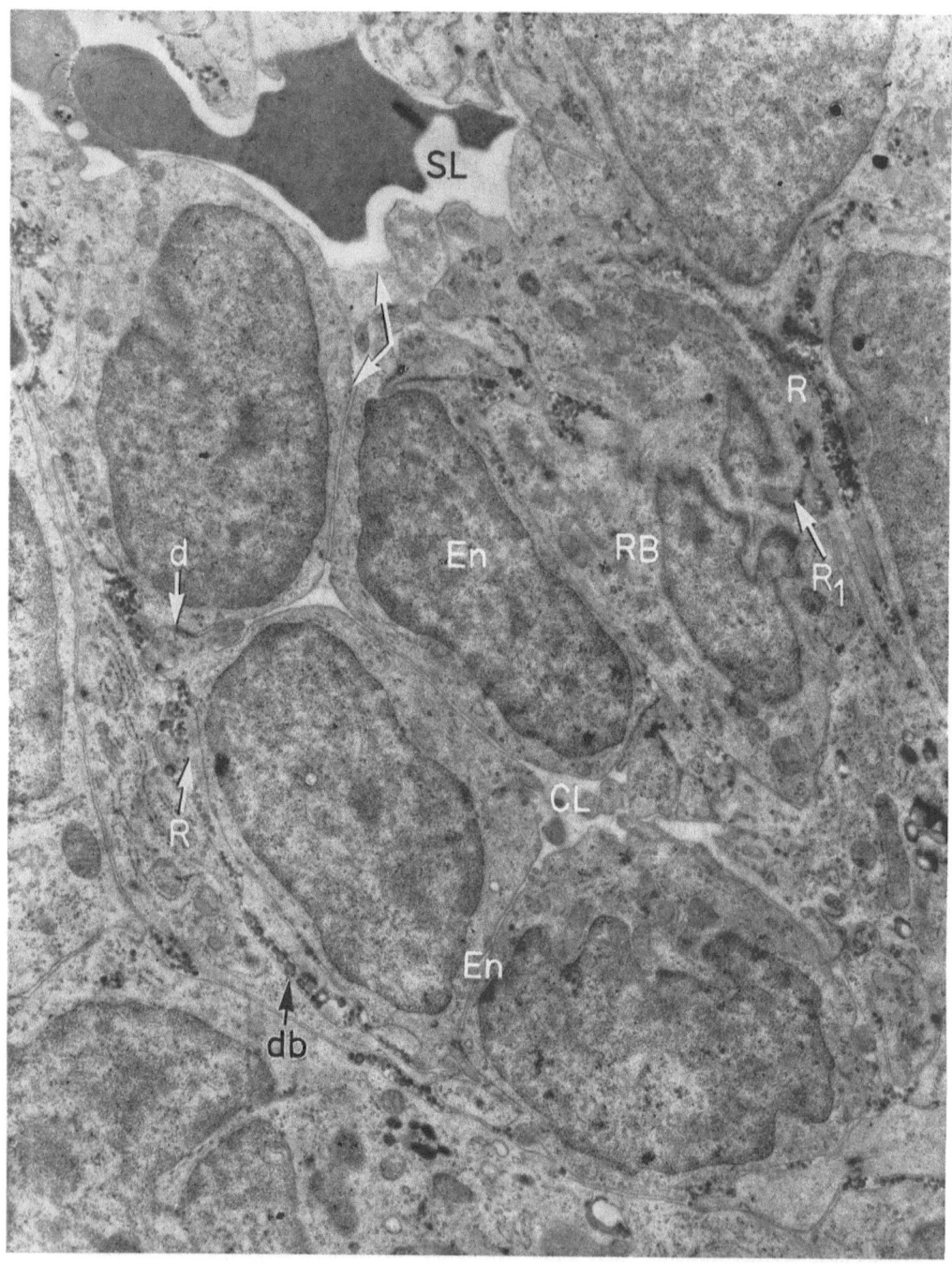

Abb. 267. Milz, *Hund* (ungefärbt, Vergr. 11000×). Kontinuierlich (Doppelpfeil) in einen Sinus (*SL* Sinuslumen) übergehende Capillare der roten Pulpa. Die von Uferzellen umgebenen Endothelzellen (*En*) springen in das Capillarlumen (*CL*) vor und verengen es schlitzförmig. Zwischen den Endothelzellen einige Desmosomen (*d*). Das zwischen Endothel- und Reticulum-zellen (*RB* „fixed reticular cell, type B") eingeschobene extracelluläre Reticulum (*R*) ist von Einstülpungen der Plasmamembran (R_1) umschlossen. Im Gegensatz zur *Ratten-, Meer-schweinchen-* und *Rhesusaffen*milz enthält die *Hunde*milz zahlreiche mit dem Reticulum verbundene, 30—120 Å große „dense bodies" (*db*). Original (neu beschriftet) von Dr. Dr. B. GALINDO, Caracas [GALINDO, B., and J. A. FREEMAN, Anat. Rec. **147** (1963), Plate 5]

Plate 2). Wie RIEDEL betont auch v. HERRATH (1935d) die besondere Weite der den trichterförmigen Capillarendigungen (vgl. BANNWARTH, 1891) gegenüberliegenden Reticulummaschen. Die „Arbeitsteilung" in der Milzpulpa läßt das Reticulum, je nachdem der Blutweg „offen" oder „kurz geschlossen" ist, alternierend zum „Speicher-", „Arbeits-" oder „Stromreticulum" werden. Bei SNOOK (1950, Fig. 4, 5) laufen die arteriellen Capillaren der *Katzen*milz sämtlich in Thomasche Ampullen aus. Im Korrosionspräparat (OHTA, 1957) enden die nur 6—8 μ dicken, geraden Capillaren nach kurzem Verlauf mehrfach gegabelt blind in der roten Pulpa, bilden aber keine Ampullen. — Zur Elektronenmikroskopie des Pulpareticulums der *Katzen*milz vgl. v. HERRATH und DETTMER (1951a; s. S. 236, 600, 601).

Die wenigen Untersuchungen über die Cetaceenmilz (ZWILLENBERG, 1958 1959) enthalten leider keine Angaben über die arteriellen Endcapillaren. Auch beim *Elefanten* (Subungulata/Proboscidea) konnte TISCHENDORF (1953; vgl. KOHIRA, 1960b) die Endäste der „Penicilli" in dem ungespülten Organ nicht genauer verfolgen und läßt daher die Frage etwaiger direkter Übergänge in die Sinus offen.

Beim *Schwein* (Artiodactyla/Nonruminantia) mündet nach v. HERRATH (1935d) die sich noch ein- oder mehrmals gabelnde (vgl. NEUBERT, 1922), lange Endcapillare unter trichterförmiger Erweiterung vorzugsweise im Umkreis der Lymphscheiden und -follikel in die Reticulummaschen (vgl. HOYER, 1894). Ähnlich wie bei der *Katze* fungiert auch beim *Schwein* (*Rind, Schaf* und *Pferd*) das Reticulum im Rahmen der „Arbeitsteilung in der Milzpulpa" abwechselnd als „Speicher-", „Arbeits-" oder „Stromreticulum". Im Korrosionspräparat (OHTA, 1957) enden die postglumären Capillaren noch 2—3mal geteilt nach kurzem Verlauf, ohne sich mit den Sinus zu verbinden, blind. Ampullen sind selten. — Über die terminale Milzstrombahn der nahe verwandten Hippopotamiden konnte TISCHENDORF (1958a) anhand seines Materials keine näheren Angaben machen.

Auch bei *Rind* und *Schaf* (Ruminantia/Bovidae) gehen nach v. HERRATH (1935d) die sich noch mehrmals gabelnden (vgl. HOYER, 1894), sehr langen Endcapillaren trichterförmig in die Reticulummaschen über. SNOOK (1950) spricht von „rüsselförmigen", stets ampullenlosen Capillarendigungen. Im Korrosionspräparat (OHTA, 1957) der *Rinder*milz berühren die arteriellen Capillaren, ohne mit ihnen zu kommunizieren, fast die Venen, „as if they were the vasa vasorum of the venous branches". In der *Ziegen*milz finden sich neben blinden, ampullenlosen Capillarendigungen auch direkte Übergänge in die Venenanfänge. — Über die *Elch*milz (Ruminantia/Cervidae) heißt es bei BLUMENTHAL (1952), daß „die feinsten arteriellen Aufzweigungen ... nur sehr undeutlich zu erkennen" und die Pulpamaschen besonders in Venennähe dicht mit Erythrocyten gefüllt seien.

Beim *Pferd* (Perissodactyla) mündet nach v. HERRATH (1935d) die sich nur selten gabelnde, lange Endcapillare ampullenförmig in das Pulpareticulum. Oft sind die subcapsuläre, peritrabekuläre und perifolliculäre Zone besonders erythrocytenreich. STEGER (1938) spricht von einer „ovalen Endkammer der Arterie mit Fensterchen". HARTWIG (1949) beschreibt sowohl ampullen- als auch trichterartige Endigungen der unterschiedlich langen, geschlängelten Endcapillare und hält eine artifizielle Entstehung dieser beiden Endigungstypen für ausgeschlossen. Die größten Erythrocytenansammlungen finden sich stets dort, „wo auch die meisten arteriellen Endigungen liegen". Wo eine Arteriole Anschluß an eine Pulpavene gewinnt, sind beide durch „wenige zwischengeschaltete Reticulumzellen", manchmal auch nur durch die elastischen Fasern der Arteriole miteinander verbunden. Auch SNOOK (1950, Fig. 8) bildet für die *Pferde*milz sowohl ampullen- wie trichterförmige Capillarendigungen ab; die zahlreichen zentripetalen „Penicillus"-Äste münden in das Reticulum der Knötchenrandzone.

Bei den Tierprimaten (z. B. *Galago senegalensis, Aotes trivirgatus, Cercocebus spec., Cercopithecus aethiops, Papio spec., Theropithecus gelada, Pongo pygmaeus*) findet EBERL-ROTHE (1960) anstelle trichter-, kolben- oder keulenförmiger Endigungen nur einen allmählichen „Auslauf" der arteriellen Capillaren ins Milzreticulum. Direkte Verbindungen von Endcapillaren und Sinus kommen „wenn überhaupt, nur sehr selten" vor. Nach elektronenmikroskopischen Untersuchungen am *Seidenaffen* (GALINDO und FREEMAN, 1963) dagegen münden die arteriellen Capillaren direkt in die Sinus, und ihr Endothel geht unvermittelt in die Sinuswand über.

Beim *Menschen* betont HARTMANN (1930, Lit.), über die Endigungsweise der Milzcapillaren ließe sich nur „sehr schwer Aufschluß erhalten", die unmittelbare Mündung in einen Sinus sei jedoch „sehr viel seltener als die allmähliche Aufsplitterung ... im Parenchym". Sie beruft sich dabei — wie viele Autoren vor und nach ihr — auf WEIDENREICH (1901a, S. 293; vgl. TISCHENDORF, 1959, 1964, 1969a), in dessen Schema der „Endverzweigungen eines Arterienastes (Penicillus)" in der Tat von insgesamt 13 dargestellten Capillaren 12 nach Passieren der Hülse frei auslaufen und nur eine in einen Sinus mündet (l.c., Taf. XV, Fig. 28; vgl. ARVY, 1965, Fig. 31). So entsteht zwangsläufig der Eindruck, die überwiegende Mehrheit aller arteriellen Capillaren ende frei im Pulpareticulum. 20 Seiten später (l.c., S. 313) jedoch liest man: „Ich habe diese Arterie durch 200 Schnitte mühelos zurückverfolgen können; sie ist es, die in dem Schema S. 293 unten als in *s* einmündend gekennzeichnet ist; die Endigungsweise der übrigen Äste dieser Pulpaarterie war mit Bestimmtheit nicht festzustellen und wurde daher im Schema weggelassen" (im Original nicht gesperrt). Über das zahlenmäßige Verhältnis von direkten Capillarmündungen und freien Endigungen heißt es lediglich: „Sie münden entweder unter spitzem Winkel in einen Milzsinus ein oder lösen sich durch Auffaserung ... in dem Reticulum ... auf" (l.c., S. 323; vgl. S. 313 und 360) (Abb. 268). 1933 aber schreibt WEIDENREICH (s. auch 1901b, 1903) — offenbar unter dem nachwirkenden Eindruck der langjährigen Kontroverse mit HELLY (1902a, b, 1903a, b, c, 1921, 1928) — der Streit um den Zusammenhang zwischen arteriellen und venösen Bahnen sei wohl nun zugunsten der seinerzeit (1901a) von ihm vertretenen Auffassung entschieden: „Danach lösen sich die arteriellen Capillaren zum größten Teil in dem Maschenwerk des Zwischengewebes auf, zum kleineren ... münden sie direkt in die Sinus ein". Dieser Satz steht in offenkundigem Widerspruch zu den viel zurückhaltenderen Formulierungen von 1901 (a). Daß übrigens WEIDENREICH in einem Großteil der Fälle das eigentliche Capillarende gar nicht gesehen haben kann, hat TISCHENDORF (1959) durch Vergleich der Rekonstruktionen von WEIDENREICH (1901a) und HERRLINGER (1949) rechnerisch nachgewiesen.

v. SKRAMLIK (1927) fragt sich, ob der Kreislauf in der Milz wirklich gänzlich offen ist (vgl. NEUBERT, 1922), oder nicht auch direkte Verbindungen zwischen Arterien- und Venencapillaren bestehen. Jedenfalls sei die „Vorstellung ... eine viel zu rohe, die die Milz mit einem Schwamme vergleicht, der nur durch die Milzkapsel abgedichtet ist". PETERSEN (1931) nimmt ähnlich wie BRAUS (1924, Abb. 288; vgl. MÜLLER, 1937; ELZE, 1956) mehrere Blutbahnen in der Milz an: je eine indirekte über die Pulpa- und Knötchencapillaren und eine direkte über die sog. Sinuscapillaren („Auslaßventil"), die sehr eindrucksvoll anhand einer Schnittserie demonstriert wird (l. c., Abb. 430, 431).

HUECK (1928, 1930, 1948) nimmt aufgrund eigener Untersuchungen und der seiner Mitarbeiter (OBERNIEDERMAYER, 1926; JÄGER, 1929, 1931, 1937a, b;

ONO, 1930) in der Frage der Milzstrombahn einen vermittelnden Standpunkt ein (vgl. dagegen HELLY, 1928): Die bis dato bekannten Tatsachen ermöglichten ihm keine andere Deutung als die, daß „unmittelbare Verbindungen sowohl wie völlig durchbrochene Enden möglich" wären; nicht das Entweder-oder, sondern das Sowohl-als-auch sei die richtige Lösung (vgl. STRASSER; zit. nach HAUSMANN, 1933). Anstatt von einer „geschlossenen" oder „offenen" spricht HUECK von einer „geordneten" oder „ungeordneten" Blutbahn. Zwischen dem Zustand des ge-

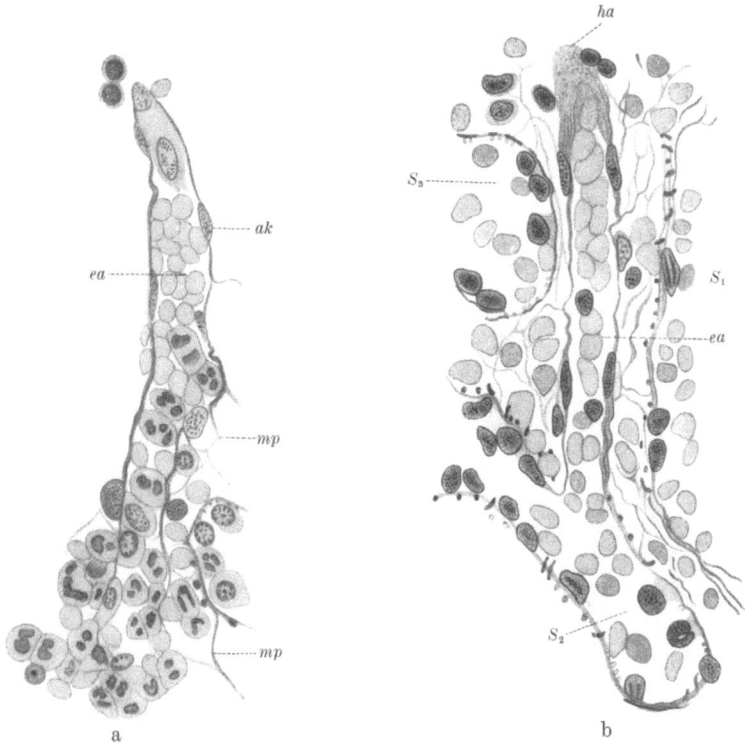

Abb. 268a u. b. Milz, *Mensch* (E.O.R.-D. 3,5 mm, Z.Ap. 2 mm, Oc. 4). a Übergang einer arteriellen Capillare (*ea* Endarterie, *ak* Kern der äußeren Wandschicht) in das Reticulum der Milzpulpa (*mp*). — b Einmündung einer arteriellen Capillare (*ea* Endarterie, *ha* Schräg-schnitt durch das Hülsenende) in einen Milzsinus (S_1, S_2, S_3 Sinus im Längs-, Schräg- und Querschnitt). Nach WEIDENREICH (1901a) aus TISCHENDORF (1959)

schlossenen Capillarröhrchens, seiner Durchlöcherung und dem Zustand des offenen, geordneten Reticulums, wie es die Sinuswand darstellt [vgl. MOLLIER, 1909, 1911 (s. auch v. LANZ, 1959); SOBOTTA, 1914], existieren alle Übergänge. Dem Blutstrom in der Milz steht ein kurzer, direkter Weg von den Arterien über die arteriellen Capillaren in die Sinus und ein langer, indirekter Weg von den arteriellen Capillaren über die „Flutkammern" (Reticulummaschen) in die Sinus zur Verfügung. Diese „ungeordneten" und „geordneten" Bahnen [vgl. KLEM-PERER, 1938 (Abb. 269)] sind im allgemeinen nicht an bestimmte Regionen geknüpft, doch münden die fast geradlinig aus der Follikelarterie hervorgehenden „Pinsel"-Arterien häufiger unmittelbar in die Sinus als die Knötchencapillaren oder die im Follikelhof umbiegenden arteriellen Äste. Bei „normalem" mittleren Volumen schlägt der Blutstrom den direkten Weg, mit Umgehung aller Flut-kammern, ein (Kurzschluß). Bei geringer arterieller Druckerhöhung werden zuerst

einige perinoduläre und subcapsuläre und mit zunehmender Dilatation immer
mehr „Flutkammern" in die Blutbahn einbezogen. Bei der Milzkontraktion
werden umgekehrt der Reihe nach die peritrabekulären, perinodulären und subcapsulären „Flutröhrchen" (Sinus) und -„Kammern" ausgepreßt und entleert.
Bei erschwertem venösem Abfluß staut sich das Blut zunächst in den „Flutröhrchen", später auch in den -„Kammern" an, so daß sich venöse und arterielle
Hyperämie im Endstadium nicht mehr voneinander unterscheiden.

HARTMANN (1930) läßt es dahingestellt, ob das Blut die Milzpulpa völlig regellos oder unter Benutzung bestimmter, jeweils gerade eröffneter Reticulum-

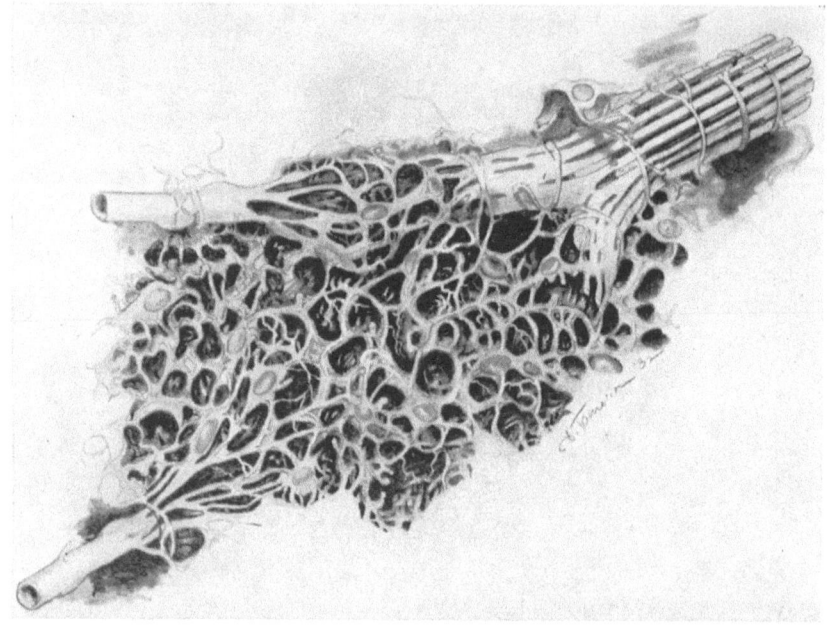

Abb. 269. Halbschematische Zeichnung der intermediären Zirkulation in der *menschlichen*
Milz (gemäß den Vorstellungen des Autors von der Architektur des Reticulums und seiner
Beziehung zu den feinsten Blutkanälen). Nach KLEMPERER (1938). Oben der Zustand der
„geordneten", unten der der „ungeordneten" Blutbahn (HUECK)

abschnitte („Flutkämmerchen") durchströmt. „Die experimentell erzeugte
Stauung durch Abklemmung der Milzvene [THOMA (1899); SOKOLOFF (1888);
WICKLEIN (1891) u.a.] kann hierüber ... keinen Aufschluß geben, da sie ganz
einseitige Widerstandsverhältnisse schafft, die in dieser Weise im Leben kaum
jemals gegeben sind; alle anderen Faktoren, die im arteriellen System, im Stützgerüst und im Reticulum gelegen sein können, bleiben dabei unberücksichtigt".
Eine Feststellung, die auch für die Woroninsche Staudruckspülung (s. S. 495) und
alle ähnlichen Untersuchungsmethoden (z.B. KELLNER, 1962, 1963, 1964) gilt!

BLECHSCHMIDT (1938), dessen Pulpastrang-Definition [„den Leberlobuli vergleichbare Läppchen" (?) mit axialem Sinus und umgebendem Reticulum] ganz
von der herkömmlichen (BILLROTH) abweicht, glaubt das Problem der „offenen"
oder „geschlossenen" Milzblutbahn dadurch gelöst, daß er das Pulpareticulum
in toto dem Gefäßsystem zurechnet. Bei Verwendung dickflüssigen Plastoids
liefert die Milz älterer *Feten* und *Neugeborener* die gewohnten, baumförmigen
Korrosionspräparate. Nach arterieller Injektion sehr dünnflüssigen Plastoids

dagegen entsteht ein schwammartiger Ausguß der Maschenräume des Pulpa-reticulums, dessen einzelne Lamellen nur etwa $^1/_4$ so dick wie ein Sinus und dessen Poren bis zu 50 µ weit sind. Nach venöser Injektion erhält man einen Ausguß des Sinussystems in Form eines einheitlichen, plumpen Rankenwerkes (Abb. 270). Die rote Pulpa besteht demzufolge außer dem Arterien- und Venenbaum aus zwei wie Positiv und Negativ einander ergänzenden Abschnitten der Strombahn, dem Arterien- und dem Venensinusplexus; der erstere umgibt röhrenförmig den letzteren.

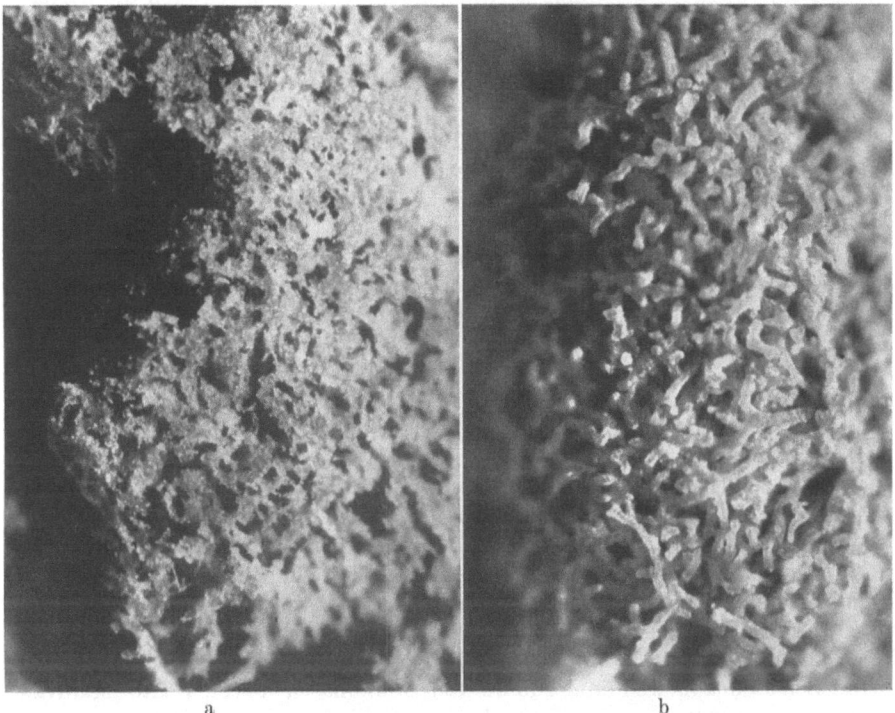

a   b

Abb. 270a u. b. Teilansichten (Vergr. 36 ×) von Mikrokorrosionen mit sehr dünnflüssigem Plastoid injizierter Milzen 8monatiger *menschl. Embryonen.* a Darstellung des Milzreticulums durch Injektion von der Arterie aus, b Darstellung der Milzsinus durch Injektion von der Vene aus. Original von Prof. Dr. E. BLECHSCHMIDT, Göttingen [Verh. Anat. Ges. 45. Verslg 1937, Erg.-H. Anat. Anz. 85 (1938), Abb. 7, 8]

„Dies besagt, daß derjenige Plexus, der einen hohen (arteriellen) Blutdruck aus-zuhalten hat, der kleinkalibrige ist (Reticulum), daß dagegen jener, der mit den Venen kommuniziert (Venensinus), der großkalibrige ist". Die Auffassung von BLECHSCHMIDT erinnert etwas an die von FONTANA (1928), wonach die arteriellen Capillaren ein in sich geschlossenes Netz bilden sollen, daß nur durch Diffusion und Diapedese mit den Milzsinus in Verbindung steht.

Im Gegensatz zu den Mikrokorrosionen von BLECHSCHMIDT öffnen sich bei denen von KADAR (1951) die Arterien nicht in das Milzreticulum, sondern in die Sinus. Für eine zumindest teilweise „geschlossene" Strombahn sprechen auch die Korrosionspräparate von OHTA (1957, Fig. 2, 48, 49), bei denen die aus den kurzen „Penicilli" hervorgehenden arteriellen Capillaren in großer Zahl in den Sinus enden (vgl. Abb. 288). „In every species, the number of direct connections is lesser than that of arterial terminal capillaries, but considerably many in *dog*, *goat, rabbit* and *man*". Nach VERRESEN und BONTE (1962: 81 *Erwachsenen-* und 5 *Kinder*milzen) gelangt bei arterieller Injektion Plastikmasse oft bis in die Venen, Bariumsuspension jedoch nie. Arterielle Bariuminjektion bis zur Weißtüpfelung der Milzoberfläche ergibt vollständige arterielle Füllung unter dem Bild des „nackten Winterhochwaldes", weiter getriebene Injektion Infiltration der retikulären „arterio-venösen Übergangszone" unter dem Bild des „dicht belaubten Sommerhochwaldes". Bei venöser Bariuminjektion stellt sich das gesamte Venensystem einschließlich der Sinus dar, manchmal auch ganz schwach die „arteriovenöse Übergangsstrecke". Aufgrund des mikroradiographischen und histologischen Nachweises der injizierten Bariumsuspension im Reticulum schließen VERRESEN und BONTE auf einen „offenen" Milzkreislauf (vgl. ERKOÇAK, 1958, 1959).

Die uneinheitlichen Ergebnisse, die BLECHSCHMIDT, KADAR, OHTA, VERRESEN und BONTE u. a. erzielten, bestätigen letztlich nur, daß sich die Frage des „offenen" oder „geschlossenen" Kreislaufs mittels arterieller und venöser Injektionen allein nicht entscheiden läßt (WEIDENREICH, 1901a, Lit.). Die Resultate hängen weitgehend von der jeweiligen Methode ab (THOMA, 1924), und „man kann von der Injektionstechnik ... einfach nicht verlangen, daß sie so überaus subtile und empfindliche Strukturen wie die der terminalen Milzstrombahn bis in die feinsten Einzelheiten unverändert zu Gesicht bringt" (TISCHENDORF, 1959). Es wäre deshalb ein Rückfall in eine eigentlich schon überwundene Epoche, wollte man nun gegen BLECHSCHMIDT die Arbeiten von KADAR oder OHTA ins Feld führen, die sich — gleichfalls anhand von Kunstharz- oder Latex-Injektionen — beim *Menschen* für einen mehr oder weniger „geschlossenen" Milzkreislauf aussprechen. Die Methode der Wahl ist seit WEIDENREICH die Untersuchung von Serienschnitten. Sie setzt freilich in der Regel eine Milzspülung (WORONIN) voraus; denn bei den üblichen Färbungen sind Capillaren und Sinus nur dann deutlich auszumachen, wenn die rote Pulpa zuvor weitgehend von Blutzellen befreit wurde. Damit kommt ein Faktor ins Spiel, der ebenso kritisch betrachtet sein will wie das Injektionsverfahren (vgl. S. 497, 498).

Nach v. HERRATH (1935d) münden beim *Menschen* die gestreckt verlaufenden arteriellen Endcapillaren immer in die Reticulummaschen (vgl. WARD, MACNEAL und RAVID, 1929). Der örtlich wechselnde Zellbefund in der Pulpa setzt eine rhythmische Ein- und Ausschaltung der Capillaren voraus. Bei der Abriegelung der „Arbeitssinus" kommt eine temporäre Reticulumkontraktion zwischen Capillaren und Sinus hinzu. Die „kurze Schließung" der Blutbahn spielt beim *Menschen* keine Rolle, weil bei dem dichten Sinusnetz immer eine Endcapillare „stromgerecht" zu dem gerade zu füllenden Sinus liegt und infolge des spärlichen Reticulums der Weg Capillare—Sinus denkbar kurz ist.

Aufgrund elektronenmikroskopischer Untersuchungen (v. HERRATH und DETTMER, 1951a: *Katze;* v. HERRATH und LENTZ, 1954: *Mensch;* vgl. S. 236) erscheint v. HERRATH (1953, 1958) das Pulpareticulum der Milz als „sehr ursprünglich zellig-netzig gebaute Capillarwand, die gleichzeitig ein semipermeables Grundhäutchen umfaßt", mithin als „anatomisch geschlossene Wandung im herkömmlichen Sinne". Die Frage des „offenen" oder „geschlossenen" Kreislaufs existiere zwar trotz der gegenteiligen Behauptung von BLECHSCHMIDT (1938) und KOBOTH (1939) nach wie vor, verschiebe sich aber als Permeabilitätsproblem in die nächste mikroskopische Größenordnung; von intra- und extravasaler Strombahn könne in der Milz nicht mehr gesprochen werden (vgl. MATYUNIN, 1958). Das zum arteriellen Schenkel der Strombahn gehörende Reticulum habe ein mehr mechanisch geformtes, faserreicheres Grundhäutchen als die sich schrittweise aus dem Reticulum herausdifferenzierenden venösen Sinus. „Die weichere

Sinusmembran gehört mehr zur sinusreichen Stoffwechselmilz, die härtere Reticulummembran mehr zur reticulumreichen Speichermilz"; beide Typen der Säugermilz besäßen daher auch unterschiedliche Permeabilitätsverhältnisse. Das typologisch differente Innervationsbild der Säugermilz (HARTING, 1952; LENTZ, 1952; NOERTHEN, 1955; TISCHENDORF, 1956d) spreche dafür, daß der die Membrandurchlässigkeit regelnde, im Alter nachlassende Tonus des RES vom Nervensystem bestimmt werde. Erniedrigter Tonus begünstige die Zellbildung und Stoffwechselleistung, erhöhter die Fibrillenbildung und Erythrocytenspeicherung [nach NEMILOFF (1936) dagegen sind bei der Hunde- und Katzenmilz gerade im Alter, bei herabgesetztem Tonus also, die Reticulummaschen besonders stark mit Blut gefüllt!]. Die Differenzierung des Pulpareticulums sieht v. HERRATH als nervös-endokrin, vor allem aber kreislaufmechanisch bedingt an und verweist dazu auf den charakteristischen Umbau des Milzreticulums bei den verschiedenen Formen venöser Stauung (vgl. LUBARSCH, 1927; HUECK, 1928, 1930, 1948; JÄGER, 1931, 1937a; JORES, 1932/33; KLEMPERER, 1938; GELIN, 1954; MOSCHCOWITZ, 1954; ROTTER und BÜNGELER, 1955; u.a.). Die diesen Überlegungen zugrundeliegenden elektronenmikroskopischen Befunde v. HERRATHs, d.h. die die Reticulum- und Sinusendothel-Lücken ausfüllenden Plasma- oder Kittsubstanzmembranen, wurden von späteren Untersuchern — die allerdings nicht mit beschalltem Material, sondern mit Ultradünnschnitten arbeiteten — nicht bestätigt. Nach LEONARDI und MUNARI (1962) bietet vielmehr die rote Pulpa der menschlichen Milz ein ähnliches Bild wie die der Rodentiermilz (s. dort): Die Blutlacunen der Pulpastränge kommunizieren über auch corpusculäre Elemente führende Kanäle mit den Sinus. Der Übertritt von Erythrocyten ins Reticulum ist bei den verschiedenen, elektronenmikroskopisch oft nicht zu unterscheidenden Formen der Splenomegalie ausgesprochener als bei der normalen Milz.

Nach KOBOTH (1939) enden die arteriellen Capillaren dicht bei den Sinus im Pulpareticulum, dessen genauere Anordnung (vgl. S. 242ff.) sie durch Wachsplatten-Rekonstruktion ermittelte (Abb. 271): Die sinusnahen Anteile der Billrothschen Stränge sind weiträumiger und regelmäßiger gekammert als die sinusfernen. Jeder Sinus ist konzentrisch von einem „Maschenmantel" umhüllt, der sich gegen das übrige Reticulum durch kräftige, tangentiale Längsfasergitter abgrenzt. Dieser „Grenzfasermantel" ist einerseits durch radiär den „Mantelmaschenraum" durchziehende und ihn in ein „Maschengangsystem" verwandelnde „Mantelmaschenfasern" mit den Sinusringfasern, andererseits mit den Milzbalken und Gefäßen verbunden. Sinus und zugehöriger „Maschenmantel" bilden zusammen einen „Maschenstrang" (entsprechend dem „Pulpastrang" BLECHSCHMIDTs). Die rote Pulpa der menschlichen Milz mit ihrem dichten Sinusnetz besteht [mit Ausnahme der Außenbezirke der Pars subcapsularis (TISCHENDORF, 1959)] überwiegend aus einem „Maschenstrangplexus". Der Kobothschen Rekonstruktion liegt [wegen der besseren Imprägnierbarkeit der Gitterfasern (MATSUI, 1914/15)] die Milz eines 64jährigen Hypertonikers zugrunde, aber auch bei kreislaufgesunden Menschen mittleren Alters heben sich im PAS-Präparat die Grenzfasern der Maschenmäntel durch regelmäßigere Anordnung und gröberes Kaliber deutlich von den übrigen Reticulumfasern ab (TISCHENDORF, 1959, Abb. 6, 8, 9, 11, 13, 15, 17—21). Die Kobothschen Maschenmäntel sind also sicher normale Bildungen, wenn auch ihre Abgrenzung im Alter, bei Hochdruck, Stauung usw. betonter wird. Ob sie wirklich in der normalen Milz in dem von KOBOTH angenommenen Umfang als intermediäre Bluträume fungieren, ist eine andere Frage (s. unten!).

Wie KOBOTH (1939) beschreibt auch SNOOK (1950, Fig. 10, 11) anhand von Gitterfaser-Imprägnationspräparaten der menschlichen Milz Capillarampullen in den perisinuösen Maschenmänteln und außerdem Endtrichter in der Knötchenrandzone, während BJÖRKMAN (1947) — besonders in dickeren Schnitten — immer wieder direkte Verbindungen von arteriellen Capillaren und Sinus beobachtete: „...the field-view behaves like a fixation pictures. Having watched a sinus for a while, one suddenly recognizes an afferent capillary." HIRAKO (1963) läßt die arteriellen Capillaren über eine „low pressure area" mit den Sinus kommunizieren, während CAVALLI, CACCIARI und PISI (1960; vgl. CAVALLI, CACCIARI, PISI und ORLANDI, 1962) für eine direkte Capillar-Sinus-Verbindung eintreten.

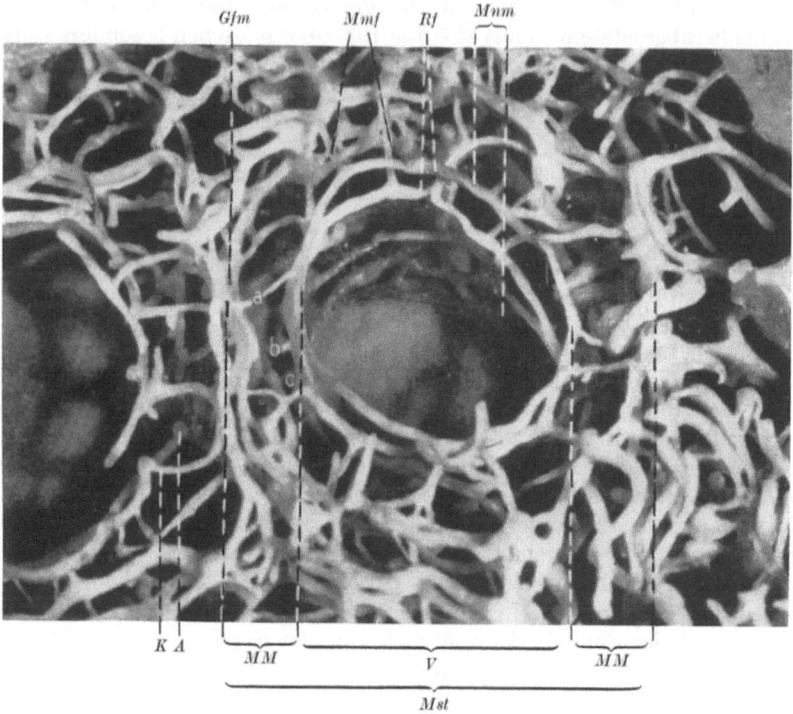

Abb. 271. Ausschnitt aus einer Wachsplattenrekonstruktion des Gitterfasergerüstes der roten Milzpulpa bei einem 64jährigen *Mann* (Vergr. 3800×, auf ¹/₂ verkl.). *Mst* Maschenstrang; *MM* Maschengangmantel; *Mnm* Maschennetzmantel; *Gfm* Grenzfasermantel; *V* Venensinus; *A* Arteriensinus; *K* Kreisfaser; *a, b, c* das Maschengangsystem unterteilende Fasern; *Mmf* Mantelmaschenfaser; *Rf* Ringfaser. Nach KOBOTH (1939)

PISCHINGER (1953, 1954a) gewann „durch Bespülen der frischen Schnittfläche mit einer Spritze" (vgl. S. 497) den Eindruck, daß sich in der *Meerschweinchen-*, *Ratten-* und *Menschen*milz das Pulpareticulum noch eine Strecke weit in die Sinus fortsetzt. Diese beginnen daher „ebenso trichterförmig und allmählich in der roten Pulpa..., wie die kleinsten Arterien dort endigen" (vgl. PATZELT, 1948; s. auch KLEMPERER, 1938, Fig. 26). Auch KELLNER (1964; vgl. 1962, 1963: 3 von der Arterie aus bei gedrosselter Vene oder von der Vene aus bei verschlossener Arterie durchspülte, gedehnt fixierte *menschliche* Milzen) läßt die Hülsencapillaren frei in der roten Pulpa enden. Die Schemata (1964, Abb. 1 u. 4) — deren er sich ausschließlich bedient — zeigen jedoch nichts von dem „intrasinusären Reticulum" seines Lehrers PISCHINGER. Vielmehr schließen je zwei miteinander anastomosierende Teile eines Sinus„bündels" einen „Pulpakeil" ein, d.h. die „ganze rote Pulpa" (unter der KELLNER entgegen dem üblichen Sprach-

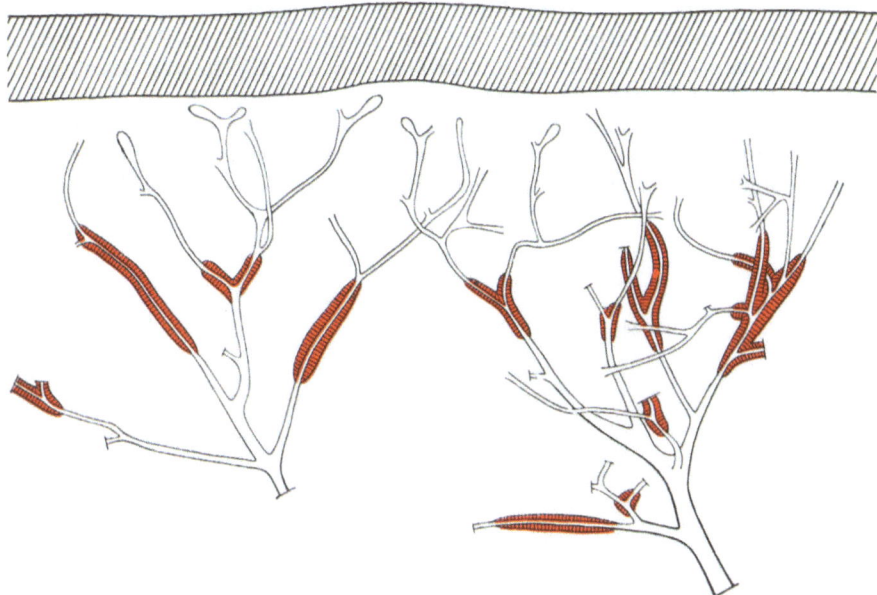

Abb. 272. Graphische Rekonstruktion (aus 48 Schnitten von je 7 μ Dicke) zweier benachbarter arterieller Endbäumchen in der Pars subcapsularis der *menschlichen* Milz. Rot: Capillarhülsen. Nach HERRLINGER (1949)

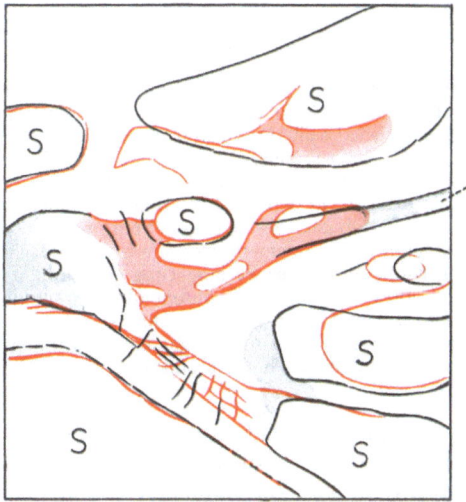

Abb. 273. Einmündung einer arteriellen Endcapillare in einen Sinus in der Pars subcapsularis der *menschlichen* Milz. Aufeinanderprojektion zweier Schnitte (schwarz: Schnitt A, rot: Schnitt B) und halbschematische Umzeichnung. *S* Sinus. Nach HERRLINGER (1949)

gebrauch nur das Reticulum versteht) zerfällt in „zahllose keilförmige Einheiten zwischen den Venensinus." Die Flächen dieser intersinuösen Reticulumkeile (wie man sie korrekterweise nennen müßte) werden jeweils von zwei Sinuswänden, die Spitzen von Sinusendothelien und Gitterfasern gebildet. Das über die Capillaren in die Keile gelangte Blut wird durch „axiale und periaxiale Reticulumzellen" (1964, Abb. 2) gerichtet weitergeleitet. Ein Überdruck „in der Pulpa" (gemeint ist: im Pulpareticulum) läßt die Sinuswände an den Keilspitzen auseinanderweichen und das Blut in die Sinus eintreten. Ein Überdruck im Sinussystem bewirkt umgekehrt einen ventilartigen Verschluß der Keilspitzen und einen Austritt von Blut durch die gedehnten Sinuswände ins Reticulum. Mit fortschreitender Dehnung werden zuerst Blutplasma [„Blutlymphe" (PISCHINGER)], dann auch

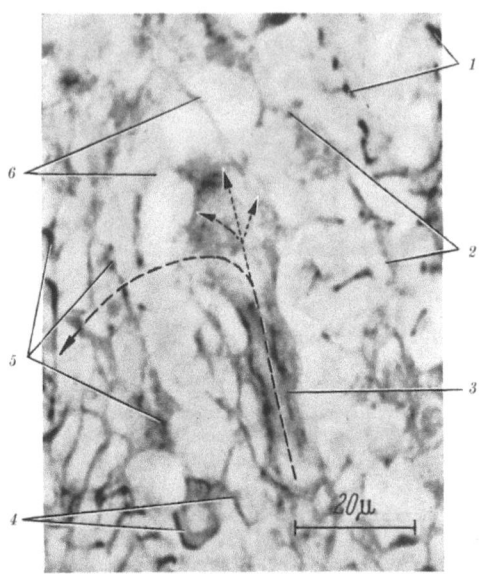

Abb. 274. Milz, *Mensch*; nach WORONIN gespült (Bouin, Paraffin 5 μ, PAS-Reaktion). Außenzone der Pars subcapsularis, Mikrophoto (Heine-Kondensor, Einstellung I/II): *1, 5* Sinus; *2, 6* Grenzfasermantel; *3* arterielle Capillare; *4* Sinusreuse. Wie in den folgenden Abbildungen ist der obere Bildrand der Milzkapsel zugekehrt, und die Sinus-Verweislinien zielen auf die Ringfasern. Die (wie in Kapselnähe häufig) hakenartig gekrümmte Capillare mündet, den Nachbarschnitten nach zu urteilen, in den bei *5* im Bild erscheinenden Sinus. Der sich nach links wendende Capillarbogen (langer, gestrichelter Pfeil) ist nur im Beginn deutlich zu erkennen; die ganze Umgebung macht einen eigentümlich verwaschenen, gequollenen Eindruck. Der Bogenanfang trägt, in gerader Verlängerung des Capillarstammes, ein von einer ballonartig aufgeblähten, stark verdünnten Grundmembran umschlossenes, etwa 20 × 14 μ großes „Endkölbchen" (kurze, punktierte Pfeile) — der streng geometrischen Konstruktion und dem es konzentrisch umgebenden Aufhellungs- bzw. Dehnungshof nach sicher keine natürliche Bildung, sondern ein Kunstprodukt. Nach TISCHENDORF (1959)

Blutzellen über die Lymphwege abgeleitet. Die „Wiederherstellung normaler Kreislaufverhältnisse" obliegt der Milzmuskulatur und dem arteriellen Strömungsdruck. „Vereinzelte direkte Verbindungen von der Arterie zur Vene oder von der Arterie zum Sinus" wertet KELLNER nur als Möglichkeit einer vorübergehenden Ausschaltung des Parenchyms, nicht als funktionelle Hauptstrombahn.

Nach HERRLINGER (1948, 1949; s. auch 1950a, b, 1951/52, 1957) sind die verschiedenen Pulpaabschnitte (vgl. LUBARSCH, 1927; HUECK, 1928; s. S. 370ff.) — Pars peri- und interfollicularis sowie subcapsularis — der *menschlichen* Milz wechselweise bevorzugt durchströmt. Bei fraktionierter Tuscheinjektion (8 *Erwachsenen*milzen) findet sich im selben Organ neben der schon frühzeitig Tusche enthaltenden Pars subcapsularis einmal die Pars perifollicularis (Weidenreichsche Knötchenrandzone; s. S. 332ff.), ein andermal die Pars interfollicularis abschnittsweise zuerst injiziert, was auf arterielle Sperren in der Größenordnung der Arterien schließen läßt. Die graphische Rekonstruktion (Abb. 272) zweier arterieller Endbäumchen („Penicilli") aus der Pars subcapsularis (der lebend-frisch leergespülten Milz eines 18jährigen) zeigt, daß die Zahl der sämtlich, mit-unter sechsmal aufgeteilt, eine Hülse durchlaufenden Capillaräste mit 50—60 pro Endbäumchen „nicht zu hoch gegriffen" ist. HERRLINGER fand in der Pars sub-capsularis nur selten eine zweifelsfreie Einmündung einer arteriellen Capillare in

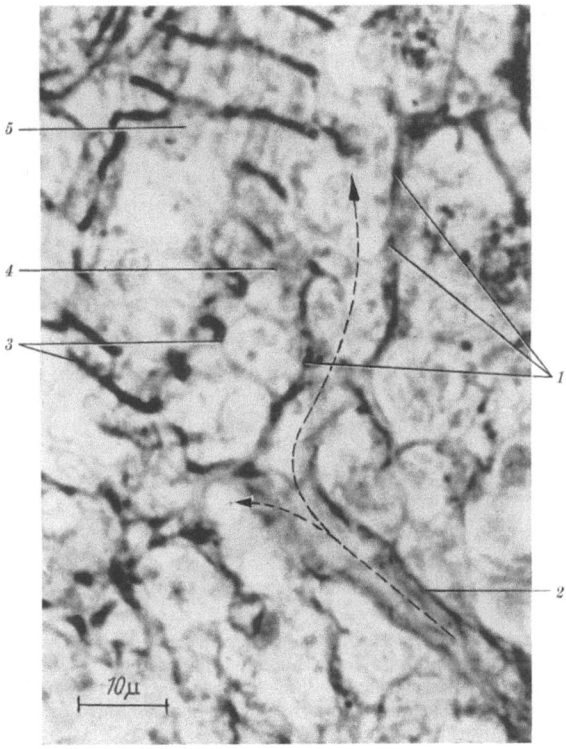

Abb. 275. Milz, *Mensch*; ungespült (Bouin, Paraffin 5 μ, PAS-Reaktion). Unmittelbare Ver-bindung von arterieller Capillare und Sinus in der Innenzone der Pars subcapsularis, Mikro photo: *1, 3* Sinus; *2* arterielle Capillare; *4* Vereinigung zweier Nachbarsinus; *5* Sinusendothelkern. Nach TISCHENDORF (1959)

einen Sinus [eine davon wird durch Übereinanderzeichnen zweier Serienschnitte nachgewiesen (Abb. 273)]. In der Pars interfollicularis waren direkte Verbindungen von Capillaren und Sinus zwar häufiger, aber im ganzen gesehen dominierte doch die freie Endigung im Pulpareticulum, „meist als kleiner Trichter, seltener als Kölb-chen". HERRLINGER kommt damit zu dem gleichen Ergebnis wie die meisten anderen Autoren, die mit gespülten *Menschen-* oder Säugermilzen arbeiteten, fragt sich aber doch, „ob wir nicht in den Kölbchen die durch die Kontraktion eines sphincter-artigen Verschlusses hervorgerufene Blähung der arteriellen Capillare an der Stelle ihrer Einmündung in einen Sinus zu erblicken haben, während die Trichter den Zustand nach Zerreißung der feinen Capillarwand vergegenwärtigen". Bedenkt man die außerordentliche Labilität und Artefaktanfälligkeit gerade der terminalen Strombahn, so kann man in der Tat die an einer gespülten Milz erhobenen Befunde nur mit größter Skepsis aufnehmen (vgl. S. 497, 498).

Erste Voraussetzung, um in der Frage der arteriellen Endigungen weiterzukommen, ist also, die Capillaren und Sinus der Milz auch ohne Spülung oder ähnliche Prozeduren sichtbar zu machen. Das Mittel dazu fand TISCHENDORF (1956b) in der Hotchkiss-McManusschen PAS-Reaktion, die das angioarchitektonische Bild der Milz bis in die letzten Details klar hervortreten läßt. Er untersuchte an 19 operativ gewonnenen (Milzruptur, Magen-Ca), lebendfrisch fixierten *menschlichen* Milzen — an HERRLINGER (1949) anknüpfend — die Pars subcapsularis (vgl. S. 370ff.). Die Einzelbefunde wurden jeweils mit Hilfe von Reihenlicht-

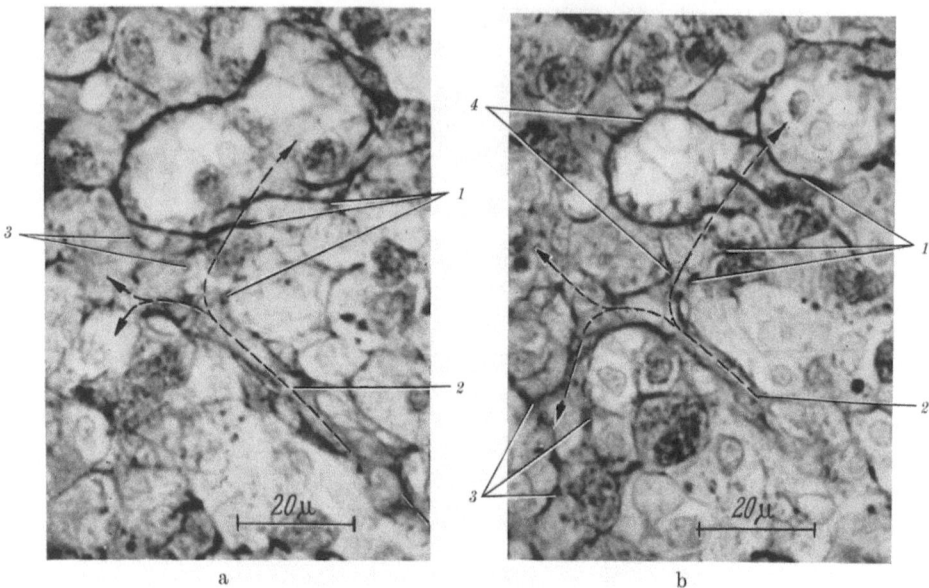

a   b

Abb. 276a u. b. Milz, *Mensch*; ungespült (Bouin, Paraffin 5 μ, PAS-Reaktion). Unmittelbare Verbindung von arterieller Capillare und Sinus in der Innenzone der Pars subcapsularis (beachte die zweimalige dichotomische Teilung der Capillare kurz vor ihrem Übergang ins Sinusnetz!). Mikrophotos zweier aufeinanderfolgender Serienschnitte: a *1* Sinus; *2* arterielle Capillare; *3* Abgang einer Sinusreuse. b *1, 3, 4* Sinus; *2* arterielle Capillare. Nach TISCHENDORF (1959)

bildern nach dem Vorbild der graphischen Rekonstruktion zu einem Gesamtbefund vereinigt (vgl. S. 498ff.). Nach TISCHENDORF (1956d, 1958c, 1959, 1961a, b) verzweigen sich die arteriellen Capillaren z. T. schon innerhalb der Hülse und machen danach noch bis zu 4 Teilungen durch. Das Schema von WEIDENREICH (1901a) verzeichnet nur die erste davon (s. oben). HERRLINGERs „arterielles Endbäumchen" ist zwar schon sehr viel komplizierter als WEIDENREICHs „Penicillus", aber das letzte Stück der arteriellen Bahn hat sich auch seinen Bemühungen entzogen. In TISCHENDORFs Präparaten liegen die letzten Capillargabeln in Höhe der Endigungen von HERRLINGERs Rekonstruktion, d.h. die Gesamtzahl der „Penicillus"-Äste ist erheblich größer als bisher angenommen. Bei den in der Literatur als Thoma-Golzsche Ampullen, Endkämmerchen oder -kölbchen bezeichneten „blinden Capillarendigungen" handelt es sich, wie TISCHENDORF nachwies, um Durchspülungsartefakte. Sie treten in der ungespülten Milz nicht auf, sind aber durch Spülung willkürlich hervorzurufen (Abb. 274). Auch die trichterförmigen „freien Capillarendigungen" sind, soweit nicht Beobachtungsfehler vorliegen, auf die Milzspülung sowie auf spontane agonale bzw. postmortale Ver-

änderungen (vgl. KNISELY, 1936b, c; s. auch LINZBACH und HORT, 1957) zurückzuführen, die zuerst die schwächsten Stellen der Strombahn — die Nahtstellen
zwischen Pulpacapillaren und Sinus — befallen.

Das Problem der „offenen" oder „geschlossenen" Milzblutbahn
ist also nicht zuletzt eine Fixierungsfrage. Im PAS-Präparat der ungespülten,
lebendfrisch fixierten *menschlichen* Milz münden die letzten arteriellen Capillaren

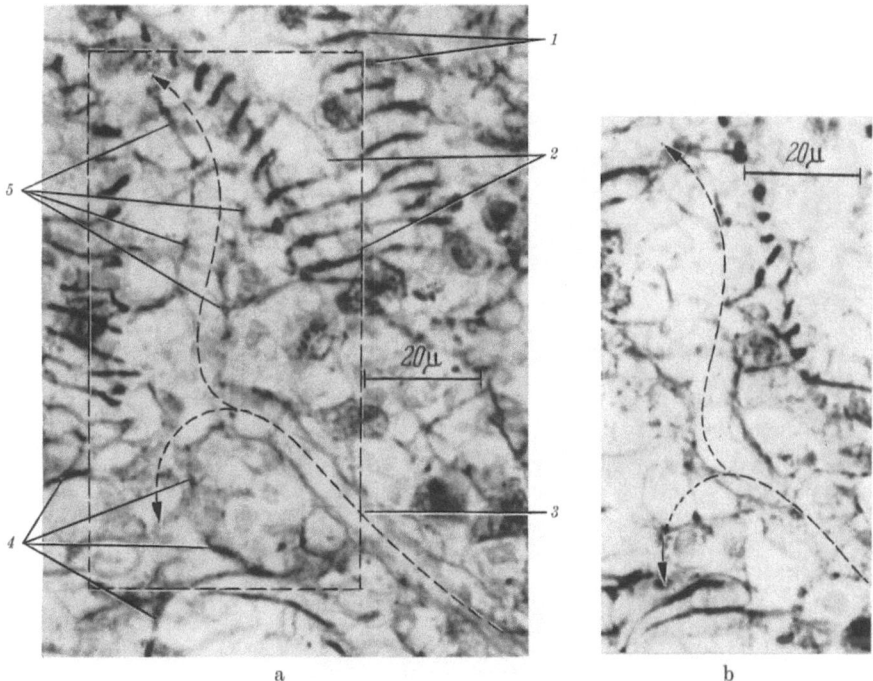

a   b

Abb. 277a u. b. Milz, *Mensch*; ungespült (Bouin, Paraffin 5 μ, PAS-Reaktion). Zwischenzone
der Pars subcapsularis in zwei aufeinanderfolgenden Serienschnitten, Mikrophotos: a *1, 4*
Sinus; *2* Kernterritorium des Sinusendothels; *3* arterielle Capillare; *5* perisinuöser Maschenmantel. b Dem eingezeichneten Rechteck von a entsprechender Ausschnitt des Folgeschnittes.
Der hakenförmig gekrümmte untere Endast der in einem Winkel von 45° gegen die Kapsel
gerichteten arteriellen Capillare verbindet sich retrograd mit dem dicht über der Bildunter-
kante beginnenden Sinus. Der (in b punktierte) Anfang dieser Verlaufsstrecke ist im 1. Serien-
schnitt(a), das kurz vor der Mündung sanduhrartig eingeschnürte Ende im 2. (b) enthalten.
Der obere Endast läuft zunächst (a) in der schmalen Rinne zwischen den nach aufwärts konvergierenden Grenzfasermänteln der beiden links und oben sichtbaren Sinushörner und mündet
im Folgeschnitt (b) unter schrittweiser Umbildung der Capillar- zur Sinuswand glockenförmig
in den nunmehr einheitlichen Sinus. Nach TISCHENDORF (1959)

unmittelbar ins Sinusnetz (Abb. 275—280). Die Vereinigung mit den Sinus erfolgt
meist End-zu-End, seltener schräg-seitlich (vgl. BJÖRKMAN, 1947, Fig. 14 u. 27).
Die Capillarwand geht im Bereiche des perisinuösen Kobothschen Maschenmantels
allmählich in die Sinuswand über. Fällt diese Übergangsstrecke der Autolyse
anheim oder geht hier bei der Milzspülung der Zusammenhang von Capillare und
Sinus verloren, so resultiert ein offen im Pulpareticulum beginnender Ansatz-
stutzen. Die in der Pars subcapsularis der *menschlichen* Milz beschriebenen
„Sinusanfänge" oder „capillären Anschlußröhrchen" (WEIDENREICH, 1901a;
MOLLIER, 1909, 1911; HUECK, 1928; HARTMANN, 1930; KLEMPERER, 1938; u.a.)
kommen also auf dieselbe Weise zustande wie die „arteriellen Endtrichter". Es

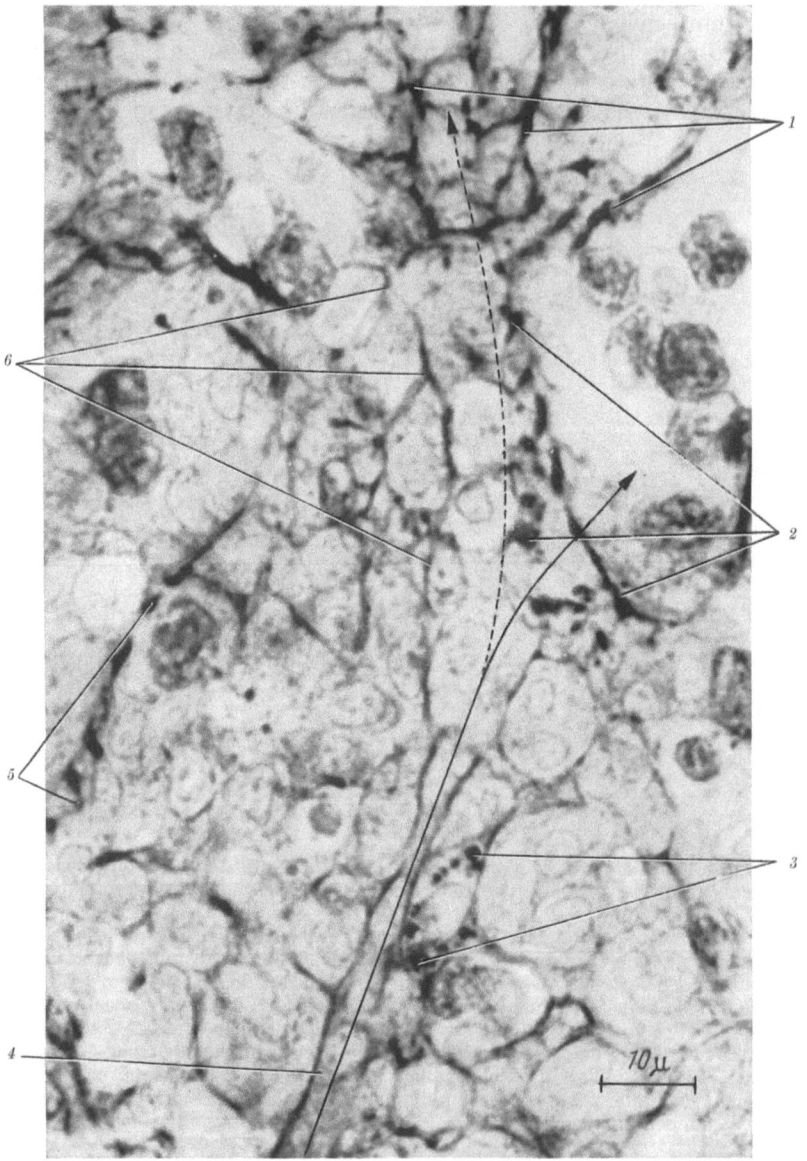

Abb. 278. Milz, *Mensch*; ungespült (Bouin, Paraffin 5 μ, PAS-Reaktion). Zwischenzone der Pars subcapsularis, Mikrophoto (Heine-Kondensor, Einstellung I/II): *1, 2, 5* Sinus; *3* schräg-getroffene Sinusreuse; *4* arterielle Capillare; *6* Grenzfasermantel. Die unter einem Winkel von 75° der Kapsel zustrebende Capillare betritt nach Durchlaufen eines Engpasses konisch erweitert den Maschenmantel des die rechte obere Bildecke einnehmenden Sinus. Kurz danach verschwindet das PAS-positive Grundhäutchen, aber eine charakteristische Reihenstellung der roten Blutzellen (Phasenkontrast) markiert den weiteren Verlauf: Der Hauptstrom (durch-gezogener Pfeil) geht durch einen im Kaliber genau dem Mündungskegel der Capillare ent-sprechenden Durchlaß (zwischen mittlerem und unteren Verweisstrich von *2*) auf kürzestem Weg in den Sinus, ein Nebenabfluß (gestrichelter Pfeil) führt über den Maschengang entlang der Sinusaußenwand in einen entfernteren Sinusabschnitt (*1*). Nach Tischendorf (1959)

ist allerdings nicht ausgeschlossen, daß besonders in der äußeren Subcapsularis ein Teil der schräg-seitlich in eine Sinusausbuchtung mündenden Capillaren im Zustand erhöhter Permeabilität vorübergehend auch mit dem Maschengangsystem kommuniziert.

Das Pulpareticulum zerfällt nach TISCHENDORF anatomisch und funktionell in einen ungeformten, intersinuösen und einen geformten, perisinusösen Teil. Der intersinuöse Teil wird erst agonal oder postmortal durch Auflösung der

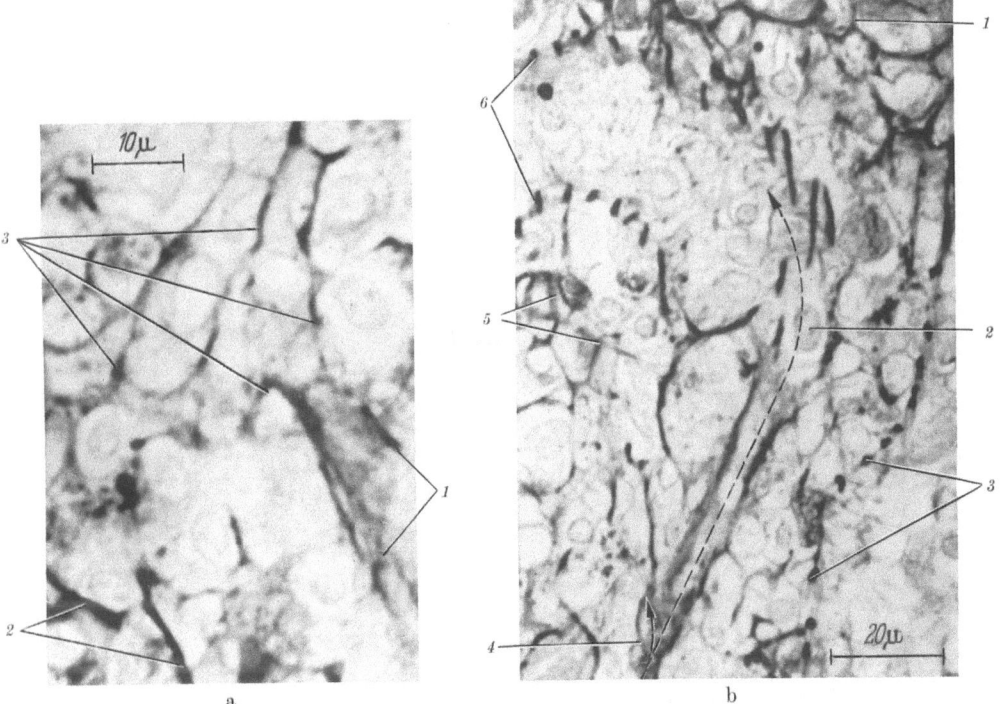

a   b

Abb. 279a u. b. Milz, *Mensch*; ungespült (Bouin, Paraffin 5 μ, PAS-Reaktion). Unmittelbare Verbindung von arteriellen Capillaren und Sinus in der Außenzone der Pars subcapsularis, Mikrophotos: a *1* arterielle Capillare (Schnittlinie); *2, 3* Sinus. b *1* subcapsuläre Gitterfaserarkaden; *2* flachgetroffener Endothelkern; *3, 6* Sinus; *4* letzte Teilung der arteriellen Capillare; *5* Grenzfasermantel, tangential getroffen. Nach TISCHENDORF (1959)

Capillarwand (KNISELY) zur roten Pulpa, der perisinuöse steht schon intravital zeitweise mit der Sinus-, möglicherweise auch der Capillarlichtung in Verbindung. Zu einer wirklich freien Endigung arterieller Capillaren im intersinuösen Pulpareticulum kommt es niemals, auch nicht vorübergehend. Auch nach den Befunden von SNOOK (1950) und HERRLINGER (1949) endet ein Großteil der Capillaren gar nicht im eigentlichen (intersinuösen) Reticulum, sondern im (perisinuösen) Kobothschen Maschengangsystem; denn HERRLINGER betont ausdrücklich, daß „die benachbarte Sinuswand oft nicht weiter entfernt war als der Durchmesser des Trichters betrug". Das Alter der Splenektomierten hat nach TISCHENDORF ebensowenig entscheidenden Einfluß auf die Beantwortung der Frage „offener" oder „geschlossener" Milzkreislauf wie der Füllungszustand der Milz. Von individuellen Schwankungen der Gefäßschlängelung, der Teilungs- und Einmündungswinkel usw. abgesehen, macht es keinen Unterschied, ob die Präparate von einer ausgebluteten Milz (traumatische Ruptur usw.) oder einem in mittlerer Füllung fixierten Organ stammen: Die unmittelbare Verbindung von Capillaren und Sinus (vgl. STREICHER, 1961; s. Abb. 299) stellt zweifellos für die *menschliche* Milz den Normalzustand dar[1]. Auch HERRLINGER (1957) rechnet neuerdings ,,mit der Möglichkeit..., daß auch beim *Menschen* die arterielle Endcapillare in der Regel unmittelbar in einen Sinus einmündet und daß diese architektonische Ordnung erst in der Agonie (und auch bei gewissen Krankheiten?) verloren geht''. Im

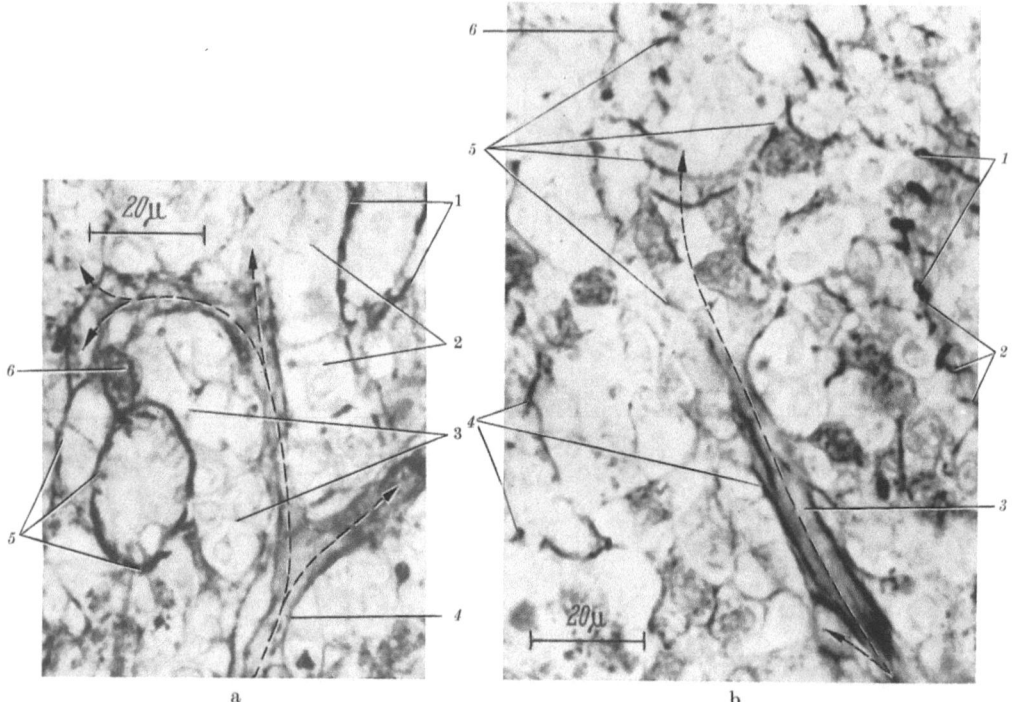

a   b

Abb. 280a u. b. Milz, *Mensch*; ungespült (Bouin, Paraffin 5 μ, PAS-Reaktion). Engpässe vor der Teilungsstelle (a) einer arteriellen Capillare und am Übergang in den Sinus (b). a Zwischen- zone der Pars subcapularis: *1, 5* Sinus; *2, 3* perisinuöse Maschenmäntel; *6* schräggetroffene Sinusreuse; *4* sich kurz hintereinander 3mal gabelnde, mit einem ihrer Äste am linken Bildrand in einen Sinus mündende Capillare mit deutlicher Verengung unmittelbar vor der 1. Teilungs- stelle (Verweisstrich). b Übergang von der Innen- zur Zwischenzone der Pars subcapularis: *1, 4, 5* Sinus; *6* Grenzfasermantel; *3* nach vorheriger Gabelung etwa in Bild- mitte in einen Sinus mündende Capillare (Verweisstrich zeigt auf einen Endothelkern) mit deutlicher Verengung unmittelbar vor dem Übergang in den Sinus. Nach TISCHENDORF (1959)

übrigen ist es auch vom hämodynamischen Standpunkt aus undenkbar [v. KÖL- LIKER, 1867 (vgl. S. 589); KNISELY, 1955], daß das Blut in einem Organ annähernd des gleichen Minutenblutvolumens wie die Niere (STREICHER, 1961, Lit.; VOGLER, 1964; u. a.) die Blutbahn verlassen und den Umweg über das ungleich mehr Wider- stand bietende retikuläre Interstitium nehmen sollte.

---

[1] MOTULSKY, CASSERD, GIBLETT, BROUN jr. und FINCH (1958) vertreten aufgrund kliniko- pathologischer Untersuchungen mit Cr^{51}-markierten roten Blutkörperchen die Auffassung, ,,that in the normal spleen the blood flows rapidly from artery to vein via the ,rapid circulatory compartment' (vgl. HARRIS, McALISTER und PRANKERD, 1957: ,,Compartment X''), but some cells enter the ,stasis compartment''' (,,Compartment Y''). Für den Übertritt in das ,,stasis compartment'' kommt in erster Linie die bei bestimmten Erkrankungen vermehrt durch- lässige Sinuswand in Frage (vgl. S. 638).

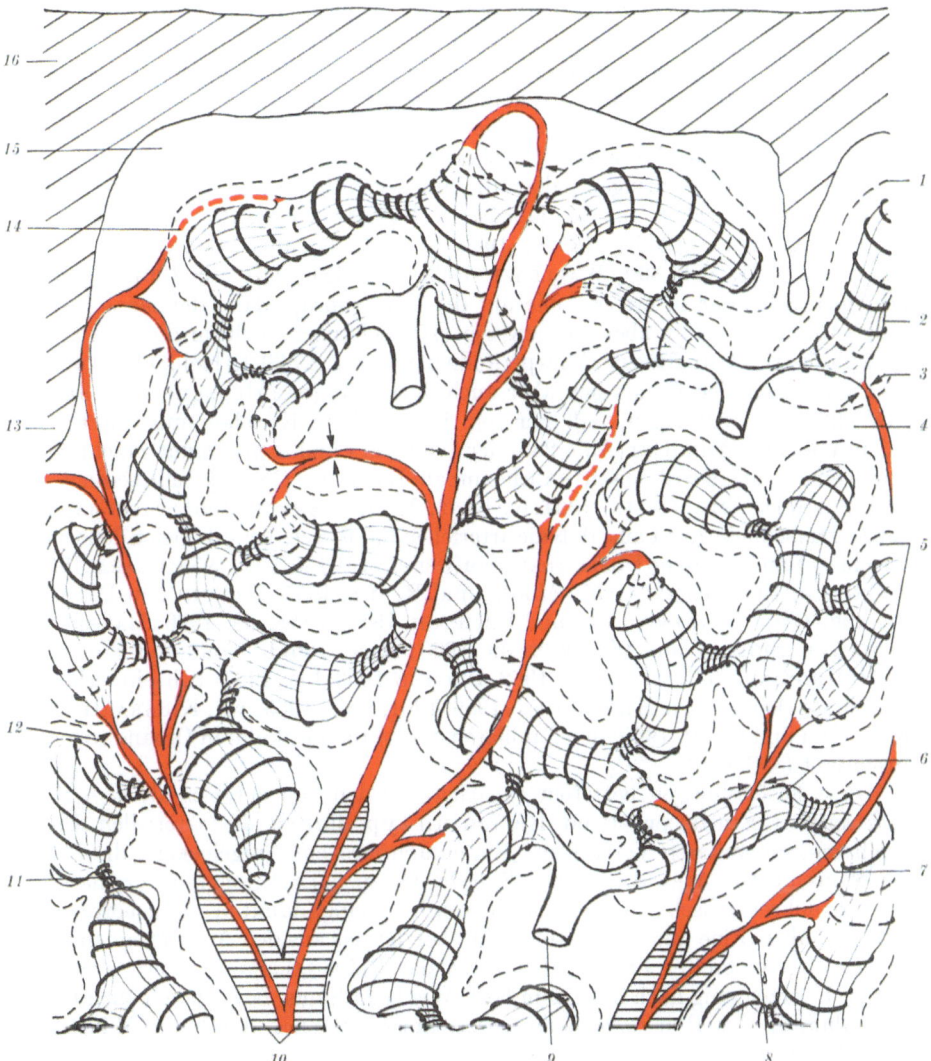

Abb. 281. Die terminale Strombahn der *menschlichen* Milz im Bereiche der Zwischen- und Außenzone der Pars subcapsularis. Unmaßstäbliches Schema (gez. von Jutta Köhler); arterielle Capillaren rot, Zuflußsperren (Capillarengpässe) durch Doppelpfeile markiert. *1* Grenzfasermantel; *2* Sinus (in Speicherphase); *3* innerhalb des Grenzfasermantels, an der Nahtstelle von Capillare und Sinus, gelegene Sperre; *4* intersinuöses Reticulum; *5* perisinuöser Maschenmantelraum; *6* Sinus (in Stromphase); *7* weitgestellte Sinusreuse; *8* vor einer Capillargabel gelegene Sperre; *9* kleinste Pulpavene; *10* Capillarhülse; *11* enggestellte Sinusreuse; *12* außerhalb des Grenzfasermantels, zwischen letzter Capillarteilung und -mündung, gelegene Sperre; *13* Speichenbalken; *14* zeitweilige Kommunikation der Capillarendstrecke mit dem Maschengangsystem (Näheres im Text); *15* subcapsuläres Reticulum; *16* Kapsel.
Nach Tischendorf (1959)

Die Blutverteilung innerhalb der roten Pulpa überträgt Tischendorf einem besonderen Regulationsmechanismus: Als alternierende Zuflußsperren fungierende Engpässe finden sich vor den Teilungsstellen der Capillaren, auf dem Wege zum Sinus und gelegentlich auch am Übergang in den Sinus. Die ihnen zugrunde liegende zeitweilige Capillarverengung beruht offensichtlich auf Endothel-schwellung (vgl. BARGMANN, 1958, 1964). Eine direkte Verbindung arterieller Capillaren mit Pulpavenen im Sinne der „capillary shunts" von KNISELY (1936b; vgl. PECK und HOERR, 1951a, b) konnte TISCHENDORF nicht nachweisen; auch sind die Capillarhülsen nicht als arterio-venöse Anastomosen aufzufassen. Einen Umgehungskreislauf, durch den Pulpaarterien und -venen vorübergehend „kurz geschlossen" werden, bringen jedoch die Sinus von Zeit zu Zeit durch den Über-gang von der Speicher- zur Stromphase (v. HERRATH, KNISELY) zustande.

TISCHENDORFs [1956d, 1958c, 1959, Abb. 26 (s. auch GOERTTLER, 1963, Fig. 213a, 1964, Abb. 390; WALLRAFF, 1963, Abb. 48); 1961a, b, 1964] Befunde beziehen sich zwar in erster Linie auf die Pars subcapsularis der *menschlichen* Milz (Abb. 281), gelten aber mit gewissen Abweichungen auch für die Pars inter-follicularis. Das Verhalten der Pars perifollicularis (vgl. S. 539ff.) bleibt abzuwarten, sehr wahrscheinlich findet sich aber auch dort eine geschlossene Blutbahn. „Geschlossen" will sagen, daß der sog. intermediäre Kreislauf nur durch den eigentümlichen Wandbau (Abb. 282) der „venösen Capillaren" (Sinus), nicht aber durch eine lichtmikroskopisch wahrnehmbare Lücke im Gefäßsystem bedingt ist (vgl. SOBOTTA, 1914; GELIN, 1954; v. LANZ, 1959; SPANNER, 1961; SIEGLBAUER, 1963). Das schließt nicht aus, daß die arteriellen Capillaren der Milz gleich den venö-sen eine organspezifische Ultrastruktur aufweisen (vgl. PALADE, 1953; CLARA, 1955; ZWEIFACH, 1955; KISCH, 1957; MOORE und RUSKA, 1957; RENKIN und PAPPEN-HEIMER, 1957; BENNETT, LUFT und HAMPTON, 1959; FAWCETT, 1959; MAYERSON, WOLFRAM, SHIRLEY und WASSERMANN, 1960; ILLIG, 1961b; TÖRÖ und RÖHLICH, 1962; RHODIN, 1962a, b; WOLFF, 1962; BUCHER, 1963, Lit., 1965), d.h. eine erhöhte Durchlässigkeit, wie sie KRAUS (1957, 1959, 1961, 1962, 1963; vgl. KIHARA, 1956b; KRÖLLING und GRAU, 1960) den Capillaren der lymphoretikulären Organe generell zuschreibt (s. S. 645).

Diese Feststellungen betreffen zunächst nur den von der *menschlichen* Milz verkörperten Sinustyp. Beim Reticulumtyp dürften die arteriellen End-capillaren, im weiteren Verlauf zu „Reticulumröhrchen" aufgelockert, die Rolle der Sinus übernehmen, d.h. außer Blutplasma auch Erythrocyten durchlassen. Die lichtmikroskopisch „geschlossene" Strombahn ginge damit in eine „geordnete" (HUECK) über. Eine „ungeordnete" Bahn, bei der das aus den Arterienenden ent-lassene Blut in breiter Front diffus durch das Pulpareticulum sickert, existiert meiner Überzeugung nach in keinem Fall: Wie beim Sinus- bewegt sich auch beim Reticulumtyp das Blut in genau vorgezeichneten Bahnen durch die Milzpulpa (s. auch S. 614, 615).

Sinus und Pulpavenen

Die ältere Literatur über Sinus und Pulpavenen (FUEHRER, 1854; BILLROTH, 1857, 1861, 1862; GROHÉ, 1861; SCHWEIGGER-SEIDEL, 1863; TIMM, 1863; W. MÜLLER, 1865; v. KÖLLI-KER, 1867; KYBER, 1870; STOFF und HASSE, 1872; HENLE, 1873; SOKOLOFF, 1888; HOYER, 1892, 1894, 1900, 1907; MALL, 1896, 1900; WHITING, 1897; BÖHM und DAVIDOFF, 1898; WORONIN, 1898; BÖHM, 1899; v. EBNER, 1899; HOEHL, 1900; v. SCHUMACHER, 1900; HELLY, 1901, 1903; WEIDENREICH, 1901a; LEHRELL, 1902; JOLLY und CHEVALIER, 1909; MANGUBI-KUDRJAVTZEWA, 1909; MOLLIER, 1909, 1911; GRESCHIK, 1915; NEUBERT, 1922; KRAUSE, 1922, 1923; SCHAFFER, 1924; SZYMONOWICZ, 1924; FOOT, 1927, 1928; HUECK, 1928; u.a.) ist bei SOBOTTA (1914), LUBARSCH (1927), HARTMANN (1930), KLEMPERER (1938), HERRLINGER (1958b) und TISCHENDORF (1969a) ausgewertet.

Nach HARTMANN (1930) wird der „venöse Anteil des Kreislaufsystems in der Milzpulpa zum weitaus größten Teil aus dünnwandigen Röhren von verschiedenem Kaliber und ... wechselnder Anordnung gebildet", den „capillären Venen" BILLROTHs oder Milzsinus, die im Gegensatz zu den gewöhnlichen Capillaren

„durchbrochen gebaut" sind. Dieser Definition folgen — ungeachtet aller Differenzen bezüglich des feineren Baues der Sinuswand (vgl. HARTMANN) — im großen und ganzen auch die späteren Autoren (Abb. 282). Nach wie vor werden die Sinus meist zum Venensystem gerechnet, obwohl schon WEIDENREICH (1901a) den alten Namen „Venensinus" verwarf und die Sinus für Bildungen sui generis erklärte. KNISELY (1936b) bezeichnet sie als „specific anatomical units", die weder strukturell noch funktionell mit Capillaren, Venen oder arterio-venösen Anastomosen verwechselt werden dürften. HERRLINGER (1949, 1950a, b, 1957) betrachtet die Sinus als „neutrales Stromgebiet" zwischen arteriellem und venösem Schenkel der Milzstrombahn. Auch für TISCHENDORF (1959; s. auch 1956a, 1958c, 1961a,b) sind die — nach WEILACHER (1933; s. unten) ursprünglich vom Arteriensystem

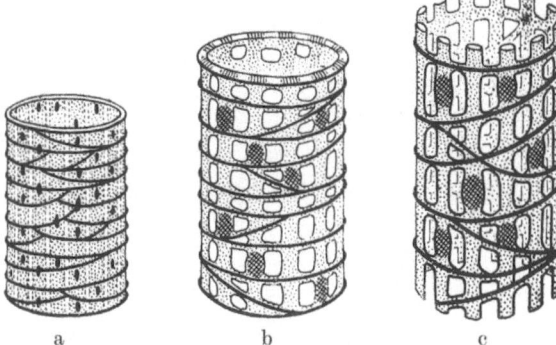

Abb. 282a—c. Schematische Darstellung der Milzsinus. Sie können, nach OBERNIEDERMAYER, ihren Durchmesser und damit ihr Fassungsvermögen sowie die Weite ihrer Poren verstellen. a kontrahiert; b mittelweit; c maximal erweitert. Nach ROHR (1960) aus STREICHER (1961); vgl. Fußnote 1, S. 636

stammenden — Sinus „keine mehr oder weniger blind beginnenden Anfänge des Venensystems, ihr direkter Zusammenhang nicht nur mit den Pulpavenen, sondern auch mit den -arterien stempelt sie vielmehr zu einem ‚Zentrum für die Zurückleitung des Blutes' (WEIDENREICH). Und hier, am Scheitelpunkt der terminalen Strombahn der Milz, liegt folgerichtig auch das Schwergewicht der organspezifischen Gefäßwanddifferenzierung und -funktion. Ein umfangreicher Regulationsapparat ... beiderseits und inmitten des Sinusringnetzes ... unterstreicht diese Schlüsselstellung der Milzsinus".

ZWILLENBERG, die anfangs (1958, 1959) mit SNOOK (1950) nur bei Vorliegen einer besonderen Wandstruktur (MOLLIER, 1909, 1911; BRAUS, 1924) von echten — plexusartig anastomosierenden (v. HERRATH, 1958; vgl. WEIDENREICH, 1901a; RIEDEL, 1932, Lit.) — „venösen Sinus", im übrigen aber von „primordialen Venen und Pulpavenulae" gesprochen wissen wollte, räumt neuerdings (1964) ein, daß eine solche Unterscheidung die Kompetenzen der Lichtmikroskopie übersteigt: Mit SNOOKs „primordial veins" sind die Anfangsäste einer Venula gemeint. Es ist jedoch mangels elektronenmikroskopischer Untersuchungen keineswegs sicher, ob es sich wirklich um Venen (mit geschlossener Basalmembran und gewöhnlichem Endothel) und nicht einfach um unspezialisierte Sinus handelt [ROBINSON (1928b, 1930), auf den sich SNOOK bezieht, meint mit „primordial branches" in der Tat nicht Venen, sondern primitive Sinus]. „Die Forderung, daß ein wirklicher Milzsinus besondere Wandverstärkungen aus intercellulärem Material besitzen muß, ist also nicht mehr aufrechtzuerhalten. Man kann höchstens einen Unterschied zwischen primitiven und mehr oder weniger spezialisierten Sinus machen" (ZWILLENBERG).

Auch ich meine, daß der Begriff „Sinus" in der Milz wieder seine eigentliche Bedeutung, nämlich die eines erweiterten (terminalen) Gefäßabschnittes schlechthin, erhalten sollte. Alle derartigen Bildungen (in Leber, Milz, Knochenmark, Nebenniere, Hypophyse usw.) sind charakterisiert durch eine unvollständige

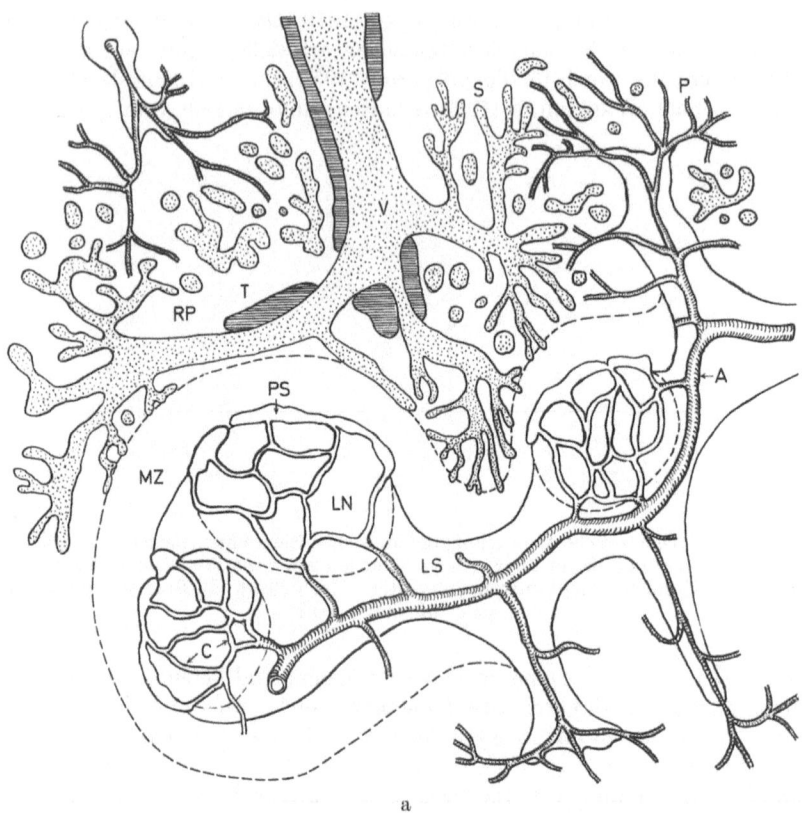

a

Abb. 283a u. b. Sinus- und Reticulumtyp der Säugermilz. Graphische Rekonstruktion der intralienalen Gefäße bei der *Ratte* (älteres Tier mit fortgeschrittener Sinuisation. a; Vergr. 84×) und beim *Pferd* (b; Vergr. 60×): *A* Arterie der weißen Pulpa, *AC* Arterielle Capillare, *ACT* Arterielle Capillarendigung, *AM* Ampulle, *C* Knötchen-Capillare, *E* Ellipsoid (Hülse), *LN* Lymphknötchen, *LS* Lymphscheide, *MZ* Marginalzone, *P* Penicillus, *PS* Perifolliculärspalt, *PV* Pulpavene, *RP* Rote Pulpa, *S* Sinus, *V* Vene [Arterien schattiert, Hülsen tiefschwarz, Sinus und Venen punktiert, Kapsel (in b am linken Bildrand) und Trabekel (*T*) horizontal schraffiert]. Original (neu beschriftet) von Prof. Dr. TH. SNOOK, Grand Forks/North Dakota [Amer. J. Anat. 87 (1950), Fig. 2, 8]

Basalmembran und ein besonderes, zur Phagocytose befähigtes Endothel. Damit verwischt sich der ohnehin gleitende Unterschied zwischen Sinus- und Reticulumtyp (Abb. 283) der Säugermilz (vgl. BILLROTH, 1862; HOYER, 1894; v. SCHUMACHER, 1900; NEUBERT, 1922; v. HERRATH, 1935d, 1958, 1963; WATZKA, 1937; HARTWIG, 1947; SNOOK, 1950; TISCHENDORF, 1956a, c, 1958c; s. S. 374) noch mehr; denn wahrscheinlich handelt es sich bei den vom Blut durchströmten „erweiterten Reticulummaschen", „Reticulumröhrchen", „Parenchymschläuchen", „Ansatzröhrchen" oder „-ästchen" usw. um nichts anderes als primitive Sinus

— entsprechend meinen Vorstellungen von einer „geschlossenen" oder zumindest „geordneten" Strombahn auch beim Reticulumtyp (vgl. S. 612). v. HERRATH (1958) glaubt, daß „Sinus bzw. mit sinusartigem Endothel versehene Anteile der venösen Strecke der Milzgefäße ... wohl in jeder Milz nachweisbar" sind und daß bei verschiedenen Formen (s. SNOOK, 1944, 1950; ANDREW, 1946; vgl. dagegen TISCHENDORF, 1958a) das Reticulum der roten Pulpa mit zunehmendem Alter „zugunsten der fortschreitenden Sinuisation" mehr und mehr zurücktritt[1].

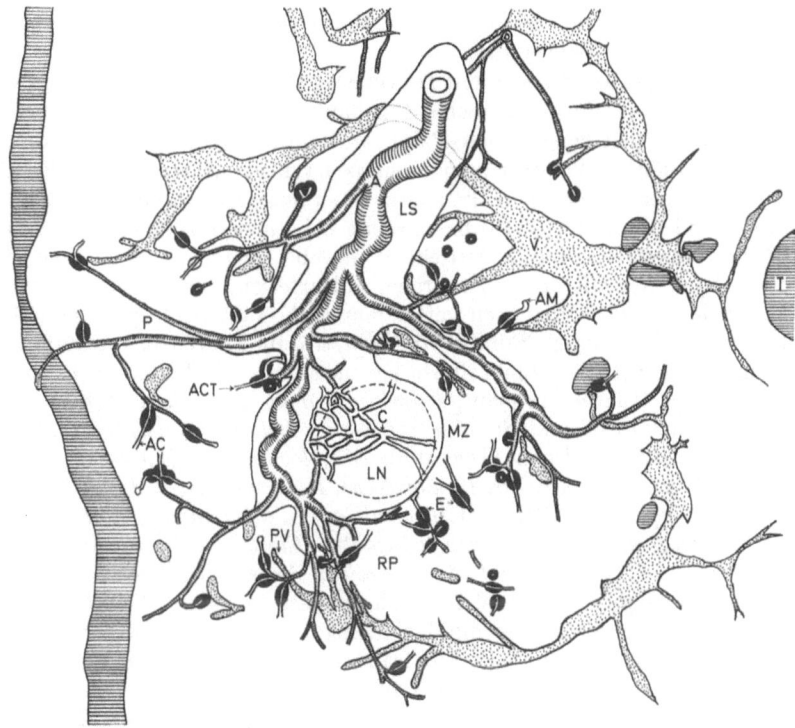

Abb. 283b

Als „Verbindungsstücke" zwischen Sinus und Balkenvenen fungieren die „eigentlichen Pulpavenen ..., einfache endotheliale, ziemlich weite Röhren, deren allseits geschlossenes Endothel sich von demjenigen der Balkenvenen nicht unterscheidet" (HARTMANN, 1930; vgl. WEIDENREICH, 1901a). Die Pulpavenen stehen zu den Sinus in einem reziproken Verhältnis, d.h. bei gut ausgebildetem Sinusnetz (Sinustyp) sind sie nur kurz, bei spärlich entwickeltem oder ganz fehlendem (Reticulumtyp) entsprechend länger. Infolge der großen Variationsbreite des Pulpavenensystems und der anteiligen Zusammensetzung der roten

---

[1] Nach v. HERRATH (1965) gestaltet auch das Blut selbst die Milzcapillaren mit: „... Arten mit schneller Blutkörperchen-Senkung (z.B. *Pferd*) haben eine Speichermilz, Arten mit langsamer Blutkörperchen-Senkung (*Mensch, Kaninchen*) eine Stoffwechselmilz. Die sich schnell senkenden Erythrocyten bleiben nach der Verlangsamung des Stromes in den stark verzweigten Pulpaarteriolen offenbar unmittelbar hinter diesen im Reticulum liegen. Die sich langsam senkenden Erythrocyten hingegen dürften nicht ohne weiteres im arteriennahen Reticulum zu stapeln sein und bedingen daher am venösen Ende der Milzcapillarstrecke m.D. die neuerdings bekannt gewordene, mit dem Alter zunehmende ‚Sinuisation' der Milz. Umgekehrt dürften dann die durchweg langen Pulpavenen der Speichermilz durch die arteriennahe Erythrocytenspeicherung im Reticulum induziert sein."

Pulpa hat sich der Läppchenbegriff, der bei der Leber eine so große Rolle
spielt, bei der Milz nie recht durchgesetzt (vgl. TISCHENDORF, 1965). Von anatomisch abgrenzbaren Milzläppchen (MALL, 1898, 1900, 1903), in deren Achse eine
zentrale Pulpavene verläuft, kann man nur dann sprechen, wenn die rote Pulpa
wie beim *Hund* aus einem Sinusnetz besteht, dessen einzelne Abschnitte durch
genügend breite, die arteriellen Endigungen beherbergende Reticulumstraßen
voneinander geschieden sind. Auf die ausgesprochenen Reticulum- und Sinus-
formen ist nur der Begriff des „funktionellen Milzläppchens" (v. HERRATH, 1947)
— des von einer oder mehreren Pulpaarteriolen gespeisten Wurzelgebiets einer
kleinsten Pulpavene — anwendbar.

Für die Nichtsäuger bezweifelt HARTMANN (1930, Lit.), „ob hier besondere
capillare Venensinus mit entsprechend gebauter Wandung wie ... bei den
Säugern ... von den eigentlichen Pulpavenen unterschieden werden können"
(vgl. MURATA, 1959 b: „The true ‚venous sinus' having characteristic anular fibers
... does not appear to occur in the spleen of submammalian vertebrates").

JORDAN und SPEIDEL (1930 b) beschreiben bei *Ammocoetes* und *Myxine glutinosa* (Cyclostomata) von hämopoetischem Gewebe umgebene Sinus, die einerseits über Capillaren mit den segmentalen Milzarterien, andererseits über weite
Kanäle mit den axialen Milzvenen verbunden sind. Auch nach MURATA (1959 b)
enthält die Peripherie der Spiralfalte von *Lampetra* im Larvenzustand zahlreiche,
in Reticulum eingebettete „capillariform venous sinusoids". Bei *Mustelus manazo,
Dasybatus akajei* (Elasmobranchii), *Cyprinus carpio, Carassius auratus, Mugil
cephalus, Sebastodes tokionis, Scomber japonicus, Lateolabrax japonicus, Sparus
macrocephalus, Sillago sihama* (Teleostei), *Megalobatrachus japonicus, Triturus
pyrrhogaster, Hynobius lichenatus, H. nigrescens, H. tokyoensis, H. dunni* (Urodela),
Bufo vulgaris japonicus, Rana nigromaculata, R. catesbyana (Anura), *Amyda
japonica, Clemmys japonica, Eumeces latiscutatus, Elaphe quadrivirgata* (Reptilia),
*Gallus domesticus, Coturnix coturnix japonica, Anas platyrhynchos domestica,
Columba livia domestica* (Aves) ist nur von „collecting veins" die Rede, die bei
den Elasmobranchiern zusammen mit den „Zentral"-Arterien in den periarteriellen
Lymphscheiden, bei allen übrigen Nichtsäugern wie bei den Säugern isoliert in
der roten Milzpulpa verlaufen. Nach YOFFEY (1929) besitzen bei *Scylliorhinus
canicula* (Elasmobranchii) und *Calamoichthys* (Dipnoi) die durch Zusammenfließen von Reticulummaschen im Milzinneren entstandenen Pulpavenen gleich
den -Arterien eine Lymphscheide.

Wie bei *Torpedo ocellata* und *T. marmorata* (SCHLARB, 1953) beginnen auch
bei *Scyllium canicula* (LOERBROKS, 1953) die Venen mit trichterförmigen „Ansatzröhrchen", die mitunter zu sinusartigen Bildungen zusammentreten; „Sperr-
zellen" drosseln den Blutstrom vor bestimmten Venengebieten. Bei *Protopterus
aethiopicus* (Dipnoi) finden sich sowohl an der Grenze von roter und weißer Pulpa
als auch unmittelbar unter der Milzkapsel zahlreiche, direkt mit Capillaren verbundene gefensterte Sinus (JORDAN und SPEIDEL, 1931; JORDAN, 1935). Auch
Anguilla (Teleostei) besitzt ein weites, erythrocytengefülltes Sinussystem (COC-
QUIO, 1929). *Salmo gairdneri* und *S. trutta* zeigen einen „sehr primitiven Typ des
Milzsinus" in Form allmählich in echte Venulae übergehender „plasmareicher
Hohlräume", ausgekleidet von phagocytierenden Reticulumzellen und umrahmt
von einem durchbrochenen Gerüst größtenteils elastinähnlicher Intercellularsubstanz (ZWILLENBERG, 1964). Wie bei *Salmo gairdneri* entstehen auch bei
Perca fluviatilis, Leuciscus idus, Carassius carassius, Cyprinus carpio und *Tinca
tinca* die sich bald nach ihrer Bildung mit einer Lymphscheide umgebenden Venen
im Milzreticulum „durch Verschmelzen der Blutsinus und allmähliche Ausbildung
eines Endothelbelages" (HAIDER, 1966).

Bei *Lophius piscatorius* umgeben von Reticulumzellen durchsetzte, mit degenerierten Erythrocyten gefüllte sinusoide Lacunen die Capillarhülsen (YOFFEY, 1929; BARGMANN, 1941). Diese funktionell bedeutsame enge Nachbarschaft von Sinus und Hülsen (vgl. S. 546ff.) besteht nach DUSTIN (1934, 1938a) auch bei *Scyllium canicula* (Selachii), *Conger vulgaris* (Teleostei), *Polypterus ornatipennis, P. weeksi* (Polyptera), *Protopterus dolloi* (Dipnoi), *Salamandra maculosa* (Urodela), *Clemmys leprosa, Testudo graeca, Crocodilus cataphractus* (Reptilia) und *Anas boscas* (Aves). Gleichfalls im Zusammenhang mit dem Erythrocytenabbau kommen auch NAKAJIMA (1928) und JORDAN (1931) bei *Onychodactylus* und *Triturus* (Amphibia) auf die Sinus bzw. das Sinusendothel zu sprechen.

Nach HARTMANN (1926, 1930) ist es bei *Ambystoma mexicanum* „unmöglich, zwischen capillaren Venensinus und Milzvenen zu unterscheiden"; denn sobald es im Mesenchym zur Abgrenzung eines wirklichen Rohres gekommen sei, besitze dieses — entgegen HOYER (1894) — auch eine kontinuierliche Wand. Das gleiche gelte für die Fische. Wie bei *Ambystoma* lassen sich auch bei *Pleurodeles* (HARTMANN, 1933) die venösen Capillaren ohne fibrilläres Grundhäutchen sehr schwer gegen einfache Mesenchymlücken abgrenzen. Die aus dem Reticulum entstehenden, in eine Vene mündenden Endothelröhrchen sind unterschiedlich lang, auch das Kaliber der Venenverästelung variiert stark. Bei *Xenopus laevis Daudin* (STERBA, 1950) zeigen die den Milzsinus der Säuger entsprechenden, inkonstanten venösen Capillaren siebartig durchbrochene Wände für den Durchtritt der Erythrocyten; eine vasogene Wanddifferenzierung besteht nicht. Die Venencapillaren münden in die Balkenvenen.

Bei *Hypogeophis, Ichthyophis* und *Siphonops* (Gymnophiona) setzen sich nach WEILACHER (1933) die Arterien in Gefäße fort, die „große Ähnlichkeit mit den Billrothschen Venen der Milz"aufweisen, hier aber als arterielle Gefäße anzusprechen sind. „Nach der Angabe von A. BÖHM" erscheine es „durchaus möglich..., die ‚capillaren Venen' von BILLROTH auch bei Säugermilzen als Produkte des Arteriensystems aufzufassen". Vermutlich würden diese „spezifischen Gefäße mit Ringbinden und Lücken" im Laufe der Phylogenese zunächst von den Arterien, später aber von den Venen gebildet. Eine Hypothese (vgl. HAUSMANN, 1933), die wegen ihrer weitreichenden Konsequenzen für die terminale Strombahn der Milz eine gründliche Nachprüfung verdient.

Bei *Lacerta muralis* und *L. viridis* (Reptilia) findet DÜNZEN (1939) in Übereinstimmung mit MOLLIER (1911) das Endothel der unterschiedlich langen, wenig verästelten und nur selten miteinander anastomosierenden Sinus siebartig gefenstert. Übergangsformen zwischen typischen Sinus und tapetenartig epithelial ausgekleideten (Pulpa-)Venen sind häufig [bezüglich des von DÜNZEN bei der *Eidechse*, von HARTMANN (1930) bei der *Schildkröte*, von KRAUSE (1921—1923) bei der *Taube* beschriebenen und von FERNER (1940: *Leguan*) als allgemeines Merkmal der Sauropsidenmilz angesehenen subcapsulären Venenplexus s. S. 517]. Bei *Testudo graeca* charakterisiert HARTMANN (1930) die Venenanfänge als im Reticulum ausgesparte, unregelmäßig begrenzte Hohlräume, von denen feine Gänge in die Reticulummaschen führen. Ganz ähnlich verhält es sich mit den Vögeln, bei denen GRESCHIK (1915; Verweis auf TIMM, 1863; W. MÜLLER, 1865; STOFF und HASSE, 1872; HOYER, 1894) von einem dünnen, lückenhaften Endothel ausgekleidete venöse Capillaren wechselnden Kalibers beschreibt. LACZKO (1928) erwähnt derartige Venensinus bei *Huhn, Perlhuhn, Gans, Ente, Truthahn* und *Taube*.

Unter den Säugern besitzt *Echidna* (Monotremata) durch „Ansatzröhrchen" mit dem Pulpareticulum verbundene Milzsinus, deren unvollständige Reticulum-

hülle den Durchtritt der Erythrocyten begünstigt. Die phagocytierenden Sinusendothelien haben ein acidophil granuliertes Plasma und 1—2 rundlich-ovale
Kerne (BASIR, 1931/32). Beim *Maulwurf* (Insectivora), den SNOOK (1950, Fig. 3)
gleich der *Fledermaus* (Chiroptera) zum nicht-sinuösen (retikulären) Typ zählt
(vgl. WATZKA, 1937), beginnt das Venensystem mit schmalen, verzweigten ,,pri-
mordialen Venen", die oft die Capillarhülsen einhüllen und bald in größere
Sammelvenen übergehen. Der von HOEPKE (1933; s. auch 1931a) ebenfalls zum
retikulären Typ gerechnete *Igel* (vgl. WATZKA, 1937; DUSTIN, 1938a; COHRS und
SCHULZ, 1958) verfügt ,,in noch höherem Maße als das *Schwein*" über gestreckt
verlaufende venöse Capillaren, deren Röhrenform trotz vielfacher Wanddurch-
brechungen bis zu einem Kaliber von 10 µ hinab deutlich erkennbar bleibt. In
die größeren Sinus, deren gefensterte Wand vom Cytoplasma der Uferzellen
gebildet wird, öffnen sich fortwährend kleinere, die unmerklich aus den ,,Flut-
kammern" des Pulpareticulums hervorgehen. Die großen Sinus (womit HOEPKE
offenbar die Pulpavenen meint) verlaufen meist radiär zur Kapsel, liegen ihr aber
auch, tangential umbiegend, bis zu einem Durchmesser von 70 µ noch unmittelbar
an. Bei einem Durchmesser von etwa 100 µ legen sie sich den Trabekeln an und
gehen in die Balkenvenen über. Die an die Sinus herantretenden Reticulumfasern
bilden in ihrer Wand ein vorzugsweise zirkulär ausgerichtetes Netz. Die Sinusendothelien unterscheiden sich durch ihr staubartig feines Chromatin und ihr
chromophobes Plasma deutlich von den Reticulumzellen. Das ,,Nebeneinander
von Milzsinus und Pulpavenen..." beim *Gürteltier* (*Chaetophractus villosus*,
Euphractus sexcinctus) wertet CLAUSSEN (1968) ebenso als primitives Merkmal
wie das allen Dasypodidenmilzen eigene ,,Fehlen von speziellen Gitterfasern am
Aufbau der Sinus".

Die *Maus*, die NEUBERT (1922) gleich den übrigen Rodentiern zu den durch
die ,,Mächtigkeit des capillaren Venennetzes" ausgezeichneten Formen rechnet,
besitzt nach SNOOK (1950, Fig. 1; vgl. COHRS und SCHULZ, 1958) anstelle typischer,
denen des *Menschen* vergleichbarer Milzsinus enge, verzweigte ,,primordiale
Venen", die aus der roten Pulpa gelegentlich bis in die Knötchenrandzone vordringen. KRETSCHMAR und JERUSALEM (1963) finden in der normalen *Mäuse*milz
nur dicht unter der Kapsel etwas weitere, blutgefüllte Sinus; eine starke Erweiterung aller Sinus, besonders aber der kapselwärts die Malpighischen Körperchen umgebenden, bewirkt die Malaria(Plasmodium berghei)-Infektion. Nach
RAPOŠ (1965) bestehen die porösen Sinuswände der *Mäuse*milz aus ,,adaptierten"
Reticulumzellen, deren gelegentliche Umwandlung zu Makrophagen die Sinus
unter Verlust des Lumens zugrunde gehen läßt.

Der *Ratte* wird von HERRLINGER (1938) nach dem Verhältnis von geformtem
zu ungeformtem Milzreticulum entgegen NEUBERT (1922) eine Mittelstellung
zwischen *Hund* und *Katze* zugewiesen. Die venöse Bahn beginnt mit durchbrochenen, allmählich dem Reticulum entwachsenden Endothelröhrchen, ,,An-
satzrohren" oder ,,-kolben", die sich unter Aufnahme ihresgleichen laufend vergrößern und schließlich zu Balkenvenen werden bzw. in solche münden. Besonders
häufig finden sich die venösen Capillaren, sowohl subcapsulär wie perifollikulär,
in der Nähe arterieller Capillarendigungen. Im Gegensatz zu HERRLINGER beschreibt SNOOK (1950, Fig. 2; s. auch 1949) in der *Ratten*milz ein reich entwickeltes
Sinusnetz (vgl. WEISS, 1957; COHRS und SCHULZ, 1958; ERKOÇAK, 1958), das mit
fingerförmigen Spalten im Reticulum beginnt, die ganze rote Pulpa bis in die
äußere Knötchenrandzone hinein durchsetzt und über Sammelvenen mit den
Balkenvenen verbunden ist (vgl. Abb. 283a). Die weitlumigen, in typischer Weise
mit kräftigen Ringfasern armierten Sinus besitzen gut ausgebildete Kobothsche
Maschenmäntel. ,,The sinus of the *rat's* spleen is much more than a rather short, slim

twig on the venous tree (MacKenzie et al., '41). It does resemble the cucumber-shaped spaces of Knisely ('36)". Intraportale Latexinjektionen der *Ratten*milz (Gall und Maegraith, 1950) erbrachten kein eindeutiges Ergebnis: Ein Teil der Korrosionspräparate (s. auch Ohta, Hanai, Sawa und Fujimoto, 1958) zeigte einen korallenähnlichen Venenbaum mit kurzen, plumpen Enden, ein anderer medusenähnlich verzweigte Gebilde mit langen, sinuösen Ausläufern, die an der Milzoberfläche ausgedehnt miteinander anastomosierten. Nach Tischendorf (1957a, b, 1958b) halten sich bei der *Ratte* Reticulum- und Sinusanteil der roten Pulpa etwa die Waage; nach Andrew (1946) überwiegt bei jungen Tieren das Reticulum, bei alten das Sinussystem, was vielleicht die auffälligen Diskrepanzen in der typenmäßigen Einstufung der *Ratten*milz (vgl. S. 130, 136) erklärt.

Bei Osmiumfixation und Methacrylateinbettung variieren die Sinus der *Ratten*- und *Menschen*milz (Weiss, 1957) stärker in Form und Kaliber als bei Zenkerfixation und Paraffineinbettung. Die Sinus in der Nähe der Knötchenrandzone sind zwar größer, aber nicht anders gebaut als die im Inneren der roten Pulpa. Im Gegensatz zu zenkerfixiertem Material wechselt in osmiumfixiertem die Höhe des stellenweise Schwellungen und Vorwölbungen aufweisenden Sinusendothels außerordentlich. Die äußere Abgrenzung der Sinus bildet eine PAS-positive Reticulumhülle aus in regelmäßigen Abständen von etwa 2 µ angeordneten Ring- und schwächeren Längsfasern. Die Trennwand zweier unmittelbar benachbarter Sinus besteht aus einer zentralen, beiderseits von Endothel bekleideten Gitterfaserschicht.

Tischendorf (1958b, Abb. 6, 8—11) findet die Milzsinus bei der *Ratte* weniger regelmäßig, aber nach demselben Prinzip gebaut wie bei den sinusreicheren Milzen [z.B. *Mensch, Affe, Kaninchen, Eichhörnchen, Ziesel* usw. (vgl. Watzka, 1937)]. Die parallel zur Gefäßlängsachse angeordneten, längsovalen Sinusendothelzellen haben keinen ausgesprochen leistenartigen Charakter wie bei den eben erwähnten Formen. Die Sinusendothelkerne weisen auch bei der *Ratte* meist 2—3 „in der Längsrichtung verlaufende, ziemlich breite, mehr oder weniger parallele, doppelt konturierte Streifen" (Hartmann, 1930; vgl. Weidenreich, 1901a; Mangubi-Kudrjavtzewa, 1909), offenbar Einfaltungen der Kernmembran, auf. Ein Kunstprodukt scheint nicht vorzuliegen, da die Streifen auch an frischem Material auftreten. Bei mit Zwischenhirn-Lipoidextrakt behandelten Tieren (Abb. 284) kommt es unter gesteigerter Leuko- und Erythrodiapedese zu einer Intensivierung der Phagocytose- und Speichertätigkeit im Sinusbereich. Bei längerer Versuchsdauer lockert sich das zuvor feinkörnige, basalwärts leicht streifige (vgl. Weiss, 1957) Plasma der Sinusendothelzellen schaumig auf und stößt sich an den wie ausgefranst aussehenden Zellrändern unter den Erscheinungen der apokrinen Sekretion in zahlreichen kleinen Partikeln ab oder verflüssigt sich ganz. Es handelt sich bei diesem Vorgang, der sich nach Tischendorf in bescheidenem Umfang auch in der normalen *Ratten*milz abspielt, um den gleichen, den Watzka (1937, 1938a, b) bei den sinusreicheren Milzen mit der Ergänzung gewisser Bluteiweißkörper und dem Thrombocytennachschub (vgl. Spadolini, 1934) in Verbindung bringt. Besonders ausgeprägt sind die endokrin gesteuerten, saisonbedingten Zerfallserscheinungen am Sinusendothel beim *Eichhörnchen (Sciurus vulgaris)* und *Ziesel (Spermophilus citillus)*, deren Sinusnetz noch erheblich dichter ist als beim *Menschen*. Das zu Beginn des Prozesses hochcylindrisch angeschwollene Sinusendothel flacht sich später wieder ab. Die Zellhöhe schwankt zwischen 20 und 4 µ, und das Bild wechselt von Sinus zu Sinus (Watzka, 1937, Abb. 9—11).

Die Milz des *Hamsters (Mesocricetus auratus)* gehört nach Cohrs und Schulz (1958) zum Reticulum-, die des *Meerschweinchens (Cavia cobaya)* zum Sinustyp.

SNOOK (1944: Wachsplattenmodell) beschreibt in der *Meerschweinchen*milz ein kompliziertes System ausgedehnt, entgegen MACKENZIE, WHIPPLE und WINTER-STEINER (1941) vielfach auch an beiden Enden miteinander anastomosierender Sinus (vgl. ERKOÇAK, 1958). Die z.T. kartoffel- oder gurkenförmigen Einzelsinus

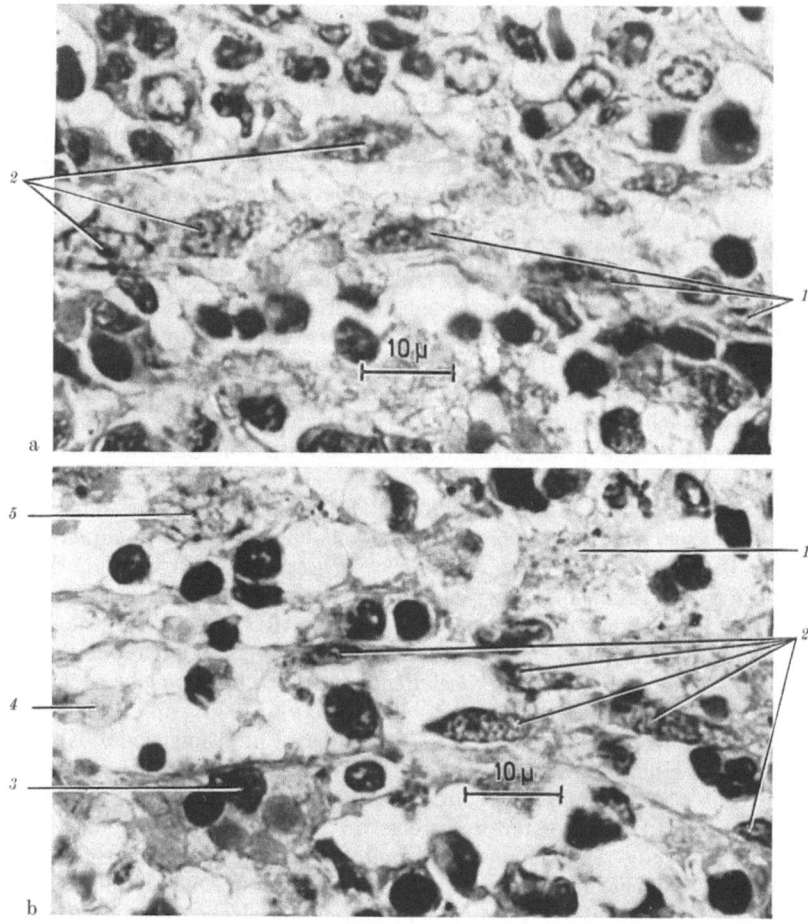

Abb. 284a u. b. Milz, *Ratte* (Formol-Alkohol, Paraffin 7,5 μ, Trichrom nach MASSON-GOLD-NER). Mikrophotos. a Sinus-Längsschnitt aus der Pars interfollicularis der roten Pulpa eines 80 Tage mit Zwischenhirn-Lipoidextrakt behandelten Tieres. *1* schräg-längs von der Kante getroffene Sinusendothelkerne; *2* mehr von der Fläche getroffene Sinusendothelkerne. — b Flach-Längsschnitt zweier benachbarter Sinus aus der Pars subcapsularis der roten Pulpa eines 100 Tage mit Zwischenhirn-Lipoidextrakt behandelten Tieres. *1, 4, 5* von der Fläche getroffene Sinusendothelkerne; *2* von der Kante getroffene Sinusendothelkerne; *3* Erythrophagocyt. Nach TISCHENDORF (1958b)

sind 90—700 μ lang und 30—50 μ, im Bereiche der Weidenreichschen „Verbin-dungsröhrchen" 10—20 μ, breit. Die größten, auf kürzestem Wege in die Venen übergehenden Sinus liegen im Umkreis der Malpighischen Körperchen [bei *Kaninchen* und *Mensch* dagegen am weitesten davon entfernt (MACNEAL, OTANI und PATTERSON, 1927; MACNEAL, 1929)]. Die Sinuswand ist in typischer Weise aus stabförmigen Endothelzellen und kräftigen Ringfasern zusammengesetzt, die Kobothschen „Maschenmäntel" sind jedoch nur schwach entwickelt. Die Sammel-

venen unterscheiden sich durch ihren größeren Durchmesser, geraderen Verlauf
und das allmähliche Hinzukommen einer Balkenhülle von den Sinus. Mit dem
Alter nimmt die „Sinuisation" (vgl. v. HERRATH, 1958) der *Meerschweinchen*milz
zu. PISCHINGER (1953, 1954a) glaubt, mit einer besonderen Technik (Feyerter-
sche Einschlußfärbung, Bespülen der frischen Schnittfläche mit einer Spritze) in
„gewissen Venen (Lacunen, Sinus)" der *Meerschweinchen-, Ratten-* und *Menschen-*
milz „das charakteristische Reticulum mit den beiden Kerntypen" nachgewiesen
zu haben. Die unzulänglichen Abbildungen erlauben kein sicheres Urteil über das
Zustandekommen dieses in der Tat „überraschenden" Befundes. — Über das

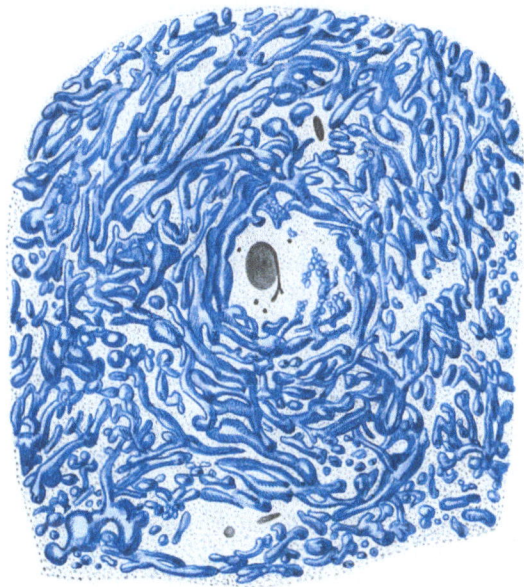

Abb. 285. Milz, *Kaninchen*. Die Sinus sind von den Venen aus injiziert. Das übrige Gewebe
tritt zwischen den erweiterten Sinus zurück, nur die Malpighischen Körperchen sind an ihrer
Größe kenntlich (hellgrau mit dunkelgrauen Zentralarterien). Präparat von Prof. HOYER
(Anat. Samml., Würzburg). Nach ELZE (1956)

Verhalten der Milzsinus des *Meerschweinchens* unter verschiedenen experimen-
tellen Bedingungen s. u. a. DROUET und FLORENTIN (1930b), COLLIN, DROUET,
WATRIN und FLORENTIN (1931), DROUET, FLORENTIN und ENTCHEVA (1932),
VAN LIERE (1936), ERKOÇAK (1960).

Beim *Kaninchen* (Abb. 285) überwiegt nach v. HERRATH (1935b, d; vgl.
TISCHENDORF, 1956c; COHRS und SCHULZ, 1958) das regelmäßiger als beim *Hund*
ausgebildete Sinusnetz räumlich das Milzreticulum; das Organ läßt sich daher
leicht durchspülen. Wie im Reticulum wechselt auch in den Sinus der Zellbefund
von Gesichts- zu Gesichtsfeld (vgl. WEISS, 1963). Am größten ist der Erythrocytengehalt in den gegenüber dem *Hund* durch reichlich Reticulum von der
Kapsel getrennten subcapsulären Sinus. Die blutableitende Funktion der Sinus
nimmt peripherwärts zu, da sich die Pulpa durch die Sinus in die subcapsulären
und die übrigen, erst unmittelbar unter der Kapsel am Hilus gelegenen Balkenvenen entleert. SNOOK (1958) nennt das Sinussystem der *Kaninchen*milz „a
veritable maze of interconnected spaces". Die Verbindungen der im Mittel
244×20—57μ messenden Sinus können kurz und weit, kurz und schmal oder

lang und schmal sein. Die schmalen Verbindungen entsprechen den „Reusen" (HERRLINGER, 1949) der *menschlichen* Milz. Die an die Knötchenrandzone grenzenden Sinus sind klein, mit schmalen Verbindungen versehen und durch breite Pulpastränge voneinander getrennt (vgl. MACNEAL, OTANI und PATTERSON, 1927; MACNEAL, 1929). Das regelmäßig gebaute retikuläre Gerüst der Sinuswand hat rundlich-ovale, im Bereich der „Reusen" schlitzförmige Maschen. Die Lücken zwischen den langgestreckten Sinusendothelien sind gerade groß genug, einen (stark deformierten) Erythrocyten durchzulassen (vgl. MOLLIER, 1911). BJÖRK-MAN, 1947, Fig. 8, Lit.) beziffert die mittlere Weite der Sinus beim *Kaninchen* mit 27,72±0,21 μ, den (durch Injektion einer Reisstärkesuspension ermittelten) Durchmesser der Stomata in der Sinuswand mit höchstens 1 μ (vgl. S. 579), was genau den elektronenmikroskopischen Werten (WEISS, 1957, 1963) entspricht. Im Korrosionspräparat (OHTA, 1957) ähneln die gut entwickelten, untereinander anastomosierenden (vgl. ERKOÇAK, 1958: Gelatineinjektion) Sinus der *Kaninchen*milz mit ihrer komplizierten Herz-, Fächer- oder Spatenform denen der *Hunde*milz. Sie messen an den engsten Stellen 12—20 μ, an den weitesten 30—55 μ und münden einzeln oder zu mehreren in dickere Sammelvenen (Abb. 288).

In der durch Sympathicusreizung, Adrenalin- oder Noradrenalininjektion künstlich kontrahierten *Kaninchen*milz sind die verengten, meist leeren Sinus deutlicher begrenzt als in der dilatierten. Stärker gefüllt sind nur noch die in größere Balkenvenen mündenden Sinus. Im übrigen sind die Balkenvenen, die gleich den ableitenden Sinus auch Blutplasmaansammlungen aufweisen können, die einzigen noch bluthaltigen Bezirke des ganzen Organs. In der durch Vagusreizung, Acetylcholin-, Östronsulfat- oder Thyroxininjektion dilatierten *Kaninchen*milz nehmen die stark erweiterten und gefüllten Sinus den größten Teil der roten Pulpa ein; der Faseranteil der Sinuswand ist kaum noch darstellbar (SCHLAG, 1961). Weitere Angaben über das Verhalten der Milzsinus des *Kaninchens* unter verschiedenen experimentellen Bedingungen machen BABES (1929), LEWIN (1932), LOEFFLER (1934), WOLFF (1935), LONGO (1936), KIMURA (1936/1937b), WINDHOLZ (1938), WADDELL, GEYER, CLARKE und STARE (1954), ERKOÇAK (1960), RUPP, MOORE und SCHOENBERG (1960) u.a.

Die schon bei den arteriellen Endcapillaren (S. 579ff.) erörterten elektronenmikroskopischen Untersuchungen an der Rodentiermilz zeitigten auch bezüglich der Sinus bisher keine einheitliche Auffassung.

WEISS erklärte zunächst die Billrothschen Stränge einfach für kollabierte Sinus (1957, 1958), revidierte jedoch später seine Ansicht (1959, 1961a, 1962a, b, 1963, 1964). Bei der *Ratten-*(und *Menschen-*)Milz lautet die typische Strukturfolge der roten Pulpa (WEISS, 1957): „endothelium, reticulum, endothelium, lumen, endothelium, reticulum". Das Sinuslumen ist um so unregelmäßiger begrenzt, je weiter es ist. Die gestielt am stärksten in die Lichtung vorspringenden Zellen sind relativ undifferenziert (Mono- oder Lymphocyten-Produktion?). Schmale, plasmaerfüllte intercelluläre Kanäle (vgl. FRESEN, 1964) verbinden das Lumen der Sinus mit dem Hüllreticulum und unterminieren mit ihren erweiterten Enden das Endothel. Größere, mehrere μ betragende Endothellücken (vgl. WOLFF, 1964) bringen das Reticulum in direkten Kontakt mit dem Blut, während Endothel und Reticulum gleichermaßen betreffende, kleinere Wanddurchbrüche von 1 μ und darunter die seitliche Verbindung der Sinus besorgen. Die die gitterartige retikuläre Hülle der Sinus ausmachende basalmembranähnliche Substanz findet sich auch in den vermutlich als Bildungszellen fungierenden Sinusendothelzellen; beim *Kaninchen* (WEISS, 1963) bildet sie den Inhalt besonderer, mit der äußeren Kern- und Plasmamembran zusammenhängender Vacuolen (über die sonstige Ultrastruktur des Sinusendothels s. S. 232ff., über die des retikulären Stützgerüstes S. 236ff.).

Nach GALINDO und FREEMAN (1963) gliedert sich die rote Pulpa der *Ratten-* und *Meerschweinchen-* (sowie *Hunde-* und *Affen-*)Milz in frei durchgängige („open") und durch Reticulumstränge unterteilte („compartmented") Sinus, die

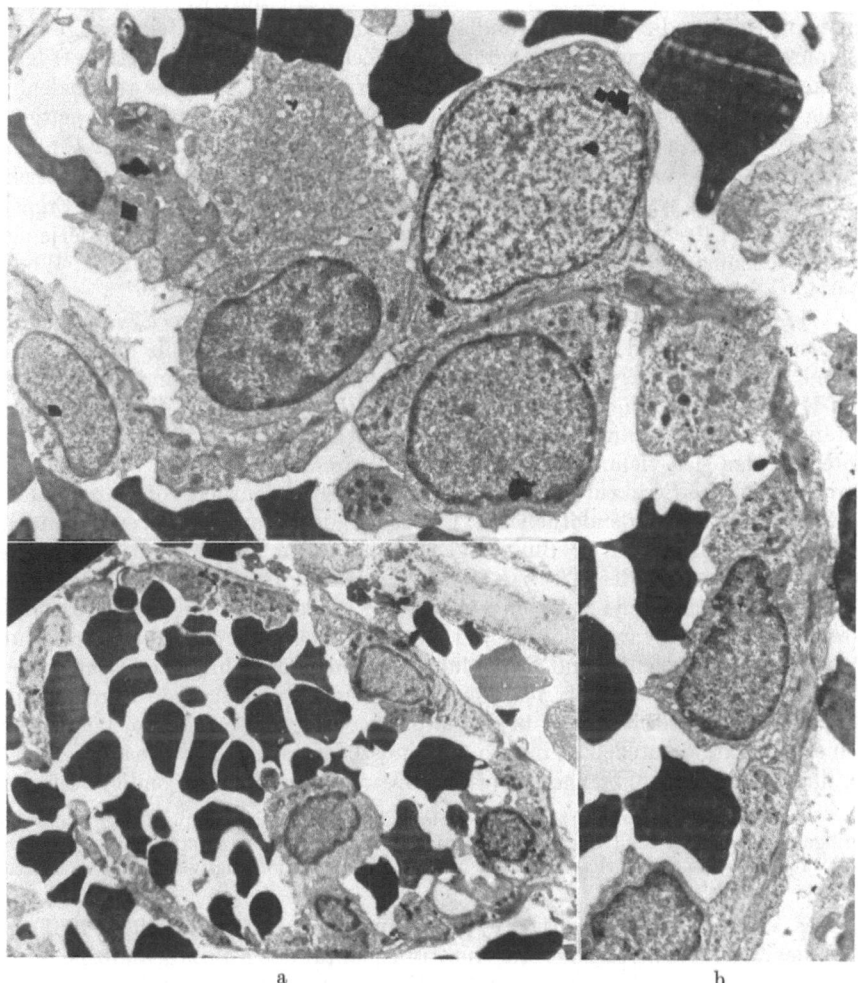

a					b

Abb. 286a Milzsinus einer normalen *Ratte*, Vergr. 3000×. Beachte die einer dünnen, unterbrochenen Kollagenlamelle aufliegende einfache Endothelschicht. b Wandausschnitt. $^{57}/_{150}$. Vergr. 6000×. Nach JUNG (1958)

untereinander Blutzellen austauschen. Die Billrothschen Stränge setzen sich aus „unterteilten" und kollabierten „offenen" Sinus zusammen. Die Sinuswände bestehen aus Uferzellen [fixen Reticulumzellen und Makrophagen (vgl. GALINDO und IMAEDA, 1962)], die einem Reticulumgerüst aufsitzen. COLLET und REUET (1963; vgl. JUNG, 1958) beschreiben an den Sinus der *Ratten*milz (Abb. 286) eine durchbrochene, strukturlose Basalis ungleichmäßiger Dicke. Die ihr diskontinuierlich innen aufsitzenden Endothelzellen zeigen ein klares Cytoplasma mit einem glatten endoplasmatischen Reticulum und zahlreichen, kleinen Mitochondrien.

Eine mehr oder weniger zusammenhängende Schicht ähnlicher Zellen findet sich auch auf der Außenseite der nicht durch kollagene Fasern unterfütterten Basalis. Die gefensterte Sinuswand wird von Erythroblasten, Erythro- und Thrombocyten sowie Histiocyten passiert. Nach SIMON und PICTET (1962, 1964) besteht die rote Pulpa der *Ratten*milz aus Sinus und Billrothschen „cellulären Marksträngen". Die von WEISS (1957) angegebene Strukturfolge gilt nur, wenn zwei Sinus unmittelbar aneinander stoßen. Grundlage der Sinuswand ist eine feinfaserige Basalmembran, deren mitunter von angrenzenden Zellen oder Thrombocyten verdeckte Lücken den Durchtritt von Blutelementen ermöglichen. Die sie auskleidenden, wenig aktiven Endothelzellen — deren fingerähnliche Ausläufer sich (entgegen PALADE, 1956) nicht miteinander verzahnen — haben gleich den gewöhnlichen Reticulumzellen ein klares Cytoplasma mit zahlreichen endoplasmatischen Vacuolen, feinen, rosettenartig angeordneten Ribosomen und spärlichem Ergastoplasma. Die Ultrastruktur der Milzsinus entspricht damit weitgehend derjenigen der Knochenmarksinus (vgl. ZAMBONI und PEASE, 1961; FRESEN, 1964; WOLFF, 1964).

Wie GALINDO und FREEMAN (1963) bei der *Ratten*- und *Meerschweinchen*milz, machen ROBERTS und LATTA (1964) auch bei der *Kaninchen*milz keinen Unterschied zwischen Sinus und Pulpasträngen. MOORE, MUMAW und SCHOENBERG (1964) dagegen halten, wie neuerdings auch WEISS (s. oben), die Billrothschen Stränge der *Kaninchen*milz keineswegs für identisch mit kollabierten Sinus. Diese unterscheiden sich vielmehr durch ihre markante, durchbrochene Basalmembran und die typische Struktur der ihr anliegenden Zellen deutlich vom intersinuösen Gewebe. Die reticulo-endothelialen Uferzellen der Sinuswand verzahnen sich unter Aussparung der von Blut- und anderen freien Zellen passierten Lücken fingerförmig miteinander. THOMAS (1967: *Kaninchen, Hund*) unterscheidet an der Sinuswand 3 Schichten: Sinus(endothel)zellen, Basalmembran und Pulpastrang-Grenzzellen („cord limiting cells"). Die cytologisch sehr ähnlichen Sinus- und Pulpastrang-Grenzzellen sind Reticulumzellen mit eingeschränkter Phagocytose-Kapazität für Goldpartikel. Wandlücken, mit oder ohne gerade durchtretende Blutzellen, finden sich sowohl in gespülten wie ungespülten Milzen, können also keine Artefakte darstellen. Auch wo die Sinuszellen lückenlos aneinandergrenzen, ist ihr Zusammenhalt mangels typischer Desmosomen kein besonders fester.

SNODGRASS (1968: *Kaninchen*) erklärt die metallophilen „sinus lining cells" aufgrund ihrer geringen Phosphatase- und Phagocytose-Aktivität (vgl. SNOOK, LINFORD und BACHE, 1960: *Ratte*) für „reticulo-endothelial in nature but... quite inactive when compared to RE cells of the red pulp cords".

Das Verhalten der Sinus in vivo wurde von WILLIAMS (1950, 1961) mit Hilfe der Clarkschen Kammer am Autotransplantat der *Kaninchen*milz (s. S. 67), von KNISELY (1934a, b, 1936a, b, 1937, 1938, 1954) mit dem Quarzstabilluminator an der vorgelagerten *Mäuse-, Ratten-* und *Katzen*milz untersucht. Nach KNISELY (1934b, 1936b, c; vgl. S. 583ff.) ist jeder Sinus an seinem afferenten Ende, seltener seitlich, mit einer arteriellen Capillare, am efferenten Ende dagegen direkt („single sinus route") oder indirekt, d.h. über einen oder mehrere weitere Sinus („multiple sinus route"), mit einer Venole verbunden. Die ein- und mehrfachen Sinuswege sind konstante anatomische Einheiten, deren unterschiedliches physiologisches Verhalten durch Sphincteren geregelt wird, die [wegen ihrer amuskulären Natur (vgl. HERRLINGER, 1949; TISCHENDORF, 1959; ILLIG, 1961b)] zwar nicht so kräftig, aber ebenso empfindlich sind wie die im arteriellen System. Durch an beiden Enden sowie den gelegentlichen seitlichen Anastomosen [Herrlingersche „Reusen" (vgl. v. HERRATH, 1958)] angebrachte Sphincteren kann jeder Sinus nach allen Seiten abgeriegelt werden (vgl. STREICHER, 1961; s. Abb. 299). Je nach dem Verhalten dieser Sphincteren üben die Sinus ihre spezifische Tätigkeit, die Trennung der Blutzellen vom -plasma, cyclisch oder acyclisch aus.

Bei der selteneren, besonders nach der Nahrungsaufnahme zu beobachtenden kontinuierlichen oder acyclischen Form der Sinustätigkeit ist der efferente Sphincter des stark erweiterten Sinus permanent nur halb geschlossen. Das schnell und stetig am afferenten Sinusende einströmende Blut gibt sein Plasma laufend durch die Sinuswand ab, während die breiige Masse der zurückbleibenden Blutzellen sich langsam durch das efferente Ende zwängt.

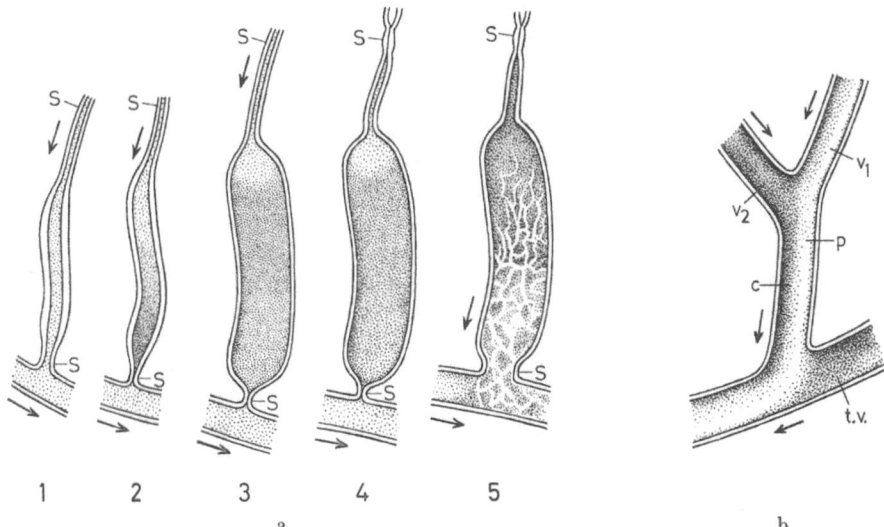

Abb. 287a u. b. Schema des Sinuscyclus (a) und des mit der Tätigkeitsphase des zugehörigen Sinusareals wechselnden Inhalts der kleinen Pulpavenen (b). Verkleinerte Umzeichnung (A. Tschinkel, Köln) der Originalschemata von Knisely (1936b): a 1 Leitungs- oder Stromphase; 2 u. 3 frühe und späte Filter-Füllphase; 4 Übergang von der späten Filter-Füllphase zur Speicherphase, im Augenblick des Verschlusses des afferenten Sphincters; 5 Beginn der Entleerungsphase mit Abgabe großer Mengen roter Blutzellen („a part of a soft blood cell ‚cast‘ of the sinus") in die Venula. S Lage der Sphincteren. — b Schematische Wiedergabe einer während der Beobachtung eines bestimmten Milzareals (von Maus B3) angefertigten Skizze. v_1 Venula mit nahezu zellfreier Blutflüssigkeit, aus einem Areal kommend, in dem die Sinus das Blut zurückhalten. v_2 Venula mit dickem, pastösem (viel Zellen und wenig Flüssigkeit enthaltendem) Blut, aus einem Areal kommend, in dem die Sinus gerade massenhaft Blutzellen ausschütten. p Flüssigkeit und c Zellen, die sich noch nicht im strömenden Blut gemischt haben. t.v. kleine Trabekelvene. Die Pfeile zeigen — wie in a — die Richtung des Blutstroms an

Bei der häufigeren cyclischen Form der Sinustätigkeit (Sinusrhythmus) unterscheidet Knisely 4 Phasen (Abb. 287a): „filtration-filling-", „storage-", „emptying-" und „conduction-phase". Zu Beginn der Filter-Füllphase ist der verhältnismäßig dickwandige Sinus nur 2—3mal so weit wie die zuführende Capillare, und das beide durchströmende Blut pulsiert wie in einer Arteriole. Dann schließt sich, während das Blut weiter in den Sinus fließt, plötzlich der Sphincter am efferenten Ende, und der immer mehr anschwellende Sinus nimmt die charakteristische Gurkenform an. Druch die erheblich dünner, zugleich aber für Erythrocyten unpassierbar gewordene Sinuswand wird unterdessen mit großer Geschwindigkeit das Blutplasma abgefiltert. Noch bevor es am afferenten Sinusende zur Stase kommt, schließt sich auch hier der Sphincter. Der nunmehr völlig aus dem Kreislauf ausgeschaltete Sinus ist vollgepackt mit Erythrocyten, die sich infolge des hochgradigen Plasmaentzuges nicht mehr gegeneinander abgrenzen lassen. Wo die abgefilterte Blutflüssigkeit wieder in den Kreislauf gelangt, konnte KNISELY nicht feststellen, da die Flüssigkeit transparent und die lebende Gefäß-wand nirgends durchbrochen ist (vgl. dazu BJÖRKMAN, 1947). Die unmittelbar der Filter-Füllphase folgende Speicherphase dauert gewöhnlich wenige Minuten bis 4 Std; die von KNISELY beobachtete Höchstdauer betrug 10 Std. Dabei können einige der gestapelten Erythrocyten langsam den Sinus verlassen, aber eine Erythrophagocytose erfolgt weder in den Sinus noch in den Pulpasträngen. Durch eine plötzliche, weite Öffnung des Sphincters am efferenten Sinusende geht die Speicherphase in die Entleerungsphase über. Der pastenartig eingedickte Sinusinhalt tritt in die Venole über und zerfällt binnen kurzem wieder in seine Bestandteile. Nachdem sich auch der Sphincter am afferenten Ende geöffnet hat, spült das eindringende Blut die gespeicherten Erythrocyten vollends aus dem in sich zusammensinkenden Sinus. Dabei können vereinzelte Erythrocyten aus den angrenzenden Pulpasträngen durch die Sinuswand in den Sinus zurückwandern. In der sich an die Entleerungsphase anschließenden Leitungs- oder Stromphase strömt das nunmehr keinen Widerstand mehr findende Blut rasch, oft pulsierend, aus der afferenten Capillare durch den wiederverengten Sinus in die Vene; eine Trennung von Blutzellen und -flüssigkeit (KNISELY spricht grundsätzlich von „blood fluid", nicht von „blood plasma") bleibt trotz gelegentlicher Stagnation des Blutes aus. Die unter Umständen stundenlang anhaltende Stromphase kann jederzeit wieder in eine Filter-Füllphase, d.h. einen neuen Cyclus, übergehen. Speicher- und Stromphase dauern nicht nur erheblich länger, sondern variieren auch stärker als die Entleerungsphase. Nach der Nahrungsaufnahme befinden sich viele, maximal erweiterte Sinus in einer prolongierten Speicherphase, und die Milz vergrößert sich entsprechend. Umgekehrt dominiert in der durch körper-liche Arbeit, Schreck oder örtliches Auftropfen von Ephedrin verkleinerten Milz die Leitungsphase. Zusammengeschaltete Sinus durchlaufen unter Verlängerung der Speicherphase synchronisiert den gleichen Cyclus wie Einzelsinus.

Der Inhalt der kleineren Pulpavenen wechselt, wie KNISELY feststellte (und das histologische Präparat bestätigt), mit der Tätigkeitsphase des zuge-hörigen Sinusareals (Abb. 287b): Während der Filter-Füllphase führt die Venole unter Umständen nur Blutplasma, während der Entleerungsphase dagegen plasma-armes, pastenartig eingedicktes Blut. Auch in den größeren Pulpavenen mischt sich die Erythrocytensäule noch nicht mit dem Plasmastrom; das geschieht erst in den Balkenvenen. Während die Sinus aus dem Kreislauf ausgeschaltet sind —' besonders in der Speicherphase —, wird die Verbindung zwischen Pulpa-arteriolen und -venolen durch die langen, geraden Capillaren der Pulpastränge aufrecht erhalten: „capillary shunts" (Abb. 266).

MACKENZIE, WHIPPLE und WINTERSTEINER (1940, 1941; s. auch MACKENZIE, 1940; GALL, 1948), die sich einer ähnlichen Technik bedienten wie KNISELY (vgl. S. 503), vermochten sich nicht von dem Vorhandensein eines durch Sphincteren gesteuerten Sinusrhythmus zu überzeugen; PARPART, WHIPPLE und CHANG (1955; s. auch WHIPPLE, PARPART und CHANG, 1954; FLEMMING und PARPART, 1959) leugnen sogar die Existenz von Sinus überhaupt. Die Untersuchungen von PECK und HOERR (1951a, b) jedoch — die KNISELYs Befunde in vollem Umfang bestätigten — enthüllten nicht nur die Haltlosigkeit der gegnerischen Argumente, sondern auch ihr mutmaßliches Zustandekommen (s. S. 587ff.). Auch die neueren Lebendbeob-achtungen an der Rodentiermilz (PALM, 1951; NAKATA, 1952; GODART, 1962, GODART und HAMILTON, 1963) sprechen eindeutig für KNISELY. Nach UTTER-BACK (1944) liegt in der *Mäuse-* und *Ratten*milz das Schwergewicht der Pulpa-innervation auf den Sinusein- und -ausgängen. Gleichgültig, ob es sich bei den hier beschriebenen „muscle-like cells" (WARNER und BENSLEY, 1940: *Meer-*

schweinchen) um echte glatte Muskelzellen oder nur um (contractile) Endothelzellen handelt: „...the cells thus innervated possess the capacity to contract
in response to nerve impulses...“ und „KNISELY's concept of the control of the
intermediary circulation by a sphincter mechanism at either end of a splenic sinus
affords the anatomic basis for a reasonably obvious interpretation of the neural
structures...“.

v. HERRATH führte schon 1935 (d; s. auch 1958) die verschiedene Weite und
den wechselnden Inhalt, den die Sinus im histologischen Präparat zeigen, auf
einen besonderen, neuro-humoral gesteuerten Rhythmus zurück und unterschied
je nach Tätigkeitsphase Strom-, Speicher- und Arbeitssinus (bei sinusfreien Milzen
sinngemäß Strom-, Speicher- und Arbeitsreticulum). Die Lebendbeobachtungen
von KNISELY, PECK und HOERR u.a. ließen das Bestehen eines derartigen Sinuscyclus zur Gewißheit werden: Speicher- und Stromphase spielen sich genau so
ab, wie von v. HERRATH vorausgesagt; nur die sog. Arbeitsphase war bisher in
vivo nicht nachweisbar. v. HERRATH (1965) erwägt, ob diese „z.B. am Schnittbild der Infektionsmilz oft eindrucksvolle“ Phase vielleicht nachts, bei vorherr-
schendem Vagustonus, dominiert und ob der Milzkreislauf womöglich nicht nur
peripher, sondern auch „zentral, hypothalamisch gesteuert ist. Im letzteren Falle
würde ein dem Tagesrhythmus der Leber entsprechender Milzrhythmus besonders
etwa bei der Gallenfarbstoffsynthese vermutet werden dürfen.“

Beim *Hund* (Carnivora) sind Wandbau, Größe und Anordnung der raummäßig „nicht unbeträchtlich“ hinter dem Pulpareticulum zurückstehenden Milzsinus nach v. HERRATH (1935d; vgl. TISCHENDORF, 1956c) „bei weitem nicht so
geometrisch regelmäßig“ wie beim *Menschen*. In der Umgebung der Lymphscheiden und -follikel sind die Sinus am kleinsten, fehlen aber nicht völlig, wie
LI, GARVEN und MOLE (1929; vgl. LI, MOLE und GARVEN, 1929) meinen; gegen
die Venenbalken hin vereinigen sie sich rasch zu größeren Gefäßen. Da die Sinus
erst ganz kurz vor der Mündung in die Balkenvenen ein geschlossenes Endothel
erhalten, kann von eigentlichen Pulpavenen kaum die Rede sein (vgl. NEUBERT,
1922). Aussehen und Inhalt der Sinus wechseln stark (Sinuscyclus); wie das
Reticulum sind auch die subcapsulären und perifolliculären Sinus oft voll von
Erythrocyten, die peritrabekulären dagegen leer.

In ihrer Wand weisen die Sinus gleich den ihnen unmittelbar anliegenden
Hülsen (vgl. ROBINSON, 1926; DUSTIN, 1938a) vielfach „hämatische Körnchen
und Fäden“ (TEITEL-BERNARD, 1931; s. auch S. 460) auf, die von durch-
wandernden Erythrocyten (vgl. MACNEAL, OTANI und PATTERSON, 1927; MAC
NEAL, 1929) herrühren. Das im Zusammenhang mit der Erythrodiapedese
von HARTMANN (1930, Abb. 50; vgl. KLEMPERER, 1938, Fig. 23; s. auch S. 458)
in der Sinuswand des *Hundes* beschriebene „protoplasmatische und Fasergitter“
wird von LEWIS (1957) bestätigt [laut OBERNIEDERMAYER (1926) ist die Sinuswand in der gedehnten Milz „geöffnet“, in der kollabierten dagegen bis auf die
Weidenreichschen Verbindungsröhrchen „geschlossen“]. Auch nach SNOOK (1950,
Fig. 6, 7) zeigen die netzartig anastomosierenden Sinus der *Hunde*milz in ihrer
Wand ein charakteristisches „lattice work“ von Ringfasern [die FERRIO (1926;
Verweis auf v. EBNER und WEIDENREICH) für hochgradig elastische Retikulinfasern hält]. Die den Sinus strukturell ähnelnden, kurzen und engen Sammelvenen
münden bald in Balkenvenen. Der besondere Wandbau ist es wohl auch, der die
Sinus der kontrahierten Milz im Gegensatz zu den Capillaren nicht kollabieren
läßt (DOGGETT, 1951).

Im Korrosionspräparat der *Hunde*milz findet LEWIS (1957) die Sinusoide
besser entwickelt als in dem der *Katzen-, Kaninchen-, Schafs-* und *Menschen*milz:
Die Sammelvenen zerfallen in eine verwirrende Menge mehr oder weniger radiär

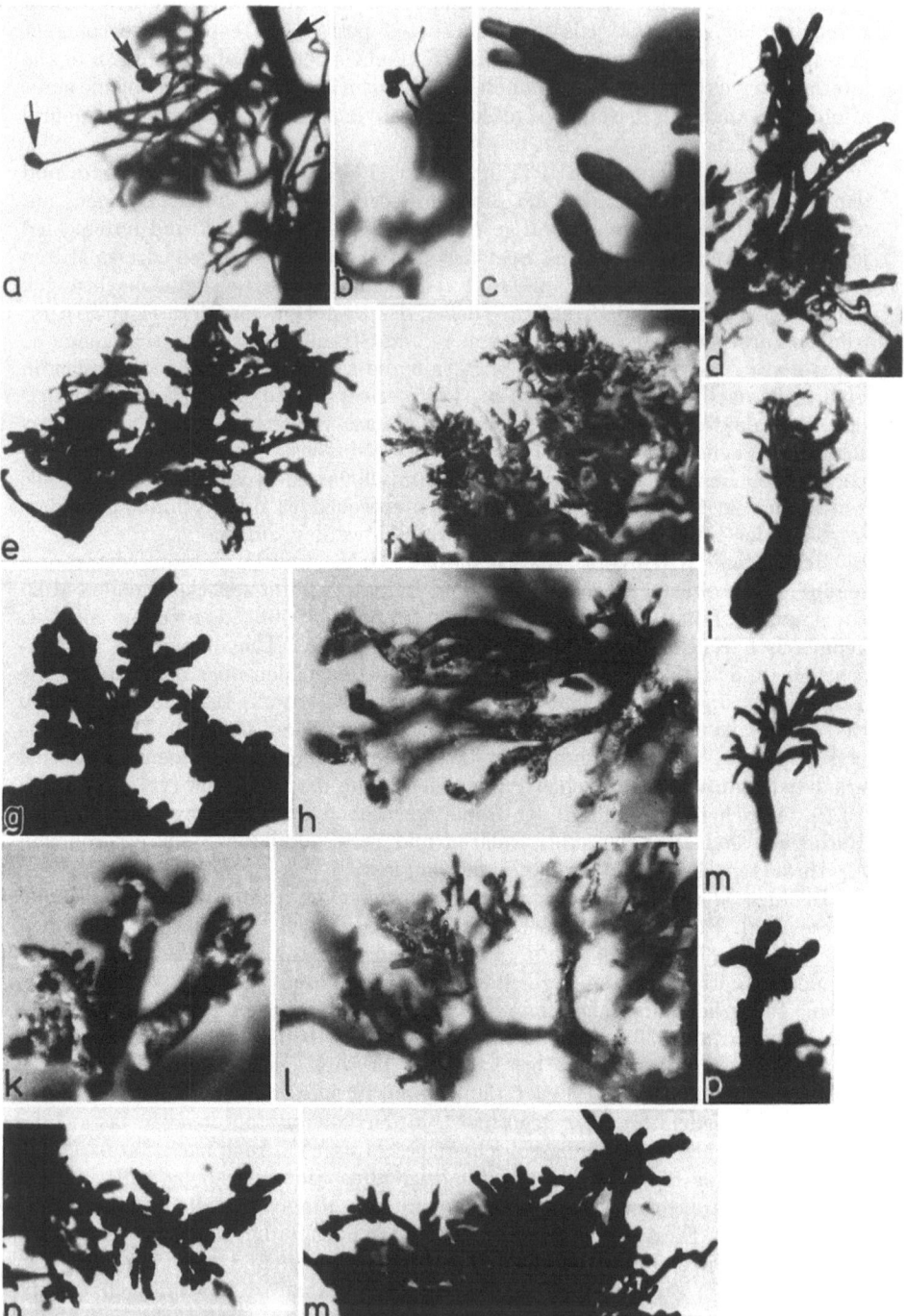

Abb. 288a—p. Acrylesterharz-Korrosionspräparate verschiedener Säugermilzen. Original von Prof. Dr. Y. Oнтa, Osaka [Okajima Folia anat. jap. **30** (1957), Plate VI]. a *Mensch* (Vergr. 100×). Das Netz der aus der Follikelarterie und von Stämmen außerhalb von ihr (←) entspringenden Capillaren und deren Mündung in arterielle Sinusoide (↓). b *Mensch* (Vergr. 110×).

ausgerichteter blinder Zuflüsse mit rundlichen, konischen oder knötchenförmigen Enden. Nach OHTA (1957) sind die gut ausgebildeten, cylindrischen Milzsinus des *Hundes* länger als bei anderen Tieren und an ihren kugeligen Enden 13—32, im Mittel 25 μ dick (Abb. 288).

In traumatisch (postoperativ) entstandenen Nebenmilzen des *Hundes* fand sich subcapsulär eine breite Zone ungleich weiter sinuöser Plexus (YOSHIDA und HAYAKAWA, 1927). Die bei chronisch-remittierender Stauung der *Hunde*milz zu beobachtende Vermehrung und Dilatation der Sinus (JÄGER, 1931, 1937a) und die womöglich daraus zu ziehenden Schlüsse hinsichtlich der „Sinuisation" (vgl. v. HERRATH, 1958, 1963) im allgemeinen, wurden bereits auf S. 392 erörtert. Weitere Angaben über das Verhalten der Milzsinus des *Hundes* unter verschiedenen experimentellen Bedingungen machen MATTIOLI (1933), SASYBIN (1934b), HERBST (1960) u. a.

Bei der *Katze* existiert nach v. HERRATH (1935d; vgl. DUSTIN, 1938a; TISCHEN-DORF, 1956c) kein eigentliches Sinusnetz. Das venöse System beginnt mit erweiterten Reticulummaschen [„kurzen venösen Anfangsästchen" (BANNWARTH, 1891), „capillären Ansatzröhrchen" (NEUBERT, 1922; RIEDEL, 1932), „primordial branches and collecting channels" (ROBINSON, 1928b, 1930)], die einer größeren Capillare endständig oder seitlich aufsitzen. Ein solches sinusartig gebautes Gefäß erhält schon bald ein geschlossenes Endothel und mündet binnen kurzem, ohne mit anderen venösen Capillaren zu anastomosieren, als baumartig verästelte Pulpavene in eine Balkenvene. Die Pulpavenen liegen nicht selten unmittelbar der Kapsel an oder senken sich in sie ein. Die Beschreibung von SNOOK (1950, Fig. 5, 6) entspricht den Angaben der älteren Autoren.

Das Neopren-Korrosionspräparat der *Katzen*milz unterscheidet sich nach LEWIS (1957) deutlich von dem der *Hunde*milz. Die verästelten, abrupt endenden größeren Venen bilden keine abgegrenzten Gefäßbahnen, sondern unregelmäßig konfluierende, knötchenförmige Massen. OHTA (1957) vermißt in seinen Acryl-korrosionen der *Katzen*milz ebenfalls denen der *Hunde*milz vergleichbare Sinus. Die feinsten, gekrümmten Venenenden sind 25—70 μ stark und tragen zahlreiche, 14—20 μ große, knopf- oder knospenartige Vorwölbungen, die auf dünne Stellen der Wand bzw. Divertikel deuten. Mit steigendem Injektionsdruck tritt hier das Kunstharz in größeren, homogenen Klumpen aus (Abb. 288). Das ist wohl die Erklärung für die eigenartigen Befunde von LEWIS und demonstriert einmal mehr die außerordentliche Artefaktanfälligkeit der Injektionsmethoden. Immerhin sprechen die Beobachtungen für den sinusartig-durchbrochenen Wandbau der fraglichen Gefäßabschnitte. — In der dilatierten *Katzen*milz sind die Pulpa- und Balkenvenen gleich den Reticulummaschen etwas weiter geöffnet und stärker mit Blut gefüllt als in der kontrahierten (SCHLAG, 1961).

Wie die *Katze* haben auch *Frettchen* (*Mustela putoricus furo L.*) und *Nerz* (*Mustela lutreola*) eine Milz vom nicht-sinuösen (retikulären) Typ (COHRS und SCHULZ, 1958). Das gleiche gilt für den *Löwen* [*Felis leo* (TISCHENDORF, 1956a)].

Beim *Finn-, Blau-* und *Seiwal* (*Balaenoptera physalus, B. musculus, B. borealis*) sowie beim *Braunfisch* (*Phocaena phocaena*) beschreibt ZWILLENBERG (1958, 1959)

Mündung von Follikelcapillaren in arterielle Sinusoide. c, d *Hund* (Vergr. 84×, 50×). Cylindrische Sinus. e, g, k *Katze* (Vergr. 70×, 100×, 110×). Bogenförmige Venenanfänge mit knopf- oder knospenartigen Vorsprüngen. f *Schwein* (Vergr. 20×). Raufenartige Venenanfänge. i, m *Rind* (Vergr. 23×, 20×). Gedrungene und schlanke stabartige Venenanfänge. h, l *Kaninchen* (Vergr. 80×, 60×). Gut entwickelte Sinus mit erweiterten, zusammengedrückten oder gegabelten Enden. n, o (rechts unten, versehentlich mit m beschriftet), p *Mensch* (Vergr. 50×, 40×, 75×). Gut entwickelte Sinus mit noch deutlicher als beim *Kaninchen* erweiterten, zusammengedrückten oder gegabelten Enden

anstelle „echter venöser Sinus" nur erythrocytenerfüllte, endothelausgekleidete
Lacunen, daneben große, im Querschnitt kreisrunde Pulpavenen, deren Wand
nur aus Endothel und wenigen Reticulumfasern besteht. Sie klassifiziert daher
die Cetaceenmilz nach Snook (1950) als „Reticulummilz mit primordialen Venen"
(vgl. die Einleitung zu diesem Abschnitt).

Beim *Elefanten* (Subungulata/Proboscidea) mit seiner im wesentlichen aus
Reticulum bestehenden roten Milzpulpa liegen nach Tischendorf (1953; vgl.
Kohira, 1960b) die spärlichen Sinus nur gelegentlich und bei weitem nicht in
dem Ausmaße wie beim *Schwein* den Hülsen an. Die wenigen, langen Pulpavenen

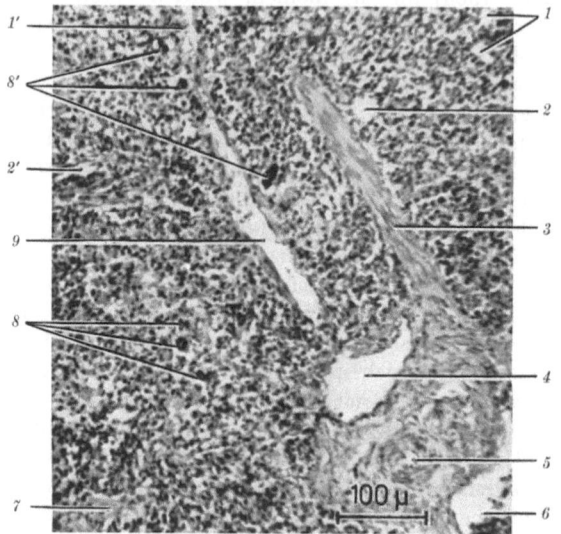

Abb. 289. Pulpavenen; Milz, neugeb. *Hippopotamus* (Formol-Alkohol, Paraffin 10 μ, Hämatoxylin nach Weigert-Erythrosin). Mikrophoto: *1, 1'* quer- und längsgetroffene Sinus;
2, 2' quer- und schräggetroffene Pulpavenen; *3* gefäßfreier Balkenausläufer; *4* zur Balkenvene
    werdende Pulpavene; *5* Balkenarterie; *6* Balkenvene; *7* Lymphscheidenarterie;
       8, 8' Megakaryocyten; *9* längsgetroffene Pulpavene. Nach Tischendorf (1958a)

kommunizieren nicht untereinander und nehmen in zentralwärts steigenden Abständen seitliche Zuflüsse auf. Ihre Wand zeigt im Beginn zahlreiche Unter-
brechungen, die offenbar zeitweise stark verengt sein können, wie die diskon-
tinuierliche Ansammlung von Erythrocyten längs der Venenwandung verrät.
Eine sekundäre Gefäßwand erscheint erst kurz vor dem Übergang in die Balkenvenen. Über die Beziehungen der Pulpavenen zur Pulpamuskulatur s. S. 252ff.

Beim *Schwein* (Artiodactyla/Nonruminantia), dessen Milz ebenfalls zum retikulären Typ gehört, liegen nach v. Herrath (1935d; vgl. Tischendorf, 1948a, b,
1956c) die einen „ganz unregelmäßigen Wandbau" aufweisenden Venenanfänge
(vgl. Neubert, 1922) stets den Hülsen an. Die geradlinig verlaufenden Pulpavenen (vgl. Billroth, 1861; Hoyer, 1894) sind länger als beim *Rind, Schaf* und
Pferd; ihre Öffnung und Schließung erfordert eine intensive Mitarbeit des Reticulums bzw. der Pulpamuskulatur (s. S. 256). Im Korrosionspräparat der *Schweine-*
milz (Ohta, 1957) sind die gestaltlich den Venen anderer Organe ähnelnden, aber
wanddurchlässigen Pulpavenen 30—50 μ stark(Abb. 288).

Nach Tischendorf (1958a) nehmen beim neugeborenen *Nilpferd* (*Hippopotamus amphibius*) die Sinus einen größeren Teil der roten Milzpulpa ein als beim
erwachsenen, wo sie weitgehend hinter dem Reticulum zurücktreten [laut v. Her-

RATH (1958) dagegen soll die ,,Sinuisation" ganz allgemein mit dem Alter zunehmen]. Aus den Sinus gehen lange, nicht untereinander kommunizierende Pulpavenen hervor, die erst kurz vor dem Übertritt in den Balken eine dünne sekundäre Gefäßwand entwickeln (Abb. 289). Wie bei den nahe verwandten Suiden treten auch bei den Hippopotamiden die Pulpavenen in enge, funktionell bedeutsame Beziehungen zur Pulpamuskulatur. Die Einmündungen der Pulpa- in die Balkenvenen sind wie bei gewissen Lebervenen als ,,Ostiensphincteren" (vgl. TISCHENDORF, 1939) ausgebildet.

Bei *Rind* und *Schaf* (Ruminantia/Bovidae), deren Milz wie die des *Schweines* zum retikulären Typ zählt, beginnen die Pulpavenen nach v. HERRATH (1935d; vgl. TISCHENDORF, 1956c) mit ,,ganz unregelmäßig gebauter, stark durchbrochener" Wand (vgl. HOYER, 1894; MOLLIER, 1911; HARTMANN, 1930, Abb. 51; LEWIS, 1957) in unmittelbarer Nähe der Lymphscheiden und -follikel. Die Endothelkerne sind beim *Schaf* im Gegensatz zum *Rind* nur ausnahmsweise in der Gefäßlängsachse angeordnet. In die größeren Venen münden rechtwinklig zahlreiche kleinere, so daß ihr Kaliber rasch zunimmt. Die Pulpavenen der *Schafs*- und *Rind*ermilz sind zwar erheblich kürzer als die der *Schwein*emilz, aber länger und viel stärker verzweigt als die der *Katzen*milz. Sie anastomosieren nicht untereinander und bekommen erst in Hilusnähe eine dünne Balkenscheide; ihre Öffnung und Schließung besorgt wie beim *Schwein* die Pulpamuskulatur (siehe S. 256). VEREBY (1943), der ein ähnliches Bild der *Schafs*- und *Rind*ermilz entwirft, findet die Grenzen der (jeweils ,,aus einem Malpighischen Körperchen mit dem dazugehörigen kleinsten Arterienzweig ... und einem Teil der roten Pulpa" bestehenden) Milzläppchen durch eine Anzahl kleinster Venen markiert. SNOOK (1950, Fig. 9) gesteht der *Rind*ermilz im Gegensatz zu KLEMPERER (1938, Fig. 24, 25) nur ,,primordiale Venen" zu, die mit einem Durchmesser von 7—14 µ in der Knötchenrandzone und in nächster Nähe der arteriellen Endigungen ihren Anfang nehmen.

Im Korrosionspräparat erscheint LEWIS (1957) die *Schafs*milz als eine ,,intermediäre Form", deren von unregelmäßigen Kunstharzmassen bedeckte größere Venen oft in kleine Sinusoide auslaufen (vgl. ERKOÇAK, 1958: Gelatineinjektion der *Rinder*-, *Schafs*- und *Ziegen*milz). OHTA (1957) findet in der korrodierten *Rinder*- und *Ziegen*milz anstelle typischer Sinus feine, stäbchenförmige Venenanfänge. Die ziemlich langen, wenig verästelten Pulpavenen der *Rind*ermilz sind 25—30 µ, die wesentlich kürzeren der *Ziegen*milz dagegen 40—55 µ dick (Abb. 288).

Beim *Elch* (Ruminantia/Cervidae) beschreibt BLUMENTHAL (1952) in der größtenteils aus Reticulum bestehenden roten Pulpa von ,,verhältnismäßig dichtgelagerten Reticulumzellen" gebildete Sinus, die Oberniedermayerschen ,,Flutkämmerchen" entsprechen sollen. Die Pulpavenen liegen fast immer in unmittelbarer Nähe eines Balkens.

Beim *Pferd* (Perissodactyla), dessen Milz ebenfalls zum retikulären Typ gehört, verlegen NEUBERT (1922) und STEGER (1938, 1939a, b) den Ursprung der abführenden Gefäße in venöse Sinus. v. HERRATH (1935d; vgl. v. SCHUMACHER, 1900, Lit.; TISCHENDORF, 1956c) dagegen läßt die Venen mit ,,aneinandergereihten Reticulummaschen" im Umkreis der Lymphscheiden und -follikel beginnen und nach kurzem Verlauf in die nächstgrößeren Pulpavenen münden. Diese anastomosieren nicht untereinander (vgl. v. EBNER, 1899, 1902; v. SKRAMLIK, 1927) und sind im ganzen stärker verzweigt und weiter als bei den Ruminantiern. Nach HARTWIG (1949) demonstrieren die venösen Capillaren der Speichermilzen von *Pferd*, *Rind* und *Schaf* ,,die Überleitung von einem ungeordneten Reticulum zu dem geordneten Reticulum und Endothel der Milzen anderer Tiere". Die

Venenanfänge der *Pferde*milz haben langgestreckte Endothelzellen mit typischen Kernen, aber keine Basalplatten wie die *menschliche* Milz. SNOOK (1950, Fig. 8) beschreibt in der *Pferde*milz anstelle der Sinus „primordiale Venen" von 11—14 μ Durchmesser, die blind im Reticulum der roten Pulpa und der Knötchenrandzone beginnen. Von einem Durchmesser von 35—50 μ an findet sich um das Venenendothel ein feines, dem der „echten" Sinus sehr unähnliches Fasernetz, das über 40—50 μ lange Radiärfasern mit dem übrigen Reticulum zusammenhängt. In stark bluthaltigen Organen ist diese perivenöse Zone vollgepackt mit Erythrocyten und hämosiderinhaltigen Makrophagen (vgl. Abb. 283 b).

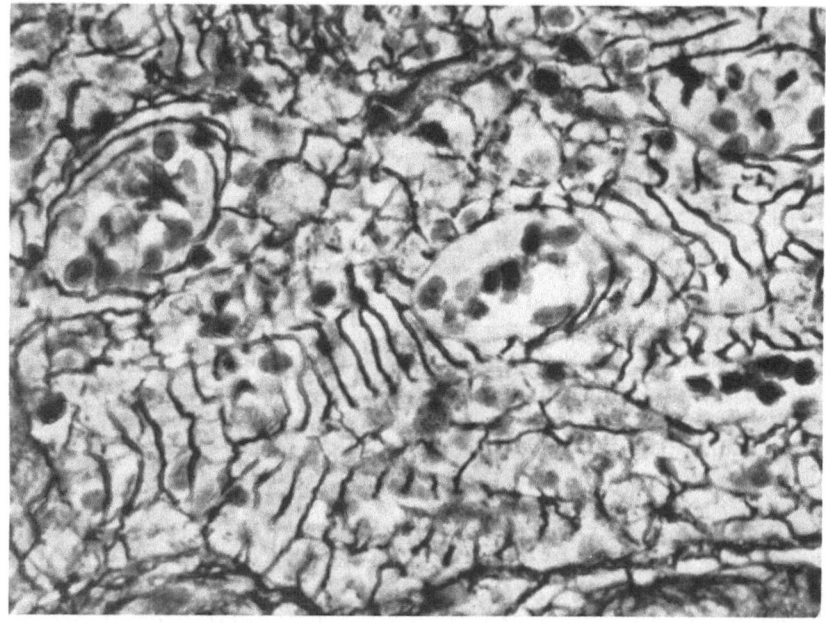

Abb. 290. Milz, *Cercocebus spec.* (Silberimprägnation nach RIO-HORTEGA, Vergr. 750×). Ringfasern der Sinus und ihre Verbindung mit dem Pulpareticulum. Original von Prof. Dr. G. EBERL-ROTHE, Wien (Handbuch der Primatenkunde, Bd. III, Tl. 2, 1960, Abb. 11)

Die ältere Literatur [v. SCHUMACHER, 1899; WEIDENREICH, 1901 a; v. EBNER, 1902 (Verweis auf HENLE); LEHRELL, 1902; MANGUBI-KUDRJAVTZEWA, 1909; MOLLIER, 1911] über die Sinus und Pulpavenen der von COHRS und SCHULZ (1958; vgl. WATZKA, 1937; SNOOK, 1950) dem Sinustyp zugerechneten Primatenmilz findet sich bei SOBOTTA (1914), HARTMANN (1930), KLEMPERER (1938) und EBERL-ROTHE (1960). Letztere schließt aus Zupfpräparaten der lebendfrischen *Rhesus*milz, daß es sich bei den „Stäbchenzellen" der Sinus „nicht um gut isolierbare Einzelzellen" handelt, „wie ... von MANGUBI u.a. für den ‚Affen' beschrieben..., sondern vielmehr ... um syncytiale Plasmamassen, die sich nach den Angaben von MOLLIER, BARGMANN und TISCHENDORF verbinden und außen von kräftigen Sinusringfasern faßreifenartig umspannt werden" (Abb. 290). Die Sinus bestehen somit aus einem zelligen und einem fibrillären Anteil, ersterer wiederum aus einem gefensterten Syncytium, letzterer aus einer mit dem umgebenden Gitterfasergerüst zusammenhängenden Faserhülle, d.h. „das Raumgitter der Sinuswand geht in ein Flächengitter, ein Netzendothel über (BARGMANN, 1951)". Das mächtig ausgebildete (vgl. NEUBERT, 1922) Sinusnetz der

Affenmilz zeigt nach EBERL-ROTHE in der Regel weite Lumina (z.B. *Galago, Macaca mulatta, Papio, Cercocebus*) mit dichtstehenden, runden — nur ausnahmsweise (z.B. *Aotes*) platten — Kernen. Besonders weitlumig ist der die sinusfreie Knötchenrandzone umgebende zirkuläre Sinuskranz; enge Lumina wurden nur bei *Cercocebus* beobachtet. Die aus den Sinus hervorgehenden, unter gegenseitiger Kommunikation rasch die Balkenvenen erreichenden Pulpavenen besitzen eine ringsum geschlossene, wie beim *Menschen* im Verhältnis zur Weite außerordentlich dünne Wand (*Galago, Papio, Theropithecus*). Die Pulpavenen werden zu Balkenvenen, indem sie dem Trabekel „zunächst einseitig außen anliegen und erst dann von ihm allseitig umschlossen (TISCHENDORF) ... werden".

Wie beim Affen findet HARTMANN [1930, Abb. 47—49, Lit.; s. auch MOLLIER, 1909, 1911 (vgl. v. LANZ, 1959); SOBOTTA, 1914; FOOT, 1927b; WEIDENREICH, 1933; MÜLLER, 1937; BJÖRKMAN, 1947; GELIN, 1954] auch beim *Menschen* die Milzsinus viel regelmäßiger gebaut als bei anderen Säugern: die Mesenchymzellen bilden lange Parallelleisten, und die kräftigen Ringfasern umgeben in gleichmäßigen Abständen das Sinusrohr. Auch KLEMPERER (1938, Abb. 20—22, Lit.) sieht die — besonders gut mit der Silber- und PAS-Reaktion, aber auch mit Resorcinfuchsin (PUCHTLER und SWEAT, 1964) darstellbaren (Abb. 92, 291) — zirkulären Sinusfasern (vgl. u.a. HERRLINGER, 1949; CLARA, 1952; MATYUNIN, 1958; TISCHENDORF, 1959; GRAUMANN, 1964, Lit.; s. S. 241 ff.) nirgends so deutlich hervortreten wie beim *Menschen* bzw. den Primaten; daß longitudinale Fasern fehlen, liegt vielleicht an der Spezialisierung des Cytoplasmas in Basalplatten. Im Gegensatz zu den Sinus grenzen sich die Pulpavenen durch dichte, retikulär-elastische Fasernetze gegen ihre Umgebung ab.

Das perisinuöse Reticulum der *menschlichen* Milz bildet keine isolierten „Flutkämmerchen" (OBERNIEDERMAYER, 1926; HUECK, 1928), sondern bandartig zusammenhängende „Flut"- oder „Maschengangplexus", die über die Lücken der Sinuswand mit der -Lichtung kommunizieren (KOBOTH, 1939; TISCHENDORF, 1959; s. S. 601). v. HERRATH und LENTZ (1954; s. S. 236) füllen diese lichtmikroskopisch leeren Lücken der Sinuswand elektronenmikroskopisch mit dichten, durch makromolekulare Gitter vervollständigten Fasernetzen. Sie sollen „mit dem für die Milzsinus solange umstrittenen und dann fast allgemein abgelehnten (s. bei HARTMANN, 1930) Grundhäutchen identisch sein, dessen so verschiedene Beschreibung und Beurteilung sich zwanglos aus seiner Veränderlichkeit erklären würde" (v. HERRATH, 1958; vgl. 1953). Spätere Untersucher (z.B. LEONARDI und MUNARI, 1962; MOVAT und FERNANDO, 1964) konnten sich nicht von der Existenz dieser interstitiellen Fasernetze überzeugen. Nach WEISS [1957: *Mensch, Ratte* (s. dort); STOECKENIUS, 1958b] (Abb. 292) besitzt die Sinuswand kein durchgehendes Grundhäutchen (vgl. ILLIG, 1961b, Lit.); sie fungiert daher auch nicht als völlig geschlossene, semipermeable Membran im Sinne v. HERRATHs.

Nach BJÖRKMAN (1947: 15 *Kinder-*, 47 normale und pathologisch veränderte *Erwachsenen*milzen; Tab., Lit.) sind die Sinus der *menschlichen* Milz, ungeachtet ihres regellosen („crisscross") Verlaufes, völlig einheitlich gebaut: im Querschnitt kreisförmig, imponiert ihre Wandung im Flach-Längsschnitt als regelmäßiges Gitter, dessen Querbalken die Ringfasern (Silberimprägnation nach BIELSCHOWSKY-SNOOK, 1944) bilden. Grundsätzlich den gleichen Bau haben die kleineren Sammelvenen, nur daß hier die Ringfasern ungleichmäßiger verteilt sind. Das in der Filterphase (v. HERRATH, KNISELY) aus den Sinus ausgetretene Blutplasma kehrt über die gleichfalls poröse Wand der Sammelvenen wieder in den Kreislauf zurück. Bei einem Sinusdurchmesser von 10, 20, 30 und 40 μ ist der gegenseitige Abstand der Ringfasern mit 2,18, 2,41, 2,40 und 2,28 μ

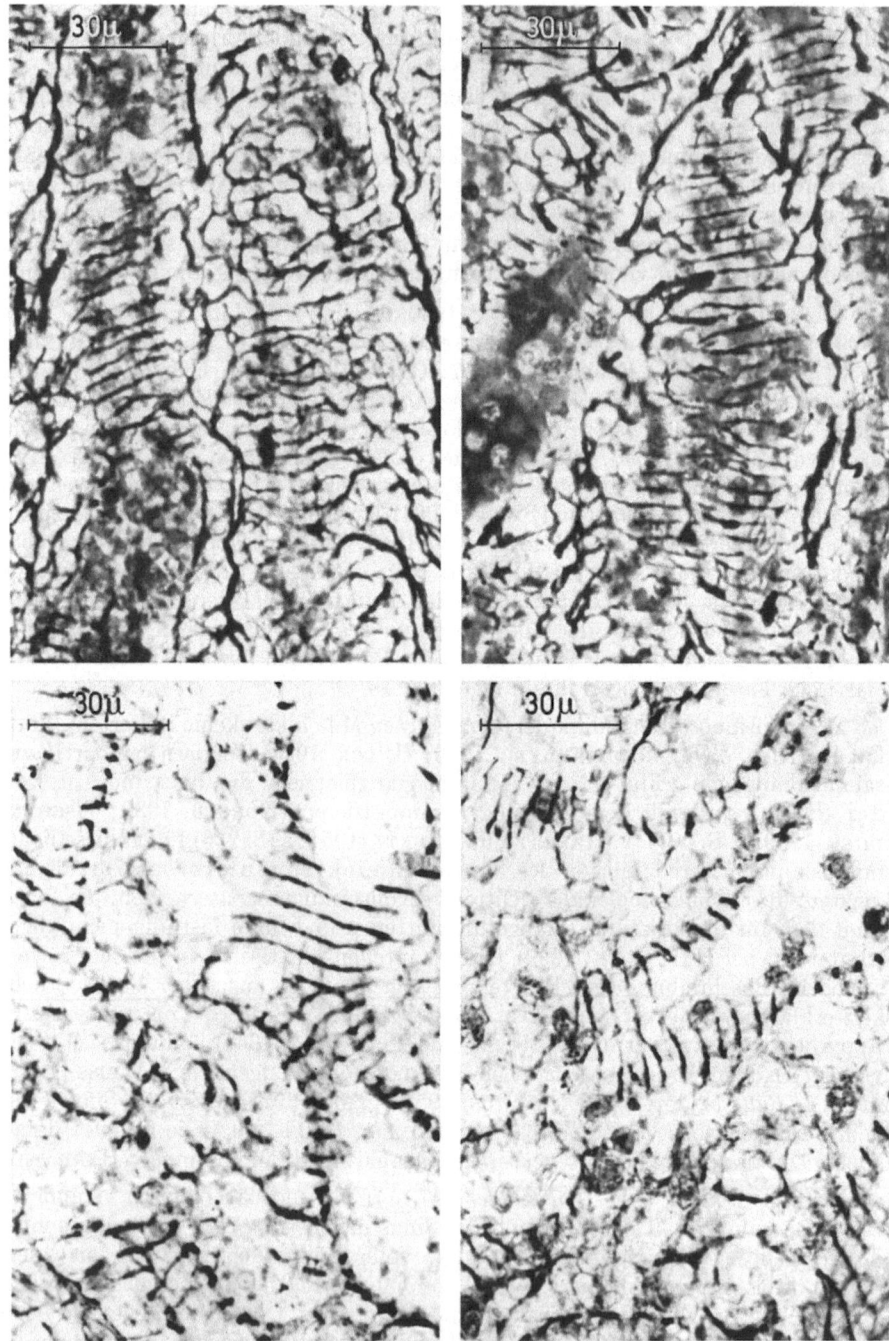

Abb. 291. Milz, *Mensch* (Bouin, Paraffin. Oben: 8 μ, Silberimprägnation nach Gömöri; unten: 4 μ, PAS-Reaktion nach Hotchkiss-McManus). Mikrophotos: Längs- bzw. tangential-getroffene Sinus der Pars interfollicularis (oben) und subcapsularis (unten) der roten Pulpa. Original d. Verf.

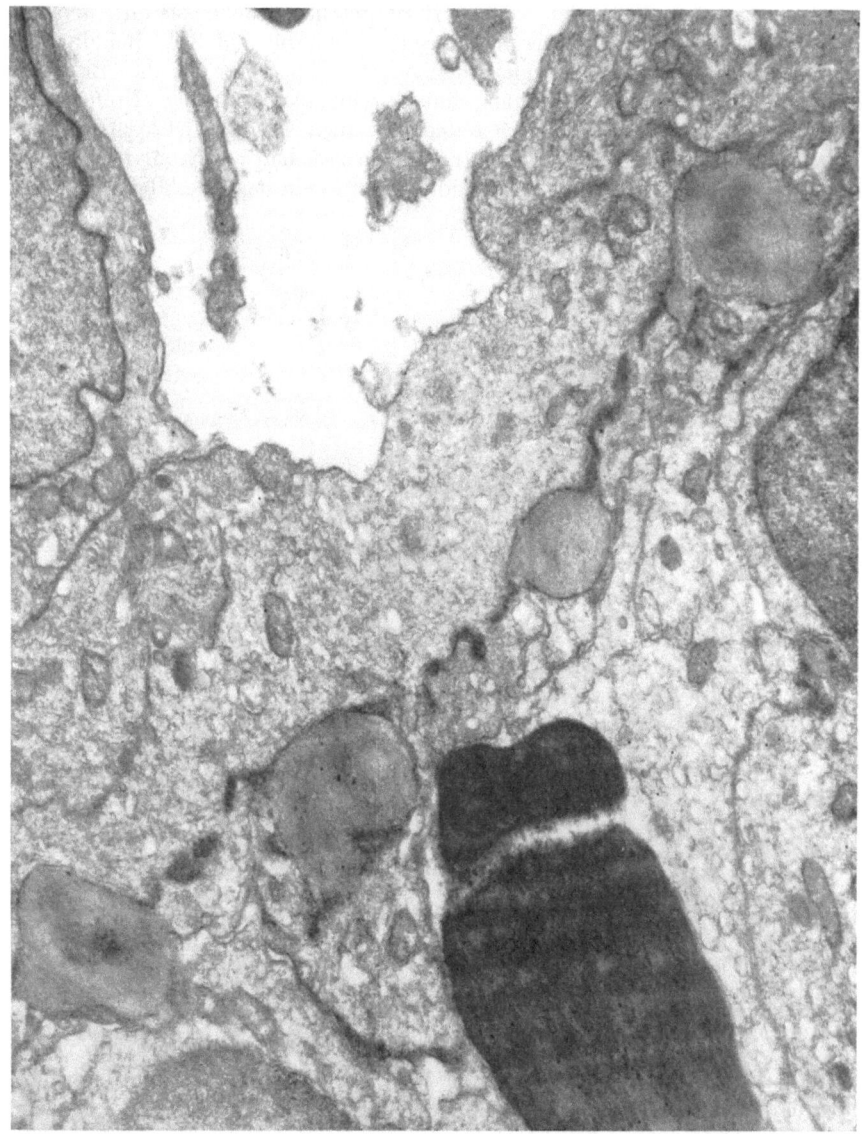

Abb. 292. Sinuswand aus der roten Milzpulpa des *Menschen* (Vergr. 16000×). Am oberen Bildrand das Sinuslumen. Vier Ringfasern sind quer getroffen. Sie liegen etwa auf der Diagonale von links unten nach rechts oben. Dazwischen intracellulär die dichtere Substanz der „Basalplatte", die sich hier durch die Nachbehandlung des Präparates mit Phosphorwolframsäure besonders kontrastreich darstellt. Original von Prof. Dr. W. STOECKENIUS, New York [Verh. dtsch. Ges. Path. **42** (1958), Abb. 1]

praktisch konstant, d.h. die normale Volumenzunahme der Sinus wird nur durch Erweiterung, nicht durch Verlängerung bewerkstelligt.

Die (am besten mit Heidenhainschem Eisenhämatoxylin darstellbaren) Stabzellen der Sinus sind etwa 2 μ breit (vgl. WEIDENREICH, 1901a); ein Sinus von 10 μ Durchmesser bzw. 32 μ Umfang umfaßt also höchstens 16, lückenlos aneinander gereihte Stabzellen. Da ihre Breite festliegt, rücken sie mit zunehmender Erweiterung des Sinus immer mehr auseinander (Abb. 293, 294). Bei (durch den Ringfaserabstand gegebener) gleichbleibender Höhe beträgt die Breite der Wandlücken (Stomata) für einen Sinusdurchmesser von 20 μ (Umfang 64 μ) 2 μ, für einen von 30 μ (94 μ) 3,9 μ und für einen von 40 μ (125 μ) 5,8 μ. Bei einem Sinusdurchmesser von 27 μ (Umfang 86 μ) gehen die Stomata aus einem stehenden Rechteck in ein Quadrat und danach in ein liegendes Rechteck über[1];

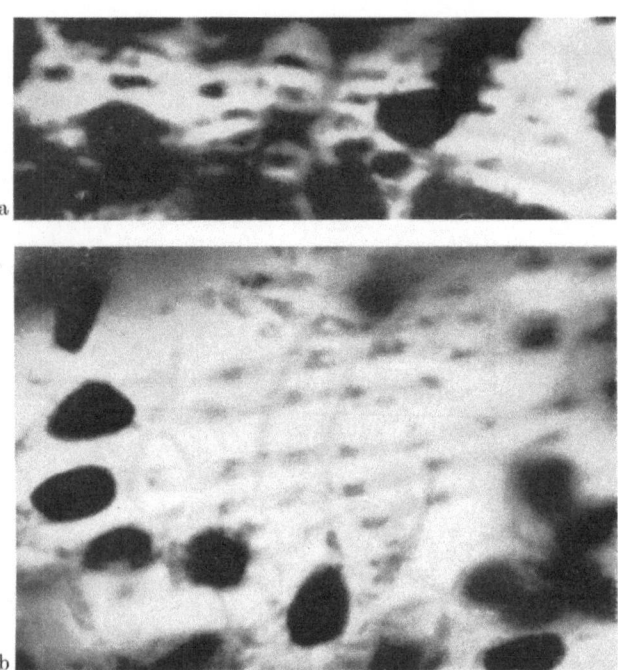

Abb. 293a u. b. *Menschliche* Milz (Eisenhämatoxylin nach HEIDENHAIN, Vergr. 1600×). Mikrophotos: a Enger Sinus, b erweiterter Sinus. Die Breite der (durch die Überkreuzung von Stabzellen und Ringfasern zustandekommenden) dunkleren Flecken nimmt bei Erweiterung des Sinus nicht nennenswert zu, auch ihr mittlerer Längsabstand (d. h. die durch den Ringfaserabstand festgelegte Höhe der Wandlücken) bleibt derselbe. Nach BJÖRKMAN (1947)

oberhalb eines Sinusdurchmessers von 49 μ sind sie auch für nichtdeformierte Erythrocyten durchgängig. Die mit der Weiterstellung der Sinus einhergehende Permeabilitätssteigerung beruht also auf einer Größen- und Formänderung der Stomata, die im Leben denselben Regeln unterliegen dürfte wie im fixierten Präparat bzw. in der Agonie (vgl. KNISELY). Eine aktive Kontraktilität der Stabzellen (WEIDENREICH, FOOT, v. HERRATH u.a.) lehnt BJÖRKMAN angesichts der Unveränderlichkeit der basalen Längsstreifung und des Ringfaserabstandes ab. Die Sphincterfunktion der Sinusausgänge (KNISELY; vgl. WARNER und BENSLEY, 1940; UTTERBACK, 1944) kommt wahrscheinlich dadurch zustande, daß die Stabzellen beim Übergang vom Sinus zur Sammelvene — wo sie beide Male

---

[1] Das von zahlreichen Autoren bis in die jüngste Zeit hinein (z.B. ROHR, 1960; STREICHER, 1961, Abb. 5; vgl. KELLNER, 1964, Abb. 3) unbesehen übernommene „Schema der Sinuswand (fast geschlossen, etwas gedehnt, maximal gedehnt)" von OBERNIEDERMAYER (1926, Abb. 12) erweckt demgegenüber den irrigen Eindruck, als ob die Stomata mit zunehmender Erweiterung des Sinus aus einem schmalen stehenden Rechteck über ein Quadrat oder Oval wiederum in ein stehendes, wenn auch gedrungeneres Rechteck übergingen (Abb. 282).

in der Längsrichtung verlaufen — Spiraltouren beschreiben und so von den (elastischen) Ringfasern vorübergehend nicht recht-, sondern spitzwinklig überkreuzt werden.

Bei pathologisch veränderten Milzen (Lit. bei LUBARSCH, 1927; HUECK, 1930; JÄGER, 1931; PERLA und MARMORSTON, 1935; KLEMPERER, 1938; GELIN, 1954; ROTTER und BÜNGELER, 1955; STREICHER, 1961) findet BJÖRKMAN den Ringfaserabstand zwar ebenfalls unabhängig von der Sinusweite, aber insgesamt

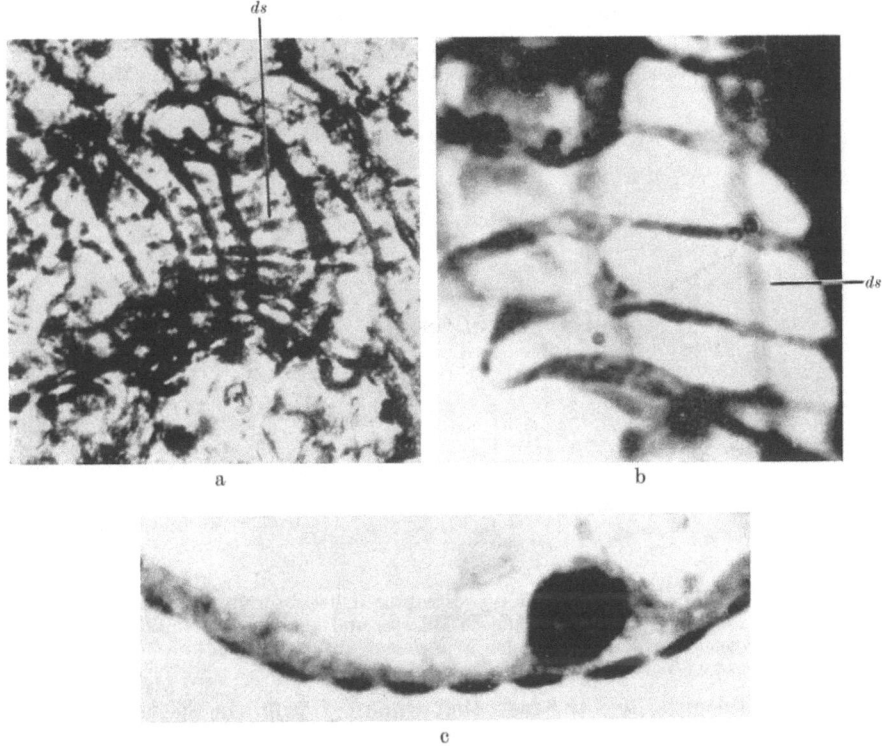

Abb. 294 a—c. Sinus mit gitterartiger Wandstruktur aus der normalen *Erwachsenen*milz. Mikrophotos (*ds* dunkle Abschnitte der Stabzellen): a (Gitterfaserimprägnation nach SNOOK-Azan, Vergr. 1200×) Stomata in Form stehender Rechtecke bei engem Sinus. — b (Gitterfaserimprägnation nach SNOOK, Vergr. 2500×) Stomata in Form liegender Rechtecke bei erweitertem Sinus. — c (Eisenhämatoxylin nach HEIDENHAIN, Vergr. 3000×) Stabzelle; beachte die gleichmäßigen Abstände der dunklen basalen Abschnitte. Nach BJÖRKMANN (1947)

größer als bei normalen Milzen; er beträgt bei letzteren im Mittel 2,42 µ, bei akuter Milzschwellung (Hyperämie) 3,31 µ und bei chronischer kardialer Stauung 3,57 µ. Auch die Ausbildung der Ringfasern als solche kann sich ändern. Bei chronischer myeloischer und lymphatischer Leukämie erfolgt ein Rückschlag auf den fetalen Typ (vgl. BILLROTH, 1861, 1862a, b): Beim *Feten, Neugeborenen* und *Kleinkind* findet sich — ähnlich wie beim *Kaninchen* — anstelle paralleler, nur geringfügig anastomosierender Ringfasern ein Fasernetz mit rundlichen, annähernd gleich großen Maschen (Abb. 295)[1]. Durch Reduktion der Längsfasern und zunehmende Betonung der Querfasern stellt sich im späteren *Kindes-*

---

[1] Auch die Sinus traumatisch bedingter *menschlicher* Nebenmilzen (Autotransplantate: vgl. S. 42, 69) zeigen diesen primitiven Wandbau (TISCHENDORF, 1968, Abb. 9).

alter allmählich der endgültige Zustand her. Ähnlich zu deuten wie die leukämischen Veränderungen sind wohl auch die zahlreichen Längsanastomosen der Sinusringfasern, die Björkman (vgl. Matsui, 1914/15) bei splenomegaler peripherer (Lebercirrhose) und zentraler (Herzfehler) Stauung beobachtete. Die Sinus der septisch vergrößerten und erweichten Milz sind — sofern nicht die Organstruktur überhaupt zerstört ist — stark dilatiert, die Ringfasern hochgradig verdünnt bzw. gedehnt und schwer imprägnierbar. Ebenso verhält es sich (bei anscheinend intakten Stabzellen) mit der akuten Leukämie, während die thrombocytopenische Purpura die Sinuswände nicht angreift.

Ganz allgemein nimmt mit steigendem Milzvolumen infolge Weiterstellung der Sinus ihre Porosität zu. Das gilt auch für die Woroninsche Milzspülung:

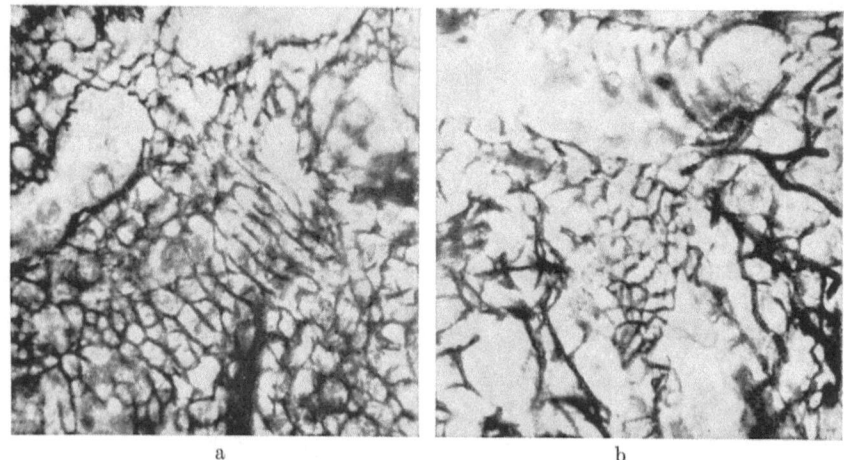

a   b

Abb. 295a u. b. Sinus mit netzartiger Wandstruktur (Gitterfaserimprägnation nach Snook, Vergr. 600×) aus einer *fetalen menschlichen* Milz (a) und aus der Milz eines an chronischer myeloischer Leukämie leidenden *Erwachsenen* (b). Nach Björkman (1947)

,,Several histologists used the fact, that while perfusing the spleen one washes away the cells of the pulp cords as a proof of an open circulation. It remains, however, clear that an increased filtration from the sinuses into the veins by way of the pulp cords can also bring pulp cells along with it...'' (Björkman). Die Konsistenz der Milzpulpa nimmt in demselben Maße ab (akute infektiöse Milzschwellung, akute Leukämie usw.), wie der Flüssigkeitsaustausch zwischen Sinus und Pulpasträngen bzw. Pulpasträngen und Venen zunimmt. Die Milzerweichung bleibt aus (chronische Stauungsmilz, chronische Leukämie usw.), wenn das Ringfasersystem der Sinus durch ein die Porengröße limitierendes Fasernetz — ähnlich dem der *Kaninchen*- oder *Neugeborenen*milz — ersetzt wird. Auslösende Ursache für diesen Umbau der Sinuswand ist offenbar ein pathologisch erhöhter Pfortaderdruck [vgl. die Experimentalbefunde von Jäger (1931, 1937a) beim *Hund*; s. S. 392], wie er physiologischerweise als Dauerzustand beim *Feten* — vorübergehend, nach der Nahrungsaufnahme, auch beim *Erwachsenen* (S. 114, 484, 486) — gegeben ist. Mit einer erhöhten Durchlässigkeit der Sinuswand einhergehende Splenomegalien (vgl. v. Haam und Awny, 1948; Harris, McAlister und Prankerd, 1957; Jandl, Simmons und Castle, 1961; Leonardi und Munari, 1962) zeigen stets auch einen gesteigerten Erythrocytenabbau.

Björkman erblickt daher die physiologische Aufgabe des Sinusfilters vor allem in der Trennung von Erythrocyten und Plasma (vgl. Bergenhem und

Fåhraeus, 1936; u. a.; s. S. 132, 461): „...the reservoir function, as observed by
Barcroft and Binet, is only the other side of the shield and ... the essential
function is the deplasmatization of the red cells... It leads to a destruction of
red corpuscles". Die Erythrophagocytose selbst bzw. die Aufnahme von Erythro-
cytenbestandteilen spielt sich hauptsächlich im Endothel der Pulpa- und Balken-

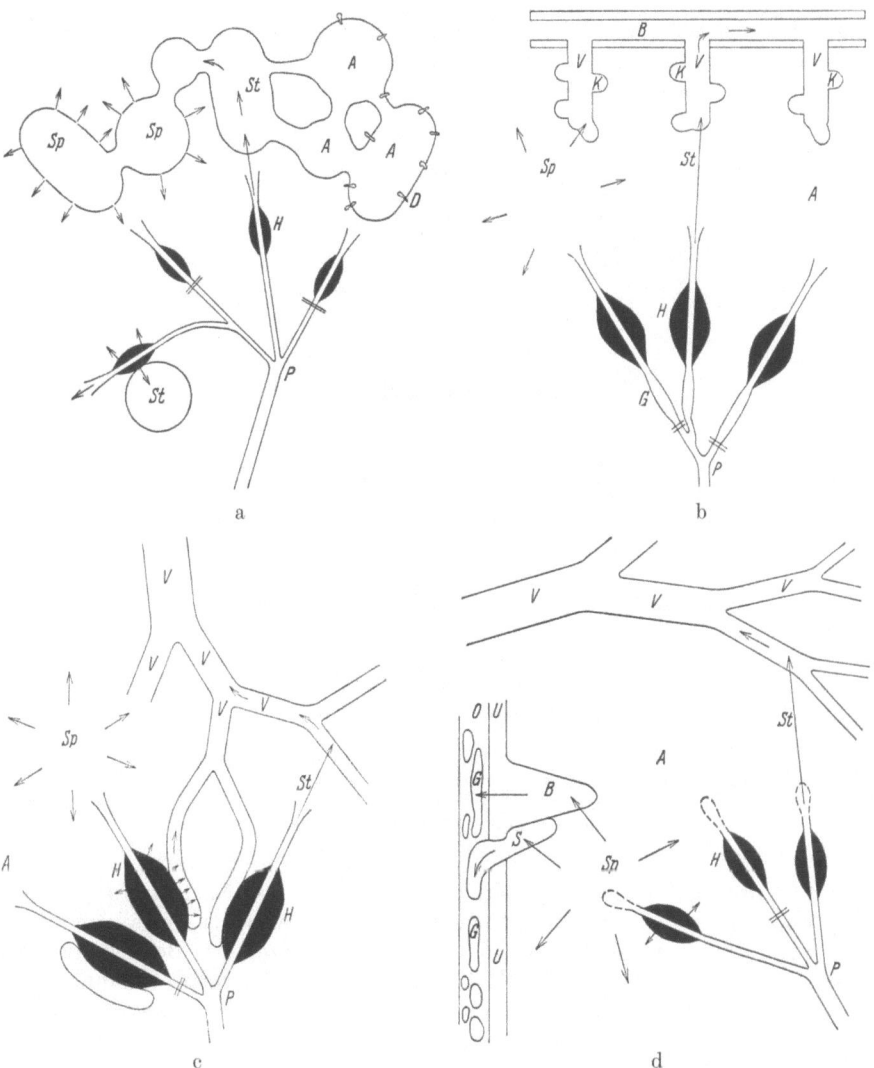

Abb. 296 a—d. Schema der Arbeitsteilung und des Blut- und Plasmaweges in verschiedenen
Säugermilzen: a *Mensch, Hund, Kaninchen*; b *Katze*; c *Schwein*; d *Wiederkäuer, Pferd*. Es
sind jeweils ein „Penicillus" mit Arteriolen, Hülsen und Endcapillaren und ein Teil des Sinus-
bzw. Pulpavenensystems wiedergegeben. *A* Arbeitssinus bzw. -reticulum; *B* (in b) Balkenvene; *B* (in d) von der Kapsel abgehender Balken; *D* Diapedase; *G* (in b) erweiterte präglumäre Arteriole; *G* (in d) Kapselgefäß; *H* Hülse; *K* capilläre Ansatzröhrchen (Venenanfänge); *O* obere Schicht der Milzkapsel; *P* Penicillus; *S* in die Kapsel eintretendes Gefäß
(Lymphgefäß); *Sp* Speichersinus bzw. -reticulum; *St* Stromsinus bzw. -reticulum; *U* untere
Schicht der Milzkapsel; *V* Pulpavene. → Blut- und Plasmaweg; // arterielle Sperrung. Die
Speichersinus bzw. das Speicherreticulum sind als eben gefüllt zu denken, das Blutplasma
wird soeben abgefiltert. Nach v. Herrath (1958; vgl. 1935 d)

venen, erst bei verstärktem Abbau auch im Sinusendothel ab (KOHIRA, 1960a;
vgl. LORETI und SABBIA, 1942; LENNERT, 1950, 1951; BARBOLINI, 1964; s. S. 466).
   Nach v. HERRATH (1935d, 1958) ist das Sinusnetz der *menschlichen* Milz noch
dichter als das der *Kaninchen*milz [über das besondere Verhalten der Orsósschen
„Kapselgrenzzone" (TISCHENDORF, 1959, Abb. 2, Lit.) s. S. 371]. Im Alter nimmt
die „Sinuisation" zu (vgl. ANDREW, 1946); bei langanhaltender Stase (Pfortader-
oder Milzvenenthrombose u.ä.) kann sich auch das restliche Pulpareticulum noch
in Sinus umwandeln (vgl. KLEMPERER, 1938; MOSCHCOWITZ, 1954; u.a.). Gemäß
der „Arbeitsteilung im Milzparenchym" unterscheiden sich kleinere oder

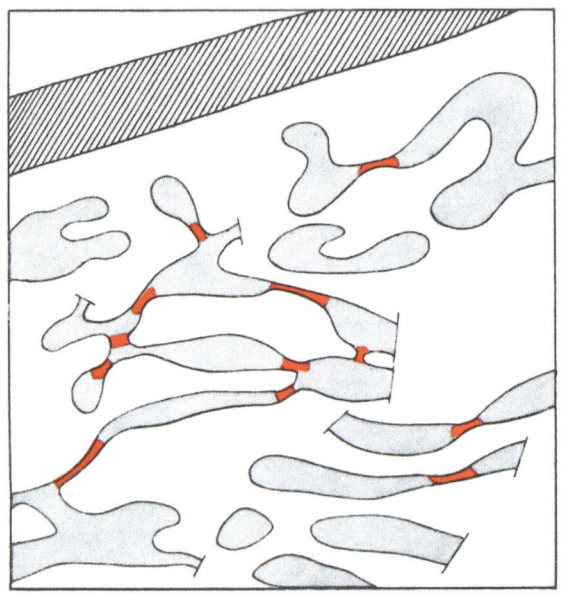

Abb. 297. Graphische Rekonstruktion der Sinus in der Pars subcapsularis der *menschlichen*
Milz. 4 Schnitte von je 7 μ Dicke; wo die Sinus aus dem Bereich dieser 4 Schnitte austreten,
sind sie durch einen senkrechten Schnitt begrenzt. Rot: im histologischen Schnittbild deutlich
erkennbare Reusen. Nach HERRLINGER (1949)

größere Gruppen von Sinus in Weite und Inhalt von den Nachbargruppen: Die
mehr weiße als rote Blutkörperchen enthaltenden „Arbeitssinus" sind temporär vom Blutstrom abgeriegelt, um in Ruhe — unter den Bedingungen der
Stase — ihre „Arbeit am Blute" (Erythrocytenaussonderung, Immunisierung
usw.: vgl. BÜRKER, 1926a, b; BARCROFT und POOLE, 1927; FRENCKELL, 1927;
SPADOLINI, 1928; TSUNASHIMA, 1928a, b, c; SINGER, 1930; LUDWIG, 1931; KURU,
1933; ABRAMSON und FRENCKELL, 1934; LONDON und KRYZANOWSKAJA, 1934;
MANAI, 1935; REBENSBURG, 1935; SCHULZ, 1935; BERGENHEM und FÅHRAEUS,
1936; DELEONARDI und PAOLAZZI, 1936a, b; HARRING, 1936; HEIMANN, 1936;
FORCONI, 1938; GORECZKY und v. LUDÀNY, 1938; MELLGREN, 1938; STEPHENS,
1938; FRANCESCON, 1939; HAM und CASTLE, 1940; KOVÁCS und GORECZKY, 1942;
NORDLANDER, 1942; KRAMER und LUFT, 1951; u.a.; s. auch S.132) verrichten zu
können. Die gerade in den Kreislauf eingeschalteten „Stromsinus" führen
normal zusammengesetztes Blut und sichern so die Ernährung des Organs. Die
„Speichersinus" schließlich sind vollgestopft mit Erythrocyten, deren Begleit-
plasma durch die Sinuswand abfiltriert wurde (vgl. KNISELY, 1936b, c; s. oben!).

Das in der *menschlichen* Milz, wie bei allen ausgesprochenen Stoffwechselmilzen, nur spärlich vertretene R e t i c u l u m verhält sich lt. v. HERRATH analog den Sinus (deren Stelle es, zusammen mit den Pulpavenen, bei den extremen Speichermilzen einnimmt). Wenn sich das Blut tatsächlich völlig frei und ungeordnet durch das Pulpareticulum bewegte, wie es die den Schemata v. HERRATHs (Abb. 296) zugrunde liegende These der „offenen" Blutbahn will, so wäre ein Nebeneinander verschiedenster Funktionszustände — „Arbeits-", „Strom-" und „Speicherreticulum" — auf engstem Raum unmöglich. Dazu bedarf es einer „geschlossenen" oder doch wenigstens „geordneten" Blutbahn (vgl. S. 597, 612).

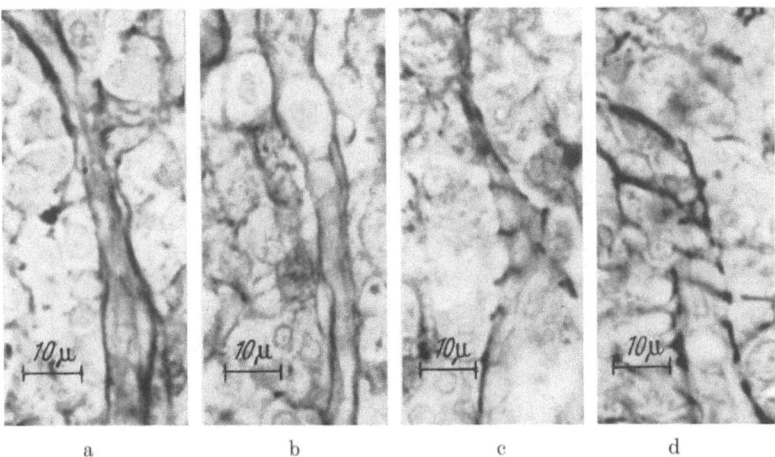

Abb. 298 a—d. Milz, *Mensch* (Bouin, Paraffin 5 μ, PAS-Reaktion). Kalibervergleich der mit Ausnahme der arteriellen Zuflußsperren („Capillarengpässe") relativ starren arteriellen Capillaren und der in weiten Grenzen verstellbaren Sinusreusen. Mikrophotos: a Arterielle Capillare aus der Innenzone der Pars subcapsularis, beim Verlassen der Schweigger-Seidelschen Hülse. b Arterielle Capillare aus der Außenzone der Pars subcapsularis, kurz vor dem Übergang in einen Sinus. c u. d Eng- und weitgestellte Sinusreusen aus der Zwischenzone der Pars subcapsularis. Nach TISCHENDORF (1959)

HERRLINGER (1949; s. auch 1950a, b, 1957) bestätigt dieses „Nebeneinander verschiedenster Tätigkeitsphasen in der kleinsten Raumeinheit der Milz". Die Sinus der *menschlichen* Milz schlängeln sich nicht einfach „wie ein Haufen Röhrennudeln" (BRAUS, 1924) durcheinander, sondern bilden „wurstförmige Hohlräume", die sich trotz zahlreicher Verbindungen gut gegeneinander abgrenzen lassen. Die von HERRLINGER als „R e u s e n" bezeichneten Weidenreichschen „Verbindungsröhrchen" sind wohldefinierte Bausteine des Sinussystems, mittels derer die Sinus der Länge wie der Breite nach in wechselndem Maße miteinander kommunizieren (Abb. 297). Die Fähigkeit der Reusen zum Totalverschluß — die aus dem häufig ganz verschiedenen Inhalt unmittelbar benachbarter Sinus hervorgeht — erklärt HERRLINGER gleich BJÖRKMAN (1947) mit einer spiraligen Anordnung der protoplasmatischen Sinuslängsleisten. Der Verschluß selbst soll, im Sinne einer Torsion, mechanisch durch die Füllung der betreffenden Sinus oder auf nervösem Wege (vgl. HARTING, 1952, Abb. 8) ausgelöst werden. Auch TISCHEN-DORFs (1959, Abb. 2, 5 c, d, 6, 11, 13, 15, 17, 18, 22) Beobachtungen sprechen für das Vorliegen eines solchen Spiralventils im Reusenbereich (vgl. STREICHER, 1961) (Abb. 298, 299); über den mutmaßlichen Steuermechanismus kann man natürlich verschiedener Meinung sein.

Das venöse System beginnt nach HERRLINGER (vgl. TISCHENDORF, 1959) erst jenseits der letzten, reusenförmigen Sphincteren, die Sinus und Pulpavenen trennen. Diese zeigen zwar nicht mehr den typischen Wandbau der Sinus, sind aber (mangels einer Muscularis) auch noch keine echten Venen. Im Gegensatz zu den kleineren Pulpaarterien, die nicht miteinander anastomosieren, gehen die kleineren Pulpavenen in ihrem Ursprungsgebiet Anastomosen ein. In der den größten Teil der roten Milzpulpa ausmachenden Pars interfollicularis münden die vielfach hinter- und nebeneinandergeschalteten Sinus in Pulpavenen, die durch

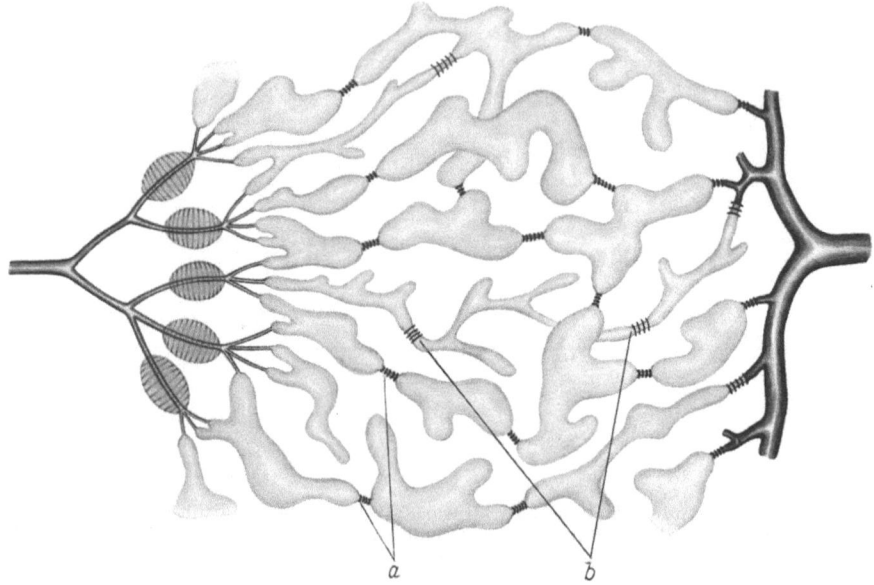

Abb. 299. Schematische Darstellung der Funktion der Milzsinus und ihrer Verschlußmechanismen. Nach STREICHER (1961). An der Stelle des Einflusses und am Ende der Sinus bestehen Verstärkungen der zirkulären Fasern, die einen Verschluß bewerkstelligen können. Durch wechselweise Betätigung dieses Verschlußmechanismus werden normalerweise die Sinus alternierend gefüllt und entleert. Werden nun alle Sinus — z.B. im Schock — plötzlich entleert und bleiben sie bei eröffneten Verschlußmechanismen eng gestellt, so kann eine große Blutmenge schnell von der arteriellen zur venösen Seite hinübergeschoben werden. a Enggestellte Verschlüsse: Sinus erweitert und mit Blut, das in ihnen eingedickt wird, aufgefüllt; b Verschlüsse weit: Sinus kontrahiert, Blut fließt rasch hindurch

Aufnahme weiterer Sinus ihren Querschnitt immer mehr vergrößern und schließlich in Balkenvenen übergehen (s. S. 525). In der Pars perifollicularis glaubt HERRLINGER Weidenreichsche „Ansatzröhrchen" nachgewiesen zu haben, die „strahlenkranzförmig die Peripherie der Knötchenrandzone ... drainieren". Die Pars subcapsularis (vgl. TISCHENDORF, 1959) besitzt ihr eigenes Abflußsystem: die das Blut der kapselnahen Sinus abführenden Pulpavenen (Abb. 300) vereinigen sich mit den übrigen erst in der Größenordnung der Balkenvenen (Abb. 301). — SNOOK (1950, Fig. 10, 11; vgl. MACNEAL, OTTANI und PATTERSON, 1927; MAC NEAL, 1929) bestätigt zwar im großen und ganzen die früheren Befunde, plädiert aber im Gegensatz zu BJÖRKMAN (1947) für eine scharfe Abgrenzung von Sinus und Pulpavenen. Auch zeigen seine graphischen Rekonstruktionen der Neugeborenen- und Erwachsenenmilz keine deutliche, altersbedingte Zunahme der „Sinuisation" (ANDREW, v. HERRATH).

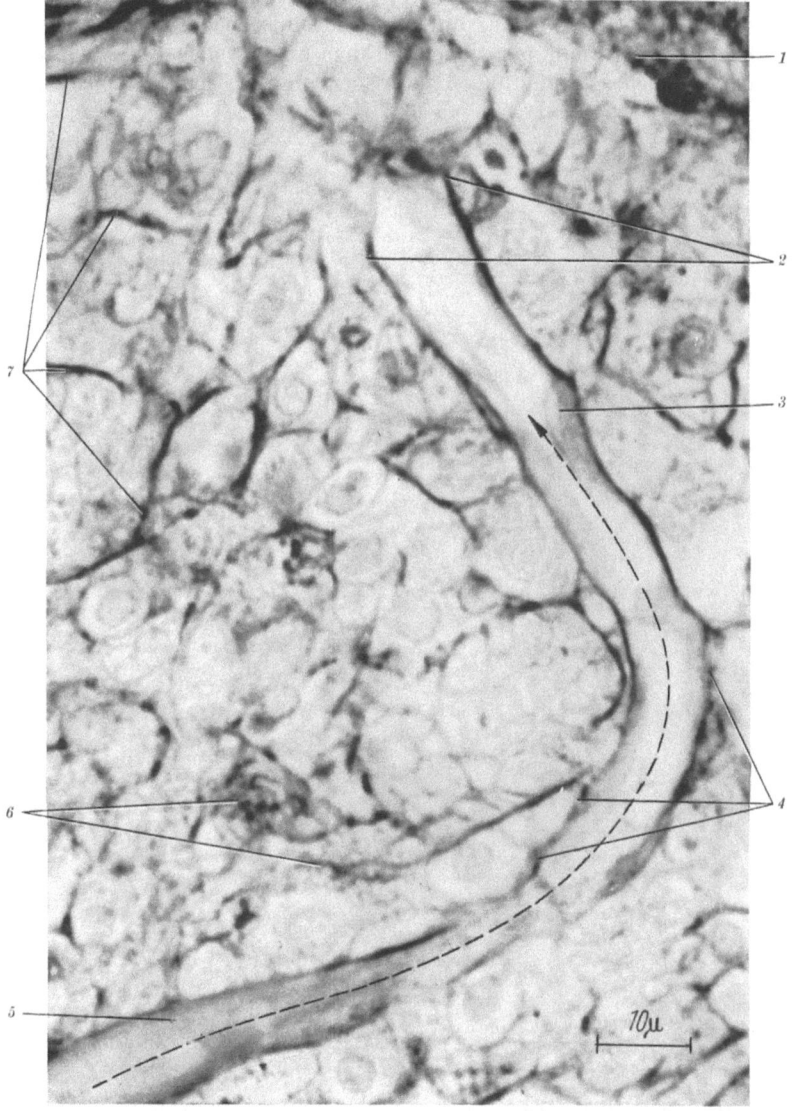

Abb. 300. Milz, *Mensch*; ungespült (Bouin, Paraffin 5 μ, PAS-Reaktion). Außenzone der Pars subcapsularis: *1* Kapselinnenfläche; *2, 4, 7* Sinus; *3* Endothelkern; *5* arterielle Capillare; *6* schräggetroffene Sinusreuse. Bei dem Gefäßabschnitt in Höhe von Hinweis *3* handelt es sich der Serie nach um das in Aufsicht erscheinende T-förmige Anfangsstück [vgl. HERRLINGER, 1949 (Abb. 301, rechts oben)] einer schräg zur Schnittebene verlaufenden kleinsten Pulpavene. In den unteren der beiden angeschlossenen Sinus mündet unter konischer Verjüngung eine arterielle Capillare, deren Blut sich somit unter Zwischenschaltung einer kurzen Sinusstrecke geradewegs in die Pulpavene ergießt. Nach TISCHENDORF (1959)

Am Korrosionspräparat (vgl. S. 598ff.) der *Feten-* und *Neugeborenen*milz beschreibt BLECHSCHMIDT (1938) die Sinus als walzenförmige, etwa 25 μ dicke Gebilde, die einen zusammenhängenden Plexus in Form eines groben Rankenwerkes bilden. Das arteriell injizierte „Schwammwerk" des Reticulums umfließt — entsprechend den Kobothschen „Maschengängen" (vgl. v. HERRATH, 1958) —

tangential die Sinusausgüsse. KADAR (1951) schließt aus seinen Korrosionspräparaten der *Erwachsenen*milz auf eine kontinuierliche Strömung im Zentrum
und auf zahlreiche Kommunikationen mit dem umgebenden Reticulum am Rand
der Sinus. Seitliche Verbindungen von Sinus und Reticulum konstatiert auch

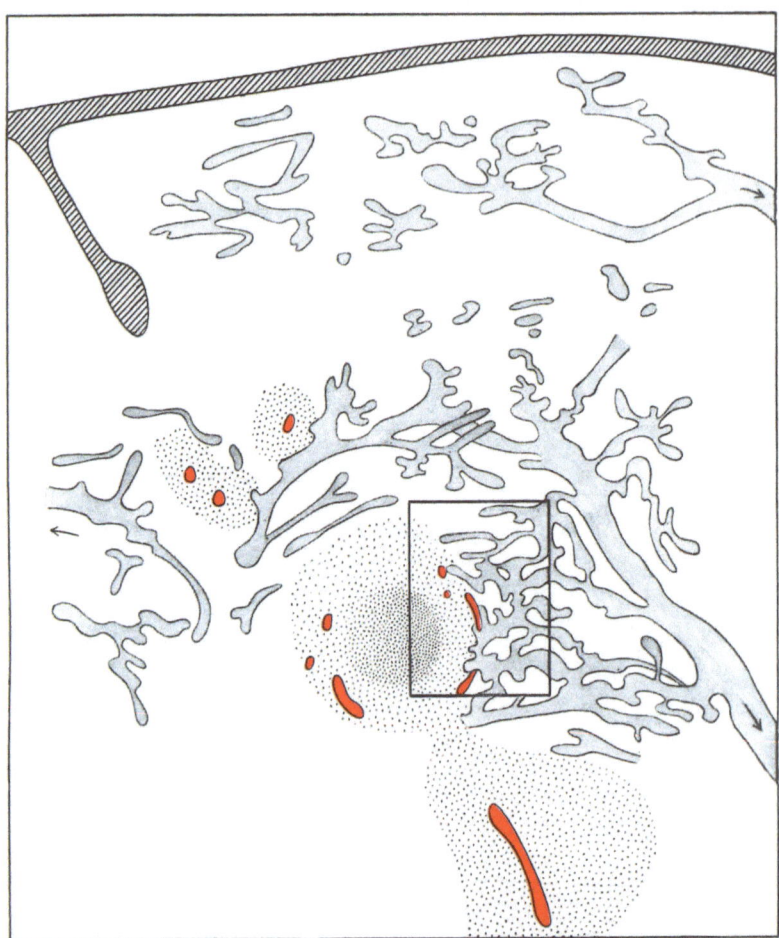

Abb. 301. Graphische Rekonstruktion des venösen Abflußsystems der *menschlichen* Milz.
10 Schnitte von je 7 μ Dicke; mit Ausnahme des umrahmten (perifollikulären) Gebietes, in
dem sämtliche Sinus eingezeichnet wurden, sind nur die größeren Sinus und die Pulpavenen
berücksichtigt. Gesonderter Abfluß für Pars peri- und interfollicularis einerseits und Pars
subcapsularis andererseits. Rot: arterielle Gefäße. Nach HERRLINGER (1949)

LEWIS (1957), der die knotig-varicösen Sinus der *menschlichen* Milz ähnlich gut
entwickelt, aber nicht so regelmäßig ausgebildet findet wie beim *Hund*. VERRESEN
und BONTE (1962) lassen das Venennetz mit ampullenartigen Sinus beginnen,
die vom Reticulum durch eine „klappenartige Struktur" getrennt sind. Nach
OHTA (1957: *Mensch, Kaninchen, Hund, Katze, Schwein, Rind*) sind die Venenanfänge (Abb. 288) beim *Menschen* komplizierter gestaltet als beim *Kaninchen*:
fächer-, stäbchen-, kastanien- oder birnenförmig. Die sinuösen Erweiterungen und
ableitenden Venenstämmchen jedoch haben den gleichen Durchmesser (30—55

bzw. 12—20 µ) wie beim *Kaninchen*. Da der Umfang der Milzsinus — wie der aller stärker dehnbaren Gefäßabschnitte — im Injektionspräparat weitgehend vom Druck abhängt (ERKOÇAK, 1958), sind derartige Zahlenangaben freilich nur bedingt brauchbar.

II. Lymphbahn
1. Methodik und Allgemeines

Die Darstellung der feineren, intraorganischen Lymphgefäße (ROMEIS, 1948, Lit.) ist erheblich problematischer als die der gröberen, extraorganischen. Am gebräuchlichsten ist die Injektion, die jedoch meist nicht direkt, intravasculär — wie bei den Blut- und größeren Lymphgefäßen —, sondern indirekt, intraparenchymatös erfolgt. Diese sog. Einstichmethode bietet natürlich keine Gewähr dafür, daß wirklich nur Lymphbahnen, dieser aber vollständig, injiziert sind (BARTELS, 1909, Lit.). Eine realere Darstellung liefert das Ligatur- oder Stauungsverfahren (KAYSERLING und SOOSTMEYER, 1939; RÉNYI-VÁMOS, 1959, 1960a; WENZEL, 1967, Lit.), aber auch mit ihm darf nicht kritiklos gearbeitet werden: In einem ödematisierten Organ werden die Lymphbahnen nicht nur erweitert, sondern — vor allem in Kapselnähe — auch komprimiert, d.h. man erhält nie eine gleichzeitige Füllung aller Lymphgefäße (GRAU, 1965b). Man sollte daher bei einem Organ wie der Milz, wo die Existenz von (tiefen) Lymphbahnen erst noch bewiesen werden muß, nicht einfach auf die Injektion verzichten — wie es z.B. KELLNER (1962) tut —, sondern ihre Ergebnisse planmäßig mit denen der Lymphgefäß- oder Venenligatur (bzw. natürlichen Stauung) konfrontieren. „Man darf eben nicht von einem einzigen Verfahren alles verlangen" (BARTELS).

Nach GRAU (1960b, 1961a, 1965b; vgl. KRAUS, 1957, 1959, 1961, 1962, 1963) stellt das Lymphgefäßsystem (Lit. bei HELLMAN, 1930, 1943; JOSSIFOW, 1930b; DRINKER und FIELD, 1933; WEIDENREICH, BAUM und TRAUTMANN, 1933; ROUVIÈRE und VALETTE, 1937; YOFFEY und COURTICE, 1956; RUSZNYAK, FÖLDI und SZABO, 1957; GRAU und BOESNECK, 1959; RÉNYI-VÁMOS, 1960a, b) als „eigentlicher Gewebsstoffwechselapparat" eine Art „Überlaufsystem" dar, das bei Versagen der Venen allein den Abtransport übernimmt. Seine Hauptaufgabe ist die Abfuhr der vom Blut ins Gewebe abgelagerten hochmolekularen Eiweißkörper. Die „blind, handschuhfingerartig" (vgl. dagegen HEIMBERGER, 1967) beginnenden, ein „geschlossenes Röhrensystem ohne Öffnungen" bildenden Lymphcapillaren (RÉNYI-VÁMOS; vgl. LEAK und BURKE, 1966; ŽDANOV, 1966, Lit.) sind trotz ihrer geschlossenen Endotheldecke auch für corpusculäre Stoffe durchgängig. Als „Sonderdrainagesystem der Bindegewebsräume" finden sich echte Lymphgefäße nur im kollagen-fibrillären, nicht aber im lymphoretikulären Gewebe, wo ihre Aufgabe den hier ebenfalls eine erhöhte Permeabilität (KIHARA, 1956b; KRÖLLING und GRAU, 1960) aufweisenden Blutcapillaren zufällt. Die in der älteren Literatur, gelegentlich auch heute noch (KELLNER, 1962, 1963), beschriebenen endothellosen „Lymphscheiden" gehören „nach unserer Definition nicht zum Lymphgefäßsystem" (BARTELS). Die „perivasculären Lymphscheiden" (LOESCHCKE, 1934) sind in Wirklichkeit periarterielle bzw. -venöse Ödemmäntel (PFUHL, 1935); das Ödem befindet sich außerhalb, die in ihrer Zusammensetzung (OEHME, 1928; KRAUS, 1959; u.v.a.) sich deutlich von der Gewebsflüssigkeit und vom Blutplasma (mit dem sie KELLNER identifiziert) unterscheidende Lymphe dagegen innerhalb der Lymphcapillarwand. „Die Lücken des extravasculären Raumes kann man Interstitium, Spalte, Scheide oder sonstwie nennen, ihre Verknüpfung mit der Silbe ‚Lymph-' ist unrichtig" (RÉNYI-VÁMOS).

2. Milzlymphgefäße
a) Nichtsäuger

Über die intraorganischen Lymphgefäße der Nichtsäugermilz liegen nur wenige Untersuchungen vor. Bei Elasmobranchiern (*Acanthias vulgaris, Scyllium canicula, S. catulus, Pristiurus catulus, Spinax niger, Torpedo ocellata, T. marmorata, Raja punctata, R. oxyrhinchus, R. radiata*) und Teleosteern (*Anarrhichas lupus, Cottus scorpio, Gadus morrhua, G. pollachius, Labrus mixtus, Cyclopterus lumpus, Pleuronectes limanda, Zeugopterus megastoma*) enthält das Parenchym der Milz keine Lymphgefäße, nur am Hilus finden sich einzelne feine Äste (GLASER, 1933, Lit.). Bei *Xenopus laevis* (Amphibia) sind die Venenaustrittsstellen der Milzkapsel zugleich die Austrittspforte der Lymphgefäße (STERBA, 1950). Beim *Haushuhn* (Aves) beschreibt BAUM (1930a) ein „verhältnismäßig reiches" Netz-

werk von Lymphgefäßen in der Milzkapsel; auch das Lymphgefäßsystem der
Perlhuhn-, Gänse-, Enten-, Truthahn- und *Tauben*milz beschränkt sich auf die
Kapsel (LACZKO, 1928). Von Lymphgefäßen im Inneren der Nichtsäugermilz
berichtet nur BENEKE (1937), der in der aufgelockerten, elastischen Arterienadventitia einer (rupturierten) *Hühner*milz größere „Lymphräume" beobachtet
haben will.

b) Säugetiere

Nach der älteren Literatur (vgl. TOMSA, 1863; HARTMANN, 1930; KLEMPERER,
1938) scheint „festzustehen, daß im Milzparenchym selbst Lymphgefäße völlig
fehlen. Frühere Autoren berichteten zwar von tiefen Lymphgefäßen..., doch
haben diese Angaben keine Bestätigung gefunden: vielmehr ist das eine gerade
sichergestellt, daß die in der Milz erzeugten farblosen Blutkörperchen in die Blutbahn direkt gelangen" (SOBOTTA, 1914). Auch HARTMANN ist davon überzeugt,
daß in der Milz „Lymphgefäße..., welche den in der lymphoiden Pulpa gebildeten
Zellen einen besonderen Abflußweg ermöglichen, ...nicht vorhanden" sind. Nach
WEIDENREICH, BAUM und TRAUTMANN (1933; vgl. HAUSMANN, 1933) sind Lymphgefäße „mit Sicherheit nur in der Milzkapsel, nicht hingegen im Milzparenchym
nachgewiesen".

Nach v. HERRATH (1935d, 1947) bestehen in der Ausbildung der Milzlymphgefäße erhebliche Artunterschiede: Bei hochentwickeltem Lymphsystem
(Ruminantier, Equiden) liegt das Schwergewicht auf den subserösen Lymphgefäßen, aber auch die periarteriellen sind gut ausgebildet; bei gering entwickeltem
Lymphsystem (Carnivoren, Primaten) finden sich hauptsächlich die letzteren.
Sie lassen sich angeblich bis in die Reticulummaschen (1965: „bis zur Pulpa") verfolgen, so daß „die Pulpa der meisten Milzen ... Lymph- und Blutraum zugleich"
ist. Ein typologischer Unterschied — in dem Sinne, daß die sinusarme Speichermilz reichliche, die sinusreiche Stoffwechselmilz nur spärliche Lymphbahnen
besäße — existiert nicht. Offenbar sind aber Balkenvenen- und Lymphsystem
antagonistisch entwickelt (vgl. dagegen v. HERRATH, 1965), was die grundsätzliche Bedeutung beider als Abflußwege erhellt. „Die gleichzeitige oder einseitige Ausbildung beider Wege dürfte nicht nur durch die Organbedingungen
der Milz, sondern auch durch die des gesamten Pfortadersystems verursacht werden"
(vgl. S. 481 ff., 485 ff.).

Bei der *Spitzmaus* (Insectivora) will BANNWARTH (1891) periarterielle Lymphgefäße bis in die Malpighischen Körperchen hinein verfolgt haben. Beim *Igel*
rekonstruierte HOEPKE [1933 (vgl. Abb. 234)] ein von „ganz flachem Endothel"
ausgekleidetes Gefäß, das sich zweimal um eine Follikelarterie windet und mitten
im Lymphgewebe mit zwei etwa 30 μ großen Öffnungen in die Reticulummaschen
ausläuft. Da solche Gefäße außerhalb des Milzhilus in große Lymphgefäße
münden, betrachtet sie HOEPKE ebenfalls als Lymphgefäße, die allerdings — wie
auch die Milzlymphknoten (ROEMER, 1933) — Erythrocyten enthalten können.
Nach GRAU und TAHER (1965; vgl. MEYER-LEMPPENAU, SAUER und TAHER, 1965)
handelt es sich hier nicht um echte intraparenchymatöse Lymphgefäße, sondern
lediglich um Gewebsspalten; das gilt für alle derartigen Angaben. So beschreibt
SNOOK (1946, Fig. 1) anhand von Gitterfaser-Imprägnationspräparaten bei *Maulwurf, Meerschweinchen* und *Maus,* aber auch *Pferd* und *Affe* periarterielle Lymphgefäße, die am Milzhilus in den mesenterialen Lymphplexus übergehen. Sie sind
bis in die weiße Pulpa zurückzuverfolgen, aber „the fine beginnings ... are
difficult to discern". Diese tiefen Milzlymphgefäße fungieren nach SNOOK als zusätzlicher Abflußweg, auf dem auch Lymphocyten das Organ verlassen können.

Aus Injektionsversuchen am *Kaninchen* schloß DOMINICI (1900) auf das Vorhandensein untereinander kommunizierender periarterieller und capsulärer Lymphgefäße; die Milzpulpa ist daher für ihn Blut- und Lymphraum in einem. v. HERRATH (1935d) sah beim *Kaninchen* Lymphgefäße nur um die hilusnahen Arterien, auch NISHIOKA (1935) konnte nur in einem hilusnahen Balken eine kleine Strecke weit winzige Lymphgefäße verfolgen. TISCHENDORF (1960b, Abb. 1; vgl. 1956c) bildet ein subseröses Lymphgefäß in der Kapsel der *Kaninchen*milz ab; nach ZIEGLER (1921) besitzt die *Kaninchen*- und *Meerschweinchen*milz (Rodentia) wie die *Katzen*milz (Carnivora) nur oberflächliche Lymphgefäße.

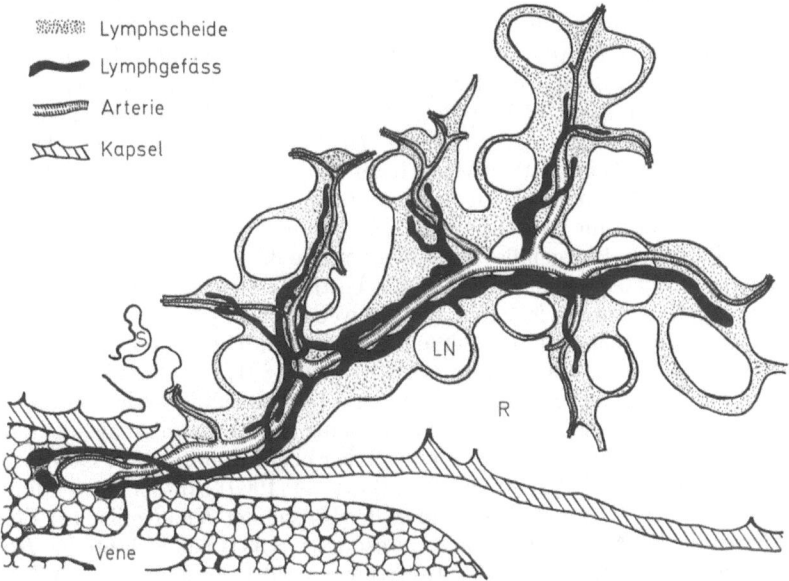

Abb. 302. Milz, *Meerschweinchen*. Graphische Rekonstruktion (Vergr. 50×) der Kapsel-, Lymphscheiden- und Follikelarterien mit den begleitenden Lymphgefäßen. *LN* Lymphfollikel, *R* Reticulum der roten Pulpa, *S* Sinus. Original (neu beschriftet) von Prof. Dr. TH. SNOOK, Grand Forks/North Dakota [Anat. Rec. **94** (1946), Fig. 1]

ANTHES (1928) vermutet beim *Meerschweinchen* aufgrund experimenteller Untersuchungen in der Milzkapsel feine, „den Lymphbahnen anderer Organe analoge Saftbahnen", die mit den Lymphbahnen des Reticulums in Verbindung stehen sollen. Die Rekonstruktion von SNOOK (1946) zeigt „lymphatic vessels" auch in den lymphatischen Scheiden längs der Pulpaarterien (Abb. 302); WINKELMANN (1937) und FALKE (1938) konnten jedoch nur in der Kapsel der *Meerschweinchen*milz echte Lymphgefäße nachweisen.

Bei der *Ratte* gelang es MEDZIHRADSKY (1953, 1956b, 1958), durch intraparenchymatöse Tuscheinjektion von der Milz aus die Vasa afferentia der pankreatischen Hämolymphknoten zu füllen. Die Milzpulpa sei daher „zweifellos an die Lymphbahnen angeschlossen". Noch deutlicher wird diese „lymphatische Drainage der Milzpulpa", wenn man das Organ transplantiert und mit seiner „ganzen entblößten Oberfläche" in engen Kontakt mit der neuen Umgebung bringt. Für eine derartige Drainage (und einen „geschlossenen" Kreislauf) sprechen auch die Lebendbeobachtungen von GODART und HAMILTON (1963; vgl. GODART, 1962), die bei der *Meerschweinchen*-, *Ratten*- und *Mäuse*milz intrapulpär injizierte Farbe binnen kurzem in den Hiluslymphkanälen erscheinen sahen. Das bedeutet jedoch nicht, daß auch intrapulpäre Lymphgefäße vorhanden sein müssen; die Resorption kann — besonders bei größeren Injektionsmengen (vgl. MEYER-LEMPPENAU, SAUER und TAHER, 1965) — sehr wohl im Kapselbereich erfolgen. WEISS (1959, 1964) schreibt in seinen licht- und elektronenmikroskopischen Untersuchungen der *Kaninchen-, Ratten-* und *Menschen*milz ausdrücklich: „The red pulp of the spleen … contains no lymphatic vessels; their functions here may be subserved by the sinuses" und „I have not recognized lymphatic channels, described by SNOOK (1950) in the white pulp of the *rabbit* and *rat*".

Nach GRAU und TAHER (1965; vgl. GRAU, 1965b; MEYER-LEMPPENAU, SAUER und TAHER, 1965) füllen sich bei intravitalen oder postmortalen Scribtolinjektionen in das Parenchym der *Ratten-, Hunde-, Schweine-* und *Rinder*milz wie in den Versuchen von KRAUS (1961, Abb. 2) nur die Blutgefäße. Bei Injektionen in die Milzkapsel finden sich Lymphgefäße als reichverzweigtes Netz in der lockeren subserösen Zone, nicht aber in den dichten tieferen Kapselschichten und den Trabekeln. Eine operative Stauung der V. portae bei der *Ratte* bzw. eine Unterbindung des Ductus thoracicus beim *Hund* ergibt das gleiche Bild: Die Lymphgefäße beginnen meist an der parietalen Fläche der Milz und ziehen in Form eines Netzes um das Organ herum zum Hilus, wo sie in unmittelbarer Nachbarschaft der Blutgefäße verlaufen. Schließlich verlassen sie als starke, klappentragende Gefäße die Milz. Damit bestätigt sich auch für dieses Organ, daß Lymphgefäße nur im lockeren Bindegewebe vorkommen (vgl. TOMSA, 1863; BAUM und GRAU, 1938; GRAU, 1960a, b, 1965b; KRÖLLING und GRAU, 1960).

Beim *Hund* (Carnivora) konnte BANNWARTH (1891) im Gegensatz zur *Spitzmaus* in den Malpighischen Körperchen keine Lymphgefäße finden. MALL (1900) beobachtete gelegentlich im Hilus der *Hunde*milz feine Lymphkanäle, die aber nie bis ins Parenchym vordrangen. Er glaubt daher ebensowenig wie v. EBNER (1902) an die Existenz tiefer Milzlymphgefäße. BARTELS (1909) sah bei Anwendung des Injektionsverfahrens Lymphgefäße nur in der Kapsel der *Hunde*milz; bei Einstich ins Parenchym füllten sich die Venen. LOESCHCKE (1934) beobachtete bei *Hunden* und *Katzen* nach intraperitonealer Injektion von Trypanblau in der Milzkapsel und den Trabekeln „blaue Streifen", die er für Lymphgefäße hält. Nach v. HERRATH (1935d) lassen sich die in der *Hunde*milz innerhalb der Gefäßscheide verlaufenden Lymphgefäße nicht bis in die Pulpa verfolgen; in der *Katzen*milz waren überhaupt keine Lymphgefäße auffindbar.

JÄGER (1931, 1937a, b) sah beim *Hund* nach Unterbindung der V. lienalis oder V. portae an den sich bis zu den Malpighischen Körperchen hin erstreckenden periarteriellen Lymphgefäßen typische Gandy-Gamnasche Knötchen entstehen. Die gleichen perivasalen sidero-sklerotischen Herde und eine zunehmende Erweiterung der Lymphgefäße in Kapsel und Pulpa beobachteten NATUCCI und GIARELLI (1951, 1952) auch nach Unterbindung der Hiluslymphgefäße der *Hunde*milz. Die Mikrophotogramme allerdings zeigen „lediglich Hohlräume, die man nur mit einigem guten Willen als Lymphgefäße akzeptieren kann". So RÉNYI-VÁMOS (1960a; vgl. 1959), der bei intakten *Hunde-* und *Katzen*milzen nur am Hilus vereinzelte Lymphgefäße antraf. Stauungsversuche (partielle Ligatur der abführenden Venen und Lymphgefäße) bestätigten: Lymphgefäße sind bei der *Hunde-* und *Katzen*milz nur außerhalb des eigentlichen Parenchyms, im Hilus, vorhanden. Hier finden sich im Umkreis der Blutgefäße je 2—4 Lymphgefäße, die nach auswärts in größere, klappentragende Gefäße münden und nach einwärts unter ständiger Verjüngung im lockeren perivasculären Bindegewebe verschwinden.

Die großen Haussäugetiere (vgl. ELLENBERGER und GÜNTHER, 1908; ELLENBERGER und BAUM, 1932; KRÖLLING und GRAU, 1960) besitzen nach STEGER

(1939 a) oberflächliche und tiefe Milzlymphgefäße. Die ersteren liegen als reichverzweigtes Netz in der Subserosa, die letzteren, weniger zahlreichen in der
Kapsel; die Trabekel enthalten nur ganz wenige Lymphgefäße.

Beim *Schwein* (Artiodactyla/Nonruminantia) beschreibt v. HERRATH (1935 d)
in den Gefäßscheiden Lymphgefäße, die sich jedoch nicht bis in die Pulpa verfolgen lassen. In die Kapselgefäße injizierte Masse fließt über die Milzvene ab.
Nach BAUM und GRAU (1938; vgl. BAUM, 1930 b) hängen die ausgedehnten subserösen Lymphgefäßnetze der Facies visceralis der *Schweine*milz an den Organrändern mit den viel spärlicheren, schwerer injizierbaren Lymphgefäßen der Facies
parietalis zusammen; die aus ihnen hervorgehenden Lymphstämme begleiten die
Hilusblutgefäße. Im Milzparenchym selbst sind keine Lymphgefäße nachweisbar.

Beim *Rind* (Ruminantia/Bovidae) fand v. KÖLLIKER (1847/49, 1867) zahlreiche
Lymphgefäße in dem dicken serösen Überzug der Milz, aber nur wenige im Organinneren. Nach BAUM (1911) besitzt die *Rinder*milz ein überaus reich verzweigtes seröses
bzw. subseröses Lymphgefäßnetz. Die spärlichen Lymphgefäße der eigentlichen
Kapsel treten nur ausnahmsweise ins Trabekelgerüst und nie ins Parenchym über.
Die Wand der Lymphgefäße (BAUM und KIHARA, 1929; vgl. REISSNER, 1929)
ist stets muskelfrei. Bei den kleineren Gefäßen besteht sie aus Endothel und einem
,,spärlichen, strukturlosen Bindegewebe'' mit vereinzelten elastischen Längsfaser-
zügen. Bei den größeren folgt auf die dünne subendotheliale Membran eine Lage
ziemlich grober Faserbündel, die sich durch ihre longitudinale Anordnung vom
umgebenden Gewebe abheben. KATSUKI (1925) vermutet aufgrund von Injektionspräparaten der *Rinder*milz den Ursprung der Trabekellymphgefäße in den
Malpighischen Körperchen. NAITO (1932) konnte durch Einstichinjektion in die
bindegewebige Hülle der Gefäßnervenbündel auch im Inneren der *Rinder*milz
Lymphgefäße darstellen, die sich jedoch auf das Kapsel-Balkengerüst beschränkten. Die Lymphgefäße der oberflächlichen Trabekel münden in das Lymphgefäßnetz der Kapsel, die der tieferen ziehen in Begleitung der Blutgefäße und Nerven
zum Milzhilus.

Nach v. HERRATH (1935 d, 1958, Abb. 85) bilden die subperitonealen,
klappentragenden Lymphgefäße der *Rinder*milz noch dichtere Netze als die
der *Schaf*smilz (vgl. STEGER, 1939 a; TISCHENDORF, 1956 c). Über die Kapsel-
lymphgefäße wird das Blutplasma hiluswärts abfiltriert, und da die Injektion
— wie beim *Pferd* — stets auch die subcapsulären Venen füllt, gibt es keine
scharfe Trennung zwischen Lymphgefäßen und Venen(?). Die perivaskulären
Lymphgefäße der hilusnahen Balken lassen sich nicht bis in die Pulpa verfolgen
und gehen ,,vielleicht ... in die Spalten der Arterienadventitia über''. Nach
GOLAB (1963: Gerota- und Latexinjektionen) besteht das engmaschige oberflächliche Lymphgefäßnetz der *Rinder*milz aus einer einzigen Lage von Lymphcapillaren und kleinen Lymphgefäßen, die sich auf jeder Seite des Organs in zwei
größeren Stämmen sammeln. Entlang derselben finden sich zwei ovale Erweiterungen und in Hilusnähe 1—2 Lymphknoten. Pulpalymphgefäße sind nicht
nachweisbar.

Beim *Pferd* (Perissodactyla) sah TOMSA (1863, Lit.) die Lymphgefäße der
Milzkapsel und -trabekel sich in der weißen und roten Pulpa in ein zartes Netz
wandungsloser Gänge fortsetzen (vgl. MÜLLER, 1865; WEDL, 1871; KYBER, 1872).
BAUM (1928) beschreibt in der Kapsel der *Pferde*milz reichverzweigte subseröse
Lymphgefäßnetze (vgl. REISSNER, 1929; WEIDENREICH, BAUM und TRAUTMANN,
1933, Abb. 619). Obwohl die Lymphgefäße ungleich weiter sind als die Blutgefäße,
enthält ihre nur aus einem einschichtigen Epithel sowie längsgerichteten kollagenen und elastischen Fasern bestehende Wand niemals Muskelfasern (BAUM und
KIHARA, 1929). v. HERRATH (1935 d, 1941 c, 1958, Abb. 86, 87) beschreibt in der

*Pferde*milz außer einem noch stärker als in der *Rinder*milz entwickelten subserösen Lymphgefäßnetz periarterielle Lymphgefäßplexus (vgl. SNOOK, 1946;
TISCHENDORF, 1956c), die in die Reticulummaschen oder in die Venen übergehen
sollen. Nach HARTWIG (1949, Lit.) enthalten viele Trabekel der *Pferde*milz,
besonders bei älteren Tieren, in ihrem bindegewebigen Zentrum Lymphspalten,
welche die Verbindung zwischen den reich entwickelten, sich bei der Durchspülung prall füllenden Kapsellymphgefäßen und der Pulpa herstellen. ,,Endothel
findet sich während des ganzen Verlaufes des Spaltes ... nicht, er stellt ... lediglich eine Lücke im bindegewebigen Inneren des Balkens dar...'' [gehört also
unserer Definition nach (vgl. S. 645) nicht zum Lymphsystem! d. Verf.]. Die
periarteriellen Lymphgefäße lassen sich angeblich bis in die Peripherie der Lymphscheiden, in gespülten, gedehnt fixierten Organen sogar bis in die Malpighischen

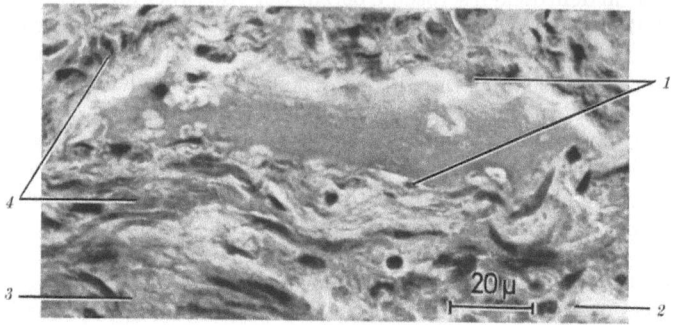

Abb. 303. Milz, erwachsenes *Nilpferd* (Formol-Alkohol, Paraffin 10 μ, Trichrom nach MASSON-
GOLDNER). Lymphgefäß im inneren Teil der Milzkapsel. Mikrophoto: *1* Endothelzellkerne,
2 subcapsuläre Zone, *3* Balkenabgang, *4* glatte Muskelzellen. Nach TISCHENDORF (1958a)

Körperchen verfolgen, wo sie sich im Reticulum verlieren. Da die rote Pulpa der
*Pferde*milz keine Lymphgefäße besitzt, das Blutplasma aber aus ihr über die
trabekulären und periarteriellen Lymphwege abgefiltert wird, hält sie HARTWIG
wie v. HERRATH für ,,Blut- und Lymphraum zugleich''.
    Beim *Elch* (Ruminantia/Cervidae) findet BLUMENTHAL (1952) die — meines
Erachtens ganz allgemein unzutreffende — Behauptung HARTWIGs, daß die
Außenzone der Milzkapsel keine Venen, sondern nur Lymphgefäße enthalte,
nicht bestätigt. Beim *Nilpferd* (Hippopotamidae) beobachtete TISCHENDORF
(1958a, Abb. 8, 9, 11) im inneren Teil der Milzkapsel ein mit einem größeren
subserösen Gefäß zusammenhängendes Lymphgefäß (Abb. 303). Wie in der *Nilpferd*- ist auch in der *Elefanten*milz (Subungulata) der äußere Kapselteil reich
an weitlumigen Lymphgefäßen, und die großen, hilusnahen Balken (vgl. Abb. 226,
227) führen außer Arterien und Venen auch Lymphgefäße (TISCHENDORF, 1953).
    Bei *Macacus rhesus* (Primates) begründet OUDENDAL (1926) die Eisenablage-
rungen im Kapsel-Balkensystem wie beim *Menschen* mit einem Hämosiderintransport auf dem Lymphwege. SNOOK (1946) beschreibt beim *Rhesusaffen* periarterielle Lymphgefäße, während EBERL-ROTHE (1960) weder bei dieser noch bei
anderen Affenmilzen etwas von Lymphgefäßen erwähnt. Nach JANOUT (1959,
1963) sind bei *Macacus rhesus* und *M. cynomolgus* die tiefen Milzlymphgefäße an
die Arterien gebunden, die sie auch auf ihrem Wege durch die Lymphscheiden
und Malpighischen Körperchen begleiten. Die aus einem flachen Endothel und
zarten Gitterfasern bestehenden, häufig miteinander anastomosierenden periarteriellen Lymphcapillaren sind entweder leer, oder mit Lymphocyten bzw.
einer Mischung von Lympho- und Erythrocyten gefüllt. Sie sollen sich in das

Bindegewebe der Kapsel, des Hilus und der Balkenarterien sowie in das subendotheliale Reticulum der Balkenvenen öffnen, dessen Maschenräume JANOUT zu einem Bestandteil des tiefen Lymphsystems der Milz erklärt. Auch bei diesen Räumen handelt es sich nicht um Lymphgefäße im strengen Sinne, sondern lediglich um Gewebsspalten.

c) Mensch

Wie bei anderen Säugern sind auch beim *Menschen* die Meinungen darüber, ob die Milz außer oberflächlichen auch tiefe Lymphbahnen besitzt, nach wie vor geteilt. Im allgemeinen wird die Frage häufiger bejaht als verneint (frühe Lit. bei TOMSA, 1863). Wirklich stichhaltige Beweise für das Vorhandensein intraparenchymatöser Lymphgefäße in der *menschlichen* Milz konnten jedoch bisher nicht erbracht werden.

Schon RUYSCH (1721) glaubt, daß es in der *menschlichen* Milz neben den von ihm entdeckten „äußeren" Lymphgefäßen (der Kapsel) noch „innere" gibt, die mit den Arterien und Nerven verlaufen. KYBER (1872) will durch Silberinjektionen endothelausgekleidete periarterielle Lymphgefäße nachgewiesen haben. MÜLLER (1865) sah in einer Milz pigmentierte Zellen zumindest teilweise in „wirklichen Lymphräumen" liegen. Er nimmt daher wie KYBER auch im Milzparenchym Lymphbahnen an; WEDL (1871) glaubt sie direkt beobachtet zu haben. KEY (1861), SCHWEIGGER-SEIDEL (1862) und TOMSA (1863) vermuten, daß die tiefen Lymphbahnen — die auch die Malpighischen Körperchen durchziehen sollen — mit den oberflächlichen in Verbindung stehen. v. KÖLLIKER (1847/49, 1867) beschreibt in der *menschlichen* Milz außer einigen oberflächlichen auch vereinzelte tiefe Lymphgefäße. Nach v. EBNER (1902) begleiten diese vom Hilus aus ein Stück weit die Arterien, lassen sich aber nicht bis zu Ende verfolgen. Die Behauptung SAPPEYs (1885), die *menschliche* Milz besäße — im Gegensatz zur tierischen — nur tiefe, jedoch keine oberflächlichen Lymphbahnen, wurde schon von SOBOTTA (1914) zurückgewiesen. Auch ROUVIÈRE (1932) bezweifelt nicht, daß beim *Menschen* sowohl oberflächliche wie tiefe Milzlymphgefäße vorhanden sind (vgl. KOPSCH, 1955). v. HERRATH (1935d) findet die Lymphgefäße der *menschlichen* Milz im Vergleich zu den mancher tierischer Milzen „nur unbedeutend". Von den in einem Falle in unmittelbarer Nähe des Hilus beobachteten vereinzelten Lymphgefäßen nimmt er an, daß sie in solche der Arterienscheiden übergingen. GOLDBERG (1958; vgl. dagegen KIMOTO, 1961) erklärt feine, endothelausgekleidete Spalträume in der Subintima der Venen und entlang der Arteriolen der weißen Pulpa für Bestandteile des tiefen Lymphsystems der Milz. Auch FUKUDA (1963) unterscheidet bei den tiefen Lymphgefäßen der *menschlichen* Milz periarterielle und perivenöse. Die ersteren beginnen in den Follikeln und bilden Plexus um die Balkenarterien. Die letzteren entspringen in den die Billrothschen Stränge fortsetzenden subintimalen Spalten der Venen und ziehen als umschriebene Gefäße gleich den vorigen hiluswärts. Der Klappenstellung nach handelt es sich ausschließlich um Vasa efferentia.

Auch Beobachtungen an pathologisch veränderten Milzen (vgl. S. 486) wurden als Beweis für die Existenz tiefer Lymphbahnen herangezogen. So schließt KATSUKI (1924, 1925), der die Milzfollikel als „Quelle der tiefen Lymphgefäße" betrachtet, aus der Lokalisation von Tumormetastasen auf das Vorhandensein intraparenchymatöser Lymphgefäße. Nach BIASI (1926; vgl. JÄGER, 1937b; GOLDBERG, 1958) befinden sich bei metastatischem Milzcarcinom die Tumorzellen in den periarteriellen, nach GOLDBERG (1958) auch in den perivenösen Lymphgefäßen. OUDENDAL (1926) läßt den Hämosiderintransport sowohl über Kapsel- wie Balkenlymphgefäße vor sich gehen. KLAGES (1932; vgl.

CELLINA, 1934; MONANNI und BARTSCH, 1934; NAEGELI, 1934; BORDASCH, 1936; u.a.) vermutet Lymphgefäße in den nach alter Thrombophlebitis der Milzvene um die Trabekelvenen und -arterien festgestellten Bindegewebsmänteln. Nach JÄGER (1937a, b, Lit.), der sich ebenfalls mit dem Zustandekommen der Balkenverdickungen in der infolge Thrombose der V. lienalis atrophierten Milz befaßt,

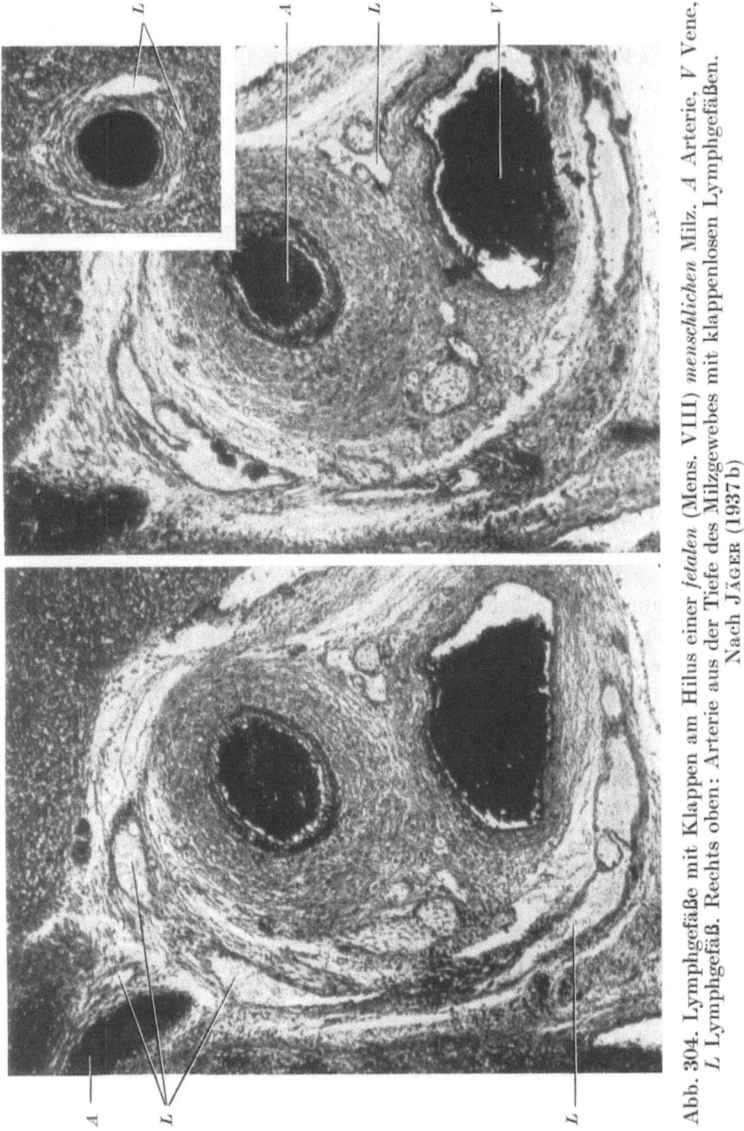

Abb. 304. Lymphgefäße mit Klappen am Hilus einer einer *fetalen* (Mens. VIII) *menschlichen* Milz. *A* Arterie, *V* Vene, *L* Lymphgefäß. Rechts oben: Arterie aus der Tiefe des Milzgewebes mit klappenlosen Lymphgefäßen. Nach JÄGER (1937b)

spielen die periarteriellen Lymphbahnen (Abb. 304, 305) als zusätzlicher Abflußweg der relativ lymphgefäßarmen *menschlichen* Milz eine wichtige Rolle bei der Entstehung der periarteriellen Fibrose und der Gandy-Gamnaschen Knötchen (Lit. bei LUBARSCH, 1927; ROTTER und BÜNGELER, 1955; s. S. 220, 245, 392, 648). Nach KIMOTO (1961) stellen die perivasculären Lymphbahnen in Wirklichkeit

Blutcapillaren (gewissermaßen Vasa vasorum) dar: „Arterial blood circulates in these subendothelial canaliculae and these ... are not lymph canaliculae as demonstrated by JÄGER and RÖSSLE."

KELLNER (1962, 1963, 1964) beschreibt anhand einer Stauungs- und einer Thorotrast-milz — ohne die Auswirkungen der Thorotrastfibrose (vgl. S. 246) auf das Faserbild der Milz

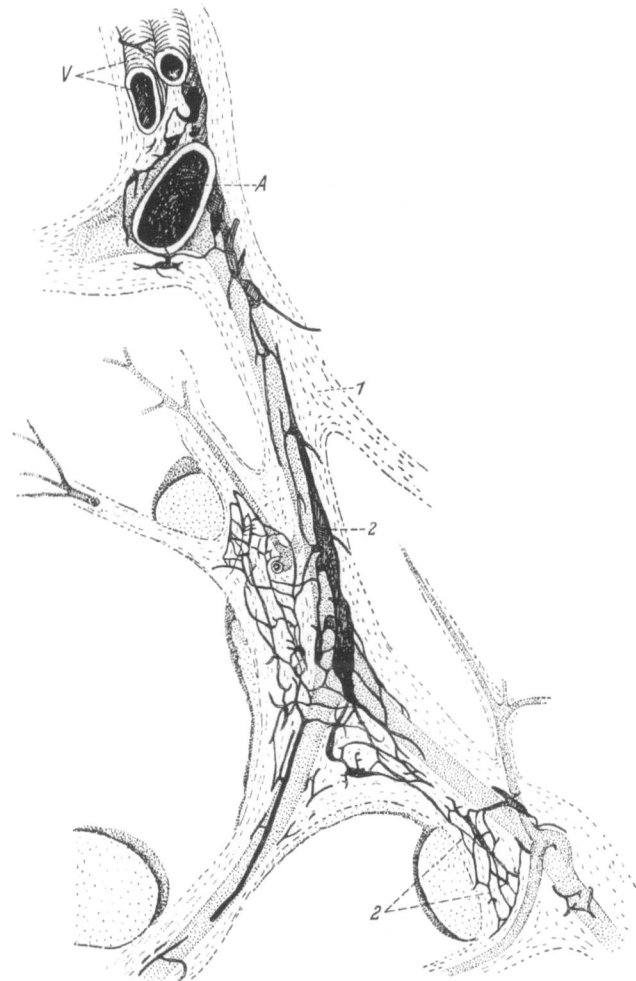

Abb. 305. Serienschnittrekonstruktion (Vergr. 40 ×) periarterieller Lymphbahnen einer *menschlichen* Milz mit periarterieller Fibrose. *A* Arterien, *V* Venen, *1* periarterielle Fibrose, *2* Lymphbahnen (schwarz). Die Lymphbahnen sind an den Arteriengabeln ausgeweitet (*1*) und bilden an der Basis der Follikel dichte Plexus (*2*). Nach JÄGER (1937b)

in Rechnung zu stellen (s. auch S. 421) — einen periarteriellen, peri- und intrafollikulären sowie einen prätrabekulären Lymphweg. Die periarterielle Bahn beginnt mit den „eröffneten Capillarhülsen" und erstreckt sich als „inneres Faserbündel" kontinuierlich von der Hülsen-arterie bis zum Balken. Das morphologische Substrat der perifollikulären Bahn ist das die (zellige) Lymphscheide bzw. den Follikel umgebende „äußere Faserbündel", das der intra-follikulären Bahn sind die parallel zur Arterienachse verlaufenden „cylindrischen Membranen". Peri- und intrafollikuläre Nebenstrombahnen münden im „prätrabekulären Fasertrichter" in die periarterielle Hauptbahn, die anschließend durch die „Lymphpforte" in den Balken über-tritt. „Die Endothelauskleidung dieser Lymphräume ist", wie der Autor selbst einräumt,

„unvollständig, weshalb sie richtiger nicht als Lymphgefäße, sondern als Lymphscheiden zu bezeichnen" seien. Wenn Kellner (1962; vgl. Pischinger, 1963) schließlich feststellt, „daß eine bisher infolge Unkenntnis des gesamten Lymphweges der Milz nicht berücksichtigte Möglichkeit eines Plasmaabflusses der Lymphweg ist", so ist ihm offenbar entgangen, daß v. Herrath (1935d, 1941c, d, 1947, 1958; vgl. Hartwig, 1949; Tischendorf, 1956a) schon seit langem einen Abfluß des in der roten Pulpa von den Blutkörperchen getrennten -plasmas über die Milzlymphgefäße annimmt (s. oben; vgl. S. 486, 493). Kellners und Pischingers Meinung, daß auch die in der Milz gebildeten Lymphocyten in erster Linie auf dem Lymphwege abtransportiert werden (vgl. S. 534), wird freilich von v. Herrath ebenso wenig geteilt wie ihre Auffassung von der Funktion der Schweigger-Seidelschen Hülsen (vgl. S. 573ff.).

Unter den ersten, die das Vorkommen von Lymphgefäßen im Inneren der *menschlichen* Milz verneinten, waren Billroth (1857, 1861, 1862a, b) und Teichmann (1861). Auch Tomsa (1863), obwohl grundsätzlich von der Existenz tiefer Milzlymphbahnen überzeugt, vermochte sie beim *Menschen* nicht nachzuweisen. Nach Sobotta (1914) enthält die *menschliche* Milz „lediglich in der Kapsel und vielleicht den größeren Trabekeln" Lymphgefäße. Pernkopf (1941) unterscheidet demgemäß subseröse und trabekuläre Lymphgefäße; die Milzpulpa selbst besitzt keine Lymphgefäße. Derselben Meinung sind u.a. Braus (1924; vgl. Elze, 1956), Hartmann (1930, Lit.), Jossifow (1930b), Szymonowicz und Krause (1930), Fischer (1936), Drinker und Yoffey (1941, Lit.), Ždanov (1955a, b) und Sieglbauer (1963). Rényi-Vámos (1960a) sah beim *Menschen* Lymphgefäße „im Milzhilus ... nur in einzelnen Fällen (Dekompensation; Abb. 169)" und möchte daher „noch keine Einzelheiten" mitteilen. Nach Golab (1963) findet sich zwar in der Kapsel der *menschlichen* Milz über den kleinen Arterien und Venen ein lockeres Netz von Lymphcapillaren, Pulpalymphgefäße fehlen jedoch völlig. Ich selbst habe in einem umfangreichen Material normaler und pathologisch veränderter *menschlicher* Milzen aller Lebensalter immer wieder vergeblich nach intraparenchymatösen Lymphgefäßen gesucht. Mit Sicherheit nachweisbar sind echte, endothelausgekleidete Lymphgefäße nur in der Kapsel und den größeren, noch blutgefäßhaltigen Balken (s. Abb. 1, 232, 233). Bei den von verschiedener Seite in der Milzpulpa beschriebenen periarteriellen bzw. peri- und intrafollikulären „Lymphscheiden" (vgl. S. 645) handelt es sich lediglich um Gewebsspalten, die nicht zum eigentlichen Lymphsystem gehören.

Nerven der Milz

A. Extralienale Nerven

I. Makro- und mikroskopische Anatomie

1. Nichtsäuger

Die segmentale Herkunft der Milznerven und der Aufbau ihrer Geflechte sind bei den Nichtsäugern noch nicht näher untersucht (vgl. v. HERRATH, 1958). Bei *Xenopus laevis* (Amphibia) beschreibt STERBA (1950) eine überaus dichte Versorgung der Milzgefäße mit parasympathischen Nervenfasern aus dem Plexus coeliacus und sympathischen aus den Rr. communicantes. Bei *Huhn* und *Taube* (Aves) enthalten die extralienalen periarteriellen Nervengeflechte im Gegensatz zu den intralienalen mitunter Ganglienzellen. Bei Beriberi, nach Injektion von Adrenalin, Pilocarpin und Diphtherietoxin zeigen die Milznerven der *Taube* degenerative und nekrotische Veränderungen. Bei Beriberi reagieren sie hauptsächlich mit einer Anschwellung, auf Adrenalin oder Pilocarpin außerdem mit Atrophie und Fragmentierung; die adrenalinbedingten Veränderungen sind am deutlichsten in den Arterienwänden. Bei Bleivergiftung findet sich nur eine leichte Atrophie der Milznerven (NOMURA, 1928, 1930a, b).

2. Säugetiere und Mensch

Auch bei den Säugern ist nicht allzuviel über den Segmentbezug und die genauere Zusammensetzung der Milznervengeflechte bekannt (zum allgemeinen Aufbau des peripheren vegetativen Nervensystems und zur Kritik der Forschungsmethoden vgl. STÖHR jr., 1928a, b, 1957; KUNTZ, 1934). Die Beteiligung des Vagus ist nach wie vor umstritten. Für die weitere experimentelle Klärung dieser Frage — bzw. die Auswahl der geeigneten Versuchstiere (v. HERRATH, 1958) — bilden die auch die Nichtsäuger einbeziehenden vergleichend-anatomischen Präparationen des N. vagus von STIEMENS (1934) und COULOUMA (1935, 1937, 1939) die morphologische Grundlage.

Bei der *Ratte* (Rodentia) stammen die Nn. lienales fast ausschließlich vom Ganglion mesentericum superius und gelangen in Begleitung der A. lienalis und ihrer Äste zum Milzhilus (UTTERBACK, 1944). Beim *Kaninchen* findet LENTZ (1952; vgl. CIOCCA, 1935) den im Vergleich zu anderen Säugern nur dürftig entwickelten Plexus lienalis weitmaschig, fein gebündelt und frei von Ganglienzellen oder markhaltigen Nervenfasern. Seine Äste sind weniger zahlreich (3—8) und ihre Kaliberunterschiede (1:5—10) erheblich geringer als beim *Kalb* oder *Pferd* (7—17 bzw. 1:80—100), was vielleicht durch die frühzeitige Absonderung von Fasern bestimmter Funktion bedingt ist. Die Nn. lienales treten in regelmäßiger Folge zusammen mit den Zweigen der A. lienalis in die lange, grabenförmige Hilusrinne ein (vgl. TISCHENDORF, 1956c); LENTZ vermutet Zusammenhänge zwischen der extralienalen Aufteilung des Plexus lienalis und der bei Milzen mit langgestrecktem Hilus besonders auffälligen segmentalen Gefäß- und Nervenversorgung, womöglich auch mit dem Aufteilungsgrad des Trabekelwerks. Im Gegensatz zur *Kalbs-* und *Pferde*milz sind bei der *Kaninchen*milz die Plexusäste einzeln oder in kleinen Gruppen rings um die zugehörige Arterie verteilt. Das unterschiedliche Querschnittsverhältnis zwischen Hilusarterien und -nerven (1:1,03 beim *Kaninchen*, 1:3,74 beim *Kalb* und noch höher beim *Pferd*) führt LENTZ auf die absolute Größe der Milz, die relative Größe des von der Arterie versorgten Parenchymabschnittes sowie den Muskelgehalt des Trabekelnetzes und Arterienbaumes zurück.

In Bestätigung älterer Angaben (Lit. bei v. SKRAMLIK, 1927) beobachtete
LUCCHESE (1933) nach periarterieller Sympathektomie der A. lienalis eine starke
Stauung der *Kaninchen*milz und eine entsprechende Verminderung der Erythrocytenzahl. Nach FUKAHORI (1932) verläuft die efferente Milzbahn im Splanchnicus.
Die Reizung des zentralen Stumpfes des N. depressor bewirkt eine Volumenzunahme der *Kaninchen*milz, die erst nach doppelseitiger Splanchnicusdurchtrennung ausbleibt. Die Reizung des peripheren Stumpfes des Halsvagus verursacht
eine Verkleinerung [und kurzfristige Abkühlung (MATSUMOTO, 1934)] der Milz,
die des zentralen hat keine Wirkung.

Beim *Hund* erhält der Plexus lienalis seine Fasern vorwiegend vom linken
Ganglion coeliacum [das auch nach Splenektomie am stärksten degenerativ verändert ist (LEBEDENKO und BRJUSSOWA, 1930; zit. nach MARGORIN, 1932)], daneben vom rechten sowie vom Plexus coeliacus (vgl. MLYNARCZYK, 1964) und
rechten N. vagus. Der linke N. vagus und die Nn. phrenici (CLELAND und TAIT,
1927) sind nicht beteiligt (KAPELLER, ČIAMPOR, STOLCOVÁ und UHARČEKOVÁ,
1964; vgl. KOVANEV, 1959). Die präganglionären Sympathicusfasern verlaufen nach
BARCROFT, NISIMARU und PURI (1932) in den Nn. splanchnici majores, die post-
ganglionären stammen aus dem linken Ganglion coeliacum, in dem auch McNEE
(1931) die Synapsen der Milznerven vermutet. Die Durchschneidungsversuche
von SAKURAI (1937) berichtigten die landläufige Meinung (vgl. v. SKRAMLIK,
1927), daß die (*Hunde-*)Milz ihre sympathischen Nerven vom Splanchnicus und
ihre parasympathischen vom Vagus bezieht: Doppelseitige Splanchnico- oder
Vagotomie oberhalb des Ganglion coeliacum reduziert die Zahl der markhaltigen
Nervenfasern am Milzhilus etwa auf die Hälfte. Splenektomie verursacht eine
typische retrograde Degeneration der kleinen Ganglienzellen des der Ursprungs-
stelle des Splanchnicus vom Rückenmark entsprechenden Spinalganglions. Die
Milz erhält somit durch die beiderseitigen Nn. splanchnici majores et minores
nicht nur spinal-sympathische, sondern auch -parasympathische Fasern, die das
Rückenmark zwischen 8. Brust- und 2. Lendensegment verlassen. FUJII (1959)
— der in keinem Fall von Vagotomie eine Degeneration der Milznerven beobachtete — verlegt aufgrund von Durchschneidungsversuchen den Ursprung der
afferenten Nerven der *Hunde*milz [nach BULGAK (1877), verlaufen im Lig. gastrolienale sowohl motorische wie sensible Nerven] in die Spinalganglien (vgl. KOVA-
NEV, 1959) des 5. Brust- bis 1. Lendensegments.

Die A. lienalis von *Hund* und *Katze* enthält in ihrer Adventitia und Media
neben strauchartigen Nervenendigungen auch solche vom Typ der Krauseschen
Körperchen; in der Intima finden sich weder Nervenfasern noch -endapparate
(KOVANEV, 1959; s. auch KITAHABA, 1959: Innervation der A. coeliaca).

PALUMBI (1958) beschreibt am Hilus der *Hunde*milz extracapsulär zwischen
den Blättern des Lig. gastro- und pancreatico-lienale an den Gefäß- und Nerveneintrittsstellen gelegene, kleine rötliche Knötchen. Sie bestehen hauptsächlich
aus miteinander anastomosierenden venösen Sinus, die sich gleich den sie in großer
Zahl umgebenden Histiocyten und Makrophagen durch Kapsellücken kontinuierlich in die rote Pulpa fortsetzen. Außerdem wird jedes Knötchen von mehreren
kleinen Arterien durchzogen. Die mit Erythrocytenabbauprodukten angefüllten
Makrophagen des Knötcheninneren lagern sich den Venensinus, die der Knötchen-
peripherie den präcapillaren Arteriolen und arteriellen Capillaren an. Diese periarterielle Anhäufung histiocytärer Elemente läßt auf eine direkte Abgabe cellu-
lärer Produkte in das Arterienblut schließen. Die Milzkapsel ist im Bereiche der
Knötchen verdickt und besonders reich innerviert; einige dicke, markhaltige
Fasern bilden bäumchenartige Verästelungen pressoreceptorischen Charakters.
Dasselbe gilt auch für das adventitielle Geflecht der Knötchenarterien, an dem

außer dicken, markhaltigen auch dünne, marklose, wahrscheinlich vegetative Fasern beteiligt sind. Ein zartes Nervennetz versorgt die Muscularis der Arterien sowie die Wand der Venen und Sinus. Auffallend reich innerviert sind — wie auch in der übrigen roten Milzpulpa — die Histiocyten und Makrophagen der Knötchen; die sie umspinnenden Fibrillen sind mit CHEVREMONT als „parasympathisch vagal-phagocytosefördernd" anzusehen. PALUMBI schreibt den Knötchen die Fähigkeit zu, als chemo- und pressoreceptorisches Organ „jede geringste Veränderung des venösen Druckes und des funktionellen Zustandes der Histiocyten zu registrieren und den Zentren zu übertragen und so auf reflektorischem Wege den Zufluß des arteriösen Bluts, den Stoffwechsel, die spezifische Tätigkeit der Histiocyten, die Permeabilität der Gefäßwände usw. zu regeln". TISCHENDORF (1958d) denkt bei den „parahilären Knötchen" an einen neuro-humoralen Relaismechanismus, der — als eine erste Regulationsvorrichtung der (Hunde-)Milz — vielleicht die eigentümliche Wirkung des N. vagus (vgl. v. SKRAMLIK, 1927; s. unten) auf das Organ erklärt. Die bisher bekannten Wirkstoffe der Milz werden durchweg in die V. lienalis abgegeben und erzielen ihren Effekt via V. portae. Eine Stoffabgabe in den arteriellen Kreislauf aber, wie hier, ermöglicht nicht nur eine hämatogene Beeinflussung der von der A. lienalis (gemäß den Lienalistypen von SCHABADASCH) mitversorgten Bauchorgane, sondern auch der Milz selbst.

Die aus dem beim *Hund* „sehr kompliziert gebauten" (HARTING, 1952) Plexus lienalis kommenden, auch markhaltige Fasern führenden (TISCHENDORF, 1956c) Nerven verlaufen im Lig. gastrolienale vielfach noch getrennt von den Rr. lienales der A. lienalis, treten aber mit wenigen Ausnahmen zusammen mit ihnen in die Milz ein. HARTING zählte auf 38 Arterien- 45 Nerveneintrittsstellen; nach TISCHENDORF (1956c) nimmt die langgestreckte Hilusleiste der *Hunde*milz 30—40 Arterien- und Nervenäste auf. So resultiert eine entsprechende Anzahl quer zur Organlängsachse angeordneter, weitgehend autonomer Gefäß- und Nervenversorgungsabschnitte (vgl. v. SKRAMLIK und DURAN-CAO, 1925; LAUDA, 1933; v. HERRATH, 1935d, 1958; s. auch S. 476). TAIT und CASHIN (1925) beobachteten bei Reizung einzelner Nervenäste an der *Hunde*milz eine segmentale Kontraktion und folgern: „To each nerve branch there corresponds a perfectly definitive segmental zone of the spleen, nor the areas innervated by adjoining nerves overlap" und „The segmental zones of the spleen are at once arterial and nervous units".

Im Durchschneidungsversuch (ältere Lit. bei HENSCHEN und HOWALD, 1929; vgl. NAEGELI und REINBOLD, 1930; MERTENS, 1935; BARCROFT und ELLIOTT, 1936; GRINDLAY, HERRICK und BALDES, 1939; SUGIMURA, 1939; u.a.) zeigt die *Hunde*milz sofort nach dem Eingriff eine makro- wie mikroskopisch scharf begrenzte Dilatation der entnervten Bezirke (HARTING, 1952, Abb. 19). Die Breite der gürtelförmigen Zonen richtet sich nach der Zahl und Größe der ausgeschalteten Nerven (Abb. 306). Da die hämorrhagische Infarzierung der gelähmten Parenchymabschnitte eine Darstellung der feineren nervösen Elemente vereitelt, konnte HARTING nicht feststellen, „ob die Nervenformationen segmental begrenzte Bildungen sind oder ob sie sich durch das ganze Organ hindurch zusammenhängend vorfinden und nur funktionelle Grenzen besitzen". BARCROFT (1929/30) sah vormals entnervte Segmente der ausgelagerten *Hunde*milz nach erfolgter Regeneration sich ebenso emotionell kontrahieren wie normale, und JÄGER (1937a) fand ein Jahr nach partieller Neurotomie die denervierten Organabschnitte volumenmäßig wie strukturell unverändert. IONESCU und MIHAIL (1962) beobachteten in der unter die Haut verlagerten *Hunde*milz eine zunehmende, sich nach 3 Monaten verstärkende Degeneration von Nervenfasern.

10 Std nach partieller Durchtrennung des Gefäßnervenstiels der Milz sind die zugehörigen Nervenfasern deutlich alteriert, nach 48 Std zerfallen sie, und nach 3 Tagen bleiben nur noch imprägnierbare Granula übrig. Nach Epiploonoplastik wird das denervierte Organ durch aus dem Omentum majus einwachsende Nervenfasern wieder neurotisiert.

Wie bei dem weitgehend übereinstimmenden Organbau (vgl. REISSNER, 1929; v. HERRATH, 1935d) nicht anders zu erwarten, hat die *Katzen*milz eine ganz ähnliche Innervation wie die *Hund*emilz. NOERTHEN (1955) findet die makroskopisch präparierbaren Nerven im Hilusbereich der *Katzen*milz (vgl. RIEDEL, 1932) gemäß dem konzentrierten Typ (vgl. MARGORIN, 1932: *Mensch*) des Plexus lienalis eng mit den Gefäßen verbunden.

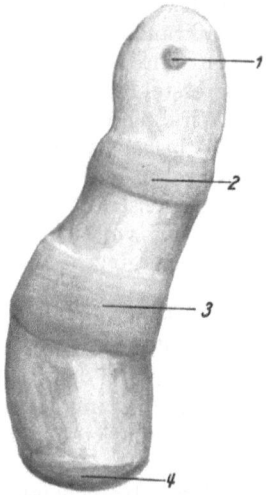

Jede der 8—12 [nach TISCHENDORF (1956c) bis zu 20 (vgl. SCHABADASCH, 1935)] Hilusarterien trägt 3—10 gleichmäßig um das Gefäß verteilte Nervenbündel. Die gröberen, bis zu 150 Fasern umfassenden halten sich in einiger Entfernung von der Adventitia, die feineren, manchmal nur aus 10 Fasern bestehenden Bündel rücken näher an sie heran. Auch die Venen werden von 1—2 mittelstarken Nerven begleitet. Nach UTTERBACK (1944; vgl. AMPRINO, 1955, S. 50/51) schließen sich die periadventitiell verlaufenden Nn. lienales der *Katze* auf ihrem Weg von den Ganglia coeliaca zum Milzhilus immer dichter den Arterien an. Normalerweise entfallen im Hilusbereich auf mindestens 2000 marklose Nervenfasern (zur Ultrastruktur vgl. ELFVIN, 1958, 1962) höchstens 110 markhaltige, d.h. das Verhältnis beträgt etwa 20:1.

Abb. 306. Milz, *Hund* (7 Tage p. op.). Halbschematische Ansicht (nat. Gr., auf $^1/_2$ verkl.) der Facies visceralis mit gürtelförmigen Zonen (*1, 2, 3, 4*), die den Versorgungsgebieten der durchschnittenen Nerven entsprechen. Nach HARTING (1952)

Da alle sensiblen Nervenfasern der Milz markhaltig sind [die hauptsächlich die Milz versorgenden Nn. splanchnici majores (BARCROFT, NISIMARU und PURI, 1932) sind in ihrem markhaltigen Teil ganz überwiegend afferenter Natur (GUSEV, 1957; vgl. IONESCO und TEITEL-BERNARD, 1929; KUNTZ, 1934, 1956; KUNTZ, HOFFMANN und SCHAEFFER, 1957; FERRY, 1963), und die Zahl der markhaltigen Fasern in den Nn. lienales geht nach Splanchnicotomie stark zurück], ist also die sensible Innervation des Organs auffallend schwach. Exstirpation der Ganglia coeliaca und mesenterica superiora bewirkt bei der *Katze* eine totale Degeneration der Milznerven, beidseitige Vagotomie dagegen beeinflußt weder die Zahl der marklosen noch die der markhaltigen Fasern. Die bei der *Katze* und anderen Säugern in der Milz nachgewiesenen markhaltigen Nervenfasern (TISCHENDORF, 1948a, b, 1956c) können daher nicht gut aus dem Vagus stammen, wie STÖHR jr. (1957) vermutet. UTTERBACK: ,,Degeneration studies ... afford no evidence of parasympathetic innervation of the spleen".

Eine Irritation der Nn. splanchnici majores wirkt sich bei der zum dispersen Typ der A. lienalis (vgl. S. 473ff.) gehörenden *Katzen*- und *Hund*emilz auf das ganze Organ, eine solche des die craniale oder caudale Polarterie begleitenden Nerven nur auf die zugehörige Organhälfte aus (v. SKRAMLIK und DURAN-CAO, 1925; v. SKRAMLIK, 1927, Abb. 5, 6). Während RIEDEL (1932) bei der *Katze* nach

Entnervung der Milzgefäße „nur in wenigen Fällen ... eine stärkere Dilatation und Blutfüllung des entsprechenden Milzteiles" verbuchen konnte, reagiert die *Katzen*milz nach GORJAJEW und ACHREM-ACHREMOWITSCH (1932) auf Ligatur oder Durchtrennung einzelner segmentaler Gefäßnervenbündel wie die *Hunde*-milz prompt mit einer Erschlaffung im Versorgungsgebiet der betroffenen Nerven. Die gelähmten Teile enthalten im Vergleich zu den intakten nur geringfügig ein-gedicktes Blut (BARCROFT und POOLE, 1927); demgemäß führt auch die (nach Entfernung des Nebennierenmarkes ausbleibende, also adrenalinbedingte) emotionelle Kontraktion der total entnervten *Katzen*milz erst nach längerer Erregung des Tieres zu einer Erythrocytose (IZQUIERDO, 1928; IZQUIERDO und CANNON, 1928; vgl. HOU und LIM, 1931).

Weitere experimentelle Daten (Lit. bei v. SKRAMLIK, 1927; LAUDA, 1933; VERCELLANA, 1940; v. HERRATH, 1958) zur Frage der Milzinnervation bei *Hund* und *Katze*:

BARCROFT (1926c) beobachtete nach Reizung des N. depressor eine Erschlaffung der durch Splanchnicusreizung kontrahierten (vgl. u.a. BARCROFT, 1926a, b; CRUICKSHANK, 1926; ORAHOVATS, 1926; ANGELESCO und CHAUCHARD, 1932; BARCROFT, NISIMARU und PURI, 1932; HODGSON und OLMSTED, 1933; GREENWAY, LAWSON und STARK, 1968) Milz, BOUISSET (1926) nach Vagusreizung eine Hemmung, nach Vagotomie dagegen eine Verstärkung der Eigen-bewegungen, dazu eine Verkleinerung der Milz und Sensibilisierung gegen arterielle Druck-schwankungen. REIN (1933) schreibt die Wiederauffüllung der durch einen Sympathicusreflex entleerten (*Hunde*-)Milz einem Vagusreiz zu. Nach v. SKRAMLIK (1927, Lit.) besteht das Resultat einer langanhaltenden Sympathicusreizung in einer kräftigen, mit hochgradiger Abblassung einhergehenden Dauerkontraktion der (*Hunde*-)Milz. Durch eine unmittelbar dar-auffolgende Vagusreizung wird die Dauer der sympathischen Nachwirkung auf die Hälfte ver-kürzt, während eine isolierte Vagusreizung gar keinen und eine simultane, paritätische Vagus- und Sympathicusreizung den gleichen Erfolg wie eine isolierte Sympathicusreizung hat. Der Vagus — dessen Beteiligung an der Milzinnervation von vielen Autoren (z.B. BULGAK, 1877; SCHAEFER und MOORE, 1896; UTTERBACK, 1944) überhaupt verneint wird — hätte danach auf die Milz einen grundsätzlich anderen Einfluß als auf andere Organe, besonders Herz und Blut-gefäße. MERTENS (1935) bestreitet, daß die zur Wiederauffüllung der entleerten (*Hunde*-)Milz benötigte Zeit durch Vagusreizung verkürzt wird. Unabhängig von Reizstärke und -frequenz er-folgt bei Reizung der Nn. lienales eine ausgiebige Entleerung des Milzdepots. Eine Reizung des zentralen Vagusstumpfes löst ebenso wie die des intakten Vagus eine Milzentleerung oder rhyth-mische Durchblutungswellen aus. Eine Durchtrennung beider Halsvagi hat keinen Einfluß auf die Depotentleerung, auch eine totale Entnervung der Milz ändert sie nicht wesentlich. Die einer Splanchnicusreizung folgende Entleerung der denervierten Milz bleibt beim *Hund* nach Ausschaltung der Nebenniere genau so aus wie bei der *Katze* (vgl. IZQUIERDO, 1928; IZQUIERDO und CANNON, 1928), während die rhythmischen Durchblutungswellen weitergehen. Eine Entspeicherung der Milz wird auch durch Abklemmen der Carotiden, d.h. eine Ent-lastung des Carotissinus, ausgelöst. Nach DE WAELE und VAN DE VELDE (1933) bewirkt eine elektrische Reizung oder Dilatation der Milzarterie des *Hundes* eine vorübergehende Blut-drucksenkung in der A. carotis. Den afferenten Schenkel des Reflexbogens bildet der N. vagus, die viscerosensible Zone die A. lienalis [weitere Angaben über die Rolle der *Hunde*milz bei der Blutdruckregulation und die Milzwirkung des N. vagus bei VIALE (1928a, b, 1929) sowie VIALE und SONCINI (1928; s. auch BOCK, 1932; NAEGELI, 1938; PALGOVA und KRICHEVSKAYA, 1967)].

Die ontogenetische Entwicklung der die Milzfüllung steuernden Reflexe, besonders der vom Carotissinus ausgehenden (PALGOVA und KRICHEVSKAYA, 1967), untersuchte POLOS-SUCHIN (1936, 1937a, b, 1938): Bei 1¹/₂—2 Monate alten *Hunden* besteht trotz voll ausgebil-deter Milzmuskulatur und -nerven noch keine reflektorische Regulation des Milzvolumens. Schmerzreize lösen anfangs nur auf humoralem, später auch auf nervösem Wege eine Milz-reaktion aus (über den Mechanismus der durch Reizung sensibler Nerven hervorgerufenen Milzkontraktion bei der *Katze* s. PARIN, 1931). Intravenöse Adrenalininjektionen haben bis zum 14., Splanchnicusreize bis zum 20. Lebenstag keinen Einfluß auf das Milzvolumen; eine Reizung des Rückenmarks führt sogar erst nach dem 2. Lebensmonat zu einer reflektorischen Milzkontraktion. Die Behauptung, das „ontogenetisch späte Auftreten" dieser Reflexe spreche für die „phylogenetische Jugend der Speichermilz" (v. HERRATH, 1958), ermangelt vorerst des tertium comparationis, d.h. diesbezüglicher Beobachtungen an der Stoffwechsel-milz.

42*

Die meisten sympathischen Vasoconstrictoren für die (*Hunde*- und *Katzen*-)Milz stammen aus den vorderen Wurzeln des 6.—8. Thorakalsegmentes; übergeordnete, auch auf hämatogene und intrazentrale Reize (HARGIS und MANN, 1924) ansprechende Zentren für die nervös gesteuerten Volumenschwankungen des Organs befinden sich im 1.—4. Cervicalsegment (BULGAK, 1877; SCHAEFER und MOORE, 1896; HARTMANN und LANG, 1919; FREY und TONIETTI, 1925; SCHILF, 1926). Die bei der *Hunde*- und *Katzen*milz — als typischen Speichermilzen — in regelmäßigen Zeitabständen ablaufenden, kräftigen Spontankontraktionen sind durch nervöse Reize ebenso beeinflußbar wie durch hämodynamische oder humorale (vgl. S. 118 ff.). Fraglich bleibt, „ob Milzkontraktionen nur auf nervösem Wege zustande kommen, oder ob etwa das chemische Agens die Milz direkt beeinflußt" (HARTING, 1952).

Beim *Elefanten* (Subungulata) sind die über 30 Rr. lienales der (zum magistralen Typ zählenden) A. lienalis von entsprechend vielen, dicken Nerven begleitet (TISCHENDORF, 1953). Auch beim *Nilpferd* (Hippopotamidae) gelangen die Nn. lienales gemeinsam mit den etwa 40 Ästen der A. lienalis in kurzen, gleichmäßigen Abständen längs der Hilusleiste ins Organinnere (TISCHENDORF, 1958a). Wie die Gefäß- ist also auch die Nervenversorgung der Milz bei *Elefant* und *Nilpferd* eine ausgesprochen segmentale.

Das gleiche gilt für die großen Haussäugetiere: Beim *Schwein* (Artiodactyla/Nonruminantia), *Rind*, *Schaf* (Ruminantia/Bovidae) und *Pferd* (Perissodactyla) treten die aus dem Plexus coeliacus stammenden (STÖHR jr., 1928a, b) Nn. lienales zusammen mit den segmentalen Ästen der (zum magistralen Typ gehörenden) A. lienalis in den Milzhilus ein (ELLENBERGER und BAUM, 1932; v. HERRATH, 1935d; TISCHENDORF, 1948b, 1956c; HARTWIG, 1949; HARTING, 1952). Auch beim *Elch* (Ruminantia/Cervidae) begleiten die überwiegend markarmen Nerven des Plexus lienalis als kräftige Bündel die Arterienäste (BLUMENTHAL, 1952). Beim *Kalb* enthalten die in das lockere perivasculäre Gewebe der A. lienalis eingebetteten, auch einige markhaltige Nervenfasern aufweisenden Bündel des Plexus lienalis kleinere und größere Gruppen von Ganglienzellen, die GLASER (1928; vgl. AMPRINO, 1955) als in die Peripherie vorgeschobene Anteile des Ganglion coeliacum auffaßt: Danach hätten wir „nicht im Ganglion coeliacum selbst, sondern in den ... dem Plexus lienalis angehörigen Ganglienzellgruppen die peripheren Zentralstellen für die vasomotorische Innervierung der Milz" zu erblicken.

Die sehr voluminösen Milznerven der Wiederkäuer (ECKER, 1853; vgl. SOBOTTA, 1914) bilden seit jeher ein beliebtes, aber insofern ungünstiges Objekt zum lichtmikroskopischen Studium markloser Fasern, als man im Querschnitt „sehr leicht Fasern mit Fibrillen verwechseln kann" (STÖHR jr., 1928a, b). Das gilt auch für die erheblich dünneren Milznerven des *Menschen* [STÖHR jr., 1928a, Abb. 50 (nach BRAUS-ELZE)]. RIEGELE (1929) pflichtet STÖHR bei, daß die auf Milznervenquerschnitten innerhalb der endoneuralen Bindegewebsfächer sichtbaren feinen Pünktchen — entgegen SCHAFFER (1922) — keine Neurofibrillen, sondern Achsencylinder darstellen. Die Nervenfasern zeigen alle eine für marklose Fasern „ziemlich beträchtliche Dicke..., was bei dem Mangel an feineren und feinsten Nervenfasern einen auffallenden Unterschied der Milznerven gegenüber anderen Organnerven darstellt, die stets aus einer gewissen Zahl dicker markhaltiger und einer größeren Menge feinerer markloser Nervenfasern bestehen". Auf eine markhaltige Faser kommen in den Milznerven des *Rindes* 50—80 marklose (OCKEN, 1875). Nach SCHARF (1952) zeigen beim *Rind* die proteotropen Fasern der Milznerven (wie beim *Menschen*) eine schwache Anisotropie unbestimmten Vorzeichens und geben im Gegensatz zu den metatropen Fasern keine Plasmalreaktion.

Über die Milznerven der übrigen Säugetiere, besonders der Tierprimaten, ist nichts näheres bekannt. Angaben über den Plexus coeliacus von *Macacus rhesus* finden sich bei MLYNARCZYK (1964).

Beim *Menschen* beschreibt KONDRATJEW (1929: formalinfixierte *Kinder-* und *Erwachsenen*leichen; Präparation nach Nervenfärbung) in den autonomen Nervengeflechten der Bauchhöhle zwei besondere Fasersysteme: „kurze" Verbindungen benachbarter Organe, die ohne Beziehung zu Zwischenganglien nur organeigene Geflechte enthalten und „kurze" Bahnen, die verschiedene Organe in einen gemeinsamen Plexus einbeziehen und über eigene Zwischenknoten mit größeren Ganglien verbunden sind. Die artlich und individuell schwankende Ausbildung dieser Kommunikationen hängt mit der wechselnden Dispersion des Nebennierensystems zusammen und nimmt mit dessen steigender Konzentration im Alter zu (über die nervösen Verbindungen der Gl. suprarenales mit den verschiedenen Bauchorganen s. auch ZELEZINSKII, 1964). Ein Teil der kurzen Bahnen zieht immer eine Strecke weit gemeinsam mit den längeren (über das Rücken-

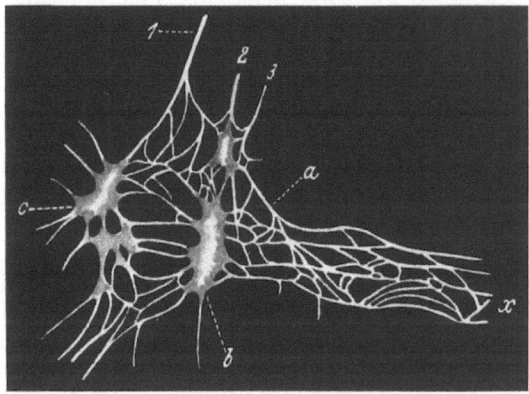

Abb. 307. Beteiligung des Plexus solaris an der Bildung des Plexus lienalis beim *Menschen*. *a* Rr. lienales; *b* Ggl. solare sin.; *c* Ggl. solare dextr.; *x* Nn. lienales; *1* N. vagus dext.; *2* N. splanchnicus major; *3* N. splanchnicus minor. Nach MARGORIN (1932) aus STÖHR (1957)

mark verlaufenden) Bahnen, um zu den chromaffinen Zellen der einzelnen Ganglien zu gelangen. Der Plexus lienalis, von dem Fasern zu tiefergelegenen Ganglien abzweigen, kann mit beiden Nn. vagi anastomosieren.

Nach MARGORIN (1932, Lit.: 38 *menschliche* Leichen, meist im Alter von 3—5 Jahren; Präparation nach Essigsäurevorbehandlung) entsteht der Plexus lienalis (vgl. u. a. HAMILTON, 1958; SIEGLBAUER, 1963; GOERTTLER, 1964) aus der — sich ontogenetisch früher entwickelnden (ZELEZINSKII, 1964) — linken Hälfte des Plexus coeliacus (vgl. BRÜNING, 1958; MLYNARCZYK, 1964), daneben aus dem N. splanchnicus minor und major (Abb. 307). Der N. vagus ist nicht unmittelbar beteiligt (vgl. dagegen KLEMPERER, 1938, Lit.); das Milzgeflecht ist also, soweit sich das makroskopisch feststellen läßt, „hauptsächlich eine sympathische Bildung" (vgl. STÖHR jr., 1957). Topographisch-anatomisch unterteilt MARGORIN den Gesamtkomplex der die Milz versorgenden Nerven in drei Abschnitte: „1. Rami lienales — von dem Augenblick ihres Entspringens aus dem Plexus solaris bis zur Begegnung mit der gleichnamigen Arterie. 2. Nervi lienales — die an der Arterie bis zum Eintritt in den Hilus verlaufenden Fasern. 3. Plexus lienalis — die Nervenbildungen des Milzhilus". Rr. und Nn. lienales verhalten sich zahlenmäßig reziprok zueinander; innerhalb des Milzgeflechtes bilden sich „Nervenkonfluenzen", „Kreuzungen" und ganglienlose „Knoten". Der bis zu 20 Äste aufweisende, ganglienzellenfreie Plexus lienalis liegt im Zentrum des Milzhilus auf den Arterien und variiert stark in seiner Ausbildung. MARGORIN (Verweis auf STRUCKHOF, 1929) unterscheidet als Extreme den konzentrierten und den dispersen Typ: bei ersterem treten die Nerven mit den Arterien, bei letzterem auch zwischen ihnen in die Milz ein. Menge und Anordnung der im Lig. gastrolienale vom Plexus lienalis zum Magen ziehenden Nervenfasern (vgl. ABDURAKHMANOV, 1964) sind sehr unterschiedlich. Im Lig. phrenicolienale verlaufende feinste Ästchen des Plexus diaphragmaticus beteiligen sich an der Innervation der Milzkapsel und des Milzparenchyms. Das Versorgungsgebiet des Plexus lienalis umfaßt außer der Milz das Lig. gastrolienale, die linke Hälfte des Corpus pancreatis (vgl. HADZISELIMOVIĆ und GLUHBEGOVIĆ, 1964, Abb. 1 und 3), den Magenfundus von der Cardia bis zur Mitte der Curvatura major und die linke Hälfte des Omentum majus. Die Zahl der zum Pankreas, Magen und großen Netz abgegebenen Äste ist beim dispersen Typ größer als beim konzentrierten. Zwischen Plexus lienalis und anderen Geflechten der Bauchhöhle (Plexus solaris, linker Plexus renalis und suprarenalis) bestehen konstante und inkonstante Verbindungen (vgl. ZELEZINSKII, 1964). HARTING (1952) konnte eine disperse Form des Plexus lienalis „in keinem Fall beobachten, ebenso wenig einen derartig geradlinigen Verlauf der Hilusleiste, wie ihn MARGORIN abbildet". Die Nerven erreichten stets, wie von MARGORIN für den konzentrierten Typ angegeben, zusammen mit den Zweigen der A. lienalis den Milzhilus; HARTING zählte bis zu 16 gemeinsame Eintrittsstellen. Auch beim *Menschen* decken sich also die intralienalen nervösen Versorgungsabschnitte mit den arteriellen (vgl. LUBARSCH, 1927; LAUDA, 1933; v. HERRATH, 1958); die einzelnen Milzsegmente sind wie beim Tier funktionell autonom (WANNAGAT, 1967, Lit.).

Nach GLAZKOV (1965: 20 Leichen) wird der Plexus lienalis von Ästen des linken Ganglion solare, des rechten N. vagus, des Plexus hepaticus anterior und posterior sowie des linken Plexus suprarenalis gebildet, und seine 3—8 Ganglien liegen größtenteils an den Plexusursprüngen entlang der Rückfläche der A. lienalis und ihrer Endäste. Die Nervenstämme selbst zeigen stellenweise fusiforme Anschwellungen, die weiter entfernt von ihnen gelegenen, $0,2 \times 0,2$ bis $0,3 \times 0,4$ mm messenden eigentlichen Ganglien sind oval, dreieckig, trapez- oder sternförmig.

Die spinale Projektion der Milznerven ist für den *Menschen* noch nicht genauer bekannt (vgl. FOERSTER, 1936, Tab.).

II. Physio-Pathologie

Daß die Nervenversorgung der Milz „eine unbedingt zur normalen Funktion des Organs notwendige Rolle" spielt (HARTING, 1952, Lit.), ist nicht neu. Schon JASCHKOWITZ (1857) vermutete, daß eine Milzerkrankung auch Ausdruck einer Innervationsstörung sein könne, und TARCHANOFF (1874) sah bei veränderter Nerventätigkeit als Folge einer Milzbeeinflussung eine Leukocytämie auftreten. Aufgrund solcher Erfahrungen nahm man bei bestimmten Krankheiten eine Faradisation der Milz vor, wobei sich das Organ deutlich kontrahierte (BOTKIN, 1874). Der Mechanismus der Milzkontraktion ist ein nervöser (BARCROFT, 1925ff.): Eine Ausschüttung des „Depotblutes" (vgl. HOFF, 1931) nach körperlicher Anstrengung oder starkem Blutverlust erfolgt nur bei intakter Nervenversorgung der Milz; auch psychische Vorgänge beeinflussen ihre Größe (vgl. EBBECKE, 1952). Neuere Beobachtungen lassen eine noch weitergehende Abhängigkeit der Milz vom Nervensystem erkennen und unterstreichen damit ihre Bedeutung als neuro-humorales Regulationsorgan (vgl. S. 4, 73, 114 ff., 382 ff., 471).

Die meisten hierhergehörenden Befunde wurden bereits in früheren Kapiteln erörtert (Lit. bei KRUMBHAAR, 1926; MÜLLER, 1931; LAUDA, 1933, 1955; KLEMPERER, 1938; VERCELLANA, 1940; FIESCHI und SACCHETTI, 1957a; v. HERRATH, 1958; ARVY, 1965).

B. Intralienale Nerven
I. Methodik und Allgemeines

Während die alten Autoren auch mit der Lupenpräparation der feineren Nervenfasern noch bewundernswerte Ergebnisse erzielten, bedient man sich in neuerer Zeit zu ihrer Darstellung (ROMEIS, 1948, Lit.) auch in der Milz meist der Silberimprägnation. Die anfangs viel benutzte, „heutzutage nur noch wenig Vertrauen erweckende" (STÖHR jr., 1928 a, b; RIEGELE, 1929) Golgi-Methode wurde ebenso wie die Goldimprägnation und das Molybdän-Toluidinblau-Verfahren bald von der Bielschowsky-Methode abgelöst. Der Methylenblaufärbung (EHRLICH-DOGIEL) war an der Milz nur wenig Erfolg beschieden (z. B. GLASER, 1928). Die wenigen, bisher über die Milzinnervation vorliegenden elektronenmikroskopischen Daten sind mehr oder weniger Zufallsbefunde.

Systematisch, an einem größeren Material, wurde die feinere Innervation der Säugermilz zuletzt von HARTING [1952 (1944): *Hund, Schaf, Pferd, Mensch*] und TISCHENDORF (1948 a, b, 1956 c: *Kaninchen, Hund, Katze, Schwein, Rind, Schaf, Pferd*) untersucht. Wie HARTING benutzte auch TISCHENDORF zunächst die Bielschowsky-Gros-Methode, außerdem aber die Cajal-Faworsky-Imprägnation und vor allem die Bodian-Methode (s. auch UTTERBACK, 1944; LENTZ, 1952; NOERTHEN, 1955). Conditio sine qua non für alle Silberimprägnationen ist eine gründliche Milzspülung (RIEGELE, 1929; s. S. 495 ff.); eine anschließende „entschlackende" (macerierende) Pyridinvorbehandlung unterdrückt weitgehend die Mitimprägnierung nichtnervöser Faserstrukturen. Mit der Methylenblaufärbung hatte TISCHENDORF ebensowenig Glück wie HARTING; auch in der Modifikation von SCHABADASCH stellten sich nur die subserösen Kapselnerven dar. Dafür gelang jedoch TISCHENDORF mit einer geringfügigen Abänderung der Benda-Spielmeyer-Färbung erstmalig (STÖHR jr., 1957) der exakte Nachweis markhaltiger (in diesem Fall receptorischer) Nervenfasern im Milzinneren (Abb. 308).

Die meisten Methoden zur Darstellung der Nervenfasern, vor allem die Silberimprägnation, sind Neurofibrillenmethoden. STÖHR jr. (1957, Lit.) erblickt in den Neurofibrillen „typische Äquivalentbilder wie in den Nissl-Granula". Wie diese beziehen sich auch die Neurofibrillen auf reale submikroskopische Strukturen (BARGMANN, 1964, Lit.), die durch unsere histologische Technik in den Bereich der lichtmikroskopischen Wahrnehmung gerückt werden. Es ist daher verständlich, daß die Frage nach der Endigungsweise des vegetativen Nervensystems schon aus methodischen Gründen in der Vergangenheit sehr unterschiedlich beantwortet wurde. STÖHR hat 1957 noch einmal seine Auffassung vom „nervösen Terminalreticulum" als einer „neurofibrillenhaltigen, vom Schwannschen Leitplasmodium und den interstitiellen Zellen getragenen Netzkonstruktion" bekräftigt. Demgegenüber haben LAWRENTJEW, KOLOSSOW, DE CASTRO, NONIDEZ, SPATZ, HERZOG, KIRSCHE u. a. stets die Meinung vertreten, daß die vegetativen Nervenfasern „wohl einen Plexus ... bilden, trotzdem aber individuelle Axone im Sinne der Neuronenlehre bleiben" (SCHIMERT, 1938). Der schon früher geäußerte Verdacht, das Stöhrsche „Terminalreticulum", der Boekesche „Grundplexus" und ähnliche „intraplasmatische" syncytiale Netzstrukturen (SUNDER-PLASSMANN, FEYERTER, JABONERO u. a.) verdankten ihre Existenz der Mitimprägnierung nichtnervöser Elemente, womöglich gar dem Fixierungsprozeß, fand eine erste Bestätigung durch HILLARP (1946, Lit.), der die Lebenstreue der mit der Bielschowsky-Gros- und Bodian-Methode erhaltenen Imprägnationsbilder mit der Methylenblau-Supravitalfärbung nach SCHABADASCH überprüfte: „... BIELSCHOWSKY-GROS' and BODIAN's imprägnation are not specific but stain simultaneously also other fibrillar structures ... the terminal reticulum may be suspected to be of non nervous nature ... the objections raised against the neurone doctrine by i.a. STÖHR and BOEKE are found to be based on unreliable neurohistological methods" (vgl. SCHIMERT, 1938). Neuere, elektronenmikroskopische Untersuchungen haben bewiesen, daß die Vorstellungen der Neuronenlehre (CAJAL, 1935, Lit.) grundsätzlich auch für das vegetative Nervensystem gelten (BARGMANN, 1964). Damit sind die antineuronistischen, zugleich gegen die Zellenlehre als solche gerichteten Theorien HELDs, STÖHRs u. a. überholt, so berechtigt sie zu ihrer Zeit — d. h. solange nur das Lichtmikroskop zur Verfügung stand —

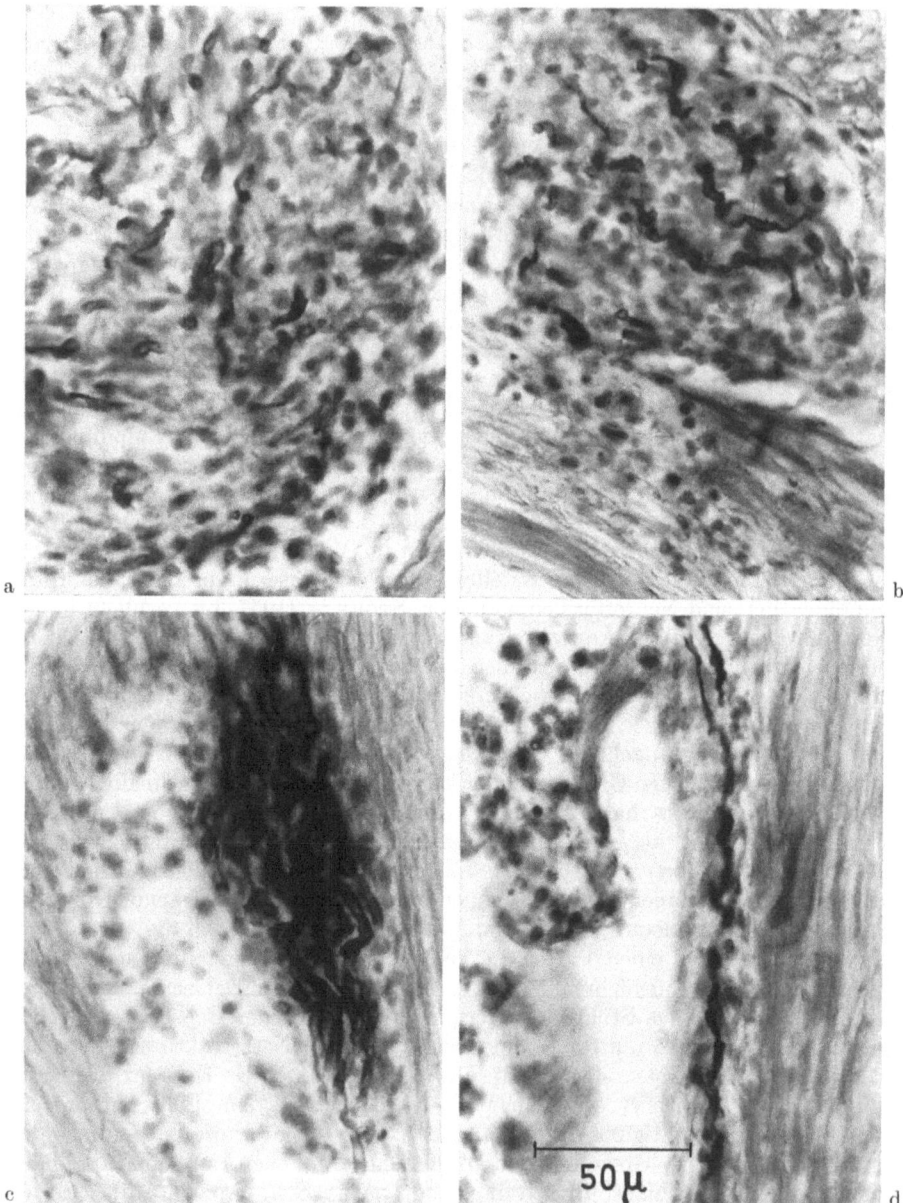

Abb. 308a—d. Milz, *Schwein* (gespült, Formol, Gefrierschnitte 35 μ, Markscheidenfärbung nach BENDA-SPIELMEYER). Mikrophotos: a Markhaltige Fasern in einem kurz nach Verlassen des Balkens quergetroffenen größeren Nervenstrang. b Markhaltige Fasern in einem quergetroffenen größeren Begleitnerven einer Balkenarterie. c Markhaltige Fasern, beim Übertritt von einem Balken- in einen Pulpanervenstrang schräg-längsgetroffen. d Markhaltige Nervenfasern, an der Einmündung einer Pulpa- in eine Balkenvene längsgetroffen. Original d. Verf.

auch waren. Denn: ,,Das elektronenmikroskopische Bild läßt sich nicht mit dem lichtmikroskopischen Bild einer ...par distance, per contiguitatem endigenden Fibrillenöse und derlei zur Deckung bringen. Es gibt allerdings auch nicht die

Kontinuität der nervösen (und anderer) Strukturen ohne Begrenzungen, aber diese Grenzen liegen in einer anderen Größenordnung, als Neuronisten und Anhänger der strengen Auffassung der Zellenlehre gedacht haben" (BACHMANN, 1964).

Damit hat sich bestätigt, was ich vor 20 Jahren über die Nervenendigungen (in der Milz) schrieb: „So wenig man einerseits heute noch die tatsächliche Existenz ‚knöpfchen- oder ösenförmiger Endigungen' anerkennen kann, so sehr wird man sich andererseits bei der Deutung der mit gewissen Silberimprägnationen darstellbaren netzförmigen Endausbreitungen die von SCHIMERT geäußerten Bedenken zu eigen machen müssen. Wo ich solche feinsten netzartigen Formationen abbilde, habe ich sie mit dem Ausdruck ‚terminale Nervenstrukturen' bezeichnet, ohne damit den nervösen Charakter der den Eindruck eines Netzes hervorrufenden feinsten Imprägnationslinien als bewiesen anzusehen" (TISCHENDORF, 1948b). Es wäre jedoch verfehlt, die Ergebnisse der lichtmikroskopischen Ära in der Erforschung der Milzinnervation allein an denen der modernen Elektronenmikroskopie zu messen; sie wollen aus den Vorstellungen ihrer Zeit heraus verstanden und gewürdigt werden. Da sie zudem weit mehr mit der Verteilung der Nerven im Milzinneren als mit ihrer Endigung zu tun haben [die im Gegensatz zur präterminalen Strecke organspezifisch gebaut ist (BRETTSCHNEIDER, 1962; zit. nach ALTENÄHR, 1965, Lit.)], kann man die letztere Frage vorerst ausklammern. Es geht im folgenden also nicht darum, am Beispiel der Milz — wie an dem eines beliebigen anderen Organs — Probleme der allgemeinen Neurohistologie zu erörtern (vgl. STÖHR jr., 1957), sondern darum, aus dem speziellen Innervationsbild der Milz Aufschlüsse über ihren feineren funktionellen Bau zu gewinnen (HARTING, TISCHENDORF).

II. Mikroskopische Innervation der Milz

1. Nichtsäuger

Bei den Knochenfischen enthält die Milz zahlreiche marklose Nervenfasern, die nicht nur die größeren Gefäße, sondern — wie sich elektronenmikroskopisch nachweisen läßt — auch die Capillaren und Septen begleiten (ZWILLENBERG, 1964: *Salmo gairdneri Richardson, S. trutta* L.).

Bei den Amphibien findet RUFFINI (1906: *Triton, Rana*) die Milz spärlicher innerviert als bei den Säugern. Allgemeine Merkmale der Milznerven sind: geschlängelter Verlauf, Varicositätenbildung und plättchenförmige Endigung an der Gefäßwand sowie in der Pulpa. Nach HARTING (1952) könnten die von RUFFINI abgebildeten Endigungen allerdings auch „Teile des Nervennetzes" sein. Bei *Xenopus laevis* Daudin vermochte STERBA (1950) nur entlang der größeren Gefäße, nicht aber in der Milzkapsel, stärkere Nervengeflechte nachzuweisen.

Bei den Vögeln ist die Milz nach MONTI (1898, 1899) „in allen Teilen außerordentlich reich an Nerven, welche äußerst komplizierte Geflechte bilden". Ein Teil der Nerven begleitet die Gefäße und versorgt mit typisch gruppierten, knöpfchenförmigen Endigungen ihre Wände, ein anderer breitet sich im Milzparenchym aus und endigt frei in der roten oder weißen Pulpa. Auch die Kapsel ist reich innerviert. Ganglienzellen enthält die Vogelmilz nicht; dieser Meinung sind auch AGOSTI (1908: *Huhn*), LACZKO (1928: *Huhn, Perlhuhn, Gans, Ente, Truthahn, Taube*) und LEGAIT (1951), deren Befunde sich auch sonst weitgehend mit denen von MONTI decken. Nach NOMURA (1928, 1930a, b: *Huhn, Taube*) finden sich nur in den extralienalen periarteriellen Geflechten (multipolare) Ganglienzellen, nicht aber in den intralienalen. Die Nerven gelangen entweder als marklose Fasern zusammen mit den Gefäßen in das Organ, oder sie treten

unabhängig von ihnen als markhaltige Fasern vom Peritoneum her in die Milz
ein. Alle im Organinneren mit knotigen oder perlschnurartigen Endapparaten das
Kapsel-Balkengerüst, die Gefäße und die Malpighischen Körperchen versorgenden Nervenfasern sind marklos. Nur im Serosaüberzug der Milz gibt es auch markhaltige (sensible) Fasern.

2. Säugetiere und Mensch

Beim *Igel* (Insectivora) findet AGOSTI (1908) die Milz ähnlich wie beim *Meerschweinchen* (Rodentia) sehr zahlreich an Nerven, die frei oder mit Endknöpfchen
an den Gefäßen und Balken sowie in der weißen und roten Pulpa enden. Nervenzellen kommen intralienal nicht vor. Die Milzpulpa der *Fledermaus* (Chiroptera)
enthält nach CORTI (1903) ein gut entwickeltes Nervennetz, dessen Hauptstränge
aus Bündeln von je 2—6 Fasern bestehen, von denen frei endigende Seitenäste
abgehen. Die die „Zentral"arterien begleitenden Nervenstämmchen verzweigen
sich mit diesen; ihre an den perivasculären Plexus abgegebenen Seitenäste treten
nur ausnahmsweise aus den Malpighischen Körperchen in die rote Pulpa über.
Aus der einzigen Abbildung CORTIs ist nicht zu ersehen, ob die dargestellten
Gebilde wirklich Nervenfasern sind; RIEGELE (1929) argwöhnt eine „Verwechslung mit elastischen Faserelementen". Auch die von RUFFINI (1906) in der Milzpulpa der *Fledermaus* (und des *Meerschweinchens*) beschriebenen Nervennetze
lassen „eine Silberimprägnierung des Bindegewebes vermuten" (STÖHR jr.,
1928a, b).

Besonders häufig untersucht wurde die Innervation der Rodentiermilz. Nach
RETZIUS (1892: *Maus, Kaninchen*) treten die Nerven stets zusammen mit den
Arterien in die Milz ein und begleiten sie auch weiterhin. Die größeren Nervenstränge verlaufen in einiger Entfernung von den Gefäßen, machen aber alle ihre
Verzweigungen mit. Sie geben Seitenäste ab, die sich dicht der Arterie anlegen
und sie mit ihren knotig-varicösen Endästen in ein „zierliches Nervengeflecht"
einhüllen, von dem aus die Muskelzellen der Media innerviert werden. Die Milzpulpa findet RETZIUS — dessen Abbildungen RIEGELE (1929) für „wenig zuverlässig" hält — ausgesprochen nervenarm: „Man sieht auch in den gelungensten
Präparaten keine sie versorgenden Nervenbündel. Das einzige ... ist, daß hier
und da von den die Arterien begleitenden Bündeln Äste entspringen, welche
keinen sichtbaren Arterienästen folgen, sondern in die anliegende Pulpa eintreten
und hier verästelt endigen". Nervenzellen konnte RETZIUS in den von ihm untersuchten Milzen nicht finden. Die von FUSARI (1892) in der *Mäuse*milz beobachteten „Ganglienzellen" stellen wahrscheinlich „nichts anderes als total ge-
schwärzte Reticulumzellen" (RIEGELE, 1929) dar. ASAI (1908) beschreibt in den
Gefäßscheiden der *Kaninchen-(Hunde-, Katzen-, Pferde-* und *Menschen-)*Milz verlaufende Nerven (vgl. v. HERRATH, 1935d), die Seitenzweige an die Pulpa abgeben und nach Verlassen der Scheide in der Pulpa enden oder in einen Balken
übertreten. Die Nervenstränge der Gefäßbalken anastomosieren nicht mit den
spärlichen, feinste Ästchen zur Pulpa entsendenden Nervenfasern der übrigen
Balken. An den Malpighischen Körperchen und den „Penicilli" sind die Nervenfasern netzartig angeordnet. Die von den Nerven der Gefäßscheiden, der Balken
und „Penicilli" stammenden Nervenfasern der Milzpulpa beschreiben regelmäßige
Windungen. Im Bereiche der Gefäßscheiden und der „Pinsel"arterien will ASAI
öfters multipolare Ganglienzellen gesehen haben.

Nach GLASER (1928: Methylenblau- bzw. Rongalitweißfärbung; Silberimprägnation nach SCHULTZE-STÖHR) verlaufen die Nerven der *Meerschweinchen-*
und *Kaninchen-*(sowie der *Schweine-, Kalbs-* und *Menschen-*)Milz nach dem

Passieren des Hilus zunächst in der gemeinsamen Gefäßscheide; Ganglienzellen kommen im Organinneren nicht vor. Die größeren und mittleren Arterien sind von zahlreichen Nervenfasern begleitet, die an der Grenze von Adventitia und Media ein erstes Verteilernetz bilden und danach mit rundlichen oder birnen-förmigen Endigungen die Muskelbündel der Media versorgen. Ein zweites, schwächer entwickeltes und weitmaschigeres Netz findet sich zwischen Media und Intima. Die kleineren Arterien und die Arteriolen sind mitunter völlig eingehüllt in ein zartes Nervengespinst. „Daß der Nervennachweis an den Capillaren nicht regelmäßig gelingt, dürfte auf färbetechnischen Ursachen beruhen und nicht durch das wirkliche Fehlen von Nerven ... bedingt sein". Die im Vergleich zu den Arterienwänden durchweg schwächere Innervation der Venenwände be-gründet GLASER mit ihrer Muskelarmut. Im ganzen erscheint ihm die intramurale Nervenversorgung der Blutgefäße in der Milz „als grundsätzlich gleichartig mit der in den Gefäßen anderer Organe bekannten". Aus den Gefäßbegleitnerven zweigen stellenweise kleinste Ästchen zu den Trabekeln und zur Milzpulpa ab. Markhaltige Nervenfasern konnte GLASER in den intralienalen periarteriellen Geflechten auch mit Hilfe von Markscheidenfärbungen nicht nachweisen.

Nach UTTERBACK (1944: Bodian-Methode; vgl. AMPRINO, 1955) erreichen die Nerven der *Mäuse*- und *Ratten*milz ihre Bestimmungsorte in der roten Pulpa einmal über die frühzeitig die gemeinsame Gefäßscheide verlassenden Pulpa-arterien, zum anderen über die den kleineren Balken anliegenden Pulpavenen. Die längs der „Zentral"arterien verlaufenden Nervenbündel geben einzelne Fasern durch die Malpighischen Körperchen hindurch an die rote Pulpa ab und begleiten das Arteriensystem „even beyond the ellipsoid arteries". [Daß es sich bei UTTER-BACKs Fig. 2 und 3 tatsächlich um ein „ellipsoid" handelt, ist unwahrscheinlich, da die *Ratten*milz keine Hülsen im üblichen Sinne besitzt (vgl. S. 554).] Alle Trabekel enthalten Nervenfasern, die wie an den Gefäßen die glatte Muskulatur versorgen. Die mit den Pulpavenen in die rote Pulpa gelangten Nervenfasern innervieren vor allem die als Sphincteren (KNISELY) fungierenden, endothelialen oder muskelähnlichen (WARNER und BENSLEY, 1940) Elemente an den Sinus-ein- und -ausgängen: „...the arrangement and distribution of the splenic nerves can be explained most satisfactorily on the assumption that mechanisms which require direct innervation are present at both ends of the splenic sinuses". Nervöse Formationen von der Art eines Endplexus (RIEGELE) bzw. Terminalreticulums (STÖHR) konnte UTTERBACK in der Milzpulpa nicht beobachten, auch fand er keine intralienalen Ganglienzellen. Das letztere gilt auch von DEDIU (1956: Bielschowsky-Gros-Imprägnation, Methylenblaufärbung), der in der *Meerschwein-chen-(Hunde-* und *Katzen-)*Milz dünne Nervenbündel mehrfach aufgezweigt an den bindegewebigen und muskulären Elementen der Kapsel enden sah. Nach ihm stammen die Nerven der roten Pulpa hauptsächlich aus den Trabekelgeflechten, daneben aus den perivasculären Plexus. Diese dominieren umgekehrt in der weißen Pulpa, die im übrigen weniger Endigungen aufweist als die rote. Während DEDIU in seinem Material keinerlei sensible Endkörperchen beobachtete, beschreibt ELKIND (1957: Bielschowsky-Gros-Methode) in der reich innervierten *Ratten*-(und *Hunde-*)Milz außer verschiedenen effektorischen Endigungen auch büschel-artige freie Receptoren im Kapsel-Balkengerüst und in der Pulpa. Die Receptoren der Follikel gehören häufig dem polyvalenten, die der Gefäßwände dem freien Typ an. Angaben über das etwaige Vorkommen markhaltiger Nervenfasern fehlen leider.

LENTZ (1952; vgl. COHRS und SCHULZ, 1958) findet in der *Kaninchen*milz die Arterien- und Capillarwandungen „reichlich mit den auch sonst vorkommenden Geflechten versehen". Ein ungewöhnlich dichtes, vom Pulpa- und Kapselgeflecht

gespeistes Nervennetz besitzen die funktionell besonders beanspruchten subcapsulären Endcapillaren. Die Nervenplexus der — in einer Stoffwechselmilz wie
der des *Kaninchens* (vgl. Abb. 324) besonders gut entwickelten — Lymphscheiden
hängen sowohl mit den perivasculären wie mit den peritrabekulären und pulpären
Geflechten zusammen, die der Follikel stammen größtenteils aus den freien
Nervensträngen der Milzpulpa. Die vielfach untereinander anastomosierenden
subserösen, intra- und subcapsulären Nervengeflechte gehen an den Balken-

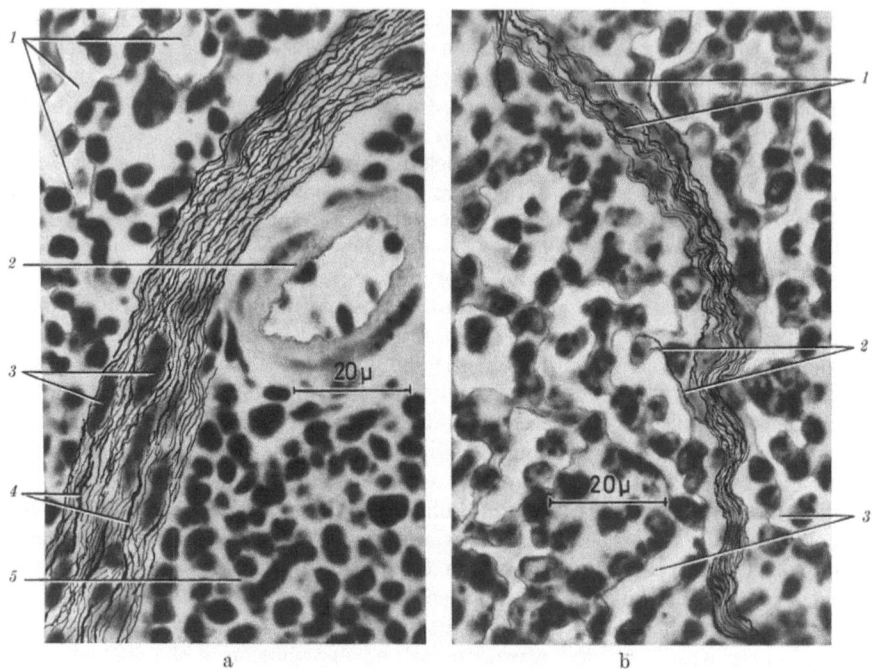

Abb. 309a u. b. Milz, *Kaninchen* (gespült; Formol-Alkohol, Paraffin 7,5 μ, Bodian-Pyridin-
Methode). Überzeichnete Mikrophotos: a Eine Follikelarterie kreuzender großer Pulpanerven-
strang. *1* den Beginn der roten Pulpa anzeigende Sinus, *2* Follikelarterie, *3* Schwannsche
Kerne, *4* markhaltige Fasern, *5* kleinzellige Follikelschale. b Kleinerer Pulpanervenstrang der
roten Pulpa kurz nach Durchlaufen der Follikelrandzone. *1* Schwannsche Kerne, *2* zur
Sinuswand abzweigende Nervenfaser, *3* Sinus. Nach TISCHENDORF (1956c)

abgängen in die ebenso zarten peri- und intratrabekulären Geflechte über. Sinus
und Hilusvenen sind nur sehr schwach innerviert.

    Nach TISCHENDORF (1956c) verlassen beim *Kaninchen* die zusammen mit
ihren Leitarterien in die Milz gelangten Nerven schon kurz danach die gemeinsame
Balkenscheide. Der größere Teil tritt in die Pulpa über und durchzieht sie in
einigem Abstand vom und parallel zum Arterienstamm in Form umfangreicher,
entgegen der Angabe von LENTZ (1952) auch markhaltige Fasern enthaltender
freier Pulpanervenstränge (Abb. 309). Der nicht unmittelbar aus den Hilusbalken
in die Pulpa abzweigende Teil begleitet als adventitieller Nervenplexus die
Arterien; die Gefäßinnervation als solche (vgl. STÖHR jr., 1938, 1957; AMPRINO,
1955; GRIGOR, 1962) bietet keine Besonderheiten. Der im gefäßlos gewordenen
Balken zurückbleibende Nervenrest liefert die beim *Kaninchen* ungewöhnlich
zarten, gleich den Kapselnerven auffallend gestreckt verlaufenden intra- und
peritrabeculären Geflechte. Die vom Hilus unmittelbar zur Milzkapsel ziehenden,

feinen periarteriellen Nervenbündel bilden in der Subserosa (vgl. TISCHENDORF, 1960b, Abb. 1) ein lockeres, auch einige markhaltige Fasern enthaltendes Geflecht, das nach einwärts über je einen intra- und subcapsulären Plexus mit der Balken-, Pulpa- und Gefäßinnervation in Verbindung tritt. Die nervöse Versorgung der beim *Kaninchen* vorherrschenden weißen Pulpa erfolgt einmal aus dem sich von den Balkenarterien kontinuierlich auf die Lymphscheiden- und Follikelarterien fortsetzenden Gefäßnervenplexus, zum anderen aus den Pulpanervensträngen. Wenn sich diese auch keineswegs in der Innervation der weißen Pulpa erschöpfen, wie es nach dem Schema von LENTZ [1952 (Abb. 324)] den Anschein hat, so deutet doch ihre starke Kaliberabnahme nach Verlassen dieser Zone auf eine erhebliche Faserabgabe. Auch die auffallend dürftige Innervation des beim *Kaninchen* den größten Teil der roten Pulpa ausmachenden Sinusnetzes wird in erster Linie von den Pulpanervensträngen, in zweiter von den subcapsulären und peritrabekulären Plexus, die vergleichsweise reichliche Versorgung des Pulpareticulums dagegen vornehmlich von den die Pulpaarteriolen und -capillaren begleitenden Nervengeflechten bestritten. Ganglienzellen konnte TISCHENDORF in der Milz ebensowenig entdecken wie LENTZ.

Elektronenmikroskopisch vermochten bisher nur GALINDO und IMAEDA (1962, Fig. 10) in der weißen Pulpa der *Mäuse*milz, MOORE, MUMAW und SCHOENBERG (1964) in der weißen und roten Pulpa der *Kaninchen*milz marklose Nervenfasern nachzuweisen. Die der *Kaninchen*milz sind z.T. eng mit bestimmten kleinen Gefäßen verbunden: „These vessels are reminiscent of the sheathed portion of the penicillar arteries described in other species but thought to be absent in the *rabbit*" (vgl. S. 554, 555).

Beim *Hund* (Carnivora) findet HARTING (1952; vgl. ASAI, 1908; RIEGELE, 1929; DEDIU, 1956; ELKIND, 1957) neben einer besonders reichlichen Innervation von Milzkapsel und -balken, „die beide hier einen großen Einfluß auf die Entleerung des Organs besitzen", auch eine ausgiebigere Nervenversorgung des Reticulums als beim *Menschen*. Die im Kapsel-Balkengerüst gelegenen größeren Nerven versorgen unter wiederholter Aufteilung und Plexusbildung hauptsächlich die glatte Muskulatur. Die periarteriellen Nervengeflechte der großen Trabekel entsenden unabhängig von den Gefäßen starke Nervenstränge zur Pulpa. Die ebenfalls vom intratrabekulären Plexus stammenden Gefäßnerven lassen sich bis zu den Pulpaarteriolen verfolgen; der peritrabekuläre Plexus steht mit den Pulpanerven in Verbindung. In der Milzpulpa selbst versorgt ein feines Geflecht mit terminalen Nervennetzchen das Reticulum, die raummäßig hinter ihm zurücktretenden Sinus und die Arterienenden. Daß sich an den (im Vergleich zur *menschlichen* Milz viel größeren und anders angeordneten) Hülsen der *Hunde*milz fast immer Nerven nachweisen lassen, wertet HARTING als Zeichen dafür, „daß in der *Hunde*milz ... engere funktionelle Beziehungen von Hülsen und Endcapillaren zu Sinus und Reticulum ... bestehen ... als in der Milz vom *Menschen*".

Nach TISCHENDORF (1956c) bilden auch in der *Hunde*milz freie, einen gewissen Prozentsatz markhaltiger Fasern enthaltende Pulpanervenstränge einen charakteristischen Befund (Abb. 310); denn ein beträchtlicher Teil der am Hilus zusammen mit den Arterien eingetretenen Nerven (vgl. v. HERRATH, 1935d) begibt sich unabhängig von ihnen in die Pulpa. Der muskelreiche Kapsel-Balkenapparat ist ausgiebig innerviert. Der subseröse Plexus geht aus Nervenbündeln hervor, die aus den Hilusnerven zur Kapsel abschwenken, und kommuniziert über ein dichteres intracapsuläres Geflecht mit der Trabekelinnervation. Der weitmaschige subcapsuläre Plexus steht sowohl mit den ebenerwähnten Geflechten wie mit denen der kapselnahen Gefäße und Pulpabezirke in Faseraustausch. Die an vielen Stellen stark gewunden verlaufenden gröberen Nervenbündel der Kapsel-Balken-

geflechte führen auch markhaltige Fasern. Bei der Balkeninnervation (Abb. 311a)
überwiegt die intratrabekuläre Geflechtbildung die peritrabekuläre (vgl. HAR-
TING, 1952). Die fast nur aus glatter Muskulatur bestehenden feineren Balken
besitzen so gut wie keinen Oberflächenplexus mehr, dafür aber einen hervor-
ragend entwickelten Innenplexus, der allenthalben in seinem Maschengewirr netz-
förmige Endformationen an den glatten Muskelzellen erkennen läßt. Die Arterien
sind im Gegensatz zu den viel muskelärmeren und dünnwandigeren Venen in

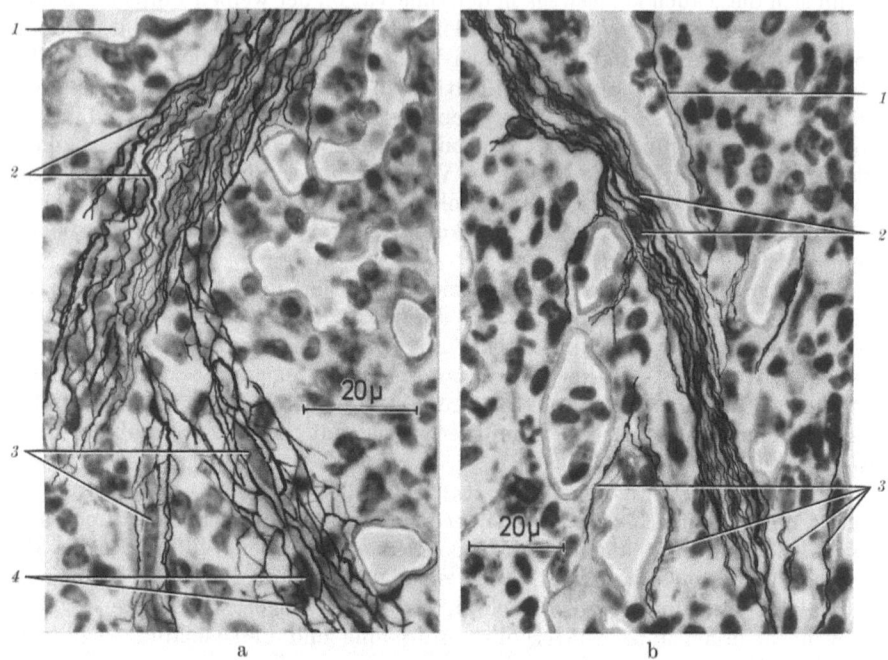

Abb. 310a u. b. Milz, *Hund* (gespült; Formol-Alkohol, Paraffin 10 μ, Bodian-Pyridin-Methode).
Überzeichnete Mikrophotos: a Großer Pulpanervenstrang in Faseraustausch mit dem Außen-
geflecht eines oberflächlich getroffenen größeren Balkens. *1* Sinus, *2* markhaltige Fasern des
Pulpanervenstranges, *3* Muskelkerne der Balkenoberfläche, *4* Schwannsche Kerne des peri-
trabekulären Plexus. b Mittlerer Pulpanervenstrang. *1* Sinusinnervation, *2* Schwannsche
Kerne, *3* Reticulum- und Sinusinnervation. Nach TISCHENDORF (1956c)

ganzer Länge reich innerviert. Die weiße Pulpa, die beim *Hund* eine weit geringere
Ausdehnung besitzt als beim *Kaninchen* oder *Menschen*, wird teils aus den Begleitnerven der Lymphscheiden- und Follikelarterien, teils aus den freien Pulpanervensträngen versorgt. Diese innervieren zusammen mit den Außengeflechten
der großen und mittleren Trabekel sowie den Begleitnerven der Pulpaarterien
auch die rote Pulpa. Den feinsten Ausläufern des Pulpanervennetzes obliegt nicht
nur die Innervation des Pulpareticulums selbst (HARTING), sondern auch die der
darin eingebetteten terminalen Strombahn, d.h. der Hülsen, Endcapillaren und
Sinus. HARTING konnte eine kontinuierliche Gefäßinnervation nur bis an die
Hülse heran, nicht aber in sie hinein verfolgen und vermutet daher eine getrennte
Nervenversorgung der Pulpaarteriolen einerseits sowie der Hülsen und Endcapillaren andererseits. TISCHENDORF erblickt in den Hülsen einen ausgesprochen
„argyrophilen Ort" (ZEIGER, 1938): Die Anhäufung anderer stark silberbindender
Elemente [Erythrocytenfragmente bzw. „hämatische Körnchen" (TEITEL-BER-
NARD, 1931)] im Hülsenbereich vereitelt die gleichmäßige Imprägnation bis zur

Hülsencapillare durchlaufender Gefäßnerven. Ein negativer Befund besagt daher nicht unbedingt, daß die nervöse Versorgung des Hülsengewebes ausschließlich vom Reticulum her erfolgt. Das ist auch deshalb nicht sehr wahrscheinlich, weil die der Hülse unmittelbar vorgeschaltete präglumäre Arteriole (RIEDEL, 1932) noch ein ziemlich dichtes adventitielles Nervengeflecht mit betonter Längsausrichtung aufweist (Abb. 311 b).

PALUMBI (1958) beobachtete am Übergang von der Pulpaarteriole zur Hülsencapillare „Zellen vom Typ der paraportalen Goormaghtigh-Becherschen Zellen

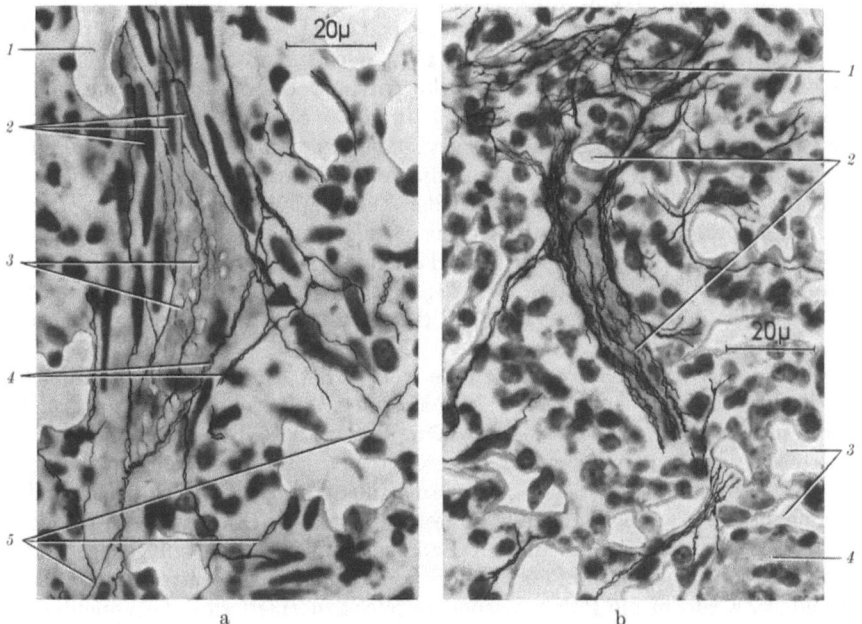

a   b

Abb. 311 a u. b. Milz, *Hund* (gespült; Formol-Alkohol, Paraffin 10 μ, Bodian-Pyridin-Methode). Überzeichnete Mikrophotos: a Intra- und peritrabekulärer Plexus eines mittleren Balkens mit dem umgebenden Pulpanervennetz. *1* Sinus, *2* Muskelzellkerne, *3* intratrabekulärer Plexus mit terminalen Nervenstrukturen, *4* peritrabekulärer Plexus, *5* zur roten Pulpa abzweigende Nervenfasern. b Innervation einer präglumären Arteriole und der umgebenden roten Pulpa. *1* Begleitnervengeflecht einer größeren Pulpaarteriole, *2* präglumäre Arteriole, *3* Sinus, *4* quergetroffene Capillarhülse. Nach TISCHENDORF (1956 c)

in direktem Kontakt mit dem sensiblen periarteriellen Plexus" und erblickt darin eine zweite Regulationsstation der *Hunde*milz (nach den „parahilären Knötchen"; S. 656, 657). Die Hülsenzellen selbst erhalten „eher eine vegetative Innervation". FUJII (1959) fand in der *Hunde-*(und *Menschen-*)Milz sensible Nervenfasern, deren Markscheiden bis in die Nähe der einfachen, konischen oder gabelförmigen Endigungen reichten, jedoch keine Ganglienzellen.

Die Kapselnerven der *Hunde-*(*Katzen-* und *Menschen-*)Milz kommen nach KERDIVARENKO (1964) hauptsächlich vom Hilus, daneben vom Lig. gastro- und phrenicolienale. Die größten Nervenbündel finden sich im inneren, bindegewebigen Teil der Kapsel, kleinere in der Subserosa und feinste Nervennetze in der Serosa. Die überwiegend marklosen Nerven bilden weit- und engmaschige perivasculäre Geflechte und treten in engste Beziehung zu den Muskelelementen der Kapsel. Der Receptorenapparat der Milzkapsel besteht aus mehreren Typen freier Nervenendigungen, auch plexiformen und büschelartigen, läßt aber die für andere Organe

charakteristischen ring-, geißel-, pinsel- und knopfförmigen Endigungen vermissen. Die Nerven der inneren Kapselschicht erreichen mit ihren Endigungen
die Balkenabgänge und das Milzparenchym.

Bei der *Katze* läßt Fusari (1892; vgl. Asai, 1908) die am Milzhilus in kleinen
Bündeln eingetretenen Nerven teils weiterhin den Arterien folgen, teils selbständig
ins Organinnere vordringen. Viele von ihnen durchsetzen die Malpighischen Körperchen, andere bilden in der roten Pulpa sowohl echte Netze wie zarte Plexus,
die mit denen der Arterienwände in Verbindung stehen [Riegele (1929), nennt das
von Fusari in der Wand einer Milzarterie aufgezeigte Geflecht „ein geradezu
mustergültiges Beispiel von Verwechslung von Bindegewebe mit Nervenfasern"].
Die Einzelfasern sind „entweder ganz glatt oder mit Knötchen versehen" und
endigen frei oder mit besonderen Endkörperchen. Im Zusammenhang mit den
Nervenfasern will Fusari in der *Katzen-* (und der angeblich ganz ähnlich innervierten *Kalbs-*)Milz mitunter kleine, polygonale Ganglienzellen mit 4—5 Fortsätzen
gesehen haben. Hier dürfte [wenn man die von Fusari beschriebenen Zellen nicht
mit Harting (1952) den sog. interstitiellen Zellen zurechnen will] eine Verwechslung mit imprägnierten Reticulumzellen vorliegen, wie sie auch anderen älteren
Autoren mit der Golgi-Methode unterlaufen ist; jedenfalls konnte keiner der
späteren Untersucher (Riegele, 1929; Utterback, 1944; Noerthen, 1955;
Dediu, 1956; Tischendorf, 1956c) in der *Katzen*milz wirkliche Ganglienzellen
entdecken.

Nach Noerthen (1955) verlaufen die Nerven der *Katzen*milz nach ihrem Eintritt in das Organ zunächst in der gemeinsamen Gefäßscheide, nach deren Aufteilung in den Arterien- und Venenbalken. Der kleinere Teil von ihnen begleitet
die Arterien weiter in die Milzpulpa, der größere verbleibt im Balken. Einzelne stärkere Nervenbündel sondern sich schon am Hilus von den Gefäßen ab und bilden
untereinander zusammenhängende subseröse, intra- und subcapsuläre Geflechte.
Die beiden letzteren gehen an den Balkenabgängen in die gut ausgebildeten
intra- und peritrabekulären Plexus über; subcapsuläre wie peritrabekuläre Plexus
entsenden Zweige in die Pulpa. Besonders reich innerviert sind die Venenbalken:
„das einzige System in der *Katzen*milz, das die Entleerung und Stellung der
Venen bewirken kann" (vgl. v. Herrath, 1935d). Die Arterien zeigen die üblichen
Geflechte (vgl. Fillenz, 1966a, b). Die Malpighischen Körperchen beziehen ihre
Innervation — die bei der *Katze* (Speichermilz) allerdings nicht so reichlich ausfällt wie beim *Kaninchen* (Stoffwechselmilz) — von den Begleitnerven und
Gefäßplexus der Follikelarterien sowie von den Trabekelnerven. Der die rote
Pulpa durchziehende Nervenplexus geht so in die Plexus der Arteriolen, Hülsen
und Capillaren über, daß „eine Trennung der einzelnen Geflechte nur willkürlich
möglich ist".

Auch nach Tischendorf (1956c) treten bei der *Katze* die im Bereiche des
Plexus lienalis nur lose den Gefäßen angeschlossenen Nerven dicht an sie ange-
schmiegt in die Milz ein (vgl. Utterback, 1944). Zuvor sich abspaltende Nervenbündel, in denen ebenso wie in den stärkeren Hilusnerven (Utterback) markhaltige Fasern nachweisbar sind, folgen in engen Windungen den subserösen
Gefäßen zur Kapsel (Abb. 312a) und bilden hier ein lockeres subseröses Geflecht,
das über einen kräftigen intracapsulären Plexus mit der Innervation der von der
Kapsel abgehenden Trabekel sowie der angrenzenden Pulpabezirke zusammenhängt. Die in den Milzhilus eingetretenen Nerven gruppieren sich innerhalb der
gemeinsamen Gefäßscheide in mehreren Stämmchen um die zugehörige Arterie,
an die sie im Gegensatz zur *Hunde*milz auch in ihrem weiteren Verlaufe gebunden
bleiben; freie Pulpanervenstränge spielen in der *Katzen*milz — wie auch Noerthen
betont — kaum eine Rolle. Die Balken- und Pulpaarterien erhalten eine reiche

nervöse Versorgung. In einem von TISCHENDORFs Präparaten (Abb. 312b) fand sich im paraadventitiellen Gewebe einer hilusnahen Balkenarterie ein typisches, mit einer dicken, markhaltigen Nervenfaser verbundenes sensibles Endkörperchen [vgl. STÖHR jr., 1938, Abb. 13 (nach HIRSCH)], in einem anderen ein eigentümliches, von markhaltigen Fasern gebildetes Nervennetz in der perivasculären Zone eines großen Arterienbalkens. HARTING (1952, Abb. 33) hat ähnlich grobmaschige Nervennetze auch an den Trabekeln der *Pferd*emilz beobachtet und hält sie für sensible Endigungen. Die Innervation des Balkensystems ist bei der *Katze* nicht minder stark entwickelt als beim *Hund*. Das Schwergewicht liegt jedoch mehr auf den für die *Katze* charakteristischen Venenbalken (vgl. FILLENZ, 1966a, b)

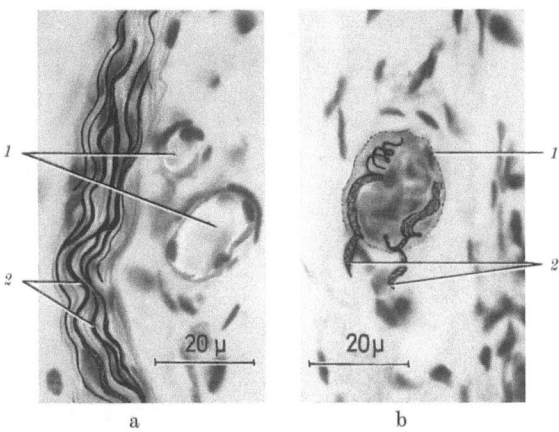

Abb. 312a u. b. Milz, *Katze* (gespült; Formol-Alkohol, Paraffin 10 μ, Bodian-Pyridin-Methode). Überzeichnete Mikrophotos: a Großer subseröser Kapselnerv. *1* Kapselvenen, *2* markhaltige Fasern. b Eingekapselter sensibler Endapparat im periadventitiellen Gewebe einer hilusnahen Balkenarterie. *1* Bindegewebige Kapsel, *2* markhaltige Fasern. Nach TISCHENDORF (1956c)

und kleinsten Bälkchen (v. HERRATHs „elastischen Muskelseilen"), die sämtlich von engmaschigen, mit der Innervation der jeweiligen Umgebung zusammenhängenden feinsten Nervengeflechten umsponnen sind. Die wenigen, aber ziemlich großen Malpighischen Körperchen der *Katzen*milz werden aus den Begleitnerven der Follikelarterien und dem umgebenden Pulpanervenplexus versorgt. Dieser entstammt im wesentlichen den Arterienbegleitgeflechten und den stärker als beim *Hund* entwickelten peritrabekulären Geflechten, besonders denen der Balkenausläufer, die sich jeweils kontinuierlich auf die benachbarten Pulpaarteriolen, Hülsen- und Endcapillaren, Sinus und Pulpavenen fortsetzen. Besonders reich innerviert findet TISCHENDORF die präglumäre Arteriole (vgl. RIEDEL, 1932). Die ihr dicht anliegenden feinsten Nervenfäserchen verschwinden entlang der Hülsencapillare im Inneren der stark argyrophilen Hülse, während die nur lose mit ihr verbundenen gröberen Fasern in das Hülsengewebe selbst übertreten, das außerdem noch feinere Nervenfasern aus dem Pulpareticulum und von den an die Hülse herantretenden feinsten Trabekeln erhält.

    Elektronenmikroskopisch sahen ZWILLENBERG und ZWILLENBERG (1963a) die Hülsencapillaren der *Katzen*milz (Abb. 313) von einem Plexus markloser Nerven begleitet; markhaltige Fasern wurden nicht beobachtet. Die Axone liegen den oft stark verzweigten Schwannschen Zellen meist oberflächlich an. Sie können dicht am Gefäß, unmittelbar vor dem Kontakt mit den Endothelzellen, „etwas aufgetrieben sein und außer feinen Filamenten, etwas endoplasmati-

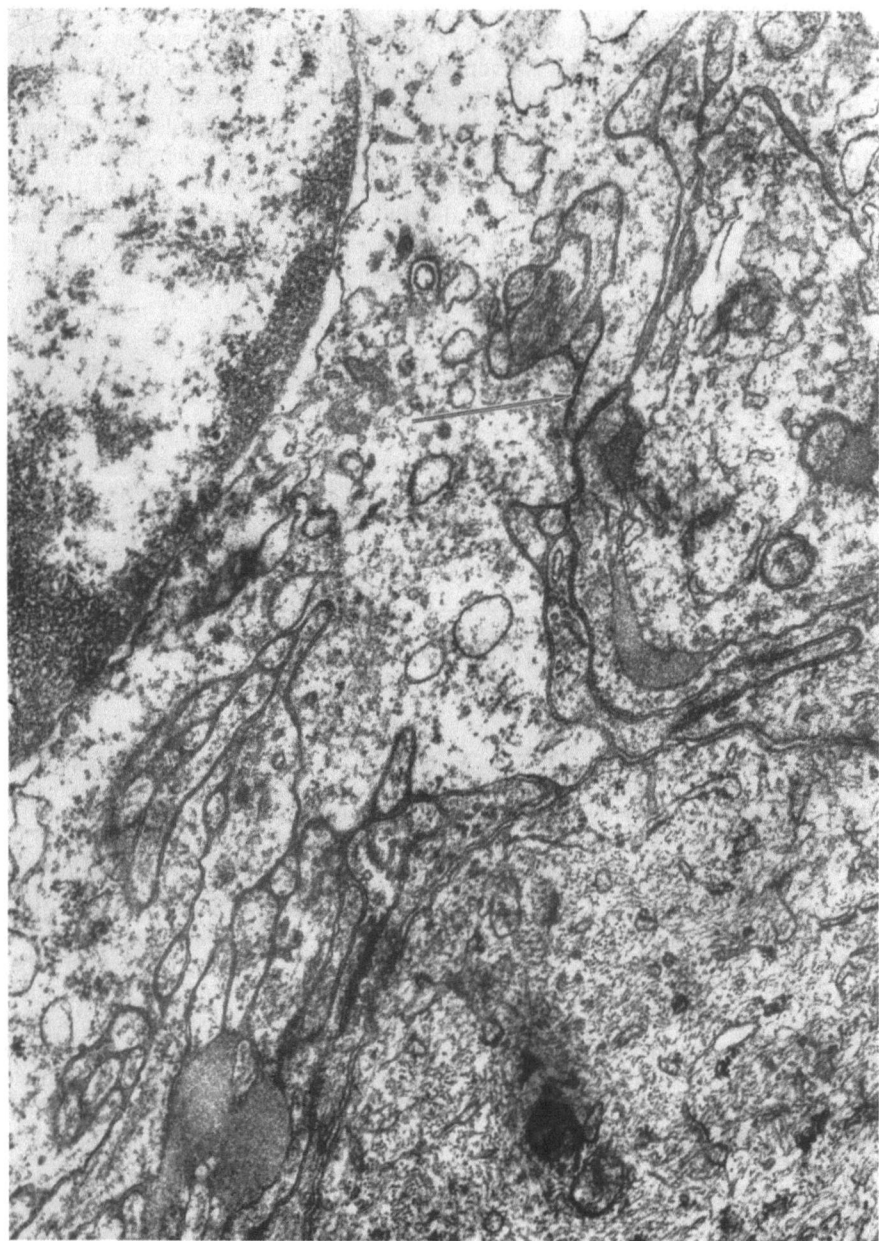

Abb. 313. Hülsencapillare aus der *Katzen*milz, schräg getroffen (Vergr. 32 500×). Rechts
Endothelzellen. Links eine Schwannsche Zelle mit verschiedenen ihr anliegenden oder von ihr
umschlossenen axonalen Strukturen. Der Pfeil bezeichnet eine deutliche Mesaxonbildung.
Nach ZWILLENBERG und ZWILLENBERG (1963a)

schem Reticulum und einigen kleinen Mitochondrien wenige kleine Bläschen
enthalten".

Bei *Phocaena phocaena* (Cetacea) verlaufen die großen intralienalen Nervenstränge in der Regel als Begleitnerven der großen Balkengefäße, die auch zwi-

schen Adventitia und Media häufig Nervenbündel aufweisen. „Nerventrabekel, die ... einen großen zentralen Nervenstrang enthalten", sind selten. Einzelne entlang der Trabekel verlaufende Nervenfasern versorgen die Balkenmuskulatur. Wie aus den Trabekeln treten auch aus der Kapsel kleinere Nervenbündel in die Milzpulpa über, in der stellenweise reichlich Nervenfasern nachweisbar sind. Wie bei *Phocaena* finden sich auch bei *Balaenoptera physalus*, *B. musculus* und *B. borealis* in der Milzkapsel große, gewellte, oberflächenparallel verlaufende Nervenstränge, außerdem mit der Muskulatur nach einwärts zunehmende feinere Nerven, die sich in die Balken und die Pulpa fortsetzen. Die großen Balken-arterien sind regelmäßig, die -Venen nur ausnahmsweise von ein oder mehreren Nervensträngen begleitet. Sie verlassen gelegentlich auch ohne die Gefäße den Balken. Auch von den bei *Balaenoptera* ungleich häufiger als bei *Phocaena* zu beobachtenden zentral-intratrabekulären Nervensträngen zweigen laufend Fasern zur Pulpa ab. Wie die rote enthält auch die Peripherie der weißen Pulpa feine Nervenfäserchen (ZWILLENBERG, 1958, 1959).

Beim *Elefanten* (Subungulata/Proboscidea) trifft TISCHENDORF (1953) noch an den Follikelarterien ungewöhnlich mächtige Begleitnerven an — ein Befund, der zusammen mit dem Mangel an großen, plexiformen Pulpanerven für eine späte Trennung der für die rote Pulpa bestimmten Nerven von ihren Leitgefäßen spricht. Das Kapsel-Balkengerüst ist reich innerviert, und in der Subserosa sind auch ohne spezielle Färbung schon zahlreiche Nerven zu erkennen. — Beim *Nilpferd* (Hippopotamidae) sind die in den tieferen Lagen der Subserosa verlaufenden Kapselarterien von zahlreichen, teilweise markhaltigen Nerven begleitet; sensible Endapparate wurden jedoch in der Milzkapsel nicht gefunden. Im Organinneren verlaufen die Nerven zunächst wie üblich grob gebündelt in den großen Gefäß-balken und folgen anschließend den sich erst spät von den Venen lösenden Arterien auf ihrem Wege in die Milzpulpa (TISCHENDORF, 1958a; s. Abb. 226, 227, 229).

Die mikroskopische Innervation der Milz der großen Haussäugetiere (Artio- und Perissodactyla) beschäftigte schon die alten Autoren, und die hier erhobenen Befunde wurden alsbald verallgemeinert. ECKER (1853) konnte bei den Wieder-käuern die Nerven in ihren Scheiden weit in die Milz hinein verfolgen und fand ihre aus „embryonalen Nervenfasern" bestehenden Endigungen den in „musku-lösen Gebilden" vorkommenden sehr ähnlich. Beim *Ochsen* sah er wiederholt „an der Seite von Milzbläschen blasse Fasern mit Kernanschwellungen sich ... in sehr stumpfen Winkeln teilen." Nach v. KÖLLIKER (1852, 1867, 1893) setzen sich die Nerven der Wiederkäuermilz im Organinneren mit je 1—2 untereinander anastomosierenden Ästen — die auch „dunkelrandige" (markhaltige) Fasern ent-halten — auf die Arterien fort. An den größeren Gefäßen bilden sie einen ober-flächlichen und einen tiefen Plexus, an den kleineren ein Geflecht mit zunehmend länger werdenden Maschen, das nicht nur an den Follikelarterien, sondern „auch an den Arterienpinseln noch zu sehen" ist. Beim *Kalb* sind die Nerven an den Arterien von 2 mm Durchmesser 54—60 μ, an den „Penicilli" 10—12 μ und in-mitten der Pulpa 6—9 μ stark. An den beim *Ochsen* besonders muskulösen Balken bilden sie „einen äußeren ... Plexus mit vorwiegend längsgerichteten Maschen", von dem aus feinere Zweige ins Balkeninnere vordringen. Wie in den Malpighischen Körperchen (vgl. FUSARI, 1892) beschreibt v. KÖLLIKER auch in der übrigen Pulpa zahlreiche netzartig angeordnete oder unter wiederholter Teilung frei endende Nervenfasern, die er z.T. für sensibel hält. Bei W. MÜLLER (1865; s. auch 1871) heißt es: „Die Nerven bilden nach GRAY beim *Schafe* Plexus um die Gefäße, welche gelatinöse und markhaltige Fasern enthalten. Die Primitiv-fasern zeigen nach KÖLLIKER Teilungen, was GRAY bestreitet". MÜLLER bestätigt, daß die Nerven der Milz überwiegend aus Remakschen Fasern bestehen, und

behauptet, beim *Ochsen* ließen sich „in den größeren Nervenstämmen, welche
neben der Arterie im Inneren des Organs verlaufen, ... Gruppen von Zellen
nachweisen..., welche mit Ganglienzellen übereinzustimmen scheinen". Die
wichtigste Beobachtung MÜLLERs bezieht sich auf die Schweigger-Seidelschen
Capillarhülsen: „An einem feinen, frisch untersuchten Abschnitt einer *Schweine*-
milz und an zwei Präparaten einer in verdünntem Essig macerierten *Ochsen*milz
gelang es mir, blasse Nervenprimitivfasern längs eines kleinen Arterienzweiges
bis zu einer der kapselförmigen Capillarscheiden zu verfolgen, in welche sie ein-
traten. Die Art ihrer Endigung in der fein granulierten Zwischensubstanz der
letzteren, in welche sie überzugehen schienen, vermochte ich nicht zu ermitteln;
mithin bleibt es ... unentschieden, ob diese kapselförmigen Scheiden zu den
Nervenendigungen der Milz eine bestimmte Beziehung haben, wofür die Ähnlichkeit mit den Krauseschen Endkapseln der Drüsennerven zu sprechen scheint".

BILLROTH (1861) findet die Milz mancher Tiere sehr reich an Nerven, genauer:
„grauen" Nervenfasern. In der *Schaf*smilz fiel ihm auf, daß sich die größeren
Nervenstämme „genau bei den Arterien" hielten, jedoch eigene Scheiden be-
saßen. Jenseits der „Penicilli" waren keine Nerven mehr auszumachen. Ganglienzellen sah BILLROTH in der *Schaf*smilz nicht. Die gleiche Feststellung macht
TISCHUTKIN (1902), der im übrigen die Befunde der früheren Untersucher bestätigt: Die Nerven breiten sich mit den Gefäßen auf dem Wege der Trabekel in
der Milz aus, wobei sie im Kapsel-Balkengerüst und auf den Gefäßen Geflechte
bilden. Aus diesen hervorgehende feinste Nervenfäden enden mit knopfförmigen
Anschwellungen in der glatten Muskulatur. Die Geflechte der Malpighischen
Körperchen stehen mit dem eparteriellen Plexus in Verbindung.

Wie v. KÖLLIKER, MÜLLER und BILLROTH konnte auch v. EBNER (1902) beim
Schaf die Nerven präparatorisch weiter in die Milz hinein verfolgen als beim
Menschen; sie sind „von mächtiger Stärke, so daß sie alle zusammen an Dicke
der leeren und zusammengezogenen Milzarterie gleichkommen". Auch sonst hält
sich v. EBNER in seinem Handbuchartikel bei der Beschreibung der Milzinnervation weitgehend an die Befunde der vorerwähnten Autoren: „Die Endigung
der Milznerven wurde erst teilweise aufgedeckt. Die Arterien werden von reichlichen Geflechten umhüllt, welche die Muskeln der mittleren Gefäßhaut bis in
die feinste Verästelung der Arterien mit Nervenendbäumchen versorgen. Zweitens
erhalten die Milzbalken, welche ebenfalls glatte Muskeln führen, ziemlich reichliche Nervenenden, und in der Milz des *Rindes* und des *Kaninchens*" (? d. Verf.)
„sind nach KÖLLIKER auch die mikroskopisch feinen Muskelbälkchen der Milzpulpa mit Nerven versorgt". Die Endigung der Pulpanerven läßt sich nach
v. EBNER — der wie THANHOFFER (1885) den Milznerven eine im wesentlichen
vasomotorische Funktion zuschreibt — im Golgi-Präparat nicht sicher verfolgen.
„Wäre die früher aufgestellte Vermutung richtig, daß die Endothelzellen der
capillaren Milzvenen contractile Gebilde sind, so müßte wohl die eigentliche Milzpulpa überall motorische Nervenenden enthalten, welche wie jene der Gefäße mit
marklosen Nervenfasern in Zusammenhang stehen". Es liege nahe, schließt
v. EBNER, die markhaltigen Nervenfasern der Milz mit sensiblen Endapparaten
der Arterien in Verbindung zu bringen, die von W. MÜLLER vermutungsweise als
nervöse Terminalorgane hingestellten Capillarhülsen seien „indessen nur verdichtete Stellen der Adventitia von kleineren Arterien, welche in bezug auf ihre
Nervenversorgung nichts Auffälliges zeigen".

Beim *Schwein* (RIEGELE, 1929) gruppieren sich die Milznerven in größeren
Bündeln um die Hilusgefäße und ziehen, soweit sie nicht gleich in die Pulpa über-
treten, mit den Trabekeln weiter ins Organinnere. Eine Minderheit bildet in der
Milzkapsel ein subseröses Geflecht aus wenigen, verstreut liegenden kleineren

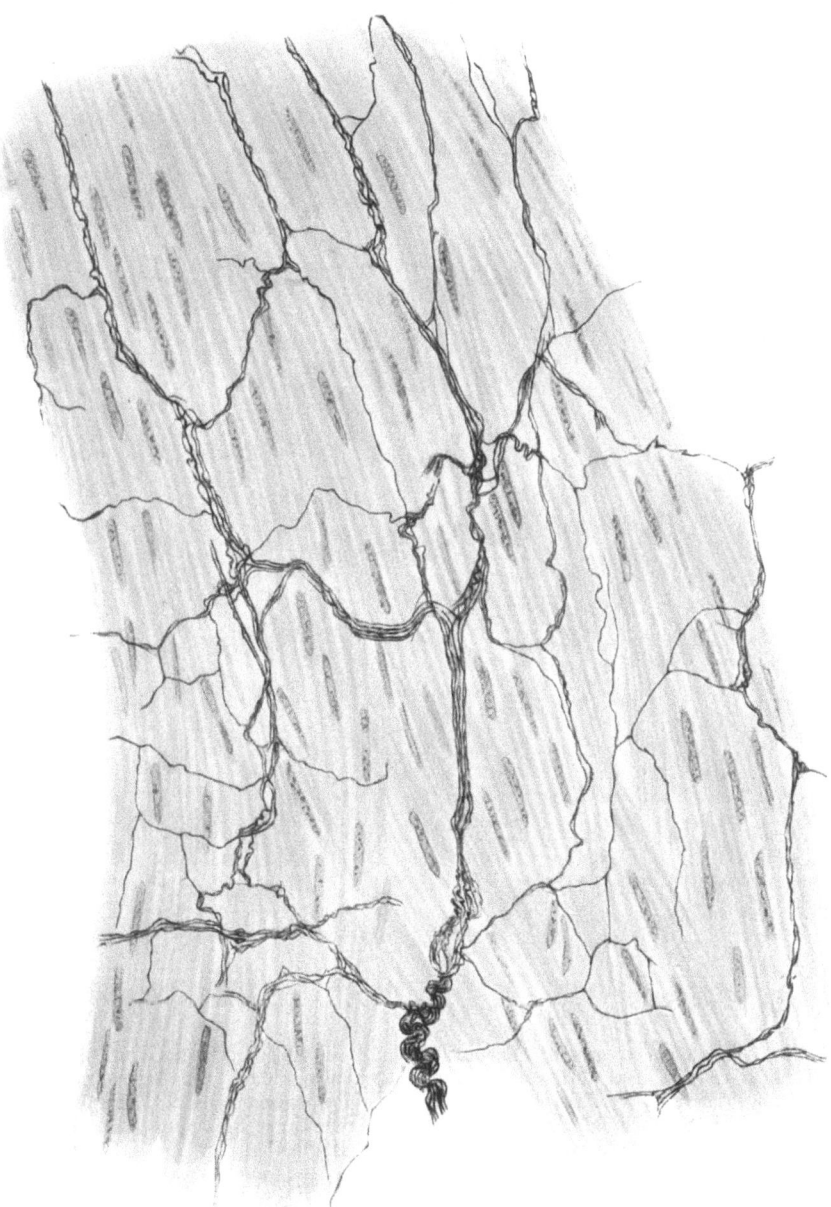

Abb. 314. Milz, *Schwein* (Bielschowsky-Methode; Vergr. 250×). Nervenplexus auf der Oberfläche eines größeren Trabekels. Nach Riegele (1929) aus Stöhr jr. (1957)

Bündeln, die auch markhaltige Fasern enthalten. In den Balken zerfallen die größeren Nervenbündel in zahlreiche kleinere, die parallel zu den Muskelfaserzügen verlaufen und sich mit fortschreitender dichotomischer Teilung schließlich intra- wie peritrabekulär in ein „syncytiales Plasmastrangnetz" mit interstitiellen Zellen auflösen. Die feinsten Nervenfasern endigen nach Riegele „innerhalb der

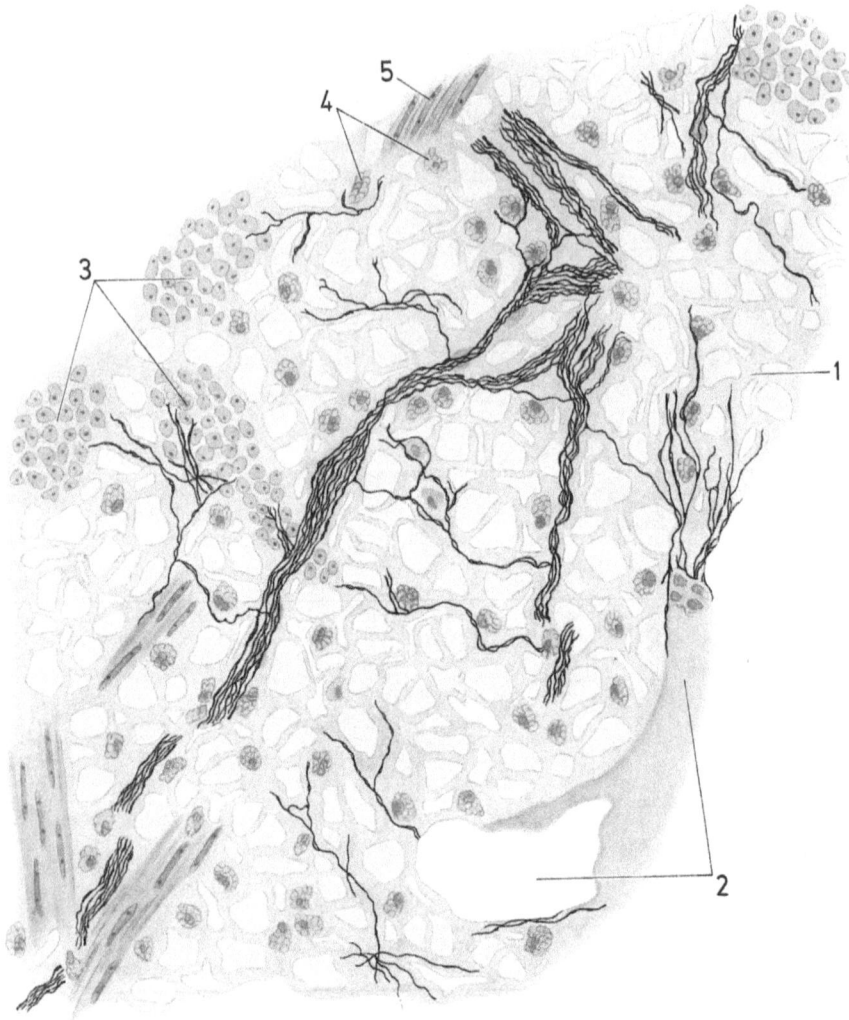

Abb. 315. Milz, *Schwein* (gespült; Formol-Alkohol,Paraffin 10 μ, Bodian-Pyridin-Methode).
Nach einem Original von IRMGARD TISCHENDORF; umgezeichnet von A. TSCHINKEL, Köln
(Vergr. 360×, auf ³/₅ verkl.). Großes plexiformes Pulpanervenbündel. *1* Pulpareticulum,
2 Pulpavene, *3* Capillarhülsen, *4* hämosiderotisch pigmentierte Reticulumzellen, *5* Trabekel.
Nach TISCHENDORF (1948b)

glatten Muskelfasern entweder im Cytoplasma oder auf dem Zellkern...". Die
nervöse Versorgung der Balkenmuskulatur (Abb. 314) wird um so ausgiebiger,
je feiner die Trabekel werden. Die oft auf lange Strecken frei die Milzpulpa durchziehenden starken Nervenbündel lockern sich schon kurz nach Verlassen des
Balkens geflechtartig auf; manche Fasern haben im Bielschowsky-Präparat „das
Aussehen markhaltiger Nervenfasern". Die einzeln in der Milzpulpa verlaufenden
Achsencylinder liegen „intraplasmatisch in den Reticulumzellen" (vgl. RIEGELE,
1932). In der Adventitia der kleineren Milzarterien und -venen beschreibt RIEGELE
(vgl. GLASER, 1928) „ein wenig ausgesprochenes Nervengeflecht"; einzelne Fasern
ließen sich bis in die Malpighischen Körperchen hinein verfolgen.

Nach TISCHENDORF (1948a, b, 1956c) entsenden die Nerven der *Schweine*milz (Abb. 325), bevor sie sich zu ihren intralienalen Versorgungsabschnitten begeben, eine Reihe oberflächlicher Äste zur Kapsel. Sie bilden ein weitmaschiges subseröses Geflecht, das sich auch an der im übrigen von den Balkennerven bestrittenen Versorgung der tieferen Kapselschichten beteiligt. Sensible Endapparate, die sich mit den regelmäßig in der Subserosa nachweisbaren markhaltigen Nervenfasern in Verbindung bringen ließen, konnte TISCHENDORF nicht finden. In Hilusnähe liegen die Nerven zunächst in den großen Gefäßbalken; die in ihnen enthaltenen markhaltigen Fasern sind regellos über den Querschnitt verteilt. Die stärkeren Nervenstämme verlassen frühzeitig die Balkenscheide, um als mächtige, plexiforme Pulpanervenstränge (Abb. 315) frei die Milzpulpa zu durchziehen. Die schwächeren Nervenstämme begleiten noch eine Weile die Balken- und Pulpaarterien (vgl. v. HERRATH, 1935d), lösen sich aber dann unter Zurücklassung der eigentlichen Gefäßnerven auch von ihnen. Die sehr muskelkräftigen Trabekel sind reich innerviert. Ihr Oberflächenplexus steht sowohl mit dem weit schwächer entwickelten Innengeflecht als auch mit der Reticuluminnervation in Verbindung. Je feiner der Balken, um so stärker die Aufteilung und gegenseitige Verflechtung der je nach seinem Kontraktionszustand verschieden stark geschlängelten (RIEGELE, 1929; vgl. dagegen STÖHR jr., 1957) Nervenfasern. Die intramurale Innervation der Milzblutgefäße unterscheidet sich auch beim *Schwein* nicht von der gemeinhin üblichen (vgl. STÖHR jr., 1938, 1957; AMPRINO, 1955; GRIGOR, 1962), die des arteriellen Systems läßt sich kontinuierlich von den Hilusarterien bis zu den Endcapillaren verfolgen. Verglichen mit den überaus muskulösen Pulpaarterien erhalten die langen, dünnwandigen Pulpavenen nur eine minimale Nervenmenge. Die Innervation der weißen Pulpa erfolgt vornehmlich aus den die Malpighischen Körperchen umkreisenden kleineren Pulpanervenbündeln. Das die Hauptmasse der roten Pulpa stellende Reticulum, besonders die eingelagerte Pulpamuskulatur (s. S. 252), sind ausgiebig mit Nerven versorgt. Sie entstammen den für die *Schweine*milz ungemein charakteristischen plexiformen Pulpanervensträngen, die auch für die hilusfernen Trabekel, die Pulpavenen, die spärlichen Sinus und die ihnen anliegenden, auffällig großen Hülsen zuständig sind. Die spezielle Versorgung der Schweigger-Seidelschen Hülsen (Abb. 316) übernehmen vom Reticulum herantretende Nervenfasern, die von einem stets auch markhaltige Fasern (Abb. 317) führenden Oberflächenplexus aus in das Hülsengewebe eindringen. Einen Zusammenhang dieser Fasern mit der streckenweise gut darstellbaren Innervation der Hülsencapillare konnte TISCHENDORF nicht mit Sicherheit nachweisen, auch keine besonderen sensiblen Endorgane (vgl. STÖHR jr., 1957). In einem Präparat fand sich eine von weit her aus dem Pulpareticulum in steilem Winkel an die Hülsencapillare heranziehende, umschlungene Doppelfaser, die hakenförmig abgeknickt mit zwei zierlichen Knöpfchen auf einer Endothelzelle endete (Abb. 318). Der Befund hat eine verblüffende Ähnlichkeit mit den von STÖHR jr. (1938, Abb. 36; Verweis auf GRIGORJEWA, 1932) in der Pia mater beobachteten „Nervenendigungen an der Capillarwand". Elektronenmikroskopisch dürften „die von TISCHENDORF abgebildeten Endknöpfchen ... aufgetriebenen Endteilen von Axonen entsprechen..." (ZWILLENBERG und ZWILLENBERG, 1963a).

Beim *Schaf* fällt HARTING (1939, 1952) vor allem die geringe Geflechtbildung der großen Milznerven auf, die meist zu zweien (vgl. v. HERRATH, 1935d) den Arterien folgen. Abzweigende kleinere Nerven versorgen mit dichten intratrabekulären und lockeren peritrabekulären Geflechten die Balkenmuskulatur. Die Nervenformationen der Milzpulpa, feinste Geflechte und Netze, stehen weniger mit den Balken- als den Gefäßnerven in Verbindung. Am Reticulum selbst und

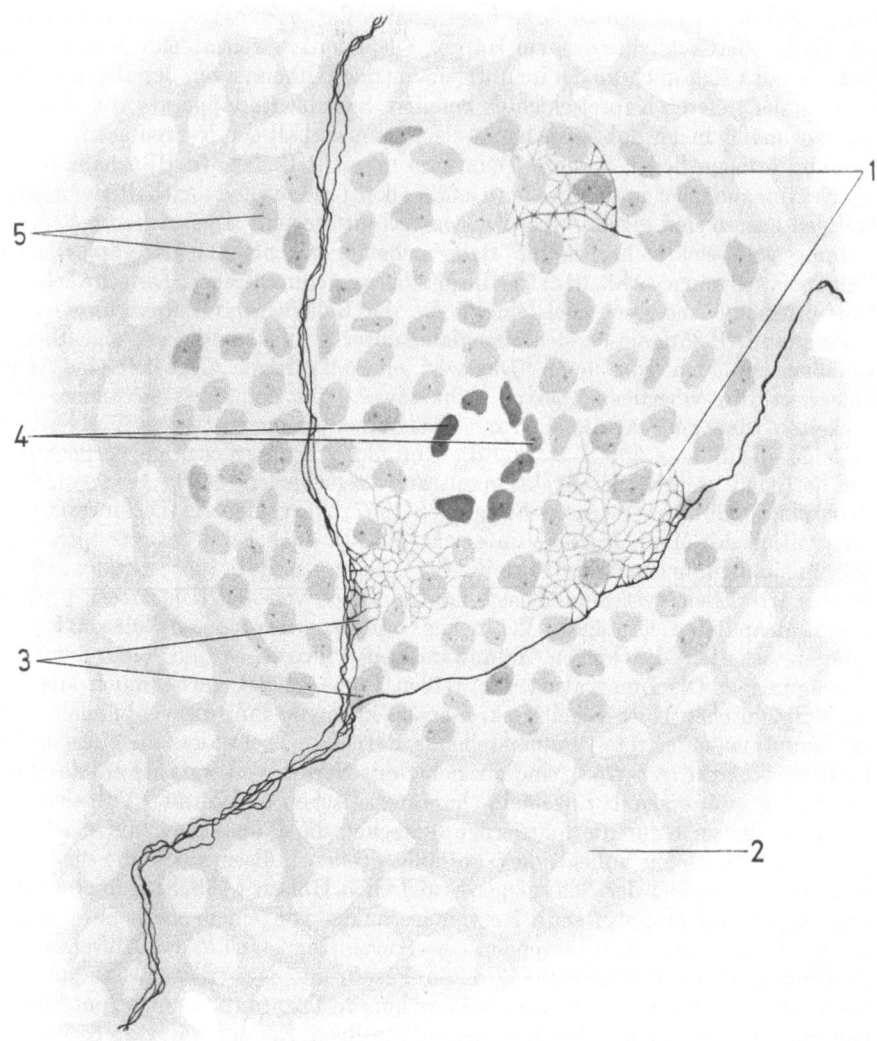

Abb. 316. Milz, *Schwein* (gespült; Formol, Gefrierschnitt 30 μ, Bielschowsky-Gros-Methode). Nach einem Original von IRMGARD TISCHENDORF; umgezeichnet von A. TSCHINKEL, Köln (Vergr. 1500×, auf ³/₅ verkl.). Innervation einer quergetroffenen Capillarhülse. *1* Terminale Nervenstrukturen, *2* Pulpareticulum, *3* Schwannsche Kerne, *4* Endothelkerne der Hülsen-capillare, *5* Kerne der Hülsenwandzellen. Nach TISCHENDORF (1948b)

an den Capillarhülsen konnte HARTING „keine besondere Innervation" feststellen, dafür aber an der für die *Schaf*smilz funktionell besonders wichtigen Pulpa-muskulatur. Hier findet sich ein „terminales Nervennetz" [entsprechend dem von RIEGELE (1929, 1932) an der Pulpamuskulatur der *Schweine*milz beschriebenen „Endplexus"], dessen mit den Pulpamuskelzügen verlaufende Einzelfasern über gestielte Endknöpfchen und kleinste Schlingen motorische Impulse vermitteln. Von einem Syncytium im Sinne des Stöhrschen Terminalreticulums möchte HARTING erst dann sprechen, wenn die heterogene Zusammensetzung dieses Nervennetzes sichergestellt ist.

Nach TISCHENDORF (1956c) ist jede der 3—4 durch den kurzen Hilus der *Schaf*smilz eintretenden Arterien von 2—3 auffallend starken Nerven begleitet. Zuvor sich abspaltende dünnere Bündel, die gleich den Hilusnerven auch markhaltige Fasern enthalten, bilden in der Subserosa ein lockeres Geflecht, das auch

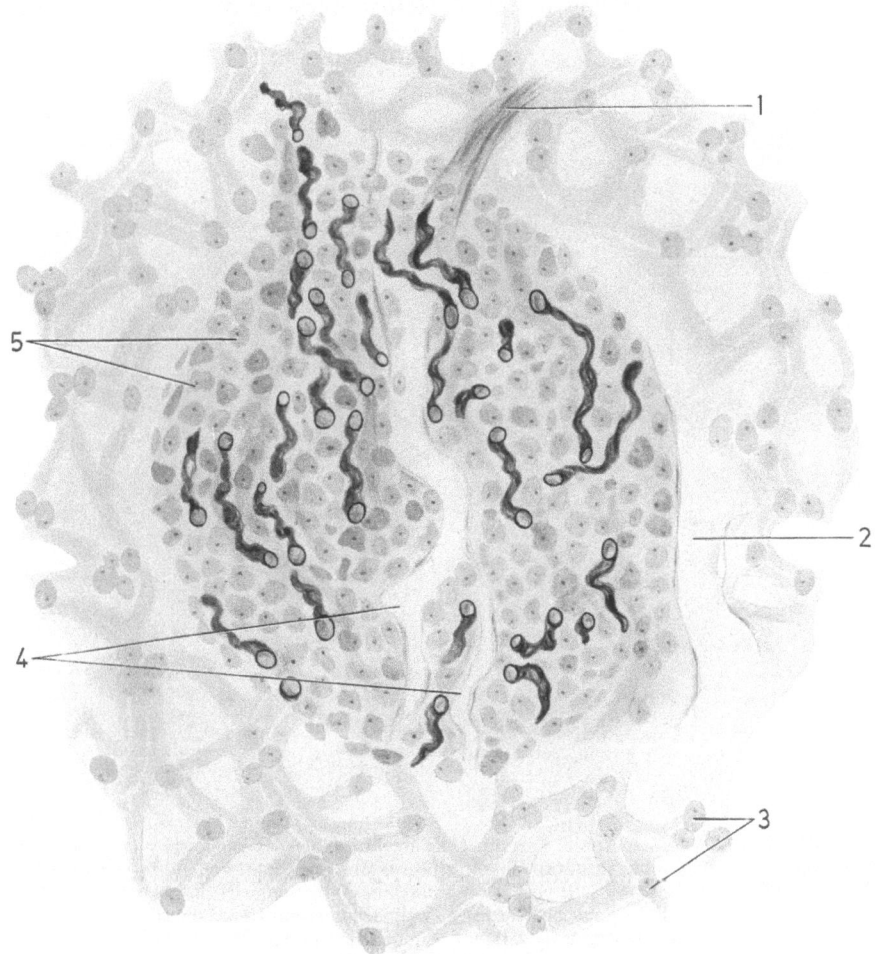

Abb. 317. Milz, *Schwein* (gespült; Formol, Gefrierschnitt 30 μ, Benda-Spielmeyer-Methode). Nach einem Original von IRMGARD TISCHENDORF; umgezeichnet von A. TSCHINKEL, Köln (Vergr. 1000×, auf ²/₃ verkl.). Markhaltige Nervenfasern im Oberflächengeflecht einer Capillarhülse. *1* Pulpamuskelbündel, *2* Sinus, *3* Kerne des Pulpareticulums, *4* Hülsencapillare, *5* Kerne der Hülsenwandzellen. Nach TISCHENDORF (1948b)

die Kapselmuskulatur versorgt. Zwischen den subserösen Venen und der Kapselinnenschicht fand TISCHENDORF in einer seiner Serien ein kleines, eingekapseltes Lamellenkörperchen. Intralienal sind in Hilusnähe Nerven, Blut- und Lymphgefäße von einer dünnen, gemeinsamen Balkenscheide umgeben; nicht selten übertreffen hier die Nerven an Durchmesser die Arterien (vgl. v. HERRATH, 1935d). Nach Absonderung der nur schwach innervierten Venen bleiben Nerven und Arterien weiterhin beisammen. Die in die großen Trabekel eingeschlossenen

Nervenstämme versorgen über engmaschige intratrabekuläre und weitmaschige
peritrabekuläre Plexus die Balkenmuskulatur. Von den Balkenaußengeflechten
treten auch Nervenfäserchen zur Pulpa über. Die den Balken verlassenden Pulpaarterien tragen im Mittel zwei kräftige Begleitnerven. Von diesen zweigen laufend
Äste zur Gefäßwand und zum umgebenden Pulpagewebe ab, so daß sie sich unter
ständiger Verringerung ihres Bestandes peripherwärts der Malpighischen Körper-

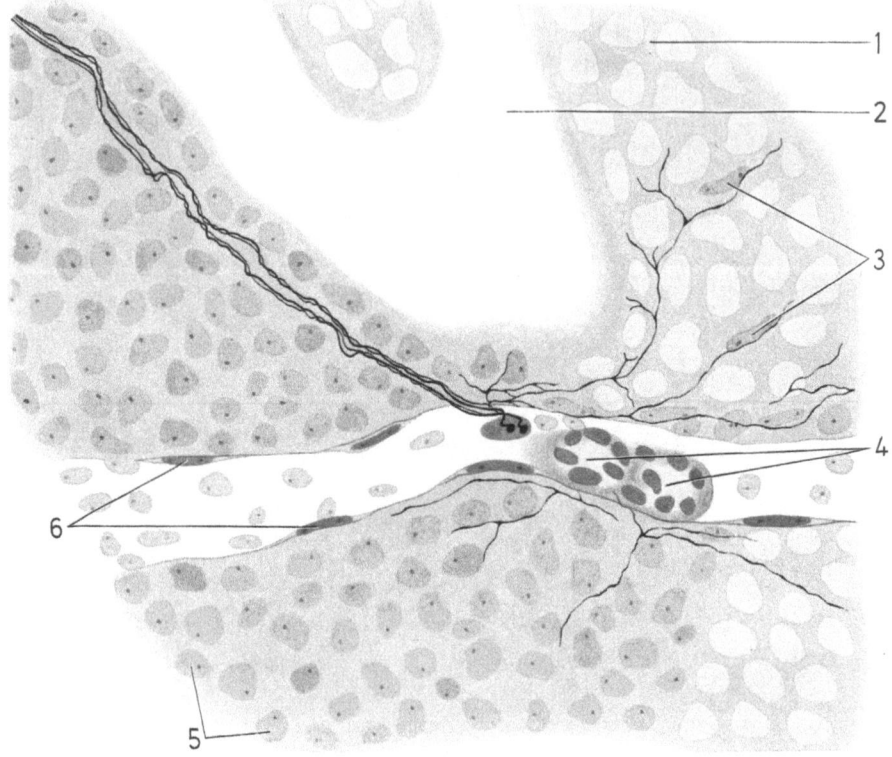

Abb. 318. Milz, *Schwein* (gespült; Formol, Gefrierschnitt 30 µ, Bielschowsky-Gros-Methode).
Nach einem Original von IRMGARD TISCHENDORF; umgezeichnet von A. TSCHINKEL, Köln
(Vergr. 1500×, auf ³/₅ verkl.). Innervation einer längsgetroffenen Hülsencapillare. *1* Pulpa-
reticulum, *2* Sinus, *3* Schwannsche Kerne, *4* zweimal angeschnittene abzweigende Capillare,
5 Kerne der Hülsenwandzellen, *6* Endothelkerne der Hülsencapillare.
Nach TISCHENDORF (1948b)

chen allmählich auflösen. Diese topographische Fesselung der Nerven an den
Arterienbaum ist für die *Schaf*smilz charakteristisch; freie Pulpanervenstränge,
wie sie z.B. das Bild der *Schweine*milz beherrschen, treten hier ganz in den
Hintergrund. In den Lymphscheiden und -follikeln der weißen Pulpa bilden die
Äste der sich hier aufsplitternden Arterienbegleitnerven ein lockeres Geflecht.
Die ebenfalls von den Arterienbegleitnerven gelieferte Innervation der roten
Pulpa gilt in erster Linie der Pulpamuskulatur (vgl. HARTING, 1939, 1952). An
den gegenüber der *Schweine*milz recht unscheinbaren Capillarhülsen der *Schafs*-
milz konnte TISCHENDORF gleich HARTING keine besonderen Nervenformationen
(wie in der *Schweine*- oder *Pferde*milz) beobachten. Jedoch ließ sich in gut imprägnierten Bodian-Serien für die Pulpaarteriolen und Hülsencapillaren ein Zusammenhang der Reticulum- mit der Gefäßinnervation nachweisen und gelegent-

lich auch eine kontinuierlich von der Pulpaarteriole über die (durch die Milzspülung stark aufgelockerte) Hülse bis zur Endcapillare durchlaufende Gefäßinnervation darstellen.

Beim *Rind* (TISCHENDORF, 1956c) findet sich der gleiche Eintrittsmodus der
Milznerven und eine ganz ähnliche nervöse Versorgung der Milzkapsel wie beim
Schaf. In den teilweise recht ansehnlichen subserösen Nervensträngen sind — wie
auch in den größeren Nervensträngen des Organinneren — stets markhaltige
Fasern nachweisbar. Sensible Endapparate konnte TISCHENDORF jedoch in der
Kapsel nicht finden. Von den ins Milzinnere eingetretenen Nerven sondern sich

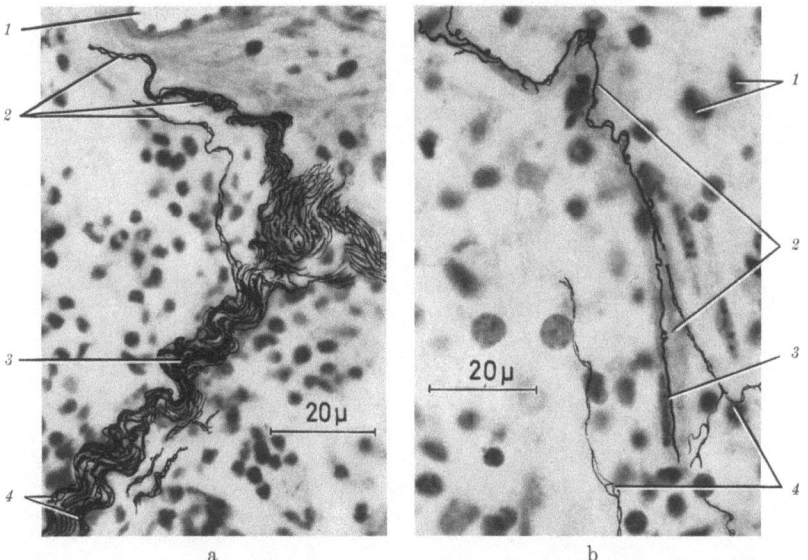

Abb. 319a u. b. Milz, *Rind* (gespült; Formol-Alkohol, Paraffin 10 μ). Überzeichnete Mikrophotos: a (Rogers-Methode) Großes Pulpanervenbündel und peritrabekulärer Plexus. *1* Balkenarterie, *2* peritrabekulärer Plexus, *3* Pulpanervenbündel, *4* markhaltige Fasern. b (Bodian-
Pyridin-Methode) Innervation des Pulpareticulums und der Pulpamuskulatur. *1* Reticulumzellkerne, *2* Pulpamuskelfaser, *3* Pulpamuskelkern, *4* Reticuluminnervation.
Nach TISCHENDORF (1956c)

beim *Rind* schon innerhalb der gemeinsamen Balkenscheide einige größere Bündel
von den Arterien ab, um selbständig in die Pulpa zu ziehen (Abb. 319a). Auch die
nervöse Versorgung der Trabekel weicht insofern von der des *Schafes* ab, als beim
Rind die peritrabekulären Geflechte stärker ausgebildet sind und demgemäß ein
engerer Zusammenhang zwischen Balken- und Pulpainnervation besteht als beim
Schaf. Die Begleitnerven der größeren Pulpaarterien treten auch in der *Rinder*milz
in der Regel in der Zweizahl auf; die Gefäßinnervation selbst (vgl. GLASER, 1928)
ist die übliche. Verglichen mit der *Schaf*smilz trennen sich die Nerven der *Rinder*-
milz im allgemeinen früher, meist schon vor Erreichen der Malpighischen Körperchen, von ihren Leitarterien. Diesem Umstand und dem unabhängig von den
Arterien erfolgenden Austritt einzelner größerer Nerven aus dem Balkengerüst
ist es zuzuschreiben, daß die *Rinder*milz erheblich mehr freie Pulpanervenstränge
aufweist als die *Schaf*smilz. Eine ausgesprochene Neigung zur Plexusbildung, wie
bei der *Schweine*milz, besteht jedoch nicht. Die weiße Pulpa erhält ihre Nerven
von den Arterien und aus der umgebenden roten Pulpa. Die ein gröberes Netz
als beim *Schaf* bildende Pulpamuskulatur (Abb. 319b) wird von entsprechend

weitmaschigen Nervengeflechten versorgt, die auch feinste Fäserchen an das Reticulum abgeben (vgl. RIEGELE, 1929, 1932). Auch die Capillarhülsen beziehen ihre Innervation hauptsächlich aus den Pulpanervengeflechten. Das Hülsengewebe ist beim *Rind* stärker argyrophil als beim *Schaf;* die Innervation der Hülsencapillare (Abb. 320) darzustellen, bereitet ähnliche Schwierigkeiten wie beim *Hund.*

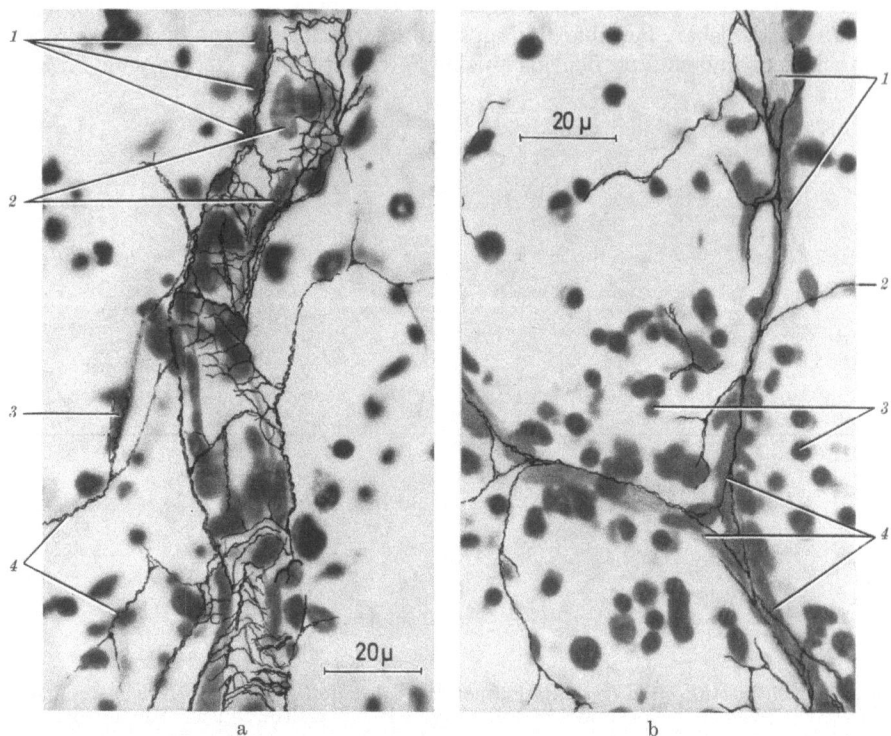

a   b

Abb. 320a u. b. Milz, *Schaf* (gespült; Formol-Alkohol, Paraffin 7,5 μ, Bodian-Pyridin-Methode). Überzeichnete Mikrophotos: a Innervation von Pulpaarteriole und -reticulum. *1* Quergetroffene Muskelkerne der Media, *2* von der Fläche und der Kante getroffene Endothelkerne, *3* Pulpamuskelkern, *4* Pulpainnervation. b Innervation einer gegabelten Hülsencapillare und der anschließenden Endcapillaren. *1* Endcapillare, *2* Verbindung von Gefäß- und Pulpainnervation, *3* durch die Spülung stark aufgelockertes Hülsenreticulum, *4* Hülsencapillare.
Nach TISCHENDORF (1956 c)

Beim *Elch* (BLUMENTHAL, 1952) verlaufen die Nerven nach ihrem Eintritt in die Milz zunächst grobgebündelt in unmittelbarer Nähe der Arterien, rücken aber bald in die Balkenperipherie. Auch nach völliger Trennung vom Gefäßbalken besitzen sie noch eine Strecke weit eine dünne Balkenscheide („Nervenbalken"; vgl. HARTWIG, 1949). Die feinsten Nervenaufzweigungen ziehen z.T. „direkt in die Züge der glatten Muskulatur hinein", welche die Pulpa der *Elch*milz durchsetzt.

Beim *Pferd* vermochte HARTWIG (1949), der allerdings keine spezielle Nervenfärbung verwandte, in der Milzkapsel keine Nerven nachzuweisen. In den Gefäßbalken verläuft ein Teil der Nerven in der Adventitia der Arterie, ein anderer zweigt frühzeitig ab und verläßt, exzentrisch von einer eigenen Balkenscheide — dem „Nervenbalken" — umhüllt, den Gefäßbalken, um sich nach Verschwinden der Scheide in der Milzpulpa zu verlieren (vgl. v. HERRATH, 1935d). Die bei den Balkenarterien verbliebenen Nerven konnte HARTWIG durch die Peripherie der Lymphscheiden hindurch bis zu den Milzknötchen verfolgen. HARTING (1952) findet die *Pferde*milz „in allen Teilen äußerst reich mit Nerven versorgt". Die größeren Nervenstämme liegen sämtlich im Trabekelsystem (vgl. ASAI, 1908). Der peritrabekuläre Plexus setzt sich auf die Innenfläche der zudem über eigene Nervenplexus verfügenden Milzkapsel fort. Auch die das Reticulum und die Venenanfänge versorgenden Nervengeflechte der Milzpulpa und die „ganz zarten nervösen Plexus der interstitiellen Zellen", an denen auch Gefäßnerven beteiligt sind, stehen in Verbindung mit den Balkennerven. Außerdem entsendet der peritrabekuläre Plexus noch Fasern zu den Pulpaarteriolen und den mit besonderen Endapparaten ausgestatteten Hülsen. HARTING sieht darin „ein Zeichen einer gewissen funktionellen Koppelung" zwischen Arteriolen und Hülsen einerseits und Kapsel-Balkensystem andererseits.

Nach TISCHENDORF (1956c) formieren die die subserösen Gefäße der *Pferde*milz begleitenden Nerven inmitten der dicken, zweischichtigen Kapsel grobmaschige Geflechte, die nach einwärts mit den Nerven der in die innere Kapsellage einstrahlenden Balken zusammenhängen. Sensible Endapparate konnte TISCHENDORF in der Milzkapsel des *Pferdes* ebensowenig finden wie HARTING. Wie die Kapselnerven enthalten auch die mit ihren Leitarterien, den zugehörigen Venen und Lymphgefäßen von einer gemeinsamen Balkenscheide umschlossenen (vgl. v. HERRATH, 1935d), mächtigen Nervenstämme des Milzinneren einen gewissen Prozentsatz dicker markhaltiger Fasern. Diese lagern sich im Gegensatz zum *Schwein* „im Querschnitt der Nerven an den Rand und verteilen sich nicht etwa regellos über den Querschnitt" (HARTING, 1952), wie noch im extralienalen Abschnitt der Milznerven. Auch in ihrem weiteren Verlauf halten sich die größeren Nervenstränge beim *Pferd* streng an das hier besonders muskelkräftige Balkensystem. Zu einem dichten intratrabekulären Plexus gesellt sich ein mächtig entwickelter peritrabekulärer (bzw. subcapsulärer), der maßgeblich an der Pulpainnervation teilnimmt. Das adventitielle Nervengeflecht der eine reiche intramurale Innervation aufweisenden Arterien läßt sich nach Abzweigung der für die kleineren, gefäßfreien Balken bestimmten Begleitnerven und nach Abgabe kleinerer Ästchen an die Venen in geschlossener Formation in die weiße Pulpa hinein verfolgen. Die Außenzone der Malpighischen Körperchen steht überdies in Beziehung zu den Nervengeflechten der umgebenden roten Pulpa. Die kleineren Pulpavenen erhalten im Vergleich zu den größeren eine überraschend reiche nervöse Versorgung aus dem die gesamte rote Pulpa durchziehenden, topographisch den Reticulumzellen zugeordneten, weitmaschigen Nervengeflecht. Selbiges geht aus den von den Balkennerven abgezweigten Faserbündeln hervor und steht in seinen Randbezirken allenthalben mit den peritrabekulären und subcapsulären Plexus in Verbindung. Auch die Schweigger-Seidelschen Hülsen und die präglumären Arteriolen (Abb. 321) beziehen ihre Innervation hauptsächlich aus dem peritrabekulären Plexus, der als eine Art Verteilerstation eine zentrale Stellung in der Nervenversorgung der *Pferde*milz einnimmt. HARTING (1952, Abb. 41—44) beschreibt an den Hülsen der *Pferde*milz eigentümliche „Faserkörbe", die „stets dann elektiv zur Darstellung gelangten, wenn auch die Nerven gut imprägniert waren". TISCHENDORF vermochte die Faserkörbe nicht mit der Prägnanz darzustellen, die aus HARTINGs Abbildungen spricht. Der Verdacht, es könne sich dabei um nichtnervöse Strukturen handeln, erwies sich jedoch im Gitterfaser-Kontrollpräparat als unbegründet. Vor allem aber bestätigte sich in TISCHENDORFs Bodian-Serien — für diese und ähnliche Fragestellungen sind lückenlose Schnittserien unerläßlich — immer wieder der von HARTING selbst nur in 2 Fällen beobachtete Zusammenhang der Faserkörbe mit der Balkeninnervation. Der nervöse Charakter dieser an sensible Endapparate (wie etwa die

an den Wurzelscheiden der Haare vorkommenden) erinnernden Bildungen steht
also außer Zweifel. Über ihre Funktion möchte STÖHR jr. (1957) noch ,,kein
sicheres Urteil abgeben". Mir scheint es sich bei den Hartingschen Faserkörben
der *Pferde*milz um Pressoreceptoren zu handeln, die auf eine besonders intensive
kreislaufmechanische Funktion der Hülsen in dieser reticulumreichen Speichermilz (vgl. v. HERRATH, 1935d, 1958) deuten.

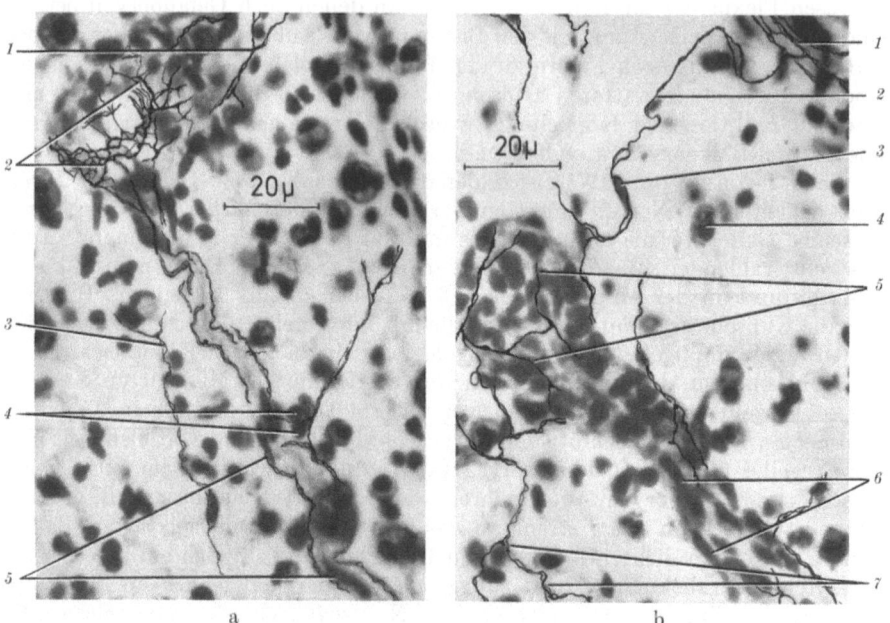

Abb. 321 a u. b. Milz, *Pferd* (gespült; Formol-Alkohol, Paraffin 10 μ, Bodian-Pyridin-Methode).
Überzeichnete Mikrophotos: a Nervöser Faserkorb einer Capillarhülse in Zusammenhang mit
den Begleitnerven der präglumären Arteriole. *1* Verbindung zum peritrabeculären Plexus
(vom Bildausschnitt nicht mehr erfaßt), *2* nervöser Faserkorb der Hülse, *3* Reticuluminnervation, *4* quergetroffene Muskelkerne der präglumären Arteriole, *5* Endothelkerne. b Nervöser
Faserkorb einer Capillarhülse in Zusammenhang mit peritrabeculärem Plexus. *1* Peritrabekulärer Plexus, *2* Verbindung zur Hülse, *3* Schwannscher Kern, *4* hämosiderotisch pigmentierte Reticulumzelle, *5* nervöser Faserkorb der Hülse, *6* Endothelkerne der präglumären
Arteriole, *7* Pulpanervengeflecht. Nach TISCHENDORF (1956 c)

Elektronenmikroskopisch wurden an den Hülsencapillaren der *Pferde*-
milz (Abb. 322) von außen herantretende marklose Nerven sowie ein den Endothelzellen anliegendes ,,intercelluläres Flechtwerk aus dem gleichen Material" nachgewiesen. Auch in unmittelbarer Nähe des Gefäßes tragen die Axone noch eine
regelrechte Schwannsche Scheide und eine Endoneuralhülle (ZWILLENBERG und
ZWILLENBERG, 1963a).

Bei den Tierprimaten ist noch nichts genaueres über die mikroskopische
Innervation der Milz bekannt. EBERL-ROTHE (1960) schreibt lediglich, daß in den
Trabekeln der von ihr bearbeiteten *Affen*milzen ,,meist gleichstarke Nervenstämmchen sich, die Gefäße begleitend, aufzweigen" (s. Abb. 231: *Cercopithecus aethiops*)
und sich in der Umgebung der kleinen Arterien und der Sinus ,,feine Netze"
finden. Hier sind eingehendere Untersuchungen nötig.

Beim *Menschen* konnten die alten Autoren (v. KÖLLIKER, 1852, 1867; W. MÜLLER,
1865, 1871; BILLROTH, 1861, 1862a, b; v. EBNER, 1902) die Milznerven mit
Messer und Pinzette nicht so weit in das Organ hineinverfolgen wie bei manchen

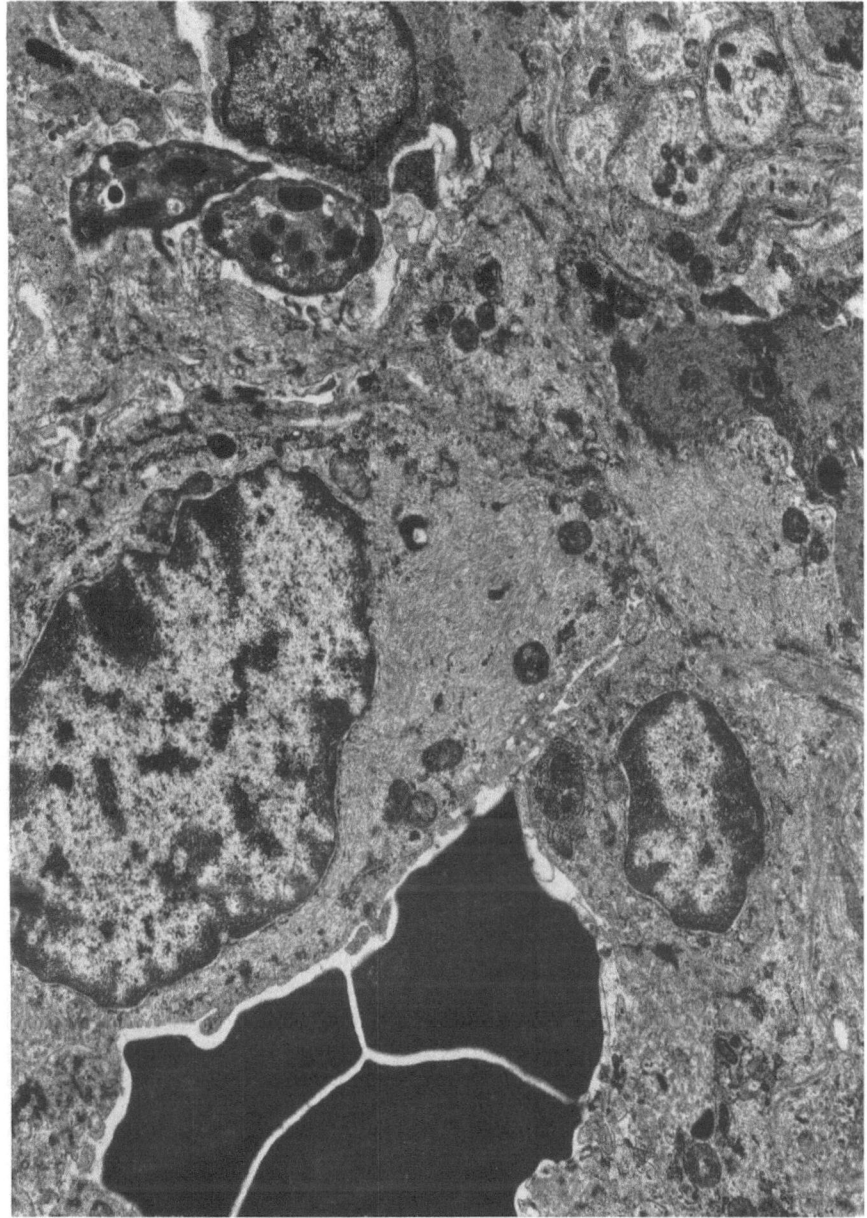

Abb. 322. Hülsencapillare aus der *Pferde*milz, fast quer getroffen (Vergr. 12300 ×). Mehrere Erythrocyten im Gefäßlumen. Rechts oben ein markloser Nerv, unter diesem ein Makrophage (dunkel). Links oben zwei Thrombocyten. Nach ZWILLENBERG und ZWILLENBERG (1963a)

Tieren. Die Nerven liegen „an den Arterien und an den Scheiden der letzteren", sind aber schon beim Eintritt in die Milz „äußerst fein". So BILLROTH, der mit dem Mikroskop auch neben den kleineren Arterien noch einzelne Nervenstämmchen beobachtete, sie aber schon vor den „Penicilli" aus den Augen verlor (vgl. ASAI, 1908). HUECK (1928) schreibt besonders den Gefäßbalken Nerven zu, hält aber eine Innervation der Capillaren und Venen für fraglich. Hoff (1931) will sich „gemeinsam mit Herzog ... auch beim *Menschen* von dem Vorhandensein starker Nervenstränge am Milzhilus und in den Milztrabekeln überzeugt" haben. Im ganzen gesehen, hat die *menschliche* Milz „nur selten als Untersuchungsobjekt gedient"; meist wurden „die Befunde an tierischen Organen ... ‚großzügig' auf den *Menschen* übertragen" [wie es noch Riegele (1929, 1932; s. auch Klemperer, 1938) mit der *Schweine*milz tut], und erst vor kurzem hat sich hier eine Wandlung vollzogen (Harting, 1952; vgl. Tischendorf, 1948a, b, 1956c).

Nach Harting (1952) liegen die größeren Nervenstämme der *menschlichen* Milz, die „oft dünner ... als bei der *Hunde*milz" sind, in Hilusnähe den Balkenarterien an und behalten diese Verlaufsart auch später bei. Sie werden bald „so fein, daß man sie makroskopisch nicht mehr verfolgen und herauspräparieren kann". Frei die Milzpulpa durchziehende Nervenstränge kommen beim *Menschen* nicht vor, alle größeren Nerven liegen in den Trabekeln (vgl. Abb. 232, 233). Daß sie bei weitem nicht so stark gewunden verlaufen wie beim *Schwein* und anderen Tieren (Riegele, 1929; Tischendorf, 1948a, b, 1956c), führt Harting auf die Muskelarmut (v. Herrath, 1935d) und die geringe funktionelle Beanspruchung des Kapselbalkensystems beim *Menschen* zurück. Verglichen mit der Milzkapsel des *Hundes, Schweines* oder *Pferdes* ist die des *Menschen* nur dürftig innerviert. Von den großen Arterienbegleitnerven sondern sich schon am Hilus einzelne kleine Nerven ab und bilden in der Kapsel ein feines Geflecht, aus dem ein noch zarteres subseröses Netz hervorgeht (vgl. Kerdivarenko, 1964). Die gleichfalls aus den Arterienbegleitnerven stammenden Balkennerven bilden einen jeweils parallel zur Balkenlängsachse ausgerichteten intratrabekulären Plexus; einen peritrabekulären Plexus — wie beim *Schwein* oder *Pferd* — gibt es beim *Menschen* nicht. Wie bei den Kapselgeflechten unterscheidet Harting auch bei den intratrabeculären Geflechten zwei nebeneinander vorkommende Bauarten: „bei der einen ... fällt die regelmäßige Maschenform (Abb. 2), wie man sie von den Plexusbildungen des peripherischen vegetativen Nervensystems in anderen Organen her ... kennt, auf, während die zweite Art (Abb. 3) eine viel unregelmäßigere Verlaufsweise der Faserzüge erkennen läßt", die „in sich selbst keinen geschlossenen Aufbau zeigen". Die Balkenmuskulatur weist einen plexiformen Innervationsmodus im Sinne des Stöhrschen Terminalreticulums auf; sog. Endretikularen und -plättchen konnte Harting nicht beobachten. Daß die Trabekel der *menschlichen* Milz trotz ihrer Muskelarmut verhältnismäßig nervenreich sind, führt er darauf zurück, daß „nicht nur die Muskulatur, sondern auch das Bindegewebe, besonders im Bereich seiner Zellen, eine fast gleichartige und feine Innervation erfahren..." (Abb. 323).

Die feinere Innervation der Blutgefäße, der mittleren Arterien und Venen im Balkenbereich, erfolgt in der (*menschlichen*) Milz — wie schon Glaser (1928) feststellte — in grundsätzlich derselben Weise wie in anderen Organen (vgl. Stöhr jr., 1938, 1957; Amprino, 1955; Grigor, 1962). Die von Glaser in der Gefäßmuskulatur beschriebenen rundlichen oder birnenförmigen Endknötchen konnte Harting zwar nicht finden, er bestätigt aber das Vorhandensein eines nervösen Maschenwerkes zwischen Media und Intima und das Vorkommen feinster Nervenfasern im subendothelialen Gewebe der Intima. Bei den im Vergleich zu den Balkenvenen sehr reich innervierten Balkenarterien stehen die gröberen Gefäßnerven mit den intratrabekulären Geflechten in Verbindung, bei den Pulpaarterien liegen sie zwischen Adventitia und Media; mit dem Kleinerwerden der Gefäße verringert sich ihr Kaliber. Sie lassen sich im Bereich der Lymphscheiden, an den „Zentral"arterien, noch gut darstellen, und auch die Randzone der Malpighischen Körperchen trägt feinste Nervengeflechte. Die Gefäßnerven der „Zentral"arterien setzen sich in Form „feinster syncytialer

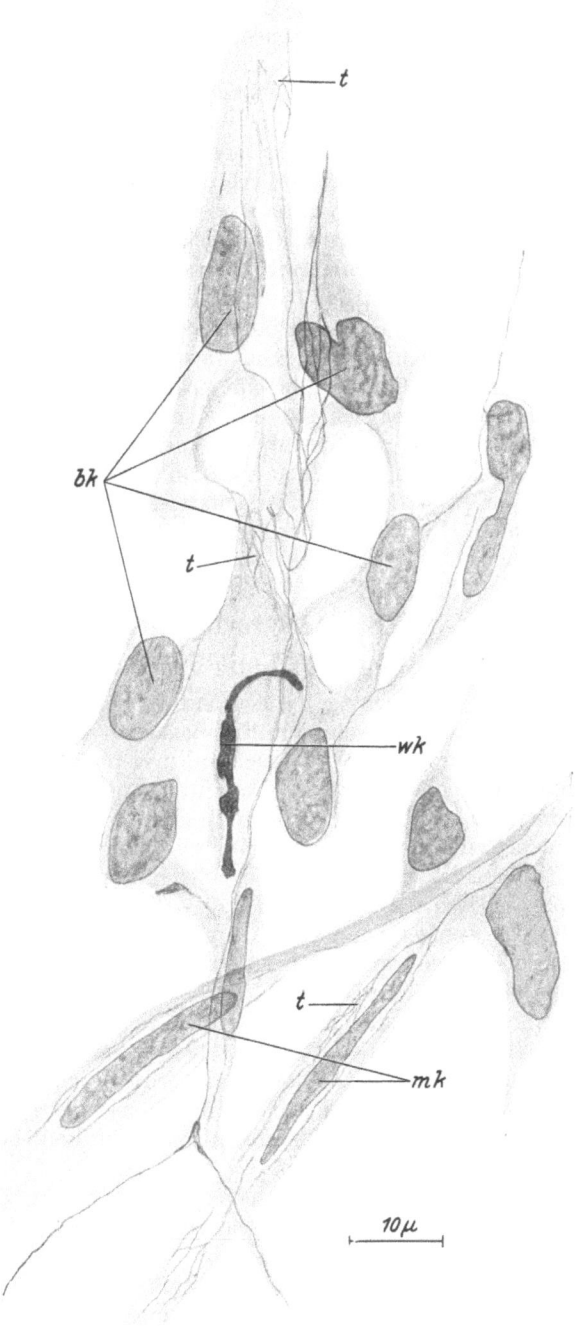

Abb. 323. Milz, *Mensch* (Bielschowsky-Gros-Methode; Vergr. 1900×, auf ²/₃ verkl.). Feinste Neurofibrillenzüge im Balken. *mk* Muskelkerne, *bk* Kerne von fixen Bindegewebszellen, *t* terminale Nervenstrukturen, *wk* Kern einer wandernden Zelle. Nach HARTING (1952)

Nervennetzchen" auf die „Pinsel"arterien und Pulpaarteriolen fort. Es gelang
HARTING jedoch „in der *menschlichen* Milz nicht..., spezifische Nervenformationen in den Hülsen und an den Hülsencapillaren aufzufinden, die hier nur ein
dicht anliegendes ... feines markloses Nervengeflecht besitzen". Die von den
alten Autoren (ECKER, BILLROTH, V. KÖLLIKER, MÜLLER, FUSARI u.a.) mit un-
zulänglicher Technik [besonders der schon von RIEGELE (1929; s. auch v. EBNER,
1902) kritisierten Golgi-Methode] und fast ausschließlich beim Tier untersuchten
Nervenformationen der Milzpulpa lassen sich nach HARTING auch mit modernen
Methoden beim *Menschen* weniger gut darstellen als beim *Hund* oder *Pferd*. Der
mit den intratrabekulären Geflechten zusammenhängende Pulpaplexus der Milz
besteht, genau wie z.B. der Meissnersche Plexus des Magens, aus einem Netz
kernhaltiger „nervöser Plasmastränge" (STÖHR), die sich zwischen den — beim
Menschen den größten Teil der roten Milzpulpa einnehmenden — Sinus ausbreiten.
Die Plasmastränge legen sich eng der Sinuswand an und treten so in nahe Beziehungen zu den Sinusendothelien, „die eine noch innigere Verbindung mit den
von den feinsten Faliersträngen sich abzweigenden Terminalnetzchen aufweisen".
Eine besondere Nervenversorgung des Milzreticulums vermochte HARTING beim
Menschen nicht nachzuweisen, auch fand er — im Gegensatz zu FUJII (1959) —
im ganzen Organ weder markhaltige Nervenfasern noch sensible Endapparate.
Ganglienzellen konnte HARTING in der *menschlichen* Milz ebenfalls nicht entdecken; sie „scheinen ... überhaupt in der Milz nicht vorzukommen."

III. Schlußbetrachtungen
(Neuroarchitektonik der Milz)

Eine anatomische Untersuchung, die sich mit der feineren Innervation eines
Organs befaßt, ist nur sinnvoll, wenn ihre Ergebnisse zur Funktion dieses Organs
in Beziehung gesetzt werden. Das gilt auch, oder vielmehr gerade dann, wenn
diese Funktion in vielem noch unklar ist. Denn wenn auch manche Frage letztlich
nur das Experiment zu beantworten vermag, so läßt doch zweifellos „eine besondere Innervationsart oder eine bevorzugte Innervation eines bestimmten Organ-
teiles gewisse Schlüsse auf die Funktionen zu" (HARTING, 1952). Eine so ver-
standene neurohistologische Analyse der Milz — mit ihrem überaus komplexen
Bau und ihrer nicht weniger komplexen, in vielen Punkten noch der Klärung
harrenden Funktion — kann hier geradezu ein Schulbeispiel abgeben (TISCHEN-
DORF, 1956c: „Neuroarchitektonik").

Zu behaupten, „fast alle gesicherten Kenntnisse über die Innervation des
Milzparenchyms stamm(t)en aus dem letzten Jahrzehnt" (v. HERRATH, 1958),
wäre übertrieben. Der heutige Wissensstand ist jedoch undenkbar ohne die in
den Zwanziger- und Dreißigerjahren entwickelten neuen Verfahren der Neuro-
fibrillendarstellung: der verbesserten Modifikationen der Bielschowsky-Methode
und vor allem der Bodian-Methode.

SOBOTTA schreibt 1914 im Bardelebenschen Handbuch [vgl. v. EBNER (1902)
im Köllikerschen Handbuch], es handele sich bei den intralienalen Nerven „im
wesentlichen um Gefäßnerven (Sympathicus), die dem Verlauf der Arterien
folgen... Die Hauptmasse der Nervenfasern geht zur glatten Muskulatur der
Gefäßwand, ferner zu der der Trabekel und der Kapsel... Hier finden sich dann
knopfförmige Endigungen... Auch in der (roten) Pulpa beschreiben die meisten
Autoren knopfförmige Nervenendigungen, doch scheint es noch nicht sichergestellt, an welchen Elementen der Pulpa sie endigen. Ob die wenigen markhaltigen Fasern, welche die Milznerven führen, als sensible Nervenfasern anzusprechen sind, ist unsicher, aber wahrscheinlich". Im Handbuchartikel von

HARTMANN (1930) wird die Frage der Milzinnervation überhaupt nicht berührt. Auch STÖHR jr. bemerkt 1928 (b) lediglich, die Nerven liefen „in der Hauptsache ... als feine Bündel neben den Arterien einher" und über ihr Verhalten in der Milzpulpa wisse man nichts Sicheres: „Sollten in der Pulpa Nerven vorkommen, so kann es sich hierbei nur um einzelne allerfeinste Fäserchen handeln". Schon ein Jahr später jedoch weist RIEGELE (1929, 1932) auch in der (roten) Pulpa einen ausgedehnten (bei der von ihm in erster Linie untersuchten Schweinemilz aus mächtigen freien Pulpanervensträngen gespeisten) Nervenplexus nach, und 1931 folgert HOFF, daß den physiologischen Funktionen der Milz als anatomische Grundlage eine reichliche Versorgung des Organs mit vegetativen Nerven in allen seinen Teilen — nicht zuletzt dem Reticulo-Endothel (vgl. EWERBECK, 1947a, b; v. HERRATH, 1953, 1958) — zur Verfügung stehe. 1957 kommt STÖHR jr. aufgrund der Befunde von GLASER, RIEGELE, HARTING, TISCHENDORF, LENTZ und NOERTHEN dann zu dem Schluß, „das gesamte Gefäßsystem der Milz und das gesamte Pulpareticulum einschließlich aller glatten Muskelfasern in den Trabekeln und in der Pulpa als unter nervösem Einfluß befindlich zu betrachten". Wenn man den markhaltigen Nervenfasern der Milz „möglicherweise auch eine afferente Leitfähigkeit zuschreiben" könne, so ließen sich „jedenfalls innerhalb des nervösen Endnetzes efferente und afferente Elemente nicht voneinander unterscheiden". — Daß die vorstehend zitierten Stellungnahmen, wie alle Arbeiten über die feinere Innervation der Milz, natürlich auch den jahrzehntelangen Streit um die Endigungsweise der vegetativen Nervenfasern widerspiegeln, bleibt hier außer Betracht (vgl. S. 662).

Die Artabweichungen in der Nervenversorgung der Säugermilz (HARTING, TISCHENDORF) wurden in den Lehr- und Handbuchdarstellungen bis in die jüngste Zeit hinein ebenso vernachlässigt wie die artspezifischen Unterschiede im Bau des Organs (v. HERRATH; s. S. 122ff., 201ff., 374ff.). Eine neurohistologische Analyse der Milz kann aber — wenn ihre Ergebnisse richtig, d.h. ohne unzulässige Verallgemeinerung, funktionell interpretiert werden sollen — nur vergleichend angegangen werden. Alle bisher untersuchten Säugermilzen haben zwei Merkmale gemein: das Fehlen intralienaler Ganglienzellen [zur Frage der sog. interstitiellen Zellen (CAJAL) s. STÖHR jr., 1928a, b, 1957; TISCHENDORF, 1948a; HARTING, 1952] und die Tendenz wenigstens der größeren Nerven, sich in ihrem Verlauf an die in der üblichen Weise (vgl. STÖHR jr., 1938, 1957; AMPRINO, 1955; GRIGOR, 1962) reich innervierten Arterien zu halten. Aber schon in dem letzteren Punkt gibt es graduelle Unterschiede, und im übrigen wechselt das Bild von Fall zu Fall.

So sind in der Kaninchenmilz (Abb. 324) — einer typischen Abwehrmilz — Kapsel-Balkenapparat, Sinus und Venen nur dürftig innerviert, während die Lymphscheiden und -follikel der weißen Pulpa aus eigens dafür abgezweigten, starken Pulpanervensträngen versorgt werden, die sich zusammen mit dem Kapselgeflecht auch an der Innervation der subcapsulären Endcapillaren beteiligen. In der ganz ähnlich gebauten, jedoch über Capillarhülsen verfügenden menschlichen Milz tritt die Innervation des Kapsel-Balkenapparates ebenfalls sehr zurück, in der roten Pulpa aber werden in erster Linie die Sinus mit Nerven bedacht. Bei der Katzenmilz — einer typischen Speichermilz — dagegen steht die nervöse Versorgung des Kapsel-Balkensystems im Vordergrund, und die reichliche Innervation der für die Offenhaltung und Entleerung der Venen verantwortlichen Venenbalken deutet ebenso wie die allen ausgesprochenen Speichermilzen eigentümliche Schlängelung der größeren Kapsel- und Balkennerven auf ausgiebige und rasche Volumenänderungen des Organs. Die Schweinemilz (Abb. 325) wiederum — eine wie die Schafs- und Rindermilz usw. zusätzlich mit

Pulpamuskulatur ausgestattete Speichermilz — verfügt neben einer stark entwickelten Balkeninnervation über mächtige, sich frühzeitig von den Arterien
lösende plexiforme Pulpanervenstränge. Diese versorgen in erster Linie die Pulpamuskulatur, deren Hauptaufgabe offensichtlich das Offenhalten der langen Pulpavenen in der Entleerungsphase ist. In den gegenüber der *Schafs-* und *Rinder*milz
gut ausgebildeten Hülsengeflechten sind konstant markhaltige Fasern nachweisbar.

Schon diese wenigen Beispiele zeigen, daß die ihrem Feinbau und ihrer Funktion nach sich deutlich voneinander unterscheidenden Abwehr- und Speicher-

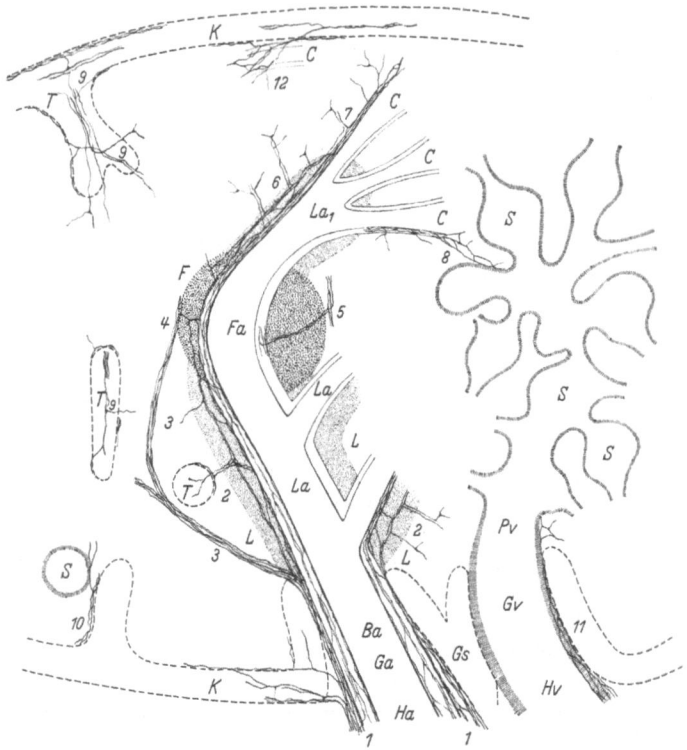

Abb. 324. Innervationsschema der *Kaninchen*milz [als Beispiel einer ausgesprochenen Abwehrmilz (ähnlich der des *Menschen*)]. Nach LENTZ (1952). Die wirklichen Proportionen
wurden nicht berücksichtigt. *Ba* Balkenarterie; *C* arterielle Endcapillare; *F* Follikel; *Fa* Follikelarterie; *Ga* Gefäßscheidenarterie; *Gv* Gefäßscheidenvene; *Gs* Gefäßscheide; *Ha* Hilusarterie; *Hv* Hilusvene; *K* Kapsel; *L* Lymphscheide; *La* Lymphscheidenarterie; *La1* Lymphscheidenarteriole; *Pv* Pulpavene; *S* Sinus; *T* Trabekel. — *1* Plexus lienalis, sein Zusammenhang mit den Gefäßnerven, Gefäßscheidennerven, dem subserösen, intracapsulären und
subcapsulären Geflecht. *2* Lymphscheidengeflecht, sein Zusammenhang mit den Gefäßwandnerven und dem peri- und intratrabekulären Plexus, Züge zum Pulpageflecht. *3* Freier Nervenstrang der Pulpa, seine Beziehung zum Follikel. *4* Verbindung zwischen Zügen des freien
Pulpastranges, den Capillarnerven des Follikels und dem Lymphscheidengeflecht. *5* Verbindung
zwischen dem Geflecht der Follikelarterie, Follikelcapillaren und dem freien Pulpastrang.
6 Geflecht der Lymphscheidenarteriole, Übergänge in das Pulpageflecht. *7* Geflecht der
arteriellen Endcapillaren, Übergänge in das Pulpageflecht. *8* Verbindung zwischen den Geflechten der Capillaren, der Pulpa und den wenigen Sinusnerven. *9* Kapsel- und Balkengeflechte in ihren Zusammenhängen untereinander und mit dem Pulpaplexus. *10* Verbindung
zwischen peritrabekulären bzw. subcapsulären Nerven und Sinusnerven. *11* Innervation der
Pulpa-, Gefäßscheiden- und Hilusvene. *12* Verbindung des Kapselgeflechtes mit dem der
arteriellen Endcapillaren

milzen auch in ihrer feineren Innervation charakteristisch differieren. Wenn die als Prototyp einer Abwehrmilz anzusehende *Kaninchen*milz eine besonders reiche nervöse Versorgung ihrer weißen Pulpa erfährt, oder die als Vorbild einer Speichermilz anzusprechende *Pferde*milz von allen untersuchten Species den am besten

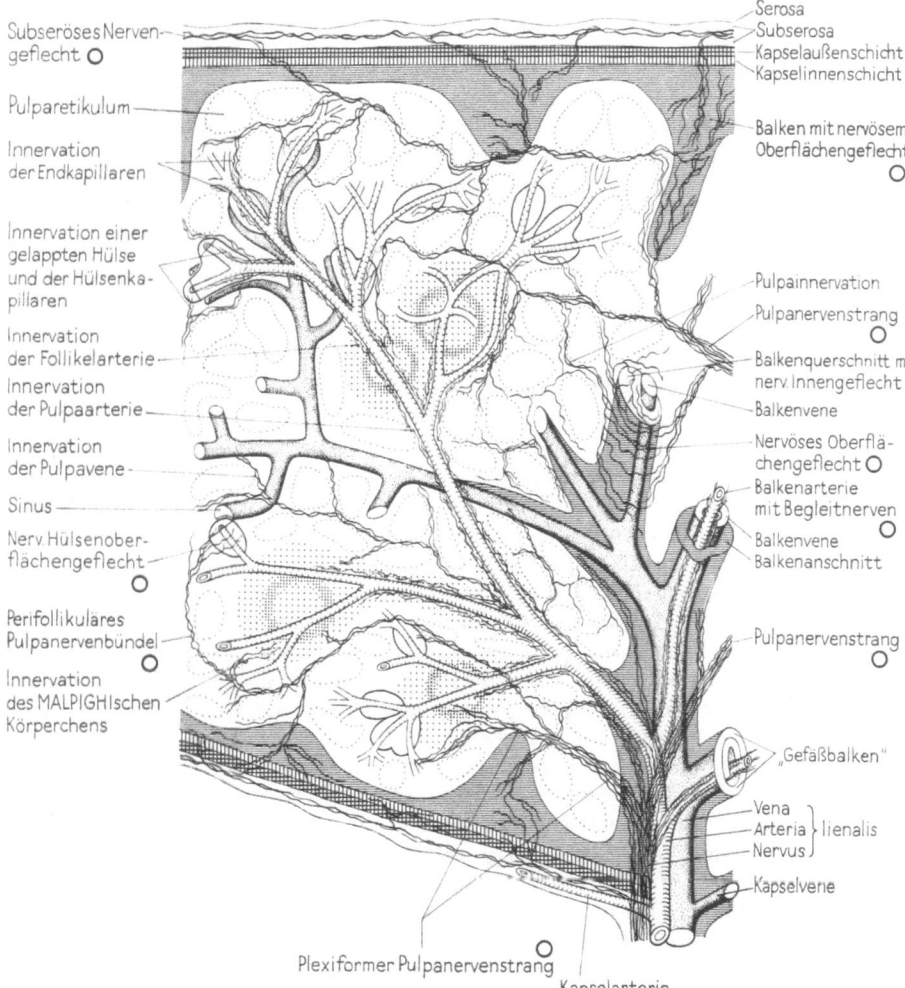

Abb. 325. Innervationsschema der *Schweine*milz [als Beispiel einer (zusätzlich mit Pulpamuskulatur ausgestatteten) Speichermilz]. Nach einem zweifarbigen Original von IRMGARD TISCHENDORF (vgl. TISCHENDORF: Beobachtungen über die feinere Innervation der Milz, 1948, Abb. 16); umgezeichnet von A. TSCHINKEL, Köln. Arterien und arterielle Capillaren schraffiert, Venen und Sinus punktiert; Kapsel gekästelt; Balken linear, weiße Pulpa punktförmig gerastert; Reticulummaschen der roten Pulpa mit punktierten, Capillarhülsen mit durchgezogenen Linien markiert. Nerven, in denen markhaltige Fasern nachgewiesen wurden, sind mit einem O versehen

innervierten, weil muskelkräftigsten Kapsel-Balkenapparat besitzt, so liegt die Parallele zur quantitativen Gewebsanalyse der beiden Milzformen (v. HERRATH, 1935b, d), 1958) auf der Hand. Auch die auf den ersten Blick überraschende, so gar nicht zu den früheren Vorstellungen passende Erscheinung freier, völlig unabhängig vom Arterienbaum verlaufender Pulpanervenstränge wird sogleich verständlich, wenn man sie unter dem Gesichtspunkt der bevorzugten nervösen Versorgung bestimmter Funktionseinheiten des Milzganzen sieht. Konfrontiert man schließlich die Innervationsbilder der einzelnen Milzen auch in ihren feineren Details Punkt für Punkt mit den v. Herrathschen Vorstellungen vom artverschiedenen funktionellen Feinbau der Milz, so ergibt sich, daß der Schwerpunkt der Innervation stets auf den jeweiligen strukturellen und funktionellen Schlüsselpositionen liegt. Diese Tatsache unterstreicht nachdrücklich die große Bedeutung, welche die nervöse Steuerung (Hoff)[1] in Zusammenhang mit der humoralen für die harmonische Koordination der zahlreichen, in der Milzgesamtfunktion vereinigten Teilprozesse besitzt. Zugleich zeigt sich aber auch, daß bereits die wenigen, bisher ermittelten Innervationsbilder eine Differenzierung aufweisen, die weit über das hinausgeht, was nach den durch v. Herrath besonders herausgestellten strukturellen Unterschieden zu erwarten war. Bei Ausdehnung der vergleichenden Innervationsstudien auf weitere Species und auf das allgemein interessierende Problem der Abhängigkeit der feineren Innnervationsverhältnisse vom Entwicklungsstadium einerseits und einseitigen funktionellen Dauerbeanspruchungen andererseits werden sich neue Befunde ergeben, die das hier anhand weniger, domestizierter Formen entworfene Bild in zur Zeit noch unübersehbarer Weise komplizieren und sicher auch korrigieren werden (vgl. S. 128ff.).

Aufgabe künftiger Untersuchungen wird es auch sein — um nur drei mir vordringlich erscheinende Themen herauszugreifen —, die Innervation der weißen Pulpa und bestimmter Abschnitte der terminalen Strombahn in der roten Pulpa sowie die Bedeutung der markhaltigen Nervenfasern in der Milz weiter zu klären. Es wäre denkbar, daß bei der graduellen Evolution und Involution der Malpighischen Körperchen (Jäger, 1929) nicht nur ihre lokale Innervation selbst, sondern auch die bei gewissen Species eigens dafür detachierten Pulpanervenstränge weitgehende Alterationen erführen, die in Parallele zu setzen wären zu entsprechenden Erscheinungen in anderen, ähnlichen cyclischen Auf- und Abbauprozessen unterworfenen Organen [eine auch bei den Lymphknoten (vgl. Sangiorgi, 1941; Shvyreva, 1957; Lennert, 1961) noch offene Frage]. Im Bereiche der terminalen Strombahn geht es vor allem um die Hülsen- und Sinusinnervation. An der (aktiv-)kreislaufregulatorischen Funktion der Hülsen (Knisely) ist nicht mehr zu zweifeln, und wahrscheinlich wirken die sowohl den Filtervorgang wie die Hämodynamik des Hülsenengpasses beeinflussenden Schwankungen der Hülsengröße und -Wanddichte zugleich als adäquater Reiz für die an sensible Endigungen erinnernden markhaltigen Nervengeflechte und nervösen Faserkörbe an den Hülsen gewisser großer Speichermilzen (*Schwein, Pferd*). Ob sich auch für die weniger gut ausgebildeten Hülsen anderer Milzformen eine solche receptorische Funktion (W. Müller) wahrscheinlich machen läßt, bleibt abzuwarten. Rein morphologisch dürfte es jedenfalls schwierig, wenn nicht gar unmöglich (Stöhr) sein, in den nervösen Endgeflechten der Schweigger-Seidelschen Hülsen die afferenten, vasosensiblen Anteile von den nicht minder wichtigen efferenten, vasomotorischen sicher zu trennen. Die gleiche Frage stellt sich für die Milzsinus;

---

[1] Der Zusammensetzung des Plexus lienalis (S. 655 ff.) und dem biochemischen Verhalten der Milznerven (Roth und Stjärne, 1966: *Rind*) nach zu urteilen, müßte die Milz hauptsächlich sympathische (adrenerge) Nervenendigungen enthalten, wie sie Gillespie und Hamilton (1966; s. auch Gillespie und Kirpekar, 1965, 1966) mittels Noradrenalin-Infusion fluorescenzmikroskopisch und histophotometrisch bei der *Katze* nachwiesen (vgl. Ferry, 1963; Haefely, Hürlimann und Thoenen, 1965). In welchem Umfange daneben auch parasympathische (cholinerge) Endigungen vorhanden sind, ließe sich vielleicht durch vergleichende Innervations- und Fermentuntersuchungen (Acetylcholinesterase-Nachweis nach Gerebtzoff; vgl. S. 439) klären.

denn auch hier ist im Zusammenhang mit den starken, cyclischen Volumen-schwankungen dieser Gefäßabschnitte eine diese Veränderungen registrierende, besondere Innervation zu erwarten. Vasomotorisch interessiert bei den Sinus vornehmlich die nervöse Versorgung der intermittierend als Sperrventile (KNISELY) fungierenden Sinusein- und -ausgänge (UTTERBACK, BJÖRKMAN) bzw. der „Reusen" (HERRLINGER). Mit den sich mehrenden Mitteilungen über sensible Nervenendigungen in den größeren und kleineren Gefäßen sowie im Kapsel-Balkenapparat der Milz wächst auch die Bedeutung des erst für wenige Species exakt erbrachten Nachweises (TISCHENDORF) markhaltiger intralienaler Nerven-fasern (v. KÖLLIKER). Eine einwandfreie Charakterisierung auch der feineren Nervenfasern überschreitet freilich ebenso die Kompetenzen des Lichtmikroskops wie eine genauere Analyse der verschiedenen Nervenendigungen in der Milz. Hier hat die Elektronenmikroskopie noch eine wichtige Aufgabe.

Literatur *

ABDEL-BARI, W., and G. D. SORENSON: Ultrastructural alterations in x-irradiated spleen. I. Degenerative stage. Path. et Microbiol. (Basel) **27**, 257—275 (1964). ~ Ultrastructural alterations in x-irradiated spleen. II. Regenerative stage. Int. J. Radiat. Biol. **9**, 11—23 (1965a). ~ Ciliated cells in the spleen of adult rats. Anat. Rec. **152**, 481—486 (1965b). — ABDERHALDEN, E., u. K. ROSKE: Die Bedeutung der Milz für die Blutmenge und Blutzusammensetzung. Pflügers Arch. ges. Physiol. **216**, 308—321 (1927). — ABDERHALDEN, R.: Fortschritte auf dem Gebiet der Vitamine. Umschau **49**, 373—374 (1949). — ABDURAKH-MANOV, F. A.: Anatomy of the intrinsic vascular bed of the gastro-lienal ligament in man. Trudy Tadzhiksk. Med. Inst. **63**, 10—14 (1964). ~ Vascular structure of the human greater omentum [Russian]. Trudy Tadzhiksk. Med. Inst. **88**, 5—10 (1967). — ABE, S.: Comparative histological studies of the spleen. I. A supplementary study on the function of the Schweigger Seidel ellipsoid to accumulate particulate matter. J. Yamaguchi Med. Ass. **15**, 18—28 (1966a). ~ Comparative histological studies of the spleen. III. The so called marginal zone with special reference to the accumulation of particulate matter and the postnatal development. J. Yamaguchi Med. Ass. **15**, 35—42 (1966b). — ABEATICI, S., e L. CAMPI: La Visualizza-zione Radiologica della Porta per Via Splenica (Nota Preventiva). Minerva med. **1**, 593—594 (1951a). ~ Sur les Possibilites de l'Angiographie Hepatique — la Visualisation du Systeme Portal (Recherches Experimenteles). Acta radiol. (Stockh.) **36**, 383—392 (1951b). — ABELOUS, I.-E., et ARGAUD: Sur différentes modalités vicariantes chez les animaux splénectomisés, C. R. Acad. Sci. (Paris) **184**, 113—115 (1927). — ABOLTIN, M. YU.: The left gastric vein. [Russian.] In: Trudy instituta eksperimentalnoi i klinicheskoi meditsiny latviiskoi akademii nauk, p. 149—152. Riga 1962a. ~ The posterior gastric vein. [Russian.] In:Trudy instituta eksperimentalnoi i klinicheskoi meditsiny latviiskoi akademii nauk, p. 153—155. Riga 1962b. — ABRAMSON, D. I.: Blood vessels and lymphatics. New York: Acad. Press 1962. — ABRAMSON, D. I., u. G. FRENCKELL: Experimentelle Studien zur Frage der hämolytischen Funktion der Milz. 4. Mitteilung. Über die Oberflächenspannung des Blutserums in den Venen des hepatolienalen Systems. Zugleich ein Beitrag zur Methodik der Oberflächenspan-nungsbestimmung. Z. ges. exp. Med. **93**, 782—785 (1934). — ABRIKOSSOFF, A. J.: Über Amyloidresorption durch Fremdkörperriesenzellen beim Menschen. Zbl. allg. Path. path. Anat. **61**, 193—195 (1934/35). — ACEV, S.: Versuche über den Einfluß der erhöhten Radio-aktivität der Umwelt auf die Hämopoese bei weißen Mäusen. Izv. Inst. Morfol. **9**, 185—191 (1964). — ACKERMAN, G. A.: The lymphocyte: Its morphology and embryological origin. In: The lymphocyte in immunology and haemopoiesis, ed. by J. M. YOFFEY. London: E. Arnold 1966. — ACKERMAN, G. A., and N. C. BELLIOS: A study of the morphology of the living cells of blood and bone marrow in vital films with the phase contrast microscopy. Blood **10**, 3—16 (1955). — ACKERMAN, G. A., R. A. KNOUFF, and H. A. HOSTER: Cyto-chemistry and morphology of neoplastic and nonneoplastic human lymph node cells with special reference to Hodgkin's disease. J. nat. Cancer Inst. **12**, 465—489 (1951). — ACKER-MANN, G.: Der Einfluß des Vitamin C auf ruhendes und tätiges Lymphgewebe. Z. ges. exp. Med. **102**, 747—765 (1938). — ADACHI, B.: Das Arteriensystem der Japaner. Kyoto: Verlag d. Kaiserl. Jap. Univ., II, 1928a. ~ Das Venensystem der Japaner. Kyoto: Verlag d. Kaiserl. Jap. Univ., II, 1928b. — ADACHI, O.: Studies on the structure of the portal system. Igaku Kenkyu **27**, 35—51 (1957). — ADAMSON, C. A.: Bacteriological study of lymph nodes; analysis of postmortem specimens with particular reference to clinical, serological and histo-patho-logical findings. Acta med. scand. (Suppl. 227), **133**, 1—72 (1949). — ADDATO, M. D': Rilievi morfologici di angiotettonica splenica. Arch. ital. Mal. Appar. dig. **30**, 297—324 (1963). — ADEBAHR, G., H. G. GOSLAR, P. SCHNEPPENHEIM u. G. REISSLAND: Experimentelle Unter-suchungen über die akute, subakute und chronische Veronalvergiftung. II. Mitteilung: Organbefunde außer Zentralnervensystem. Z. ges. exp. Med. **132**, 68—92 (1959). — ADNER, M. M., J. D. SHERMAN, and W. DAMESHEK: The normal development of the lymphoid mass in the golden Hamster and its relationship to the effects of thymectomy. Blood **25**, 511—521 (1965). — AGARWAL, I. P., and S. J. KATE: Histological effects of cortisone on liver, kidney, spleen and suprarenal. Proc. Anat. Soc. India. 12. Conf. Rohtak 1963. Abstr. papers pres. Platform. Demonstr. J. anat. Soc. India **13**, 45 (1964). — AGDUHR, E.: Zur Kenntnis des Einflusses der Gravidität und des Ergosterins auf das Wachstum. Upsala Läk.-Fören. Förh., Ny Följd **38**, 1—82 (1930). — AGNESOTTI, A.: La morfologia e la genesi de sangue in avanotti

---

* Arbeiten mit umfangreichem Literaturverzeichnis oder Tabellenmaterial tragen bei der Zitierung im Text hinter der Jahreszahl den Vermerk „Lit." bzw. „Tab.".

di anguilla e di troto. Arch. zool. ital. **17**, 289—322 (1932). — AGNOLI, R.: Influenza della milza sul ricambio dell'acqua. Boll. Soc. ital. Biol. sper. **9**, 399—401 (1934). — AGOSTI, F.: Ricerche sulla distribuzione dei nervi nella milza. Atti Accad. Sci. Torino **43**, 801 (1908). — AGOSTINI, N. D', and B. ROSSATTI: The histochemical localization of specific cholinesterase in the lymphatic tissue of mammals. J. Anat. (Lond.) **93**, 354—360 (1959). — AGUILAR, M. J., H. B. STEPHENS, and J. T. CRANE: Syndrome of congenital absence of the spleen with associated cardiovascular and gastroenteric anomalies. Circulation **14**, 520—531 (1956). — AHLQUIST, R. P., J. P. TAYLOR, C. W. RAWSON, and V. L. SYDOW: Comparative effects of epinephrine and levarterenol in the intact anesthetized dog. J. Pharmacol. exp. Med. **110**, 352—360 (1954). — AHRONHEIM, J. H.: The size of the spleen and the liver-spleen ratio. A statistical study based on one thousand autopsies. Arch. Path. **23**, 33—52 (1937). — AKAZAKI, K., M. KOZIMA, H. HASEGAWA, J. MURATA, K. UEGANE u. E. KODA: Über die Natur der Epitheloidzellen und der Typhuszellen. Beitr. path. Anat. **116**, 200—237 (1956). — ÅKERRÉN, Y.: Über physiologische Milzvergrößerungen im Neugeborenenalter. Acta paediat. (Uppsala) **24**, 23—29 (1939). ~ Physiological enlargement of the spleen in the newborn child. Acta paediat. (Uppsala) **29**, 395—417 (1941). — AKILOVA, A. T.: The perivascular venous bed and its adaptability in man and certain animals. Trudy VI vses. sezda Anat., Gistol. i Embriol. (Kharkov) **1**, 149—150 (1961). — ALBANESE, A., e V. SCALA: Sui rapporti tra milza-preipofisi e ovaio. Contributo sperimentale. Arch. Ostet. Ginec. **2/3**, 501—527 (1939). — ALBERT, H. M., R. L. FOWLER, B. A. GLASS, and SHU-KUEN YU: Cardiac anomalies and splenic agenesis. Amer. Surg. **34**, 94—98 (1968). — ALBERT, S., P. WOLF, I. PRYJMA, and W. MOORE: Differentiation of nucleated red blood cells during in vivo culture of mouse spleen and thymus cell suspensions. Nature (Lond.) **209**, 320—321 (1966). — ALBERTINI, A. V.: Die „Flemmingschen Keimzentren". Beitr. path. Anat. **89**, 183—228 (1932a). ~ Zur funktionellen Bedeutung des lymphatischen Gewebes. Schweiz. med. Wschr. **62**, 745—749 (1932b). ~ Zur pathologischen Anatomie des lymphatischen Systems. Schweiz. med. Wschr. **17**, 305—310 (1936). ~ Bedeutung der Allergielehre für die Pathologie. Schweiz. Z. Path. **17**, 1—24 (1954). — ALBERTINI, A. v., E. GASSER u. F. WUHRMANN: Die lymphatische Reaktion nach Schädigung des lymphatischen Gewebes durch Röntgenstrahlen bzw. Arsen. IV. Internat. Radiolog. Kongr., Zürich **2**, 422—424 (1934). ~ Studien zur lymphatischen Reaktion nach verschiedenartiger exogener Schädigung. Folia haemat. (Lpz.) **54**, 217—247 (1936). — ALBRECHT, H.: Ein Fall von sehr zahlreichen, über das ganze Peritoneum versprengten Nebenmilzen. Beitr. path. Anat. **20**, 513—527 (1896). ALBRECHT M.: Studien zur Thrombocytenbildung an Megakaryocyten in menschlichen Knochenmarkskulturen. Acta haemat. (Basel) **17**, 160—168 (1957). ~ Mikrokinematographische Studien zur Entstehung der Thrombocyten an lebenden Megakaryocyten. Zeiss-Mitteilungen **1**, 189—197 (1958). — ALBRITTON, E. C. (ed.): Standard values in blood. Philadelphia and London: W. B. Saunders Co. 1953. — ALDER, A.: Die Pelger-Huëtsche Kernanomalie. In: Handbuch der gesamten Hämatologie, hrsg. von L. HEILMEYER und A. HITTMAIR, Bd. I, Tl. 1, S. 346—364. München-Berlin-Wien: Urban & Schwarzenberg 1957. — ALDER, A., u. E. HUBER: Untersuchungen über Blutzellen und Zellbildung bei Amphibien und Reptilien. Folia haemat. (Lpz.) **29**, 1—22 (1923). — ALFEJEW, S.: Über die embryonale Histogenese der kollagenen und retikulären Fasern des Bindegewebes bei Säugetieren. Z. Zellforsch. **3**, 149—167 (1926). — ALMENOFF, I. A.: Splenic-gonadal fusion. N. Y. St. J. Med. **66**, 1679—1681 (1966). — ALTENÄHR, E.: Untersuchungen über die Feinstruktur der vegetativen Innervation der Rattenlunge. Z. mikr.-anat. Forsch. **72**, 439—518 (1965). — ALTLAND, P. D., B. HIGHMAN, and B. WOOD: Some effects of x-irradiation on turtles. J. exp. Zool. **118**, 1—19 (1951). — ALTSCHUL, R.: Das Verhalten lymphatischer Organe bei Goldimprägnierung. Anat. Anz. **70**, 379—386 (1930). ~ Endothelium. New York: Macmillan Co. 1954. — ALTSCHUL, R., and F. A. HUMMASON: Minimal vascular injection of the spleen. Anat. Rec. **97**, 259—264 (1947). — ALTUNIÇ, A.: Beobachtungen über das Verhalten der Cytoplasmagranula der Lymphocyten im Phasenkontrastmikroskop und May-Grünwald-Präparat im Verlauf verschiedener Infektionskrankheiten und im Zusammenhang mit der Antikörperbildung. Klin. Wschr. **33**, 848—851 (1955). — AMANO, S., K. HAGIO u. T. KYO: Grundlagen der Hämatologie. [Japanisch.] Tokyo: Maruzen 1948. ~ Progrès dans l'étude des plasmocytes. Genèse fonction et cytologie effectuées par les hématologists japonais entre 1944 et 1956. Sang **28**, 753—775 (1957). ~ Plasma cells and antibody-morphology, cytophysiology and immunochemistry. Jap. J. Allergy **6**, 409—433 (1958a). ~ Studies on plasma cells — cytogenesis, defensive function and ultracytophysiology. A review of our original studies since 1944. Ann. Report. Inst. Virus Res. Kyoto Univ., Ser. A, **1**, 1—47 (1958b). — AMANO, S., K. HAGIO u. T. KYO: Embryonalhämatopoese beim Menschen. Acta Sch. med. Univ. Kyoto **23**, 38—62 (1939). — AMANO, S., u. M. HANAOKA: 1956, zit. nach AMANO 1958a. — AMANO, S., u. S. HAYASHI: Megakaryocytenbildung mittels Lecithininjektion. Trans. Jap. Path. Soc. **24**, 235—237 (1934). — AMANO, S., and H. TANAKA: Further observation of the plasma cell generation from the vascular adventitial cells through metamorphosis by ultrathin sections under the electron microscope. Acta haemat. jap. **19**, 738—741 (1956). — AMANO, S., G.

UNNO, and M. HANAOKA: Studies on the differentation of lymphocytes and plasma cells. An advocation of "lymphogonia" theory. Acta haemat. jap. 14, 108—114 (1954). — AMANO, T.: Über die normale Milzgröße. Nihon Geka Gakkai Zasshi 30, 320—340 (1929). — AMLACHER, E.: Histochemische Befunde an pigmentierten Retikulumzellen der Milz bei Teleostiern. Acta biol. med. germ. 12, 525—528 (1964). — AMMON, R., u. G. BRAUNSCHMIDT: Das Schicksal des Peristons im Organismus. Biochem. Z. 319, 370—377 (1949). — AMMON, R., u. G. MOHN: Der fluoreszenzmikroskopische Nachweis des Polyvinylpyrrolidons. Acta histochem. (Jena) 6, 66—76 (1959). — AMMON, R., u. W. MÜLLER: Der Einfluß hoher Peristongaben auf den Kaninchenorganismus unter besonderer Berücksichtigung der Speicherorgane. Dtsch. med. Wschr. 74, 465—467 (1949). — AMPRINO, R.: Morphological and functional aspects of the innervation of blood vessels. Minerva cardioangiol. europ. (Torino) 3, 190—212 (1955). — ANACKER, H.: Die Splenoportographie als röntgenologische Untersuchungsmethode in der Leberdiagnostik. In: Röntgendiagnostik der Leber, hrsg. von H. ANACKER, F. MORINO, J. RÖSCH, W. SCHUMACHER und A. ZUPPINGER, S. 1—14. Berlin-Göttingen-Heidelberg: Springer 1959a. ~ Lebercirrhose und portale Hypertension im Splenoportogramm. In: Röntgendiagnostik der Leber, hrsg. von H. ANACKER, F. MORINO, J. RÖSCH, W. SCHU-MACHER und A. ZUPPINGER, S. 15—32. Berlin-Göttingen-Heidelberg: Springer 1959b. ~ Die Splenoportographie beim extrahepatischen Block. Dtsch. med. Wschr. 86, 1918—1923 (1961). — ANDERS, H. E., u. Z. LEITNER: Über die röntgenologische Darstellung von Milz, Leber und Knochenmark durch Thoriumdioxyd und ihre histologischen Grundlagen. Klin. Wschr. 11, 1097—1100 (1932). — ANDERSEN, K. TH.: Morphologische und kausalanalytische Untersuchungen über die Entwicklung der Magengegend bei Sus scrofa domestica. Z. Anat. Entwickl.-Gesch. 88, 652—696 (1929). — ANDREASEN, E.: Zur Funktion der Lymphocyten. Verh. anat. Ges., 47. Vers., Leipzig 1938, Erg.-H. Anat. Anz. 88, 226—230 (1939). ~ On the quantitative relationsship between the lymphoid organs and the blood lymphocytes in the albino rat. Acta path. microbiol. scand. 22, 256—270 (1945). ~ Sex difference in the size of the lymph nodes and spleen in guinea pigs. Acta anat. (Basel) 1, 359—364 (1946). ~ On the occurence of the lymphocytes in the normal epidermis. Acta derm.-venereol. (Stockh.) 32, Suppl. 29, 17—21 (1952). — ANDREASEN, E., J. BING, O. GOTTLIEB, and N. HARBOE: On the possible significance of the lymphoid organs for the production of serum protein in the rat. Acta physiol. scand. 15, 254—263 (1948). — ANDREASEN, E., and S. CHRISTENSEN: The rate of mitotic activity in the lymphoid organs of the rat. Anat. Rec. 103, 401—412 (1949). — ANDREASEN, E., and O. GOTTLIEB: The hemolymph nodes of the rat. Biol. Medd. Danske Vidensk. Selsk. 19, 3 (1946). ~ On the removal of the lymphoid organs and its effect on the blood count. Acta physiol. scand. 13, 35—44 (1947). — ANDREASEN, E., and J. OTTESEN: Significance of the various lymphoid organs to the lymphocyte production in the albino rat. Acta path. microbiol. scand., Suppl. 54, 25—32 (1944). ~ Studies on the lymphocyte production. Investigations on the nucleic acid turnover in the lymphoid organs. Acta physiol. scand. 10, 258—270 (1945). — ANDREW, W.: Age changes in the vascular architecture and cell content in the spleens of 100 Wistar Institute rats, including comparisons with human material. Amer. J. Anat. 79, 1—74 (1946). — ANDREW, W., and N. V. ANDREW: Lympho-cytes in the normal epidermis of the rat and of man. Anat. Rec. 104, 217—241 (1949). — ANGELESCO, C., et A. B. CHAUCHARD: Modification de l'excitabilité du nerf splénique et de la rate sous l'influence de l'adrénaline. C. R. Soc. Biol. (Paris) 110, 459—461 (1932). — ANGELESCU, H.: Über den Eiweißstoffwechsel der Organe bei unter Luftverdünnung ge-haltenen Tieren. Biochem. Z. 209, 236—239 (1929). — ANGERVALL, L., and P. M. LUNDIN: Corticosteroid action on the fetal thymus and spleen. Endocrinology 74, 986—989 (1964). — ANTAL, J., u. R. SCHLEINZER: Die Speicherfunktion der Milz in ihrer Abhängigkeit von der Beatmung des Blutes (CO_2-Anhäufung und O_2-Mangel). Pflügers Arch. ges. Physiol. 245, 680—696 (1942a). ~ Die Wirkung des Adrenalins auf die Milz in Abhängigkeit von der Beatmung des Organismus. Pflügers Arch. ges. Physiol. 245, 697—702 (1942b). — ANTALÓCZY, Z.: Über die reticulo-endothelialen Beziehungen der Mastzellen. Z. ges. inn. Med. 10, 443—445 (1955). — ANTHES, H.: Über den Durchtritt korpuskulärer Elemente durch die Milzkapsel. (Experimentelle Untersuchungen an der Milz des Meerschweinchens.) Z. ges. exp. Med. 59, 369—382 (1928). — APPASWAMI RAO, M., R. L. ASPINALL, and R. K. MEYER: Effect of dose and time of administration of 19-nortestosterone on differentiation of lymphoid tissue in the bursa fabricii of chick embryos. Endocrinology 70, 159—166 (1962). — ARAKAWA, K., S. SUGI, and T. KUSAMA: An autopsy case of embryopathia diabetica. Jap. J. Clin. 17, 1498 (1959). — ARCHER, R. K.: A hypothesis on the mechanism of production of eosinophilia and eosinopenia. 7. Congr. Internat. Ges. Hämatol., Bd. I. Rom 1958. — ARINCI, K.: Das Zusammenwirken von Milzkapsel und Trabekeln im Sinne eines funktionellen Systems. Morph. Jb. 101, 626—644 (1961). — ARKUSSKY, J. J.: Über die Wirkung der Röntgenbestrah-lung der Milz auf den Eisenstoffwechsel im tierischen Organismus. Strahlentherapie (Berl.) 49, 455—462 (1934). — ARNDT, H. J.: Über das retikuloendotheliale System. Dtsch. tier-ärztl. Wschr. 35, 497—500 (1927). ~ Retikuloendothel und Amyloid. Verh. dtsch. path. Ges.

26, 243—250 (1931). — ARREDONDO, M. I., and R. F. KAMPSCHMIDT: Effect of endotoxins on phagocytic activity of the reticuloendothelial system of the rat. Proc. Soc. exp. Biol. (N.Y.) 112, 78—81 (1963). — ARVY, L.: Les labrocytes (Mastzellen). Rev. Hémat. 10, 55—94 (1955). ~ Les Ganglions lymphatiques et les libérateurs d'histamine. C. R. Ass. Anat. 44, 107—112 (1958). ~ Contribution à l'étude de l'activité aminopeptidasique chez le poulet (Gallus domesticus L.). Bull. Ass. Anat. (Nancy) 47, 74—79 (1961). ~ Activité cholinestérasique splénique chez Ovis aries L. C. R. Acad. Sci. (Paris) 257, 3505—3507 (1963a). ~ Dualité des charges cholinestérasique des pulpes spléniques blanche et rouge chez Gallus gallus L. (Phasianidé). C. R. Acad. Sci. (Paris) 257, 3242—3244 (1963b). ~ Répartition de l'activité cholinestérasique histochimiquement décelable dans la rate de Talpa europaea L. (Mammifère, Insectivore). C. R. Soc. Biol. (Paris) 157, 1925—1927 (1963c). ~ Analyse de la maturation fonctionelle de la rate chez le Cobaye: évolution de l'activité cholinestérasique. C. R. Soc. Biol. (Paris) 157, 2140—2143 (1963d). ~ Evolution de l'activité cholinestérasique splénique chez le porcelet (Sus scrofa L.). C. R. Soc. Biol. (Paris) 158, 225—227 (1964a). ~ Modifications expérimentales de l'activité cholinestérasique splénique chez le Rat. C. R. Soc. Biol. (Paris) 158, 450—452 (1964b). ~ Modification de l'activité cholinestérasique splénique chez des poussins, par injection intrapéritonéale de cellules spléniques d'adulte. C. R. Soc. Biol. (Paris) 158, 684—687 (1964c). ~ Corrélations spléno-ovariennes apparentes chez la Brebis (Ovis aries L.). C. R. Soc. Biol. (Paris) 158, 1267—1270 (1964d). ~ Mise en évidence simultanée des activités cholinestérasiques et du fer splénique. Path. et Biol. 12, 619—622 (1964e). ~ L'histophysiologie splénique à la lumière des activités cholinestérasiques histochimiquement décelables. Laval méd. 35, 549—556 (1964f). ~ L'activité cholinestérasique splénique chez le rat; ses modifications chez les rats élevés aseptiquement. C. R. Acad. Sci. (Paris) 258, 2670—2673 (1964g). ~ Splénologie. In: Monographies d'histochimie et de morphologie dynamique, sous la direction de L. LISON, p. 1—576. Paris: Gauthier-Villars 1965. — ARVY, L., et A. BONICHON: Contribution à l'histoenzymologie de Crocodylus niloticus Laurenti. Z. Zellforsch. 48, 519—535 (1958). — ARVY, L., et M. GABE: Mise en évidence simultanée du fer et de la phosphatase alcaline sur coupes à la paraffine. Bull. Histol. Techn. micr. 26, 189 (1949). — ASAI, T.: Über die Struktur der Milz. Mitt. med. Ges. Tokio 22 (1908). ~ Histologische Untersuchungen der weißen Pulpa der Milz von Meerschweinchen. Ref. s. Jap. J. med. Sci. Anat. 4, 1 (1927). — ASAKAWA, H.: Über den Einfluß der sogenannten extrapyramidalen Gifte, Bulbocapnin, Harmin und Harmalin auf den Glutathiongehalt der Leber, der Milz und des Blutes von Kaninchen. Arb. med. Fak. (Okayama) 6, 279—294 (1939a). ~ Über den Einfluß des Strychnins und dessen drei neuer Derivate auf den Glutathiongehalt der Leber, der Milz und des Blutes. Arb. med. Fak. (Okayama) 6, 295—310 (1939b). — ASBOE-HANSEN, G.: The mast cell. Cortisone action on connective tissue. Proc. Soc. exp. Biol. (N.Y.) 80, 677—679 (1952). ~ Connective tissue in health and disease. Copenhagen: Munksgaard 1954a. ~ The mast cell. Int. Rev. Cytol. 3, 399—435 (1954b). — ASCHNER, B.: Beziehungen der Drüsen mit innerer Sekretion zum weiblichen Genitale. In: Handbuch der Biologie und Pathologie des Weibes, hrsg. v. HALBAN und SEITZ, Bd. 1, S. 635—760. Berlin u. Wien: Urban & Schwarzenberg 1924. — ASCHOFF, L.: Ein Beitrag zur Lehre von den Makrophagen. Verh. dtsch. path. Ges. 16, 107—110 (1913). ~ Das reticulo-endotheliale System. Ergebn. inn. Med. Kinderheilk. 26, 1—118 (1924a). ~ Reticulo-endothelial system. In: Lectures on pathology, p. 1—33. New York: P. B. Hoeber 1924b. ~ Das reticulo-endotheliale System. 1. Morphologie des reticulo-endothelialen Systems. In: Enzyklopädie der klinischen Medizin, die Krankheiten des Blutes und der blutbildenden Organe, hrsg. v. L. LANGENSTEIN u. E. NOORDEN, Bd. 2, S. 473—491. Berlin: 1925. ~ Die lymphatischen Organe. Med. Klin. 22, Beih. 1, 1—22 (1926). ~ Zur normalen und pathologischen Anatomie des Greisenalters. 4. Die blutbereitenden und blutzerstörenden Organe und ihre Gerüstsubstanzen im Greisenalter. Med. Klin. 33, 1521 (1937). ~ Die normale und pathologische Anatomie des Greisenalters. Berlin: Urban & Schwarzenberg 1938a. ~ Über die arterio-venösen Anastomosen bei Tier und Mensch. Klin. Wschr. 17, 1497—1498 (1938b). ~ Die Monocytenfrage vom anatomischen Standpunkt, besonders ihre Beziehungen zum RES. Med. Welt 12, 79—82 (1938c). ~ Über die lymphatischen Organe. Verh. d. Anat. Ges. 46. Vers., Leipzig 1938. Erg.-H. Anat. Anz. 88, 152—179 (1939). — ASCOLI, G., et T. LEGNANI: L'hypophyse est-elle un organe indispensable à la vie? Arch. ital. Biol. 59, 235—268 (1913). — ASHBURN, A. D., and W. L. WILLIAMS: Hearts and blood vessels of mice receiving cortisone and estrogens. Anat. Rec. 156, 551—561 (1966). — ASHBY, W.: The span of life of the red blood cell. Blood 3, 486—500 (1948). — ASHER, L., u. F. NEUENSCHWANDER: Beiträge zur Physiologie der Drüsen. Untersuchungen über den Eisenstoffwechsel vor und nach Milzexstirpation bei Tieren mit gut ausgebildeter Überkompensation. Biochem. Z. 190, 456—477 (1927). — ASHER, L., u. N. SCHEINFINKEL: Beiträge zur Physiologie der Drüsen. Fortgesetzte Untersuchungen über die Funktion der Milz als eines Organs des Eisenstoffwechsels. Biochem. Z. 176, 341—348 (1926). — ASHER, L., u. K. YUZURA: Beiträge zur Physiologie der Drüsen. Die Beseitigung von Überkompensation des Eisenverlustes nach Milzexstirpation durch

Blockade des reticulo-endothelialen Systems. Biochem. Z. **197**, 84—104 (1928). — ASHER, TH.: Isolierung und chemische Untersuchung des Hämosiderins in der Pferdemilz. (Untersuchungen an isolierten Zellen und Gewebsbestandteilen. Von M. BEHRENS. II. Mitt.) Hoppe-Seylers Z. physiol. Chem. **220**, 97—105 (1933). — ASHWELL, G., and J. HICKMAN: Enzymatic formation of xylulose 5-phosphatase from ribose 5-Phosphatase in spleen. J. biol. Chem. **226**, 65—76 (1957). — ASK-UPMARK, E.: The remote effects of removal of the spleen in man. Contribution to pathophysiology of human spleen. Svensky Läk.-Sällsk. Handl. **61**, 197—244 (1935). ∼ The fate of splenectomized individuals. Contribution to pathophysiology of spleen. Acta med. scand., Suppl. **78**, 226—232 (1936). — ASPINALL, R. L., R. K. MEYER, and M. APPASWAMI RAO: Effect of various steroids on the development of the bursa fabricii in chick embryos. Endocrinology **68**, 944—949 (1961). — ASSMANN, H.: Leber und Milz bei Morbus Basedow. Münch. med. Wschr. **78**, 221—225 (1931). — ASTALDI, G.: Linfocito cellula staminale: risultati degli esperimenti con fitoemagglutinina. Gazz. Sanit. **36**, 18—22 (1965). — ASTALDI, G., E. G. RONDANELLI et E. BERNARDELLI: Recherches cytochimiques sur la moelle osseuse et le sang d'une leucémie à basocytes. Rev. Hémat. **8**, 105—118 (1953). ∼ Ricerche istochimiche sul contenuto dei granuli delle mastcellule del midollo osseo umano. Haematologica **38**, 967—991 (1954). — ASTER, R. H., and J. H. JANDL: Platelet sequestration in man. I. Methods. J. clin. Invest. **43**, 843—855 (1964a). ∼ Platelet sequestration in man. II. Immunological and clinical studies. J. clin. Invest. **43**, 856—869 (1964b). — ATAMIAN, C., J. McFARLAND, and H. S. BLAKE: Extensive Rupture of Spleen with Delayed Signs of Hemorrhage. U.S. armed Forces med. J. **4**, 603—604 (1953). — ATTARDI, G.: Demonstration in vivo and in vitro of peristaltic contractions in the portal vein of adult mammals. Nature (Lond.) **176**, 76—77 (1955). — AUERBACH, R.: Development studies of mouse thymus and spleen. Abstracts of papers presented at the 13th annual meeting of the tissue culture association, Washington 1962. Excerpta med. (Amst.) **16/I**, 793—794 (1962). — AUVERT, J.: Manométrie veineuse portale et portographie. Presse méd. **58**, 1331 (1950). — AVETIKYAN, B. G., and O. A. KARASIK: Absorption and elimination of foreign antigenic substances by cells in certain tissue cultures. Tsitologiya (Leningrad) **3**, 40—47 (1961). — AVIGAN, J., D. STEINBERG, and M. BERMAN: Distribution of labeled cholesterol in animal tissue. J. Lipid Res. **3**, 216—221 (1962). — AWAPARA, J.: Absorption of injected taurine-S^{35} by rat organs. J. biol. Chem. **225**, 877—882 (1957). — AWAYA, K., H. FUJII, M. ODA, H. HORI, and T. KOJIMA: Plasma cell proliferation in the thymolymphatic organs of albino rats after total body X-irradiation. Okajimas Folia anat. jap. **39**, 263—270 (1964). — AWAYA, K., and M. ODA: Quantitative study on the postnatal growth and involution of the thymolymphatic tissue in the albino rat. Okajimas Folia anat. Jap. **40**, 839—854 (1965). — AYRES, W. W., and N. M. STARKEY: Studies on Charcot-Leyden crystals. Blood **5**, 254—266 (1950). — AZAR, H. A.: Pyronin affinity of the cytoplasm of lymphoid cells and thymocytes. An experimental study in rabbits undergoing immunization. Arch. Path. **70**, 29—34 (1960). — AZEN, E. A., and R. F. SCHILLING: Role of the spleen in acetylphenylhydrazine (APH) anemia in rats. J. Lab. clin. Med. **62**, 59—71 (1963). ∼ Extravascular destruction of acetylphenylhydrazine damaged erythrocytes in the rat. J. Lab. clin. Med. **63**, 123—136 (1964). — AZZALI, G., and L. J. A. DI DIO: The lymphatic system of didelphys azarae and didelphys marsupialis. Amer. J. Anat. **116**, 449—470 (1965a). ∼ The lymphatic system of dasypus novemcinctus and dasypus sexcinctus. J. Morph. **117**, 49—72 (1965b).

BABA, N.: Eine auf 7 g atrophierte Milz bei einer Erwachsenen. Taiwan Igakkai Zasshi (Abstr. Sect.) **33**, 132 (1934). — BABES, A.: Gaucher-ähnliche Milzveränderungen bei Teerpinselungen der Kaninchenhaut. Virchows Arch. path. Anat. **272**, 411—417 (1929). — Les modifications des formations lymphatiques de la rate chez les lapins avec cancer du goudron. Bull. Ass. franç. Cancer **19**, 765—784 (1930). — BABUDIERI, B.: I corpi di Foà-Kurloff. Rc. Ist. Sans. pubbl. **1**, 99—232 (1938). — BACHMANN, R.: Zellenlehre. In: 100 Jahre Histochemie in Deutschland, hrsg. v. W. SANDRITTER. Stuttgart: F. K. Schattauer 1964. — BACHMANN, R., E. HARBERS u. K. NEUMANN: Autoradiographische Untersuchung von Thoriumpräparaten (Peteosthor). Verh. d. Anat. Ges. 48. Vers., Göttingen 1950. Erg.-H. Anat. Anz. **97**, 154—163 (1950). — BACKER, I.: Einige Aspekte zum medikamentösen Strahlenschutz mit Sulfhydrylverbindungen. Wissenschaftl. Beibl. z. Mat. Med. Nordmark Nr. **42**, 1—26 (1961). — BACKMAN, E.-L., et G. HULTGREN: Influence de l'intervention chirurgicale, en particulier de l'exstirpation de la rate, sur la teneur du sang en thrombocytes. C. R. Soc. Biol. (Paris) **94**, 942—944 (1926). — BACQ, Z. M.: Action de la sympathine sur la rate. C. R. Soc. Biol. (Paris) **112**, 1552—1553 (1933). ∼ La substance sympathicomimétique des extraits de rate C. R. Soc. Biol. (Paris) **141**, 537—538 (1947). — BACQ, Z. M., u. P. ALEXANDER: Grundlagen der Strahlenbiologie. (Deutsche Übersetzung v. H.-J. MAURER.) Stuttgart: Georg Thieme 1958. — BADÍNEZ, O. S., y M. L. A. LÓPEZ: Los cuerpos de foa-kurloff. Estudio histoquímico y de microscopia electronica. Biologica **39**, 68—79 (1966). — BAER, P.: Il ferro del siero in rapporto coll' emocataresi. 1. Influenza della fatica muscolare sul ferro del siero. Boll. Soc. ital. Biol. sper. **13**, 439—441 (1938). — BAGIŃSKI, S.: Die Histo-Physiologie des Retikuloendothelialen Systems (RES). Z. Zellforsch. **28**, 382—402 (1938). — BAILLIÈRE, A.: La rate et le taux de fer plasmatique. Acta brev. neerl. Physiol. **9**, 225—227 (1939). — BAILLIF, R. N.: Splenic reactions to colloidal thorium dioxyde in the albino rat. Amer. J. Anat. **92**, 55—115 (1953). — BAIN, A. D., and I. K. GAULD: The use of thymus and spleen in the demonstration of chromosomes postmortem in foetuses and infants. Brit. J. exp. Path. **45**, 530—532 (1964). — BAIN, G. O.: Erythrokinetic effect of parental spleen cells in hybrid mice. Arch. Path. **80**, 397—408 (1965). — BAIRATI, A.: Proprietà ottiche e meccaniche delle fibre collagene e reticolari. Atti. Soc. ital. Anat. 7 Conv., Mon. zool. ital. **48**, (Suppl., 103—105 (1938a). ~ Struttura e propietà fisiche del sarcolemma della fibra musculare striata. Z. Zellforsch. **27**, 100—124 (1938b). ~ I caratteri ottici, meccanici, strutturali della tramula di RENAUT e dello stroma di organi parenchimatosi (tessuto reticolare). Ricerche in campo oscuro ed a fresco. Z. Zellforsch. **30**, 389—431 (1940). ~ La organizzazione delle proteine nelle strutture submikroscopiche analizzata con il microscopio elettronico. Boll. Soc. ital. Biol. sper. **28**, 512—541 (1952a). ~ Struttura submicroscopia dei tessuti connettivi. Atti Soc. ital. Anat., Suppl. **61**, 21—62 (1952b). — BAIRATI, A., L. AMANTE, ST. DE PETRIS, and B. PERNIS: Studies on the ultrastructure of the lymph nodes. I. The reticular network. Z. Zellforsch. **63**, 644—672 (1964). — BAIRATI, A., F. MASSARI, and G. MARSICO: Submicroscopic structure of reticular tissue fibres. Experientia (Basel) **8**, 341—343 (1952). ~ Structure submicroscopique des fibres du tissu réticulaire. C. R. Ass. Anat. **74**, 466—473 (1953). — BAIRATI, A., e B. PERNIS: Ricerche sulla natura e sulla organizzazione submicroscopia di connettivi reticolati. Boll. Soc. ital. Biol. sper. **34**, 250—252 (1958). — BAKALOS, D., u. S. THADDEA: Zur Kenntnis der monocytären Reihe und der Reticulumzellen beim Kaninchen. Folia haemat. (Lpz.) **68**, 136—150 (1944). — BAKER, B. L., D. J. INGLE, and LI CHOH HAO: The histology of the lymphoid organs of rats treated with adrenocorticotropic hormones. Amer. J. Anat. **88**, 313—350 (1951). — BAKER, R. D., and N. J. SUMMIT: Splenomegalia lymphatica hyperplasia or generalized giant cells lymph follicle hyperplasia of lymph nodes and spleen. J. Amer. med. Ass. **88**, 2035 (1927). — BALASUNDARAM, S.: The role of granules of eosinophile Leukocytes. Antiseptic **51** (1954). — BALÁZSY, J. L.: Untersuchungen über die Lymphgefäße des Kaninchens. Közlem az. öszehasonlító èlete-es kórtan köréböl **26**, 1—22 (1933). Ref. s. Anat. Ber. **31**, 414 (1935); **33**, 100 (1936). — BALDUINI, M.: L'azione del rame colloidale sul sistema reticoloistiocitario. Boll. Soc. med.-chir. Pavia **4**, 367—377 (1933). — BALI, T., and J. FURTH: A transplantable splenic tumor rich in mast cells. Observations on mast cells in varied neoplasms. Amer. J. Path. **25**, 605—625 (1949). — BALLANTYNE, B.: Cholinesterases in mammalian lymph nodes and spleen. J. Anat. (Lond.) **98**, 689—691 (1964). — BALLS, M., and L. N. RUBEN: Variation in the response of xenopus laevis to normal tissue homografts. Develop. Biol. **10**, 92—104 (1964). — BALOGH, E. v.: Bilirubinbildung in Gewebekulturen (nach neueren Untersuchungen mit ST. SÜMEGI und M. CSABA). Verh. dtsch. path. Ges. **26**, 118—124 (1931). — BALOZET, L.: Technique de la ponction de la rate chez le chien. C. R. Soc. Biol. (Paris) **110**, 917—918 (1932). — BANERJEE, S., and A. R. DRAVID: Histochemical and histological studies in normal and aminopterin-treated rats. Indian J. med. Res. **47**, 46—50 (1959). — BANFIELD, W. G.: Collagen and Reticulin. In: Frontiers in cytology, ed. by S. L. PALAY, p. 504—514. New Haven: Yale University Press 1958. — BANGLE, R. JR., and W. C. ALFORD: The chemical basis of the periodic acid Schiff reaction of collagen fibers with reference to periodate consumption by collagen and by insulin. J. Histochem. **2**, 62—76 (1954). — BANISTER, J., V. P. WHITTACKER, and S. WIJESUNDERA: The occurence of homologues of acetylcholine in ox spleen. J. Physiol. (Lond.) **121**, 55—71 (1953). — BANK, O., u. H. G. BUNGENBERG DE JONG: Untersuchungen über Metachromatose, 1. Mittl. Protoplasma (Wien) **32**, 489—516 (1939). — BANNWARTH, W.: Untersuchungen über die Milz. I. Teil: Die Milz der Katze. Arch. mikr. Anat. **38**, 345—446 (1891). — BARAC, G.: Action de quelques substances vasoactives et du sang hémolysé par la chaleur sur le débit sanguin splénique chez le chien. C. R. Soc. Biol. (Paris) **161**, 951—953 (1967). — BARAKINA, N. F.: On the mechanism of cell destruction in haematopoietic organs under the effect of ionizing radiation. Path. et Biol. **9**, 902—904 (1961). — BARAKINA, N. F., and M. I. JANUSHEVSKAJA: On the problem of mechanism of postirradiation restoration of blood-forming tissues. Radiobiologija (Moskau) **6**, 381—386 (1966). — BARANDUN, S., H. J. HUSER u. A. HÄSSIG: Klinische Erscheinungsformen des Antikörpermangelsyndroms. Schweiz. med. Wschr. **88**, 78—82 (1958). — BARBIERI, D.: Ulteriori studi sul comportamento del sistema reticuloistiocitario al Thorotrast. Boll. Soc. med.-chir. Pavia **47**, 251—262 (1933). — BARBOLINI, G.: Ricerche istotopochimice sugli istiociti in posizione endoteliale della milza nell'uomo. Arch. de Vecchi Anat. pat. **44**, 527—538 (1964). — BARBOLINI, G., C. BARBANTI e G. P. TRENTINI: The possible relationship between the pineal gland and splenic haemocatheresis. Virchows Arch. path. Anat. **341**, 255—258 (1966). — BARCROFT, J.: Recent knowledge of the spleen. Lancet **1925I**, 319—322. ~ Weitere Forschungen über die Milzfunktion. Naturwissenschaften **14**, 797—801 (1926a). ~ Die Stellung der Milz im Kreislaufsystem. Ergebn. Physiol. **25**, 818—861 (1926b). ~ Some recent works on the functions of the spleen. Lancet **1926I**, 544—547 (c). ~ Methoden zur Untersuchung von Veränderungen

in der Größe der Milz. In: Handbuch der Biologischen Arbeitsmethoden, hrsg. von E. ABDER-
HALDEN, Abt. V, Teil 8, S. 363—376. Berlin u. Wien: Urban & Schwarzenberg 1929. ~ Some
effects of emotion on the volume of the spleen. J. Physiol. (Lond.) 68, 375—382 (1929/30). ~
Alterations in the volume of the normal spleen and their significance. Amer. J. med. Sci. 179,
1—10 (1930). ~ Signification physiologique de la rat. Brux.-méd. 18, 441—449 (1938). —
BARCROFT, J., and E. ELLIOTT: Some observations on the denervated spleen. J. Physiol.
(Lond.) 87, 189—197 (1936). — BARCROFT, J., and H. W. FLOREY: Some factors involved in
the concentration of blood by the spleen. J. Physiol. (Lond.) 66, 231—234 (1928). ~ The
effects of exercise on the vascular conditions in the spleen and the colon. J. Physiol. (Lond.)
68, 181—189 (1929). — BARCROFT, J., H. A. HARRIES, D. ORAHOVATS, and R. WEISS: A contribution to the physiology of the spleen. J. Physiol. (Lond.) 60, 443—456 (1925). — BAR-
CROFT, J., L. C. KHANNA, and Y. NISIMARU: Rhythmical contraction of the spleen. J. Physiol.
(Lond.) 74, 294—298 (1932). — BARCROFT, J., C. D. MURRAY, D. ORAHOVATS, J. SANDS, and
R. WEISS: The influence of the spleen in the carbon-monoxide poisoning. J. Physiol. (Lond.)
60, 79—84 (1925). — BARCROFT, J., and Y. NISIMARU: Cause of rhythmical contraction of the
spleen. J. Physiol. (Lond.) 74, 299—310 (1932). — BARCROFT, J., Y. NISIMARU, and S. R.
PURI: The action of the splanchnic nerves on the spleen. J. Physiol. (Lond.) 74, 321—326
(1932). — BARCROFT, J., and L. T. POOLE: The blood in the spleen pulp. J. Physiol. (Lond.)
64, 23—29 (1927). — BARCROFT, J., and J. G. STEPHENS: Observation upon the size of the
spleen. J. Physiol. (Lond.) 64, 1—35 (1927). ~ The effect of pregnancy and menstruation on
the size of the spleen. J. Physiol. (Lond.) 66, 32—36 (1928a). ~ Alterrations in the size of the
spleen during pregnancy in dogs. Arch. Sci. biol. (Bologna) 12, 94—101 (1928b). — BARELLI,
L.: Il distretto epato-splenico ed il suo apparato reticolo-istiocitario nel metabolismo dei
grassi. Arch. Ist. biochim. ital. 3, 215—246 (1931). ~ Prime linee di una anatomia stagionale
del tessuto linfatico. Monit. zool. ital., Suppl. 44, 276—279 (1933). — BARER, R., and S.
JOSEPH: The action of x-rays and chlorambucil on the cytoplasmic solid concentration of
lymphocytes. Exp. Cell Res. 19, 51—64 (1960). — BARGE, J. A. J., u. A. VAN OIJEN: Betrach-
tungen anläßlich einer komplizierten Mißbildung von Eingeweiden und Gefäßen. Z. Anat.
Entwickl.-Gesch. 98, 760—827 (1932). — BARGMANN, W.: Die Langerhansschen Inseln des
Pankreas. In: Handbuch der mikroskopischen Anatomie des Menschen, hrsg.v. W. V. MÖLLEN-
DORFF, Bd. VI, Tl. 2, S. 197—288. Berlin: Springer 1939. ~ Zur Kenntnis der Hülsencapillaren
der Milz. Z. Zellforsch. 31, 630—647 (1941). ~ Über Milzveränderungen nach Peristonzufuhr.
Dtsch. med. Wschr. 71, 184—185 (1946). ~ Über Milzveränderungen nach Zufuhr des Blut-
flüssigkeitsersatzes Periston. Virchows Arch. path. Anat. 314, 162—166 (1947). ~ Über die
Struktur der Blutkapillaren. Dtsch. med. Wschr. 83, 1704—1712 (1958). ~ Histologische und
mikroskopische Anatomie des Menschen, 6. Aufl. Stuttgart: Georg Thieme 1967. — BARG-
MANN, W., u. A. KNOOP: Über das elektronenmikroskopische Bild des eosinophilen Granulo-
zyten. Z. Zellforsch. 44, 282—291, 692—696 (1956). ~ Über das Granulum des Eosinophilen.
Z. Zellforsch. 48, 130—136 (1958). — BARIÉTY, M., et D. KOHLER: Excitations urétérales et
changements du volume de la rate chez des chiens normaux, yohimbinisés, atropinés, cocaines
et ésérinés. C. R. Soc. Biol. (Paris) 127, 972—976 (1938). — BARNES, R. D. S., and M. TUFFREY:
Increased red cell breakdown in adoptively immunized young NZB mice. Nature (Lond.) 209,
1095—1099 (1966). — BARNETT, C. H.: Spiral structures within the hepatic portal vein of
mammals. Proc. zool. Soc. (Lond.) 123, 747—751 (1953/54). — BARNETT, T.: Rupture of the
spleen in pregnancy; review of recorded cases with further case report. J. Obstet. (Altrincham)
59, 795—802 (1952). — BARROW, J., J. TULLIS, and F. CHAMBERS: Effect of x-radiation and
antihistamine drugs on the reticulo-endothelial system measured with colloidal radiogold.
Amer. J. Physiol. 164, 822—831 (1951). — BARTA, E.: Deficient oxydation as a cause of giant
cell formation in tissue cultures of lymph nodes. Arch. exp. Zellforsch. 2, 6—30 (1925). ~
Recherches sur le développement du système vasculaire de la rate et du foie. C. R. Soc. Biol.
(Paris) 94, 1122—1124 (1926). ~ Der Einfluß der Hydrogenionenkonzentration des Mediums
auf das Wachstum der Gewebe erwachsener Tiere in vitro. Arch. exp. Zellforsch. 11, 136—141
(1931). ~ Der Mikroilluminator. Z. wiss. Mikr. 52, 276—292 (1935). — BARTA, J.: Über Bau
und Funktion der Megakaryozyten. Folia haemat. (Lpz.) 47, 168—179 (1932). — BARTEL, J.,
u. R. STEIN: Lymphdrüsenbau und Tuberkulose. Arch. Anat. Physiol. 1905, 141—158. —
BARTELS, P.: Das Lymphgefäßsystem. In: Handbuch der Anatomie des Menschen, hrsg. v.
K. V. BARDELEBEN, Bd. 3, Abt. 4, S. 1—280. Jena: G. Fischer 1909. — BARTH, H.: Über die
Zellelemente des entzündlichen Exsudats, ihre quantitativen Änderungen im Entzündungs-
ablauf und ihre Herkunft. Inaug.-Diss. Frankfurt a. M. 1958. — BARTHELS, C., u. K. VOIT:
Über den mikrochemischen Nachweis von Kerntrümmern als echte Kernsubstanz durch die
Nuclealreaktion. Virchows Arch. path. Anat. 281, 499—506 (1931). — BARUAH, B. D.: Studies
on the morphology, distribution and function of the plasma cell in normal and pathological
tissues, with special reference to the role in the cellular response to neoplastic growth. Sheffield:
University of Sheffield 1956. — BASIR, M. A.: The histology of the spleen and suprarenals of
Echidna. J. Anat. (Lond.) 66, 628—649 (1931/32). — BASLER, A.: Über eine neue Methode zur

mikroskopischen Untersuchung innerer Organe des lebenden Tieres im durchfallenden Licht nebst dem Versuch einer Theorie der das Licht leitenden Stäbe. Pflügers Arch. ges. Physiol. **167,** 228—244 (1917). — BATEMAN, J. L., and V. P. BOND: The effects of radiations of different LET on early responses in the mammal. Ann. N.Y. Acad. Sci. **114,** 32—47 (1964). — BAUD, CH. A.: La capsule fibreuse de la rate. Bull. Histol. Techn. micr. **23,** 5—10 (1946). — BAUD, CH. A., and A. DUPREZ: The trabecular framework and vessels of the hypertrophied spleen. Bull. Histol. Techn. micr. **24,** 149—154 (1947). — BAUDISCH, E., u. J. WILDE: Die Bedeutung der Milz bei Röntgentiefenbestrahlung des Thorax und thoraxchirurgischen Eingriffen. Med. Klin. **54,** 1745—1746 (1959). ~ Die Bedeutung der Milz für die zelluläre Abwehr bei Brustraumbestrahlungen und thoraxchirurgischen Eingriffen. Strahlentherapie **111,** 40—51 (1960). BAUDOUIN, A., J. LEWIN et E. AZÉRAD: Sur la régulation de la calcémie chez la chien. Influence de la rate. C. R. Soc. Biol. (Paris) **115,** 1633—1636 (1934). — BAUER, E.: Über künstlich erzeugte Spießfiguren an Lymphozytenkernen. Beitr. path. Anat. **97,** 409—416 (1936). — BAUER, K. F.: Über die Beziehungen zwischen Zelle und Interzellularsubstanz im embryonalen Bindegewebe und die Lehre von den mesenchymalen Keimlagern im erwachsenen Organismus. Z. mikr.-anat. Forsch. **35,** 362—424 (1934). ~ Untersuchungen an explantierten ganzen Organen. Wilhelm Roux' Arch. Entwickl.-Mech. Org. **137,** 560—565 (1938a). ~ Untersuchungen an explantierten Organen. II. Z. mikr.-anat. Forsch. **43,** 466—490 (1938b). ~ Über Milzexplantationen. Arch. exp. Zellforsch. **22,** 125—129 (1939a). ~ Über Explantation in vitro. Ergebn. Biol. **16,** 336—512 (1939b). ~ Eine Reihe seltener Lageanomalien im Bauch- und Brustsitus menschlicher Neugeborener. Anat. Anz. **96,** 253—268 (1947/48). ~ Methodik der Gewebezüchtung. Stuttgart: S. Hirzel 1954. — BAUEREISEN, E.: Versuche zur adaequaten Reizung venöser Rezeptoren im Mesenterialkreislauf. Dtsch. Physiol. Ges., 28. Tagg Köln 1963, Autoref. Nr. 28. — BAUM, H.: Die Lymphgefäße der Milz des Rindes. Z. Infekt.-Kr. Haustiere **10,** 397—407 (1911). ~ Das Lymphgefäß-System des Pferdes. Berlin: Springer 1928. ~ Das Lymphgefäßsystem des Huhnes. Z. Anat. Entwickl.-Gesch. **93,** 1—34 (1930a). ~ Die Lymphgefäße des Magens und der Milz des Schweines. Berl. tierärztl. Wschr. **46,** 375—376 (1930b). — BAUM, H., u. H. GRAU: Das Lymphgefäßsystem des Schweines. Berlin: Paul Parey 1938. — BAUM, H., u. T. KIHARA: Untersuchungen über den Bau der Lymphgefäße und den Einfluß des Lebensalters auf diese. Z. mikr.-anat. Forsch. **18,** 159—198 (1929). — BAUMANN, H., u. K. SCHILLING: Zur Kontrastuntersuchung von Milz und Leber. Klin. Wschr. **10,** 1249—1252 (1931). ~ Die Darstellbarkeit der Milz im Röntgenbild als Untersuchungsmethode für die Milzfunktion. Klin. Wschr. **11,** 201 (1932). — BAUMANN, J.: Agenesie der Milz, Herz- und Gefäßmißbildungen und Situs inversus partialis — ein charakteristischer Symptomenkomplex. Helv. paediat. Acta **9,** 199—207 (1954). — BAUMGÄRTEL, H.: Versuche zur cytologischen Autoradiographie. Med. Diss., Kiel 1959. — BAUMGÄRTEL, H., H. G. HANSEN u. J. MEISSNER: Versuche zur zytologischen Autoradiographie am lymphatischen System. Acta haemat. (Basel) **22,** 363—376 (1959). — BAUMGARTNER, W.: Die erworbenen haemolytischen Anaemien und der haemolytische Transfusionszwischenfall; Pathogenese und Klinik unter dem Gesichtspunkt der serologischen Hämatologie. Helv. med. Acta, Ser. A, **6,** Suppl. **35, 21,** 1—192 (1954). — BAUTZMANN, H.: Von der Bindung lymphoiden Gewebes an exkretorische Drüsen (Theorie einer funktionellen lympho-glandulären Einheit). Morph. Jb. **91,** 331—367 (1951). — BAYME, L. G.: Autoplastische Milztransplantationen bei Ratten. Med. Diss., Heidelberg 1960. — BAZZOCCHI, G.: Dati per lo studio dell' Anatomia quantitativa della milza. 1. Nota. Dalla nascita alla piccola pubertà. Arch. ital. Anat. Embriol. **31,** 325—344 (1933). — BEAN, R. B.: Composite study of weight of vital organs in man. Amer. J. Phys. Anthrop. **9,** 293—319 (1926). — BEAR, R. S.: Amer. . . . Soc. **64,** 727 (1942). Zit. nach v. HERRATH 1958. — BEARD, J.: The source of lymphocytes and the true function of the thymus. Anat. Anz. **18,** 550—573 (1900). — BEARN, J. G.: The influence of the foetal adrenals on the development of the spleen of the rabbit foetus. Acta anat. (Basel) **68,** 97—101 (1967). — BEAUREGARD, H., u. R. BOULART: Recherches Anatomiques sur les Balanides. Arch. Mus. Hist. nat. (Paris) **9,** 95—113 (1895). — BEAVER, D. C.: Persistent truncus arteriosus and congenital absence of one kidney with other developmental defects. Arch. Path. **15,** 51—54 (1933). — BECKER, A. J., E. A. MCCULLOCH, and J. E. TILL: Cytological demonstration of the clonal nature of spleen colonies derived from transplanted mouse marrow cells. Nature (Lond.) **197,** 452—454 (1963). — BECKER, J.: Zur Ausbildung und Leistung des reticuloendothelialen Systems im jugendlichen Körper. Z. ges. exp. Med. **61,** 728—746 (1928). — BEDSON, S. P.: The role of the reticulo-endothelial system in the regulation of the number of platelets in the circulation. Brit. J. exp. Path. **7,** 317—324 (1926). — BEGEMANN, H.: Zur Physiologie und Pathologie des lymphatischen Systems. Pro Med. (Mainz) **20,** 443—450 (1951). ~ Klinische und experimentelle Beobachtungen am immunisierten Lymphknoten. Freiburg: H. F. Schulz 1953. ~ Blutveränderungen bei splenomegalen Lebererkrankungen. In: Leber und Milz. 4. Lebertagung d. Sozialmed., Bad Mergentheim 15.—17. Okt. 1965, hrsg. v. L. WANNAGAT, S. 96—108. Stuttgart: Georg Thieme 1967. — BEGEMANN, H., u. W. GEHLE: Die Auswirkungen der posttraumatischen Splenektomie. Dtsch. med. Wschr. **84,**

449—455 (1959). — BEGEMANN, H., H. RASTETTER u. U. FINK: Zur Klassifizierung der Lymphocyten. Med. Klin. 58, 706—708 (1963). — BEHRENS, M.: Untersuchungen an isolierten Zell- und Gewebsbestandteilen. 2. Mitteilung: Isolierung und chemische Untersuchung des Hämosiderins in der Pferdemilz. Hoppe-Seylers Z. physiol. Chem. 220, 97—105 (1933). — BEKKUM, D. W. VAN: The effect of x-rays on phosphorylation in vivo. Biochim. biophys. Acta (Amst.) 25, 487—492 (1957). — BEKKUM D., W. v., H. J. JONGEPIER, H. T. M. NIEUWERKERK, and J. A. COHEN: The oxydative phosphorylation by mitochondria isolated from the spleen of rats after total body exposure to x-rays. Brit. J. Radiol. 27, 127—130 (1954). — BEKÜWE, M.: Experimentelle Untersuchungen über den Einfluß intravitaler Tuscheinjektionen auf die Autolyse des Milzgewebes. Inaug.-Diss. Köln 1938. — BELLA, G. DE, S. CIFALDI, B. MASTURSI e P. DE FRANCISCIS: Attività eritropoietica di un omogenato di milza dopo frazionamento su colonna di sephadex. Boll. Soc. ital. Biol. sper. 40, 1773—1775 (1965). — BELLESIA, L., E. LUSVARGHI, and P. MUCCI: The mechanical resistance of white blood cells in lymphosarcoma, reticulosarcoma and malignant lymphogranuloma. Blood 5, 349—359 (1959). ~ The osmotic and mechanical resistances of leukocytes in splenic circulation and peripheral blood of man. Acta med. scand. 166, 317—324 (1960). — BELLUCCI, B.: Influenza delle radiazioni Roentgen su organi isolati e mantenuti viventi in vitro. Scr. ital. radiobiol. 5, 144—161 (1938). — BENACERRAF, B., and P. MIESCHER: Bacterial phagocytosis by the reticuloendothelial system in vivo under different immune condition. Ann. N.Y. Acad. Sci. 88, 184—195 (1960). — BENDITT, E. P.: Morphology, chemistry and function of mast cells. Ann. N.Y. Acad. Sci. 73, 204—211 (1958). — BENDITT, E. P., and M. ARASE: An enzyme in mast cells with properties like chymotrypsin. J. exp. Med. 110, 451—460 (1959). — BENDITT, E. P., R. L. WONG, M. ARASE, and E. ROEPER: 5-hydroxytryptamine in mast cells. Proc. Soc. exp. Biol. (N.Y.) 90, 303—304 (1955). — BENECKE, E.: Über die Bartonellenanämie der Ratte bei angeborenem Milzmangel. Zbl. allg. Path. path. Anat. 59, 49—51 (1933). — BENEDETTI, E. L.: Ricerche sul tessuto connetivo reticolare con il microscopio elettronico. Nota I. Immagini elettroniche della cosidetta sostanza cementale presente nelle fibre reticulari dei linfonodi. R. C. Ist. sup. Sanità 16, 494—501 (1953a). ~ Sulle proprietà ottiche delle fibre reticolari. Rendic. Accad. Naz. Lincei 8, 1—2 (1953b). ~ Über die Struktur des retikulären Stromas der Lymphknoten. Untersuchungen mit dem Elektronenmikroskop. Sci. med. ital. 3, 154—179 (1954). — BENEKE, F. W.: Die anatomischen Grundlagen der Konstitutionsanomalien des Menschen. Marburg 1878. — BENEKE, R.: Milzruptur bei einem Huhn. Virchows Arch. path. Anat. 298, 539—565 (1937). — BENEŠ, L., J. SOŠKA, and E. LUKÁŠOVÁ: The acid-soluble deoxyriboside and deoxyribotide pool and deoxyribonucleic acid synthesis in haematopoietic tissues of normal and irradiated animals. Folia biol. (Praha) 11, 123—133 (1965). — BENHAMOU, E.: L'exploration fonctionelle de la rate. Diagnostic et traitement des syndromes spléniques. Paris: Masson & Cie. 1933. — BENHAMOU, E., et R. MARCHIONI: Etude de la contractilité de la rate normale après injection sous-cutanée d'adrénaline à l'aide des radiographies en série. Arch. Élect. méd. 39, 1—7 (1929). — BENKERT, W.: Untersuchungen über den Situs und die Entwicklung der Bauchorgane menschlicher Keimlinge der 7. bis 13. Woche mit dem Jacobshagenschen Cölom-Längenindex. Z. Anat. Entwickl.-Gesch. 105, 333—348 (1936). — BENNETT, B.: Isolation and cultivation in vitro of macrophages from various sources in the mouse. Amer. J. Path. 48, 165—181 (1966). — BENNETT, H. S., J. H. LUFT, and J. C. HAMPTON: Morphological classification of vertebrate blood capillaries. Amer. J. Physiol. 196, 381—390 (1959). — BENNETT-JONES, M. J., and C. A. HILL: Accessory spleen in the scrotum. Brit. J. Surg. 40, 259—262 (1952). — BENNHOLD, H.: Die Vehikelfunktion der Bluteiweißkörper. In: Die Eiweißkörper des Blutplasmas, hrsg. v. H. BENNHOLD, E. KYLIN, ST. RUSZNYAK, S. 220—303. Dresden: Steinkopff 1938. ~ Über die Bedeutung von physiologischen und von künstlichen Kolloiden (Periston) zur Regelung von Transportvorgängen im tierischen Organismus. Dtsch. med. Wschr. 76, 1485—1487 (1951). — BENNINGHOFF, A.: Über die Formenreihe der glatten Muskulatur und die Bedeutung der Rouget'schen Zellen an den Kapillaren. Z. Zellforsch. 4, 125—170 (1927). ~ Blutgefäße und Herz. In: Handbuch der mikroskopischen Anatomie des Menschen, hrsg. von W. V. MÖLLENDORFF, Bd. 6, 1. Teil, S. 1—232. Berlin: Springer 1930. ~ Die Anatomie funktioneller Systeme. Morph. Jb. 65, 1—10 (1931). — BERCHTOLD, R.: Zur Milz-, Pfortader- und Leberchirurgie. Ärztl. Mitt. (Köln) 47, 2421—2425 (1960). ~ Chirurgie der hepatolienalen Erkrankungen. Ärztl. Prax. 13, 439—440 (1961). ~ Über den heutigen Stand der pathophysiologischen, diagnostischen und therapeutischen Probleme des Pfortaderhochdrucks. Schweiz. med. Wschr. 93, 751—756 (1963). ~ Die chirurgische Behandlung des Pfortaderhochdruckes. Helv. chir. Acta 32, 321—336 (1965). — BERENBAUM, M. C.: The antibody content of single cells. J. clin. Path. 11, 543—547 (1958). — BERENBOM, M.: Nucleic acid changes in rat spleen after localized x-irradiation. Radiat. Res. 5, 650—656 (1956). — BERENDES, J.: Versuche über den Einfluß saurer und basischer Ernährung auf das Gewebsbild und den Stoffwechsel lymphatischer Organe. Arch. Ohr.-, Nas.- u. Kehlk.-Heilk. 149, 394—406 (1941). — BERENDES, M.: The proportion of reticulocytes in the erythrocytes of the spleen as compared with those of circulating blood, with special reference to hemolytic states. Blood 14, 558—563 (1959). — BERENDSEN, P. B., and I. R. TELFORD: A light and electron microscopic study of Kurloff bodies in the blood and spleen of the guinea pig. Anat. Rec. 156, 107—118 (1966). — BERENS, L., and L. M. J. VAN DRIEL: Comparative studies of human collagen and reticulin. Naturwissenschaften 49, 608 (1962). — BERG, N. O.: A histological study of masked lipids stainability, distribution and functional variations. Acta path. microbiol. scand., Suppl. 90, 1—192 (1951). — BERG, W.: Zur Pigmentbildung in der Leber und Milz von Amphibien. Z. mikr.-anat. Forsch. 33, 401—428 (1933). ~ Zur Entstehung der pigmentierten Zellen in der Leber und Milz der Amphibien. Anat. Anz. 85, 305—310 (1938a). ~ Über das Wesen und die Bedeutung der pigmentierten Zellen in der Leber hungernder Kaltblüter. Anat. Anz. 85, 310—312 (1938b). — BERGEL, A., u. E. FLAUM: Untersuchungen über die Funktion der fetalen Milz bei entmilzten trächtigen Ratten. Z. ges. exp. Med. 79, 281—286 (1931). — BERGEL, A., u. H. GUT: Zur Frühentwicklung der Milz beim Menschen. Z. Anat. Entwickl.-Gesch. 103, 20—29 (1934). — BERGEL, S.: Zur Wandlungsfähigkeit der Lymphocyten. Arch. exp. Zellforsch. 9, 269—284 (1929). — BERGENHEM, B., u. R. FÅHRAEUS: Über die spontane Hämolysinbildung im Blut unter besonderer Berücksichtigung der Milz. Z. ges. exp. Med. 97, 555—587 (1936). — BERGHOFF, W.: Über Organveränderungen bei Mäusen nach Teerpinselung. Z. Krebsforsch. 26, 468—491 (1928). — BERGLER, F.: Über periodische Schwankungen der Leukozyten in Blut, Milz und Darm der weißen Maus. Med. Diss. Heidelberg 1947. — BERGLUND, A.: Die Blutreservoire und die Blutstabilität. Hygiea (Stockh.) 92, 677—693 (1930). — BERGLUND, K.: Effect of splenectomy on antibody formation in cortisone treated rats. Proc. Soc. exp. Biol. (N.Y.) 91, 592—595 (1956). — BERGMANN, L.: Über einige seltene Anomalien der Arteria coeliaca. Z. Anat. Entwickl.-Gesch. 101, 525—533 (1933). — BERGQUIST, R.: The importance of splenomegaly in essential thrombopenia. Acta path. microbiol. scand. 8, 1—15 (1931). — BERGSTRAND, I.: Studies on percutaneous lienoportal venography. Lund: Hakan Ohlesons Boktrykerti 1957. ~ Das Pfortadergebiet. In: Handbuch der medizinischen Radiologie, hrsg. v. L. DIETHELM, O. OLSSON, F. STRNAD, H. VIETEN u. A. ZUPPINGER, Bd. X, Tl. 3, S. 310—351. Berlin-Göttingen-Heidelberg: Springer 1964. — BERGSTRAND, I., and C. A. EKMAN: Lieno-portal venography in the study of portal circulation in the dog. Acta radiol. (Stockh.) 47, 257—268 (1957a). ~ Percutaneous lieno-portal venography. Acta radiol. (Stockh.) 47, 269—280 (1957b). — BERLINER, D. L., and T. F. DOUGHERTY: Influence of reticuloendothelial and other cells on the metabolic fate of steroids. Ann. N.Y. Acad. Sci. 88, 14—29 (1960). — BERN, H. A.: Effect of corticoids on spleen of the cichlid fish, tilapia mossambica. Proc. Soc. exp. Biol. (N.Y.) 112, 805—808 (1963). — BERNHARD, W., F. HAGENAU et R. LEPLUS: Coupes ultrafines d'elements sanguins et de ganglions lymphatique etudiées au microscope electronique. Rev. Hémat. 10, 267—282 (1955). — BERNHARD, W., et R. LEPLUS: La méthode des coupes ultrafines et son application à l'étude de l'ultrastructure des cellules sanguines. Schweiz. med. Wschr. 85, 897—900 (1955). — BÉROVITCH, R., et I. DJURICIĆ: Influence de la splenectomie sur le taux des fractions du calcium et du potassium dans le sérum du sang des chiens. Acta path. (Beograd) 3, 38—43 (1939). — BERSCH, G.: Mitoseatypien im Walker-Tumor und ihre Ursache. Z. Krebsforsch. 59, 44—244 (1953a). ~ Über Mitoseatypien im Benzpyrentumor der Ratte. Z. Krebsforsch. 59, 245—252 (1953b). — BERTAGNI, P.: Variazioni del contenuto in ferro nel fegato e nella milza di feti bovini di diversa età. Biochim. Terap. sper. 27, 45—59 (1940). — BERTELSEN, A.: Über das Vorkommen von Myelocyten in der normalen menschlichen Milz. Beitr. path. Anat. 100, 232—247 (1938a). ~ Beiträge zur Frage der normalen Genese der Blutzellen. Die Endstadien der fötalen Erythromyelopoese in Leber und Milz und das Vorkommen von Myelocyten in der normalen Milz und Thymus. Kopenhagen: Levin & Munksgaard 1938b. — BERTOCCHI, A., e V. BIANCO: La circolazione arteriosa delle vie biliari extraepatiche, del duodeno, pancreas e della milza. G. Accad. Med. Torino 118, 141—148 (1955). — BERTOLIN, A.: Contributo allo studio anatomotopografico del sistema venosa portale. Chir. Pat. sper. 6, 125—137 (1958). — BESSIS, M.: Études sur la cellule réticulaire normale et pathologique. Rev. Hémat. 2, 339—395 (1947). ~ Traité de cytologie sanguine. Paris: Masson & Cie. 1954. ~ Cytology of the blood and bloodforming organs. New York: Grune & Stratton 1956. ~ Elektronenmikroskopie der Blutzellen. In: Handbuch der gesamten Hämatologie, hrsg. von L. HEILMEYER und A. HITTMAIR, 2. Bd., 2. Teil, 2. Halbband, S. 31—78. München u. Berlin: Urban & Schwarzenberg 1960. — BESSIS, M. C.: Ultrastructure of lymphoid and plasma cells in relation to globulin and antibody formation. Lab. Invest. 10, 1040—1067 (1961). — BETKE, K., L. BICKHOFF, M. KAMMÜLLER u. F. HELPENSTEIN: Cytologische Untersuchungen der Lymphknotenreaktion nach Antigen- und Fremdkörperinjektion bei der weißen Maus. Klin. Wschr. 33, 619—621 (1955). — BETTO, O.: Il comportamento della milza nell' occlusione intestinale acuta; ricerche sperimentali. Riv. Pat. sper. 16, 349—364 (1936). — BETZ, E. H.: Action de la cortisone sur la régénération hématopoiétique du rat irradié. C. R. Soc. Biol. (Paris) 151, 1274—1276 (1957). — BHADURI, J. L., B. BISWAS, and S. K. DAS: The arterial system of the domestic pigeon (Columba livia Gmelin). Anat. Anz. 104, 1—14 (1957). — BHASKARA MENON, T.: Venous splenomegaly: a study in experimental portal congestion. J. Path. Bact. **46**, 357—365 (1938a). ~ The splenic reaction in experimental cirrhosis and in precirrhotic intoxication. J. Path. Bact. **46**, 521—534 (1938b). — Bianchi, G. C.: Über Reaktionen an akut milzgestauten Tieren. Folia haemat. (Lpz.) **49**, 275—281 (1933). — BIANCHI, R., e R. ROSSI: Rilievi anatomofunzionali sul circolo porto-epatico e polmonare indagati con Au ^{198} adsorbito su particelle di carbone. Boll. Soc. med.-chir. Pisa **25**, 1—4 (1957). — BIASI, W.: Über Krebsmetastasen in der Milz. Virchows Arch. path. Anat. **261**, 885—918 (1926). — BIBINOWA, L. S.: Untersuchungen über Tuschespeicherung im Organismus bei Kreislaufstörungen in den Bauchorganen. Z. ges. exp. Med. **71**, 395—407 (1930). — BIELAK, J., and L. KURYLCIO: The celiac trunk in Macacus rhesus and Macacus cynomolgus. Folia morph. (Warszawa) **26**, 277—283 (1967). — BIELING, R.: Die Bedeutung der Milz für die Wirkung der Antigene im Körper. Z. Immun.-Forsch. **38**, 193—246 (1923). ~ Resistenz und Immunität. In: Handbuch der allgemeinen Pathologie, hrsg. v. F. BÜCHNER, E. LETTERER u. F. ROULET, Bd. VII/1, S. 601—673. Berlin-Göttingen-Heidelberg: Springer 1956. — BIERRING, F., and I. GRUNNET: Quantitative bone marrow studies in rats following subtotal and total splenectomy. Acta anat. (Basel) **57**, 316—325 (1964a). ~ Quantitative bone marrow studies in the rat following a combination of subtotal splenectomy, total thymectomy and extensive removal of lymph nodes. Acta anat. (Basel) **59**, 182—187 (1964b). — BILAY, T. I.: Effect of x-ray radiation on nucleic acid metabolism. Ukrain. biochim. Z. **31**, 433—434 (1959). — BILGER, R.: Die Siderozyten. In: Handbuch der gesamten Hämatologie, hrsg. von L. HEILMEYER und A. HITTMAIR, Bd. I, Tl. 1, S. 235—244. München-Berlin-Wien: Urban & Schwarzenberg 1957. — BILGER, R., u. K. H. TETZNER: Über siderophile Einschlußkörperchen in den Zellen des erythropoetischen Systems. Acta haemat. (Basel) **9**, 137—153 (1953). — BILLEN, D., T. LAPTHISOPHON, E. W. FRAMPTON, and M. R. SHEEK: RNA components and ribonuclease activity of hemic tissues. Tex. Rep. Biol. Med. **23**, 579—588 (1965). — BILLERBECK, K. H.: Die morphologischen Reaktionsformen des aktiven Mesenchyms. Ärztl. Forsch. **7**, 303—319 (1953). — BILLINGHAM, R. E., V. DEFENDI, W. K. SILVERS, and D. STEINMÜLLER: Quantitative studies on the induction of tolerance of skin homografts and on runt disease in neonatal rats. J. nat. Cancer Inst. **28**, 365—436 (1962). — BILLINGHAM, R. E., and W. K. SILVERS: Induction of tolerance of skin isografts from male donors in female mice. Science **128**, 780—781 (1958). ~ Transplantation of tissue and cells. Philadelphia: Wistar Institute Press 1962. — BILLINGS, H. H., and E. B. BROWN JR.: Effect of splenectomy on changes in plasma and blood volume produced by inhalation of 30% and 40% CO_2 in dogs. Amer. J. Physiol. **180**, 363—366 (1955). — BILLROTH, TH.: Beiträge zur vergleichenden Histologie der Milz. Arch. Anat. Physiol. **1857**, 88—108. ~ Zur normalen und pathologischen Anatomie der menschlichen Milz. Virch. Arch. path. Anat. **20**, 409—425 (1861). ~ Zur normalen und pathologischen Anatomie der menschlichen Milz. Virchows Arch. path. Anat. **23**, 457—486 (1862a). ~ Neue Beiträge zur vergleichenden Anatomie der Milz. Z. wiss. Zool. **11**, 325—340 (1862b). — BILSKI, R., and S. SKOTNICKI: The reaction of the reticuloendothelial system on the tissue irritation and local blockade. Folia morph. (Warszawa) **10**, 165—172 (1959). — BIMES, C.: Le Lymphocyte. Problèmes d'actualité. Bull. Ass. Anat. **48**. Réunion Toulouse 1962. — BINET, L.: La rate organe régulateur de la teneur du sang circulant en globules rouges. Presse méd. **34**, 1425—1426 (1926a). ~ Le rôle de la rate dans la nutrition et dans la croissance. Le problème des rates de supléances. Presse méd. **34**, 1284—1286 (1926b). ~ La physiologie de la rate. (Cours et conférences de la fac. de méd. et des hôp. de Paris.) Paris: A. Chahine 1927. ~ La rate. Organe réservoire. Paris: Masson & Cie. 1930. — BINET, L., et M. RUBINSTEIN: Rate et hyperthermie provoquée. C. R. Soc. Biol. (Paris) **113**, 122—124 (1933). — BING, J. A., A. FAGRAEUS, and B. THORELL: Studies on Nucleic Acid Metabolism in Plasma Cells. Acta physiol. scand. **10**, 282—294 (1945). — BIOLATO, D.: Autoinnesti di ghiandole linfatica nella milza. Arch. Sci. med. vet. (Torino) **60**, 433—448 (1935). — BIOZZI, G., G. MENÈ u. Z. OVÁRY: Action of histamine and of leukotaxine on the permeability and granulopexy of the vascular endothelium. Arch. int. Pharmacodyn. **86**, 335—349 (1951). — BIOZZI, G., and C. STIFFEL: Role of normal and immune opsonins in the phagocytosis of bacteria and erythrocytes by the R.E. Cells. In: Mechanism of cells and tissue damage produced by immune reactions. II. Intern. Symposium on Immunopathology. Basel: Schwabe 1962. — BIRKNER, R.: Die Spätschäden des Thorotrasts, beurteilt nach dem ältesten bisher bekannten Thorotrastschadensfall. Strahlentherapie **78**, 587—608 (1949). — BISCEGLIE, V., u. A. JUHÁSZ-SCHÄFFER: Die Gewebezüchtung in vitro. Monographien aus dem Gesamtgebiet der Physiologie der Pflanzen und der Tiere, Bd. 14, S. 1—355. Berlin: Springer 1928. — BISCHOFF, S.: Experimentelle Untersuchungen über die Reaktion des lymphatischen Apparates der Milz bei Hunger, bei Infektion mit Paratyphus Breslau und bei Blutverlusten. Beitr. path. Anat. **83**, 31—50 (1930). — BISKIND, G. R., and B. KORDAN: Effect of pregnancy on the rat ovary transplanted to the Spleen. Proc. Soc. exp. Biol. (N.Y.) **71**, 67—68 (1949). — BITTERSOHL, H., u. K. NEIDHARDT: Über den Einfluß von Leberextrakten auf die Vitalspeicherung von Leber und Milz. Z. ges. exp. Med. **86**, 854—860 (1933). — BITTNER, A.: Haematologische Untersuchungen am Kaninchen bei experimenteller Trichinosis, nebst einem Beitrag zur Frage der

Milzexstirpation. Folia haemat. (Lpz.) **15**, 237—315 (1913). — BJÖRKMAN, S. E.: The splenic Circulation, with Special Reference to the Function of the Spleen Sinus Wall. Acta med. scand. **128**, Suppl. 191, 1—89 (1947). — BJORNEBOE, M., u. H. GORMSEN: Untersuchungen über das Vorkommen von Plasmazellen bei experimenteller Hyperglobulinämie bei Kaninchen. Klin. Wschr. **20**, 314—316 (1941). ~ Experimental studies on the rôle of plasma cells as antibody producers. Acta path. microbiol. scand. **20**, 649—692 (1943). — BJORNEBOE, M., H. GORMSEN, and FR. LUNDQUIST: Further experimental studies on the rôle of the plasma cells as antibody producers. J. Immunol. **55**, 121—129 (1947). — BLACK, M. M., A. J. PRESTON, and F. D. SPEER: Histochemical and quantitative studies of the in vitro dehydrogenase activity of spleen in hypersplenism. Blood **10**, 145—153 (1955). — BLACK, M. M., and F. D. SPEER: Antigen-induced changes in lymphnode metallophilia. Arch. Path. **66**, 754—760 (1958). ~ Lymph node reactivity. I. Non-cancer patients. Blood **14**, 759—769 (1959a). ~ Lymph node reactivity. II. Fetal lymph nodes. Blood **14**, 848—855 (1959b). ~ Lymph node structure and metallophilia in tumor-bearing mice. Arch. Path. **67**, 58—67 (1959c). — BLASIUS, W.: Heutiger Stand der Lehre von der Funktion der Milz. Z. ärztl. Fortbild. **21**, 608—614 (1940). — BLAUSTEIN, A.: The spleen. London: McGraw-Hill Book Co. 1963. — BLECHSCHMIDT, E.: Vorweisungen von Mikrokorrosionen zur Frage der Architektur der roten Milzpulpa. Verh. Anat. Ges. 45. Vers. Königsberg 1937. Erg.-H. Anat. Anz. **85**, 252—262 (1938). — BLEIFELDT, W.: Zur Pathogenese der Thrombozytopenie beim Hypersplenismus. Dtsch. med. Wschr. **92**, 2149—2154 (1967). — BLEYER, A.: Enlargement of the spleen in children. Amer. J. Dis. Child. **34**, 176—179 (1927). — BLICKENS, D. A., and N. R. DI LUZIO: The effect of methylcellulose on the reticuloendothelial system. Res. (New York) **1**, 68—76 (1964). — BLOCH, E. H.: The in vivo microscopic vascular anatomy and physiology of the liver as determined with the quartz rod method of transillumination. Angiology **6**, 340—349 (1955). — BLOCH, E. H., and R. H. HASS: The thermal control of tissue used in quartz-rod transillumination. Anat. Rec. **138**, 261—268 (1960). — BLOCK, M.: The blood forming tissues and blood of the newborn opossum (Didelphys virginiana). Ergebn. Anat. Entwickl.-Gesch. **37**, 237—366 (1964). — BLOOM, G., U. FRIBERG, and B. LARSSON: Some observations on the fine structure of mast cell tumours (mastocytoma). Nord. Vet.-Med. **8**, 43—55 (1956). — BLOOM, G., U. FRIBERG, B. LARSSON, and B. ÅBERG: Morphology of tissue mast-cells in dog mastocytoma and clinical chemistry of these tumours. Acta path. microbiol. scand. **37**, 163—166 (1955). — BLOOM, W.: The hemopoetic potency of the small lymphocyte. Folia haemat. (Lpz.) **33**, 122—131 (1926). ~ The origin and nature of the monocyte. Folia haemat. (Lpz.) **37**, 1—62 (1928a). ~ Zur Frage der Kurloffkörper. Z. mikr.-anat. Forsch. **13**, 329—342 (1928b). ~ The relationships between lymphocytes, monocytes and plasma cells. Folia haemat. (Lpz.) **37**, 63—69 (1928c). ~ Lymphocytes and monocytes. In: Handbook of Hematology, ed. by H. DOWNEY, vol. I, chapt. 5, p. 373—436. New York: P. B. Hoeber 1938a. ~ Embryogenesis of mammalian blood. In: Handbook of Hematology, ed. by H. DOWNEY, vol. II, chapt. 13, p. 863—922. New York: P. B. Hoeber 1938b. ~ Tissue cultures of blood and bloodforming tissues. In: Handbook of Hematology, ed. by H. DOWNEY, vol. II, chapt. 20, p. 1469—1586. New York: P. B. Hoeber 1938c. ~ Histopathology of irradiation. Manhattan: N.N.E.S. McGraw-Hill Book Co. 1948. — BLOOM, W., and D. W. FAWCETT: A textbook of histology. Philadelphia: W. B. Saunders Co. 1962. — BLOOM, W., and W. H. Taliaferro: Regeneration of the malarial spleen in the canary after infarction and after burning. J. infect. Dis. **63**, 54—69 (1938). — BLUMENTHAL, I.: Die Milz des Elches (Alces alces L.). Z. mikr.-anat. Forsch. **58**, 230—255 (1952). — BOCK, II. E.: Beiträge zur Physiologie der Blutbildungsorgane. 3. Mitteilung: Über die Blutzellbildung in der überlebenden isolierten Milz. Z. ges. exp. Med. **83**, 418—428 (1932). — BOCK, H. E., u. B. FRENZEL: Splenogene Knochenmarkhemmungen. Klin. Wschr. **17**, 1315—1321 (1938). — BOECKER, P.: Untersuchungen über das Vorhandensein darstellbaren Eisens in der Leber und Milz von Foeten und Neugeborenen. Zbl. allg. Path. path. Anat. **41**, 193—199 (1928). — BÖKER, H.: „Omentum Lienale". Verh. d. Anat. Ges. 42. Vers. Würzburg 1934. Erg.-H. Anat. Anz. **78**, 142—148 (1934). — BOER, D. DE, u. D. C. CARROL: Die Bedeutung der Wirkung des Pituitrins auf das Milzvolumen. J. Physiol. (Lond.) **59**, 381—386 (1924). — BÖRNER, R.: Histogenetische und zellanalytische Untersuchungen an explantierter Meerschweinchenmilz. Arch. exp. Zellforsch. **12**, 125—140 (1932). — BÖRNER, W., E. MOLL, P. SCHNEIDER u. K. STUCKE: Zur Problematik der Thorotrastschäden. Fortschr. Röntgenstr. **93**, 287—297 (1960). — BOERNER-PATZELT, D., A. GÖDEL u. F. STANDENATH: Das Retikuloendothel. Sammelbericht über den gegenwärtigen Stand der Forschungsergebnisse. Leipzig: Georg Thieme 1925. — BÖTTNER, H., u. B. SCHLEGEL: Die Lebensdauer der Erythrozyten. In: Handbuch der gesamten Hämatologie, hrsg. von L. HEILMEYER und A. HITTMAIR, 2. Bd., 2. Teil, 2. Halbbd., S. 115—121. München u. Berlin: Urban & Schwarzenberg 1960. — BOFILL-DEULOFEU, J.: Die argyrophilen Faserstrukturen in mesenchymalen Gewebekulturen von verschiedener Wachstumsgeschwindigkeit. Z. Zellforsch. **14**, 744—769 (1932). — BOGGS, J. D., and W. REED: Congenital absence of the spleen. Quart. Bull. Northw. Univ. med. Sch. **27**, 289—293 (1953). — BOGLIOLO, L.: Über eine seltene Mißbildung des Kreislaufapparates und des Bauchfells in einem 6 Tage alten Kinde mit Situs viscerum inversus partialis. Arch. ital. Anat. Istol. pat. 5, 996—1017 (1934). — BOLL, I.: Der Bau der Milzgefäße. Med. Diss., Berlin 1947. — BOLLER, R., u. E. DEIMER: Der intrasplenale Adrenalintest, ein einfaches Verfahren zur Feststellung portocavaler Anastomosen. Klin. Wschr. 38, 236—237 (1960). — BOLT, N. A., u. P. A. HEERES: Der Einfluß der Milz auf die roten Blutkörperchen. Klin. Wschr. 1, 1795 (1922). — BOLTON, L. L.: Note on the structure of the lymphoid organ (organ of Leydig) and spleen of Hexanchus corinus. J. Anat. (Lond.) 61, 60—63 (1926). — BOMMER, G.: Histologische Untersuchungen an Leber und Milz, betreffend Ablagerungen intravenös injizierter Solteilchen. Inaug.-Diss. Hamburg 1939. — BONANNO, A. M.: Milza e globuli bianchi. 1. Introduzione. Piano delle ricerche. Pathologica 26, 758 (1934a). ~ Milza e globuli bianchi. 2. Variazioni leucocitarie dopo splenectomia, dopo trattamento con benzolo, con acido nucleinico. Pathologica 26, 820 (1934b). ~ Milza e globuli bianchi. III. Variazioni leucocitarie dopo iniezioni di latte, di albume d'uovo, di adrenalina. Pathologica 27, 48 (1935a). ~ Milza e globuli bianchi. IV. Considerazioni generali, conclusioni e bibliografia. Pathologica 27, 106 (1935b). ~ Milza e termoregulazione. Boll. Ist. sieroter. milan. 18, 427—434 (1939). — BOND, V. P., T. M. FLIEDNER, E. P. CRONKITE, J. R. RUBINI, G. BRECHER, and P. K. SCHORK: Proliferative potentials of bone marrow and blood cells studied by in vitro uptake. Acta haemat. (Basel) 21, 1—15 (1959a). ~ Autoradiographic studies on DNA synthesing cells in the peripheral blood. Symposium. Haemat. lat. (Milano) 2, 103—114 (1959b). — BOOZ, G.: Influence de l'oxygene et de l'azote sur la régéneration hématopoietique de la rate irradiée a fortes doses de R. X. C. R. Soc. Biol. (Paris) 151, 1277—1279 (1957). — BOOZ, K. H.: Demonstration of venous valves in the portal system of rodents. Ann. Univ. sarav. Med. 9, 227—235 (1961/62). ~ Über den Nachweis von Venenklappen im Pfortader- system der Nager. Ann. Univ. sarav. Med. 9, 227—235 (1962). ~ Experimentelle Unter- suchungen zum Problem der kontraktil aktiven V. portae des Meerschweinchens. Anat. Anz. 113, 68—80 (1963a). ~ Die Bedeutung eines Serumfaktors für die Tätigkeit der aktiv pul- sierenden V. portae der Nagetiere. Anat. Anz. 113, 81—86 (1963b). ~ Zur Morphologie und funktionellen Bedeutung einer „Spiralklappe" in der V. portae der Nagetiere. Anat. Anz. 115, 141—147 (1964a). ~ Die Autonomie der V. portae der Nager. Anat. Anz. 115, 148—149 (1964b). ~ Struktur und funktionelle Bedeutung einer „Spiralklappe" in der V. portae ver- schiedener Nager. Morph. Jb. 106, 276—320 (1964c). — BORDASCH, F.: Zur Klinik und Patho- logie der thrombophlebitischen Milztumoren. Langenbecks Arch. klin. Chir. 185, 546—559 (1936). — BORGHESE, E.: The present state of research on WW Mice. Acta anat. (Basel) 36, 185—220 (1959). — BORGHI, M. B.: La struttura della milza del riccio durante la veglia, l'ibernazione e le prime fasi del risveglio. Arch. ital. Anat. Embriol. 66, 129—150 (1961). — BORN, H. J.: Versuche mit radioaktivem Phosphor an Ratten. Naturwissenschaften 28, 476 (1940). — BOROS, J. v.: Über Größe, Volumen und Form der menschlichen Erythrozyten und deren Zusammenhang. I. Mitteilung: Die physiologische Anisocytose. Wien. Arch. inn. Med. 12, 243—254 (1926a). ~ Über Größe, Volumen und Form der menschlichen Erythrozyten und deren Zusammenhang. II. Mitteilung: Die Mikrocytose beim hämolytischen Ikterus. Wien. Arch. inn. Med. 12, 255—272 (1926b). ~ Über Größe, Volumen und Form der menschlichen Erythrozyten. IV. Mitteilung: Über Makrocytose. Wien. Arch. inn. Med. 14, 219—256 (1927). ~ Die Sphärocytose als Ausdruck einer pathologischen Funktion der Milz. Bemerkungen zur gleichnamigen Arbeit von L. HEILMEYER 179/3, 292 dieses Archivs. Dtsch. Arch. klin. Med. 179, 638—639 (1937). — BOSSAK, E. T., A. S. GORDON, and H. A. CHARIPPER: Influence of endocrine factors on hemopoiesis in the adult frog, Rana pipiens. J. exp. Zool. 109, 13—31 (1948). — BOTKIN, S.: Die Kontraktilität der Milz und die Beziehungen der Infektionsprozesse zur Milz, Leber, den Nieren und dem Herzen. Berlin: A. Hirschwald 1874. — BOUISSET, L.: Contribution à l'étude des mouvements de la rate. Bull. Soc. Hist. nat. (Toulouse) 54, 161—207 (1926). — BOUISSET, L., L. BUGNARD et L.-C. SOULA: Etude des rapports entre la rate et la masse sanguine: la rat considérée comme réservoir mécanque de globules. J. Physiol. Path. gén. 28, 31—36 (1930). — BOUISSET, L., et G. DUCLOS: Influence de la splénectomie sur le taux du calcium et du potassium sanguins. C. R. Soc. Biol. (Paris) 113, 1358—1360 (1933). — BOUISSET, L., et L.-C. SOULA: Influence des substances lipidiques insaponifiables extraites de la rate et d'autres organes et de la cholésterine sur les contractions de la rate. C. R. Soc. Biol. (Paris) 99, 1931—1934 (1929). — BOURNE, G.: The distribution of alkaline phosphatase in various tissue. Quart. J. exp. Physiol. 32, 1—17 (1943). — BOURRET, P.: La veine splénique. Note préliminaire. Arch. Anat. (Strasbourg) 32, 67—74 (1949). — BOWERS, W. E., and CH. DE'DUVE: Lysosomes in lymphoid tissue. II. Intracellular distribution of acid hydrolases. J. Cell Biol. 32, 339—348 (1967a). ~ Lysosomes in lymphoid tissue. III. Influence of various treatments of the animals on the distribution of acid hydrolases. J. Cell Biol. 32, 349—364 (1967b). — BOWERS, W. E., J. T. FINKENSTAEDT, and CH. DE'DUVE: Lysosomes in lymphoid tissue. I. The measurement of hydrolytic activities in whole homogenates. J. Cell Biol. 32, 325—337 (1967). — BOYD, E.: Normal variability in weight of the adult human liver and spleen. Arch. Path. 16, 350—372 (1933). ~ A method of establishing the probable limits of normal variation in the weight of organs. Anat. Rec. **62**, 1—6 (1935). — BOYD, W. C.: Fundamentals of immunology. New York: Interscience Publ. 1956. — BOYSE, E. A.: The fate of mouse spleen cells transplanted into homologous and F_1 hybrid hosts. Immunology **2**, 170—181 (1959). — BOZZI, E., e L. CIURLO: Modificazioni volumetriche della milza in seguito a eccitamento labirintico. Arch. ital. Otol., Ser. 4, **48**, 83—101 (1936). — BRAASCH, W., H. D. SCHMIDT, J. SCHMIER u. J. J. SCHMIDT: Die Leberdurchblutung im hämorrhagischen Schock und ihre Beeinflussung durch eine isolierte Spendermilz. Pflügers Arch. ges. Physiol. **284**, 240—258 (1965). — BRABANT, H.: Recherches sur la localisation et l'élimination de quelques sels de fer chez le rat. Bull. Hist. appl. **14**, 241—261 (1937). — BRADY, T. G., and C. I. O'DONOVAN: A study of the tissue distribution of adenosine deaminase in six mammal species. Comp. Biochem. Physiol. **14**, 101—120 (1965). — BRAITHWAITE, J. L.: Splenic regeneration. Nature (Lond.) **203**, 538—539 (1964). — BRAITHWAITE, J. L., and D. J. ADAMS: The venous drainage of the rat spleen. J. Anat. (Lond.) **91**, 352—357 (1957). — BRANDENBURG, W.: Die Multipotenz des Mesothels (Metamorphose und Mimese der Zelle). Jena: Gustav Fischer 1953. — BRANDSBURG, B.: Zur Frage der Milzregeneration. Z. ges. exp. Med. **57**, 145—156 (1927). — BRANDENSTEIN, F. v.: Gewichte und Maße des Herzens beim englischen Vollblutpferd. Inaug.-Diss., Berlin 1923. — BRANDT, N. G., J. A. BASS, M. C. DODD, and C. S. WRIGHT: Phagocytosis of normal, sensitized and trypsinized erythrocytes by tissue culture macrophages. Fed. Proc. **11**, 462—463 (1952). — BRANDT, H. M., and A. A. LIEBOW: Right pulmonary isomerism associated with venous, splenic and other anomalies. Lab. Invest. **7**, 469—504 (1958). — BRÅNEMARK, P.-I.: Considerations on new fields and new methods of vital mikroscopy. Europ. Konf. Mikrozirkulation, Hamburg 1960, Bibl. anat. (Basel) **1**, 38—45 (1961). ~ The contribution of microscopes to the study of living circulation: contributions and limitations of refined classical methods. J. roy. micr. Soc. **83**, 29—35 (1964). ~ Symposium on microvascular methodology. Bibl. anat. **5** (1965). — BRANN, G., u. H. BISCHOFF: Experimenteller Beitrag zur Hämoglobinresistenz. 1. Mitteilung. Versuche an milzexstirpierten und kastrierten Ratten. Z. Immun.-Forsch. **49**, 50—61 (1927). — BRASS, K.: Zur Cytologie und Funktion der Plasma- und Plasmocytomzellen. Frankfurt. Z. Path. **57**, 481—491 (1943). ~ Morphologische Befunde bei Mensch und Kaninchen nach wiederholter Periston-(Kollidon-) Zufuhr. Frankfurt. Z. Path. **63**, 95—112 (1952). — BRASSARD, A.: Splenic hematopoiesis, morphological and hematological relationships in grouped male mice (Mus Musculus). Rev. canad. Biol. **24**, 83—100 (1965). — BRAUN-FALCO, O.: Morphologische und pharmakologische Untersuchung zur Frage der Histaminabgabe durch Mastzellen. Arch. Derm. Syph. (Berl.) **199**, 197—211 (1955). ~ Histochemie des Bindegewebes. Arch. klin. exp. Derm. **1957**, 319—344. — BRAUN-FALCO, O., and K. SALFELD: Leucine aminopeptidase activity in mast cells. Nature (Lond.) **182**, 51—52 (1958). — BRAUN, H., u. W. SCHMITT: Das Splenoportogramm unter besonderer Berücksichtigung des Pfortaderkreislaufs. In: Leber und Milz, 4. Lebertagung d. Sozialmed., Bad Mergentheim 15.—17. Okt. 1965, hrsg. v. L. WANNAGAT, S. 134—145. Stuttgart: Georg Thieme 1967. — BRAUNER, F., F. BRÜCKE u. F. KAINDL: Der Unterschied zwischen direkter und reflektorisch zentraler Sympathikuserregung auf Blutdruck, Milz und Darmvolumen. Arch. int. Pharmacodyn. **81**, 357—368 (1950). — BRAUNSTEIN, A.: Krebs und Malaria. Z. Krebsforsch. **29**, 330—333 (1929). ~ Über immunbiologische Krebsprophylaxe und konstitutionelle Krebsdisposition. Z. Krebsforsch. **39**, 321—357 (1933a). ~ Über die Beziehung der Milz zur aktiven Geschwulstimmunität. Z. Immun.-Forsch. **18**, 330—337 (1933b). — BRAUNSTEIN, H., D. G. FREIMAN, and E. A. GALL: Histochemical study of distribution of enzymatic activity in malignant lymphoma (Abstr.). Amer. J. Path. **33**, 603—604 (1957). ~ A histochemical study of the enzymatic activity of lymph nodes. I. The normal and hyperplastic lymph node. Cancer (Philad.) **11**, 829—837 (1958). — BRAUNSTEINER, H.: Elektronenmikroskopische Befunde an Zellen. Internat. Symposion über klinische Cytodiagnostik, S. 1—10. Stuttgart: Georg Thieme 1958. ~ Physiologie und Physiopathologie der weißen Blutzellen. Stuttgart: Georg Thieme 1959a. ~ Mastzellen und basophile Leukozyten. In: Physiologie und Physiopathologie der weißen Blutzellen, S. 49—66. Stuttgart: Georg Thieme 1959b. ~ Die Plasmazellen. In: Physiologie und Physiopathologie der weißen Blutzellen, S. 284—300. Stuttgart: Georg Thieme 1959c. — BRAUNSTEINER, H., u. K. FELLINGER: Die Phasenkontrastmikroskopie in der Hämatologie. In: Handbuch der gesamten Hämatologie, hrsg. von L. HEILMEYER und A. HITTMAIR, Bd. 2, Tl. 2, 2. Halbbd., S. 23—31. München u. Berlin: Urban & Schwarzenberg 1960. — BRAUNSTEINER, H., K. FELLINGER u. F. PAKESCH: Elektronenmikroskopische Untersuchung der Plasmazellen im lymphoretikulären Gewebe. Dtsch. Arch. klin. Med. **200**, 657—663 (1953a). ~ Demonstration of a cytoplasmic structure in plasma cells. Blood **8**, 916—922 (1953b). ~ Electron microscopic investigations on sections from lymph nodes and bone marrow in malignant blood disease. Blood **12**, 278—294 (1957). — BRAUNSTEINER, H., J. PAERTAN, and N. THUMB: Studies on lymphocytic function. Blood **13**, 417—426 (1958). — BRAUS, H.: Methoden der Explantation. In: Handbuch der biologischen Arbeitsmethoden, hrsg. von E. ABDERHALDEN, Bd. 5, Tl. III, S. 518—538. Berlin u. Wien: Urban & Schwarzenberg 1922. ~ Anatomie des Menschen, 2. Bd., S. 580—595.

Berlin: Springer 1924. — BRAY, E.: Grandezze ponderali di alcuni visceri umani in rapporto alle dimensioni esterne dei corrispondenti segmenti corporei. Elaborazione statistica del materiale raccolto a Firenze da Castalci a Vannucci, Nota seconda: Milza, Reni, Utero. Arch. ital. Anat. Istol. pat. **30**, 198—214 (1932). ~ Studi di Biometricy. Nota I. Indici di variabilità e di correlazione di alcuni visceri umani in rapporto a misure corporea esterne. Atti Soc. Cul. Sci. Med. Natur. (Cagliari) **35**, (N. S.) 7—8 (1933). — BRECCIA, A., A. TRENTA, R. BADIELLO, S. MORETTI, and M. MATTII: Rate of uptake of ^{75}Se, as selenourea-^{75}Se, in rats in vivo. Experientia (Basel) **22**, 475 (1966). — BRECHER, G., C. E. BRAMBEL, and F. D. BRAMBEL: Patterns of response to continuous whole-body irradiation. Ann. N.Y. Acad. Sci. **114**, 549—556 (1964).— BRECHER, G., K. M. ENDICOTT, H. GUMP, and H. P. BRAWNER: Effects of X-ray on lymphoid and hemopoietic tissues of albino mice. Blood **3**, 1259—1274 (1948). — BREMER, H.: Über die Früh- und Spätfolgen der wegen Verletzung ausgeführten Milzexstirpationen. Dtsch. Z. Chir. **239**, 433—443 (1933). — BREMY, P.: Die Gewebsmastzellen im menschlichen Knochenmark. Stuttgart: Georg Thieme 1950. — BRENDLE, E.: Über den Bau der menschlichen Pfortader und ihrer Wurzeln. Acta anat. (Basel) **10**, 108—129 (1950). — BREU, H., E. E. REIMER u. R. SCHNEIDER: Spätuntersuchungen nach Milzentfernung bei Gesunden. Med. Klin. **47**, 1176—1179 (1952). — BREUER, H., R. KNUPPEN u. H. K. PARCHWITZ: Über die Dosisabhängigkeit der Wirkung einer Ganzkörperbestrahlung auf den Elektrolyt- und Wassergehalt der Milz. Z. Naturforsch. **13 b**, 741—743 (1958). — BRICKNER, R.: The role of the capillaries and their endothelium in the distribution of colloidal carbon by the blood stream. Bull. Johns Hopk. Hosp. **40**, 90—109 (1927). — BRIEGER, H.: Die Auswirkung tierischer, pflanzlicher und gemischter Rohnahrung auf den Entfaltungsgrad von Nebenniere, Milz, Hoden und Thymusdrüse bei der weißen Ratte. Wilhelm Roux' Arch. Entwickl.-Mech. Org. **142**, 225—244 (1943). — BRIELLMANN, A.: Beitrag zur Kenntnis der Osteomyeloreticulosen. Acta haemat. (Basel) **13**, 77—90 (1955). — BRINKMANN, A.: Die Arterien und Venen der Rindermilz unter Berücksichtigung ihres Einbaues in das Trabekelsystem. Vet.-med. Diss. Gießen 1958. — BRISTOL, L. D.: The relation of the lymphocyte to cancer. J. Amer. med. Ass. **72**, 1048—1050 (1919). — BRIZZI, E.: Modificazioni del parenchima splenico in animali trattati con testosterone. Boll. Soc. ital. Biol. sper. **36**, 1083—1086 (1960). — BROCK, J.: Funktionen der Milz im Infekt- und Tumorgeschehen. Mat. Med. Nordmark **9**, 129—134 (1957). — BRODSKY, I., L. H. DENNIS, S. B. KAHN, and L. W. BRADY: Normal mouse erythropoiesis. I. The role of the spleen in mouse erythropoiesis. Cancer Res. **26**, 198—201 (1966). — BRÖTZ, W.: Über Plasmazellbefunde in der Milz. Zbl. allg. Path. path. Anat. **21**, 628—632 (1910). — BROMAN, I.: Die Entwicklungsgeschichte der Bursa omentalis und ähnlicher Rezeßbildungen bei den Wirbeltieren. Wiesbaden: J. F. Bergmann 1904. ~ Normale und abnorme Entwicklung des Menschen. Wiesbaden: J. F. Bergmann 1911. ~ Warum wird die Entwicklung der Bursa omentalis in Lehrbüchern fortwährend unrichtig beschrieben? Anat. Anz. **86**, 195—202 (1938). — BRON, K. M., H. V. MURDAUGH JR., J. E. MILLEN, R. LENTHALL, P. RASKIN, and E. D. ROBIN: Arterial constrictor response in a diving mammal. Science **152**, 541—543 (1966). — BROOKS, F., L. DRAGSTEDT, L. WARNER, and M. H. KNISELY: Sludged blood following severe thermal burns. Arch. Surg. **61**, 387—418 (1950). — BROUGHER, J. C.: The effect of desiccated spleen and splenectomy on serum calcium in normal and parathyrectomised dogs. Amer. J. Physiol. **92**, 648—650 (1930). — BROWN, D. N., and R. H. E. ELLIOTT: The results of splenectomy in thrombocytopenic purpura; comparative study of 10 cases in which splenectomy was performed and 11 cases treated by conservative methods. J. Amer. med. Ass. **107**, 1781—1788 (1936). — BROWN, W. H., L. PEARCE, and C. M. VAN ALLEN: Organ weights of normal rabbits. J. exp. Med. **42**, 69—82 (1925a). ~ Effects of obscure lesions on organ weights of apparently normal rabbits. J. exp. Med. **42**, 163—178 (1925b). ~ Effects of spontaneous disease on organ weights of rabbits. J. exp. Med. **43**, 241—262 (1926). — BROWNE, FR. J.: On the weight and length of normal foetuses and the weights of foetal organs, based on a series of 278 selected cases in Edinburgh. Medical Research Council. Child Life Investigations. The estimation of foetal age, the weight and length of normal foetuses, and the weights of foetal organs. London 1924. — BRÜDA, B. E.: Über die Beeinflussung des Tumorwachstums durch die Milz. 2. Mitteilung: in vitro. Z. Krebsforsch. **27**, 380—401 (1928). ~ Zum Krebsproblem. Wien. klin. Wschr. **42**, 166 (1929a). ~ Über die Beziehungen der Milz zum Tumorwachstum. Münch. med. Wschr. **76**, 1671—1672 (1929b). ~ Die Bedeutung des Retikuloendothel-Systems für das Blastomwachstum. 6.—9. Mitteilung. Z. Krebsforsch. **34**, 185—215 (1931). — BRÜLL, L., et C. ROERSCH: Rate énervée branchée sur la circulation cervicale. Mésure directe des débits veineux. C. R. Soc. Biol. (Paris) **113**, 65—67 (1933). — BRÜNING, E. J.: Zur Orthologie und Pathologie des Plexus coeliacus beim Menschen. Acta neuroveg. (Wien) **17**, 40—62 (1958). — BRUGSCH, H.: Persistierende Thrombocythämie und Leukämie nach Milzentfernung. Folia haemat. (Lpz.) **49**, 454—465 (1933). — BRUINE, H. DE: The embryology of the spleen in Amia calva. Pap. Michigan Ac. Sci. **22**, 573—592 (1937). — BRUMANN, F.: Die Methoden zur Untersuchung des reticulo-endothelialen Systems und des Mesenchyms. In: Handbuch der biologischen Arbeitsmethoden, hrsg. von E. ABDERHALDEN,

Abt. VIII, Tl. I/II, S. 1309—1402. Berlin u. Wien: Urban & Schwarzenberg 1932. — Bryan, C. E., H. E. Skipper, and L. White Jr.: Carbamates in the chemotherapy of leucemia. IV. The distribution of radioactivity in tissue of mice following injection of carbonyl-labeled urethane. J. biol. Chem. 177, 941—950 (1949). — Bryant, B. J., and L. S. Kelly: Autoradiographic studies of leukocyte formation. Proc. Soc. exp. Biol. (N.Y.) 99, 681—684 (1958). — Bucci-ante, L.: Ulteriori ricerche sulle condizioni più adatte alla sopravivenza dei vari tessuti embrionali di pollo alla morte dell'organismo. Arch. exp. Zellforsch. 14, 56—138 (1933). — Bucciolini, M. G.: Contributo allo sviluppo della milza nel pollo. Arch. ital. Anat. Embriol. 69, 461—491 (1964). ~ Ricerche preliminari su culture organotipiche di milza embrionale di pollo. Boll. Soc. ital. Biol. sper. 40, 1745—1747 (1965). — Buchbinder, J. H., and C. J. Lipkoff: Multiple peritoneal implants following abdominal injury. Surgery 6, 922—934 (1939). — Bucher, O.: Gewebezüchtung. Ciba Z. 7/8, 2531—2566 (1940). ~ Neuere Anschauungen über den Feinbau der Blutkapillaren. Hippokrates (Stuttg.) 34, 301—308 (1963). ~ Histologie und mikroskopische Anatomie des Menschen mit Berücksichtigung der Histophysiologie und der mikroskopischen Diagnostik. 4. Aufl. Bern u. Stuttgart: Huber 1965. — Buck, A. C.: Differentiation of first- and second-set grafts of neonatal testis, ovary, intestine and spleen implanted beneath the kidney capsule of adult albino rat hosts. Amer. J. Anat. 113, 189—213 (1963). — Buck, R. C. J.: Distribution of acid mucopolysaccarids and lipids in tissues of cholesterol fed rabbits. Arch. Path. 58, 576—587 (1954). — Buddecke, E.: Untersuchungen zur Chemie der Arterienwand. 5. Mitt. Hoppe-Seylers Z. physiol. Chem. 318, 33—55 (1960). — Bücherl, E., u. M. Schwab: Der Einfluß der Milz auf das weiße Blutbild. Klin. Wschr. 29, 731—735 (1951). — Büchner, F.: Allgemeine Pathologie. Pathologie als Biologie und als Beitrag zur Lehre vom Menschen, 3. Aufl. München u. Berlin: Urban & Schwarzenberg 1959. ~ Spezielle Pathologie. Pathologie, Pathogenese und Ätiologie wichtiger Krankheitsbilder, 3. Aufl. München u. Berlin: Urban & Schwarzenberg 1960. — Büngeler, W.: Über Leukozytenbildung aus Histiocyten. Verh. dtsch. path. Ges. 22, 243—249 (1927). ~ Die Bedeutung der Milz für das Wachstum und den Stoffwechsel maligner Tumoren. Frankfurt. Z. Path. 43, 409—433 (1932). ~ Geschwülste und regulierte abhängige Wachstumsstörungen (Hyperplasien) im Rahmen der Cellular- und Relationspathologie. Z. Krebsforsch. 58, 72—102 (1951). — Bueno, P.: The Origin of monocytes in the spleen. Science 106, 346 (1947). — Bürger, U.: Drei Fälle von klinisch nachweisbarem Milzhämatom beim Pferd. Z. Veterinärk. (Berl.) 48, 401—408 (1936). — Bürgers, T. J., u. W. Wolffheim: Experimentelle Untersuchungen zum Tonsillenproblem. Klin. Wschr. 10, 1064—1067 (1931). — Bürgi, P.: Über das Verhalten der Milz bei hypophysektomierten Ratten. Acta anat. (Basel) 36, 221—233 (1959); auch Med. Inaug.-Diss. Basel 1959. — Bürker, K.: Die körperlichen Bestandteile des Blutes. In: Handbuch der normalen und pathologischen Physiologie, hrsg. von A. Bethe, G. v. Bergmann, G. Embden, A. Ellinger, Bd. VI, 1. Hälfte, Tl. 1, S. 3—75, 1926. Berlin: Springer 1926a. ~ Die Lebensvorgänge des menschlichen Körpers. In: Menschenkunde, hrsg. von Eckstein u. Stähle. Stuttgart: Lutz 1926b. — Büttner, D. W.: Sphaeridien mit kristalloiden Einschlüssen in den Zellkernen der Katzenmilz. Z. Zellforsch. 84, 304—310 (1968). — Bujard, E.: De l'influence du système réticulo-endothelial sur l'infiltration graisseuse des organes du rat. Bull. Histol. Techn. micr. 17, 125—145 (1940). — Bulgak, J.: Über die Contractionen und die Innervation der Milz. Virchows Arch. path. Anat. 69, 181—213 (1877). — Bunting, C. H., u. J. Huston: Fate of the lymphocyt. J. exp. Med. 33, 593—600 (1921). — Burgard, L. A.: Untersuchungen über Vitalfärbung an jungen Hühnern. Z. mikr.-anat. Forsch. 39, 609—630 (1936). — Burgos, M. H., H. W. Deane, and M. L. Karnovsky: Histochemical and chemical evidence fore more than one alcaline phosphomonoesterase. J. Histochem. Cytochem. 3, 103—121 (1955). — Burkl, W.: Über Mastzellen und ihre Aufgaben. Wien. klin. Wschr. 64, 411—415 (1952). — Burmeister, S.: Splen in splene (Eine Gewebsmißbildung der Milz vom Typus e. „Hamartoblastoma splenis in splene"). Rostock: Med. Diss., Hinstorff (1939). — Burnet, F. M., u. D. Lush: Influenza virus on developing egg; comparison of 2 antigenically dissimilar strains of human influenza virus after full adaption to egg membrane. Aust. J. exp. Biol. med. Sci. 16, 261—274 (1938). — Burnet, M.: The clonal selection theory of aquired immunity. Cambridge: Cambridge University Press 1959. — Burstone, M. S.: Histochemical methods for protein detection. In: Handbuch der Histochemie, hrsg. von W. Graumann und K. H. Neumann, Bd. III, Tl. 2, S. 244—284. Stuttgart: G. Fischer 1959. — Burstone, M. S., and J. E. Folk: Histochemical demonstration of aminopeptidase. J. Histochem. Cytochem. 4, 217—226 (1956). — Butturini, U.: Correlazioni spleno-ovariche. Modificazioni istologiche di alcune ghiandole endocrine (ipofise-surrene-ovaio) dopo splenectomia. Rass. Fisiopat. clin. ter. 13, 93—103 (1941). — Buurman, G., G. Langendörfer, J. Noack, and H. J. Witt: Vorkommen und Verteilung von Mißbildungen in den letzten fünfundfünfzig Jahren (Statistische Untersuchungen von 2667 mißgebildeten Kindern nach historischen, geographischen, sozialen und anderen Gesichtspunkten). Zbl. Gynäk. 80, 1432—1442 (1958). — Byers, S. O.: Lipids and the reticuloendothelial system. Ann. N.Y. Acad. Sci. 88, 240—243 (1960). — Byers, S. O., S. Mist-

St. George, and M. Friedman: Hepatic reticulo-endothelial cells as participants in the normal disposition of exogenous cholesterol in the rat. In: Physiopathology of the reticuloendothelial system (Halpern, Benacerraf and Delafresnaye), p. 128—146. Springfield: Ch. C. Thomas 1957.

Cabrini, R. L., y A. O. Pogo: Estudio histoquimico de la producción experimental de los depósitos de hierro en el sistema reticuloendothelial. Rev. Soc. argent. Biol. 33, 147—164 (1958). — Cacciari, C., E. Pisi e G. Cavalli: Splenoportografia e Splenomanometria. Coll. Mon. Riv. Med. Bologna, vol. III. Bologna: Officina d'Arte grafica Cacciari 1957. — Caesar, R.: Die Feinstruktur von Milz und Leber bei experimenteller Amyloidose. Z. Zellforsch. 52, 653—673 (1960). — Caffaratto, T. M., e C. Pesce: Variazoni strutturali della milza nello stato puerperale in rapporto alla funzione eritrolitica ed emoregolatrice. III. Nota sul tema dell' emolisi in gravidanza. Ginecologia (Torino) 2, 999—1015 (1936). — Caffrey, R. W., N. B. Everett, and W. O. Rieke: Radioautographic studies of reticular and blast cells in the hemopoietic tissues of the rat. Anat. Rec. 155, 41—58 (1966). — Caillet, O. R., and J. P. Simonds: Repeated exposure to high temperature. Effect on lymphoid tissue and on leucocyte count. Arch. Path. 8, 622—627 (1929). — Cajal, S. R.: Die Neuronenlehre. In: Handbuch der Neurologie, hrsg. v. O. Bumke und O. Foerster, Bd. I, S. 887—994. Berlin: Springer 1935. — Calder, R. M.: Autoplastic splenic grafts: their use in the study of the growth of splenic tissue. J. Path. Bact. 49, 351—362 (1939). — Calò, A.: Das Verhalten des retikuloendothelialen Apparates beim Wachstum von Transplantationstumoren. Z. Krebsforsch. 37, 151—164 (1932). — Calvi, P.: Ricerche sperimentali sui rapporti tra milza e vitamina A. Boll. Soc. ital. Biol. sper. 16, 61—62 (1941). — Cammarano, P.: Splenectomia e distrofie ossee rachitiformi (Ricerche radiografiche ed istologiche). Ann. ital. Chir. 12, 609—624 (1933). — Campo Christo, M.: Splénectomies partielles réglées. A propos de 3 cas opérés. Presse méd. 68, 485—486 (1960). — Canessa, A., C. Colizzi e L. Servadio: Ricerche sperimentali sui territori arteriosi della milza. Chr. gen. (Perugia) 6, 527—538 (1957). — Canna, S.: Ricerche sulle fibre muscolari della milza in condizioni normali e patoligiche col metodo di Carere-Comes. Boll. Soc. ital. Biol. sper. 13, 1088—1090 (1938). — Cannon, P. R.: Occurrence and significance of germinal centers (Flemming) in human spleen. Fr. Chic. Path. Soc. 14, 169—170 (1934). — Capelli, C.: Sulla rigenerazione della milza. Boll. Soc. ital. Biol. sper. 1, 628—631 (1926a). ~ Sulla rigenerazione della milza. Boll. soc.med.-chir. Pavia 1,1377—1381 (1926b). ~ Sulla rigenerazione della milza. Arch. Sci. med. 53, 30—40 (1929). — Cappel, D. F.: Intravitam and supravital staining. J. Path. Bact. 32, 595—707 (1929). — Carere-Comes, O.: Su di una particolare metacromasia delle trabecole della milza. Boll. Soc. ital. Biol. sper. 12, 265—267 (1937). ~ Sulla natura e sull'istogenesi delle ,,aree sclerosiderotiche di Gamna" nella milza. Boll. Soc. ital. Biol. sper. 13, 1094—1095 (1938a). ~ Neue Methoden zum histochemischen Nachweis des Kaliums und zur elektiven Färbung der kalireichen Gewebe (Erythrocyten, Muskelfasern usw.). Z. wiss. Mikr. 55, 1—7 (1938b). ~ Über die menschlichen bluthaltigen Lymphknoten. Folia haemat. (Lpz.) 59, 407—433 (1938c). — Carl, H.: Über die Entstehung und das Vorkommen von Nebenmilzen im menschlichen Organismus, mit einem eigenen Fall von Teilung der Hauptmilz in mehrere kleine Milzchen. Med. Diss. Heidelberg 1935. — Carlsson, B., and L. Gyllensten: Plasma cells in the growing lymphatic system of young guinea pigs. A quantitative investigation. Acta path. microbiol. scand. 43, 365—372 (1958). — Caro, L. G., and R. P. van Tubergen: High-resolution autoradiography. I. Methods. J. Cell Biol. 15, 173—188 (1962). — Carp, G. G., G. R. Sugarman, and M. Singer: Accessory spleen appearing in the inguinal canal. A review of the literature and report on an additional case. J. Newark Beth Israel Hosp. 4, 53—58 (1953). — Carr, I.: Some aspects of the fine structure of the reticuloendothelial system; the cells which clear colloids from the blood stream. Z. Zellforsch. 89, 355—370 (1968). — Carrel, A.: Remote results of the replantation of the kidney and the spleen. J. exp. Med. 12, 146—150 (1910). ~ Leukocytic trephones. J. Amer. med. Ass. 82, 255—258 (1924). — Carrell, A., u. A. H. Ebeling: The multiplication of fibroblasts in vitro. J. exp. Med. 34, 317—337 (1921). ~ Heterogenic serum, age and multiplication of fibroblasts. J. exp. Med. 35, 17—38 (1922). ~ Action on fibroblasts of extracts of homologous and heterologous tissues. J. exp. Med. 38, 499—520 (1923). — Carrell, A., and C. A. Lindbergh: The culture of whole organs. Science 81, 621—623 (1935). ~ The culture of organs. New York: 1938. — Carroll, M. A., H. R. Wolfe, R. L. Aspinall, and R. K. Meyer: Effect of splenectomy or thymectomy on antibody formation in chickens. Amer. Ass. Anat. 75th Sess. 1962. Anat. Rec. 142, 221 (1962). — Cary, W. E.: The relation of hemophages to antibody production. J. med. Res. 43, 399—403 (1922). — Casati, A.: I. Ricerche sperimentali intorno all'azione dei raggi X sulla milza. II. Ricerche sperimentali intorno all'azione dei raggi X sulla milza esteriorizzata. Path. Gen. (Genova) 23, 227—231 u. 274—277 (1931). — Caster, W. O., and W. D. Armstrong: Tissue weights of the rat. II. Changes following 700 r total body x-irradiation. Proc. Soc. exp. Biol. (N.Y.) 91, 126—129 (1956). — Castor, L. N.: Cell properties related to tumorigenesis by cultures of mouse spleen and kidney. 15. Ann. Meet. Tissue cult. Ass. 1964, Abstr.

Excerpta Med. I, 18, Nr. T 122 (1964). — Castrén, H.: Studien über die Struktur der Fibroblasten, Epitheloidzellen und Riesenzellen des tuberkulösen Gewebes beim Menschen. Arb. path. Inst. Helsingfors (Jena) N.F., 3, 191—274 (1925). — Catalano, D.: Calcifizione dell'arteria splenica. Radiol. med. (Torino) 38, 953—954 (1952). — Catsaras, J.: Vollständige Nekrose einer Wandermilz mit kompensatorischer peripherischer, vielknotiger Hyperplasie von Milzgewebe. Virchows Arch. path. Anat. 268, 181—188 (1928). — Catsch, A.: Über das Verhalten von Metallen im Organismus unter besonderer Berücksichtigung der Radionucleide. Naturwissenschaften 43, 242—246 (1956). — Cavallaro, V., e S. Sgroi: Epato-lienografia. Boll. Soc. ital. Biol. sper. 7, 1219—1222 (1932). — Cavallero, C.: Plasma cells and somatotropic hormone. Acta allerg. (Kbh.) 6, Suppl. III, 178—182 (1953). — Cavalli, G., C. Cacciari, and E. Pisi: Intrasplenic circulation. Arch. ital. Mal. Appar. dig. 27, 381—402 (1960). — Cavalli, G., C. Cacciari, E. Pisi e F. Orlandi: Dispositivi vascolari di blocco ed anastomosi arterovenose nel distretto portale umano. II°: Pancreas — Fegato — Colecisti — Milza. Biochim. Biol. sper. (Padova) I, 295—310 (1962). — Cavalli, G., E. Pisi, C. Cacciari, and F. Orlandi: Arterio-venous anastomoses and blocking structures of intrasplenic vessels. Arch. ital. Mal. Appar. dig. 28, 113—123 (1961). — Cazal, P.: Mastocytes, mastocytoses, histamine et héparine. Montpellier méd. 21/22, 152—155 (1942). — Ceelen, W.: Über die blutabbauende Tätigkeit der Milz bei hämolytischer Anämie. Beitr. path. Anat. (Jena) 86, 175—186 (1931). ~ Anpassung auf dem Gebiete der pathologischen Anatomie. Dtsch. med. Wschr. 65, 581—584 (1939). — Cellina, M.: Sindrome cronica spleno-priva e compenso reticolo-istiocitario. Atti Soc. lombarda Sci. med.-biol. 1, 238 (1934). — Ceresole, G.: De la regeneration de la rate chez le lapin. Beitr. path. Anat. 17, 602—626 (1895). — Ceriotti, G.: Le cellule enterocromaffini in animali splenecromizzati ed iniettati con estratti splenici. Monit. zool. ital. 52, 158—164 (1941). ~ Enteramina e sostanza enteraminosimile splenica. Nota I. Rapporti Vasali spleno-gastrici. Cenno sulle caratteristiche della enteramina e della sostanza enteramino-simile. Arch. Biol. (Liège) 59, 225—252 (1948). — Chahovitch, X., u. K. Frajnd: Experimentelle Untersuchungen über die Beziehungen der Vitamine zur Milzfunktion. Acta path. (Beograd) 3, 98 (1939). — Chaffee, R. R. J., S. M. Horvath, R. E. Smith, and R. S. Welsh: Cellular biochemistry and organ mass of cold- and heatacclimated monkeys. Fed. Proc. 25, 1177—1184 (1966). — Chaletzkaja, F. M.: Einfluß der Milzentfernung auf die Entstehung von Gewächsen durch chemische Reizstoffe. Russ. Arch. path. Physiol. 5/6, 31 (1939). — Chalier, J., et L. Charlet: Etat de la resistance globulaire chez l'animal normal et splenectomise. J. Physiol. Path. gén. 13, 728—734 (1911). — Chamberlain, E. N.: The choltesterol content of normal tissues and the effect of intravenous injections of cholesterol thereon. J. Physiol. (Lond.) 66, 249—261 (1928). — Chapman, J. A.: Morphological and chemical studies of collagen formation. I. The fine structure of Guinea Pig granulomata. J. biophys. biochem. Cytol. 9, 639—651 (1961). — Chase, G. D., and J. L. Rabinowitz: Principles of radioisotope methodology. Minneapolis: Burgess Publishing Comp. 1962. — Chase, M. W.: The cellular transfer of cutaneous hypersensitivity to tuberculin. Proc. Soc. exp. Biol. (N.Y.) 59, 134—135 (1945). — Chatterjee, B.: The anatomy of uraeotyphlus menoni annandale. Anat. Anz. 81, 393—414 (1936). — Chatterjee, B., and E. W. H. Cruickshank: A comperative histological study of the spleen of various Vertebrates with reference to the bone marrow and the blood. Indian med. Res. Mem. 16, 870—886 (1929). — Cheli, R., and E. Salvidio: The influence of ACTH on the peptidase, nucleotidase, acid and alkaline phosphatase activity of the splenocytes in albino rats. Acta haemat. (Basel) 13, 360—365 (1955). — Chenderovitch, J., et J. Caroli: La microangioradiographie du foie et de la rate. Rev. int. Hépat. 6, 907—977 (1956). — Chevallier, A., et S. Manuel: Influence du rayonnement X sur la teneur du tissu splénique en acide ascorbique. C. R. Soc. Biol. (Paris) 153, 1249—1253 (1959a). ~ Sur le mécanisme d'action du rayonnement X sur la teneur du tissu splénique en acide ascorbique. C. R. Soc. Biol. (Paris) 153, 1254—1257 (1959b). — Chevallier, P.: Splenomegalie und Ösophagusvarizen. Bibl. haemat. (Basel) 3, 114—122 (1955). — Chevallier, P., A. Fiehrer u. H. Geoffroy: Die physiologische Schwankungsbreite der normalen Erythrocytenzahl. In: Handbuch der gesamten Hämatologie, hrsg. v. L. Heilmeyer u. A. Hittmair, Bd. II, Tl. 2, 1. Halbbd., S. 3—16. München-Berlin-Wien: Urban & Schwarzenberg 1959a. ~ Allgemein-pathologische Schwankungen der Erythrocytenzahl. In: Handbuch der gesamten Hämatologie, hrsg. v. L. Heilmeyer u. A. Hittmair, Bd. II, Tl. 2, 1. Halbbd., S. 296—309. München-Berlin-Wien: Urban & Schwarzenberg 1959b. — Chevillard, L., M. Cadot, M. C. Guntz, and R. Portet: Somatic and metabolic variations in the living rat at different temperatures. J. Physiol. (Lond.) 54, 314—315 (1962). — Chevremont, M.: Le système histiocytaire ou réticuloendothélial. Biol. Rev. 23, 267—295 (1948). ~ Biologie des cellules histiocytaires (S.R.E.). Bordeaux chir. 3, 150—157 (1955). — Chiancone, F. M.: Metodo per la registrazione grafica delle modificazioni di volume della milza negli animali. Boll. Soc. ital. Biol. sper. 10, 576—578 (1935). — Chiesa, A., F. Cusimano, P. Panuccio e P. C. Pozzi: Ricerche di morfologia quantitativa sui territori vascolari di origine e di distribuzione della vena porta del fegato. II. Ricerche in Sus scrofa. Biol. lat. (Milano) 19, 185—202 (1966a). ~ Ricerche di morfologia quantitativa sulle reti capillari di origine e di distribuzione della vena porta del fegato. III. Ricerche in Capra hircus. Biol. lat. (Milano) 19, 203—222 (1966b). — CHIESA, A., F. CUSIMANO, L. PORTIGLIOTTI e P. C. POZZI: Ricerche di morfologia quantitativa sui territori vascolari d'origine e di distribuzione della vena porta del fegato. I. Ricerche in homo sapiens. Biol. lat. (Milano) 19, 157—183 (1966). — CHIRICO, G., L. VERCILLO e A. MANNINO-SIGILLO: La fosfatasi alcalina nei tessuti emopoietici della cavia e sue modificazioni in rapporto ad trattamenti ormonali. Ricerche cito- ed istochimiche. Haematologica 39, 755—771 (1955). — CHISTOVA, N. M.: Changes in the tissue elements of the human lymph nodes in explants. Byull éksp. Biol. Med. 47, 75—79 (1959). — CHLOPIN, N. G.: Studien über Gewebskulturen im artfremden Blutplasma, I. Allgemeines. II. Das Bindegewebe der Wirbeltiere. Z. mikr.-anat. Forsch. 2, 324—365 (1925a). ~ Über in vitro-Kulturen der Bindegewebselemente der Fische. Bull. Inst. rech. biol. Stat. biol. Univ. Perm. 4, 57—66 (1925b). ~ Über die morphologische Bedeutung der Zellformen des Bindegewebes und des Blutes der Vertebraten im Lichte der modernen experimentellen Untersuchung. Bull. Inst. rech. biol. Stat. biol. Univ. Perm. 4, 67—83 (1925c). ~ Ein Beitrag zur Morphologie und zum Mechanismus der Eisenspeicherung. Z. Zellforsch. 11, 316—332 (1930). ~ Über in vitro-Kulturen des menschlichen Mesenchyms. Arch. exp. Zellforsch. 11, 226—232 (1931a). ~ Studien über Gewebskulturen im artfremden Blutplasma. V. Mitteilung. Das Verhalten und die Verwandlung des menschlichen Mesenchyms im Explantat. Arch. exp. Zellforsch. 12, 11—85 (1931b). — CHO-KEIJO, T. S.: Eine vergleichende Untersuchung über hyperergische Veränderungen von inneren Organen bei jugendlichen und erwachsenen Kaninchen. IV. Milz. Orient. J. Dis. Infants 25, 19—20 (1939). — CHRETIEN, P. B., R. J. BEHAR, Z. KOHN, G. MOLDOVANU, D. G. MILLER, and W. LAWRENCE JR.: The canine lymphoid system: A study of the effect of surgical excision. Anat. Rec. 159, 5—16 (1967). — CHROMETZKA, F., u. H. KÜHL: Über Änderungen im Purinstoffwechsel des Hundes durch Tuschespeicherung. Z. ges. exp. Med. 95, 140—148 (1935). — CIMO, P. L., and B. E. WALKER: Potentialities of thymus cells as revealed by culturing in millipore chambers. Tex. Rep. Biol. Med. 25, 365—373 (1967). — CIOCCA, E.: Milza e sistema reticoloendoteliale. Con speciale riguarda alle modificazioni strutturali nei vari organi e relativi raffronti in seguito alla splenectomia, alla legatura ed alla simpatectomia dell'arteria splenica. Arch. ital. Chir. 40, 129—168 (1935). — CIRILLO, N., e G. GUARDAVACCARO: Il peso dei reni, dei surreni, della vescicole seminali e della milza in seguito a gonadectomia in cavia cobaya. Scr. biol. 8, 253—265 (1933). — CLARA, M.: Milze accessorie ed i rapporti tra il tessuto splenico ed il tessuto pancreatico negli uccelli. Monit. zool. ital. 39, 120—129 (1928). ~ Beiträge zur Kenntnis der Gitterfasern. Z. Zellforsch. 37, 389—405 (1952). ~ Morphologische Probleme der Capillarwand. Bull. Fac. Méd. Istanbul 18, 117—133 (1955). ~ Die arterio-venösen Anastomosen, 2. Aufl. Wien: Springer 1956. ~ Methoden der Lipidhistochemie. In: Handbuch der Histochemie, hrsg. v. W. GRAUMANN u. K. H. NEUMANN, Bd. V, Tl. 1, S. 54—373. Stuttgart: Gustav Fischer 1965. — CLARK, E. R.: The transparent chamber technique for the microscopic study of living blood vessels. Anat. Rec. 120, 241—251 (1954). — CLARK, E. R., and E. L. CLARK: Relation of monocytes of the blood to the tissue macrophages. Amer. J. Anat. 46, 149—186 (1930). ~ Observations on changes in blood vascular endothelium in the living animal. Amer. J. Anat. 57, 385—438 (1935). — CLARK, H. C.: Spleen and parasite rates as measures of malaria in the Caribbean area. Amer. J. trop. Dis. 8, 423—442 (1928). — CLARK, S. L., JR.: The reticulum of lymph nodes in mice studied with the electron microscope. Amer. J. Anat. 110, 217—257 (1962). — CLASING, C.: Über den Abbau der Bluthistiocyten. Virchows Arch. path. Anat. 277, 143—158 (1930). — CLASS, I.: Der Einfluß vermehrter körperlicher Tätigkeit auf die Organgewichte von Albinomäusen. Quantitative Untersuchungen an dem erbreinen Stamm „Agnes Bluhm". Z. Anat. 122, 251—265 (1961). — CLAUSEN, E.: Anatomie der Milzarterie und ihrer segmentalen Äste beim Menschen. Anat. Anz. 105, 315—324 (1958). — CLAUSEN, H. J.: An anusual variation in origin of the hepatic and splenic arteries. Anat. Rec. 123, 335—340 (1955). — CLAUSNITZER (geb. Gast), E.: Zum heutigen Stand der Lymphocytenfrage mit besonderer Berücksichtigung der Milz. Med. Diss. Berlin 1954. — CLAUSSEN, C.-P.: Eine verbesserte Methode zur Darstellung von Erythrocyten in lympho-retikulären Geweben (Milz, Lymphknoten) mit Hilfe von Methylgrün-Pikrat als Ersatz für die Peroxydasereaktion nach LEPEHNE. Zool. Anz. 179, 370—312 (1967). ~ Vergleichende Untersuchungen zur makroskopischen und mikroskopischen Anatomie der Milzen einiger Edentata. Math.-nat. Diss. Kiel 1968. — CLELAND, J. G. P., and J. TAIT: Nervous connections of the mammalian spleen, including an account of certain visceromotor and other abdominal reflexes. Quart. J. exp. Physiol. 17, 179—204 (1927). — CLEMENCON, G.: Azurgranulierte Lymphocyten und ihre Beziehung zur Hepatitis epidemica. Dtsch. med. Wschr. 84, 38—42 (1959). — CLEMENS, H. J., u. H. RICHTER: Das Hämo-, Myelo- und Splenogramm der Wanderratte (Rattus norvegicus, braun) unter normalen Lebensbedingungen und nach Lauftraining. Morph. Jb. 99, 795—820 (1958). — COCQUIO, G.:

Il sangue, gli organi ematopoietici ed il tessuto reticoloendotheliale nell' Anguilla. Riv. Biol. (Milano) 11, 7—32 (1929). — CODE, CH. F., and R. G. MITCHELL: The number of eosinophils and the concentration of histamine in blood. Abstr. 19. Int. Physiol. Congr. Montreal 274 (1953). ~ Histaminocytes of the blood-eosinophils and basophils. J. clin. Invest. 33, 924 (1954). — COETZEE, T.: Applied anatomy of the portal venous system. Med. Proc. 10, 3—10 (1964). — COHEN, A. S., and E. H. CALKINS: Electron microscopic observations on a fibrous component in amyloid of diverse origin. Nature (Lond.) 183, 1202—1203 (1959). ~ COHEN, A. S., E. GROSS, and T. SHIRAHAMA: The light and electron microscopic autoradiographic demonstration of local amyloid formation in spleen explants. Amer. J. Path. 47, 1079—1111 (1965). — COHEN, A. S., L. WEISS, and E. CALKINS: Electron microscopic observations of the spleen during the induction of experimental amyloidosis. Amer. J. Path. 37, 413—431 (1960). — COHEN, P., F. H. GARDNER, and G. O. BARNETT: Reclassification of the thrombocytopenias by the Cr^{51}-labeled method for measuring platelet life span. New Engl. J. Med. 264, 1294—1299 (1961). — COHRS, P., u. L.-CL. SCHULZ: Blut und blutbildende Organe. D. Milz. In: Pathologie der Laboratoriumstiere, hrsg. von P. COHRS, R. JAFFÉ u. H. MEESSEN, Bd. I, S. 230—357. Berlin-Göttingen-Heidelberg: Springer 1958. — COLE, L. J.: Prevention of late deaths in X-irradiated mice by injected hematopoietic cells from homologous newborn donors. Amer. J. Physiol. 196, 441—444 (1959). — COLE, L. J., and M. E. ELLIS: Age, strain and species factors in post-irradiation protection by spleen homogenates. Amer. J. Physiol. 173, 487—494 (1953). ~ Studies on the chemical nature of radiation protection factor in mouse spleen. 1. Enzymatic inactivation by deoxyribonuclease and trypsin. Radiat. Res. 1, 347—357 (1954a). ~ Spleen deoxyribonucleic acid content as an index of recovery in X. radiated mice treated with spleen homogenate. Cancer Res. 14, 738—744 (1954b). — Physicochemical alterations in spleen deoxyribonucleoprotein after in vitro x-irradiation with 850 R. Radiat. Res. 5, 252—266 (1956). — Radiation-induced changes in tissue nucleic acids: release of soluble deoxypolynucleotides in the spleen. Radiat. Res. 7, 508—517 (1957). — COLELLA, C., e A. A. SODARO: Studio istologico e con plastici sullo sciluppo ed evoluzione de sistema arterioso della milza nella vita fetale dell'uomo. Gazz. int. med. Chir. 69, 3206—3216 (1964). — COLLET, A., et C. REUET: Observations sur l'infrastructure des sinus de la rate. Deuxieme réunion europeénne d'Anatomie, Bruxelles 1963. Excerpta Medica, Internat. Congr. Ser. No. 70, 35—36 (1963). — COLLIN, R., P. L. DROUET, J. WATRIN et P. FLORENTIN: Action histophysiologique de l'hypoglycemie sur le foie, la rate et les glandes surrenales. C. R. Soc. Biol. (Paris) 108, 66—68 (1931). — COLOMBI, C.: Sui mechanismi splenomotore. Ber. Physiol. 97, 616 (1933). — COLOMBI, C., e L. PAOLAZZI: Sulla leucocataresi splenica. Haematologica 16, 421—438 (1935a). ~ La funcionalità della milza del cane e della pecora dopo la legatura delle arteries spleniche. Haematologica 16, 439—460 (1935b). — COMANDON, J., C. LEVADITI et S. MUTERMILCH: Etude de la vie et de la croissance des cellules in vitro á l'aide d'un enregistrement cinématographique. C. R. Soc. Biol. (Paris) 74, 464—467 (1913). — COMSA, J.: Thymus und Lymphocyten. Z. naturwiss.-med. Grundlagenforsch. 2, 158—186 (1964). — CONGDON, C. C.: Effect of injection of foreign bone marrow on the lymphatic tissues of normal mice. J. nat. Cancer Inst. 28, 305—329 (1962). — CONGDON, C. C., and J. W. GOODMAN: Changes in lymphatic tissues during foreign tissue transplantation. In: International Symposium on Tissue Transplantation, ed. by A. P. CRISTOFFANINI and G. HOECKER. Santiago: Universidad de Chile 1961. — CONGDON, C. C., and T. MAKINODAN: Splenic white pulp alteration after antigen injection: Relation to time of serum antibody production. Amer. J. Path. 39, 697—710 (1961). — CONSTANT, M. A., and P. H. PHILLIPS: Effect of Multiple lowdose irradiation and splenectomy on the stability of dog erythrocytes. Amer. J. Physiol. 178, 367—370 (1954). — CONWAY, E. A.: Cyclic changes in lymphatic nodules. Anat. Rec. 69, 487—513 (1937). ~ Reaction of lymphatic tissue in early stages of Bacterium monocytogenes infection. Arch. Path. 25, 200—227 (1938). ~ Reaction of lymphatic tissue of rabbit to repeated injections of Bacterium monocytogenes. J. infect. Dis. 64, 217—240 (1939). — COOK, S. F., and J. M. D. OLMSTED: The effect of asphyxia on the spleen of curarized and uncurarized decapitated cats. Amer. J. Physiol. 92, 249—252 (1930). — COOK, S. F., and M. J. ROSE: The recovery of the spleen from contraction induced by exercise. Amer. J. Physiol. 92, 240—248 (1930). — COONS, A. H.: Histochemistry with labeled antibody. Int. Rev. Cytol. 5, 1—21 (1956). ~ Fluorescent antibody methods. Gen. cytochem. Methods 1, 399—422 (1958a). ~ The cytology of antibody formation. Symposium. J. cell. comp. Physiol. 52, Suppl. 1, 55—67 (1958b). — COONS, A. H., E. H. LEDUC, and J. M. CONNOLLY: Studies on antibody formation. J. exp. Med. 102, 49—60 (1955). — COONS, A. H., E. H. LEDUC, and M. H. KAPLAN: Localization of antigens in tissue cells. VI. The fate of injected foreign proteins in the mouse. J. exp. Med. 93, 173—188 (1951). — COOPER, E. H.: Incorporation of ^{32}P into the DNA of rat lymphocytes. Exp. Cell Res. 15, 235—238 (1958). — COOPER, M. D., R. D. A. PETERSON, and R. A. GOOD: Delineation of the thymic and bursal lymphoid systems in the chicken. Nature (Lond.) 205, 143—146 (1965). — COPENHAVER, W. M., and D. D. JOHNSON: Bailey's textbook of histology, 14th ed. Baltimore: Williams & Wilkins Co. 1958. —

COPHER, G. H., and B. M. DICK: Streamline phenomena in the portal vein and the selective distribution of portal blood in the liver. Arch. Surg. 17, 408—419 (1928). — CORNIL, L., M. MOSINGER et R. HARVEY: Les reactions ganglionnaires et spleniques, consecutives aux injections intraperitoneales de suc de tomate. C. R. Soc. Biol. (Paris) 117, 8—10 (1934). — CORNING, H. K.: Lehrbuch der topographischen Anatomie, 20. und 21. Aufl. München: E.F. Bergmann 1942. — CORRADETTI, A.: Sul particolare comportamento microchimico di alcune cellule spleniche di gatto. Boll. Soc. ital. Biol. sper. 8, 1381—1382 (1933). ~ Su alcune cellule particolari rinvenute nella milza di gatto. Haematologica 15, 217—219 (1934). — CORTESI, M. C.: Un caso di rottura spontanea della milza in corso di malario-terapia. Riv. Anat. pat. 4, 37—48 (1951). — CORTI, A.: La minuta distribuzione de nervi nella milza dei Pipistrelli nostrali. Monit. zool. ital. 14, 247—251 (1903). — COSSEL, L.: Elektronenmikroskopischer Beitrag zur Frage der Organisation des lymphatischen Gewebes. Z. Zellforsch. 65, 199—205 (1965). — COSTA, A. C. DA, e D. MARIOTTI: Ricerche di istologia comparata sull'apparato capsulare splenico in riferimento al meccanismo della spleno-contrattilità. Rendiconti delle adunanze dell'accademia medico-fisica fiorentina. Sperimentale 85, 141—145 (1931). — COSTA, A. C. DA, M. J. XAVIER-MORATO, et F. PORTELA-GOMÉS: Sur la destinée de la graisse colorée injectée dans le système circulatoire. C. R. Ass. Anat. (Brux.) 29, 154—167 (1934). — COTLAR, A. M., and E. J. CERISE: Splenosis: The Autotransplantation of splenic tissue following injury to the spleen report of two cases and review to the literature. Ann. Surg. 149, 402—414 (1959). — COTTIER, H.: Strahlenbedingte Lebensverkürzung. Pathologische Anatomie somatischer Spätwirkungen der ionisierenden Ganzkörperbestrahlung auf den erwachsenen Säugetierorganismus. Berlin-Göttingen-Heidelberg: Springer 1961. — COULOUMA, P.: La terminaison des nerfs pneumogastriques chez quelques vertébrés. C. R. Ass. anat. (Montpellier) 30, 120—150 (1935). ~ La terminaison des nerfs pneumogastriques et ses variations chez Coelogenys paca. C. R. Ass. anat. (Nancy) 32, 104—111 (1937). ~ L'anatomie comparée du nerf intestinal chez les vertébrés. Bull. Assoc. trimestr. 49, Progr. Réun. Budapest 88 (1939). — COWAN, D. F.: Observations on the Pilot whale Globicephala melaena: organ weight and growth. Anat. Rec. 155, 623—628 (1966). — COWDRY, E. V.: The vital staining of mitochondria with janusgreen and diethylsafranin in human blood cells. Int. Mschr. Anat. Physiol. 31, 267—286 (1915). — CRACIUN, E. C.: La culture des tissues en biologie « expérimentale ». Paris: Masson & Cie. 1931. — CRADDOCK, C. R., JR., W. N. VALENTINE, and J. S. LAWRENCE: Lymphocyte; studies on its relationship to immunologic processes in cat. J. Lab. clin. Med. 34, 158—177 (1949). — CRAIG, J. M.: The histology of antigenically stimulated lymph nodes in rabbits given ACTH or Cortisone. Amer. J. Path. 28, 629—652 (1952). ~ Hale colloid-iron procedure in certain metabolic diseases. Lab. Invest. 5, 62—71 (1956). — CRAMER, W., A. H. DREW, and J. C. MOTTRAM: Similarity of effects produced by absence of vitamins and by exposure to X-rays and radium. Lancet 1921 I, 963—964 (a). ~ On the function of lymphocyte and of lymphoid tissue in nutrition, with special reference to the vitamin problem. Lancet 1921 I, 1202—1208 (b). — CREDÉ, B.: Über die Exstirpation der kranken Milz am Menschen. Langenbecks Arch. klin. Chir. 2, 89—98 (1882). — CRELL, H. J.: Die Rolle der Milz im Kreislauf. Med. Diss. München 1938. — CREMER, H. D., u. J. FÜHR: Untersuchung der Organe, c) Milz und lymphatische Organe. In: Hoppe-Seyler/Thierfelder, Handbuch der physiologischen, pathologisch-chemischen Analyse, hrsg. v. K. LANG, E. LEHNARTZ u. G. SIEBERT, 10. Aufl., Bd. V, S. 507—514. Berlin-Göttingen-Heidelberg: Springer 1953. — CREMER, J.: Blutbildveränderungen als Ausdruck funktioneller Änderungen des Reticuloendothels. Verh. dtsch. Ges. inn. Med. 52, 379 (1940a). ~ Blutbildveränderungen bei experimenteller Eisenspeicherung. Z. ges. exp. Med. 107, 467—477 (1940b). ~ Die Erkrankungen der Milz. In: Vorträge aus der praktischen Medizin, hrsg. von K. BECKMANN, 24. H., S. 1—52. Stuttgart: Ferdinand Enke 1948. ~ Milzagensie bei Angiokardiopathien. Wien. Z. inn. Med. 44, 101—108 (1963). — CRONE, M., and S. ITZHAKI: On the relative functioning of the pathways for formation of thymidine nucleotides in the regenerating liver and spleen of the rat. Biochim. biophys. Acta (Amst.) 95, 8—13 (1965). — CROSBY, W. H.: Siderocytes and the spleen. Blood 12, 165—170 (1957). ~ Normal functions of the spleen relative to red blood cells: A review. Blood 14, 399—408 (1959). — CROSBY, W. H., and M. E. CONRAD: Hereditary spherocytosis: Observations on hemolytic mechanisms and iron metabolism. Blood 15, 662—674 (1960). — CRUICKSHANK, B., and A. G. S. HILL: Histochemical identification of a connective tissue antigen. In: Nature and structure of collagen (J. D. RANDALL ed.), p. 27—32. London: Butterworth & Co. 1953. — CRUICKSHANK, E.W.H.: On the output of haemoglobin and blood by the spleen. The spleen as a reservoir for blood and haemoglobine. J. Physiol. (Lond.) 61, 455—464 (1926). — CRUICKSHANK, J. N., and M. J. MILLER: The weight of foetal organs. A study of the relations between organ weight and body weight in the later months of development, based upon the examination of 470 normal foetuses out of a series of 1000 foetuses and newborn infants in Glasgow. Medical Research Council. Special report, Ser. 86, London 1924. — CRUZ, J.: Über experimentelle Amyloiderzeugung durch Organüberpflanzung. Frankfurt. Z. Path. 41, 250—256 (1931). —

CSABA, G.: Heterotransplantation experiments with the use of antiorgan sera. I. Transplantation of spleen. Acta biol. Acad. Sci.hung. **8**, 61—66 (1957). — CSABA, G., M. BODOKY, and I. TÖRÖ: Hormonal relationships of mastocytogenesis in lymphatic organs. II. Effect of epiphysectomy on the genesis of mast cells. Acta anat. (Basel) **61**, 289—296 (1965). — CSABA, G., and K. Cs. HEGYI: Behaviour of phylogenetically and ontogenetically different tissues in tissue cultures, explanted on autologous, homologous and heterologous media. Acta biol. Acad. Sci.hung. **8**, 149—164 (1958). — CSABA, G., and M. ISKUM: Heterotransplantation experiments with the use of anti-anti-organ Sera. II. Transplantation of Embryonic Endocrine Tissues. Acta biol. Acad. Sci. hung. **8**, 67—71 (1957). ~ Heterotransplantation von Milzgewebe nach vorangehender Adaptation in der Gewebekultur. Acta morph. Acad. Sci. hung. **8**, 71—76 (1958a). ~ Heterotransplantation of spleen taken from phylogenetically different animals. Acta biol. Acad. Sci. hung. **8**, 253—262 (1958b). — CSABA, G., I. OLÁH, J. KISS, and C. DUNAY: The localization of ^{3}H-Corticosterone in mast cell granules by electron microscopic autoradiography. Experientia (Basel) **23**, 944 (1967). — CSABA, G., I. TÖRÖ, T. ACS, and F. I. KISS: The behaviour of the thymus in conditions associated with tissue proliferation. Acta morph. Acad. Sci. hung. **9**, 189—196 (1960). — CSABA, G., I. TÖRÖ u. M. BODOKY: Über die Bildung von Mastzellen im Thymus und den lymphatischen Organen. Z. mikr.-anat. Forsch. **70**, 242—251 (1963). ~ Hormonal relationships of mastocytogenesis. Acta anat. (Basel) **61**, 127—138 (1965). — CSABA, G., I. TÖRÖ, M. BODOKY, K. MOLD, and C. HORVÁTH: Data concerning relationships between thymus, lymph node and spleen. Acta anat. (Basel) **47**, 333—344 (1961). — CSABA, G., I. TÖRÖ u. C. HORVÁT: Vergleichende Untersuchungen über die Mastzellbildung bei Ratte und Kaninchen. Z. mikr.-anat. Forsch. **72**, 214—223 (1965). — CSABA, G., I. TÖRÖ, and E. KAPA: Provoked tissue reaction of the thymus in tissue culture. Acta morph. Acad. Sci. hung. **9**, 197—202 (1960a). ~ New contributions to the heparinaffinity of the thymus. I. Acta morph. Acad. Sci. hung. **9**, 291—295 (1960b). — CSABA, G., I. TÖRÖ, and K. MOLD: Some new data concerning the functional unity of the "lymphatic system". Acta anat. (Basel) **48**, 114—121 (1962). — CUMMINS, J. T., H. H. KOHL, and B. E. VAUGHAN: The effect of radiation on some functional and metabolic parameters of isolated rat stomach, in comparison to spleen changes. Radiat. Res. **30**, 557—562 (1967). — CUNNINGHAM, A. W. B., and J. P. TUPIN: Simple tissue-culture technique for quantitating free migration of reticulo-endithelial cells. Science **128**, 306 (1958). — CUNNINGHAM, I. J.: Some biochemical and physiological nutrition. Biochem. J. **25**, 1267—1294 (1931). — CUNNINGHAM, R. S., F. R. SABIN, and C. A. DOAN: The differentiation of two distinct types of phagocytic cells in the spleen of the rabbit. Proc. Soc. exp. Biol. (N.Y.) **21**, 326—329 (1924). ~ The development of leucocytes, lymphocytes, and monocytes from a specific stemcell in adult tissues. Contr. Embryol. Carneg. Instn XVI, **361**, 227—276 (1925). — CURRAN, R. C., and J. S. KENNEDY: The distribution of the sulphated mucopolysaccharides in the mouse. J. Path. Bact. **70**, 449—457 (1955). — CURRI, S. B., u. F. TISCHENDORF: Eine verbesserte Clark-Sandisonsche Kammer zur Lebendbeobachtung am Kaninchenohr. Anat. Anz. **100**, 354—360 (1954). — CURRY, J. L., and J. J. TRENTIN: Hemopoietic spleen colony studies. I. Growth and differentiation. Develop. Biol. **15**, 395—413 (1967). — CURRY, J. L., J. J. TRENTIN, and N. WOLF: Hemopoietic spleen colony studies. II. Erythropoiesis. J. exp. Med. **125**, 703—720 (1967). — CURSON, H. H.: Anatomical studies. 15. Accessory spleens in a horse. Rept. Dir. Vet. Ser. Anim. Inst. Pretoria **16**, 875 (1930). — CURY, G., et B. BODELET: Sur certains effets de la greffe chorioallantoidienne de la rate de Poulet adulte. C. R. Soc. Biol. (Paris) **160**, 2447—2450 (1966). — CURY, G., and A. GOTLIEB: Utilisation de la thymidine tritiée pour contrôler par autoradiographie la cytodifférenciation sanguine in vitro d'explants de rate embryonnaire de Poulet. C. R. Soc. Biol. (Paris) **157**, 1043—1045 (1963). — CUSTER, R. P.: Influence of the spleen on blood destruction and regeneration. Folia haemat. (Lpz.) **48**, 134—136 (1932). ~ Über den Ursprung der Knochenmarkriesenzellen bei extramedullärer Knochenmarkbildung. Virchows Arch. path. Anat. **288**, 212—222 (1933). — CUTBUSH, M., and P. L. MOLLISON: Relation between characteristics of blood group antibodies in vitro and associated patterns of red-cell destruction in vivo. Brit. J. Haemat. **4**, 115—137 (1958).

DABELOW, A.: Reaktionsweisen der Lymphknoten beim Fetttransport. Z. Zellforsch. **12**, 207—273 (1930). ~ Neue Ergebnisse über das Gefäßsystem des Lymphknotens und anderer lymphatischer Organe. Verh. d. Anat. Ges., 43. Vers. Jena 1935. Erg.-H. Anat. Anz. **81**, 187—206 (1936). ~ Die Blutgefäßversorgung der lymphatischen Organe. Verh. d. anat. Ges., 46. Vers. Leipzig 1938. Erg.-H. Anat. Anz. **87**, 179—224 (1938/39). — DÄTWYLER, P.: Zur Entwicklung der A. gastroepiploica sinistra und ihrer Beziehungen zu Pankreas und Milz. Acta anat. (Basel) **68**, 83—96 (1967). — DAIBER, M.: Zur Frage nach der Entstehung und Regenerationsfähigkeit der Milz. Jena. Z. Med. Naturw. **42**, 73—114 (1907). — DAHL, O.: Free methionine, occurrence and significance in animal tissues. Acta chem. scand. **17**, 2173—2180 (1963). — DALE, H. H., and H. W. DUDLEY: The presence of histamine and acetylcholine in the spleen of the ox and the horse. J. Physiol. (Lond.) **68**, 97—123 (1929/30). — DALION, J., M. GUERBET et A. DELAVILLE: Etude histologique du foie et de la rate après injection intraveineuse d'une émulsion de lipiodol U.F. chez la souris. C. R. Ass. Anat. 131, 354—358 (1966). — DALMATOFF, M.: Senkungsreaktion der Erythrocyten bei Hunden in der Norm und bei Pankreas- und Milzentfernung. Arch. wiss. prakt. Tierheilk. 62, 157—163 (1930/31). — DAMESHEK, W.: Hyperplenismus. Was er ist, was er nicht ist. Bibl. haemat. (Basel) 3, 64—65 (1955). ~ "Immunoblasts" and "immunocytes". An attempt and a functional nomenclature. Blood 21, 243—245 (1963). —DAMESHEK, W., and E. MILLER: The mega-karyocytes in idiopathic thrombocytopenic purpura, a form of hypersplenism. Blood 1, 27—53 (1946). — DANCEWICZ, A. M., B. LIPINSKI, and O. ROSIEK: The effect in vivo of X-irradiation on α-aminolaevulic acid dehydrase in rats. Acta biochim. pol. 5, 381—392 (1958). — DANILJAK, J. D.: Splenektomie bei völligem Situs viscerum inversus. Dtsch. Z. Chir. 228, 406—408 (1930). — DANKMEIJER, J.: Eine Methode zur Herstellung mikroskopischer Rekonstruktionen unter Verwendung von Negocoll und Hominit. Anat. Anz. 89, 81—86 (1939). — DANTSCHAKOFF, W.: Über die Entstehung des Blutes in den Blutbildungsorganen (Area vasculosa, Dottersackanhänge, Knochenmark, Thymus, Milz und lockeres Bindegewebe) bei Tropidonotus natrix. Arch. mikr. Anat. 87, 497—584 (1916). — DAS GUPTA, T., B. COOM-BES, and R. D. BRASFIELD: Primary malignant neoplasms of the spleen. Surg. Gynec. Obstet. 120, 947—960 (1965). — DATTA, N., B. THORELL, and L. ACKERMAN: Cytoplasmic nucleotides in the megakaryocytes. Acta haemat. (Basel) 14, 176—181 (1955). — DAVIES, D. V.: The cardiovascular system of the slow lories (Nycticebus tardigradus malaianus). Proc. zool. Soc. (London) 117, 377—410 (1947/48). — DAVIES, A. J. S., E. LEUCHARS, V. WALLIS, and P. C. KOLLER: The mitotic response of thymus-derived cells to antigenic stimulus. Trans-plantation 4, 438—451 (1966). — DAVIS, J. E.: Response of the exteriorized spleen to ephedrine, acetylcholine, pilocarpine and pituitrin. Proc. Soc. exp. Biol. (N.Y.) 36, 71—72 (1937). — DAVIS, W., J. R. BEER, and E. F. COOK: Effects of pregnancy on the spleen in mice. J. Mammal. 42, 53—56 (1961). — DAWSON, A. B.: Differentiation and multiplication by mitosis of cells of the erythrocytic series in the circulating blood of several normal Urodeles. Anat. Rec. 45, 177—187 (1930). ~ Observations on mitosis in the erythrocytes of Necturus: the relation of the plane of division to the specific differentiation of the cell. Anat. Rec. 50, 109—128 (1931). ~ Hemopoietic loci in Necturus maculosus. Anat. Rec. 52, 367—379 (1932a). ~ The reaction of the erythrocytes of vertebrates, especially fishes, to vital dyes. Biol. Bull. 63, 48—73 (1932b). ~ Vital and supravital staining of erythrocytes. Anat. Rec. 56, 143—150 (1933a). ~ An experimental study of hemopoiesis in Necturus: effects of lead poisoning on normal and splenectomized animals. J. Morph. 55, 349—386 (1933b). ~ The hemopoietic response in the catfish, Amiurus nebulosus, to chronic lead poisoning. Biol. Bull. 68, 335—346 (1935). ~ Prolonged observations on splenectomized Necturus maculosus following intravascular injektion of India ink. Arch. Anat. micr. Morph. exp. 32, 235—247 (1936). — DAWSON, T. J., and J. V. EVANS: Effect of hemoglobin type on the cardiorespiratory system of sheep. Amer. J. Physiol. 209, 593—598 (1965). — DEANE, H. W., R. J. BARRNETT u. A. M. SELIGMAN: Histochemische Methoden zum Nachweis der Enzymaktivität. In: Handbuch der Histochemie, hrsg. v. W. GRAUMANN und K. H. NEUMANN, Bd. VII, Tl. 1, S. 1—205. Stuttgart: Gustav Fischer 1960. — DEBUCH, H.: Biochemie der Lipoide. Acta histochem. (Jena) 2, 135—148 (1955). ~ Biochemie der Fette und Lipoide. In: Handbuch der Histochemie, hrsg. v. W. GRAUMANN und K. H. NEUMANN, Bd. V, Tl. 1, S. 1—53 Stuttgart: Gustav Fischer 1965. — DECKER, H. R., and H. G. LITTLE: Malignant hyperplasia of the lymph follicles of the spleen. J. Amer. med. Ass. 105, 932—934 (1935). — DEDIU, ST.: Contri-bution to the study of splenic innervation (Contributii la studiul inervatiei splenei). Bul. sti. Acad. R.P.R., Sect. Med. 8, 987—995 (1956). — DEEGAN, T., and B. G. MAEGRAITH: Iron metabolism in malarial infection. Tracer studies of iron metabolism in rats infected with Plasmodium berghei malaria. Ann. trop. Med. Parasit. 52, 232—246 (1958). — DELEONARDI, S., e L. PAOLAZZI: Mutamenti paralleli nel sangue periferico e nel sangue midollare per effetto immediato e tardivo della splenectomia. Sperimentale 90, 512—520 (1936a). ~ Confronti qualitativi e quantitativi fra sangue periferico, midollare e splenico. Haematologica 17, 817—825 (1936b). — DELMOTTE, S.: Conformation anatomique d'un foetus dicéphale. Acta anat. (Basel) 40, 336—367 (1960). — DELORENZI, E.: Caratteri dei trombociti nelle colture di milza. Boll. Soc. ital. Biol. sper. 8, 16—17 (1933). ~ I trombociti nelle colture dei tessuti. Arch. exp. Zellforsch. 17, 78—95 (1935). — DELORME, E. J.: A quantitative method for measuring red cell content of tissues in vivo. Quart. J. exp. Physiol. 38, 47—54 (1953). — DEMETRIAN, S., N. ABRAMESCU, and N. SIMIONESCU: Contributii la morfologia sistemului arterial intrasplenic la om. Morfol. norm. si pat. 8, 243—248 (1963). — DEMLING, L.: Der portale Hochdruck. Mat. Med. Nordmark 9, 313—330 (1957). ~ Pathologie und Klinik der portalen Hypertension einschließlich der Indikation zur Shunt-Operation. Leber und Milz, 4. Lebertagung d. Sozialmed., Bad Mergentheim 15. bis 17. Okt. 1965, hrsg. v. L. WANNAGAT, S. 71—78. Stuttgart: Georg Thieme 1967. — DEMPSEY, E. W.: Persönliche Mitteilung an HAMILTON 1958. — DEMPSEY, E. W., and M. SINGER:

Observations on the chemical cytology on the thyreoid gland at different functional stages. Endocrinology 38, 270—295 (1946). — DENTICI, L.: Il rapporto vascoparenchimale nella milza. Boll. Soc. ital. Biol. sper. 10, 633—636 (1935). ~ Il rapporto vasoparenchimale nella milza. Arch. ital. Anat. Embriol. 38, 527—542 (1937). — DERMAN, G. L., u. S. LEITES: Experimentell-morphologische Studien über die Rolle der Lungen, Leber und Milz im Fett- und Lipoidstoffwechsel. Virchows Arch. path. Anat. 268, 440—455 (1928). ~ Experimentell-morphologische Studien über den Einfluß von Autolysaten unbestrahlten und bestrahlten Milzgewebes. Virchows Arch. path. Anat. 293, 599—607 (1934). — DÉROBERT, L.: L'éosino-philie générale et locale. Paris: Baillière & Fils 1942. — DESAIVE, P.: Etude de l'évolution et de l-involution folliculaires dans les autogreffes intraspleniques d'ovaires chez la lapine adulte. C.R. Ass. Anat. (Brux.) 39, 377—398 (1953). ~ Histogénêse des tumeurs dévelopées au niveau d'implants ovariens intraspléniques chez la lapine adulte castrée. C.R. Ass. Anat. (Brux.) 40, 472—483 (1954). — DETTMER, N.: Elektronenmikroskopische Untersuchungen an elastischen Fasern im Flügelband der Taube und ihre Beziehungen zum übrigen Bindegewebe. Z. Zellforsch. 37, 89—100 (1952). — DETTMER, N., I. NECKEL u. H. RUSKA: Elektronen-mikroskopische Befunde an versilberten kollagenen Fibrillen. Z. wiss. Mikr. 60, 290—297 (1951/52). — DETTMER, N., u. W. SCHWARZ: Die qualitative mikroskopische Darstellung von Stoffen mit der Gruppe CHOH-CHOH. Ein Beitrag zur Elektronenfärbung. Z. wiss. Mikr. 61, 423—429 (1954). — DEVI, B., and J. R. S. MORE: Total tracheopulmonary agenesis associated with asplenia, agenesis of umbilical artery and other anomalies. Acta paediat. scand. 55, 107—116 (1966). — DICKSON, M., J. PAUL, and J. N. DAVIDSON: The effect of X-irradiation on cultured cells. Biochem. J. 70, 18 (1958). — DIDERHOLM, H., and K.-E. FICHTELIUS: The localization of radioactive phosphorus within the spleen at different times after a single dose. Acta anat. (Basel) 38, 135—140 (1959). — DI DIO, L. J. A.: Tipos de Confluencia das veias mesentéricas superior e inferior, da veia lienal e a desembocadura da veia Coronária gástrica no homem. An. Fac. Med. Univ. de Minas. Gerais. (Belo Horizonte) 14, 11—18 (1955). — DIDRY, J.: Recherches expérimentales sur l'hypercholéstérinémie consécutive à l'ablation de la rate. C.R. Soc. Biol. (Paris) 115, 369—370 (1934). — DIETHELM, L., u. W. LORENZ: Über Unterschiede in der Reparation der strahlengeschädigten Rattenmilz. Eine histologische und zytologische Studie am 2. und 8. Tag nach 600-R-Röntgen-Ganzkörper-bestrahlung und zehntägiger Vorbestrahlung mit täglich 3 R. Strahlentherapie 122, 222—247 (1963). — DIETRICH, H.: Die Veränderungen der Leber nach Milzexstirpation. Mitt. Grenzgeb. Med. Chir. 40, 183—195 (1927/28). — DIEZEL, P. B.: Histochemische Untersuchungen an primären Lipoidosen: amaurotische Idiotie, Gargoylismus, Niemann-Picksche Krankheit, Gauchersche Krankheit, mit besonderer Berücksichtigung des Zentralnervensystems. Virchows Arch. path. Anat. 326, 89—118 (1954). — DILLER, I.: Antiseptic 52, 95—101 (1955). — DILLING, W. J., and E. F. HAWORTH: The distribution of colloidal lead in the tissues after its intravenous injection. J. Path. Bact. 32, 753—763 (1929). — DINA, M. A.: Dati statistico-morfoligici sui corpi splenoidi dell'uomo. Monit. Zool. Ital. (Firenze) 56, 155—161 (1948a). ~ Rilievi sulla morfologia e genesi delle incisure spleniche. Monit. Zool. Ital. (Firenze) 56, 269—271 (1948b). — DISSE, J.: Grundriß der Gewebelehre. Ein Compendium für Studirende. Stuttgart: Ferdinand Enke 1892. — DOAN, C. A.: The type of pathocytic cell and its relative proportions in human bone marrow and spleen as identified by the supravital technique, with special reference to pernicious anemia. J. exp. Med. 43, 289—296 (1926). — DOAN, C. A., and C.-S. WRIGHT: Symposium on treatment of longtermillness: The anemic states: their causes and treatment. Med. Clin. N.Amer. 33, 541—560 (1949). — DOAN, C. A., C.-S. WRIGHT, W. E. WHEELER, B. A. BOURONCLE, B. C. HOUGHTON, and M. C. DODD: Some cyto-immuno-logic aspects of the hypersplenic syndromes. Trans. Ass. Amer. Phycns. 63, 172—182 (1950). — DOBBERSTEIN, J., u. CH. TAMASCHKE: Tumoren. In: Pathologie der Laboratoriumstiere, hrsg. von P. COHRS, R. JAFFÉ und H. MEESSEN, Bd. 2, S. 470—589. Berlin-Göttingen-Heidelberg: Springer 1958. — DOBREFF, M., u. GUNTSCHEFF: 1933, zit. nach. v. HERRATH 1958. — DOEHNER, G. A., F. F. RUZICKA, G. HOFFMANN, and L. M. ROUSSELOT: The portal venous system: Its roentgen anatomy. Radiology 64, 675—688 (1955). — DOERFLER, W.: Morpho-logische Beiträge zum Rückstrom des venösen Blutes im Pfortadergebiet. Morph. Jb. 100, 420—458 (1960). — DOGGETT, TH. H.: The capillary system of the dog's spleen. Anat. Rec. 110, 65—81 (1951). — DOGLIONI, L.: I sarcomi primitivi della milza. Riv. Anat. pat. 8, 643—674 (1954). ~ La silicosi della milza. Riv. Anat. pat. 13, 369—416 (1957). — DOGO, G., e G. F. GIRARDI: Aspetto genetico-immunitario del problema degli omo-innesti. Minerva derm. 34, 180—190 (1959). — DOHL, S., M. HANAOKA, and S. AMANO: The finer structure of the plasma cell as observed in electron microscope: endoplasmic reticulum with Russell bodies, Golgi filaments, centrioles and chromonema. Acta haemat. jap. 19, 3—8 (1956). — DOHRN, A., u. H. REIN: Über unbekannte Milzfunktionen. Pflügers Arch. ges. Physiol. 255, 448—468 (1952). — DOHRN, W.: Das VEM-VDM-System. Mat. Med. Nordmark IX, 49—53 (1957). — DOLEJŠKOVÁ, V., and K. NOUZA: Effect of thymectomy and/or splenectomy performed at different ages on allotransplantation reaction. Folia biol. (Praha) **13**, 367—378 (1967). — DOLGO-SABUROFF, B. A.: Die Gefäßversorgung des großen Netzes. Z. Anat. Entwickl.-Gesch. **82**, 570—590 (1927a). ~ Von den Kollateralen außerhalb des Systems der Arteria lienalis. Z. Anat. Entwickl.-Gesch. **82**, 591—599 (1927b). ~ Zur Morphologie der kollateralen Blutversorgung der Milz. Proc. 3. Congr. Russ. Zool. Anat. Hist. Leningrad 1927, S. 266—268 (1928). ~ Morphologie der kollateralen Blutversorgung der Milz. Anatomisch-experimentelle Untersuchungen an Hunden. Z. Anat. Entwickl.-Gesch. **88**, 611—651 (1929). — DOLJANSKI, L., u. F. ROULET: Studien über die Entstehung der Bindegewebsfibrillen. Virchows Arch. path. Anat. **291**, 260—320 (1933). ~ Zur Frage der azellulären Entstehung der Silber-fibrille. Protoplasma (Wien) **23**, 443—447 (1935). — DOLLANDER, A., G. CURY et D. VAUTRIN: Données morphologiques sur la différenciation hématopoétique en culture organotypique de rate embryonnaire de poulet. C.R. Soc. Biol. (Paris) **155**, 1079—1081 (1961). — DOMAGK, G.: Über das Auftreten von Endothelien im Blut nach Splenektomie. Virchows Arch. path. Anat. **249**, 83—99 (1924). — DOMAGK, G., u. W. KIKUTH: Ein Beitrag zur Entstehung der M. B. Schmidtschen Milzherde in der Leber bei splenektomierten Ratten und Mäusen. Zbl. allg. Path. path. Anat. **59**, 1—9 (1933/34). — DOMENICI, F.: Sulla morte per emorragia. Haemato-logica **16**, 1021 (1935). — DOMENICO, A. D., and H. T. ANDREOTTI: Mechanism of splenic protec-tion against Bartonella muris in the parabiotic rat. Amer. J. Physiol. **197**, 795—798 (1959). — DOMENJOZ, R., u. A. FLEISCH: Die Wirkung kreislaufaktiver Pharmaka auf die Speicher-funktion der Milz. Naunyn-Schmiedebergs Arch. exp. Path. **195**, 609—616 (1940). — DOMI-NICI, M.: Sur l'histologie de la rate normale. Arch. Méd. exp. **12**, 562—588 (1900). — DOMZ, C. A., M. L. REAUME, and C. L. HOAG: Cultures of lymphocytes and plasma cells obtained by fallout from spleen explants. 11th Annual Meeting of Tissue Culture Association. Chicago 1960. — DOMZ, C. A., M. L. REAUME, and J. D. LAMB: Cytologic observations in tissue culture of spleen: 1. Mechanism of formation. 12th annual meeting of Tissue Culture Associa-tion, Detroit 1961. — DONALDSON, H. H.: The rat. Data and reference tables. Memoirs of the Wistar institute of anatomy and biology No. 6, Philadelphia 1924. — DONALDSON, H. H., and R. E. MEESER: On the effect of exercise carried through seven generations on the weight of the musculature and on the composition and weight of several organs of the albino rat. Amer. J. Anat. **50**, 359—396 (1932). — DONATELLI, L., e R. MARTINETTI: Studio comparativo dell'azione degli adrenalinici sulla milza di coniglio. Boll. Soc. ital. Biol. sper. **159**, 921—924 (1940). — DONATI, D.: Milza ed equilibrio calciopotassio. Arch. Sci. med. **59**, 641—652 (1935). — DONDUA, A. K.: Phagocytosis and inflammation in different stages of development of the chick embryo. Trud. Soveshchaniya Endokrinologov v Leningrade **25**, 1/II, 298—307 (1956). — DONTENWILL, W.: Über schwerste Paraproteinämie mit Paramyloidose. Dtsch. Arch. klin. Med. **200**, 346—357 (1952). — DONTENWILL, W., u. H. RANZ: Experimentelle Untersuchungen zur Funktion der Plasmazellen. Klin. Wschr. **35**, 691—692 (1957). — DORFMAN, A.: Polysaccharides of connective tissue. J. Histochem. Cytochem. **11**, 2—13 (1963). — DORFMAN, R. F.: Nature of the sinus lining cells of the spleen. Nature (Lond.) **190**, 1021—1022 (1961). — DORNFEST, B. S., S. J. PILIERO, and L. KATZ: Response of the isolated perfused rat spleen to epinephrine with emphasis on blood cellular alterations. RES (N.Y.) **4**, 327—350 (1967). — DOSKOCIL, J., and F. SORM: Specificity of deoxyribonucle-ase II from calf spleen. Biochim. biophys. Acta (Amst.) **48**, 211—212 (1961). — DOUGHERTY, T. F., J. H. CHASE, and A. WHITE: The demonstration of antibodies in lymphocytes. Proc. Soc. exp. Biol. (N.Y.) **57**, 295—298 (1944). — DOUGHERTY, T. F., and A. WHITE: Influence of hormones on lymphoid tissue structure and function. The role of the pituitary adrenotropic hormone in the regulation of the lymphocytes and other cellular elements of the blood. Endocrinology **35**, 1—14 (1944). ~ Functional alterations in lymphoid tissue induced by adrenal cortical secretion. Amer. J. Anat. **77**, 81—116 (1945). — DOUGLAS, C. D., and P. L. DAY: Effect of various doses of total body-X-irradiation on total amount of deoxyribonuclease II in rat spleen. Proc. Soc. exp. Biol. (N.Y.) **89**, 1—2 (1955). — DOWNEY, H.: The develop-ment of histiocytes and macrophages from lymphocytes. J. Lab. clin. Med. **45**, 499—507 (1955). — DOWNEY, H., and M. NORDLANDER: Hematologic and histologic study of a case of myeloid megakaryocytic hepato-splenomegaly. Folia haemat. (Lpz.) **62**, 1—39 (1939). — DOWNEY, H., u. F. WEIDENREICH: Über die Bildung der Lymphocyten in Lymphdrüsen und Milz. Arch. mikr. Anat. **80**, 306—396 (1912). — DRAGENDORFF, O.: Die Gefäße des Stammes und der Gliedmaßen. In: Handbuch der Anatomie des Kindes, hrsg. v. K. PETER, G. WETZEL, F. HEIDERICH, Bd. II, S. 323—398. München: Bergmann 1938. — DRAHOVSKÝ, D., V. UJHÁZY, A. WINKLER u. J. SKODA: Bedeutung der Milz bei der durch Strahlung ausgelösten Ausscheidung von Pseudouridin, Desoxycytidin und Harnsäure bei Ratten. Coll. Czech. chem. Commun. **29**, 2537—2542 (1964). — DRASTICH, L.: Relation entre la rate et les autres organes hémato-poiétiques. C.R. Soc. Biol. (Paris) **98**, 1039 (1928). — DREBINGER, K.: Ent-wicklung der Pulpamuskulatur der Schafmilz im Vergleich zur übrigen Organdifferenzierung. Morph. Jb. **95**, 305—329 (1955). — DRESEL, K., u. Z. LEITNER: Zur Physiologie und funk-tionellen Pathologie des Wasserhaushaltes. 1. Mitteilung: Die Beziehungen der Milz zum

Wasserhaushalt. Z. klin. Med. **111**, 394—419 (1929). — DREYER, B. J. VAN: The segmental nature of the spleen. Blood **18**, 468—476 (1961). — DREYFUS, B.: Cytologie du ganglion normal. Paris: Thèse 1940. — DRINKER, C. K., and M. E. FIELD: Lymphatics, lymph and tissue fluid. Baltimore: Williams & Wilkins 1933. — DRINKER, C. K., and J. M. YOFFEY: Lymphatics, lymph and lymphoid tissue. Cambridge, Mass.: Harvard Univ. Press 1941. — DROUET, L., et P. FLORENTIN: Modifications du parenchyme splénique à la suite d'injections de suspensions colloidales. C.R. Soc. Biol. (Paris) **103**, 1005—1007 (1930a). ~ Rèaction du parenchyme splénique aux injections de sérum hétérogène. C.R. Soc. Biol. (Paris) **103**, 1007—1008 (1930b). ~ Monocytose experimentale provoquée par la serum de cheval chez le cobaye. Etude de la splenocontraction. C.R. Soc. Biol. (Paris) **111**, 73—74 (1932a). ~ Adrénaline et pigment splénique. C.R. Soc. Biol. (Paris) **110**, 75—76 (1932b). — DROUET, L., P. FLORENTIN et V. ENTCHEVA: Modifications du parenchyme splénique du cobaye après injection d'adrénaline. C.R. Soc. Biol. (Paris) **110**, 73—75 (1932). — DUBOIS, K. P., and D. F. PETERSEN: Adenosine triphosphatase and 5-nucleotidase activity of hematopoietic tissues of irradiated animals. Amer. J. Physiol. **176**, 282—286 (1954). — DUBOIS-FERRIÈRE, H.: La fonction des plasmocytes. Schweiz. med. Wschr. **24**, 1346—1352 (1943). ~ Diskussionsbemerkung zu BERNHARD und LEPLUS, 1955. — DUBREUIL, G., et M. FAVRE: Cellules plasmatiques. Plasmazellen à granulations spécifiques. Cellules à corps de Russell. Arch. Anat. micr. Morph. exp. **17**, 302—360 (1921). — DÜGGELI, O.: Über den gestaltenden Einfluß von Zugspannungen auf Bindegewebskulturen. Z. Zellforsch. **26**, 351—385 (1937). — DÜNZEN, H.: Über die Architektur der Milz bei Lacerta muralis und viridis. Z. Zellforsch. **29**, 374—389 (1939). — DÜRR, R.: Bantimilz und hepatolienale Fibrose. Beitr. path. Anat. **72**, 418—455 (1924). — DUESBERG, R.: Über den Auf- und Abbau des Blutfarbstoffs. Klin. Wschr. **17**, 1353—1359 (1938). ~ Milzfunktion und Hypersplenie. Ärztl. Wschr. **13**, 1—6 (1958). ~ Die sogenannte Hypersplenie. Verh. dtsch. Ges. inn. Med. **69**, 816—827 (1963). — DUESBERG, R., u. J. FISCHER: Die szintigraphische Darstellung der Milz als Ausdruck ihrer Lage und ihres Funktionszustandes. Med. Klin. **59**, 429—433 (1964). — DUESBERG, R., u. F. GRAMLICH: Die Milz ein defensives und aggressives Organ. Dtsch. med. Wschr. **89**, 153—160 (1964). — DUESBERG, R., u. W. SCHROEDER: Zur Pathophysiologie und Therapie des Entblutungszustandes. Klin. Wschr. **21**, 981—988 (1942). — DUMONT, L.: Localisation histochimiques d'acétylcholinestérase dans la rate et les ganglions lymphatiques. C.R. Soc. Biol. (Paris) **149**, 960—964 (1955). — DUNN, T. B.: Normal and pathologic anatomy of the reticular tissue in laboratory mice, with a classification and discussion of neoplasms. J. nat. Cancer Inst. **14**, 1281—1434 (1954). — DUNNING, H. S., and L. STEVENSON: Microglia-like cells and their reaction following injury to the liver, spleen and kidney. Amer. J. Path. **10**, 343—348 (1934). — DUQUE, O.: Histology of the reticuloendothelial system of the spleen in mice of inbred strains. J. nat. Cancer Inst. **35**, 15—27 (1965). — DURAN-JORDA, F.: Secretion of red blood corpuscles as seen in the camel. Nature (Lond.) **165**, 280 (1950). — DUSTIN, P., JR.: Recherches sur les organs hématopoiétiques du Protopterus Dolloi. Arch. Biol. (Liège-Paris) **45**, 1—26 (1934). ~ Note sur l'histologie comparée des housses arterielles spléniques. Bull. Acad. med. belg. cl. sci. **21**, 660—666 (1935). ~ Les Housses artérielles et la répartition du fer dans la rate du canard. C.R. Ass. Anat., **32**. Réun. Marseille 1937, 164—169 (1937). ~ Les Housses spléniques de SCHWEIGGER-SEIDEL. Etude d'histologie et d'histophysiologie comparées. Arch. Biol. (Liège-Paris) **49**, 1—99 (1938a). ~ Contribution à l'étude histologique normale et pathologique des capillaires à housse de la rate humaine. Ann. Anat. path. **15**, 983—995 (1938b). ~ Nouvelles recherches sur les Housses artérielles de la rate des Téléostéens et leur fonction hémolytique. C.R. Ass. Anat., **33**. Réun. Bâle 1938, 198—204 (1938c). ~ The ellipsoids of the spleen and fat metabolism. Folia haemat. (Lpz.) **63**, 201—212 (1939). ~ La circolazione splenica, la permeabilità e la funzione emocateretica dei manicotti periarteriosi di Schweigger-Seidel. Acta med. Hist. patav. **14**, 365—382 (1954). — DUTTON, R. W.: Further studies of the stimulation of DNA synthesis in cultures of spleen cell suspensions by homologous cells in inbred strains of mice and rats. J. exp. Med. **122**, 759—770 (1965). — DUTTON, R. W., A. H. DUTTON, and J. H. VAUGHAN: The effect of 5-bromouracil deoxyriboside on the synthesis of antibody in vitro. Biochem. J. **75**, 230—235 (1960).

EASTON, T. W.: The role of macrophage movements in the transport and elimination of intravenous thorium dioxide in mice. Amer. J. Anat. **90**, 1—33 (1952). — EATON, O. N.: Weights and measurements of the parts and organs of mature inbred and crossbred guinea pigs. Amer. J. Anat. **63**, 273—296 (1938). — EBBE, S., and F. STOHLMAN: Megakaryocytopoiesis in the rat. Blood **26**, 20—35 (1965). — EBBECKE, U.: Psychische Beeinflussung körperlicher Vorgänge. Naturwissenschaften **39**, 49—55 (1952). — EBERL-ROTHE, G.: Die mikroskopische Anatomie der Primatenmilz. In: Primatologia, Handbuch der Primatenkunde, hrsg. von H. HOFER, A. H. SCHULTZE, D. STARCK, Bd. III/2, I, D, 2, S. 71—87. Basel u. New York: S. Karger 1960. — EBERT, J. D.: Ontogenetic change in the antigenic specificity of the chick spleen. Physiol. Zool. (Chicago) **24**, 20—41 (1951). ~ The effects of chorioallantoic transplants of adult chicken tissues on homologous of the host chick embryo. Proc. nat.

Acad. Sci. (Wash.) **40**, 337—347 (1954). ~ Tissue transplantation. Progressive differentiation of immunological competence in cells maintained in an embryonic environment. An. Desarrollo **10**, 91—106 (1962). — EBERT, R. H., A. G. SANDERS, and H. W. FLOREY: Observations on lymphocytes in chambers in the rabbit's ear. Brit. J. exp. Path. **21**, 212—218 (1940). — EBNER, V. v.: Über die Wand der capillaren Milzvenen. Anat. Anz. **15**, 482—488 (1899). ~ Die Milz. In: Köllikers Handbuch der Gewebelehre, 6. Aufl., Bd. 3, S. 257—280. Leipzig: W. Engelmann 1902. — ECKER, A.: Von der Milz. In: Handwörterbuch der Physiologie, hrsg. v. R. WAGNER, Bd. IV, S. 107—166. Braunschweig: F. Vieweg & Sohn 1853. — ECKLES, N. E., G. B. TAYLOR, D. J. CAMPBELL, and R. G. GOULD: The origin of plasma cholesterol and the rates of equilibration of liver, plasma and erythrocyte cholesterol. J. Lab. clin. Med. **46**, 359—371 (1955). — EDINGER, A.: Zur Kenntnis der Silikose der Milz. Zbl. allg. Path. path. Anat. **55**, 1—2 (1932). — EDSMAN, G.: Malign tumor of the spleen diagnosis by lienal arteriography. Acta radiol. (Stockh.) **42**, 461—464 (1954). — EGEHØJ, J.: Das Lymphgefäß-system des Schweines mit besonderer Berücksichtigung seiner Bedeutung für die Fleisch-beschau. Z. Fleisch-Milch-Hyg. (Berlin) **47**, 353—360 (1937). — EHNI, L., u. G. NICKOL: Zur Frage des „Second-Wind" (Beobachtungen an 7 milzexstirpierten Kindern). Medizinische **1**, 670—673 (1955). — EHRENSTEIN, G. V., and D. LOCKNER: Sites of the physiological breakdown of the red blood corpuscles. Nature (Lond.) **181**, 911 (1958). — EHRHARDT, K.: Erfolgreiche Transplantation der Milz. Inaug.-Diss., Königsberg 1897. — EHRICH, W. E.: Studies on the lymphatic tissue. I. The anatomy of the secondary nodules and some remarks on the lymphatic and lymphoid tissue. Amer. J. Anat. **43**, 347—384 (1929a). ~ Studies of lymphatic tissue. II. The first appearance of the secondary nodules in the embryology of the lymphatic tissue. Amer. J. Anat. **43**, 385—402 (1929b). ~ Studies of the lymphatic tissue. III. Experimental studies of the relation of the lymphatic tissue to the number of lymphocytes in the blood in subcutaneous infection with staphylococci. J. exp. Med. **49**, 347—360 (1929c). ~ Studies of the lymphatic tissue. IV. Experimental studies of the effect of the intravenous injection of killed staphylococci on the behavior of lymphatic tissue, thymus, and the vascular connective tissue. J. exp. Med. **49**, 361—385 (1929d). ~ Studien über das lymphatische Gewebe mit besonderer Berücksichtigung der Lymphopoese und der Histogenese der Sekundärknötchen, ihres Schicksals und ihrer Bedeutung. V. Mitt. Beitr. path. Anat. **86**, 287—368 (1931). ~ Die Leukozyten und ihre Entstehung. Ergebn. allg. Path. path. Anat. **29**, 1—144 (1934). ~ The role of the lymphocyte in the circulation of the lymph. Ann. N.Y. Acad. Sci. **46**, 823—857 (1946). ~ Die zellulären Bildungsstätten der Antikörper. Klin. Wschr. **33**, 315—322 (1955). ~ Die Entzündung. In: Handbuch der allge-meinen Pathologie, hrsg. von F. BÜCHNER, E. LETTERER u. F. ROULET, Bd. VII, Teil 1, S. 1—324. Berlin-Göttingen-Heidelberg: Springer 1956. — EHRICH, W. E., D. L. DRABKIN, and C. FORMAN: Nucleic acids and the production of antibody by plasma cells. J. exp. Med. **90**, 157—168 (1949). — EHRICH, W. E., and T. N. HARRIS: Formation of antibodies in popli-teal lymph node in rabbits. J. exp. Med. **76**, 335—348 (1942). ~ The site of antibody forma-tion. Science **101**, 28—31 (1945). — EHRICH, W. E., u. W. VOIGT: Über die Reaktion des Gefäßbindegewebsapparates auf intravenöse Staphylokokkeninjektionen und ihre Bedeutung. 2. Mitteilung. Beitr. path. Anat. (Jena) **93**, 348—370 (1934). — EHRICH, W. E., u. R. WOHL-RAB: Über die Reaktionen des Gefäßbindegewebsapparates auf intravenöse Staphylokokken-injektionen und ihre Bedeutung. 1. Mitteilung. Beitr. path. Anat. (Jena) **93**, 321—347 (1934).— EICHEL, H. J.: Intracellular localization of enzymes in spleen. I. Reduced diphosphorydine nucleotide cytochrome c reductase, cytochrome c Oxidase, and succinic dehydrogenase in the rat and guinea pig. J. biophysic. biochem. Cytol. **3**, 397—412 (1957a). ~ Spleen DPNH cytochrome c reductase activity in x-irradiated rats. Proc. Soc. exp. Biol. (N.Y.) **95**, 38—43 (1957b). ~ Spleen adenosine deaminase and guanase activities after whole-body X-irradia-tion of rats. Proc. Soc. exp. Biol. (N.Y.) **105**, 103—107 (1960). — EICHEL, H. J., and J. S. ROTH: Some theoretical considerations of changes in tissue enzyme activity after whole-body X-irradiation of animals. Radiat. Res. **12**, 258—265 (1960). ~ Intracellular localization of enzymes in spleen. II. Some properties and the distribution of ribonuclease in rat spleen. J. Cell Biol. **12**, 263—276 (1962). — EICHWALD, E. J., E. C. LUSTGRAAF, and M. STRAINER: Genetic factors in parabiosis. J. nat. Cancer Inst. **23**, 1193—1214 (1959). — EISENTRAUT, M.: Der Winterschlaf mit seinen ökologischen und physiologischen Begleiterscheinungen. Jena: G. Fischer 1956. — EKMAN, C. A.: Portal hypertension; diagnosis and surgical treatment. Acta chir. scand. Suppl. **222**, 1—143 (1957). — ELFVIN, L.-G.: The ultrastructure of un-myelinated fibers in the splenic nerve of the cat. J. Ultrastruct. Res. **1**, 428—454 (1958). ~ Electron microscopic studies on the effect of anisotonic solutions on the structure of un-myelinated splenic nerve fibers of the cat. J. Ultrastruct. Res. **7**, 1—38 (1962). — ELKIND, L. A.: Innervation of the spleen. Sborn. Nauch. Trud. Tashkentsk. Med. Inst. **1957**, 504—507. — ELLENBERGER, W., u. H. BAUM: Handbuch der vergleichenden Anatomie der Haus-tiere, 17. Aufl. Berlin: Springer 1932. — ELLENBERGER, W., u. G. GÜNTHER: Grundriß der vergleichenden Histologie der Haussäugetiere, 3. Aufl. Berlin: P. Parey 1908. — ELLINGER,

F.: Further studies with cell-free extracts from mouse spleen on x-ray induced mortality. Proc. Soc. exp. Biol. (N.Y.) **92**, 670—673 (1956). ~ Protection of guinea pigs against radiation death by cell free mouse spleen extract. Science **126**, 1179—1180 (1957). — ELLINGER, F., N. HENDERSON, T. A. STRIKE, B. LINDSLEY, and F. HENRY: Some quantitative and qualitative studies with cellfree radiation protective spleen extracts. Fed. Proc. **19**, 356 (1960). — ELLINGER, F., and T. A. STRIKE: Effects of cell-free spleen extract treatment on hematopoietic tissues of irradiated guinea pigs. Acta haemat. (Basel) **26**, 117—127 (1961a). ~ Effects of cell-free spleen extract treatment on the hematopoietic tissues of irradiated guinea pigs. Acta haemat. (Basel) **26**, 325—332 (1961b). — ELLINGER, F., T. A. STRIKE, and B. LINDSLEY: Absence of adverse effects in spleen extract. Protected guinea pigs during second post-irradiation year. Experientia (Basel) **18**, 19—20 (1962). — ELLINGER, PH., u. A. HIRT: Eine Methode zur Beobachtung lebender Organe mit stärksten Vergrößerungen im Lumineszenzlicht (Intravitalmikroskopie). In: Handbuch der biologischen Arbeitsmethoden, hrsg. von E. ABDERHALDEN, Abt. V, Tl. 2/2, S. 1753—1764. Berlin u. Wien: Urban & Schwarzenberg 1930. — ELLIS, M. M., H. L. MOTLEY, and M. D. ELLIS: Splenic derivatives and erythrocytic fragility. J. Pharmacol. exp. Ther. **53**, 273—294 (1935). — ELSBACH, P.: Composition and synthesis of lipids in resting and phagocytizing leukocytes. J. exp. Med. **110**, 969—980 (1959). — ELSON, L. A.: Comparison of effects of radiation and radiomimetic chemicals on blood. Brit. J. Haemat. **1**, 104—116 (1955). ~ Symposium on Radiobiology, Liège, p. 235. London:Butterworth & Co. 1954. Zit. nach BARER und JOSEPH 1960. — ELSON, L. A., D. A. G. GALTON, and M. TILL: The action of chlorambucil (CB. 1348) and buzulphan (Myleran) on the haemopoietic organs of the rat. Brit. J. Haemat. **4**, 355—374 (1958). — ELSTER, K., K. REICHEL u. M. ROTH: Ein Beitrag zur Retikulumfaserdarstellung mit Silberimprägnation nach GÖMÖRI. Zbl. allg. Path. path. Anat. **99**, 91—98 (1959). — ELZE, C.: Anatomie des Menschen. Ein Lehrbuch für Studierende und Ärzte, begr. von H. BRAUS. 3. Aufl., 2. Bd. Berlin-Göttingen-Heidelberg: Springer 1956. — EMERSON, C. P., JR., S. C. SHEN, T. H. HAM, und W. B. CASTLE: The mechanism of blood destruction in congenital hemolytic jaundice. J. clin. Invest. **26**, 1180 (1947). — ENDE, N., and E. I. CHERNISS: Splenic mastocytose. Blood **13**, 631—641 (1958a). ~ Mast cells, histamine, and serotonin. Amer. J. clin. Path. **30**, 35—36 (1958b). — ENDE, N., Y. KATAYAMA, and J. V. AUDITORE: Multiple proteolytic enzymes in the human mast cells. Nature (Lond.) **201**, 1197—1198 (1964). — ENGEL, S.: Zwei- und dreidimensionale Histologie. Dtsch. med. Wschr. **79**, 276—277 (1954). — ENGHUSEN, E.: Über die Bildung der argyrophilen Fibrillen. Acta anat. (Basel) **11**, 664—676 (1950/51). ~ Über Reticulin, Kollagen und die Intercellularsubstanz des Bindegewebes. Acta anat. (Basel) **31**, 46—61 (1957). — ENGLES, A., W. MAURER, and A. NOBLAS: Thorium resorption in the reticuloendothelial system. Z. ges. exp. Med. **115**, 221—228 (1949). — EPHRUSSI, B.: La culture des tissus. Paris: Gauthier-Villars 1932. — EPPINGER, H.: Die Milz als Stoffwechselorgan. Verh. dtsch. Ges. Path. **18**, 34—36 (1921). ~ Milz und Kreislauf. Verh. dtsch. Ges. Path. **23**, 62—71 (1928). ~ Die Bedeutung der Blutdepots für die Pathologie. Klin. Wschr. **1**, 5—12 (1930). ~ Die Leberkrankheiten. Allgemeine und spezielle Pathologie und Therapie der Leber. Berlin: Springer 1937. — ERDMANN, G.: Erwägungen über die Beziehungen zwischen lymphatischem Gewebe und Antikörperbildung. In: Lymphsystem und Lymphatismus. Von der Morphologie zur Konstitutionspathologie, hrsg. v. M. J. ŽILCH, S. 143—153. München: Johann Ambrosius Barth 1963. — ERDMANN, RH.: Die Bedeutung der Gewebezüchtung für die Biologie. Dtsch. med. Wschr. **46**, 1327—1329 (1920). ~ Einige grundlegende Ergebnisse der Gewebezüchtung aus den Jahren 1914—1920. Ergebn. Anat. Entwickl.-Gesch. **23**, 420—500 (1921). ~ Gewebezüchtung. In: Handbuch der normalen und pathologischen Physiologie, hrsg. von A. BETHE, G. v. BERGMANN, G. EMBDEN u. A. ELLINGER. Bd. XIV/1, S. 956—1002. Berlin: Springer 1926. ~ Wirkung von tumorzellfreiem und tumorzellhaltigem Material auf Leber, Milz und Niere von konstitutionell geeigneten und ungeeigneten Tieren. Z. Krebsforsch. **33**, 189—218 (1931). — ERDMANN, RH., H. EISNER u. H. LASER: Das Verhalten der fötalen, postfötalen und ausgewachsenen Rattenmilz unter verschiedenen Bedingungen in vitro. 1. Teil: Die Histiocyten. Arch. exp. Zellforsch. **2**, 361—401 (1926). — ERENCIN, Z.: Die Cytologie der Hämal-Lymphknoten von Wiederkäuern (Schaf und Ziege). Acta anat. (Basel) **11**, 401—413 (1950/51). — ERF, A. L.: The disappearance of intravenously injected lymphocytes in the absence of the gastrointestinal tract. Amer. J. med. Sci. **200**, 1—11 (1940). — ERICKSEN, L. G., and L. G. RIGLER: Roentgen visualization of liver and spleen with thorium dioxide sol. J. Amer. med. Ass. **100**, 1758—1764 (1933). — ERKOÇAK, A.: Recherches comparatives sur la circulation sanguine dans la rate et sur les rapports du sang avec la pulpe rouge. Acta anat. (Basel) **34**, 249—268 (1958). ~ Dalak cirkulation'u ve kírmízí pulpa ile kanín münasebeti hakkínda mukayeseli araştırma. Deniz Tip. Bül.5, 1—29 (1959). ~ Modifications histologiques et fonctionelles du tissu lymphoréticulaire par la vitamine B_{12} chez les rongeurs de laboratoire. Acta anat. (Basel) **41**, 304—318 (1960). — ERLANDSON, M. E., I. SCHULMAN, and C. H. SMITH: Studies on congenital hemolytic syndromes. II. Rates of destruction and production of erythrocytes in hereditary sprocytosis.

Pediatrics **23**, 462—475 (1959). — ERMAKOVA, F. B.: Changes of organs of haemopoiesis caused by aging in mice. Arkh. Anat. Gistol. Embriol. **38**, 56—59 (1960). — ERNSTRÖM, U.: Studies on growth and cytomorphosis in the thymolymphatic systems — with special reference to the influence of the thymus and the thyroid in guinea-pigs. Acta path. microbiol. scand., Suppl. **178**, 1—38 (1965). — ERNSTRÖM, U., and L. GYLLENSTEN: The histologic picture in thyrosin-induced lymphatic hyperplasia. Acta path. microbiol. scand. **47**, 243—255 (1959). — ESPINOSA, E.: Production of γ- and α-globulins by the isolated and perfused rat spleen. Nature (Lond.) **184**, 1801—1802 (1959). — ESSELIER, A. F., R. L. JEANNERET, and L. MORANDI: The mechanism of glycocorticoid eosinopenia. Contribution to the physiology of eosinophile granulocytes. Blood **9**, 531—549 (1954). — ESSELIER, A. F., H. R. MARTI u. L. MORANDI: Über die Natur der Charcot-Leydenschen Kristalle. Klin. Wschr. **33**, 1040—1043 (1955). — ESSELIER, A. F., L. MORANDI u. R. STEIN: Milz und Glucocorticoid-Eosinopenie. Dtsch. med. Wschr. **80**, 84—88 (1955). — EVANS, L. T.: The development of the spleen in the Gecko, Gymnodactylus Kotschyi. Z. Anat. Entwickl.-Gesch. **103**, 402—408 (1934). — EVANS, T. S.: The role of the spleen in idiopathic thrombocytopenic purpura. Internat. Haematolog. Ges., 1954. — EVANS, T. S., S. SPINNER, P. PICCOLO, M. SWIRSKY, M. WHITE, and W. KIESEWETTER: Recurrent hypersplenism due to accessory spleen. Acta haemat. (Basel) **10**, 350—359 (1953). — EVANS, W. J., and W. M. FOWLER: Effect of splenectomy and other operative procedures on platelets as determined volumetrically. Proc. Soc. exp. Biol. (N.Y.) **32**, 512—515 (1934). — EWERBECK, H.: Der Symptomenkomplex der „dynamischen Milzdekompensation". Z. Kinderheilk. **65**, 228—246 (1947a). ~ Zur Klinik der „dynamischen Milzdekompensation". Z. Kinderheilk. **65**, 247—268 (1947b). ~ Die Milz als Organ des Pfortadersystems und ihr Versagen. Ergebn. inn. Med., Kinderheilk., N.F. **1**, 318—366 (1949). ~ Die Behandlung der dynamischen Milzdekompensation (Pseudo-Banti, Hypersplenie). Dtsch. med. Wschr. **78**, 1340—1343 (1953).

FABRINI, A., e V. MARESCOTTI: Correlazioni splenogonadiche. Indagini sperimentali. Folia endocr. (Pisa) **8**, 955—969 (1955). — FADELL, E. J., I. B. CORBETT, and E. D. CARRASCO: Antemortem diagnosis of splenic agenesis, Report of a case. Amer. J. clin. Path. **28**, 71—73 (1957). — FADEM, R. S.: Tissue mast cells in human bone marrow. Blood **6**, 614—630 (1951). — FAGRAEUS, A.: The plasma cellular reaction and its relation to the formation of antibodies in vitro. J. Immunol. **58**, 1—13 (1948a). ~ Antibody production in relation to the development of plasma cells. Acta med. scand. **130**, Suppl. 204, 3—122 (1948b). ~ Zelluläre Aspekte der Antikörperbildung. Vortrag Frankf. Med. Ges. vom 4. 5. 1955. ~ Cellular reaction in antibody formation. Acta haemat. (Basel) **20**, 1—8 (1958). — FALEEVA, Z. N.: Variation in the picture of the peripheral blood in mice subjected to total irradiation under spleen screening and under its local irradiation. Dokl. Akad. Nauk SSSR, Otd. Biol. **122**, 65—68 (1958). — FALK, F.: Reaktion von Milz und Thymus beim Ascitescarcinom der weißen Maus. Z. ges. exp. Med. **124**, 524—533 (1954). — FALK, R.: Erfolge der Milzexstirpation bei hämolytischem Ikterus und essentieller Thrombopenie. Folia haemat. (Lpz.) **63**, 185—200 (1939). — FALKE, H.: Die Lymphgefäße des Verdauungsapparates des Meerschweinchens. Vet.-med. Inaug.-Diss. Leipzig 1938. — FALLER, A.: Das Gerüstwerk der menschlichen Milz. Schweiz. med. Wschr. **75**, 337—338 (1945). ~ Polarisationsoptische Untersuchung der menschlichen Milzkapsel. Bull. Histol. Techn. micr. **23**, 190 (1946a). ~ Vorläufige Mitteilung. Die experimentelle Prüfung der Gitterfasern auf Zugbeanspruchung mit Hilfe des Mikromanipulators. Experientia (Basel) **2**, 1—2 (1946b). ~ Experimenteller Beitrag zur Frage der Zugfestigkeit der Gitterfasern, gewonnen an der unfixierten post mortem durchspülten Milz des Menschen. Vjschr. Naturf. Gesell. Zürich **91**, 57—61 (1946c). ~ Die Entwicklung der makroskopisch-anatomischen Präparierkunst von Galen bis zur Neuzeit. Basel: S. Karger 1948. ~ Zur Frage von Struktur und Aufbau der eosinophilen Granula. Z. Zellforsch. **69**, 551—565 (1966). — FALLER, A., u. E. MARTIN: Demonstration zweier Modelle zur Trabekelentwicklung der menschlichen Milz. Verh. Schweiz. Anat. 26. Tagg., Fribourg 1961, in Acta anat. (Basel) **47**, 376—395 (1961). — FALTIN, R.: Milzartige Bildungen im Peritoneum, beobachtet ca. 6 Jahre nach einer wegen Milzruptur vorgenommenen Splenektomie. Zbl. Chir. **110**, 160—175 (1911). — FARDON, J. C., E. PRINCE, and N. BERNING: Effect of beef spleen extract on mitosis in the small intestine of the mouse. Cancer Res. **8**, 531—533 (1948). — FARKAS, G., u. H. TANGL: Das Verhalten des Farbstoffs im Blute bei entmilzten Hunden. Biochem. Z. **177**, 135—139 (1926). — FARKAS, K.: Veränderungen der Gitterfaserstruktur der Milz bei Amyloidose. Frankfurt. Z. Path. **48**, 260—264 (1935). — FARR, R. S.: Experiments on the fate of the lymphocyte. Anat. Rec. **109**, 515—533 (1951). — FARRIS, E. J.: Emotional lymphocytosis in the albino rat. Amer. J. Anat. **63**, 325—348 (1938). — FARRIS, R., and J. Q. GRIFFITH: The rat in the laboratory investigation. 2nd. ed. Philadelphia-London-Montreal: J. B. Lippincot. Co. 1949. — FASANOTTI, A.: Ricerche istologiche sulla struttura contrattile della milza. Acc. Soc. Med. Congr. R. Acc. Sc. Med. Chir. (Napoli) 1938. Anat. Ber. **38**, Nr. 1983 (1939). — FASS, H.: Experimentelle Untersuchungen über den Einfluß der Milz auf die corticotrope Partialfunktion der Hypophyse. Z. ges. exp. Med. **125**, 540—551 (1955). — FASSBENDER,

H. G.: Morphologie der Tuberkulinallergie. In: Handbuch der Tuberkulose, hrsg. v. J. HEIN, H. KLEINSCHMIDT u. E. UEHLINGER, Bd. I, S. 223—272. Stuttgart: Georg Thieme 1958. — FASSRAINER, S.: Tumorartige Tuberkulose der Milz. Dtsch. Z. Chir. 244, 463—469 (1934). — FAUSTO, N., A. O. SMOOT, and J. L. VAN LANCKER: Early effects of X-irradiation on in vitro DNA synthesis in mouse spleen. Radiat. Res. 22, 288—304 (1964). — FAVOUR, C. B.: Lytic effect of bacterial products on lymphocytes of tuberculous animals. Proc. Soc. exp. Biol. (N.Y.) 65, 269—272 (1947). — FAWCETT, D. W.: The fine structure of capillaries, arterioles and small arteries. In: REYNOLDS and ZWEIFACH, The microcirculation. Symposium on factors influencing exchange of substances across capillary wall. Urbana: University of Illinois Press 1959. — FAZZARI, I.: Culture „in vitro" di milza embrionale ed adulta. Arch. exp. Zellforsch. 2, 307—360 (1926). — FEHLINGS, K.: Untersuchungen über Blutreserven beim Huhn. Vet.-med. Inaug.-Diss. Hannover 1936. — FEINSTEIN, R. N.: Interpretation of some enzyme activity increase after whole-body x-irradiation. Radiat. Res. 4, 217—220 (1956). — FELDMAN, J. D.: Endocrine control of lymphoid tissue. Anat. Rec. 110, 17—31 (1951). — FELDMAN, W. H.: Leiomyosarcoma of the spleen in a bovine. Amer. J. Path. 4, 139—144 (1928). — FELDT, A., u. E. HEISE: Histochemischer Nachweis des Funktionszustandes vom Mesenchym bei Infektion und Chemotherapie. Z. ges. exp. Med. 67, 166—174 (1929). — FELLINGER, K.: Experimentelle Untersuchungen über den Einfluß des Bilirubins auf die Erythropoese. Z. ges. exp. Med. 85, 369—381 (1932). — FELLINGER, K., u. F. PAKESCH: Fluoreszenzmikroskopie. In: Handbuch der gesamten Hämatologie, hrsg. von L. HEILMEYER und A. HITTMAIR, Bd. 2, Tl. 2, 2. Halbbd., S. 13—23. München u. Berlin: Urban & Schwarzenberg 1960. — FENDER, F. A.: Lymphatic pathology in relation to the „toxin" of burns. Surg. Gynec. Obstet. 57, 612—620 (1933). — FENNELL, R. A.: Some histochemical observations on the effects of chorioallantoic grafts on the spleen, bursa and peripheral blood of chicken embryos. J. Morph. 118, 149—165 (1966). ~ Some histochemical and biochemical observations on the lymphatic tissues of highly inbred white leghorns. J. Morph. 125, 281—302 (1968). — FENOLL, F. A.: Über eine äußerst stark geschlängelte und verlängerte Arteria lienalis. Anat. Anz. 115, 339—344 (1964). — FERDMANN, D., u. O. FEINSCHMIDT: Der Winterschlaf. b) Änderungen im Gewicht während des Winterschlafes. Ergebn. Biol. 8, 1—74 (1932). — FERGUSON, J., A. C. IVY, and H. GREENGARD: Observations on the response of the spleen to the intravenous injection of certain secretin preparations, acetyl-choline and histamine. Amer. J. Physiol. 117, 701—707 (1936). — FERNER, H.: Zur Kenntnis des Milzkreislaufs beim Leguan (Basiliscus americanus). Anat. Anz. 89, 364—369 (1940). — FERRARA, A.: Citochimica e funzione dei mastleucociti. Atti dell'XI. Congr. della Società Italiana di Ematologia 1953, p. 264—265. ~ Vergleichende Morphologie des Blutes der Laboratoriumstiere. In: Handbuch der gesamten Hämatologie, hrsg. von L. HEILMEYER und A. HITTMAIR, Bd. I, Tl. 1, S. 17—35. München-Berlin-Wien: Urban & Schwarzenberg 1957. — FERRATA, A., e P. INTROZZI: Splenomegalia primitiva follicolo-iperplastica. Splenectomia — Guarigione. Haematologica 14, 159—171 (1933). — FERRIO, C.: La natura delle fibre annulari dei capillari venosi della milza. Ric. morf. 6, 99—115 (1926). — FERRIS, D. O., and M. M. HARGRAVES: Splenic puncture. Arch. Surg. 67, 402—407 (1953). — FERRY, C. B.: The sympathomimetic effect of acetylcholine on the spleen of the cat. J. Physiol. (Lond.) 167, 487—504 (1963). — FEY, B., u. B. ZELMS: Histochemischer Nachweis alkalischer Phosphatase normaler Mäuse verschiedener Inzuchtstämme. Acta biol. med. germ. 12, 195—202 (1964). — FEY, F.: Hämatologische Untersuchungen der blutbildenden Gewebe niederer Wirbeltiere. Folia haemat. (Lpz.) 84, 122—146 (1965). — FEYRTER, F.: Über chromotrope Lipoide und Lipoproteide. Z. mikr.-anat. Forsch. 51, 610—635 (1942). ~ Über die Pathologie der vegetativen nervösen Peripherie. Wien: Maudrich 1951 a. ~ Diskussionsbemerkung zu Piringer-Kuchinka. Verh. dtsch. Ges. Path. 35, 195 (1951 b). ~ Persönliche Mitteilung an LENNERT 1954. — FICHERA, C.: Incorporation of Cr[51] into the organs of hamsters after transfusion with labeled blood platelets. Boll. Soc. ital. Biol. sper. 38, 1280—1283 (1962). — FICHTELIUS, K. E.: On the fate of the lymphocyte. Acta anat. (Basel) 19, Suppl. 19, 1—78 (1953). ~ Further experiments on the biphasic appearance in the blood of lymphocytes labelled with radioactive phosphorus. Acta anat. (Basel) 31, 150—155 (1957). ~ A difference between lymph nodal and thymic lymphocytes shown by transfusion of labelled cells. Acta anat. (Basel) 32, 114—125 (1958). ~ On the destination of thymus lymphocytes. In: Haemopoiesis. Cell production and its regulation. Ciba Foundation Symposium, ed. by G. E. W. WOLSTENHOLME and M. O'CONNER, p. 204—236. London: I. A. Churchill 1960. ~ The destiny of thymic lymphocytes. J. Yamaguchi Med. Ass. 10, 683—690 (1961). — FICHTELIUS, K. E., and H. DIDERHOLM: On the recirculation of lymphocytes from the lymph to the blood. Acta haemat. (Basel) 22, 322—328 (1959). — FICHTELIUS, K. E., H. DIDERHOLM, and J. STILLSTRÖM: The influence of subtotal thymectomy and antigen administration on the radioactivity of desoxyribonucleic acid phosphorus of different organs in guinea pigs after a single label. Acta path. microbiol. scand. 49, 129—135 (1960). — FIELD, E. O., J. E. GIBBS, D. F. TUCKER, and K. HELLMANN: Effect of thalidomide on the graft versus host reaction. Nature (Lond.) 211, 1308—1310 (1966). — FIELDHOUSE, B., and C. J. MASTERS: Developmental redistributions of porcine lactate dehydrogenase. Biochim. biophys. Acta (Amst.) 118, 538—548 (1966). — FIESCHI, A.: Composizione chimica di alcune milze umana patologiche asportate chirurgicamente. Haematologica 17, 291—304 (1936). ~ Splenomegalie und Leukolyse. Bibl. haemat. (Basel) 3, 66—70 (1955). — FIESCHI, A., u. C. SACCHETTI: Anatomie, Physiologie, spezielle Zytologie, allgemeine Pathologie. In: Handbuch der gesamten Hämatologie, hrsg. von L. HEILMEYER und A. HITTMAIR, Bd. I, Tl. 1, S. 381—406. München-Berlin-Wien: Urban & Schwarzenberg 1957a. ~ Knochenmark, myeloisches Gewebe und Zellen. In: Handbuch der gesamten Hämatologie, hrsg. v. L. HEILMEYER und A. HITTMAIR, Bd. I, Tl. 1, S. 553—564. München-Berlin-Wien: Urban & Schwarzenberg 1957b. — FIESSINGER, N., et H. BENARD: La perfusion de la rate appliquée à l'étude de quelques fonctions spléniques. J. Physiol. Path. gén. 32, 395—407 (1934). — FIESSINGER, N., et A. GAJDOS: A propos des retentissements hépatiques des autolyses spléniques. La réticulose hépatiques d'origine splénique. Ann. Anat. path. 10, 141—155 (1933). — FIESSINGER, N., H. R. OLIVIER et R. CASTERAN: Le rôle de la rate et en particulier du couple endothélial spléno-hépatique dans la fonction chromagogue du foie. Presse méd. 35, 1105—1107 (1927). — FILHO, A. A.: Megacariocitos e fagocitose (Nota prévia). Ann. Fac. Med. S. Paulo 17, 164 (1941). — FILLENZ, M.: Innervation of the cat spleen. J. Physiol. (Lond.) 185, 2—3 (1966a). ~ Innervation of blood vessels of lung and spleen. Bibl. anat. (Basel) 8, 56—59 (1966b). — FINCH, C. A., M. HEGSTED, T. D. KINNEY, E. D. THOMAS, C. E. RATH, D. HASKINS, S. FINCH, and R. G. FLUHARTY: Iron metabolism, the pathophysiology of iron storage. Blood 5, 983—1008 (1950). — FINI, M.: Splenocontrazione e modificazioni ematiche da β-fenil-isopropil-amina. Boll. Soc. ital. Biol. sper. 13, 1132—1135 (1938). — FINSTAD, J., B. W. PAPERMASTER, and R. A. GOOD: Evolution of the immune response. II. Morphologic studies on the origin of the thymus and organized lymphoid tissue. Lab. Invest. 13, 490—512 (1964). — FISCHEL, A.: Lehrbuch der Entwicklung des Menschen. Wien u. Berlin: Springer 1929. — FISCHER, A.: Gewebezüchtung. In: Handbuch der Biologie der Gewebezellen in vitro, 3. Aufl. München: Müller & Steinecke 1930. ~ Über die Wirkung des Heparins auf das Wachstum von Gewebezellen in vitro. Protoplasma (Berlin) 26, 344—350 (1936). — FISCHER, A., u. L. DOLSCHANSKY: Über das Wachstum von Milzstromazellen in vitro. Arch. Entwickl.-Mech. Org. (Berlin) 116, 123—135 (1929). — FISCHER, E.: Die Kenntnis der Lymphgefäße in den reticuloendothelialen Organen und ihre physiologische Rückbildung im großen Netz. Bruns' Beitr. klin. Chir. 163, 139—154 (1936). — FISCHER, E. R., and J. B. HAZARD: Differentiation of megakaryocyte and Reed-Sternberg cell. With reference to the periodic-acid-Schiff reaction. Lab. Invest. 3, 261—269 (1954). — FISCHER, H.: Die Veränderungen im Bau des Lymphknotens und die Bedeutung seines Gefäßsystems. Mit Vorschlägen für eine sinngemäße Namengebung. Z. mikr.-anat. Forsch. 41, 229—244 (1937). ~ Die Struktur der Arterienwand mit besonderer Berücksichtigung der Einwirkung des hydrostatischen Drucks. Int. Symp. Morph. Histochem. Gefäßwand, Fribourg 1965, Tl. I, Angiologica 2, 285—313 (1965). — FISCHER, I.: Grundriß der Gewebezüchtung. Jena: Gustav Fischer 1942. — FISCHER, J.: Klinik und Diagnostik der Milzerkrankungen. Dtsch. Ges. inn. Med. und Dtsch. Hämatolog. Ges. 69. Tagg. Wiesbaden 1963, S. 798—816, Autoref. Nr. 118. ~ Neue Gesichtspunkte über Wechselbeziehungen zwischen Leber und Milz (Untersuchungen mit Radioisotopen). Leber und Milz. 4. Lebertagung d. Sozialmed., Bad Mergentheim 15.—17. Okt. 1965, hrsg. v. L. WANNAGAT, S. 123—134. Stuttgart: Georg Thieme 1967. — FISCHER, J., u. R. WOLF: Die szintigraphische Darstellung der Milz mit Radiochrom (^{51}Cr). Dtsch. med. Wschr. 88, 305—308 (1963a). ~ Die quantitative Abschätzung der Milzgröße mit Hilfe der Szintigraphie. Dtsch. med. Wschr. 88, 1430—1437 (1963b). ~ Grundlagen und Technik der Milzszintigraphie. Acta hepato-splenol. (Stuttg.) 10, 209—227 (1963c). — FISCHER, W.: Fremdkörperriesenzellen bei Milzamyloid. Zbl. allg. Path. path. Anat. 46, 321—326 (1929). ~ Die blutbereitenden Organe. In: Pathologische Anatomie, hrsg. v. L. ASCHOFF, 8. Aufl., Bd. II, S. 97—146. Jena: G. Fischer 1936. — FISCHER-WASELS, B.: Allgemeine Geschwulstlehre. In: Handbuch der normalen und pathologischen Physiologie, hrsg. von A. BETHE, B. v. BERGMANN, B. EMBDEN und A. ELLINGER, Bd. XIV/2, S. 1341—1790. Berlin: Springer 1927. ~ Die physiologischen Grundlagen der allgemeinen Geschwulstdisposition. Virchows Arch. path. Anat. 275, 723—727 (1930). — FISCUS, W. G., B. T. MORRIS JR., J. SESSION, and J. J. TRENTIN: Specificity, host-age effect, and pathology of homologous disease induced in unirradiated F$_1$ hybrid mice by transplantation of parental lymphoid tissue. Ann. N.Y. Acad. Sci. 99, 355—373 (1962). — FISHER, L. C.: Platelet count after splenectomy and other operations. Proc. Soc. exp. Biol. (N.Y.) 29, 316—318 (1931). — FITCH, F. W., P. BARKER, K. H. SOULES, and R. W. WISSLER: A study of antigen localization and degradation and the histologic reaction in the spleen of normal x-irradiated, and spleenshielded rats. J. Lab. clin. Med. 42, 598—620 (1953). — FLASCHENTRÄGER, B., u. E. LEHNARTZ (edd.): Physiologische Chemie, Lehr- und Handbuch für Ärzte, Biologen und Chemiker, Bd. I. Die Stoffe. Berlin-Göttingen-Heidelberg: Springer 1951. — FLAUM, E.: Ein weiterer Beitrag zur Frage der inneren Sekretion der Milz. Wien. klin. Wschr. 44, 1044—1045 (1931a). ~ Blut, Knochenmark, Ratte. In: Anatomie und Pathologie der

Spontanerkrankungen der kleinen Laboratoriumstiere, hrsg. von R. JAFFÉ, S. 192—204, 226—229. Berlin: Springer 1931 b. — FLAUM, E., u. E. LAUDA: Zur Frage der inneren Sekretion der Milz. Z. ges. exp. Med. 77, 410—413 (1931). — FLAUM, E., u. A. SCHLESINGER: Ein Beitrag zur Erythrocytenspeicherfunktion der Milz. Z. ges. exp. Med. 87, 189—192 (1933). — FLEMMING, K.: Strahlenschutzwirkung von Äthylpalmitat. Naturwissenschaften 49, 87 (1962). ~ Langdauernde Stimulation des retikulo-endothelialen Systems durch Chlortrianisen. Naturwissenschaften 53, 555 (1966). — FLEMMING, W.: Studien über Regeneration der Gewebe. Arch. mikr. Anat. 24, 50—97 (1885). — FLEMMING, W. W., and A. PARPART: Structure of the intermediate circulation of the rat spleen. Angiology 10, 28 (1959). — FLEURY: Essai sur l'anatomie de la rate. Thèse de Paris 1892. — FLICK, K., u. E. TRAUM: Über den Einfluß operativer Eingriffe am vegetativen Nervensystem und an der Milzarterie auf die Blutkörperchen. Dtsch. Z. Chir. 213, 1—12 (1928). — FLIEDNER, T. M., M. KESSE, E. P. CRONKITE, and J. S. ROBERTSON: Cell proliferation in germinal centers of the rat spleen. Ann. N.Y. Acad. Sci. 113, 578—594 (1964). — FLORENTIN, P., and M. NAGHAVI: Particularités anatomiques du système du chien. Rec. Méd. vét. 136, 85—94 (1960). — FLUHR, R., L. WEISS u. W. GEHLEN: Die Wirkung kleiner Röntgendosen auf Milz und Thymus der Ratte nach einmaliger und wiederholter Applikation. Strahlentherapie 100, 225—240 (1956). — FOÀ, P.: L'azione eritro e leuco-cateritica del midollo osseo adiposo del Cane. Haematologica 16, 673—688 (1935). ~ Influenza della milza sulla formazione nel fegato di sostanze stimolanti l'emopoiesi. Arch. Fisiol. 39, 42—50 (1939). — FOCKE, W.: Spätuntersuchungen nach Milzentfernung beim Gesunden. Zbl. Chir. 79, 965—969 (1954). — FOERSTER, O.: Symptomatologie der Erkrankungen des Rückenmarks und seiner Wurzeln. In: Handbuch der Neurologie, hrsg. von O. BUMKE und O. FOERSTER, Bd. 5, S. 1—403. Berlin: Springer 1936. — FOLEY, E. J.: Resistance induced by alien strain mouse lymphoid tissue to lymphosarcoma 6-C3H-ED in C3H mice. Proc. Soc. exp. Biol. (N.Y.) 79, 151—155 (1952a). ~ Retardation and regression of lymphosarcoma on C3H mice treated with alien mouse spleen and A-methopterin. Proc. Soc. exp. Biol. (N.Y.) 79, 155—158 (1952b). — FOLLETTE, J. H., W. N. VALENTINE, and J. REYNOLDS: A comparison of human leukocyte phosphatase activity toward sodium β-glycerophosphate, adenosine 5-phosphate and glycose 1-phosphate. Blood 14, 415—422 (1959). — FONIO, A.: Zytologie und Physiologie der Thrombozyten. In: Handbuch der gesamten Hämatologie, hrsg. von L. HEILMEYER und A. HITTMAIR, Bd. I, Tl. 1, S. 313—332. München-Berlin-Wien: Urban & Schwarzenberg 1957. — FONTANA, A., e S. STAZZI: Milza ed emopoiesi nell' avvelenamento da Pb. G. Clin. med. 14, 251—298 (1933). — FONTANA, V. P.: Sur quelques points de l'architecture normale de la rate humaine. Bull. Histol. Techn. micr. 5, 287—310 (1928). — FOORD, A. G., L. PARSON, and E. M. BUTT: Leucemic reticuloendotheliosis (monocytic leucemia). J. Amer. med. Ass. 101, 1859—1866 (1933). — FOOT, N. CH.: The endothelial phagocyte. A critical review. Anat. Rec. 30, 15—51 (1925). ~ The reticulum of the human spleen. Anat. Rec. 36, 79—90 (1927a). ~ On the endothelium of the venous sinuses of the human spleen. Anat. Rec. 36, 91—102 (1927b). ~ Chemical contrasts between collagenous and reticular connective tissue. Amer. J. Path. 4, 525—544 (1928). — FORCONI, A.: Ricerche ematologiche e biochimiche sul sangue splenico ottenuto per puntura primi resultati ematologici. Minerva med. 1, 278—281 (1938). — FORD, C. E., P. L. T. ILBERY, and J. F. LOUTIT: Further cytological observations on radiation chimeras. J. cell. comp. Physiol. 50, 109—121 (1957). — FORKERT, I.: Cytologische Untersuchungen an Leber, Lymphknoten und Milz des Pferdes. Vet.-med. Diss., Berlin (Humboldt-Univ.) Berlin 1957. — FORKNER, C. E.: Material from lymph nodes of man. I. Method to obtain material by puncture of lymph nodes for study with supravital and fixed stains. Arch. intern. Med. 40, 532—537 (1927a). ~ Material from lymph nodes of man. II. Studies on living and fixed cells withdrawn from lymph nodes of man. Arch. intern. Med. 40, 647—660 (1927b). ~ Material from lymph nodes. IV. The heterology of lymphoid tissue with special reference to the monocyte-supravital studies. J. exp. Med. 49, 323—346 (1929). — FOSTER, G. B.: A study of the eosinophilic cell as occurring in the hematopoietic organs in diphtheria and tuberculosis. J. med. Res. 19, 83—99 (1908). — FOWLER, J. H., A. M. WU, J. E. TILL, E. A. McCULLOCH, and L. SIMINOVITCH: The cellular composition of hemopoietic spleen colonies. J. cell. comp. Physiol. 69, 65—71 (1967). — FOWLER, R. H.: Cystic tumors of the spleen. Int. Abstr. Surg. 70, 213—223 (1940). ~ Non parasitic benign cysts of the spleen. Int. Abstr. Surg. 96, 209—227 (1953). — FRANCESCHINI, M., e M. RANDACCIO: Comportamento in vari organi dell' embrione di pollo del 45Ca introdotto nel sacco vitellino. Minerva fisioter. radiobiol. (Torino) 6, 154—162 (1961). — FRANCESCON, M.: Stasi lienale e coagulazione. Fisiol e Med. 10, 481—487 (1939). — FRANCISCIS, P. DE, G. DE BELLA, S. CIFALDI e B. MASTURSI: Attività eritropoietica di un omogenato di milza dopo frazionamento su colonna di idrossilapatite. Boll. Soc. ital. Biol. sper. 40, 1771—1772 (1965). — FRANCK, C., et R. GRANDPIERRE: Action de la vagotonine sur l'intensité de la splénocontraction adrénalinique. C. R. Soc. Biol. (Paris) 126, 347—350 (1937). — FRANK, A., u. M. HUSTEN: Experimentelle Untersuchungen zur Frage der Arbeitshypertrophie des Herzens nach Milzexstirpation. Z. ges. exp. Med. 119, 450—456 (1952). — FRANKE, H.: Funktionen der Blutzellen und ihre Funktionsstörungen. In: Handbuch der gesamten Hämatologie, hrsg. von L. HEIL-MEYER und A. HITTMAIR, Bd. I, Tl. 1, S. 134—147. München-Berlin-Wien: Urban & Schwarzenberg 1957. — FRANKEL, H. H., P. R. PATEK, and S. BERNICK: Long term studies of the rat reticuloendothelial system and endocrine gland responses to foreign particles. Amer. Ass. Anat. 75th Sess. 1962. Anat. Rec. 142, 359—373 (1962). — FRANKLIN, K. J., and F. HAYNES: Valves in the splenic and mesenteric veins of the sheep. J. Anat. (Lond.) 60, 194—198 (1926).— FRANZ, K.: Die Beeinflussung des Lymphgewebes durch Eiweiß-Ernährungsversuche an Igeln. Diss. Kiel 1937. — FRASSON, U.: Contributo alla conoscenza di una rara malformazione splenica, tessuto splenico dislocato nelle borse insimie al testicolo sinistro. Monit. zool. ital. 53, 1—10 (1942). — FREESE, H.: Doppelmilz bei Situs solitus. Z. menschl. Vererb.- u. Konstit.-Lehre 20, 38—41 (1936). — FREIFELD, H.: Über das kristallinische Hyalin. Beitr. path. Anat. 55, 168—172 (1913). — FREIFELD, H., u. A. GINSBURG: Wirkung des Anilins auf Gewebekulturen mit histotypischem Wachstum. Organoides Wachstum von Nervengewebe, Milz und Leber. Arch. exp. Zellforsch. 10, 128—141 (1930). — FREISBERG, K. O.: Histomorphologische Untersuchungen zum retothelialen System (RS) der Hauskatze. Vet.-med. Diss., München 1957. — FREMONT-SMITH, P., and C. B. FAVOUR: In vitro lysis of leucocytes from tuberculous humans by tuberculoprotein. Proc. Soc. exp. Biol. (N.Y.) 67, 502—504 (1948). — FRENCKELL, G.: Experimentelle Studien zur Frage der haemolytischen Funktion der Milz. 1. Mitteilung: Über den Einfluß der Milz und der Leber auf die Resistenz der Erythrozyten. Z. ges. exp. Med. 54, 631—641 (1927). — FRENCKELL, G., u. V. N. NEKLUDOW: Experimentelle Studien zur Frage der haemolytischen Funktion der Milz. Pflügers Arch. ges. Physiol. 220, 356—360 (1928). — FRENGER, W.: Über den Antikörper unter besonderer Berücksichtigung seines zellulären Bildungsortes. Mat. Med. Nordmark 8, 328—391 (1956). — FRENGER, W., F. SCHEIFFARTH u. R. RINGELMANN: Über das Serumproperdin bei splenektomierten Tieren. Med. exp. (Basel) 2, 274—277 (1960). — FRESEN, O.: Zur normalen und pathologischen Histologie des retikulo-endothelialen Systems, Retikulose-Monocytenleukämie. Habil.-Schr. Düsseldorf 1945. ~ Versuche mit Kollidon verschiedener Teilchengröße. Verh. dtsch. Ges. Path. 33, 126—134 (1950). ~ Die Histomorphologie monocytärer Leukosen. Acta haemat. (Basel) 6, 290—309 (1951a). ~ Die formale Genese des Plasmazytoms. Verh. dtsch. path. Ges. 35, 171—174 (1951b). ~ Über Riesenzellen. V. Kongr. Europ. Ges. Hämatologie, S. 558—564, 1955. Berlin-Göttingen-Heidelberg: Springer 1956. ~ Das retotheliale System; seine physiologische Bedeutung, morphologische Bestimmung und Stellung in der Hämatologie. In: Handbuch der gesamten Hämatologie, hrsg. von L. HEILMEYER und A. HITTMAIR, Bd. I, Tl. 1, S. 489—544. München-Berlin-Wien: Urban & Schwarzenberg 1957. ~ Das retotheliale System; seine Bedeutung für Orthologie und Pathologie. Dtsch. med. Wschr. 85, 2009—2016 (1960). ~ Isotopenuntersuchungen der Speicherfunktion des retikulohistiozytären Systems. Bericht über Verh. Dtsch. Hämatol. Ges. 1961. Mat. Med. Nordmark 13, 285 (1961). ~ The submicroscopical structure of the reticular cell tissue. Acta haemat. (Basel) 32, 193—199 (1964). — FRESEN, O., and V. SADONY: Researches on the clearance by the retothelial system. Rev. canad. Biol. 25, 161—166 (1966). — FRESEN, O., u. H. WEESE: Das gewebliche Bild nach Infusion verschiedener Kollidonfraktionen (Periston N, Periston, hochvisköses Periston) beim Tier. Beitr. path. Anat. 112, 44—62 (1952). — FRESEN, O., u. H. J. WELLENSIEK: Elektronenoptische Befunde am retikulumzelligen Gewebe. Zbl. allg. Path. path. Anat. 97, 406—407 (1958). ~ Zur elektronenoptischen Struktur des Lymphknotens. Verh. dtsch. Ges. Path. 42, 353—365 (1959). — FREY, E. K.: Kreislaufhormon und innere Sekretion. Münch. med. Wschr. 76, 1951—1952 (1929). — FREY, W., u. F. TONIETTI: Der Einfluß der vegetativen Nerven auf die Milz und die Lymphozyten des Blutes. Z. ges. exp. Med. 44, 597—608 (1925). — FRIBERG, U., W. GRAF, and B. ABERG: On the histochemistry of the mast cells. Acta path. microbiol. scand. 29, 197—202 (1951). ~ Effects of prolonged dextran administration to rabbits. Acta pharmacol. (Kbh.) 9, 220—234 (1953). — FRIBERG, L., and E. ODEBLAD: Localization of Cd[115] in different organs. An autoradiographic study. Acta path. microbiol. scand. 41, 96—98 (1957). — FRICK, H.: Quantitative Untersuchungen an äthiopischen Säugetieren. (I. Absolute und relative Gewichte von Herz, Leber, Milz und Nieren.) Anat. Anz. 104, 305—333 (1957a). ~ Betrachtungen über die Beziehungen zwischen Körpergewicht und Organgewicht. Z. Säugetierkd. 22, 193—207 (1957b). — FRIED, W., C. W. GURNEY, and M. SWATEK: Humoral regulation of "stem cell" numbers. Clin. Res. 13, 411 (1965). — FRIEDERICI, L.: Erythropoese unter normalen und pathologischen Bedingungen. Verh. d. Anat. Ges. 57. Vers. 1961. Erg.-H. Anat. Anz. 111, 4—17 (1961). — FRIEDMAN, E., and I. SIMON-REUSS: Mitotic inhibition induced by phosphates. Experientia (Basel) 10, 494 (1954). — FRIEDMAN, H.: Appearance of anti-bacterial agglutinins in X-irradiated rabbits receiving immune spleen nucleoproteins. Experientia (Basel) 19, 537—538 (1963). ~ Acquisition of antibody plaque forming activity by normal mouse spleen cells treated in vitro with RNA extracted from immune donor spleens. Biochem. biophys. Res. Commun. 17, 272—277 (1964). ~ Absence of antibody plaque forming cells in spleens of thymectomized mice immunized with sheep erythrocytes. Proc. Soc. exp. Biol. (N.Y.) 118, 1176—1180 (1965). —

FRIEHLINGHAUS, E.: Die Entwicklung der Zugleistungsprüfungen für Kaltblutpferde und über die Verwertung der Prüfungsergebnisse. Vet.-med. Inaug.-Diss. Hannover 1941. — FRITZ-NIGGLI, H.: Strahlenbiologie. Grundlagen und Ergebnisse. Stuttgart: Georg Thieme 1959. ~ Allgemeine Strahlenbiologie. In: Handbuch der allgemeinen Pathologie, hrsg. von E. BÜCH-NER, E. LETTERER und F. ROULET, Bd. X/Umwelt I, Tl. 1, S. 1—126. Berlin-Göttingen-Heidelberg: Springer 1960. — FRITZSCHE, F.: Lien caudatus mit eigenartiger Implantation des oberen Milzpols in die Leber. Virchows Arch. path. Anat. **329**, 35—45 (1956). ~ Beziehungen der Milzfehlbildungen zu Störungen der Herzentwicklung. Verh. dtsch. Ges. inn. Med. **64**, 63—70 (1959). — FRÖHLICH, M. M., K. RÁK, V. BALÁZS, K. KOVÁCS, A. TISZAI u. A. BENKÖ: Wirkung der Methylcellulose-Speicherung auf die Blutproteine. Verh. 6. Kongr. Europ. Ges. für Haematol., S. 20—23. Basel u. New York: Karger 1958. — FROHLICH, E. D.: Effect of Salmonella typhosa endotoxin on perfused dog spleen. Proc. Soc. exp. Biol. (N.Y.) **113**, 559—562 (1963). — FRUHLING, L., S. ROGER et P. JOBARD: L'hématologie normale (tissus et organes hématopoiétiques, sang circulant) de l'embryon, du foetus et du nouveau-néhumains. I. memoire. Sang **20**, 267—277 (1949a). ~ L'hématologie normale (tissus et organes hématopoietiques, sang circulant) de l'embryon, du foetus et du nouveau-né humains. II. memoire. Sang **20**, 313—324 (1949b). — FRUHMAN, G. J.: Bacterial endotoxin: effects on erythropoiesis. Blood **27**, 363—370 (1966a). ~ The estrous cycle and splenic erythropoiesis in the mouse. Proc. Soc. exp. Biol. (N.Y.) **122**, 493—495 (1966b). ~ Effects of starvation and refeeding on erythropoiesis in mice. Z. Zellforsch. **75**, 258—271 (1966c). — FRUTON, J. S., and M. BERGMANN: On the proteolytic enzymes of animal tissues. I. Beef spleen. J. biol. Chem. **130**, 19—27 (1939). — FRUTON, J. S., G. W. IRVING, and M. BERGMANN: On the proteolytic enzymes of animal tissues. II. The composite nature of beef spleen cathepsin. J. biol. Chem. **138**, 249—262 (1941). — FUCHS, W. A.: Lymphographie und Tumordiagnostik. Berlin-Heidelberg-New York: Springer 1965. — FUEJAMA: 1939; zit. nach VON HERRATH 1958. — FUJII, H.: Direct evidence of the antibody nature of plasma cell γ-globulin, with special reference to a comparative study with that of lymphocytes. Ann. Rep. Inst. Virus Res. Kyoto Univ., Ser. A **1**, 48—70 (1958). ~ A quantitative study of the plasma cell population in lymphoid organs of young adult albino rats. Arch. hist. jap. **18**, 479—487 (1960). — FUJII, K.: A histological study of sensory nerves in the spleen. Arch. Jap. Chir. **28**, 3037—3084 (1959). — FUJIKAWA, T.: Über die Wechselbeziehung zwischen der Schilddrüse und der Milz. III. Über das Schicksal fremder Erythrocyten. Okayama Igakkai Zasshi **48**, 28—29 (1936a). ~ Über die Wechselbeziehung zwischen der Schilddrüse und der Milz. V. Histologische Untersuchung. Okayama Igakkai Zasshi **48**, 1531—1541 (1936b). — FUJIKI, Y., Y. MASYAMA, T. YAMANAKA, and M. YAMAMOTO: A study on Co^{60} Distribution in rat tissues. Dent. J. Osaka Univ. **4**, 717—720 (1950). — FUJIMOTO, J.: Architektonische Untersuchung der Säugermilz. Igaku Kenkyu. **8**, 3—20 (1934a). ~ Über den architektonischen Bau der Vertebratenmilz. Igaku Fukuoka **1934** (b), 274. — FUJITA, E.: Morphological studies on megakaryocytes in various diseases. Igaku Kenkyu **28**, 3606—3628 (1928). — FUKAHORI, Y.: The response of the spleen to the stimulation of the depressor and vagus nerve in the rabbit. Nagasaki Igakkai Zasshi **10**, 1170 (1932). — FUKAI, S.: Über die histologischen Veränderungen der Leber nach Exstirpation der Milz. Okayama Igakkai Zasshi **51**, 1307—1318 (1939). — FUKUDA, T.: The deep lymphatics of the spleen. Tohoku J. exp. Med. **79**, 281—292 (1963). — FUKUHARA, R.: Studien über die Wiederherstellung des Bluteiweißes sowie dessen kolloid-osmotischen Druckes im normalen und pathologischen Zustand. 4. Mitteilung: Versuche bei Splenektomie. Tohoku J. exper. Med. **30**, 516—522 (1937). — FUKUMIZU, R.: Electron-microscopic studies on the reticulum of the spleen. Kobe J. med. Sci. **13**, 81—100 (1967). — FUKUTANI, K.: Further studies on the effect of the removal of the chief lymphoid organs in the rat. Okajimas Folia anat. jap. **34**, 43—66 (1959). — FUNAKOSHI, M.: Experimentelle Studien über Autotransplantation der peripheren Nerven in der Milz. Mitt. Med. Akad. Kioto **32**, 680—696 (1941). — FURTH, J., and O. B. FURTH: Monocytic leukemia and other neoplastic diseases occurring in mice following intrasplenic injection of 1:2-benzpyrene. Amer. J. Cancer **34**, 169—183 (1938). — FUSARI, R.: Sul modo di distribuirsi delle fibre nervose nel parenchima della milza. Monit. zool. ital. **3**, 144—148 (1892). — FUSS, H.: Milzverletzungen beim Gesunden und ihre Folgen. Vorträge aus der praktischen Chirurgie, hrsg. von H. BÜRKLE DE LA CAMP. 43. Heft. Stuttgart: Ferdinand Enke 1955.

GABATHULER, A.: Über den Einfluß der Milz und des mehrtägigen Aufenthaltes in Luftverdünnung auf die Hämoglobin- und Erythrocytenvermehrung im Blute der Kaninchen. Z. ges. exp. Med. **65**, 498—521 (1929). — GÁBOS, M.: Seasonal variations of ascorbic acid content in some organs of the white rat. Rev. roum. Biol. Ser. Zool. **12**, 87—90 (1967). — GÄNSSLEN, M., u. E. WIEDEMANN: Vererbung von Blutkrankheiten. In: Handbuch der gesamten Hämatologie, hrsg. von L. HEILMEYER und A. HITTMAIR, Bd. I, Tl. 1, S. 50—59. München-Berlin-Wien: Urban & Schwarzenberg 1957. — GAETANI, L. DE: Sui corpuscoli periarteriosi terminali nelle milza dei Selaci. Arch. ital. Anat. Embriol. **23**, 321—339 (1926). — GAILLARD, P. J.: Eine Methode zur Messung der Aktivität der Zellkulturen. Arch. exp. Zellforsch. **11**, 370—374 (1931). ~ Gesetzmäßigkeiten beim Wachstum von Gewebekulturen. I. Analyse der Zellteilungsfrequenz. Protoplasma (Berl.) **24**, 384—403 (1935). ~ Gesetzmäßigkeiten beim Wachstum von Gewebekulturen. II. Analyse der Zellbewegung. Protoplasma (Berl.) **25**, 598—613 (1936). ~ Die Transplantation von gezüchtetem Gewebe und das Alter des Empfängers. Schweiz. med. Wschr. **85**, 846—847 (1955). — Gajdos, A.: Physikalische Eigenschaften des Blutes und seine pathologischen Veränderungen. In: Handbuch der gesamten Hämatologie, hrsg. v. L. Heilmeyer und A. Hittmair, Bd. II, Tl. 2, 1. Halbbd., S. 361—388. München-Berlin-Wien: Urban & Schwarzenberg 1959. — Galindo, B., and J. A. Freeman: Fine structure of splenic pulp. Anat. Rec. **147**, 25—41 (1963). — Galindo, B., and T. Imaeda: Electron microscope study of the white pulp of the mouse spleen. Anat. Rec. **143**, 399—415 (1962). — Gall, D.: A simple technique for the microscopy of living tissues in situ, with some observations on the splenic circulation. Ann. trop. Med. Parasit. **42**, 54—66 (1948). — Gall, D., and B. G. Maegraith: The splenic circulation; latex-cast studies in the rat. Ann. trop. Med. Parasit. **44**, 331—338 (1950). — Gall, E. A.: A previously undescribed granule within the lymphocyte. Amer. J. med. Sci. 380—388 (1936). ~ The cytological identity and interrelation of mesenchymal cells of lymphoid tissue. Ann. N.Y. Acad. Sci. **73**, 120—130 (1958). — Gallego Tejedor, M., P. San Martin Hernández, T. Gómez Obregón y J. Prieto Claviko: La anastomosis esplenorrenal espontánea. Med. esp. **57**, 82—83 (1967). — Gallimore, J. C., G. A. Boyd, and J. N. Stannard: An autoradiographic study of the distribution of polonium in the rat during 24 hours after intravenous injection. Anat. Rec. **118**, 253—274 (1954). — Gallo, V.: Fehler und Wahrscheinlichkeitsrechnung in der Hämatologie. In: Handbuch der gesamten Hämatologie, hrsg. von L. Heilmeyer und A. Hittmair, Bd. II, Tl. 2, 2. Halbbd., S. 115—121. München-Berlin-Wien: Urban & Schwarzenberg 1960. — Gamble, C. N.: The effects of phytohemagglutinin on mouse spleen cells in vivo. Blood **28**, 175—187 (1966). — Gans, C., and Th. S. Parsons: A photographic atlas of Shark anatomy. The gross morphology of Squalus acanthias. New York and London: Academic Press 1964. — Garamella, J. J., and L. J. Hay: Autotransplantation of spleen: splenosis. Ann. Surg. **140**, 107—112 (1954). — Garau, B.: Sulla genesi dei focolai splenoidi di Schmidt nel fegato di ratti splenectomizzati. Boll. Soc. ital. Biol. sper. **9**, 282—283 (1934). — Gardner, W. U.: Development and growth of tumors in ovaries transplanted into the spleen. Cancer Res. **15**, 109—117 (1955). — Garossi, A.: Intorno al modo di comportasi dell'apparato reticolo-endotheliale de fegato, della milza e delle capsule surrenali nella tiroidectomia sperimentale. Atti Reale Accad. fisiocrit. Siena **10**, 451—473 (1928). — Gasparini, A.: Über die funktionellen Beziehungen zwischen Schilddrüse und Milz. Arch. Sci. Med. **57**, 153—172 (1933). — Gassoul, R. J.: De l'action exercée par les rayons x sur les tissus vivants ,,in vitro". Ann. Roentgenol. Radiol. **2**, 339—356 (1927). — Gastaud, J. M.: Le système artériel profond de quelques organes coeliaques chez Scylliorhinus canicula L. (Scyllium canicula Cuv.). Arch. Biol. (Liège) **65**, 437—457 (1954). — Gatta, R.: Lo sviluppo e la struttura della vena porta nelle varie età. Monit. zool. ital. **44**, 213—226 (1933). — Gaudecker, B. v., u. K. Hinrichsen: Elektronenmikroskopische Untersuchungen zur Cytologie von Thymusrinde und Keimzentrum. Z. Zellforsch. **65**, 139—162 (1965). — Gaupp, E.: A. Eckers und R. Wiedersheims Anatomie des Frosches, auf Grund eigener Untersuchungen durchaus neu bearbeitet. 3. Abt.: Lehre von den Eingeweiden, dem Integument und den Sinnesorganen. 2. Aufl. Braunschweig: Vieweg & Sohn 1904. — Gavazzeni, M.: Milza e ghiandole genitali. Endocrinologia (Buc.) **9**, 424—438 (1934). — Gayrel, P.: Activité uricolytique comparée de quelques organes de Rongeurs: Souris, Rat, Cobaye, Lapin. C. R. Acad. Sci. (Paris) **258**, 3776—3777 (1964). — Gebauer, H.: Histologische Veränderungen in Milz und Leber von Albinoratten nach Vitamin B_{12}-Gaben und Kobaltfütterung. Naturwissenschaften **40**, 558—559 (1953). ~ Die Milz der Albinoratte bei Vitamin A-Mangel. Naturwissenschaften **41**, 288—289 (1954a). ~ Histologische Veränderungen von Milz und Leber von Albinoratten nach Vitamin B_{12}- und Kobaltgaben. Vitamine und Hormone **6**, 98—108 (1954b). ~ Durch Umwelt- und Ernährungseinflüsse bedingte Krankheiten (einschl. Avitaminosen). In: Pathologie der Laboratoriumstiere, hrsg. von P. Cohrs, R. Jaffé u. H. Meessen, Bd. 2, S. 257—309. Berlin-Göttingen-Heidelberg: Springer 1958. — Gedigk, P.: Zur Histochemie der Fremdkörperreaktionen. Verh. dtsch. Ges. Path. **39**, 206—209 (1955). ~ Die funktionelle Bedeutung des Eisenpigmentes. In: Ergebnisse der allgemeinen Pathologie und pathologischen Anatomie, hrsg. v. P. Cohrs, W. Giese u. H. Meessen, Bd. 38/1, S. 1—45. BerlinGöttingen-Heidelberg: Springer 1958. — Gedigk, P., u. W. Pioch: Über die Speicherung von Schwermetallverbindungen in mesenchymalen Geweben. Beitr. path. Anat. **116**, 124—148 (1956a). ~ Über die Bildung von organischen Substanzen in Siliciumdioxydgranulomen. Virchows Arch. path. Anat. **328**, 513—535 (1956b). — Gehrmann, G.: Lebensdauer und Abbauort der Erythrocyten bei hämolytischen Anämien. Heidelberg: Hüthig 1964. ~ Radiochrom in der hämatologischen Diagnostik. Dtsch. med. Wschr. **90**, 1366—1368 (1965). ~ Hämolyse und hämolytische Anämien. Stuttgart: Thieme 1969. — Gehrmann, G., E. L. Schäfer u. M. Wunder: Klinische und radiologische Befunde bei Thorotrastschädigungen. Dtsch. med. Wschr. 88, 2050—2056 (1963). — GELDEREN, CHR. VAN: Venensystem, mit einem Anhang über den Dotter- und Placentarkreislauf. In: Handbuch der vergleichenden Anatomie der Wirbeltiere, hrsg. v. L. BOLK, E. GÖPPERT, E. KALLIUS und W. LUBOSCH, Bd. 6, S. 685—744. Berlin u. Wien: Urban & Schwarzenberg 1933. — GELIN, G.: La rate et ses maladies. Paris: Masson & Cie. 1954. — GENESI, M.: Rilievi istotopografici sulla distribuzione della fosfatasi alcalina. (Attività enzimatica del nevrasse, della milza e del surrene di conigli inoculati endocranio con leucociti leucemici e trattati con citocromo C.) Biol. lat. (Milano) 7, 533—571 (1954). — GENNES, L. DE, MAHOUDEAU et LAUDAT: Etude éxperimentale des variations de la lipidémie sous l'influence de la splénectomie. Bull. Soc. méd. Hôp. (Paris), III. s. 50, 1099—1101 (1934). — GERACITANO, A.: Effetti sulla milza della legatura dei vasi venosi splenici. Folia med. (Napoli) 22, 291—312 (1936). — GERBER, A. B., M. LEV, and S. L. GOLDBERG: The surgical anatomy of the splenic vein. Amer. J. Surg. 82, 339—343 (1951). — GERLACH, W.: Zur Frage mesenchymaler Reaktionen. 4. Die morphologisch faßbaren biologischen Abwehrvorgänge in den inneren Organen normergischer und hyperergischer Tiere, insbesondere Milz und Leber. Krkh.forsch. (Leipzig) 6, 279—322 (1928). ~ Untersuchungen über den Kupfergehalt menschlicher und tierischer Organe. Virchows Arch. path. Anat. 294, 171—197 (1934). — GERLACH, W., u. K. RUTHARDT: Elementnachweis im Gewebe. 8. Mitteilung. Die quantitative Bestimmung von Kupfer im Gewebe mittels Spektralanalyse nebst Untersuchung eines Falles von fraglischer Kupfersulfatvergiftung. Beitr. path. Anat. 92, 347—356 (1933/34). — GERLICH, N.: Die Anwendung von Tris- und Bis-Äthyleniminobenzochinonen bei Hämoblastomen. Mitteilungsdienst der Gesellschaft zur Bekämpfung der Krebskrankheiten Nordrhein-Westfalen. 2 (2), 1—26 (1960). — GERSH, I., and H. R. CATCHPOLE: The organization of ground substance and basement membrane and its significance in tissue injury, disease and growth. Amer. J. Anat. 85, 475—521 (1949). — GEYER, G.: Vergleichende topochemische Untersuchungen mit der Reaktion nach HALE und ihrer Modifikation von G. MÜLLER an einigen Organen und Geweben der weißen Ratte. Acta histochem. (Jena) 5, 62—78 (1957). — GHARPURE, P. V., and H. I. JHALA: The ratio of the body weight to the weights of the organs. IV. The kidneys, the spleen, the liver, the lungs, the pancreas, the pituitary, the suprarenals, the thyroid and the testes. Indian med. Gaz. 87, 487—491 (1952). — GHERMAN, G., V. V. PAPILIAN u. K. HANN: Die Milzpunktion. Ärztl. Prax. 16, 2078—2079 (1964). — GHIGI, C.: Il connettivo della milza umana nelle varie eta. Nota I. Il connettivo reticolare. Boll. Soc. ital. Biol. sper. 7, 205—208 (1932a). ~ Il connettivo della milza umana nelle varie eta. Nota II. Il connettivo collageno. Boll. Soc. ital. Biol. sper. 7, 209—211 (1932b). — GIARELLI, L., e C. MASCHIO: La milza e le lesioni viscerali da tossina difterica. Riv. Anat. pat. 9, 720—737 (1955). — GIBIAN, H.: Mucopolysaccharide und Mucopolysaccharidasen. Einzeldarstellungen aus dem Gesamtgebiet der Biochemie (N.F.), hrsg. von O. HOFFMANN-OSTENHOFF, Bd. 4. Wien: Deuticke 1959. — GIBLETT, E. R., A. G. MOTULSKI, F. CASSERD, B. HOUGHTON, and C. A. FINCH: Studies on the pathogenesis of splenic anemia. Blood 11, 1118—1131 (1956). — GIBSON, J. B., and C. A. J. MAGAFEE: A rare hepatic-venous anomaly with portal drainage of the pulmonary veins. Brit. Heart J. 23, 143—149 (1961). — GIDÁLI, J., and I. FEHÉR: Differentiation and maturation of hemopoietic stem cells in spleen colonies. Haematologica (Budapest) 4, 429—436 (1967). — GIERKE, E. v.: Ein Beitrag zum Wachstum von Leber und Milz des Rindes vom 3. Monat des embryonalen Lebens bis ins Alter. Vet.-med. Diss. Berlin 1932a. ~ Über Beziehungen zwischen Größe und Gewicht der Milz. Zbl. allg. Path. path. Anat. 55, 129—130 (1932b). — GIESCHEN, K. L.: Über die Histogenese der Zellformen in der Milzkultur vom erwachsenen Kaninchen und ihr Verhalten im Nährplasma mit und ohne Trypanblauzusatz. Z. Zellforsch. 15, 398—439 (1932). — GIESE, V.: Über die wechselnde Blutfülle der Leichenmilz. Verh. dtsch. path. Ges. 28, 268—274 (1935). — GIESEKING, R.: Mesenchymale Gewebe und ihre Reaktionsformen im elektronenoptischen Bild. Veröff. a. d. morphol. Pathologie, begr. v. L. ASCHOFF u. W. KOCH, hrsg. v. F. BÜCHNER, W. GIESE u. W. BÜNGELER. Stuttgart: G. Fischer 1966. — GIESELER, H. J.: Anatomische und experimentelle Untersuchungen zur Mechanik und Symptomatologie der traumatischen Milzrupturen. Langenbecks Arch. klin. Chir. 309, 340—367 (1965). ~ Stumpfe Bauchverletzungen. Landarzt 43, 145—160 (1967). — GIESELER, H., u. A. WILHELM: Traumatische Milzrupturen. Chir. Praxis 6, 331—337 (1962). ~ Traumatische Milzrupturen. Tägl. Prax. 4, 135—140 (1963). — GILBERT, E. F., K. NISHIMURA, and B. G. WEDUM: Congenital malformations of the heart associated with splenic agenesis. With a report of five cases. Circulation 17, 72—86 (1958). — GILFILLAN, R. S.: Anatomic study of the portal vein and its main branches. Arch. Surg. 61, 449—461 (1950). — GILLESPIE, J. S., and D. N. H. HAMILTON: Binding of noradrenaline to smooth muscle cells in the spleen. Nature (Lond.) 212, 524—525 (1966). — GILLESPIE, J. S., and S. M. KIRPEKAR: The localization of endogenous and infused noradrenaline in the spleen. J. Physiol. (Lond.) 179, 46—47 (1965). ~ The histological localization of noradrenaline in the cat spleen. J. Physiol. (Lond.) 187, 69—79 (1966). — GILLISSEN, G., u. H. SEIFERT: Verlängerte Haltbarkeit von Homotransplantaten nach Histongaben. Naturwissenschaften **55**, 137 (1968). — Gisel, A.: Eine seltene Variation im Verästelungstypus der Arteria coeliaca. Ein Beitrag zur Frage der „ventralen Längsanastomose". Anat. Anz. **94**, 208—220 (1943). — Giunti, G.: Der elastisch-muskuläre Apparat des Milzstromas unter verschiedenen pathologischen Bedingungen. Arch. ital. Anat. Istol. pat. **10**, 123—149 (1939). — Gladstone, S.: Iron in the liver and in the spleen after distruction of blood and transfusions. Amer. J. Dis. Child. **44**, 81—105 (1932). — Glaser, G.: Beiträge zur Kenntnis des Lymph-gefäßsystems der Fische. Z. Anat. Entwickl.-Gesch. **100**, 433—511 (1933). — Glaser, W.: Über die vasomotorische Innervierung der Blutgefäße der Milz nebst Bemerkungen zur intramuralen Nervenversorgung der Blutgefäße im Knochenmark. Z. Anat. Entwickl.-Gesch. **87**, 741—745 (1928). — Glazkov, S. I.: Ganglia of the nervous apparatus of the human spleen. Trudy Yubileinoi nauchnoi Konferentsii posvyashchennoi pamyati Professora G.M. Iosifova **1965**, 241—245. — Glees, P.: Quantitativ-chemische Untersuchungen über die Schwankungen des Eisengehaltes der Leber und Milz in verschiedenen Lebensaltern und bei verschiedenen Krankheiten. Inaug.-Diss. Bonn 1935. — Glenner, G. G.: Persönliche Mit-teilung an Schlüns (1964). — Glick, B., and K. Sato: Accessory spleens in the chicken. Poultry Sci. **43**, 1610—1612 (1965). — Glimstedt, G.: Das Leben ohne Bakterien. Sterile Aufziehung von Meerschweinchen. Verh. d. Anat. Ges. 41. Verslg 1932. Erg.-H. Anat. Anz. **75**, 79—89 (1933). ~ Bakterienfreie Meerschweinchen; Aufzucht, Lebensfähigkeit und Wachs-tum, nebst Untersuchungen über das lymphatische Gewebe. Acta path. microbiol. scand., Suppl. **30**, 1—295 (1936). — Glomset, J. A.: The further purification and properties of a phosphatase from spleen able to hydrolyze completely the phosphorus of α-casein. Biochim. biophys. Acta (Amst.) **32**, 349—357 (1959). — Glomset, J., and J. Porath: Some pro-perties of a phosphatase from bovine spleen. Biochim. biophys. Acta (Amst.) **39**, 1—8 (1960). — Glomski, Ch.: Macromulecular splenomegaly in the rat; A histologic study of tissue iron distribution. Amer. Ass. Anat. 75th Sess. 1962. Anat. Rec. **142**, 305—306 (1962). — Godard, H., C. Palios et A. Coudounis: Les modifications du sang après splénectomie (Essai sur la sécrétion interne de la rate). J. Physiol. Path. gén. **30**, 640—658 (1932). — Godart, S. J.: Lymphatic drainage of the spleen of the rat. Bull. Acad. roy. Méd. Belg. **2**, 665—671 (1962). — Godart, S. J., and W. F. Hamilton: Lymphatic drainage of the spleen. Amer. J. Physiol. **204**, 1107—1114 (1963). — Godlowski, Z. Z.: The fate of eosinophils in hormonally induced eosinopenia and its significance. J. Endocr. **8**, 102—125 (1952). — Goebel, A.: Die Patho-logie des Mineralstoffwechsels (Schwermetall- und Ionenstoffwechsel) der Zelle. In: Hand-buch der allgemeinen Pathologie, hrsg. v. F. Büchner, E. Letterer u. F. Roulet, Bd. II/1, S. 389—418. Berlin-Göttingen-Heidelberg: Springer 1955. — Goebel, F.: La rate et le métabolisme cholestérol. C. R. Soc. Biol. (Paris) **106**, 233—236 (1934a). ~ La rate et le métabolisme cholestérinique. J. Physiol. Path. gén. **32**, 59—61 (1934b). ~ L'histamine et le taux de la cholesterine dans le sang, nouvelle contribution au rôle de la rate dans le méta-bolisme cholestérinique. J. Physiol. Path. gén. **32**, 408—417 (1934c). — Goebel, F., u. S. Marczewski: Beziehungen zwischen Milzkontraktion und der Zahl der Reticulocyten. 4. Kongr. Int. Pat. Compar., Rom, **2**, 341 (1939). — Goebel, F., et J. M. Miller: L-ablation de la rate et le système réticulo-endothéliale. C. R. Ass. Anat. **31**, 236—240 (1935). — Gömöri, G.: Microtechnical demonstration of phosphatase in tissue sections. Proc. Soc. exp. Biol. (N.Y.) **42**, 23—26 (1939). ~ The distribution of phosphatase in normal organs and tissues. J. cell. comp. Physiol. **17**, 71—83 (1941). ~ Further studies on the histochemical specificity of phosphatases. Proc. Soc. exp. Biol. (N.Y.) **72**, 449—450 (1949). ~ Chloracyl esters as histo-chemical substrats. J. Histochem. Cytochem. **1**, 469—471 (1953). — Goerttler, K.: Lehr-buch der Histologie und der mikroskopischen Anatomie des Menschen, 29. Aufl. Stuttgart: Gustav Fischer 1963. ~ Lehrbuch der Anatomie des Menschen, begr. von A. Benninghoff, 7. Aufl., Bd. 2. München u. Berlin: Urban & Schwarzenberg 1964. — Gössner, W.: Beitrag zur Cytochemie der Plasma- und Plasmocytomzellen. Zbl. allg. Path. path. Anat. **85**, 434—441 (1949). ~ Histochemischer Nachweis hydrolytischer Enzyme mit Hilfe der Azofarbstoff-methode. Untersuchungen zur Methodik und vergleichenden Histotopik der Esterasen und Phosphatase bei Wirbeltieren. Histochemie **1**, 48—96 (1958). — Gözsy, B., and L. Káto: Studies on phagocytic stimulation. Preface by A. Frapier. Montreal: University of Montreal 1957. — Goglia, G.: Sul caratteristico aspetto elicospirale del lume arterioso nelle arterie spleniche del cane. Quad. Anat. prat. **17**, 74—89 (1961). — Gohrbandt, P.: Experimentelle Untersuchungen über die Veränderungen der Milz bei Bauchfellentzündung. Virchows Arch. path. Anat. **272**, 763—833 (1929). — Goinard, P.: Pathologie chirurgical de la rate. Paris: Masson & Cie. 1939. — Golab, B.: Uklad chlonny sledziony — siec powierzchowna. Folia morph. (Warszawa) **14**, 283—293 (1963). — Golber, L. M.: L'influence de la splénectomie sur certains éléments chimiques du foie dans l'infiltration graisseuse de celui-ci. Eksper. Med. **2**, 28—31 (1940). — Golber, L. M., u. T. Y. Volpyanskaya: Über den Einfluß von Splen-ektomie auf den Cholesteringehalt der normalen und phosphorvergifteten Leber. Bull. biol. et med. exp. URSS **9**, 478—479 (1940). — Goldammer, H.: Vitamin B_1 und Milzgewicht. Inaug.-Diss. Breslau 1939. — Goldbarg, J. A., O. M. Friedman, E. P. Pineda, E. E.

SMITH, R. CHATTERJEE, E. E. STEIN, and A. M. RUTENBURG: The colorimetric determination of γ-glutamyl transpeptidase with a synthetic substrate. Arch. Biochem. **91**, 61—70 (1960). — GOLDBERG, G. M.: Lymphatics of the spleen. J. Anat. (Lond.) **92**, 310—314 (1958). — GOLDIE, H., G. J. TARLETON, B. R. JEFFREIS, and P. F. HAHN: Effect of repeated doses of external and internal irradiation on structure of the spleen. Proc. Soc. exp. Biol. (N.Y.) **82**, 395—399 (1953). — GOLDMAN, H.: Vasopressin modulation of the distribution of blood flow in the unanesthetized rat. Neuroendocrinology **1**, 23—30 (1966). — GOLDMANN, J.: Zur Frage der Lipoidgranula in den Blutelementen der blutbildenden Organe und des peripherischen Blutes. Z. mikr.-anat. Forsch. **18**, 143—158 (1929). — GOLDNER, J.: Sur la neoformation des capillaires dans les tissus inflammatoires. Ann. Anat. path. **11**, 461—481 (1934). ~ A modification of the Masson trichromtechnique for routine laboratory purpose. Amer. J. Path. **14**, 237—243 (1938). — GOLDSTEIN, M. N., and D. B. CAMERON: Effect of 3,3-methylene-4-hydroxycoumarin (dicoumarol) on embryonic chick liver and spleen. Proc. Soc. exp. Biol. (N.Y.) **68**, 646—647 (1948). — GOLDSTEIN, M. N., and GALLAGHER: The development of permanent strains of fibroblast-like cells from adult rabbit tissues. 10th Annual Meeting of the Tissue Culture Association. Atlantic City 1959. — GOLDZIEHER, M. A.: Über Fettmetastase bei Diabetes mellitus. Virchows Arch. path. Anat. **263**, 769—780 (1927). — GOLDZIEHER, M. A., and L. HIRSCHHORN: The reticulo-endothelial system. III. The influence of hormones. Arch. Path. Lab. Med. **4**, 958—965 (1927). — GOLEFF, K.: Untersuchungen über das Verhalten der Haut, der Muskeln und der Milz des Frosches bei Wasserverlust. Inaug.-Diss. Leipzig 1937. — GOLLWITZER-MEIER, K., u. E. KRÜGER: Acetylcholin in Frischmilz und Frischblut. Naunyn-Schmiedebergs Arch. exp. Path. Pharmak. **176**, 642—646 (1934). — GONZÁLEZ, R.: Differentiation of mastocyte granules by tetrazine counterstaining after the periodic Acid-Schiff procedure. Stain Technol. **34**, 173—174 (1959). — GONZÁLES, R. J., G. A. NÙNEZ y V. I. PULIDO: Citofisiologia de los histiocitosen cultivos de tejidos. I. La significacion de la pinocitosis en distintas condiciones experimenteles. Su acentuacion en los fenomenos de choque. Bol. Inst. Estud. med. Biol. **14**, 41—59 (1956). — GONZÁLEZ-GUZMÁN, I.: Normale und pathologische Physiologie des Kernkörperchen-Systems der Blutzellen und der Zellen der blutbildenden Organe. In: Handbuch der gesamten Hämatologie, hrsg. von L. HEILMEYER und A. HITTMAIR, Bd. I, Tl. 1, S. 128—133. München-Berlin-Wien: Urban & Schwarzenberg 1957. ~ Plasmocytes and hydropic cells. Bol. Inst. Estud. med. Biol. **19**, 223—226 (1961). — GOOD, R. A., A. P. DELMASSO, C. MARTINEZ, O. K. ARCHER, J. C. PIERCE, and B. W. PAPERMASTER: The role of the thymus in development of immunologic capacity in rabbits and mice. J. exp. Med. **116**, 773—795 (1962). — GOODALL, A.: Hematogenesis in foetal sheep. J. Path. Bact. **12**, 191 (1908). — GOODMAN, J. R., and R. E. MOORE: Electron microscopy of formed elements of normal human blood. Blood **12**, 428—442 (1957). — GORDON, A. J., E. C. HOLDER, and S. FEITELBERG: A quantitative approach to the study of splenomegaly. Arch. Path. **46**, 320 (1948). — GORDON, A. S., and G. F. KATSH: The relation of the adrenal cortex to the structure and phagocytic activity of the macrophagic system. Ann. N.Y. Acad. Sci. **52**, 3—30 (1949). — GORDON, A. S., and W. KLEINBERG: A study of the relation of the spleen to erytropoiesis and red cell destruction in the guinea pig. Amer. J. Physiol. **118**, 757—765 (1937). ~ Longevity of erythrocyte and reticulocyte in normal and splenectomized Guinea pig. Proc. Soc. exp. Biol. (N.Y.) **38**, 360—363 (1938). — GORDON, A. S., W. KLEINBERG, and E. PONDER: Decreased red cell fragility after splenectomy. Amer. J. Physiol. **120**, 150—153 (1937). — GORDON, J. D., and D. H. PALEY: Primary malignant tumors of the spleen. Surgery **29**, 907—913 (1951). — GORECZKY, L., u. F. HÉTHELYI: Über den kolloid-osmotischen Druck des Depotserums der Milz. Biochem. Z. **311**, 15—18 (1942). ~ Über das Depotblut der Milz. Z. Immun.-Forsch. **104**, 310—320 (1943). — GORECZKY, L., u. G. v. LUDÁNY: Die phagocytosefördernde Eigenschaft des Depotserums der Milz. Z. ges. exp. Med. **101**, 187—194 (1937). ~ Über den Komplementgehalt des Depotserums der Milz. Klin. Wschr. **17**, 1444—1445 (1938). — GORER, P. A.: Morphological variation in the histiocytes of mice and men. Guy's Hosp. Rep. **95**, 7—20 (1946). — GORJAJEW, N. K.: Die Milz — ein kontraktiles Blutreservoir. Z. ges. Med. **85**, 723—730 (1932). — GORJAJEW, N. K., u. R. M. ACHREM-ACHREMOWITSCH: Zur Mikroanatomie der Milz. Z. ges. exp. Med. **85**, 731—735 (1932). — GORLITZER v. MUNDY, V.: Hypersplenismus und Hyposplenismus. Med. Klin. **48**, 1921—1924 (1953). ~ Zur Frage der Splenektomie im Atomzeitalter. Med. Klin. **53**, 1221—1222 (1958). — GOSCH, L.: Über das Vorkommen und die Gestalt glatter Muskelzellen im Parenchym der Milz einiger Säugetiere. Z. mikr.-anat. Forsch. **25**, 455—495 (1931). — GOSLAR, H. G.: Über die Wirkung eines standardisierten Thymusextraktes auf die Häutungsvorgänge und auf einige Organe von Natrix natrix L. Naunyn-Schmiedebergs Arch. exp. Path. Pharmak. **233**, 201—225 (1958). ~ Histologische und topochemische Untersuchungen über das unterschiedliche Verhalten von wäßrigen Thymus-, Milz- und Lymphknotenextrakten bei Reptilien. Endokrinologie **39**, 282—295 (1960). — GOSTOMZYK, J. G., R. ARNOLD u. G. RUHENSTROTH-BAUER: Zur Bedeutung der Milz für die Reaktion des Knochenmarks auf eine Ganzkörperbestrahlung. Schweiz. med.

Wschr. **93**, 1490—1492 (1963). — GOSTOMZYK, J. G., C. FEESER u. G. RUHENSTROTH-BAUER: Humorale Stimulierung der Ausschwemmung von Granulocyten aus dem Knochenmark durch die Milz. Klin. Wschr. **42**, 231—232 (1964). — GOTO, E.: Studies on the properties of separated reticulocytes and erythrocytes having Heinz bodies. J. Osaka City Med. Center **10**, 539—552 (1961). — GOUDY, B., E. DAWES, A. E. WILKINSON, and E. D. WILLS: Ferrochelatase activity in normal and irradiated animal tissues. Europ. J. Biochem. **3**, 208—212 (1967). — GOULD, R. G.: Sterol metabolism and its control. Mat. Med. Nordmark 8, 189—191 (1956). — GOULIAN, D.: Radioautographic studies on the reticulo-endothelial system. Fed. Proc. **12**, 211 (1953). — GOUNELLE, H.: La production expérimental et l'histogénése du monocyte à partir du système réticuloendothélial. Paris méd. **2**, 224—227 (1928). — GOUTIER, R.: La désoxyribonuclease acide de la rate après irradiation chez des rats normaux et des rats protégés par la cystamine. Arch. int. Physiol. **67**, 15—23 (1959). ~ La désoxyribonucléase acide de la rate après irradiation de la tête ou du corps entier chez le rat. C. R. Soc. Biol. (Paris) **149**, 1001—1005 (1965). — GOWANS, J. L.: The life-history of lymphocytes. Brit. med. Bull. **15**, 50—53 (1959). ~ The fate of parental strain small lymphocytes in F_1 hybrid rats. Ann. N.Y. Acad. Sci. **99**, 432—455 (1962). — GRABAR, P., E. PISI, J. COURCON et G. LESPINATS: Analyse immunochimique des constituants solubles de la rate de rat. Ann. Inst. Pasteur **107**, 749—763 (1964). — GRÄFF, S.: Was leistet der lymphatische Rachenring für den menschlichen Organismus? In: Lymphsystem und Lymphatismus. Von der Morphologie zur Konstitutionspathologie, hrsg. v. M. J. ZILCH, S. 67—77. München: J. A. Barth 1963. — GRÄVENSTEIN, H.: Über die Arterien des großen Netzes beim Hunde. Morph. Jb. **82**, 1—26 (1938). — GRAHAM, H. T., O. H. LOWRY, N. WAHL, and M. K. PRIEBAT: Mast cells as sources of tissue histamine. J. exp. Med. **102**, 307—318 (1955). — GRAHAM, H. T., O. H. LOWRY, F. WHEELWRIGHT, M. LENZ, and H. P. PARISH JR.: Distribution of histamine among leukocytes and platelets. Blood **10**, 467—481 (1955). — GRAHN, D.: Genetic variation in the response of mice to total body-x-irradiation. II. Organ weight response of six inbred strains. J. exp. Zool. **125**, 63—83 (1954). — GRAHN, D., G. A. SACHER, and H. WALTON: Comperative effectiveness of several x-ray qualities for acute lethality in mice and rabbits. Radiat. Res. **4**, 228—242 (1956). — GRANAAT, D.: De milt in de regulatie van de arteriële bloeddruk. Diss. Amsterdam 1952. ~ The spleen in the regulation of the arterial blood pressure. J. Physiol. (Lond.) **122**, 209—219 (1953). — GRANBOULAN, N.: Etude au microscope electronique des cellules de la lignée lymphocytaire normale. Rev. Hémat. **15**, 52—71 (1960). — GRANEL, F.: Recherches histologiques sur les modifications de l'hémoglobine injectée dans l'organisme. Arch. Anat. micr. Morph. exp. **25**, 104—120 (1929). — GRASSI, A.: Sulla struttura contrattile della milza e sui processi ipertrofici e iperplastici del tessuto muscolare liscio in quest'organo. Pathologica **27**, 553—562 (1935). — GRAU, H.: Lehrbuch der Histologie und vergleichenden mikroskopischen Anatomie der Haustiere, 10. Aufl. Berlin u. Hamburg: P. Parey 1960a. ~ Prinzipielles und Vergleichendes über das Lymphgefäßsystem. Verh. dtsch. Ges. inn. Med. **66**, 518—530 (1960b). ~ Über das Lymphgefäßsystem. I. Allgemeines und Lymphgefäße. Forsch. Fortschr. dtsch. Wiss. **35**, 6—11 (1961a). ~ Über das Lymphgefäßsystem. II. Die Lymphknoten. Forsch. Fortschr. dtsch. Wiss.**35**, 44—46 (1961b). ~ Die Mandeln im Rahmen des Lymphapparates. In: Lymphsystem und Lymphatismus. Von der Morphologie zur Konstitutionspathologie, hrsg. v. M. J. ZILCH, S. 15—38. München: Johann Ambrosius Barth 1963. ~ Lymphocyt und Außenwelt. Cesra-Säule **3**, 52—59 (1964a). ~ Le lymphocyte et le milieu extérieur. Écon. Méd. anim. **5**, 3—17 (1964b). ~ Das Lymphgewebe des Organismus in neuer Sicht. Zbl. Vet.-Med., Reihe A, **12**, 479—492 (1965a). ~ Die Lymphgefäße, ein Sonderdrainagesystem der Bindegewebsräume. Wien. tierärztl. Mschr. **52**, 353—359 (1965b).— GRAU, H., u. J. BOESSNECK: Der Lymphapparat. In: Handbuch der Zoologie, hrsg. von J.-G. HELMCKE und H. v. LENGERKEN, Bd. VIII, Tl. 5 (11), S. 1—74. Berlin: W. de Gruyter & Co. 1959. — GRAU, H., u. E. TAHER: Histologische Untersuchungen über das innere Lymphgefäßsystem von Pankreas und Milz. Berl. Münch. tierärztl. Wschr. **78**, 147—151 (1965). — GRAU, H., u. P. WALTER: Grundriß der Histologie und vergleichenden mikroskopischen Anatomie der Haussäugetiere. Berlin u. Hamburg: P. Parey 1967. — GRAUL, E. H., u. H. HUNDESHAGEN: Nuklearmedizin I. Autoradiographie — Methodik und Anwendung in medizinischer und pharmazeutischer Forschung. Dtsch. Ärztebl. **61**, 1149—1156 (1964). — GRAUL, E. H., u. G. KUNITSCH: Behandlungsmöglichkeiten des akuten Strahlensyndroms nach einem nuklearen Unfall. Dtsch. Ärztebl. **61**, 1053—1056 (1964). — GRAUL, E. H., u. E. SCHERER: Strahlenwirkungen auf Blut und Blutbildungsstätten. In: Lehrbuch der Strahlenheilkunde von RENÉ DU MESNIL DE ROCHEMONT, S. 294—301. Stuttgart: Ferdinand Enke 1958. — GRAUMANN, W.: Das Vorkommen von Perjodsäure-Leukofuchsin-(PSA)-positiven Substanzen im embryonalen Organismus. Anat. Anz. **99**, 19—20 (1952). ~ Die histochemische Perjodatreaktion der Reticulin- und Kollagenfasern. Acta histochem. (Jena) **1**, 116—125 (1955). ~ Kohlenhydrathistochemie der Bindegewebsfasern. Acta histochem. (Jena) **3**, 226—242 (1957a). ~ Über die zelluläre Speicherung von Carboxylmethylzellulose und Polyphloretinphosphat. Ein Beitrag zur Kenntnis des Depotmechanismus von ACTH-

Präparaten. Z. Zellforsch. **46**, 430—445 (1957b). ~ Ergebnisse der Polysaccharidhistochemie: Mensch und Säugetiere. In: Handbuch der Histochemie, hrsg. von W. GRAUMANN und K. NEUMANN, Bd. II, Tl. 2, S. 1—743. Stuttgart: Gustav Fischer 1964. — GRAUMANN, W., u. K. H. NEUMANN (Edd.): Handbuch der Histochemie. Stuttgart: Fischer 1958ff. — GRAY, G. M.: The phospholipids of ox spleen with special reference to the fatty acid and fatty aldehyde compositions of the lecithin and kephalin fractions. Biochem. J. **77**, 82—91 (1960). — GRAY, H.: On the structure and use of the spleen. London: J. W. Parker 1854. — GRAY, S. J., and K. STERLING: The tagging of red cells and plasma proteins with radioactive chromium. J. clin. Invest. **29**, 1604—1619 (1950). — GRAZIADEI, P.: Su alcuni aspetti delle cellule giganti del midollo delle ossa. Riv. Biol., N.S. **47**, 471—486 (1955). — GRECO, G.: Ricerche sul residuo secco e sulla quantità di emoglobina della milza e sulla questione dell'edema della milza nell'uomo e sperimentalmente nel coniglio . Arch. De Vecchi Anat. pat. **3**, 36—61 (1940). — GREEF, K., J. KOCH, W. PLEWA u. R. THAUER: Zur Analyse der quantitativen Beziehungen zwischen Blutverlust und Entspeicherungsvermögen der Milz. Pflügers Arch. ges. Physiol. **259**, 454—474 (1954). — GREENBERG, S. D.: Multilobulated spleen in Association with congenital heart disease. Report of a case. Arch. Path. **63**, 333—335 (1957). — GREENWAY, C. V., A. E. LAWSON, and R. D. STARK: Vascular responses of the spleen to nerve stimulation during normal and reduced blood flow. J. Physiol. (Lond.) **194**, 421—433 (1968). — GRÉGOIRE, CH.: Beitrag zur Frage der allergischen Veränderungen des lymphatischen Gewebes in den Lymphknoten. Krkh.-Forsch. **9**, 97—124 (1932). — GREPPI, E.: Der kontraktile Milztumor und seine Beziehungen zur thrombophlebitischen Splenomegalie. Verh. dtsch. path. Ges. **23**, 128—131 (1928). — GRESCHIK, E.: Über den Bau der Milz einiger Vögel mit besonderer Berücksichtigung der Schweigger-Seidelschen Capillarhülsen. Aquila **22**, 133—159 (1915). — GRIESHAMMER, W.: Beitrag zur Kenntnis des Verhaltens des lymphatischen Gewebes im Säuglings- und frühen Kindesalter. Beitr. path. Anat. **99**, 283—304 (1937). — GRIFONI, V., e U. MARINONI: Sul fattore piastrinosizzante dell'estratto splenico. Folia endocr. (Pisa) **3**, 789—797 (1950). — GRIGOR, E. T. A.: The innervation of blood vessels. Oxford: Pergamon Press 1962. — GRINDLAY, I. H., I. F. HERRICK, and E. J. BALDES: Rhythmicity of the spleen in relation to blood flow. Amer. J. Physiol. **127**, 119—126 (1939). — GRINDLAY, J. H., I. F. HERRICK, and F. C. MANN: Measurement of the blood flow of the spleen. Amer. J. Physiol. **127**, 106—118 (1939). — GROEBBELS, F.: Der Vogel. Bau, Funktion, Lebenserscheinung, Einpassung, Bd. 1 — Atmungswelt und Nahrungswelt. Berlin: Borntraeger 1932. — GROLL, H.: Chemische und histologische Untersuchungen der Milz. Verh. dtsch. Ges. inn. Med. **1928**, 587—589 u. 609—632. ~ Experimentelle Untersuchungen über die Reaktion des lymphatischen Apparates der Milz bei Hunger, Blutverlust und Infektion. Verh. dtsch. path. Ges. **24**, 10—12 (1929). — GROODT, M. DE: Over bouw en betekenis van de follikelrandzone in de milt. Vlaams diergeneesk. T. **24**, 265—280 (1955). — GROOP, A., u. K. HUPE: Phagozytose und Kolloid-(Eisen-)speicherung an in vitro gezüchteten Zellen. Verh. d. Anat. Ges., 55. Vers. 1958, Erg.-H. Anat. Anz. **105**, 167—174 (1959). — GROS, CH. M., P. MANDEL et J. RODESCH: Étude comparée de l'effect d'une dose unique et de doses fractionnées des rayons X sur les acides nucléiques de la rate. C. R. Soc. Biol. (Paris) **147**, 1279—1281 (1953). — GROSCURTH, G., u. J. GLASS: Das Verhalten der Sauerstoffdissoziation, des isoelektrischen Punktes des Hämoglobins, der Kohlensäurebindungskurven, der Wasserstoffionenkonzentration und der Chlorverteilung im Blut bei Hunden nach der Milzexstirpation während der Ruhe und bei der Arbeit. 1. Mitteilung. Z. ges. exp. Med. **85**, 768—801 (1932a). ~ 2. Mitteilung. Arbeitsversuche. Z. ges. exp. Med. **85**, 802—812 (1932b). ~ Die Veränderung der physiko-chemischen Eigenschaften des Hämoglobins und des Säure-Basengleichgewichtes nach der Milzexstirpation bei Hunden. Klin. Wschr. **11**, 1071 (1932c). ~ Physiko-chemische Veränderungen im Blute bei milzexstirpierten Hunden nach der Arbeit. Klin. Wschr. **11**, 1113—1114 (1932d). — GROSS, F., S. R. NAEGELI, and H. F. PHILPS (edd.): Iron metabolism. Berlin-Göttingen-Heidelberg: Springer 1964. — GROSS, H.: Zur Kenntnis der Variationsbreite und des Feinbaues der normalen Milz von Laboratoriumsratten. Med.-Diss. Würzburg 1951. — GROSS, J.: Connective tissue fine structure and some methods for its analysis. J. Geront. **5**, 343—360 (1950). — GROSS, R., u. P. GEDIGK: Die eosinophilen Leukocyten. In: Physiologie und Physiopathologie der weißen Blutzellen, hrsg. v. BRAUNSTEINER, S. 1—48. Stuttgart: Georg Thieme 1959. — GRUBER, G. B.: Über Zweiköpfigkeit bei Menchen. Abhandl. d. Ges. d. Wiss. zu Göttingen, Math.-phys. Kl., **3**, 1—86 (1931). — GRUENAGEL, H. H.: Über die intrathorakale Verlagerung und Anastomosenbildung der Milz beim Hund. Z. ges. exp. Med. **134**, 518—526 (1961). ~ Experimenteller Beitrag zur Frage parenchymatöser spleno-pulmonarer Anastomosen beim Hund. Z. ges. exp. Med. **136**, 1—10 (1962). — GRUNDMANN, E.: Die Bildung der Lymphocyten und Plasmazellen im lymphatischen Gewebe der Ratte (Ein cytologischer Beitrag zur Blutzellenreifung). Beitr. path. Anat. **119**, 217—262 (1958a). ~ Cytologische Untersuchungen über Formen und Orte der Lymphocytenreifung bei der Ratte. Verh. dtsch. Ges. Path. **41**, 261—266 (1958b). ~ Experimentelle Untersuchungen über die Lymphocytenbildung und über die funktionelle Cytomorphologie der lymphatischen Strukturen. Med. Habil.-Schr. Freiburg i. Br. 1958 c. ~ Experimentelle Untersuchungen über die funktionelle Cytomorphologie der lymphatischen Strukturen bei Entzündung sowie unter Cortison und DOCA. Beitr. path. Anat. **119**, 377—432 (1958 d). ~ Über die Unterscheidung von zwei Lymphocytentypen im Phasenkontrastmikroskop. Virchows Arch. path. Anat. **332**, 17—24 (1959 a). ~ Der morphologische Nachweis von zwei Lymphocytensystemen beim Menschen. Klin. Wschr. **37**, 941—946 (1959 b). ~ Weitere Untersuchungen über die Lymphocytenbildung. Verh. dtsch. Ges. Path. **42**, 211—216 (1959 c). ~ Persönliche Mitteilung an LENNERT 1960. ~ Zur Morphologie der Lymphocyten. Schweiz. med. Wschr. **91**, 1186—1188 (1961). ~ Zur pathologischen Anatomie der Milz bei Blutkrankheiten. Dtsch. Ges. inn. Med. und Dtsch. Hämatolog. Ges. 69. Tagg. Wiesbaden 1963, Autoref. Nr. 117. — GRUNDMANN, E., H. P. HOBIK u. A. SCHÜLY: Die Mikrospektrophotometrie der Zelle im sichtbaren Spektralbereich. Dtsch. med. Wschr. 88, 98—103 (1963).— GRUNDNER-CULEMANN, A., u. P. B. DIETZEL: Histochemische Untersuchungen an Russellschen Körperchen im Granulationsgewebe chronischer plasmacellulärer Entzündungen und in Geschwulstzellen. Frankfurt. Z. Path. **66**, 161—180 (1955). — GRUNZE, H.: Tumorzellen, Phagozyten und Speicherzellen in Punktaten und Abstrichen. In: Handbuch der gesamten Hämatologie, hrsg. von L. HEILMEYER und A. HITTMAIR, Bd. I, Tl. 1, S. 333—345. München-Berlin-Wien: Urban & Schwarzenberg 1957. — GUALCO, S.: Correlazioni splenico-tiroidee. Contributo clinico allo studio dei rapporti tra milza, funzionalità tiroidea e neurotono vegetativo. Arch. Pat. Clin. med. **17**, 301—345 (1937). — GUBIN, V. A.: Cultivation in vitro of bone marrow and spleen of rabbits irradiated with X-rays. Arkh. Anat. Gistol. Embriol. **39**, 3—10 (1960). — GUCCIONE, F.: Über knotenförmige Mißbildungen im Milzparenchym. Arch. ital. Anat. Istol. pat. **2**, 341—368 (1931). — GÜLZOW, M.: Hunger und Hungerödem. Tierexperimentelle Untersuchungen über Organgewichte. Virchows Arch. path. Anat. **316**, 187—922 (1949). — GÜTHERT, H., u. J. FUCHS: Untersuchungen zur Frage der Hämosiderose von Leber und Milz bei alimentären Intoxikationen im Säuglingsalter. Beitr. path. Anat. **110**, 254—263 (1949). — GUGLIELMO, G. DI: Fisiopatologia splenica nell'osteomielosclerosi. Acta med. patav. **14**, 355—364 (1954). — GUIEYSSE-PELLISSIER, A.: Etude des leucocytes eoinophiles chez les Tortues. Arch. Anat. micr. Morph. exp. **35**, 363—390 (1940). — GUILLEMET, R.: Sur la teneur en cuivre du foie et de la rate chez le chien; influence des saignées et de l'ingestion du cuivre. C. R. Soc. Biol. (Paris) **111**, 731—733 (1932). — GUILLERY, H.: Funktionen und Blutkreislauf der Milz. Verh. dtsch. path. Ges. **28**, 264—267 (1935). ~ Die hämodynamische Bedeutung der Milz und ihres Blutes für den Pfortaderkreislauf. Z. ges. exp. Med. **102**, 263—284 (1938). — GUILLERY, H., u. H. PETERSEN: Untersuchungen über die Funktionen der Milz. 1. Eine Methode zur Untersuchung der überlebenden durchströmten Milz. Z. ges. exp. Med. **87**, 710—729 (1933). ~ Untersuchungen über die Funktionen der Milz. 2. Die Bedeutung der Blutbeschaffenheit für die Milzfunktion, insbesondere für das Milzvolumen. Z. ges. exp. Med. **96**, 336—356 (1935). ~ Untersuchungen über die Funktionen der Milz. IV. Die Blutaufnahme und -abgabe und die Blutsperren der Milz. Z. ges. exp. Med. **101**, 683—700 (1937). — GUNDOBIN, N. P.: Die Besonderheiten des Kindesalters. Berlin: Allg. med. Verl.-Anstalt 1912. — GURCHENOK, A. P.: Development of collaterals following ligation of branches of the celiac artery. Sbornik: Mat. Teoret. Klin. Med. (Tomsk) **5**, 156—159 (1965). — GURNEY, C. W., N. WACKMAN, and E. FILAMANOWICZ: Studies on erythropoiesis. XVII. Some quantitative aspects of the erythropoietic response to erythropoietin. Blood **17**, 531—546 (1961). — GUSEINOVA, S. G.: The influence of gravitational stress upon the veins of the spleen. Arkh. Anat. Gistol. Embriol. **51**, 74—79 (1966). — GUSEK, W.: Über die Ultrastruktur und Natur der Epitheloidzellen. Frankfurt. Z. Path. **69**, 685—694 (1959). — GUSEV, A. S.: Functional characteristics of the medullated fibres of the splanchnic nerves. Byull éksp. Biol. Med. **43**, 108—113 (1957). — GYI, K. K., and ST. MARCUS: Effects of acute and chronic exposure to X-radiation on phagocytic activity. J. Immunol. **79**, 312—318 (1957).— GYLLENSTEN, L.: The postnatal histogenesis of the lymphatic system in guinea-pigs. Acta anat. (Basel) **10**, 130—160 (1950). — GYLLENSTEN, L., and N. R. RINGERTZ: Uptake of radiophosphate in thyroid and lymphatic tissue of young guinea pigs after subtotal thymectomy. Acta path. microbiol. scand. **35**, 309—320 (1954). — GYORKÓ, G., and M. SZABÓ: A lép érszerkezetének vizsgálata sebészeti anatómiai szempontból. Morph. igazs. orv. Szle **6**, 1—6 (1966 a). ~ The vascular structure of the spleen. Acta hepato-splenol. (Stuttg.) **13**, 233—240 (1966 b).

HAAM, E. v.: Zur Frage des Einflusses der Milz auf den Eisenstoffwechsel. Z. ges. exp. Med. **73**, 83—91 (1930). — HAAM, E. v., and A. Y. AWNY: The pathology of hypersplenism. Amer. J. clin. Path. **18**, 313—322 (1948). — HAAM, E. v., and H. H. BEARD: Pathological changes in liver and spleen in nutritional anemia in rat. Proc. Soc. exp. Biol. (N.Y.) **31**, 639—643 (1934). — HAAM, E. v., and H. S. THATCHER: Influence of adrenal glands on the contractility of the spleen. Proc. Soc. exp. Biol. (N.Y.) **29**, 262—263 (1931). — HAAM, E. v., C. J. TRIPOLI, and E. B. LEHMANN: A study of splenic contraction in various animals. Proc. Soc. exp. Biol. (N.Y.) **29**, 1056—1058 (1932). — HABÁN, G.: Eine eigenartige Milzveränderung

(Fibrosis circumscripta lienis). Zbl. allg. Path. path. Anat. **65**, 291—294 (1936). — HABERER, H. v.: Lien succenturiatus und Lien accessorius. Arch. Anat. Entwickl.-Gesch. **1901**, 47—56.— HACKL, H.: Über Vorkommen und Entstehung von Nebenmilzen. Bruns' Beitr. klin. Chir. **198**, 129—138 (1959). — HACKMANN, CHR.: Probleme der experimentellen Krebsforschung. Ther. Ber. **2**, 35—40 (1954). — HADNAGY, C.: Angaben zur Antikörperbildung in der Milz. Z. Immun.-Forsch. **125**, 117—124 (1963). — HADZISELIMOVIĆ, H., u. N. GLUHBEGOVIĆ: Beitrag zur Kenntnis der Innervation des Duodenums und des Pankreaskopfes. Z. Anat. Entwickl.-Gesch. **125**, 119—125 (1964). — HAEFELY, W., A. HÜRLIMANN u. H. THOENEN: Beziehung zwischen Reizfrequenz und freigesetzter Noradrenalinmenge aus sympathischen Nervenendigungen der isolierten perfundierten Katzenmilz. J. Physiol. (Lond.) **181**, 48—58 (1965). — HÄGGQUIST, G.: Gewebe und Systeme der Muskulatur. In: Handbuch der mikroskopischen Anatomie des Menschen, hrsg. von W. v. MÖLLENDORFF, Bd. II, Tl. 3, S. 1—147. Berlin: Springer 1931. ~ Gewebe und Systeme der Muskulatur. In: Handbuch der mikroskopischen Anatomie des Menschen, hrsg. von W. BARGMANN, Bd. II, Tl. 4 (Erg.-Bd.), S. 1—119. Berlin-Göttingen-Heidelberg: Springer 1956. — HÄNDEL, M., u. E. H. ROSENZUAIG: Milz, Retikuloendothel und Entgiftung. Dtsch. med. Wschr. **52**, 320 (1926). — HÄNSCH, K.: Befunde nach Milzexstirpation. Inaug.-Diss. Köln 1951. — HAFFERL, A.: Das Arteriensystem. In: Handbuch der vergleichenden Anatomie der Wirbeltiere, hrsg. v. L. BOLK, E. GÖPPERT, E. KALLIUS und W. LUBOSCH, Bd. 6, S. 563—684. Berlin u. Wien: Urban & Schwarzenberg 1933. ~ Lehrbuch der topographischen Anatomie. Berlin-Göttingen-Heidelberg: Springer 1953. — HAGEMANN, E.: Ratte und Maus. Versuchstiere in der Forschung. Berlin: Walter de Gruyther & Co. 1960. — HAGEN, U.: Aktivität zellulärer Endopeptidasen (Kathepsine) im strahlengeschädigten Organismus. Z. Naturforsch. **12 b**, 546—552 (1957a). ~ Über die unterschiedliche Strahlenempfindlichkeit von Enzymen an verschiedenen Orten der Zelle. Naturwissenschaften **44**, 402—403 (1957b). — HAIDER, G.: Beitrag zur Kenntnis der mikroskopischen Anatomie der Milz einiger Teleostier. Zool. Anz. **177**, 348—367 (1966). ~ Vergleichende Untersuchungen zur Blutmorphologie und Hämatopoese einiger Teleostier. I. Beobachtungen an Zellen der roten Reihe. Zool. Anz. **179**, 355—384 (1967a). ~ Vergleichende Untersuchungen zur Blutmorphologie und Hämatopoese einiger Teleostier. II. Beobachtungen an Spindelzellen. Zool. Anz. **179**, 384—409 (1967b). — HALE, A. R.: Certain quantitative aspects of thorium retention and elimination in the albino rat. Anat. Rec. **115**, 315 (1953). — HALE, A. R., and R. N. BAILLIF: The retention and elimination of colloidal thorium dioxide in the albino rat following protracted administration. Anat. Rec. **117**, 163—174 (1953). — HALPERN, B.: Immunität und reticuloendotheliales System. Triangel (De.) **6**, 174—181 (1964). — HALPERN, B. N., G. BIOZZI, B. BENACERRAF, and C. STIFFEL: Phagocytosis of foreign red blood cells by the reticuloendothelial system. Amer. J. Physiol. **189**, 520—526 (1957). — HALPERT, B., and Z. A. ALDEN: Accessory spleens in or at the tail of the pancreas. A survey of 2,700 additional necropsies. Arch. Path. **77**, 652—654 (1964). — HALPERT, B., and W. L. EATON: Accessory spleens: a pilot study of 600 necropsies. Anat. Rec. **109**, 371 (1951). ~ Lesions in accessory spleens. Arch. Path. **57**, 501—504 (1954). — HALPERT, B., and F. GYÖRKEY: Accessory spleen in the tail of the pancreas. Arch. Path. **64**, 266—269 (1957). ~ Lesions observed in accessory spleens of 311 patients. Amer. J. clin. Path. **32**, 165—168 (1959). — HAM, T. H., and W. B. CASTLE: Studies on the destruction of red blood cells. Proc. Amer. phil. Soc. **82**, 411—419 (1940). — HAM, W.: Histology, 3rd ed. Philadelphia: J. B. Lippincott 1957. — HAMAZAKI, Y.: Über Fibrose der Milzfollikel nach Röntgenbestrahlung. Zbl. allg. Path. path. Anat. **54**, 323—327 (1932). — HAMAZAKI, Y., u. G. AIBARA: Über die Beziehungen zwischen den an dem Omentum auftretenden sogenannten Splenoiden und den Milchflecken. Trans. Jap. path. Soc. **18**, 305—307 (1928a). ~ Über den Einfluß des autotransplantierten Milzgewebes auf die Leber und Niere der entmilzten Ratten. Trans. Jap. path. Soc. **18**, 392 (1928b). ~ Über die Beziehungen zwischen den auf dem Omentum auftretenden sogenannten Splenoiden und Milchflecken. Okayama Igakkai Zasshi **40**, 1782—1805 (1928c). ~ Über den Einfluß des autotransplantierten Milzgewebes auf die Leber und Niere der entmilzten Ratten. Okayama Igakkai Zasshi **40**, 2189—2200 (1928d). — HAMAZAKI, Y., u. M. HAYAKAWA: Über Veränderungen der Milchflecken durch die Entmilzung. Okayama Igakkai Zasshi **39**, 1510—1522 (1927). ~ Beiträge zur Kenntnis des durch Entmilzung in der Leber auftretenden sogenannten splenoiden Gewebes. Okayama Igakkai Zasshi **40**, 221—227 (1928). ~ Über die Veränderung der Milchflecken durch Entmilzung. Trans. Jap. path. Soc. **17**, 149—150 (1929a). ~ Beiträge zur Kenntnis des durch Entmilzung in der Leber auftretenden sogenannten splenoiden Gewebes. Trans. Jap. path. Soc. **17**, 150—152 (1929b). — HAMAZAKI, Y., u. M. WATANABE: Über die Affinität der Histiocyten zu den verschiedenen Organen und Geweben. Trans. Jap. path. Soc. **19**, 212—219 (1929). ~ Über die Affinität der Histiocyten für die verschiedenen Organe und Gewebe. III. Mitt. Experimentelle Untersuchungen mittels intravenöser „Carminzellen"-Injektionen bei jungen Kaninchen. Okayama Igakkai Zasshi **42**, 1452—1464 (1930). — HAMILTON, L. D.: Nucleic acid metabolism in chronic lymphatic leukaemia. J. clin. Invest. **33**, 939—940 (1954). ~ Nucleic acid turnover studies in human leukaemic cells and the function of lymphocytes. Nature (Lond.) **178**, 597—599 (1956). ~ Metabolic stability of RNA and DNA in human leukemic leukocytes; the function of lymphocytes. In: The leukemias: Etiology, pathophysiology and treatment, p. 381—400. New York: Acad. Press 1957. ~ Control and functions of the lymphocyte. Ann. N.Y. Acad. Sci. **73**, 39—46 (1958). — HAMILTON, W. J. (ed.): Textbook of human anatomy. London: Macmillan & Co. 1958. — HAMMAR, J. A.: Über Wachstum und Rückgang, über Standardisierung, Individualisierung und bauliche Individualtypen im Laufe des normalen Postfötallebens. Konstitutionsanatomische Studien an Kaninchen. Z. mikr.-anat. Forsch. **29**, 1—540 (1932). ~ Über die Lokalisation des C-Vitamins im Gewebe des Thymus und der Lymphknoten. Z. mikr.-anat. Forsch. **43**, 23—33 (1938). — HAMMETT, F. S.: The role of thyroid apparatus in the growth of liver, kidneys and spleen. Amer. J. Anat. **39**, 239—266 (1927). — HAMPERL, H.: Lehrbuch der allgemeinen Pathologie und der pathologischen Anatomie, 22. u. 23. Aufl. Berlin-Göttingen-Heidelberg: Springer 1957. ~ Zur Frage der Sekretion der Plasmazellen. Klin. Wschr. **40**, 1—3 (1962). — HAMRE, C. J., and C. D. MILLER: The spleen, hemoglobin and erythrocytes in nutritional anemia of the rat. Amer. J. Physiol. **111**, 578—589 (1935). — HAMRICK, R. A., and J. D. BUSH: Autoplastic transplantation of splenic tissue in man, following traumatic rupture of the spleen. Ann. Surg. **115**, 84—92 (1942). — HAN, S. S.: The ultrastructure of the mesenteric lymph node of the rat. Amer. J. Anat. **109**, 183—225 (1961). ~ The relationship of the fiber-associated reticular cell to reticular fibers in the lymph node and spleen of the rat. Amer. Ass. Anat. 75th Sess. 1962. Anat. Rec. **142**, 238—239 (1962). — HAN, S. S., and B. L. BAKER: The ultrastructure of megakaryocytes and blood platelets in the rat spleen. Anat. Rec. **149**, 251—267 (1964). — HANAOKA, M.: Studies on the ability of biosynthesis of proteins by mitochondria in plasma cells. Acta path. jap. **3**, 53—65 (1953). ~ Phase contrast microscopic studies on the blood cells. Endoplasmic reticulum and Golgi body. Acta haemat. jap. **19**, 15—32 (1956). ~ Phase contrast microscopic studies on the two types of Russel bodies and experimental formation of the protein crystals in plasma cells. Ann. Rep. Inst. Virus Res. Kyoto Univ., Ser. A 1, 71—86 (1958). — HANKE, H.: Experimentelle Untersuchungen biologischer Abwehrvorgänge bei Thoriumdioxydspeicherung. 3. Der Einfluß der Milzexstirpation auf das Verhalten normergischer Tiere. Z. ges. exp. Med. **87**, 777—798 (1933a). ~ Experimentelle Untersuchungen biologischer Abwehrvorgänge bei Thoriumdioxydspeicherung des Retikuloendothels. 4. Der Einfluß der Milzexstirpation auf das Verhalten hyperergischer Tiere. Z. ges. exp. Med. **88**, 391—420 (1933b). — HANNA, M. G.: An autoradiographic study of the germinal center in spleen white pulp during early intervals of the immune response. Lab. Invest. **13**, 95—104 (1964). — HANNA, M. G., JR., D. C. SWARTZENDRUBER, and C. C. CONGDON: Morphologic changes in spleen lymphatic tissue during antibody production. Exp. molec. Path., Suppl. **3**, 75—87 (1966). — HANNOUN, C., and A. E. BUSSARD: Antibody production by cells in tissue culture. I. Morphological evolution of lymph node and spleen cells in culture. J. exp. Med. **123**, 1035—1046 (1966). — HANSEN, H. G.: Untersuchungen über die Physiologie des Lymphozytenwechsels. Folia haemat. (Lpz.), N.F. **2**, 182—202 (1958a). ~ Die Physiologie des Lymphozytenwechsels und seine Beeinflußbarkeit durch Hormone des Hypophysen-Adrenalsystems. Stuttgart: Georg Thieme 1958b. ~ Über den Wirkungsmechanismus der Nebennierenrindenhormone am lymphatischen System. Verh. 6. Kongr. Europ. Ges. für Haematol., S. 59—64. Basel u. New York: Karger 1958c. — HANSSLER, H.: Experimentelle Untersuchungen über den Einfluß des D-Vitamins auf die Funktion von Thymus und Milz. Z. ges. exp. Med. **126**, 105—115 (1955a). ~ Experimentelle Untersuchungen über das Verhalten lymphatischer Organe in Abhängigkeit vom Vitamin D-Bestand des Organismus. Klin. Wschr. **33**, 93—94 (1955b). ~ Folgen der Milzexstirpation für die Funktion der Nebenschilddrüse. Z. ges. exp. Med. **126**, 220—224 (1955c). — HANZON, V., and H. HOLMGREN: A vital microscope. Acta anat. (Basel) 8, 113—121 (1949). — HARADA, M.: Anthropological studies on the weight of internal organs of Japanese. Anthrop. Rep. 14,1—20 (1956). — HARANGHY, L.: Deutung der Veränderungen der Milz bei Diphtherie auf Grund der Milzveränderungen nach Rizinvergiftung. Zbl. Path. **60**, 161—168 (1934). ~ Bemerkungen über J. WÄTJEN: Über retikuläre Reaktionen und Funktionen in den Milzlymphknötchen. Zbl. allg. Path. path. Anat. **63**, 57—58 (1935). ~ Über Organveränderungen, insbesondere über Milzveränderungen bei akuten Infektionskrankheiten mit toxisch-malignem Verlauf. Zbl. allg. Path. path. Anat. **69**, 263 (1938). ~ Altersveränderungen an Milz und Knochenmark. Z. Altersforsch. **11**, 290 (1958). — HARBERS, E.: Autoradiographie als histochemisches Untersuchungsverfahren. In: Handbuch der Histochemie, hrsg. von W. GRAUMANN und K. H. NEUMANN, Bd. I, Tl. 1, S. 400—508. Stuttgart: Gustav Fischer 1958. — HARDE, K. W.: Die Organproportionierung bei zwei Mäuse-Zuchtstämmen mit sehr verschiedener Körpergröße. Zool. Jb. **65**, 439—458 (1954/55). — HARDER, W.: Anatomie der Fische. In: Handbuch der Binnenfischerei, S. 155—156. Stuttgart: Schweizerbart 1964. Zit. nach HAIDER, 1966. — HARDONK, M. J.: 5-Nucleotidase. I. Distribution of 5-Nucleotidase in tissues of rat and mouse. Histochemie **12**, 1—17 (1968). — HARGIS, E. H., and F. C. MANN: The changes in the volume of the spleen. Amer. J. Physiol. **68**, 116 (1924). — HARRING, H.: Die Bedeutung des

Blutbildes und der Blutreserve für die Lungen- und Herzfunktionsprüfung. Vet.-med. Diss. Hannover 1936. — HARRIS, I. M., J. M. MCALISTER, and T. A. PRANKERD: The relationship of abnormal red cells to the normal spleen. Clin. Sci. 16, 223—230 (1957). — HARRIS, J. E., and C. E. FORD: The role of the thymus: migration of cells from thymic grafts to lymph nodes in mice. Lancet 1963 I, 389—390. ~ Cellular traffic of the thymus: experiments with chromosome markers. Evidence that the thymus plays an instructional part. Nature (Lond.) 201, 884—885 (1964). — HARRIS, J. E., C. E. FORD, D. W. H. BARNES, and E. P. EVANS: Cellular traffic of the thymus: experiments with chromosome markers. Evidence from parabiosis for an afferent stream of cells. Nature (Lond.) 201, 886—887 (1964). — HARRIS, J. W.: The red cell. Production, metabolism, destruction: normal and abnormal. London: Oxford Univ. Press. 1963. — HARRIS, T. N., E. GRIM, E. MERTENS, and W. E. EHRICH: The role of the lymphocyte in antibody formation. J. exp. Med. 81, 73—83 (1945). — HARRIS, T. N., J. RHOADS, and J. STOKES: A study of the role of the thymus and spleen in the formation of antibodies in the rabbit. J. Immunol. 58, 27—32 (1948). — HARRIS, W. H., and A. V. FRIEDRICHS: Microscopic changes produced in tissues of animals injected with thorium dioxide for spleno-hepatography. Proc. Soc. exp. Biol. (N.Y.) 29, 1047—1049 (1932). — HARTING, K.: Bemerkungen über das Vorkommen von Nervennetzen im Endausbreitungsgebiet der intramuralen Nerven. Z. mikr.-anat. Forsch. 45, 104—110 (1939). ~ Vergleichende Untersuchungen über die mikroskopische Innervation der Milz des Menschen und einiger Säugetiere. Ergebn. Anat. Entwickl.-Gesch. 34, 1—60 (1952). — HARTMANN, A.: Über den feineren Bau der Milz bei urodelen Amphibien (Axolotl). Z. Anat. Entwickl.-Gesch. 80, 454—491 (1926). ~ Die Milz. In: Handbuch der mikroskopischen Anatomie des Menschen, hrsg. v. W. v. MÖLLENDORFF, Bd. VI, Tl. 1, S. 397—563. Berlin: Springer 1930. ~ Die Entwicklung der Milz vom ersten Auftreten der Anlage bis zur Differenzierung zum fertigen Organ. 1. Amphibien (Pleurodeles). Z. mikr.-anat. Forsch. 34, 553—655 (1933). — HARTMANN, A., u. G. A. BENNET: Über das Balkengerüstwerk in der menschlichen Milz. Z. Zellforsch. 5, 620—628 (1927). — HARTMANN, F.: Das lymphoretikuläre System der Milz. Leber und Milz, 4. Lebertagung d. Sozialmed., Bad Mergentheim 15.—17. Okt. 1965, hrsg. v. L. WANNAGAT, S. 109—115. Stuttgart: Georg Thieme 1967. — HARTMANN, F. A., and R. S. LANG: Action of adrenalin on the spleen. J. Pharmacol. exp. Ther. 13, 417—427 (1919). — HARTMANN, J. W.: Splenosis — autotransplantation of splenic tissue. Stanf. med. Bull. 11, 162—169 (1953). — HARTWIG, H.: Über den Blutgehalt der Milz. Beitr. path. Anat. 83, 431—444 (1930). ~ Die Blutkörperchensenkungsgeschwindigkeit und ihre Beziehungen zum Pfortadersystem und gesamten Kreislauf. Med. Rdsch. (Berl.) 1, 266—272 (1947). ~ Die makroskopischen und mikroskopischen Merkmale und die Funktion der Pferdemilz in verschiedenen Lebensaltern und bei verschiedenen Rassen. Z. mikr.-anat. Forsch. 55, 287—410 (1949). — HARVEN, E. DE, et W. BERNHARD: Etude au microscope electronique de l'ultrastructure du centriole chez les vertebres. Z. Zellforsch. 45, 378—398 (1956). — HARVEN, E. DE, and C. FRIEND: Electron microscope study of a cell-free induced leukemia of the mouse: a preliminary report. J. biophys. biochem. Cytol. 4, 151—156 (1958). — HARZ, M.: Fütterungsversuche an Tritonen. IV. Die Veränderung der Blutzusammensetzung infolge Muschelfleischnahrung und Haltung in verschiedenen Salzlösungen. Zool. Anz. 107, 226—245 (1934). — HASEBE, K.: Über die Milzeinkerbung der Japaner. Hokuetsu Igakkai Zasshi 29, 108—111 (1914). — HASS, G. M.: Studies of amyloid. II. The isolation of a polysaccharide from amyloid-bearing tissues. Arch. Path. 34, 92—105 (1942). — HASSLER, O.: Media defects in human arteries. Angiology 14, 368—371 (1963). — HASZLER, K.: Zur Frage der Verfettung der Gewebekulturen. Beitr. path. Anat. (Jena) 92, 101—109 (1933/34). — HASZLER, K., u. A. FARAGÓ: Untersuchungen an Milzkulturen bestrahlter Meerschweinchen. Arch. exp. Zellforsch. 17, 306—317 (1935). — HATAI, S.: On the weights of the abdominal and thoracic viscera, the sex glands, ductless glands and the eyeballs of the albino rat (Mus norvegicus albus) according to the body weight. Amer. J. Anat. 15, 87—119 (1913). — HATTA, H., R. OKADA, S. MORITA, and H. MISHINA: On splenic lymph and its hemolytic action. Jap. J. Physiol. 5, 208—216 (1955). — HAUG, H., u. H. LEONHARDT: Über einen Kephalothorakopagus monosymmetros. Anat. Anz. 101, 281—293 (1955). — HAUPT, E.: Das Verhalten von Milz und Thymus beim intraperitonealen Yoshida-Aszites-Tumor von Ratten. Medizinische 4, 157—160 (1958). — HAUS, E.: Endokrines System und Blut. In: Handbuch der gesamten Hämatologie, hrsg. v. L. HEILMEYER und A. HITTMAIR, Bd. II, Tl. 2, 1. Halbbd., S. 181—286. München-Berlin-Wien: Urban & Schwarzenberg 1959. — HAUSMANN, M.: Entstehung und Funktion von Gefäßsystem und Blut auf cellular-physiologischer Grundlage. II. Teil: Wirbeltiere. A. Primitive Stufen. Acta zool. 13, 405—590 (1932). ~ Entstehung und Funktion von Gefäßsystem und Blut auf cellular-physiologischer Grundlage. III. Teil: Wirbeltiere. B. Spätere Stadien — Physiologische Synthese. Acta zool. 14, 297—536 (1933). — HAUSNER, E., H. E. ESSEX, and F. C. MANN: Roentgenologic observation of the spleen of the dog under ether, sodium emytal, pentobarbital sodium and pentothal sodium anesthesia. Amer. J. Physiol. 121, 387—391 (1938). — HAVEN, F. L., CH. RANDALL, and W. R. BLOOR: The citric acid content to tumor tissue and of tumor-bearing rats. Cancer Res. **9**, 90—92 (1949). — HAYASHI, K.: Le sang et les organes hématopoiétiques dans l'anémie toxique maternelle. Influence sur le foetus et le neouveau-né. Arch. Anat. micr. Morph. exp. **22**, 177—215 (1926). ~ Sur l'erythropoièse surrénale expérimentale chez le cobaye splénectomisé. C. R. Soc. Biol. (Paris) **111**, 712—714 (1932). — HAYASHI, M.: Distribution of β-glucuronidase activity in rat tissues employing the naphthol as-bi glucuronide hexazonium pararosanilin method. J. Histochem. Cytochem. **12**, 659—669 (1964). — HAYDN, G.: Über den Einfluß der Milzexstirpation auf die Ausbildung einer experimentellen Herzhypertrophie bei Ratten und Meerschweinchen. Z. ges. exp. Med. **121**, 273—278 (1953). — HAYEK, H. v.: Über besondere Strukturen der Adventitia. Verh. d. Anat. Ges. **42**. Vers. 1934. Erg.-H. Anat. Anz. 78, 63—66 (1934). ~ Bau und Funktion der Arterien als Stütz- und Halteorgane. Z. Anat. Entwickl.-Gesch. **104**, 359—377 (1935). — HAYES, T. G.: Studies of a primitive mammalian spleen, the opossum (Didelphis virginiana). Anat. Rec. **157**, 362 (abstract) (1967). ~ Studies of a primitive mammalian spleen, the opossum (Didelphis virginiana). J. Morph. **124**, 445—450 (1968). — HAYES, T. G., and J. A. EGLITIS: The microscopic structure of the adult raccoon (Procyon lotor) and woodchuck (Marmota monax) spleens. J. Morph. **121**, 47—54 (1967). — HAYHOE, F. G. J.: The cytochemical demonstration of lipids in blood and bone marrow cells. J. Path. Bact. **65**, 413—421 (1953). — HAYHOE, F. G. J., and L. WHITBY: Splenic function, a study of the rationale and results of splenectomy in blood disorders. Quart. J. Med. **48**, N.S. 24, 365—391 (1955). — HEATH, T.: Origin and distribution of portal blood in the sheep. Amer. J. Anat. **122**, 95—105 (1968). — HEBERLEIN, H.: Über Regeneration innerer Organe beim Axolotl. Zool. Jb. **48**, 169—234 (1930). — HECHT, G., u. H. WEESE: Periston, ein neuer Blutflüssigkeitsersatz. Münch. med. Wschr. **90**, 11 (1943). — HECKNER, F.: Zur Frage des intravasalen Leukocytenabbaus. Acta haemat. (Basel) **3**, 259—267 (1950). ~ Haematologische Zytoanalyse im Dunkelfeld. Acta haemat. (Basel) **11**, 339—354 (1954). ~ Cytochemische Darstellung der Polysaccharide in den Zellen des Blutes und der blutbildenden Gewebe. Acta haemat. (Basel) **16**, 1—10 (1956a). ~ Zytologie der Kaninchenmilz unter dem Einfluß des Cortisons. Mat. Med. Nordmark 8, 7—10 (1956b). ~ Cortisonwirkung auf das Zellsubstrat der Antikörperbildung. Verh. dtsch. Ges. inn. Med. **62**, 535—537 (1956c). ~ Polysacchariddarstellung in den Megakaryozyten. Acta haemat. (Basel) **17**, 16—24 (1957). ~ Färbechemie. In: Handbuch der gesamten Hämatologie, hrsg. von L. HEILMEYER und A. HITTMAIR, Bd. 2, Tl. 2, 2. Halbbd., S. 79—93. München u. Berlin: Urban & Schwarzenberg 1960. ~ HECKNER, F., u. F. GEHLMANN: Cytologische Beobachtungen zur Kollidon-Speicherung. Klin. Wschr. **33**, 448—449 (1955). — HECKNER, F., u. H. VOTH: Cytologische Begriffsbestimmung der Retikulumzellen. I. Mitt. Ergebnisse am Knochenmarkpunktat. Dtsch. Arch. klin. Med. **201**, 511—523 (1954). — HEDIN, S. G.: Über die proteolytischen Milzenzyme. Hoppe-Seylers Z. physiol. Chem. **188**, 261—273 (1930). ~ Weitere Studien über die Einwirkung von Milzenzymen auf Eiweiß und dessen Spaltprodukte. Hoppe-Seylers Z. physiol. Chem. **207**, 213—234 (1932). — HÉDON: Transplantation souscutanée de la rate. C. R. Soc. Biol. (Paris) **51**, 560 (1899). — HEGGEN, G. E., K. B. OLSON, C. F. EDWARDS, L. B. CLARK, and M. MAISEL: Effects of X-irradiation on trace elements levels in rat tissues. Radiat. Res. **9**, 285—290 (1958). — HEGGENHAUGEN, J.: Noen undersøkelser av hvalkjøtt, damt litt om hvalens anatomi. Norsk Vet. Tidsskr. **44**, 341—358 (1932). — HEGGLIN, R.: Über Organvolumen und Organgewicht nebst Bemerkungen über die Größenbestimmungsmethoden. Z. menschl. Vererb. u. Konst.-Lehre 1, 110—134 (1934). — HEIBERG, K. A.: Das Aussehen und die Funktion der Keimzentren des adenoiden Gewebes. Virchows Arch. path. Anat. **240**, 301—307 (1922). ~ Die Lymphocytenproduktion und die Leistungsmittelpunkte mit Phagocyten im adenoiden Gewebe nebst Bemerkungen über die Verhältnisse in der Thymus. Anat. Anz. **59**, 238—246 (1924). ~ Über die Beeinflussung des adenoiden Gewebes durch die Ernährung und ihre Bedeutung für die pathologische Anatomie. Zbl. Path. path. Anat. **36**, 433—438 (1925). ~ Die Bedeutung der drei Tonsillen und des lymphoiden Gewebes. In: Würzburger Abhandlungen, hrsg. v. E. MAGNUS-ALSLEBEN, Bd. 27, H. 6. Leipzig: C. Kabitzsch 1931. — HEIDENBLUT, A.: Kymographische Beobachtungen der pulsatorischen Mitbewegung der Milz. Fortschr. Röntgenstr. **93**, 380—382 (1960). — HEIDENHAIN, M.: Über die Capillarventile der Milz. Münch. med. Wschr. **75**, 381 (1928). — HEILMANN, P.: Über die Sekundärfollikel im lymphatischen Gewebe. Virchows Arch. path. **259**, 160—178 (1926). ~ Die Milz bei Peritonitis. Virchows Arch. path. Anat. **264**, 669—676 (1927). ~ Zur Pathologie der mesenterialen Lymphknoten. Virchows Arch. path. Anat. **281**, 811—820 (1931). — HEILMEYER, L.: Die Sphärocyten als Ausdruck einer pathologischen Funktion der Milz. Arch. klin. Med. **179**, 292—306 (1937). ~ Rapports physiologiques entre la rate et la moelle osseuse. Rev. Hémat. **9**, 267—290 (1954). ~ Physiologische Beziehungen zwischen Milz und Knochenmark. Bibl. haemat. (Basel) **3**, 21—48 (1955a). ~ Physiologische Beziehungen zwischen Milz und Knochenmark. Klin. Wschr. **33**, 689—697 (1955b). ~ Ferritinstudien (Milz). Dtsch. med. Wschr. 80, 1377—1379 (1955c). ~ Das Eisen. In: Funktion und Stoffwechsel der Schwermetalle. In: Handbuch der allgemeinen Pathologie, hrsg. v. F. BÜCHNER, E. LETTERER u. F. ROULET, Bd. IV/2, S. 4—52. Berlin-Göttingen-

Heidelberg: Springer 1957. ~ Das therapeutische Problem bei den aplastischen Anämien (Panmyelopathien). Med. Klin. **56**, 617—622 (1960a). ~ Die hämatologischen Indikationen zur Splenectomie und ihre pathogenetischen Hintergründe. Münch. med. Wschr. **102**, 117—123, 193—196 (1960b). ~ Eröffnungsrede des Vorsitzenden. Leber und Milz, 4. Lebertagung d. Sozialmed., Bad Mergentheim 15.—17. Okt. 1965, hrsg. v. L. WANNAGAT, S. 1—2. Stuttgart: Georg Thieme 1967. — HEILMEYER, L., u. H. BEGEMANN: Atlas der klinischen Hämatologie und Cytologie. Berlin-Göttingen-Heidelberg: Springer 1955. — HEILMEYER, L., u. I. HEILMEYER: Der Eisenstoffwechsel. In: Handbuch der gesamten Hämatologie, hrsg. v. L. HEILMEYER und A. HITTMAIR, Bd. II, Tl. 2, 1. Halbbd., S. 123—140. München-Berlin-Wien: Urban & Schwarzenberg 1959. ~ HEILMEYER, L., W. KEIDERLING u. G. STÜWE: Kupfer und Eisen als körpereigene Wirkstoffe und ihre Bedeutung beim Krankheitsgeschehen. Jena: Gustav Fischer 1941. — HEILMEYER, L., W. KEIDERLING u. F. WÖHLER: Der Eisenstoffwechsel beim Infekt und die Entgiftungsfunktion des Speichereisens. Dtsch. med. Wschr. **83**, 1965—1974 (1958). — HEILMEYER, L., u. K. PLÖTNER: Das Serumeisen und die Eisenmangelkrankheit. Jena: Fischer 1937. — HEILMEYER, L., F. WÖHLER u. W. RUSCHE: Hämosiderin im Entzündungsgebiet. Münch. med. Wschr. **101**, 2001—2005 (1959). — HEILMEYER-V. MUTIUS, I.: Über Abbauformen der Leukozyten. In: Handbuch der gesamten Hämatologie, hrsg. v. L. HEILMEYER und A. HITTMAIR, Bd. I. Tl. 1, S. 305—312. München-Berlin-Wien: Urban & Schwarzenberg 1957. — HEIMANN, R.: Untersuchungen über die Größenverhältnisse und den Hämoglobingehalt der Erythrocyten des Reserveblutes bei Pferden. Vet.-med. Diss. Hannover 1936. — HEIMBERGER, H.: Vitalmikroskopische Studien. I. Über die Ursprünge des Lymphgefäßsystems. Acta anat. (Basel) **67**, 201—207 (1967). — HEINLEIN, H.: Retikulo-Endothel und Fibrinogenbildung. Verh. dtsch. path. Ges. **27**, 177—184 (1934). — HELD, A.: Der Blutweg in der Milz und seine biologische Bedeutung. Z. ges. exp. Med. **62**, 639—648 (1928a). ~ Über den Blutweg in der Milz. Verh. dtsch. path. Ges. **23**, 102 (1928b). ~ Die Funktionshemmung des Retikuloendothels, Speicherung, Intoxikation, Schock. Z. ges. exp. Med. **88**, 733—775 (1933). — HELD, A., u. C. H. BEHR: Über die Bildung des Fibrinogens im Retikuloendothel. Z. ges. exp. Med. **95**, 104—111 (1934). — HELLER, J. H. (ed.): Reticuloendothelial structure and function. New York: Ronald Press Comp. 1960a. ~ Nontoxic RES stimulatory lipids. Ann. N.Y. Acad. Sci. **88**, 116—121 (1960b). — HELLMAN, T.: Die normale Menge des lymphoiden Gewebes beim Kaninchen in verschiedenen postfetalen Altern. Upsala Läk.-Fören. Förh. **19**, Suppl., 1—408 (1914). ~ Studien über das lymphoide Gewebe. Die Bedeutung der Sekundärfollikel. Beitr. path. Anat. **68**, 333—363 (1921). ~ Studien über das lymphoide Gewebe. 4. Zur Frage des Status lymphaticus. Untersuchungen über die Menge des lymphoiden Gewebes, besonders des Darmes, beim Menschen mittels einer quantitativen Bestimmungsmethode. Z. menschl. Vererb.- u. Konstit.-Lehre 8, 191—219 (1922). ~ Die Altersanatomie der menschlichen Milz. Z. Vererb.- u. Konst.-Lehre **12**, 270—415 (1926). ~ Die Lymphknoten. In: Handbuch der mikroskopischen Anatomie des Menschen, hrsg. von W. v. MÖLLENDORFF, Bd. VI, Tl. 1, S. 303—396. Berlin: Springer 1930. ~ Untersuchungen über die Funktion des lymphatischen Gewebes. Kungl. Fysiogr. Sällsk. Lund Förh. **1**, 1—15 (1932). ~ Die Reaktionszentren des lymphatischen Gewebes. Anat. Anz. **78**, 421—422 (1938). ~ Die Reaktionszentren des lymphatischen Gewebes. Verh. anat. Ges., 47. Vers. Leipzig (1938). Erg.-H. Anat. Anz. **88**, 132—151 (1939). ~ Lymphgefäße, Lymphknötchen und Lymphknoten. In: Handbuch der mikroskopischen Anatomie des Menschen, hrsg. von W. v. MÖLLENDORFF, Bd. VI, Tl. 4, S. 173—261. Berlin: Springer 1943. ~ HELLMAN, T., u. G. WHITE: Den lymfatiska vävnadens förhallande under immunieseringsprocess. Lunds Univ. Arsskr. Sect. 2. Med. Mat. Naturvetensk. **25**, 1—36 (1929); Virchows Arch. path. Anat. **278**, 221—257 (1930). — HELLNER, H., u. H. U. KALLIUS: Milzfieber und Milzfunktion. Langenbecks Arch. klin. Chir. **154**, 66—78 (1929). — HELLSTEN, H.: Zur Frage der Kontiunität der lymphatischen Umhüllung der menschlichen Milzarterien. Z. mikr.-anat. Forsch. **13**, 43—60 (1928). — HELLY, K.: Zum Nachweis des geschlossenen Gefäßsystems in der Milz. Arch. mikr. Anat. **59**, 93—105 (1902a) ~ Nochmals: Geschlossene oder offene Blutbahn der Milz. Anat. Anz. **20**, 351—352 (1902b). ~ Zur Milzfrage. Anat. Anz. **22**, 431—437 (1903a). ~ Die Blutbahnen der Milz und deren funktionelle Bedeutung. Arch. mikr. Anat. **61**, 245—273 (1903b). ~ Hämolymphdrüsen. Ergebn. Anat. Entwickl.-Gesch. **12**, 207—252 (1903c). ~ Die Milz als Stoffwechselorgan. Verh. dtsch. Ges. Path. 18, 6—32 (1921). ~ Diskussionsbemerkung zu HUECK. Verh. dtsch. path. Ges. **23**, 38 (1928). — HELMKE, K.: Untersuchungen über den Blut- und Flüssigkeitsgehalt der Milz und zur Frage des Milzvolumens. Virchows Arch. path. Anat. **295**, 86—106 (1935). — HELWIG, C. F.: Multiple Milzen mit anderen angeborenen Anomalien. Arch. Path. 8, 757—761 (1929). — HEMMELER, G.: Metabolisme du fer — Physiologie — Pathologie — Traitement. Paris: Masson & Cie. 1951. — HEMMETER, J. C.: The special histology of the spleen of Alopias vulpes, its relation to hemolysis and hematopoiesis. Z. Zellforsch. **3**, 328—345 (1926). — HEMPELMANN, L. H., and N. P. KNOWLTON JR.: The nature of neutral red staining refractive particles in the lymphocytes of the blood of normal humans. Blood 8, 524—535

(1953). — HENLE, J.: Die Milz. In: Eingeweidelehre des Menschen. Braunschweig: Vieweg & Sohn 1873. — HENNIG, K., W.-G. FRANKE u. P. WOLLER: Szintigraphie der Milz mit Radiochrom (Cr⁵¹). Dtsch. Gesundh.-Wes. 20, 1086—1090 (1965). — HENNIG, K., W.-G. FRANKE, P. WOLLER u. P. KNOLL: Szintigraphie der Milz mit Brommerkuri-Hydroxypropan (BMHP-Hg¹⁹⁷). Med. Welt 17, 575—579 (1966). — HENNING, N.: Experimentelle Untersuchungen über die Milzsperre. Z. ges. exp. Med. 54, 317—325 (1927). — HENRIQUEZ, I. E., P. I. GOMEZ, A. J. PEREZ e R. E. USHIGAMA: Algunas consideraziones sobre el funcionamiento de las cápsulas o cubiertas del riñón, hígado, bazo y páncreas. Medicina (Mex.) 35, 460—466 (1955). — HENRIQUES, V., u. H. OKKELS: Das weitere Verhalten experimentell erzeugter Eisenablagerung innerhalb der parenchymatösen Organe. Z. Zellforsch. 12, 155—160 (1930). — HENSCHEN, C.: Die chirurgische Anatomie der Milzgefäße. Schweiz. med. Wschr. 9, 164—180 (1928a). ~ Die Chirurgie der Milz. St. Gallen: H. Tschudy & Co. 1928b. — HENSCHEN, C., u. R. HOWALD: Die anatomischen und klinisch-physiologischen Folgen der operativen Entnervung der Milz. Experimentelle Untersuchungen. Langenbecks Arch. klin. Chir. 157, 667—703 (1929). — HENSCHEN, C., u. H. REISSINGER: Beiträge zur klinischen Physiologie der Milz. Experimentelle Untersuchungen über die Volumenschwankungen und die Kontraktilität der Milz, über ihre Durchblutung und über die Sperrmechanismen der Milzarterie. Dtsch. Z. Chir. 210, 1—45 (1928). — HEPPEL, L. A., and R. J. HILMOE: Spleen and intestinal phosphodiesterases. In: Methods in enzymology, ed. by S. P. COLOWICK and N. O. KAPLAN, vol. 2, p. 565—569. New York: Acad. Press 1955. — HERBST, R.: Beobachtungen über den Verbleib infundierter geschädigter Erythrocyten im Organismus. Z. mikr.-anat. Forsch. 66, 121—146 (1960). — HERFARTH, H.: Neuerungen und Wandlungen der Milzchirurgie in den letzten 10 Jahren. Ergebn. Chir. Orthop. 19, 217—348 (1926). — HERINGA, G. C.: Retikulin und Kollagen. Z. mikr.-anat. Forsch. 34, 459—484 (1933). ~ The intercellular substance of connective tissue of animals. 8. Int. Congr. Cell. Biol. Excerpta med. (Amst.), Sect. I, 8, 388—389 (1954). — HERKEL, W.: Über die Bedeutung des Kupfers (Zinks und Mangans) in der Biologie und Pathologie. Beitr. path. Anat. 85, 513—544 (1930). — HERLANT, M., and P. S. TIMIRAS: Alkaline phosphatase in various tissues of the rat during the alarm-reaction. Endocrinology 46, 243—252 (1950). — HERMANN, G., and R. PH. CUSTER: Splenic Scintiscans with Merisoprol-Hg-197. J. Amer. med. Ass. 195, 1015—1019 (1966). — HERMANN, TH.: Das Gewicht der Neugeborenenmilz. Anat. Anz. 47, 325—331 (1914). — HERRATH, E. v.: Über einige Beobachtungen bei der Durchspülung verschiedener Säugermilzen. Anat. Anz. 80, 38—44 (1935a). ~ Vergleichend-quantitative Untersuchungen an acht verschiedenen Säugermilzen. Z. mikr.-anat. Forsch. 37, 389—406 (1935b). ~ Anatomische Bemerkungen zur Frage der Blutspeicherfunktion der Milz. Dtsch. med. Wschr. 61, 1924—1926 (1935c). ~ Bau und Funktion der Milz. Z. Zellforsch. 23, 375—430 (1935d). ~ Einiges über die Beziehung zwischen Bau und Funktion der Säugermilz. Ver. Anat. Ges. 43. Vers. 1935. Erg.-H. Anat. Anz. 81, 182—186 (1936). ~ Experimentelle Untersuchungen über die Beziehungen zwischen Bau und Funktion der Säugermilz. 1. Der Einfluß des Lauftrainings auf die Differenzierung der Milz heranwachsender Tiere. a) Hunde. Z. mikr.-anat. Forsch. 42, 1—32 (1937). ~ Experimentelle Ergebnisse zur Frage der Beziehungen zwischen Bau und Funktion der Säugermilz. Verh. Anat. Ges. 45. Vers. 1937. Erg.-H. Anat. Anz. 85, 169—207 (1938a). ~ Zur vergleichenden Anatomie der Säugermilz und ihrer Speicher- und Abwehraufgaben. Zugleich ein Beitrag zur Typologie der Milz und zum Problem der artlich und individuell verschiedenen Milzgröße. Med. Klin. 41, 1355—1359 (1938b). ~ Die Milztypen beim Säuger. Verh. Anat. Ges. 46. Vers. 1938. Erg.-H. Anat. Anz. 87, 247—255 (1939a). ~ Verschiedene Milzpräparate. Verh. Anat. Ges. 47. Vers. 1938. Erg.-H. Anat. Anz. 87, 422—426 (1939b). ~ Experimentelle Untersuchungen über die Beziehungen zwischen Bau und Funktion der Säugermilz. 1. Der Einfluß des Lauftrainings auf die Differenzierung der Milz heranwachsender Tiere. b) Hunde. Z. mikr.-anat. Forsch. 45, 111—156 (1939c). ~ Eine Vorrichtung zur Lebendbeobachtung im durchfallenden Licht. Verh. Anat. Ges. 47. Vers. 1939. Erg.-H. Anat. Anz. 88, 294—295 (1939d). ~ Milz und Wärmeregelung. Anat. Anz. 91, 20—31 (1941a). ~ Milz und Wärmeregulation. Schweiz. med. Wschr. 22, 233 (1941b). ~ Beobachtungen an den Milzlymphknoten zweier Pferde. Zugleich ein Beitrag zur Frage des Vorkommens und der Bedeutung von Lymphgefäßen in der Milz. Z. mikr.-anat. Forsch. 49, 299—316 (1941c). ~ Beobachtungen an den Milzlymphknoten des Pferdes. Schweiz. med. Wschr. 22, 233—234 (1941d). ~ Organgewicht und Wärmeregelung. Anatomentagung Bonn 1946. ~ Anatomische Beiträge und Fragestellungen zu einigen Problemen des peripheren Kreislaufes. Dtsch. med. Rundsch. 1, 141—149 (1947). ~ Die Morphologie des Retothelialen Systems. Verh. dtsch. Ges. Pathol. 37, 13—25 (1953). ~ Milza. In: Enciclopedia Medica Italiana, vol. VI, p. 1120—1144. Firenze: Sansoni Edizioni Scientifiche 1954. ~ Experimentelle Untersuchungen über die Beziehungen zwischen Bau und Funktion der Säugermilz. 2. Der Einfluß der Außentemperatur auf die Differenzierung der Milz heranwachsender Tiere (Hunde, Katzen, Kaninchen). Bemerkungen über das Verhalten der Gewichte wachsender Organe unter Außentemperatur- und Trainingseinfluß. Morph. Jb. 95, 162—208 (1955). ~ Bau und

Funktion der normalen Milz. Berlin: Walter de Gruyter & Co. 1958. ~ Zur Frage der Typisierung der Milz. Anat. Anz. **112**, 140—149 (1963). ~ Histologie und Funktion der normalen Milz. In: Leber und Milz, 4. Lebertagung d. Sozialmed., Bad Mergentheim 15.—17. Okt. 1965, hrsg. v. L. WANNAGAT, S. 18—27. Stuttgart: Georg Thieme 1967. ~ HERRATH, E. v., u. N. DETTMER: Elektronenmikroskopische Untersuchungen an Gitterfasern. Z. wiss. Mikr. **60**, 282—289 (1951 a). ~ Elektronenmikroskopische Untersuchung an Gitterfasern. Verh. Anat. Ges. 49. Vers. 1951. Erg.-H. Anat. Anz. **98**, 188—189 (1951 b). — HERRATH, E. v., u. H. LENTZ: Elektronenoptische Befunde am Sinusendothel der menschlichen Milz. Verh. Anat. Ges. 51. Vers. 1953. Erg.-H. Anat. Anz. **100**, 389—390 (1954). — HERRLINGER, R.: Die Milzgefäße der weißen Ratte. Z. mikr.-anat. Forsch. **43**, 34—47 (1938). ~ Das Blut in der Milzvene des Menschen. Anat. Anz. **96**, 226—235 (1947). ~ Das Ende der arteriellen Bahn in der Pars subcapsularis der menschlichen Milz. Klin. Wschr. **26**, 124 (1948). ~ Neue funktionell-histologische Untersuchungen an der menschlichen Milz. Z. Anat. Entwickl.-Gesch. **114**, 340—364 (1949). ~ Die Sinus und das venöse Abflußsystem in der menschlichen Milz. Anat. Nachr. **1**, 89—90 (1950a). ~ Neuere Erkenntnisse über den anatomischen Bau der Milz. Folia haemat. (Lpz.) **70**, 132—139 (1950b). ~ Die Verwendung von menschlichem Serum bei Tuscheinjektionen. Z. wiss. Mikr. **60**, 57 (1951/52). ~ Die historische Entwicklung des Begriffes Phagocytose. Ergebn. Anat. Entwickl.-Gesch. **35**, 334—357 (1956). ~ Anatomie der Milz. In: Handbuch der gesamten Hämatologie, hrsg. von L. HEILMEYER und A. HITTMAIR, Bd. I, Tl. 1, 407—413. München-Berlin-Wien: Urban & Schwarzenberg 1957. ~ Die Entdeckung der Malpighischen Körperchen der Milz. Verh. Anat. Ges. 54. Vers. 1957. Erg.-H. Anat. Anz. **104**, 121—129 (1958a). ~ Die Milz. Ciba-Z. Nr. 90, 2982—3012 (1958b). ~ Die Milz in der Geschichte der Medizin. In: Leber und Milz, 4. Lebertagung d. Sozialmed., Bad Mergentheim 15.—17. Okt. 1965, hrsg. v. L. WANNAGAT, S. 3—17. Stuttgart: Georg Thieme 1967. — HERRMANN, G. R.: The heart of the racing greyhound. Hypertrophy of the heart. Proc. Soc. exp. Biol. (N.Y.) **23**, 856—857 (1925/26). — HERTEL, E.: Ein Beitrag zu den Pseudocysten, über eine spontane Splenomblutung und zur spontanen Ruptur der Milz. Zbl. Chir. **81**, 721—729 (1956). — HERZOG, G.: Experimentelle Untersuchungen über die Einheilung von Fremdkörpern. Beitr. path. Anat. **61**, 325—376 (1915). ~ Über die Bedeutung der Gefäßwandzellen in der Pathologie. Klin. Wschr. **15**, 16, 684; 730 (1923). ~ Referat über die Bedeutung der Gewebezüchtung für die Pathologie. Verh. dtsch. path. Ges. **26**, 9—66 (1931). ~ Über das Wesen der Gewebezüchtung, vom morphologischen Standpunkt aus betrachtet. Zbl. allg. Path. path. Anat. **57**, 353—366 (1933). ~ Lymphatisches Gewebe und Zellen — RES-Gewebe und Zellen. In: Handbuch der gesamten Hämatologie, hrsg. von L. HEILMEYER und A. HITTMAIR, Bd. I, Tl. 1, S. 564—590. München-Berlin-Wien: Urban & Schwarzenberg 1957. — HERZOG, G., u. W. SCHOPPER: Über das Verhalten der Blutgefäße in der Kultur. Arch. exp. Zellforsch. **11**, 202—218 (1931). — HESS, W. R.: Vegetative Funktionen und Zwischenhirn. Helv. physiol. pharmacol. Acta, Suppl. **4**, 5—65 (1947). ~ Die funktionelle Organisation des vegetativen Nervensystems. Basel: Schwabe & Co. 1948. ~ Il Diencefalo. Sindromi, Localizzazioni, Funzioni. Milano: Aldo Martello 1952. — HESSE, M.: Experimentell-morphologische Untersuchungen über die Blockierungsmöglichkeit des reticulo-endothelialen Systems. Beitr. path. Anat. **93**, 36—99 (1934a). ~ Über das Wesen der Hyalinose der kleinen Arterien auf Grund der Untersuchung von Kindermilzen. Virchows Arch. path. Anat. **292**, 465—478 (1934b). — HESSE, R.: Das Herzgewicht der Wirbeltiere. Zool. Jb. **38**, 243—364 (1921). ~ Die Größe des Herzens bei Wirbeltieren. In: Handbuch der normalen und pathologischen Physiologie, hrsg. v. A. BETHE, G. v. BERGMANN, G. EMBDEN u. A. ELLINGER, Bd. VII, 1. Hälfte, Tl. 1, S. 132—140. Berlin: Springer 1926. — HESTON, W. E., E. LORENZ, and M. K. DERINGER: Occurrence of pulmonary tumors in strain. A mice following totalbody x-radiation and injection of nitrogen mustard. Cancer Res. **13**, 573—577 (1953). — HETT, J.: Der Einfluß höherer Außentemperatur auf Leber und Milz der Hausmaus. Verh. Anat. Ges. 32. Vers. 1923. Erg.-H. Anat. Anz. **57**, 53—61 (1923/24). ~ Leukocyten und Reticuloendothel. Verh. Anat. Ges. 42. Vers. 1934. Erg.-H. Anat. Anz. **78**, 120—127 (1934). ~ Zur Histologie der Nasenschleimhaut. Arch. Ohr.-, Nas.- u. Kehlk.-Heilk. **143**, 406—412 (1937). ~ Über den Leukocytenabbau im tierischen Körper. Experimentelle Untersuchungen an Benzolmäusen. Z. Zellforsch. **30**, 339—388 (1940). ~ Ergebnisse der Alternsforschung auf dem Gebiet der Histologie. Z. Alternsforsch. **4**, 174—193 (1944). — HETTICH, U.: Das Verhalten von Milz und Thymus bei Aszites-Tumor-Ratten nach Impfung mit Thymus-Placenta und Milz-Trockenzellen nach NIEHANS. Medizinische **48**, 1785—1789 (1957). — HEUDORFER, K.: Über den Bau der Lymphdrüsen. Z. Anat. Entwickl.-Gesch. **61**, 365—401 (1921). — HEVELKE, G., u. K. H. KLARE: Über den Mineralgehalt menschlicher Parenchyme im Alternsgang. Z. Alternsforsch. **15**, 293—302 (1962). — HEVESY, G. v.: Radioaktive Markierung von Zellen. VIII. Tagung der Nobelpreisträger (3. Tagung der Preisträger der Chemie, 1958). Dtsch. Apoth.-Z. **98**, 752 (1958). — HEYN, B.: Operationen an der Milz. In: Chirurgische Operationslehre (BIER, BRAUN, KÜMMEL), hrsg. v. A. W. FISCHER, E. GOHRBANDT und F. SAUERBRUCH, Bd. IV, S. 608—634. Leipzig: Johann Ambrosius

Barth 1955. — HICKLIN, A., u. G. TÖNDURY: Zur Kenntnis der Milzagenesie und der damit verbundenen Situsanomalien. Morph. Jb. **103**, 57—84 (1962). — HIERONYMI, G.: Angiometrische Untersuchungen venöser und arterieller Gefäße verschiedenen Lebensalters. Frankfurt. Z. Path. **69**, 18—36 (1958). — HIGUCHI, K.: Die Beziehungen der Amyloidablagerung zur Vascularisation in der Milz. Virchows Arch. path. Anat. **279**, 538—552 (1930). — HILL, M.: Re-utilization of lymphocyte remnants by reticular cells. Nature (Lond.) **183**, 1059—1060 (1959). — HILL, M., and M. POSPÍŠIL: Studies on the activation of lymphatic nodule centres of the spleen. Acta anat. (Basel) **41**, 205—227 (1960). — HILL, M., and M. PRASLIČKA: Early cytological changes in the lymphocyte and myeloid components of mouse spleen following X-ray irradiation. Čs. Biol. **6**, 6—15 (1957). ~ Characteristics and significance of the elementary hematopoietic function as revealed in spleen tissue of lethally-irradiated frogs. Exp. Cell Res. **17**, 214—217 (1959). — HILLARP, N.-A.: Structure of the synapse and the peripheral innervation apparatus of the autonomic nervous system. Acta anat. (Basel) **2**, Suppl. 4, 1—153 (1946). — HILMOE, R. J.: Purification and properties of spleen phosphodiesterase. J. biol. Chem. **235**, 2117—2121 (1960). — HILMOE, R. J., and L. A. HEPPEL: Purification of nucleases from spleen and intestinal mucosa. Fed. Proc. **12**, 217—218 (1953). — HINRICHSEN, K.: Autoradiographische Untersuchungen über die Mitosenverteilung in lymphatischen Organen der Maus. Verh. Anat. Ges. 58. Vers. 1962. Erg.-H. Anat. Anz. **112**, 128—136 (1963). — HINRICHSEN, K., u. G. PRINDULL: Zellbildung und Zelluntergang in Zentren sekundärer Lymphfollikel der Maus. Z. Zellforsch. **69**, 371—380 (1966). — HINTEREGGER, F.: Über die Beziehungen der Kurloff-Körper zu den einzelnen Leukozytenarten unter pathologischen Bedingungen. Folia. haemat. (Lpz.) **46**, 256—268 (1932). — HIRAKI, K., H. SUNAMI, and K. OGAWARA: Studies on the megakaryocytes, platelet separation and degeneration. Acta med. Okayama **12**, 187—192 (1958). — HIRAKO, G.: Über das Verhältnis der zuführenden zu den abführenden Gefäßen des Organs (arteriovenöser Index). Okajimas Folia. anat. jap. **28**, 229—236 (1956). ~ The blood circulation of the spleen controlled by the portal vein. J. Kurume med. Ass. **26**, 481—486 (1963). — HIRATA, M.: 1946; zit. nach AMANO, 1958a. — HIRSCH, G. C.: Der Mineralstoffwechsel der Zelle. In: Handbuch der allgemeinen Pathologie, hrsg. v. F. BÜCHNER, E. LETTERER u. F. ROULET, Bd. I/1, S. 309—388. Berlin-Göttingen-Heidelberg: Springer 1955. — HIRSCHFELD, H.: Die Erkrankungen der Milz. In: Enzyklopaedie der klinischen Medizin, hrsg. v. L. LANGSTEIN, C. v. NOORDEN, C. PIRQUET und A. SCHITTENHELM, S. 1—77. Berlin: Springer 1920. — HIRSCHFELD, H., u. R. MÜHSAM: Chirurgie der Milz. In: Neue Deutsche Chirurgie, hrsg. von H. KÜTTNER, Bd. 46, S. 1—274. Stuttgart: Ferdinand Enke 1930. — HIRSCHFELD, H., u. A. WEINERT: Zur Frage der Blutveränderungen nach Milzexstirpation. Berl. klin. Wschr. **27**, 653 (1917). — HIRSCHFELD, W. J., and A. S. GORDON: Some effects of bleeding on the iron metabolism of normal and of starved turtles (Pseudoemys scrpipta elegans). J. exp. Zool. **160**, 263—270 (1965a). ~ Effect of bleeding and starvation on blood volumes and peripheral hemogram of the turtle, Pseudoemys scripta elegans. Anat. Rec. **153**, 317—323 (1965b). — HISAO, K.: Beitrag zur Kenntnis der Lymphknotenfunktion. Virchows Arch. path. Anat. **283**, 593—610 (1932). — HITTMAIR, A.: Das Blutplättchen im Spiegel des Schrifttums der letzten zehn Jahre. Folia haemat. (Lpz.) **59**, 50—92 (1938). ~ Normale und pathologische Milzfunktion. Bibl. haemat. (Basel) **3**, 1—3 (1955). ~ Die Stellung der Milz im Gesamtorganismus. Bull. Schweiz. Akad. med. Wiss. **12**, 195—209 (1956). ~ Spezielle Zytologie der Milz. In: Handbuch der gesamten Hämatologie, hrsg. von L. HEILMEYER und A. HITTMAIR, Bd. I, Tl. 1, S. 425—438. München-Berlin-Wien: Urban & Schwarzenberg 1957a. ~ Autochthone und metastatische, metaplastische Blutbildung. In: Handbuch der gesamten Hämatologie, hrsg. von L. HEILMEYER und A. HITTMAIR, Bd. I, Tl. 1, S. 545—551. München-Berlin-Wien: Urban & Schwarzenberg 1957b. ~ Technik der Organpunktion. In: Handbuch der gesamten Hämatologie, hrsg. von L. HEILMEYER und A. HITTMAIR, Bd. 2, Tl. 2, 2. Halbbd., S. 171—186. München u. Berlin: Urban & Schwarzenberg 1960. — HJELMMAN, G.: Über das erste Auftreten der Mastzellen in einigen Geweben und Organen bei Homoembryonen mit Berücksichtigung der Zunahme dieser Zellen während der Embryonalentwicklung. Comment. Biol. Soc. Sci. Fennicae **13**, 1—52 (1952). ~ Kann eine Zunahme der Mastzellen in verschiedenen Geweben und Organen beim Igel während des Winterschlafs beobachtet werden ? Verh. Anat. Ges. 53. Vers. 1956. Erg.-H. Anat. Anz. **103**, 71—76 (1957). — HJORT, P.: Isotopenuntersuchungen an Thrombozyten. Bericht über die Tagung d. Deutsch. Hämatol. Ges. Mat. Med. Nordmark **13**, 285 (1961). — HOCHSTETTER, A. v.: Über eine bisher wahrscheinlich noch unbekannte Varietät des Vorkommens von Milzgewebe im linken Ovarium eines menschlichen Fetus. Verh. d. Anat. Ges., 49. Vers. 1951. Erg.-H. Anat. Anz. **98**, 181 (1952). ~ Milzgewebe im linken Ovarium des linken Individualteiles eines menschlichen Thoracopagus. Virchows Arch. path. Anat. **324**, 36—54 (1953). — HODGSON, P., and J. M. D. OLMSTED: Dilatation of spleen. Stimulation of nerves. Effect of autonomic drugs. Proc. Soc. exp. Biol. (N.Y.) **30**, 478—480 (1933). — HOECKER, G., and O. PIZARRO: Some recent work on transplantation antigens. Biologica **31**, 7—14 (1961). — HÖFMANN, U.: Die Riesenzellen in der Milz des Igels (Erinaceus europaeus L.). Z. Zellforsch. **91**, 261—282 (1968). — HOEGLUND, A. W.: Ectopic spleen. J. Amer. med. Ass. **101**, 121 (1933). — HOEPKE, H.: Die Milz von Igel und Fledermaus in und nach dem Winterschlaf. Verh. Anat. Ges., 40. Vers. 1931. Erg.-H. Anat. Anz. **72**, 216—228 (1931a). ~ Über die Funktion gesunder und kranker Gaumenmandeln. Zschr. Laryng. Rhinol. (Lpz.) **22**, 1—16 (1931b). ~ Zur Physiologie und Pathologie der Tonsilla palatina. Beitr. path. Anat. **88**, 207—223 (1931c). ~ Beiträge zur Morphologie und Physiologie des Lymphgewebes. 1. Die Milz winterschlafender Tiere. Z. Anat. Entwickl.-Gesch. **99**, 411—476 (1933). ~ Zur Funktion der Gaumenmandeln. Med. Welt **8**, 1039—1041 (1934). ~ Lymphgewebe und Ernährung. Hippokrates (Stuttg.) **6**, 879—883 (1935). ~ Die Stellung des Lymphgewebes im Säure-Basen-Haushalt des Körpers. Klin. Wschr. **17**, 1644—1647 (1938). ~ Die Bedeutung der Lymphozyten. Verh. Anat. Ges., 46. Vers. 1938. Erg.-H. Anat. Anz. **87**, 230—235 (1939). ~ Die Leistungen der Milz. Anat. Anz. **98**, 7—12 (1951a). ~ Diskussionsbemerkung zu PISCHINGER: Über den Bau des lymphoreticulären Gewebes und die Genese der Lymphocyten. Verh. Anat. Ges., 49. Vers. 1951. Erg.-H. Anat. Anz. **98**, 49—53 (1951b). ~ Milz und Krebsabwehr. Dtsch. med. Wschr. **77**, 1000 (1952a). ~ Milz und Geschwulst-Abwehr. Dtsch. med. J. **3**, 469—472 (1952b). ~ Die antiblastische Wirkung der Milz von Walker-Tumor-Ratten. Z. Krebsforsch. **58**, 378—424 (1952c). ~ Die Rolle des reticuloendothelialen Systems bei der Abwehr von Reiz-Tumoren. Verh. dtsch. path. Ges. **202** (1953). ~ Über Grundlagen einer Geschwulst-Bekämpfung bei Ratten. Medizinische **35**, 1205—1207 (1954a). ~ Wehrt sich der Körper gegen Geschwülste? Strahlentherapie **93**, 196—212 (1954b). ~ Geschwulstabwehr durch die Milz und das reticulo-endotheliale System. Verh. Anat. Ges., 1953, Erg.-H. Anat. Anz. **100**, 235—244 (1954c). ~ Über biologische Krebs-Therapie. Dtsch. med. J. **6**, 15—18 (1955a). ~ Keimzentren oder Reaktionszentren? Eine Antwort an K. KÖHN. Z. ges. inn. Med. **10**, 201—204 (1955b). ~ Die Reaktion von Milz und Thymus bei spontanem Mammakarzinom der Maus. Mikroskopie (Wien) **10**, 268—274 (1955c). ~ Milz- und Thymus-Zelltherapie bei Geschwülsten. In: Zellulartherapie in Klinik und Praxis, hrsg. von W. KUHN, S. 70—74. Stuttgart: Hippokrates Verlag 1956. ~ Die Milz, das größte Abwehrorgan gegen Geschwülste. Riv. Quad. Anat. Prat. **12**, 67—80 (1957). ~ Milz und Krebs. Neue Z. ärztl. Fortbild. **47**, 63—68 (1958a). ~ Hemmung des Wachstums von Walker-Tumoren der Ratte durch Thymus-Trockenzellen. Z. mikr.-anat. Forsch. **64**, 159—167 (1958b). — HOEPKE, H., u. R. FLUHR: Zellulartherapeutische Beobachtungen an experimentellen Rattentumoren. Therapiewoche **5**, 377—383 (1955). — HOEPKE, H., u. W. GRÜNING: Die Beeinflussung der Gaumenmandeln durch basische und saure Ernährung. Z. Hals-, Nas.- u. Ohrenheilk. **37**, 396—406 (1935). — HOEPKE, H., u. H. J. GRUNDIES: Die Wirkung basischer und saurer Ernährung auf das Lymphgewebe des Igels. Z. Anat. Entwickl.-Gesch. **104**, 207—237 (1935). — HOEPKE, H., W. HEMPFING u. H. DESAGA: Das Lymphgewebe der weißen Maus bei saurer und basischer Ernährung. Z. Anat. Entwickl.-Gesch. **108**, 644—685 (1938). — HOEPKE, H., u. H. PETER: Verhalten des Igelthymus bei saurer und basischer Ernährung. Z. mikr.-anat. Forsch. **39**, 263—313 (1936). — HOEPKE, H., u. T. SPANIER: Die Wirkung basischer und saurer Ernährung auf das Lymphgewebe der weißen Ratte. Z. mikr.-anat. Forsch. **46**, 542—583 (1939). — HOERR, N. L.: Microscopy: Illumination of living tissues. In: Medical Physics, ed. by O. GLASSER, vol. II, p. 533—534. Chicago: The Year Book Publishers Inc. 1950. — HOFF, F.: Vegetatives Nervensystem und Milz. In: L. R. Müllers Lebensnerven und Lebenstriebe. Berlin: Springer 1931. ~ Die Klinik der Nebennieren und ihrer Korrelationen. Verh. dtsch. Ges. Path. **36**, 90—122 (1953). ~ Fieber, unspezifische Abwehrvorgänge, unspezifische Therapie. Stuttgart: Georg Thieme 1957. ~ Vegetatives Nervensystem. In: Handbuch der gesamten Hämatologie, hrsg. v. L. HEILMEYER und A. HITTMAIR, Bd. II, Tl. 2, 1. Halbbd., S. 167—181. München-Berlin-Wien: Urban & Schwarzenberg 1959. — HOFFMANN, A.: Der Einfluß des Trainings auf die Skeletmuskulatur. Z. mikr.-anat. Forsch. **43**, 595—622 (1938). — HOFFMANN, E.: Nonparasitic splenic cysts. Amer. J. Surg. **93**, 765—770 (1957). — HOFFMANN, G.: Beitrag zur Anatomie und Topographie sektionstechnisch wichtiger Organe vom syrischen Goldhamster. Mh. Vet.-Med. **1952**, 188—191. — HOFFMANN, J.: Über das Vorkommen von Spurenelementen, insbesondere von Uran in der Rinderleber und -milz. Hoppe-Seylers Z. physiol. Chem. **273**, 115 (1942). — HOFMANN, H.: Die Struktur der Milzkapsel und ihre funktionelle Bedeutung. Morph. Jb. **90**, 1—32 (1951). — HOHENADEL, B., u. F. TRAUTMANN: Beobachtungen zur Frage der Bildung von Blutgefäßen in Blutzellen- und Lymphgewebskulturen. Z. ges. inn. Med. **7**, 798—801 (1953). — HOLCZINGER, L.: Einfluß von Fixierungslösungen auf die PAS-Färbung der retikulären Fasern. Acta histochem. (Jena) **3**, 19—24 (1956/57). — HOLLYFIELD, J. G.: Erythrocyte replacement at metamorphosis in the frog, Rana pipiens. J. Morph. **119**, 1—6 (1966). — HOLMAN, R. L.: The structure and function of lymph nodes. Sth. med. J. (Bgham., Ala.) **48**, 1311—1317 (1955). — HOLMGREN, H.: 24-Stunden-Variationen des Gewichts der Leber, Lunge und Milz der großen weißen Ratte (Mus norvegicus albinus). Morph. Jb. **81**, 653—668 (1938). ~ Studien über Verbreitung und Bedeutung der Chromotropen Substanz. Z. mikr.-anat. Forsch. **47**, 489—521 (1940). — HOLMGREN, HJ.: Beitrag zur Frage der Genese der Ehrlichschen Mastzellen. Acta anat. (Basel) **2**,

40—56 (1947). — Holtz, P., F. Bachmann, A. Engelhardt u. K. Greeft: Die Milzwirkung des Adrenalins und Arterenols. Arch. Physiol. **255**, 232—250 (1952). — Holyoke, E. A.: The role of the primitive mesothelium in the development of the mammalian spleen. Anat. Rec. **65**, 333—349 (1936). ~ The potentialities of embryonic spleen as shown by homoio-transplantats into the omentum of the adult rabbit. Amer. J. Anat. **66**, 87—131 (1940). — Holyoke, E. A., J. S. Latta, and J. V. McLean: A study of the ultrastructure of the developing spleen in the albino rat. J. Ultrastruct. Res. **15**, 87—99 (1966). — Holz, J.: Vergleichende Untersuchungen über das Verhalten von Toxoplasma gondii in normalen und entmilzten Mäusen. Acta med. turc. **6**, 35—50 (1954). — Holzknecht, F.: Zahlenschwankungen der Thrombozyten. In: Handbuch der gesamten Hämatologie, hrsg. v. L. Heilmeyer und A. Hittmair, Bd. II, Tl. 2, 1. Halbbd., S. 52—58. München-Berlin-Wien: Urban & Schwarzenberg 1959. — Homma, H.: Ein Fall von Situs viscerum inversus partialis beim Neugeborenen. Z. Anat. Entwickl.-Gesch. **102**, 782—793 (1934). — Honjo, I., A. Takeda, Y. Takamori, and T. Maeda: Physicochemical studies of the mechanism of radiation effects on the cell. IV. The cancer cell. A. R. Coop. Res., Min. of Educ. Radiat. **13**, 54 (1958). — Hooghwinkel, G. J. M., and G. Smits: The specificity of the periodic acid-Schiff-technique studies by a quantitative test-tube method. J. Histochem. Cytochem. **5**, 120—126 (1957). — Hornyk-yewytsch, Th.: Histochemische Untersuchungen der Strahlenwirkungen. Mat. Med. Nordmark **3**, 283—289 (1951). — Horster, J. A.: Zur Ätiologie und Pathogenese der Lymphogranulomatose. Dtsch. Arch. klin. Med. **199**, 327—339 (1952). — Horsters, H.: Milz und Kohlenhydratstoffwechsel. Z. ges. exp. Med. **97**, 473—478 (1936). — Hort, W.: Untersuchungen über die Lebenswandlungen der Pfortader und Milzvene und ihre Veränderungen bei portaler Hypertonie. Virch. Arch. path. Anat. **336**, 194—208 (1962). — Hort, W., u. H. Hort: Beiträge zur Histochemie der Blutgefäßendothelien und der Capillargrundhäutchen. Virchows Arch. path. Anat. **331**, 591—615 (1958). — Horváth, É., K. Kovács u. S. Benkö: Elektive Färbung zum Nachweis der in den Geweben gespeicherten Methylzellulose. Acta histochem. (Jena) **3**, 273—276 (1956/57). — Hoshi, N.: X-ray action on the growth and on the internal organs of new-born rabbits. J. Orient. Med. **9**, 61 (1928). — Hostetler, J. R., and G. A. Ackerman: The relationship between the histological localization of alkaline phosphatase activity and appearance of lymphocytes in lymphocytic tissue of the embryonic and neonatal rabbit. Anat. Rec. **156**, 191—202 (1966). — Hotchkiss, R. D.: A microchemical reaction resulting in the staining of polysaccharide structures in fixed tissue preparations. Arch. Biochem. **16**, 131—141 (1948). — Hou, H. C., and R. K. S. Lim: Factors regulating splenic contraction during exercise. Lingnan Sci. J. **8**, 301—324 (1931). — Houcke, E.: Emploi du mélange Rhodaminebleu de méthylène dans le coloration des tissus spléniques et lymphoide. C. R. Soc. Biol. (Paris) **99**, 788—789 (1928). ~ La rate en pathologie sanguine. Paris: Masson 1936. — Houssay, B. A., et S. M. Lascano-Gonzalez: La rate des chiens hypophysoprives. C. R. Soc. Biol. (Paris) **118**, 487—488 (1935). — Houssay, B. A., E. B. del Casillo y A. Pinto: Accion de la suprarenalectomie sobre el timo y los ganglios. Rev. Soc. argent. biol. **17**, 26—39 (1941). — Hoyer, H.: Über den feineren Bau der Milz. Inaug.-Diss. Straßburg 1892. ~ Über den Bau der Milz. Schwalbes morph. Arbeit **3**/2, 229—300 (1894). — Hradil, I., K. Jirásek, L. Kubéš a A. Pastušková: Příspěvek k submikroskopické struktuře retikulární tkáně ve slezině zdravých krys. Sborn. věd. Prací lék. Fak. Hradci Králove **8**, 485—488 (1965). — Hrubý, L.: Allometric growth of the abdominal cavity organs of the rat during the suckling period. Sborn. lék. **69**, 84—87 (1967). — Hsu, L., and A. L. Tappel: Catheptic activity of the gastrointestinal tract, liver, spleen and kidney of the rat. Nature (Lond.) **207**, 1200 (1965). — Hu, C. H.: Studies on the mature and immature lymphoid cells of spleen, lymph nodes and thymus of normal rats and rats infected with Trypanosoma brucei. Amer. J. Path. **10**, 29—42 (1934). — Hubatschek, H.: Morphologische Veränderungen in Blut, Knochenmark, Milz und Leber unter Applikation von Testoviron bei Ratten. Med. Diss. Berlin 1961. — Hübner, K. F.: Über die Beeinflussung der Regeneration des Knochenmarkes der Ratte durch Knochenmark- und Milzzellsuspension nach einmaliger ionisierender Ganzkörperbestrahlung mit schnellen Elektronen und Gammastrahlen. Med. Diss. Heidelberg 1960. — Huebschmann, P.: Das Verhalten der Plasmazellen in der Milz bei infektiösen Prozessen. Verh. dtsch. Ges. Path. **16**, 110—115 (1913). — Hueck, W.: Pigmentstudien. Beitr. path. Anat. **54**, 68—232 (1912). ~ Über das Mesenchym. Die Bedeutung seiner Entwicklung und seines Baues für die Pathologie. Beitr. path. Anat. **66**, 330—376 (1920). ~ Die pathologische Pigmentierung. In: Handbuch der allgemeinen Pathologie, hrsg. v. L. Krehl u. F. Marchand, Bd. III, Tl. 2, S. 298—481. Leipzig: Hirzel 1921. ~ Über den Bau der Lymphknötchen in der Milz. Zbl. allg. Path. **40**, Erg.-H., 238—242 (1927). ~ Die normale menschliche Milz als Blutbehälter (Anatomischer Vorbericht zum Referat über „Chronische Milzvergrößerungen"). Verh. dtsch. path. Ges. **23**, 6—38 (1928). ~ Über das Mesenchym. 2. Teil. Zirkulationsstörungen. Degeneration, Hypertrophie und Hyperplasie des Mesenchyms am Beispiel der chronischen Milzvergrößerungen. Beitr. path. Anat. **83**, 152—184 (1930). ~ Über die Neubildung des Grundhäutchens in den Blutkapillaren. Virchows Arch. path. Anat.

296, 416—421 (1935). ~ Morphologische Pathologie. 2. Aufl. Leipzig: Georg Thieme 1948. — HUEPER, W. C.: Experimental studies in cardiovascular pathology. IV. Methylcellulose atheromatosis and thesaurosis. Arch. Path. **33**, 1—17 (1942). — HUG, O.: Schädigung durch ionisierende Strahlen. Landarzt **32**, 78—83 (1956). — HUGGINS, R. A., E. L. SMITH, and S. DEAVERS: Cr⁵¹-tagged red cell equilibration in dogs. Amer. J. Physiol. **211**, 283—287 (1966). — HULLIGER, L.: Über die unterschiedlichen Entwicklungsfähigkeiten der Zellen des Blutes und der Lymphe in vitro. Virchows Arch. path. Anat. **329**, 289—318 (1956). — HUMBLE, J. G., W. H. W. JAYNE, and R. J. V. PULVERTAFT: Biological interaction between lymphocytes and other cells. Brit. J. Haemat. **2**, 283—294 (1956). — HUNTER, R. L.: Two patterns of splenic phagocytosis. New Phycn **15**, 111—119 (1966). — HUNTER, R. M., and W. C. SHOEMAKER: Spleen ruptures during pregnancy. Amer. J. Obstet. Gynec. **73**, 1326—1332 (1957). — HUU, N.: Distribution intra-parenchymateuse des artéres de la rate. Presse méd. **61**, 1308—1309 (1953a). ~ Les territoires artériels de la rate par la methode des injections plastiques. C. R. Ass. Anat. **39**, 870—877 (1953b). ~ Territoires artériels de la rate. II. Etude expérimentale. Possibilités de résection partielle réglée de la rate. Presse méd. **64**, 1749—1750 (1956). — HUU, W.: Les territoires artériels de la rate par la méthode des injections plastiques. Arch. Mal. Coeur **45**, 792—799 (1952). — HUYGHEBAERT, E.: Sur le rôle de la rate dans l'intoxication, l'anemie et la regeneration globulaire (I). C. R. Soc. Biol. **89**, 1179—1182 (1923). — HUZELLA, TH.: Über histologische Gerüstbildung im Vergleich der Organisation der Gewebekulturen mit der des Tierkörpers. Verh. Anat. Ges., 38. Vers. 1929. Erg.-H. Anat. Anz. **67**, 36—48 (1929a). ~ Der Entstehungsmechanismus und die organisatorische Bedeutung des Gitterfasersystems. Wilhelm Roux' Arch. Entwickl.-Mech. Org. **116**, 430—437 (1929b). ~ Beziehungen zwischen Blut und Bindegewebe in der Milzkultur. Arch. exp. Zellforsch. **11**, 170—177 (1931a). ~ „Aktive Elastizität" des Gitterfasersystems. Anat. Anz. **72**, 178—201 (1931b). ~ Die zwischenzellige Organisation. Jena: Gustav Fischer 1941. — HWANG, J.M.S., ST. LIPPINCOTT, and E. B. KRUMBHAAR: The amount of splenic lymphatic tissue at different ages. Amer. J. Path. **14**, 809—819 (1938). — HYMAN, C., and R. L. PALDINO: Possible role of the reticuloendothelial system in protein transport. Ann. N.Y. Acad. Sci. **88**, 232—239 (1960).

ICKOWICZ, M., et D. WEISSBERG: L'influence de la cortisone sur la colloidopexie du système réticuloendothélial. C.R. Ass. Anat. **3**, 664—670 (1956). — IKEGAMI, M.: A study on the hemostatic mechanism of the irradiation of spleen with hard X-ray for hemorrhagia uteri. IV. On the morphological change in the spleen and genitals by the irradiation of spleen with hard X-ray in the female rabbit. Jap. J. Obstet. **20**, 37 (1937). — ILBERY, P. L. T.: Radiation induced "acceptance" and the immature haematopoietic homograft. Aust. J. exp. Biol. med. Sci. **38**, 69—78 (1960). — ILKOW, N.: The morphology of the reticuloendothelial system in the frog and its seasonal variations. Izv. Inst. Morfol. **3**, 75—105 (1959). — ILLIG, L.: Kapillar-„kontraktilität", Kapillar-„spinkter" und „Zentralkanäle". Klin. Wschr. **35**, 7—22 (1957). ~ Die Entwicklung der Lebendbeobachtung der Mikrozirkulation. Europ. Konf. Mikrozirkulation, Hamburg 1960. Bibl. anat. (Basel) **1**, 6—20 (1961a). ~ Die terminale Strombahn. Capillarbett und Klinik in Einzeldarstellungen, hrsg. von R. HEGGLIN, F. LEUTHARDT, R. SCHOEN, H. SCHWIEGK und H. U. ZOLLINGER, Bd. X, S. 1—458. Berlin-Göttingen-Heidelberg: Springer 1961b. — IMAI, T.: Über das Blutgefäßsystem der Katzenmilz, insbesondere ihrer Malpighischen Körperchen. Fukuoka Acta med. **31**, 100—120 (1938). ~ Über den Bau und die funktionelle Bedeutung des Hülsengewebes der Katzenmilz. Fukuoka Acta med. **33**, 75—78 (1940a). ~ Über den Bau des roten Lymphknotens. Transact. Soc. Pathol. jap. **30**, 34—42 (1940b). — IMAMURA, H.: Further studies of a lymphocytic hemogram and its relation to lymphocytopoiesis. 1. Variation in mitochondrial content of blood lymphocytes in relation to the postnatal development of the lymphatic apparatus in the rat. Okajimas Folia anat. jap. **32**, 119—131 (1959a). ~ Further studies of a lymphocytic hemogram and its relation to lymphocytopoiesis. 2. Variation in mitochondrial content of blood lymphocytes on relation to the process of regeneration of the lymphatic apparatus of rat after total body X-irradiation. Okajimas Folia anat. jap. **32**, 289—301 (1959b). ~ Further studies of a lymphatic hemogram and its relation to lymphocytopoisis. 3. The mode of reaction of the blood lymphocytes and of the lymphatic tissue to ovalbumin in young adult albino rats. Okajimas Folia anat. jap. **32**, 305—312 (1959c). — IM OBERSTEG, J.: Das Milzgewicht bei der CO-Vergiftung unter Berücksichtigung von Alter, Geschlecht und Körperbautypus. Dtsch. Z. gerichtl. Med. **40**, 392—398 (1951). ~ Über Beziehungen des Körperbautypus zu Gewicht und Maß innerer Organe. Acta genet. (Basel) **3**, 193—248 (1952). — INGRAND, J.: Autoradiographic study of the in vivo uptake of Cr⁵¹ in mice. C.R. Acad. Sci. (Paris) **252**, 218—219 (1961). — INTROZZI, P.: Allgemeine Pathologie der Milz. In: Handbuch der gesamten Hämatologie, hrsg. von L. HEILMEYER und A. HITTMAIR, Bd. I, Tl. 1, S. 439—452. München-Berlin-Wien: Urban & Schwarzenberg 1957. — IOACHIM, H. L.: Continuous formation of plasma cells in long-term cultures of spleen. Exp. Cell Res. **38**, 247—263 (1965). — IONESCO, D., et A. TEITEL-BERNARD: Sur la structure des fibres nerveuses végétatives. C.R. Soc. Biol. (Paris) **101**, 223—225 (1929). — IONESCU, M., u. N. MIHAIL: Experimentelle Veränderungen der Innervation der Milz. Naturwissenschaften **49**, 60 (1962). — IRGER, J.: Zur Frage des Eisenstoffwechsels im tierischen Organismus nach Milzexstirpation. Biochem. Z. **169**, 417—426 (1926). — IRVING, E. A., and S. G. TOMLIN: Collagen, reticulum and their argyrophylic properties. Proc. roy. Soc. B **142**, 113—125 (1954). — IRWIN, D. A.: The experimental intravenous administration of colloidal thorium dioxide. Canad. med. Ass. J. **27**, 130—135 (1932). — IRWIN, J. W., P. A. VINEYARD, and E. M. MARR: The contribution of microscopes to the study of living circulation: scope of modern studies and their importance. J. roy. micr. Soc. **83**, 37—44 (1964). — ISHIDA, T.: The spleen and blood platelets. Trans. Jap. Path. Soc. **24**, 232—235 (1934). — ISHIHARA, A.: Experimentelle Untersuchungen über die Eosinophilie. 4. Mitteilung. Über die Milz und die Eosinophilie. J. Chosen Med. Ass. **29**, 32—34 (1939). — ISTOMANOWA, T., u. CHUDOROSCHEWA: Über die Wirkung des Adrenalins auf das rote Blutbild. Z. ges. exp. Med. **71**, 212—219 (1930). — ISTOMANOWA, T., u. W. TSCHILIPENKO: Experimentelle Untersuchungen über Erythropoese. 4. Mitteilung: Über den Einfluß des Blutserums, speziell des Milzvenenblut-serums auf die Erythropoese. Z. ges. exp. Med. **53**, 91—99 (1926). — ITELSON, J.: Le probléme des lymphocytes. Sang **23**, 239—248 (1954). — ITO, T.: Studies on the tissue mast cells. Nagoya J. med. Sci. **19**, 99—112 (1957). — ITOGA, K.: Studies on the effects of spleen extract on haematopoiesis. J. Kyushu haemat. Soc. **10**, 39—68 (1960). — IVANITZKAYA, A. F.: The use of the method of explantation under study to the fast neutrons effect on white mice spleen. Radiobiologijy (Mosk.) **3**, 477—482 (1963). — IVEMARCK, I.: Implications of agenesis of the spleen on the pathogenesis of conotruncus anomalies in schildhood. An analysis of the heart malformations in the splenic agenesis syndrome with fourteen new cases. Acta paediat. (Stockh.) **44**, Suppl. 104, 1—110 (1955). — IVY, R. H.: Congenital anomalies as recorded on birth certificates in the division of vital statistics of the Pennsylvania Department of Health for the period 1951—1955. Plast. reconstr. Surg. **20**, 400—411 (1959). — IWADÔ, M.: Über den Einfluß der Gallensäure auf den Kalziumstoffwechsel. 8. Kalkausscheidung im Harn unter dem Einfluß von Gallensäure und Milzextrakt. Arb. Med. Univ. Okayama **4**, 346—355 (1933/35a). ~ 9. Blutkalkgehalt von normalen sowie von splenektomierten Kaninchen unter dem Einfluß von Gallensäure und Milz. Arb. Med. Univ. Okayama **4**, 356—364 (1933/35b). ~ 10. Blutkalkgehalt des normalen und splenektomierten Kaninchens unter dem Einfluß des Extraktes der normalen sowie der splenektomierten Leber mit Milzextrakt und Gallensäure. Arb. Med. Univ. Okayama **4**, 424—437 (1933/35c). — IWAI, Y.: Über die Hormonwirkung der Milz auf die Blutplättchenzahl. Folia endocr. jap. **3**, 410—433 (1927). — IWAO, T., u. M. SATO: Über die Blutbildung und Eisenablagerung in der Milz bei Pflanzenfressern. Trans. Soc. Path. Jap. **26**, 317—334 (1936). — IWATSURU, R., u. Y. MINAMI: Studien über die Phosphatase. 7. Mitteilung: Die Phosphatase in Blut, Milz, Leber und Nieren bei akuter lymphatischer Leukämie. Biochem. Z. **268**, 394—398 (1934). — IZQUIERDO, J. J.: Studies on the condition of activity in endocrine glands. 25. The polycythemia of acute anoxemia and its relation to the sympathicoadrenal system. Amer. J. Physiol. **86**, 145—159 (1928). — IZQUIERDO, J. J., and W. B. CANNON: Studies on the condition of activity in endocrine glands. 23. Emotional polycythemia in relation to sympathetic and medulloadrenal action on the spleen. Amer. J. Physiol. **84**, 545—562 (1928).

JACKSON, C. M.: Postnatal growth and variability of the body and of the various organs in the albino rat. Amer. J. Anat. **15**, 1—68 (1913/14). ~ Effects of acute and chronic inanition upon the relative weights of the various organs and systems of adult albino rats. Amer. J. Anat. **18**, 75—116 (1915). ~ Recovery of body weight and organ weithts in rats upon refeeding after prolonged suppression of growth by dietary deficiency. Verh. Anat. Ges., 44. Vers. 1936. Erg.-H. Anat. Anz. **83**, 130—132 (1936/37). — JACKSON, C., and H.-P.-A. DE BOOM: A contribution to the cytology of the spleen: the Romanowsky stained bovine spleen smear. Onderstepoort J. vet. Sci. **25**, 79—155 (1951). — JACKSON, E. L.: Periodic acid oxidation. Org. Reactions **2**, 341—375 (1944). — JACOBSEN, A.: Die Lichtleitung durch Faseroptik. Naturwissensch. u. Med. **1**, 31—35 (1964). — JACOBSHAGEN, E.: Zur Kenntnis und Charakterisierung des Rumpfdarmbaues der Lungenfische. Morph. Jb. **63**, 292—313 (1929). ~ Das Problem des Spiraldarms. Morph. Jb. **67**, 677—744 (1931). — JACOBSON, L. O., E. K. MARKS, E. O. GASTON, M. J. ROBSON, and ZIRKLE: The role of the spleen in radiation injury. Proc. Soc. exp. Biol. (N.Y.) **70**, 740—742 (1949). — JACOBSON, L. O., E. L. SIMMONS, E. K. MARKS, M. J. ROBSON, W. F. BETHARD, and E. O. GASTON: The role of the spleen in radiation injury and recovery. J. Lab. clin. med. **35**, 746—770 (1950). — JÄGER, B.: Über die morphologisch nachweisbaren Fettstoffe in Lymphknoten. Beitr. path. Anat. **80**, 15—28 (1928). — JÄGER, E.: Die Gefäßversorgung der Malpighischen Körperchen in der Milz. Z. Zellforsch. **8**, 578—601 (1929). ~ Über Stauungsmilz. Verh. dtsch. path. Ges. **26**, 334—342 (1931). ~ Milzbau und Kreislaufstörung. I. Teil. Ein Beitrag zur Entstehung von Milzveränderungen bei Stauungszuständen im Pfortadersystem. Virchows Arch. path. Anat. **299**, 531—551 (1937a). ~ Milzbau und Kreislaufstörung. II. Teil. Über die Beteiligung der Lymphgefäße am krankhaften

Milzbau. Virchows Arch. path. Anat. **299**, 552—572 (1937b). — JAFFÉ, R. H.: Anatomie und Pathologie der Spontanerkrankungen der kleineren Laboratoriumstiere. Berlin: Springer 1931. ~ Histologic studies on the spleen in cases of leukemia. Arch. Path. **19**, 647—655 (1935). ~ The reticulo-endothelial system. In: Handbook of Hematology, ed. by H. DOWNEY, vol. II, chapt. 15, p. 973—1272. NewYork: P. B. Hoeber 1938. — JAFFE, W. P., and E. M. McDERMID: Blood groups and splenomegaly in chick embryos. Science **137**, 984 (1962). — JAKOB, R., u. K. A. WEBER: Über die Milzruptur und ihre Verlaufsformen. Münch. med. Wschr. **100**, 1023—1027 (1958). — JAKOBS, H.: Über das normale Gewicht der Milz im Kindesalter und über seine Beeinflussung durch Infektionskrankheiten. Virchows Arch. path. Anat. **294**, 453—464 (1934). — JAKOWSKA, S., R. F. NIGRELLI, and A. H. SPARROW: Radiobiology of the newt, Diemyctylus viridescens. Hematological and histological effects of whole body X-irradiation. Zoologica **43**, 155—160 (1958). — JANCSÓ, N.: About the derivatives of arsenobenzene and the acid azostains and their similar distribution in the organism. Arch. exp. Zellforsch. **6**, 444—447 (1928a), ~ Histochemische Studien über das Verhalten chemotherapeutischer Arsenobenzolderivate im menschlichen und tierischen Organismus. Acta Litt. Scient. Universitatis Szeged. **2**, 1—246 (1928b). ~ Histamine as a physiological activator of the reticulo-endothelial system. Nature (Lond.) **160**, 227—228 (1947a). ~ Histamin: a reticulo-endothelialis sejtrendszer élettani aktivátora. Orv. Lapja **28** (1947b). ~ Storage of proteins and vinylpolymers in histiocytes and in the renal epithelium. Acta med. Acad. Sci. hung. **7**, 173—210 (1955a). ~ Speicherung, Stoffanreicherung im Reticuloendothel und in der Niere. Budapest: Akadémiai Kiadó 1955b. — JANCSÓ, N., u. A. JANCSÓ-GÁBOR: Speicherung arteigener und artfremder Proteine in den Zellen des Retikuloendothels. Experientia (Basel) **8**, 465—467 (1952a). ~ Demonstration of Bayer 205 (Suramin) in tissues and its cellular distribution. Nature (Lond.) **170**, 567—569 (1952b). ~ Zelluläre Verteilung und Speicherungsmechanismus des Bayer 205 (Germanin) in den Geweben. Acta physiol. Acad. Sci. hung. **3**, 537—554 (1952c). ~ Die Speicherung von Blutproteinen in den Histiozyten nach vorhergehender Histamineinwirkung. Experientia (Basel) **10**, 256—257 (1954). — JANCSÓ, N., Á. JANCSÓ-GÁBÓR, A. LAKOS u. P. DRASKÓCZY: Die Speicherung von natürlichen und synthetischen makromolekularen Polymeren in den Geweben. Acta physiol. Acad. Sci. hung. **4**, 30 (1953). Zit. nach JANCSÓ (1955b). — JANCSÓ-GÁBOR, A., u. N. JANCSÓ: Eiweißspeicherung in den Histiozyten beim Arthus-Phänomen. Schweiz. Z. allg. Path. **17**, 585—591 (1954). — JANDL, J. H.: Sequestration of reticulocytes and of abnormal red cells by filtration at low pressures. J. clin. Invest. **37**, 904 (1958). ~ The agglutination and sequestration of immature red cells. J. Lab. clin. Med. **55**, 663—681 (1960). — JANDL, J. H., and M. E. KAPLAN: The destruction of red cells by antibodies in man. III. Quantitative factors influencing the patterns of hemolysis in vivo. J. clin. Invest. **39**, 1145—1156 (1960). — JANDL, J. H., R. L. SIMMONS, and W. B. CASTLE: Red cell filtration and the pathogenesis of certain hemolytic anemias. Blood **18**, 133—148 (1961). — JANOSIK, J.: Über die Blutzirkulation in der Milz. Arch. mikr. Anat. **62**, 580—591 (1903). — JANOUT, V.: Prispevek ke srovnávadí anatomii sleziny. I. Hluboký mízní obeh ve slezinemakaku. Čs. Morfol. **7**, 278—288 (1959). ~ Příspěvek ke srovnávací anatomii sleziny. II. Subendoteliální vrstvička trabekulárních vén jako součást hlubokého mízního oběhu ve slezině makaka. Čs. Morf. **11**, 358—371 (1963). — JANSEN, H. H.: Die wechselseitigen Beziehungen zwischen Leber und Milz aus der Sicht des Pathologen. Leber und Milz, 4. Lebertagung d. Sozialmed., Bad Mergentheim 15.—17. Okt. 1965, hrsg. v. L. WANNAGAT, S. 27—40. Stuttgart: Georg Thieme 1967. — JÁRMAI, K.: Trauma und Leukämie, zugleich ein Beitrag zur Pathologie der Milzschädigung bei den Haustieren. Beitr. path. Anat. **92**, 119—126 (1933/34). — JASCHKOWITZ, E.: Beitrag zur experimentellen Pathologie der Milz. Virchows Arch. path. Anat. **11**, 235—239 (1857). — JAUS, M.: Die Milz als Blutspeicher. Med. Inaug.-Diss. München: Pilger-Druckerei 1936. — JEANNET, E.: Répartition des substances stéroides apparentées aux hormones sexuelles dans l'organisme de l'animal sain et cancéreux. Oncologia (Basel) **3**, 65—89 (1950). — JECKELN, E.: Experimentelle Untersuchungen über Umwandlungen und Bedeutung der Lymphknötchen. Beitr. path. Anat. **90**, 244—284 (1932/33). ~ Die Retikulumzellen der Lymphknötchen mit Anwendung der vitalen Karminspeicherung. Beitr. path. Anat. **94**, 51—79 (1934). ~ Über gewebliche Äußerungen des Säuglingsorganismus nach wiederholten Peristongaben. Virchows Arch. path. Anat. **322**, 529—562 (1952). — JEDLOWSKI, P.: La funzione della milza nell'iperglobulia da ipertiroidismo. Boll. Soc. ital. Biol. sper. **6**, 1096—1098 (1931). — JENCKEL, W.: Beitrag zur Kenntnis der Mikrognatzhia otocephalia. Med. Inaug.-Diss. Göttingen 1934. — JENEY, A. v.: Weitere Beobachtungen an blutbildenden Organen in Gewebekulturen. Virchows Arch. path. Anat. **290**, 675—687 (1933). ~ Weitere Beobachtungen an überlebenden blutbildenden Organen. Virchows Arch. path. Anat. **293**, 665—673 (1934). — JENKINS, H. H., and K. C. COPENHAVER: Ruptured spleen secondary to ruptured ectopic pregnancy. Acuff Clin. Bull. **3**, 6 (1952). — JERUSALEM, CHR.: Zur Morphologie, Abstammung und Funktion verschiedener Monozytenarten. Verh. Anat. Ges., 60. Vers. 1964. Erg.-H. Anat. Anz. **115**, 233—242 (1965).— JERUSALEM, C., u. U. HEINEN: Zur Ultrastruktur der weißen Milzpulpa von keimfreien, normalen und immunen Mäusen. Verh. Anat. Ges., 61. Vers. 1966. Erg.-H. Anat. Anz. 120, 157—167 (1967). — JERUSALEM, CHR., u. W. KRETSCHMAR: Die Erythro- und Lymphopoese in der Mäusemilz bei Plasmodium berghei-Infektion. Verh. Anat. Ges., 59. Vers. 1963. Erg.-H. Anat. Anz. 113, 95—101 (1964). — JERUSALEM, CH., u. G. MUNGYEROVÁ: Veränderungen im DNS-Gehalt von Milzzellen in vitro als Folge der experimentellen Malaria-Infektion (Plasmodium berghei). Morph. Jb. 111, 59—67 (1967). — JESCHAL, E.: Vergleichende Beobachtungen an Knochenmarkplasmazellen mit dem Phasenkontrastmikroskop. Acta haemat. (Basel) 10, 223—232 (1953). ~ Darstellbarkeit und Klassifizierung der Zytoplasmagranula der Knochenmarkplasmazelle. Acta haemat. (Basel) 12, 397—407 (1954). — JESSOP, N. M.: An analysis of factors influencing the survival after prolonged deep freezing of intrasplenic and subcutaneous rat skin autografts. Amer. J. Anat. 102, 273—294 (1958). — JIMBO, G.: Tissue eosinophil cells. Bull. Yamaguchi med. Sch. 9, 39—44 (1962). — JIMENEZ DE ASUA, F., y M. J. KUHN: Salvarsanes y sistema reticuloendothelial. Rev. Soc. argent. Biol. 4, 124—141 (1928a). ~ Salvarsan et système réticuloendothelial. C.R. Soc. Biol. (Paris) 99, 242 (1928b). — JIMENEZ, F. A., and L. REINER: Arteriographic findings in congenital abnormalities of the mesentery and intestines. Surg. Gynec. Obstet. 113, 346—352 (1961). — JOLLÈS, P.: Lysozymes from rabbit spleen and dog spleen. In: Methods in enzymology, ed. by S. P. COLOWICK and N. O. KAPLAN, vol. V, p. 137—140. NewYork: Acad Press 1962. — JOLLÈS, P., et C. FROMAGEOT: Isolement de protéines lysantes de la rate du lapin. Biochim. biophys. Acta (Amst.) 11, 95—101 (1953). ~ La protéine lysante II de la rate du lapin. Biochim. biophys. Acta (Amst.) 14, 228—230 (1954). ~ Préparation par chromatographies spécifiques des lysozymes de la rate et du rein du chien. Biochim. biophys. Acta (Amst.) 19, 91—96 (1956). — JOLLÈS, P., et M. LEDIEU: Le lysozyme de rate de chien, Composition en acides aminés et résidus N- et C-terminaux. Biochim. biophys. Acta (Amst.) 31, 100—103 (1959a). ~ Comparaison entre les structures chimiques du lysozyme d'oeuf de poule et le lysozyme de la rate de chien. Biochim. biophys. Acta (Amst.) 36, 284—285 (1959b). — JOLLY, J., et C. LIEURE: Sur la greffe de la rate. C.R. Soc. Biol. (Paris) 99, 1919—1921 (1928). ~ Sur la régénération de la rate. Arch. anat. micr. Morph. exp. 25, 601—605 (1929). — JONATA, R., e A. FONTANA: Studio radiologico sulle modificazioni di volume della milza in conigli iniettati con adrenalina e con alcune adrenalinosimili (efetonina, spimamina e prodotti Nr. 25 e 26). Boll. Soc. ital. Biol. sper. 16, 692—694 (1941). — JONES, B., and W. G. KLINGBERG: Hemoglobin-S-Heriditary sperocytosis, two case reports. J. Pediat. 54, 375—378 (1959). — JONES, N. C. H., and L. SZUR: Determination of the sites of red cell destruction using ^{51}Cr-labeled cells. Brit. J. Haemat. 3, 320—331 (1957). — JONKIN, G. A.: Über die Funktion der Milz und anderer Organe als Blutdepot bei Blutverlusten und Transfusionen. Russ. Arch. path. Anat. path. Physiol. 2, 50 (1936). — JORDAN, H. E.: A source of origin of pigmented leucocytes in amphibia. Anat. Rec. 29, 387—388 (1925a). ~ A study of the blood of the leopard frog by the method of supravital staining combined with the injektion of India ink into the dorsal lymph sac, with special reference to the genetic relationships among leucocytes. Amer. J. Anat. 35, 105—132 (1925b). ~ The transformation of lymphocytes into erythroblasts in a lymph node of a rabbitt. Anat. Rec. 32, 369—393 (1926a). ~ The erythrocytogenic capacity of mammalian lymph nodes. Amer. J. Anat. 38, 255—279 (1926b). ~ The significance of hemal nodes. J. Morph. 44, 89—115 (1927). ~ On the relation between the socalled plasmacells and erythroblasts in certain lymph nodes. Anat. Rec. 42, 91—108 (1929). ~ The pigment content of the liver cells of urodeles. Anat. Rec. 48, 351—366 (1931). ~ The histology of the blood and the blood-forming tissue of the urodele, Proteus anguineus. Amer. J. Anat. 51, 215—252 (1932). ~ The evolution of blood-forming tissues. Quart. Rev. Biol. 8, 58—76 (1933). ~ Hemal nodes in man. Anat. Rec. 59, 297—310 (1934). ~ The significance of the lymphoid nodule. Amer. J. Anat. 57, 1—37 (1935). ~ An unusual instance of eosinophil production in the spleen of the newt, Triturus viridescens. Anat. Rec. 71, 313—318 (1938a). ~ Comparative hematology. In: Downey's Handbook of Hematology, vol. II, sect. XII, p. 699—863. NewYork: P. B. Hoeber 1938b. ~ The lymphocytes in relation to erythrocyte production. Anat. Rec. 73, 227—241 (1939). ~ The origin and fate of plasmocytes. A comparative histologic study of plasmocytes of normal lymph nodes and tumors of multiple myeloma. Anat. Rec. 119, 325—348 (1954). — JORDAN, H. E., and J. P. BAKER JR.: The character of the wall of the smaller blood vessels in the marrow of the frog, with special reference to the question of erythrocyte origin. Anat. Rec. 35, 161—183 (1927). — JORDAN, H. E., and C. C. SPEIDEL: Blood cell formation and distribution. J. exp. Anat. 38, 529—541 (1923). ~ Studies on lymphocytes. I. Effect of splenectomy, experimental hemorrhage and a hemolytic toxin in the frog. Amer. J. Anat. 32, 155—188 (1923/24a). ~ Studies on lymphocytes. II. The origin, function and fate of the lymphocytes in fishes. J. Morph. 38, 521—549 (1923/24b). Studies on lymphocytes. IV. Further observations upon the hemopoietic effects of splenectomy in frogs. Morphol. and Physiol. 40, 461—478 (1925). ~ Blood-cell-formation in the adult Turtle. Anat. Rec. 35, 42 (1927). ~ The hemocytopoietic effect of splenectomy in the Salamander. (Abstr.) Anat. Rec. 38, 50—51 (1928a). ~ Blood formation in the Horned Toad,

Phrynosoma solare. (Abstr.) Anat. Rec. **38**, 51 (1928b). ~ The erythrocytophagic activity of the hepatic peritoneum in the splenectomized horned Toad, Phrynosoma solare. Anat. Rec. **38**, 51—52 (1928c). ~ A peculiar type of granulocyte in the spleen and thymus of the Turtle. Anat. Rec. **41**, 67 (1928d). ~ Blood cell formation in the Horned Toad, Phrynosoma solare. Amer. J. Anat. **43**, 77—101 (1929a). ~ Lymphocyte types and their erythrocytogenic capacity in the African Lungfish. Anat. Rec. **42**, 25 (1929b). ~ Blood formation in the Hogfish, Myxine glutinosa. Anat. Rec. **44**, 257 (1929c). ~ Blood formation in the larval Lamprey, Lampetra wilderi. Anat. Rec. **44**, 257 (1929d). ~ The hemocytopoietic effect of spleenectomy in the Salamander, Triturus viridescens. Amer. J. Anat. **46**, 55—90 (1930a). ~ Blood formation in Cyclostomes. Amer. J. Anat. **46**, 355—391 (1930b). ~ Blood formation in the African Lungfish, under normal conditions and under conditions of prolonged estivation and recovery. J. Morph. **51**, 319—371 (1931). — JORDANOFF, J.: Untersuchungen über die Histochemie der Nukleinsäuren der erythropoetischen Gewebe einiger Säugetiere in bezug auf die Frage der Erythroblastenentkernung. Acta histochem. (Jena) **5**, 300—320 (1958). ~ Über die Cytochemie der Kernpyknosen der Erythroblasten. Ann. Histochim. **7**, 5—8 (1962). — JORES, L.: Über das Fasergerüst der Milz bei Lebercirrhose. Beitr. path. Anat. **91**, 343—360 (1932/33). — JOSEY, A. I.: Studies in the physiology of the eosinophil. V. The role of the eosinophil in inflammation. Folia haemat. (Lpz.) **51**, 80—95 (1934). — JOSSIFOW, J. M.: Das Lymphgefäßsystem des Kaninchens. Anat. Anz. **71**, 464—475 (1930a). ~ Das Lymphgefäßsystem des Menschen mit Beschreibung der Adenoide und der Lymphbewegungsorgane. Jena: Fischer 1930b. ~ Das Lymphgefäßsystem der Hühner und Tauben. Anat. Anz. **69**, 213—227 (1930c). ~ Das Lymphgefäßsystem des Schweines. Anat. Anz. **75**, 91—104 (1932). — JUDINA, N.: Oligocythämierender Faktor der Milz. Z. med. ciklu (Kiev) **2**, 365 (1932). ~ Zur Frage der Rolle des Retikuloendothels bei der Regulation der Beständigkeit der Blutzusammensetzung. Z. med. ciklu (Kiev) **3**, 281—293 (1933a). ~ Über die spezifische Stimulation der Phagocytose mit einem Milzextrakt. Z. med. ciklu (Kiev) **3**, 407—413 (1933b). — JUDITZKAJA, A. J.: Chemische Untersuchung am Retikulum. Biokhimiya **14**, 97—101 (1949). — JÜRGENS, R.: Funktionen der Thrombozyten. In: Handbuch der gesamten Hämatologie, hrsg. von L. HEILMEYER und A. HITTMAIR, Bd. I, Tl. 1, S. 268—280. München-Berlin-Wien: Urban & Schwarzenberg 1957. — JUGENBURG, A.: Über die Einwirkung der Röntgenbestrahlung auf den Stickstoff- und Chlornatriumstoffwechsel. Experimentelle Untersuchungen. Strahlentherapie **25**, 288—303 (1927). — JUILER, A.: Wie beeinflußt der Aderlaß das morphologische Verhalten und das Albumin-Globulin-Verhältnis des Blutes. Vet.-med. Inaug.-Diss. Hannover 1937. — JUNG, F.: Das Schicksal toxisch veränderter roter Blutzellen in der Milz. Klin. Wschr. **36**, 63—66 (1958). — JUNG, H. P., u. G. BRIZIARELLI: Über das Verhalten eines Gemisches aus Methylcellulose und Carboxymethylcellulose im tierischen Organismus. Virchows Arch. path. Anat. **326**, 1—21 (1954). — JURASKOVA, V.: The effect of the continuous irradiation of bone marrow on the colony-forming activity and differentiation of the stem cells. Folia biol. (Praha) **13**, 79—83 (1967).

KABAT, E. A., and J. A. FURTH: A histochemical study of the distribution of alkaline phosphatase in various normal and neoplastic tissues. Amer. J. Path. **17**, 303—318 (1941). — KABELITZ, H.-J.: Die Polykaryocyten des Knochenmarks und ihre Beziehungen zur Bildung der Blutplättchen. Acta haemat. (Basel) **4**, 168—185 (1950). ~ Plasmazellen und Eiweißstoffwechsel. Acta haemat. (Basel) **5**, 232—242 (1951). ~ Cytologie der Defensivreaktionen im menschlichen Knochenmark. Heidelberg: Hüthig 1958a. ~ Toxoplasma-Lymphadenitis: Klinik, Cytologie des Lymphknotenpunktats, Behandlung. Klin. Wschr. **1958**, 511—513 (b). — KABISCH, W. T.: Quantitative studies of phagocytosis by means of thorotrast. Anat. Rec. **128**, 447—465 (1957). — KADAR, F.: A lép vérkeringése koroziós alapjan. Kisérl. Orvostud. **3**, 255—257 (1951). — KADLETZ, M.: Verwachsung zwischen Milz und Pancreas beim Schwein. Dtsch. tierärzt. Wschr. **44**, 595—598 (1936). — KADLIC, T.: Nebenmilz in einer angeborenen Skrotalhernie. Zbl. Path. **81**, 49—52 (1943). — KADRNKA, S., u. E. MARTIN: Zur Frage der Größenschwankungen des röntgenkontrastdargestellten Milzschattens. Klin. Wschr. **11**, 1147—1149 (1932). — KÄRCHER, K.-H.: Einführung in die klinisch-experimentelle Radiologie. (Bd. 59 der Sonderbände zur Strahlentherapie) München u. Berlin: Urban & Schwarzenberg 1964. — KAISER, E., u. W. RINDT: Milz und Endokrinium. Med. Klin. **60**, 985—988 (1965). — KALLER, R.: Zur funktionellen Bedeutung der Gewebemastzellen. Schweiz. med. Wschr. **92**, 1638—1641 (1962). — KALLEY, K., and W. WILTNER: Die Rolle der Milz für die Blutkonzentration im Verlauf des Histaminschocks. Acta physiol. Acad. Sci. hung. **8**, 389—392 (1955). — KALLÓS, P.: Beeinflussung des Blutdepots in der Milz durch Thyroxin. Klin. Wschr. **12**, 352 (1933). — KALLÓS, P., u. L. KALLÓS-DEFFNER: Karzinomstudien; Die akute Milzschwellung. Schweiz. Z. Path. **3**, 141—148 (1940). — KALMUTZ, S. E.: Antibody production in the opossum embryo. Nature (Lond.) **193**, 851—853 (1962). — KALPAKTSOGLOU, P. K., E. J. YUNIS, and R. A. GOOD: The role of spleen in development of lympho-hemopoietic tissues: Effect of splenectomy on development of blood cells, bone marrow, thymus and lymph node. Anat. Rec. **160**, 781—794 (1968). — KAN, S.: Untersuchungen über den Phosphatidumsatz. Einfluß der Ultraviolett- und Röntgenbestrahlung der Milz des mit hämolysiertem Blut injizierten Hundes auf Lipoid-Phosphor, Lipoid-Stickstoff und Lipoid-Amino-Stickstoff im Blut. J. Biochem. (Tokyo) 31, 259—271 (1940). ~ Biochemische Untersuchung über die Wirkung der Ultrakurzwellen. 2. Mitteilung: Einfluß der Durchblutung der Milz des Hundes auf den Lipoid-Phosphor des Blutes. Jap. J. med. Sci. Biochem. 4, 291—296 (1941). — KANESADA, A.: A phylogenitical survey of hemocytopoietic tissues in submammalian vertebrates, with special reference to the differentiation of the lymphocyte and lymphoid tissue. Bull. Yamaguchi med. Sch. 4, 1—35 (1956). — KANZOW, U.: Über das Vorkommen von Russellschen Körperchen und Eiweißkrystallen bei chronischen Entzündungen. Frankfurt. Z. Path. 62, 232—254 (1951). — KAPELLER, K., F. ČIAMPOR, M. STOLCOVÁ a M. UHARČEKOVÁ: Vegetatívna inervácia orgánov epigastrickej oblasti upsa. Bratisl. lék. Listy 44, 71—78 (1964). — KAPLAN, H. S., and L. A. HEPPEL: Purification and properties of spleen ribonuclease. J. biol. Chem. 222, 907—922 (1956). — KARASAWA, K.: Experimental studies on the chief source of blood lymphocytes in adult rabbits. Okajimas Folia anat. jap. 26, 309—325 (1954a). ~ Formation of lymphocyte aggregations in the periportal spaces of the liver after removal of chief lymphoid organs in adult rabbits. Okajimas Folia anat. jap. 26, 371—376 (1954b). ~ The effects of the removal of chief lymphoid organs. Arch. hist. jap. 7, 55—70 (1954c). — KARCHER, H.: Über Thorotrastschäden. Langenbecks Arch. klin. Chir. 261, 459—481 (1949).— KARFIOL, G.: Studium zur Genese der eosinophilen Zellen. (Betrachtungen über mesenchymale Vorgänge nach Splenektomie und Anaphylaxie unter besonderer Berücksichtigung des Eosinophilieproblems). Diss. München 1927. — KARMALLY, A.: Untersuchung über die Frage nach der Herkunft der Entzündungszellen, insbesondere über die Umwandlung emigrierter Lymphocyten in Polyblasten. Beitr. path. Anat. 82, 91—101 (1929). — KARSNER, H. T., H. H. AMIRAL, and A. V. BOCK: A study of the influence of splenectomy and of certain organs and organ extracts on the hemopsonins of the blood serum. J. med. Res. 30, 383—391 (1914). — KARSNER, H. T., and R. M. PEARCE: The relation of the spleen to blood-destruction and regeneration and to hemolytic jaundice. J. exp. Med. 16, 769—779 (1912). — KARTHIGASU, K., and C. R. JENKIN: The functional development of the reticulo-endothelial system of the chick embryo. Immunology 6, 255—263 (1963). — KASANSKY, W.: Osmotische Resistenz der Erythrocyten nach der Milzentfernung. Wien. klin. Wschr. 43, 206—207 (1930). — KATASE, A.: Der Einfluß der Ernährung auf die Konstitution des Organismus. Ergeb. exp.-biol. Forschungen. Berlin: Urban & Schwarzenberg 1931. — KATSUKI, M.: Über die Milzmetastasen des Karzinoms Verh. jap. path. Ges. 14, 285 (1924). ~ Über das tiefe Lymphgefäßsystem der Milz. Verh. jap. Ges. 15, 95 (1925). — KATSUYAMA, S.: Beiträge zur experimentellen Untersuchung der Organkorrelation. 6. Mitteilung: Über das Verhalten der Milz und Leber bei der parenteralen Verabreichung von artfremdem Eiweiß oder beim anaphylaktischen Schock. Okayama Igakkai Zasshi 52, 74—75 (1940). — KATZBERG, A. A., and G. K. UNGERLEIDER: Changing dynamics in the germinal centers of the spleen of the East Africa baboon, Papio anubis. Folia primat. (Basel) 7, 75—80 (1967). — KAUFMANN, H. J., U. HELD u. R. SALZBERG: Transkutane Resorption von Borsäure mit tödlichem Ausgang bei einem Säugling. Dtsch. med. Wschr. 87, 2374—2378 (1962). — KAUTZ, J., Q. B. DE MARSH, and W. THORNBURG: A polarizing and elektron microscope study of plasma cells. Exp. Cell Res. 13, 596—599 (1957). — KAWA, A., T. KANEHISA, T. OGAWA, S. TAKEDA, Y. INAMORI, and O. OKAMOTO: Experimental studies on the relationships between emotionality, cardiac functions and catechol bodies in rats. Acta med. univ. kagoshimaensis 8, 157—167 (1966). — KAWAKAMI, Y.: The secondary nodules. I. The comparative study on the structure of the mature secondary nodules of the lymphatic tissue in the various organs (the lymphnode, the spleen, and the appendix). Acta anat. nippon. 33, 348—357 (1958a). ~ The secondary nodules. II. The postnatal histogenesis of the mature secondary nodules of the lymphatic tissues in the rabbits. Acta anat. nippon. 33, 490—498 (1958b). — KAWAMURA, T.: Variations in the mitotic activity in different regions of lymphoid organs. I. Observations on the thymolymphatic organs of young mature albino rats. Okajimas Folia anat. jap. 35, 345—365 (1960). — KAWANISHI, H.: Experimentelle Studien über die Innervation der Milz. Okayama Igakkai Zasshi 46, 319—368 (1934). — KAWARADA, S., T. OHTA, and S. MURAI: Morphological studies on spleen of Japanese fetuses. Yuwate-Kaibo-Gyoseki 8, 132—145 (1960). — KAWASHIMA, S.: Leakage of estrogen from intrasplenic ovarian grafts to the systemic circulation in the rat. Zool. Mag. (Tokyo) 74, 286—290 (1965). — KAY, H. D.: The phosphatases of mammalian tissues. Biochem. J. 22, 855—866 (1928). — KAYLOR, C. T., and C. D. CALEVE: Radiographic visualization of the deposition of radioberyllium in the rat. Anat. Rec. 117, 467—481 (1953). — KAYSERLING, H., u. T. SOOSTMEYER: Die Bedeutung des Nierenlymphgefäßsystems für die Nierenfunktion. Wien. klin. Wschr. 52, 1113—1116 (1939). — KEIDERLING, W.: Eisenstoffwechsel. Beiträge zur Forschung und Klinik. Festschrift zum 60. Geburtstag von L. HEILMEYER. Stuttgart: Georg Thieme 1959. — KEISER, H., E. C. LEROY, S. UDENFRIEND, and A. SJOERDSMA: Collagen-like protein in human plasma. Science 142, 1678—1679 (1963). — KEIZUR, L. W.: Accessory spleen in the scrotum: report of two cases. J. Urol. (Baltimore)

68, 759—762 (1952). — KELLERT, E.: Miliary tuberculosis of the spleen with thrombopenic purpura hemorrhagica. J. Amer. med. Ass. **96**, 2193—2194 (1931). — KELLNER, B., and L. MATKÓ: The effects of acute and chronic colchicine poisoning on the organs of the rat. Acta morph. Acad. Sci. hung. **3**, 125—141 (1953). — KELLNER, G.: Die Lymphwege der menschlichen Milz. Z. Mikr.-anat. Forsch. **68**, 564—602 (1962). ~ Die Blut- und Lymphwege der menschlichen Milz. Wien. klin. Wschr. **75**, 616—620 (1963). ~ Die Endstrombahn der menschlichen Milz. Verh. Anat. Ges., 59. Vers. 1963. Erg.-H. Anat. Anz. **113**, 207—211 (1964). — KELSALL, M. A.: Plasmocytes in the splenic and portal veins of hamsters. Anat. Rec. **105**, 273—280 (1949). — KELSALL, M. A., and E. D. CRABB: Lymphocytes and plasmocytes in nucleoprotein metabolism. Ann. N.Y. Acad. Sci. **72**, 295—337 (1958). ~ Lymphocytes and mast cells. Baltimore: Williams & Wilkins (1959). — KELUS, A., B. KONIECZNA-MARCZYŃSKA, and A. SKOWRON-CENDRZAK: Haematological changes in parabiotic and splenectomized mice. Verh. 6. Kongr. Europ. Ges. für Haematol., S. 1075—1078. Basel u. New York: Karger 1958. — KEMÉNY, G., M. GÜNDISCH, T. FESZT u. C. HADNAGY: Die Wirkung von Senfnitrogen und Degranol auf die Aktivität der sauren und alkalischen Phosphatasen der Ratten- und Meerschweinchenorgane. Acta histochem. (Jena) **9**, 1—6 (1960). — KEMP, N. E., and B. L. QUINN: Morphogenesis and metabolism of amphibian larvae after excision of heart. II. Morphogenesis of heartless larvae of amblystoma punctatum. Anat. Rec. **118**, 773—787 (1954). — KEMPF, F. K.: Lipoidzellenhyperplasie der Milz und Leber bei chronischem Choledochusverschluß. Frankfurt. Z. Path. **61**, 116—125 (1949). — KENT, R.: The development of the phagocytic activity of the reticuloendothelial system in the chick. J. Embryol. exp. Morph. **9**, 128—137 (1961). — KEOHANE, K. W., and W. K. METCALF: Some experiments in fluorescent microscopy designed to elucidate the fate of the lymphocyte. Quart. J. exp. Physiol. **43**, 408—418 (1958). ~ Changes in lymphocytes during antibody production. Nature (Lond.) **183**, 195 (1959). — KERDIVARENKO, N. V.: The neural apparatus of the connective tissue capsule of the spleen. Morfol. Zakonom. Perifer. Innervatsii **2**, 40—47 (1964). — KERTI, F.: Zur Wirkung von Leber, Splenotrat und Magensubstanz auf den Blutzucker. Wien. klin. Wschr. **46**, 553—556 (1933). — KERVILY, M.: Sur la présence de mégacaryocytes dans la rate de plusieurs mammifères adultes normaux. C. R. Soc. Biol. (Paris) **73**, 34—35 (1912). — KEUNING, F. J., J. VAN DER MEER, P. NIEUWENHUIS, and P. OUDENDIJK: The histophysiology of the antibody response. II. Antibody responses and splenic plasma cell reactions in sublethally x-irradiated rabbits. Lab. Invest. **12**, 156—170 (1963). — KEUNING, F. J., and L. B. VAN DER SLIKKE: Role of immature plasma cells, lymphoblasts and lymphocytes in the formation of antibodies established in tissue culture experiments. J. Lab. clin. Med. **36**, 167—182 (1950). — KEY, S. A.: Zur Anatomie der Milz. Virchows Arch. path. Anat. **21**, 568—578 (1861). — KHARLOVA, G. V.: On the origin of cells of regenerating mouse spleen. Experiments with tagged chromosomes. Bjull. eksp. Biol. Med. **64**, 76—78 (1967) [Russisch]. — KIBED-MAKFALVA, L. V. VARGA DE: Abnützung und Altern im Lichte der Hämatologie. Münch. med. Wschr. **85**, 201—202 (1938). — KIEF, H., W. KNOTHE u. F. SCHÜRMEYER: Strukturelle Umbauvorgänge in der Milz beiderseitig epinephrektomierter Ratten nach hohen Dosen Cortison oder Desoxycorticosteron. Virchows Arch. path. Anat. **325**, 624—630 (1954). — KIENLE, F., u. V. MALAMANI: Experimentelle Untersuchungen über die Rolle der Milzkontraktion für das periphere Blutbild. Z. ges. exp. Med. **108/1**, 31—42 (1941). — KIHARA, T.: Entwicklungsgeschichtliche und experimentelle Untersuchungen über die Retikulumfasern. Abhandl. Deutsch. Japan. Kulturinst. Kyoto 1956, Bull. Osaka med. Sch., Suppl. **1**, 1—19 (1956a). ~ Das extravaskuläre Saftbahnsystem. Folia anat. jap. **28**, 601—621 (1956b). — KIHARA, T., N. HASHI, F. KITADE, and M. MACHIZUKA: Myeloid immature cells in the spleen of adult rabbits. Acta anat. nippon. **31**, 566—572 (1956). — KIKKAWA, F.: Makroskopische und mikroskopische Messungen der Milz beim Menschen und Hund. Nippon Ika Daig. Zasshi **24**, 775—796 (1957). ~ Über die Milzeinkerbung, Milzform und Hilusgestalt der japanischen Erwachsenenmilz. Nippon Ika Daig. Zasshi **28**, 1303—1314 (1961). ~ On the extralienal anastomoses of the A. lienalis. Acta anat. nippon **40**, 151—155 (1965a). ~ On the branching of the splenic artery at the hilus of the spleen in germans. Acta anat. nippon **40**, 246—256 (1965b). ~ On the types of splenic hilus in germans. Acta anat. nippon **40**, 257—266 (1965c). ~ Einige Betrachtungen über die Organform und Einkerbung der deutschen Erwachsenenmilz. Acta anat. nippon. **40**, 313—322 (1965d). ~ Beiträge zur Morphologie der menschlichen Milz. I. Einige Betrachtungen über die äußere Milzform und -einkerbung. Okajimas Folia anat. jap. **41**, 365—383 (1966a). ~ Beiträge zur Morphologie der menschlichen Milz. (II. Mitt.). Über die extralienale Verästelung der A. lienalis und die Ansatzfigur des Hilus. Okajimas Folia anat. jap. **42**, 1—21 (1966b). ~ Über den segmentalen Verlauf der Balkenarterien beim Menschen. Acta anat. nippon. **41**, 105—112 (1966c). ~ The segmental distribution of the trabecular veins in man. Acta anat. nippon **41**, 232—238 (1966d). ~ The extra- and intraorganic anastomoses of the splenic blood vessels in humans. Acta anat. nippon. **41**, 282—289 (1966e). — KIMMEL, CH. B.: Lysosomes in the spleen of the chick embryo. I. Description in the normal spleen. J. exp.

Zool. **166**, 433—446 (1967a). ∼ Lysosomes in the spleen of the chick embryo. II. Changes during the graft-versus-host reaction. J. exp. Zool. **166**, 447—458 (1967b). — KIMOTO, T.: The subendothelial circulatory system in the splenic trabecular vein and the intrasplenic cell recurrence. Acta Med. Okayama **15**, 237—249 (1961). — KIMURA, M.: Morphological studies on the growth of transplanted bone marrow cells introduced into hypoxic tissues. III. Extramedullary haematopoiesis in anaemic animals. J. Okayama med. Ass. **70**, 371 (1958). — KIMURA, R., u. J. MURAKAMI: Lymphe als Nährmedium zur Züchtung der Gewebe. Arch. exp. Zellforsch. **17**, 335—336 (1935). — KIMURA, S.: Histologische Untersuchungen über das Schicksal intravenös infundierter Fette im Organismus. Tohoku J. exp. Med. **30**, 315—327 (1936/37a). ∼ Einfluß der Blockierung des RES auf den Wanderungsprozeß des infundierten Fettes im Körper. Tohoku J. exp. Med. **30**, 328—335 (1936/37b). — KIN, S.: Experimental studies on hyperergic changes in the spleen. J. Chosen med. Ass. **28**, 85 (1938). — KINDRED, J. E.: A quantitative study of the lymphoid organs of the albino rat. Amer. J. Anat. **62**, 453—474 (1938). ∼ A quantitative study of the hemopoietic organs of young albino rats. Biol. Bull. **77**, 314 (1939). ∼ A quantitative study of the hematopoietic organs of young albino rats. Amer. J. Anat. **67**, 99—149 (1940). ∼ Quantitative studies on lymphoid tissues. Ann. N.Y. Acad. Sci. **59**, 746—756 (1955). — KINTNER, E. P.: Congenital malformation of the heart: interruption of the aortic arch, mitral valve orifice atresia, and persistent left superior vena cava. Lab. Invest. **2**, 388—392 (1953). — KIRK, T. A. JR., and L. L. HAYNES: Delayed rupture of the spleen. U.S. armed Forces med. J. **4**, 1480—1485 (1953). — KIRKPATRICK, C. M.: Body weights and organ measurements in relation to age and season in ring-necked pheasants. Anat. Rec. **89**, 175—194 (1944). — KISCH, B.: Der ultramikroskopische Bau der Kapillarwand. Acta physiol. pharmacol. neerl. **6**, 334—338 (1957). — KIT, S., J. FISCUS, R. S. RAGLAND, O. L. GRAHAM, and A. L. GROSS: Biochemical studies on the Chinese hamster (22 chromosomes) and the syrian hamster (44 chromosomes). Exp. Cell Res. **16**, 411—417 (1959). — KITAHABA, T.: A histological study on the innervation of the large blood vessels of the abdomen. Arch. Jap. Chir. **28**, 1560—1579 (1959). — KITTEL, R.: Die Organgewichte von Cricetus cricetus L. und Mesocricetus auratus Waterhouse sowie das Wachstum der Organe von Mesocricetus auratus Waterhouse während der Säugezeit. Wiss. Z. Univ. Halle **2**, 903—909 (1953). — KIYONO, K.: Zur Frage der histiocytären Blutzellen. Folia haemat. (Lpz.) **18**, 149—170 (1914a). ∼ Die vitale Carminspeicherung. Jena: G. Fischer 1914b. — KLAATSCH, H.: Zur Morphologie der Mesenterialbildungen am Darmkanal der Wirbeltiere. I. Teil: Amphibien und Reptilien; II. Teil: Säugethiere. Morph. Jb. **18**, 385—450 u. 609—716 (1892). — KLAGES, F.: Der thrombophlebitische Milztumor. Langenbecks Arch. klin. Chir. **171**, 157—174 (1932). — KLEIN, H.: Die periodischen Schwankungen der Blut-, Milz-, Darm- und Leberleukocyten. Experimenteller Beitrag zur periodischen Funktion der Organe. Virchows Arch. path. Anat. **316**, 97—115 (1949). — KLEINE, H. O., u. H. PAAL: Die Wirkung des thyreotropen Hypophysenvorderlappen-Hormons auf die Milz. Endokrinologie (Lpz.) **14**, 138—144 (1934). — KLEINENBERG, S. E.: Über die Anwendung der Gewichtsindices in der Zoologie. Dokl. Akad. Nauk SSSR, N.S. **83**, 501—504 (1952). — KLEINSCHMIDT, A.: Vergleichend-Anatomische Untersuchungen an Milz, Leber, Magen-Darmtraktus und Niere des Gorilla. (Anatomische Untersuchungen an Gorilla „Bobby" V.) Anat. Anz. **97**, 373—384 (1949/50). — KLEMMT, L.: Quantitative Untersuchungen an Apodemus sylvaticus (Linnaeus 1758). (Absolute und relative Gewichte von Gehirn, Herz, Lunge, Leber, Milz, Nieren und Hoden.) Zool. Anz. **165**, 249—275 (1960). — KLEMPERER, P.: The reticulum and diseases of the hematopoietic system. In: Contribution to the Medical Sciences in Honor of Dr. EMANUEL LIBMAN, vol. II. p. 1—655. New York: International Press 1932a. ∼ Relationship of reticulum to diseases of hematopoietic system. Dr. E. Libman, Anniv. Vols. (N.Y.) internat. Press **2**, 655—671 (1932b). ∼ The spleen. Downey's handbook of hematology, vol. 3, p. 1591—1754. New York: P. B. Hoeber 1938. — KLENK, E., u. A. GOEBEL: Über die experimentelle Cerebrosidspeicherung in Milz und Leber. Dtsch. Z. Verdau.- u. Stoffwechselkr. **1**, 51—56 (1938). — KLENK, E., u. F. RENNKAMP: Über die Ganglioside und Cerebroside der Rindermilz. Hoppe-Seylers Z. physiol. Chem. **273**, 253—268 (1942). — KLIENEBERGER, C.: Die Blutmorphologie der Laboratoriumstiere. 2. Aufl. Leipzig: Johann Ambrosius Barth 1927. — KLIMA, R.: Grundlagen für eine Neuordnung der Hämatologie zellulärer Reaktionen im lymphatischen Apparat. Wien. Z. inn. Med. **33**, 125—135 (1952). — KLINE, D. L., and E. E. CLIFTON: The life span of leucocytes in the human. Science **115**, 9—11 (1952a). ∼ Life span of leucocytes in man. J. appl. Physiol. **5**, 79—84 (1952b). — KLINGE, F.: Versuche über die Auslösbarkeit hyperergischer Entzündungserscheinungen an überlebenden Organen sensibilisierter Kaninchen. Krkh.-Forsch. (Lpz.) **3**, 174—200 (1926). ∼ Untersuchungen über die Beeinflußbarkeit der lokalen Serumüberempfindlichkeit durch Eingriffe am aktiven Mesenchym (Milzexstirpation und Speicherung). Teil II. Krkh.-Forsch. (Lpz.) **5**, 458—474 (1927). — KLUG, H.: Elektronenmikroskopische Untersuchungen über die Wirkung von Röntgenstrahlen auf die Zellkernstrukturen der Milz. Radiobiol. Radiother. (Berl.) **2**, 301—314 (1961). — KNAKE, E.: Über

Transplantation von Milzgewebe. Virchows Arch. path. Anat. **321**, 508—516 (1952). ~ Über eine Möglichkeit, das Schicksal von Milz-Homotransplantaten zu beeinflussen. Z. Naturforsch. **8**b, 324—325 (1953a). ~ Über Homotransplantation von Milzgewebe bei Ratten. Virchows Arch. path. Anat. **324**, 1—14 (1953b). ~ Über einen Angriffspunkt von Gewebsverträglichkeitsgenen nach Transplantationsexperimenten an homozygoten und heterozygoten Ratten. Z. Naturforsch. **8** b, 298—304 (1953c). ~ Über die Immunitätshypothese der Transplantabilität körperfremder normaler Gewebe. Virchows Arch. path. Anat. **327**, 509—532 (1955a). ~ Über Heterotransplantationsexperimente und einige Folgerungen für die Auffassung der Gewebeverträglichkeit. Virchows Arch. path. Anat. **327**, 533—559 (1955b). — KNAKE, E., u. H. PETER: Fortgesetzte Untersuchungen über die Wirkung von oligomer gelöster Kieselsäure auf Gewebekulturen. Beitr. Silikose-Forsch. **68**, 37—48 (1960). — KNAUER: Die Organtransplantationen. In: Neue Deutsche Chirurgie, hrsg. von LEXER, Bd. 26. Stuttgart: Ferdinand Enke 1919. — KNISELY, M. H.: Apparatus for illuminating living tissue and measuring rate and volume of blood flow. Anat. Rec. **58**, 73 (1934a). ~ Microscopic observations on circulatory systems of living transilluminates mammalian spleens and parturient uteri. Proc. Soc. exp. Biol. (N.Y.) **32**, 212—214 (1934b). ~ A method of illuminating living structures for microscopic study. Anat. Rec. **64**, 499—524 (1936a). ~ Spleen studies. I. Microscopic observations of the circulatory system of living unstimulated mammalian spleens. Anat. Rec. **65**, 23—50 (1936b). ~ Spleen studies. II. Microscopic observations of the circulary system of living traumatized spleens, and of dying spleens. Anat. Rec. **65**, 131—148 (1936c). ~ The fused quartz rod method of illuminating living structures for microscopic study. In: Handbook of microscopial technique, ed. by C. E. McCLUNG, 2nd ed. p.632—642. New York: P. B. Hoeber 1937. ~ An improved fused quartz living tissue illuminator. Anat. Rec. **71**, 503—508 (1938). ~ Quartz rod technique for illuminating living organs. In: Laboratory technique in biology and medicine, 2nd Ed. by E. V. COWDRY, p. 205—210. Baltimore: Williams & Wilkins 1948. ~ The fused quartz rod technique for transilluminating living internal organs in situ for microscopic study. Anat. Rec. **120**, 265—275 (1954). ~ Discussion. Angiology **6**, 363—368 (1955). — KNOLL, W.: Untersuchungen über embryonale Blutbildung beim Menschen. Z. mikr.-anat. Forsch. **18**, 199—232 (1929). ~ Blut und embryonale Blutbildung bei den Walen. Z. Fischerei, Beih. **1**, 1—12 (1940). ~ Der Gang der Erythropoese beim menschlichen Embryo. Schweiz. med. Wschr. **78**, 979 (1948). ~ Die embryonale Blutbildung beim Menschen. Ber. üb. d. Tätigkeit d. St. Gallischen naturw. Ges. **73**, 1—100 (1950). ~ Vergleichende Hämatologie. In: Handbuch der gesamten Hämatologie, hrsg. von L. HEILMEYER und A. HITTMAIR, Bd. I, Tl. 1, S. 6—16. München-Berlin-Wien: Urban & Schwarzenberg 1957a. ~ Die Entwicklung der blutbildenden Gewebe und des Blutes beim Menschen. In: Handbuch der gesamten Hämatologie, hrsg. von L. HEILMEYER und A. HITTMAIR, Bd. I, Tl. 1, S. 36—49. München-Berlin-Wien: Urban & Schwarzenberg 1957b. — KNOPP, J.: Die Kreislauffunktion der Leber und der Querschnitt ihrer großen Gefäße. Virchows Arch. path. Anat. **325**, 470—487 (1954). — KNOTH, W., A. TAUPITZ u. H. ZIMMERMANN: Vergleichende neurohistologische Untersuchungen an Gewebekulturen und menschlichem Granulationsgewebe. Acta neuroveg. (Wien) **12**, 366—374 (1955). — KNUTTI, R. E., W. B. HAWKINS, and G. H. WHIPPLE: Hemoglobin and bile overproduction in the splenectomized bile fistula dog. J. exp. Med. **61**, 127—138 (1935). — KOBLIHA, F.: Die Biochemie des Roussarcoms der Hühner. 1. Biophysik. 2. Gewicht der Tiere und ihrer Organe. Z. Krebsforsch. **32**, 344—354 (1930). — KOBOTH, I.: Über das Gitterfasergerüst der roten Milzpulpa mit einem Beitrag zu ihrer Gefäßstruktur und Blutdurchströmung. Beitr. path. Anat. **103**, 11—29 (1939). — KOCH, F.: Die Amyloidose. Münch. med. Wschr. **84**, 401—405 (1937). — KOCH, I., u. R. THAUER: Zur Methodik der quantitativen Registrierung der Speicherungs- und Entspeicherungsvorgänge in der Milz. Pflügers Arch. ges. Physiol. **258**, 461—469 (1954). — KOCH, J., K. GREEF u. W. PLEWA: Versuche zum Mechanismus der Milzentspeicherung bei Blutverlusten. Dtsch. Physiol. Ges., 20. Tagg. 1953. Ber. Physiol. **162**, 333 (1953/54). — KOCHEM, H.-G.: Histoserologischer Nachweis verschiedener Antigene im experimentellen Mäuseamyloid. Z. Immun.-Forsch. **130**, 208—214 (1966). — KOCK, G. DE: Haemo-lymphoid-like nodules in the liver of ruminants a few years after splenectomy. 15th. Ann. Rep. of Dir. of Vet. Education and Res. Union of South Africa, p. 573 (1929). — KOĆNEY, M., u. P. MANENKOV: Zur Frage über die Milzruptur während Schwangerschaft, Geburt und Puerperium. Z. Akus. **42**, 83 (1931). — KÖBBERLING, G.: Autoradiographische Untersuchungen über Zellursprung und Zellwanderung in lymphatischen Organen fetaler und neugeborener Mäuse. Z. Zellforsch. **68**, 631—659 (1965). — KÖHLER, H.: Besondere Tierarten. Krankheiten der Vögel (Taube, Papagei, Kanarienvogel). A. Spezieller Teil, VI. Blutbildende Organe, 1. Milz. In: Pathologie der Laboratoriumstiere, hrsg. von P. COHRS, R. JAFFÉ, H. MEESSEN, Bd. 2, S. 626—633. Berlin-Göttingen-Heidelberg: Springer 1958a. ~ B. Knochenmark (einschließlich Leukose). X. Erkrankungen des Reticulohistiocytären Systems sowie die Leukosen. In: Pathologie der Laboratoriumstiere, hrsg. von P. COHRS, R. JAFFÉ, H. MEESSEN, Bd. 1, S. 235—311. Berlin-Göttingen-Heidelberg: Springer 1958b. — KÖHLER, U.: Die hepatogene

Herzinsuffizienz. Naturwissenschaften **42**, 447 (1955a). ~ Ein 24-Stunden-Rhythmus des Herz- und Milzglykogens der weißen Laboratoriumsratte. Experientia (Basel) **11**, 448—450 (1955b). ~ Milz-Leber-System und Skelettmuskel. Ärztl. Forsch. (Wörrishofen) **11**, 576—578 (1957). — KÖHN, K.: Experimenteller Beitrag zur Frage der Abhängigkeit des Lymphgewebes von der Ernährung. Verh. dtsch. path. Ges. (Marburg) **37**, 193—197 (1953). ~ Lymphgewebe und Milz im Tierversuch bei saurer und basischer Ernährung, bei Hunger und Hormonbehandlung. Frankfurt. Z. Path. **65**, 5—21 (1954). — KÖLE, W.: Die traumatische Ruptur der normalen Milz, eine experimentelle Studie zur Mechanik ihrer Entstehung. Langenbecks Arch. klin. Chir. **278**, 345—360 (1954). — KÖLLIKER, A. v.: Spleen. In: Todd's Cyclopaedia of anatomy and physiology, vol. 4, p. 771—800. London: Longman, Brown, Green, Longmans and Roberts 1847—49. ~ Die Nerven der Milz. Sitzber. physik.-med. Ges. Würzburg 1852. ~ Handbuch der Gewebelehre des Menschen. Für Ärzte und Studierende. Leipzig: W. Engelmann 1867. ~ Über die Nerven der Milz und der Nieren und über Gallencapillaren. Münch. med. Wschr. **40**, 96 (1893). — KÖNIG, J., u. R. KLIPPEL: Das Wachstumshormon in der experimentellen Morphologie. Beiträge zur Frage seiner therapeutischen Verwendung. Med. Mschr. **8**, 584—591 (1954). — KOENIG, W.: Über die Bedeutung von Mastzellen im Benzpyren-Tumor von Ratten. Z. ges. exp. Med. **126**, 64—70 (1955). — KÖNIG, W., u. F. WEBER: Die Darstellbarkeit der Milz im Röntgenbild als Untersuchungsmethode für die Milzfunktion. Klin. Wschr. **11**, 552—553 (1932). — KÖRLOF, B.: Effect of fluid culture medium from heterologous spleen tissue culture on total body X-irradiated mice. Acta path. microbiol. scand. **12**, 133—136 (1958). — KOERNER, J. F., and R. L. SINSHEIMER: A deoxyribonuclease from calf spleen. Purification and properties. J. biol. Chem. **228**, 1039—1048 (1957). — KOH, M.: The influence of the spleen upon the erythrocyte especially about the causation of the change after splenectomy by the rabbit. J. Chosen med. Ass. (Abstr. Sect.) **22**, 50—51 (1932). — KOHIRA, E.: Macro-microscopic studies upon the architecture of the splenic trabeculae. Acta anat. nippon. **33**, 272—285 (1958a). ~ Microscopic studies on the architecture of the trabeculocapsular system in the human spleen. Acta anat. nippon. **33**, 286—294 (1958b). ~ The erythrophagocytosis in the human spleen. Acta anat. nippon. **35**, 247—252 (1960a). ~ The spleen of the Elephas indicus. Acta anat. nippon. **35**, 253—260 (1960b). — KOIKE, T.: Studien über die Histiozyten in der Haut. III. Mitt. Über den Einfluß der Milzexstirpation auf die Histiozyten der Haut. (Anhang: Blockierung des Retikuloendothelsystems und Histiocyten der Haut). Jap. J. med. Sci. I. Anat. **3**, Abstr. 15, 80—81 (1933). — KOJIMA, K.: Das Eisen in normalen und pathologischen Geweben und seine biologische Bedeutung. 1. Beobachtung über den Eisengehalt in den Organen von verschiedenen Tierklassen. Nagoya J. med. Sci. **5**, 34—48 (1930a). ~ Das Eisen in normalen und pathologischen Geweben und seine biologische Bedeutung. 2. Mitteilung: Beobachtungen über die Beziehung zwischen Organeisengehalt und Wachstum der Tiere. Nagoya J. med. Sci. **5**, 49—61 (1930b). ~ Das Eisen in normalen und pathologischen Geweben und seine biologische Bedeutung. 3. Über den Einfluß der Jahreszeiten auf den Eisengehalt in den Organen der Winterschläfer (Bufo vulgaris japonicus). Nagoya J. med. Sci. **5**, 62—70 (1930c). ~ Das Eisen in normalen und pathologischen Geweben und seine biologische Bedeutung. 4. Mitteilung: Untersuchungen des Eisengehaltes in verschiedenen Organen weißer Ratten während der Schwangerschaft und solcher im normalen Zustand. Nagoya J. med. Sci. **5**, 78—82 (1931a). ~ Das Eisen in normalen und pathologischen Geweben und seine biologische Bedeutung. 5. Mitteilung: Beobachtungen des Eisengehaltes in verschiedenen Organen der Reisetaube. Nagoya J. med. Sci. **5**, 83—93 (1931b). ~ Das Eisen in normalen und pathologischen Geweben und seine biologische Bedeutung. 6. Mitteilung: Verteilung des Eisens in verschiedenen Organen von Kaninchen im Hungerzustande. Nagoya J. med. Sci. **5**, 94—102 (1931c). ~ Das Eisen in normalen und pathologischen Geweben und seine biologische Bedeutung. 7. Mitteilung: Bestimmungen des Eisengehaltes in verschiedenen Organen von Kaninchen mit künstlicher Rachitis. Nagya J. med. Sci. **5**, 103—109 (1931d). — KOLLER, F., u. Y. BOUNAMEAUX: Hämorrhagische Diathese nach Splenektomie (Thrombocythaemia haemorrhagica). Bull. schweiz. Akad. med. Wiss. **12**, 248—257 (1956). — KOLOUCH, F.: Origin of bone marrow plasma cell associated with allergic and immune states in the rabbit. Proc. Soc. exp. Biol. (N.Y.) **39**, 147—148 (1938). — KOMATSU, S.: Studien über bakterizide Stoffe in der Gewebezüchtung. Z. Immun.-Forsch. (Jena) **71**, 76—87 (1931). — KOMIYA, E.: Nachschub, Verteilung und Untergang der Leukozyten. In: Handbuch der gesamten Hämatologie, hrsg. v. L. HEILMEYER und A. HITTMAIR, Bd. II, Tl. 2, 1. Halbbd. S. 83—97. München-Berlin-Wien: Urban & Schwarzenberg 1959a. ~ Zahlenverschiebungen der Leukozyten. In: Handbuch der gesamten Hämatologie, hrsg. v. L. HEILMEYER und A. HITTMAIR, Bd. II, Tl. 2, 1. Halbbd. S. 309—338. München-Berlin-Wien: Urban & Schwarzenberg 1959b. ~ Vorläufige Mitteilung über Erythropoetin. Med. Klin. **59**, 394—396 (1964). — KOMOCKI, W.: Über die geformten Elemente des Blutes von Batrachoseps attenuatus Esch und über die Blutbildung beim Neunauge (Petromyzon fluviatilis). Anat. Anz. **73**, 385—390 (1932). — KONDRATJEW, N.: Zur Lehre von der Innervation der Bauch- und Beckenhöhlenorgane beim

Menschen. 1. Mitteilung. Über unmittelbare nervöse Verbindungen zwischen Organen verschiedener Funktionen. Z. Anat. Entwickl.-Gesch. 90, 178—198 (1929). — KONIECZNA-MARCZYNSKA, B.: The induction of tolerance in hamsters of mouse sarcoma to transplants by means of heteroparabiosis. Experientia (Basel) 17, 370—371 (1961). — KONISHI, H.: A study on serum and organ phosphatase and production of phosphatase. II. Influence of CCl₄, ligation of the biliary tract and plugging of the reticuloendothelial system upon organ phosphatase. J. Okayama med. Ass. 71, 1879 (1959). — KONITZER, K.: Resorption, Transport und Speicherung des Eisens. Z. ges. inn. Med. 8, 333—339 (1953). — KONSTANTINOVA, S.: Einfluß ionisierender Strahlung auf das lymphoide Milzgewebe und die Lymphknoten. Usp. sovrem. Biol. 44, 68—81 (1957). — KONSTANTINOWA, V. V., and P. E. LIBINSON: The effect of plutonium on the content and renovation of nucleic acids in some rabbit tissues. Biokhimiya 24, 974—981 (1959). — KOPEĆ, St.: Geschlechtsunterschiede, Asymmetrien und Variabilität der Gewichte der inneren Organe und einiger Knochen bei 252 Tage alten Mäusen. Zool. Jb. 59, 73—88 (1939). — KOPEĆ, S., u. M. LATYSZEWSKI: Über den morphogenetischen Zusammenhang zwischen dem Körpergewicht der neugeborenen und dem Organ- und Knochengewicht der reifen Maus. Z. indukt. Abstamm.- u. Vererb.-L. 63, 185—194 (1932). — KOPPENHÖFER, G. F.: Gewebliche Veränderungen nach der Einverleibung kolloidaler Kieselsäure. Zbl. allg. Path. Anat. 62, 117 (1935). — KOPSCH, F.: Lehrbuch und Atlas der Anatomie des Menschen. Leipzig: Georg Thieme 1929; 19. Aufl. 1955. — KORALEWSKI, F.: Beitrag zur spontanen Milzruptur. Med. Klin. 53, 2024 (1958). — KORCHAK, L. I., and T. A. SPERANSKAJA: The effect of total X-irradiation on sulfhydryl groups in the tissue. Dokl. Akad. Nauk. SSSR Otd. Biokh., 135, 1254—1357 (1960). — KORHONEN, L. K., and S. RUPONEN: Leucine aminopeptase in the spleen. Experientia (Basel) 18, 364—365 (1962). — KORPÁSSY, B., K. KOVÁCS, and T. TIBOLDI: Transsplenic passage of tumour cell emboli. Acta morph. Acad. Sci. hung. 4, 271—277 (1954). — KORSCHUN, S. W., P. DWIJKOFF, A. I. GOROCHOWNIKOWA u. KRESTOWNIKOWA: Die Einwirkung der Tuberkelbazillen B.C.G. (Calmette) auf den Organismus des Meerschweinchens. Krkh.-Forsch. (Leipzig) 5, 1—24 (1927). — KORTH, J., u. H. HEINLEIN: Funktionelle und morphologische Untersuchungen über die Wirkung kolloidaler Blutersatzmittel unter besonderer Beachtung des Peristons. Langenbecks Arch. klin. Chir. 205, 230—282 (1943). — KOSENOW, W.: Die Fluorochromierung mit Acridinorange, eine Methode zur Lebendbeobachtung gefärbter Blutzellen. Acta haemat. (Basel) 7, 217—221 (1952). ~ Lebende Blutzellen im Fluoreszenz- und Phasenkontrastmikroskop. Bibl. haemat. (Basel), Suppl. Acta haemat. (Basel) 4, 1—288 (1956). — KOSLOWSKI, L., W. MARGGRAF u. B. PIPER: Posttraumatische Veränderungen der Blutgerinnung und des Blutbildes bei milzlosen Ratten. Klin. Wschr. 33, 540 (1955). — KOSSMAG, M.: Ein Bulle von über 23 Ztr. Lebendgewicht mit zwei Milzen. Tierärztl. Rdsch. 40, 836 (1934). — KOSTOWIECKI, M., and J. ASHMAN: Thymocyte and lymphocyte differentiation studied by means of acridine orange fluorescence microscopy. Z. Zellforsch. 61, 605—621 (1963). — KOSZALKA, TH. R., R. FALKENHEIM, and K. I. ALTMANN: Purification of splenic desoxyribonuclease. II. Biochim. biophys. Acta (Amst.) 23, 647—648 (1957). — KOSZEWSKI, B. J., C. W. EMERICK, and D. R. DICUS: Studies of phagocytic activity of lymphocytes. III. Phagocytosis of intravenous India ink in human subjects. Blood 12, 559—566 (1957). — KOTANI, M., A. Y. YAMASHITA, K. SEIKI, F. RAI, M. MIYAMOTO, K. TASAKI, and I. HORRI: Reutilization by maternal and embryonal cells of nuclear materials from H³-thymidine labeled lymphocytes introduced into the lumen of intestine of rats. Z. Zellforsch. 83, 359—303 (1907). — KOUNTZ, S. L., and R. COHN: Prolonged survival of a renal homograft by simultaneous splenic homotransplantation. Surg. Forum 13, 59—62 (1962). — KOVÁCS, A.: Antihistaminic effect of eosinophil leukocytes. Experientia (Basel) 6, 349—350 (1950). — KOVÁCS, K., u. L. GORECZKY: Neuere Beiträge zum Cholesteringehalt des Milzdepotserums. Tgg. Ungar. Physiol. Ges. 1942. — KOVANEV, V. A.: Splenic artery innervation. Arch. Anat. (Moskva) 36, 46—50 (1959). — KOVAŘÍK, S.: Removal of cell debris, thrombocytes and dead cells from a spleen cell suspension. Folia biol. (Praha) 9, 388—392 (1963). — KOWALLEK, P. J., JR.: Delayed rupture of the spleen. U.S.armed Forces med. J. 4, 605—606 (1953). — KOWATSCHEV, G.: Über die Variabilität der Äste der Brust- und Bauchaorta bei Schaffeten. Anat. Anz. 122, 37—47 (1968). — KOYAMA, S., S. AOKI, and K. DEGUCHI: Electron microscopic observations of the splenic red pulp with special reference to the pitting function. Mie med. J. 14, 143—188 (1964). — KOZLOVSKIJ, V. S.: Der Einfluß der Entfernung der Milz auf den Calcium- und Natriumgehalt in der Haut und im Muskelgewebe von Tieren. Fiziol. Zh. (Mosk.) 38, 734—738 (1952). — KRAFKA, J., F. D. McCREA, and E. VOGT: The activity of the spleen during anaphylactic shock. J. Physiol. (Lond.) 68, 292—294 (1929/30). — KRAINTZ, L., and R. V. TALMAGE: Distribution of radioactivity following intravenous administration of trivalent chromium 51 in the rat and rabbit. Proc. Soc. exp. Biol. (N.Y.) 81, 490—492 (1952). — KRAMER, H., and K. LITTLE: Nature and structure of collagen. In: Nature of reticulum (J. T. RANDALL and S. F. JACKSON eds.), p. 33—43. London: Acad. Press 1953. — KRAMER, K., and U. C. LUFT: Mobilization of red cells and oxygen from the spleen in severe hypoxia. Amer. J. Physiol. 165, 215—228 (1951). — KRATKY, O., u. A.

Sekora: Die Auffindung von großen Netzebenenabständen bei Känguruh-Schwanzsehnen. Ein Beitrag zur molekularen Struktur der Faserproteine. J. macromol. Chem. 1, 113—121 (1943). — Kraus, E. J.: Zur Kenntnis der Nanosomie. Beitr. path. Anat. 65, 535—572 (1919). — Kraus, H.: Theorie über die Kreislaufsteuerung im Bereich zwischen Blut- und Lymphkapillaren auf Grund von Erfahrungen bei der Darstellung von Lymphgefäßen. Berl. Münch. tierärzt. Wschr. 70, 190—196 (1957). ~ Das Lymphsystem in funktionell-anatomischer Sicht. Anat. Anz. 107, 135—144 (1959). ~ Besonderheit der Kreislaufsteuerung im (lympho) retikulären Bindegewebe gegenüber der Kreislaufsteuerung im kollagenen Bindegewebe. Anat. Anz. 109, 225—230 (1961). ~ Zur Kreislaufmechanik im Bereiche des Lymphknotens. Anat. Anz. 111, 207—212 (1962). ~ Untersuchungen über die Mechanik der Lymphbildung und der Stoffverschiebung im Lymphknoten. Anat. Anz. 113, 146—163 (1963). — Krause, C., u. St. Tillmanns: Über einen Dicephalus triscelus. Z. Anat. 107, 788—797 (1937). — Krause, G.: Das lymphatische Gewebe und seine Kerngrößen. Med. Diss. Rostock: Neumann 1935. — Krause, R.: Mikroskopische Anatomie der Wirbeltiere in Einzeldarstellungen, Bd. I—IV. Berlin u. Leipzig: W. de Gruyter & Co. 1921—1923. ~ Encyclopädie der mikroskopischen Technik, 3. Aufl. Berlin u. Wien: Urban & Schwarzenberg 1926. — Krauspe, K.: Über den Flüssigkeitsstoffwechsel im lymphatischen Gewebe. Verh. dtsch. path. Ges. 27, 298—303 (1934). — Krauss-Zaki, J.: Embryonal cytogenesis of eosinophils. Folio biol. (Kraków) 12, 149—159 (1964). — Krebs, A.: Der Radiumgehalt menschlichen Gewebes in Abhängigkeit vom Alter. Z. Alternsforsch. 4, 53—65 (1944). — Kreis, H.: Cholesterin-Fettresorption nach Milzexstirpation. Z. ges. exp. Med. 88, 271—278 (1933). — Kremer, J.: Zur Frage der Lokalisation des Hungerpigments in der Kaltblüterleber. Anat. Anz. 83, 316—330 (1936). ~ Zum mikrochemischen Eisennachweis in Leber- und Milzpigment der Kaltblüter. Z. wiss. Mikr. 54, 429—433 (1937). ~ Über das Wesen und die Bedeutung der pigmentierten Zellen in der Leber hungernder Kaltblüter. Anat. Anz. 85, 310—312 (1937/38). ~ Das Problem der Pigmentablagerung in der Leber und Milz der Kaltblüter und seine Beziehungen zur Frage des Blutabbaues und Eisenstoffwechsels. Z. mikr.-anat. Forsch. 44, 234—323 (1938). ~ Das Wesen und die Herkunft der mit der Zerstörung roter Blutkörperchen in Verbindung gebrachten eisenpigmenthaltigen Zellen in der Milz. Mikrokosmos (Stuttg.) 36, 77—80 (1943). — Kresbach, E., u. S. Sailer: Untersuchungen über die Bedeutung des RES für die Regulation der eosinophilen Leukocyten bei der Ratte. Klin. Wschr. 32, 742—745 (1954). — Krestow, M.: Über den Einfluß von Milzexstirpation und Milztransplantation auf die Leucocytenbewegung. Inaug.-Diss. Heidelberg 1960. — Kretschmann, H. J.: Über die „Formelastizität" der Kollagenfasern. Z. mikr.-anat. Forsch. 66, 470—482 (1960). — Kretschmar, W.: Weitere Untersuchungen über die Immunität bei der Nagetiermalaria. Z. Tropenmed. Parasit. 14, 41—48 (1963). — Kretschmar, W., u. Chr. Jerusalem: Milz und Malaria. Der Infektionsverlauf (Plasmodium berghei) in splenektomierten NMRI-Mäusen und seine Deutung an Hand der histopathologischen Veränderungen der Milz nichtsplenektomierter Mäuse. Z. Tropenmed. Parasit. 14, 279—310 (1963). — Kretz, J.: Zwei Fälle von Milzvenenthrombose. Wien. Arch. inn. Med. 13, 249—262 (1926). — Kretzschmar, H.: Rezidiv lebensbedrohender Uterusblutungen bei essentieller Thrombopenie nach Milzexstirpation. Z. klin. Med. 118, 297—306 (1931). — Kreuenhof, W.: Über angeborenen Milzmangel. Frankfurt. Z. Path. 46, 446—452 (1934). — Kreuter, E.: Experimentelle Untersuchungen über den Einfluß der Milzexstirpation auf das periphere Blutbild. Langenbecks Arch. klin. Chir. 106, 191—197 (1914). ~ Experimentelle Untersuchungen über die Entstehung der sogenannten Nebenmilzen, insbesondere nach Milzverletzungen. Bruns' Beitr. klin. Chir. 118, 76—94 (1920). — Kreysler, J.: Elektronenmikroskopische Untersuchungen an perjodatreaktiven Einschlüssen im Lungengewebe von Meerschweinchen. Z. mikr.-anat. Forsch. 71, 478—495 (1964). — Krishnan, K. V., R. O. A. Smith, and Ch. Lal: Contributions to protozoal immunity. II. Immunity to malaria in monkeys and the effect of splenectomy on it. Indian J. med. Res. 21, 639—647 (1934). — Krölling, O., u. H. Grau: Lehrbuch der Histologie und vergleichenden mikroskopischen Anatomie der Haustiere, 10. Aufl. Berlin u. Hamburg: Parey 1960. — Krogh, C. v.: Zur Morphologie der Primatenmilz. Anthrop. Anz. 13, 89—100 (1936). — Krohn, P.: The influence of the spleen of the homograft reaction. Transplant. Bull. 1, 21 (1953). — Krook, H., u. W. Overbeck: Die Beurteilung des Druckes im Portalkreislauf durch Lebervenenkatherisierung. Dtsch. med. Wschr. 80, 437—440 (1955). — Kruckenberg, H.: Untersuchungen zur zytochemischen Glykogendarstellung. Med. Diss. Göttingen 1954. — Krumbhaar, E. B.: Functions of the spleen. Physiol. Rev. 6, 160—200 (1926). ~ Lymphatic tissue. Problems of ageing. Biol. Med. Aspects 1938, 149—197. ~ A hematopoetic perifollicular envelope in the rat spleen. Blood 3, 953—959 (1948). ~ Guaina ematopoietica perifollicolare nelle milza del ratto. Arch. De Vecchi Anat. path. 16, 341—349 (1951). — Krumbhaar, E. B., and S. W. Lippincott: The postmortem weight of the „normal" human spleen at different ages. Amer. J. med. Sci. 197, 344—358 (1939). — Krumbhaar, E. B., and J. H. Musser: The effect of splenectomy on the hematopoietic system of macacus rhesus. Arch. intern. Med. **31**, 686—700 (1923). — KRZYWANEK, FR. W.: Weiteres über die neuerkannte Milzfunktion. Berl. tierärztl. Wschr. **45**, 69—71 (1929a). ~ Die Vermehrung der Erythrozyten nach Sekretininjektion ist im wesentlichen auf die Milz zurückzuführen. Pflügers Arch. ges. Physiol. **222**, 435—438 (1929b). — KRZYWANEK, FR. W., u. E. BERGE: Das Verhalten der Erythrocyten bei Ruhe und Bewegung bei einem milzlosen Pferd. Pflügers Arch. ges. Physiol. **232**, 478—481 (1933). — KUCZYNSKI, M. H.: Vergleichende Untersuchungen zur Pathologie der Abwehrleistungen. Virchows Arch. path. Anat. **234**, 300—331 (1921). — KUDICKE, H.: Das Speicherzellensystem des Menschen. Med. Diss. Frankfurt a. M. 1937. — KUDO, T.: Über die Variationen der Eingeweide der Embryonen, Erwachsenen und Primaten. Hikuetsu Igakkai Zasshi **37**, 465—474 (1922). — KÜGELGEN, A. v.: Über die Entwicklung einer homoplastisch in die Milz verpflanzten embryonalen Herzanlage zu einer pulsierenden Cyste bei der weißen Ratte. Z. Anat. Entwickl.-Gesch. **111**, 365—382 (1942). ~ Über den Wandbau der großen Venen. Morph. Jb. **91**, 447—483 (1951). ~ Über das Verhältnis von Ringmuskulatur und Innendruck in menschlichen großen Venen. Z. Zellforsch. **43**, 168—183 (1955). ~ Weitere Mitteilungen über den Wandbau der großen Venen des Menschen unter besonderer Berücksichtigung ihrer kollagenen Strukturen. Z. Zellforsch. **44**, 121—174 (1956). — KÜHN, G., W. GRASSMANN u. U. HOFMANN: Die elektronenmikroskopische „Anfärbung" des Kollagens und die Ausbildung einer hochunterteilten Querstreifung. Z. Naturforsch. **13b**, 154—160 (1958). — KÜHN, H., u. R. ROTHKEGEL: Beitrag zur makroskopischen Anatomie der V. portae des Schafes (Ovies aries). Anat. Anz. **110**, 312—326 (1962). — KÜHNAU, J.: Biochemie der Milz. In: Leber und Milz, 4. Lebertagung d. Sozialmed., Bad Mergentheim 15.—17. Okt. 1965, hrsg. v. L. WANNAGAT, S. 40—48. Stuttgart: Georg Thieme 1967. — KÜHNE, E.: Über Milzveränderungen bei Schlachtschweinen und ihre Ursachen mit besonderer Berücksichtigung der Milzgewebshernien. Vet.-med. Diss. Hannover 1937. — KÜLBS, F.: Neuere experimentelle Untersuchungen über Herz und Arbeit. Verh. dtsch. Ges. inn. Med. **41**, 387—388 (1929a). ~ Neuere Untersuchungen über Herz und Arbeit. Z. ges. Med. **67**, 822—827 (1929b). — KÜNKEL, H. A., H. SCHNIEWIND u. K. THOMSEN: Über die Verteilung von Radiostrontium in den Organen eines menschlichen Feten. Klin. Wschr. **37**, 303—304 (1959). — KÜNZER, W.: Das Blut des normalen Säuglings und des Kindes. In: Handbuch der gesamten Hämatologie, hrsg. v. L. HEILMEYER und A. HITTMAIR, Bd. 1, Tl. 1, S. 60—77. München-Berlin-Wien: Urban & Schwarzenberg 1957. — KUHN, R., N. A. SÖRENSEN u. L. BIRKHOFER: Über die Eisenproteide der Milz. Der Bauplan des Ferritins. Ber. dtsch. chem. Ges. **73**, 823—837 (1940). — KULKA, H.: Beitrag zur Kenntnis der Blutveränderungen nach Entfernung gesunder Milzen bei Menschen und ihre Bedeutung für die Klinik. Dtsch. Z. Chir. **219**, 119—136 (1929). — KULLANDER, S.: Studies on the development and hormone production of ovarian tissue autotransplant to the spleen of spayed rats with special reference to the experimental production of ovarian tumours. Lunds Univ. Akad. avh. **1956**. ~ The development of hypophyseal, ovarian and mammary gland tissues grafted simultaneously to the anterior chamber of the eye or the spleen of gonadectomized rats. Acta obstet. gynec. scand. **44**, 89—101 (1965). — KULTSCHITZKY, N.: Zur Frage über den Bau der Milz. Arch. mikr. Anat. **46**, 673—695 (1895). — KUMPF, A.: Die Lymphocyten und der Nukleinsäurestoffwechsel. In: Lymphsystem und Lymphatismus. Von der Morphologie zur Konstitutionspathologie, hrsg. v. M. J. ZILCH, S. 39—66. München: Johann Ambrosius Barth 1963. — KUNTZ, A.: Autonomic nervous system. Philadelphia: Lea & Febiger 1934. ~ Components of splanchnic and intermesenteric nerves. J. comp. Neurol. **105**, 251—268 (1956). — KUNTZ, A., H. H. HOFFMAN, and E. M. SCHAEFFER: Fiber components of the splanchnic nerves. Anat. Rec. **128**, 139—146 (1957). — KUNZ, G.: Die Funktionsstörung des lymphatischen Gewebes als primäre Entstehungsursache der extramedullären Metaplasie und der Osteomyelosklerose. Dtsch. Gesundh.-Wes. **8**, 1141—1154 (1953). ~ Betrachtungen über die Pathogenese der extramedullären Hämatopoese anläßlich eines Falles von „echter Erythroblastose". Folia haemat. (Lpz.) **73**, 23—37 (1955). ~ Betrachtungen über die Pathogenese der extramedullären Hämatopoese anläßlich eines Falles „echter Erythroblastose". Mat. Med. Nordmark **7**, 463—466 (1956). ~ Zum Antagonismus von Lymphopoese und Myelopoese in der Milz. Verh. 6. Kongr. Europ. Ges. für Haematol., S. 1032—1035. Basel u. New York: Karger 1958. — KUNZ, H., u. WEBER: Haemosiderose der Milz nach Bluttransfusion. Langenbecks Arch. klin. Chir. **181**, 263—267 (1934). — KUNZ, H., u. M. K. ZACHERL: Der Eisengehalt der Milz nach Bluttransfusion. Wien. klin. Wschr. **45**, 1406—1408 (1932). — KURIYAMA, T.: Transplantation der Milz der Bufo-Larven. Kaibôgaki Zasshi (Tokyo) **3**, 1156 (1930). ~ Über die Regeneration der Milz von Bufo-Larven. Folia anat. japon. **9**, 511—513 (1931). — KURNICK, N. B., B. W. MASSEY, and A. MONTANO: Indirect effect of X-irradiation on spleen acid desoxyribonuclease activity. Radiat. Res. **13**, 263—270 (1960). — KURNICK, N. B., B. W. MASSEY, and G. SANDEEN: The effect of radiation on tissue desoxyribonuclease. Radiat. Res. **11**, 101—114 (1959). — KUROSU, F.: Morphologie der japanischen Fötalmilzen. Keio Igaku **24**, 290—298 (1944). — KURU, M.: Klinische Untersuchungen über Milzfunktion. Unter besonderer Berücksichtigung des Vergleiches zwischen dem arteriellen und venösen

Blute der Milz. Langenbecks Arch. klin. Chir. **174**, 281—323 (1933). — KUSUNOKI, M.: Lipoid-substanzen in der Milz und im Leichenblut. Beitr. path. Anat. **59**, 564—600 (1914). —KUTSKY, R. J.: Nucleoprotein constituents stimulating growth in tissue culture: Active protein fraction. Science **129**, 1468—1487 (1959). — KUTZ, G.: Zur Frage von Spätschäden nach der Behand-lung mit Thorium-X. Z. Orthop. **97**, 474—482 (1963). — KYBER, E.: Untersuchungen über den lymphatischen Apparat in der Milz. Arch. mikr. Anat. **8**, 568—617 (1872). — KYRIAKIS, L.: Experimentelle Studien über die Beziehungen der Milz zur Funktion der Genitalorgane. Klin. Wschr. **19**, 304—305 (1940).

LABBOK, A. J.: Partielle retroperitoneale Lage des Magens, der Milz und des linken Leberlappens mit einer Hypoplasie der Mesenterien und mit Fehlen des großen und kleinen Omentum. Anat. Anz. **76**, 409—414 (1933). — LABRIONOW, L. TH., N. G. IVACHENTZOVA et M. A. TCHERTKOVA: Sur l'action des hydrocarbures cancérigènes dans les cultures des tissus. Bull. Biol. Med. exper. URSS **6**, 113—117 (1938). — LABUZEK, K.: Untersuchungen über das Verhalten der Gitterfasern bei pathologischen Prozessen. 1. Gitterfasern bei den atrophischen Prozessen der Leber, der Milz und der Bauchspeicheldrüse. Trav. Inst. anat. path. Univ. (Krakau) Fasc. 7/8 (1937/38). — LACOSTE, A., E. AUBERTIN et R. CASTAGNON: Recherches histo-physiologiques sur la destinée de l'hémoglobine en solution administrée à doses théra-peutiques à des chiens en état d'anémie aigue par saignée. Bull. Hist. Techn. micr. **18**, 241—266 (1941). — LACOUR, F., et M. GUERIN: Étude de l'hypophyse de rats porteurs de tumeurs endocriniennes provoquées par la méthode de Biskind. C. R. Ass. Anat. **40**, 920—929 (1954). — LACZKO, J.: Vergleichende Histologie der Milz der Hausvögel. Közlemények az összehasonlitó élet-es kórtan köréböl **21**, 406—409 (1928). — LADNER, H.-A., H. H. GRUENAGEL u. C.-H. SCHWEIKERT: Therapieeffekt der Splenektomie beim ganzbestrahlten Hund. Naturwissen-schaften **52**, 62—63 (1965). — LA FAUCI, N.: Sulla struttura delle emolinfoghiandole di Bos bubalus con speciale riguardo alla costituzione morfologica e alla presenza di fibre muscolari lisce e di fibre elastiche nella capsula e nelle trabecole. Atti Accad. Peloritana (Messina) **42**, 261—267 (1940). — LAGO, M. DAL: Ricerche sperimentali sui rapporti fra milza e avitaminosi C. Boll. Soc. ital. Biol. sper. **16**, 59—60 (1941). — LAGUESSE, E.: Recherches sur le développe-ment de la rate chez les poissons. J. Anat. (Paris) **26**, 345 (1890). ~ Le tissu splénique et son développement. Anat. Anz. **6**, 131—134 (1891). — LAMBERT, R. A.: The production of foreign body giant cells in vitro. J. exp. Med. **15**, 510—515 (1912a). ~ Variations in the characters of growth in tissue cultures. Anat. Rec. **6**, 91—108 (1912b). — LAMBERTINI, G.: Ricerche sullo stroma reticolare della milza di Mammifero (coniglio). Suppl. Monit. Zool. Ital. **42**, 156—159 (1931). — LAMBIN, P.: Die normalen Leukozytenwerte und ihre physiologische Schwankungs-breite. In: Handbuch der gesamten Hämatologie, hrsg. v. L. HEILMEYER und A. HITTMAIR, Bd. II, Tl. 2, 1. Halbbd., S. 17—51. München-Berlin-Wien: Urban & Schwarzenberg 1959. — LAMERTON, L. F., E. H. BELCHER, and E. B. HARRIS: Blood uptake of Fe^{59} in studies of red cell production. In: The kinetics of cellular proliferation, ed. by F. STOHLMAN JR., p. 301—311. New York and London: Grune & Stratton 1959. — LANDAU, M., u. J. McNEE: Zur Physio-logie des Cholesterinstoffwechsels. Beitr. path. Anat. **58**, 667—699 (1914). — LANG, F. J.: Über die Histogenese der extramedullären Myelopoese. Z. mikr.-anat. Forsch. **4**, 417—447 (1926). ~ Die Keimzentren der lymphatischen Organe. Folia haemat. (Lpz.) **36**, 31—40 (1928). ~ Myeloid metaplasia. In Handbook of hematology, ed. by H. DOWNEY, vol. 3, p. 2105—2144. New York: P. B. Hoeber 1938. — LANG, K.: Physiologische Chemie der Blutzellen. In: Handbuch der gesamten Hämatologie, hrsg. von L. HEILMEYER und A. HITTMAIR, Bd. 1, Tl. 1, S. 280—304. München-Berlin-Wien: Urban & Schwarzenberg 1957. — LANGE, K. H.: Über die Hypertropie der glatten Muskulatur. Morph. Jb. **84**, 363—402 (1940). — LANGEN-DORFF, u. E. TONUTTI: Zur Regulation des weißen Blutbildes. Lymphocyten und Neben-nierenrindenfunktion. Ärztl. Forsch. (Wörrishofen) IV, 197—205 (1950). — LANGER, P.: Die Altersveränderungen der Milz beim Pferd mit besonderer Berücksichtigung der Gitterfasern. (5. Beitrag zur Altersanatomie des Pferdes.) Vet.-med. Diss. Hannover 1941. — LANGE-VOORT, H. L.: The histophysiology of the antibody response. I. Histogenesis of the plasma cellular reaction in rabbit spleen. Lab. Invest. **12**, 106—118 (1963). — LANGEVOORT, H. L., F. J. KEUNING, J. V. D. MEER, P. NIEUWENHUIS, and P. OUDENDIJK: Histogenesis of the plasmacellular reaction during primary antibody response in normal and sublethally X-irra-diated rabbits. Proc. kon. ned. Akad. Wet. **64**, 397—404 (1961). — LANGLEY, F. A.: Hemato-poiesis and siderosis in the fetus and the newborn. Arch. Dis. Childh. **26**, 64—75 (1951). — LANNEY, L. DE, and J. D. EBERT: On the chick spleen: Origin, patterns of normal develop-ment and their experimental modification. Contr. Embryol. Carneg. Instn **37**, 57—85 (1962). — LANZ, T. v.: Siegfried Mollier. Anat. Anz. **106**, 130—143 (1959). — LAPRESLE, C.: Conditions optimum d'activité et mode d'action des protéases de la rate du lapin. Bull. Soc. Chim. biol. (Paris) **37**, 969—975 (1955). — LAPRESLE, C., et P. SLIZEWICZ: Étude de la dégradation de la sérumalbumine humaine par un extrait de rate de lapin. Bull. Soc. Clin. biol. **40**, 1085—1091 (1958). — LAPRESLE, C., and T. WEBB: Study of proteolytic enzyme from rabbit spleen. Biochem. J. **76**, 538—543 (1960). — LARGIADÈR, F. (ed.): Organtransplantation. Stuttgart:

Georg Thieme 1966. ~ Gegenwärtiger Stand der Transplantation von ganzen Organen. Wiederbelebung u. Organersatz **4**, 35—42 (1967). — LASKOWSKI, M., and B. FILIPOWICZ: Separation of a new enzyme (nucleosidepolyphosphatase) from crude splenic deoxyribonuclease. Bull. Soc. Chim. biol. (Paris) **40**, 1865—1873 (1958). — LASNITZKI, I.: The effect of carcinogens hormones and vitamins on organ cultures. Int. Rev. Cytol. **7**, 79—121 (1958). — LATIMER, H. B.: Postnatal growth of the body, systems and organs of the single comb white leghorn chicken. J. Agr. Res. **29**, 363—397 (1924). ~ The prenatal growt of the cat. 10. The weight of the spleen in the fetal period and in the adult. Growth **4**, Suppl. 3, 259—265 (1940). ~ The prenatal growth of the cat. XVI. Changes in the relative weights of the organs. Growth **12**, 123—144 (1948). ~ The prenatal growth of the dog spleen. Growth **16**, 47—54 (1952). ~ Changes in the relative organ weights in the fetal dog. Anat. Rec. **153**, 421—428 (1965). ~ Variability in body and organ weights in the newborn dog and cat compared with that in the adult. Anat. Rec. **157**, 449—456 (1967). — LATIMER, H. B., and P. G. ROOFE: Weights and linear measurements of the body and organs of the tiger salamander, before and after metamorphosis, compared with the adult. Anat. Rec. **148**, 139—147 (1964). — LATIMER, H. B., P. G. ROOFE, and L. S. FENG: Weights and linear measurements of the body and of some organs of the tiger salamander. Anat. Rec. **141**, 35—44 (1961). — LATIMER, H. B., and P. B. SAWIN: Morphogenetic studies of the rabbit. XII. Organ size in relation to body weight in adults of small sized race X. Anat. Rec. **123**, 81—102 (1955). ~ Morphogenetic studies of the rabbit. XIX. Organ size in relation to body size in large race III and in small race X. Anat. Rec. **120**, 457—472 (1957). — LATTA, J. ST.: The interpretation of the socalled germinal centers in the lymphatic tissue of the spleen. Anat. Rec. **24**, 233—243 (1923). — LATTA, J. ST., and R. P. GENTRY: The hematological alterations resulting from repeated injections of 6-mercaptopurine into AKR mice. Anat. Rec. **132**, 1—24 (1958). — LATTA, J. ST., and H. N. JOHNSON: Studies of lymphatic tissue grown in vitro with splenic extract as culture medium. Arch. exp. Zellforsch. **16**, 221—229 (1934). — LATTA, J. ST., and R. E. WAGGENER: The hematological effects resulting from injection of radioactive phosphorus (P^{32}) into albino rats. Anat. Rec. **119**, 357—386 (1954). — LATTEN, W.: Ist die Entfernung der gesunden Milz für den Menschen gleichgültig? (Ein Beitrag zur Frage der Immunitätsänderung nach Milzexstirpation.) Münch. med. Wschr. **88**, 517—519 (1941). — LAUBINGER, W.: Über den systemartigen Zusammenhang der Gitterfasern in den Fettorganen und seine funktionelle Bedeutung. Morph. Jb. **81**, 230—244 (1938). — LAUDA, E.: Über die bei Ratten nach Entmilzung auftretenden schweren anämischen Zustände. „Perniziöse Anämie" bei Ratten. (Zugleich ein Beitrag zum pathologischen und normalen Blutbild der Ratte.) Virchows Arch. path. Anat. **258**, 529—599 (1925a). ~ Zur Frage des Einflusses der Milz auf den Eisenstoffwechsel. Wien. Arch. inn. Med. **11**, 293—310 (1925b). ~ Weitere Beiträge zur infektiösen Anämie der Ratte. Zbl. Bakt. **98**, 522—526 (1926). ~ Zur Frage der inneren Sekretion der Milz. Wien. klin. Wschr. **45**, 989 (1932). ~ Die normale und pathologische Physiologie der Milz. Berlin u. Wien: Urban & Schwarzenberg 1933. ~ Die Milz — ein inkretorisches Organ. Bibl. haemat. (Basel) **3**, 3—21 (1955). — LAUDA, E., u. E. FLAUM: Zur Frage der innersekretorischen Funktion der Milz. Wien. klin. Wschr. **43**, 1105—1108 (1930a). ~ Studien über die Beziehung der Milz zur Resistenz der Ratten gegen die infektiöse Anämie. Z. ges. exp. Med. **73**, 293—314 (1930b). — LAUDA, E., u. E. v. HAAM: Zur Frage des Einflusses der Milz auf den Eisenstoffwechsel. Z. ges. exp. Med. **58**, 322—329 (1927). ~ Importance of the spleen as a reservoir for red blood cells. Proc. Soc. exp. Biol. (N.Y.) **29**, 200—202 (1931a). ~ Die Beziehungen der Milz zum Eisenstoffwechsel. Ergebn. inn. Med. Kinderheilk. **40**, 750—813 (1931b). ~ Zur Frage der Milz als Blutkörperchen-Reservoir. 1. Mitteilung. Z. ges. exp. Med. **80**, 640—651 (1932a). ~ Zur Frage der Bedeutung der Milz als Blutkörperchenreservoir. 2. Mitteilung. Z. ges. exp. Med. **80**, 657—661 (1932b). — LAUDA, E., u. PH. REZEK: Milz. In: Anatomie und Pathologie der Spontanerkrankungen der kleinen Laboratoriumstiere, hrsg. von R. JAFFÈ, S. 231—254. Berlin: Springer 1931. — LAUDE, M., et C. LIBERSA: Les veines anastomotiques du hile de la rate du chien. Anatomie descriptive. C.R. Ass. Anat. **132**, 630—639 (1966). — LAUDENBACH, J.: Ein Fall von totaler Milzregeneration. Virchows Arch. path. Anat. **141**, 201—204 (1895). — LAUFBERGER, V.: Ultrastructure of tissue cells. Vrac. delo. (Charkov) **20**, 21—24 (1937). ~ Production of erythrocytes under normal conditions and in pernicious anemia. Sborn. lék **43**, 236 (1941). — LAUSON, H. D., J. B. GOLDNER, and E. L. SEVERINGHAUS: The rate of increase in hypophyseal gonadotropic content following ovariectomy in the rat, with observations on glands weights. Endocrinology **25**, 47—51 (1939). — LA VIA, M. F., P. A. BARKER, and R. W. WISSLER: A study of the correlation of antigen phagocytosis and the splenic histologic reaction with antibody formation in protein-depleted rats. J. Lab. clin. Med. **48**, 237—254 (1956). — LA VIA, M. F., F. W. FITCH, C. H. GUNDERSON, and R. W. WISSLER: The relation of antibody formation to reticuloendothelial structure and function. In: Reticuloendothelial structure and function, ed. by J. HELLER, p. 45—63. New York: Ronald Press 1960. — LA VIA, M. F., M. ROBSON, and R. W. WISSLER: Modification of antibody response in x-radiated rats by injection of spleen homogenates. Proc. Soc. exp. Biol. (N.Y.) **96**, 667—670 (1957). — La Via, M. F., A. E. Vatter, and P. V. Northup: Polyribosomal patterns in splenic cells during antibody synthesis in the rat. Exp. molec. Path., Suppl. **3**, 124—133 (1966). — Lawkowicz, W.: Researches on Bartonella muris and its cultivation in vitro. Trans. roy. Soc. trop. Med. Hyg. **32**, 601—604 (1939). — Lawkowicz, W., and P. Czerski: Comparative haematology of laboratory animals (selected aspects). Acta haemat. (Basel) **36**, 13—25 (1966). — Lawrence, J., and St. J. Maddock: Variations in the number of white blood cells in dogs following eck fistula. Arch. Path. **9**, 461—472 (1930). — Leahy, W. V. C., T. F. McNickle, and P. K. Smith: Fate of injected radiophosphoruslabelled leucocytes. Amer. J. Physiol. **179**, 570—576 (1954). — Leak, L. V., and J. F. Burke: Fine structure of the lymphatic capillary and the adjoining connective tissue area. Amer. J. Anat. **118**, 785—809 (1966). — Leblond, C. P.: Distribution of periodic acid-reaktive carbohydrates in the adult rat. Amer. J. Anat. **86**, 1—50 (1950). — Leblond, C. P., and G. Sainte-Marie: Models for lymphocyte and plasmocyte formation. In: Haemopoiesis. Cell production and its regulation. Ciba Foundation Symposium, ed. by G. E. W. Wolstenholme and M. O'Conner, p. 152—184. London: J. & A. Churchill 1960. — Leder, L. D.: Zur Bildung der Blutmonocyten. Verh. dtsch. Ges. Path. **50**, 215—219 (1966). ~ The origin of blood monocytes and macrophages. A review. Blood **16**, 86—98 (1967a). ~ Der Blutmonocyt. In: Experimentelle Medizin, Pathologie und Klinik, hrsg. von R. Hegglin, F. Leuthardt, R. Schoen, H. Schweigk, A. Studer und H. U. Zollinger, Bd. 23, S. 1—308. Berlin-Heidelberg-New York: Springer 1967b. — Le Douarin, N.: L'hématopoièse dans les formes embryonnaires et jeunes des vertébrés. Ann. biol. (Paris), Sér. 4, **5**, 105—171 (1966). — Lee, K.-S.: Über die Metallkolloidaufnahme der Gewebszellen, III. Mitt. Der Einfluß verschiedener lyophiler Kolloide auf die Metallaufnahme der Gewebszellen der überlebenden Milz sowie Niere. Folia pharmacol. jap. **21**, 33 (1935). — Legait, E.: Structures des vaisseux spléniques e équipement nerveux de la rate chez quelques oiseaux. C. R. Ass. Anat. **62**, 302—312 (1951). — Leiber, B.: Der menschliche Lymphknoten. München u. Berlin: Urban & Schwarzenberg 1961. — Leibetseder, F.: Karyometrie und Zytometrie. In: Handbuch der gesamten Hämatologie, hrsg. von L. Heilmeyer und A. Hittmair, Bd. 1, Tl. 1, S. 178—184. München-Berlin-Wien: Urban & Schwarzenberg 1957. ~ Karyometrische Untersuchungen an Milz- und Lymphknotenpunktaten. Internat. Symposion über klinische Cytodiagnostik, S. 39—41. Stuttgart: Georg Thieme 1958a. ~ Der Einfluß der Splenektomie auf das Serumeiweißbild. Verh. 6. Kongr. Europ. Ges. für Haematol., S. 26—29. Basel u. New York: Karger 1958b. ~ Nativ- und Dunkelfeld. In: Handbuch der gesamten Hämatologie, hrsg. von L. Heilmeyer und A. Hittmair, Bd. 2, Tl. 2, 2. Halbbd., S. 7—13. München u. Berlin: Urban & Schwarzenberg 1960. — Leidel, G.: Ein Beitrag zur tuberkulösen Splenomegalie. Zbl. allg. Path. path. Anat. **48**, 54—59 (1930). — Leinati, F.: Sull'origine nucleare dei corpi di Foà-Kurloff. Haematologica **13**, 517—528 (1932). — Leiner, M., D. Schmidt u. D. Klawonn: Das Ferment Kohlensäureanhydratase im Tierkörper. III. Hemmende und fördernde Stoffe im Säugetierblut. Biol. Zbl. **64**, 324—359 (1944). — Leites, S.: Über die Beziehungen zwischen retikulo-endothelialem Stoffwechselapparat, Fett- und Lipoidstoffwechsel (Vorl. Mitt.). Zbl. allg. Path. path. Anat. **38**, 337—340 (1926). ~ Studien über Fett- und Lipoidstoffwechsel. IV. Mitt. Über die Rolle des reticuloendothelialen Systems im Fett- und Lipoidstoffwechsel. Biochem. Z. **186**, 391—412 (1927). — Leites, S., A. Koslowa u. W. Jussin: Milz und Fettstoffwechsel. Dtsch. med. Wschr. **59**, 214—215 (1933). — Leites, S., u. A. Riabow: Über die Rolle des retikuloendothelialen Systems im Eisenstoffwechsel. Krankheitsforsch. **4**, 249—262 (1927). — Lejeune-Ledant, G., F. Albert et R. Ghys: Etude in vivo à l'aide de l'iode radioactif du fonctionnement de greffes thyroidiennes intraspleniques chez le chien. Nuclear Med. **1**, 150—158 (1959). — Lematte, L., G. Boinot et E. Kahane: La composition minérale des tissus de l'homme et des animaux. Bull. Soc. Chim. biol. (Paris) **10**, 553—567 (1928). — Lemmel, A., u. H. Löwenstedt: Das Verhalten blockierter Zellen in Milzexplantaten nach vitaler Tuschespeicherung. Arch. exp. Zellforsch. **3**, 10—22 (1926). — Lemmel, E. M., F. Böhm, and K. Nouza: A comment to Simonsen's spleen assay in the graft-versus host reaction. Folia biol. (Praha) **12**, 477—479 (1966). — Lenarduzzi, G., e G. Chiorazzo: Significato e importanza del riscontro radiologico de varici esofagee nelle splenomegalie. Minerva med. **28**, 613—616 (1937). — Lengyel, J.: Die elastische Dehnbarkeit der argyrophilen Fasern. Anat. Anz. **74**, 330—336 (1932). — Lennert, K.: Die hyalin-tropfige Eiweißspeicherung in den Pulpavenen der Milz. Zbl. allg. Path. path. Anat. **86**, 452—453 (1950). ~ Die hyalintropfige Eiweißspeicherung in den Pulpavenen der Milz. Verh. dtsch. Ges. Path. **34**, 327—332 (1951). ~ Über den Ort der Antikörperbildung. Antrittsvorlesung Frankfurt 1952; zit. nach Lennert 1961. ~ Histologische Studien zur Lymphogranulomatose. I. Die Cytologie der Lymphogranulomzellen. Frankfurt. Z. Path. **64**, 209—234 (1953). ~ Die pathologische Anatomie der Makroglobulinämie Waldenström. Frankfurt. Z. Path. **66**, 201—226 (1955a). ~ Zur Kenntnis der Mastzellenleukämie. Verh. dtsch. path. Ges. **39**, 257—259 (1955b). ~ Über die Erkennung von Keimzentrumszellen im Lymphknotenausstrich. Klin. Wschr. **1957**, 1130—1132. ~ II. Mitt. Reticulum- und

Endothelzellen. Acta haemat. (Basel) **20**, 301—317 (1958). ~ Über die Morphologie, Funktion und malignen Neoplasien der Lymphocyten. Z. Haut- u. Geschl.-Kr. **28**, 389—406 (1960). ~ Lymphknoten, Diagnostik in Schnitt und Ausstrich, Bandteil A. Cytologie und Lymphadenitis. In: Handbuch der speziellen pathologischen Anatomie und Histologie, hrsg. von E. UEHLINGER, Bd. 1, Tl. 3, S. 1—605. Berlin-Heidelberg-Göttingen: Springer 1961. — LENNERT, K., u. K. LENNERT: Zur Cytochemie der Blut- und Gewebsmastzellen. Verh. dtsch. Ges. inn. Med. **66**, 1061—1065 (1960). — LENNERT, K., u. W. REMMELE: Karyometrische Untersuchungen an Lymphknotenzellen des Menschen. I. Mitteilung. Germinoblasten, Lymphoblasten und Lymphozyten. Acta haemat. (Basel) **19**, 99—113 (1958). — LENNERT, K., u. J. C. F. SCHUBERT: Zur Cytochemie der Blut- und Gewebsmastzellen. Verh. dtsch. Ges. Path. **39**, 148—151 (1956). ~ Untersuchungen über die sauren Mucopolysaccharide der Gewebsmastzellen im menschlichen Knochenmark. Frankfurt. Z. Path. **69**, 579—590 (1959). — LENNERT, K., u. H. STIRNWEIS: Leukozytenabbau und Auftreten von Eiweißkrystallen in der Kaninchenmilz. Virchows Arch. path. Anat. **318**, 631—645 (1950). — LENSING, A: Untersuchungen über Blutreserven bei entmilzten Hühnern. Vet.-med. Inaug.-Diss. Hannover 1940. — LENTZ, H.: Die Nervenversorgung der Kaninchenmilz. Z. Zellforsch. **37**, 494—512 (1952). — LEON, C.: Histogénèse de l'ébauche splénique chez les Salmonides. Arch. Anat. micr. Morph. exp. **28**, 363—397 (1932). — LEONARDI, P., e P. F. MUNARI: Morfologia submicroscopia della polpa splenica in condizioni normali e nelle splenomegalie. Acta med. patav. **22**, Suppl. 16—42 (1962). — LEONARDO, D.: L'azione splenoriduttrice della basi ammoniche quaternarie. Boll. Soc. ital. Biol. sper. **14**, 168—169 (1939). — LEPEHNE, G.: Experimentelle Untersuchungen über das „Milzgewebe" in der Leber. Dtsch. med. Wschr. **40**, 1361—1363 (1914). — LEPEL, G.: Zur Frage der Pathogenese des hämolytischen Ikterus. Dtsch. Arch. klin. Med. **180**, 245—265 (1937). — LERMA, B. DE: Die Anwendung von Fluoreszenzlicht in der Histochemie. In: Handbuch der Histochemie, hrsg. von W. GRAUMANN und K. H. NEUMANN, Bd. 1, Tl. 1, S. 78—158. Stuttgart: G. Fischer 1958. — LERNER, R.: Anatomie und Physiologie der Milz bei Marcello Malpighi (1628—1694). Inaug.-Diss. Würzburg 1957. — LESNÉ, É., P. ZIZINE et S. B. BRISKES: Teneur en cuivre et en fer du foie et de rate l'enfant aux différents âges. C.R. Soc. Biol. (Paris) **122**, 1271—1274 (1936). — LETTERER, E.: Versuche über das Verhalten der Proteine bei den Speicherungsvorgängen des retikuloendothelialen Systems. Verh. dtsch. Ges. Path. **23**, 347—352 (1928). ~ Über die Wirkung von elektrokolloidem Kupfer auf das retikuloendotheliale System. Klin. Wschr. **12**, 597—600 (1933). ~ Hochgradige Milzhyperplasie bei experimenteller chronischer Phenylhydrazinvergiftung. Arch. Gewerbepath. Gewerbehyg. **7**, 701—706 (1937). ~ Allgemeine Pathologie und pathologische Anatomie der Lipoidosen. Verh. f. Verdauungskr. **14**, 12—51 (1939). ~ Die allergisch-hyperergische Entzündung. In: Handbuch der allgemeinen Pathologie, hrsg. v. F. BÜCHNER, E. LETTERER u. F. ROULET, Bd. VII, Tl. 1, S. 497—600. Berlin-Göttingen-Heidelberg: Springer 1956. ~ Allgemeine Pathologie, 1. Aufl. Stuttgart: Georg Thieme 1959a. ~ Allgemeine Pathologie des Bindegewebes. Verh. dtsch. Ges. inn. Med. **65**, 9—27 (1959b). — LETTERER, E., u. L. BOGENDÖRFER: Untersuchungen über den Einfluß des Nervensystems auf Speicherungsvorgänge am retikuloendothelialen System. 2. Mitteilung. Naunyn-Schmiedebergs Arch. exp. Path. Pharmak. **157**, 251—263 (1930). — LEUCHARDS, E., A. MORGAN, A. J. S. DAVIES, and V. J. WALLIS: Thymus grafts in thymectomized and normal mice. Nature (Lond.) **214**, 801—802 (1967). — LEUTERT, G.: Die Biomorphose der Gewebe aus der Sicht der normalen Anatomie. Z. Alternsforsch. **14**, 1—17 (1960). — LEUTHARDT, F.: Lehrbuch der physiologischen Chemie. Berlin: W. de Gruyter 1963. — LEVEY, R. H., N. TRAININ, and L. W. LAW: Evidence for function of thymic tissue in diffusion chambers implanted in neonatally thymectomized mice (Prelim. report). J. nat. Cancer Inst. **31**, 199—217 (1963). — LEVI, A., e A. MICHELETTI: Il sistema reticolo-endoteliale durante l'assorbimento enterico del ferro. Boll. Soc. ital. Biol. sper. **4**, 1174—1175 (1929). — LEVI, G.: Processi regressivi reversibili nelle cellule coltivate in vitro. Dei limiti di alterazione cellulare compatibili colla vita. R.C. Accad. Lincei **32**, 131—135 (1923a). ~ I fattori che regolano la migrazione e la moltiplicazione delle cellule coltivate in vitro. Arch. Fisiol. **21**, 183—297 (1923b). ~ Experimentelle Untersuchungen über die Gitterfasern. Arch. exp. Zellforsch. **11**, 178—188 (1931a). ~ Ricerche sulla istogenesi delle fibre collagene e reticolare nelle colture in vitro. Arch. exp. Zellforsch. **11**, 189—201 (1931b). ~ Explantation, besonders die Struktur und die biologischen Eigenschaften der in vitro gezüchteten Zellen und Gewebe. Ergebn. Anat. Entwickl.-Gesch. **31**, 125—707 (1934). — LEVI, G., u. L. BUCCIANTE: Das Wesen der Vitalfärbung mit sauren Farbstoffen der „in vitro" gezüchteten Zellen. Verh. Anat. Ges., 37. Vers. 1928, Erg.-H. Anat. Anz. **66**, 263—269 (1928). ~ Sulla natura delle colorazioni vitali studiata sulle cellule coltivate in vitro. Arch. exp. Zellforsch. **7**, 355—386 (1929). — LEVI, G., e DOGLIOTTI: Struttura e proprietà delle fibrille a graticcio e reticolari in alcuni tessuti viventi. R.C. Accad. Nazion. dei Lincei **11** (1930). — LEVY, H.: Histiocytäre knötchenförmige nichtgeschwulstartige Wucherungen der Leber, Milz und Lymphknoten nach Thorotrastinjektion. Ein Fall mit eigentümlichem eosinophilen Stoff um die Thorotrastablagerungen der Milz. Frankfurt.

Z. Path. **70**, 423—446 (1960). — Levy, M.: Zur Hämatologie der weißen Maus und Ratte. Folia haemat. (Lpz.) **32**, 125—128 (1926). — Lewin, J. E.: Zellenbestand und Eisengehalt der Milz von Feten und Neugeborenen. Virchows Arch. path. Anat. **273**, 168—177 (1929). — Lewin, O.: Die morphologischen Veränderungen in den blutbildenden Organen nach akuten Blutverlusten. Experimentelle Untersuchungen. Beitr. path. Anat. 88, 349—361 (1932). — Lewis, J. P., and F. E. Trobaugh Jr.: Haematopoietic stem cells. Nature (Lond.) **204**, 589—590 (1964). — Lewis, O. J.: The development of the circulation in the spleen of the foetal rabbit. J. Anat. (Lond.) **90**, 282—289 (1956). ~ The blood vessels of the adult mammalian spleen. J. Anat. (Lond.) **91**, 245—250 (1957). — Lewis, W. H.: Pinocytosis. Bull. Johns Hopk. Hosp. 49, 17—28 (1931). ~ Grays anatomy of the human body. Philadelphia: Lea & Febiger 1942. — Lewis, W. H., and M. R. Lewis: Behavior of cells in tissue cultures. In: Gen. Cytology, ed. by Cowdry, p. 385—447. Chicago 1925. — Lewis, W. H., and L. T. Webster: Migration of lymphocytes in plasma cultures of human lymph nodes. J. exper. Med. **33**, 261—269 (1921). — Lewitan, A., A. K. Bogdanovics, M. Langsam, and M. G. Goldner: Splenic venography and splenic arteriography, their use for visualization of liver and spleen and their implication for the diagnosis of pancreatic lesions. Amer. J. dig. Dis. **22**, 227—234 (1955). — Li, M. N., C. A. Pfeiffer, and W. N. Gardner: Intrasplenic transplantation of testes in castrated mice. Proc. Soc. exp. Biol. (N.Y.) 64, 319—323 (1947). — Li, P.-L.: Adaptation in veins to increased intravenous pressure, with special reference to the portal system and inferior vena cava. J. Path. Bact. **50**, 121—136 (1940). — Li, P. L., H. S. Garven, and R. H. Mole: The microscopic anatomy of the vascular system of the Dog's spleen. J. roy. micr. Soc., Ser. III, **49**, 109—119 (1929). — Li, P. L., H. Mole, and H. S. C. Garven: The minute anatomy of the vascular system of the Dog's spleen. China med. J. **43**, 757—767 (1929). — Libersa, Cl., et M. Laude: Etude anatomique des variations veineuses du hile de la rate du Chien (50 pièces). Rec. Méd. vét. **141**, 1055—1064 (1965). ~ La veine splénique chez le chien. Anatomie déscriptive. Bull. Ass. Anat. (Nancy) **132**, 667—681 (1966). — Licheri, G.: Le plasmacelluli negli organi emopoietici della serie animale. Monit. zool. ital. **44**, Suppl. 179—182 (1933). — Lidicker, W., and W. H. Davis: Changes in splenic weight associated with hibernation in bats. Proc. Soc. ex. Biol. (N.Y.) **89**, 640—642 (1955). — Liere, E. J. van: The effect of prolonged anoxemia on the heart and spleen in the animal. Amer. J. Physiol. **116**, 290—294 (1936). — Lierse, W.: Experimentelle Untersuchungen über den Einfluß weiblicher Geschlechtshormone auf die Milzen von Katzen und Kaninchen. Inaug.-Diss. Berlin 1955. — Lifshitz, M.: Influence of spleen on leucocyte count of the albino rat. Proc. Soc. exp. Biol. (N.Y.) **36**, 612—615 (1937). — Ligas, A.: Sul tasso colesterinemico e sul contenuto in grassi e lipoidi della corteccia surrenale in animali splenectomizzati. Arch. Farmacol. sper. **59**, 210—219 (1935). — Liles, R. T.: Blood platelets in rabbits following splenectomy and transplantation of the spleen. Proc. Soc. exp. Biol. (N.Y.) **23**, 489—490 (1926). — Lillie, R. D.: Reticulum staining with Schiff reagent after aciddified sodium periodate. J. Lab. clin. Med. **32**, 910—912 (1947). ~ Further exploration of the HJO$_4$-Schiff reaction with remarks in its significance. Anat. Rec. **108**, 239—253 (1950). ~ Histochemistry of connective tissue. Collagen, Reticulum, Basement membranes, Sarcolemma, Ocular membranes. Lab. Invest. 1, 30—45 (1952a). ~ Staining of connective tissue. Arch. Path. **54**, 220—233 (1952b). — Limousin, et Bouffanais: Rates multiples chez un agneau. Recherches sur l'origine des rates accessoires et des rates multiples chez l'homme et les animaux. Bull. Soc. centr. méd. vétérin. 80, 276—278 (1927). — Lindau, K.-H.: Tierärztliche Beobachtungen an Elchen des Zoo Köln. Freunde des Kölner Zoo 11, 43—46 (1968). — Lindgren, A. G. H.: On the amount of the blood in the peripheral vascular system in some pathological conditions, especially peritonitis. Acta chir. scand. **77**, Suppl. 39, 1—102 (1935). — Lindner, E.: Der elektronenmikroskopische Nachweis von Eisen im Gewebe. Ergebn. allg. Path. path. Anat. **38**, 46—91 (1958). — Lindner, H., u. G. Schallock: Über Umwandlungsformen der Flemmingschen Keimzentren. Zbl. allg. Path. path. Anat. **94**, 246—254 (1955). — Lindner, J.: Histochemische Untersuchungen über das Schicksal von Blutflüssigkeitsersatzmitteln im menschlichen und tierischen Organismus. Erg. Bluttransfusion II. Bibl. haemat. (Basel) 5, 190—202 (1955). ~ Über die Bedeutung und das Schicksal makromolekularer Stoffe im menschlichen Organismus mit besonderer Berücksichtigung des Dextran. Ärztl. Forsch. 10, 275—298 (1956). — Linke, A.: Die Behandlung der Hämoblastosen und malignen Tumoren mit Trisaethyleniminobenzochinon. Dtsch. med. Wschr. 85, 1928—1936 (1960). — Linna, J., and J. Stillström: Migration of cells from the thymus to the spleen in young guinea pigs. Acta path. microbiol. scand. 68, 465—475 (1966). — Lintzel, W.: Notiz über die Funktion der Milz als Blutkörperchenreservoir bei der weißen Ratte. Pflügers Arch. ges. Physiol. **226**, 305—306 (1930). ~ Neuere Ergebnisse der Erforschung des Eisenstoffwechsels. Ergebn. Physiol. **31**, 844—919 (1931). — Linzbach, A. J., u. W. Hort: Mikroskopische Untersuchungen am Gefäßendothel mit Phasenkontrast und Auflichtverfahren. Virchows Arch. path. Anat. **329**, 669—693 (1957). — Lipp, R., P. Ihm, C. Dittmar u. G. Augstein: Immunisierung von splenektomierten Kaninchen mit aufgeschlossenem Bakterienantigen und vorbehandelten

Zellen. Z. Immun.-Forsch. **115**, 135—142 (1958). — LIPP, W.: Histochemische Methoden, Lieferung I—XIX. München: R. Oldenbourg 1954—1961. — LIPPAY, A., G. G. MITCHELL, and E. IRVIN: Rhythmic activity of isolated mammalian spleen. Aust. J. exp. Biol. med. Sci. **11**, 267—272 (1953). — LISON, L.: Histochimie animale. Paris: Gauthier-Villars 1953. — LITTLE, K., and H. KRAMER: Nature of reticulin. Nature (Lond.) **170**, 499—500 (1952). — LIVERANI, E.: Studio comparativo sul potere splenocontrattile dell' adrenalina e dell' efedrina. Arch. Farmacol. sper. **52**, 101—112 (1931). ~ L'influenza della milza sul ricambio della colesterina. Arch. Farmacol. sper. **53**, 166—177 (1932). — LLOMBART, A.: Estudios histofisiologicos sobre el bazo en los cultivos de tejido. Bol. Soc. esp. Hist. Farm. **31**, 581—610 (1931). — LLOVERAS, J., L. DOUSTE-BLAZY et P. VALDIGUIÉ: Sur l'action phospholipasique de la rate. C.R. Acad. Sci. (Paris) **254**, 1172—1174 (1962). — LLOYD, J. H.: On abnormalities in Rana temporaria chiefly effecting the vascular system. P. Zool. Soc. (Lond.), Part 2, 307—315 (1928). — LOCCHI, R.: Sobre algumas relacoes do estomago, do pancreas e do baco no „Bradypus tridactylus L." Bol. Soc. Med. Chir. (S. Paulo) **11**, Nr. 6/7 (1928). — LOCKER, A., u. H. ELLEGAST: Hypothermisierende psychotrope Pharmaka als Strahlenschutzstoffe. Helgoländer wiss. Meeresunters. **9**, 212—222 (1964). — LOEB, JR., V., W. B. SEAMAN, and C. V. MOORE: The use of thorium dioxide sol (Thorotrast) in the roentgenologic demonstration of accessory spleens. Blood **7**, 904—914 (1952). — LÖFFLER, H.: Kombinationsmöglichkeiten der Nachweismethoden für hydrolytische Enzyme mit der Azofarbstoffmethode. Histochemie **2**, 23—31 (1960). — LOEFFLER, L.: Der Seitenkreislauf nach Unterbindung der Milzvene. Dtsch. Z. Chir. **244**, 223—227 (1934). — LÖFGREN, L., and T. RYTÖMAA: The tissue eosinophil count in Guinea-Pig organs and its changes during histamine shock and prolonged histamine treatment. Acta anat. (Basel) **31**, 376—388 (1957). — LOERBROKS, E.: Die Milz von Scyllium canicula. Z. Anat. Entwickl.-Gesch. **117**, 120—135 (1953). — LOESCH, J., L. J. WITTS, and A. ZIMMERMANN: Exstirpation and exclusion of the spleen. J. metab. Res. **6**, 297—338 (1924). — LOESCHCKE, H.: Experimentelle Untersuchungen über Saftstrom- und Resorptionswege. Virchows Arch. path. Anat. **292**, 281—309 (1934). — LOESER, C. N.: Studies with the quartz rod technique of transillumination near ultraviolet light. Anat. Rec. **116**, 327—343 (1953). — LOEWENTHAL, H., u. G. MISCH: Phagocytoseversuche mit Milzmakrophagen in der Gewebekultur. Z. Hyg. Infekt.-Kr. **110**, 150—160 (1929). — LOHMÜLLER, TH., u. H. KIRCHBERG: Beitrag zum Problem des Zysteinschutzes bei intensiver Röntgenbestrahlung. Ärztl. Forsch **7**, 430 u. 434 (1953). — LOI, L., e U. SANTOBONI: Legatura della vena splenica ed asportazione dei ganglii linfatici mesenterici. Boll. Soc. ital. Biol. sper. **9**, 772—774 (1934). — LOMPE, I.: Der Entfaltungsgrad der Lymphknoten nach dem Gewicht an Ratten bei pflanzlicher, tierischer und gemischter Nahrung. Ein Beitrag zum funktionellen Verhalten der Lymphknoten bei verschiedener Ernährung. Morph. Jb. **79**, 495—521 (1937). — LONDON, E. S., u. L. J. KRÝZANOWSKAJA: Der Ort der Bilirubinbildung nach Versuchen an angiostomierten Hunden. Hoppe-Seyler's Z. physiol. Chem. **227**, 229—232 (1934). — LONGHITANO, A.: Ricerche sul tessuto linfoide; sulla morfologica e sul significato funzionale del cosidetto follicolo secondario del nodulo linfatico intestinale e lienale. Sperimentale **83**, 257—297 (1929a). ~ Ricerche sul tessuto linfoide. Nota 2. Sperimentale **83**, 299—343 (1929b). — LONGO, V.: Ricerche sperimentali sulla tossicità del sangue degli epilettici. Reperti istopatologici della milza. Riv. Pat. nerv. ment. **48**, 694—701 (1936). — LÓPEZ, F. S.: Estudios histofisiológicos sobre el sistema réticuloendothelial de las alteraciones del Hígado y Riñones en los Animales esplenctomizados. Rev. esp. Biol. **3**, 5—29 (1934). — LORD, M. D., and A. GOUREVITCH: The peritoneal anatomy of the spleen with special reference to the operation of partial gastrectomy. Brit. J. Surg. **52**, 202—204 (1965). — LYNCH, J. B., and O. A. KAREIM: Aberrant splenic tissue in the scrotum. Brit. J. Surg. **49**, 546—548 (1962). — LORENZ, E., C. C. CONGDON, and D. UPHOFF: Prevention of irradiation-induced lymphoid tumors in C57 BL mice by spleen protection. J. nat. Cancer Inst. **14**, 291—301 (1953). — LORENZ, W.: Wege zur besseren Verträglichkeit ionisierender Strahlen. Strahlentherapie **90**, 421—428 (1953). — LORETI, F.: Sulla fine struttura dei manicotti pericapillari (Capillarhülsen) della milza. Haematologica **16**, 85—99 (1935). ~ Osservazioni sulla struttura dei manicotti perivasali e della capsula della milza negli uccelli. Minerva med. **58**, 3267—3278 (1967). — LORETI, F., e L. SABBIA: Ulteriori osservazioni sulla struttura e sulle funzioni dei manicotti pericapillari della milza. Haematologica **24**, 371—402 (1942). — LORETI, F., e C. VOGLIOTTI: Identificazione plastica per corrosione dei manicotti lienali pericapillari (Hülsenkapillaren) in sus scrofa. Z. Zellforsch. **46**, 345—356 (1957). — LORETI, F., e R. ZANINI: Architetture reticolo-istiocitarie perivasali nelle milza dei cheloni. Monit. zool. ital. **70/71**, 335—347 (1963). — LOUTIT, J. F.: Biocycles in the reticuloendothelial system. Ann. (N.Y.) Acad. Sci. **88**, 122—133 (1960). — LOW, F. N.: Electron microscopy of the lymphocyte. In: The lymphocyte and lymphocytic tissue, ed. by J. W. Rebuck, p. 54—66. New York: P. B. Hoeber 1960. ~ Microfibrils: Fine filamentous components of the tissue space. Anat. Rec. **142**, 131—137 (1962). — LOW, F. N., and J. A. FREEMAN: Electron microscopic atlas of normal and leucemic human blood. New York: The Blakiston Div., McGraw-Hill Book Co., Inc.

1958. — LUBARSCH, O.: Pathologische Anatomie der Milz. In: Handbuch der Speziellen Pathologischen Anatomie und Histologie, hrsg. von F. HENKE und O. LUBARSCH, Bd. 1, Tl. 2, S. 373—748. Berlin: Springer 1927. ~ Über Cysten und Verkalkungen in der Milz. Zbl. allg. Path. path. Anat. 54, 190—191 (1932). — LUCARELLI, G., A. PORCELLINI, C. CARNE-VALI, L. FERRARI, V. RIZZOLI, D. HOWARD, F. STOHLMAN, and U. BUTTURINI: Fetal and neonatal hemopoiesis in the rat. Ateneo parmense 37, 293—339 (1966). — LUCAS, P. F.: Lymph node smears in the diagnosis of lymphadenopathy: a review. Blood 10, 1030—1054 (1955). — LUCAS, R. V., and W. KRIVIT: Overwhelming infection in children following splenectomy. J. Pediat. 57, 185—191 (1960). — LUCCHESE, G.: La simpatectomia dell' arteria splenica. Arch. ital. Chir. 33, 585—605 (1933). ~ Le alterazioni della milza nello occlusioni intestinali sperimentali. Clin. chir. 11, 241 (1935). — LUCCHINI, C., e E. DE MICHELI: Ricerche sperimentali sull'azione di estratti di milza normale sulle crassi sanguigna. Haematologica 22, 891—924 (1940). ~ Ulteriore ricerche su di un fattore determinante piastrinopenia contenuto negli estratti di milza normale. Haematologica 23, 1171—1183 (1941). — LUCHNIK, N. V.: The effect of irradiation with radioactive cobalt upon the nucleic acid content of the spleen tissue. Biokhimiya 21, 668—670 (1956). — LUCIA, P. DE: Le modificationi del quadro del fosforo ematico dopo splenectomia. Boll. Soc. ital. Biol. sper. 17, 143—144 (1942). — LUCKHARDT, A.: The study of origin of the immune bodies by the method of organ transplantation. Proc. Soc. exp. Biol. (N.Y.) 7, 122—124 (1910). — LUCKHARDT, A., and F. C. BECHT: Relation of spleen to fixation of antigens. Amer. J. Physiol. 28, 257—274 (1911). — LUDÀNY, G. v.: Die Wirkung der Galle und deren Bestandteile auf das Milzvolumen. Arb. Ungar. biol. Forsch.-Inst., Tihany 8, 334 (1935/36). — LUDÀNY, G. v., F. OBAL, J. BALOGH u. T. SZANTO: Histamingehalt des Depotblutes der Milz. Arch. int. Pharmacodyn. 89, 15—20 (1952). — LUDÀNY, G. v., u. E. SÀRFI: Weitere Untersuchungen über das Depotserum der Milz. Z. ges. exp. Med. 108, 223—226 (1941). — LUDÀNY, G. v., u. L. SARKADY: Die Wirkung der Milz auf das Verschwinden von in die Blutbahn injiziertem Bilirubin. Biochem. Z. 294, 101—103 (1937). — LUDÀNY, G. v., u. F. VERZÀR: Der Einfluß der Milz auf den Bilirubingehalt des Blutserums. Versuche über die Wirkung von Milzexstirpation, Milzkonstraktion, Anämie und Asphyxie. Biochem. Z. 257, 130—136 (1933). — LUDEWIG, ST., A. CHANUTIN, E. A. LENTZ, B. H. WORD JR., and J. W. FEWELL: Effect of x-ray irradiation on the alkaline phosphatase of the plasma and tissues of rats. Amer. J. Physiol. 163, 648—654 (1950). — LUDWIG, E.: Der lymphatische Apparat. Schweiz. med. Wschr. 66, 349—353 (1936). — LUDWIG, H.: Zur Funktion der Blutdepots (Ein Versuch zum Nachweis von Plasmadepots). Z. ges. exp. Med. 80, 36—52 (1931). — LÜDERITZ, B.: Intrazelluläre Tuschespeicherung in pathologisch vergrößerten Lymphdrüsen. Acta haemat. (Basel) 17, 143—159 (1957a). ~ Intrazelluläre Fettspeicherung nach Ölinjektion in pathologisch vergrößerte Lymphknoten. Blut 3, 321—327 (1957b). — LÜDIN, H.: Die Organpunktion in der klinischen Diagnostik. Basel u. NewYork: Karger 1955. ~ Die Milzpunktion in der klinischen Diagnostik. Bull. schweiz. Akad. med. Wiss. 12, 218—223 (1956). — LUKES, J.: Über das Vorkommen von Riesenzellen in der Milz bei Tieren. Prag. Arch. Tiermed. vergl. Path. 6, 35—41 (1926). — LUMB, W. V.: Haemobartonellosis in the dog. Fed. Proc. 19, 75 (1960). — LUSTIG, B., u. E. MANDLER: Die Zusammensetzung der Lipide normaler und pathologischer Organe. 3. Mitteilung: Die Lipoide der normalen und mleanosarcomatösen Pferdemilz. Biochem. Z. 249, 366—369 (1932). — LUSVARGHI, E., L. BELLESIA, and P. MUCCI: The mechanical resistance of white blood cells in Leukaemia. Acta haemat. (Basel) 22, 333—344 (1959). — LUSVARGHI, E., L. BELLESIA, P. MUCCI e G. F. GRIGNAFFINI: Le resistenze osmotica e meccanica dei globuli bianchi in un distretto circolatorio periferico nell'uomo. Progr. med. (Napoli) 16, 109—113 (1960). — LUTHER, W., u. W. LORENZ: Über die histologischen Veränderungen der Mäusemilz nach Röntgenbestrahlung und Urethanbehandlung. Strahlentherapie 77, 27—32 (1947). — LUZIO, N. R. DI: Reticuloendothelial involvement in lipid metabolism. Ann. N.Y. Acad. Sci. 88, 244—251 (1960). — LUZZATTO, A.: Funzione emocateretica della ghiandole linfatiche delle cavie splenectomizzate. Haematologica 7, 383—386 (1926). — LYMAN, CH. P., and P. O. CHATFIELD: Physiology of hibernation in mammals. Physiol. Rev. 35, 403—425 (1955).

MA, W. C.: The vascular system in the spleen of rat and mouse. Peking Nat. Hist. Bull. 12, 71—77 (1937). — MABRY, D. S., J. H. WALLACE, M. C. DODD, and C.-S. WRIGHT: Phagocytosis of virus modified erythrocytes by tissue cultur macrophages. Bact. Proc. Soc. of Am. Bact. May 1954, p. 70. — MACCALLUM, W. G.: Die Beziehung der Lymphgefäße zum Bindegewebe. Arch. Anat. Physiol. 1902, 273—291. — MACCO, G. DI: Azione della tirotossina nell' ipertermia passiva. Athena (Roma) 5, 61—66 (1946). — MACDONALD, R.: Blood changes following splenectomy. Amer. J. Surg. 23, 514—518 (1934). — MACDONALD, R. A., and G. K. MALLORY: Autoradiography using tritiated thymidine. Detection of new cell information in rat tissues. Lab. Invest. 8, 1547—1562 (1959). — MACFARLANE, M. G., L. M. B. PATTERSON, and R. ROBINSON: The phosphatase activity of animal tissues. Biochem. J. 28, 720—724 (1934). — MACHADO, E., B. LOZZIO, and V. LEW: Erythrocytes destruction induced by methylcellulose. Arch. Path. **82**, 590—595 (1966). — MACHER, E.: Tierexperimentelle Studien zur Pathogenese des allergischen Kontaktekzems. Habil.-Schr. Marburg 1958. — MACKAY, E. M., and W. S. POLLAND: Compensatory hypertrophy of the spleen. J. exp. Med. **53**, 317—324 (1931). — MACKENZIE, D. W.: Investigations on structure and function in living transilluminated mammalian spleens. Columbia University Thesis. New York 1940. — MACKENZIE, D. W., A. O. WHIPPLE, and M. P. WINTERSTEINER: Direct observations on the circulation of blood in transilluminated mammalian spleens. Proc. Soc. exp. Biol. (N.Y.) **44**, 139—142 (1940). ~ Studies on the microscopic anatomy and physiology of living transilluminated mammalian spleens. Amer. J. Anat. **68**, 397—456 (1941). — MACKMULL, G., and N. A. MICHELS: Absorption of colloidal carbon from the peritoneal cavity in the teleost, Tautoglabrus adspersus. Amer. J. Anat. **51**, 3—47 (1932). — MACMILLAN, E.: The so-called hemal nodes of the white rat, guinea-pig, and sheep: a study of their occurrence, structure, and significance. Anat. Rec. **39**, 155—169 (1928). — MACNEAL, W. J.: The circulation of blood through the spleen pulp. Arch. Path. **7**, 215—227 (1929). — MACNEAL, W. J., S. OTANI, and M. B. PATTERSON: The finer vascular channels of the spleen. Amer. J. Path. **3**, 111—112 (1927). — MACNEAL, W. J., and M. B. PATTERSON: The pathway of nucleated erythrocytes introduced into the splenic artery. Proc. Soc. exp. Med. (N.Y.) **23**, 420—421 (1926). — MACPHERSON, A. I. S.: The late results of splenectomy. A review of 243 cases. J. roy. Coll. Surg. Edinb. **4**, 304—326 (1959). — MAEDA, M.: Über die verschiedenen Hormone und die Gewebsatmung. II. Mitt.: Über den Einfluß der Milz auf die Gewebsatmung. Folia endocrin. jap. **5**, 100—101 (1930). ~ The effect of the removal of lymphoid tissue upon lymphocytopoiesis. Collect. Pap. II. Div. Anat. Inst. Kyoto Univ. **4**, 259—314 (1955). — MÄRK, W.: Die mechanische Bedeutung der argyrophilen Fasern. Anat. Anz. **94**, 416—425 (1943). — MAGGIO, G. DI: Über die Anwendung von Alkylderivaten des Benzopyrrols bei einer neuen Färbemethode des retikulären Bindegewebes. Acta anat. (Basel) **7**, 82—86 (1949). — MAGGIORE, B. DELLA: Numero e diametro delle piastri ne nel sangue periferico, midollare e splenico (nell'uomo). Sperimentale **92**, 251—259 (1938a). ~ Effetti del salasso e della splenectomia sul numero e sul diametro delle piastrine. Boll. Soc. ital. Biol. sper. **13**, 69—71 (1938b). — MAGNAN, A.: Variations du poid de la rate chez les Mammifères. C. R. Soc. Biol. (Paris) **74**, 209 (1913). — MAGNAN, A., et DE LA RIBOISIÈRE: Etude morphologique de la rate chez les oiseaux. Ann. des Sci. natur., IX. Sect. zool. **13/14**, 269 (1911). Zit. nach HARTMANN 1930. — MAGNO, S.: L'influenza della splenectomia sulla resistenza emoglobinica. Fisiol. e Med. **8**, 259—270 (1937). — MAHLENBREY, K.: Anatomie und Physiologie der Milz im 19. Jahrhundert. Med. Diss. Würzburg 1959. — MAHNKE, P.-F.: Morphologische Befunde am lymphatischen System bei plötzlich verstorbenen Kindern und ihre Bedeutung für die formale und kausale Pathogenese des plötzlichen Kindstodes. Morph. Jb. **109**, 91—95 (1966). — MAI, H.: Chemische Untersuchung einer Gaucher-Milz. Z. Kinderheilk. **55**, 12—16 (1933). — MAIN, R. K., L. J. COLE, and M. E. ELLIS: Chromatographic characterization of soluble desoxypolynucleotides released in mouse spleen by X-irradiation. Nature (Lond.) **180**, 1285—1286 (1957). — MAIONE, M.: Sulla influenza della milza nella calcioemoregolazione. Boll. Soc. ital. Biol. sper. **16**, 66—68 (1941). — MAKINODAN, T., and W. J. PETERSON: Growth and senescence of the primary antibodyforming potential of the spleen. J. Immunol. **93**, 886—896 (1964). — MALAMANI, V.: Ricerche pletismografiche sulla motilità splenica (della reattività farmacodinamica in vivo). Arch. Pat. Clin. med. **20**, 49—82 (1939). — MALININ, T. I., V. P. PERRY, and M. R. BELL: Histological evaluation of whole organs cultured in the Carrel-Lindbergh apparatus. 16. Annual Meeting of the Tissue culture Association. Excerpta med. **19**, XXXI—XXXII (1965). — MALINOVSKÝ, L.: Beiträge zur vergleichenden Anatomie der Blutbahnen in der abdominalen Körperhöhle der Vögel. I. Blutversorgung der Mägen und angrenzenden Organe beim Bussard (Buteo buteo L.). Folia morph. (Praha) **13**, 191—201 (1965a). ~ Beiträge zur vergleichenden Anatomie der Blutbahnen in der abdominalen Körperhöhle der Vögel. II. Vergleich von Bussard (Buteo buteo L.) und Taube (Columba livia l. v. domestica). Folia morph. (Praha) **13**, 202—211 (1965b). ~ Beiträge zur vergleichenden Anatomie der Blutbahnen in der abdominalen Körperhöhle der Vögel. III. Nomenklatur der Äste der A. coeliaca und der Zubringervenen der V. portae. Folia morph. (Praha) **13**, 252—264 (1965c). — MALL, F. P.: The lobule of the spleen. Bull. Johns Hopk. Hosp. **3**, 218 (1898). ~ The architecture and blood vessels of the dog's spleen. Z. Morph. Anthrop. **2**, 1—42 (1900). ~ On the circulation through the pulp of the dog's spleen. Amer. J. Anat. **2**, 315—332 (1903). — MALLORY, F. B., and F. PARKER: Reticulum. Amer. J. Path. **3**, 515—526 (1927). — MALYSCHEW, B. TH.: Über die Haematopoese beim Axolotl nach Entfernung der Randzone der Leber. Beitr. path. Anat. **88**, 315—336 (1932). — MANABE, S.: Studien über das Lymphgefäßsystem der Katze. Kaibo Z., Tokyo **3**, 620—646 (1930/31). — MANAI, A.: Il comportamento dell' emolisi in vitro nel sangue della vena splenica di animali sottoposti a salasso. Riv. Biol. **18**, 216—220 (1935). — MANASEK, F. J., S. J. ADELSTEIN, and C. P. LYMAN: The effects of hibernation on the in vitro synthesis of DNA by hamster lymphoid tissue. J. cell. comp. Physiol. **65**, 319—324 (1965). — MANDART, M., G. LAMBERT et J. MAISIN: Du mécanisme de protection assuré par la rate lors d'une irradiation mortelle. C. R. Soc. Biol. (Paris) **146**, 1307—1310 (1952). — MANDEL, P., P. CHAMBON, M. WINTZERITH, N. KLEIN et L. MANDEL: Effect des rayons X sur la biosynthèse des acides nucléiques et problème des mutations. C. R. Acad. Sci. (Paris) **249**, 582—584 (1959). — MANGUBI-KUDRJAVTZEWA, A.: Über den Bau der venösen Sinus der Milz des Menschen und Rhesus-Affen. Anat. H. **39**, 697—736 (1909). — MANIERI, L.: Tessuto splenico accessorio in sacco erniario: considerazioni embriologiche e cliniche. Quad. Anat. prat. **17**, 212—228 (1961). — MANLEY, O. T., and D. MARINE: The transplantation of splenic tissue into the subcutaneous fascia of the abdomen in rabbits. J. exp. Med. **25**, 619—627 (1917). — MANN, F. C., CH. SHEARD, and J. L. BOLLMANN: An evaluation of the relation amounts of bilirubin formed in the liver, spleen and bonemarrow. Amer. J. Physiol. **78**, 384—392 (1926). — MANN, J. D., and G. M. HIGGINS: Lymphocytes in thoracic duct, intestinal and hepatic lymph. Blood **5**, 177—190 (1950). — MANN, L. T., JR., J. M. CORSON, and G. J. DAMMIN: Method for the study of antigenecity of homologous whole spleen cells in mice. Science **130**, 1707—1708 (1959). — MANOUKINE, J.: La rate considérée comme un organ à sécrétion interne. (A propos d'un récent article de G. P. SAKHAROFF.) Rev. franç. Endocr. **8**, 527—529 (1930). — MARCHESELLI, J.: Contributo allo studio delle funzioni spleniche. Ateneo parmense **2**, 488—506 (1930). — MARCUS, H.: Die primäre Ursache der Asymmetrie im Körper. Anat. Anz. **75**, 51—55 (1932/33). ∼ Über die Entwicklung der Milz und die primäre Asymmetrie. S.-B. Ges. Morphol. Physiol. München **41**, 33—40 (1935). — MARGORIN, E. M.: Der Plexus lienalis und sein Verbreitungsgebiet beim Menschen. Z. Anat. Entwickl.-Gesch. **97**, 356—375 (1932). — MARIA, M. DI, e F. SALLUSTO: Tessuto splenico in sede anomala. (Su di un caso a localizzazione endoscrotale sinistra.) Rif. med. **72**, 35—42 (1958). — MARINE, D., and O. T. MANLEY: Influence of age on the permanence of subcutaneous autografts of the spleen in rabbits. Proc. Soc. exp. Biol. (N.Y.) **14**, 123 (1916/17). ∼ Homeotransplantation and autotransplantation of the spleen in rabbits. III. Further data on growth, permanence, effect of age, and partial or complete removal of the spleen. J. exp. Med. **32**, 113—133 (1920). — MARINELLI, W., u. A. STRENGER: Vergleichende Anatomie und Morphologie der Wirbeltiere. Bd. 1, Kap. 1 (Lampetra fluviatilis L.), S. 1—80; Kap. 2 (Myxine glutinosa L.), S. 81—172; Kap. 3 (Superklasse: Gnathostomata, Klasse: Chondrichthyes). Wien: E. Deuticke 1954, 1956, 1959. — MARINO, S.: I lipoidi del sangue negli animali smilzati. Arch. Farmacol. sper. **52**, 73—100 (1931). ∼ Sul comportamento dei lipidi dell capsule surrenali negli animali smilzati. Arch. Farmacol. sper. **55**, 243—254 (1933a). ∼ La lipemia alimentare dopo somministrazione di grassi negli animali smilzati. Arch. Farmacol. sper. **56**, 289—310 (1933b). ∼ Sulle modificazioni quantitative del glicogeno del fegato e dei muscoli negli animali smilzati. Riv. Pat. sper. **17**, 45—64 (1936). — MARINO, S., e G. DE BONIS: Contributo allo studio del potere emolitico della milza. Nota 1. Azione degli estratti splenici sui globuli rossi in vitre. Arch. Farmacol. sper. **50**, (1929). — MARK, R. E.: Zur Stoffwechselphysiologie und -pathologie der Milz. Ergebn. inn. Med. Kinderheilk. **43**, 667—763 (1932). — MARKERT, C. L.: Substrate utilization in cell differentiation. Ann. N.Y. Acad. Sci. **60**, 1003—1014 (1955). — MARMORSTON-GOTTESMAN, J., and D. PERLA: Protective action of copper and iron against Bartonella muris anemia. Proc. Soc. exp. Biol. (N.Y.) **29**, 989—991 (1931a). ∼ Studies on Bartonella muris anemia. 5. Compensatory phenomena following splenectomy in the adult albino rat. J. exp. Med. **53**, 877—883 (1931b). — MARNAY, A.: Cholinéstérase dans le pancréas et la rate de quelques mammifères. C. R. Soc. Biol. (Paris) **128**, 519—520 (1938). — MARSHALL, A. H. E.: The reticular tissue and the "reticuloendothelial system". J. Path. **65**, 29—48 (1953). ∼ An outline of the cytology and pathology of the reticular tissue. Edinburgh and London: Oliver & Boyd 1956. — MARSHALL, A. H. E., and K. V. SWETTENHAM: The formation of a mucoproteinsulphated mucopolysaccaride complex in the lymphoid tissue of the pregnant guinea-pig. J. Anat. (Lond.) **93**, 348—353 (1959). — MARSHALL, A. H. E., and R. G. WHITE: Reactions of the reticular tissue to antigens. Brit. J. exp. Path. **31**, 157—174 (1950). — MARTELLI, P., L. OLMI e F. A. PARODI: NAD-glicoidrolasi di milza umana. Biochim. Biolog. sper. **6**, 15—17 (1967). — MARTIN, H., u. L. ROKA: Zur Frage des Heparin-Gehaltes der Blutmastzellen des Menschen. Acta haemat. (Basel) **10**, 26—31 (1953). — MARTIN, J. W.: Congenital splenic cysts. Amer. J. Surg. **96**, 302—308 (1958). — MARTIN, P.: Lehrbuch der Anatomie der Haustiere. Stuttgart: Schickhardt & Ebner 1923. — MARTIN, R.: Plastische Rekonstruktionen des bindegewebigen Gerüstes der Milz eines Neugeborenen. Z. Anat. Entwickl.-Gesch. **116**, 96—104 (1951). — MARTIN, R., Y. BOUCHET et G. GOUPPIE: Considérations sur l'artère splénique et ses branches pancréatiques. Bull. Ass. Anat. (Nancy) **113**, 513—529 (1962). — MARTINO, L.: Sulla struttura del centro germinativo dei follicoli linfatici. Boll. Soc. ital. Biol. sper. **16**, 310—312 (1941). — MARUTA, T.: Studies on the origin of the blood mast cells of tortoise (clemys japonica). J. med. Soc. Toho Univ. **14**, 1—8 (1967). — MASSARI, F., e G. MARSICO: Preciazione sulla minuta struttura delle fibre reticolari. Boll. Soc. ital. Biol. sper. **28**, 1141—1143 (1952). — MASSARI, F., e V. DE MARZO: La divisione lobare della milza. Atti Soc. lombarda Sci. med.-biol. **11**, 58—61 (1956). — MASSARI, F., V. DE MARZO e G. AMBROSI: Precisazioni sulle gerarchie costruttive della milza. Biol. lat.

(Milano) **10**, 664—683 (1957). — MASSHOFF, W.: Untersuchungen über den Erythrozyten-abbau. Schweiz. med. Wschr. **80**, 1093—1094 (1950). — MASSHOFF, W., u. B. FROSCH: Untersuchungen über den Reaktionsablauf im Lymphknoten. Virchows Arch. path. Anat. **331**, 666—695 (1958). — MASSHOFF, W., u. P. RIECKERT: Vergleichende Cyto- und Histologie leistungsgesteigerter Lymphknoten. Frankfurt. Z. Path. **65**, 43—61 (1954). — MASSHOFF, W., u. E. WALDSCHÜTZ: Über Wesen und Bedeutung der Milz- und Lebersiderose bei ernährungsgestörten Säuglingen mit experimentellem Beitrag. Virchows Arch. path. Anat. **320**, 618—630 (1951). — MASUDA, M., N. FUJIKI, and T. TAKINO: The insulin test of the splenomegaly and the place of the splenomegaly in the endocrine system. Folia endocrin. jap. **29**, 259—266 (1954). — MASUGI, M.: Über die Beziehungen zwischen Monocyten und Histiocyten. Beitr. path. Anat. **76**, 396—443 (1927). — MASUI, K., and Y. TAMURA: The effect of gonadectomy on the weight of kidney, thymus and spleen of mice. Brit. J. esp. Biol. **3**, 207—223 (1926). — MATHÉ, G., J. BERNARD u. J. AUVERT: Die experimentellen splenogenen Cytopenien. Bibl. haemat. (Basel) **3**, 71—79 (1955). — MATIOLI, G. T., and R. F. BAKER: Denaturation of ferritin and its relationship with hemosiderin. J. Ultrastruct. Res. **8**, 477—490 (1963). — MATSUI, Y.: Über die Gitterfasern der Milz unter normalen und pathologischen Verhältnissen. Beitr. path. Anat. **60**, 271—320 (1914/15). — MATSUMOTO, T.: Die Temperaturveränderungen der Milz bei Kontraktionen. Nagasaki Igakkai Zasshi **12**, 122—128 (1934). — MATTEACE, F.: Rapporti fra milza, organi genitali, ipofisi. Ricerche sperimentali. Ann. Ostet. Ginec. **58**, 1427—1450 (1936). ~ Sulla correlazione tra milza e preipofisi. Ann. ostet. ginec. **61**, 153—160 (1939). — MATTHES, M.: Messungen, Kurven, Indizes. In: Handbuch der gesamten Hämatologie, hrsg. von L. HEILMEYER und A. HITT-MAIR, Bd. 2, Tl. 2, 2. Halbbd., S. 162—171. München u. Berlin: Urban & Schwarzenberg 1960a. ~ Resistenzbestimmungen. In: Handbuch der gesamten Hämatologie, hrsg. von L. HEILMEYER und A. HITTMAIR, Bd. 2, Tl. 2, 2. Halbbd., S. 130—161. München u. Berlin: Urban & Schwarzenberg 1960b. — MATTIOLI, G.: La jaluronidasi e la impregnazione argentica del reticolo. Boll. Soc. ital. Biol. sper. **28**, 751—753 (1952). — MATTIOLI, M.: Azione del liquido di cisti da echinococco sulla struttura della milza. Boll. Soc. ital. Biol. sper. **8**, 539—543 (1933). — MATYÁSOVÁ, J., M. SKALKA et J. SOSKA: Teneur en désoxyribonucléotides dans tissus radiosensitifs et radiorésistants aprés l'irradiation. C. R. Soc. Biol. (Paris) **157**, 451—455 (1963). — MATYUNIN, N. N.: The structural peculiarities of the spleen. Sborn. Nauch. Trud. Tashkentsk. Med. Inst. **12**, 299—305 (1958). — MAUPIN, B., A. LOVERDO, R. CHARY, R. THEILLEUS et STORK: Marquage par le radiophosphore des leucocytes humains. Transfusion a L'homme et a L'animal. Results de 3 annes d'esperience. Rev. Path. gén. **55**, 450—465 (1955). — MAURER, H.-J., G. ESSER u. E. VLEUGELS: Die perkutane Splenoporto-graphie und ihre Bedeutung für die Pfortaderchirurgie. Dtsch. Ärztebl. **62**, 2889—2896 (1965). — MAURER, H., u. M. RIPECKYJ: Untersuchungen über die Strahlenschutzwirkung der Milz- und Leberhydrolysate Prohepar und Hepasplen. Münch. med. Wschr. **98**, 1279—1281 (1956). — MAURER, W.: Untersuchungen zur Größe des Eiweißumsatzes von Plasma- und Organeiweiß. Wien. Z. inn. Med. **38**, 393—413 (1957). ~ Über die Größe des Umsatzes von Plasma- und Körpereiweiß. Verh. dtsch. Ges. inn. Med. **66**, 416—426 (1960). — MAURICE, P. A., e A. JEANRENAUD: Dépression de l'érythropoiese par irradiation exclusive de la rate. — II. Transfert du facteur antimitotique splénique chez le lapin. Schweiz. med. Wschr. **93**, 1492 (1963). — MAVER, M. E., and A. E. GRECO: The nuclease activities of cathepsin preparations from calf spleen and thymus. J. biol. Chem. **181**, 361—370 (1949). ~ The chromatographic separation and characterization of the acid and alkaline ribonucleases of bovine spleen and liver. J. biol. Chem. **237**, 736—741 (1962). — MAVER, M. E., E. A. PETERSON, H. A. SOBER, and A. E. GRECO: Purification and characterization of ribonuclease of calf spleen. Ann. N.Y. Acad. Sci. **81**, 599—610 (1959). — MAWAS, M. J.: Le tissu lymphoide de la vavule spirale. C. R. Acad. Sci. (Paris) **174**, 1041—1043 (1922). — MAXIMOW, A. A.: Untersuchungen über Blut und Bindegewebe. VII. Über in vitro-Kulturen von lymphoidem Gewebe des erwachsenen Säugetierorganismus. Arch. mikr. Anat. **96**, 494—527 (1922). ~ Untersuchungen über Blut und Bindegewebe. VIII. Die cytologischen Eigenschaften der Fibroblasten, Retikulumzellen und Lymphocyten des lymphoiden Gewebes außerhalb des Organismus, ihre genetischen Wechselbeziehungen und prospektiven Entwicklungspotenzen. Arch. mikr. Anat. **97**, 283—313 (1923a). ~ Untersuchungen über Blut und Bindegewebe. X. Über die Blutbildung bei den Selachiern im erwachsenen und embryonalen Zustande. Arch. mikr. Anat. **97**, 623—717 (1923b). ~ Über undifferenzierte Blutzellen und mesenchymale Keim-lager im erwachsenen Organismus. Klin. Wschr. **5**, 2193—2199 (1926). ~ Bindegewebe und blutbildende Gewebe. In: Handbuch der Mikroskopischen Anatomie des Menschen, hrsg. v. W. v. MÖLLENDORF, Bd. 2, Tl. 1, S. 232—589. Berlin: Springer 1927. ~ The lymphocytes and plasma cells. In: Cowdry's Special cytology, vol. 1, p. 321—399. New York: Hoeber Inc. 1928. ~ Über die Entwicklung argyrophiler und kollagener Fasern in Kulturen von erwachsenem Säugetiergewebe (geschr. u. veröffentl. v. W. BLOOM). Z. mikr.-anat. Forsch. **17**, 625—659 (1929a). ~ Über die Histogenese der entzündlichen Reaktion. Beitr. path. Anat.

82, 1—26 (1929b). ~ The lymphocytes and plasma cells. Cowdrys special cytology (revised by W. Bloom), vol. 2, p. 601—650. New York: B. P. Hoeber 1932. — Maximow, A. A., and W. Bloom: A textbook of histology, 7th ed. Philadelphia: W. B. Saunders Co. 1957. — May, R.-M.: La Culture des tissus. Paris: Soc. d'édit. d'enseign. supérieur 1956. — May, W.: Das Vorkommen von eisenhaltigem Pigment in den Organen des Schafes unter normalen und pathologischen Bedingungen, nachgewiesen auf histochemischem Wege. Vet.-med. Inaug.-Diss. Hannover 1938. — Mayersbach, H.: Immunhistologische Methoden der Histochemie. In: Handbuch der Histochemie, hrsg. von W. Graumann und K. H. Neumann, Bd. 1, Tl. 1, S. 599—640. Stuttgart: Gustav Fischer 1958. — Mayerson, H. S., C. G. Wolfram, H. H. Shirley, and K. Wassermann: Regional differences in capillary permeability. Amer. J. Physiol. 198, 155—160 (1960). — Mayo, W. J.: Mortality and end results of splenectomy. Amer. J. med. Sci. 171, 313—320 (1926a). ~ The interrelations of lesions of bone marrow, liver and spleen. J. Amer. med. Ass. 87, 1609—1613 (1926b). — Mayorca, G. di, e M. Bianchessi: Isolamente di componenti tissutali in ambiente con aquoso. II. Isolamento dei nuclei di milza. Biol. lat. (Milano) 9, 264—271 (1956). — Mayr, J. K., u. C. Moncorps: Eosinophilie und Milz. Münch. med. Wschr. 73, 1777—1782 (1926). ~ Studien zur Eosinophilie. 2. Mitteilung. Virchows Arch. path. Anat. 264, 774—808 (1927). — Mazzanti, L., e M. Franchi: Sulle variazioni, e lunga distanza di tempo, del contenuto in acido desossiribonucleico (ADN) nel cervello, fegato, milza, rene e testicolo del ratto albino sottoposto ad irradiazione totale con o senza protezzione a mezzo di dinitrile succinico (DNS). Boll. Soc. ital. Biol. sper. 33, 1505—1507 (1957). — McCallion, D. J., and J. L. Scott: A cytochemical study of the absorption and distribution of iron in the frog, Rana pipiens. Canad. J. Res., D 28, 119—125 (1950). — McCallum, W. G.: Textbook of pathology. 4th ed. Philadelphia and London: W. B. Saunders & Co. 1929. — McCance, R. A., and E. M. Widdowson: The size and function of the spleen in young puppies. J. Physiol. (Lond.) 129, 636—638 (1955). — McCann, W. J.: Splenosis: Rupture of spleen, with splenic implants. Brit. med. J. 1956 I, 1271—1272. — McCay, C. M., F. Pope, W. Lunsford, G. Sperling, and P. Sambhavaphol: Parabiosis between old and young rats. Gerontologia (Basel) 1, 7—17 (1957). — McCormick, W. F., and M. Kashgarian: The weight of the adult human spleen. Amer. J. clin. Path. 43, 332—333 (1965). — McFadden, K. D.: A study of iron storage in the developing rat spleen through the use of the prussian blue reaction. Growth 30, 325—332 (1966). ~ Megakaryocytes in the rat spleen. Canad. J. Zool. 45, 1035—1041 (1967). — McFadzean, A. J. S., and L. J. Davis: Iron-staining erythrocytic inclusions with especial reference to acquired haemolytic anaemia. Med. J. (Glasgow) 28, 237—279 (1947). — McGregor, D. D., and J. L. Gowans: The antibody response of rats depleted of lymphocytes by chronic drainage from the thoracic duct. J. exp. Med. 117, 303—320 (1963). — McGregor, I. A.: Cellular changes in lymph nodes and spleen following skin homografting in the rabbit. J. Anat. (Lond.) 89, 283—292 (1955). — McKay, R. H., and R. A. Fineberg: Horse spleen hemosiderin. I. Isolation. Arch. Biochem. 104, 487—495 (1964a). ~ Horse spleen hemosiderin. II. Further characterization. Arch. Biochem. 104, 496—508 (1964b). — McKeever, S.: Seasonal changes in body weight, reproductive organs, pituitary, adrenal glands, thyroid gland, and spleen of the belding ground squirrel (citellus beldingi). Amer. J. Anat. 113, 153—173 (1963). — McKenna, J. M., and K. M. Stevens: The early phase of the antibody response. J. Immunol. 78, 311—317 (1957). — McKinney, R. L.: The development of reticulum into collagenous fibers in cultures of adult rabbit lymph nodes. Arch. exp. Zellforsch. 9, 14—35 (1929/30). — McManus, J. F. A.: Histological and histochemical uses of periodic acid. Stain Technol. 23, 99—108 (1948). — McMaster, P. B., et T. Webb: Purification et propriétés de la cathepsine D de la rate humaine. Ann. Inst. Pasteur 104, 90—101 (1963). — McMaster, P. D., and S. S. Hudack: Formation of agglutinins within lymph nodes. J. exp. Med. 61, 783—805 (1935). — McMaster, P. D., and J. G. Kidd: Lymph nodes as source of neutralizing principle for vaccinia. J. exper. Med. 66, 73—100 (1937). — McNaught, J. B., F. M. Woods, and V. Scott: Bartonella bodies in the blood of a nonsplenectomized dog. J. exp. Med. 62, 353—358 (1935). — McNee, J. M.: The spleen: its structure, functions and deseases. Lancet 1931 I, 951—957; 1009—1014; 1063—1070. ~ Croonian lectures on liver and spleen; their clinical and pathological associations. Lecture 1. Brit. med. J. 1932 I, 1017(a). ~ Croonian lectures on liver and spleen; their clinical and pathological associations. Lecture 2. Brit. med. J. 1932 I, 1068(b). ~ Croonian lectures on liver and spleen; their clinical and pathological associations, Lecture 3. Brit. med. J. 1932 I, 1111(c). — McNicholl, B.: Palpability of the liver and spleen in infants and children. Arch. Dis. Childh. 32, 438—440 (1957). — McRobert, G. R.: On the size of the spleen. Indian J. med. Res. 16, 553—556 (1928). — Medawar, P. B.: The croonian lecture. The homograft reaction. Proc. roy. Soc. B 148, 145—166 (1958). — Medlar, E. M., and K. T. Sasano: The interplay of the cells of the hematopoietic tissues in rabbits infected experimentally with the tubercle bacillus. Amer. J. Path. 12, 825—854 (1936). — Medzihradsky, J.: Štúdie hemolymfatických orgánov. I. Kotázke erytrofagocytózy. Čs. morfol. 1, 165—

174 (1953). ~ Studien hämolymphatischer Organe. II. Bemerkungen zum Blutkreislauf der Hämolymphknoten. Biologia (Bratislava) **11**, 87—101 (1956a). ~ Haemolymphatic organs. IV. Alterations of lymphatic nodes in the region of autotransplants of the spleen of white rats. Čs. Morfol. **4**, 318—330 (1956b). ~ Über die lymphatische Drainage der Milzpulpa. Z. mikr.-anat. Forsch. **64**, 448—465 (1958). — MEERSON, I. S.: Über eine noch unbekannte Funktion des Retikuloendothelialsystems. 15. Transplantierung der Milz als Methode zur Erforschung des Mechanismus jener Funktion des Retikuloendothelialsystems, welche den Vollwert der chemotherapeutischen Wirkung im Organismus bedingt. Z. Immun.-Forsch. **73**, 326—337 (1931/32). — MEESMANN, W., u. J. SCHMIER: Unterschiedliche Wirkungen körpereigener Stoffe und des Milz-Leber-Mechanismus auf Herz und Kreislauf. 21. Tgg. Dtsch. Ges. Physiol. **1954**. ~ Kreislaufreaktionen im „Milz-Leber-Mechanismus" und nach Noradrenalin. Langenbecks Arch. exp. Path. Pharmak. **227**, 265—274 (1955). ~ Herz- und Kreislaufwirkungen körpereigener Stoffe im Vergleich zu den Auswirkungen des „Milz-Leber-Mechanismus". Z. Kreisl.-Forsch. **45**, 335—344 (1956a). ~ Auswirkung einer elektrischen Milzreizung auf die Coronardurchblutung. Pflügers Arch. ges. Physiol. **263**, 293—303 (1956b). — MEFFERT, L.: Über die Hülsenarterien der menschlichen Milz bei pathologischen Verhältnissen. Med. Diss. Würzburg 1934. — MEIER, A. L.: Der Einfluß der akuten Inanition des Alloxandiabetes auf die Phosphatasen verschiedener Organe. Acta anat. (Basel) **11**, 192—207 (1950/51). — MEIER, R., E. POSERN u. G. WEITZMANN: Über das Verhalten der blutbildenden Organe des erwachsenen Menschen in vitro. Virchows Arch. path. Anat. **299**, 316—338 (1937). — MEIJER, A. E. F. H., and R. G. J. WILLIGHAGEN: Increased activity of some lysozymes in the liver and spleen of mice after storage of macromolecular substances. In: Histochemie der Mineralstoffe. Verhdlg. Arbeitsgemeinsch. für Histochemie. VII. Symposium, München 1961. — MEISSNER, J., u. H. G. HANSEN: Untersuchungen mit ^{32}P am lymphatischen System. Z. ges. exp. Med. **129**, 632—642 (1958). — MELCHING, H.-J.: Über Strahlenschäden beim Menschen. Ciba-Symp. **8**, 151—159 (1960). — MELLANBY, J., u. S. F. SUFFOLK: Experimentell herbeigeführte Herabsetzung der Blutkörperchenzahl und Milzvergrößerung. J. Physiol. (Lond.) **96**, 74—86 (1939). — MELLGREN, J.: Experimental investigation of the reservoir blood of the cat spleen: With special reference to haemolysis and the sedimentation reaction. J. Physiol. (Lond.) **194**, 483—496 (1938). — MELLORS, R. C., and L. KORNGOLD: The cellular origin of human immunoglobins (γ_2, γ_1M, γ_1A). J. exp. Med. **118**, 387—396 (1963). — MENKES, B., and S. SANDOR: Tumoral heterografts in the developing chick embryo. Rev. roum. Embryol. **2**, 57—78 (1965). — MENTEN, M. L., M. WILLMS, and W. D. WRIGHT: Nucleic acid content of splenic lymphocytes in normal and leukemic mice. Cancer Res. **13**, 729—732 (1953). — MERKER, H. (ed.): Zyto- und Histochemie in der Hämatologie (9. Freiburger Symposion 1962). Berlin-Göttingen-Heidelberg: Springer 1963. — MERKER, H.-J.: Struktur und Funktion der Lysosomen. Mat. Med. Nordmark **17**, 684—699 (1965). — MERKER, W., u. H.-J. MERKER: Das elektronenmikroskopische Bild der Plasmazellen aus der Milz und den Lymphknoten von Ratte, Maus und Kaninchen. Beitr. Silikose-Forsch. **75**, 25—58 (1962). — MERTENS, O.: Die Milz als Kreislauforgan. Nachr. Ges. Wiss. Göttingen, math.-phys. Kl., Fachgr. 6, 1, 261—283 (1935). — MESIMY, R.: Contribution à l'étude des réticulofibroses de la rate. Ann. Anat. path. **12**, 85—90 (1935). — MESSIER, B., and C. P. LEBLOND: Cell proliferation and migration as revealed by radioautography after injection of thymidine-H^3 into male rats and mice. Amer. J. Anat. **106**, 247—285 (1960). — MESSINA, A. U.: Contributo allo studio delle piastrine dei mammiferi: Milza e piastrine. Riv. Pat. sper. (N.S.), **2**, 299—318 (1934). — MESSINA, R.: Ipoglicemia e reticoloendotelio. Arch. farmacol. sper. **52**, 197—216 (1931). ~ Azione della milza sulla fagocitosi. Clin. med. ital. (N.S.) **67**, 239—254 (1936). — METCALF, D.: The thymic lymphocytosis-stimulating factor. Ann. N.Y. Acad. Sci. **73**, 113—119 (1958). ~ Spleen graft growth in splenectomised mice. Aust. J. exp. Biol. med. Sci. **41**, 51—60 (1963). — METCALF, D., and M. BRUMBY: The role of the thymus in the ontogeny of the immune system. J. Cell Physiol. **67**, Suppl. 1, 149—167 (1966). — METCALF, D., and R. WAKONIG-VAARTAJA: Host-cell repopulation of normal spleen grafts. Lancet **1964 I**, 1012—1014. — MEYER, A.: Thymus und Lymphsystem. Cesra-Säule **3**, 60—63 (1964). — MEYER, G.: Das Lymphknotenretikulum und seine Kernteilungen. Z. Zellforsch. **19**, 613—635 (1933). ~ Die Lymphocytenbildung im Lymphknoten. Z. Zellforsch. **32**, 435—444 (1942). — MEYER, J. R.: Cultura „in vitro" das cellulas esplenicas. 1. Acerca das varias cellulas que crescem em culturado tecido esplenico. An. Fac. Med. S. Paulo **3**, 117—120 (1928a). ~ Cultura „in vitro" das cellulas esplenicas de animaes corados intra-vitalmente, nas culturas „in vitro". An. Fac. Med. S. Paulo **3**, 121 (1928b). — MEYER, K.: Summary of recent progress in the chemistry of connective tissue. Amer. J. Med. **1**, 676—679 (1946). ~ The mucopolysaccharides of the interfibrillar substance of the mesenchyme. Ann. N.Y. Acad. Sci. **52**, 961—963 (1950a). ~ Diskussionsbemerkungen. Trans. Conf. Connect. Tiss. (Jos. Macy Found.) ed. CH. RAGAN, vol. 1, p. 26, 32, 151 (1950b). ~ The chemistry of the ground substance of connective tissue. In: Connective tissue in health and disease, hrsg. v. G. ASBOE-HANSEN, S. 54—69. Kopenhagen: Munksgaard 1954. —

MEYER, K. H., M. E. ODIER et A. E. SIEGRIST: Constitution de l'acide chondroitine-sulfuri-que. Helv. chim. Acta **31**, 1400—1419 (1948). — MEYER, M., W. BORCHARDT u. W. KIKUTH: Die durch Milzexstirpation auslösbare infektiöse Rattenanämie. Beih. Schiff- und Tropen-hyg. **31**, 1—4 (1927). — MEYER, W. W., u. E. HENSCHEL: Untersuchungen über die Schlänge-lung und Sklerose der Milzarterie. Virchows Arch. path. Anat. **331**, 396—416 (1958). — MEYER, W. W., u. N. KLIEBSCH: Die Strukturabwandlung der Pfortader nach der Geburt in ihrer Beziehung zur postnatalen Kreislaufumstellung. Frankfurt. Z. Path. **73**, 188—202 (1963). ~ Über das Vorkommen von elastisch-muskulösen Systemen in den Venen des Men-schen. Z. Zellforsch. **62**, 504—513 (1964). — MEYER-ARENDT, J.: Mikroelektrophoretische Untersuchungen an der Milz. Zbl. allg. Path. path. Anat. **86**, 452 (1950). ~ Über den Zell-stoffwechsel in der Milz nach Sensibilisierung. Virchows Arch. path. Anat. **321**, 378—394 (1952). — MEYER-LEMPPENAU, U., J. SAUER u. E.-S. TAHER: Untersuchungen über das innere Lymphgefäßsystem von Leber, Nebenniere und Milz. Zbl. Veterinärmed., Reihe A, **12**, 520—527 (1965). — MEYTHALER, F., u. D. SÖLLA: Physiologie und Pathologie der Milz. Ärztl. Prax. **11**, 1557, 1573, 1577, 1605, 1621—1628, 1668—1669 (1959). — MIANI, N., e B. VITERBO: Studio istoautoradiografico sulla localizzazione de piombo (RaD) in vari organi di cane. Z. Zellforsch. **49**, 188—208 (1958). — MIBELLI, V.: Beiträge zur Histologie des Rhino-skleroms. Mh. prakt. Derm. 8, 531—553 (1889). — MICHAUD, C., S. MANUEL et D. CHATEAU: Influence de la splénectomie sur la destruction et la restauration des lignées médullaires après irradiation localisée chez le rat. C. R. Soc. Biol. (Paris) **159**, 2040—2046 (1966). — MICHEL, G.: Die Venen der Bauch- und Beckenhöhle, einschließlich der Pfortader, der Beckenglied-maße des Syr. Goldhamsters (Mesocricetus auratus W.). Anat. Anz. **110**, 7—17 (1961). — MICHELAT, J.: Notes sur l'anatomie du Lapin. I. Le tronc coeliaque. Rec. Méd. vét. **143**, 737—748 (1967). — MICHELS, N. A.: The mast cells in the lower vertebrates. Cellule **33**, 337—462 (1923). ~ Medullary and non-medullary erythropoiesis with special reference to the plasma-cell erythrophages or Russel body cell, and to the erythrocatheretic (erythrolytic) function of lymph nodes and hemal nodes. Amer. J. Anat. **57**, 439—502 (1935). ~ Variations in the blood supply of the spleen. Anat. Rec. **64**, Suppl. 33 (1936). ~ The mast cell. In: Hand-book of hematology, ed. by H. DOWNEY, vol. I, chapt. 4, p. 231—372. New York: P. B. Hoeber 1938. ~ The variational anatomy of the spleen and splenic artery. Amer. J. Anat. **70**, 21—72 (1942). — MICHIE, D., and M. F. A. WOODRUFF: Induction of specific immuno-logical tolerance of homografts in adult mice by sublethal irradiation and injection of donor-type spleen cells in high dosage. Proc. roy. Soc. B **156**, 280—288 (1962). — MIDORIKAWA, O., u. A. SCHAUER: Spezifische histochemische Darstellung von Histiocyten und Monocyten mit Diphenylthiocarbazon (Dithizon). Naturwissenschaften **49**, 118 (1962). — MIESCHER, F.: Über das Leben des Rheinlachses im Süßwasser. Arch. Anat. Physiol. **1881**, 193—218. — MIESCHER, G.: Biologie und Pathologie des sichtbaren Lichtes, des Ultravioletts und des Infrarots. In: Handbuch der allgemeinen Pathologie, hrsg. v. E. BÜCHNER, E. LETTERER und F. ROULET, Bd. X, Umwelt 1, Tl. 1, S. 288—330. Berlin-Göttingen-Heidelberg: Springer 1960. — MIESCHER, P.: Le Mécanisme de L'Erythroclasie a L'Etat Normal. Rev. Hémat. **11**, 248—259 (1956a). ~ Hypersplenie. Helv. med. Acta **23**, 457—461 (1956b). ~ The role of the reticulo-endothelial system in haematoclasia. In: Physiopathology of the reticulo-endothelial system (ed. by HALPERN, BENACERRAF and DELAFRESNAYE), p. 147—171. Spring-field: Ch. C. Thomas 1957. — MIGALE, R.: Sul comportamento di alcune frazione ezotate del plasma sanguigno dopo la splenectomia (Ricerche sperimentale). Riv. pat. sper. **9**, 428—453 (1932). — MIGAY, F. J., u. J. R. PETROFF: Über experimentell erzeugte Eisenablagerungen und vitale Karminfärbung beim Kaninchen. Arch. mikr. Anat. **97**, 54—71 (1923). — MIKI, S.: Über die genetische Beziehung der Milz zu den Gefäßen des Magens, besonders zu seinen sekundären Venen, beim Riesensalamander (Megalobatrachus japonicus). Acta anat. nippon. **38**, 140—155 (1963). ~ The developmental relationship of the spleen to the secondary gastro-intestinal veins in the chick embryo. Acta anat. nippon **40**, 329—341 (1965). — MILLA, E.: L'influenza del blocco del reticolo-endotelio splenico da boissido colloidale di Torio su alcune funzione della milza. Haematologica **17**, 241—273 (1936). — MILLBOURN, E.: Studien über die Ausbildung des lymphatischen Gewebes und der Sekundärknötchen in der menschlichen Milz bei verschiedenen Krankheitszuständen. Z. mensch. Vererb.- u. Konstit.-Lehre **16**, 147—216 (1931). — MILLER, D. K., and C. P. RHOADS: The effect of splenic contraction on the formed elements of the blood in a case of anemia and splenomegaly. J. clin. Invest. **12**, 1009—1020 (1933). — MILLER, E. B., K. SINGER, and W. DAMESHEK: Experimental pro-duction of target cells by splenectomy and interference with splenic circulation. Proc. Soc. exp. Biol. (N.Y.) **49**, 42—45 (1942). — MILLER, F.: Elektronmikroskopische Untersuchungen an weißen Blutzellen. Verh. dtsch. Ges. Path. **40**, 208—221 (1956). ~ Orthologie und Patho-logie der Zelle im elektronmikroskopischen Bild. Verh. dtsch. Ges. Path. **42**, 261—335 (1959). — MILLER, J. F. A. P.: Effect of neonatal thymectomy on the immunological respon-siveness of the mouse. Proc. roy. Soc. B **156**, 415—428 (1962). ~ Immunity and the thymus. Lancet **1963 I**, 43—45 a. ~ Role of the thymus in immunity. Brit. med. J. **1963 I**, 459—

464 b. ~ The thymus in immunobiology. New York: Hoeber-Harper 1964. ~ Thymus und Immunsystem. Image (Roche) **2**, 3—8 (1967). — MILLER, J. F. A. P., M. BLOCK, D. T. ROW-LANDS JR., and PH. KIND: Effect of thymectomy on hematopoietic organs of the opossum "embryo". Proc. Soc. exp. Biol. (N.Y.) **118**, 916—921 (1965). — MILLER, J. F. A. P., and P. DUKOR: Die Biologie des Thymus nach dem heutigen Stand der Forschung. Frankfurt a. M.: Akademische Verlagsgesellschaft 1964. — MILLER, J. M., and C. B. FAVOUR: The lymphocytic origin of a plasma factor responsible for hypersensitivity in vitro of tuberculin type. J. exp. Med. **93**, 1—12 (1951). — MILLER, J. M., C. B. FAVOUR, B. A. WILSON, and M. A. UMBARGER: Nature of the plasma factor responsible for in vitro lysis of leucocytes by tuberculoprotein. Proc. Soc. exp. Biol. (N.Y.) **71**, 287—289 (1949). — MILLER, J. M., J. H. VAUGHAN, and C. B. FAVOUR: The role of complement in the lysis of leucocytes by tuberculoprotein. Proc. Soc. exp. Biol. (N.Y.) **71**, 592—597 (1949). — MILLER, R. E.: The secondary nodules of lymphnodes, their relation to chronic inflammatory processes. Arch. Path. **13**, 367—391 (1932). — MILLIKIN, P. D.: Anatomy of germinal centers in human lymphoid tissue. Arch. Path. **82**, 499—505 (1966). — MILLS, E. S.: The vascular arrangements of the mammalian spleen. Quart. J. exp. Physiol. **16**, 301—319 (1927). — MILLS, J., G. STRICKLAND, and J. C. PATERSON: The validity in tissue mastcell counts in postmortem material. Arch. Path. **66**, 330—334 (1958). — MIMS, C. A.: Experiments on the origin and fate of lymphocytes. Brit. J. exp. Path. **43**, 639—649 (1962). — MINTZLAFF, M.: Leber, Milz, Magen und Pankreas des Hundes. Diss. Leipzig 1909. — MIOTTI, R.: Die Lymphknoten und Lymphgefäße der weißen Ratte (Rattus norvegicus Berkenhout, Epimys norvegicus). Acta anat. (Basel) **62**, 489—527 (1965). — MISELLI, L.: Milza e tumori. Rivista sintetica e considerazioni critiche. Arch. ital. Path. **1**, 49—74 (1957). — MISLIN, H.: Der Phasenwechsel des Rheinlachses (Salmo salar L.) unter besonderer Berücksichtigung des Ernährungsapparates. Rev. suisse Zool. **48**, Suppl., 1—181 (1941). ~ Zur Funktionsanalyse des Hilfsherzens (Vena portae) der weißen Maus (Mus musculus v. alba). Rev. suisse Zool. **70**, 317—331 (1963). — MISSMAHL, H. P.: Doppelbrechung der retikulären Faser und sich hieraus ergebender Nachweis von gerichtet eingelagerten Lipoiden in die retikuläre Faser. Z. Zellforsch. **45**, 612—619 (1957). ~ Experimentelle und klinische Beobachtungen über wechselnden Lipoidgehalt retikulärer Fasern in Leber, Milz und Niere. Klin. Wschr. **36**, 29—34 (1958). — MISSMAHL, H. P., u. M. HARTWIG: Spezifischer polarisationsoptischer Nachweis retikulärer Fasern. Z. wiss. Mikr. **62**, 234—236 (1954/55). — MITCHISON, N. A.: The colonisation of irradiated tissue by transplanted spleen cells. Brit. J. exp. Path. **37**, 239—247 (1956). — MITSUBA, K.: Zur Physiologie der Milz. Hoppe-Seylers Z. physiol. Chem. **164**, 236—243 (1927). — MIURA, Y., F. TAKAKU, and K. NAKAO: In vitro effect of erythropoietin on the spleen of the polycythemic mouse. II. Radiosensitivity of stem cells. Blood **29**, 852—858 (1967). — MIWA, T.: Studies on the splenic hormone especially on its rôle in calcium metabolism. Keijo J. Med. **3**, 403—444 (1932). — MIYAZAKI, T.: Die Entwicklung des lymphoretikulären Gewebes. Fukuoka Acta med. **33**, 94—115 (1940). — MIYKAWA, M., S. IIJIMA, R. KOBAYASH, and M. TAJIMA: Observations on the lymphoid tissue of the germ-free guinea pig. Acta path. jap. **7**, 183—210 (1957). — MJASSNIKOW, A. L.: Über den Einfluß der Aderlaß- und Pyridinanämie und der Splenektomie auf den Blutcholesteringehalt des Kaninchens. Z. ges. exp. Med. **52**, 171—179 (1926). — MLYNARCZYK, L.: Plexus coeliaque. Acta biol. med. germ. **8**, 137—163 (1964). — MÖLLENDORFF, M. v.: Über Histiozytenbildung aus Fibrozytenreinkulturen des erwachsenen Kaninchens nach leichten chronischen Reizungen. Z. Zellforsch. **12**, 559—578 (1931). ~ Phagozytoseversuche mit Fibrozyten. Z. Zellforsch. **15**, 161—181 (1932). — MÖLLENDORFF, W. v.: Die Entstehung von Histiocyten in Kulturen erwachsenen Bindegewebes. Arch. exp. Zellforsch. **11**, 157—161 (1931). ~ Das Mutterstück von Bindegewebskulturen. Ein Beitrag zur Frage, wie konstruktive Fasersysteme und Hartsubstanzen entstehen. Z. Zellforsch. **15**, 131—160 (1932). ~ Experimentelle Vakuolenbildung in Fibrozyten der Gewebekultur und deren Färbung durch Neutralrot. Z. Zellforsch. **23**, 746—760 (1936). — MÖLLER, H. G.: Beschreibungen der äußeren Form der Milz, der Leber, des Magens, des Duodenums, des Pankreas und des Coecum nebst Processus vermiformis bei einem 3jährigen Schimpansen. Med. Diss. Münster 1941. — MÖLLHOFF-MYLIUS, I.: Milzveränderungen bei Unterkühlungsversuchen. Z. exp. Med. **128**, 437—445 (1957). ~ Ein Beitrag zu den „tingiblen Körperchen" FLEMMINGs. Z. mikr.-anat. Forsch. **63**, 274—287 (1958). — MOE, R. E.: Fine structure of the reticulum and sinuses of lymph nodes. Amer. J. Anat. **112**, 311—335 (1963). ~ Electron microscopic appearance of the parenchyma of lymph nodes. Amer. J. Anat. **114**, 341—369 (1964). — MÖRIKE, K. D.: Eine Duplicitas superior (Dicephalus tetrabrachius bispinalis dipus) mit besonderem Herzbefund. Anat. Anz. **119**, 450—458 (1966). — MOESCHLIN, S.: Beitrag zur Morphologie der reticuloendothelialen Zellen des intravitalen Lymphknotenpunktats. Folia haemat. (Lpz.) **65**, 181—192 (1941 a). ~ Die Genese der Drüsenfieberzellen (Mononucleosis infectiosa) an Hand von Drüsen-, Sternal- und Milzpunktaten. Dtsch. Arch. klin. Med. **187**, 249—268 (1941 b). ~ Die Milzpunktion. Basel: B. Schwabe & Co. 1947 a. ~ Die Morphologie des Milzpunktates. Schweiz. med. Wschr. **7**, 243 (1947 b). ~ Phasenkontrastuntersuchungen in der Hämatologie.

Acta haemat. (Basel) **2**, 399—426 (1949). ~ Indikationen der Splenektomie. Bull. schweiz. Akad. med. Wiss. **12**, 226—241 (1956). ~ Phase-contrast microscopy of leukocytes. In: The leukemias: Etiology, pathophysiology, and treatment (REBUCK, BETHELL, MONTO), p. 37—53. New York: Academic Press Publ. 1957. — MOESCHLIN, S., R. BÁGUENA, and J. BÁGUENA: Influence of ACTH and Cortisone on the antibody production and the plasma cell reaction. Bull. schweiz. Akad. med. Wiss. 8, 153—154 (1952). — MOESCHLIN, S., u. B. DEMIRAL: Antikörperbildung der Plasmazellen in vitro. Klin. Wschr. **30**, 827—829 (1952). — MOESCHLIN, S., J. R. PELAEZ, and F. HUGENTOBLER: Experimental investigations of the relationship between plasma cells and antibody formation (Phase contrast microscope). Acta haemat. (Basel) **6**, 321—334 (1951). — MOESCHLIN, S., J. R. PELAEZ, F. HUGENTOBLER, R. BÁGUENA, J. BÁGUENA, and B. DEMIRAL: Experimental investigations of the relationship between plasma cells and antibody formation (phase contrast microscope, ACTH and cortisone). I. Internat. Allergie-Kongr., Zürich 1951, S. 239—248. — MOHIT, B., and G. H. SATO: Improved in vitro survival of normal, functional spleen cells. Science **157**, 449—451 (1967). — MOHN, G.: Die Speicherung von Polyvinylpyrrolidon im Rattenorganismus, dargestellt durch den direkten fluoreszenzmikroskopischen Nachweis. Acta histochem. (Jena) **9**, 76—96 (1960). — MOHRI, K.: Histochemie des Catecholamins, besonders in Bezug auf die Milz. [Japanisch.] Arch. Jap. Chir. **31**, 280—295 (1962). — MOLFETTA, N. DI, e E. MIGNANI: Il metodo di iniezione Latex 571 e successiva corrosione applicate ad alcuni problemi di circolazione splenica. Arch. De Vecchi Anat. pat. **24**, 615—627 (1956). — MOLLIER, S.: Über den Bau der Milz. S.-B. Ges. Morph. u. Physiol. München 1909, S. 1—10. ~ Über den Bau der capillaren Milzvenen (Milzsinus). Eine kritische Studie und eigene Beobachtungen. Arch. mikr. Anat. **76**, 608—657 (1911). — MOLLISON, P. L.: The life-span of red blood cells. Lectures on the Scientific Basis of Medicine 2. London 1954. ~ Destruction of incompatible red cells "in vivo" in relation to antibody characteristics. In: Mechanism of cells and tissue damage produced by immune reaction. II. Intern. Symposium on Immunopathology. Basel: Schwabe 1962. — MOMIGLIANO-LEVI, G.: Formazione e maturazione delle fibre collagene nelle colture di tessuti. Significato della distribuzione reticolare o fascicolare dello stroma collageno nei vari organi. Z. Zellforsch. **16**, 389—412 (1932). — MOMOSE, M.: Über die histologischen Veränderungen der Milz bei experimentellem Hyperthyreoidismus der weißen Ratten. Folia endocr. japon. **9**, 103—104 (1934). — MONANNI, J., u. G. H. BARTSCH: Splenomegalie bei traumatisch bedingter Milzvenenthrombose. Med. Klin. **30**, 1595—1597 (1934). — MONDEN, Y.: Total number of lymphocytes contained in the thymo-lymphatic system of rats as estimated by means of DNA determination. Acta haemat. jap. **18**, 617—624 (1955). ~ Quantitative evaluation of total cellular number and cellular density in the thymolymphatic organs of young adult albino rats by means of DNA determination. Okajimas Folia anat. jap. **32**, 193—206 (1959). — MONETTI, G.: Rapporti tra milza e vitamina C. Riv. Pat. sper. **25**, 167—176 (1940). — MONTAGNA, W., and CH. R. NOBACK: Localization of lipids and other chemical substances in the mast cells of man and laboratory mammals. Anat. Rec. **100**, 535—545 (1948). — MONTALDO, G., N. FRONGIA e A. PUSCEDDU: Osservazioni al microscopio elettronico sulla eritroemocateresi nella milza normale di coniglio. Arch. ital. Istol. pat. **38**, 8—18 (1964). — MONTI, R.: Su la fine distribuzione e le terminazioni dei nervi nella milza degli ucelli (nota). Boll. Scient. **1898**, 114. ~ Su la fine distribuzione e le terminazioni dei nervi nella milza. Boll. Scient. **1899**, 12. — MONTPELLIER, J., et L. CHIAPPONI: Folliculine et glandes a secretion interne: Thyroide, surrenales, rate, foie. C. R. Soc. Biol. (Paris) **104**, 375—376 (1930). — MOON, V. H.: Racial variation in size of the spleen. Arch. Path. **5**, 1040—1043 (1928). — MOORE, D. H., and H. RUSKA: The fine structure of capillaries and small arteries. J. biophys. biochem. Cytol. **3**, 457—462 (1957). — MOORE, D. W.: Rupture of the spleen in pregnancy. West. J. Surg. **64**, 306—317 (1956). — MOORE, M. A. S., and J. J. T. OWEN: Chromosome marker studies in the irradiated chick embryo. Nature (Lond.) **215**, 1081—1082 (1967). — MOORE, R. D., V. R. MUMAW, and M. D. SCHOENBERG: The transport and distribution of colloidal iron and its relation to the ultrastructure of the cell. J. Ultrastruct. Res. **5**, 244—256 (1961). ~ The structure of the spleen and its functional implications. Exp. molec. Path. **3**, 31—50 (1964). ~ Changes in antibody producing cells in the spleen during the primary response. Exp. molec. Path. **4**, 370—390 (1965). — MOORE, R. D., J. RUPP, V. R. MUMAW, and M. D. SCHOENBERG: The reticuloendothelial system in the rabbit. Phagocytosis of saccharated iron oxide. Arch. Pathol. **72**, 51—60 (1961). — MOORE, R. D., and M. D. SCHOENBERG: Modification of cellular proliferation of the reticuloendothelial system in the rabbit. Exp. Cell. Res. **30**, 301—310 (1963). — MOORE, R. D., G. D. SORENSEN, and M. D. SCHOENBERG: Progressive cellular alterations of lymph nodes. Arch. Path. **67**, 274—280 (1959). — MOORE, R. D., A. S. WEISBERGER, and E. S. BOWERFIND JR.: Histochemical studies of lymph nodes in disseminated lupus erythematosus. Arch. Path. **62**, 472—478 (1956). — MORDASINI, E.: Über Splenome (Hamartome) der Milz. Virchows Arch. path. Anat. **298**, 594—615 (1937). — MOREL, CH., et A. SOULIE: Sur la presence d'elements du tissu myeloide dans la rate des insectivores. C. R. Ass. Anat. **6**, 86—89 (1904). — MORGAN, E. H.: Transferrin and albumin distribution and turnover in the rat. Amer. J. Physiol. 211, 1486—1494 (1966). — MORGAN, M. C., R. P. KEATING, and E. H. REISNER: Survival of radiochromate-labeled platelets in rabbits. J. Lab. clin. Med. 46, 521—529 (1955). — MORGENROTH, K.: Elektronenmikroskopische Untersuchungen der Wirkung ionisierender Strahlen auf die Feinstruktur von Leber und Milz von Mäusen. Med. Diss. Münster 1962. — MORGENSTERN, S.: Fall einer Agenesie der Milz. Russ. Arch. path. Anat. path. Physiol. 4, 139 (1938). — MORI, A.: Studien über Funktionsumstimmung der Organe, besonders der Milz und der Epithelkörperchen, durch Injektion von Ca-Salz-Lösung. J. Chosen med. Ass. 29, 38—40 (1939a). ~ Studien über die Funktionsumstimmung der Organe. Umstimmung der Milz und der Epithelkörperchen durch Zuführung des eigenen Hormons und gegenseitiges Verhältnis der beiden Organe. J. Chosen med. Ass. 29, 296 (1939b). — MORI, C.: Vergleichung der Komplementverbindungsreaktion der Extrakte aus dem Unterhautgewebe, der Milz und dem Knochemark und des Blutserums des mit Rickettsia mooseri immunisierten Meerschweinchens und mikroskopische Untersuchung der fibrohistiocytären Zellgemeinschaft in der Unterhaut. Arch. Histol. Jap. (Okayama) 8, 327—340 (1955). — MORIOKA, T.: Haemosiderose der Milz nach Bluttransfusion. Arch. jap. Chir. 16, 1 (1939). — MORITO, K.: Beiträge zur Kenntnis der Wechselbeziehungen zwischen Knochenmark und Milz. Trans. Jap. path. Soc. 20, 480—482 (1930). — MORONE, G.: Di alcune osservazioni sulla genesi e sulla funzione fagocitaria dei megacariociti. Haematologica 9, 117—155 (1928). — MOROSOW, B. D.: Weitere Explantationsversuche an getrockneten Geweben der Wirbeltiere (Gehirn, Herz, Milz, Testikel und Haut). Arch. exp. Zellforsch. 10, 157—173 (1931). — MORRIS, W. T.: In vivo studies on the optimum time for the action of colchicine on mouse lymphoid tissue. Exp. Cell Res. 48, 209—212 (1967). — MORRISON, M., M. LEDERER, and W. Z. FRADKIN: Accessory spleens; their significance in essential thrombocytopenic purpura hemorrhagica. Amer. J. med. Sci. 176, 672—681 (1928). — MORRISON, R. W., and M. H. HACK: Histochemical studies in Gaucher's disease. Amer. J. Path. 25, 597—603 (1949). — MORUJO, A. A.: Arterias terminales del bazo. An. Anat. 13, 91—99 (1964). — MOSCHCOWITZ, E.: Pathogenesis of hypertension of the portal circulation. Amer. J. Med. 17, 1—5 (1954). — MOSKALENKO, I. P.: On the desoxyribonuclease activity of tissues during the early stages of radiation demage. Radiobiologija (Moskau) 4, 381—383 (1964). — MOTIDA, N., N. KOYEMUNA u. T. SASAO: Histologische Untersuchungen an der Rattenmilz bei Langzeitschwachbestrahlung. Radiologica (Berl.) 1, 213—220 (1937). — MOTULSKY, A. G., F. CASSERD, E. R. GIBLETT, G. O. BROUN JR., and C. A. FINCH: Anemia and the spleen. New Engl. J. Med. 259, 1164—1169 (1958). — MOUNTAIN, I. M.: Antibody production by spleen in vitro. I. Influence of cortisone and other chemicals. J. Immunol. 74, 270—277 (1955). — MOURIQUAND, C., SAINT-PIERRE G. et V. EDEL: Recherches sur le fer splénique au cours du scorbut aigu expérimental du cobaye. C. R. Soc. Biol. (Paris) 150, 1575—1577 (1956). — MOVAT, H. Z.: Experimentelle Studien über die allergische Gewebsreaktion. Beitr. path. Anat. 116, 238—248 (1956). — MOVAT, H. Z., and N. V. P. FERNANDO: The fine structure of connective tissue. II. The plasma cell. Exp. molec. Path. 1, 535—553 (1962). ~ The fine structure of lymphoid tissue. Exp. molec. Path. 3, 546—568 (1964). ~ The fine structure of the lymphoid tissue during antibody formation. Exp. molec. Path. 4, 155—188 (1965). — MOVAT, H. Z., and D. R. WILSON: The fine structure of plasma cells in relation to their function. Canad. med. Ass. J. 81, 154—159 (1959). — MOVITZ, D.: Accessory spleens and experimental splenosis. Principles of growth. Chicago Med. Sch. Quart. 26, 183—187 (1967). — MROWKA: Die normale Milz des Pferdes und ihre pathologischen Veränderungen bei chronischer infektiöser Anämie. Z. Veterinärk. (Berl.) 31, 49—55 (1919). — MÜLLER, G.: Beitrag zur Kenntnis der Milzcysten. Inaug.-Diss. Göttingen 1936. — MÜLLER, H. K.: Versuche über den Einfluß der Milz auf die Blutzusammensetzung nach großen Aderlässen. Z. Biol. 87, 307—318 (1928). — MÜLLER, I.: Über die plasmazelluläre Reaktion der Milz, besonders beim Karzinom. Zbl. allg. Path. path. Anat. 55, 180—182 (1932). — MÜLLER, K.: Der Milzbefund im Rahmen der laparoskopischen Diagnostik. Med. Klin. 58, 910—914 (1963). — MÜLLER, K., u. H. HENNING: Routinemäßige Darstellung der Milz bei der Laparoskopie. Med. Klin. 62, 3—14 (1967a). ~ Die Milz im laparoskopischen Bild. Med. Mitt. (Schering) 28, 13—19 (1967b). — MÜLLER, L. R.: Lebensnerven und Lebenstriebe. Berlin: Springer 1931. — MÜLLER, O.: Die Milz. In: Die kleinsten Blutgefäße des Menschen, Bd. 1, S. 546—576. Stuttgart: Ferdinand Enke 1937. — MÜLLER, P.: Histochemisch nachweisbarer Eisengehalt in Leber, Milz und Niere beim Rind in verschiedenen Altersstufen. Vet.-med. Diss. Hannover 1940. — MÜLLER, W.: Über den feineren Bau der Milz. Leipzig-Heidelberg 1865. ~ Milz. In: Handbuch der Lehre von den Geweben, hrsg. v. S. STRICKER, Bd. I. S. 251—262. Leipzig: W. Engelmann 1871. — MUHLETHALER, J.-P.: Quelques observation sur des cultures in vitro en presence de bleu de Trypan. Acta anat. (Basel) 15, 156—175 (1952a). ~ De la mobilisation des histocytes a l'état de macrophages. Acta anat. (Basel) 15, 289—300 (1952b). — MUIR, C. S.: Splenic agenesis and multilobulate spleen. Arch. Dis. Childh. 34, 431—435 (1959). — MUN, A. M., and E. R. BURNS: Donor-host cell interaction in homologous splenomegaly in the chick embryo. Biol. Bull. 127, 467—477 (1964). — MUNAKATA, K.: Studies on transplantation of bone marrow and spleen cells. Nagoya J. med. Sci. **29**, 129—138 (1966). — MUNGYEROVÁ, G., u. CH. JERUSALEM: Reaktionen von Milzzellen in vitro bei der experimentellen Malaria-Infektion. (Plasmodium berghei.) Z. Zellforsch. **71**, 364—386 (1966). ~ Abnormale Mitosen von Milzzellen in vitro als Folge der experimentellen Malaria-Infektion. Verh. Anat. Ges., 62. Vers. 1967. Erg.-H. Anat. Anz. **121**, 203—208 (1968). — MUNK PLUM, C.: Extramedullary blood production. Blood **4**, 142—149 (1949). — MURATA, H.: Comparative studies of the spleen in submamma- lian vertebrates. I. Topographical anatomy and relative weight of the spleen. Okajimas Folia anat. jap. **33**, 1—9 (1959a). ~ Comparative studies of the spleen in submammalian verte- brates. II. Minute structure of the spleen, with special reference to the periarterial lymphoid sheat. Bull. Yamaguchi med. School **6**, 83—106 (1959b). — MURPHY, J. B.: The lympho- cyte in resistance to tissue grafting, malignant disease, and tuberculous infection. New York, Rockefeller Inst. Med. Res. Monogr. **21** (1926). — MURRAY, R. G.: The thymus. In: Histo- pathology of irradiation from external and internal sources, ed. by W. BLOOM, Bd. VII, p. 446—501. New York: McGraw-Hill Book Co. 1948. ~ Fate of thymidine-H^3-labeled lymphocytes after intravenous and subcutaneous injection in rats and guinea pigs. Amer. Ass. Anat. 75th Sess. 1962. Anat. Rec. **142**, 261 (1962). — MURRAY, R. G., and A. MURRAY: Studies on the fate of lymphocytes. II. Intravenous injection of labeled thymic lymphocytes into homologous rats and isologous mice. Anat. Rec. **150**, 95—111 (1964). — MURRAY, R. G., and P. A. WOODS: Studies on the fate of lymphocytes. III. The migration and metamorphosis of in situ labeled thymic lymphocytes. Anat. Rec. **150**, 113—128 (1964). — MUSOTTO, G.: Beitrag zum Studium der knötchenartigen Gebilde bei Mißbildung der Milz. Riv. san. sicil. **26**, 10—16 (1938). — MUSTARD, R. L., and E. M. CHANDLER: Accessory spleens in idiopathic thrombocytopenic purpura. Surgery **34**, 101—103 (1953). — MUTO, K.: Zur Kenntnis der Basalmembran. Virchows Arch. path. Anat. **300**, 652—669 (1937).

NACHTSHEIM, H.: Erbpathologie der Nagetiere. E. Kreislaufsystem. II. Blutbildende Organe. In: Pathologie der Laboratoriumstiere, hrsg. von P. COHRS, R. JAFFÉ, H. MEESSEN, Bd. II, S. 310—452. Berlin-Göttingen-Heidelberg: Springer 1958. — NADEL, E. M.: Spleno- megaly with excess numbers of Kurloff cells in guinea pigs treated with stilbestrol. J. nat. Cancer Inst. **13**, 605—617 (1952). — NÄÄTÄNEN, E., S. ERIKSON, and K. KALTIOKALLO: Some observations on the formation and topography of the portal vein. Ann. Acad. Sci. fenn. A5 **32**, 1—11 (1952). — NAEGELI, TH.: Die Stromverhältnisse im Pfortadersystem. Dtsch. Z. Chir. **222**, 92—96 (1930). ~ Zwei seltene Milztumoren. Schweiz. med. Wschr. **64**, 652—653 (1934). ~ Milz. Aus: Pathologische Physiologie chirurgischer Erkrankungen. Berlin: Springer 1938. — NAEGELI, TH., u. DERRA: Auswirkungen der Pfortader- und Milzunter- bindung auf Blutgase und Blutmenge. Schweiz. med. Wschr. **16**, 86—89 (1935). — NAEGELI, TH., u. MEYTHALER: Die Beteiligung der Milz an der Gallenfarbstoffbildung. Naunyn-Schmie- debergs Arch. exp. Path. Pharmak. **165**, 571—582 (1932). — NAEGELI, TH., u. K. REINBOLD: Experimentelle Untersuchungen über den Einfluß der Entnervung, der Arterienunterbindung und der Entfernung der Milz auf das periphere Blutbild. Dtsch. Z. Chir. **228**, 404—406 (1930). NAEGELI, TH., u. C. V. SCANZONI: Experimentelle Untersuchungen der Milzfunktion an Hand der Röntgendarstellbarkeit der Milz. Dtsch. Z. Chir. **288**, 397—404 (1930). ~ Weitere experi- mentelle Untersuchungen der Milzfunktion mit Hilfe der Röntgendarstellbarkeit der Milz. Dtsch. Z. Chir. **232**, 147—153 (1931). ~ Die Darstellbarkeit der Milz im Röntgenbild als Untersuchungsmethode für die Milzfunktion. Klin. Wschr. **11**, 200 (1932). — NAGAI, K.: Experimentelle Studien über die Histogenese des Tuberkels im Lymphknoten. Frankfurt. Z. Path. **67**, 293—307 (1956). — NAGAMITSU, N.: Morphologie der japanischen Fötalmilzen. Niigata Kaibo Shuho **26**, 134—155 (1953). — NAGEL, A.: Die mechanischen Eigenschaften der Kapillarwand und ihre Beziehungen zum Bindegewebe. Z. Zellforsch. **21**, 376—387 (1934). — NAGEOTTE, J.: Coagulation fibrillaire in vitro du collagène dissous dans un acide dilué. C.R. Acad. Sci. (Paris) **184**, 115—117 (1927a). ~ Metastructure et croissance des fibrilles, formation des faisceaux dans le caillot artificiel du collagène. C.R. Soc. Biol. (Paris) **96**, 1268—1271 (1927b). ~ Sur la solubilité du collagène dans les acides dilués. C.R. Soc. Biol. (Paris) **98**, 15—16 (1928). ~ Collagène A et collagène B. C.R. Soc. Biol. (Paris) **104**, 156—159 (1930). ~ Essais de reproduction in vitro de la trame collagène et hypotheses relatives à la construction de cette trame in vivo. Ann. Anat. Path. **8**, 1—12 (1931). ~ Sur la structure et la metastructure de la trame collagène chez l'adulte. Bull. Histol. Techn. micr. **4**, (1934). — NAGEOTTE, J., and L. GUYON: Reticulin. Amer. J. Path. **6**, 631—634 (1930). ~ Considérations générales sur la trame conjonctive. Arch. Biol. (Paris) **41**, 1—35 (1931). — NAGY, T., J. BAZSÔ u. L. LAMPÉ: Die Mißbildungs-Häufigkeit in 27 Jahren. Zbl. Gynäk. **83**, 866—880 (1961). — NAITO, E.: Über die Lymphgefäße im Inneren der Milz. Kaibogaku Zasshi **4**, 1421—1424 (1932). — NAJEAN, Y., N. ARDAILLOU, J. CAEN, M. J. LARRIEU, and J. BERNARD: Survival of radiochromium-labeled platelets in thrombocytopenias. Blood **22**, 718—732 (1963). — NAJEAN, Y., M. J. LARRIEU, and J. BERNARD: Survival of platelets labeled with radiochromium. Study of 104 cases. Rev. franç. Hémat. **1**, 36—54 (1961). — NAKAJIMA, A.: Beiträge zur Histologie der Amphibienmilz, mit besonderer Berücksichtigung ihrer jahreszeitlichen Veränderungen. Folia anat. jap. **6**, 497—536 (1928). ~ Über die Morphogenese der Milz von Megalobatrachus japonicus. Folia anat. jap. **7**, 93—112 (1929a). ~ Zur Morphologie und Entwicklungsgeschichte der Milz von Hynobius fuscus. Folia anat. jap. **7**, 305—323 (1929b). — NAKAMURA, K.: Foetal-pathological study of the spleen in human foetuses and newborns associated with anencephalus and renal agenesis. Nagasaki Igakkai Zasshi **34**, 1392—1407 (1959). — NAKANO, A.: Zur physischen Anthropologie der Ainu. Makroskopische Untersuchung der Eingeweideorgane. 8. Die Milz. Hokkaido Igoku Zasshi **11**, 76 (1933). — NAKANO, T.: Studien über die argentaffinen Fasern der Milz des Menschen. II. Der normale Bau. Trans. Soc. Path. Jap. **30**, 68—72 (1940). — NAKATA,K.: Observations on living mice spleen by means of fused quartz transillumination method. I. On the circulation of the small blood vessels of normal mice spleen. Acta haemat. jap. **15**, 372—379 (1952). — NAKIĆ, B., and A. KAŠTELAN: Quantitative analysis of the chimaeric state in mice. I. Pattern of distribution of donor cells in the lymphoid organs of hosts neonatally inoculated with isologous spleen cells. Immunologie **12**, 609—614 (1967). — NAKIĆ, B., A. KAŠTELAN, J. MIKUŠKA, and ANKA BUNAREVIĆ: Quantitative analysis of the chimaeric state in mice. II. Cytological examination of the proportion of proliferating donor and host cells in runt disease in mice. Immunologie **12**, 615—627 (1967). — NAPIER, E.: A spleen-puncture syringe. Indian J. med. Res. **16**, 149—152 (1928/29). — NATHAN, SH.: Untersuchung über die Beziehungen zwischen Plasmazellen und Gitterfasernetz. Med. Diss. Basel 1956; Ärzt. Wschr. **12**, 354—356 (1957). — NATUCCI, G., e L. GIARELLI: Sull'importanza della linfostasi nella patologica splenica. Riv. Anat. pat. **4**, 10—24 (1951). ~ Sulla riproduzione sperimentale delle aree di Gamna mediante stasi linfatica. Riv. Anat. pat. **5**, 437—464 (1952). — NAUCK, E. G.: Immunitätsprobleme bei Malaria. Z. Tropenmed. Parasit. **4**, 285—298 (1953). — NAWAR, G.: On the anatomy of clarias lazera. J. Morph. **97**, 179—214 (1955). — NECKEL, I.: Über Spiralstrukturen gequollener Kollagen- und Retikulinfibrillen. Z. wiss. Mikr. **60**, 298—304 (1951/52). — NEDER, A. M.: Estudo anatômico das zonas venosas lienais e alguns aspectos de sua drenagem no Homem. Tese Doutoramente Cátedra Anatomia Fac. Med. Univ. Minas Gerais 1958. — NEHER, G. H., and B. V. SIEGEL: Ultrastructure of antibody release from plaque forming cells. Vox sang. (Basel) **14**, 63—66 (1968). — NEIMANN, N., C. PERNOT, P. VERT, and A. M. WORMS: The syndrome of Ivemark serious congenital cyanotic cardiopathy, thoracoabdominal complex heterotaxy and aspleny or polypleny. Arch. Mal. Coeur. **59**, 876—900 (1966). — NEMILOFF, A. W.: Zur Frage über die Altersveränderungen der Milz bei Säugetieren. Arch. russ. anat. **15**, 40—56 (1936). — NERURKAR, M. K., A. J. BAXI, N. S. RANADIVE, M. V. NERURKAR, and M. B. SAHASRABUDHE: Influence of post-irradiation administration of methionine on the levels of deoxyribonucleic acid in bone marrow, spleen and liver of rats. Nature (Lond.) **180**, 193—194 (1957). — NESTEROW, W.: Das Schicksal von Hühnererythrocyten im fremden Organismus. Z. Zellforsch. **22**, 263—274 (1935). — NEUBERGER, A., and J. F. S. NIVEN: Haemoglobin formation in rabbits. J. Physiol. (Lond.) **112**, 292—310 (1951). — NEUBERT, K.: Der Übergang der arteriellen in die venöse Blutbahn bei der Milz. Z. Anat. Entwickl.-Gesch. **66**, 424—450 (1922). ~ Der Feinbau der Lymphknotenkapsel beim Menschen. Z. Anat. Entwickl.-Gesch. **110**, 709—725 (1940). — NEUFELD, F., u. H. LOEWENTHAL: Phagocytose. In: Handbuch der normalen pathologischen Physiologie, hrsg. v. A. BETHE, G. v. BERGMANN, G. EMBDEN und A. ELLINGER, Bd. XIII, S. 813—831. Berlin: Springer 1929. — NEUGARTEN, L.: Über das Gewicht der Milz bei gesunden Erwachsenen. Anat. Anz. **54**, 229—235 (1921). — NEUKOMM, S.: Fer ionique et système réticuloendothélial périphérique. Acta anat. (Basel) **1**, 411—417 (1945/46). — NEUMANN, H., u. E. HOMMER: Über den Nachweis eosinophiler Entwicklungsstufen im Gewebe. Dtsch. Arch. klin. Med. **196**, 735—738 (1950). ~ Versuche zur experimentellen Auslösung eosinophiler Metaplasien. Dtsch. Arch. klin. Med. **198**, 189—195 (1951). — NEUMANN, H., u. E. KREIS: Allergie und Gewebseosinophilie. Verh. dtsch. Ges. inn. Med. **60**, 818—822 (1954). — NEUMANN, K.: Anwendung der Gefriertrocknung für histochemische Untersuchungen. In: Handbuch der Histochemie, hrsg. von W. GRAUMANN und K. H. NEUMANN, Bd. 1, Tl. 1, S. 1—77. Stuttgart: G. Fischer 1958. — NEUVILLE, H.: Recherches sur le genre „Steno" et remarques sur quelques autres Cétacés. Arch. Mus. Hist. nat. Paris **3**, 200—214 (1928). — NEWMAN, W. V., and G. H. WHIPPLE: 4. Hemoglobin injections and conservation of pigment by kidney, liver and spleen. The influence of diet and bleeding. J. exp. Med. **55**, 637—652 (1932). — NGUYEN-HUU: Territoires artériels de la rate. II. Etude expérimentale. Possibilités de résection partielle réglée de la rate. Bull. Soc. int. Chir. **18**, 31—38 (1939). — NICOL, T., and A. ABOU-ZIKRY: Influence of oestradiol benzoate and archidectomy on the reticulo-endothelial system. Brit. med. J. **1953**I, 133—134. — NICOL, T., and D. L. J. BILBEY: Elimination of macrophage cells of the reticulo-endothelial system by way of the bronchial tree. Nature (Lond.) **182**, 192—193 (1958). — NICOL, T., D. L. J. BILBEY, J. CORDINGLEY, and C. DRUCE: Response of the reticulo-endothelial system to stimulation with oestrogens. Nature (Lond.) **192**, 978—979 (1961). — NICOL, T., G. BROWNLEE, C. DRUCE, and C. C. WARE: Effect of the three compounds related to diethylstilboestrol on the phagocytic activity of the reticulo-endothelial system.

Nature (Lond.) 187, 1032—1033 (1960). — NICOLAJEVA, N. U., u. N. A. PROPATOVA: Veränderungen von Milz und Lymphknoten bei Tieren nach kurzfristiger Röntgenbestrahlung. Probl. Gemat. 5, 29—34 (1960). — NIDA, S. v., u. H. BALDAUF: Magnesiumgehalt der Milz bei gutartigen und bösartigen Erkrankungen. Ärztl. Forsch. 8, 368—371 (1954). — NIESNER, F.: Über eine fast vollständige, vermutlich traumatische Milznekrose. Med. Klin. 28, 755—756 (1932). — NIESSING, K.: Nierenkapsel und Gitterfasersysteme in ihren funktionellen Beziehungen zur Form und Architektur der Niere. Morph. Jb. 75, 331—373 (1935). ~ Kontraktionsvorgänge am Netz und Mesenterium unter besonderer Berücksichtigung des Verhaltens der Zellkerne. Verh. anat. Ges. (Jena) 46 (1938); Erg.-H. Anat. Anz. 87, 106—111 (1938/39). — NIEWISCH, H., H. VOGEL, and G. MATIOLI: Concentration, quantitation and identification of hemopoietic stem cells. Proc. nat. Acad. Sci. (Wash.) 58, 2261—2267 (1967). — NIHOYANNO-POULOS, J., L. ZANNOS, C. OECONOMOU-MAVROU, and E. STATHEROU: Report of a case with congenital absence of the spleen and laevocardia. J. clin. Path. 9, 323—325 (1956). — NIKLAS, A., u. W. MAURER: Autoradiographie. In: HOPPE-SEYLER/THIERFELDER, Handbuch der physiologisch- und pathologisch-chemischen Analyse, 10. Auf., Bd. 2, Tl. 2, S. 734—773. München u. Wien: Urban & Schwarzenberg 1955. — NIKLAS, A., u. W. OEHLERT: Autoradiographische Untersuchung der Größe des Eiweißstoffwechsels verschiedener Organe, Gewebe und Zellarten. Beitr. path. Anat. 116, 92—123 (1956). — NIKOLAJEW, L. P.: Alters-, Geschlechts- und Konstitutionsunterschiede in den Körpermaßen und dem Organgewicht bei Erwachsenen. Die Korrelation der physischen Merkmale. Mater. z. Antropol. Ukraine 3, 9—97 (1927). — NIKOLAJEW, P. W.: Einige Fälle seltener Variationen in den Abzweigungen der Äste von der Aorta. Anat. Anz. 76, 53—61 (1933). — NINNI, M., e F. BELLONI: Sulla trasformazione della leucemia mieloide cronica in leucemia basofila subacuta. Haematologica 37, 1455—1468 (1953). — NISHIMURA, S.: Über die Beziehung zwischen der Nebenniere, besonders der Nebennierenrinde und den verschiedenen endokrinen Organen. Folia endocr. jap. 4, 87—88 (1929). — NISHIOKA, T.: Experimentelle Studien über die Reparations- und Regenerationsvorgänge geschädigten Milzgewebes beim Kaninchen. Trans. Soc. path. jap. 25, 385—387 (1935). — NISIMARU, Y.: Blood and lymph vessels and body fluid flow in the kidney. Hiroshima J. med. Sci. 15, 153—170 (1966). — NISIMARU, Y., and F. R. STEGGERDA: Observations on the structure and function of certain blood vessels in the spleen. J. Physiol. (Lond.) 74, 327—337 (1932). — NITSCHE, O.: Die pathologischen Veränderungen in der Milz bei Vogelmalaria. Arch. wiss. prakt. Tierhk. (Berl.) 60, 410—425 (1929). — NOERTHEN, K.: Die Nervenversorgung der Katzenmilz. Morph. Jb. 95, 56—78 (1955). — NOGUCHI, H.: Etiology of Oraya Fever. 6. Pathological changes observed in animals experimentically infected with Bartonella bacilliformis. The distribution of the parasites in the tissues. J. exp. Med. 45, 437—454 (1927). — NOMURA, T.: Über die Innervation der Milz und die Veränderungen der Milznerven der Taube bei der Reiskrankheit. Trans. Jap. Path. Soc. 18, 318—321 (1928). ~ Über die Innervation der Milz, insbesondere hinsichtlich ihrer Histopathologie. Mitt. med. Akad. Kioto 4, 109—110 (1930a). ~ Über die Innervation der Milz, insbesondere hinsichtlich ihrer Histopathologie. (II. Mitt.) Mitt. med. Akad. Kioto 4, 171—172 (1930b). — NORD, H. J.: Quantitative Untersuchungen an Mus musculus domesticus Rutty 1772. (Absolute und relative Gewichte von Gehirn, Herz, Lunge, Leber, Milz, Nieren und Hoden.) Zool. Anz. 170, 311—335 (1963). — NORDENSON, N. G.: Die diagnostische Bedeutung der Leber-, Milz- und Lymphdrüsenpunktion (nach Eindrücken von einer Studienreise nach Paris im Frühjahr 1939). Nord. Med. 1939, 3132—3136; Ref. Kongr.-Zbl. ges. inn. Med. 103, 370 (1940). — NORDLANDER, N. B.: Über das Austreten von Kalium aus den roten Blutkörperchen im Reservoirblut der Milz. Acta physiol. scand. 4, 323—329 (1942). — NORDMANN, M.: Die Grenzen der Erkenntnismöglichkeiten bei der Vitalmikroskopie des Kreislaufs. Europ. Konf. Mikrozirkulation Hamburg 1960. Bibl. anat. (Basel) 1, 21—37 (1961). — NORTON, S., and H. R. WOLFE: The growth of the spleen in the chicken. Anat. Rec. 105, 83—93 (1949). — NORTON, S., H. R. WOLFE, and J. F. CROW: Effect of injektions of soluble antigen on the spleen size and antibody production in chickens. Anat. Rec. 107, 133—147 (1950). — NOSSAL, G. J. V., and O. MAKELA: Autoradiographic studies on the immune response. I. The kinetics of plasma cell proliferation. J. exp. Med. 115, 209—230 (1962). — NOSSAL, G. J. V., J. MITCHELL, and W. McDONALD: Autoradiographic studies on the immune response. 4. Single cell studies on the primary response. Aust. J. exp. Biol. med. Sci. 41, Suppl., 423—435 (1963). — NOUZA, K.: Age dependence of poor growth and inability to establish permanent grafts of H-2b homozygous mouse cells in compatible F1 hybrids. Folia biol. (Praha) 13, 160—163 (1967). — NOUZA, K., u. A. LENGEROVÁ: Spezifische Züge im Ergebnis der Transplantation fremder blutbildender und lymphoider Zellen im Bereich der semiletalen Bestrahlung. Folia biol. (Praha) 11, 17—33 (1965). — NOVELLI, A.: Sulla presenza nelle milza di cavia durante la gravidanza e l'allattamento di particolari cellule di aspetto colloide: loro relazione con i cosidetti corpi di Kurloff. Haematologica 34, 825—837 (1950). — NOVIKOV, D. K.: Skin homotransplantation in rats following treatment of donors with recipient spleen suspensions. Bjull. eksp. Biol. Med. 59, 95—97 (1965). — NOWAK, M.: Variation of the celiac trunk in man.

Folia morph. (Warszawa) 27, 55—74 (1968). — Nowell, P. C., L. J. Cole, P. L. Roan, and J. G. Habermeyer: The distribution and in situ growth pattern of injected rat marrow in X-irradiated mice. J. nat. Cancer Inst. 18, 127—143 (1957). — Nowotny, P.: Contribution to the enzyme histochemistry of the lymphoreticular system. Z. ges. exp. Med. 137, 383—395 (1963). — Nunno, R. de: Azione alcuni sali doppi di antimonio sulla milza e sul sistema cardio-vasculare, meccanismo della splenocontrazione de Sb. Arch. ital. med. sper. 7, 65—82 (1940a). ~ Ritmo d'accumula e d'eliminazione dell'antimonia (Ricerche sulla radiopacità epato-splenica da tartaro stibiato per os). Studi sassaresi 18, 9—13 (1940b). — Nygaard, O. F., and R. L. Potter: Effect of X-radiation on DNA metabolism in various tissues of the rat. I. Incorporation of C14-thymidine into DNA during the first 24 hours of postirradiation. Radiat. Res. 10, 462—476 (1959). ~ Effect of X-radiation on DNA metabolism in various tissues of the rat. II. Recovery after sublethal doses of irradiation. Radiat. Res. 12, 120—130 (1960a). ~ Effect of X-radiation on DNA metabolism in various tissues of the rat. III. Retention of labeled DNA in normal and irradiated animals. Radiat. Res. 12, 131—145 (1960b).

Oberniedermayer, A.: Der Weg des Blutes durch die Hundemilz. Krkh.-Forsch. 3, 476—489 (1926). — Obiger, L.: Untersuchungen über Altersveränderungen in der Milz bei Hunden. Vet.-med. Diss. 1940. — Occhioni, P.: Il sistema organico dei macrofagi. Haematologica 8, 517—558 (1927). — Ocken, H.: Mikroskopische Untersuchungen über die marklosen Nervenfasern der Milz. 1875; zit. nach Harting 1952. — Oda, K.: Einwirkungen des Milzhormons auf den Cholesterinstoffwechsel. Okayama Igakkai Zasshi 44, 1916 (1932). — Oda, S., u. H. Kamon: Über den Einfluß einiger Salze auf das Wachtum der kultivierten Herzkammer- und Milzstückchen vom Hühnerembryo in vitro. Folia pharmacol. jap. 6, 118—136 (1927). — Odeblad, E., E. L. Dobson, A. Odeblad, and H. B. Jones: Autoradiographic study of the distribution of radioactive chromic phosphate in liver, spleen and lung of the mouse. Amer. J. Physiol. 181, 210—214 (1955). — Odnoralow, N. I.: Ein Fall von Verdoppelung der Milzarterie. Bull. Soc. Anat. Anthr. (Rostow) Lief. 2, 20—122 (1929). — Oeff, K.: Nuclearmedizinische Methoden zur Milzuntersuchung. Internist (Berl.) 9, 15—22 (1968). — Oehlert, W.: Autoradiographische Untersuchungen bei der experimentellen Aspergillose der Ratte (Größe des Eiweiß-Umsatzes verschiedener Zellen untersucht mit S 35-markierten Thioaminosäuren). Acta histochem. (Jena) 6, 315—332 (1959). — Oehlert, W., u. B. Schultze: Die Kerngröße als Ausdruck der synthetischen Aktivität des Kerns (Autoradiographische Untersuchungen mit radioaktiv-markierten Aminosäuren zur Größe der Proteinsynthese im Kern verschiedener Zellarten der Ratte). Beitr. path. Anat. 123, 101—113 (1960). — Oehlert, W., B. Schultze u. W. Maurer: Autoradiographische Untersuchungen zur Frage der Eiweißsynthese innerhalb des Kerns und des Cytoplasmas der Zelle (Untersuchung mit H3-Leucin, S35- und C14-markierten Aminosäuren an Maus und Ratte). Beitr. path. Anat. 122, 289—312 (1960). — Oehme, C.: Das Lymphsystem. In: Handbuch der normalen und pathologischen Physiologie, hrsg. von A. Bethe, G. v. Bergmann, G. Embden, A. Ellinger. Bd. VI/2, Tl. 2, S. 925—994. Berlin: Springer 1928. — Ökland, F.: Vom Lymphocyt zur Knochenzelle. Acta path. microbiol. scand. 17, 466—480 (1940). — Oeller, H.: Lymphdrüsen und lymphatisches System. In: Handbuch der normalen und pathologischen Physiologie, hrsg. von A. Bethe, G. Embden, G. v. Bergmann, A. Ellinger, Bd. VI/2, Tl. 2, S. 995—1109. Berlin: Springer 1928. — Österlind, G.: Die Reaktion des lymphatischen Gewebes während der Ausbildung der Immunität gegen Diphtherietoxin; experimentelle Untersuchungen speziell über die Beziehungen der Reaktionszentren zum Immunisierungsmechanismus. Acta path. microbiol. scand., Suppl. 34, 1—139 (1938). ~ Über die Mengenverhältnisse der Sekundärknötchen in der Milz des normalen Kaninchens in verschiedenen Altersstufen. Z. Alternsforsch. 2, 318—347 (1940). — Ohé, T.: Iconography on the abdominal cavity and viscera of the Balaenoptera with special remarks upon the peritoneal coverings. Sci. Rep. Whale Res. Inst. 5, 17—39 (1951). — Ohta, Y.: Cubical anatomy of several ducts and vessels by injection method of acrylic resin III. On the vascular system of the spleen in some mammals. Okajimas Folia anat. jap. 30, 13—41 (1957). — Ohta, Y., H. Hanai, H. Sawa, and T. Fujimoto: Cubical anatomy of several ducts and vessels by injection method of acrylic resin. IV. On the vascular system of the spleen in rat and mouse. Okajimas Folia anat. jap. 31, 407—417 (1958). — Ohta, Y., H. Hanai, and S. Tajivi: Cubical anatomy of several ducts and vessels by injection method of acrylic resin. Okajimas Folia anat. jap. 29, 279—286 (1956). — Ohuye, T.: On the changes in the blood, the liver and the bone of the Newt following splenectomy. Sci. Rep. Tôhoku. Imp. Univ. Sendai (4) 3, 71—86 (1927). ~ Hemocytopoietic effect of splenectomy in the Newt. Sci. Rep. Tôhoku Imp. Univ. Sendai (4) 7, 49—63 (1932). — Oka, A.: Über das Organgewicht der Leber und Milz. Kyoto Igakkai Zasshi 38, 406—430 (1941). — Oka, M.: Eine neue Methode zur röntgenologischen Darstellung der Milz (Lienographie). Fortschr. Röntgenstr. 40, 497—501 (1929). ~ Klinische Anwendung der „Lienographie", einer neuen Methode zur röntgenologischen Darstellung von Milz und Leber. Fortschr. Röntgenstr. 41, 892—898 (1930). — Okada, H.: Über den Unterschied der Wirkung von 3- und 5wertigen

Arsenverbindungen auf das Milzexplantat vom Hühnerembryo. Folia pharmacol. jap. **19**, 79 (1935). — OKADA, S., B. SCHLEGEL, and L. H. HEMPELMANN: Radiation-induced alterations of splenic-DNase II in activity in sucrose and aqueous homogenates. Biochim. biophys. Acta (Amst.) **28**, 209—210 (1958). — OKAMOTO, R.: Plasma cells of human spleen. Trans. Jap. path. Soc. **19**, 191—194 (1929). — OKAMOTO, T., und Y. KIKITSU: Über den Einfluß von Arsensäure und Kohlenteer auf das hühnerembryonale Milzgewebe in vitro. Trans. Jap. path. Soc. **20**, 303 (1930). — OKKELS, H.: Sur la disposition particulière du fer dans les organes parenchymateux après injection intraveneuse de diverses combinaisons ferrugineuses. Bull. Histol. Techn. micr. **6**, 321—337 (1929). — O'KUNEWICK, J. P., M. E. SPENCER, G. GLANCY, S. E. HERRICK, and T. G. HENNESSY: Erythropoiesis in the regenerating spleen. Nature (Lond.) **213**, 302—303 (1967). — OLIVA, L., e C. STUART: Le esperienze radiografiche nella evoluzione dello studio anatomico del sistema linfatico dell'uomo. Monit. Zool. ital. **71**, Suppl., 151—393 (1964). — OLIVER, J., F. BLOOM, and C. MANGIERI: On the origin of heparin. An examination of the heparin content and the specific cytoplasmic particles of neoplastic mast cells. J. exp. Med. **86**, 107—116 (1947). — OLIVO, O.: Differenziazione in vitro di fibre collagene. Boll. Soc. ital. Biol. sper. **5**, 109—111 (1930). ∼ Differenziazione di fibre collagene nelle colture in vitro in mezzo liquido. Boll. Soc. ital. Biol. sper. **8**, 589—591 (1933). — OMORI, Y.: Cytological studies on reticuloendothelial system. Acta med. biol. (Niigata) **2**, 439—460 (1954). — ONO, K.: Untersuchungen über die Entwicklung der menschlichen Milz. Z. Zellforsch. **10**, 573—603 (1930). ∼ Das lymphoretikuläre Gewebe. Trans. Soc. path. Jap. **30**, 1—28 (1940). — ONOE, T., and H. TSUKADA: Fine structures of the cells of the RES and their correlation to function. Tohoku J. exp. Med. **81**, 340—349 (1964). — OPITZ, H.: Der splenorenale Shunt im Porto- gramm. Leber und Milz, 4. Lebertagung d. Sozialmed., Bad Mergentheim 15.—17. Okt. 1965, hrsg. v. L. WANNAGAT, S. 155—160. Stuttgart: Georg Thieme 1967. — OPPEL, A.: Über Gitterfasern der menschlichen Leber und Milz. Anat. Anz. **6**, 165—174 (1891). — OPPER- MANN, TH.: Über Blutreserven des Pferdes und ihre Bedeutung für die Pferdezucht. Z. Gestüts- kde u. Pferdezucht **33**, 133—135 (1938). ∼ Über Blutreserven der Haustiere, insbesondere der Pferde. Hannover: Schaper 1947. — OPPERMANN, TH., W. MEYER u. K. W. LÖWE: Untersuchungen über Beziehungen zwischen Blutausrüstung, Exterieur und Leistung bei Truppenpferden. Z. Veterinärk. **49**, 157—189 (1937). — ORAHOVATS, D.: The spleen and the resistance of red cells. J. Physiol. (Lond.) **61**, 436—447 (1926). — ORLIC, D., A. S. GORDON, and J. A. G. RHODIN: An ultrastructural study of erythropoietin-induced red cell formation in mouse spleen. J. Ultrastruct. Res. **13**, 516—542 (1965). — ORLOVSKAYA, G. V., A. A. TUSTANOVSKY, and A. L. ZAIDES: Amorphous components of reticulin fibres and their role in histochemical reactions (Russian text). Arkh. Pat. **21**, 23—32 (1959). — ORSÓS, F.: Das Bindegewebsgerüst der Lymphknoten im normalen und pathologischen Zustand. Beitr. path. Anat. **75**, 15—134 (1926). ∼ Über die subkapsulären Schichten der Milz. Verh. dtsch. path. Ges. **25**, 220—229 (1930). — ORTEGA, L. G., and R. C. MELLORS: Cellular sites of formation of gamma globulin. J. exp. Med. **106**, 627—640 (1957). — ORTH, J.: Diskussionsbemerkung. Berl. klin. Wschr. **55**, 724 (1918). — ORTMANN, R.: Die Frage der Zottenanastomosen in der menschlichen Placenta. Unter besonderer Berücksichtigung der Fehlergrenze der Rekon- struktionsmethode nach dem Bornschen Wachsplattenverfahren. Z. Anat. Entwickl.-Gesch. **111**, 173—185 (1941). — OSAKO, R.: An electron-microscopical observation on the specific granules of eosinophil leucocytes of vertebrates. Acta haemat. jap. **22**, 134—150 (1959). — OSOBA, D., and J. F. A. P. MILLER: Evidence for a humoral thymus factor responsible for the maturation of immunological faculty. Nature (Lond.) **99**, 653—654 (1963). — OSOGOE, B.: Transplantation of hematopoietic tissues into the circulating blood. I. Experiments with lymph nodes in normal rabbits. Anat. Rec. **107**, 193—213 (1950). ∼ Phylogenetical study of spleen. Symposium on Hematology, vol. 7, p. 1—35 (1954). — OSOGOE, B., and K. OMURA: Transplantation of hematopoietic tissues into the circulating blood. Anat. Rec. **108**, 663—686 (1950). — OSTEN, W.: Verhalten des Splanchnicusgebietes und des Gesamtorganismus im tierexperimentellen hämorrhagischen Schock. J. ges. exp. Med. **131**, 30—49 (1959). — OTANI, T.: Etude hématologique des ganglions lymphatiques et du thymus. Sang **28**, 718—729 (1957). ∼ Etudes sur les lymphocytes. Arch. franç. Pédiat. **15**, 227—237 (1958). — OTTAVIANI, G.: Il sistema linfatico del coniglio. Arch. Ist. biochim. ital. **3**, 51—128 (1931). ∼ Ricerche comparative sui linfonodi, sui tronchi collettori linfatici e sulle reti linfatiche dell'instestino tenue e dell'instestino crasso e ricerche comparative sul tronco mesenteriale. Arch. ital. Anat. Embriol. **30**, 293—451 (1932a). ∼ Richerche sul sistema linfatico dei Chirotteri. Atti. Soc. ital. Progr. Sci., XXI. Riunione (Roma) **3**, 104—122 (1932b). ∼ Ricerche comparative sulla topografia e sulla morfologia delle reti sanguifere e linfatiche dello stomaco, dell' intestino crasso e confronti tra le reti. Padova: Tipografia del Seminario 1933a. ∼ Il sistema linfatico dei roditori. Atti Soc. med.-chir. Padova **12**, 812—844 (1933b). ∼ Contributi al sistema lin- fatico dei roditori. Parte II a: Sciurus italicus, Aractomis Marmotta. Atti. Ist. Veneto Sci. e Lett. Art. Venezia **94**, 895—991 (1934/35). ∼ Contributi al sistema linfatico dei roditori. Mus decumanus. Mus rattus var. alb. Mus musculus Arvicola arvalis. Arch. Ist. Biochim.

ital. **3**, 279—306 (1937a). ~ Contributi al sistema linfatico dei roditori. Parte III a: Fam. Myoxidae, Gen. Muscardinus avellanarius. Atti. Accad. Agr. Sci. Let. (Verona) **15**, 154—162 (1937b). ~ Il sistema linfatico della nutria. Contributi al sistema linfatico dei roditori. Parte Va: Myopotamus coypus. Atti R. Ist. Veneto, **98**, 297—331 (1938/39). ~ Il sistema linfatico dell' istrice (Hystrix cristata) e del mara (Dolichotis patagonica). Morph. Jb. **88**, 148—224 (1943). — OTTAVIANI, G., e M. CAVALLI: Contributi all'Anatomia del sistema linfatico del gatto. Nuova Vet. **11**, 169—191 (1933). — OTTAVIANI, G., e I. DONINI: Il sistema linfatico della talpa (Talpa europaea). Arch. zool. ital. **38**, 419—440 (1954). — OTTESEN, J.: On the age of human white cells in peripheral blood. Acta physiol. scand. **32**, 75—93 (1954). ~ The life cycle of the erythrocytes. Thèse sci. Copenhagen 1955. — OTUJI, F.: The relationship between tissue changes and the amount of hydroxyproline and hexosamine. J. Kurume med. Ass. **23**, 1831—1843 (1960). — OUDENDAL, A. J. F.: The Iron pigment in liver, spleen and kidneys. Mededeel. Dienst Volksgezondheit, Nederl.-Indie **1926**, 166—183. — OWEN, R. D.: Genetic aspects of tissue transplantation and tolerance. Amer. J. hum. Genet. **11**, 366—384 (1959).

PADAWER, J.: A stain for mast cells and its application in various vertebrates and in a mastocytoma. J. Histochem. Cytochem. **7**, 352—353 (1959). — PADBERG, W.: Maße und Gewichte von Herz, Leber, Milz und Nieren des Rindes. Vet.-med. Diss. 1955 Gießen. — PAGLIANI, F.: Sulle modificazioni che l'ablazione della milza induce sul tasso di colesterina del sangue. Arch. Soc. ital. chir. **42**, 739—743 (1936). — PAGOULATOS, G.: Etude de l'incorporation des acides aminés dans des ribosomes de la rate du Lapin normal et immunisé. C.R. Acad. Sci. (Paris) **259**, 250—253 (1964). ~ Activation des ribosomes spléniques et synthése des anticorps. C.R. Acad. Sci. (Paris) **260**, 1813—1816 (1965). — PAHL, M.: Kann durch mechanische Milzreizung das periphere Blutbild, insbesondere der Erythrocytengehalt des Blutes, geändert werden? Arch. Tierheilk. **62**, 132—156 (1930/31). — PAHLKE, G.: Elektronenmikroskopische Untersuchungen an der Interzellularsubstanz des menschlichen Sehnengewebes. Z. Zellforsch. **39**, 421—430 (1954). — PALADE, G. E.: Fine structure of blood capillaries (abstract). J. appl. Physics **24**, 1424 (1953). ~ The endoplasmatic reticulum. J. biophys. biochem. Cytol., Supp. **2**, 85—98 (1956). — PALADE, G. E., and K. R. PORTER: Studies on the endoplasmic reticulum. I. Its identification in cells in situ. J. exp. Med. **100**, 641—656 (1954). — PALECK, E.: Effect of jonizing radiation on deoxyribonucleic acids. I. The molar relationships of deoxyribonucleic acid bases of rat haematopoietic tissues. Folia biol. (Prag) **5**, 432—439 (1959). — PALGOVA, L. E., u. I. P. KRICHEVSKAYA: Reflektorische Schwankungen des Tonus der Milzgefäße sowie deren Beziehung zur Depotfunktion der Milz. Bjull. èksp. Biol. Med. **63**, Nr 5, 10—15 (1967). — PALITZ, L. L., and R. P. MORSE: A simple method for recording splenic volume changes in the intact anesthetized dog. Amer. J. Physiol. **116**, 118—119 (1936). — PALM, P. E.: A microscopic study of the circulatory system of the living transilluminated spleen of the mouse and rat. Thesis submitted for Master of Science degree, University of Pittsburgh, Pittsburgh, Pa. 1951. — PALMER, J. G., E. J. EICHWALD, G. E. CARTWRIGHT, and P. D. WINTROBE: The experimental production of splenomegaly anemia and leukopenia in albino rats. Blood **8**, 72—80 (1953). — PALMER, J. G., I. KEMP, G. E. CARTWRIGHT, and M. M. WINTROBE: Studies on the effect of splenectomy on the total leukocyte count in the albino rat. Blood **6**, 3—15 (1951). — PALUMBI, G.: L'azione della vitamina E sulle colture in vitro di milza embrionale. Boll. Soc. med. chir. Pavia **54**, 1—11 (1940). ~ Neue Angaben über den Bau und die Innervation der Hilusgegend der Hundemilz. Verh. Anat. Ges. 54. Verslg 1957. Erg.-H. Anat. Anz. **104**, 229—233 (1958). — PAN, N.: Transposition of abdominal viscera. J. Anat. (Lond.) **60**, 202—206 (1925/26). — PANA, C.: Alienia congenita: Razioni secondarie vicarianti nell' apparato emo-linfatico. Haematologica (Pavia) **15**, 469—489 (1934). — PANDO, G.: Zur Schutzwirkung von Kupfer und Milzextrakten bei der Bartonellenanämie der Ratten. Z. Immun.-Forsch. (Jena) **82**, 63—65 (1934). — PANNACCIULLI, I. A., e A. TIZIANELLO: Il fegato come sede di emocataresi dopo splenectomie. Dtsch. med. Wschr. **86**, 502 (1961). — PANNACCIULLI, I. A., A. TIZIANELLO, E. SALVIDIO et F. AJMAR: Rate et foie, sièges de l'hémocathérèse des érythrocytes sensibles à la Primaquine. Schweiz. med. Wschr. **93**, 1493—1496 (1963). — PAO, S.-M.: Observations on portal vein and their main tributaries. Acta anat. Sinica **8**, 424—431 (1965). — PAOLAZZI, L.: Modificazioni ematiche e metaboliche indotto dalla legatura dell'arteria splenica. Haematologica **15**, 191—205 (1934). — PAPE, R.: Biologische Effekte von 1 Jahr lang täglich wiederholten kleinsten Röntgendosen. Strahlentherapie **84**, 245—254 (1951). — PAPE, R., u. A. PIRINGER-KUCHINKA: Über die Wiederherstellung des lymphoretikulären Gewebes nach Strahlenschäden (nach Untersuchungen am Follikelapparat der Rattenmilz). Strahlentherapie **101**, 523—535 (1956). — PAPILIAN, V., e I. G. RUSSU: Formatiuni limphoide experimental. Clujul Med. **15**, 599—601 (1934a). ~ Sistemul reticulo-endothelial dupa ligatura venei splenice si exstirparea ganglionilor mezenterici. Clujul med. **15**, 700 (1934b). ~ La mort rapide après ligature de la veine splénique. C.R. Soc. biol. (Paris) **115**, 891—892 (1934c). — PAPPENHEIM, A., u. M. FUKUSHI: Milzstudien. Folia haemat. (Lpz.) **16**, 177—208 (1913). — PAREMUSOFF, J.: Zur Kenntnis der Zellen der Milz-pulpa. Zugleich ein Beitrag zur Frage der Monocyten. Folia haemat. (Lpz.) **12**, 195—238 (1911). — PARHOFER, R., K. TAUBER u. H. KEYSSLER: Nachuntersuchungen über die körper-liche Leistungsfähigkeit nach traumabedingten Splenektomien. Bruns' Beitr. klin. Chir. **200**, 492—500 (1960). — PARHON, C. I., T. CAHANA et M. CAHANA: Influence de l'exstirpation du thymus et de l'hyperthymisation sur la morphologie de la rate. Bull. Soc. roum. endocr. **5**, 356—358 (1939). — PARIN, V. V.: Der Mechanismus der Milzkontraktion bei Reizung sensibler Nerven. Pflügers Arch. ges. Physiol. **228**, 329—343 (1931). — PARIN, W., u. W. N. TSCHERNI-GOWSKI: Der Einfluß einer lokalen Wärmereizung der Haut auf die Zusammenziehung der Milz. Z. Fiz. SSSR **20**, 624—634 (1936). — PARKER, R.: Physiologische Eigenschaften mesenchymaler Zellen in vitro. Arch. exp. Zellforsch. **8**, 340—358 (1929). ~ Structural and functional variations of fibroblasts in pure cultures. Science **73**, 401—402 (1931). — PARODI, U.: Sulla morfologia e sulla interpretazione dei reperti morfologici del nodulo linfatico lienale nell'uomo. Haematologica **8**, 1—45 (1927). — PAROLARI, J. E.: Segmentacao arterial do baco. (Arterial segmentation of the spleen.) Folia clín. biol. (S. Paulo) **27**, 161—165 (1957). — PARPART, A. K., A. O. WHIPPLE, and J. J. CHANG: The microcirculation of the spleen of the mouse. Angiology **6**, 350—362 (1955). — PASCHKIS, K.: Zur Biologie des reticulo-endothelialen Apparates. IV. Mitt. Über Folgen der Milzexstirpation. Z. ges. exp. Med. **49**, 658—672 (1926a). ~ Zur Biologie des reticulo-endothelialen Apparates. V. Mitt. Immunbiologische Vorgänge am milzexstirpierten Tier. Z. ges. exp. Med. **49**, 673—677 (1926b). — PASQUALINO, A., and G. H. BOURNE: Histochemical effects of radiation. Acta anat. (Basel) **42**, 1—11 (1960). — PATAY, M., et J. VERNE: Recherches sur un pigment particuler de la rate des bovides. C.R. Soc. Biol. (Paris) **110**, 464—465 (1932). — PATEK, P. R., and S. BERNICK: Time sequence studies of reticulo-endothelial cell responses to foreign particles. Anat. Rec. **138** (1), 27—37 (1960). — PATEL, J.: Chirurgie de la rate. Paris: Masson & Cie. 1955. — PATERNÒ, P.: Prime esperienze con un nuova metodo di stimolazione electrica della milza. Pathologica **28**, 56—65 (1936). — PATRASSI, G.: Erfahrungen mit der Splenoportographie. Bibl. haemat. (Basel) **3**, 98—106 (1955). — PATSOURI, E.: Experimentelle Untersuchungen über die Wirkung der ultravioletten Strahlen auf die retikuloendothelialen Zellen der Leber und Milz. Z. ges. exp. Med. **98**, 371—374 (1936). ~ Experimentelle Untersuchungen über die Wirkung der Blockierung des retikuloendothelialen Systems auf den Widerstand des Orga-nismus gegen Abkühlung. Z. exp. Path. (Barl.) **101**, 149—154 (1937). — PATTEN, B. M.: Embryology of the pig. 3rd. ed. Philadelphia and Toronto: Blakiston Comp. 1948. — PAT-ZELT, V.: Der Darm. In: Handbuch der mikroskopischen Anatomie des Menschen, hrsg. von W. v. MÖLLENDORFF, Bd. V, Tl. 3, S. 1—448. Berlin: Springer 1936. ~ Histologie. Der Feinbau des menschlichen Körpers und seine Entwicklung, 3. Aufl. Wien: Urban & Schwarzen-berg 1948. — PAUL, M.: Accessory spleens. Lancet **1937 I**, 74—76. — PAULO, W. DE: Frequency of the omentum lienale in man. Anat. Rec. **98**, 401—407 (1947). — PAVLICA, F.: Über einen Fötus mit zahlreichen Entwicklungsanomalien. Pädiat. Pädol. **3**, 27—33 (1967). — PAYER, J., J. RIEDEL, J. MINAR u. R. MORAVEC: Der extrahepatale Abschnitt der Leberarterie des Hundes vom Gesichtspunkt der chirurgischen Anatomie. Anat. Anz. **103**, 246—257 (1956). — PAYNE, L. N., and P. JAFFE: Genetic basis for graft-against-host immunological reactions between two inbred lines of chickens. Nature (Lond.) **190**, 373—374 (1960). — PEARSE, A. G. E.: The nature of Russell bodies and Kurloff bodies. Observations on the cytochemistry of plasma cells and reticulum cells. J. clin. Path. **2**, 81—90 (1949). ~ Histochemistry. Theo-retical and applied. London: J. & A. Churchill Ltd. 1959. — PEARCE, R. M., E. B. KRUMB-HAAR, and C. H. FRAZIER: Spleen and anemia. Philadelphia: J. B. Lippincott Co. 1918. — PECK, H. M., and N. L. HOERR: The intermediary circulation in the red pulp of the mouse spleen. Anat. Rec. **109**, 447—477 (1951a). ~ The effect of environmental temperature changes on the circulation of the mouse spleen. Anat. Rec. **109**, 479—493 (1951b). — PELC, S. R.: Theory of electron autoradiography. J. roy. micr. Soc. **81**, 165—171 (1963). — PELLEGRINO, C., and G. VILLANI: β-Glucuronidase activity in lymphatic tissue of the rat after x-ray irradiation of the whole body. Biochem. J. **65**, 599—603 (1957). — PELLOJA, M.: Sulla leucocateresi della milza. Influenza della splenectomia e della legatura dell' arteria splenica sulla sopravvivenza leucocitaria. Haematologica Arch. (Pavia) **23**, 1195—1218 (1941). — PELOSIO, C.: Contributo sperimentale allo studio dei rapporti fra timo e milza. Ormoni **3**, 587—594 (1941). — PENNATI, V.: Sui rapporti fra milza e midollo della ossa. G. Clin. med. **13**, 535—545 (1932). — PERAZZO, G.: La colesterinemia dopo splenectomia; ricerche speri-mentali. Arch. Sci. med. **61**, 183—214 (1936a). ~ Ricerche quantitative ed istologiche sul contenuto in colesterina del fegato, polmone e surrene negli animali splenectomizzati. Arch. sci. med. **61**, 303—328 (1936b). ~ Le modificazioni istologiche del fegato e delle ghiandole linfatiche dopo la splenectomia. Sperimentale **91**, 144—158 (1937). — PÉREZ, R. M.: Syste-matisierte Retikulogranulomatose der hämatopoetischen Organe mit starker Beteiligung der Leber. Beitr. path. Anat. (Jena) **97**, 22—40 (1936). — PEREZ-PINA, F., J. B. HARTNEY, and S. L. ZIMMERMANN: Rupture of spleen in patient with malaria. U.S. armed Forces med. J.

4, 149—154 (1953). — PERKOWSKA, E.: Investigations in blood tissue of some Micromammalia. Acta theriol. (Bialowieza) 7, 69—78 (1963). — PERLA, D.: Compensatory changes following splenectomy in bartonella free rats. Proc. Soc. exp. Biol. (N.Y.) 31, 983—984 (1934). ~ The regeneration of autoplastic splenic transplants. Amer. J. Path. 12, 665—675 (1936a). ~ Relation of the hypophysis to the spleen. I. Effect of hypophysectomy on growth and regeneration of spleen tissue. II. The presence of a spleen-stimulating factor in extracts of anterior hypophysis. J. exp. Med. 63, 599—615 (1936b). ~ The relation of the hypophysis to the spleen. Amer. J. Path. 12, 792—793 (1936c). — PERLA, D., and J. MARMORSTON: Studies on Bartonella muris anemia VIa. A lipoid extract of the spleen that prevents Bartonella muris anemia in splenectomized albino rats. J. exp. Med. 56, 777—782 (1932a). ~ Studies on Bartonella muris anemia VII. The protective action of copper and iron against Bartonella muris anemia. J. exp. Med. 56, 783—792 (1932b). ~ A "lipoid" extract of spleen that prevents Bartonella muris anemia in splenectomized albino rats. Proc. Soc. exp. Biol. (N.Y.) 29, 987—989 (1932c). ~ The spleen and restistance. London: Baillière, Tindall and Cox. 1935. — PERLA, D., and J. MARMORSTON-GOTTESMAN: Further studies on T. lewisi infection of albino rats. I. The effect of splenectomy on T. lewisi infection in albino rats and the protective action of splenic autotransplants. J. exp. Med. 52, 601—616 (1930a). ~ Studies on Bartonella muris anemia of albino rats. III. The protective effect of autosplenic transplants on the Bartonella muris anemia of splenectomized rats. J. exp. Med. 52, 131—143 (1930b). — PERNKOPF, E.: Die Entwicklung des Magendarmkanals beim Menschen. Z. Anat.-Entwickl.-Gesch. 73, 1—144 (1924). ~ Ein neuer Fall von partiellem Situs inversus der Eingeweide beim Menschen mit besonderen Mißbildungen am Herzen (Fall 6). Z. Anat. Entwickl.-Gesch. 87, 661—673 (1928). ~ Topographische Anatomie des Menschen, Bd. II. Wien: Urban & Schwarzenberg 1941. — PERRETTA, M., W. RUDOLPH, G. AUGUIRRE, and G. HODGSON: Uptake of [¹⁴C] formate by bone marrow and spleen nucleic acids in normal and erythrocytetransfused mice. Biochim. biophys. Acta (Amst.) 91, 335—337 (1964). — PERRUCHIO, P., J. SOUTOUL, L. MOLLARET et J. DEJUSSIEU: A propos d'un cordon vasculaire fonctionel tendu entre la rate et le testicule gauche à travers la cavité péritonéale. C.R. Ass. Anat. 4, 569—577 (1958). — PERSSON, S.: On blood volume and working capacity in horses. Studies of methodology and physiological variations. Acta vet. scand., Suppl. 19, 1—189 (1967). — PESTOVA, I. M.: Der Einfluß der Splenektomie auf die Blutbildung bei Knochenfischen. [Russisch.] Arch. Anat. (Moskau) 30, 28—31 (1953). ~ Die hämatopoetische Fähigkeit der Gefäßendothelien während der Ontogenese der Knochenfische. Arch. Anat. (Moskau) 4, 17—24 (1954). — PETER, H.: Die Gaumenmandeln des Igels im Winterschlaf. Z. Anat. Entwickl.-Gesch. 99, 477—491 (1932). — PÉTERFI, T., u. A. ENGEL: Das Muskelgewebe der Milz des Menschen. Anat. Anz. 45, 312—317 (1914). — PETERMAN, M. G.: Congenital absence of spleen and left kidney. J. Amer. med. Ass. 99, 1252 (1932). — PETERS, T.: Apparatur und Technik zur Mikroskopie an lebenden Säugerorganen in situ in gewöhnlichem Licht und Fluoreszenzlicht. Z. wiss. Mikr. 62, 248—255 (1954/55). — PETERSEN, H.: Über die Endothelphagocyten des Menschen. Z. Zellforsch. 2, 112—120 (1925). ~ Organe des Stoffverkehrs, Fortpflanzungsorgane. In: Histologie und mikroskopische Anatomie, S. 286—671. München: J. F. Bergmann 1931. — PETRI, E.: Histologische und histochemische Befunde bei experimenteller Beriberi. Virchows Arch. path. Anat. 253, 147—156 (1924). — PETROFF, TH.: Histologische Veränderungen in der Milz bei chronischer Lungentuberkulose. Beitr. Klin. Tuberk. 66, 660—669 (1927). — PETROVIC, A., and A. HEUSNER: Organotypic culture in liquid medium. Abstracts of papers presented at the 13th Ann. Meet. Tissue Cult. Ass., Washington 1962. Excerpta med. 16 (I), 799—800 (1962); C.R. Acad. Sci. (Paris) 253, 3066 (1961). ~ Culture organotypique prolongée des rate, de thymus et de ganglion lymphatique de souris adulte en milieu semisynthétique liquide continuellement oxygéné. C.R. Acad. Sci. (Paris) 257, 4050—4052 (1963). ~ Prolonged organ culture of the spleen, thymus and lymph node of the adult mouse in semisynthetic liquid medium oxygenated continuously. 15th Ann. Meet. Tissue Cult. Ass. 1964. Abstr. Excerpta med. I, 18, Nr T 168 (1964). — PETROVIC, A., A. PORTE and A. HEUSNER: Maturation des mégacaryocytes dans la rate de souris en culture organotypique. Etude au microscope électronique. C.R. Soc. Biol. (Paris) 158, 854—856 (1964). — PETTERSEN, J. C.: A comparison of the metallophilic reticuloendothelial cells to cells containing acid phosphatase and non-specific esterase in the lymphoid nodules of normal and stimulated rat spleens. Anat. Rec. 149, 269—277 (1964). — PETTERSEN, J. C., D. F. BORGEN, and K. C. GRAUPNER: A morphological and histochemical study of the primary and secondary immune responses in the rat spleen. Amer. J. Anat. 121, 305—318 (1967). — PETZSCH, H.: Gedanken zum Problem des Winterschlafes insbesondere beim Hamster (Cricetus cricetus L.). Zool. Anz. 145 (Erg.-Bd.), 741—748 (1950). — PEYRANI, M.: Sur la non regeneration de la rate. C.R. Acad. Sci. (Paris) 62, 89—90 (1866). — PFEIFFER, G.: Die Cholesterine im Strukturverbande des Protoplasmas. 6. Mitteilung. Untersuchungen an der Rindermilz. Biochem. Z. 231, 239—243 (1931). — PFEIFFER, H.: Versuche über die Deformation kleiner Lymphocyten und Retikulumzellen aus der in vitro kultivierten Milz von Petromyzon fluviatilis. Arch. exp. Zellforsch. **17**, 456—462 (1935). — PFISTER, A., J. FABRE, R. LOUBIÈRE et C. VIOLETTE: Lésions expérimentales présentées par des rats „Wistar" soumis pendant 2 et 3 jours à une hyperoxie normobare. C.R. Soc. Biol. (Paris) **158**, 2279—2283 (1965). — PFISTERER, H., K. W. FREY, N. TARTAROGLU u. W. STICH: Die Milzszintigraphie und ihre klinische Bedeutung. Med. Klin. **60**, 661—664 (1965). — PFUHL, W.: Die Loeschckeschen perivaskulären Scheiden und ihre Bedeutung. Virchows Arch. path. Anat. **295**, 616—622 (1935). ∼ Die Speicherung von Trypanblau in der Golgisubstanz in glatten und quergestreiften Muskelfasern. Z. Zellforsch. **26**, 565—577 (1937a). ∼ Die Regeneration quergestreifter Muskelfasern nach wachsartiger Degeneration. Z. mikr.-anat. Forsch. **41**, 569—616 (1937b). ∼ Die Lymphknoten als Brutstätte der Monocyten. Verh. Anat. Ges., **47**. Verslg 1938. Erg.-H. Anat. Anz. **88**, 435—438 (1939). — PHILIPSBORN, E. v.: Die neurohumorale Steuerung der Leukozytenbewegung nach Untersuchungen an Gesunden und Kranken. Med. Mschr. **11**, 364—366 (1957). — PHISALIX, C.: Recherches sur l'anatomie et la physiologie de la rate chez les Ichthyopsides. Arch. Zool. exp., Ser. II, **3**, 369—464 (1885). — PIANTONI, L., e G. MAGNAGHI: L'attività pessica desmesenchima attivo (S.R.E.) di fronte all'inchiostro di china e cortisone. Biol. lat. (Milano) **8**, 916—941 (1955). — PICICHÈ, A.: Sulla struttura delle emolinfoghiandole di „sus scrofus domesticus" con speciale riguardo alla constituzione morfologica e alla presenza di fibre muscolari lisce e di fibre elastiche nella capsula e nelle trabecole. Atti Accad. Peloritana Messina **42**, 255—260 (1940). — PICTET, R., et G. SIMON: Ultrastructure de la rate: I. La pulpe blanche. C.R. Union Libre Anat. Univ. Suiss. **27**, 9 (1962). — PIECHL, N.: Der Monocyt. Ergebn. inn. Med. Kinderheilk. **64**, 625—730 (1944). — PIERANGELI, M.: Sulla struttura e sull'architettura della capsula e delle trabecole della milza in rapporto all'età. Ric. Morf. **23**—**24**, 221—247 (1953). — PIERCE, G. B., JR., A. R. MIDGLEY JR., and J. S. RAM: The histogenesis of basement membranes. J. exp. Med. **117**, 339—348 (1963). — PILETIĆ-SIMONOVIĆ, O., and D. MRŠEVIĆ: A contribution to the study of reparative processes in the spleen under ionising radiation. C.R. Réun. Annu. Ass. Anat. Yougoslaves 1962. Acta anat. (Basel) **54**, 362 (1963). — PILETIĆ-SIMONOVIĆ, O. M., and B. M. KNEZEVIĆ: Structural changes in the spleen during acute and chronic intoxication with urethane. C.R. VIIIᵉ Réun. Annu. Ass. Anat. Yougoslaves, 28.—30. 9. 1964. — PINKSTON, J. L., and J. O. PINKSTON: Changes in spleen size, blood pressure, and erythrocyte count after the administration of benzedrin sulfate. J. Lab. clin. Med. **24**, 1038—1045 (1939). — PINTEA, V., M. LEĂNCU, I. JIVĂNESCU, P. BALOS et S. SPĂTARIU: Corrélations splénoboursiennes chez les oiseaux domestiques. Rev. roum. Biol., Sér. Zool. **12**, 357—361 (1967). — PIO-VELLA, C.: La riduzione splenica prolungata nell'anemia emolitica sperimentale da siero immune. Haematologica **37**, 367—412 (1953). — PIRINGER-KUCHINKA, A., u. R. PAPE: Zum zeitlichen Ablauf von Regenerationsvorgängen am lympho- und hämatopoetischen Gewebe nach örtlichem Strahlenschaden. Wien. klin. Wschr. **70**, 303—306 (1958). — PISCHINGER, A.: Über den Bau des lymphoretikulären Gewebes und die Genese der Lymphocyten. Verh. Anat. Ges. **49**. Verslg 1951. Erg.-H. Anat. Anz. **98**, 49—53 (1951a). ∼ Diskussionsbemerkungen zu KLIMA. Zbl. allg. Path. path. Anat. **87**, 371 (1951b). ∼ Bau des Lymphsystems und Genese der Lymphozyten. Zbl. allg. Path. path. Anat. **87**, 371—373 (1951c). ∼ Über die rote Pulpa der Milz, nebst Bemerkungen über das unspezifische Bindegewebe im Allgemeinen. Z. mikr.-anat. Forsch. **59**, 286—299 (1953). ∼ Über den Bau des Lymphgewebes und die Vermehrung der Lymphocyten. Z. Zellforsch. **40**, 101—116 (1954a). ∼ Über das Wesen der Kupfferschen Sternzellen. Z. Zellforsch. **40**, 605—611 (1954b). ∼ Über die Färbung nativer Gefrierschnitte mit Ehrlichs saurem Hämatoxylin nach Feyrter. Z. wiss. Mikr. **62**, 248—255 (1955). ∼ Über das Schicksal der Leukozyten. Z. mikr.-anat. Forsch. **63**, 169—192 (1958). ∼ Über die Zellen des weichen Bindegewebes. Wien. klin. Wschr. **71**, 73—77 (1959). ∼ Der Monozyt des Blutes. In: Makrophagen und Phagozytose, II. Int. Histologensymposium. Budapest: Akadmiai Verl. 1961. ∼ Über das Lymphgewebe. Verh. 8. Kongr. Europ. Ges. Hämatol. in Wien 1961, Tl. 1. Retic.-histioc. Syst. Beitrag 80. Basel: Karger 1962a. ∼ Über das lymphoretikuläre Gewebe. Zbl. allg. Path. path. Anat. **103**, 575—576 (1962b). ∼ Über die Organisation des lymphatischen Gewebes. Z. Zellforsch. **60**, 893—908 (1963). ∼ Theoretische Grundlagen der Herderkrankung. Therapiewoche **15**, 1261—1266 (1965). — PITTALUGA, G., et M. BESSIS: Sur la structura des nucléoles dans les cellules normales et pathologiques. Bull. Hist. appl. **21**, 23—26 (1944). — PIZZINI, B. R.: Influenza della milza sul contenuto in colesterolo delle capsule surrenali. Boll. Soc. ital. biol. sper. **6**, 677—681 (1931). — PLAUT, F.: Untersuchungen über die Rolle der Milz für die Aufrechterhaltung der isolierten Gehirnspirochätose bei Recurrens-Ratten. Klin. Wschr. **7**, 301—303 (1928). — PLENERT, W.: Methodische Studien zur Cytochemie der Leukozytenphosphatasen. III. Der Gebrauch verschiedener Substrate im sauren und neutralen Milieu. Histochemie **1**, 268—273 (1959). — PLENK, H.: Über argyrophile Fasern (Gitterfasern) und ihre Bildungszellen. Ergebn. Anat. Entwickl.-Gesch. **27**, 302—412 (1927). ∼ „Aktive Elastizität" der Gitterfasern. Anat. Anz. **69**, 25—31 (1930). — PLÖTNER, K.: Chemische Zusammensetzung des Blutes und ihre Veränderung. In: Handbuch der gesamten Hämatologie, hrsg. v. L. HEIL-

Meyer und A. Hittmair, Bd. II, Tl. 2, 1. Halbbd., S. 389—408. München-Berlin-Wien: Urban & Schwarzenberg 1959. ~ Hb-Stoffwechsel. Eisen, Kupfer. In: Handbuch der gesamten Hämatologie, hrsg. von L. Heilmeyer und A. Hittmair, Bd. 2, Tl. 2, 2. Halbbd., S. 263—275. Berlin: Urban & Schwarzenberg 1960. — Plum, C. M.: Über die Entwicklung des basophilen Kugelhaufens bei Ratten. Folia haemat. (Lpz.) 66, 58—60 (1942). ~ Extramedullary blood production. Blood 4, 142—149 (1949). — Plurien, G., H. Sentenac-Roumanou, R. Joly et J. Drouet: Influence du rayonnement électromagnétique d'un émetteur radar sur la function phagocytaire des cellules du systèm réticulo-endothélial au contact du sang chez la souris. C.R. Soc. Biol. (Paris) 150, 597—599 (1966). — Pluznik, D. H., and L. Sachs: The cloning of normal "mast" cells in tissue culture. J. cell. comp. Physiol. 66, 319—324 (1965). — Poberii, I. A.: Characteristics of haemopoiesis in spleen and lymph nodes in rabbits. Byull. éksp. Biol. Med. 44, 95—99 (1957). — Poche, R.: Über den Winterschlaf. Dtsch. med. Wschr. 84, 2018—2025 (1959). — Poczekaj, J., and J. Hejduk: Ectopia cordis extrathoracica congenita. Ginek. pol. 37, 1007—1009 (1966). — Pöpping, H.: Ein Fall von persistierender Bluteosinophilie mit Milztumor. Med. Welt 11, 1209—1210 (1937). — Poetschke, G.: Fluoreszenz-Immunologie. Zeiss-Werkz. 8 (35), 16—19 (1960). — Pohle, E. A., u. C. H. Bunting: Histologische Untersuchungen an der Rattenmilz nach abgestuften Röntgenstrahlendosen. Strahlentherapie 57, 121—131 (1936). — Pohle, E. A., and G. Ritchie: Histological studies of the liver, spleen and bone marrow in rabbits following the intravenous injection of Thoriumdioxyde. Amer. J. Roentgenol. 31, 512—519 (1934). — Pohle, W.: Über Milzcysten. Dtsch. Z. Chir. 221, 211—222 (1929). — Poinso, R., et Y. Poursines: Les lésions spléniques dans la diphthérie maligne. Ann. Anat. path. 10, 644—650 (1933). — Polezhaev. L. V.: The restoration of the regeneration capacity in mammals and in man. [Russian.] Folia Biol. 6, 203—238 (1958). — Polhemus, D. W., and W. B. Schafer: Congenital absence of the spleen. Pediatrics 9, 696—708 (1952). — Policard, A.: Le poumon. Paris: Masson & Cie. 1938. ~ The morphology and physiology of the reticulohistiocytic cell. In: Physiopathology of the RES, ed. by Halpern, Benacerraf and Delafresneye, p.12—27 Springfield: Thomas 1957. — Policard, A., et M. Bessis: L'apport de la microscopie électronique a 'la connaissance de la physiologie cellulaire: Le réticulum endoplasmique de Porter et Palade. Presse méd. 64, 2153—2156 (1956). — Policard, A., A. Collet et J. C. Martin: Caractères inframicroscopiques des dépôts intracellulaires éxperimentaux de silice dans la rate. Bull. Micr. appl. 11, 116—120 (1962a). ~ Recherches au microscope électronique sur diverses infrastructures des voies sanguines des ganglions lymphatiques. Z. Zellforsch. 56, 203—212 (1962b). — Policard, A., A. Collet, J. Martin et S. Prégermain: Étude au microscope électronique des premiers stades de la formation des plasmocytes ganglionnaires. C.R. Acad. Sci. (Paris) 253, 2027—2029 (1961). — Politzer, G., u. L. Stockinger: Die Entstehung der dorsalen Körperspalte. Frankfurt. Z. Path. 64, 381—394 (1953). — Polossuchin, A. P.: Reflexe von dem Carotidensinus auf die Milz. Fiziol. Ž. SSSR 20, 270—275 (1936). ~ Ontogenese der Carotisreflexe auf die Milz. Bull. biol. méd. exp. URSS 4, 349—351 (1937a). ~ Die altersbedingten Besonderheiten der nervösen und humoralen Regulation des Milzvolumens. Bull. biol. méd. exp. URSS 3, 564—568 (1937b). ~ Der Einfluß emotioneller und bedingt-reflektorischer Reize auf das Milzvolumen im Laufe der Ontogenese. Bull. biol. méd. exp. URSS 5, 154—156 (1938). ~ Effect of thermal stimulation upon the volume of the spleen in ontogenesis. Fiziol. Ž. SSSR 27, 185—189 (1939). — Pomerat, C. M., and M. F. Orr: Further observations on a macrophage promoting factor (MPF) in blood serum. Anat. Rec. 103, 496 (1949). — Pommer, W.: Über die Korrelation zwischen E-Gehalt, Hb-Gehalt und Pulszahl bei Kleinpferden unter besonderer Berücksichtigung der Blutreserven. Vet. med. Inaug.-Diss. Wien 1941. — Ponder, E.: Red cell structure and its breakdown. In: Protoplasmatologia, Handbuch der Protoplasmaforschung, hrsg. von L. V. Heilbrunn und F. Weber, Bd. X/2, S. 1—123. Wien: Springer 1955. — Popescu, P.: Beitrag zum Studium der Topographie und der Punktionstechnik der Milz beim Rinde. Inaug.-Diss. Bukarest 1937. — Popp, R. A., C. C. Congdon, and J. W. Goodman: Spleen weights as a measure of marrow cell growth in irradiated mice. Proc. Soc. exp. Biol. (N.Y.) 120, 395—398 (1965). — Pons, S., e N. L. Petrakis: Formazione di colonie eritropoietiche nella milza di topi irradiati, in seguito ad inoculazione di cellule emopoietiche umane. Boll. Zool. 32, 603—612 (1965). — Popper, H., u. F. Schaffner: Die Leber. Deutsche Übersetzung und Bearbeitung von W. Eger und J. Haller. Stuttgart: Georg Thieme 1961. — Porsio, A.: Struttura della capsula e dello stroma di alcuni organi. Scritti biol. 7, 69—100 (1932). — Porter, K. A.: Graft-versus-host-reactions in the rabbit. Brit. J. Cancer 14, 66—76 (1960). — Porter, K. A., G. Chapuis, and M. K. Freeman: Responsibility of small lymphocytes for the killing effect of blood-marrow mixtures on irradiated rabbits. Ann. N.Y. Acad. Sci. 99, 456—469 (1962). — Poscharisky, J. F.: Zur Frage des Fettgehaltes der Milz. Beitr. path. Anat. 54, 369—384 (1912). — Potter, G. E., and A. B. Medlen: Organography of Gambusia patuelis (Baird and Girard). J. Morph. 57, 303—316 (1935). — Potter, J. S., and E. N. Ward: The development of the megakaryocyte in adult mice. Anat. Rec.

77, 77—90 (1940). — Pozzan, A.: Milza e crescenza. Arch. Sci. med. **59**, 293—306 (1935a). ~ Über die hämokatatonische und hämokatharetische Funktion der Milz. Frankfurt. Z. Path. **48**, 43—50 (1935b). — Pozzi, F., e G. Barbolini: Ricerche istoenzimologiche sugli istiociti della milza e del fegato di ratto con particolare riferimento agli istiociti in posizione endoteliale. Arch. De Vecchi Anat. pat. **45**, 523—557 (1965). — Prader, A.: Milz und Häminstoffwechsel. Experientia (Basel) **4**, 153—154 (1948). — Prankerd, T. A. J.: The red cell and the spleen. Schweiz. med. Wschr. **93**, 1485—1496 (1963a). ~ The spleen and anaemia. Brit. med. J. **1963** Ib, 517—524. — Praslička, M., and M. Hill: Early cytological changes in the lymphocyte and myeloid components of mouse spleen following x-ray irradiation. [Russian.] Folia biol. (Prag) **3**, 37—48 (1957). — Press, E. M., R. R. Porter, and A. Cebra: The isolation and properties of a proteolytic enzyme, cathepsin D, from bovine spleen. Biochem. J. **74**, 501—514 (1960). — Pribilla, W.: Blut und Blutkrankheiten. Münch. med. Wschr. **16**, 650—654 (1958). ~ Hämatologische Diagnostik mit radioaktiven Isotopen. Medizinische **29/30**, 1331—1339 (1959). ~ Simultane Anwendung von radioaktivem Eisen (Fe^{59}) und radioaktivem Chrom (Cr^{51}) zur Untersuchung der Anämie bei Hämoblastosen. Dtsch. med. Wschr. **86**, 1178—1186 (1961a). ~ Indikationen zur Splenektomie. Therapiewoche **11**, 384—388 (1961b). ~ Erythrokinetik. Berl. Med. **16**, 227—230 (1965). — Pribilla, W., W. Ernst u. W. Röttgen: Hämatologische Untersuchungen mit radioaktivem Chrom. Klin. Wschr. **37**, 23—31 (1959). — Princigalli, S.: Misura della velocità di riparazione del tessuto ematico con particolare riguardo alla attività splenica. Arch. ital. Chir. **35**, 585—620 (1933). ~ Correlazioni splenotesticolari. Ricerche sperimentali e contributo clinico. G. Clin. med. **15**, 1115—1133 (1934). — Prindull, G.: Die Milz als nachgeordnetes lymphatisches Organ. Autoradiographische Studien zur Entwicklung der Milz bei der Maus. Z. Anat. Entwickl.-Gesch. **125**, 255—275 (1966). — Prinzmetal, M., E. M. Ornitz, B. Simkin, and H. C. Bergman: Arterio-venous anastomoses in liver, spleen, and lungs. Amer. J. Physiol. **152**, 48—52 (1948). — Proctor, R.: Chronic thrombocytopenic purpura hemorrhagica cured by splenectomy. J. Amer. med. Ass. **96**, 109—110 (1931). — Prunieras, M.: Contribution à l'étude du mastocyte. Rev. lyon. méd. **5**, 1—7 (1956). — Pucek, Z.: Seasonal and age changes in the weight of internal organs of shrews. Acta theriol. (Bialowieza) **10**, 369—438 (1965). — Puchtler, H., u. F. Sweat: Histochemical specificity of staining methods for connective tissue fibers: Resorcin-Fuchsin and van Gieson's Picro-Fuchsin. Histochemie **4**, 24—34 (1964). — Pulvertaft, R. J. V., and J. G. Humble: Intracellular phase of existence of lymphocytes during remission of acute lymphatic leukemia. Nature (Lond.) **194**, 194—195 (1962). — Purzycka, J.: AMP and adenosine aminohydrolases in rat tissue. Acta biochim. pol. **9**, 83—93 (1962). — Putschar, W.: Freie Autotransplantation von Milzgewebe. Verh. dtsch. path. Ges. **26**, 259—265 (1931). — Die Entwicklungsstörungen der Milz. In: Die Morphologie der Mißbildungen des Menschen und der Tiere, hrsg. von G. B. Gruber, Tl. 3, 3. Abt., 11. Kap., S. 759—856. Jena: G. Fischer 1934a. ~ Die Entwicklungsstörungen der Lymphknoten. In: Die Morphologie der Mißbildungen des Menschen und der Tiere, hrsg. von G. B. Gruber, Tl. 3, 3. Abt., 12. Kap., S. 857—882. Jena: G. Fischer 1934b. ~ Über angeborenen Milzmangel. (3. Fälle und Übersicht der neueren Literatur.) Zbl. allg. Path. path. Anat. **92**, 390—397 (1954). — Putschar, W. G. J., and W. C. Manion: Congenital absence of the spleen and associated anomalies. Amer. J. clin. Path. **26**, 429—470 (1956a). ~ Splenic-Gonadal Fusion. Amer. J. Path. **32**, 15—33 (1956b).

Queen, F. B., W. B. Hawkins, and G. H. Whipple: Splenectomy in bile fistula dogs. Bile pigment overproduction, anemia and intoxication. J. exp. Med. **57**, 399—418 (1933). — Quinto, C.: La milza come organo regulatore della pressione osmotica e della resistenza globulare. Revista Biol. **14**, 14—35 (1932).

Raabe, K.: Der Verbleib geschädigter Erythrozyten in der Milz. Z. mikr.-anat. Forsch. **64**, 591—607 (1958). — Radosavljević, A., u. M. Sekulić: Über die Beziehung der Adrenalin-Erythrocytose und -Lymphocytose zur Milz und ihre diagnostische Verwertbarkeit. Wien. Arch. inn. Med. **20**, 81—120 (1930). — Radt, P.: Eine Methode zur Röntgenstrahlen-Kontrastdarstellung von Milz und Leber. Klin. Wschr. **8**, 2128—2129 (1929). ~ Eine neue Methode zur röntgenologischen Sichtbarmachung von Leber und Milz durch Injektion eines Kontrastmittels (Hepato-Lienographie). Med. Klin. **26**, 1888—1891 (1930). — Radzievsky, A. P.: On the functional significance of sinuosity of vessels. Dopov. Akad. Nauk ukrain. R.S.R. **1965**, Nr 6, 790—793. — Radzihovskaya, R. M.: Experimental data on the study of the role of antibodies in the anti-tumor immunity. Bjull. èksp. Biol. Med. **45**, 89—93 (1958). — Räsänen, T.: Tissue eosinophils and mast cells in the human stomach wall in normal and pathological conditions. Acta path. microbiol. scand., Suppl. **129**, 1—131 (1958). — Ragan, Ch.: The physiology of the connective tissue (Loose areolar). Ann. Rev. Physiol. **14**, 51—72 (1952). — Ragimova, Sh. G.: The blood supply of the spleen. Thesis (Baku) **15** (1960). — Rahman, Y. E.: Effect of X-irradiation on the fragility of rat spleen lysosomes. Radiat. Res. **20**, 741—750 (1963). — Rambach, W. A., H. L. Alt, and J. A. D. Cooper: Effect of hypoxia on DNA synthesis in the bone marrow and spleen of the rat. Science **119**, 380—381 (1954). —

RANDLESS, F. S., and A. KNUDSON: Studies on cholesterol. 3. The relation of the suprarenal gland and the spleen to cholesterol metabolism. J. biol. Chem. 76, 89—93 (1928). — RANDOIN, L., et A. MICHAUX: Variations comparatives de la tenuer du foie et de la rate en eau, acides gras, et cholestérol, chez le Cobaye normal et chez le Cobaye soumis à un régime privé de vitamine antiscorbutique. C.R. Acad. Sci. (Paris) 187, 146—149 (1928). — RANKIN, J. J.: Relative weights of lymphatic tissues in normal and leukemic mice. Acta anat. (Basel) 63, 418—426 (1966). — RANKIN, J. R.: Circulation of lymphocytes and thymocytes in the normal and leukaemic mouse. Acta anat. (Basel) 40, 221—230 (1960). — RANSOM, J.P., E. BLIZNAKOV, V. Z. PASTERNAK et J. H. HELLER: Action des agents stimulants du système réticuloendothélial sur la résistance des embryons de poulets porteurs d'une greffe de rate adulte. C.R. Soc. Biol. (Paris) 156, 1022—1024 (1962). — RAPOŠ, M.: Bemerkungen zur Morphologie des Zellretikulums der Milzpulpa der Maus. Biologia (Bratislava) 20, 818—824 (1965). — RAPP, J. P., and J. J. CHRISTIAN: Splenic extramedullary hematopoiesis in grouped male mice. Proc. Soc. exp. Biol. (N.Y.) 114, 26—28 (1963). — RAPPOPORT, D. A., R. A. SEIBERT, and V. P. COLLINS: C14-formiate metabolism by isolated tissues from x-irradiated rats. Radiat. Res. 6, 148—152 (1957). — RASTELLI, G., u. P. MASCHERPA: Verwendung des Pyrrols und einiger seiner Derivate zur Färbung von retikulärem Gewebe. Anat. Anz. 65, 76—84 (1928). — RATHS, P.: Über die Abhängigkeit der Blutzusammensetzung von der allgemeinen Aktivitätslage beim Hamster. Zool. Anz. 159, 139—151 (1957). — RAUNICH, L.: Sul comportamento di frammenti di milza adulta trapiantati nella camera anteriore dell'occhio, con o senza cristallino, in anfibi urodeli (Triton cristatus). Ric. Sci. (Roma) 18, 602—604 (1948). ~ Sviluppo, istogenese e struttura del tessuto linfoide della valvola spirale in Petromyzon planeri Bloch. Arch. ital. Anat. Embriol. 54, 170—193 (1949). — RAVENNA, E.: Sui nodi intrasplenici di tessuto splenico. Arch. Sci. med. 53, 481—493 (1929). — RAY, G. B.: Chemical studies on the spleen. 2. Changes in hemoglobin following removal of the spleen. Amer. J. Physiol. 86, 138—144 (1928). — REAVEN, E. P.: Morphology of the amorphous intercellular substance of hematopoietic tissue. Arch. Path. 60, 610—615 (1955). — REBENSBURG, H.: Untersuchungen über die Funktionen der Milz. 3. Einwirkungen der Milz auf rote Blutkörperchen. Z. ges. exp. Med. 96, 770 (1935). — REBUCK, J. W.: The structure of the giant cells in the bloodforming organs. J. Lab. clin. Med. 32, 660—699 (1947). — REBUCK, J.W., and J. H. CROWLY: A method of studying leukocytic functions in vivo. Ann. N.Y. Acad. Sci. 59, 757—805 (1955). — REBUCK, J. W., R. W. MONTO, E. A. MONAGHAN, and J. M. RIDDLE: Potentialities of the lymphocyte with an additional reference to its dysfunction in Hodgkin's diesease. Ann. N.Y. Acad. Sci. 73, 8—38 (1958). — REDDY, G. D., and V. C. ANGULI: Gaucher splenomegaly: diagnosed by spleen puncture before operation. Indian med. Gaz. 87, 358—359 (1952). — REEVES, R. J., and E. MORGAN: The retention of thorium by the reticuloendothelial system. Radiology 29, 612—614 (1937). — REICHENOW, E.: Die Blutparasiten. In: Handbuch der gesamten Hämatologie, hrsg. von L. HEILMEYER und A. HITTMAIR, Bd. I, Tl. 1, S. 365—377. München-Berlin-Wien: Urban & Schwarzenberg 1957. — REIMANN, F.: Wie kommt es zur Milzruptur bei Traumen des Abdomens? Eine klinische, experimentelle und theoretische Studie. Leber und Milz, 4. Lebertagg d. Sozialmed., Bad Mergentheim, 15.—17. Okt. 1965, hrsg. v. L. WANNAGAT, S. 242—259. Stuttgart: Georg Thieme 1967. — REIMERS, C.: Zur Darstellung von Leber und Milz im Röntgenbild. Langenbecks Arch. klin. Chir. 173, 697—707 (1932). — REIN, H.: Die Blutreservoire des Menschen. Klin. Wschr. 12, 1—5 (1933). ~ Hepatolienale Steuerung des oxydativen Stoffwechsels bei physiologischen Hypooxybiosen. Ber. ges. Physiol. 139, 194 (1950). ~ Milz-, Leber- und Herzmuskel-Tätigkeit. Interferenzversuche von Ausschaltung der Art. hep. prop. und der Milz mit exogener Hypoxie an Scyllium stellare. Nachr. Akad. Wiss. Göttingen 2, 17—20 (1953). — REIN, H., O. MERTENS u. E. BÜCHERL: Über ein Regulationssystem „Milz-Leber" für den oxydativen Stoffwechsel der Körpergewebe und besonders des Herzens. Naturwissenschaften 36, 233—239, 260—268 (1949). — REIN, H., u. M. SCHNEIDER: Einführung in die Physiologie des Menschen, 13. u. 14. Aufl. Berlin-Göttingen-Heidelberg: Springer 1960. — REINAUER, H.: Morphologische Befunde am Lymphknoten bei infektiöser Mononukleose. Virchows Arch. path. Anat. 332, 56—82 (1959). — REINER, L., and S. S. CHAO: Studies on the mechanism of chemotherapeutic action. VII. Variation in the size of the spleen of albino rats following treatment with Trypanosoma equiperdum etc. Arch. int. Pharmacodyn. 43, 209—215 (1932). — REINHARDT, W. O.: Growth of lymph, thymus and spleen, and output of thoracic duct lymphocytes in the normal rat. Anat. Rec. 94, 197—211 (1946). ~ Thoracic duct lymph and lymphocytes in experimental aminonucleoside nephrosis. Amer. Ass. Anat. 75th Sess. 1962. Anat. Rec. 142, 271 (1962). — REINHARDT, W. O., and R. O. HOLMES: Thymus and lymph nodes following adrenalectomy and maintenance with NaCl in the rat. Proc. Soc. exp. Biol. (N.Y.) 45, 267—270 (1940). — REISS, P.: L'action du potentiel d'oxydation-réduction du milieu sur la protéolyse de la pulpe de rate. C.R. Soc. Biol. (Paris) 128, 1197—1200 (1938). — REISSNER, H.: Untersuchungen über die Form des Balkengerüstwerks der Milz bei einigen Haussäugetieren, sowie über die Verteilung von elastischem und kollagenem Bindegewebe und glatter

Muskulatur in Kapsel und Trabekeln. Z. mikr.-anat. Forsch. 16, 598—626 (1929). — REITANO, R.: Sul rapporto polpa splenica-follicoli linfatici di Malpighi. Boll. Soc. ital. biol. sper. 8, 250 (1932). ~ Sul rapporto polpa splenica-follicoli linfatici di Malpighi. Atti Soc. ital. Anat. Suppl. Monit. zool. ital. 44, 173—178 (1933a). ~ Sul rapporto polpa splenica-follicoli linfatici di Malpighi. Nota II. Dati su colombi a digiuno e in avitaminosi B. Atti Soc. Cul. Sci. Med. Natur. Cagliari 35, 267—269 (1933b). — REMMELE, W.: Die humorale Steuerung der Erythropoiese. Berlin-Göttingen-Heidelberg: Springer 1963. — REMY, D.: Humorale Funktionen weißer Blutzellen. Klin. Wschr. 38, 900—902 (1960). ~ Funktionelle Cytologie der Leukopoese. Verh. Anat. Ges., 57. Verslg 1961. Erg.-H. Anat. Anz. 111, 18—36 (1961). — RENKIN, E. M., u. J. R. PAPPENHEIMER: Wasserdurchlässigkeit und Permeabilität der Kapillarwände. Ergebn. Physiol. 49, 59—126 (1957). — RENSCH, B.: Organproportionen und Körpergröße bei Säugetieren und Vögeln. Zool. Jb. 61, 337—412 (1948). — RENTZOW, H.: Über die Kerngrößen der Retikuloendothelien bei Lymphogranulomatose und Tuberkulose. Inaug.-Diss. Rostock 1935. — RÉNYI-VÁMOS, F.: Das Lymphgefäßsystem der Milz. Acta anat. (Basel) 39, 84—89 (1959). ~ Das innere Lymphgefäß-System der Organe. Budapest: Verl. Ungar. Akad. Wissensch. 1960a. ~ Das innere Lymphgefäßsystem der Organe. Anatomie, Pathologie, Klinik. Berlin-Göttingen-Heidelberg: Springer 1960b. — REPETTO, E.: Ricerche sperimentali sulle alterazioni istologiche del fegato, della milza, del vene, del testicolo e dell'ovaio in seguito alla tiroidectomia ed alla emitiroidectomia. Ann. ital. chir. 15, 701—718 (1936). — RETTERER, E., et H. NEUVILLE: De la morphologie de la rate des Cétacés. C.R. Soc. Biol. (Paris) 79, 60—64 (1916). ~ La morphologie de la rate des Cétacés. Docum. Cétacés et Pinnipèdes. Result. Camp. Sci. Albert I Monaco 94, 27—30 (1936). — RETZIUS, G.: Zur Kenntnis der Nerven der Milz und der Niere. Biol. Unters., N.F. 3, 53—56 (1892). — RHODIN, J. A.: Fine structure of vascular walls in mammals. With special reference to smooth muscle component. Physiol. Rev. 42, 48—87 (1962a). ~ The diaphragm of capillary endothelial fenestration. J. Ultrastruct. Res. 6, 171—185 (1962b). — RICCI, G.: Intorno all compartomento della milza e del grande epiploon in seguito alla legatura totale dei vasi splenici. Gazz. med. lombarda 69, 427—431, 437—440, 447—450 (1910). — RICH, A. R.: Acute splenic tumor produced by non-bacterial antigens. Proc. Soc. exp. Biol. (N.Y.) 32, 1349—1351 (1935). — RICH, A. R., M. R. LEWIS, and M. M. WINTROBE: The activity of the lymphocyte in the body's reaction to foreign protein, as established by the identification of the acute splenic tumor cells. Bull. Johns Hopk. Hosp. 65, 311—327 (1939). — RICHARDSON, M., and J. N. HOLT: Parasitization in vitro of bovine lymphoid cells by Brucella abortus. Abstracts of papers presented at the 13th Ann. Meet. Tissue Cult. Ass., Washington 1962. Excerpta med. 16 (I), 813 (1962). — RICHET, CH.: Poids du cerveau de la rate et du foie chez les chiens differentes tailles. C.R. Soc. Biol. (Paris) 3, 405—415 (1891). ~ Poids du cerveau, du foie et de la rate. Arch. Phys. norm. path. 6, 232—245 (1894). ~ Des effets de l'ablation de la rate sur la nutrition chez les chiens. J. Physiol. Path. gén. 14, 687—703 (1912). ~ Des effets de l'ablation de la rate sur la nutrition chez les chiens. J. Physiol. Path. gén. 15, 579 (1913). ~ La rate, organe utile, non nécessaire. C.R. Acad. Sci. (Paris) 176, 1026 (1923a). ~ Role de la rate dans la nutrition. C.R. Acad. Sci. (Paris) 176, 1581 (1923b). ~ Influence de l'ablation de la rate dans les cas d'alimentation défectueuse. C.R. Acad. Sci. (Paris) 177, 441 (1923c). — RICHTER, G. W.: A study of hemosiderosis with the aid of electron microscopy. J. exp. Med. 106, 203—218 (1957). ~ Electron microscopy of hemosiderin: Presence of ferritin and occurrence of crystalline lattices in hemosiderin deposits. J. biophys. biochem. Cytol. 4, 55—58 (1958). ~ The cellular transformation of injected colloidal iron complexes into ferritin and hemosiderin in experimental animals. J. exp. Med. 109, 197—216 (1959). ~ The nature of storage iron in idiopathic hemochromatosis and in hemosiderosis. J. exp. Med. 112, 551—570 (1960). — RICHTER, H.: Vergleichende Untersuchungen über das Hämo-, Myelo- und Splenogramm bei Tieren mit Stoffwechsel- und Speichermilz. Z. Zellforsch. 38, 509—525 (1953). — RICHTER, K. M.: Some in vitro and in vivo studies on several mesenchymal cell types bearing on the problem of the reticuloendothelial system. Ann. N.Y. Acad. Sci. 73, 139—185 (1958).— RICHTERICH, R.: Über die Lokalisation einiger Esterasen in verschiedenen Organen der Albinomaus. Acta anat. (Basel) 14, 342—352 (1952). — RIDDLE, O.: Sex and seasonal differences in weight of liver and spleen. Proc. Soc. exp. Biol. (N.Y.) 25, 474—476 (1928). — RIEBER, E. E., CH. E. SHIELDS, M. E. CONRAD, and W. H. CROSBY: Some properties of rat erythrocytes after splenectomy and with reimplanted spleens. Amer. J. Physiol. 212, 897—900 (1967). — RIEDEL, G., u. K. ZIPF: Tierexperimentelle Untersuchungen über Blutersatzmittel. Naunyn-Schmiedebergs Arch. exp. Path. Pharmak. 203, 25 (1944). — RIEDEL, H.: Das Gefäßsystem der Katzenmilz. Z. Zellforsch. 15, 459—529 (1932). — RIEGELE, L.: Über die mikroskopische Innervation der Milz. Z. Zellforsch. 9, 511—533 (1929). ~ Die Bedeutung des reticulo-endothelialen Syncytiums als Scheidenplasmodium des fibrillären nervösen Endnetzes in Nebenniere, Leber und Milz. Z. Zellforsch. 15, 311—330 (1932). — RIEKE, W. O.: Formation and life of small lymphocytes in blood and lymphoid tissues of the rat. Amer. Ass. Anat. 75th Sess. 1962. Anat. Rec. 142, 273 (1962). — RIEKE, W. O., R. W. CAFFREY, and N. B.

EVERETT: Rates of proliferation and interrelationships of cells in the mesenteric lymph node of the rat. Blood 22, 674—689 (1963). — RIENHART, J. F.: Reticulum. Its origin. The occurrence of reticulum fibrils in capillary endothelium. A new method of demonstration. II. The finer capillary bed. Amer. J. Path. 6, 525—540 (1930). — RIES, E.: Grundriß der Histophysiologie. Leipzig: Akademische Verlagsgesellschaft 1938a. ~ Wann erlischt die mitotische Vermehrungsfähigkeit der Gewebe. Z. mikr.-anat. Forsch. 43, 558—566 (1938b). — RIGANO-IRRERA, D.: Mielosi splenica da iniezioni locali di catrame. Pathologica 23, 147—152 (1931). — RIGDON, R. H., and D. BRESLIN: Heinz body phenomenon in monkey erythrocytes, quantitative method. Proc. Soc. exp. Biol. (N.Y.) 76, 242—247 (1951). — RIGLER, R.: Über einen hemmenden Einfluß der Milz auf mesenchymale Zellteilungsvorgänge, nachgewiesen am Deciduom der Ratte. Wien. klin. Wschr. 68, 202—204 (1956). — RIGLER, R., u. W. ROSENKRANZ: Untersuchungen über einen humoral vermittelten, steuernden Einfluß der Milz auf mesenchymale Zellteilungsvorgänge, nachgewiesen am Deziduom der Ratte. Wien. klin. Wschr. 69, 445—448 (1957). ~ Über ein polyploidisierendes Prinzip der Milz und seine quantitative biologische Bestimmung. Z. Naturforsch. 13, 291—296 (1958a). ~ Über den Einfluß der Milzexstirpation auf die Nucleolenzahl von Deciduazellen. Ein weiterer Hinweis auf die polyploidisierende Wirkung der Milz. Z. Naturforsch. 13, 543—545 (1958b). — RIGLER, R., W. ROSENKRANZ u. L. BOUVIER: Polyploidie und Milz. Med. Wschr. 10, 498—500 (1960). — RILEY, J. F.: Histamine in tissue mast cells. Science 118, 332—333 (1953). ~ Pharmacology and functions of the mast cells. Pharmacol. Rev. 7, 267—277 (1955). ~ The mast cells. London: Livingstone 1959. — RILEY, J. F., and J. M. DRENNAN: The presence and significance of alkaline phosphatase in the cytoplasm of mast cells. J. Path. Bact. 61, 245—251 (1949). — RIND, H.: Atlas der Phasenkontrast-Hämatologie. Berlin: Academie-Verlag 1959. — RINGERTZ, N., and C.-A. ADAMSON: The lymph node response to various antigens. Acta path. microbiol. scand., Suppl. 86, 1—69 (1950). — RINGOEN, A. R.: The origin of the eosinophil leucocytes of mammals. Folia haemat. (Lpz.) 27, 10—68 (1922). — RIOCH, D.: The morphology and behaviour of the migratory cells in tissue-cultures of the chick's spleen. Anat. Rec. 25, 41—58 (1923). ~ The formation of bile pigment from hemoglobin in tissue cultures. Bull. Johns Hopk. Hosp. 35, 415—416 (1924). — RIOLO, S.: Influenza della milza e di alcune ghiandole a secrezione interna sulla ipercalcemia provocata. Boll. Soc. ital. biol. sper. 12, 293—294 (1937). — RISSEL, E., u. G. WIEDEMANN: Mineralstoffgehalt und Lebensalter. Klin. Wschr. 19, 953—954 (1940). — RITTER, H.: Untersuchungen über die Resistenzbreite der Erythrocyten der Blutreserven beim Pferde. Vet. med. Inaug.-Diss. Hannover 1936. — RIZZOLI, C.: Le basi istochimiche della colorazione dei mucopolisaccaridi nei tessuti con il blu alcian 8 GN. Boll. Soc. ital. Biol. sper. 31, 422—425 (1955a). ~ Ricerche sulla natura e distribuzione dei mucopolisaccaridi nei tessuti animali. Riv. Istochim. 1, 345—382 (1955b). — ROBB-SMITH, A. H. T.: The nature of reticulin. 3rd Conference on Connective Tissues. New York: Macy, Jr.-Foundation 1952. — ROBBINS, G. P., J. A. D. COOPER, and H. L. ALT: Effect of corticotropin on cell formation in the bone marrow, spleen and thymus of the rat. J. Lab. clin. Med. 42, 937—938 (1953). ~ Effect of corticotropin on cellularity and mitosis in the rat marrow, spleen and thymus. Endocrinology 56, 161—166 (1955). — ROBERTS, D. K., and J. S. LATTA: Electron microscopic studies on the red pulp of the rabbit spleen. Anat. Rec. 148, 81—101 (1964). — ROBERTS, J. C., JR., F. J. DICON, and W. O. WEIGLE: Antibodyproducing lymph node cells and peritoneal exudate cells. Morphologic studies of transfers to immunologically inert rabbits. Arch. Path. 64, 324—332 (1957).— ROBERTSON, O. H., and B. C. WEXLER: Histological changes in the organs and tissues of senile castrated kokanee salmon (Oncorhynchus nerka kennerlyi). Gen. comp. Endocr. 2, 458—472 (1962). — ROBESON, J. M., JR.: Hemopoiesis in Amia calva. Z. Zellforsch. 16, 305—313 (1932). — ROBINEAUX, R., J. PINET et R. KOURILSKY: Etude microcinématographique de la rate en culture sous membrane de dialyse. Nouv. Rev. franç. Hémat. 2, 797—811 (1962). — ROBINSON, C. V., S. L. COMMERFORD, and J. L. BATEMAN: Evidence for the presence of stem cells in the tail of the mouse. Proc. Soc. exp. Biol. (N.Y.) 119, 222—226 (1965). — ROBINSON, P. F., and CH. G. WILBER: Organ:Body-weight relationship in the hamster. Anat. Rec. 141, 31—33 (1961). — ROBINSON, W. L.: The vascular mechanism of the spleen. Amer. J. Path. 2, 341—356 (1926). ~ Some points on the mechanism of filtration by the spleen. Amer. J. Path. 4, 309—320 (1928a). ~ The venous drainage of the spleen. Amer. J. Path. 4, 646—647 (1928b). ~ The venous drainage of the cat spleen. Amer. J. Path. 6, 19—26 (1930). — RODDY, W. T., and F. O'FLAHERTY: The behaviour of reticular tissue of animal scin. J. Amer. Leather Chemists Ass. 34, 671—687 (1939). — ROEMER, H.: Untersuchungen an den Lymphknoten des Igels im Winterschlaf. Z. Anat. Entwickl.-Gesch. 99, 492—512 (1933). — RÖHLICH, K.: Untersuchungen über die Sekundärknötchen der Lymphknoten. Z. mikr.-anat. Forsch. 12, 254—278 (1928). ~ Beitrag zur Cytologie der Keimzentren der Lymphknoten. Z. mikr.-anat. Forsch. 20, 287—297 (1930). ~ Struktur und Blutgefäßversorgung der Keimzentren. Anat. Anz. 76, 215—222 (1933a). ~ Myelopoese in den Lymphknoten bei neugeborenen Katzen und Hunden. Z. mikr.-anat. Forsch. 33, 467—484 (1933b). ~

Beitrag zur Kenntnis der Capillarhüllen der Milz. Verh. Anat. Ges., **43**. Verslg 1935. Erg.-H. Anat. Anz. **81**, 240—248 (1936). ~ Über die Pulpamuskulatur der Milz. Z. Anat. Entwickl.-Gesch. **11**, 740—754 (1940). — ROERSCH, C.: Régime circulatoire de la rate énervée mise au cou. C.R. Soc. biol. (Paris) **113**, 897—899 (1933). — RÖSCH, J.: Splenoportographie. In: Ergebnisse der medizinischen Strahlenforschung, hrsg. v. H. R. SCHINZ, R. GLAUNER und A. RÜTTIMANN, Bd. I, S. 141—200. Stuttgart: Georg Thieme 1964. ~ Angiographische Diagnostik der Milz und Leber. Leber und Milz. 4. Lebertagg d. Sozialmed., Bad Mergentheim, 15.—17. Okt. 1965, hrsg. v. L. WANNAGAT, S. 145—155. Stuttgart: Georg Thieme 1967. — RÖSSLE, R.: Das Verhalten der Milz nach Blutungen. Verh. dtsch. Ges. inn. Med. **40**, 569—580 (1928). — RÖSSLE, R., u. F. ROULET: Maß und Zahl in der Pathologie. In: Pathologie und Klinik in Einzeldarstellungen, hrsg. v. L. ASCHOFF, H. ELIAS, H. EPPINGER, C. STERNBERG und K. F. WENCKEBACH, Bd. 5, S. 1—144. Berlin u. Wien: Springer 1932. — ROESSLE, R., u. T. YOSHIDA: Das Gitterfasergerüst der Lymphdrüsen unter normalen und pathologischen Verhältnissen. Beitr. path. Anat. **45**, 110—126 (1909). — RÖTTEN, J.: Untersuchungen über Blutreserven bei rheinisch-deutschen Kaltbluthengsten. Vet. med. Inaug.-Diss. Hannover 1938. — RÖTTGEN, W.: Untersuchungen über Blutreserven bei Pferden einer Vet. Ers. Abtlg. Vet. med. Inaug.-Diss. Hannover 1944. — ROFFO, A. H.: Cultivo "in vitro" de bazo sometido a las irradiaciones Roentgen. Rev. Soc. argent. Biol. **3**, 378—383 (1927a). ~ Culture in vitro de la rate soumise aux rayons Roentgen. C. R. Soc. Biol. (Paris) **97**, 1034—1036 (1927b). ~ Milzkultur in vitro unter dem Einfluß von Röntgenstrahlen. Bol. Inst. Med. exp. Cancer (B. Aires) **3**, 328—355 (1927c). ~ Eine biologische Reaktion der Milz, hervorgerufen durch Blut tumorbehafteter Ratten. Z. Krebsforsch. **30**, 180—194 (1929). ~ Der Cholesteringehalt der Milz im Verhältnis zum Tumorwachstum. Z. Krebsforsch. **41**, 44—46 (1934). ~ La reaccion esplénica por sangre de embarazada y sus relaciones con el cancer. Bol. Inst. Med. exp. Cancer (B. Aires) **12**, 5—38 (1935). — ROFFO, A. H., u. A. ENCINA: Die Transmission von Kulturen neoplastischen Gewebes auf die Milz. Bol. Inst. Med. exp. Cancer (B. Aires) **2**, 607—628 (1926). — ROGERS, F. T., and R. W. LACKEY: The variations of the water content of the blood included by atmospheric temperature changes in normal and splenectomized animals. Amer. J. Physiol. **86**, 34—38 (1928). — ROGERS, L. F.: Asplenia: Report of a case diagnosed antemortem on the basis of roentgenograms. Radiology **82**, 258—261 (1964). — ROGISTER, G.: La cholinesterase dans la mégacaryocyte et la plaquette sanguine. Cholinesterase in Megacaryocytes and in Thrombocytes. Rev. franç. Étud. clin. biol. **1**, 1078—1083 (1956). — ROGISTER, G., et M. A. GEREBTZOFF: Recherches histochimiques sur les acétylcholine et choline estérases. V. Localisation dans les éléments figurés du sang et dans les organs hémopoiétiques. Acta anat. (Basel) **32**, 39—50 (1958). — ROHEN, J.: Über den Einbau der Gefäße in die Trabekelarchitektur der Milz und dessen funktionelle Bedeutung. Anat. Anz. **105**, 183—193 (1958). — ROHR, K.: Persönliche Mitteilung an LENNERT 1957. ~ Das menschliche Knochenmark. Anatomie, Physiologie und Pathologie nach Ergebnissen der intravitalen Markpunktion, 3. Aufl. Stuttgart: Georg Thieme 1960. — ROLLHÄUSER, H.: Die Morphologie der Kapillaren. In: Lehrbuch der Angiologie, hrsg. v. M. RATSCHOW, S. 73—82. Stuttgart: Georg Thieme 1959. — ROLSHOVEN, E.: Zur Problematik der Vena portae. Verh. Anat. Ges. **54**. Verslg 1957. Erg.-H. Anat. Anz. **104**, 108—113 (1957). ~ Beitrag zur Problematik des Leberkreislaufes. Arch. Kreisl.-Forsch. **33**, 145—154 (1960). — ROMANENKO, P.: Über pathologisch-histologische Veränderungen an den inneren Organen des Hundes nach der Unterbindung der Milzgefäße. Experimentelle Untersuchung. Langenbecks Arch. klin. Chir. **153**, 123—138 (1928). — ROMEIS, B.: Über den Einfluß erhöhter Außentemperatur auf Leber und Milz der weißen Maus. Virchows Arch. path. Anat. **247**, 225—235 (1923). ~ Mikroskopische Technik, 15. Aufl. München: Leibniz 1948. — ROMHÁNYI, G.: Histologische Untersuchungen an tumorempfänglichen und resistenten Tieren. Zbl. allg. Path. path. Anat. **66**, 313 (1936/37). — RONDANELLI, E. G., P. GORINI, D. PECORARI u. G. P. FIORI: Über die Bildung von doppelkernigen hämopoetischen Zellen. Phasenkontrast-Mikrokinematographische Untersuchungen. Z. Zellforsch. **49**, 668—676 (1959). — RONDANELLI, E. G., P. GORINI, E. STROSSELLI et V. MONESI: Recherches microcinematographiques des organs hémopoietiques cultivés "in vitro". Rev. hemat. **13**, 405—421 (1958). — RORDORF, R.: Sulla bartonellosi. G. Batt. Immun. **11**, 351—370 (1933). — ROSENAU, W., and H. D. MOON: Effect of splenic homogenates on homologous cells in vitro. Lab. Invest. **11**, 1260—1265 (1962). — ROSENKRANZ, W.: Einfluß der Milz auf Zellteilungs- und Wachstumsvorgänge. Z. Biol. **112**, 426—450 (1961). — ROSENKRANZ, W., u. R. RIGLER: Karyometrische Untersuchungen an Deciduazellen normaler und milzloser Ratten. Z. ges. exp. Med. **129**, 627—631 (1958). — ROSIN, A.: Morphologische Organveränderungen beim Leben unter Luftverdünnung. Beitr. path. Anat. (Jena) **80**, 622—639 (1928). — ROSIN, A., F. FREIBERG, and G. ZAJICEK: The fate of rat bone marrow, spleen and periosteum cultivated in vivo in the diffusion chamber, with special reference to bone formation. Exp. Cell Res. **29**, 176—187 (1963). — ROSKAM, J.: Über Entstehung, Verteilung und Abbau der Thrombozyten. In: Handbuch der gesamten Hämatologie, hrsg. v. L. HEILMEYER und A. HITTMAIR, Bd. II, Tl. 2, 1. Halbbd., S. 98—108. München-Berlin-

Wien: Urban & Schwarzenberg 1959a. ~ Die Veränderlichkeit der Thrombozytenzahl. In: Handbuch der gesamten Hämatologie hrsg. v. L. HEILMEYER und A. HITTMAIR, Bd. II, Tl. 2, 1. Halbbd. S. 339—359. München-Berlin-Wien: Urban & Schwarzenberg 1959b. — ROSS, R., and E. BENDITT: Wound healing and collagen formation. I. Sequential changes in components of Guinea Pig skin wounds observed in the electron microscope. J. biophys. biochem. Cytol. 11, 676—700 (1961). — ROSSI, C.: Effetti della ligatura dei vasi splenici sulla struttura e funzione della milza. Ann. ital. Chir. 6, 127—146 (1927). — ROSSI, F., G. PESCETTO e E. REALE: La localizzazione istochimica della fosfatasi alcalina le sue variazioni nel corso dello sviluppo prenatale dell'uomo. Z. Anat. Entwickl.-Gesch. 115, 500—528 (1951). — ROSSI, N., e S. VENTURA: Splenectomia e sviluppo scheletrico. Arch. E. Maragliano Pat. Clin. 4, 693—704 (1949). — ROTH, H.: Experimentelle Untersuchungen zur Frage der Milzfunktion bei der Bartonelleninfektion der Ratte. Z. Immun.-Forsch. (Jena) 74, 483—499 (1932). — ROTH, J. S., J. BUKOWSKY, and H. J. EICHEL: The effect of whole body X-irradiation on the activity of some acid hydrolases in homogenates and subcellular fractions of rat spleen. Radiat. Res. 16, 27—36 (1962). — ROTH, J. S., and H. J. EICHEL: The effect of total-body X-irradiation on the distribution of ribonuclease activity in subcellular fractions of rat spleen. Radiat. Res. 11, 572—581 (1959). — ROTH, J. S., M. WAGNER, and M. KOTHS: The effect of whole-body gamma irradiation on the deoxycytidylate, deoxyadenosine, and deoxyguanosine deaminase activity of rat spleen and thymus. Radiat. Res. 22, 722—729 (1964). — ROTH, R. H., and L. STJÄRNE: Monoamine oxidase activity in the bovine splenic nerve granule preparation. Acta physiol. scand. 68, 342—346 (1966). — ROTHBERG, H., L. A. CORALLO, and W. H. CROSBY: Observations on Heinz bodies in normal and splenectomized rabbits. Blood 14, 1180—1186 (1959). — ROTHE, H.: Die Größe des Herzens und einiger anderer Organe (Leber, Milz, Nieren) bei der grauen und weißen Hausmaus. Zool. Anz. 105, 281—286 (1934). — ROTHERMEL, E.: A note on the megakaryocytes of the normal Cat's spleen. Anat. Rec. 47, 251—260 (1930). — ROTHLIN, E.: Über die Einwirkung des Milzextraktes (Lienins) auf die Tätigkeit des Froschherzens in situ und des isolierten und durchströmten Säugetierherzens. Pflügers Arch. ges. Physiol. 185, 111 (1920). — ROTTER, W.: Über die Sekundärknötchen in den Lymphknoten. Virchows Arch. path. Anat. 265, 596—616 (1927). ~ Über Gewebsschäden durch Thorotrast. Unter besonderer Berücksichtigung der Gefäßveränderungen und aplastischer Knochenmarksreaktionen. Beitr. path. Anat. 111, 144—157 (1950). — ROTTER, W., u. W. BÜNGELER: Blut und blutbildende Organe. In: E. KAUFMANN, Lehrbuch der speziellen pathologischen Anatomie, 11. u. 12. Aufl., hrsg. von M. STAEMMLER, Bd. 1, 1. Hälfte, S. 414—834. Berlin: W. de Gruyter & Co. 1955. — ROULET, F. C.: Die infektiösen „spezifischen" Granulome. In: Handbuch der allgemeinen Pathologie, hrsg. v. F. BÜCHNER, E. LETTERER und F. ROULET, Bd. 7, Tl. 1, S. 325—496. Berlin-Göttingen-Heidelberg: Springer 1956. — ROUS, P.: The destruction of red blood corpuscles in health and disease. Physiol. Rev. 3, 75—105 (1923). — ROUSSELOT, L. M., F. F. RUZICKA, and G. A. DOEHNER: Portography in portal hypertension. Surg. Clin. N. Amer. 36, 361—383 (1956). — ROUVIÈRE, H.: Anatomie des lymphatiques de l'homme. Paris: Masson & Cie. 1932. — ROUVIÈRE, H., et G. VALETTE: Physiologie du systéme lymphatique. Formation de la lymphe. Circulation lymphatique normale et pathologique. Paris: Masson & Cie. 1937. — ROWLEY, D. A.: The effect of splenectomy on the formation of circulating antibody in the adult male albino rat. J. Immunol. 64, 289—295 (1950). — ROWLEY, D. A., F. W. FITCH, and I. J. BYE: Anemia produced in the rat by methylcellulose I and II. Arch. Path. 74, 331—339 and 397—402 (1962). — ROY, C. S.: On the physiology and pathology of the spleen. J. Physiol. (Lond.) 3, 203—231 (1882). — ROY, S., R. B. GREENBLATT, and V. B. MAHESHI: Effects of clomiphene and intrasplenic ovarian autotransplantation on the anovulatory cystic ovaries of rats having androgen-induced persistent estrus. Fertil. and Steril. 15, 310—316 (1964). — ROZENSZAJN, L., and P. EFRATI: Cytochemical and phase-contrast observation on Gaucher cells. Acta haemat. (Basel) 25, 43—48 (1961). — RUBINSTEIN, M.: Über die Rolle der Milz im Kohlehydrat- und Fettstoffwechsel. Biochem. Z. 253, 193—201 (1932). — RUDEBECK, J.: Experimentelle Untersuchungen über die Sekundärknötchen in den Kniekehlenlymphknoten des Kaninchens bei Staphylokokkeninfektion. Virchows Arch. path. Anat. 284, 504—517 (1932). — RUFFINI, A.: Contributo alla conoscenza della distribuzione ed espansione dei nervi della milza di alcuni vertebrati. Int. Mschr. Anat. Physiol. 23, 229—236 (1906). — RUFFO, A.: Ricerche sulle fosfatasi del fegato e della milza. Arch. Sci. biol. (Bologna) 24, 399—404 (1938). — RUGE, H.: Infektiöse Mononucleose. Mat. Med. Nordm. 10, 3—8 (1958). — RUGH, R., L. DUHAMEL, L. SKAREDOFF, and C. SOMOGYI: Gross sequelae of fetal X-irradiation of the monkey (Macaca mulatta). I. Effects on body and organ weights at 23 months. Atompraxis 12, 468—473 (1966). — RUGH, R., and E. GRUPP: Splenic radioprotective agent: particulate or diffusible? Radiat. Res. 13, 657—660 (1960). — RUGH, R., B. LEVY, and L. SAPADIN: Histopathological effect of immediate and delayed radiation death in hamsters produced by two million volt X-rays. (I. the lymphocytic organs: spleen, lymph nodes, thymus and bone marrow). J. Morph. 91, 237—267 (1952). — RUHENSTROTH-BAUER, G.: Versuche zum Nachweis eines spezifischen erythropoetischen Hormons. Arch. exp. Path. Pharmak. (Lpz.) **211**, 32 (1950). ~ Die Struktur der Säugererythrozyten. In: Handbuch der gesamten Hämatologie, hrsg. von L. HEILMEYER und A. HITTMAIR, Bd. 1, Tl. 1, S. 210—228. München-Berlin-Wien: Urban & Schwarzenberg 1957. ~ Die Regelung der Erythrozytenkonzentration im Blut. In: Handbuch der gesamten Hämatologie, hrsg. v. L. HEILMEYER und A. HITTMAIR, Bd. II, Tl. 2, 1. Halbbd., S. 58—82. München-Berlin-Wien: Urban & Schwarzenberg 1959. — RUHENSTROTH-BAUER, G., and CH. LÜCKE-HUHLE: Two populations of small lymphocytes. J. Cell Biol. **37**, 196—199 (1968). — RUHENSTROTH-BAUER, G., u. H. MAIER: Versuche zum Nachweis eines spezifischen erythropoetischen Hormons. II. Mitt. Arch. exp. Path. Pharmak. (Lpz.) **214**, 464—472 (1952). — RUMMEL, H.: Stieldrehung einer Wandermilz, unter dem klinischen Bild der Stieldrehung eines Ovarialtumors verlaufend (Zugleich ein Beitrag zur Ätiologie der Wandermilz). Münch. med. Wschr. **76**, 371—373 (1929). — RUMYANTZEV, N. N.: On the reticulo-endothelium and the structure of hematopoietic organs in certain species of fishes. Arch. russ. Histol. Embr. **21**, 162—180, 260—266 (1939). — RUMJANTZEW, A. W., u. W. W. SUNTZOWA: Untersuchungen über Entstehung und Differenzierung fibrillärer Strukturen in mesenchymalen Geweben in vitro. Arch. exp. Zellforsch. **17** (1935). — RUPP, J. C., R. D. MOORE, and M. D. SCHOENBERG: Stimulator of the reticuloendothelial system in the rabbit by Freund's adjuvant. Arch. Path. **70**, 43—49 (1960). — RUPPANNER, E.: Über das Vorkommen von Nebenmilzen nach Milzverletzung. Zbl. Chir. **69**, 1113—1119 (1942). ~ Beitrag zur Kasuistik seltener Milzverletzungen. Schweiz. med. Wschr. **15**, 462—464 (1943). — RUSSEL, E. S., L. M. MURRAY, E. M. SMALL, and W. K. SILVERS: Development of embryonic mouse gonads transferred to the spleen: effect of transplantation combined with genotypic autonomy. Embryol. exp. Morph. **4**, 347—357 (1956). — RUSZNYAK, I., M. FÖLDI u. G. SZABO: Physiologie und Pathologie des Lymphkreislaufes. Jena: G. Fischer 1957. — RUTENBURG, A. M., S. H. RUTENBURG, B. MONIS, R. TEAGUE, and A. M. SELIGMAN: Histochemical demonstration of β-D-galactosidase in the rat. J. Histochem. Cytochem. **6**, 122—129 (1958). — RUTENBURG, A. M., M. WOLMAN, and A. M. SELIGMAN: Comparative distribution of succinic dehydrogenase in six mammals and modification in the histochemical technic. J. Histochem. Cytochem. **1**, 66—81 (1953). — RUTH, R. F., T. MAKINODAN, and H. R. WOLFE: The cytochemical morphology of the production of antibody. Exp. Cell Res. **12**, 309—319 (1957). — RUYSCH, F.: Opera omnia anatomico-medicochirurgica. Amstelodami 1721. — RYDH-EHRENSWÄRD, I., u. G. SCHMIDT: Über den Einfluß des Carotins auf den Guanasegehalt der Rattenmilz. Hoppe-Seylers Z. physiol. Chem. **227**, 177—180 (1934). — RYSINA, T. N.: The content of free nucleotides, nucleosides and purine and pyrimidine bases in some tissues of healthy and irradiated rabbits. Biochim. (Moskau) **24**, 556—562 (1959).

SAATHOFF, J.: Über die Latenzzeit des Reticulocytenanstiegs bei Sauerstoffmangel (Versuche an Meerschweinchen und Kaninchen). Virchows Arch. path. Anat. **319**, 107—115 (1950). ~ Über das Verhalten der Milzpulpa bei Sauerstoffmangel (Tierexperimentelle Untersuchungen zur Frage der Erythropoese in der Milz). Z. Zellforsch. **35**, 370—381 (1951). ~ Splenomegale Markhemmung. Ärztl. Wschr. **9**, 1197—1200 (1954). — SABEL, K.-G., J. GLOMSET, and J. PORATH: Studies on the reductive activation of spleen phosphoprotein phosphatase. Biochim. biophys. Acta (Amst.) **50**, 135—140 (1961). — SABIN, F. R.: Studies on blood. The vitally stainable granules as a specific criterion for erythroblasts and the differentiation of the three strains of the white blood-cells as seen in the living chick's yolksac. Bull. Johns Hopk. Hosp. **32**, 314—321 (1921). — SABIN, F. R., and C. A. DOAN: The relation of monocytes and clasmatocytes to early infection in rabbits with bovine tubercle bazilli. J. exp. Med. **46**, 627—644 (1927). — SABIN, F. R., CH. A. DOAN, and R. S. CUNNINGHAM: Discrimination of two types of phagocytic cells in the connective tissues by the supravital technique. Contr. Embryol. Carneg. Instn **16**, Publ. 361, 125—162 (1925). — SACHAROV, G. P.: La rate doit-elle être considérée comme un organ à sécrétion interne? Rev. franç. Endocr. **8**, 332—339 (1930). — SACHODNIK, I.: Sur un cas de transposition partielle du tube digestif, avec sinistro-position du gros intestin, compliqué d'autres anomalies. Arch. Anat. (Strasbourg) **18**, 275—298 (1934). — SACK, W. O., and J. H. BALLANTYNE: Anatomical observations on a musk-ox calf (ovibos moschatus) with particular reference to thoracic and abdominal topography. Canad. J. Zool. **43**, 1033—1047 (1965). — SACKROR, B., and A. R. DICK: Oxidation of extramitochondrial diphosphoridine nucleotide by various tissues of the mouse. Science **145**, 606—607 (1964). — SAHASRABUDHE, M. B., M. K. NERURKAR, A. J. BAXI, and D. K. MAHAJAN: Hexokinase, aldolase and ATP-creatine-transphorylase in X-irradiated rats. Int. J. Radiat. Biol. **1**, 52—60 (1959). — SAINTE-MARIE, G.: The autofluorescent cells of the lymphocytic tissues of the rat. Anat. Rec. **151**, 133—150 (1965). — SAINTE-MARIE, G., and C. P. LEBLOND: Tentative pattern for renewal of lymphocytes in cortex of the rat thymus. Proc. Soc. exp. Biol. (N.Y.) **97**, 263—270 (1958a). ~ Origin and fate of cells in the medulla of rat thymus. Proc. Soc. exp. Biol. (N.Y.) **98**, 909—915 (1958b). — SAJONSKI, H.: A. lienalis als Ast der A. mesenterica cranialis und truncus bicaroticus beim Hund. Anat. Anz. **101**, 243—246 (1954/55). — SAJONSKI, H., A. SMOLLICH u. M. SUCKOW: Beitrag zur quantitativen Organentwicklung (Herz, Lunge, Leber, Milz, Niere) des Schweines während der Fetalzeit. Mh. Vet.-Med. **20**, 696—703 (1965). — SAKAI, H.: Untersuchung über Cholesterinstoffwechsel in seiner Abhängigkeit von Schilddrüse und Milz. Biochem. Z. **216**, 32—44 (1929). — SAKAKIBARA, T.: Über den funktionellen Zusammenhang zwischen Nebenniere und Milz. Trans. jap. path. Soc. **16**, 86 (1926). — SAKAMOTO, S.: Über das Lymphgefäßsystem des Kaninchens und Meerschweinchens. Trans. jap. path. Soc. **21**, 559—564 (1931). — SAKUMA, S.: Electron-microscopic studies on arterial blood vessels of the spleen, especially on their relationship to the reticuloendothelial system. Tohoku J. exp. Med. **94**, 23—35 (1968). — SAKURAI, T.: Beitrag zur Kenntnis der Nervenversorgung der Milz, besonders über die spinalparasympathische Innervation der Milz. Mitt. med. Ges. (Tokyo) **51**, 1323—1334 (1937). — SALLER, K.: Untersuchungen über das Wachstum bei Säugetieren (Nagern). 3. Das extrauterine Wachstum der Milz bei der weißen Hausmaus. Wilhelm Roux' Arch. Entwickl.-Mech. Org. **124**, 298—331 (1931). — SALMON, M., et J. DOR: Recherches sur l'anatomie descriptive de la rate. Ann. Anat. path. **10**, 652—667 (1933). — SAMPAIO, P.: Autotransplantation von Milzgewebe in der Bauchhöhle. Rev. bras. Cirurg. **19**, 733—737 (1950). — SANDBERG, M., and O. M. HOLLY: Note on the metabolism of copper in splenectomized rabbits. Proc. Soc. exp. Biol. (N.Y.) **32**, 307—309 (1934). — SANDBERG, M., and D. PERLA: The metabolism of copper and iron in splenectomized rats free from Bartonella muris infection. J. exper. Med. **60**, 395—402 (1934). — SANDERS, A. G., and H. W. FLOREY: The effects of the removal of lymphoid tissue. Brit. J. exp. Path. **21**, 275—287 (1940). — SANDERS, J. L., G. V. DALRYMPLE, and C. D. ROBINETTE: Correlation between deoxyribonucleic acid synthesis and mortality following irradiation in mice. Nature (Lond.) **202**, 919—920 (1964). — SANDKÜHLER, ST.: Taschenbuch der klinischen Blutmorphologie. Stuttgart: Ferdinand Enke 1949. ∼ Die Blutkörperchensenkung. In: Handbuch der gesamten Hämatologie, hrsg. v. L. HEILMEYER und A. HITTMAIR, Bd. II, Tl. 2, 1. Halbbd., S. 465—488. München-Berlin-Wien: Urban & Schwarzenberg 1959. — SANDREUTER, A.: Vergleichende Untersuchungen über die Blutbildung in der Ontogenese von Haushuhn (Gallus gallus L.) und Star (Sturnus v. vulgaris L.). Acta anat. (Basel) Suppl. **14** = 1 ad Vol. **11**, 1—72 (1951). — SANDSTROM, C. J.: Heteroplastic transplants of duck kidney tissue on the chorioallantoic membrane of the chick in conjunction with adult chicken spleen grafts. Anat. Rec. **52**, 69—82 (1932). — SANGIORGI, M.: Prime osservazioni sulle fibre nervose dei linfonodi studiata con metodi neurofibrillari. Boll. Soc. ital. Biol. sper. **16**, 607—609 (1941). — SANTISTEBAN, G. A.: The growth and involution of lymphatic tissue and its interrelationships to aging and to the growth of the adrenal glands and sex organs in CBA mice. Anat. Rec. **136**, 117—126 (1960). — SAPPEY: Description et iconographie des vaisseaux lymphatiques considérés chez l'homme et les vertébrés. Paris 1885. — SARVAN, M.: Über die Rolle der Milz bei der experimentellen Tuberkulose. Beitr. klin. Tuberk. **77**, 182—185 (1931). — SASLAW, S., and H. N. CARLISLE: Antibody response in splenectomized monkeys. Proc. Soc. exp. Biol. (N.Y.) **116**, 738—742 (1964). — SASLAW, S. B., A. BOURONCLE, R. L. WALL, and C. A. DOAN: Studies on the antibody response in splenectomized persons. New Engl. J. Med. **261**, 120—125 (1959). — SASSUCHIN, P.: Über die kindliche Milz. Inaug.-Diss. St. Petersburg 1899. — SASYBIN, N.: Histopathologische Veränderungen des Blutes bei Einwirkung hoher Temperatur. Virchows Arch. path. Anat. **292**, 96—113 (1934a). ∼ Histopathologische Veränderungen der blutbildenden Organe bei Einwirkung hoher Temperaturen. Virchows Arch. path. Anat. **292**, 114—128 (1934b). ∼ Zur Frage der Herkunft der Monozyten. Virchows Arch. path. **292**, 129—134 (1934c). — SAUERBRUCH, F., u. E. KNAKE: Über die Bedeutung der Milz bei Parabiosetieren. Klin. Wschr. **15**, 884 (1934). — SAVAGE, A. M.: Hematopoietic recovery in the spleen of endotoxin-treated lethally-x-irradiated BUB mice. Amer. Ass. Anat. 75th Sess. 1962, Anat. Rec. **142**, 275 (1962). — SAVINOVA, L. I.: Zones of the venous network of the spleen in man. Uch. Zap. Patrozavodsk. Univ. **10**, 38—45 (1963a). ∼ Age-related features of splenic veins in man. Uch. Zap. Petrozavodsk. Univ. **10**, 46—53 (1963b). — SAVITSKY, J. PH.: Control of radiation hemorrhage with splenic extracts. Blood **10**, 52—61 (1955). — SAWITSKY, A., G. A. HYMAN, and J. B. HYMAN: An unidentified reticuloendothelial cell in bone marrow and spleen. Blood **9**, 977—985 (1954). — SBITNEVA, M. F., T. V. KALYAEVA, and I. A. RUDAKOV: Normal cellular constituents of blood, bone marrow and spleen in white rats. Byull. éksp. Biol. Med. **57**, 112—116 (1964). — SCAPATICCI, R.: Influenza della timectomia e della splenectomia sullo sviluppo del coniglio. Boll. Soc. ital. Biol. sper. **13**, 110—112 (1938). ∼ Studio anatomo-istologico della milza del lattante sottoposto ad emotrasfusione. Riv. Clin. pediat. **39**, 352—360 (1941). — SCATIZZI, I.: La milza di Tropidonotus natrix. Arch. zool. ital. **14**, 341—363 (1930a). ∼ Continuita di rapporti fra il connetivo reticolare della milza e del pancreas in Tropidonotus natrix. Monit. zool. ital. **41**, 100 (1930b). ∼ La milza di Chimaera monstrosa. Arch. ital. Anat. Embriol. **29**, 560—587 (1932). — SCHABADASCH, A.: Beiträge zur vergleichenden Anatomie der Milzarterien. Versuch einer Analyse der Evolutionsbahnen des peripheren Gefäßsystems. Z. Anat. Entwickl.-Gesch. **104**, 502—570 (1935). — SCHAEFER, E. A., and B. MOORE: On the contractility and innervation of the spleen.

J. Physiol. (Lond.) **20**, 1—50 (1896). — SCHAFFER, J.: Lehrbuch der Histologie und Histogenese nebst Bemerkungen über Histotechnik und Mikroskopie. Leipzig: Engelmann 1922. — SCHAIRER, E., u. J. RECHENBERGER: Das Leber- und Milzeisen bei Mann und Frau in verschiedenen Lebensaltern. Virchows Arch. path. Anat. **315**, 309—319 (1948a). ~ Vergleichende Untersuchungen über den chemisch und mikrochemisch bestimmten Eisengehalt in Leber und Milz. Virchows Arch. path. Anat. **315**, 320 (1948b). — SCHALLOCK, G.: Funktion und Struktur des lymphoreticulären Systems. Regensb. Jb. ärztl. Fortbild. **4**, 179—189 (1955). — SCHARF, J. H.: Untersuchungen über Nerven-Lipoide unter besonderer Berücksichtigung der Milznerven des Hausrindes und des Menschen. Acta neuroveg. (Wien) **4**, 31—62 (1952). — SCHAUER, A.: Die Mastzelle. In: Veröffentlichungen aus der morphologischen Pathologie, hrsg. v. F. BÜCHNER, W. GIESE, W. BÜNGELER, H. CHIARI u. G. PETERS, Heft 68. Stuttgart: Gustav Fischer 1964. — SCHAYER, R. W., K. J. DAVIS, and R. L. SMILEY: Binding of histamine in vitro and its inhibition by cortisone. Amer. J. Physiol. **182**, 54—56 (1955). — SCHEFF, G. J.: The reticulo-endothelial system (morphological and functional analysis with particular reference to the spleen). Chicago Med. Sch. Quart. **16**, 71—75 (1955). — SCHEIBE, F.-W.: Ungewöhnliche Entzündungsform der kindlichen Milz. Frankfurt. Z. Path. **68**, 86—96 (1957). — SCHEINER, H.: Action hypertensive de l'extrait ultrafiltré de rate chez le chien préalablement traité par l'extrait posthypophysaire. C. R. Soc. Biol. (Paris) **125**, 125—128 (1937). — SCHEINER, H., et M. TIFFENEAU: Action hypertensive des extraits de rate sur le chien atropinisé et cocainisé. C. R. Soc. Biol. (Paris) **124**, 877—879 (1937a). ~ Effets hypertenseurs produits par l'excitation du nerf splenique chez le chien atropinisé et cocainisé. C. R. Soc. Biol. (Paris) **124**, 1219—1222 (1937b). — SCHENKER, P.: Über die plättchenbildende Funktion der Megakaryocyten. Folia haemat. (Lpz.) **63**, 223—247 (1939). — SCHEPPOKAT, KL.-D.: Strahlenwirkung und Strahlenschutz im Tierversuch unter besonderer Berücksichtigung der Milz. Mat. Med. Nordmark 8/2, 61—67 (1956). — SCHERER, E.: Die Strahlenbehandlung der Blutkrankheiten. In: Lehrbuch der Strahlenheilkunde von RENÉ DU MESNIL DE ROCHEMONT, S. 423—449. Stuttgart: Ferdinand Enke 1958. — SCHERER, E., K. BRANDS u. D. OCHS: Über den Einfluß hoher Methylandrostendiolgaben auf die blutbildenden Organe, geprüft an der Maus. Medizinische **33**, 1100—1101 (1954). — SCHERER, E., u. W. VOGEL: Elektronenoptische Untersuchungen zur Strahlenwirkung auf Leber, Milz und Niere. Strahlentherapie **106**, 202—211 (1958). — SCHERER, E., u. K. O. WICHMANN: Beobachtungen über den Ablauf der Strahlenreaktion im Milzgewebe der Maus bei Anwendung der Phasenkontrastmikroskopie. Strahlentherapie **95**, 195—208 (1954). — SCHERMER, S.: Die Blutmorphologie der Laboratoriumstiere. 2. Aufl. Leipzig: Johann Ambrosius Barth 1958a. ~ Blut und blutbildende Organe. In: Patholgie der Laboratoriumstiere, hrsg. von P. COHRS, R. JAFFÉ, H. MEESSEN, Bd. 1, S. 176—234. Berlin-Göttingen-Heidelberg: Springer 1958b. — SCHEUNERT, A., u. FR. W. KRZYWANEK: Über die Beziehungen der Milz zu den Schwankungen der Menge der roten Blutkörperchen. Pflügers Arch. ges. Physiol. **215**, 187—190 (1926). ~ Die Milz als Blutkörperchenreservoir. Methodische Bemerkungen zur Frage des Zusammenhanges von Blutbeschaffenheit und Konstitution. Z. Tierzücht. Züchtungsbiol. **9**, 113—116 (1927a). ~ Weiteres über die Milz als Blutkörperchenreservoir. Pflügers Arch. ges. Physiol. **217**, 261—263 (1927b). ~ Die Unersetzbarkeit der Milz als Blutkörperchenreservoir. Pflügers Arch. ges. Physiol. **221**, 435—438 (1929). — SCHEUNERT, A., u. A. TRAUTMANN: Lehrbuch der Veterinär-Physiologie, III. Aufl. Berlin: P. Parey 1951. — SCHIFFER, K. J.: Die Milz in der Schwangerschaft und ihre Beeinflussung bei Arbeit. Med. Diss. Bonn 1935. — SCHILF, E.: Das autonome Nervensystem. Leipzig: Thieme 1926. — SCHILLER, E.: Phagocytosis in vitro und in vivo. Verh. anat. Ges., 51. Vers. 1953. Erg.-H. Anat. Anz.**100**, 361—367 (1954). — SCHILLING, V.: Physiologie der blutbildenden Organe. In: Handbuch der normalen und pathologischen Physiologie, hrsg. von A. BETHE, G. v. BERGMANN, G. EMBDEN, A. ELLINGER, Bd. 6/2, Tl. 2, S. 370—894. Berlin: Springer 1928. ~ Anzeichen der hormonalen Tätigkeit der Milz. Dtsch. med. Wschr. **58**, 648—651 (1932). ~ Das Problem des Monocyten und seine Geschichte. Forsch. Fortschr. dtsch. Wiss. **25**, 303—305 (1949). — SCHIMERT, J.: Die „Syncytielle Natur" des vegetativen Nervensystems. Z. mikr.-anat. Forsch. **44**, 85—118 (1938). — SCHIMKEWITSCH, W.: Lehrbuch der vergleichenden Anatomie der Wirbeltiere, 2. Aufl. Stuttgart: Schweizerbart 1922. — SCHINZ, H. R., W. E. BAENSCH, E. FRIEDL u. E. UEHLINGER: Lehrbuch der Röntgendiagnostik. 5. Aufl., Bd. 4, Tl. 2, S.3546—3556. Stuttgart: Georg Thieme 1952. — SCHINZ, H. R., R. GLAUNER u. E. UEHLINGER: Röntgendiagnostik, Ergebnisse 1952—1956, S. 262—281. Stuttgart: Georg Thieme 1957. — SCHKAWERA, G. L.: Über die funktionelle Veränderung der Gefäße der isolierten menschlichen Milz. Z. ges. exp. Med. **34**, 307—323 (1923). — SCHLAG, A.: Histologische Studien über die Wirkung von Vagus- und Sympathikusreizung, von Adrenalin-, Noradrenalin-, Azetylcholin-, Östronsulfat- und Thyroxininjektion auf den Kreislauf der Katzen- und Kaninchenmilz. Z. mikr.-anat. Forsch. **67**, 190—201 (1961). — SCHLARB, E.: Die Milz von Torpedo ocellata und marmorata. Publ. Staz. zool. Napoli **24**, 9—28 (1953). — SCHLEICHER, E. M.: A simple method for the demonstration of the trabekular framework of the human and mammalian spleen. Anat. Rec. **79**, 479—482 (1941). — SCHLIEPHAKE, E.: Wechselbeziehungen zwischen Milz und Schilddrüse. Naunyn-Schmiedebergs Arch. exp. Path. Pharmak. **148**, 1—23 (1930). ~ Milz und Phagocytose. Z. ges. exp. Med. **77**, 204—217 (1931a). ~ Die Anregung der Phagocytose beim Menschen durch das Milzhormon Prosplen. Dtsch. Arch. klin. Med. **171**, 218—223 (1931b). ~ Die Milz als hormonales Organ. Dtsch. Arch. klin. Med. **172**, 523—538 (1932). ~ Über die Funktion der Milz. Med. Welt **7**, 1089—1092 (1933a). ~ Über den Einfluß von Milzstoffen auf den Cholesteringehalt des Blutes. Klin. Wschr. **12**, 1936—1938 (1933b). ~ Inkretorisches System und Krankheitsentstehung. Dtsch. med. Wschr. **76**, 1325—1329 (1951). ~ Die Milz als Regulier- und Abwehrorgan. Bibl. haemat. (Basel) **3**, 49—52 (1955a). ~ Die Milz, ein Regulator und Ausgleichsorgan im Stoffwechsel. Med. heute **4**, 136—138 (1955b). ~ Die Milz als Ausgleichs- und Schutzorgan. Neue Rdsch. Proph. Diagn. u. Ther. (1964). — SCHLIEPHAKE, E., u. G. SINKE: Über die Wirkung von Milzextrakten auf das retikuloendotheliale System, gezeigt an der Trypanblau-Speicherung. Klin. Wschr. **10**, 346—348 (1931). — SCHLÜNS, J.: The occurrence of C-N linkage splitting hydrolases in the cells of the Schweigger-Seidel sheaths of the spleen. Second International Congress of Histo- and Cytochemistry 1964, p. 134. Berlin-Göttingen-Heidelberg: Springer 1964a. ~ Über den Nachweis einer γ-Glutamyltranspeptidase-ähnlichen Enzymaktivität in den Schweigger-Seidelschen Kapillarhülsen der Milz des Schweines. Tierärztl. Umsch. **19**, 183—194 (1964b). ~ Untersuchungen zur Histotopochemie der alkalischen Phosphatase in der Milz einiger Säugetiere. Acta histochem. (Jena) **19**, 201—233 (1964c). — SCHLYVITCH, B.: Untersuchungen über den anastomotischen Kanal zwischen der Arteria coeliaca und mesenterica superior und damit in Zusammenhang stehende Fragen. Z. Anat. Entwickl.-Gesch. **107**, 709—737 (1937). — SCHMEISER, K.: Radioaktive Isotope, ihre Herstellung und Anwendung. Berlin-Göttingen-Heidelberg: Springer 1957. — SCHMEKEL, L.: Embryonale und frühe postembryonale Erythropoiese in Leber, Milz, Dottersack und Knochenmark der Vögel. Rev. suisse Zool. **69**, 559—615 (1962). ~ Die embryonale Erythropoiese der Charadriiformes. Rev. suisse Zool. **70**, 677—688 (1963). — SCHMELZER, W.: Zum Bau der Milz. Übersichtsbilder von Hülsenarterien und Lymphknötchen durch Isolierung ganzer Arterienbäumchen mittels Walk-Verfahren. Z. Zellforsch. **24**, 303—311 (1936). — SCHMID, F.: Staffelung der immunologischen Abwehrvorgänge. Dtsch. Ärztebl. **3009**—3016 (1966a). ~ Cytobiologie der Immunocyten (Plasmazellen). Immunbiol. Inform. Beringwerke **12**, 481—494 (1966b). ~ Vorkommen und Verhalten von Sternzellen der Leber des Aales und ihre Beziehungen zum Reticuloendothelialen Systems. Z. Zellforsch. **49**, 401—417 (1959). — SCHMIDT, G.: Die vitale Trypanblauspeicherung bei Salamanderlarven. Z. Anat. Entwickl.-Gesch. **96**, 68—83 (1931). — SCHMIDT, H. A. E.: Die therapeutische Anwendung von Radioisotopen in der inneren Medizin. Ärztl. Mitt. (Köln) **44**, 1444—1448, 1499—1502, 1535—1538 (1959). ~ Beispiele der diagnostischen Radioisotopenanwendung in der inneren Medizin. Ärztl. Mitt. (Köln) **46**, 25—34, 85—94 (1961). — SCHMIDT, J., u. H. VOGEL: Untersuchungen über die Gewichte von inneren Organen bei Mastschweinen und ihre Beziehungen zu Leistung und Körperform. Züchtungskunde **6**, 224—232 (1931). — SCHMIDT, K. E. A.: Laparoskopische Tafeln. Grenzach/Baden: Deutsche Hoffmann-La Roche A.G. 1951. — SCHMIDT, M. B.: Über die Organe des Eisenstoffwechsels und die Blutbildung bei Eisenmangel. Verh. dtsch. path. Ges. **15**, 91—96 (1912). ~ Der Einfluß eisenreicher und eisenarmer Nahrung auf Blut und Körper. Jena: Fischer 1928. ~ Eisenstoffwechsel. In: Handbuch der normalen und pathologischen Physiologie, hrsg. v. A. BETHE, G. v. BERGMANN, G. EMBDEN u. A. ELLINGER, Bd. XVI, Tl. 2, S. 1644—1672. Berlin: Springer 1931. ~ Störungen des Eisenstoffwechsels und ihre Folgen. Ergebn. allg. Path. path. Anat. **35**, 105—208 (1940). — SCHMIDT, R., u. R. RAUTSCHKE: Schwermetallkationen im tierischen Organismus; spektrographische Untersuchungen an Organen normaler und alloxanbehandelter weißer Ratten. Acta histochem. (Jena) **17**, 302—313 (1964a). ~ Der Zink- und Kupfergehalt verschiedener Organe der weißen Ratte; ein Beitrag zur Dithizon-Zink-Reaktion in der Histochemie. Acta histochem. (Jena) **19**, 1—13 (1964b). — SCHMIDT, W.: Licht- und elektronenmikroskopische Untersuchungen über die intrazelluläre Verarbeitung von Vitalfarbstoffen. Z. Zellforsch. **58**, 573—637 (1962). ~ Die Argyrophilie von Retikulinfasern in vivo. Z. Anat. Entwickl.-Gesch. **126**, 176—181 (1967). — SCHMIDT, W. J.: Die Doppelbrechung von Karyoplasma, Zytoplasma und Metaplasma. Berlin: Bornträger 1937. ~ Molekulare Bauweisen tierischer Zellen und Gewebe und ihre polarisationsoptische Erforschung. Naturwissenschaften **26**, 481 u. 509 (1938). ~ Anwendung der Polarisationsmikroskopie in der Histochemie. In: Handbuch der Histochemie, hrsg. von W. GRAUMANN und K. H. NEUMANN, Bd. 1, Tl. 1, S. 171—191. Stuttgart: Gustav Fischer 1958. — SCHMIDT-NIELSEN, K.: Lien succenturiatus bei der Forelle (Salmo trutta). Norske Vid. Selsk. Forh. **12**, 19—22 (1939). — SCHMIDT-NIELSEN, S., u. SCHMIDT-NIELSEN, K.: Größe und Eisengehalt der Milz bei der Forelle. Norske Vid. Selsk. Forh. **12**, 63 (1939a). ~ Über den Eisengehalt der Milz einiger Fische. Norske Vid. Selsk. Forh. **12**, 67—69 (1939b). — SCHMIDTMANN, M.: Fütterungsversuche am milzlosen Tier. Verh. dtsch. path. Ges. **23**, 105—110 (1928). — SCHMINCKE, A.: Methoden zur morphologischen Untersuchung der Milz. In:Handbuch der Biologischen Arbeitsmethoden, hrsg. von E. ABDER-HALDEN, Abt. VIII, Tl. 1, S. 599—634. Berlin u. Wien: Urban & Schwarzenberg 1921. — SCHMITZ, E., u. G. HEYMANN: Über die Bedeutung der Milz für den Baustoffwechsel des Zentralnervensystems. Biochem. Z. **308**, 230—246 (1941). — SCHMITZ, R.: Ein Fall von Dicephalus dibrachius bispinalis. Med. Diss. Bonn 1959. — SCHMITZ-MOORMANN, P.: Biochemische und histochemische Untersuchungen am retikulären Bindegewebe der Milz. Virchows Arch. path. Anat. **334**, 351—366 (1961). — SCHNEIBERG, K.: Wplyw wylaczenia sledziony z krazenia wrotnego na hemopoeze u myszy C 57. Przegl. lek. **16**, 348—349 (1960). — SCHNEIBERG, K., W. KOZIOL-BARTNIKOWA, and A. JONECKO: Changes in the lymphatic system and plasma protein fractions after thymectomy in mice. Acta physiol. pol. **18**, 691—701 (1967). — SCHNEIBERG, K., S. KRZYZOWSKA u. A. VORBRODT: Wplyw sledziony na zapasy zelaza w watrobie u myszy C-57-Bl. Folia morph. (Warszawa) **14**, 25—32 (1963). — SCHNEIBERG, K., u. J. WATRAS: Erytropoeza u myszy C 57 po wylaczeniu śledziony z krazenia wrotnego w swietle wynikow uzyskanych radioaktywnym izotopem zelaza (Fe^{59}). Przegl. lek. **16**, 349—350 (1960). — SCHNEIDER, G.: Studien zur Korrelation der Eiweißkörper des Blutplasmas und der Organe bei experimenteller Dysproteinämie. I. u. II. Mitt.: Quantitative Änderungen des Eiweiß- und Stickstoffgehaltes von Leber, Milz und Nieren im Verlauf einer experimentell erzeugten Dysproteinämie. Virchows Arch. path. Anat. **327**, 354—365 (1955). ~ Über Pathogenese der Amyloidose. Immunologische, histochemische und morphologische Untersuchungen. In: Ergebnisse der allgemeinen Pathologie und pathologischen Anatomie, hrsg. v. P. COHRS, W. GIESE, H. MEESSEN, Bd. IV. Berlin-Göttingen-Heidelberg: Springer 1964. — SCHNEIDER, J.: Das absolute und relative Gewicht von Herz, Lunge, Leber, Niere und Milz des Rindes. Z. Fleisch- u. Milchhyg. (Berl.) **14**, 393—407 (1904). — SCHNEIDER, M.: Zur Kreislauffunktion der Milz. Leber und Milz, 4. Lebertagung der Sozialmed., Bad Mergentheim 15.—17. Okt. 1965, hrsg. v. L. WANNAGAT, S. 48—55. Stuttgart: Georg Thieme 1967. — SCHNELL, A.: Über „Nebenmilzen" an Hand eigener Beobachtungen. Med. Diss. Heidelberg 1948. — SCHOEN, H.: Organveränderungen beim Säugling nach Zufuhr von Periston. Klin. Wschr. **27**, 463—468 (1949). — SCHÖNBAUER, L., u. H. STERNBERG: Zur Frage der totalen Milzregeneration. Wien. klin. Wschr. **37**, 667 (1924). — SCHÖNBERG, F.: Über Nebenmilzen bei acht Schweinen mit gleichzeitiger Einsprengung von Pankreaslappen in das Milzgewebe. Berl. tierärztl. Wschr. **42**, 428—429 (1926). — SCHOENBERG, M. D., P. A. GILMAN, V. R. MUMAW, and R. D. MOORE: The phagocytosis of uniform polystyren latex particles by the reticuloendothelial system in the rabbit. Brit. J. exp. Path. **42**, 486—495 (1961). — SCHOENBERG, M. D., V. R. MUMAW, R. D. MOORE, and A. S. WEISBERGER: Cytoplasmic interaction between macrophages and lymphocytic cells in antibody synthesis. Science **143**, 964—965 (1964). — SCHÖNBERG, S., u. G. WOLF-HEIDEGGER: Zur Frage des hypophysären Infantilismus. Schweiz. Z. Path. **4**, 467—501 (1941). — SCHÖNFELD, E. A., and B. FRISCHMAN: Syndrome of spleen agenesis, defects of the heart and vessels and situs inversus. Report of a case suggesting heredity as an etiological factor. Helv. paediat. Acta **13**, 636—640 (1958). — SCHOENMACKERS, J.: Technik der postmortalen Angiographie mit Berücksichtigung verwandter Methoden postmortaler Gefäßdarstellung. In: Ergebnisse der allgemeinen Pathologie und pathologischen Anatomie, hrsg. von P. COHRS, W. GIESE, H. MEESSEN, Bd. **39**, S. 53—151. Berlin-Göttingen-Heidelberg: Springer 1960. — SCHOENMACKERS, J., u. H. VIETEN: Postmortale Angiogramme des Pfortadergebietes. In: Handbuch der medizinischen Radiologie, hrsg. v. L. DIETHELM, O. OLSSON, F. STRNAD, H. VIETEN u. A. ZUPPINGER, Bd. X, Tl. 3, S. 352—370. Berlin-Göttingen-Heidelberg: Springer 1964. — SCHOFIELD, R., and L. J. COLE: An erythrocyte defect in splenectomized X-irradiated mice restored with spleen colony cells. Brit. J. haemat. **14**, 131—140 (1968). — SCHOLDERER, H.: Das Verschwinden von in die Blutbahn injiziertem Bilirubin aus dieser und der Einfluß der Milz hierauf. Biochem. Z. **257**, 137—144 (1933). — SCHOLDERER, H., u. G. v. LUDÁNY: Der Einfluß der Milz auf den Bilirubingehalt des Blutserums. Schweiz. med. Wschr. **13**, 264 (1932). — SCHOOLEY, J. C.: Autoradiographic observations of plasma cell formation. J. Immunol. **86**, 331—337 (1961). — SCHOPPER, W.: Thymusgewebe in der Kultur mit vergleichenden kinematographischen Aufnahmen von Thymus- und Milzkulturen. Zbl. Path. path. Anat. **60**, 216—221 (1934). — SCHREIBER, S.: Der Verlauf der Spaltlinien der Milzkapsel. Med. Diss. Freiburg i. Br. 1938. — SCHRIDDE, H.: Die blutbereitenden Organe. In: Pathologische Anatomie, hrsg. v. L. ASCHOFF, 6. Aufl., Bd. II, S. 102—155. Jena: G. Fischer 1923. — SCHUBARTH, H.: Hämosiderin in Milz und RES der Leber verschiedener Vertebraten. I. Mitteilung. Vergleichende Untersuchungen bei Fischen, Amphibien und Reptilien. Z. mikr.-anat. Forsch. **75**, 428—437 (1966a). ~ Hämosiderin in Milz und RES der Leber verschiedener Vertebraten. II. Mitteilung. Vergleichende Untersuchungen bei Vögeln und Säugetieren. Z. mikr.-anat. Forsch. **75**, 438—450 (1966b). — SCHUBERT, G., H. VOGT, W. MAURER u. W. RIEZLER: Tierexperimentelle Indikatoruntersuchungen mit radioaktivem Kupfer. Naturwissenschaften **31**, 589—590 (1943/44). — SCHUBOTHE, H.: Die Funktion der Erythrozyten. In: Handbuch der gesamten Hämatologie, hrsg. von L. HEILMEYER und A. HITTMAIR, Bd. 1, Tl. 1, S. 262—268. München-

Berlin-Wien: Urban & Schwarzenberg 1957. ~ Hämolyse und hämolytische Erkrankungen. (7. Freiburger Symposion 1959.) Berlin-Göttingen-Heidelberg: Springer 1961. — SCHUDY, G.: Beitrag zur Funktion des lymphatischen Gewebes. Verh. Anat. Ges., 47. Vers. 1938. Erg.-H. Anat. Anz. 88, 89—94 (1939). — SCHÜMANN, H. J.: Vergleichende Untersuchungen über die Wirkung von Adrenalin, Arterenol und Epimin auf Blutdruck, Milzvolumen, Darm und Blutzucker. Naunyn-Schmiedebergs Arch. exp. Path. Pharmak. 206, 164—170 (1949). — SCHÜRCH, K.: Der humorale Einfluß der Milz auf die Erregbarkeit des Zentralnervensystems. Z. ges. exp. Med. 96, 414—419 (1935). — SCHÜRER-WALDHEIM, F.: Milzbestrahlung und retikuloendothelialer Apparat. Wien. klin. Wschr. 43, 201—206 (1930). — SCHUIJL, J. W., u. J. GROEN: The weight of the spleen of rats fed on a diet free from lactoflavine. Acta brev. neerl. Physiol. 8, 195 (1938). — SCHULTEN, H.: Lehrbuch der klinischen Hämatologie. 5. Aufl. Stuttgart: Georg Thieme 1953. ~ Splenectomie und Milzfunktion. Bibl. haemat. (Basel) 3, 92—97 (1955). ~ Morphologie der normalen und pathologischen Stammzellen, der Vorstufen und der reifen Zellen. In: Handbuch der gesamten Hämatologie, hrsg. von L. HEILMEYER und A. HITTMAIR, Bd. 1, Tl. 1, S. 185—210. München-Berlin-Wien: Urban & Schwarzenberg 1957. — SCHULTZ, W.: Die Blutgefäßversorgung des Magen-Darmkanals der Monotremen. Ein Beitrag zur Frage der Homologisierung seiner Abschnitte. Z. Anat. Entwickl.-Gesch. 126, 303—319 (1968). — SCHULTZE, B., W. OEHLERT u. W. MAURER: Vergleichende autoradiographische Untersuchung mit H^3, C^{14} und S^{35} markierten Aminosäuren zur Größe des Eiweißstoffwechsels einzelner Gewebe und Zellarten bei Maus, Ratte und Kaninchen. Beitr. path. Anat. 122, 406—431 (1960). ~ Über eine allgemeine Beziehung zwischen der Umsatzrate der Ribonukleinsäure und des Eiweißes im Organismus von Maus und Ratte. Biochim. biophys. Acta (Amst.) 49, 35—46 (1961). — SCHULZ, D. v.: Zur Frage der angeborenen Gewebsmißbildung in der Milz. Beitr. path. Anat. 99, 251—260 (1937). — SCHULZ, E.: Über die Funktion der Blutspeicher, insbesondere der Milz. Veränderungen des roten Blutbildes nach Adrenalin. Med. Diss. Berlin 1935. — SCHULZ, W.: Über nicht-embolisch entstandene keilförmige Milznekrosen. (An Hand eines Falles von aleukämischer Myelose.) Frankfurt. Z. Path. 37, 489—505 (1929). — SCHULZE, P.: Elektronenmikroskopische Untersuchungen an Lymphozyten und Plasmazellen im Lymphknoten des Schweines. Arch. exp. Vet.-Med. 20, 767—783 (1966). — SCHULZE, W.: Untersuchungen über die Capillaren und postcapillären Venen lymphatischer Organe. Z. Anat. Entwickl.-Gesch. 76, 421—462 (1925). — SCHUMACHER, A.: Elektronenmikroskopische Untersuchungen an Plasmazellen in Lymphknoten und Milz der Ratte. Diss. Wien 1962. — SCHUMACHER, G. H., E. WOLFF u. E. JUTZI: Quantitative Untersuchungen über das postnatale Organwachstum des Goldhamsters (Mesocricetus auratus Wtrh.). II. Lunge — Leber — Milz. Morph. Jb. 108, 18—66 (1965a). ~ Quantitative Untersuchungen über das postnatale Organwachstum des Goldhamsters (Mesocricetus auratus Wtrh.). IV. Besprechung der Ergebnisse (Schluß). Morph. Jb. 108, 123—138 (1965)b. — SCHUMACHER, H. H.: Histochemical distribution pattern of respiratory enzymes in the liver lobule. Science 125, 501—503 (1957). — SCHUMACHER, S. v.: Das elastische Gewebe der Milz. Arch. mikr. Anat. 55, 151—171 (1900). ~ Die Entwicklung und systematische Stellung der Blutlymphdrüsen. Arch. mikr. Anat. 81, 92—150 (1912). — SCHUMMER, A., u. R. NICKEL: Eingeweide. In: Lehrbuch der Anatomie der Haustiere, hrsg. v. R. NICKEL, A. SCHUMMER und E. SEIFERLE, Bd. II, S. 1—411. Berlin und Hamburg: P. Parey 1960. — SCHUSTEROWA, H.: De l'influence des rayons X sur les éléments réticuloendothéliaux de la rate. C. R. Soc. Biol. (Paris) 108, 168—170 (1931). — SCHWANEN, H.: Zur Bedeutung der Sekundärknötchen im lymphatischen Gewebe. Frankfurt. Z. Path. 37, 353—382 (1929). — SCHWARTZ, K. D.: Die Szintigraphie der Milz mit radioaktiv markierten und thermisch geschädigten Erythrozyten. Dtsch. Gesundh.-Wes. 20, 611—615 (1965). — SCHWARTZ, K. D., P. KNOLL u. D. HAMANN: Eine neue Methode zur szintigraphischen Darstellung der Milz mit Bommerkurhydroxypropan (^{197}Hg-BMHP). Dtsch. Gesundh.-Wes. 20, 737—742 (1965). — SCHWARZ, A. L.: Mesenchym reaction in embryos. [Russian.] Bull. Biol. Méd. exp. URSS. 6, 266—268 (1938). — SCHWARZ, E.: Die Lehre von der allgemeinen und örtlichen „Eosinophilie". Ergebn. allg. Path. path. Anat. 17, 138—789 (1914). — SCHWARZ, L.: Zur Frage der Eisenspeicherung und des Eisenstoffwechsels. Verh. dtsch. Ges. inn. Med. 604—609 (1928a). ~ Einfluß der Ernährung auf die Eisenspeicherung der Leber und Milz der weißen Maus. (Beitrag zum Eisenstoffwechsel.) Virchows Arch. path. Anat. 269, 638—662 (1928b). — SCHWARZ, M. R.: Transformation of rat small lymphocytes with Allogeneic lymphoid cells. Amer. J. Anat. 121, 559—570 (1967). — SCHWARZ, W.: Elektronenmikroskopische Untersuchungen über die Differenzierung der Cornea- und Sklerafibrillen des Menschen. Z. Zellforsch. 38, 78—86 (1953). — SCHWARZ, W., u. N. DETTMER: Elektronenmikroskopische Untersuchung des elastischen Gewebes in der Media der menschlichen Aorta. Virchows Arch. path. Anat. 323, 243—268 (1953). — SCHWARZ, W., H. J. MERKER, and A. KUTZSCHE: Electron-microscopic studies of the fibrillogenesis in fibroblast cultures. Z. Zellforsch. 56, 107—124 (1962). — SCHWARZE, E., u. G. MICHEL: Die arterielle Blutversorgung des Magen-Darm-Kanals, seiner Anhangdrüsen und der Milz beim Syr. Goldhamster. Anat. Anz. 104, 419—430 (1957). —

SCHWEIGGER-SEIDEL, F.: Untersuchungen über die Milz. Arch. path. Anat. Physiol. **23**,
526—570 (1862). ~ Untersuchungen über die Milz. Arch. path. Anat. Physiol. **27**, 460—504
(1863). — SCHWENKENBECHER, W.: Plasmazellenvermehrung bei Viruskrankheiten. Dtsch.
med. Wschr. **74**, 218 (1949). — SCHWIEGK, H.: Künstliche radioaktive Isotope in Physiologie, Diagnostik und Therapie. Berlin-Göttingen-Heidelberg: Springer 1953. — SCHWIND,
J. L.: The supravital method in the study of the cytology of blood and bone marrow cells.
Blood **5**, 597—622 (1950). — SCOTHORNE, R. J.: Studies on the response of the regional
lymph node to skin homografts. Ann. N.Y. Acad. Sci. **64**, 1028—1039 (1957). — SCOTHORNE,
R. J., and I. A. McGREGOR: Cellular changes in lymph nodes and spleen following skin
homografting in the rabbit. J. Anat. (Lond.) **80**, 283—292 (1955). — SCUPIN, E.: Blutgefäßversorgung der Verdauungsorgane in Bauch- und Beckenhöhle einschließlich Leber, Milz
und Bauchspeicheldrüse bei der Ziege. Vet. med. Diss. Hannover 1960. — SEALANDER, J. A.,
and L. K. BICKERSTAFF: Seasonal changes in reticulocyte number and in relative weights
of the spleen, thymus and kidneys in the northern red-backed mouse. Canad. J. Zool. **45**,
253—260 (1967). — SEARLE, A. G.: Hereditary absence of spleen in the mouse. Nature
(Lond.) **184**, 1419—1420 (1959). — SEELEMANN, K.: Untersuchungen über die Erythropoese
beim Neugeborenen und jungen Säugling. Z. Kinderheilk. **75**, 189—208 (1954). — SEELIGER,
H.: Quantitative Untersuchungen an Albinomäusen (Erbreiner Stamm „Agnes-Bluhm").
(Absolute und relative Gewichte von Gehirn, Herz, Lunge, Leber, Milz, Nieren und Hoden.)
Anat. Anz. **109**, 51—73 (1961). — SEELIGER, S.: Über Plättchenerzeugung als Funktion der
Knochenmarkriesenzellen. Fol. haemat. (Lpz.) **29**, 23—33 (1923). — SEEMANN, G.: Weitere
experimentelle Untersuchungen zur Biologie des Lungengewebes und über die mesenchymalen Abwehrvorgänge im allgemeinen. 1. Über einige histo-physiologische und pathologische Besonderheiten der Mäuseorgane. Beitr. path. Anat. **78**, 526—543 (1927). ~ Über
die Beziehungen zwischen Lymphocyten, Monocyten und Histiocyten, insbesondere bei
Entzündung. Beitr. path. Anat. **85**, 303—332 (1930). ~ Über die Beziehungen zwischen den
einkernigen Blut- und Bindegewebselementen und über ihre Rolle bei Entzündung. Arch.
exp. Zellforsch. **11**, 162—164 (1931). — SEGRE, M.: Ricerche sulle modificazioni del tempo
di coagulazione, del tempo di emorragia e della composizione morfologica del sangue dopo
irradiazione con raggi Roentgen della milza e dell'ipofisi. Arch. Sci. med. **65**, 255—302 (1938). —
SEIFERT, E.: Der heutige Stand der Gewebe- und Organverpflanzungen. Mat. Med. Nordm.
12, 373—382, 431—443 (1960). — SEITZ, H. M., u. R. BACHMANN: Beitrag zur Anwendung
der Histidinreaktion nach LANDING und HALL in der Modifikation von BACHMANN und
SEITZ. Acta histochem. (Jena) **17**, 208—221 (1964). — SEITZER, K., u. ST. SANDKÜHLER:
Über die Phagocytosefähigkeit der Lymphocyten. Dtsch. Arch. klin. Med. **198**, 612—618
(1951). — SEKI, M.: Zur Kenntnis der intra- und supravitalen Färbung. I. Färberischer
Beweis für die Reichlichkeit von basischen Substanzen in den Histiocyten und Retikulo-
endothelien. Z. Zellforsch. **19**, 238—265 (1933a). ~ Zur Kenntnis der intra- und supravitalen
Färbung. Teil II. Z. Zellforsch. **19**, 266—273 (1933b). ~ Zur Kenntnis der intra- und supra-
vitalen Färbung. Teil III. Z. Zellforsch. **19**, 274—288 (1933c). ~ Zur Kenntnis der intra-
und supravitalen Färbung. Teil IV. Z. Zellforsch. **19**, 289—308 (1933d). — SEKI, M., T. YONE-
YAMA, and H. SHIRASAWA: Role of the reticular cells during maturation of the erythroblast.
I. Denucleation of erythroblast by reticular cell; electron microscopic study. Acta path. jap.
15, 295—301 (1965a). ~ Role of the reticular cells during maturation of the erythroblast.
II. Further observations on the denucleation of erythroblasts. Acta path. jap. **15**, 303—316
(1965b). — SELBERG, W.: Zur Morphologie der Eiweißstoffwechselstörungen bei Kala-Azar.
Verh. dtsch. Ges. Path. **32**, 90—95 (1950). — SELWYN, J. G.: Heinz bodies in red cells after
splenectomy and after phenacetin administration. Brit. J. Haemat. **1**, 173—183 (1955). —
SELYE, H.: The general adaptation syndrome and the diseases of adaptation. J. Allergy **17**,
231, 289, 358 (1946). ~ The direct effects of hydrocortisone on experimental lymphadenitis.
Acta haemat. (Basel) **10**, 299—306 (1953). ~ The mast cells. Washington, D. C.: Butterworths
Inc. 1965. — SELYE, H., and V. SCHENKER: The haemolymph nodes of the rat (iron pigment
lymph nodes). J. Anat. (Lond.) **73**, 413—415 (1939). — SELYE, H., and G. VIRGILIO: On the
formation of hemolymph nodes during the alarm reaction. Amer. J. Anat. **64**, 133—142
(1939). — SÉLYMOSY, L.: Beiträge zur Histologie der Milz der Spechte. C. R. 12. Congr.
intern. Zool. Lisbonne 1935, **1**, 367—372 (1936). ~ Von der Nebenmilz der Vögel. C. R.
IX. Congr. ornithol. internat. Rouen 1938, 59—74 (1939). — SEO, S.: Die Struktur der
Retikulozyten. In: Handbuch der gesamten Hämatologie, hrsg. von L. HEILMEYER und
A. HITTMAIR, Bd. 1, Tl. 1, S. 229—234. München-Berlin-Wien: Urban & Schwarzenberg
1957. ~ Occurrence of periodic acid Schiff's reaction in various tissue of the adult rat. Kyushu
Mem. med. Sci. **4**, 131—142 (1953). ~ Changes in the reaction of tissues to periodic acid
Schiff's stain during the development of the white rat. Kyushu Mem. med. Sci. **5**, 169—182
(1955). — SEREGE, H., and J. GLENARD: Contribution to the study of the circulation of the
portal blood in the liver and of the localization in the hepatic lobes. J. Méd. Bordeaux **31**,

271 (1901). — SETO, F.: A correlated growth response of spleen and liver during the graft-versus-host reaction in the chick embryo. Growth **30**, 257—262 (1966). — SETO, F., and J. F. ALBRIGHT: An analysis of host and donor contributions to splenic enlargement in chick embryos inoculated with adult chicken spleen cells. Develop. Biol. **11**, 1—24 (1965). — SEVERI, L.: La sostanza granulo-filamentosa (reticolociti) nel ratto normale e dopo la splen-ectomia. Boll. Soc. ital. Biol. sper. **9**, 551—555 (1934). — SEVITT, S.: The spleen and blood eosinopenia. J. clin. Path. **8**, 42—46 (1955a). ~ Splenic eosinopenia and adrenocortical hyperactivity. J. Path. Bact. **70**, 65—80 (1955b). — SEYDERHELM, R.: Die Leukocyten. In: Handbuch der normalen und pathologischen Physiologie, hrsg. von A. BETHE, G. v. BERGMANN, G. EMBDEN u. A. ELLINGER, Bd. VI/2, Tl. 2, S. 700—718. Berlin: Springer 1928. — SHADRINA, N. S.: The distribution and intrinsic ramifications of the splenic artery. Vop. Morf. **1**, 58—69 (1964). — SHAKER, M., and M. K. SOLIMAN: Distribution of glutathione in the blood and internal organs of white mice under physiological and toxic conditions. Indian J. exp. Biol. **4**, 176—178 (1966). — SHAPIRO, S.: The influence of thyroidectomy, splenectomy, gonadectomy, and suprarenalectomy upon the development of experimental atherosclerosis in rabbits. J. exp. med. Biol. **45**, 595—607 (1927). — SHARP, J. A., and R. G. BURWELL: Tissue culture studies of lymphoid tissue sensitized to skin homografts and ex-planted with donor tissue. J. Anat. (Lond.) **96**, 457—475 (1962). — SHARP, J. A., and F. G. SMIDDY: Time-lapse cinemicrography of lymphoid tissue cultured in normal and in uraemic serum. Nature (Lond.) **193**, 191—192 (1962). — SHAW, A. F. B., and A. SHAFI: Traumatic autoplastic transplantations of splenic tissue in man with observations on the late results of splenectomy in six cases. J. Path. Bact. **45**, 215—235 (1937). — SHEN, T. C.: The effect of experimental anaemia on the size of the spleen. J. Physiol. (Lond.) **66**, 74—80 (1928). — SHIMOYAMA, H.: Surgical anatomy of A. lienalis. Igaku Kenkyû **20**, 127—147 (1950). — SHINDA, T.: Experimental studies on alkaline phosphatase activity of lymphoid tissues in rats. I. Developmental change in normal young rats. Acta Sch. med. Gifu **13**, 92—102 (1965).— SHINDO, T.: Veränderungen des fibrohistiocytären und retikuloendothelialen Systems der Katze durch die intravenöse Injektion des Diphtherietoxoides. Arch. histol. japon. **4**, 503—509 (1953). — SHIOMI, C.: Explantationsversuche mit Lymphknoten auf Plasma unter Zusatz von Milz-, Nebennieren- und Knochenmarkextrakt unter Nachprüfung der Versuche von MAXIMOW und unter besonderer Berücksichtigung der Bildung granulierter Zellen. Virchows Arch. path. Anat. **257**, 714—743 (1925). — SHUN, SEO: Occurence of periodic acid Schiff's reaction in various tissues of the adult rat. Kyushu Mem. med. Sci. **4**, 1131—1149 (1953). — SHVYREVA, N. E.: Innervation of lymphatic nodes of man and some animals. Trudy Ivanovsk. Med. Inst. **12**, 355—362 (1957). — SIEBERT, G. P., B. DIETZEL, K. JAHR, E. KRUG, A. SCHMITT, E. GRÜNBERGER u. I. BOTTKE: Isolierung und Eigenschaften von Lipofuchsin aus Herzgewebe des Menschen. Histochemie **3**, 17—45 (1962). — SIEGLBAUER, F.: Lehrbuch der normalen Anatomie des Menschen, 9. Aufl. München u. Berlin: Urban & Schwarzenberg 1963. — SIEGMUND, H.: Reticuloendothel und aktives Mesenchym. Med. Klin. **23**, Beih. 1 (1927a). ~ Das Reticuloendothel und seine Leistung im Lichte der Vitalfärbung. Jkurse ärztl. Fortbild. München **18**, 5—21 (1927b). ~ Lipoidzellhyperplasie der Milz bei chronischem Nierenleiden. Zbl. allg. Path. path. Anat. **70**, 328—332 (1938). — SILBERSTEIN, F., u. J. KRETZ: Experimentelle Ableitung des Milzvenenblutes in die Vena cava inferior. Wien. klin. Wschr. **42**, 443—444 (1929). — SILBERBERG, M.: Behavior of transplanted spleen with special reference to the tissue differential of hemopoietic organs. Arch. Path. **20**, 216—221 (1935). — SILVERS, W. K.: Melanoblast differentiation secured from different mouse geno-types after transplantation to adult mouse spleen or to chick embryo coelom. J. exp. Zool. **135**, 221—237 (1957). — SIMAR, L. J.: Etude ultrastructurale de l'origine des plasmocytes ganglionaires au cors de l'immunisation humorale. Z. Zellforsch. **83**, 249—264 (1967). — SIMIC, V.: Zur Anatomie des Carnivorenherzens. (Untersuchungen an Feliden, Hyäniden, Caniden, Procyoniden und Musteliden.) Morph. Jb. **82**, 499—536 (1938). — SIMINOVITCH, L., E. A. McCULLOCH, and J. E. TILL: The distribution of colonyforming cells among spleen colonies. J. cell. comp. Physiol. **62**, 327—336 (1963). — SIMIONESCU, N., V. ABUREL, M. CIO-BANU, I. CURELARU et D. MARIN: Segmentare arteriale ale splenei la om (baze anatomie ale splenectomiei partiale reglate). Morfol. norm. si pat. **4**, 61—66 (1959). ~ Les segments artériels de la rate chez l'homme. Bases anatomiques de la splénectomie partielle reglée. Arch. Anat. path. **8**, 5—10 (1960). — SIMIONESCU, N., S. DEMETRIAN, N. ABRAMESCO et N. ABAGIU: Coussinets endartériels des artères segmentaires et soussegmentaires de la rate chez l'homme. Arch. Anat. path. **10**, 215—218 (1962). — SIMMONS, E. L., L. O. JACOBSON, E. K. MARKS, and E. O. GASTON: Long-term survival of irradiated mice treated with homologous tissue suspensions. Nature (Lond.) **183**, 556 (1959). — SIMOES-RAPOSO, L., et A. FEVEREIRO: Mécanisme de l'erythrocytose. La rate et la poluglobulie adrénalinique. C. R. Soc. biol. (Paris) **105**, 813—815 (1930). — SIMON: Die Exstirpation der Milz. Med. Diss. Gießen 1857. — SIMON, G., et R. PICTET: Ultrastructure de la rate: II. La pulpe rouge. C. R. Union Libre

Anat. Univ. Suiss. **27**, 9—10 (1962). ~ Etude au microscope électronique des sinus spléniques et des cordons de Billroth chez le rat. Acta anat. (Basel) **57**, 163—171 (1964). — SIMONETTA, B.: Sulla trasfusione di globuli rossi eterogenei. Pathologica **19**, 372—379 (1927). — SIMORT, N. I.: The importance of vessels traversing the adhesions in the blood supply of the spleen with disturbed direct and collateral circulation. [Russian.] Nov.hir. Arh. **11**, 14—18 (1961). — SIMPSON, M. E.: The experimental production of macrophages in the circulating blood. J. med. Res. **43**, 77—144 (1922). — SIMPSON, S. L., M. DENNISON, and V. KORECHEWSKY: Some effects of adrenalectomy in male rats. J. Path. Bact. **39**, 569—590 (1934). — SINDONI, M., e G. ARAGONA: Poliglobulia da asfissia e milza. Boll. Soc. ital. Biol. sper. **7**, 1130—1132 (1932a). ~ La poliglobulia asfittica e la concezione ,,milza riserva di corpuscoli rossi". Riv. pat. sper. **9**, 459—474 (1932b). — SINGER, E., u. F. HODER: Wachstum vitalgefärbter Meerschweinchenmilz im Explantat. Z. ges. exp. Med. **68**, 408—410 (1929). — SINGER, I.: The effect of splenectomy or phenylhydrazine on infections with Plasmodium berghei in the white mouse. J. infect. Dis. **94**, 159—163 (1954a). ~ The cellular reactions to infections with plasmodium berghei in the white mouse. J. infect. Dis. **94**, 241—261 (1954b). — SINGER, K.: Studien zum Problem der Blutmauserung. 4. Mitteilung. Milzhämolyse und Stercobilinausscheidung. Z. ges. Med. **73**, 97—106 (1930). ~ Polycythämie und Milzgefäßzirkulationsstörungen. Beitrag zur Pathogenese der Erythrämie. Dtsch. Arch. klin. Med. **175**, 355—365 (1933). — SINGER, K., ED. B. MILLER and W. DAMESHEK,: Hematologic changes following splenectomy in man, with particular reference to target cells, hemolytic index and lysolecithin. Amer. J. med. Sci. **202**, 171—187 (1941). — SINGER, K., and L. WEISZ: The life cycle of the erythrocyte after splenectomy and the problems of splenic hemolysis and target cell formation. Amer. J. med. Sci. **210**, 301—323 (1945). — SINKOVICS, J. G., B. A. BERTIN, and C. D. HOWE: Latency of mouse leukemia virus in tissue cultures as related to cell growth and interferon. 16th Ann. Meet. Tissue Cult. Ass. Excerpta med. **19**, I (1965). — SIPILÄ, S.: Late effect of 200 r whole body Roentgen irradiation on rats. With special reference to organ weights, mitotic frequency and lymphocyte size. Acta path. microbiol. scand. **50**, 1—104 (1960). — SITARAMARAO, V.: Aberrant branch of the splenic artery. Brit. med. J. **1953** I, 978. — SITSEN, A. E.: The normal weight of several organs with the malay race. Meded. Dienst volksgezd. Ned.-Indie **16**, 490 (1927). ~ Zur Kenntnis des Normalen. Z. Konst.lehre (Berl.) **16**, 308—356 (1932). — SJOERDSMA, A., T. P. WAALKES, and H. WEISSBACH: Serotonin and histamine in mast cells. Science **125**, 1202—1203 (1957). — SJÖSTRAND, F.: Über die Eigenfluoreszenz tierischer Gewebe mit besonderer Berücksichtigung der Säugertierniere. Acta anat. (Basel) **1**, Suppl. 1, 1—160 (1945/46). — SJÖVALL, A., u. H. SJÖVALL: Experimentelle Studien über die Sekundärknötchen in den Kniekehlenlymphknoten des Kaninchens bei Bacillus pyocyaneus-Infektion. Virchows Arch. path. anat. **278**, 258—283 (1930). — SJÖVALL, H.: Experimentelle Untersuchungen über das Blut und die blutbildenden Organe — besonders das lymphatische Gewebe — des Kaninchens bei wiederholten Aderlässen. Acta path. microbiol. scand. **27**, 1—308 (1936). — SKALKA, M., and M. HILL: The effect of X-irradiation on pigeons. Folia biol. (Prag) **5**, 60—70 (1959). — SKALKA, M., et J. SOSKA: Participation de la réaction des surrénales dans les changements du métabolisme de l'ADN aprés l'irradiation. C. R. Soc. Biol. (Paris) **157**, 455—458 (1963). — SKINNER, E. F., and WM. W. HURTEAU: Autotransplantation of splenic tissue into the thorax. J. thorac. Surg. **33**, 807—813 (1957). — SKRAMLIK, E. v.: Eine Methode zur künstlichen Durchströmung der Milz. Pflügers Arch. ges. Physiol. **194**, 118—128 (1922). ~ Die künstliche Durchströmung der Milz. In: Handbuch der biologischen Arbeitsmethoden, hrsg. von E. ABDERHALDEN, Abt. V, Tl. 1, S. 503—512. Berlin u. Wien: Urban & Schwarzenberg 1926. ~ Die Milz. Mit besonderer Berücksichtigung des vergleichenden Standpunktes. Ergebn. Biol. **2**, 505—554 (1927). — SKRAMLIK, E. v., u. M. DURÀN-CAO: Über die Beziehungen des Vagus zum Sympathicus bei der Milz. Z. ges. exp. Med. **45**, 460—474 (1925). — SLEETH, C. K., and E. J. VAN LIERE: The size of the spleen and the adrenals during pregnancy and puerperium. Endocrinology **25**, 867—870 (1939). — SLONIMSKI, P.: Über Entwicklung der roten Blutkörperchen bei Wirbeltieren. Verh. Anat. Ges., 45. Vers. 1937. Erg.-H. Anat. Anz. **85**, 55—78 (1937/38). — SLUDSKAYA, A. I.: Histogenesis of spleen in rats thymectomised in the early postnatal period. Dokl. Akad. Nauk. SSSR **161**, 733—735 (1965a). ~ Compensatory changes in the abdominal lymphoid organs of splenectomized rabbits and stimulation of this process with "leucocyte serum". Byull. éksp. Biol. Med. **60**, 110—114 (1965b). — SMALLWOOD, W. M., and M. B. DERRICKSON: The development of the carp, Cyprinus carpio. 2. The development of the liverpancreas, the island of Langerhans, and the spleen. J. Morph. **55**, 15—28 (1933). — SMITH, A. H. D., W. J. MORRISON, and A. F. SLADDEN: Spontaneous rupture of the spleen in a pregnant woman. Lancet **1933** I, 694. — SMITH, C., M. M. SEITNER, and H. P. WANG: Aging changes in the tunica media of the aorta. Anat. Rec. **109**, 13—39 (1951). — SMITH, CHR., and F. S. THOMAS: Studies on the thymus of the mammal. III. Glycogen in the cortical cells of the thymus. Anat. Rec. **106**, 17—27 (1950). — SMITH, CH., T. J. WHARTON, and A. GERHARDT: Studies on the thymus of the mammal. XI. Histochemical studies of thymus, spleen and lymph node in normal and irradiated mice. Anat. Rec. **131**, 369—387 (1958). — SMITH, F., H. J. RUTH, and M. M. GRENAN: Antibody production in mice fractionally shielded during exposure to x-rays. J. infect. Dis. **99**, 253—257 (1956). — SMITH, K. C., and B. V. A. LOW-BEER: The effect of whole-body x-irradiation on the enzymatic activity of several rat tissue toward uridine, uridylic acid, cytidine, and cytidylic acid. Radiat. Res. **6**, 521—531 (1957). — SMITH, PH. E.: Hypophysectomy and a replacement therapy in the rat. Amer. J. Anat. **45**, 205—274 (1930). — SMITH, W. W., W. ANDERSON JR., and G. ASHWELL: Spleen adenosine triphosphatase activity in irradiated mice treated with spleen homogenate. Amer. J. Physiol. **178**, 471—473 (1954). — SMITH, W. W., and R. Q. MARSTON: Spleen protection leukopenia and resistance to infection in irradiated mice. Fed. Proc. **12**, 135 (1953). — SMITH, W. W., R. Q. MARSTON, H. J. RUTH, and J. CORNFIELD: Granulocyte count, resistance to experimental infection and spleen homogenate treatment in irradiated mice. Amer. J. Physiol. **178**, 288—292 (1954). — SMULDERS, J.: Recherches sur l'athrocytose discriminante dans le système réticuloendothélial. Étude qualitative et quantitative. Arch. Biol. (Liège) **62**, 133—193 (1951). — SMYTH, H. F.: The reactions between bacteria and animal tissue under conditions of artifical cultivation. 4. J. exp. Med. **23**, 283—291 (1916). — SNELL, G.: The induction by X-rays of hereditary changes in mice. Genetics **20**, 545—567 (1935). — SNELL, J. F.: The reticuloendothelial system. I. Chemical methods of stimulation of the reticuloendothelial system. Ann. N.Y. Acad. Sci. **88**, 56—77 (1960). — SNODGRASS, M. J.: A study of some histochemical and phagocytic reactions of the sinus lining cells of the rabbit's spleen. Anat. Rec. **161**, 353—360 (1968). — SNOOK, TH.: The guinea pig spleen, studies on the structure and connections of the venous sinuses. Anat. Rec. **89**, 413—427 (1944). ~ Deep lymphatics of the spleen. Anat. Rec. **94**, 43—54 (1946). ~ A study of the basic patterns of splenic circulation. (Abstr.) Anat. Rec. **103**, 508 (1949). ~ A comparative study of the vascular arrangements in mammalian spleens. Amer. J. Anat. **87**, 31—78 (1950). ~ The histology of vascular terminations in the rabbit's spleen. Anat. Rec. **130**, 711—729 (1958). ~ Studies on the perifollicular region of the rat's spleen. Anat. Rec. **148**, 149—159 (1964). — SNOOK, TH., J. LINFORD, and R. J. BACHE: The reaction to particulate matter and the histochemistry of certain reticuloendothelial cells of the rat's spleen. No. Dak. Acad. Sci. **14** (1960). — SOBOTTA, J.: Anatomie der Milz. In: Handbuch der Anatomie, hrsg. von K. v. BARDELEBEN, Bd. 3, Abt. 4, Anh., S. 281—328. Jena: G. Fischer 1914. — SODA, K.: Beiträge zum Studium der Milzfunktion. I. Mitt. Über den Stoffwechsel der stickstoffhaltigen Substanzen in der Milz. J. Biochem. **26**, 285—295 (1937a). ~ Beiträge zum Studium der Milzfunktion. II. Mitt. Über die Harnsäurebildung in der Milz. J. Biochem. **26**, 297—306 (1937b). ~ Beiträge zum Studium der Milzfunktion. III. Mitt. Über die Aminosäurebildung in der Milz. J. Biochem. **26**, 307—317 (1937c). — SOEJIMA, R.: Über die extrahepatische Bilirubinbildung. Langenbecks Arch. klin. Chir. **149**, 206—212 (1927). — SOIVIO, A.: Hibernation of the hedgehog (Erinaceus europaeus L.). Changes in the distribution of blood and in the weight of the spleen during rewarming from induced hypothermia. Ann. Acad. Sci. fenn. A, IV, Nr 67, 1—14 (1963). ~ Hibernation in the hedgehog (Erinacius europaeus L.). The distribution of blood, the size of the spleen and the hematocrit and hemoglobin values during the annual and hibernating cycles. Ann. Acad. Sci. fenn. A, IV, Nr 110, 1—71 (1967). — SOKOLOFF, N.: Über die venöse Hyperämie der Milz. Virchows Arch. path. Anat. **112**, 209—236 (1888). — SOLI, D.: I riflessi anatomo-istologici dell'occlusione intestinale sperimentale sul fegato, rene, milza, cuore. Arch. ital. med. sper. **5**, 287—304 (1939). ~ Le modificazioni del fegato e del sistema reticolo-endothelio in seguito ad interventi sulla milza. Bull. sci. med. (Bologna) **112**, 16—47 (1940). — SOLNITZKY, O.: The Schweigger-Seidel-sheath (ellipsoid) of the spleen. Anat. Rec. **69**, 55—76 (1937). — SOLOMON, J. B.: Onset of the ability of spleen cells to evoke the graft versus host's reaction in chicken. Exp. Cell Res. **20**, 223—225 (1960). ~ Sex differences in the extent of splenomegaly associated with the graft versus host reaction in chicken. Path. Biol. **9**, 969—971 (1961a). ~ The onset and maturation of the graft versus host reaction in chickens. J. Embryol. exp. Morph. **9**, 355—369 (1961b). ~ A sex difference in the splenomegaly syndrome in chick embryos injected with adult spleen cells or blood. Exp. Cell Res. **28**, 151—157 (1962). ~ Deoxyribonuclease II in the developing mouse embryo. Nature (Lond.) **201**, 618—619 (1964). — SOLOMON, J. B., and D. F. TUCKER: Influence of age of the chick embryo host on the splenomegaly syndrome in the "graft versus host" reaction. Exp. Cell. Res. **25**, 460—462 (1961). ~ Immunological attack by adult cells in the developing chick embryo: Influence of the vascularity of the host spleen and of homograft rejection by the embryo on splenomegaly. J. Embryol. exp. Morph. **11**, 119—134 (1963). — SOPER, W. B.: Zur Physiologie des Cholesterinstoffwechsels. VI. Über Beziehungen der Milz zum Cholesterinstoffwechsel. Beitr. path. Anat. **60**, 232—244 (1914). — SORACHI, K.: Cytological studies on blood cells, liver cells and spleen cells with phase contrast microscope. I. Observations of blood cells and bone marrow cells in the normal and degenerative state. A new mode of expression of movement velocity of leukocyte. Jap. Arch. intern. Med. **5**, 687—701 (1958). ~ Cytological studies on blood cells, bone marrow cells, liver cells and spleen cells with a phase contrast microscope. III. Studies on cells obtained from normal and diseased spleens by needle biopsy and on spleno-grams. Jap. Arch. intern. Med. **6**, 36—46 (1959). — SORENSON, G. D.: An electron microscopic study of popliteal lymph nodes from rabbits. Amer. J. Anat. **107**, 73—78 (1960). — SORINA, E.: Änämie der Ratten nach Entmilzung. Virchows Arch. path. Anat. **270**, 698—705 (1929). — SOULE, H. D., S. ALBERT, P. WOLF, and P. G. STANSLY: Erythropoietic differentiation of cells grown in tissue culture isolated from a virus induced leukemia in mice. 16th Ann. Meet. Tissue Cult. Ass. Excerpta med. **19**, IV—V (1965). — SOUSA, A. DE, u. A. CELESTINO DA COSTA: Lienoportale Hämodynamik. Reihenlienoportographie. Lienoportochemographie. Acta ibér. radiol.-cancer. **13**, 393—469 (1957). — SPADOLINI, I.: Contributo allo studio della fisiologia della milza. Le piastrine e il pigmento ematico nel sangue della milza. Osservazioni sull'origine delle piastrine in rapporto al materiale nucleare accumulato nella milza. Arch. Fisiol. **26**, 651—675 (1928). ~ Sull' intervento della milza nella coagulabilità del sangue. Boll. Soc. ital. Biol. sper. **4**, 1119—1120 (1929a). ~ Sull'origine delle piastrine del sangue negli organi emolinfatici. Boll. Soc. ital. Biol. sper. **4**, 1121—1125 (1929b). ~ Su alcuni fenomeni di disintegrazione nucleare nei monociti endotheliodi della pulpa splenica in rapporto alla origine delle piastrine. Monit. zool. ital **40**, 378—383 (1930). ~ Sui fenomeni di disintegrazione cellu-lare nel sistema reticoloendotheliale. L'origine delle piastrine come fenomeno olocrino negli istiociti endotheliali degli organi emolinfatici. Arch. Fisiol. **30**, 241—270 (1931). ~ Fenomeni olocrini nel sistema reticolo-endotheliale. Arch. ital. Anat. Embriol. **32**, 295—310 (1934). — SPANNER, R.: Die Entwicklung der Darmzotten der Maus durch Knospung und Spaltung, untersucht am Gefäßbaum. Morph. Jb. **67**, 235—261 (1931). ~ Handatlas der Anatomie des Menschen, begr. von W. SPALTEHOLZ. 16. Aufl., Tl. 2. Amsterdam: Scheltema & Holkema 1961. — SPEAR, F. G.: Some biological aspects of experimental radiology. A historical review. Int. Rev. Cytol. **7**, 1—77 (1958). — SPEER, R. J., H. RIDGWAY, and J. M. HILL: Lipids of the human spleen. Amer. J. clin. Path. **38**, 297—303 (1962). — SPEIRS, R. S.: Physiological approachs to an understanding of the function of eosinophils and basophils. Ann. N.Y. Acad. Sci. **59**, 706—731 (1955). ~ Advances in the knowledge of the eosinophil in relation to anti-body formation. Ann. N.Y. Acad. Sci. **73**, 283—306 (1958a). ~ A theory of antibody formation involving eosinophils and reticuloendothelial cells. Nature (Lond.) **181**, 681—682 (1958b).— SPIER, B.: Über die Fleckmilz und ihre Beziehung zur Arteriolosklerose. Z. Path. (Frankf.) **41**, 160—175 (1931). — SPIGOLON, G.: Modificazioni dei centri neurovegetativi ipotalamici e dei vari organi del coniglio in seguito a trattamento prolungato con estratti lopoidei dience-falici. Soc. Lomb. Sci. Med. Biol. (Milano) **10**, 1—10 (1955). — SPIRA, A.: Die Lymphknoten-gruppen (Lymphocentra) bei den Säugern — ein Homologisierungsversuch. Anat. Anz. **111**, 294—364 (1962). — SPIROTO, F.: Milza e genitali. Arch. Ostet. Ginec. **13**, 164 (1926). — SPÖTTEL, W.: Der Einfluß der Fütterung auf die Körperform, die Organe und Leistungen der Schafe. Z. Züchtungsk. **7**, 117—139 (1932). — SPRINGORUM, W.: Arterienschlängelung und Arteriosklerose. Untersuchungen an der Arteria lienalis. Virchows Arch. path. Anat. **290**, 733—748 (1933). — SQUADRONI, J., and A. WOLSKY: The effect of spleen homotrans-plantation on the fate of skin homografts in Triturus viridescens. Ann. N.Y. Acad. Sci. **99**, 386—398 (1962). — SRIPATI, C., D. SZAFARZ et Y. KHOUVINE: Libération, au cours d'incuba-tions in vitro de particules nucléoprotéiques de noyaux isolès de foie de rat et d'épithélioma T 8 de Guèrin. C. R. Acad. Sci. (Paris) **254**, 1344—1346 (1962). — SSIPOWSKY, P. W.: Zur Frage über den Einfluß der Röntgenstrahlen auf die Milz des Frosches und des Axolotls. Vestn. Rentgenol. Radiol. **8**, 147—157 (1930). ~ Über den Einfluß der Röntgenstrahlen auf die Milz des Frosches und des Axolotls. Beitr. path. Anat. **88**, 413—425 (1932). ~ Zur Lehre von der direkten und indirekten Wirkung der Röntgenstrahlen. (Experimentelle Untersuchung der blutbildenden Organe.) Beitr. path. Anat. **94**, 1—19 (1934). — SSOSON-JAROSCHEWITSCH, A.-J.: Zur chirurgischen Anatomie des Milzhilus. Z. Anat. Entwickl.-Gesch. **84**, 218—237 (1927). — STAEMMLER, M.: Die Bedeutung der Schweigger-Seidelschen Kapillarhülsen der Milz. Virchows Arch. path. Anat. **255**, 585—598 (1925). — STÄMPFLI, E.: Der Einfluß der Milz auf die Ziegenmilchanämie. Z. Biol. **93**, 383—390 (1933). — STAHEL, R.: Das „Reti-kulum" des Lymphknotens. Helv. med. Acta **10**, 41—46 (1943). — STANDENATH, F.: Die Funktionen des retikulo-endothelialen Systems. In: Das Retikuloendothel. Sammelbericht über den gegenwärtigen Stand der Forschungsergebnisse, S. 37—74. Leipzig: Georg Thieme 1925. — STANSLY, P. G., and P. E. SCHIOP: Some applications of tritiated uridine to studies of mammalian cells in vitro. Exp. Cell Res. **46**, 237—244 (1967). — STARCK, D.: Embryologie. Ein Lehrbuch auf allgemeiner biologischer Grundlage. Stuttgart: Georg Thieme 1955. ~ Bauchraum und Topographie der Bauchorgane. In: Primatologia, Handbuch der Primaten-kunde, hrsg. von H. HOFER, A. H. SCHULTZE, D. STARCK, Bd. 3/1, 2, E, S. 446—506. Basel u. New York: S. Karger 1956. ~ Die äußere Form der Primatenmilz. In: Primatologia, Handbuch der Primatenkunde, hrsg. von H. HOFER, A. H. SCHULTZE, D. STARCK, Bd. 3/2, 1, D, 1, S. 61—70. Basel u. New York: S. Karger 1960. — STARY, Z., u. M. BILEN: Über den Mucopolysaccharidgehalt normaler Organe. Klin. Wschr. **34**, 786—787 (1956). — STAUBE-

SAND, J.: Eigenarten des Gefäßmusters bei räumlicher und flächenhafter Ausbreitung der arteriellen Strombahn in Organen. Verh. dtsch. Ges. Kreisl.-Forsch. **22**, 263—267 (1956). ~ Experimentelle elektronenmikroskopische Untersuchungen zum Phänomen der Membranvesikulation (Pinocytose). Klin. Wschr. **38**, 1248—1249 (1960). — STAVE, U.: Vergleichende Aminosäuren-Untersuchung mittels Röntgenographie und Papierchromatographie in der Milz bei Cystinspeicherkrankheit. Klin. Wschr. **33**, 580—583 (1955). — STEGER, G.: Zur Biologie der Milz der Haussäugetiere. Dtsch. tierärztl. Wschr. **46**, 609—614 (1938). ~ Die Artmerkmale der Milz der Haussäugetiere (Pferd, Rind, Schaf, Ziege, Schwein, Hund, Katze, Kaninchen und Meerschweinchen). Morphol. Jb. **83**, 125—157 (1939a). ~ Die tierartlichen Merkmale der Haussäugermilzen bezüglich Form, Hilus und Gefäßen. IV. Beitrag zur „Anatomie für den Tierarzt". Dtsch. tierärztl. Wschr. **47**, 325—327 (1939b). — STEIN, A. A.: Über die experimentelle Cholesterinverfettung bei weißen Ratten. Zbl. allg. Path. path. Anat. **54**, 296—300 (1932). — STEINBERG, C. L.: Splenectomy in rheumatoid arthritis. Ann. intern. Med. **38**, 787—813 (1953). — STEINER, P. E.: Anatomical observation in a Gorilla gorilla. Amer. J. Phys. Anthrop. **12**, 145—179 (1954). — STEINMANN, B.: Zur Frage der Blutspeicher. Klin. Wschr. **17**, 1641—1644 (1938). — STENDER, H., ST. D. STRAUCH u. H. WINTER: Die Antikörperbildung im Lymphknoten und ihre Beeinflussung durch vorausgegangene Röntgenbestrahlung. Z. ges. exp. Med. **130**, 113—121 (1958). — STENQUIST, H.: Die „Zellwanderung" durch das Darmepithel. Anat. Anz. **78**, 68—78 (1934). — STENRAM, U.: Radioautographic studies with methionine-³H and cytidine-³H in protein-fed, protein-deprived and starved rats. Z. Zellforsch. **58**, 107—124 (1962). — STEPHENS, J. G.: Concentration and sedimentation rates of blood from the splenic artery and vein. J. Physiol. (Lond.) **94**, 411—425 (1938). ~ Prolongation of red cell life by the spleen. J. Physiol. (Lond.) **95**, 92—131 (1939a). ~ Size of the spleen in relation to blood sedimentation rate. J. Physiol. (Lond.) **95**, 132—138 (1939b). — STERBA, G.: Untersuchungen an der Milz des Krallenfrosches (Xenopus laevis Daudin). Morph. Jb. **90**, 221—248 (1950). — STERZL, J.: The formation of antibodies by isolated spleen cells after admixture with an antigen in vitro. Microbiology **2**, 1—9 (1957). — STERZL, J., and M. RYCHLIKOVA: An attempt to produce antibodies in tissue cultures. Folia biol. (Praha) **4**, 11—20 (1958). — STEUDEMANN, K.: Phagozytose in der Milz. Folia haemat. (Lpz.) **18**, 140—148 (1915). — STEVENS, K. M., and J. A. McKENNA: Antibody production in a completely in vitro system. Nature (Lond.) **179**, 870—871 (1957). — STEWART, W. B., J. M. STEWART, M. D. IZZO, and L. E. YOUNG: Age as affecting the osmotic and mechanical fragility of dog erythrocytes tagged with radioactive iron. J. exp. Med. **91**, 147—159 (1950). — STICKL, H., u. H. HAGER: Antikörperbildung und Antibiotica. II. Mitteilung. Z. Kinderheilk. **80**, 588—593 (1958). — STIEDA, L.: Zur Histologie der Milz. Virchows Arch. path. Anat. **24**, 540—550 (1862). — STIEMENS, M. J.: Anatomische Untersuchungen über die vago-sympathische Innervation der Baucheingeweide bei den Vertebraten. Amsterdam: Uitgave van de N. V. Noord-Hollandsche Uitgevers-Maatschappij 1934. — STIEVE, H.: Muskelleistungen und Herzgröße bei verschiedenen Tierarten. Verh. Anat. Ges., 42. Vers. 1934. Erg.-H. Anat. Anz. **78**, 86—107 (1934). ~ Über den Einfluß der Umwelt auf die Größe des Herzens. Med. Klin. **34**, 5, 7, 14 u. 42 (1938a). ~ Organschädigungen durch Kaffee und Coffein. Z. mikr.-anat. Forsch. **43**, 509—556 (1938b). ~ Die Milz erwachsener Menschen in Explantat. Verh. Anat. Ges., 46. Vers. 1938. Erg.-H. Anat. Anz. **87**, 235—247 (1939a). ~ Das Verhalten der Zellen im Randschleier ausgepflanzter Milzstückchen von erwachsenen Menschen. Z. mikr.-ant. Forsch. **45**, 1—36 (1939b). ~ Die Milz erwachsener Menschen im Explantat. Arch. exp. Zellforsch. **22**, 109—119 (1939c). — STILLING: Die Entwicklung transplantierter Gewebsteile. Verh. dtsch. Path. Ges. **6**, 122—132 (1903). — STOBBE, H.: Milzruptur bei Mononucleosis infectiosa. Z. ges. inn. Med. **7**, 1026—1035 (1952). ~ Die Strukturelemente der Plasmazelle. Folia haemat. (Frankfurt), N.F., **2**, 305—316 (1958a). ~ Der „Golgi-Apparat" vitaler Blut- und Knochenmarkzellen. Z. ges. inn. Med. **13**, 772—776 (1958b). ~ Die Plasmazelle. Zytomorphologie und Funktion, reaktives und neoplastisches Verhalten. Med. Habil.-Schr. Berlin (Humboldt-Univ.) 1960. — STOBIE, G. H.: Splenosis. Canad. med. Ass. J. **56**, 374—377 (1947). — STOCKINGER, L., u. G. KELLNER: Der Lymphocyten-Nukleus. I. Die Darstellung und Bedeutung des Nukleolus. Wien. Z. inn. Med. **33**, 135—141 (1952). — STOECKENIUS, W.: Zur Feinstruktur der Granula menschlicher Gewebsmastzellen. Exp. Cell Res. **11**, 656—658 (1956). ~ Morphologische Beobachtungen beim intracellulären Erythrocytenabbau und der Eisenspeicherung in der Milz des Kaninchens. Klin. Wschr. **35**, 760—763 (1957a). ~ Golgi-Apparat und Centriol menschlicher Plasmazellen. Frankfurt. Z. Path. **68**, 404—409 (1957b). ~ Zytomorphologische Untersuchungen am lymphatischen Gewebe. Zbl. allg. Path. path. Anat. **96**, 399 (1957c). ~ Weitere Untersuchungen am lymphatischen Gewebe. Verh. dtsch. Ges. Path. **41**, 304—314 (1957d). ~ OsO₄-Fixierung intrazellulärer Myelinfiguren. Exp. Cell Res. **13**, 410—414 (1957e). ~ Elektronenmikroskopische Untersuchungen am lymphatischen Gewebe. Habil.-Schr. Hamburg 1958a. ~ Elektronenmikroskopische Untersuchungen am Retikulum der Milz. Verh. dtsch. Ges. Path. **42**, 351—353 (1958b). — STOECKENIUS, W., u. P. NAUMANN: Elektronenmikroskopische Untersuchungen zur Antikörperbildung in der Milz.

Verh. des 6. Kongr. der Europ. Ges. für Haematol., S. 4—9. Basel u. New York: Karger 1958. — STÖHR, PH., JR.: Die peripherische Nervenfaser. In: Handbuch der mikroskopischen Anatomie des Menschen, hrsg. v. W. v. MÖLLENDORFF, Bd. IV, Tl. 1, S. 143—201. Berlin: Springer 1928a. ~ Die peripherischen Anteile des vegetativen Nervensystems. In: Handbuch der mikroskopischen Anatomie des Menschen, hrsg. von W. v. MÖLLENDORFF, Bd. IV, Tl. 1, S. 265—447. Berlin: Springer 1928b). ~ Die mikroskopische Anatomie der Blutgefäße. Ergebn. Anat. Entwickl.-Gesch. 32, 1—62 (1938). ~ Mikroskopische Anatomie des vegetativen Nervensystems. In: Handbuch der mikroskopischen Anatomie des Menschen, hrsg. von W. BARGMANN, Bd. IV, Tl. 5, S. 1—678. Berlin-Göttingen-Heidelberg: Springer 1957. — STOLLE, F.: Das morphologische Verhalten der Zellmitochondrien der Mäusemilz bei Einwirkung einer mittleren Röntgenstrahlenmenge. Med. Diss. Marburg 1953. — STORER, J. B., P. S. HARRIS, J. E. FURCHNER, and W. H. LANGHAM: The relative biological effectiveness of various ionizing radiations in mammalian systems. Radiat. Res. 6, 188—288 (1957). — STORSTEEN, K. A., and W. H. REMINE: Rupture of the spleen with splenic implants: Splenosis. Ann. Surg. 137, 551—557 (1953). — STORTI, E.: Die haematopoetische Fähigkeit des Endothels der Amphibien. 1. Erscheinungen nach Splenektomie. Z. mikr.-anat. Forsch. 28, 451—518 (1932). ~ Modificazioni della crasi sanguigna, del ricambio emoglobinico e degli organi ematopoetici in seguito alla legatura dell'arteria splenica. Boll. Soc. ital. Biol. sper. 8, 1342—1347 (1933). ~ L'allacciatura dell'arteria splenica e la splenectomia. (Studio sperimentale e disamina clinica.) Haematologica 15, 107—189 (1934). — STORTI, E., L. BELLESIA, and E. LUSVARGHI: The osmotic resistance of leukocytes in peripheral blood and splenic circulation of the rabbit. Blood 12, 829—833 (1957). ~ Relationship between leukocatheresis and the behaviour of the somotic resistance of white blood cells in the principal circulation areas. Acta med. scand. 162, 375—385 (1958). — STORTI, E., L. BELLESIA, E. LUSVARGHI, and P. MUCCI: Leukocytic resistance in patients following splenectomy and the relation between the spleen and the viability of white blood cells. Ann. N.Y. Acad. Sci. 77, 797—802 (1959). — STORTI, E., S. PERUGINI e V. ROSSI: Quadro citotopochimico dei polisaccaridi nelle cellule del sangue e degli organi emopoietici dell' uomo normale. Medicina (Parma) 3, 145—178 (1953a). ~ Quadro citotopochimico delle fosfatasi nelle cellule del sangue e degli organi emopoietici dell'uomo normale. Medicina (Parma) 3, 333—356 (1953b). — STORTI, E., S. PERUGINI e M. SOLDATI: Quadro cititopochimico dei polisaccharidi nelle cellule del sangue e degli organi emopoietici dell'uomo normale. Medicina (Parma) 3, 145—178 (1953a). ~ Le modificazioni del contenuto polisaccaridico delle cellule ematiche in alcune emopatie e malattie infettive. Pubbl. chim. biol. med. 1, 475—495 (1953b). — STOTT, L. B., and V. COTTON-CORNWALL: Case of pathological calcification. Lancet 1932 II, 755—757. — STRAMPELLI, B.: La struttura della vena porta, delle sue radici e dei suoi rami terminali nell'uomo con speciale riguardo al tessuto muscolare liscio. Ric. Morfol. 12, 310—312 (1932). — STRANDSKOV, H. H.: Differences in internal organs of two highly inbred strains of guinea pigs. Genetics 22, 211 (1937). — STRANGEWAYS, T. S.: The technique of tissue culture ,,in vitro". Cambridge: W. Heffer & Son. 1924. — STRANSKY, E.: Über die funktionelle Milzuntersuchung und ihre Bedeutung für Klinik und Diagnose. Wien. med. Wschr. 100, 73—76 (1950). — STRASSNER, W.: Testung von Strahlenschutzsubstanzen am DNS-Gehalt von Knochenmarkzellen bestrahlter Meerschweinchen. Radiobiol. Radiother. (Berl.) 2, 117—123 (1961). — STRAUS, A.: Über die Milz und ihre Proteolyse bei Krankheit und Blutung. Beitr. path. Anat. 85, 251—278 (1930). — STREICHER, H. J.: Chirurgie der Milz. Ihre pathologischen Grundlagen und ihre Ergebnisse. In: Ergebnisse der Chirurgie und Orthopädie. hrsg. von K. H. BAUER und A. BRUNNER, Bd. 42, S. 392—568. Berlin-Göttingen-Heidelberg: Springer 1959. ~ Chirurgie der Milz. Berlin-Göttingen-Heidelberg: Springer 1961. — STRICKER, E.: Die Größenmaße der Milz im Kindes- und Jugendalter. Med.-Diss. Berlin 1911. — STROTMANN, P.: Untersuchungen über Blutreserven bei Kaninchen und Meerschweinchen. Vet.-med. Diss. Hannover 1933. — STUBENRAUCH, L. v.: Milzregeneration und Milzersatz. Verh. dtsch. Ges. Chir. 41, 213—215 (1912). ~ Verlust und Regeneration der Milz beim Menschen. Bruns' Beitr. klin. Chir. 118, 285—305 (1919). ~ Zur Milzchirurgie. Die Ligatur der A. lienalis. Dtsch. Z. Chir. 172, 374—384 (1922). ~ Zur chirurgischen Anatomie des Milzhilus. Zbl. Chir. 55, 741—742 (1928). — STUCKE, K.: Die Begutachtung der chirurgischen Leber- und Milzerkrankungen. Leber und Milz, 4. Lebertagung d. Sozialmed., Bad Mergentheim 15.—17. Okt. 1965, hrsg. v. L. WANNAGAT, S. 202—209. Stuttgart: Georg Thieme 1967. — STUDER, A.: Vitamine und andere Wirkstoffe. In: Handbuch der gesamten Hämatologie, hrsg. v. L. HEILMEYER und A. HITTMAIR, Bd. II, Tl. 2, 1. Halbbd., S. 287—296. München-Berlin-Wien: Urban & Schwarzenberg 1959. — STUDNIČKA, F. K.: Die Organisation der lebendigen Masse. In: Handbuch der mikroskopischen Anatomie des Menschen, hrsg. von W. v. MÖLLENDORFF, Bd. 1, Tl. 1, S. 510—568. Berlin: Springer 1929. ~ Die Entwicklung der Bindegewebsfibrillen (Desmofibrillen). Zugleich ein Kapitel aus der Geschichte der Histologie. Ergebn. Anat. Entwickl.-Gesch. 34, 402—498 (1952). — STÜER, M.: Histochemische Untersuchungen über den Eisengehalt in Leber und Milz vom gesunden und tuberkulösen Rinde und Pferde.

Vet.-med. Inaug.-Diss. Hannover 1930. — STURKIE, P. D.: The reputed reservoir function of the spleen of the domestic fowl. Amer. J. Physiol. **138**, 599—602 (1942). — STUTTE, H. J.: Morphologische und fermenthistochemische Untersuchungen zur Abgrenzung der Sinuswandzellen an Schnittpräparaten der menschlichen Milz. Virchows Arch. path. Anat. **341**, 307—316 (1966). ~ SUAREZ-LOPEZ, F.: Über das Verhalten der Bindegewebsfasern (kollagene Fasern und Gitterfasern) in den nekrotischen Herden bei verschiedenen pathologisch-anatomischen Zuständen. Z. Path. (Frankf.) **47**, 382—411 (1934). — SUBAKOVA-BOROSDINA, T.K.: Einfluß von Akrichin und Chinin auf das Volumen der intakten und der denervierten Milz. Bull. biol. Med. exp. URSS **8**, 346—348 (1939). — SÜMEGI, S.: Über die Neubildung der Gitterfasern. Z. Path. (Frankf.) **47**, 123—133 (1934). — SÜMEGI, S., u. M. CSABA: Bilirubinbildung in Milzgewebskulturen. Arch. exp. Zellforsch. **11**, 340—343 (1931). — SÜMEGI, S., M. CSABA u. E. v. BALOGH: Weitere Untersuchungen über Gallenfarbstoffbildung in Milzgewebskulturen. Virchows Arch. path. Anat. **293**, 320—334 (1934). — SUGÁR, J., and V. KELLNER: Effect of acute chronic nitrogen mustard treatment on the organs of the rat. Acta morph. Acad. Sci. hung. **3**, 233—253 (1953). — SUGIMOTO, S.: Über den Einfluß einiger innersekretorischer Drüsen auf den K- und Ca-Gehalt im Skeletmuskel. I. Teil. Einfluß der Schilddrüse und Milz. Folia endocr. jap. **8** (1932). — SUGIMURA, M.: Über Milzentnervung. Langenbecks Arch. klin. Chir. **197**, 169—188 (1939). — SUHR, R.: Über die Verteilung der Kohle des Granulatstaubes von der Bauchhöhle aus. Arch. wiss. prakt. Tierheilk. **59**, 301—311 (1929). — SUMITA, R.: Helle Herde in Milzfollikeln. Juzenkai Z. Kanazawa **40**, 2588 (1935). — SUMORI, S., u. T. INOUYE: Über die histologische Veränderung der Schilddrüse, besonders die ihres Golgischen Apparates nach Exstirpation der Milz. Okayama Igakkai Zasshi **44**, 71—78 (1932). — SUNDARAJAN, T. A., and P. S. SARMA: Distribution of phosphoprotein phosphatase in mammalian tissues. Curr. Sci. **22**, 340—341 (1953). ~ Substrate specificity of phosphoprotein phosphatase from spleen. Biochem. J. **71**, 537—544 (1959). — SUNDBERG, R. D.: Lymphocytogenesis in human lymph nodes. J. Lab. clin. Med. **32**, 777—792 (1947). ~ Lymphocytes and plasma cells. Ann. N.Y. Acad. Sci. **59**, 671—689 (1955). ~ The lymphocyte and lymphatic tissue. New York: Harper (Hoeber) 1960. — SUNDERMANN, A., u. U. MEY: Über die Bedeutung der Milz bei den Autoaggressionskrankheiten — Untersuchungen über Hämaggressine. Münch. med. Wschr. **106**, 1366—1369 (1964). — SUNO, K.: Changes in iron metabolism after extraction of the spleen. J. Orient. Med. (Dairen) **16**, 61—62 (1932). — SUZUKI, H. K.: Development of phagocytic activity in the reticuloendothelium of the albino rats. A comparison of prenatal, neonatal, juvenile, and adult periods. Yale J. Biol. Med. **29**, 504—524 (1957). — SUZUKI, T.: Beiträge zur Morphologie der japanischen Fetalmilzen. Niigata-Kaibo-Shuho **36**, 165—197 (1955). — SWARTZENDRUBER, D. C.: Phagocytized plasma cells in mouse spleen observed by light and electron microscopy. Blood **24**, 432—442 (1964). ~ Desmosomes in germinal centers of mouse spleen. Exp. Cell Res. **40**, 429—432 (1965). — SWARTZENDRUBER, D. C., and C. C. CONGDON: Electron microscope observations on tingible body macrophages in mouse spleen. J. Cell Biol. **19**, 641—646 (1963). — SWARTZENDRUBER, D. C., and M. G. HANNA JR.: Electron microscopic autoradiography of germinal center cells in mouse spleen. J. Cell Biol. **25**, 109—119 (1965). — SWENSSON, H.: Über das Vorkommen von eosinophilen Granulocyten in der menschlichen Milz. Beitr. path. Anat. **98**, 24—34 (1936). — SWISHER, N.: Splenic aspiration biopsy in the dog. Blood **10**, 812—819 (1955). — SYLVÉN, B.: Ester sulfuric acids of high molecular weight and mast cells in mesenchymal tumors. Acta radiol. (Stockh.), Suppl. **59**, 1—99 (1945). — SYLVÉN, B., and O. SNELLMAN: Studies on the histochemical "leucine aminopeptidase" reaction. III. On the different LNA-splitting enzymes from spleen. Z. Zellforsch. Abt. Histochem. **3**, 484—486 (1964). — SYMES, M. O., and A. G. RIDDELL: The viability of human spleen cells after cooling in vitro. Brit. J. Surg. **53**, 794—798 (1966). — SZABO, A. D.: Splenosis. The autotransplantation of splenic tissue. Amer. J. Surg. **101**, 208—214 (1961). — SZABÓ, Zs., u. L. DOBRÖSSY: Fehlödési rendellenességek néhány kérdeése 39253 boncolás tükrében. Morph. Igazs. Orv. Szemle **2**, 122—127 (1962). — SZANTROCH, Z.: Untersuchungen über die Fettsubstanzen in den Gewebekulturen. Arch. exp. Zellforsch. **13**, 600—634 (1932). — SZÁSZ, G., u. M. KOVÁCS: Beitrag zur Frage der extramedullären Hämopoese. Folia haemat. **86**, 14—18 (1966). — SZYMONOWICZ, L., u. R. KRAUSE: Lehrbuch der Histologie und der mikroskopischen Anatomie mit besonderer Berücksichtigung des menschlichen Körpers. Leipzig: C. Kabitzsch 1930.

TAIT, J.: A review of the structure and function of the spleen. Brit. med. J. **1927** II, 291—295. — TAIT, J., and M. F. CASHIN: Some points concerning the structure and function of the spleen. Quart. J. exp. Physiol. **15**, 421—445 (1925). — TAKAHASHI, I.: Über den Einfluß der Milzentfernung auf einige Eigenschaften des Blutes. 1. Mitteilung. Okayama Igakkai Zasshi **51**, 2163—2164 (1939a). ~ Über den Einfluß der Splenektomie und des Niederdruckes auf einige Eigenschaften des Blutes. 2. Mitteilung. Über den Einfluß des Niederdruckes auf die Bluteigenschaften des normalen Kaninchens. Okayama Igakkai Zasshi **51**, 2447—2448 (1939b). ~ Über den Einfluß der Splenektomie und des Niederdruckes auf einige Eigenschaften des Blutes. 3. Mitteilung. Über Blutveränderung des milzlosen Kaninchens bei verdünntem Luftdruck. Okayama Igakkai Zasshi 52, 324—325 (1940). — TAKAMATSU, H.: Histologische und biochemische Studien über die Phosphatase. I. Mitt. Histochemische Untersuchungs-methodik der Phosphatase und deren Verteilung in verschiedenen Organen und Geweben. Transact. Soc. path. Jap. 29, 492—498 (1939). — TAKASHIMA, K.: Über die Bildungsvorgänge der Langhansschen Riesenzellen durch Explantation der Milz. Trans. jap. path. Soc. 17, 111—117 (1929). — TAKEDA, K.: Experimental study of spleen-circulation. J. Kyoto prefect. med. Univ. 63, 41—42 (1958). — TAKEGUTI, H.: Über den Einfluß von Hirudin auf das Wachstum der embryonalen Hühnerherz- und -Milzgewebe in in vitro-Kulturen. Fukuoka Acta med. 30, 88 (1937a). ~ Über den Einfluß von verschiedenen Narkotika auf das Wachstum von embryonalen Hühnerherz- und -Milzgeweben in in vitro-Kulturen. Fukuoka Acta med. 30, 127 (1937b). — TAKENOUTI, T.: Zirkulierende Blutmenge beim milzlosen Tier und deren Veränderung durch Muskelarbeit. Tohoku J. exp. Med. 37, 476—490 (1940). — TAKEUCHI, E., K. SAKO, H. SASAKI, J. TANINO, and M. SATO: A case of transposition of the stomach with other visceral abnormalities. J. med. Soc. Communication (Tokyo) 15, 299—302 (1963). — TAKIAZUMI, M.: Histologisches Studium über den Einfluß der Röntgenstrahlen auf hämato-poetische Organe. Transact. jap. path. Soc. 18, 161—165 (1928). — TALIAFERRO, W., and P. CANNON: The cellular reactions during primary infections and superinfektion of Plas-modium brasilianum in Panamanion monkeys. J. inflat. Dis. 59, 72—125 (1936). — TALIA-FERRO, W. H., and L. G. TALIAFERRO: The role of the spleen and the dynamics of hemolysin production in homologous anamnesis. J. infect. Dis. 90, 205—222 (1952). — TALLAN, H. H., M. E. JONES, and J. S. FRUTON: On the proteolytic enzymes of animal tissues. J. biol. Chem. 194, 793—805 (1952). — TAMAKI, H. T.: Splenic cysts. Arch. Path. 46, 550—558 (1948). — TANAKA, H.: Electron microscopic studies in the lymphatic cells in the lymph node and thy-mus, with special reference to lymphogonia. Acta haemat. jap. 20, 237—254 (1957). ~ Comparative cytologic studies by means of an electron microscope on monocytes, sub-cutaneous histiocytes, reticulum cells in the lymph nodes and peritoneal macrophages. Ann. Rep. Inst. Virus Res., Kyoto Univ. Ser. A 1, 87—149 (1958). — TANAKA, H., M. HANAOKA, and S. AMANO: Observation on the centriole of interkinetic blood cells under the electron microscope by ultrathin sections. Relationship between the centrioles and Golgi canaliculi. Acta haemat. jap. 20, 85—98 (1957). — TANAKA, S.: Experimentelle Untersuchungen über die morphologische Veränderung des Blutes durch Röntgenbestrahlung der Milz und über das Wesen derselben. Jap. J. Zool. 4, Abstr. 56, 57, 15—16 (1932). ~ Experimentelle Untersuchung über die morphologische Veränderung des Blutes durch Röntgenbestrahlung der Milz und über das Wesen derselben. Jap. J. med. Sci. Anat. III, Abstr. 24, 84—85 (1933a). ~ Beitrag zur experimentellen Untersuchung des Wesens der Veränderung des Blutbildes durch Röntgen-bestrahlung der Milz. Jap. J. med. Sci., I. Anat. III, Abstr. 25, 85 (1933b). — TANG-KUNG-YING, and T. H. McGAVACK: Connective tissue: I. Age and sex influence on protein compo-sition of rat tissues. Proc. Soc. exp. Biol. (N.Y.) 101, 153—157 (1959). — TANIGAWA, K.: Arteria gastrolienalis branching from the lienal artery. Fukuoka Acta med. 34, 592—600 (1963). — TANNENBERG, J.: Blut und Bindegewebe. Über die Umwandlungsfähigkeit der Fibroblasten in Makrophagen. Arch. exp. Zellforsch. 11, 165—166 (1931). — TANZI, B.: Ricerche sul metabolismo dei lipidi. 2. Quadro istolipidico splenico e ormone follicolare nel pollo. Arch. Sci. med. 66, 37—43 (1938). ~ Influenza delle radiazioni di Roentgen e del radio sulle catepsine spleniche. Boll. Soc. ital. Biol. sper. 14, 732—733 (1939). — TARANTOLA, R.: Sul comportamento degli elementi del SRE in seguito alla splenectomia ed alla legatura della vena lienale. Pathologica 25, 848—856 (1933). — TARCHANOFF, FÜRST von: Über die Inner-vation der Milz und deren Beziehungen zur Leukocythämie. Pflügers Arch. ges. Physiol. 8, 97—100 (1874). — TARTAROGLU, N., K. W. FREY, A. TSIRIMBAS u. W. STICH: Die Isotopen-Splenographie. Eine neue Methode zur Funktionsanalyse der Milz, ihre klinische Anwendung und Ergebnisse. Klin. Wschr. 43, 857—863 (1965). — TATEISHI, CH.: Die Z.A.S. der Gallen-blastenfistelkaninchen unter Einfluß des Milzextraktes und der Gallensäure. J. Biochem. (Tokyo) 21, 55—62 (1935). — TAUBER, A.: Zur Frage nach der physiologischen Beziehung der Schilddrüse zur Milz. Virchows Arch. path. Anat. 96, 29—35 (1884). — TAVARES, A. S.: Aspects anatomiques et expérimentaux de la circulation collatérale veineuse. Bull. Ass. Anat. (Nancy) 42, 1219—1237 (1955). — TAYLOR, J., D. STIVEN, and E. W. REID: Experimental and idiopathic siderosis in cats. J. Path. Bact. 41, 397—405 (1935). — TEHVER, J., and T. GRAHAME: The capsule and trabeculae of the spleens of Domestic Mammals. J. Anat. (Lond.) 65, 473—481 (1931). — TEICHMANN, B.: Tumorgewebe kombiniert mit Leber-, Milz-, Lymphknoten- oder Thymusgewebe tumorresistenter Ratten in Diffusionskammern. Z. Naturforsch. 19, 861 (1964a). ~ Milz- und Lymphknotengewebe tumorresistenter Chemo-therapeutica-vorbehandelter Ratten kombiniert mit Tumor-Zellen in Diffusionskammern. Z. Naturforsch. 19, 1088 (1964b). ~ Tumorgewebe kombiniert mit Milz-, Lymphknoten-oder Thymusgewebe von Ratten in Diffusionskammern. Experientia (Basel) 21, 165—166 (1965a). ~ Über die Beeinflussung der immunologischen Wirkung von Milz- und Lymphknotengewebe mit Chemotherapeutica vorbehandelter Ratten auf Tumorzellen in Diffusionskammern. Naturwissenschaften **52**, 65 (1965 b). — TEICHMANN, L.: Das Sugadersystem vom anatomischen Standpunkte. Leipzig: Engelmann 1861. — TEILUM, G.: Periodic acid-Schiff-positive reticulo-endothelial cells producing glycoprotein. Functional significance during formation of amyloid. Amer. J. Path. **32**, 945—959 (1956). — TEIR, H.: Neubildung und Abbau der Granulocyten. Verh. dtsch. Ges. Path. 219—233 (1966). — TEITEL-BERNARD, A.: Über die Blutzirkulation in der Hundemilz. Z. Zellforsch **12**, 544—558 (1931). — TEMPKA, T.: Physiologie der Milz. In: Handbuch der gesamten Hämatologie, hrsg. von L. HEILMEYER und A. HITTMAIR, Bd. 1, Tl. 1, S. 413—424. München-Berlin-Wien: Urban & Schwarzenberg 1957. — TEMPKA, T., u. M. KUBICZEK: Das normale und pathologische Splenogramm im Lichte eigener Untersuchungen. Folia haemat. (Lpz.) **60**, 18—37 (1938). — TENORE, A., A. DE JERICHO, P. C. MORELLI e G. BRIZZI: Variazioni dell'attivitá latticodeidrogenasica nel fegato e nella milza di ratto in varie epoche di gravidanza. Rass. Med. sper. **12**, 186—188 (1965). — TERASAKI, P. I.: Identification of the type of blood-cell responsible for the graft-versus-host reaction in chicks. J. Embryol. exp. Morph. **7**, 394—408 (1959). — TERROINE, T., et Y. HITIER: L'adénosine désaminase de la rate et des reins dans les carences en acide ascorbique, biotine et thiamine. Arch. Sci. physiol. **17**, 345—412 (1963). — TERSLEV, E.: A case of agenesis of the spleen, congenital heart disease, and complete situs inversus. Acta paediat. (Uppsala) **47**, 297—301 (1958). — TESCHENDORF, W.: Die Teleröntgentherapie. Stuttgart: Georg Thieme 1953. ~ Lehrbuch der röntgenologischen Differentialdiagnostik, 3. Aufl., Bd. II/5, Milz, S. 892—906. Stuttgart: Georg Thieme 1954. — TESHIMA, G.: Beiträge zur Anatomie des Lymphgefäßsystems des Macacus rhesus. Folia anat. jap. **13**, 251—288 (1935a). ~ Das Lymphgefäßsystem des Lemurs (Lemur macaco L.). Folia anat. jap. **13**, 289—302 (1935b). ~ Das Lymphgefäßsystem des Schimpansen (Troglodytes niger). Folia anat. jap. **13**, 302—324 (1935c). — TESTA, M.: Le milze accessorie non presentano sempre le stesse alterazioni della milza principale. Contributo alla dimonstrazione dell'autonomia del morbo di Banti. Fol. med. (Napoli) **22**, 579—597 (1936). — TESTONI, P.: La milza e la nutrizione. Arch. int. Pharmacodyn. **45**, 1—17 (1933a). ~ Poliglobulia da contrazione splenica e resistenza osmotica degli eritrociti. Arch. ital. Sci. farmacol. **2**, 1—20 (1933b). — TESTUT, L., et A. LATARJET: Traité d'Anatomie humaine. 9. Aufl., Bd. 4. Paris: Doin 1949. — THAEMERT, J. C.: Intercellular bridges as protoplasmic anastomoses between smooth muscle cells. J. biophys. biochem. Cytol. **6**, 67—70 (1958). — THAMM, H.: Die arterielle Blutversorgung des Magendarmkanals, seiner Anhangsdrüsen (Leber, Pankreas) und der Milz beim Hunde. Morph. Jb. **85**, 417—446 (1941). — THANNHAUSER, S. J., and P. SETZ: Studies on animal lipids. II. The reintegration of the polydiaminophosphatide from the spleen. J. biol. Chem. **116**, 527—531 (1936). — THANHOFFER, L.: Grundzüge der vergleichenden Physiologie und Histologie. Stuttgart: Ferdinand Enke 1885. — THAUER, R.: Der Mechanismus der Wärmeregulation. Ergebn. Physiol. **41**, 607—805 (1939). — THIEL, G. A., and H. DOWNEY: The development of the mammalian spleen, with special reference to its hematopoietic activity. Amer. J. Anat. **28**, 279—340 (1921). — THIERBACH, R., H. K. BOTHE u. H. LANGER: Spätschäden nach Thorotrastinjektion. Fortschr. Röntgenstr. **93**, 298—313 (1960). — THIESEN, D. D.: The relation of social position and wounding to exploratory behavior and organ weights in house mice. J. Mammal. **47**, 28—34 (1966). — THÖRNER, W.: Trainingsversuche an Hunden. I. Der Einfluß der Laufarbeit auf das Herz. Arbeitsphysiologie **3**, 1—26 (1930). ~ Die Physiologie des Sympathicus und Parasympathicus. Med. Welt **10**, 1833—1835 (1936). ~ Sportphysiologische Untersuchungen an trainierenden Hunden. Forsch. Fortschr. dtsch. Wiss. **13**, 12—13 (1937). — THOM, H. J., u. K. F. HÜBNER: Milzzellsuspension bei strahlenbedingter Knochenmarkschädigung. Strahlentherapie **108**, 371—382 (1959). — THOMA, R.: Über die Blutgefäße der Milz. Verh. d. Anat. Ges., 9. Vers. Erg.-H. Anat. Anz. **10**, 45—52 (1895). ~ Der normale Blutstrom und die venöse Stauung in der Milz. Virchows Arch. path. Anat. **249**, 100—117 (1924). — THOMAS, A. (ed.): Les cultures organotypiques. Paris: Masson & Cie. 1965. — THOMAS, C. E.: An electron- and lightmicroscope study of sinus structure in perfused rabbit and dog spleens. Amer. J. Anat. **120**, 527—551 (1967). — THOMAS, L.: Die Reaktion von Milz und Thymus der Ratte bei saurer und basischer Ernährung. Z. mikr.-anat. Forsch. **65**, 45—58 (1959). — THOMAS, TH. B., G. A. EMERSON, and P. L. EWING: Changes in the mouse spleen following injection of an antiserum to mouse spleen and bone marrow (ACS). 59. Annual Session of the American Association of Anatomists, Cleveland 1946. Anat. Rec. **94**, 501 (1946). — THORBECKE, G. J.: Over de vorming van antilichamen en Gamma-globuline "in vitro" in bloedvormende organen. Diss. Groningen 1954. — THORBECKE, G. J., H. A. GORDON, B. WOSTMANN, M. WAGNER, and J. A. REYNIERS: Lymphoid tissue and serum gamma globulin in young germfree chickens. J. infect. Dis. **10**, 237—251 (1957). — THORBECKE, G. J., and F. J. KEUNING: Antibody formation in vitro by haemopoietic organs after subcutaneous and intravenous immunization. J. Immunol. **70**, 129—134 (1953). — THOREK, PH., R. GRADMAN, and J. S. WELCH: Recurrent primary thrombocytopenic purpura with accessory spleens. Ann. Surg. **128**, 304—311 (1948). — TIETZE, K.: Über die Beziehungen zwischen Schilddrüsensekretion und Milzgröße. Z. Anat. Entwickl.-Gesch. 80, 726—749 (1926). — TILL, J. E., and E. A. McCULLOCH: A direct measurement of the radiation sensitivity of normal mouse bone marrow cells. Radiat. Res. 14, 213—222 (1961). — TILL, J. E., E. A. McCULLOCH, and L. SIMINOVITCH: A stochastic model of stem cell proliferation based on the growth of spleen colony-forming cells. Proc. nat. Acad. Sci. (Wash.) 51, 29—36 (1964). — TINOZZI, F. P.: Über die Einwirkung der Milztransplantation auf das Verhalten tierischer Tumoren. Z. Krebsforsch. 34, 148—158 (1931). ~ Über die Einwirkung der heteroplastischen Milztransplantation auf Tumortiere. Z. Krebsforsch. 36, 372—385 (1932). — TIRONI, M.: Contributo alla conoscenza delle variazioni stagionali nella milza di passero. Arch. ital. Anat. Embriol. 38, 275—298 (1937). — TISCHENDORF, F.: Experimentelle Untersuchungen zur Histo-Biologie der arteriovenösen Anastomosen. Z. mikr.-anat. Forsch. 43, 153—178 (1938). ~ Histologische Beiträge zur Kenntnis der venösen Lebersperre. Z. mikr.-anat. Forsch. 45, 266—290 (1939). ~ Beobachtungen über die feinere Innervation der Säugermilz. Anatomentagung Bonn 1947 Ref. Ärztl. Wschr. 3, 380 (1948a); Klin. Wschr. 26, 125 (1948a). ~ Beobachtungen über die feinere Innervation der Milz. Köln: Universitätsverlag Balduin Pick 1948b. ~ Die Pulpamuskulatur der Milz und ihre Bedeutung. Z. Zellforsch. 36, 2—44 (1951). ~ Über die Elefantenmilz. Ein Beitrag zur Frage der Milztypen. Z. Anat. Entwickl.-Gesch. 116, 577—590 (1953). ~ Milz. In: Handbuch der Zoologie, hrsg. von J.-G. HELMCKE und H. v. LENGERKEN, Bd. VIII, 5 (2), S. 1—32. Berlin: W. de Gruyter & Co. 1956a. ~ Zur Methodik kombinierter angio- und zytoarchitektonischer Organstudien. (Nach Untersuchungen an der menschlichen Milz.) Photographie und Wissenschaft 5, 15—20 (1956b). ~ Die Innervation der Säugermilz. Ein Beitrag zur neurohistologischen Analyse funktioneller Organstrukturen. Biol. lat. (Milano) 9, 307—342 (1956c). ~ Neue Beobachtungen zur Frage der arteriellen Endigungen in der menschlichen Milz. (Vorläufige Mitteilung.) Anat. Anz. 103, 437—442 (1956d). ~ Mesenchymbeeinflussung durch Zwischenhirn-Lipoidextrakte (nach experimentellen Untersuchungen an der Rattenmilz). Naturwissenschaften 44, 310 (1957a). ~ Azione di frazioni lipidiche diencefaliche sul sistema linfo-reticolare e reticolo-endotheliale (Ricerche sulla milza di ratto). Riv. Anat. pat. 13, 128—139 (1957b). ~ Über die Hippopotamidenmilz. Ein Beitrag zur Typen- und Altersanatomie der Säugermilz. Z. mikr.-anat. Forsch. 64, 228—257 (1958a). ~ Experimentelle Untersuchungen an der Rattenmilz über die Wirkung von Zwischenhirn-Lipoidextrakten auf das Mesenchym. Acta neuroveg. (Wien) 17, 386—416 (1958b). ~ Zur Morphologie der Milz. Wissenschaftl. Beibl. z. Mat. Med. Nordmark Nr. 31, 1—26 (1958c). ~ Diskussions-Bemerkung zu PALUMBI, G.: Neue Angaben über die Innervation der Hilusgegend der Hundemilz. Verh. d. Anat. Ges., 54. Vers. 1957. Erg.-H. Anat. Anz. 104, 232—233 (1958d). ~ Untersuchungen über die terminale Strombahn im Bereiche der Pars subcapsularis der menschlichen Milz. Z. Zellforsch. 50, 369—414 (1959). ~ Vitalmikroskopie und terminale Strombahn. Mit besonderer Berücksichtigung der „transparent chamber"- und „quartz rod illumination"-Methode. Z. wiss. Mikr. 64, 336—355 (1960a). ~ Eine arterio-venöse Anastomose im Hilusgebiet der Kaninchenmilz. Anat. Anz. 109, 41—50 (1960b). ~ Considerazioni sul circulo terminale nella milza umana. Biochim. e Biolog. sper. 1, 21—25 (1961a). ~ The connection of arterial capillaries with sinuses in the zona subcapsularis and interfollicularis of the human spleen. Anat. Rec. 139, 322 (1961b). ~ Diskussionsbemerkung zu KELLNER. Verh. Anat. Ges., 59. Vers. 1963. Erg.-H. Anat. Anz. 113, 211 (1964). ~ Über die gleichsinnige Reaktion von Haupt- und Nebenmilz. Ein Beitrag zur Kenntnis der menschlichen Nebenmilz und zum Banti-Problem. Z. Anat. Entwickl.-Gesch. 124, 335—352 (1965). ~ Splenosis mit Beteiligung des Wurmfortsatzes. Ein Beitrag zur Kenntnis der menschlichen Nebenmilz und zum Transplantationsproblem. Z. Anat. Entwickl.-Gesch. 127, 72—98 (1968). ~ Zur Geschichte der Milzforschung. Ergebn. Anat. Entwickl.-Gesch. (1969a) (im Druck). ~ Eine ungewöhnlich stark geschlängelte menschliche Milzarterie. Z. Anat. Entwickl.-Gesch. (1969b) (im Druck). — TISCHENDORF, F., e S. B. CURRI: Le anastomosi arterovenose e i dispositivi di blocco nella morfologia normale e patologica. Riv. Anat. pat. 8, 285—376 (1954). ~ Morphologische und histochemische Veränderungen im reticuloendothelialen System (RES) nach Verabreichung von Hyaluronsäure. Naturwissenschaften 45, 468 (1958). ~ Das Verhalten der Lipase in atherosklerotisch veränderten Arterien vom muskulären Typ. Acta histochem. (Jena) 8, 158—166 (1959). ~ Bioptische Untersuchungen normaler und pathologisch (Morbus Winiwarter Bürger und Morbus Raynaud) veränderter Hoyer-Grosserscher Organe des Menschen mit besonderer Berücksichtigung der epitheloiden Zellen. Acta anat. (Basel) 53, 193—216 (1963). — TISCHENDORF, F., u. A. LINNARTZ-NIKLAS: Autoradiographische Untersuchungen zur Frage des Eiweißstoffwechsels in den lymphoretikulären Organen. Experientia (Basel) 14, 379 (1958a). ~ Autoradiographische Untersuchungen an Milz und Lymphknoten verschiedener Säugetiere. Anat. Anz. 105, 400—411 (1958b). ~ Autoradiographische Untersuchungen des Eiweiß-Stoffwechsels der Säugermilz nach Gabe von S³⁵-, C¹⁴- und H³-markierten Aminosäuren. Acta anat. (Basel) 48, 7—45 (1962a). ~ Osservazioni autoradiografiche sul ricambio proteico della milza di mammifero dopo somministrazione di aminoacidi marcati. Biochim. e

Biol. sper. 1, 258—264 (1962b). — TISCHENDORF, W.: Klinische Beiträge zur Monocytenabstammung und Unterscheidung dreier Blutmonocytentypen. Dtsch. med. Wschr. 72, 123—127 (1947). — TISCHENDORF, W., u. A. FRANK: Morphologische Betrachtungen über das Reticulum im hämatopoetischen Gewebe. Dtsch. Arch. klin. Med. 186, 272—287 (1940). — TISCHENDORF, W., u. F. HECKNER: Der hämatologische Nachweis von Osteoblasten und Osteoklasten und ihre Bedeutung für die normale Knochenbildung und für die Entstehung bösartiger Geschwülste im Skeletsystem. Klin. Wschr. 28, 21—24 (1950). — TISCHTSCHENKO, E.: Die experimentellen Untersuchungen am Frosch über die Kernverschiebung und deren Beziehung zu dem haemopoetischen System. Folia haemat. (Lpz.) 44, 261—308 (1931). — TISCHUTKIN, N. P.: Über die Nerven der Milz. Russk. Wratsch. 1, 238 (1902). — TISLOWITZ, R.: Über den Einfluß der Milz auf den Wasserhaushalt. Klin. Wschr. 13, 304—305 (1934a). ~ Milz und Wasserhaushalt. Bull. int. Acad. Cracovie Cl. méd. 1934b, 397—410. ~ Milz und Wasserhaushalt. Z. ges. exp. Med. 95, 708—723 (1935). — TISSIÈRES, A.: L'activité des phosphomonoestérases et des pyrophosphatases dans le rein et l'intestin du rat surrénalectomise et l'action du désoxycortisostérone. Acta anat (Basel) 5, 224—242 (1948). — TITOVA, I. I.: The mechanism of growth control during embryogenesis. I. The effect of transplanted pieces of spleen obtained from adult chickens and chick embryos on the spleen of recipient embryos. Byull. éksp. Biol. Med. 51, 107—110 (1961). — TÖNDURY, G.: Angewandte und topographische Anatomie, 3. Aufl. Stuttgart: Georg Thieme 1965. — TÖRÖ, E.: Das organoide Wachstum der Darmkulturen. Arch. exp. Zellforsch. 9, 285—296 (1930). ~ Über Einpflanzung von Gewebekulturen. Arch. exp. Zellforsch. 15, 312—318 (1934). — TÖRÖ, I.: Die humorale Regulierung der Speicherung in der Leber. Acta anat. (Basel) 5, 311—342 (1948). ~ Strukturveränderungen der Milz infolge einer während vieler Generationen durchgeführten Splenektomie. Z. mikr.-anat. Forsch. 63, 431—441 (1958). ~ Makrophagen und Phagocytose. II. Internationales Histologensymposium, Budapest. (Symposia Biologica Hungarica 2.) Budapest: Akademiai Kiado 1961. ~ Histophysiological problems regarding the lymphatic tissue. Acta morph. Acad. Sci. hung., Suppl. 10, 4—18 (1962). ~ Über die Lymphknoten. Verh. Anat. Ges., 58. Vers. 1963, Erg.-H. Anat. Anz. 112, 111—127 (1964). — TÖRÖ, I., and P. RÖHLICH: Ultrastructure of the lymph node of the guinea pig. Acta morph. Acad. Sci. hung. 11, 415—432 (1962). — TOKUNO, R.: Beitrag zu den Kenntnissen über die Einflüsse der Milz auf das allgemeine Reticuloendothelialsystem. Jap. J. med. Sci., I. Anat., IV, 2 (Abstr. 364), 106 (1934). — TOMIOKA, R.: Über die Entwicklung der Milzanlage bei Vögeln, besonders bei Embryonen von Columba domestica. Okayama Igakkai Zasshi 25, 295—307 (1933). — TOMLIN, S. G.: Reticulin and collagen. Nature (Lond.) 171, 302 (1953). — TOMODA, M., B. TETSUO, Y. TAKI, and T. MASUDA: A new theory on the conditional reaction of splenic function. Kyushu Mem. Med. Sci. 2, 13—21 (1951). — TOMPKINS, E. H.: The monocyte. Ann. N.Y. Acad. Sci. 59, 732—745 (1956). ~ Small lymphocytes with atypical nuclei in the lymphoid tissues of normal animals. Anat. Rec. 135, 61—73 (1959). — TOMSA, W.: Die Lymphwege der Milz. S.-B. Akad. Wiss. Wien III/48, 652—667 (1863). — TONI, G., A. FAVERO, L. SANESI, P. TESTONI e N. TROMBETTA: Sulla disposizione dei vasi arteriosi della milza dell'uomo. Atti Soc. ital. Anat., Suppl. 66, 533—534 (1958). — TOOZE, J., and H. G. DAVIES: Light- and electronmicroscopic studies on the spleen of the newt Triturus cristatus: the fine structure of erythropoietic cells. J. Cell Sci. 2, 617—640 (1967). — TOPF, W.: Die Blutbildung und die Blutbildungsstätten beim Karpfen (Cyprinus carpio L.). Z. Fischerei, N.F. 4, 257—288 (1955). — TORCHIANA, F.: Sul comportamento dei megacariociti dopo splenectomia e allaciatura dell' A. splenica. Pathologica 32, 296—300 (1940). — TORRIOLI, M., e M. GALEAZZI: Studi sulla biologia dei megacariociti sopraviventi in vitro. 4. Azione di estratti di linfoglandula. Boll. Soc. ital. Biol. sper. 10, 124—125 (1935a). ~ Azione di estratti di milza sull' emoistioblasto in cultura. Boll. Soc. ital. Biol. sper. 10, 738—740 (1935b). — TORRIOLI, M., e V. PUDDU: Azione di estratti di milza soggetti piastrinopenici sui megacariociti sopraviventi in vitro. Boll. Soc. ital. Biol. sper. 9, 41—42 (1934). ~ Studi sulla biologia dei megacariociti sopraviventi in vitro. 5. Azione del sangue venoso splenico. Policlinico, Sez. med. 42, 129—134 (1935). ~ Recent studies on the pathogenesis of Werlhof's disease. J. Amer. med. Ass. 111, 1455—1456 (1938). — TORRIOLI, M., e G. PUSIC: Azione di estratti eterei splenci sul S.R.I. e sugli organi emolinfopoietici. Pathologica 28, 107—115 (1936). — TORYÛ, Y.: Haemopoiesis in the liver and the bone marrow of the carrier pigeon after splenectomy. Ni. Zyu. Gak. Z. 10, 381—390 (1931). — TOURNADE, A., et C. SARRAOUY: Effect de l'injection intraveineuse d'acetylcholine sur le rein "irrigue", la rate, le flux lymphatique. C.R. Soc. Biol. (Paris) 124, 55—56 (1937). — TOWERS, B., and H. MIDDLETON: Congenital absence of the spleen associated with malformations of the heart and transposition of the viscera. J. Path. Bact. 72, 553—560 (1956). — TOYODA, M.: Immunisierung von Meerschweinchenmilz gegen Tetanustoxin in der Gewebekultur. Arch. exp. Zellforsch. 10, 463—466 (1931). — TRAUTMANN, A., u. J. FIEBIGER: Lehrbuch der Histologie und vergleichenden mikroskopischen Anatomie der Haussäugetiere. Berlin: P. Parey 1941. — TRAUTMANN, F., u. H. LIPPMANN: Reaktionsbilder und Strukturvariationen normaler Lymphknoten (Untersuchungen an Ratten). Mat. Med. Nordmark 12, 16—20 (1960). — Trautwein, G.: Die Bedeutung der Plasmazellen als Antikörperbildner. Path. vet. (Basel) 1, 423—453 (1964). — Trentini, G. P., G. Barbolini e C. B. Silva: Sui rapporti tra epifisi e sistema istiocitario. I. L' ,ipersplenismo' da epifisectomia. Boll. Soc. ital. Biol. sper. 42, 1909—1913 (1966). — Trincas, M.: Le modificazioni qualitative del pigmento ematico dedotte dalle variazioni del quoziente spettrofotometrico di estinzione dopo splenectomia. Pathologica 21, 497—500 (1929). — Tripoli, C. J.: Histology after thorium dioxide (thorotrast) in hepatolienography. Amer. J. clin. Path. 4, 212—234 (1934). — Trnka, Z.: Antibody formation by isolated cells of hen spleen after mixing with antigen in vitro and transfer to chicks. Nature (Lond.) 181, 55 (1958).— Troisier, J., M. Bariéty et D. Kohler: Sur le balancement circulatoire poumonts-rate (talantémie spleno-pulmonaire). C.R. Soc. Biol. (Paris) 134, 326—328 (1940). — Troland, C. E., and F. C. Lee: Thrombocytopen. A substance in the extract from the spleen of patients with idiopathic thrombocytopenic purpura that reduces the number of blood platelets. J. Amer. med. Ass. 111, 221—226 (1938). — Tronchetti, F.: Rapporti fra splenomegalia e infantilo-nanismi. Folia endocr. (Pisa) 8, 343—364 (1955). — Tropp, C., u. V. Wiedersheim: Untersuchungen über Lipoide tierischer Organe. 8. Mitteilung: Über das Vorkommen des Lignocerylsphingosins in der Rindermilz. Hoppe-Seylers Z. physiol. Chem. 222, 39—43 (1933). — Trossero, A. I.: Transplantes de tejido esplénico consecutivos a la ruptura del bazo. Bol. Soc. Cirurg. Rosario 16, 123—133 (1949). — Trowell, O. A.: Sensitivity of lymphocytes to ionising radiation. J. Path. Bact. 64, 687—704 (1952). ~ Re-utilization of lymphocytes in lymphopoiesis. J. biophys. biochem. Cytol. 3, 317—318 (1957). ~ The lymphocyte. Int. Rev. Cytol. 7, 235—293 (1958a). ~ Some properties of lymphcytes in vivo and in vitro. Ann. N.Y. Acad. Sci. 73, 105—112 (1958b). ~ The culture of mature organs in a synthetic medium. Exp. Cell Res. 16, 118—147 (1959). ~ The optimum concentration of sodium chloride for the survival of lymphocytes in vitro. Exp. Cell Res. 29, 220—234 (1963). — Trowell, O. A., M. J. Corp, and W. R. Lush: Paradoxical resistance of thymus lymphocytes to high doses of x-radiation. Radiat. Res. 7, 120—128 (1957). — Tschernigowski, W. N.: Untersuchungen über die Rezeptoren einiger innerer Organe. 1. Reflektorische Reaktionen auf die Reizung von Rezeptoren der Milz und der Darmgefäße. Fiziol. Zh. (SSSR) 29, 3—14 (1940a). ~ Untersuchungen über die Rezeptoren einiger innerer Organe. 2. Der Einfluß von Kohlensäure und von Sauerstoffmangel auf die Rezeptoren der Milz und des Darmes. Fiziol. Zh. (SSSR) 29, 15—25 (1940b). ~ Investigations on the reception of some visceral organs. 3. The effect of acetylcholine, nicotine, histamine and potassium chloride on the receptors of the spleen. Fiziol. Zh. (SSSR) 29, 526 (1940c). — Tschernigowski, W. N., u. Ch. B. Kellman: Über den Einfluß thermischer Reize auf die Milz. Fiziol. Zh. (SSSR) 29, 26 (1940). — Tsuda, M.: Die Bedeutung der Milz für den Fett- und Lipoidstoffwechsel. Okayama Igakkai Zasshi 43, 664—699 (1931). — Tsunashima, Y.: Experimentelle Untersuchungen über die Wechselbeziehungen zwischen der Milz und der Schilddrüse. II. Mitt. Über die Veränderungen des Blutbildes, mit besonderer Berücksichtigung des Blutplättchens. Okayama Igakkai Zasshi 40, 157—181 (1928a). ~ Experimental studies on the antagonistic function between the spleen and the thyroid gland. III. Comparison of bloodplatelets in splenic arteries and veins. Okayama Igakkai Zasshi 40, 2347—2367 (1928b). ~ Experimental studies on the antagonistic function between the spleen and the thyroid gland. IV. On blood-components (white blood corpuscles in the splenic arteries and veins, hemoglobin, reticulated red cells) and the histological picture of the bloodmaking organs. Okayama Igakkai Zasshi 40, 2465—2473 (1928c). — Tudhope, G. R.: Splenomegaly with myeloid transformation. J. Path. Bact. 44, 99—102 (1937). — Tuguncev, G. M.: Über die Blutbildung in der Milz der Taube. Arch. Anat. (Mosk.) 30, 32—40 (1953). — Tunbridge, R. E., M. Keech, J. E. Delafresnaye, and G. C. Wood (eds.): Connective tissue. A Symposium organized by the Council for Internat. Organizations of Medical Sciences, establ. under the joint auspices of UNESCO and WHO. Oxford: Blackwell Scient Publ.; Springfield: Ch. C. Thomas; Toronto: Ryerson Press; Paris: Masson & Cie. 1957. — Tuncman, S., and Th. Packalén: Specific and non specific inhibition of fibroblastic growth in tissue cultures of lung and spleen explants from tuberculinsensitized guinea-pigs. Acta path. microbiol. scand. 46, 361—367 (1959). — Tunetake, O.: The relation between lymphocytes and reticulum cells. Tohoku med. J. 49, 573—585 (1954). — Turchini, J., C. Bonhomme, G. Catayée et A. Perez: Quelques aspects histotopochimiques de la rate de Chiroptères au début de la période estivale. C.R. Soc. Biol. (Paris) 157, 1657—1658 (1963). — Turner, M. G., and V. E. Hall: The effect of removal of a large part of the lymphoid system on the weight of the portion remaining in situ. Anat. Rec. 85, 401—412 (1943). — Turunen, M., and H. Laitinen: Collateral circulation between an spleen transposited into the thoracic cavity and the vena cava superior. Ann. Surg. 149, 443—447 (1959). — Tutkewitsch, L.: Die Milz als Regulator des Aminosäurengleichgewichts des Blutes. 1. Mitteilung. Der Einfluß der Milzexstirpation auf den Aminosäuregehalt des Blutes der roten Blutkörperchen und des Plasmas. Biochem. Z. 198, 47—59 (1928a). ~ Die Milz als Regulator des Aminosäurengleichgewichts des Blutes. 2. Mitteilung. Der Einfluß der Desinnervation der Milz auf den Aminosäuregehalt des Blutes, der roten Blutkörperchen und des Plasmas. Biochem. Z. **198**, 60—64 (1928b). — TUZIOKA, S.: Über den Einfluß des Milzextraktes und einiger vegetativer Nervengifte auf den Kalkgehalt des Blutes splenektomierter und thyreo-parathyreopriver Hunde. Arb. Med. Univ. Okayama **5**, 229—240 (1937). — TWORT, J. M., and R. LYTH: Correlation of pituitary and spleen in experimental and control mice. Endocrinology **26**, 170—171 (1940).

UIHLEIN, A.: Effect of injection of tissue extracts on the number of blood platelets. J. Lab. clin. Med. **28**, 157—162 (1942). — UNDERHILL, F. P., and E. G. GROSS: Is there a relationship between the spleen and calcium metabolism? J. biol. Chem. **81**, 163—165 (1929). — UNDRITZ, E.: Über das Vorkommen von Abbauformen der Leukocyten im Blut. Folia haemat. (Lpz.) **65**, 195—202 (1941). ~ Hämatologische Tafeln. Nürnberg: Sandoz 1952. — UNNO, G., M. HANAOKA, H. IWAI, S. HASHIMOTO, and S. MORITA: Cytological studies on lymphogonia. Acta path. jap. **4**, 75—97 (1954). — URIEVA, F. I., and L. L. SHICK: The significance of the carotid sinuses in the changes of spleen volume upon decreased oxygen content in the inhaled air. Arch. biol. nauk. (Leningrad) **57**, 55—59 (1940). — USADEL, K. H.: Histochemische Veränderungen in Niere, Leber und Milz bei Diphtherietoxinvergiftung. Acta histochem. (Jena) **21**, 172—198 (1965). — UTTERBACK, R. A.: The Innervation of the spleen. J. comp. Neurol. **81**, 55—68 (1944). — UYEKI, E. M.: Effect of X-irradiation on spleen nucleotide levels. Radiat. Res. **11**, 617—624 (1959). — UYEMATSU, T.: Einfluß der Hypophyse auf die Gestaltung der anderen Organe bei Anuren. Jap. J. med. Sci., I. Anatomy **8**, 235—264 (1941). — UYENO, N.: Über den Einfluß der Milzexstirpation auf einige Eigenschaften des Blutes und die Wechselbeziehung zwischen Milz und Schilddrüse. Folia endocr. jap. **4**, 56—57 (1928).

VAGHI, A.: Influenza della milza sulla influenza del colesterolo biliare. Boll. Soc. ital. Biol. sper. **6**, 795—797 (1931). — VAIREL, J.: Action de l'adrénaline et de l'acétylcholine sur la rate. J. Physiol. Path. gén. **31**, 42—52 (1933). — VALENTINE, W. N., C. G. CRADDOCK, JR., and J. S. LAWRENCE: Relation of adrenal cortex hormone to lymphoid tissue and lymphocytes. Blood **3**, 729—754 (1948). — VALENTINE, W. N., J. S. LAWRENCE, M. L. PEARCE, and W. S. BECK: The relationship of the basophil to blood histamine in man. Blood **10**, 154—159 (1955). — VALLÉE, CH.: Contribution à l'étude de la rate chez l'enfant. Thèse de Paris 1892. — VANNOTTI, A.: La fonction martiale de la rate. Bull. schweiz. Akad. med. Wiss. **12**, 210—217 (1956). ~ The role of the reticulo-endothelial system in iron metabolism. In: Physiopathology of the reticulo-endothelial system (HALPERN, BENACERRAF and DELAFRESNAYE), p. 172—187. Springfield: Ch. C. Thomas 1957. — VANNOTTI, A., u. G. LANINI: Milz und Eisenstoffwechsel. Bibl. haemat. (Basel) **3**, 53—63 (1955). — VARA-LOPEZ, R., u. K. THORBECK: Röntgenologische Sichtbarmachung von Leber und Milz. Langenbecks Arch. klin. Chir. **169**, 236—245 (1932). — VARAGIC, V., M. KRSTIC, S. STEPANOWIC, and S. HAJDUKOVIC: The effect of γ-irradiation on the amount of 5-hydroxy-tryptamine in the gut and spleen in the early phase after irradiation. Experientia (Basel) **19**, 647—648 (1963). — VARIČAK, TH.: Beitrag zur Kenntnis der Endothelzellen in der Leber der Fische. Z. Zellforsch. **27**, 46—51 (1938). — VAUBEL, E.: Die Eiweißüberempfindlichkeit (Gewebshyperergie) des Bindegewebes. 2. Teil. Experimentelle Untersuchungen zur Erzeugung des rheumatischen Gewebsschadens im Herzen und den Gelenken. Beitr. path. Anat. **89**, 374—418 (1932). — VAZQUEZ, J. J.: Antibody- or γ-globulinforming cells as observed by the fluorescent antibody technic. Lab. Invest. **10**, 6, 1110—1125 (1961). — VEIT, O.: Diskussionsbemerkung zu BÖKER, „Omentum lienale". Verh. Anat. Ges., 42. Vers. Erg.-H. Anat. Anz. **78**, 147 (1934). ~ Lebensvorgänge und Naturwissenschaft. In: Almanach des Thomas-Verlages 1949, S. 87—90. Kempen-Niederrhein: Thomas 1949. — VEITH, F. J., R. J. LUCK, and J. E. MURRAY: The effects of splenectomy on immunosuppressive regimens in dog and man. Surg. Gynec. Obstet. **121**, 299—308 (1865). — VEKERDI, L., A. HARASZTI, G. GERECZE, and A. SIMONYI: Accumulation of polonium in rat organs and tumour tissue. Acta morph. Acad. Sci. hung. **3**, 297—304 (1953). — VELICAN, C., and D. VELICAN: Histochemical investigations on the presence of hyaluronic acid in mast cells. Acta haemat. (Basel) **21**, 109—117 (1959). — VENDRELY, C., et R. VENDRELY: Localisation de l'acide ribonucléique dans les différents tissus et organes de Vertébrés. In: Handbuch der Histochemie, hrsg. von W. GRAUMANN und K. H. NEUMANN, Bd. III, Tl. 2, S. 84—243. Stuttgart: G. Fischer 1959. — VENZONI, M.: Sullo speciale significato delle punteggiature cerdi putrefattive della milza e del fegato. Pathologica **29**, 101—106 (1937). — VERATTI, E.: Ricerche istologiche su alcuni tessuti in istato di sopravivenza in vitro. Boll. Soc. med.-chir. Pavia 1—2, 1—56 (1919). ~ Gli elementi del sangue e degli organi ematopoietici nelle colture in vitro. In: Le Emopatie di A. FERRATA, p. 471—516 Milano: Soc. ed. libr. 1933. — VERCAUTEREN, R.: A cytochemical approach to the problem of the significance of blood and tissue eosinophilia. Enzymologia **26**, 340—346 (1953). ~ The properties of the isolated granules from blood eosinophiles. Enzymologia **16**, 1—13 (1954). — VERCELLANA, G.: L'influenza dell'ictus anafilatico sulle modalità colle quali si effettua il cosiddetto blocco del sistema reticoloendoteliale (S.R.E.). Pathologica **24**, 148—165 (1932). ~ La fisiologia della milza. Milano: Serafino, Belfanti 1940. — VEREBY, K.: Vergleichende Untersuchungen über die

Kapsel, Trabekel und Gefäße der Milz. I. Die Milz des Schafes und des Rindes. Z. Anat. Entwickl-Gesch. **112**, 634—652 (1943). — VERGA, V., e M. Pezzani: Modificazioni delle mastzellen dopo trattamento röntgen in alcuni emolinfopoietici (tiom, linfoghiandole e milza). Ricerche sperimentali sul ratto albino. R.C. Atti Accad. Sci. Med. Chir. (Napoli) **113**, 102—112 (1959). — VERNONI, G.: Contributo alla fisiocitoliga del follicolo linfatico. Arch. ital. Anat. Embr. **47**, 362—375 (1943). — VERRESEN, H., et J. BONTE: Contribution à l'etude de la vascularisation de la rate humaine. Bull. Ass. Anat. (Nancy) **114**, 841—848 (1962). — VIALE, C.: Rôle de la rate dans la saignée. C.R. Soc. Biol. (Paris) **99**, 1436 (1928a). ~ Rôle de la rate dans la régulation de la pression sanguine. C.R. Soc. Biol. (Paris) **99**, 1437 (1928b). ~ Physiologie der Milz. Rev. méd. Córdoba **17**, 255—262 (1929). — VIALE, G., et J. M. SONCINI: Variations de volume de la rate énervée. C.R. Soc. Biol. (Paris) **99**, 1438—1439 (1928). — VICTORIIS-MEDORI, F. DE: La velocità di sedimentazione delle emazie e l'indice refrattometrico del siero di sangue in seguito alla legatura dell' arteria splenica. (Ricerche sperimentali.) Pathologica **27**, 386—397 (1935). — VIERLING, A.: Experimenteller Beitrag zur Geschichte der Wanderzellen bei Amphibien. Z. Anat. Entwickl.-Gesch. **81**, 448—464 (1926). — VIERORDT, H.: Das Massenwachstum der Körperorgane des Menschen. Arch. Anat. Physiol., Suppl. **1890**, 62—94. ~ Anatomische, physiologische und physikalische Daten und Tabellen. Jena: Fischer 1906. — VIKLICKÝ, V.: High frequency of mast cells in spleens of A-strain mice. Experientia (Basel) **23**, 194—195 (1967). — VILLA, G. LA: Variazioni anatomiche dell' arteria lineale studiate in vivo mediante l'indagine arteriografica. Rass. Arch. Chir. **1**, 130—139 (1963). — VINCENTIIS, A. DE: Le variazioni nel sangue del Ca, K, P, Mg, dopo la splenectomia sperimentale. Folia med. (Napoli) **27**, 449—458 (1941). — VIROLAINEN, M., and V. DEFENDI: Ability of haematopoetic spleen colonies to form macrophages in vitro. Nature (Lond.) **217**, 1069—1070 (1968). — VJAZOV, O. J.: Antigenní vlastnosti embryonálních tkání a problém tkánové neslučivosti. (Antigenic properties of embryonic tissues and the problem of tissue incompatibility.) Cs. Biol. **7**, 308—311 (1958). — VOGEL, H. H., JR., J. W. CLARK, D. L. JORDAN, N. BINK, and R. R. BARHORST: "Spleen protection" in gamma- and neutron-irradiated mice. Proc. Soc. exp. Biol. (N.Y.) **95**, 409—412 (1957). — VOGLER, E.: Aorta abdominalis und ihre großen Äste. In: Handbuch der medizinischen Radiologie, hrsg. v. L. DIETHELM, O. OLSSON, F. STRNAD, H. VIETEN und A. ZUPPINGER, Bd. 10, Tl. 3, S. 259—309. Berlin-Göttingen-Heidelberg-New York: Springer 1964. — VOGT, A., u. H.-G. KOCHEM: Histo-serologische Untersuchungen mit fluoresceinmarkiertem Antikomplement. Z. Zellforsch. **52**, 640—652 (1960). — VOLICER, L., u. S. VESIN: Die Veränderungen der Milz nach Adrenalin im Röntgenbild und die gleichzeitigen Veränderungen des Blutbildes. Z. klin. Med. **122**, 57—82 (1932). — VOLKMAN, A., and J. L. GOWANS: The origin of macrophages from bone marrow in the rat. Brit. J. exp. Path. **46**, 62—70 (1965). — VOLKMANN, H.: Medizinische Terminologie, 35. Aufl. München u. Berlin: Urban & Schwarzenberg 1951. — VOLKMANN, J.: Anatomische und experimentelle Beiträge zur konservativen Chirurgie der Milz (Gefäßverteilung und Gefäßunterbindung, Resektion und Regeneration der Milz). Langenbecks Arch. klin. Chir. **125**, 231—274 (1923). — VOLKMANN, R. V., u. F. STRAUSS: Ein Ersatz für die Hornowskysche Kombination zur Darstellung von Elastin, Muskulatur und Kollagen auf der Basis der Azanmethode. Z. wiss. Med. **51**, 244—249 (1932). — VOLLAND, W., u. W. PRIBILLA: Die Pathologie des Stoffwechsels der Schwermetalle. In: Handbuch der allgemeinen Pathologie, hrsg. v. F. BÜCHNER, E. LETTERER u. F. ROULET, Bd. IV/2, S. 88—203. Berlin-Göttingen-Heidelberg: Springer 1957. — VOLLMER, H., u. J. SEREBRIJSKI: Bluttransfusion und Milzgröße. Z. ges. exp. Med. **50**, 621—623 (1926). — VONWILLER, P.: Neue Wege der Gewebelehre II. Histologische Untersuchungen mittels der Mikroskopie im auffallenden Licht. Z. Anat. Entwickl.-Gesch. **76**, 497—533 (1925). ~ Über den heutigen Stand der Mikroskopie im auffallenden Licht. Z. wiss. Mikr. **49**, 289—304 (1932). — VOS, J. J. TH.: Lien caudatus; gekoppelde misvorming van milt en linker gonade. (Caudate spleen; combined malformation of spleen and left gonad.) Ned. T. Geneesk. **101**, 2153—2156 (1957). — VOSSKÜLLER, F.: Die Ablagerungsverhältnisse des morphologisch darstellbaren Eisens im Organismus bei verschiedenen Eisenpräparaten. I. Hoppe-Seylers Z. physiol. Chem. **257**, 217—231 (1939). — VULCHANOV, V. H.: Phagocytose, Athrocytose und Immunogenese. (Bulgarisch mit englischer Zusammenfassung.) Sofia: Verlag der Bulgarischen Akademie der Wissenschaften, 1966. — VU-THI-SUU, C. C. CONGDON, and A. L. KRETSCHMAR: Lysozyme activity in radiation chimeras. Proc. Soc. exp. Biol. (N.Y.) **115**, 825—829 (1964).

WACHS, E.: Chirurgische Propädeutik. Begr. von E. SONNTAG, neubearb. von E. WACHS, 3. Aufl. Leipzig: Georg Thieme 1957. — WACHSTEIN, M.: The distribution of histochemically demonstrable glycogen in human blood and bone marrow cells. Blood **4**, 54—59 (1949). — WADDELL, W. R., P. R. GEYER, E. CLARKE, and F. J. STARE: Function of the reticuloendotelial system in removal of emulsified fat from blood. Amer. J. Physiol. **177**, 90—94 (1954). — WAELE, H. DE, et J. VAN DE VELDE: Contribution a l'étude de la physiologie de la rate. Arch. int. Physiol. **36**, 382—390 (1933). — WÄTJEN, J.: Morphologie und Funktion des lymphatischen Gewebes. Virchows Arch. path. Anat. **271**, 556—571 (1929). ~ Über retikuläre

Reaktionen und Funktionen in den Milzlymphknötchen. Zbl. allg. Path. path. Anat. **62**, 1—9 (1935). — WAGEMEYER, M.: Über den Einbau des Gefäßsystems der Milz in die Trabekel-architektur und dessen funktionelle Bedeutung. Med. Diss. Mainz 1958. — WAGNER, A.: Untersuchungen über Cerebroside aus menschlicher Milz. Clin. chim. Acta **10**, 175—180 (1964). — WAGNER, H. N., JR.: Personal communication to L. WEISS (1961). — WAGNER, H. N., JR., M. A. RAZZAK, R. B. GAERTNER, W. P. CAINE JR., and O. T. FEAGIN: Removal of erythrocytes from the circulation. Arch. intern. Med. **110**, 90—97 (1962). — WAHLBERG, J.: Das histophysiologische Bild im Retikuloendothel der Milz bei „essentieller Thrombopenie". Arb. path. Inst. Helsingfors 8, 206—224 (1935). — WAKSMAN, B. H., B. G. ARNASON, and B. D. JANKOVIC: Role of the thymus in immune reactions in rats. III. Changes in the lymphoid organs of thymectomized rats. J. exp. Med. **116**, 187—206 (1962). — WALDMANN, T. A., S. M. WEISSMANN, and N. BERLIN: The effect of splenectomy on erythropoesis in the dog. Blood **15**, 873—883 (1960). — WALDSCHMIDT-LEITZ, E., u. W. DEUTSCH: Über die proteolytischen Enzyme der Milz (X. Mitteilung zur Spezifität tierischer Proteasen.) Hoppe-Seylers Z. physiol. Chem. **167**, 285—302 (1927). — WALKER, B. E., and C. P. LEBLOND: Sites of nucleid acid synthesis in the mouse visualized by radioautography after administration of C^{14}-labelled adenine and thymidine. Exp. Cell Res. **14**, 510—531 (1958). — WALKER, E. P.: Mammals of the world, vol. I—III. Baltimore: Johns Hopkins Press 1964. — WALKER, R. M.: The pathology and management of portal hypertension. London: E. Arnold 1959; Dtsch. Übers. von R. THEILE-SCHLÜTER: Die portale Hypertension. Ihre pathophysiologischen Grundlagen und ihre Behandlung. Stuttgart: Georg Thieme 1960. — WALLBACH, G.: Über die „Spezifität" der Zellreaktion in Bauchhöhle und Milz. Virchows Arch. path. Anat. **262**, 61—73 (1926). ~ Über die Entstehung des Hämosiderins vom Standpunkt der Zell-aktivität betrachtet. Verh. dtsch. Ges. **22**, 163—170 (1927). ~ Über die Stellung der Milz bei der vitalen Farbspeicherung. Verh. dtsch. Ges. inn. Med. 595—604 u. 609—632 (1928). ~ Farbspeicherungsstudien an der Gewebekultur. Arch. exp. Zellforsch. **10**, 383—406 (1931a). ~ Die Stellung der vitalen Diffusfärbung und der vitalen Kernfärbung unter den funktionellen Erscheinungen an der Zelle. Z. Zellforsch. **13**, 180—201 (1931b). ~ Untersuchungen über die Mitochondrien der mesenchymalen Zellen und deren Veränderungen bei besonderen Zellfunktionen. Z. Zellforsch. **15**, 207—224 (1932a). ~ Über die durch verschiedene Ernährungsverhältnisse bedingten Veränderungen der Abschnitte des Verdauungstraktus und der hämatopoetischen Gewebe. Eine experimentelle Studie. Z. Zellforsch. **16**, 1—25 (1932b). ~ Die Morphologie der vitalen Farbspeicherung. Protoplasma (Berl.) **17**, 108—118 (1932c). — WALLERSTEIN, R. O., and S. R. METTIER (eds.): Iron in clinical medicine. Berkeley: Univ. of California Press 1958. — WALLRAFF, J.: Leitfaden der Histologie des Menschen, 4. Aufl. München u. Berlin: Urban & Schwarzenberg 1963. — WALTHER, H. E.: Untersuchungen über die Krebsmetastasen. 5. Mitteilung: Die sogenannte „antiblastische Funktion" der Milz. Schweiz. med. Wschr. **29**, 907—909 (1943). ~ Krebsmetastasen. Basel: Karger 1948. — WALTER, O., u. E. MÜLLER: Beziehungen zwischen Milz und Innenkörper-bildung bei der weißen Maus. Z. ges. exp. Med. **119**, 195—203 (1952). — WALTERMANN, J.: Die Altersveränderungen der portalen und mesenterialen Lymphknoten des Rindes mit besonderer Berücksichtigung der Gitterfasern. Vet.-med. Diss. Hannover 1940. — WANECK, K.: Der Einfluß von Milzextrakt (Splenoderm) und weiblichem Sexualhormon (Progynon) auf die Thrombocytenkrise beim Kaninchen. Inaug.-Diss. Göttingen 1939. — WANG, S.-Y., and W.-C. MA: Histologic and histochemical changes in the hematopoietic tissues of rats after total body X-irradiation. Acta anat. Sinica 8, 162—174 (1965). — WANG LI-SHIN, CHEN ER-YU, and CHANG SU-CHEN: Observations on the anatomy and topography of the portal vein and its main tributaries. Acta anat. Sinica **9**, 215—225 (1966). — WANKE, R.: Chirurgie der großen Körpervenen. Stuttgart: Georg Thieme 1956. — WANNAGAT, L.: Zur Patho-physiologie der Menschenmilz. Leber und Milz, 4. Lebertagung d. Sozialmed., Bad Mergent-heim 15.—17. Okt. 1965, hrsg. v. L. WANNAGAT, S. 55—70. Stuttgart: Georg Thieme 1967. — WARCHAVSKY, A. G.: Über die Entwicklung der absorptiven Funktion des retikuloendo-thelialen Systems. Pediatr. **7**, 3 (1938). — WARD, J., McNEAL, and J. M. RAVID: Arrangement of the smaller arterial vessels in the spleen. Arch. Path. **7**, 1126 (1929). — WARD, P. A., A. G. JOHNSON, and M. R. ABELL: Histologic response of rabbits to two injections of purified protein antigen. Lab. Invest. **12**, 180—192 (1963). — WARNER, G. F., and E. L. DOBSON: Disturbances in the reticuloendothelial system following thermal injury. Amer. J. Physiol. **179**, 93—98 (1954). — WARNER, L., and S. H. BENSLEY: Morphological changes in liver and spleen following intraperitoneal injection of cevitamic acid. Anat. Rec. **76**, Suppl. 2, 57 (1940). — WARNINGHOFF, G.: Die Morphologie der embryonalen Haematopoese des Menschen im Vergleich zu postfetalen Blutbildungsstörungen. Med. Diss. Hamburg 1954. — WARNING-HOFF, G., u. K. HAUSMANN: Die Morphologie der embryonalen Hämatopoese des Menschen im Vergleich zu postfetalen Blutbildungsstörungen. Acta haemat. (Basel) **14**, 273—291 (1955). — WARREN, S., J. C. MACMILLAN, and F. J. DIXON: Effects of internal irradiation of mice with P^{32}. I. Spleen, lymphnodes, thymus, bone and bone marrow. Radiology **55**,

375—389 (1950). — WARTHIN, A. S.: The changes produced in the hemolymph glands of the sheep and goat by splenectomy, hemolytic poisons and hemorrhage. J. med. Res. **2**, 435 (1902). — WASSERMANN, F.: Die Fettorgane des Menschen; Entwicklung, Bau und systematische Stellung des sog. Fettgewebes. Z. Zellforsch. **3**, 235—328 (1926). ~ Wachstum und Vermehrung der lebendigen Masse. In: Handbuch der mikroskopischen Anatomie, hrsg. von W. v. MÖLLENDORFF, Bd. I, Tl. 2, S. 1—784. Berlin: Springer 1929. ~ Electron microscopic study of the submicroscopic network of fibrils as a component of connective tissue. Anat. Rec. **111**, 145—169 (1951). ~ Fibrillogenesis in the regenerating rat tendon with special reference to growth and composition of the collagenous fibril. Amer. J. Anat. **94**, 399—437 (1954). ~ Über die derzeitige Kenntnis vom Feinbau und der Bildung der interzellulären Strukturen des Bindegewebes. Verh. d. Anat. Ges., 52. Vers. 1954. Erg.-H. Anat. Anz. **101**, 97—117 (1955). ~ The intercellular components of connective tissue: origin, structure and interrrelationship of fibers and ground substance. Ergebn. Anat. Entwickl.-Gesch. **35**, 240—333 (1956). ~ The structure of the wall of the hepatic sinusoids in the electron microscope. Z. Zellforsch. **49**, 13—32 (1958). ~ Die Feinstruktur des Bindegewebes in gegenwärtiger Sicht als Grundlage der Funktion und der pathologischen Veränderungen. Med. Klin. **54**, 899—900 (1959). — WASSILIEFF, A. M.: Über die Ablagerung von Fettsubstanzen und Eisenverbindungen in der Milzkapsel und den Trabekeln. Virchows Arch. path. Anat. **247**, 640—649 (1923). — WATANABE, D.: Über die histologischen Veränderungen des Knochenmarks nach der Splenektomie. Okayama Ig. Kw. Z. **42**, 2099—2106 (1930). — WATANABE, T.: Experimentelle Untersuchung über die wechselseitigen Einflüsse der Schilddrüse, der Milz und der Leber. Fukuoka Acta med. **28**, 102—103 (1935). — WATERMANN, N.: Über die myeloiden Strukturveränderungen der Milz bei der teergepinselten Maus. Frankfurt. Z. Path. **44**, 540—546 (1933). — WATSON, C. J., and J. R. PAINE: A study of the splenic venous blood, with particular reference to hematocrit percentage and hemoglobin concentration of erythrocytes before and after splenic arterial injection of adrenalin. Trans. Ass. Amer. Phycns **57**, 249—258 (1942). — WATZKA, M.: Zur Kenntnis der Milz der Säugetiere (Kapillarhülsen, Megakaryocyten, Sinusendothel und Plasmaabbau). Z. mikr.-anat. Forsch. **41**, 498—524 (1937). ~ Zur Thrombocytenfrage. Verh. Anat. Ges., 45. Vers. 1937. Erg.-H. Anat. Anz. **85**, 47—55 (1938a). ~ Über die Genese der Thrombocyten (Vorweisung). Verh. Anat. Ges., 45. Vers. 1937. Erg.-H. Anat. Anz. **85**, 273—274 (1938b). — WAUGH, R. L.: Multiple peritoneal autotransplantation of splenic tissue following traumatic rupture of the spleen. Report of a case in an adult. New Engl. J. Med. **234**, 621—625 (1946). — WAXLER, S. H., and M. ENGER: Organ weights and obesity in mice. J. Nutr. **54**, 209—214 (1954). — WEBER, F.: Symphysis of the spleen with the liver: Spontaneous rupture of the right ventricle and syphilitic aortitis. Brit. med. J. **1929** II, 15. — WEBER, M.: Die Säugetiere. Bd. II. Jena: G. Fischer 1928. — WEBER, W. T.: The response to phytohemagglutinin by lymphocytes from the spleen, thymus and bursa of fabricius of chickens. Exp. Cell Res. **46**, 464—466 (1967). — WEBSTER, S. H.: Heinz body phenomenon in erythrocytes; review. Blood **4**, 479—497 (1949). — WEBSTER, S. H., and E. J. LILJEGREN: Organ:body-weight ratios for liver, kidneys and spleen of laboratory animals. II. Guinea pig. Amer. J. Anat. **85**, 199—230 (1949). ~ Organ:body-weight ratios for certain organs of laboratory animals. III. White Swiss mouse. Amer. J. Anat. **97**, 129—153 (1955). — WEBSTER, S. H., E. J. LILJEGREN, and D. J. ZIMMER: Organ:body-weight ratios for liver, kidneys and spleen of laboratory animals. I. Albino rat. Amer. J. Anat. **81**, 477—513 (1947). — WEDL: Histologische Mitteilungen. 1. Zur Anatomie der Milz. S.-B. Akad. Wiss. Wien I, **64** (1871). — WEESE, H., u. W. SCHOLTAN: Pharmakologie des Periston N. Dtsch. med. Wschr. **76**, 1492—1493 (1951). — WEHRLE, H.: Das Schicksal von roten und weißen Blutkörperchen in der Milz. Med. Diss. Basel 1937. ~ Fate of erythrocytes and granulocytes in the spleen following their injection into the blood stream. Arch. Path. **25**, 514—526 (1938). — WEICKER, H.: Zellteilung, Zellteilungsstörungen. In: Handbuch der gesamten Hämatologie, hrsg. von L. HEILMEYER und A. HITTMAIR, Bd. I, Tl. 1, S. 148—177. München-Berlin-Wien: Urban & Schwarzenberg 1957. — WEIDENREICH, F.: Das Gefäßsystem der menschlichen Milz. Arch. mikr. Anat. **58**, 247—376 (1901a). ~ Geschlossene und offene Blutbahn der Milz? Anat. Anz. **20**, 204—206 (1901b). ~ Zur Milzfrage. Anat. Anz. **22**, 260—267 (1903). ~ Studien über das Blut und die blutbildenden und -zerstörenden Organe. II. Bau und morphologische Stellung der Blutlymphdrüsen. Arch. mikr. Anat. **65**, 1—77 (1905). ~ Die Leukozyten und verwandte Zellformen. Wiesbaden: G. Bergmann 1911. ~ Allgemeine Morphologie des Gefäßsystems. In: Handbuch der vergleichenden Anatomie der Wirbeltiere, hrsg. v. L. BOLK, E. GÖPPERT, E. KALLIUS und W. LUBOSCH, Bd. 6, S. 375—450. Berlin u. Wien: Urban & Schwarzenberg 1933. — WEIDENREICH, F., H. BAUM u. A. TRAUTMANN: Lymphgefäßsystem. In: Handbuch der vergleichenden Anatomie der Wirbeltiere, hrsg. v. L. BOLK, E. GÖPPERT, E. KALLIUS und W. LUBOSCH, Bd. 6, S. 745—854. Berlin u. Wien: Urban & Schwarzenberg 1933. — WEIGNER, K.: Le contrôle anatomique des résultats fournis par la percussion de la rate, du coeur et du foie. Arch. Anat. (Strasbourg) **9**, 171—190 u. 387—427 (1928/29). — WEILACHER, S.: Die Milz der Gymnophionen. Beitrag

z. Kenntnis der Gymnophionen Nr. XVII. Morph. Jb. **72**, 469—498 (1933). — Weinberg, S. R., J. Estrin, and G. Vasquez: Parabiosis in rabbits as preliminary to homotransplantation of tissues. Proc. Soc. exp. Biol. (N.Y.) **100**, 46—48 (1959). — Weinert, A.: Die Chirurgie der Milz. In: Die Chirurgie, hrsg. v. M. Kirschner und O. Nordmann, Bd. VI, Tl. 2, S. 1039—1158. Wien u. Berlin: Urban & Schwarzenberg 1927. — Weinreich, J.: Indikationen zur Splenektomie bei Blutkrankheiten. Ergebn. inn. Med. Kinderheilk. **19**, 1—131 (1963a). ∼ Neuere Untersuchungsergebnisse zur Frage des Hypersplenismus. Med. Klin. **58**, 81—85 (1963b). — Weise, H., u. H. Lohse: Die Zellmasse normaler Plasmazellen. Klin. Wschr. **35**, 76—77 (1957). — Weiss, L.: A study of the structure of the splenic sinuses in man and in albino rat with the light microscope and the electron microscope. J. biophys. biochem. Cytol. **3**, 599—610 (1957). ∼ Aspects of the reticuloendothelial system studied with the light microscope and the electron microscope. Ann. N.Y. Acad. Sci. **73**, 131—138 (1958). ∼ An experimental study of the organization of the reticuloendothelial system in the red pulp of the spleen. J. Anat. (Lond.) **93**, 465—477 (1959). ∼ Observations on the red pulp of the spleen of rabbits and dogs by electron and light microscopy. Anat. Rec. **139**, 286 (1961a). ∼ The effect of body temperature on the sensitivity of mice to X-irradiation. Int. J. Radiat. Biol. **3**, 149—154 (1961b). ∼ Further studies on the red pulp of rabbit spleen. Amer. Ass. Anat. 75th Sess. 1962. Anat. Rec. **142**, 290—291 (1962a). ∼ The structure of the fine splenic arterial vessels in relation to hemoconcentration and red cell destruction. Amer. J. Anat. **111**, 131—179 (1962b). ∼ The structure of intermediate vascular pathways in the spleen of rabbits. Amer. J. Anat. **113**, 51—92 (1963). ∼ The white pulp of the spleen. The relationships of arterial vessels, reticulum and free cells in the periarterial lymphatic sheath. Bull. Johns Hopk. Hosp. **115**, 99—173 (1964). — Weiss, L., and A. C. Aisenberg: An electron microscopic study ol lymphatic tissue in runt disease. J. Cell Biol. **25**, 149—178 (1965). — Weiss, L. P., and G. B. Wislocki: Seasonal variations in hematopoiesis in the dermal bones of the nine-banded armadillo. Anat. Rec. **126**, 143—163 (1956). — Weissbecker, L.: Leber und Milz aus der Sicht des Endokrinologen. Leber und Milz, 4. Lebertagung d. Sozialmed., Bad Mergentheim 15.—17. Okt. 1965, hrsg. v. L. Wannagat, S. 116—123. Stuttgart: Georg Thieme 1967. — Weisz, R., e V. Bianco: Ricerche anatomiche e considerazioni chirurgiche sull'arteria splenica. Boll. Soc. Piemont. Chir. **27**, 805—831 (1957). — Welikoretschina, I. A.: Slijanie i anastomosy lymphatischekich sosudow zjeluka i poperetschnoi obodotschnoi kischki. Tr. Leningr. sanit.-gig. med. Inst. **3**, 149—159 (1949). — Wellensiek, H. J.: Zur submikroskopischen Morphologie von Plasmazellen mit Russelschen Körperchen und Eiweißkristallen. Beitr. path. Anat. **118**, 173—202 (1957). — Weller, C. V.: The hemolymph nodes. In: Handbook of hematology, ed. by H. Downey, vol. III, chapt. 22, p. 1755—1787. New York: P. Hoeber 1938. — Welsh, R. A.: Light and electron microscopic correlation of the periodic acid-Schiff reaction in the human plasma cell. Amer. J. Path. **40**, 285—296 (1962a). ∼ Genesis of Kurloff bodies in splenic lymphocytes of ovariectomized stilbestrol treated guinea pigs. Fed. Proc. **22**, 427 (1962b). ∼ Kurloff body formation in the guinea pig lymphocyte. J. Ultrastruct. Res. **14**, 556—570 (1966). — Wendrowsky, V.: Die Wirkung der gemischten und monochromatischen Röntgenbestrahlung auf das Gewebewachstum der Milz in vitro. Arch. exp. Zellforsch. **14**, 412—441 (1933). — Wendt, F.: Zur Kenntnis des Milzsarkoms. Zbl. allg. Path. path. Anat. **96**, 495—500 (1957a). ∼ Funktionen der Leukozyten. In: Handbuch der gesamten Hämatologie, hrsg. von L. Heilmeyer und A. Hittmair, Bd. I, Tl. 1, S. 244—261. München-Berlin-Wien: Urban & Schwarzenberg 1957b. — Wendt H. J.: Die Milz unter Kälteeinwirkung. Fortschr. Röntgenstr. **69**, 182—193 (1944). — Wennberg, E., and L. Weiss: Splenomegaly and hemolytic anemia induced in rats by methylcellulose — an electron microscopic study. J. Morph. **122**, 35—62 (1967). — Wenner, R., u. K. Hofmann: Experimentelle Ergebnisse bei Ovariumimplantationen in die Milz juveniler Meerschweinchen. Gynaecologia (Basel) **130**, 382—387 (1950). — Wenzel, J.: Zur Technik der Lymphgefäßdarstellung in Organen. Z. mikr.-anat. Forsch. **76**, 58—69 (1967). — Werle, E., u. R. Amann: Über eine Bindung des Histamins an Heparin. Naturwissenschaften **42**, 583 (1955). ∼ Zur Physiologie der Mastzellen als Träger des Heparins und Histamins. Klin. Wschr. **34**, 624—630 (1956). — Wermel, E., u. D. Sassuchin: Untersuchungen über die Kernsubstanzen und die Methoden ihrer Darstellung. II. Mitt. Über die Natur des Volutins und der Mastzellen-Granula. Z. Zellforsch. **6**, 424—440 (1928). — Werner, E.: Zur Kenntnis der Milzcysten (unter Berücksichtigung eines Falles von Dermoidcyste der Milz). Bruns' Beitr. klin. Chir. **176**, 460—465 (1947). — Werner, W.: Die epithelialen Milzcysten. Zbl. allg. Path. path. Anat. **89**, 167—172 (1952). — Westenhöfer, M.: Über die Erhaltung von Vorfahrenmerkmalen beim Menschen, insbesondere über eine progonische Trias und ihre praktische Bedeutung. Med. Klin. **19**, 1247—1255 (1923). — Wetzel, G.: Wachstum und Widerstandsfähigkeit der Ratte bei pflanzlicher und bei tierischer Nahrung. Z. Anat. Entwickl.-Gesch. **92**, 802—813 (1930). ∼ Die blutbildenden Organe. In: Handbuch der Anatomie des Kindes, hrsg. von G. Wetzel, Bd. I, S. 171—190. München: J. F. Bergmann 1938a. ∼ Lymphgefäße. In: Handbuch der Anatomie des Kindes, hrsg. v. G. Wetzel, Bd. II, S. 398—

402. München: Bergmann 1938 b). — WHEELER, J. R., W. F. WHITE, and R. Y. CALNE: Selected lymphopenia by use of intralymphatic [198] Au and splenectomy. Immunosuppressive action on rejektion of canine renal homografts. Brit. med. J. **1965** II, 339—342. — WHIPPLE, A. O., A. PARPART, and J. J. CHANG: A study of the circulation of the blood in the spleen of the living mouse. Ann. Surg. 140, 266—269 (1954). — WHITE, A., and T. F. DOUGHERTY: Effect of prolonged stimulation of the adrenal cortex and of adrenalectomy on the numbers of circulating erythrocytes and lymphocytes. Endocrinology 36. 16—23 (1945). ~ The role of lymphocytes in normal and immune globulin production and the mode of release of globulin from lymphocytes. Ann. N.Y. Acad. Sci. 46, 859—882 (1946). — WHITE, R. G.: Observations on the formation and nature of Russell bodies. Brit. J. exp. Path. 35, 365—376 (1954). — WIEDEN, L.: Über Milzexstirpationen und Nachuntersuchungen an Milzexstirpierten. Mitt. Grenzgeb. Med. Chir. (Jena) 44, 13—43 (1935). — WIEDERMANN, G., N. THUMB, J. PAERTAN u. H. BRAUNSTEINER: Zur Funktion der Lymphocyten. Verh. des 6. Kongr. der Europ. Ges. für Hämatologie. Basel u. New York: S. Karger 1958. — WIEDERSHEIM, R.: Anatomie der Gymnophionen. Jena: G. Fischer 1879. ~ Der Bau des Menschen als Zeugnis für seine Vergangenheit. Tübingen: Laupp 1902. ~ Vergleichende Anatomie der Wirbeltiere. Jena: G. Fischer 1909. — WIENBECK, J.: Die menschliche Leukämie (Leukose) und die leukämoiden Veränderungen. Jena: Fischer 1942. — WIENBECK, J., u. K. KINDLER: Hülsenarteriengeschwulst der Milz. Z. Krebsforsch. 47, 134—146 (1937/38). — WIER, K.: Effect on the weights of fetuses and fetal lymphoid organs of adrenalin given to rabbits at a critical period of pregnancy: observations on spontaneous and induced runting. Anat. Rec. 153, 373—376 (1965). — WIGAND, R.: Morphologische, biologische und serologische Eigenschaften der Bartonellen. Stuttgart: Georg Thieme 1958. — WILAND, O. K., and E. B. SMITH: Lipid globules in the lymphoid follicles of the spleen. Arch. Path. 64, 623—628 (1957). — WILDE, J., u. E. BAUDISCH: Die Bedeutung der Milz für die Adrenalin-Leukozytose. Acta hepato-splenol. (Stuttg.) 7, 364—375 (1960). — WILDE, J., G. SCHABINSKI u. E. BAUDISCH: Die Bedeutung der Milz für das Properdinssystem. Acta hepato-splenol. (Stuttg.) 7, 100—108 (1960). ~ Der Einfluß klinischer und tierexperimenteller Bedingungen auf die körpereigene Abwehr. Langenbecks Arch. klin. Chir. 298, 757—761 (1961). — WILDNER, G. P., u. T. UMBREIT: Die Organverteilung der Neubildungen des lymphatischen Gewebes und ihre Klassifikation im Internationalen Verzeichnis der Krankheiten, Verletzungen und Todesursachen. Arch. Geschwulstforsch. 21, 50—60 (1963). — WILLENEGGER, H.: Milz. In: Lehrbuch der Chirurgie, hrsg. v. H. HELLNER, R. NISSEN und K. VOSSSCHULTE, 4. Aufl., S. 757—765. Stuttgart: Georg Thieme 1964. — WILLI, H., and C. GASSER: The clinical diagnosis of the triad spleen agenesis, defects of the heart and vessels, and situs inversus. Neonatal Stud. 4, 25—66 (1955). — WILLIAMS, R. G.: Some properties of living thyroid cells and follicles. Amer. J. Anat. 75, 95—119 (1944). ~ The microscopic structure and behavior of the spleen autografts in rabbits. Amer. J. Anat. 87, 459—503 (1950). ~ Microscopic studies in living mammals with transparent chamber methods. Int. Rev. Cytol. 3, 359—398 (1954). ~ Studies of the vasculature in living autografts of spleen. Anat. Rec. 140, 109—121 (1961). — WILLIAMS, R. G., and B. ROBERTS: An improved tantalum chamber for prolonged microscopic study of living cells in mammals. Anat. Rec. 107, 359—374 (1950). — WILLMER, E. N.: Cells and tissues in culture. Methods, biology and physiology, vol. I. London: Acad. Press 1965. — WILSON, E., and E. B. KRUMBHAAR: The role of the spleen in iron metabolism as elucidated by changes in the iron balance after splenectomy. J. exp. Med. 57, 65—79 (1933). — WILTSCHKE, L.: Über Nebenmilzen in einem von der Milz zur Mesosalpinx ziehenden Strang. Virchows Arch. path. Anat. 273, 742—746 (1929). — WIMMER, K.: Die Stellung des Reticuloendothels im Vitaminstoffwechsel nach lumineszenzmikroskopischen Beobachtungen am lebenden Tier. Verh. d. Anat. Ges., 47. Vers. 1939. Erg.-H. Anat. Anz. 88, 42—68 (1939). — WINDHOLZ, F.: Die Frühreaktion der leukämischen Milz nach Röntgenbestrahlung. Klin. Wschr. 11, 323—326 (1932). ~ Demonstrationen zur Röntgenstrahlenwirkung. Zbl. allg. Path. path. Anat. 69, 256—257 (1938). — WINKELMANN, H.: Die Lymphknoten des Meerschweinchens. Z. Infekt. Kr. Haustiere 52, 232—249 (1937). — WINKELMANN, R. K.: Orthochromatic, species-limited staining of mast cells with night blue. Stain Technol. 34, 227—231 (1959). — WINKLER, K.: Vergleichende Pathologie der Geschwülste. Ergebn. Biol. 5, 693—796 (1929). — WINQVIST, G.: Morphology of the blood and the hemopoietic organs in cattls under normal and some experimental conditions. Acta anat. (Basel) Suppl. 21 (1 ad vol. 22), 7—159 (1954). — WINTER, E. W.: Milz und weiblicher Genitalapparat. Klin. Wschr. 11, 1924—1926 (1932). — WINTER, G. F., u. A. PÄTZ: Die Mißbildungshäufigkeit in Berlin und Umgebung in den Jahren 1950—1956. Arch. Gynäk. 190, 404—418 (1958). — WINTER, H.: Ergebnisse cytomorphologischer Lymphknoten und Milzuntersuchungen bei Hypereosinophilie-Syndromen. Z. klin. Med. 153, 407—418 (1955). — WINTROBE, M.: Clinical hematology. Philadelphia: Lea & Febiger 1956. — WIRTH, D.: Befund einer Blutkrise bei einer Anämie eines Hundes mit Blutplättchen-Riesen. Wien. tierärztl. Mschr. 23, 587—589 (1936). — WISCHNEWEZKAJA, L. J.: Beitrag zur Entwicklungsgeschichte der Lymphdrüsen. Z. mikr.-

anat. Forsch. **31**, 175—192 (1932). — WISE, W. D.: Multiple peritoneal transplantation of splenic tissue following traumatic rupture of the spleen. Surg. Gynec. Obstet. **96**, 427—429 (1953). — WISEMAN, B. K.., C. A. DOAN, and S. J. WILSON: The present status of thrombocytopenic purpura, with special reference to diagnosis and treatment. J. Amer. med. Ass. **115**, 8—13 (1940). — WISLICKI, L.: Die Schilddrüse als ein Regulator der kreisenden Blutmenge und ihre Wirkung auf das Blutdepot der Milz. Z. ges. exp. Med. **71**, 696—719 (1930). — WISLOCKI, G. B., and E. W. DEMPSEY: Observations on the chemical cytology of normal blood and hemopoietic tissue. Anat. Rec. **96**, 249—278 (1946). — WISLOCKI, G. B., J. J. RHEINGOLD, and E. W. DEMPSEY: The occurrence of the periodic acid-Schiff reaction in various normal cells of blood and connective tissue. Blood **4**, 562—568 (1949). — WISSLER, R. W., M. J. ROBSON, F. FITCH, W. NELSON, and L. O. JACOBSON: The effect of spleen shielding and subsequent splenectomy upon antibody formation in rats receiving total-body X-irradiation. J. Immunol. **70**, 379—385 (1953). — WITUSCHINSKI, V.: Hämatopoese beim Axolotl nach der Milzexstirpation. Z. Zellforsch. **6**, 611—630 (1928). — WÖHLER, E.: Ferritin und Hämosiderin. Dtsch. med. Wschr. **89**, 1801—1809 (1964). — WÖHLER, E., u. D. EMRICH: Tierexperimentelle Untersuchungen zur Kobaltwirkung auf den Eisenstoffwechsel. Naunyn-Schmiedebergs Arch. exp. Path. Pharmak. **229**, 92—100 (1956). — WOLF, F.: Untersuchungen an Pferden über den Einfluß der Fütterung auf den Gehalt des Blutes an P, Ca und Alkalireserven mit besonderer Berücksichtigung der Blutreserven. Vet.-med. Inaug.-Diss. Hannover 1938. — WOLF, N. S., and J. J. TRENTIN: Hemopoietic colony studies. V. Effect of hemopoietic organ stroma on differentiation of pluripotent stem cells. J. exp. Med. **127**, 205—214 (1968). — WOLFE, H. R., S. NORTON, E. SPRINGER, M. GOODMAN, and C. A. HERRICK: Precipitin production in chickens. V. The effect of splenectomy on antibody formation. J. Immunol. **64**, 179—184 (1950). — WOLFE, H. R., S. A. SHERIDAN, N. M. BILSTAD, and M. A. JOHNSON: The growth of lymphoidal organs and the testes of chickens. Amer. Ass. Anat., 75th Sess. 1962. Anat. Rec. **142**, 485—493 (1962). — WOLFF, J.: Neuere Vorstellungen über die Feinstruktur der Kapillarwand und ihre funktionelle Deutung. Berl. Med. **13**, 19—32 (1962). ~ Ein Beitrag zur Ultrastruktur der Blutkapillaren: Das nahtlose Endothel. Z. Zellforsch. **64**, 290—300 (1964). — WOLFF, K. v.: Über die sogenannten „septischen" Milzentzündungen. Frankfurt. Z. Path. **44**, 161—176 (1933). ~ Durch experimentelle Urämien verursachte Milzveränderungen bei Kaninchen. Naunyn-Schmiedebergs Arch. exp. Path. Pharmak. **177**, 351—358 (1935). — WOLF-HEIDEGGER, G.: Zur Frage der Lymphocytenwanderung durch das Darmepithel. Z. mikr.-anat. Forsch. **45**, 90—103 (1939). ~ Diskussionsbemerkung zu ROLSHOVEN 1957. Verh. Anat. Ges., 54. Vers. 1957. Erg.-H. Anat. Anz. **104**, 112 (1958). ~ Das Verhalten des lymphatischen Gewebes nach Hypophysektomie. Verh. Anat. Ges., 56. Vers. 1959. Erg.-H. Anat. Anz. **106/107**, 233—237 (1960a). ~ Über die Auswirkung der Hypophysektomie auf das lymphatische Gewebe von Ratten. C. R. Rénunion ann. Anat. Yougoslaves 1959. Acta anat. (Basel) **39**, 275—276 (1960b). — WOLLSTEIN, M., and K. V. KREIDEL: Blood picture after splenectomy in children. With special reference to platelets. Amer. J. Dis. Child. **51**, 765—774 (1936). — WOLMAN, M.: Histological changes produced by Injections of Polysaccharides. Arch. Path. **62**, 149—154 (1956). ~ Histochemistry of lipide in pathology. In: Handbuch der Histochemie, hrsg. v. W. GRAUMANN und K. H. NEUMANN, Bd. V, Tl. 2, S. 1—700. Stuttgart: G. Fischer 1964. — WOLPERS, C.: Kollagenquerstreifung und Grundsubstanz. Klin. Wschr. **22**, 624 (1943). ~ Das Scheiben- und das Lamellenstadium der Kollagenquerstreifung. Macromol. Chem. **2**, 37—47 (1947). ~ Der Strukturwandel der Kollagenstreifung. Klin. Wschr. **28**, 317—318 (1950a). ~ Elektronenmikroskopische Kollagenbefunde. Leder **1**, 3—12 (1950b). — WOOD, A. J., I. M. COWAN, and M. J. DANIEL: Organ weight-body weight relations in the family mustelidae: The mink (mustela vison). Canad. J. Zool. **43**, 55—68 (1955). — WOODRUFF, M. F., and B. NOLAN: Intravenous replacement of human splenic tissue. Lancet **1961 II**, 689—690. — WORONIN, A.: Eine neue histologische Methode. Arbeiten aus der therapeutischen Klinik von P. M. POPOFF, Moskau 1898. — WORTH, R.: Observations on the blood and blood-forming organs of certain local chiroptera. Folia haemat. (Lpz.) **48**, 337—354 (1932). — WRIGHT, C.-S.: The hemolytic syndromes. Mod. Med. (Minneap.) **198**, 73—80 (1954). — WRIGHT, C.-S., C. A. DOAN, B. A. BOURONCLE, and R. M. ZOLLINGER: Direct splenic arterial and venous blood studies in the hypersplenic syndromes before and after epinephrine. Blood **6**, 195—212 (1951). — WRIGHT, C.-S., M. C. DODD, N. G. BRANDT, S. M. ELLIOTT, and J. A. BASS: Erythrophagocytosis: Standardization of a quantitative tissue culture test and its application to hemolytic, malignant, and infectious diseases. J. Lab. clin. Med. **41**, 169—178 (1953). — WRIGHT, J. H.: Die Entstehung der Blutplättchen. Virchows Arch. path. Anat. **186**, 55—63 (1906). — WU, A. M., J. E. TILL, L. SIMINOVITCH, and E. A. McCULLOCH: A cytological study of the capacity for differentiation of normal hemopoietic colony-forming cells. J. Cell Physiol. **69**, 177—184 (1967). — WÜSTENFELD, E.: Experimentelle Beiträge zur Frage der Volumenänderungen und Eindringdauer in der histologischen Technik. I. Mitteilung. Der Einfluß von 5 Fixierungsflüssigkeiten auf das Volumen von Leber, Niere, Milz und Muskel bei Zimmertemperatur. Z. wiss. Mikr. **62**, 241—247 (1955). ~ Experimentelle Beiträge zur Frage der Volumenänderungen und Eindringdauer in der histologischen Technik. (II. und III. Mitteilung.) II. Mitteilung: Die Diffusionsgeschwindigkeit der Fixierungsflüssigkeiten bei Sofortfixierung und Zimmertemperatur. Z. wiss. Mikr. **63**, 7—9 (1956a). ~ Experimentelle Beiträge zur Frage der Volumenänderungen und Eindringdauer in der histologischen Technik. (II. und III. Mitteilung.) III. Mitteilung: Eindringdauer der Intermedien und Schrumpfung fixierter Organe bei der Paraffineinbettung. Z. wiss. Mikr. **63**, 9—15 (1956b). ~ Experimentelle Beiträge zur Frage der Volumenänderungen und Eindringdauer in der histologischen Technik. (IV. und V. Mitteilung.) IV. Mitteilung: Temperatureinfluß der Konservierungs- und Einbettungsmedien auf Gewebsvolumen und Eindringgeschwindigkeit. Z. wiss. Mikr. **63**, 86—95 (1956c). ~ Experimentelle Beiträge zur Frage der Volumenänderungen und Eindringdauer in der histologischen Technik. (IV. und V. Mitteilung.) V. Mitteilung: Einfluß des Fixierungsbeginnes auf Gewebsvolumen und Eindringgeschwindigkeit. Z. wiss. Mikr. **63**, 95—102 (1956d). ~ Experimentelle Beiträge zur Frage der Volumenänderungen und Eindringdauer in der histologischen Technik. VI. Mitteilung: Der Einfluß von Fixierungsmitteln, -beginn, Temperatur und Färbung auf die Kerngröße. Z. wiss. Mikr. **63**, 193—209 (1957). — WUNDER, W.: Experimentelle Untersuchungen über die Regeneration innerer Organe (Hoden, Ovar, Milz) beim Karpfen (Cyprinus carpio L.). Wilhelm Roux' Arch. Entwickl.-Mech. Org. **146**, 407—420 (1953). — WYCKOFF, R. W. G.: The fine structure of connective tissue. 3rd Conf. on Connective Tissues. New York: Macy, Jr. Foundation 1952. — WYLER, R.: Über die Pigmentierung der Rinderlymphknoten. Acta anat. (Basel) **14**, 365—382 (1952). — WYTTENBACH, CH. R.: Immunological tolerance induced in rabbits toward saline homogenates of chicken spleen and liver. Develop. Biol. **2**, 173—195 (1960).

YAMADA, E.: The fine structure of the megakaryocyte in the mouse spleen. Acta anat. (Basel) **29**, 267—290 (1957). — YAMADA, K., S. HAYAMI, and S. SAWAKI: Protective effect of N-pyridaxylidene-L-cysteine against X-ray irradiation. J. Vitaminol. **3**, 209—212 (1957). — YAMADA, M., T. IWAO u. A. OCHIAI: Über die Blutbildung in der Leber und Milz beim Menschenfetus in seinem 5—10. Monate. Trans. Soc. path. jap. **29**, 202—205 (1939). — YAMAGISHI, M.: Untersuchung über die Zellen der Leber- und Milzlymphe, besonders über die Monocyten und die durch Pyronin färbbaren lymphoblastischen Zellen. Acta Sch. med. Univ. Kioto **19**, 243—254 (1936). — YAMAGUCHI, M.: Zytologische und histologische Untersuchungen von Milzkulturen der eben geborenen Ratte. Arch. exp. Zellforsch. **10**, 43—72 (1930). — YAMAMOTO, G.: Effects of radiation on nucleic acid metabolism in mice. I. Studies on radiosensitivity of various organs. II. Effect of beta-mercaptoethylamino-HCL (MEA) and beta-amino-ethyl-iso Thiuronium HBr_3 (AET) on nucleic acid content in the thymus, spleen and testes. Nippon Acta Radiol. **19**, 477—487 und 1003—1011 (1959). — YAMAMOTO, S.: Über den Einfluß der Milzexstirpation auf einige Eigenschaften des Blutes. Okayama Igekkai Kw. Zasshi **42**, 477—496 (1930). — YAMAMOTO, Y.: Über den Einfluß der Milz auf die stickstoffhaltigen Substanzen im Blut. Nagoya J. med. Sci. **10**, 11—14 (1936). — YAMANE, I., and N. NAKANO: Establishment of cell lines from the spleens of C3H stock mice. Tohoku J. exp. Med. **91**, 53—59 (1967). — YAMASAKI, SH.: Über Bindegewebsfasern und ihre Bildungszellen. IV. Mitt. Über die Entstehung der interstitiellen Bindegewebsfasern in der Milz, besonders über die Reticulumfasern und ihre Bildungszellen. Jap. J. med. Sci., Anat. **2**, 3 (Abstr. Nr. 57), 811, 1931. — YAMORI, T., and Y. MORI: Electron microscopic abservations of the reticuloendothelial system. Tohoku J. exp. Med. **81**, 330—339 (1964). — YANG, C. S.: The influence of adrenalin on the human spleen and blood picture. Chin. J. Physiol. **2**, 163—171 (1928). — YANG, C. S., and H. C. CHANG: The effect of adrenalin blood volume in individuals with normal and enlarged spleens and after splenectomy. Chin. J. Physiol. **4**, 21—30 (1930). — YATER, W. M., and F. O. COE: Ten years experience with thorotrast hepatosplenography. Ann. intern. Med. **18**, 350—366 (1943). — YATER, W. M., and L. S. OTELL: Hepatosplenography with thorium dioxide sol. J. Amer. med. Ass. **101**, 507—514 (1933). — YAZAKI, I.: Development of sexual difference in functional pattern of rat hypothalamus as studied by behavior of subcutaneous, intrasplenic and intrarenal ovarian and vaginal grafts. Annot. zool. jap. **39**, 71—79 (1966). — YEN, C. Y., E. P. ANDERSON, and P. K. SMITH: Effect of X-irradiation on incorporation of ureidosuccinic acid-C^{14} into nucleic acid pyrimidines. Radiat. Res. **11**, 7—17 (1959). — YODAIKEN, R. E.: The attachment of intracytoplasmic particles to the endoplasmic reticulum. S. Afr. J. med. Sci. **26**/4, 129—130 (1961). — YOFFEY, J. M.: A contribution to the study of the comparative histology and physiology of the spleen, with reference chiefly to its cellular constituents. I. In fishes. J. Anat. (Lond.) **63**, 314—344 (1929). ~ The problem of lymphoid tissue. Brit. med. J. **1932**, 1052—1954. ~ The quantitative study of lymphocyte production. J. Anat. (Lond.) **67**, 250—262 (1933). ~ The mammalian lymphocyte. Biol. Rev. **25**, 314—343 (1950). ~ The lymphocyte problem. Nature (Lond.) **183**, 76—78 (1959). ~ Further problems of lymphocyte production. Ann. N.Y. Acad. Sci. **113**, 867—886 (1964a). ~ The lymphocyte. Amer. Rev. Med. **15**, 125—148 (1964b). — YOFFEY, J. M., and F. C. COURTICE: Lymphatics, lymph and lymphoid tissue. London: Arnold 1956. —

Yoffey, J. M., and C. K. Drinker: The cell content of peripheral lymph and its bearing on the problem of the circulation of the lymphocyte. Anat. Rec. **73**, 417—427 (1939). — Yoffey, J. M., G. A. Hanks, and L. Kelly: Some problems of lymphocyte production. Ann. N.Y. Acad. Sci. **73**, 47—78 (1958). — Yoffey, J. M., W. O. Reinhardt, and N. B. Everett: The uptake of tritium-labelled thymidine by lymphoid tissue. J. Anat. (Lond. **95**, 293—299 (1961). — Yoshida, T., u. H. Hayakawa: Über die am großen Netz des Hundes gefundenen Splenoide. Trans. jap. Path. Soc. **17**, 152—157 (1927). — Young, L. E., R. F. Platzer, D. M. Erwin, and M. J. Izzo: Hereditary spherocytosis. Observations on the role of the spleen. Blood **6**, 1099—1113 (1951). — Yukov, O.: Strukture of haemolymphatic nodes. Sborn. Nauck. Trud. Krasnoyarsk. Med. Inst. **5**, 59—60 (1958).

Zaalberg, O. B., V. A. van der Meul, and J. M. van Twisk: Antibody production by single spleen cells: A comparative study of the cluster and agar-plaque formation. Nature (Lond.) **210**, 544—545 (1966). — Zacharias, C. H.: Das Verhalten der Blutplättchen nach Milzvenenunterbindung. Inaug.-Diss. Leipzig 1933. — Zäh, K.: Die Funktion des lympho-epithelialen Rachenringes. III. Die Sekundärknötchen. Hals-, Nas.- u. Ohrenarzt, **28**, 163—173 (1937). — Zajicek, J.: Studies on the histogenesis of blood platelets and mega-karyocytes. Histochemical and gasometric investigations of acetylcholinesterase activity in the erythrocyte-erythropoietic and platelet-megakaryocytic system of various mammals. Acta physiol. scand., Suppl. **138**, 1—32 (1957). — Zambeccari: Experimento intorno le diverse viscere tagliate a diversi animali viventi. Firenze 1680. — Zamboni, L., and D. C. Pease: The vascular bed of red bone marrow. J. Ultrastruct. Res. **5**, 65—85 (1961). — Zamboni, L., and B. Westin: The ultrastructure of the human fetal spleen. I. One type of mesenchymal cell in the early stages of development of the spleen. J. Ultrastruct. Res. **11**, 469—493 (1964). — Zamkin, H. O.: The size of the liver and the spleen in apparently normal children. Arch. Pediat. **43**, 169—185 (1926). — Zancan, B.: Discordini del ricambio lipidico dopo splenectomia. Ricerche sperimentali. Arch. Sci. med. **63**, 319—338 (1937). — Zange-meister, W.: Altersbestimmung des Foet nach graphischen Methoden. Z. Geburtsh. Gynäk. **69**, 127 (1911). — Zappalá, A.: Estudo anatômico da divisão da a. lienalis: zonas arterials do baco. Tese Docênia Livre Cátedra Anatomia Fac. Univ. Minas Gerais 1958. — Segmental blood supply of the spleen. Amer. Ass. Anat., 75th Sess. 1962. Anat. Rec. **142**, 294 (1962). — Zawisch, C.: Die Morphogenese der kollagenen Fibrille. Acta anat. (Basel) **29**, 143—208 (1957). — Ždanov, D. A.: Obschtschaja anatomija i physiologia lymphatitscheskoi sistemy. Gosudarstwennoe isdatelstwo medizinskoi literatury. Medgis Leninsgradskoje otdelenie 1952. ~ Neues zur Anatomie des intraorganischen lymphatischen Systems der Eingeweide. Arch. anat. (Mosk.) **32**, 28—34 (1955a). ~ Nouvelles données concernant l'anatomie fonc-tionelle des lymphatiques internes des viscères. C. R. Ass. Anat. **42**, 716—725 (1955b). ~ Neue Angaben über die funktionelle Morphologie der lymphatischen Capillaren. Usp. sovrem. Biol. **61**, 443—460 (1966). — Zeiger, K.: Physikochemische Grundlagen der histologischen Methodik. Dresden u. Leipzig: Steinkopf 1938. — Zelezinskii, G. V.: Nervous connections between the right and left suprarenal glands and abdominal organs. Vrach Delo **12**, 33—35 (1964). — Zesas, D. G.: Über Exstirpation der Milz an Menschen und Tieren. Langenbecks Arch. klin. Chir. **28**, 157—178 (1883). — Zethraeus, St.: Secondary follicular cells in smear preparations. Acta anat. (Basel) **6**, 264—282 (1948). — Zettergren, L.: Intracellular protein crystallization. Acta path. microbiol. scand. **26**, 696—704 (1949). — Ziegler, K.: Experi-mentelle Untersuchungen über die Resorption von Fremdkörpern in der Bauchhöhle und ihre pathogenetische Bedeutung für Leber- und Milzerkrankungen. Z. ges. exp. Med. **24**, 223—241 (1921). — Zietzschmann, O.: Das Mesogastrium dorsale des Hundes mit einer schematischen Darstellung seiner Blätter. Morph. Jb. **83**, 327—358 (1939). — Zilch, M. J. (ed.): Lymphsystem und Lymphatismus. Von der Morphologie zur Konstitutionspathologie. München: Johann Ambrosius Barth 1963. — Ziliotto, D., e P. Carenza: La milza e il meta-bolismo del ferro, Ricerche con Fe 59 su animali splenectomizzati. Acta med. patav., Suppl. **4**, 103—124 (1958). — Zimmerl, U., A. C. Bruni, A. Mannu, L. Preciosu e G. B. Cara-donna: Trattato di Anatomia Veterinaria. Milano: Case Editrice Vallardi Francesco 1930. — Zingoni, U.: Alcuni aspetti morfologici e funzionale degli istiociti della milza in relazione al metabolismo degli nucleinici. Sperimentale **106**, 193—204 (1956). — Zinsser, H.: Studies on the tuberculin reaktion and on specific hypersensitiveness in bacterial infection. J. exp. Med. **34**, 495—524 (1921). — Zirkel, W.: Thorotrastose. Ärztl. Prax. **14**, 2468—2471 (1962). — Zollinger, H. U.: Gewebsmastzellen und Heparin. Experientia (Basel) **6**, 384—386 (1950). ~ Radio-Histologie und Radio-Histopathologie. In: Handbuch der allgemeinen Pathologie, hrsg. v. E. Büchner, E. Letterer und F. Roulet, Bd. X/Umwelt 1, Tl. 1, S. 127—287. Berlin-Göttingen-Heidelberg: Springer 1960. — Zonta, A., e M. Campani: La componente fibrillare del tessuto connettivo. Biochim. Biol. Sperimentale **4**, 82—130 (1965). — Zoppo, R. del: Ricerche ematologiche in animali trattati con estratti di milza. Folia med. (Napoli) **22**, 243—257 (1936a). ~ Azione della milza sulla colesterinemia. Riv. Path. sper. **16**, 135—139 (1936b). ~ Azione degli estratti di milza sugli organi emopoietici e sulle ghiandole e secrezione interna. Folia med. (Napoli) **23**, 1153—1165 (1937). — ZORZOLI, A., and R. E. STOWELL: Comparison of the distribution of an hexosediphosphatase with glycerophosphatase in different tissues. Anat. Rec. **97**, 495—505 (1947). — ZWEIBAUM, J.: Sur la characteristique des fibroblastes et des cellules migratrices (Histiocytes et lymphocytes) basée sur la coloration vitale. Arch. exp. Zellforsch. **22**, 95—99 (1938/39). — ZWEIFACH, B. W.: Structure of capillary wall. Ann. N.Y. Acad. Sci. **61**, 670—677 (1955). ~ The contribution of the reticuloendothelial system to the development of tolerance to experimental shock. Ann. N.Y. Acad. Sci. **88**, 203—212 (1960). — ZWERINA, H., u. S. POISEL: Über eine Anastomose zwischen dem Truncus coeliacus, der Arteria mesenterica superior und der Arteria mesenterica inferior mit anderen Varietäten der unpaarigen und paarigen Äste der Bauchaorta bei einem Individuum. Anat. Anz. **119**, 427—435 (1966). — ZWILLENBERG, H. H. L.: Die mikroskopische Anatomie der Milz der Furchenwale. Acta anat. (Basel) **32**, 24—39 (1958). ~ Über die Milz des Braunfisches (Phocaena phocaena L.). Z. Anat. Entwickl.-Gesch. **121**, 9—18 (1959). ~ Die mikroskopische Anatomie der Milz der Furchenwale. Arch. néer. Zool. **13**, 595—597 (1960). ~ Bau und Funktion der Forellenmilz. Bern u. Stuttgart: H. Huber 1964. — ZWILLENBERG, L. O.: Über virusähnliche Teilchen in den Schweigger-Seidelschen Hülsen einer Hundemilz. Experientia (Basel) **18**, 171 (1962). — ZWILLENBERG, L. O., u. H. H. L. ZWILLENBERG: Elektronenmikroskopische Beobachtungen an den Hülsenarteriolen in der Milz des Hundes. Experientia (Basel) **18**, 136—137 (1962). ~ Zur Struktur und Funktion der Hülsencapillaren in der Milz. Z. Zellforsch. **59**, 908—921 (1963a). ~ Über den Erythrocytenabbau in der Forellenmilz, unter besonderer Berücksichtigung der Erythrozytenfeinstruktur. Z. Zellforsch. **60**, 313—324 (1963b).

Nachtrag

BÖHMER, R.: Gibt es beim Menschen Geschlechtsunterschiede in der Zahl der roten Blutkörperchen? Z. mikr.-anat. Forsch. **46**, 375—400 (1939). — ELFTMAN, H., and W. B. ATKINSON: The abdominal viscera of the Gorilla. In: The anatomy of the Gorilla by W. K. GREGORY, p. 197—204. New York 1950. Zit. nach STARCK, 1960. — KENNEDY, M. A., and M. D. WILLNER: Findings in 216 routine autopsies of Macaca mulatta. Findings at autopsies of seventy anthropoid apes. Weights of brains and organs of 132 new and old world monkeys. Endocrinology **28**, 955—984 (1941). Zit. nach STARCK, 1960 [im Text (S. 107) fälschlich: WILLNER]. — LINTZEL, W., u. T. RADEFF: Über den Eisengehalt neugeborener und saugender Tiere (nach Versuchen an Kaninchen, Meerschweinchen, Ratte, Hund, Katze, Schwein, Ziege, Rind). Wiss. Arch. Landw. **6**, 313—358 (1931). — MRSEVIĆ, D., u. S. STEFANOVIĆ: Beitrag zum Studium der Auswirkung der Splenektomie auf das retikuloendotheliale System der Leber und des Knochenmarks beim Kaninchen. C. R. VIIIe Réun. annuelle de l'Assoc. des Anatomistes Yougoslaves, 28.—30. 9. 1964. Ref. in Acta anat. (Basel) **69**, 141 (1968). — POLAK, C.: Die Anatomie des Genus Colobus. Verh. Akad. Wet. Amst., Sect. 2, **14**, 1—247 (1908). Zit. nach STARCK, 1960 [im Text (S. 107) fälschlich: POLLACK (1933)]. — SPERINO, G.: Anatomia del Cimpanzè. Torino 1897. Zit. nach STARCK, 1960. — STELBRINK, H.: Situs viscerum eines Gorillakindes. Med. Diss. Münster 1939. Zit. nach STARCK, 1960 [im Text (S. 107) fälschlich: STEILBRINK].

Namenverzeichnis*

Die gewöhnlich gesetzten Ziffern weisen auf die entsprechende Stelle im Text und die *kursiven* Seitenzahlen auf die Literatur hin

Abagiu, N., s. Simionescu, N. 479, 490, *799*
Abdel-Bari, W., u. G. D. Sorensen 234, 397, *696*
Abderhalden, E., u. K. Roske 115, 119, 129, *696*
Abderhalden, R. 317, *696*
Abdurakhmanov, F. A. 476, 662, *696*
Abe, S. 299, 334, 335, 336, 410, 413, 414, 551, 559, *696*
Abeatici, S., u. L. Campi 482, *696*
Abell, M. R., s. Ward, P. A. 334, *813*
Abelous, I.-E., u. Argaud 411, 457, *696*
Aberg, B., s. Bloom, G. 351, *707*
— s. Friberg, U. 433, *728*
Aboltin, M. Yu. 482, *696*
Abou-Zikry, A., s. Nicol, T. 414, *777*
Abramesco, N., s. Simionescu, N. 479, 490, *799*
Abramescu, N., s. Demetrian, S. 479, *718*
Abramson, D. I. 488, *696*
— u. G. Frenckell 463, 640, *696*
Abrikossoff, A. J. 366, 425, *696*
Aburel, V., s. Simionescu, N. 479, 484, *799*
Acev, S. 395, *696*
Achrem-Achremowitsch, R. M., s. Gorjajew, N. K. 215, 556, 659, *733*
Ackerman, G. A. 266, *696*
— u. N. C. Bellios 273, *696*
— R. A. Knouff u. H. A. Hoster 229, 273, *696*
— s. Hostetler, J. R. 22, 276, 434, *746*
Ackerman, L., s. Datta, N. 361, *718*
Ackermann, G. 322, 388, *696*

Acs, T., s. Csaba, G. 273, 352, *717*
Adachi, B. 477, 482, *696*
Adachi, O. 491, *696*
Adami u. Nicholls 41
Adams, D. J., s. Braithwaite, J. L. 482, *709*
Adamson, C.-A. 292, 312, *696*
— s. Ringertz, N. 292, 307, 309, 312, 314, *789*
Addato, M. d' 494, 516, 545, *696*
Adebahr, G., H. G. Goslar, P. Schneppenheim u. G. Reissland 393, *696*
Adelstein, S. J., s. Manasek, F. J. 320, 330, *767*
Adner, M. M., J. D. Sherman u. W. Dameshek 21, 137, 277, 301, 387, *696*
Agarwal, I. P., u. S. J. Kate 326, 384, *696*
Agata d' s. Trimarchi 369
Agduhr, E. 133, *696*
Agnesotti, A. 258, 354, *696*
Agnoli, R. 316, *697*
Agosti, F. 665, 666, *697*
Agostini, N. d', u. B. Rossatti 230, 273, 301, 305, 319, 439, 534, 536, *697*
Aguilar, M. J., H. B. Stephens u. J. T. Crane 40, *697*
Ahlquist, R. P., J. P. Taylor, C. W. Rawson u. V. L. Sydow 118, *697*
Ahronheim, J. H. 110, 113, 122, 127, 128, 142, 146, *697*
Aibara, G., s. Hamazaki, Y. 39, 43, 45, 57, 58, 363, 411, 457, *737*
Aisenberg A. C., s. Weiss, L. 56, 57, 282, 292, 293, 394, 451, *815*
Ajmar, F., s. Pannacciulli, I. A. 460, *781*
Akazaki, K., M. Kozima, H. Hasegawa, J. Murata, K. Uegane u. E. Koda 231, *697*

Åkerrén, Y. 38, 141, 467, *697*
Akilova, A. T. 515, 522, *697*
Albanese, A., u. V. Scala 153, 154, *697*
Albert, F., s. Lejeune-Ledant, G. 96, *762*
Albert, H. M., R. L. Fowler, B. A. Glass u. Shu-Kuen Yu 39, *697*
Albert, S., P. Wolf, I. Pryjma u. W. Moore 83, 357, *697*
— s. Soule, H. D. 83, *802*
Albertini, A. v. 265, 269, 309, 318, *697*
— E. Gasser u. F. Wuhrmann 318, 393, 394, *697*
Albrecht, H. 40, 361, *697*
Albright, J. F., s. Seto, F. 52, *799*
Albritton, E. C. 394, *697*
Alden, Z. A., s. Halpert, B. 41, 43, *737*
Alder, A. 37, *697*
— u. E. Huber 259, 260, 354, 526, 527, *697*
Alexander, P., s. Bacq, Z. M. 56, 96, 394, *700*
Alfejew, S. 16, 23, 223, 236, *697*
Alford, W. C., s. Bangle, R., jr. 239, 240, *701*
Allen, Wardell u. Clay 405
Allen, C. M. van, s. Brown, W. H. 122, 124, 143, *710*
Almenoff, I. A. 43, *697*
Alt, H. L., s. Rambach, W. A. 358, 390, *786*
— s. Robbins, G. P. 384, *789*
Altenähr, E. 665, *697*
Altland, P. D., B. Highman u. B. Wood 395, *697*
Altmann, K. I., s. Koszalka, Th. R. 440, *757*
Altschul, R. 67, 231, 240, 302, 590, *697*
— u. F. A. Hummason 334, 336, 337, 414, 417, 453, 494, 530, 531, 533, *697*
Altuniç, A. 281, *697*

---

* Wörtlichen Zitaten entnommene oder mit Zusätzen wie „zit. nach (bei)", „Verweis auf" u. ä. versehene Namen erscheinen nur dann im Literaturverzeichnis (Nachtrag beachten), wenn sie an anderer Stelle des Textes nochmals selbständig genannt sind, bestimmte Methoden bezeichnende Namen nur dann, wenn sie eine Jahreszahl tragen.

Sachverzeichnis

Das gesuchte Stichwort kann auch als Compositum von „Milz" auftreten!